国家卫生健康委员会"十四五"规划教材
全国高等学校器官-系统整合教材

Organ-system-based Curriculum
供临床医学及相关专业用

人体分子与细胞
Human Molecules and Cells

第 2 版

主　审　药立波
主　编　吕社民　边惠洁　左　伋
副 主 编　关一夫　武军驻　贺俊崎　龚爱华

编　者 （以姓氏笔画为序）

王　峰（天津医科大学基础医学院）　　言惠文（中南大学生命科学学院）
王丽颖（吉林大学基础医学院）　　　　汪　渊（安徽医科大学基础医学院）
王海河（中山大学中山医学院）　　　　张志敏（遵义医科大学基础医学院）
王梁华（海军军医大学基础医学院）　　张咸宁（浙江大学基础医学院）
左　伋（复旦大学基础医学院）　　　　张海燕（首都医科大学基础医学院）
叶　军（厦门大学生命科学学院）　　　陈　勇（武汉科技大学医学院）
田余祥（大连医科大学基础医学院）　　陈　娟（华中科技大学同济医学院）
史岸冰（华中科技大学同济医学院）　　武军驻（武汉大学基础医学院）
边惠洁（空军军医大学基础医学院）　　苑辉卿（山东大学基础医学院）
吕立夏（同济大学医学院）　　　　　　赵　晶（空军军医大学基础医学院）
吕社民（西安交通大学基础医学院）　　贺　颖（郑州大学基础医学院）
刘　雯（复旦大学基础医学院）　　　　贺俊崎（首都医科大学基础医学院）
关一夫（中国医科大学生命科学学院）　贾竹青（北京大学医学部）
孙秀菊（中国医科大学生命科学学院）　高　旭（哈尔滨医科大学基础医学院）
李　丽（同济大学医学院）　　　　　　龚爱华（江苏大学医学院）
李　凌（南方医科大学基础医学院）　　梁　斌（汕头大学医学院）
李冬民（西安交通大学基础医学院）　　景晓红（西安医学院基础医学部）
杨　劲（陆军军医大学基础医学院）　　蔡　蓉（上海交通大学医学院）
杨　怡（宁夏医科大学基础医学院）　　德　伟（南京医科大学基础医学院）
肖建英（锦州医科大学基础医学院）　　戴双双（陆军军医大学基础医学院）
吴兴中（复旦大学基础医学院）

学术秘书　李冬民（兼）

人民卫生出版社
·北　京·

OSBC

版权所有，侵权必究！

图书在版编目（CIP）数据

人体分子与细胞 / 吕社民，边惠洁，左伋主编. —
2版 . —北京：人民卫生出版社，2021.8（2024.10重印）
全国高等学校临床医学专业第二轮器官 – 系统整合规
划教材

ISBN 978–7–117–31934–8

Ⅰ.①人… Ⅱ.①吕…②边…③左… Ⅲ.①人体细
胞学 —高等学校 — 教材 Ⅳ.①R329.2

中国版本图书馆 CIP 数据核字（2021）第 166468 号

人卫智网　www.ipmph.com　医学教育、学术、考试、健康，
　　　　　　　　　　　　　　购书智慧智能综合服务平台
人卫官网　www.pmph.com　人卫官方资讯发布平台

人体分子与细胞
Renti Fenzi yu Xibao
第 2 版

主　　编：吕社民　边惠洁　左　伋
出版发行：人民卫生出版社（中继线 010-59780011）
地　　址：北京市朝阳区潘家园南里 19 号
邮　　编：100021
E - mail：pmph@pmph.com
购书热线：010-59787592　010-59787584　010-65264830
印　　刷：北京顶佳世纪印刷有限公司
经　　销：新华书店
开　　本：850×1168　1/16　印张：56
字　　数：1657 千字
版　　次：2018 年 11 月第 1 版　　2021 年 8 月第 2 版
印　　次：2024 年 10 月第 3 次印刷
标准书号：ISBN 978-7-117-31934-8
定　　价：178.00 元
打击盗版举报电话：010-59787491　E-mail：WQ@pmph.com
质量问题联系电话：010-59787234　E-mail：zhiliang@pmph.com

20 世纪 50 年代，美国凯斯西储大学（Case Western Reserve University）率先开展以器官 - 系统为基础的多学科综合性课程（organ-system-based curriculum，OSBC）改革，继而遍及世界许多国家和地区，如加拿大、澳大利亚和日本等国的医学院校。1969 年，加拿大麦克马斯特大学（McMaster University）首次将以问题为导向的教学方法（problem-based learning，PBL）应用于医学课程教学实践，且取得了巨大的成功。随后的医学教育改革不断将 OSBC 与 PBL 紧密结合，出现了不同形式的整合课程与 PBL 结合的典范，如 1985 年哈佛大学建立的"New Pathway Curriculum"课程计划，2003 年约翰斯·霍普金斯大学医学院开始的"Gene to Society Curriculum"新课程体系等。

20 世纪 50 年代起，西安医学院（现西安交通大学医学部）等部分医药院校即开始 OSBC 教学实践。20 世纪 80 年代，西安医科大学（现西安交通大学医学部）和上海第二医科大学（现上海交通大学医学院）开始 PBL 教学。20 世纪 90 年代，我国整合课程教学与 PBL 教学模式得到了快速的发展，北京医科大学（现北京大学医学部）、上海医科大学（现复旦大学上海医学院）、浙江医科大学（现浙江大学医学院）、华西医科大学（现四川大学华西医学中心）、中国医科大学、哈尔滨医科大学、汕头大学医学院以及锦州医学院（现锦州医科大学）等一大批医药院校开始尝试不同模式的 OSBC 和 PBL 教学。

2015 年 10 月，全国高等学校临床医学及相关专业首轮器官 - 系统整合规划教材出版。全国 62 所院校参与编写。教材旨在适应现代医学教育改革模式，加强学生自主学习能力，服务医疗卫生改革，培养创新卓越医生。教材编写仍然遵循"三基""五性""三特定"的教材编写特点，同时坚持"淡化学科，注重整合"的原则，不仅注重学科间知识内容的整合，同时也注重了基础医学与临床医学的整合，以及临床医学与人文社会科学、预防医学的整合。首轮教材分为三类共 28 种，分别是导论与技能类 5 种，基础医学与临床医学整合教材类 21 种，PBL 案例教材类 2 种。主要适应基础与临床"双循环"器官 - 系统整合教学，同时兼顾基础与临床打通的"单循环"器官 - 系统整合教学。

2015 年 10 月，西安交通大学、人民卫生出版社、国家医学考试中心以及全国 62 所高等院校共同成立了"中国医学整合课程联盟"（下称联盟）。联盟对全国整合医学教学及首轮教材的使用情况进行了多次调研。调研结果显示，首轮教材的出版为我国器官 - 系统整合教学奠定了基础；器官 - 系统整合教学已成为我国医学教育改革的重要方向；以器官 - 系统为中心的整合教材与传统的以学科为中心的"干细胞"教材共同构建了我国临床医学专业教材体系。

经过 4 年的院校使用及多次调研论证，人民卫生出版社于 2019 年 4 月正式启动国家卫生健康委员会"十四五"规划临床医学专业第二轮器官 - 系统整合教材修订工作。第二轮教材指导思想是，贯彻《关于深化医教协同进一步推进医学教育改革与发展的意见》（国办发〔2017〕63 号）文件精神，进一步落实教育部、国家卫生健康委员会、国家中医药管理局《关于加强医教协同实施卓越医生教育培养计划 2.0 的意见》，适应以岗位胜任力为导向的医学整合课程教学改革发展需要，深入推进以学生自主学习为导向的教学方式方法改革，开展基于器官 - 系统的整合教学和基于问题导向的小组讨论式教学。

第二轮教材的主要特点是：

1. 以立德树人为根本任务，落实"以本为本"和"四个回归"，即回归常识、回归本分、回归初心和回归梦想，以"新医科"建设为抓手，以学生为中心，打造我国精品 OSBC 教材，以高质量教材建设促进医学教育高质量发展。

2. 坚持"纵向到底，横向到边"的整合思想。基础、临床全面彻底整合打通，学科间全面彻底融合衔接。加强基础医学与临床医学的整合，做到前后期全面打通，整而不乱、合而不重、融而创新；弥合临床医学与公共卫生的裂痕，加强疾病治疗与预防的全程整合；加强医学人文和临床医学的整合，将人文思政教育贯穿医学教育的全过程；强调医科和其他学科门类的结合，促进"医学＋X"的快速发展。

3. 遵循"四个符合""四个参照""五个不断"教材编写原则。"四个符合"即符合对疾病的认识规律、符合医学教育规律、符合医学人才成长规律、符合对医学人才培养岗位胜任力的要求；"四个参照"即参照中国本科医学教育标准（临床医学专业）、执业医师资格考试大纲、全国高等学校五年制本科临床医学专业规划教材内容的深度广度以及首轮器官 - 系统整合规划教材；"五个不断"即课程思政不断、医学人文不断、临床贯穿不断、临床实践和技能不断、临床案例不断。

4. 纸数融合，加强数字化，精炼纸质教材内容，拓展数字平台内容，增强现实（AR）技术在本轮教材中首次大范围、全面铺开，成为新型立体化医学教材的精品。

5. 规范 PBL 案例教学，建设与整合课程配套的在线医学教育 PBL 案例库，为各院校实践 PBL 案例教学提供充足的教学资源，并逐年更新补充。

6. 适应国内器官 - 系统整合教育"单循环"教学导向，同时兼顾"双循环"教学实际需要。

7. 教材适用对象为临床医学及相关专业五年制、"5+3"一体化本科阶段，兼顾临床医学八年制。

第二轮教材根据以上编写指导思想与原则规划为"20+1"模式，即 20 种器官 - 系统整合教材，1 种在线数字化 PBL 案例库。20 种教材采用"单循环"器官 - 系统整合模式，实现基础与临床的一轮打通。导论和概论部分重新整合为《医学导论》（第 2 版）、《人体分子与细胞》（第 2 版）、《人体形态学》（第 2 版）和《人体功能学》（第 2 版）等 7 种。将第一轮教材各系统基础与临床两种教材整合为一，包括《心血管系统与疾病》（第 2 版）等教材 13 种，其中新增《皮肤与感官系统疾病》。1 种 PBL 综合在线案例库，即中国医学教育 PBL 案例库，案例范围全面覆盖教材相应内容。

第二轮教材有全国 94 所院校参与编写。编写过程中正值新冠肺炎疫情肆虐之际，参编专家多为临床一线工作者，更有很多专家身处援鄂抗疫一线奋战。主编、副主编、编委一手抓抗疫，一手抓教材编写，并通过线上召开审稿会和定稿会，确保了教材的质量与出版进度。百年未遇之大疫情必然推动百年未有之大变局，新冠肺炎疫情给我们带来了对医学教育深层次的反思，带来了对医学教材建设、人才队伍培养的深刻反思。这些反思和器官 - 系统整合教材的培养目标不谋而合，也印证了我们教材建设的前瞻性。

第二轮教材包括 20 种纸数融合教材和在线数字化中国医学教育 PBL 案例库，均为**国家卫生健康委员会"十四五"规划教材**。全套教材于 2021 年出版发行，数字内容也将同步上线。希望广大院校在使用过程中能够多提宝贵意见，反馈使用信息，以逐步修改和完善教材内容，提高教材质量，为第三轮教材的修订工作建言献策。

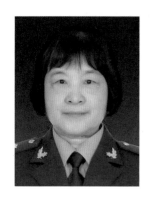

药立波

空军军医大学生物化学与分子生物学教研室教授,博士生导师。曾任中国生物化学与分子生物学会教学专业委员会主任委员、中国生物化学与分子生物学会医学分会副理事长、陕西省生物化学与分子生物学学会理事长。

从事生物化学与分子生物学教学 38 年,是"全国优秀科技工作者""陕西省教学名师"。曾获国家级教学成果奖二等奖和全军教学成果一等奖。全国高等学校临床医学专业五年制规划教材《生物化学》第 5、6、7 版编者,《生物化学与分子生物学》第 8、9 版主编;全国高等学校八年制临床医学专业规划教材《生物化学与分子生物学》第 3 版主编;全国高等学校临床医学专业五年制规划教材《医学分子生物学》第 2、3 版主编;全国高等学校研究生规划教材《医学分子生物学实验技术》第 1、2、3 版主编。从事肿瘤分子生物学研究工作,承担过国家 973 计划、863 计划、国家杰出青年科学基金、国家自然科学基金重点项目等多项课题。在癌基因和抑癌基因研究方面有重要发现。以通讯作者发表 SCI 收录论文 64 篇,获发明专利 7 项,以第一完成人获国家科技进步奖二等奖 1 项、陕西省科学技术一等奖和军队科学技术进步一等奖各 1 项。

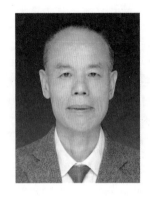

吕社民

西安交通大学医学部基础医学院生物化学与分子生物学系教授、博士生导师。兼任西安交通大学医学部基础医学院学术委员会主任委员,医学部学术委员会副主任委员,西安交通大学学术和教学委员会委员,陕西省生物化学与分子生物学学会理事长,陕西省医学专业教学指导委员会委员,教育部高等学校基础医学类教学指导委员会委员。

从事医学教学和科研工作近40年。主持省级"分子生物学"精品课程,为陕西省生物化学与分子生物学教学团队负责人。主要研究领域为复杂性疾病易感基因的定位与克隆、慢性炎症性疾病的分子发病机制、动物模型的构建和评价。近年来,承担国家自然科学基金重点项目1项、面上项目5项,以通讯作者和第一作者发表SCI论文88篇。主编教材5部,译著2部,参编教材11部。西安交通大学首批优秀研究生导师,陕西省"三秦"人才,享受国务院政府特殊津贴专家。2019年获"宝钢优秀教师奖"。

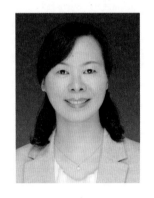

边惠洁

空军军医大学基础医学院细胞生物学教研室主任、教授、博士生导师。教育部长江学者特聘教授,国家"万人计划"科技创新领军人才,享受国务院政府特殊津贴专家。担任中国细胞生物学学会常务理事、中国细胞生物学学会基因工程与转基因生物分会会长、陕西省细胞生物学学会理事长。长期从事"医学细胞生物学"和"细胞工程"等课程的教学,获军队院校育才奖银奖。主编/副主编/编委《人体分子和细胞基础》《工程细胞生物学》和《医学细胞生物学》等著作13部。研究方向为肿瘤细胞生物学的基础与转化医学,主持国家科技重大专项、国家自然科学基金等课题20余项。第一/通讯作者在 *Cell Metab*、*Hepatology*、*J Natl Cancer Inst*、*J Hepatol* 等期刊发表论文60余篇。获国家科学技术进步二等奖1项、省部级一等奖4项。荣立三等功,第十三届全国政协委员。

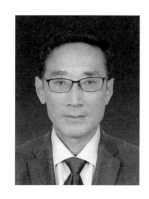

左　伋

　　复旦大学上海医学院细胞与遗传医学系教授,博士生导师,基础医学国家级实验教学示范中心(复旦大学)副主任,国家级教学团队负责人。兼任复旦大学基础医学院教学指导委员会主委、中国优生科学协会会长、上海市政协常委。

　　主要从事医学细胞生物学和遗传学研究,特别聚焦于分子伴侣的生物学及其与肿瘤和老年退行性疾病的关系的研究,先后承担国家自然科学基金、上海市自然科学基金、上海市自然科学基金重点项目多项,国内外发表论文150余篇(其中SCI论文50余篇),获省部级科研奖成果2项。从教近35年,参与教育教学改革,成果先后5次获"上海市教学成果奖",主编多本国家级规划教材。享受国务院政府特殊津贴专家,曾获"宝钢优秀教师奖""复旦大学校长奖""上海市教学名师奖""上海市模范教师"称号。

OSBC 副主编简介

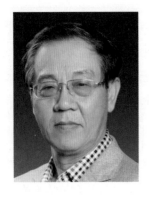

关一夫

　　中国医科大学基础医学院生物化学与分子生物学教研室教授,博士生导师。中国生物化学与分子生物学会理事。从事教学工作近20年,先后主编、副主编和参编规划教材30余部,主持2门教育部国家级精品资源共享课程。2004年至今,先后主持多项国家自然科学基金资助的研究课题,发表SCI论文近50篇,获得国家发明专利授权6项。研究方向为生物大分子相互作用、核酸的结构与功能、新型生物检测技术。

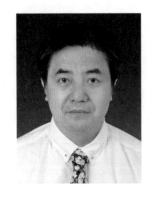

武军驻

　　武汉大学基础医学院生物化学与分子生物学教授,博士。1995年毕业于武汉大学遗传学专业,获硕士学位并留校任教。2001年获博士学位。先后在法国洛林大学,美国纽约州立大学从事博士后研究。主编和参编多部教材,2015年获"宝钢教育基金会优秀教师奖"。研究方向为动脉粥样硬化的分子机制,迄今发表SCI收录论文30余篇。

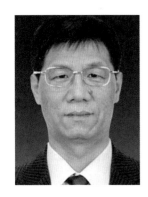

贺俊崎

　　首都医科大学生物化学与分子生物学系原主任,北京市特聘教授、博士生导师,教育部新世纪优秀人才,北京市百千万人才。北京市生物化学与分子生物学精品课程主讲教授。1998年获得中国协和医科大学生化与分子生物学专业博士学位,同年赴美国埃默里大学接受博士后培训,2003年任职于埃默里大学药理系,2004年回国。现任中国医药教育协会转化医学专业委员会委员、中国抗癌协会肿瘤病因学专业委员会常务委员。医学分子生物学杂志特邀审稿专家,中国生化与分子生物学杂志编委、生物物理学编委,*Experimental Cell Research*、*FEBES letter*等审稿人。

　　多年从事肿瘤分子生物学的研究工作,研究方向为肿瘤信号转导和基因分子诊断与精准医学。研究工作获国家973计划、863计划、国家自然科学基金、教育部博士点基金、北京市自然科学基金、北京市教委重点课题等多种基金资助。培养硕士、博士研究生40余名,发表SCI收录论文60余篇。

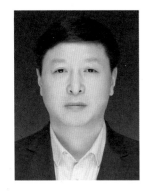

龚爱华

　　教授,博士生导师。现任江苏大学医学院副院长,基础医学研究所所长,江苏省细胞与发育生物学会副理事长。从事教学工作至今26年,基于现代医学教育理念构建了江苏大学临床医学专业人才培养体系,主导了以器官-系统为中心的医学整合课程教学改革,是江苏大学医学教育综合改革的推动者和实践者,主编了整合课程系列教材。主要从事脑胶质瘤和胰腺癌发生、发展机制与诊疗策略研究。于2010—2012年在美国MD安德森癌症中心工作。在*Cancer cell*、*Cancer research*、*Stem cell*等国际期刊发表研究论文100余篇。自2015年起从事心脑血管疾病的预防研究工作,申请专利13项。

在医学教育改革的浪潮中,以器官 - 系统为基础的多学科综合性课程改革得到了认可,以问题为导向的教学方法也取得了巨大成功。为了适应我国现代医学教育改革模式,加强学生自主学习能力,服务医疗卫生改革,培养创新卓越医生,人民卫生出版社出版了全国高等学校临床医学专业器官 - 系统整合规划教材,在使用过程中,不断有院校提出应该编写一本整合生物化学与分子生物学、细胞生物学等基础学科的教材以满足教学改革需要。2018 年由我们组织全国医药院校编写了《人体分子与细胞基础》的整合教材。发行后,全国主要的医学院校都使用了该教材。2019 年后,人民卫生出版社又启动了第二轮器官整合教材的编写工作,强调基础医学和临床医学的完全融合。在《人体分子与细胞基础》的基础上,进一步强化了医学遗传学的内容,又对部分章节进行了调整,命名为《人体分子与细胞》。

《人体分子与细胞》包含了传统教材中的生物化学、分子生物学、细胞生物学、医学遗传学及新兴的基因组学的相关内容。生物化学与分子生物学是在分子水平研究生命现象的本质和规律的学科,主要探索生物大分子在机体的运动规律;细胞生物学是研究生命基本结构和功能单元——细胞的学科,主要探讨细胞的运动规律;医学遗传学主要研究疾病表型和遗传因素的关系,从基因水平解析疾病的病因和发病机理,探索疾病的基因诊断和基因治疗;基因组学随着人类基因组计划的实施而兴起,在整体水平上研究基因组的构成、功能和比较种系间基因组的差异,成为基因组学的主要研究内容。这些学科的研究方向代表了生物医学的最新研究前沿,分子医学、遗传医学、精准医学、整合医学等新兴学科无不以这些学科为基础,关于分子和细胞的基本理论知识已经渗透到医学的各个领域,基本的技能和方法成为临床诊断、治疗和科学研究的常用技术。系统地学习人体的分子和细胞的知识,掌握分子操作和细胞操作的技能,培养学生在分子水平和细胞水平分析和解决问题的能力,是培养具有创新精神的医学临床和科研人才的重要环节。

在本教材的规划和编写过程中,遵循第二轮器官 - 系统整合教材体系的升级思路,明确适用对象,体现先进性和引领性,以临床岗位胜任力为导向,强化医学人文和课程思政,纸质教材和数字内容相融合等的编写原则,仍然保持"三基""五性""三特定"编写要求,参考国际知名的相关教材,结合开展整合课程的经验和各校相关课程的教学大纲,确定了本教材的编写方案。编委由全国主要医学院校从事生物化学、细胞生物学、分子生物学、医学遗传学等教学一线的资深教师组成,大家广泛磋商,积极调研,认真分析确定了本教材的编写内容。

本教材内容分为八篇,42 章。第一篇"生命的分子"共 6 章,介绍生命中主要的分子,特别是生物大分子的结构和功能。包括水、维生素和无机元素、蛋白质、酶、核酸、聚糖、脂肪和类脂等。第二篇"细胞结构"共 5 章,包括细胞膜、细胞内膜系统、线粒体、细胞核、细胞骨架等。第三篇"细胞的代谢"共 7 章,包括糖代谢、脂质代谢、氨基酸代谢、核苷酸代谢、能量代谢、非营养物质代谢及物质代谢平衡等。第四篇"基因及基因表达"共 6 章,包括基因及基因组、DNA、RNA 和蛋白质的生物合成、基因表达调控、表观遗传调控等。第五篇"细胞的生命活动"共 3 章,包括细胞增殖、细胞分化与干细胞、细胞衰老和死亡等。第六篇"细胞通讯与细胞应激"共 4 章,包括细胞连接与细胞黏附、细胞外基质、细胞信号转导和细胞应激等。第七篇"生命的遗传"共 7 章,包括遗传的基本原理、基因突变与遗传多态性、基因突变的细胞生物学效应、单基因遗传、多基因遗传、染色体畸变及基因诊断和基因治疗等。第八篇"常用分子和细胞生物学技术"共 4 章,介绍常用生物化学与分子生物学技术、重组 DNA 技术、常用细胞生物学技术、基因结构与功能分析等。

在分子水平和细胞水平,解析人体的结构和功能,阐明疾病的病因、诠释疾病的发病机制、预判疾病的发展进程和预后,开展精确诊治,形成整合 / 系统医学体系,服务于患者,是医学工作者的追求目标。作为未来的医务工作者的医学生,谙熟分子和细胞的知识,无疑是构筑专业知识体系的重要部分,也是获悉其他医学知识和技术的基础,更是迎接未来精准医学时代来临的贮备。这些都给编委提出了更高的编写要求,而国内缺乏相关的整合教材作为参考,加之编者水平有限,难免有不足和错误之处,恳请使用的师生朋友和读者指出,以便改正。

在教材的规划和编写过程中,遭遇了新型冠状病毒肆虐的特殊时期,编委们在抗疫的同时,将抗疫精神融入教材的编写工作中,更加意识到培养优秀医务工作者的重要性和编写教材的责任重大。西安交通大学医学部人才培养处王渊副处长付出了辛勤的工作。空军军医大学的药立波教授具有丰富的教材主编经验,她作为主审,保证了教材的质量。西安交通大学医学部李冬民教授作为编委和学术秘书,做了联络、统稿等方面的大量的细致工作,是她使我们来自不同学校不同专业的教师,变成一个有同一目标的团队。对为本教材的编写和出版付出辛勤劳动的所有人员,表达真诚的感谢!

吕社民　边惠洁　左　伋

2021 年 6 月

OSBC 目 录

绪论 ·· 1

第一篇 生命的分子

第一章 水、无机元素和维生素 ·· 14
　　第一节　水 ·· 14
　　第二节　无机元素 ·· 18
　　第三节　维生素 ··· 25

第二章 氨基酸与蛋白质 ·· 34
　　第一节　蛋白质的分子组成 ·· 35
　　第二节　蛋白质的分子结构 ·· 40
　　第三节　蛋白质结构与功能的关系 ··· 48
　　第四节　蛋白质的理化性质 ·· 53
　　第五节　蛋白质组学 ··· 55

第三章 酶 ·· 57
　　第一节　酶的分子结构与功能 ·· 57
　　第二节　酶的分类与命名 ·· 62
　　第三节　酶的工作原理 ··· 64
　　第四节　酶促反应动力学 ·· 70
　　第五节　酶的调节 ·· 81

第四章 核苷酸与核酸 ··· 87
　　第一节　核酸的化学组成以及一级结构 ·· 87
　　第二节　DNA 的空间结构与功能 ··· 91
　　第三节　RNA 的结构与功能 ··· 99
　　第四节　核酸的理化性质 ·· 107
　　第五节　核酶 ··· 110

第五章 聚糖 ··· 114
　　第一节　聚糖的共同特点 ·· 114
　　第二节　聚糖的独特结构 ·· 116
　　第三节　蛋白聚糖是由糖胺聚糖和核心蛋白构成 ··· 120
　　第四节　聚糖结构蕴含重要信息 ··· 121

第六章 脂肪与类脂 ·· 126
　　第一节　脂肪酸 ··· 126
　　第二节　脂肪 ··· 131

第三节　类脂 ……………………………………………………………………………………… 133
第四节　脂质的提取、分离与分析 ………………………………………………………………… 140

第二篇　细胞结构

第七章　细胞膜 ……………………………………………………………………………………… 146
第一节　细胞膜的化学组成与生物学特性 ………………………………………………………… 146
第二节　小分子物质和离子的穿膜运输 …………………………………………………………… 156
第三节　大分子物质和颗粒物质的穿膜运输 ……………………………………………………… 163

第八章　细胞内膜系统 ……………………………………………………………………………… 168
第一节　内质网 …………………………………………………………………………………… 168
第二节　高尔基复合体 …………………………………………………………………………… 174
第三节　溶酶体 …………………………………………………………………………………… 177
第四节　过氧化物酶体 …………………………………………………………………………… 181
第五节　囊泡转运 ………………………………………………………………………………… 183
第六节　细胞内膜系统与医学的关系 ……………………………………………………………… 186

第九章　线粒体 ……………………………………………………………………………………… 188
第一节　线粒体的基本特征 ……………………………………………………………………… 188
第二节　线粒体的功能 …………………………………………………………………………… 195
第三节　线粒体与疾病 …………………………………………………………………………… 196

第十章　细胞核 ……………………………………………………………………………………… 199
第一节　核膜 ……………………………………………………………………………………… 200
第二节　染色质与染色体 ………………………………………………………………………… 204
第三节　核仁 ……………………………………………………………………………………… 210
第四节　核纤层与核基质 ………………………………………………………………………… 213
第五节　细胞核与疾病 …………………………………………………………………………… 216

第十一章　细胞骨架 ………………………………………………………………………………… 219
第一节　微管 ……………………………………………………………………………………… 219
第二节　微丝 ……………………………………………………………………………………… 228
第三节　中间丝 …………………………………………………………………………………… 236
第四节　细胞运动 ………………………………………………………………………………… 240
第五节　细胞骨架与疾病 ………………………………………………………………………… 243

第三篇　细胞的代谢

第十二章　糖代谢 …………………………………………………………………………………… 249
第一节　糖代谢概况 ……………………………………………………………………………… 249

第二节　糖的无氧氧化 ………………………………………………………………… 250

第三节　糖的有氧氧化 ………………………………………………………………… 255

第四节　磷酸戊糖途径 ………………………………………………………………… 264

第五节　糖原的合成与分解 …………………………………………………………… 267

第六节　糖异生 ………………………………………………………………………… 271

第七节　葡萄糖的其他代谢途径 ……………………………………………………… 275

第八节　血糖及其调节 ………………………………………………………………… 277

第十三章　脂质代谢 …………………………………………………………………… 280

第一节　脂质的消化吸收 ……………………………………………………………… 280

第二节　甘油三酯代谢 ………………………………………………………………… 282

第三节　磷脂代谢 ……………………………………………………………………… 294

第四节　胆固醇代谢 …………………………………………………………………… 297

第五节　血浆脂蛋白代谢 ……………………………………………………………… 300

第十四章　氨基酸代谢 ………………………………………………………………… 307

第一节　蛋白质的生理功能和营养价值 ……………………………………………… 307

第二节　体内氨基酸的来源 …………………………………………………………… 308

第三节　氨基酸的一般代谢 …………………………………………………………… 314

第四节　氨的代谢 ……………………………………………………………………… 318

第五节　个别氨基酸代谢 ……………………………………………………………… 322

第十五章　核苷酸代谢 ………………………………………………………………… 331

第一节　核苷酸代谢概述 ……………………………………………………………… 331

第二节　嘌呤核苷酸的合成与分解代谢 ……………………………………………… 333

第三节　嘧啶核苷酸的合成与分解代谢 ……………………………………………… 337

第四节　体内核苷酸的转化 …………………………………………………………… 342

第五节　核苷酸代谢与医学 …………………………………………………………… 343

第十六章　能量代谢 …………………………………………………………………… 347

第一节　生物氧化反应与能量代谢 …………………………………………………… 347

第二节　线粒体氧化磷酸化与 ATP 的生成 ………………………………………… 352

第三节　氧化磷酸化的调节 …………………………………………………………… 365

第四节　氧化呼吸链与活性氧的产生 ………………………………………………… 367

第十七章　非营养物质代谢 …………………………………………………………… 371

第一节　生物转化作用 ………………………………………………………………… 371

第二节　胆汁酸的代谢 ………………………………………………………………… 375

第三节　血红素的生物合成 …………………………………………………………… 379

第四节　胆色素的代谢与黄疸 ………………………………………………………… 382

第十八章　物质代谢平衡 ……………………………………………………………… 391

第一节　代谢稳态的一般规律 ………………………………………………………… 391

第二节　肝在物质代谢平衡中的作用 ………………………………………………… 396

第三节　肝外重要组织器官的代谢特点和联系······································399
第四节　物质代谢的调节机制···401

第四篇　基因及基因表达

第十九章　基因和基因组···413
第一节　基因···413
第二节　基因组···422

第二十章　DNA 的生物合成···429
第一节　基因组 DNA 复制的主要特点···429
第二节　DNA 复制的酶学和拓扑变化···434
第三节　原核生物 DNA 复制过程··439
第四节　真核基因组 DNA 的复制··442
第五节　逆转录和其他复制方式···449
第六节　DNA 损伤与修复···451

第二十一章　RNA 的生物合成··459
第一节　RNA 生物合成概述···459
第二节　原核生物的转录···463
第三节　真核生物 mRNA 的转录及加工···467
第四节　真核生物非编码 RNA 的生物合成··476
第五节　病毒 RNA 的复制···480

第二十二章　蛋白质的生物合成···483
第一节　蛋白质合成体系的组成···483
第二节　蛋白质合成的过程···488
第三节　翻译后的折叠、修饰和靶向运输···492
第四节　蛋白质生物合成的干扰和抑制···497

第二十三章　基因表达调控···499
第一节　基因表达调控概述···499
第二节　原核生物基因表达调控···501
第三节　真核生物基因表达调控···507

第二十四章　基因的表观遗传调控···518
第一节　表观遗传概述···518
第二节　表观遗传调控机制···525
第三节　表观遗传调控与生物医学···534

第五篇　细胞的生命活动

第二十五章　细胞增殖 543
　　第一节　细胞分裂 543
　　第二节　细胞周期及其调控 550
　　第三节　细胞周期与医学的关系 558

第二十六章　细胞分化与干细胞 562
　　第一节　细胞分化 562
　　第二节　干细胞 572

第二十七章　细胞衰老和死亡 581
　　第一节　细胞衰老 581
　　第二节　细胞死亡 584
　　第三节　细胞自噬 591

第六篇　细胞通讯与细胞应激

第二十八章　细胞连接与细胞黏附 601
　　第一节　细胞连接 601
　　第二节　细胞黏附 608

第二十九章　细胞外基质 616
　　第一节　细胞外基质的组成 616
　　第二节　基底膜 620
　　第三节　细胞外基质的生物学作用 621

第三十章　细胞信号转导 624
　　第一节　细胞信号转导的分子基础 624
　　第二节　信号转导的机制及基本规律 634
　　第三节　细胞膜受体介导的细胞信号转导途径 636
　　第四节　细胞内受体介导的细胞信号转导途径 645
　　第五节　细胞信号转导异常与医学 646

第三十一章　细胞应激 651
　　第一节　细胞应对微环境变化的应激 651
　　第二节　遗传突变引发的细胞应激 655
　　第三节　细胞代谢异常引发的细胞应激 657
　　第四节　细胞器应激 661

第七篇　生命的遗传

第三十二章　遗传的基本原理 ·· 667
　第一节　人类性状或疾病的遗传 ······································ 667
　第二节　基于基因组学的精准医学 ···································· 670
　第三节　基于遗传学的系统医学 ······································ 676
　第四节　基于遗传学数据的疾病分析 ·································· 677

第三十三章　基因突变与遗传多态性 ·································· 684
　第一节　基因突变的本质及其特性 ···································· 684
　第二节　基因突变的诱发因素 ·· 685
　第三节　基因突变的形式 ·· 686
　第四节　DNA 损伤的修复 ·· 689
　第五节　遗传多态性 ·· 690

第三十四章　基因突变的细胞生物学效应 ···························· 694
　第一节　基因突变导致蛋白质功能异常 ································ 694
　第二节　基因突变引起性状改变的分子生物学机制 ······················ 702

第三十五章　单基因遗传 ·· 708
　第一节　系谱和系谱分析 ·· 708
　第二节　常染色体显性遗传 ·· 709
　第三节　常染色体隐性遗传 ·· 711
　第四节　X 连锁显性遗传 ·· 715
　第五节　X 连锁隐性遗传 ·· 717
　第六节　Y 连锁遗传 ·· 720
　第七节　影响单基因遗传病分析的因素 ································ 721

第三十六章　多基因遗传 ·· 727
　第一节　质量性状与数量性状 ·· 727
　第二节　多基因遗传 ·· 729
　第三节　多基因遗传病 ·· 734

第三十七章　染色体畸变 ·· 740
　第一节　人类染色体的基本特征 ······································ 740
　第二节　染色体畸变发生的原因 ······································ 746
　第三节　染色体数目异常及其产生机制 ································ 747
　第四节　染色体结构畸变及其产生机制 ································ 752
　第五节　染色体畸变的分子细胞生物学效应 ···························· 756

第三十八章　基因诊断和基因治疗 ···································· 761
　第一节　基因诊断 ·· 761
　第二节　基因治疗 ·· 765

第八篇 常用分子和细胞生物学技术

第三十九章 常用生物化学与分子生物学技术 773
第一节 蛋白质分离、纯化和结构分析 773
第二节 核酸分子杂交和印迹技术 779
第三节 PCR 技术的原理和应用 781
第四节 生物芯片技术 784
第五节 生物大分子相互作用研究技术 785
第六节 DNA 测序技术 789

第四十章 重组 DNA 技术 794
第一节 DNA 体外重组常用的工具酶 794
第二节 目的 DNA 的获取 798
第三节 重组 DNA 技术中的载体 802
第四节 DNA 克隆的基本过程 808
第五节 重组 DNA 的常用表达体系 813
第六节 重组 DNA 技术的应用 815

第四十一章 常用细胞生物学技术 818
第一节 显微镜技术 818
第二节 细胞结构与成分的显示技术 822
第三节 细胞组分的分离 826
第四节 细胞生理实验 827
第五节 细胞周期分析 829
第六节 细胞凋亡的检测 831
第七节 染色体技术 834
第八节 细胞培养及分析技术 837
第九节 细胞工程的主要相关技术 840

第四十二章 基因结构与功能分析 844
第一节 基因结构分析策略 844
第二节 基因功能研究策略 851

参考文献 861

中英文名词对照索引 864

数字资源 AR 互动 ｜ AR图 8-1

绪　　论

给生命下一个确切的定义并非易事,但一般认为,生命(life)是指具有生命特征的物理实体。这些生命特征包括:以细胞作为基本的结构和功能单元、维持自身内环境的平衡、具有新陈代谢、可以生长、适应环境的变化、对环境刺激做出反应和繁衍生殖的能力等。人类对生命现象、生命本质、生命活动及其运动规律的探索从未停止,无论是在对生物研究的层次上、还是在研究的手段上,已经形成了各自的理论体系和技术体系,这就是以研究生命为主要任务的生物学范畴内的各个学科,如在分子水平研究生命的生物化学与分子生物学,在细胞水平研究生命的细胞生物学以及研究疾病表型与基因型关系的医学遗传学等。随着科学的发展和技术的进步,特别是细胞学说和DNA双螺旋模型理论的提出,加上显微镜技术、基因克隆测序等技术的发展,人们对小至病毒、细菌,大到虫鱼鸟兽直至人类自身都有了更加深刻的认识。从分子水平和细胞水平观察生命现象、揭示生命活动规律,探索生命本质,一直都是生命医学科学中最为活跃的研究领域。这些研究成果形成的知识体系是学习和研究其他生命科学的基础,其基本概念成为生命科学领域的共同语言,其基本理论和基本技能被广泛地应用于医学的各个领域。

一、细胞学说和 DNA 双螺旋模型是科学领域最重要的发现,人类基因组计划是一项开拓科学和技术新时代的伟大工程

人们在不断探究生命的起源、解析生命的构成、诠释生命的功能、了解生命的运动规律等科学活动中,不断地积累知识,提高认识水平,已经形成了较为完整的理论体系,构筑了坚实的技术平台,有许多可歌可泣、值得赞颂的历史事件和标志性人物。但在开始于19世纪的现代生物学研究的历史征程中,无疑"细胞学说"和"DNA双螺旋模型"理论是最有标志性的里程碑。难怪在各种场合代表科学的"标识"不是发现细胞使用的显微镜,就是DNA的双螺旋结构模型。

(一)"细胞学说"奠定了生命的形态学和机能学基础

"细胞学说"的提出完全是由于显微镜技术的发明。1665年,R. Hooke用自制的显微镜(放大倍数为40~140倍),观察了软木(栎树皮)的薄片,第一次描述了植物细胞的结构,并首次用拉丁文 cellar(小室的意思)这个词命名,后来英文采用 cell,中文译为细胞。1673年,荷兰科学家 A. Van Leeuwenhoek 使用能放大300倍的显微镜,观察到了纤毛虫、细菌、人和哺乳动物的精子。

1839年,德国植物学家 M. J. Schleiden 和德国动物学家 M. J. Schwann 提出了著名的"细胞学说"(cell theory)。该学说认为:所有的生物体都是由一个或多个细胞组成;细胞是所有生物体的最基本结构单位。1855年,德国病理学家 R. Virchow 增加了一条内容,即:所有的细胞仅来自己经存在细胞的分裂。细胞学说的建立掀起了人们对细胞观察和描述的高潮,随后先后发现各主要细胞器和细胞分裂活动,是细胞生物学的经典发展时期。

现代细胞学说的概念是:所有的生物体都是由一个或多个细胞组成;细胞是所有生物体的最基本结构单位;细胞来自以前存在的细胞的细胞分裂;生物体的活力取决于各个细胞的总的活力;能量的转换发生在细胞内;细胞的遗传物质是DNA,可在细胞间传递;所有的细胞都有同样的基本化学

组成。

（二）基因的 DNA 双螺旋模型理论揭示了生命活动的本质

遗传是人们长期关注的问题,把其真正作为科学问题系统研究的是 19 世纪中后期的 G. Mendel,他在分析豌豆性状遗传的杂交实验时,发现生物体内某种遗传颗粒或单位能够从亲代传递到子代,就提出了生物的性状是由遗传因子控制的观点。1909 年丹麦 W. Johansen 提出了"基因"(gene)的概念。1944 年,O. Avery 的细菌毒力转化实验,表明基因是 DNA,此后得到 A. Hershey 和 M. Chase 所做的噬菌体实验的支持。

1953 年,J. Waston 和 F. Crick 在获知 E. Chargaff 提出的碱基配对原则,观察到 DNA 纤维的 X 线衍射图的基础上,利于建立分子模型的方法,开创性提出了 DNA 双螺旋结构模型(double-helix model)。1958 年,M. Meselson 和 F. Stahl 通过 DNA 复制研究,证明了 DNA 的半保留复制。同年,Crick 发表了"中心法则",指出遗传信息是从 DNA 转录到 RNA,再被翻译为蛋白质流动过程。该模型的提出,开启了崭新的以"基因"为中心的分子生物学时代,是 20 世纪最伟大的科学发现。

现代"基因"的概念是:基因是产生一条多肽链或功能 RNA 所需的全部核苷酸序列;基因支持着生命的基本构造和性能;储存着细胞生命过程的全部信息;基因和环境因素的相互作用决定生物的物种、进化、亲缘关系、群体遗传多样性、族群特性等;基因的物质属性体现在它以 DNA 或 RNA 的形式存于所有生命体内,具有相当的稳定性,同时还可以变化,以满足遗传与变异的需求;基因的信息属性为根本属性,体现在它对生命过程即所有表型的决定作用,本身并不直接发挥作用,而是通过其表达的功能产物如 RNA 或蛋白质来完成。

（三）人类基因组计划的完成翻开生命科学新的一页

人类基因组计划(Human Genome Project,HGP)由诺贝尔奖获得者 R. Dulbecco 首先倡导,由美国能源部与美国卫生健康研究院负责实施,并在其下成立了专门的实施机构 NIH 的人类基因组研究所,首任所长由 DNA 双螺旋结构的提出者 J. Watson 担任,预计花费 30 亿美元,历时 15 年完成。美国、英国、日本、法国、德国和中国等六国的 2 000 多位科学家参与了工作,中国科学家承担了 1% 的测序工作。后由于 C. Venter 领衔的私人公司 Celera Genomics 公司的参与,加速了该计划的完成。该计划主要在完成了人类基因组遗传图谱、物理图谱和基因图谱的基础上,通过高效的核苷酸序列测定,结合计算机技术的应用,获得了人类的首张基因组碱基序列图。2000 年 6 月 26 日人类第一个基因组图谱宣布完成,2003 年 4 月完成了精细图谱。

人类基因组测序的完成,对生命医学的各个学科形成了巨大的冲击。在临床上可帮助认识和控制疾病,如特异病毒的基因定型以指导精准治疗;鉴别不同肿瘤的基因变异;设计药物以获得最佳效果等。在实施形成 HGP 过程中发展而来的基因组学,其中的知识系统和技术体系,极大地促进了诸如转录组学、蛋白质学、代谢组学及生物信息学等新兴学科的发展。在这些组学技术获得海量数据基础上,应用计算生物学、生物信息学。计算机技术等,进行系统整合,建立数学模型,这正是系统 / 整合生物学(医学)主要的研究内容。系统 / 整合医学的研究进展,必将服务于人类健康。

二、生物大分子的相互作用是生命活动的化学基础

组成机体的化学元素有 50 多种,主要的是 C、H、O、N 四种元素,其次为 S、P、Cl、K、Na、Ca、Mg、Fe 等元素,这 12 种元素约占细胞总量的 99.9% 以上。此外,在人体中还含有数量极少的微量元素,如 Cu、Zn、Mn、Mo、Co、Cr、Se、Si、F、Br、I、Li、Ba 等。这些元素以无机和有机化合物形式存在,特别是以生物大分子存在于细胞中。

（一）生物大分子基本上是小分子的多聚体

主要的生物大分子是核酸、蛋白质、多糖和脂类等,分子量从 10~1 000kDa 不等。细胞内小分子组装成大分子,不仅仅是分子大小的变化,而且赋予了大分子与小分子截然不同的生物学特性,在细

胞内各自执行特定的功能。

核酸是由四种核苷酸组成的多聚体,有脱氧核糖核酸(DNA)和核糖核酸(RNA)之分:DNA的功能是贮存遗传信息;RNA具有多样性,还参与蛋白质的合成、执行酶的功能,近年来,非编码RNA对基因表达的调控引起人们关注。蛋白质由20种L-α氨基酸聚合而成,参与机体结构的组成,发挥不同的生物学功能。多糖是单糖的聚合物,参与机体结构组成,为机体提供碳源。脂类种类繁多、结构复杂,主要功能是提供能量,参与细胞膜的构成等。尽管糖、脂分子不由基因编码,但参与糖、脂代谢和转移的酶类均有酶来催化,酶活性受到酶蛋白基因的控制。

（二）生物体的新陈代谢是进行一切生命活动的基础

机体与机体内环境之间的物质和能量交换以及生物体内物质和能量的自我更新过程称为新陈代谢。新陈代谢通过物质一系列化学反应来完成合成代谢和分解代谢。同化作用(anabolism)是指生物体把从外界环境中获取的营养物质转变成自身的组成物质,并且储存能量的变化过程。异化作用(catabolism)是指生物体能够把自身的一部分组成物质加以分解,释放出其中的能量,并且把分解的终产物排出体外的变化过程。人体内的新陈代谢的化学反应是在酶的催化下完成的。在细胞内这些反应不是相互独立的,而是相互联系的,一个反应的产物可能就是下一个反应的底物,这样构成一连串的反应,称为代谢途径(pathway),由不同的代谢途径相互交叉构成一个有组织有目的的化学反应网络(network),称为代谢(metabolism)。

体内的代谢途径主要分为两类:一类是由大分子(多糖、蛋白、脂类等)不断降解为小分子(如CO_2,NH_3,H_2O)的过程,即分解代谢;另一类是由小分子(如氨基酸等)生成大分子(如蛋白质)的过程,称为合成代谢。分解代谢主要分三个阶段进行:第一阶段是由复杂的大分子分解为物质基本组成单位的过程,即糖、蛋白质和脂肪降解生成葡萄糖、脂肪酸、甘油和氨基酸;第二阶段是由这些基本分子转变为代谢中间产物,如上述葡萄糖、氨基酸和脂肪酸等降解为乙酰CoA,这期间有少量能量的释放,生成ATP;第三阶段是乙酰CoA氧化生成CO_2和H_2O的过程,这期间生成的还原型烟酰胺腺嘌呤二核苷酸(NADH)和还原型黄素腺嘌呤二核苷酸($FADH_2$)通过氧化磷酸化过程,生成大量ATP。合成代谢一般不是分解代谢简单的逆向反应,而是由不同酶催化的,通常需要消耗ATP,还原供氢体多为还原型烟酰胺腺嘌呤二核苷酸磷酸(NADPH)。很显然,分解代谢是一个发散的过程,而合成代谢是一个集合过程。在正常的机体内,代谢受严格的调控,处在动态平衡状态中,这种调节主要是通过各种代谢途径中关键的限速酶的活性变化来实现的。

（三）物质代谢的整体性和可调节性有利于适应环境的改变

生物体对抗外环境变化,以维持自身内环境恒定,即稳态(homeostasis)。生物体维持稳态的方式是通过代谢调节机制完成的。当体内某一代谢途径流量发生改变时,同时会导致很多代谢物浓度的变化,细胞通过一定的调节机制对抗代谢物浓度的变化,从而维持体内代谢稳态。所以,各种物质在体内的代谢具有整体性和可调节性。

各种代谢途径相互联系形成统一的整体。物质代谢途径在能量方面相互补充,相互制约。例如糖、脂类和蛋白质均可在体内氧化分解供能,三类营养物质的供能是相互代替、相互补充和相互制约的,体内的糖、脂类和蛋白质等代谢途径通过共同的中间代谢物,使各代谢途径为统一的整体,经此整合,不同的营养物质之间可以相互转化,当一种物质代谢出现障碍时也可引起其他物质代谢紊乱,如糖尿病患者的糖代谢障碍可引起脂肪、氨基酸乃至水、无机盐的代谢紊乱。

人体对物质代谢的调节是综合性、整体水平的调节,在中枢神经系统的控制下,内分泌和免疫系统通过细胞/器官分泌各种激素和酶实现代谢调节。通常激素通过特异性受体和信号途径调节代谢,细胞水平的调节包括酶活性和酶含量调节,而神经系统通过调控激素的功能整合不同组织/器官的细胞内代谢途径实现整体调节,维持代谢稳态。

（四）遗传信息传递的精确性是物种维系和生物体执行功能的先决条件

从简单的病毒到复杂的高等动植物,都有一套决定生物基本特征和功能的遗传信息,这些信息存储在病毒或细胞的核酸中,以基因的形式贮存在 DNA(部分病毒是 RNA)中。除此之外,DNA 中还有大量不编码蛋白质的序列,尤其是在真核生物 DNA 中,非编码序列达 95% 以上,这些序列中同样贮存着大量重要信息。DNA 所承载的遗传信息以半保留复制的形式传递给下一代,亲代 DNA 双链解为两条单链,各自为模板,按碱基互补原则合成新的互补链,新合成的两个 DNA 分子和亲代 DNA 分子是完全一样的,半保留复制方式保证了遗传信息的在子代间的忠实传递,这也是能够稳定物种的机制。另外,DNA 由于复制误差、受到外界物理、化学和生物环境的影响以及不同物种或个体之间的 DNA 重组和基因转移,导致的基因变异,是生物多样性和物种进化的基础。

贮存在 DNA 遗传信息,通过的转录和翻译,表达出功能产物蛋白质。转录是以 DNA 为模板,在 DNA 依赖的 RNA 聚合酶的作用下,以 NTP 为原料,合成 RNA 的过程。转录有选择性、不需要 RNA 引物、底物是 NTP 和产物一般是单链的 RNA 等特点。翻译是指编码基因的信息转变成蛋白质的氨基酸序列的过程。在转录生成的信使 RNA,其编码区中每三个核苷酸组成一个密码,决定一个氨基酸,成为合成蛋白质的直接模板,还需起始密码子和终止密码子。tRNA 分子含有反密码子可识别 mRNA 的密码,从而将携带的氨基酸带到所识别的密码位置进行合成。蛋白质的合成还需要核糖体作为蛋白质合成的场所,核糖体由大、小亚基组成,形成 A 位、P 位和 E 位,转肽酶催化在 A 位和 P 位上的氨基酸形成肽键,并不断地循环使肽链延长。机体有一整套的体系保证基因表达的真实性,也就是表达出来的蛋白质序列对应于 DNA 中贮存的信息,一是复制时的半保留复制,以亲代的一条链为模板,在转录时合成 mRNA 以一条 DNA 链为模板,严格遵守碱基配对原则,即 C-T 和 C-G;在翻译过程中,tRNA 作为适配体分子,每个特异的反密码子识别 mRNA 上密码子,再在特异的氨基酰 -tRNA 转移酶的作用下,连接氨基酸,保证了基因表达的不失真。当然,机体存在的校正机制,如 DNA 损失修复等机制也发挥着重要的作用。

基因的功能就是其编码蛋白质的功能。蛋白质的质和量决定了蛋白质的功能。基因表达要受到严格的调控,依据不同阶段、地点调整基因表达产物、产量和生成速度,以适应生长发育和对环境反应的需要,即:基因表达调控。在原核生物体系中,基因表达的乳糖 “操纵子” 学说为研究基因表达调控提供了一个成功范例。真核基因表达过程中每个环节都是可调控点,包括染色质激活、转录起始、转录后加工修饰及转运、翻译起始、翻译后加工修饰和靶向转运等,目前认为转录水平的调控最为重要。表观遗传是指在不改变 DNA 碱基序列时,基因表达发生可遗传的改变。表观遗传具有可遗传性和动态可逆性的特点。染色质结构变化是表观遗传调控的结构基础,主要涉及碱基的甲基化、组蛋白的修饰、染色质的重塑和非编码 RNA 的作用等。

三、细胞是生命基本的结构和功能单元

细胞是生命的最小单位,由细胞膜包裹含有许多生物大分子细胞质组成。细胞根据结构分为细胞内没有膜结构的原核细胞和有核膜的真核细胞。细胞的大小、形态差异很大,人体的细胞大多在 3~20μm 之间。原核细胞为单细胞生物,真核细胞可以是单细胞生物,也可以形成多细胞生物。成年人体有细胞 10^{13} 个,有 200 余种不同类型的细胞。

（一）原核细胞是结构简单的单细胞生物

原核细胞,结构简单,仅由细胞膜包绕,在细胞质内含有 DNA 区域,但无被膜包围,该区域一般称为拟核。拟核内仅含有一条不与蛋白质结合的裸露的 DNA 链,也可含有染色体外的 DNA,成为质粒(plasmid),可编码如抗生素抵抗的蛋白质。此外,原核细胞的细胞质中没有内质网、高尔基复合体、溶酶体,以及线粒体等膜性细胞器,但含有核糖体。与真核细胞相比,原核细胞较小,直径约为 1 到数个微米。原核细胞的另一特点是在细胞膜之外,有一坚韧的细胞壁,细胞壁的主要成分是蛋白多糖和糖脂。有些原核细胞在胞外有突起的鞭毛(flagella)和菌毛(pili)。常见的原核细胞有支原体、细菌、放线菌和蓝绿藻(蓝细菌)等,其中支原体是最小的原核细胞。

（二）真核细胞可形成结构复杂的多细胞生物

真核细胞可分为细胞膜、细胞质和细胞核。细胞膜是围绕在细胞表面的一层薄膜,构成细胞与外界环境的屏障,在维持细胞内环境的稳定和多种生命活动中起重要作用。细胞膜的主要特性是不对称性和流动性,脂双分子层中,两个脂单层的膜脂和膜蛋白组成不同,形成了膜的不对称性,各种膜成分的不对称分布,保证了细胞功能活动的有序性。流动镶嵌模型目前被普遍接受,认为细胞膜是嵌有球形蛋白质的脂类二维流体,强调了膜的流动性和不对称性,较好地解释了细胞膜的结构和功能特点。物质穿膜运输是细胞膜的基本功能。目前已知细胞对小分子和离子的穿膜运输有几条不同的途径：通过脂双层的简单扩散、离子通道扩散、易化扩散和主动运输。

内膜系统是指细胞内那些在结构上、功能上乃至发生起源上密切关联的细胞固有的膜性结构细胞器,包括内质网、高尔基复合体、溶酶体、过氧化物酶体、各种转运小泡和核膜等。内膜系统的出现,不仅有效地增加了细胞内空间的表面积,而且使得细胞内不同的生理、生化过程能够彼此相对独立、互不干扰地在一定区域中进行,因而极大地提高了细胞整体的代谢水平和功能效率。这就是所谓的房室性区域化效应。细胞的生存依赖于细胞能量。因此,细胞能量的摄取、转换、储存与利用是细胞内新陈代谢的中心问题,正常的细胞能量代谢使细胞内部形成一个协调的系统。线粒体是细胞内参与能量代谢的主要结构,有趣的是,线粒体也含有自己的基因组,即线粒体 DNA,线粒体还参与细胞凋亡过程。细胞质还有细胞骨架,主要是微管、微丝和中间丝等,这些蛋白纤维形成网络结构,支撑着细胞的框架。剩下就是无定型的基质成分——细胞液。

细胞核是一种球状的,被称为核膜（nuclear envelope）的双层膜将其与细胞质隔离。由 DNA 和蛋白质组成特殊结构的染色体位于其中,DNA 的复制和 RNA 的合成（转录）转录发生于此。核内可看到核仁结构,是核糖体亚单位组装的地方。

在生物界中,病毒是唯一的非细胞形态的生命体,是迄今发现的最小、结构最简单的生命存在形式。绝大多数病毒必须在电子显微镜下才能看到。病毒主要是由一个核酸分子（DNA 或 RNA）与蛋白质组成的核酸 - 蛋白质复合体,含有 DNA 的病毒称为 DNA 病毒,含有 RNA 的病毒称为 RNA 病毒。有的病毒结构更简单,仅由一个有感染性的 RNA 或蛋白质组成,仅由 RNA 组成的病毒称为类病毒,仅由蛋白质组成的病毒称为朊病毒（prion）。病毒的结构简单到不能独立完成其生命活动过程,必须在活细胞内才能表现出它们的基本生命活动,因此病毒也被视为"不完全"的生命体,是彻底的寄生物。

（三）细胞需经历丰富多样的生物学过程

细胞不单是一个基本结构单位,也是执行生命活动的基本单位。细胞代谢是指细胞具有加工处理营养物质的能力,细胞通过分解生物大分子如糖等营养物质,获得的能量贮存在 ATP 中,以满足完成生物学功能的需要。细胞的生长包括细胞体积的增大和细胞数目的增加,体积的增大是细胞质、细胞器体积的增加,而细胞数目的增加是通过细胞的分裂,即细胞增殖（proliferation）来实现的。细胞分裂是指一个细胞分裂为二的过程,在真核细胞,通常经过核的有丝分裂（mitosis）过程进行。在双倍体的多细胞生命体,如人类中,双倍体细胞经过一个减数分裂（meiosis）过程,生成单倍体的生殖细胞,精卵融合后恢复双倍体。细胞增殖受制于细胞周期,细胞周期受到由细胞周期蛋白和其激酶组成复合物的严格调控,以保证机体正常结构和功能的执行。细胞通信是多细胞生物中,细胞间相互配合、协调工作的基本条件。包括细胞与细胞间通信,也包括细胞接受外来信息,通过细胞内的信号转导通路,细胞做出立即的反应,或者通过调节基因表达做出反应,即非基因组途径和基因组途径响应。

细胞衰老（senescence）是指正常的细胞不再分裂的现象,也称为复制衰老（replicative senescence）,是端粒不断变短,启动了 DNA 损伤反应的结果。例如人的成纤维细胞可以分裂 50 次而不再分裂。这种细胞衰老的机制可以有效地防止细胞的突变和恶性化。程序化细胞死亡（programmed cell death,PCD）是指被细胞内程序控制的任何形式的细胞死亡。凋亡是发生在多细胞生物体的 PCD,一系列的生化事件使其显示特有的细胞形态改变,如 DNA 片段化、核皱缩和凋亡小体等。自噬（autophagy）是可调节、有序地降解细胞内失去功能或者不必要组分的过程。有三种形式，分别是大自噬、小自噬和分子伴侣介导的自噬。自噬和凋亡的作用既相对又相同，当营养素缺乏时，自噬可以促进细胞存活，但过度的自噬导致细胞死亡，在形态上这种死亡和凋亡不同。一些促凋亡信号，如肿瘤坏死因子也能引起自噬。还有其他非凋亡 PCD 等。

四、疾病的发生发展均具有分子和细胞机制的参与

人体疾病的发生都有其相应的分子基础。从理论上讲，任何疾病都与一种或多种基因的基因型或其表型直接或间接相关。基因变异指 DNA 的序列组成或结构在传递过程发生了改变，可分为点突变、插入／缺失、短串联重复突变和拷贝数变异等四大类。根据在人群中的分布和生物学效应，可将基因变异划分为致病突变和 DNA 多态性。基因的致病突变，可导致两种生物学效应，即基因功能获得和基因功能丧失，某种基因功能的过高或过低，甚至缺少，都可能导致疾病，这就是遗传性疾病发病的原因。基因的多态性对疾病的影响体现在对某种疾病的易感性上，环境因素和易感基因相互作用，决定疾病的发生。另一方面，内外环境中物理、化学和生物学致病因子，可通过影响生物大分子的结构和功能而致病。如环境因子首先改变细胞内蛋白质修饰状态，使细胞内信号转导分子异常，进而导致一系列的分子事件而致病。

疾病过程一定有不同细胞的参与。有些是现有细胞的异常生长，如肿瘤，癌基因的异常活化、抑癌基因的功能失活、DNA 损伤修复机制的失灵等，使细胞异常增殖、不衰老、抵抗凋亡、代谢重编程，躲避免疫细胞的攻击，加上新生血管的形成、有利于肿瘤生长的炎症环境，形成肿块，通过物理性的侵占、掠夺物质资源、消耗能量、欺凌正常细胞等方式，导致机体器官组织功能丧失，严重者危及生命。另外，机体对环境因素包括物理化学损伤、病原微生物的侵袭、细胞自身状态的改变，都要在细胞水平做出反应。炎症反应、应激反应、变性坏死、衰老过程、自噬凋亡是主要形式，这些反应也是众多常见多发病的病理学基础。了解这些基本病理学基础的分子机制，才刚刚起步，但目前对不少心血管系统、免疫系统和内分泌系统疾病的分子机制已有了解。需要指出的是，分子机制研究大都是近年来进行的，认识尚不够系统和全面；有些异常的分子机制可能仅涉及个例，而非普遍现象，但对于认识各系统疾病分子机制研究具有重要启示作用。

五、生物医学的发展有赖于技术手段的进步

近代生物医学研究的发展已从细胞水平、亚细胞水平、深入到生物大分子水平。人们目前关注的是研究生物大分子和相互形成复合物的结构与功能关系、改造生物大分子、重建和改变生物性状及人工合成生命等。生命科学的任一突破性进展，无不与新的实验技术方法的创建密切关联。

（一）掌握生物化学技术是从事生物医学研究的必备技能

生物化学的基本技术是对生物大分子的分离、提纯、分析和鉴定等。20 世纪 20 年代微量分析技术导致了维生素、激素和辅酶等的发现。瑞典著名的化学家 T. Svedberg 奠基了"超离心技术"，1924 年制成了第一台 $5\,000 \times g\,(5\,000{\sim}8\,000\text{r/min})$ 离心机，开创了生化物质离心分离的先河，并准确测定了血红蛋白等复杂蛋白质的分子量。40 年代，层析技术大发展，两位英国科学家 A. Martin 和 R. Synge 发明了分配色谱（层析），他们获得了 1952 年的诺贝尔化学奖。由此，层析技术成为分离生化物质的关键技术。"电泳技术"是由瑞典的著名科学家 A. Tiselius 所奠基，从而开创了电泳技术的新时代，他因此获得了 1948 年的诺贝尔化学奖。50 年代，自 1935 年 Schoenheimer 和 Rittenberg 首次将放射性同位素示踪用于碳水化合物及类脂物质的中间代谢的研究以后，"放射性同位素示踪技术"有了长足的发展。为各种生物化学代谢过程的阐明起了决定性的作用。

20 世纪 60 年代，各种仪器分析方法用于生物化学研究，取得了很大的发展，如 HPLC 技术、红外、

紫外、圆二色等光谱技术、核磁共振（NMR）技术等。1958 年 Stem、Moore 和 Spackman 设计出氨基酸自动分析仪，大大加快了蛋白质的分析工作。1967 年 Edman 和 Begg 制成了多肽氨基酸序列分析仪，1973 年 Moore 和 Stein 设计出氨基酸序列自动测定仪，又大大加快了对多肽一级结构的测定。十多年间氨基酸的自动测定工作得到了很大的发展和完善。

现代生物化学实验技术有很多，按物质不同的物理化学性质进行分析鉴定和分离制备，可分为五类：①根据分子的大小进行分辨者，有凝胶过滤法、超速离心法、超滤法、SDS 电泳分析等。②根据分子荷电情况进行分辨者，有等电聚焦电泳法、离子交换层析法等。③根据吸收光谱和放射性等性质进行分辨者，有紫外 / 红外 / 荧光分光光度法、X 射线结构分析法、电子顺磁共振，电子自旋共振和核磁共振法，以及放射性核素示踪和放射免疫分析法等。④根据疏水相互作用或氢键形成的引力进行分辨者，有反相高效液相层析、分子杂交技术等。⑤根据特异相互作用进行分辨者，有亲和层析、免疫化学分析法等。有些方法根据不同的化学和物理方法处理，以求得差异分辨，或按指令合成不同的高分子物质。如氨基酸序列分析和序列合成、核苷酸序列分析和序列合成等。

（二）分子生物学方法广泛应用于生物医学的各个领域

在分子生物学发展的历程中，理论和技术发展，相互促进，相得益彰。F. Sanger 分别在 1975 年和 1983 年，建立了蛋白质氨基酸序列和 DNA 核苷酸序列的测定技术，开启了对基因和功能产物蛋白质一级结构的认识过程，如今测序技术日新月异，发展迅猛，成为开展组学研究的核心技术。1975 年，F. Southern 建立的印迹技术，用于定性和定量检测特异 DNA 的异常。基于这种分子杂交原理技术，许多新的方法被衍生出许多新的技术，用于检测 RNA 的 Northern 印迹，检测蛋白质的 Western 印迹，定位基因表达部位的原位杂交，甚至高通量的分析基因表达谱的基因芯片 / 蛋白质芯片等都是基于此发展而来的。1983 年，K. Mullis 建立的聚合酶链反应（PCR）技术，这种体外大量获得特异 DNA 的革命性方法，解决了获得特异目的 DNA 技术瓶颈，是技术促进理论发展的典型例证，PCR 及其衍生技术，用途十分广泛，是生物医学研究和实践中不可或缺的方法。分子生物学最核心技术就是体外重组 DNA 技术，1972 年，P. Berg 获得了第一个重组 DNA 分子，此后，以人工获得目的基因或目的基因产物为主要目的分子克隆技术日趋成熟，已用于基因结构和功能解析、基因表达调控研究、生产基因工程药物、转基因生物培育、基因诊断和治疗等的方方面面。

基因工程是分子生物学领域最先取得了突破性进展的技术，它涉及特定基因的制备、分离、鉴定、改造及其在不同生物间的转移等多项技术。以双链 DNA 变性、复性原理设计的分子杂交技术，包括 Southern 印迹、Northern 印迹技术和 Western 印迹等都是实验室的常用技术。PCR 及其衍生出上百种技术更是生物医学实验室日常工作。RNAi 技术可在细胞和在体水平研究基因的功能 CRISPR/Cas9 基因组编辑技术在研究基因功能，特别是在体基因功能的研究作用将越来越大，人们更寄希望于该技术可用于在体纠正错误基因。

近年来随着新一代测序技术的出现以及各种高通量、大规模研究方法的不断完善，使得在基因组、转录组、表观遗传学、蛋白质组、代谢组等各个水平上研究疾病发生发展的机制和规律，制定相应的早期预防、诊断以及治疗策略成为可能。人类已经逐步进入了分子医学及个体化医学时代，而分子生物学方法与技术也已经成为生物医学研究人员的一种必不可少的科研工具。

（三）显微成像技术始终是细胞生物学的基本技术

研究细胞的学科，成为细胞生物学，是一门重要的基础生命科学学科。生命科学的理论建立在严密的科学实验的基础上，因此，细胞生物学研究技术和方法的进步以及实验工具的革新，尤其是具有突破意义的新技术、新方法的建立，必然对学科的发展起到巨大的推动作用。

细胞生物学的主要研究技术和方法中，显微成像新技术使人类对生命的直观认识进入到超微结构和分子水平；组织化学和分子示踪技术能够对细胞组分进行详细的定性、定量和动态定位的研究；体外培养技术使细胞和器官在模拟体内环境的实验状况下生长，有利于探索生命的基本活动规律并获得大量的特定细胞；细胞功能基因组学技术使研究者能在分子水平进行操作、观察和研究。在细胞生物学科学研究中,应该根据具体的研究对象和所处的研究条件,选择最合适的方法组合,设计最佳的技术途径去达到研究的目的。

从光学显微镜、电子显微镜再到扫描隧道显微镜,显微做成像技术能够使细胞、细胞组分和大分子的微细结构与生命活动成为可视,是细胞生物学形态以及形态功能关系研究的基本工具。细胞化学技术和分子示踪技术使细胞形态观察和组分分析相结合,能在保持组织原位结构的情况下,研究细胞内主要活性大分子的分布及动态变化。细胞分离技术使细胞、细胞组分和活性分子从活的机体中分别被分离并纯化,这给单独研究它们的功能提供了可能。体外培养是模拟器官、组织和细胞的体内生活环境并使它们在体外生长、增殖和分化的技术,体外培养不仅可以提供大量的纯化细胞,而且可以研究在相对单纯的因素的影响下细胞的各种变化。

其他的细胞操作技术,例如显微操作、基因导入、核融合等也是细胞生物学特有的方法。越来越多的先进方法和精密设备正用于生命科学的研究,但是,任何技术都有其长处和局限性。应该在熟悉不同的技术和方法的基础上选择最佳的技术途或技术组合去实现研究的目的。

六、精准医学实现离不开在微观水平了解人体的结构和功能

精准医学(precision medicine)的目的是针对各个患者的具体情况,做出精准诊断和治疗。其基础是要了解患者的遗传背景,做出分子诊断、采取最适当的治疗措施,无疑,对疾病在分子和细胞水平的改变必须有清楚的了解。

(一) 从分子细胞水平认识人体的结构和功能

研究人体生物大分子和大分子体系的结构、功能、相互作用及其与疾病发生、发展的关系是医学生物化学、分子生物学和分子遗传学的主要任务。人体的生长、发育、衰老、死亡等生命现象都与细胞结构和功能相关,也是医学细胞生物学和分子病理学的主要研究目标。

如果说 H. Gray 的第一张人体解剖图解开了人体之谜,奠定了现代医学的基础,那么,人类基因组计划所形成的人类第二张解剖图,即人类基因组结构图,不但揭示了人类基因组之谜,将带来生物学和医学新的飞跃。

(二) 疾病的细胞分子水平的异常是发病机制的关键

人类疾病的发生有多种多样的原因,但归结到细胞分子水平疾病的发生发展,又都具有共同的特点:人类所有疾病与某个或某些基因有关;基因和环境细胞因素的相互作用决定疾病的发生;细胞间通讯网络或细胞内信号转导通路发生任何异常或紊乱;细胞的生物学、行为学改变等。

人体某种细胞内的基因发生异常,包括结构基因突变和表达异常,会导致结构白质的结构或数量异常,这两种情况都有可能导致疾病的发生。致病生物进入体内之后,可由其特定基因表达的蛋白质引起疾病,如某些毒素能直接引起细胞或机体损伤,某些疾病易感基因有可能使机体对致病因素更为敏感从而产生疾病。细胞的不适当的增殖、凋亡等均可影响疾病的发生发展。细胞间通讯与细胞内信号转导是体内细胞功能调控的分子基础,多种疾病的发生常常与某些信号和分子的结构和功能改变有关,而临床的治疗药物中,也有许多是以信号分子和受体为靶点的,因此,针对细胞间通讯和细胞内信号转导机制的研究成为医学分子生物学研究中的一个非常重要的领域。

(三) 分子和细胞生物学方法是研究人体生理和病理的基本方法

分子生物学研究的是生命大分子的结构和功能,而细胞生物学则以细胞为研究对象,在此过程中获得的理论知识,已经渗透生命医学领域的各个学科。建立的分子生物学和细胞生物学技术,也成为从事生物医学实践和研究的基本技术。这些技术极大地促进对生命方方面面的认识,也为进一步了解细胞和分子的结构和功能提供有力的支持。生物医学实验室不养细胞、不做 PCR 的情况。

(四) 特异的分子和细胞改变可以作为生物学标记用于临床

先前疾病诊断的主要依据立足临床表现,即根据患者的症状、体征和仪器检测做出诊断。为更准

确地诊断疾病,必须借助实验室诊断技术。在长期的临床诊断实践中,逐步形成了三大类实验室诊断技术:一是以细胞学检查为主、根据疾病所导致的机体细胞形态和数量的改变提供诊断依据,是最早出现的第一类实验室诊断技术,即病理学诊断;二是 20 世纪 50 年代形成的通过分析生物化学代谢产物和酶的活性变化,做出疾病的诊断提供,即生化诊断;三是以免疫学检验技术为主的实验室诊断技术,是通过识别特定蛋白质分子的差异为疾病诊断提供依据。这三类实验室诊断技术的共同特点都是针对疾病的表型改变建立诊断指标,而表型的改变常常是在疾病的中晚期才出现,在很多情况下也不够特异。近几十年来分子及细胞生物学的发展,使人们对表观和基因型的关系有了较深入的认识,从基因、蛋白质水平对疾病进行诊断的技术正在不断发展,这些新技术的建立将使疾病的实验室诊断技术更为完善。生物标记物无疑是实现这一目标的先决条件。

生物标记物(biomarker)是指能够特异性反映生物学状态的可测定指标物。常用于检查正常状态、疾病过程和对药物干预的药理学反应状况等。近年来随着免疫学和细胞分子生物学技术的发展而提出的一类与细胞生长增殖有关的生物标记物,如前列腺特异抗原(prostate-specific antigen,PSA)被用于前列腺癌的早期诊断,不仅可从分子水平探讨发病机制,而且在准确、敏感地评价早期、低水平的损害方面有着独特的优势,可提供早期预警,很大程度上为临床医生提供了辅助诊断的依据。然而,新的生物标记物的发现有赖于对各种正常和异常情况下,特异性分子和细胞改变的认识和意义的阐明。

(五) 特异的分子和细胞也可作为药物治疗的作用靶点

传统的药物发现有两种主要模式:一是随机发现药物,二是定向筛选发现药物。现代药物发现策略则是通过高新技术的应用,以疾病机制的认识为依据、以药靶点结构为基础进行合理的药物设计,以及利用基因和遗传学的发现寻找有价值新靶点,进行逆向药理学研究。未来药物发现模式则是由线性过程向综合、集成、启发、探索性的过程转变,包含有一系列的研究反馈环路的环形反馈模式。

运用分子生物学技术可揭示疾病发生、发展的分子机制,为药物发现提供了新靶点;基因组学的研究也提供了新的药物靶点。常用于药物靶点发现和验证的分子生物学技术主要有:全长 cDNA 文库构建、差异基因表达解析、转基因与基因打靶技术、反义寡核苷酸技术、RNAi 技术、蛋白质组学技术等。用于药物筛选的主要新技术有:高通量筛选技术、生物芯片技术、基因工程制备筛选模型(重组受体)、转基因动物模型、组合化学技术及其他技术。

随着药物基因组学和药物蛋白质组学研究的兴起,后续转录组、代谢组、化学基因组等"组学"计划的实施,生物信息学、系统生物学和合成生物学也取得突飞猛进的发展,这些学科对药物发现过程将产生深远的影响,结合计算机网络、系统信息整合,为药物发现提供重要的理论基础,并推动药物发现进入革命性变化的新时代。

(吕社民)

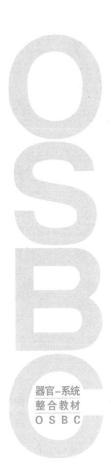

第一篇
生命的分子

第一章　水、无机元素和维生素

第二章　氨基酸与蛋白质

第三章　酶

第四章　核苷酸与核酸

第五章　聚糖

第六章　脂肪与类脂

生物体是由数以亿万计大小不同的分子组成的。本篇作为本书的开篇，将对那些与人类息息相关的分子们进行分门别类的介绍，介绍它们的组成、结构、特征以及生物学功能，介绍它们在生物体的生、长、衰、老、病、死过程中发挥的作用。

现代人不遗余力地去登陆月球和探秘火星，其目的之一就是要发现那里是否有水的痕迹。因为水孕育出了地球上最神奇的物质形式——生命，第一章就从水分子谈起。这个只有三个原子和两个共价键的简单分子，却为生物体内所发生的一切提供稳定的环境。没有水，氧气和营养物质就不能被机体利用，代谢物就不能被有效地输运和排出，新陈代谢将停止，地球生命将不复存在。在不同条件下，水会表现出不同的形态、不同的离子态以及不同的作用方式。之后介绍维生素和无机元素。维生素是维持生物体正常生理功能所必需的。它们是人体内不能合成，或者合成量甚少不能满足机体需求而必须从食物中摄取的一组有机小分子。这些被称为必需营养素的物质均来自食物中。在生物体内还有以钠（Na）、钾（K）、镁（Mg）、钙（Ca）、铁（Fe）、铜（Cu）、锰（Mn）、锌（Zn）、硒（Se）等为代表的无机元素，无论它们是常量元素还是微量元素，它们在维持正常生命活动过程中发挥着重要的作用。

生物体内还有许多大分子，它们都是由以碳（C）、氢（H）、氧（O）、氮（N）、磷（P）和硫（S）为代表的有机元素组成的，它们是能看得见、摸得到、嗅得着的蛋白质、核酸、聚糖和脂肪。这些生物大分子有一个共性：都是由特定的基本组成单元（氨基酸、核苷酸、单糖）按照一定的顺序和特定的连接方式聚合而成。不同的排列顺序和不同的连接方式创造了数以百万计、彼此之间有着天壤之别的大分子。蛋白质分子、核酸分子、聚糖分子都是如此。繁多的生物大分子的集合构架了生物信息的源泉。所以，蛋白质、核酸和聚糖还有一个高大上的名称：生物信息大分子。这就是说，早在几亿年前甚至几十亿年前，生物世界就已经跨入了信息时代。

蛋白质是生物体中重要的生物信息大分子之一。它是遗传信息的最终产物，是生物学功能的执行者。蛋白质的种类繁多，功能各异，从构建生物体的骨架（宏观的和微观的）、运输物质、调节生化反应、抵御非正常的外侵、介导细胞内外的信息交流，到将一个分子催化成另外一个分子，它们无处不在，无时不在。更令人惊叹的是，在错综复杂的生物体中，每一个蛋白质都能够完成它们的本职工作。这是因为每个蛋白质都能够依靠特有的空间结构去"扫脸"，来识别它们的朋友和敌人。因此，不但需要了解蛋白质的分子组成和连接序列，而且更需要关注蛋白质的空间结构以及与此相关的生物学功能。第二章将由浅入深地介绍蛋白质。

酶是一类特殊的蛋白质。作为生化反应的催化剂，酶参与了生物体内几乎所有的化学反应。酶的魅力在于它的江湖霸气。第一，"唯快不破"。它可以将那些在生理条件下看似不可能的生化反应实施"秒杀""毫秒杀""微秒杀"甚至更快。第二，"一剑封喉"。它能够在数以百万计的生物分子中识别出它的特定底物，并将其转换成为特定的产物，完成既定使命。第三，"以小博大"。在以级联反应为特征的生物化学反应过程中，它以微小的变化（数量上的或者质量上的）来调控生物化学过程中的关键步骤，实现战略上的"绝胜"，从而淋漓尽致地演绎了微观世界里"四两拨千斤"的太极之美。即使在最具人工智能和大数据的超级模拟器上也无法复盘出这种高度精准和高度有效的调控过程。近年来，酶的家族又新添了一丁——转移酶，也就是说，细胞中也有了"快递小哥"这个正式的职业头衔了。第三章将展示酶的风采：高度的底物特异性、高度的催化活性、灵活多种的催化活性调节机制。

核酸也是生物体内重要的生物信息大分子，它们是耳熟能详的 DNA 分子和 RNA 分子。DNA 分子利用四种脱氧核糖核苷酸的不同排列继承了祖先的遗传信息。半个世纪前，DNA 以双螺旋结构的特有形式向人们初露了它的真容，之后，它又展示了三链、四链、i-motif 以及超螺旋结构的"核糖悦色"。这种结构多样性必有其因，等待着人类的进一步挖掘。RNA 分子远比 DNA 分子有趣的多，种类更加多样，结构更加复杂。在生命演化过程中，RNA 分子不仅参与了蛋白质的生物合成，而且可以逆转录为 DNA。更令人惊奇的是，它们上演着一次次的"无间道"：切割其他的核酸分子，也切割它们自己，发挥了核酶（不同于由氨基酸组成的蛋白酶）的作用。在解析 RNA 分子生物学功能时，人类犯了一个不大不小的错误：曾经武断地把当时还无法解释的、不编码蛋白质的 RNA 片段视为"垃圾"。

近二十年来的"垃圾分类"发现,这些非编码RNA层出不穷,种类繁多,它们有时长(数万个核苷酸),有时短(20核苷酸),有时像春蚕吐丝(线性的),有时似玉元通宝(环状的),这也许与它们在生命变迁的大戏中扮演了不同的角色有关吧。更令人惊叹的是,迄今为止,人们对RNA的了解还仅仅是浮冰浅水。第四章的内容将为你深入地探索核酸的结构和功能打好基础。

聚糖是第三类重要的生物信息大分子。糖蛋白和蛋白聚糖是蛋白质和聚糖共价连接的产物。前者主要参与蛋白质折叠、蛋白质转运与定位、细胞黏附、细胞间通讯以及免疫识别等过程,后者是构成细胞外基质的重要成分。聚糖是一类结构更加复杂的分子。首先,聚糖的生物合成没有模板可循,单糖分子之间的糖苷键又具有多样性,这使得聚糖呈现出支链结构,"糖枝招展",这完全不同于蛋白质和核酸分子的单链结构。其次,聚糖与蛋白质的结合不仅受到氨基酸序列的影响,还受到了糖基供体的丰度以及糖苷转移酶/糖苷水解酶活性的影响。聚糖的复杂结构蕴含着丰富的生物信息,每一个聚糖都有一个被蛋白质特异性识别的空间结构,人们把这种对应关系称为"糖密码"。人们预言,能够解析"糖密码"奥秘的那个人一定会将诺贝尔奖收入囊中。由于缺乏有效的研究工具以及聚糖分子本身的复杂性,对聚糖的认知程度远远滞后于对蛋白质和核酸的了解,所以研究聚糖是一个苦涩的过程,没有一点甜蜜的感觉。最新的研究还表明,蛋白聚糖可以甄别错误折叠的蛋白质,将这些伪劣产品扫地出门。解析生物体内全部的聚糖结构和功能的研究催生了一门新的学科——糖组学。学好第五章为研究糖化学、糖生物学和糖组学做好知识储备。

第六章将介绍脂质分子。脂质是脂肪和类脂的总称,是独立于从基因到蛋白质的遗传信息系统之外的一类分子。脂肪是甘油分子上连接了长链的脂肪酸分子,虽然链的长度不等,但是长链的碳原子数目却"无奇有偶"。类脂是细胞膜的重要组成成分,有磷脂、糖脂和类固醇三种。顾名思义,前两种是脂肪分子分别与磷酸基团或糖共价结合的产物,类固醇是甾体化合物的总称。类固醇分子是一个"四环"的结构。在类固醇分子的不同碳原子上连接了不同的碳链而派生出不同的衍生物。这些衍生物的结构非常相似,但是它们的功能却大不相同。

正是这些看似微不足道的小分子,共同成就了生命的进行和延续。本篇就将带领同学们去探寻其中的奥秘。

（关一夫）

第一章
水、无机元素和维生素

组成人体的元素和物质很多,其中无机元素和维生素(vitamin)对维持人体正常生理功能必不可少,而液态水是生命存在的基础。水是人体的基本成分,在维持组织、细胞的形态、物质在体内的运输、调节体温、润滑关节和参与物质代谢等方面具有十分重要的作用。按人体每日需要量的多寡将无机元素分为常量元素(macroelement)和微量元素(trace element,microelement)。常量元素主要有钙、磷、钾、钠、镁、硫、氯等。微量元素指人体每日需要量在100mg以下的化学元素,主要包括铁、碘、铜、锌、锰、硒、氟、钼、钴、铬等。维生素是人体内不能合成,或合成量甚少、不能满足机体的需要,必须由食物供给,维持正常生命活动过程所必需的一组结构互不相关的低分子有机化合物。维生素不是机体组织的组成成分,也不是供能物质,然而在调节人体物质代谢和维持正常生理功能等方面却发挥着极其重要的作用,是必需营养素。按其溶解性不同,可分为脂溶性维生素(lipid-soluble vitamin)和水溶性维生素(water-soluble vitamin)两大类。

第一节　水

地球上的生命经过了被称为"化学演变"复杂的分子形成过程。这一过程涉及许多不同物质的混合和反应。反应需要溶剂,液态水是最好的溶剂,尤其适合溶解生命世界中的许多物质,提供相互碰撞和反应的介质。生命在进入陆地之前已在海洋中产生并生存了数亿年,这一事实充分地证明了水的重要性。如果没有液态水,生命无法进化。水具有十分重要的生理功能,当因生理或病理原因导致体内缺水时,体内多种功能受到影响,并随缺水程度的不同,引起相应的病理生理变化,甚至危及生命。

一、水是生命之源

(一) 水以多种形态存在于自然界

水分子以液、气、固等多种形态存在。常温常压液态的被称为水;气态的水被称为水蒸气;固态的水被称为冰。冰的熔点是0℃,其密度为0.9g/cm³。水体积最小时是4℃,当水冻结成冰时,体积可增大约1/9。水蒸气冷凝后成为液态小水滴。当在临界温度及压力(647K 及 22.064MPa)时,水分子为一种"超临界"状态,液态般的水滴漂浮于气态之中。水具有反常的热胀冷缩特性,低于4℃时热缩冷胀,导致密度下降;而高于4℃时,则恢复热胀冷缩。普通水中的氢原子被其同位素氘所取代而形成的水被称为重水,其化学性质和普通水基本一致,常用于核反应堆中减速中子。标准大气压下,水的冰点为0℃,沸点为100℃。重水的冰点是3.8℃。许多物质加入水中都可以降低水的冰点,如甲醇、乙醇、甘油、氯化钙等。水的这种特性是设计抗冻物质的基础。

（二）水在人体内具有十分重要的生理功能

水是人体的基础组成成分之一。人体含有大量水，水在人体的比重随年龄的增长不断减少。胎儿时约占90%，婴儿时约为80%，青壮年时约占70%，老年时仅为60%~50%。人的老化过程也包含了水丢失的过程。人体内不同组织器官含水比重不同，以成年人为例，含水最多的是脑脊髓组织，约占99%；血液约有83%的水；肌肉含水约为77%；骨骼虽硬，但也含约20%的水。

水是生物大分子(蛋白质、核酸、酶、糖复合物等)组成之一，没有水，体现生命现象的功能就不能实现。水是媒介和载体，与生物大分子共同完成生命的能量产生与利用、物质代谢和信息传递等生命活动。水的生理功能主要有：

1. 维持组织、细胞的形态 体内的水以自由水的形式分布于细胞内液和细胞外液之中，此外，还有一部分水与蛋白质、核酸和蛋白多糖等物质结合，以结合水的形式存在。结合水参与构成细胞的原生质，维持组织器官的特殊形态、硬度和弹性，是某些特殊生理功能正常发挥的物质基础。例如心肌和血液均含80%左右的水，血液中结合水较少，而心肌含较多的结合水，使得心肌成坚实形态。

2. 运输物质 水是良好的溶剂，因其黏度小而易流动，有利于营养物质和代谢产物在体内的运输。人体血液含水量较高，是血液循环的基础，具有载体和流通作用。水溶性物质可溶解在水中进行运输，而一些不溶于水的物质如脂类，可通过与亲水的蛋白质分子结合而稳定地存在于水中，通过血液循环被输送至身体各个部位。水在血管、细胞之间进行流动，将氧和营养物质运送到组织细胞，再把代谢废物排出体外。

3. 参与物质代谢 人的各种生理活动都需要水。水可以溶解各种营养物质，脂肪和蛋白质等需要成为悬浮于水中的胶体状态才能被吸收；许多代谢反应需要水的直接参与，如水解反应、加水反应和加水脱氢反应等。

4. 润滑作用 水是体内的润滑剂，具有良好的润滑作用。皮肤缺水就会变得干燥而失去弹性；泪液可以防止眼球干燥，有利于眼球的转动；唾液湿润咽部，有利于食物吞咽；胸腔和腹腔的浆液以及呼吸道和消化道的黏液可以减少摩擦，有利于呼吸和消化功能的发挥；关节液能滑润关节，使关节灵活运动。

5. 调节体温 水参与体温的调节与其特性密切相关。

(1)水的比热容高：体内因含有大量的水，在代谢过程中所产生的热能多被水吸收，保持体温相对恒定。

(2)水的蒸发热大：当机体在37℃时，每毫升水的蒸发热为2424.6J，蒸发少量水即可散发体内贮存的大量热。

(3)水的导热性强：水为非金属导热体，虽各组织代谢强度、产热量不一样，但可通过水的导热作用来保证机体各组织和器官间的温度趋于一致。

环境温度高于体温时，通过出汗，使水蒸发并带走一部分热量而降低体温；环境温度低于体温时，水因其有较大的贮备热量能力，使得人体不致因外界温度低而导致体温发生明显的波动。

二、水溶液中的弱键是稳定生物大分子的结构和功能的重要因素之一

（一）水分子由两个氢原子与一个氧原子以单键结合而成

由于水分子氧的电负性很高，共用电子强烈地偏向于氧原子的一边，而使氢原子显示出较大的电正性，即氧原子带有部分负电荷，而氢原子带有部分正电荷，导致水分子具有明显的极性(图1-1)。游离状态下的水分子因电性吸引由氢键而形成二个至几十个水分子的结合体(图1-2)。

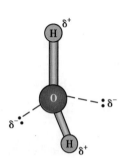

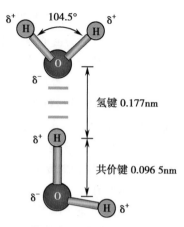

图 1-1　水分子结构　　　　　　　图 1-2　双水分子结构

（二）氢键是水分子之间形成的弱键

水分子中的氧原子和氢原子电子云分布不均匀，使其成为一个强偶极子。水分子发生电荷的共用及再分配，一个水分子中的氢原子能够与附近另一水分子中的氧原子发生正负电荷相吸现象，从而在邻近水分子之间形成一种相互连接的作用力，即在电子供体与受体之间形成了"氢键"。一个水分子可以形成 4 个氢键，与 4 个水分子结合，形成四面体。水分子亦可进入四面体中，形成配位数大于 4 的水结构。氢键属弱键，在自身热涨落运动和外环境的影响下易断裂与重建。水结构的易变性及氢键网络把水分子聚集在一起的集团作用，赋予水对生命具有重要意义的特性。

氢键具有方向性和饱和性。形成氢键的原子只能大致处于一条直线上且仅能形成一个氢键。生物大分子间的互相识别是一个结构域构象互补的识别过程。只有两个分子相互结合的结构域内的每一个成氢键原子都能在另一分子上找到对位的原子，才能形成稳定的氢键。

（三）水溶液中的弱键影响大分子物质的结构与功能

水溶液中除氢键外，还存在离子键、疏水键和范德瓦耳斯力（又称范德华力）等弱键。这四种弱键各自单独与共价键相比其键能均较弱，但多个弱键共同作用后的累积效应对稳定大分子物质的结构十分重要。大分子物质（DNA、蛋白质等）的空间结构的稳定需多种弱键，如 DNA 的双螺旋结构、蛋白质的 α- 螺旋、β- 折叠等均需要氢键等弱键的存在。当一些因素影响这些弱键的稳定性，大分子物质的空间结构将受影响，若溶液 pH 的改变将影响蛋白质分子中氢键的形成，从而改变蛋白质的空间结构，使其生物学性质发生变化。如酸、碱溶液引起蛋白质的变性等。

大分子物质的空间结构的正确是其功能的保证。大分子之间相互作用也需要弱键的参与。如激素或神经递质与细胞膜受体的结合是多种弱键相互作用的结果。在分子水平上，生物大分子之间的相互作用反映了分子表面的极性、带电和疏水基团之间的互补性和弱相互作用。当任何改变分子表面基团的极性和弱键形成的因素均影响大分子之间的相互作用，其功能将部分或全部丧失。酶与底物的结合也遵循上述原则，如图 1-3 所示。

三、水是一种既能释放质子也能接受质子的两性物质

（一）水可电离为 H_3O^+ 离子和 OH^- 离子

水是一种酸碱两性物质，在水分子之间可以发生质子的传递，1 个水分子能从另 1 个水分子中得到质子而形成 H_3O^+ 离子（水合氢离子，hydroniumion），而失去质子的水分子则成为 OH^- 离子，即水分子既能释放质子也能接受质子。也可理解为 1 分子水可电离成 H^+ 和 OH^-。这类发生在同种溶剂分子之间的质子传递作用称为质子自递反应（也称水的电离反应）。

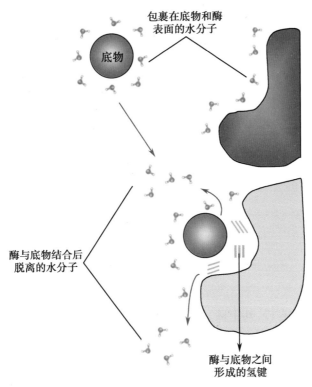

图 1-3　与底物结合的水分子和包裹在酶表面的水分子

(二) 水溶液的酸碱度可用 pH 值来表示

在一定温度下水的电离反应达到平衡时,存在如下关系:

$$[H_3O^+][OH^-]=K[H_2O]^2=K_w$$

公式中 K_w 称为水的离子积常数。在一定温度下,纯水中 H_3O^+ 离子的平衡浓度与 OH^- 离子的平衡浓度的乘积为一定值(室温下一般为 $K_w=1.0\times10^{-14}$)。此关系也适用于任何水溶液,若已知溶液中 H_3O^+ 离子浓度,利用该公式可计算出溶液中 OH^- 离子浓度。因此,水溶液的酸度或碱度均可用 H_3O^+ (H^+) 或 OH^- 的浓度来表示。(数字资源"02 pH 值")

(三) 水分子参与缓冲体系的形成

缓冲溶液是一种特殊的水溶液系统,能在一定程度上抵消或减轻外加强酸或强碱对溶液酸碱度的影响,从而保持溶液的 pH 相对稳定,与维持人体正常的血液 pH、肺的呼吸功能及肾的排泄和重吸收功能和物质代谢产生的酸碱性代谢产物清除等密切相关。缓冲体系主要由弱酸(H^+ 供体)和它的共轭碱(H^+ 受体)组成。在缓冲溶液中发生的质子反应,使得水分子产生 H_3O^+ 和 OH^-,水合氢离子浓度取决于弱酸与其共轭碱的浓度比。当加入少量强碱时,酸被中和,导致溶液中 OH^- 的累积很少,H_3O^+ 浓度变化也很小;反之加入少量弱酸则是相似的结果。因此,由于水分子参与缓冲体系的形成和对外来酸、碱物质引起质子变化的缓冲,维持了体系内 H_3O^+ 和 OH^- 浓度的平衡而导致溶液 pH 的相对恒定。

四、水摄入不足或丢失过多可引起脱水

水以细胞外液和细胞内液形式存在于机体内。细胞外液占体重的 20%,细胞内液占体重的 40%~50%。总体液百分含量超过或低于正常范围均可发生生理性改变,机体可通过许多机制进行调节。下丘脑是水调节的神经中枢,控制口渴和排尿。随着缺水程度的不断增加,机体出现不同的症状。当机体失水量为体重的 2% 左右时,以细胞外液水丢失为主。此时下丘脑的口渴中枢受到刺激,

出现摄水需求,同时排尿减少。若失水量达体重的 4% 左右,细胞内外液水的丢失量大致相等,导致脱水综合征的出现,表现为严重口渴感、心率加快、体温升高、疲劳及体温下降等症状。当失水量为体重的 6%~10% 时,细胞内液水丢失的比例增加,表现呼吸频率增加、血容量减少、恶心、厌食、易激怒、肌肉抽搐、精神活动减弱,甚至发生幻觉、谵语和昏迷等。

水摄入不足或水丢失过多,引起体内失水的现象被称为脱水。根据水与电解质丧失比例的不同可分为高渗性脱水、低渗性脱水和等渗性脱水等三种类型,其发病机制将在人体功能学等其他课程介绍。

第二节　无 机 元 素

组成人体的元素多种多样,其中碳、氢、氧、氮构成人体的有机物质和水,分别占体重的 65%、18%、10% 和 3%;其余多种元素则被统称为无机元素,在营养学中一般称为矿物质。无机元素是维持人体正常生理功能不可缺少的物质,按人体每日在膳食中的需要量不同可将无机元素分为常量元素和微量元素。

一、常量元素是构成人体的必备元素

在人体中含量大于 0.01% 体重的无机元素称为常量元素或宏量元素,每天膳食需要量都在 100mg 以上。常量元素主要有钙、磷、钾、硫、钠、氯、镁等,是构成人体的必备元素。

(一) 钙磷及其代谢

钙(calcium)和磷(phosphorus)是无机元素中的两种主要元素,占人体内无机盐重量的 70%。正常成人体内钙含量约占体重 1.5%,约 700~1 400g,磷的总量约为 400~800g。约 99.7% 以上的钙与 87.6% 以上的磷以羟磷灰石 $[3Ca_3(PO_4)_2 \cdot Ca(OH)_2]$ 的形式存在于骨骼和牙齿中,构成骨和牙的主要成分,起着支持和保护作用。

血浆中的钙浓度仅 9~11mg/100ml,以 3 种形式存在:游离钙(Ca^{2+})约占 45%,与其他离子(如有机酸和无机酸)结合的扩散性钙复合物约占 5%,与血浆蛋白结合的约占 50%,主要与清蛋白结合,少量与球蛋白结合。前两者可通过肾小球滤过而进入肾小管中,一般称为非蛋白结合钙或可超滤部分钙。血浆中游离钙与血浆蛋白结合钙的含量受 pH 值的影响,当 H^+ 浓度升高时游离钙增多,而当 HCO_3^- 浓度升高时结合钙增多。

血浆中的磷以无机磷酸盐的形式存在,成人血浆中无机磷的含量约 3~4.5mg/100ml。正常人血浆中钙与磷的浓度维持相对恒定,每 100ml 血液中钙与磷含量之积为一常数,即 $[Ca]\times[P]$=35~40,当血磷增高时,血钙则降低。反之,当血钙增高时血磷则减少。此种关系在骨组织的钙化中有重要作用。

1. 钙离子具有重要的调节功能　细胞内钙浓度很低,且 90% 以上存在于线粒体和内质网中,胞液钙浓度仅 0.01~0.1mol/L。细胞内钙离子作为第二信使在信号转导中发挥重要的调节作用,并调节许多参与细胞代谢与大分子合成和转变的酶的活性,如鸟苷酸环化酶、磷酸二酯酶、酪氨酸羧化酶和色氨酸羧化酶、脂肪酶和某些蛋白质分解酶等。

钙离子可与细胞膜的蛋白和各种阴离子基团结合,调节细胞受体结合、离子通道通透性及神经信号传递物质释放等作用,从而维持神经肌肉的兴奋性、神经冲动的传导等,肌肉中的钙,可启动骨骼肌和心肌细胞的收缩。钙还在血液凝固、激素分泌、维持体液酸碱平衡等方面发挥作用。

2. 磷是体内许多重要生物分子的组成成分　除了构成骨盐成分、参与成骨作用外，体内的磷主要以磷酸根的形式构成许多重要的高分子化合物，如核苷酸、磷脂、辅酶等，发挥各自重要的生理功能；形成 ATP 提供生理活动所需的能量。许多生化反应和代谢调节过程需要磷酸根的参与。此外，无机磷酸盐还是机体中重要的缓冲体系，参与酸碱平衡的调节。

3. 钙和磷的吸收与排泄的影响因素颇多　牛奶、豆类和叶类蔬菜是人体内钙的主要来源。十二指肠和空肠上段是钙吸收的主要部位。钙盐在酸性溶液中易溶解，凡使消化道内 pH 下降的食物均有利于钙的吸收。维生素 D 能促进钙和磷的吸收。碱性磷酸盐、草酸盐和植酸盐可与钙形成不溶解的钙盐，不利于钙的吸收。钙的吸收随年龄的增长而下降。

摄入的钙 80% 从粪便排出，20% 从肾排出。正常成人肾小球每日滤过约 9g 游离钙，肾小管对钙的重吸收量与血钙浓度相关。血钙浓度降低可增加肾小管对钙的重吸收率，而血钙高时吸收率下降。肾对钙的重吸收受甲状旁腺激素的严格调控。

成人每日进食 1.0~1.5g 磷，食物中的有机磷酸酯和磷脂在消化液磷酸酶的作用下，水解生成无机磷酸盐并在小肠上段被吸收。当肠内酸度增加时磷酸盐的吸收增加。钙、镁、铁可与磷酸根生成不溶性化合物而影响其吸收，故当血钙升高时肠内钙浓度增加，从而妨碍磷的吸收。

摄入的磷从粪与尿中排出，后者占 60%。血磷浓度降低或 pH 降低可增高肾小管对磷的重吸收率，血钙增加可降低磷的重吸收。甲状旁腺激素抑制血磷的重吸收，增加磷的排泄。

4. 骨是人体内的钙磷储库和代谢的主要场所　由于人体内大部分的钙和磷存在于骨骼中，所以骨组织是体内钙磷的储库，又是体内钙磷代谢的主要场所。血钙与骨钙的相互转化对维持血钙浓度的相对稳定具有重要意义。

骨骼虽被称为惰性组织，但也不是静止不变的。一方面不断破骨、溶解、吸收，另一方面又不断地有新骨形成，即骨的重建。骨的组成中 20% 为水；有机物质约占骨固体物质的 1/3，主要的有机基质是 I 型胶原；约 2/3 的骨固体物质为无机盐，主要是钙磷形成的羟基磷灰石。骨形成的初期，成骨细胞分泌胶原，胶原聚合成胶原纤维，并进而形成骨的有机基质。钙盐沉积于其表面，逐渐形成羟基磷灰石骨盐结晶。骨质吸收时，骨中的钙磷又释放入血，骨钙和血钙处于不断的交换之中。碱性磷酸酶可以分解磷酸酯和焦磷酸盐，使局部无机磷酸盐浓度升高，有利于骨化作用。因此，血液碱性磷酸酶活性增高可作为骨化作用或成骨细胞活动的指标。

人体内钙磷代谢与动态平衡见图 1-4。

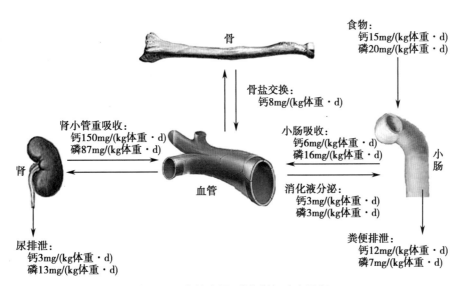

图 1-4　人体内钙、磷代谢与动态平衡

5. 钙磷代谢受三种激素的调节   1,25- 二羟维生素 D_3［1,25-$(OH)_2$-D_3］、甲状旁腺激素（parathyroid hormone，PTH）与降钙素（calcitonin，CT）共同调节钙磷代谢，主要调节的靶器官有小肠、肾和骨。

（1）1,25- 二羟维生素 D_3 促进小肠钙的吸收和骨盐沉积：1,25-$(OH)_2$-D_3 对钙磷代谢作用的主要靶器官是小肠和骨。1,25-$(OH)_2$-D_3 与小肠黏膜细胞的特异受体结合后，进入细胞核，促进相关基因（如钙结合蛋白、骨钙蛋白等）的表达。钙结合蛋白作为载体蛋白促进小肠对钙和磷的吸收。生理剂量的 1,25-$(OH)_2$-D_3 可促进骨盐沉积，同时还可刺激成骨细胞分泌胶原，促进骨基质的成熟，有利于成骨，可在甲状旁腺素的协同作用下促进新骨和牙的钙化。

（2）甲状旁腺激素具有升高血钙和降低血磷的作用：甲状旁腺激素（parathyroid hormone，PTH）由甲状旁腺分泌，是调节血钙与血磷水平最重要的激素，其主要靶器官是骨和肾。PTH 使骨细胞膜对 Ca^{2+} 通透性迅速增高，骨液中 Ca^{2+} 进入细胞，然后钙泵活动增强，将 Ca^{2+} 转运至细胞外液中，引起血钙升高；PTH 的另一效应是刺激破骨细胞的活化，促进骨盐溶解，钙、磷大量入血，使血钙与血磷增高。PTH 促进肾小管对钙的重吸收，抑制对磷的重吸收。同时 PTH 可激活肾内的 1α- 羟化酶，促进维生素 D_3 的活化，间接促进肠道对钙、磷的吸收。PTH 的总体作用是使血钙升高。

（3）降钙素是唯一降低血钙浓度的激素：降钙素（calcitonin，CT）由甲状腺 C 细胞分泌，其作用靶器官为骨和肾。CT 通过抑制破骨细胞的活动、激活成骨细胞，使骨组织钙、磷释放减少，增加钙、磷沉积，使血钙和血磷下降。CT 还抑制小肠对钙、磷的吸收以及肾小管对钙、磷的重吸收，其总体作用是降低血钙和血磷。

血钙与血磷在 1,25-$(OH)_2$-D_3、PTH 和 CT 的协同作用下维持其正常的动态平衡，总结于表 1-1。

表 1-1   1,25-$(OH)_2$-D_3、PTH 和 CT 对钙磷代谢的调节

激素	小肠吸收钙	溶骨	成骨	尿钙	尿磷	血钙	血磷
1,25-$(OH)_2$-D_3	↑↑	↑	↑	↓	↓	↑	↑
PTH	↑	↑↑	↑	↓	↑	↑	↓
CT	↓	↓↓	↑	↑	↑	↓	↓

6. 钙磷代谢紊乱可引起多种疾病   维生素 D 缺乏可引起钙吸收障碍，导致儿童佝偻病和成人骨软化症。骨基质丧失和进行性骨骼脱盐可导致中、老年人骨质疏松（osteoporosis）。甲状旁腺功能亢进与维生素 D 中毒可引起高血钙症（hypercalcemia）、尿路结石等。甲状旁腺功能减退症可引起低钙血症（hypocalcemia）。

（二）钾

钾（potassium）是人体重要的常量元素之一。正常成人体内钾的含量约为 50mmol/kg 体重，其中 98% 存在于细胞内，其余存在于细胞外液。钾在体内的分布与器官大小、细胞数量等有关，主要储存于肌肉中，约占 70%，皮肤、红细胞、骨髓、脑和肝等组织中含钾量也较多。人体各种体液均含钾，正常人血清钾浓度为 3.5~5.5mmol/L，约为细胞内钾浓度的 4%。人体钾主要来自食物，蔬菜和水果是钾最好的来源，一般日常饮食不会缺钾，摄入的钾主要由小肠吸收。吸收的钾通过钠泵进入细胞内。钾可通过肾小球滤过，但几乎全部在近端肾小管等处被重吸收。钾可每天由肾远端肾小管排出 280~360mg。多种因素可影响肾排钾，主要有醛固酮、血 pH 和血容量等。如酸中毒时钾排出减少，反之则排出增加。

1. 钾具有多种重要的生理功能   ①维持细胞的正常代谢：葡萄糖和氨基酸经细胞膜进入细胞合成糖原和蛋白质需有钾离子参与，如合成 1g 糖原需 24mg 钾；②维持细胞内液的晶体渗透压：钾主要存在于细胞内，其对维持细胞内晶体渗透压起着十分重要的作用；③维持细胞内外液酸碱平衡：钾作为主要的碱存在于组织和血细胞中，对酸碱平衡的调节起着重要的作用；④维持神经肌肉组织的兴奋

性：细胞内钾与细胞外钠联合作用可激活 Na^+-K^+-ATP 酶，维持细胞内外钾钠离子浓度梯度，产生膜电位，是神经肌肉组织兴奋性的基础；⑤维持心肌的正常功能：心肌细胞内外钾离子浓度对心肌的自律性、传导性和兴奋性有密切关系，因此正常钾浓度对维持心肌的正常功能十分重要。

2. 血钾异常可引起功能性或器质性变化　血清钾浓度低于 3.5mmol/L 为低血钾症。引起低血钾症的原因很多，如长期禁食、少食或静脉补钾不足等引起钾摄入不足；呕吐、腹泻、急性肾衰多尿期和应用排钾利尿剂等引起钾丢失增加；合成代谢增加和代谢性碱中毒等引起 K^+ 向细胞内转移等。缺钾可引起一系列临床表现，如肌无力、胃肠道蠕动缓慢等消化道功能障碍，传导阻滞、节律异常等心脏功能异常和代谢性碱中毒等。血钾高于 5.5mmol/L 为高钾血症。患者因神经、肌肉应激性改变，有兴奋转入抑郁状态，严重者出现皮肤苍白、湿冷、低血压等微循环障碍的表现。

（三）钠

钠（sodium）是维持晶体渗透压的必需元素，成人体内钠含量为 3 200~4 170mmol，约占体重的 0.15%，主要存在于细胞外液，为体内钠的 44%~50%，骨骼中含量 40%~47%，细胞内液含量较低，9%~10%。正常人血清钠为 135~145mmol/L。构成细胞外液的渗透压，调节细胞外液容量，维持血压，细胞外液钠浓度的细小而持续的变化对血压有很大的影响。钠也参与调节体液的酸碱平衡，即与 Cl^- 或 HCO_3^- 离子结合组成缓冲体系，调节体液的 pH。

钠一般以氯化钠的形式摄入，膳食摄入的钠在肠道几乎全部被吸收。人体中钠的浓度通过控制钠的排出和摄入来调节，细胞外液钠的含量通过肾小球滤过率、醛固酮类激素、交感神经系统、儿茶酚胺浓度及血液中的钠、钾间关系等来调节。钠主要以氯化物和磷酸盐形式从肾脏排出。腹泻时，消化液中的 Na^+ 和 Cl^- 可随粪便大量排出，小部分也能随汗液排出。人体摄入钠过多容易诱发高血压、动脉硬化等血管病变。不当的过量摄入钠还会导致中毒，引起脑出血、胃及小肠黏膜弥散性的充血等，甚至导致外周循环衰竭和呼吸抑制而死亡。

（四）镁

人体内镁（magnesium）的含量很少，正常成人镁的总量 20~28g，其中约 55% 存在骨骼中，约 27% 存在于肌肉。镁与钙、磷共同构成骨盐，位于羟基磷灰石晶体的表面。钙化环境中的 Mg/Ca 比增加，可阻止非结晶钙磷酸盐变成羟基磷灰石而抑制钙化过程，生理范围内的镁则不影响羟基磷灰石形成。

1. 肾脏和一些激素对血镁浓度稳定起重要作用　膳食中摄入的镁主要在小肠吸收，肠道 pH 偏低、高蛋白饮食或水摄入增多时，肠镁吸收增加，食物含草酸、植酸及较多 Ca^{2+} 时，则影响镁的吸收。镁主要随粪便排出，约占摄入量的 60%~70%，其余部分由肾脏排出。肾脏对镁的排出及血镁稳定起关键作用，肾小球滤过的镁，90% 可以被重吸收。血镁浓度受体内一些激素的调节，其中以甲状旁腺激素最为重要，切除甲状旁腺可引起低镁血症。

2. 镁离子调节众多酶的活性　镁离子调节各种磷酸激酶、氧化脱羧相关酶的活性，是大多数磷酸基转移反应的辅基；是能量转运、储存和利用的关键元素之一；也参与蛋白质的合成和神经肌肉兴奋性的调节；同时还是组成完整的细胞线粒体所必需的成分。

3. 镁缺乏或过量均可导致机体不适症状　镁缺乏主要表现为精神疲惫、易激动、手足抽搐、反射亢进等，而摄入过多可导致镁中毒，出现呕吐、腹痛、腹泻、疲乏无力、烦渴，严重者出现呼吸困难、发绀、瞳孔散大等。

二、微量元素与体内活性物质功能有关

微量元素是指人体每日需要量小于 100mg 的无机元素，在人体中含量小于 0.01%，但在代谢和维持人体生理功能方面同样重要，缺一不可。目前已确认的必需微量元素包括铁、铜、锌、碘、锰、钼、钴、铬、镍、锡、钒、硅、氟和硒共 14 种。（数字资源"03 主要微量元素的来源、功能和缺乏症"）

（一）铁

铁（iron）是体内含量最多的微量元素。成年男性平均含铁量约为每公斤体重 50mg，女性约为每公斤体重 30mg。

1. 无机铁以 Fe^{2+} 形式被吸收　铁的吸收部位主要在十二指肠及空肠上段。无机铁只有 Fe^{2+} 可以通过小肠黏膜细胞而被吸收，Fe^{3+} 难以吸收；络合物中的铁的吸收大于无机铁。凡能将 Fe^{3+} 还原为 Fe^{2+} 的物质如酸性 pH、维生素 C、谷胱甘肽、半胱氨酸等及能与铁离子络合的物质如氨基酸、柠檬酸、苹果酸等均有利于铁的吸收。鞣酸、草酸、植酸、大量无机磷酸、含磷酸的抗酸药等可与铁形成不溶性或不能吸收的铁复合物，从而影响铁的吸收。临床上常用硫酸亚铁、枸橼酸铁铵、富马酸亚铁等作为口服补铁药剂。血红素铁的吸收机制不同于非血红素铁，其吸收率远高于非血红素铁。

2. 运铁蛋白和铁蛋白分别是铁的运输和储存形式　吸收的 Fe^{2+} 在小肠黏膜上皮细胞中氧化为 Fe^{3+}，进入血液与运铁蛋白（transferrin）结合而运输，运铁蛋白是运输铁的主要形式。当细胞内铁浓度较高时诱导细胞生成脱铁蛋白（apoferritin），铁与脱铁蛋白结合成铁蛋白（ferritin）而储存。铁也与血黄素结合成含铁血黄素。铁蛋白和含铁血黄素是铁的储存形式，主要储存于肝、脾、骨髓、小肠黏膜、胰等器官。铁蛋白由 24 个亚基组成，可结合多达 4 500 个铁离子。

铁主要随粪便排出体外。储存于小肠黏膜上皮细胞内的铁随肠黏膜细胞的脱落而排泄于肠腔。这几乎是正常人除生殖期妇女外体内铁的唯一排泄途径。生殖期妇女由于月经失血可排出铁，尿、汗、消化液、胆汁中均不含铁。

3. 体内铁主要存在于含铁卟啉和非铁卟啉的蛋白质中　铁是血红蛋白、肌红蛋白、细胞色素系统、铁硫蛋白、过氧化物酶及过氧化氢酶等的重要组成部分，在气体运输、生物氧化和酶促反应中均发挥重要作用。体内铁约 75% 存在于铁卟啉化合物中，25% 存在于非铁卟啉类含铁化合物（如含铁的黄素蛋白、铁硫蛋白、运铁蛋白等）中。

4. 铁的缺乏与中毒均可引起严重的疾病　铁摄入不足、急性大量出血、慢性小量出血（如消化道溃疡、妇女月经失调出血等）以及儿童生长期和妇女妊娠、哺乳期得不到铁的额外补充等情况下均可引起体内缺铁。由于铁的缺乏，血红蛋白合成受阻，导致小细胞低色素性贫血，即缺铁性贫血的发生。多年铁摄入过多或误服大量铁剂，可发生铁中毒（iron poisoning）。Fe^{2+} 非常活泼，可与氧反应产生羟自由基和过氧化自由基。Fe^{2+} 还像重金属离子那样，与体内蛋白质结合，破坏其结构。所以体内铁在储存与运输过程中均为 Fe^{3+}，并与特异的蛋白相结合。多年铁摄入过剩，部分铁蛋白变性生成血铁黄素（hemosiderin），肺、肝、肾、心、胰等处的含铁血黄素沉积过多时可出现血色素沉着症（hemochromatosis），并可导致栓塞性病变和纤维变性，引起器官损伤，可出现肝硬化、肝癌、糖尿病、心肌病、皮肤色素沉着、内分泌紊乱、关节痛等。（数字资源"04 案例分析：缺铁性贫血"）

（二）锌

锌（zinc）在人体内的含量仅次于铁，为 1.5~2.5g。肉类、豆类、坚果、麦胚等含锌丰富。

1. 清蛋白和金属硫蛋白分别参与锌的运输和储存　食物摄入的锌主要在小肠中吸收，而某些地区的谷物中含有较多的能与锌形成不溶性复合物的 6- 磷酸肌醇，从而影响锌的吸收。肠腔内有与锌特异结合的因子，能促进锌的吸收。肠黏膜细胞中的锌结合蛋白能与锌结合并将其转动到基底膜一侧。血中锌与清蛋白或运铁蛋白结合而运输，体内储存的锌主要与金属硫蛋白（metallothionein）结合。锌主要随胰液、胆汁排泄入肠腔，由粪便排出，部分锌可从尿、汗液及乳汁排出。

2. 锌是含锌金属酶和锌指蛋白的组成成分　锌是含锌金属酶的组成成分，与 80 多种酶的活性有关，如碳酸酐酶、铜 - 锌 - 超氧化物歧化酶、醇脱氢酶、碱性磷酸酶、乳酸脱氢酶、谷氨酸脱氢酶、DNA 聚合酶等，参与体内多种物质的代谢，在免疫调节、抗氧化、抗细胞凋亡和抗炎中起着十分重要的作用。许多蛋白质，如反式作用因子的 DNA 结合结构域，存在锌参与形成的锌指模体（zinc finger motif），在转录调控中起重要作用。锌还参与胰岛素合成。

3. 锌缺乏可引起多种疾病　锌的补充依赖体外摄入，各种原因引起锌的摄入不足或吸收困难，均可引起锌的缺乏。锌缺乏会导致多种代谢障碍,可出现消化功能紊乱、味觉减退、皮肤干燥、皮肤炎、伤口愈合缓慢、脱发、神经精神障碍等;儿童缺锌可引起生长发育落后、智力发育不良、生殖器发育受损(如睾丸萎缩等)。

（三）铜

成人体内铜(copper)的含量为 80~110mg,在肝、肾、心、毛发及脑中含量较高。

1. 铜在血液中主要与铜蓝蛋白结合而运输　铜主要在十二指肠吸收。血液中约 60% 的铜与铜蓝蛋白(ceruloplasmin)紧密结合,铜蓝蛋白可催化 Fe^{2+} 氧化成 Fe^{3+},有利于铁的运输,其余的与清蛋白疏松结合或与组氨酸形成复合物。铜主要随胆汁排泄。

2. 铜是多种含铜酶的辅基　铜是体内多种酶的辅基,含铜的酶多以氧分子或氧的衍生物为底物,如细胞色素氧化酶、多巴胺 β- 羟化酶、单胺氧化酶、酪氨酸酶、胞质超氧化物歧化酶等。铜通过增强血管生成素(angiogenin)对内皮细胞的亲和力、增加血管内皮生长因子(VEGF)和相关细胞因子的表达与分泌,促进血管生成。

3. 铜缺乏可导致小细胞低色素性贫血等疾病　铜的缺乏会导致结缔组织中胶原交联障碍,铜缺乏的特征性表现为小细胞低色素性贫血、白细胞减少、出血性血管改变、骨脱盐、高胆固醇血症、动脉壁弹性减弱及神经系统症状等。

4. 铜摄入过多或代谢障碍可以引起中毒或严重疾病　铜也会引起中毒现象,如蓝绿粪便、蓝绿唾液以及行动障碍等。体内铜代谢异常的遗传病有 Wilson 病(肝豆状核变性)和 Menke 病等,Wilson 病是一种常染色体隐性遗传的铜代谢障碍性疾病,因为铜不能合成铜蓝蛋白而广泛沉积在肝、脑、肾、角膜等器官组织中,引起肝硬化、豆状核变性、肾功能不全、角膜褐色素环,有时可并发急性溶血。Menke 病为 X 连锁隐性遗传疾病,因铜的吸收障碍导致肝、脑中铜含量降低,组织中含铜酶活力下降,机体代谢紊乱,表现为钢丝样头发、血管变脆、骨结构损害等。

（四）锰

正常成人体内含锰(manganese)12~20mg,主要储存于骨、肝、胰和肾中,在细胞内则主要集中于线粒体中。

1. 大部分锰与血浆中 γ- 球蛋白和清蛋白结合而运输　锰主要从小肠吸收,入血后大部分与血浆中 γ- 球蛋白和清蛋白结合而运输。少量与运铁蛋白结合。锰主要从胆汁排泄,少量随胰液排出,随尿液排泄很少。

2. 锰是多种酶的组成成分和激活剂　锰是多种酶的组成成分和激活剂,如丙酮酸羧化酶、精氨酸酶、谷氨酰胺合成酶、Mn- 超氧化物歧化酶、RNA 聚合酶等,不仅参与糖和脂类代谢,而且在蛋白质、DNA 和 RNA 合成中起作用,体内正常免疫功能、血糖与细胞能量调节、生殖、消化、骨骼生长、抗自由基等均需要锰。

3. 过量摄入锰可引起中毒　锰的缺乏较少,且体内锰对多种酶的激活作用可被镁所代替。而锰摄入过多可出现中毒症状,主要由于生产及生活中防护不善,以粉尘形式进入人体所致。锰可抑制呼吸链中复合体 I 和 ATP 酶的活性,造成氧自由基的过量产生。锰干扰多巴胺的代谢,导致精神病和帕金森神经功能障碍(锰疯狂)。锰引起的慢性神经系统中毒,表现为锥体外系的功能障碍,并可引起眼球集合能力减弱,眼球震颤、睑裂扩大等。

（五）硒

硒(selenium)在体内含量 14~21mg,广泛分布于除脂肪组织以外的所有组织中。

1. 大部分硒与 α 和 β 球蛋白结合而运输　硒在十二指肠吸收。入血后与 α 和 β 球蛋白结合,小部分与 VLDL 结合而运输,主要随尿及汗液排泄。

2. 硒以硒半胱氨酸形式参与多种重要硒蛋白的组成　硒在体内以硒半胱氨酸(seleniumcysteine)的形式存在于近 30 种蛋白质中。这些含硒半胱氨酸的蛋白质称为硒蛋白,如谷胱甘肽过氧化物酶(glutathione peroxidase,GPx)、磷脂过氧化氢谷胱甘肽氧化酶(phospholipid hydroperoxide glutathione peroxidase,PHGPx)、硒蛋白 P(selenoprotein P,Se-P)、硫氧还蛋白还原酶(thioredoxin reductase,Trx)、碘甲腺原氨酸脱碘酶(iodothyronine deiodinase)等。谷胱甘肽过氧化物酶是重要的含硒抗氧化蛋白,通过氧化谷胱甘肽来降低细胞内 H_2O_2 的含量,防止过氧化物对机体的损伤,保护细胞膜,并加强维生素 E 的抗氧化作用。磷脂过氧化氢谷胱甘肽氧化酶与谷胱甘肽过氧化物酶不同,它存在于肝和心肌细胞线粒体内膜间隙中,作用是抗氧化、维持线粒体的完整、避免脂质过氧化物伤害。硒蛋白 P 是血浆中的主要硒蛋白,可表达于各种组织,如动脉内皮细胞和肝血窦内皮细胞,是硒的转运蛋白,也是内皮系统的抗氧化剂。硫氧还蛋白还原酶参与调节细胞内氧化还原过程,刺激正常和肿瘤细胞的增殖,并参与 DNA 合成的修复机制。此外,1 型碘甲腺原氨酸 5'- 脱碘酶也是一种含硒酶,分布于甲状腺、肝、肾和脑垂体中,能催化甲状腺激素 T_4 向其活性形式 T_3 的转化,通过调节甲状腺激素水平来维持机体生长、发育与代谢。此外,硒还参与辅酶 Q 和辅酶 A 的合成。

3. 硒缺乏可引发多种疾病 硒的缺乏可引发很多疾病,如克山病、心肌炎、扩张型心肌病、大骨节病及碘缺乏病等。硒还具有抗癌作用,服用硒(如 200μg/d)或含硒制剂可以明显降低某些癌症(如前列腺癌、肝癌、肺癌、乳腺癌、皮肤癌、结肠癌、鼻咽癌等)的危险性。硒还具有促进人体细胞内新陈代谢、核酸合成和抗体形成、抗血栓及抗衰老等多方面作用。但硒过多也会对人体产生毒性作用,如脱发、指甲脱落、周围性神经炎、生长迟缓及生育力降低等。世界上不同地区的土壤含硒量不同,影响食用植物中硒的含量,从而影响人类硒的摄取量。克山病便是由于地域性生长的庄稼中含硒量低引起的地方性心肌病。

（六）碘

成人体内含碘(iodine)30~50mg,其中约 30% 集中在甲状腺内,60%~80% 以非激素的形式分散于甲状腺外。碘的吸收部位主要在小肠。碘主要随尿排出,尿碘约占总排泄量的 85%,其他由汗腺排出。

1. 碘参与形成甲状腺激素并有抗氧化作用 碘是甲状腺素[三碘甲腺原氨酸(T_3)和四碘甲腺原氨酸(T_4)]合成的必需成分,而甲状腺素在调节代谢及生长发育中均有重要作用。碘的另一重要功能是抗氧化作用。在含碘细胞中有 H_2O_2 和过氧脂质存在时,碘可作为电子供体发挥作用。碘可与活性氧竞争细胞成分和中和羟自由基,防止细胞遭受破坏。碘还可以与细胞膜多不饱和脂肪酸的双键接触,使之不易产生自由基。

2. 碘缺乏可引起地方性甲状腺肿和呆小病等,过多可引起中毒症状 甲状腺素在调节代谢及生长发育中均有重要作用。成人缺碘可引起甲状腺肿大,称甲状腺肿。甲状腺素在脑组织发育过程中促进细胞增生,甲状腺激素水平低下导致脑神经细胞的形成、增殖、分化、成熟和脑神经细胞间的联系网发生障碍,大脑皮质等发育不全,故胎儿期缺碘可致呆小病,新生儿缺碘可致发育停滞、智力迟钝甚至痴呆、体力不佳等。常用的预防方法是食用含碘盐或碘化食油等。若摄入碘过多则可导致高碘性甲状腺肿,表现为甲状腺功能亢进及一些中毒症状。

（七）钴

人体对钴(cobalt)的最小需要量为 1μg。食物中的钴必须在肠内经细菌合成维生素 B_{12} 后才能被吸收利用,主要从尿中排泄。

1. 钴参与合成维生素 B_{12} 钴是维生素 B_{12} 的组成成分,以维生素 B_{12} 和 B_{12} 辅酶形式储存于肝脏发挥其生物学作用。钴参与造血,在胚胎时期就参与造血过程。钴可激活很多酶,如能增加人体唾液中淀粉酶的活性,能增加胰淀粉酶和脂肪酶的活性。

2. 钴缺乏可引起巨幼红细胞性贫血等疾病 钴缺乏常表现为维生素 B_{12} 缺乏的一系列症状,如巨幼红细胞性贫血等贫血症,最常见的是恶性贫血,但补钴不能使恶性贫血得到纠正,必须增加肠道对维生素 B_{12} 的吸收才能有效。人体排钴能力强,很少有钴蓄积的现象发生。

（八）氟

成人体内含氟(fluorine)2~6g,其中 90% 分布于骨、牙中,少量存在于指甲、毛发及神经肌肉中。

1. **氟主要与球蛋白结合而运输** 氟主要经胃肠和呼吸道吸收,氟易吸收且吸收较迅速。吸收入血后与球蛋白结合而运输,少量以氟化物形式运输。体内氟约 80% 从尿排出,部分经粪便排泄。

2. **氟与骨、牙的形成与钙磷代谢密切相关** 氟可被羟基磷灰石吸附,生成氟磷灰石,从而加强对龋牙的抵抗作用。此外,氟还可直接刺激细胞膜中 G 蛋白,激活腺苷酸环化酶或磷脂酶 C,启动细胞内 cAMP 或磷脂酰肌醇信号系统,引起广泛生物效应。

3. **氟缺乏可引起骨质疏松,过多也可导致机体损伤** 缺氟可致骨质疏松,易发生骨折;牙釉质受损易碎。氟过多可对机体产生损伤,如长期饮用高氟(>2mg/L)水,牙釉质受损出现斑纹、牙变脆易破碎等。亦可引起骨脱钙和白内障,并可影响肾上腺、生殖腺等多种器官的功能。

（九）铬

铬(chromium)在成人中总量为 6mg 左右。细胞内的铬 50% 存在于细胞核内,23% 存在于胞质,其余部分均分布在线粒体和微粒体中。

1. **铬与胰岛素的作用关系密切** 铬是铬调素(chromodulin)的组成成分。铬调素通过促进胰岛素与细胞受体的结合,增强胰岛素的生物学效应,对调节体内糖代谢、维持体内正常的葡萄糖耐量起重要作用。

2. **铬在核酸代谢中起重要作用** 铬是核酸类(DNA 和 RNA)的稳定剂,可防止细胞内某些基因的突变并预防癌症。

3. **铬失调对人体具有危害** 铬缺乏主要表现在胰岛素的有效性降低,造成葡萄糖耐量受损,并可能伴有高血糖、尿糖,同时导致脂质代谢失调,易诱发冠状动脉硬化导致心血管病。人体每日摄入铬 30~40μg 便足以满足人体的需要,因膳食因素所致铬摄取不足而引起的缺乏症未见报道。但过量可出现铬中毒。六价铬的毒性比三价铬高约 100 倍,但不同化合物毒性不同。临床上铬及其化合物主要侵害皮肤和呼吸道,出现皮肤黏膜的刺激和腐蚀作用,如皮炎、溃疡、咽炎、胃痛、胃肠道溃疡,伴有周身酸痛、乏力等,严重者发生急性肾衰竭。

第三节 维 生 素

维生素(vitamin)是一组低分子有机营养成分,既不是机体组织细胞的组成成分,也不是人体的供能物质,但其生物医学功能多样,主要在调节人体物质代谢、维持人体正常生理功能等方面发挥极其重要的作用。人体对维生素的需要量少,因人体不能合成或合成量甚少,必须从食物供给,属于必需营养素,一旦缺乏就会引发相应的维生素缺乏症。维生素的种类繁多,一般根据其溶解性不同,分为脂溶性维生素和水溶性维生素两大类。维生素研究成果多次获得诺贝尔奖。(数字资源"05 维生素与诺贝尔奖")

一、脂溶性维生素结构、功能不一

脂溶性维生素(lipid-soluble vitamin)是疏水性化合物,能溶解于脂肪,常随脂类物质吸收,在血液中与脂蛋白或特异性结合蛋白结合而运输,主要储存于肝脏。脂溶性维生素包括维生素 A、D、E 和 K,结构不一,执行不同的生物化学与生理功能;除直接参与特异的代谢过程外,多半还与细胞内核受体结合而影响特定的基因表达。脂类吸收障碍或食物中长期缺乏可引起相应的缺乏症,因脂溶性维生素不易被排泄,摄入过多可发生中毒。(数字资源"06 脂溶性维生素的结构、来源、功能和缺乏症")

（一）维生素 A

维生素 A（vitamin A）是由 β- 白芷酮环和两分子异戊二烯构成的不饱和一元醇，天然维生素 A 有 A₁（视黄醇，retinol）和 A₂（3- 脱氢视黄醛）两种，前者主要存在于哺乳动物和咸水鱼的肝脏，后者存在于淡水鱼肝脏中。维生素 A 的活性形式是视黄醇、视黄醛（retinal）和视黄酸（retinoic acid）。

1. 维生素 A 构成视网膜的感光物质　人视网膜中有对弱光或暗光敏感的杆状细胞，视紫红质是杆状细胞感受弱光或暗光的物质基础。11- 顺视黄醛是全反式视黄醇异构并氧化后的产物，作为光敏感视蛋白（opsin）的辅基与之结合生成视紫红质。当视紫红质感光时，11- 顺视黄醛迅速地异构为全反式视黄醛，引起视蛋白发生变构。视蛋白是 G 蛋白偶联跨膜受体，引起杆状细胞内 Ca^{2+} 内流而激发视觉神经冲动，传导至大脑产生视觉。产生的全反式视黄醛大部分被还原为全反视黄醇，运送到肝脏后转变为 11- 顺视黄醇，然后再经血循环返回至视网膜氧化成 11- 顺视黄醛，形成视循环。（图 1-5）

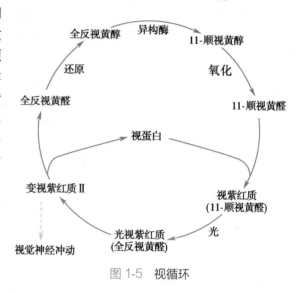

图 1-5　视循环

2. 维生素 A 调控基因表达和细胞生长与分化　维生素 A 的另一重要作用是调控细胞的生长与分化，尤其是精子生成、黄体酮前体形成、胚胎发育等过程中起着十分重要的调控作用。维生素 A 的衍生物全反式视黄酸（全反式维 A 酸，all-trans retinoic acid，ATRA）和 9- 顺视黄酸结合细胞内核受体，与 DNA 反应元件结合，调节某些基因的表达，从而调控细胞的分化、人体生长和发育。视黄酸和 ATRA 在维持上皮组织的正常形态、促进上皮细胞分化与生长等方面发挥重要作用。视黄酸对于免疫系统细胞的分化具有重要的作用。

3. 维生素 A 有抗氧化和抗癌作用　维生素 A 和胡萝卜素是抗氧化剂，能有效清除自由基和防止脂质过氧化。维生素 A 及其衍生物有延缓或阻止癌前病变、减轻化学致癌剂的作用，可诱导肿瘤细胞分化和凋亡、增加癌细胞对化疗药物的敏感性的作用。

4. 维生素 A 缺乏或过量摄入均引起疾病　光化学反应过程可引起维生素 A 的损失，如不及时补充引起维生素 A 缺乏，导致视循环的关键物质 11- 顺视黄醛的补充不足，视紫红质合成减少，对弱光敏感性降低，从明处到暗处看清物质所需的时间即暗适应时间延长，严重时会发生"夜盲症"。维生素 A 缺乏亦可引起严重的上皮角化，眼结膜黏液分泌细胞的丢失与角化以及糖蛋白分泌的减少均可引起角膜干燥，出现眼干燥症（xerophthalmia）。维生素 A 的摄入量超过视黄醇结合蛋白的结合能力，过多的游离的维生素 A 可造成组织损伤，出现维生素 A 中毒表现，其症状主要有头痛、恶心、共济失调等中枢神经系统症状；肝细胞损伤和高脂血症；长骨增厚、高钙血症、软组织钙化等钙稳态失调表现以及皮肤干燥、脱屑和脱发等。

（二）维生素 D

维生素 D（vitamin D）是类固醇（steroid）的衍生物，天然的维生素 D 有 D₂ 和 D₃ 两种。鱼油、蛋黄、肝富含维生素 D₃（胆钙化醇，cholecalciferol）。人体皮下储存有从胆固醇生成的 7- 脱氢胆固醇，即维生素 D₃ 原，在紫外线的照射下，可转变成维生素 D₃。植物中含有麦角固醇，在紫外线的照射下，分子内 B 环断裂转变成维生素 D₂（麦角钙化醇，ergocalciferol）。

1. 维生素 D₃ 的活性形式为 1,25- 二羟维生素 D₃〔1,25-(OH)₂-D₃〕　维生素 D₃ 主要与血浆中维生素 D 结合蛋白（vitamin D binding protein，DBP）结合而运输。在肝微粒体 25- 羟化酶的催化下，维生素 D₃ 被羟化生成 25- 羟维生素 D₃（25-OH-D₃）。25-OH-D₃ 是血浆中维生素 D₃ 的主要存在形式，也是维生素 D₃ 在肝中的主要储存形式。25-OH-D₃ 在肾小管上皮细胞线粒体 1α- 羟化酶的作用下，生

成维生素 D_3 的活性形式（1,25- 二羟维生素 D_3）。肾小管上皮细胞还存在 24- 羟化酶,催化 25-OH-D_3 进一步羟化生成无活性的 24,25-$(OH)_2$-D_3。1,25-$(OH)_2$-D_3 通过诱导 24- 羟化酶和阻遏 1α- 羟化酶的生物合成来控制其自身的生成量(图 1-6)。

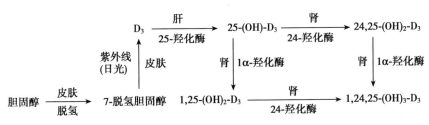

图 1-6 维生素 D_3 在体内的转变

2. 1,25-$(OH)_2$-D_3 调节钙磷代谢 1,25-$(OH)_2$-D_3 作为类固醇激素,经血液运输至靶细胞,与特异的受体结合,进入细胞核,调节相关基因(如钙结合蛋白、骨钙蛋白基因等)的表达。1,25-$(OH)_2$-D_3 还可通过信号转导系统使钙通道开放,发挥其对钙磷代谢的快速调节作用。1,25-$(OH)_2$-D_3 促进小肠对钙、磷的吸收,影响骨组织的钙代谢,从而维持血钙和血磷的正常水平,在甲状旁腺素的协同作用下促进骨和牙的钙化。1,25-$(OH)_2$-D_3 还能促进胰岛 β 细胞、单核细胞和活化的 T 和 B 淋巴细胞等的分化,调节胰岛素分泌及机体免疫功能。

3. 维生素 D 缺乏或摄入过量均引起疾病 当维生素 D 缺乏时,引起全身性钙、磷代谢失常以致钙盐不能正常沉着在骨骼的生长部分,儿童可患佝偻病(rickets),表现为骨质变软变形,导致 O 型腿、鸡胸、出牙延迟及牙齿不齐、易龋齿、腹部肌肉发育差易膨出等。成人则会导致成熟的骨骼脱钙而发生骨质软化症,即软骨病(osteomalacia)。对维生素 D 较敏感的人群,长期每日摄入 25μg 维生素 D 可引起中毒。如长期每天摄入 125μg 维生素 D 则肯定会引起中毒,其症状主要有异常口渴,皮肤瘙痒,厌食、嗜睡、呕吐、腹泻、尿频以及高钙血症、高钙尿症、高血压以及软组织钙化等。由于皮肤储存 7- 脱氢胆固醇有限,多晒太阳不会引起维生素 D 中毒,故经常晒太阳是获得维生素 D_3 的最有效、最廉价、最安全的方式。

（三）维生素 E

维生素 E(vitamin E)是苯骈二氢吡喃的衍生物,包括生育酚(tocopherol)和三烯生育酚(tocotrienol)两类。天然维生素 E 主要存在于植物油、油性种子和麦芽等中。在机体内,维生素 E 主要存在于细胞膜、血浆脂蛋白和脂库中。

1. 维生素 E 是体内最重要的脂溶性抗氧化剂和自由基清除剂 维生素 E 能捕捉过氧化脂质自由基,形成反应性较低且相对稳定的生育酚自由基,后者可在维生素 C 或谷胱甘肽的作用下,还原生成非自由基产物——生育醌,维生素 E 通过上述机制保护生物膜的结构与功能,使细胞膜维持正常的流动性。

2. 维生素 E 具有调节基因表达的作用 维生素 E 可调控多种基因的表达,如生育酚代谢相关基因、脂类摄取与动脉硬化的相关基因、细胞黏附与抗炎的相关基因、细胞信号转导和细胞周期调节的相关基因等。因而,维生素 E 具有抗炎、维持正常免疫功能和抑制细胞增殖的作用,并可降低血浆低密度脂蛋白(LDL)的浓度,在预防和治疗冠状动脉粥样硬化性心脏病、肿瘤和延缓衰老方面具有一定的作用。

3. 维生素 E 促进血红素的合成 维生素 E 能提高血红素合成的关键酶 δ- 氨基 -γ- 酮戊酸(ALA)合酶和 ALA 脱水酶的活性,而促进血红素的合成。

4. 维生素 E 缺乏可引起贫血 维生素 E 缺乏一般出现在严重的脂类吸收障碍和肝严重损伤时,表现为红细胞数量减少、脆性增加等溶血性贫血,偶尔也可引起神经障碍。动物缺乏维生素 E 时其生殖器官发育受损,甚至不育,但人类尚未发现因维生素 E 缺乏所致的不孕症。临床上常用维生素 E 治疗先兆流产及习惯性流产。早产的新生儿由于组织维生素 E 的储备较少和小肠吸收能力较差,可因维生素 E 缺乏引起轻度溶血性贫血。

与维生素 A 和 D 不同,人类尚未发现维生素 E 中毒症,即使一次服用高出常用量 50 倍的剂量,也未见到中毒现象。

(四) 维生素 K

维生素 K(vitamin K)的基本结构为甲萘醌,广泛存在于自然界的维生素 K 有 K_1 和 K_2。维生素 K_1 又称植物甲萘醌或叶绿醌(phylloquinone),主要存在于深绿色蔬菜(如甘蓝、菠菜、莴苣等)和植物油中。维生素 K_2 是肠道细菌的产物。维生素 K_3 是人工合成的水溶性甲萘醌,可口服及注射。

1. 维生素 K 是凝血因子合成所必需的辅酶　血液凝血因子 Ⅱ、Ⅶ、Ⅸ、Ⅹ 及抗凝血因子蛋白 C 和蛋白 S 在肝细胞中以无活性前体形式合成,在 γ- 羧化酶的作用下进行羧化,生成 γ- 谷氨酸残基才具有螯合钙、促进凝血的生物学活性。维生素 K 是许多 γ- 谷氨酸羧化酶的辅酶,参与上述凝血因子的活化过程,因此具有促进凝血的作用。

2. 维生素 K 对骨代谢具有重要作用　维生素 K 能增加骨盐密度,因骨中骨钙蛋白(osteocalcin)和骨基质 Gla 蛋白均是维生素 K 依赖蛋白。维生素 K 亦能减少动脉钙化,大剂量的维生素 K 可以降低动脉硬化的危险性。

3. 维生素 K 缺乏可引起出血　因维生素 K 广泛分布于动、植物组织,且体内肠菌也能合成,一般不易缺乏。维生素 K 主要在小肠被吸收,随乳糜微粒而代谢。体内维生素 K 的储存量有限,脂类吸收障碍的疾病,如胰腺疾病、胆管疾病及小肠黏膜萎缩或脂肪便等引发的脂溶性维生素缺乏症首先是维生素 K 缺乏症。长期应用抗生素及肠道灭菌药也可能导致维生素 K 缺乏。因维生素 K 不能通过胎盘,新生儿出生后肠道内又无细菌,所以新生儿有可能出现维生素 K 缺乏。维生素 K 缺乏的主要症状是易出血。

二、大多数水溶性维生素是辅酶的组成成分

水溶性维生素(water-soluble vitamin)包括 B 族维生素(B_1、B_2、PP、B_6、B_{12}、生物素、泛酸和叶酸)和维生素 C。大多数水溶性维生素是辅酶的组成成分,在物质代谢过程中起着十分重要的作用。水溶性维生素依赖食物提供,体内过剩的水溶性维生素可随尿排出体外,体内很少蓄积,一般不发生中毒现象,但供给不足时往往导致缺乏症。(数字资源"07 水溶性维生素的结构、来源、功能和缺乏症")

(一) 维生素 B_1

维生素 B_1 又名硫胺素(thiamine),是由含硫的噻唑环及含氨基的嘧啶环所组成,主要存在于豆类和种子外皮(如米糠)、胚芽、酵母和瘦肉中。维生素 B_1 在肝及脑组织中经硫胺素焦磷酸激酶的作用生成活性形式焦磷酸硫胺素(thiamine pyrophosphate,TPP)。

1. 维生素 B_1 在糖代谢中具有重要作用　TPP 是 α- 酮酸脱羧酶的辅酶,参与线粒体内丙酮酸、α- 酮戊二酸和支链氨基酸的氧化脱羧反应,也是胞液磷酸戊糖途径中转酮酶的辅酶,参与转糖醛基反应。

2. 维生素 B_1 在神经传导中起一定作用　合成乙酰胆碱所需的乙酰辅酶 A 主要来自丙酮酸的氧化脱羧反应,且维生素 B_1 抑制胆碱酯酶对乙酰胆碱的水解作用,所以维生素 B_1 在神经传导中起一定作用,维持正常的消化腺分泌和胃肠道蠕动的功能。

3. 维生素 B_1 缺乏可引起脚气病　维生素 B_1 缺乏多见于以大米为主食的地区,膳食中维生素 B_1 含量不足为常见原因,另外吸收障碍(如慢性消化紊乱、长期腹泻等)和需要量增加(如长期发热、感染、手术后、甲状腺功能亢进等)和酒精中毒也可导致维生素 B_1 的缺乏。维生素 B_1 缺乏时,TPP 不足导致糖代谢中间产物丙酮酸的氧化脱羧反应发生障碍,血中丙酮酸和乳酸堆积,以糖有氧分解供能为主的神经组织供能不足以及神经细胞膜髓鞘磷脂合成受阻,引起慢性末梢神经炎和其他神经肌肉变

性病变,出现肢端麻木、肌肉萎缩等症状,即脚气病(beriberi),严重者可发生水肿、心力衰竭。维生素 B_1 缺乏使乙酰辅酶 A 的生成减少,影响乙酰胆碱的合成,又因为对胆碱酯酶的抑制减弱,乙酰胆碱分解加强,进一步降低乙酰胆碱的局部含量,而导致神经传导障碍,主要表现为消化液分泌减少、胃肠蠕动变慢、食欲减退、消化不良等。

(二) 维生素 B_2

维生素 B_2 又名核黄素(riboflavin),其异咯嗪环上的第 1 和第 10 位氮原子与活泼的双键连接,可接受二个氢原子而成还原型,随后又释放二个氢原子成氧化型,因而具有可逆的氧化还原性。还原型核黄素及其衍生物呈黄色,于 450nm 处有吸收峰。核黄素虽然对热稳定,但对紫外线敏感,易降解为无活性的产物。奶与奶制品、肝、蛋类和肉类等含有丰富的维生素 B_2。维生素 B_2 在小肠黏膜黄素激酶的催化下转变成黄素单核苷酸(flavin mononucleotide,FMN),后者在焦磷酸化酶的催化下进一步生成黄素腺嘌呤二核苷酸(flavin adenine dinucleotide,FAD),FMN 及 FAD 是维生素 B_2 的活性形式。

1. 维生素 B_2 的活性形式 FMN 和 FAD 是体内氧化还原酶的辅基 FMN 及 FAD 是体内氧化还原酶(如脂酰 CoA 脱氢酶、琥珀酸脱氢酶、黄嘌呤氧化酶等)的辅基,起递氢体的作用,参与氧化呼吸链、脂肪酸和氨基酸的氧化和三羧酸循环。

2. 维生素 B_2 缺乏病是一种常见的营养缺乏病 维生素 B_2 缺乏的主要原因是膳食供应不足,如食物烹调不合理(淘米过度、蔬菜切碎后浸泡等)、食用脱水蔬菜或婴儿所食牛奶多次煮沸等均可导致维生素 B_2 缺乏。维生素 B_2 缺乏往往与其他 B 族维生素缺乏同时发生。轻度维生素 B_2 缺乏症在人群中比较常见,表现为唇炎、舌炎、口角炎、阴囊炎、眼睑炎、畏光等症,严重的缺乏症少见。用光照疗法治疗新生儿黄疸时,在破坏皮肤胆红素的同时,核黄素也可同时遭到破坏,引起新生儿维生素 B_2 缺乏症。

(三) 维生素 PP

维生素 PP 包括烟酸(nicotinic acid)和烟酰胺(nicotinamide),是吡啶衍生物。烟酸在体内可转变为烟酰胺,后者是辅酶 Ⅰ(烟酰胺腺嘌呤二核苷酸,NAD^+)和辅酶 Ⅱ(烟酰胺腺嘌呤二核苷酸磷酸,$NADP^+$)的组成成分。NAD^+ 和 $NADP^+$ 是维生素 PP 的活性形式。

1. NAD^+ 和 $NADP^+$ 是多种不需氧脱氢酶的辅酶 NAD^+ 和 $NADP^+$ 分子中的烟酰胺部分具有可逆的加氢及脱氢的特性,在酶促反应中起递氢体的作用,是多种不需氧脱氢酶的辅酶。

2. 维生素 PP 缺乏可引起癞皮病 玉米中烟酸和色氨酸均贫乏,长期单食玉米有可能发生维生素 PP 缺乏症,主要表现有皮炎、腹泻及痴呆,皮炎常对称的出现于暴露部位,初期皮肤变红,继而转为褐色,并增厚呈鳞状样皮肤,称为烟酸缺乏症(pellagra)。痴呆则是神经组织变性的结果。另外,抗结核药物异烟肼与维生素 PP 的结构相似,两者有拮抗作用,长期服用异烟肼时应适量补充维生素 PP,否则引起维生素 PP 缺乏症。

3. 维生素 PP 过量摄入可引发中毒 烟酸用于临床治疗高胆固醇血症。烟酸能抑制脂肪动员,使肝中 VLDL 的合成下降,从而降低血浆胆固醇。但如此大量服用烟酸或烟酰胺(每日 1~6g)会引发血管扩张、脸颊潮红、痤疮及胃肠不适等毒性症状,长期日服用量超过 500mg 可引起肝损伤。

(四) 泛酸

泛酸(pantothenic acid)又称遍多酸或维生素 B_5,由二甲基羟丁酸和 β- 丙氨酸组成,因广泛存在自然界而得名。泛酸被磷酸化并与半胱氨酸反应生成 4- 磷酸泛酰巯基乙胺,是辅酶 A(CoA)及酰基载体蛋白(acyl carrier protein,ACP)的组成部分,CoA 和 ACP 是泛酸在体内的活性型。

1. 辅酶 A 和酰基载体蛋白参与酰基转移反应 CoA 和 ACP 是酰基转移酶的辅酶,广泛参与糖、脂类、蛋白质代谢及肝的生物转化作用。

2. 泛酸缺乏可引起各种胃肠功能障碍等 泛酸缺乏的早期易疲劳,引发各种胃肠功能障碍,如食欲减退、恶心、腹痛、溃疡、便秘等。严重时出现肢神经痛综合征,主要表现为脚趾麻木、步行时摇晃、周身酸痛等,若病情况继续恶化,则会产生易怒、脾气暴躁、失眠等症状。泛酸缺乏症很少见。

（五）维生素 B_6

维生素 B_6 包括吡哆醇（pyridoxine）、吡哆醛（pyridoxal）和吡哆胺（pyridoxamine），是吡啶衍生物，其活化形式是磷酸吡哆醛和磷酸吡哆胺，两者可相互转变。维生素 B_6 广泛分布于动、植物食品中。肝、鱼、肉类、全麦、坚果、豆类、蛋黄和酵母均是维生素 B_6 的丰富来源。体内约 80% 的维生素 B_6 以磷酸吡哆醛的形式存在于肌肉中。

1. 磷酸吡哆醛的辅酶作用多种多样　磷酸吡哆醛和磷酸吡哆胺是转氨酶的辅酶，起着传递氨基的作用。磷酸吡哆醛除参与氨基酸脱氨作用，也是某些氨基酸脱羧酶和半胱氨酸脱硫酶的辅酶，增进大脑抑性神制经递质 γ- 氨基丁酸的生成，可用于治疗小儿惊厥、妊娠呕吐和精神焦虑等。同时也参与鸟氨酸循环、血红素的合成和糖原分解等。磷酸吡哆醛还是血红素合成的限速酶 δ- 氨基 -γ- 酮戊酸（δ-aminolevulinate，ALA）合酶的辅酶。

2. 磷酸吡哆醛可终止类固醇激素的作用　磷酸吡哆醛可以将类固醇激素 - 受体复合物从 DNA 中移去，终止这些激素的作用。

3. 维生素 B_6 缺乏导致贫血、对类固醇激素敏感性增加等　维生素 B_6 缺乏时血红素的合成受阻，造成低血色素小细胞性贫血和血清铁增高。维生素 B_6 缺乏可增加人体对雌激素、雄激素、皮质激素和维生素 D 作用的敏感性，与乳腺、前列腺和子宫的激素依赖性肿瘤的发展有关。人类未发现维生素 B_6 缺乏的典型病例。抗结核药异烟肼能与磷酸吡哆醛的醛基结合，使其失去辅酶作用，所以在服用异烟肼时，应补充维生素 B_6。

4. 维生素 B_6 过量可引起神经损伤等中毒症状　维生素 B_6 与其他水溶性维生素不同，过量服用维生素 B_6 可引起中毒。日摄入量超过 200mg 可引起神经损伤，表现为周围感觉神经病。

（六）生物素

生物素（biotin）又称维生素 H、维生素 B_7、辅酶 R 等，最初是从蛋黄中分离的一种结晶，能促进酵母生成而被称为生物素。

1. 生物素是多种羧化酶的辅基　生物素是丙酮酸羧化酶、乙酰 CoA 羧化酶等的辅基，参与体内 CO_2 的固定和羧化过程，为脂肪与碳水化合物代谢所必需。

2. 生物素也可调节基因表达和组蛋白功能　生物素也参与细胞信号转导和基因表达，人基因组中含有 2 000 多个依赖生物素的基因。生物素还可使组蛋白生物素化，从而影响细胞周期、转录和 DNA 损伤的修复。

3. 生物素缺乏可诱发机体不适　生物素的来源极为广泛，人体肠道细菌也能合成，很少出现缺乏症。新鲜鸡蛋清中有一种抗生物素蛋白（avidin），生物素与其结合而不能被吸收，蛋清加热后这种蛋白因遭破坏而失去作用，经常吃生蛋清会导致生物素缺乏。长期使用抗生素可抑制肠道细菌生长，也可能造成生物素的缺乏，主要症状是疲乏、恶心、呕吐、食欲减退、皮炎及脱屑性红皮病。

（七）叶酸

叶酸（folic acid）因绿叶中含量十分丰富而得名，是由 2- 氨基 -4- 羟基 -6- 甲基蝶呤啶与对氨基苯甲酸及 L- 谷氨酸结合而成，又称蝶酰谷氨酸。在小肠黏膜上皮细胞二氢叶酸还原酶的作用下，叶酸转变为其活性形式，即 5,6,7,8- 四氢叶酸（5,6,7,8-tetrahydrofolic acid，FH_4）。

1. 四氢叶酸是一碳单位的载体　FH_4 是体内一碳单位转移酶的辅酶，是一碳单位的载体，分子中 N^5、N^{10} 是一碳单位的结合位点。一碳单位在体内参与嘌呤、胸腺嘧啶核苷酸等多种物质的合成。

2. 叶酸缺乏可导致巨幼红细胞性贫血　叶酸在食物中含量丰富，肠道的细菌也能合成，一般不发生缺乏症。孕妇及哺乳期应适量补充叶酸，叶酸的应用可以降低胎儿脊柱裂和神经管缺乏的危险性。口服避孕药或抗惊厥药能干扰叶酸的吸收及代谢，如长期服用此类药物时应考虑补充叶酸。叶酸缺乏时，DNA 合成受到抑制，骨髓幼红细胞 DNA 合成减少，细胞分裂速度降低，细胞体积变大，造成巨幼红细胞贫血（megaloblastic anemia）。

（八）维生素 B_{12}

维生素 B_{12} 含有金属元素钴，又称钴胺素（cobalamin），是唯一含金属元素的维生素，分子中除含钴外，还含有 3-磷酸腺苷、氨基丙醇和类似卟啉环的分子。维生素 B_{12} 在体内的主要存在形式有氰钴胺素、羟钴胺素、甲钴胺素和 5′-脱氧腺苷钴胺素，甲钴胺素和 5′-脱氧腺苷钴胺素是维生素 B_{12} 的活性型。

1. 维生素 B_{12} 参与一碳单位代谢和琥珀酰 CoA 生成 维生素 B_{12} 是 N^5—CH_3—FH_4 转甲基酶（甲硫氨酸合酶）的辅酶，催化同型半胱氨酸甲基化生成甲硫氨酸，与多种化合物的甲基化有关。5′-脱氧腺苷钴胺素是 L-甲基丙二酰 CoA 变位酶的辅酶，催化琥珀酰 CoA 的生成。

2. 维生素 B_{12} 缺乏影响一碳单位的代谢和脂肪酸的合成 维生素 B_{12} 广泛存在于动物食品中，正常膳食者很难发生缺乏症，但偶见于有严重吸收障碍疾患或腺功能障碍的患者及长期素食者。维生素 B_{12} 缺乏时，N^5—CH_3—FH_4 上的甲基不能转移出去，一是引起甲硫氨酸合成减少，二是影响四氢叶酸的再生，组织中游离的四氢叶酸含量减少，一碳单位的代谢受阻，造成核酸合成障碍，细胞分裂受阻而产生巨幼红细胞贫血，即恶性贫血。同型半胱氨酸的堆积可造成高同型半胱氨酸血症，增加动脉硬化、血栓生成和高血压的危险性。因 L-甲基丙二酰 CoA 的结构与脂肪酸合成的中间产物丙二酰 CoA 相似，维生素 B_{12} 缺乏可导致 L-甲基丙二酰 CoA 大量堆积，使脂肪酸的合成异常而影响髓鞘质的转换，造成髓鞘质变性退化，引发进行性脱髓鞘，可导致神经疾患，所以 B_{12} 具有营养神经的作用。

（九）维生素 C

维生素 C 又称抗坏血酸（ascorbic acid），是一种多不饱和的多羟基化合物，以内酯形式存在。维生素 C 是一种强还原剂，在 2 位和 3 位碳原子之间烯醇羟基的氢可游离成 H^+，故具有酸性。维生素 C 氧化脱氢生成脱氢抗坏血酸，后者又可接受氢再还原成抗坏血酸。

1. 维生素 C 是强抗氧化剂 维生素 C 作为抗氧化剂可直接参与体内氧化还原反应，具有保护巯基的作用，可使巯基酶的巯基（—SH）保持在还原状态。维生素 C 在谷胱甘肽还原酶的作用下，将氧化型谷胱甘肽（G—S—S—G）还原成还原型（G—SH）。维生素 C 的抗氧化作用能维持血红蛋白的还原状态，恢复血红蛋白的运氧能力。小肠中的维生素 C 可将 Fe^{3+} 还原成 Fe^{2+}，有利于食物中铁的吸收。维生素 C 还影响细胞内活性氧敏感的信号转导系统，从而调节基因表达和细胞功能，促进细胞分化。

2. 维生素 C 是一些羟化酶的辅酶 维生素 C 是含铜羟化酶和 a-酮戊二酸-铁羟化酶的辅助因子，在苯丙氨酸代谢、胆汁酸合成（限速酶 7α-羟化酶的辅酶）、肉碱合成、肾上腺皮质类固醇合成、多巴胺羟化生成去甲肾上腺素等过程中起着十分重要的作用。维生素 C 还可影响含铁羟化酶参与的蛋白质翻译后的修饰作用，与胶原脯氨酸、赖氨酸的羟化相关，促进成熟的胶原分子的生成。

3. 维生素 C 具有增强机体免疫力的作用 维生素 C 促进机体抗菌活性、增强 NK 细胞活性、促进淋巴细胞增殖和趋化作用、提高吞噬细胞的吞噬能力、促进免疫球蛋白的合成，从而提高机体免疫力，临床上用于心血管疾病、病毒性疾病等的支持性治疗。

4. 维生素 C 严重缺乏可引起坏血病 人体不能合成维生素 C，必须由食物供给。维生素 C 广泛存在于新鲜蔬菜和水果中。植物中的抗坏血酸氧化酶能将维生素 C 氧化成为无活性的二酮古洛糖酸，所以久存的水果和蔬菜中维生素 C 含量会大量减少。维生素 C 对碱和热非常敏感，烹饪不当可引起维生素 C 的大量丢失。当维生素 C 缺乏时，作为骨、毛细血管和结缔组织的重要构成成分的胶原蛋白和糖胺聚糖（黏多糖）的合成就会降低，导致毛细血管脆性增强。出现毛细血管易破裂、牙龈腐烂、牙齿松动、骨折以及创伤不易愈合等坏血病（scurvy）症状，同时脂肪酸 β-氧化减弱导致的倦怠乏力也是坏血病的症状之一。维生素 C 缺乏直接影响胆固醇转化，引起体内胆固醇增多，是动脉硬化的危险因素之一。

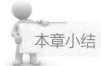

本章小结

　　水分子以液、气、固等多种形态存在于自然界。常温常压的液态的我们称之为水,气态的水被称为水蒸气,固态的水被称为冰。冰的熔点是 0℃,其密度为 0.9g/cm³。水体积最小时为 4℃,当水冻结成冰时,体积可增大约 1/9。普通水中的氢原子被其同位素氘所取代而形成的水被称为重水,标准大气压下,水的冰点为 0℃,沸点为 100℃。重水的冰点是 3.8℃。水是人体的基础组成成分之一,是生物大分子(蛋白质、核酸、酶、碳水化合物等)组成部分之一。水是媒体和载体,与生物大分子共同完成生命的能量、物质和信息等生命活动。水的生理功能主要为维持组织、细胞的形态,运输物质,参与物质代谢,润滑作用,调节体温等。水分子由两个氢原子与一个氧原子以单键结合而成;水分子之间可形成氢键,键具有方向性和饱和性。水溶液中的弱键影响大分子物质的结构与功能。水是一种酸碱两性物质,可电离为 H_3O^+ 离子和 OH^- 离子。水分子参与缓冲体系的形成。水摄入不足或丢失过多可引起脱水。

　　人体中含量大于 0.01% 的无机元素被称为常量元素或宏量元素,每天膳食需要量都在 100mg 以上。常量元素主要有钙、磷、钾、硫、钠、氯、镁等,是构成人体的必备元素。钙与磷除了作为骨的主要组成外,还具有许多重要的生理功能,血钙与血磷相对恒定,PTH、CT 和 1,25-$(OH)_2$-D_3 调节钙磷代谢。微量元素是指人体每日需要量在 100mg 以下的元素。铁是血红蛋白、肌红蛋白、细胞色素系统、呼吸链的主要复合物、过氧化物酶及过氧化氢酶等的重要组成部分,在气体运输、生物氧化和酶促反应中均发挥重要的作用。运铁蛋白和铁蛋白分别是铁的运输和储存形式。铁的缺乏可引起小细胞低血色性贫血。锌是含锌金属酶和许多锌指蛋白的组成成分。铜是体内多种酶的辅基。锰是多种酶的组成成分和激活剂。硒在体内以硒半胱氨酸的形式存在于硒蛋白中,具有抗氧化、维持机体生长、发育与代谢的重要功能。碘参与甲状腺激素的合成。钴主要以维生素 B_{12} 的形式发挥作用。氟与骨、牙的形成及钙磷代谢密切相关。铬作为铬调素的组成分有增强胰岛素的生物学效应。

　　维生素是人体正常生命活动所必需的一组小分子有机营养物质,机体不能合成或合成量不足,必须靠食物供给,缺乏时会发生维生素缺乏病。根据其溶解性,维生素分为脂溶性和水溶性两大类。脂溶性维生素有维生素 A、D、E 和 K。动物性食物中维生素 A 含量较多,而 β- 胡萝卜素则源于多种植物。维生素 A 参与视循环,缺乏时可引起夜盲症。视黄酸对组织细胞的基因表达和组织分化具有重要调节作用,维持上皮组织的正常形态与生长。维生素 A 缺乏还可引起上皮角化和眼干燥症。维生素 D_3 经肝和肾的羟化作用生成其活化型 1,25-$(OH)_2$-D_3,主要作用于小肠和骨,维持血钙正常水平,缺乏则导致佝偻病和骨软化症。紫外线照射可促使皮肤合成维生素 D_3。维生素 E 是体内最重要的脂溶性抗氧化剂,还与细胞信号转导与基因调节有关。维生素 K 作为羧化酶的辅助因子参与包括凝血因子在内的一些 Gla 蛋白翻译后的修饰工作。水溶性维生素有 B 族维生素和维生素 C,它们多以辅酶形式发挥作用。硫胺素是 α- 酮酸氧化脱羧酶及磷酸戊糖途径中转酮酶的辅酶。核黄素和烟酰胺分别是氧化还原反应中重要的辅酶。FMN 和 FAD 是黄素蛋白的辅基;而 NAD^+ 和 $NADP^+$ 是多种脱氢酶的辅酶。泛酸存在于辅酶 A 和 ACP 中,在反应中携带并传递脂酰基等。磷酸吡哆醛是转氨酶和氨基酸脱羧酶的辅酶。生物素为羧化酶的辅酶,起固定 CO_2 的作用。维生素 B_{12} 和叶酸在一碳单位和甲硫氨酸代谢中具有重要地位,直接影响核酸的代谢。维生素 B_6、叶酸与维生素 B_{12} 由于影响同型半胱氨酸的代谢,与动脉硬化、血栓生成与高血压有一定的关系。维生素 C 是含铜羟化酶和含铁羟化酶的辅酶,除直接影响酪氨酸和胆固醇的代谢外,还影响胶原翻译后的修饰。维生素 C 缺乏时可引起坏血病。维生素 C 是水溶性抗氧化剂,对于维持谷胱甘肽的还原性有一定的作用。

思考题

1. 水是如何参与缓冲体系的形成？

2. 缺乏哪些微量元素和或维生素可能会导致巨幼红细胞贫血？请分析其机制。

3. 高蛋白膳食时何种维生素的需要量增多？为什么？

（汪　渊）

第二章
氨基酸与蛋白质

　　氨基酸是蛋白质的基本组成单位,不同蛋白质的氨基酸含量和排列顺序不同。人体含有 20 种常见蛋白质氨基酸,除脯氨酸外,均为 α- 氨基酸。各种氨基酸的区别在于侧链 R 基团的不同。蛋白质的一级结构是指氨基酸残基的排列顺序,空间结构包括二、三、四级结构,是蛋白质的构象。一级结构是空间结构的基础,空间结构是蛋白质功能的基础。蛋白质一级和空间结构的异常会导致蛋白质功能的异常,导致分子病和构象病。蛋白质具有两性解离、紫外吸收、呈色反应等理化性质。蛋白质空间结构改变,会导致其理化性质改变和生物活性的丧失。

　　蛋白质是生命活动的物质基础,也是生物体中含量最丰富的生物大分子(biomacromolecule),约占人体固体成分的 45%,在细胞中可占细胞干重的 70% 以上。生物体内蛋白质分布广泛、种类繁多、结构复杂、功能多样,在物质代谢、机体防御、物质运输、信号转导、分子识别、维系细胞形态等各个方面发挥着不可替代的作用,举例如表 2-1 所示。

表 2-1　蛋白质的分类与功能

分类	功能	结构特点	举例
酶	催化生物体内超过 4 000 种生物化学反应,具有特异性和极高的催化效率	酶的活性中心直接与底物蛋白相互作用,但通常在催化反应中只有 3~4 个氨基酸残基发挥催化功能	如能量代谢相关酶类;消化酶类;完成遗传信息传递的酶类
结构蛋白	组织细胞内骨架形成;在细胞外为细胞和组织提供机械支撑	通常具有多个亚基,通过亚基之间的相互作用,形成纤维状结构	如细胞质内组成微管的微管蛋白;支撑质膜的肌动蛋白;细胞核内组成核小体的组蛋白等
支架蛋白	为信号转导过程中的蛋白相互作用提供支架	通过具有多个功能特异的结构域,呈现出进化上高度的结构特异性	如酵母细胞中信号感受通路中的支架蛋白;调控蛋白质顺序折叠的热休克蛋白 HSP70 和 HSP90
转运蛋白	运载小分子或者离子;通常镶嵌在细胞膜或细胞器膜中完成物质的跨膜转运	结合位点的构象改变,通常伴随转运蛋白与运送物质结合能力的改变	如血浆中运输脂类的白蛋白;运铁蛋白等
动力蛋白	沿着蛋白质纤维或者核酸分子进行滑动,能够运输细胞器、生物大分子等	通常为 ATP 水解酶,通过水解 ATP 或者其他三磷酸核苷酸功能,完成货物的运输	如肌肉细胞中参与肌肉收缩的肌球蛋白;沿着微管运动运输细胞器的动力蛋白等
信号蛋白	在细胞与细胞之间传递信号	与细胞表面或者细胞内结构成分进行互作,通常具有高度特异性	如血循环中的激素和生长因子,包括降血糖的胰岛素等

续表

分类	功能	结构特点	举例
受体蛋白	通常为膜蛋白,能够感知并传递细胞外信号,引发特定的细胞生物学反应	通过在细胞膜上二聚化来特异性应答细胞外信号	如视网膜上感光的视紫红质,细胞膜上与胰岛素结合的胰岛素受体等
调控蛋白	调控细胞内多种生物学反应过程,如转录和翻译调控蛋白等,通过与DNA、RNA或者翻译装置的结合进行调控	通过具有与被调控对象,如DNA、RNA或蛋白质等特异的结合位点	细菌中与乳糖操纵子元件结合的乳糖阻遏物;真核细胞中的转录因子等

第一节　蛋白质的分子组成

尽管蛋白质的结构复杂、种类繁多,但其元素组成相类似。所有蛋白质均含有碳(50%~55%)、氢(6%~7%)、氧(19%~24%)、氮(13%~19%),大多数蛋白质含有硫,有些蛋白质还含有少量磷或金属元素铁、铜、锌、锰、钴、钼等,个别蛋白质还含有碘元素。

一、20 种 L-α- 氨基酸是组成蛋白质的基本单位

(一) 氨基酸的结构通式

氨基酸(amino acids)是一类同时具有氨基($—NH_3$)和羧基($—COOH$)的有机小分子。氨基酸同时具有氨基和羧基的特性,使得彼此能够缩合成肽,作为组成寡肽、多肽和蛋白质的基本单位。早期的蛋白质水解实验提供了关于蛋白质组成的信息,发现从蛋白质水解产物中分离出来的氨基酸只有20 种。近年来,硒代半胱氨酸和吡咯赖氨酸也被发现参与生物体内一些蛋白质的组成。自然界的天然氨基酸中,大多数不参与蛋白质的组成,这些氨基酸被称为非蛋白质氨基酸,参与蛋白质组成的氨基酸称为蛋白质氨基酸。不同蛋白质的各种氨基酸含量和排列顺序是不同的。除脯氨酸外,这些氨基酸在结构上的共同点是与羧基相连的 α- 碳原子(C_α)上都有一个氨基,因此称为 α- 氨基酸。α- 氨基酸都是白色晶体,熔点很高。每种氨基酸都有特殊的结晶形状,因此利用结晶形状可以鉴别各种氨基酸。连接在 α- 碳原子上的还有 1 个氢原子和 1 个可变的 R 基团,称为侧链。各种氨基酸的区别就在于 R 基团的不同。α- 氨基酸的结构通式见图 2-1。

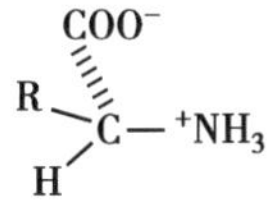

图 2-1　α- 氨基酸的结构通式

常见 20 种蛋白质氨基酸中,除甘氨酸外,均为 L-α- 氨基酸。生物界中也有 D- 氨基酸,大都存在于某些细胞产生的抗生素和个别植物的生物碱中。哺乳动物细胞中也存在不参与蛋白质组成的游离 D- 氨基酸,如存在于人体前脑中的 D- 丝氨酸和存在于脑和外周组织中的 D- 天冬氨酸。

(二) 氨基酸的分类

根据其侧链的结构和理化性质,20 种氨基酸可分为五类:①非极性脂肪族氨基酸;②极性中性氨基酸;③芳香族氨基酸;④酸性氨基酸;⑤碱性氨基酸。为表达蛋白质或多肽结构的需要,氨基酸的名称常使用三字母的简写符号或单字母的简写符号表示(表 2-2)。非极性脂肪族氨基酸的水溶性小于极性氨基酸;芳香族氨基酸中苯基的疏水性较强;酸性氨基酸的侧链都含有羧基,而碱性氨基酸的

侧链分别含有氨基、胍基或咪唑基。

表 2-2　氨基酸的分类

结构式	中文名	英文名	三字符号	单字符号	等电点（pI）
1. 非极性脂肪族氨基酸					
$H-CHCOO^-$ 　$^+NH_3$	甘氨酸	glycine	Gly	G	5.97
$CH_3-CHCOO^-$ 　$^+NH_3$	丙氨酸	alanine	Ala	A	6.00
$CH_3-CH-CHCOO^-$ 　CH_3 　$^+NH_3$	缬氨酸	valine	Val	V	5.96
$CH_3-CH-CH_2-CHCOO^-$ 　CH_3 　$^+NH_3$	亮氨酸	leucine	Leu	L	5.98
$CH_3-CH_2-CH-CHCOO^-$ 　CH_3 　$^+NH_3$	异亮氨酸	isoleucine	Ile	I	6.02
CH_2 $CHCOO^-$ CH_2 NH_2^+ CH_2	脯氨酸	proline	Pro	P	6.30
2. 极性中性氨基酸					
$HO-CH_2-CHCOO^-$ 　$^+NH_3$	丝氨酸	serine	Ser	S	5.68
$HS-CH_2-CHCOO^-$ 　$^+NH_3$	半胱氨酸	cysteine	Cys	C	5.07
$CH_3SCH_2CH_2-CHCOO^-$ 　$^+NH_3$	甲硫氨酸	methionine	Met	M	5.74
$\underset{H_2N}{\overset{O}{\parallel}}C-CH_2-CHCOO^-$ 　$^+NH_3$	天冬酰胺	asparagine	Asn	N	5.41
$\underset{H_2N}{\overset{O}{\parallel}}CCH_2CH_2-CHCOO^-$ 　$^+NH_3$	谷氨酰胺	glutamine	Gln	Q	5.65
CH_3 $HO-CH-CHCOO^-$ 　$^+NH_3$	苏氨酸	threonine	Thr	T	5.60
3. 含芳香环的氨基酸					
$C_6H_5-CH_2-CHCOO^-$ 　$^+NH_3$	苯丙氨酸	phenylalanine	Phe	F	5.48

续表

结构式	中文名	英文名	三字符号	单字符号	等电点(pI)
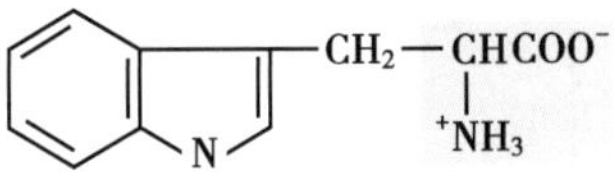	色氨酸	tryptophan	Try	W	5.89
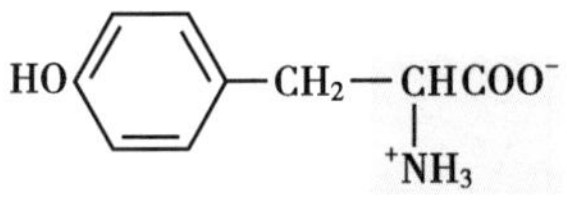	酪氨酸	tyrosine	Tyr	Y	5.66

4. 酸性氨基酸

结构式	中文名	英文名	三字符号	单字符号	等电点(pI)
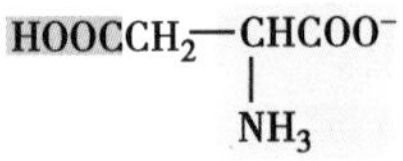 HOOCCH₂—CHCOO⁻ / NH₃	天冬氨酸	aspartic acid	Asp	D	2.97
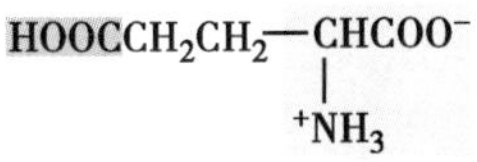 HOOCCH₂CH₂—CHCOO⁻ / ⁺NH₃	谷氨酸	glutamic acid	Glu	E	3.22

5. 碱性氨基酸

结构式	中文名	英文名	三字符号	单字符号	等电点(pI)
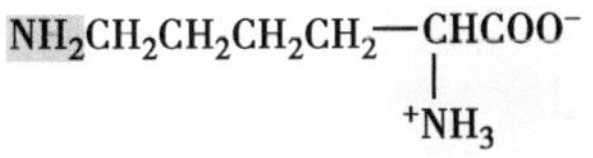 NH₂CH₂CH₂CH₂CH₂—CHCOO⁻ / ⁺NH₃	赖氨酸	lysine	Lys	K	9.74
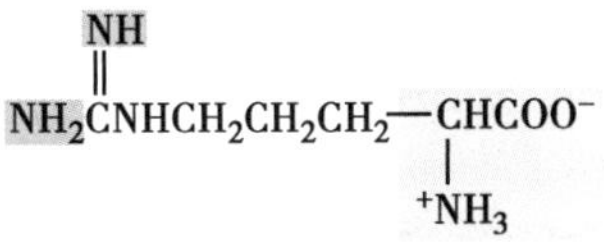 NH / NH₂CNHCH₂CH₂CH₂—CHCOO⁻ / ⁺NH₃	精氨酸	arginine	Arg	R	10.76
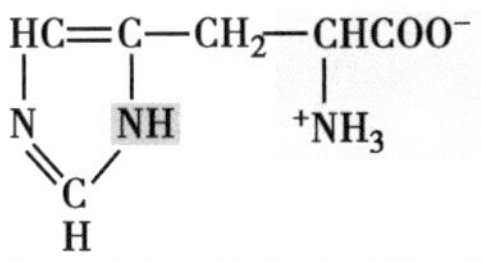 HC=C—CH₂—CHCOO⁻ / N　NH　⁺NH₃ / C / H	组氨酸	histidine	His	H	7.59

在这 20 种氨基酸中,脯氨酸和半胱氨酸的结构较为特殊。脯氨酸属于亚氨基酸,氮原子在杂环中空间构象的自由度受到限制,但其亚氨基仍然能够与另一羧基形成肽链,其在蛋白质合成加工时可被修饰成羟脯氨酸。半胱氨酸巯基失去质子的倾向较强,2 个半胱氨酸通过脱氢反应可以形成具有 1 个二硫键的胱氨酸(图 2-2)。蛋白质中很多半胱氨酸以胱氨酸的形式存在。

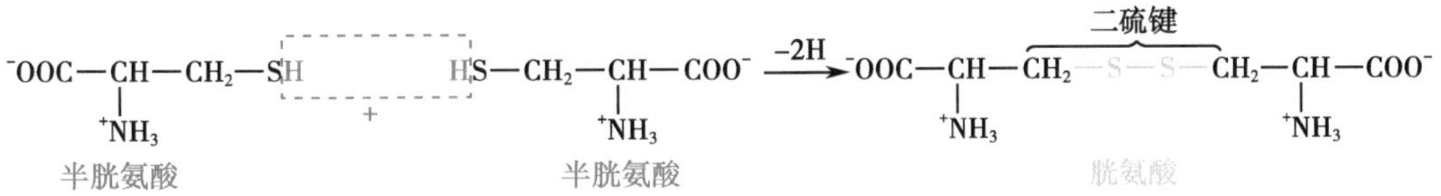

二硫键

⁻OOC—CH—CH₂—SH　　HS—CH₂—CH—COO⁻　$\xrightarrow{-2H}$　⁻OOC—CH—CH₂—S—S—CH₂—CH—COO⁻
　　　　⁺NH₃　　　　　　⁺NH₃　　　　　　　　　　　　⁺NH₃　　　　　　　　　　⁺NH₃
　　半胱氨酸　　　　　　半胱氨酸　　　　　　　　　　　　　　　　胱氨酸

图 2-2　胱氨酸和二硫键

二、氨基酸具有共同或特异的理化性质

(一)氨基酸具有两性解离的性质

由于所有氨基酸都含有碱性的 α- 氨基和酸性的 α- 羧基,在酸性溶液中与质子(H⁺)结合成带正电荷的阳离子(—NH₃⁺),也可在碱性溶液中与 OH⁻ 结合,失去质子变成带负电荷的阴离子(—COO⁻),因此氨基酸是一种两性电解质,具有两性解离的特性,其解离方式取决于所处溶液的酸碱度。在某一 pH 值的溶液中,氨基酸解离成阳离子和阴离子的趋势及程度相等,成为兼性离子,呈电中性,此时溶

液的 pH 成为该氨基酸的等电点(isoelectric point,pI)。

通常特定氨基酸的 pI 值是由 α- 羧基和 α- 氨基的解离常数的负对数 pK_1 和 pK_2 决定。pI 计算公式为:$pI=1/2(pK_1+pK_2)$。比如丙氨酸 $pK_{-COOH}=2.34$,$pK_{-NH_2}=9.69$,所以丙氨酸的 $pI=1/2(2.34+9.69)=6.02$。如果一个氨基酸有三个可解离的基团,写出它们电离式后取兼性离子两边的 pK 值的平均值,即为此氨基酸的 pI 值。

(二)含共轭双键的氨基酸具有紫外吸收性质

根据氨基酸的吸收光谱,含有共轭双键的芳香族氨基酸——色氨酸和酪氨酸的最大吸收峰在 280nm 波长附近(图 2-3)。由于大多数蛋白质含有酪氨酸和色氨酸残基,所以用分光光度法测定蛋白质溶液 280nm 波长处的光吸收值,是分析溶液中蛋白质含量的快速而简便的方法。

(三)氨基酸与茚三酮反应生成蓝紫色化合物

在氨基酸的分析化学中,具有特殊意义的是氨基酸与茚三酮的反应。茚三酮在弱酸性溶液中,与氨基酸共热时,引起氨基酸氧化脱氨、脱羧,而茚三酮水合物被还原,其还原物可与氨基酸加热分解产生的氨结合,再与另一分子的茚三酮缩合成为蓝紫色的化合物,此化合物的最大吸收峰在 570nm 波长处。由于此吸收峰值的大小与氨基酸释放出的氨量成正比,利用茚三酮显色并用分光光度法在 570nm 波长处测定,可以作为氨基酸的定量分析方法。

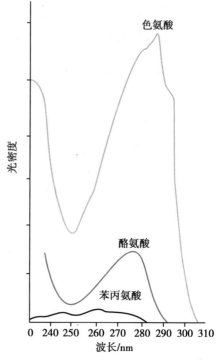

图 2-3 芳香族氨基酸的紫外吸收

三、氨基酸侧链差异决定了蛋白质不同的功能

蛋白质功能的多样性,归根结底,是由氨基酸分子的内在属性造成的。这些性质包括:①聚合能力;②特有的酸碱性质;③侧链的结构及其化学功能的多样性;④手性(物体与其镜像不重合)。

当氨基酸侧链具有功能基团时,能发生特定的化学反应。这些功能基团包括羟基、酚基、巯基、吲哚基、咪唑基、胍基、甲硫基以及非 α- 氨基和非 α- 羧基等。每种功能团都可以和多种试剂的化学基团发生反应。侧链 R 基团决定了不同的 L-α- 氨基酸具有不同的功能(表 2-3)。

表 2-3 重要的 L-α- 氨基酸的主要功能特点

名称	结构与功能特点
甘氨酸(Gly)	是唯一不存在不对称立体结构的氨基酸,有较大的旋转自由度,赋予多肽链更多的柔性;是最小的氨基酸,能够存在于空间致密的蛋白质中,如胶原等。
亮氨酸(Leu)、异亮氨酸(Ile)、缬氨酸(Val)	均含有较大的疏水侧链,其刚性疏水特征与疏水作用都对蛋白质折叠有重要的影响力,常作为水溶性蛋白质的内部支撑结构。
脯氨酸(Pro)	N 原子在杂环中移动的自由度受到限制,常位于多肽链的转角处。
丝氨酸(Ser)、苏氨酸(Thr)	侧链短,所含羟基常作为酶反应中的供氢体,亲水性强。
半胱氨酸(Cys)	氧化状态下,多肽链中不相邻的两个半胱氨酸通过二硫键相连,增强蛋白质结构的稳定性;巯基易与重金属离子结合。
甲硫氨酸(Met)	是多肽链生物合成的起始氨基酸;参与体内含硫化合物代谢及甲基化反应。
苯丙氨酸(Phe)、酪氨酸(Tyr)、色氨酸(Trp)	侧链结构大且极性较弱或无极性,常位于水溶性蛋白质的内部。

续表

名称	结构与功能特点
天冬氨酸（Asp）、谷氨酸（Glu）	携带强负电荷，常位于水溶性蛋白质的表面；可结合带正电荷的分子或金属离子。
组氨酸（His）	咪唑基团容易发生质子化，进而影响其所在的蛋白质构象，因此是许多蛋白质功能的调节机制。
赖氨酸（Lys）、精氨酸（Arg）	有带正电荷的柔性侧链，常作为蛋白的亲水表面，且易于结合带负电荷的其他分子，如 DNA。

四、氨基酸之间通过肽键形成多聚体

（一）成肽反应

一个氨基酸的 α- 氨基与另一个氨基酸的 α- 羧基可以缩合成肽，由此形成的键称肽键（peptide bond）。例如，1 分子的甘氨酸的 α- 羧基和 1 分子丙氨酸中的 α- 氨基脱去 1 分子水，缩合生成甘氨酰丙氨酸，这是最简单的肽，即二肽。在甘氨酰丙氨酸分子中连接两个氨基酸的酰胺键即称为肽键。肽键通常用羰基碳和酰胺氮之间的单键表示（图 2-4）。在此基础上，二肽还可以通过肽键，进一步与另一个氨基酸缩合生成三肽。缩合反应可继续进行，依次生成四肽、五肽等。一般来说，由 10 个以内氨基酸相连而成的肽称为寡肽（oligopeptide），更多的氨基酸相连而成的肽称为多肽（polypeptide）。

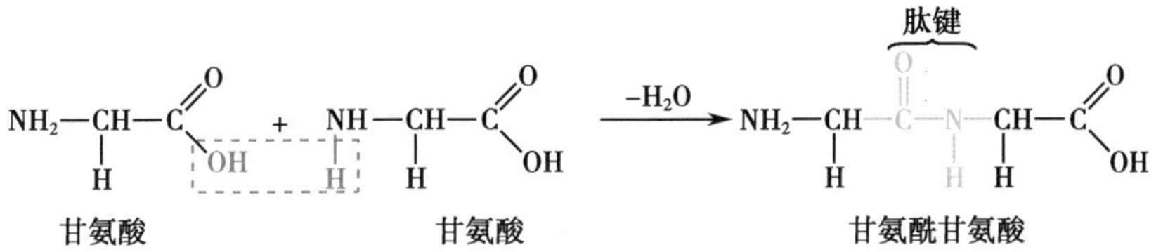

图 2-4 肽与肽键

多肽链有两端，游离 α- 氨基的一端称为氨基端（amino terminal）或 N 端，游离 α- 羧基的一端称为羧基端（carboxyl terminal）或 C 端。肽链中的氨基酸分子因脱水缩合而基团不全，被称为氨基酸残基（residue）。

蛋白质就是由许多氨基酸残基组成的多肽链。一般而论，蛋白质通常含有 50 个氨基酸残基以上，多肽则为 50 个以下。例如，常把由 39 个氨基酸残基组成的促肾上腺皮质激素称为多肽，而把含有 51 个氨基酸残基、分子量为 5733 的胰岛素称为蛋白质。

（二）体内存在多种重要的生物活性肽

人体内存在多种具有生物活性的低分子量肽，在代谢调节、神经传导等方面发挥着重要的生物学作用。某些肽的命名是根据参与其组成的氨基酸残基来确定的。已知的很多激素都属于肽类物质，如催产素、加压素等。随着肽类药物的研发进展，许多化学合成或者重组 DNA 技术制备的肽类药物和疫苗已经在疾病预防和治疗方面取得了显著的成效。

1. 谷胱甘肽（glutathione，GSH） GSH 是由谷氨酸、半胱氨酸和甘氨酸组成的三肽。第一个肽键与一般的肽键不同，是由谷氨酸 γ- 羧基与半胱氨酸的 α- 氨基组成（图 2-5），分子中半胱氨酸的巯基是该化合物的主要功能基团。GSH 的巯基具有还原性，是体内重要的还原剂，其主要生理功能是保护体内蛋白质或酶分子中的巯基免遭氧化，使蛋白质或酶处于活性状态。在谷胱甘肽过氧化物酶的催化下，GSH 可还原细胞内产生的 H_2O_2，使其变成 H_2O。与此同时，GSH 被氧化成氧化型谷胱甘肽

(GSSG),后者在谷胱甘肽还原酶的催化下,再生成 GSH。另外,GSH 的巯基还有嗜核特性,能与外源的嗜电子毒物如致癌剂或药物等结合,从而阻断化合物与 DNA、RNA 或蛋白质结合,以保护机体免遭毒物侵害。

2. **多肽类激素及神经肽**　体内有许多激素属于寡肽或者多肽,例如属于下丘脑 - 垂体 - 肾上腺皮质轴的催产素(9 肽)、加压素(9 肽)、促肾上腺皮质激素(39 肽)、促甲状腺素释放激素(3 肽)等。促甲状腺素释放激素是一种由下丘脑分泌的激素,是一个具有特殊结构的三肽,其 N 末端的谷氨酸环化为焦谷氨酸,C 末端的脯氨酸残基酰化成为脯氨酰胺,其功能是促进腺垂体分泌促甲状腺素。

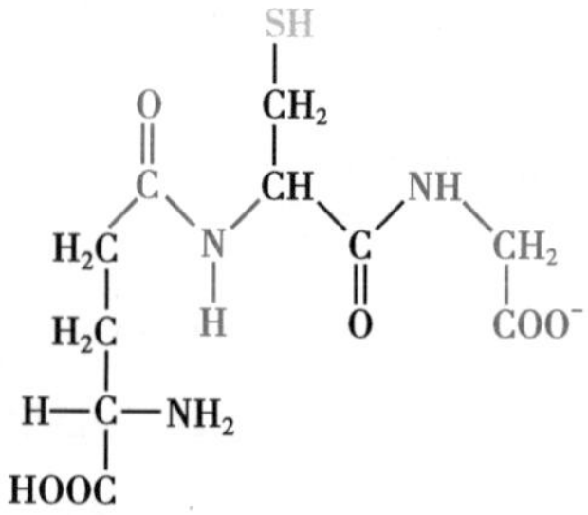

谷氨酸　半胱氨酸　甘氨酸

图 2-5　谷胱甘肽

还有一类在神经传导过程中起信号转导作用的肽类,被称为神经肽(neuropeptide)。较早发现的有脑啡肽(5 肽)、β- 内啡肽(31 肽)和强啡肽(17 肽)等。近年还发现孤啡肽(17 肽),其一级结构类似于强啡肽。这些肽类与中枢神经系统产生痛觉抑制有密切关系,因此很早就被用于临床的镇痛治疗。除此之外,神经肽还包括 P 物质(10 肽)、神经肽 Y 等。随着脑科学的快速发展,相信将来会发现更多在神经系统中发挥重要调节作用的生物活性肽类或者蛋白质。

第二节　蛋白质的分子结构

人体内每一种具有生物学功能的蛋白质有特定的氨基酸组成、特定的氨基酸排列顺序以及特定的氨基酸空间排布。这种特有的蛋白质分子结构真正体现了蛋白质的个性,是每一种蛋白质具有独特生理学功能的结构基础。1952 年,丹麦科学家 K. U. Linderstrom-Lang 建议将蛋白质复杂的分子结构分为 4 个层次,即一级、二级、三级和四级结构,后三者被统称为蛋白质的构象(conformation)。蛋白质的空间构象涵盖了蛋白质分子中的每一原子在三维空间的相对位置。由一条肽链形成的蛋白质只有一级、二级和三级结构,由两条以上多肽链形成的蛋白质才有可能具有四级结构。

一、蛋白质一级结构是组成氨基酸残基的排列顺序和二硫键位置

蛋白质分子中的氨基酸从 N 端至 C 端的排列顺序称为蛋白质的一级结构(protein primary structure)。氨基端为 1 位,依次向羧基端排列。蛋白质的一级结构是理解蛋白质空间结构、作用机制以及与其同源蛋白质生理功能的基础。稳定蛋白质一级结构中的作用力是肽键。除此之外,蛋白质分子中半胱氨酸残基(Cyc)之间形成的二硫键也属于一级结构的范畴。1953 年英国剑桥大学的 F. Sanger 报告了牛胰岛素两条多肽链的氨基酸残基序列以来,已有 10 万多种蛋白质的一级结构被解析。如今,国际互联网中可提供许多重要的蛋白质数据库(protein databases),比如 EMBL(European Molecular Biology Laboratory Data Library)、Genebank(Genetic Sequence Databank)　和　PIR(Protein Identification Resource Sequence Database)等。它们收集了大量的蛋白质一级结构及其相关资料,为深入研究蛋白质结构与功能提供了基础。

牛胰岛素是第一个被测定一级结构的蛋白质分子,由英国化学家 F. Sanger 于 1953 年完成,并因此获得了 1958 年诺贝尔化学奖。图 2-6 是牛胰岛素的一级结构。胰岛素有 A 和 B 两条多肽链,A 链有 21 个氨基酸残基,B 链有 30 个氨基酸残基。牛胰岛素分子中有 3 个二硫键,其中 1 个位于 A 链

内,称为链内二硫键,由 A 链的第 6 位和第 11 位半胱氨酸的巯基脱氢而成;另外 2 个二硫键位于 A、B 两链间,称为链间二硫键。

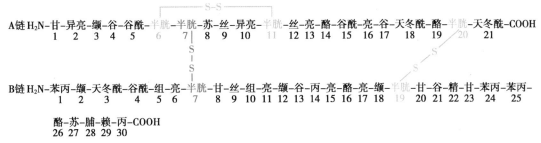

图 2-6 牛胰岛素的一级结构

生物体内种类繁多的蛋白质,其一级结构各不相同,一级结构是蛋白质空间构象和特定生物学功能的基础。由于组成蛋白质的 20 种氨基酸各自具有特殊的侧链,侧链基团的理化性质和空间排布各不相同。当它们按照不同的序列关系组合时,就可形成多种多样的空间结构和不同生物学活性的蛋白质分子。因此,一级结构是蛋白质空间构象的基础,蛋白质有什么样的一级结构,就必然有其相应的空间构象和功能。

二、多肽链中的局部特殊构象是蛋白质的二级结构

蛋白质折叠的结果是疏水基团包埋在蛋白质内部,亲水基团暴露在蛋白质表面。在形成分子疏水核心的同时,必然有一部分主链也被埋在里面。由于主链本身是高度亲水的,这样就会产生矛盾。只有处在分子内部的主链极性基团(C—O,N—H)也被氢键中和,矛盾才能解决(分子表面的主链极性基团与溶剂水形成氢键)。正是在这种能量平衡中,蛋白质主链的折叠产生由氢键维系有规则的构象。因为主链肽键上的 C—O 和 N—H 是沿多肽链主链有规则排列的,所以在主链内和出现周期性的氢键相互作用。

蛋白质的二级结构(protein secondary structure)是指蛋白质分子中某一段肽链的局部空间结构,也就是该段肽链主链骨架原子的相对空间位置,并不涉及氨基酸残基侧链的构象,即与 R 基团无关。所谓肽链主链骨架是 N(氨基氮)、C_α(α- 碳原子)和 CO(羰基碳)3 个原子依次重复的排列。蛋白质的二级结构主要包括 α- 螺旋、β- 折叠、β- 转角和无规卷曲。由于蛋白质的分子量很大。因此,一个蛋白质分子可含有多种二级结构或多个同种二级结构,而且在蛋白质分子空间上相邻的两个以上的二级结构,还可协同完成特定的功能。

20 世纪 30 年代末,L. Pauling 和 R. B. Corey 应用 X 射线衍射技术,研究了氨基酸和寡肽的晶体结构。他们从获得的键长和键角数据中,推导了肽键的构象,并且提出了肽单元(peptide unit)的概念。他们发现,参与肽键的 6 个原子 $-C_{\alpha1}$、C、N、O、H 和 $C_{\alpha2}$ 位于同一平面,此平面被称为肽平面,平面上的 $C_{\alpha1}$ 和 $C_{\alpha2}$ 相对于肽键处在反式(trans)构型(图 2-7)。肽键(C—N)的键长为 0.132nm,介于 C—N 单键键长(0.149nm)和 C≡N 双键键长(0.127nm)之间,不能自由旋转。C_α 与 CO 的键旋转角度以 Ψ 表示,C_α 与 NH 的键角以 φ 表示(图 2-7)。也正由于肽单元上 C_α 原子所连的两个单键的自由旋转角度,决定了两个相邻的肽单元平面的相对空间位置。

(一)α- 螺旋结构是常见的蛋白质二级结构

Pauling 和 Corey 根据实验数据,提出了两种肽链局部主链原子空间构象的分子模型,分别称为 α- 螺旋(α-helix)和 β- 折叠(β-pleated sheet),它们是蛋白质二级结构的主要形式。α- 螺旋是蛋白质中含量最丰富的二级结构。在 α- 螺旋结构中(图 2-8),多肽链的主链围绕中心轴做有规律的螺旋式上

升,螺旋的走向为顺时针方向,即所谓右手螺旋,其 Ψ 为 –47°,φ 为 –57°。氨基酸残基侧链伸向螺旋外侧。每 3.6 个氨基酸残基形成螺旋上升一圈(即旋转 360°),螺距为 0.54nm。α- 螺旋的每个肽键的N—H 和第四个肽键的羧基氧形成氢键,氢键的方向与螺旋长轴基本平行。肽键中的全部肽键都可形成氢键,以稳固 α- 螺旋结构。(数字资源"04 Linus Pauling 对蛋白质科学的贡献")

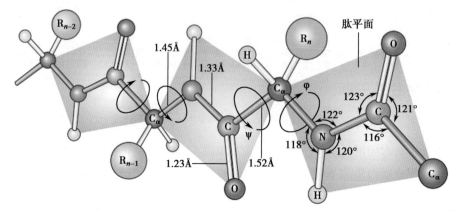

图 2-7　肽平面

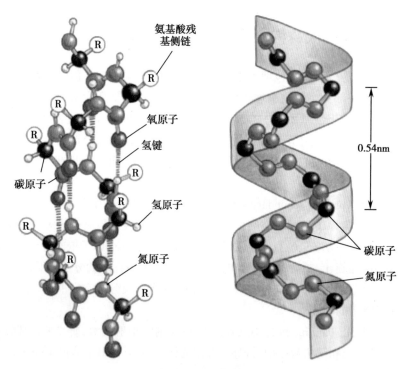

图 2-8　α- 螺旋

　　一段肽链能否形成 α- 螺旋以及形成的 α- 螺旋是否稳定,与其氨基酸组成和序列密切相关。氨基酸侧链的电荷极性和大小对多肽链能否形成 α- 螺旋均有影响。在蛋白质表面存在的 α- 螺旋常具有两性特点,即由 3~4 个疏水性氨基酸残基组成的肽段与由 3~4 个亲水性氨基酸残基组成的肽段交替出现,致使 α- 螺旋的一侧为疏水性氨基酸,另一侧为亲水性氨基酸,使之能够在极性和非极性环境中存在。这种两性 α- 螺旋可见于血浆脂蛋白、多肽激素和钙调蛋白激酶等。肌红蛋白和血红蛋白分子中有许多段肽链呈 α- 螺旋结构。毛发的角蛋白、肌肉的肌球蛋白以及血凝块中的纤维蛋白,它们的多肽链全长几乎都卷曲成 α- 螺旋。数条 α- 螺旋状的多肽链还可以缠绕起来,形成缆索,从而增强了其机械强度,并具有可伸缩性(弹性)。

（二）β- 折叠使多肽链形成片层结构

β- 折叠结构也是在 1951 年由 Pauling 等人首先提出来的。β- 折叠与 α- 螺旋的形状截然不同，呈折纸状。在 β- 折叠结构（图 2-9）中，多肽链充分伸展，每个肽单元以 C_α 为旋转点，依次折叠成锯齿状结构，氨基酸残基侧链交替地位于锯齿状结构的上下方。所形成的锯齿状结构一般比较短，只含 5~8 个氨基酸残基，但两条以上肽链或一条肽链内的若干肽段的锯齿状结构可平行排列，两条肽链走向可相同，也可相反。走向相反时，两条反向平行肽链的间距为 0.70nm，并通过肽链间的肽键羰基氧和亚氨基氢形成氢键，从而稳固 β- 折叠结构。在纤维状蛋白质中，β- 折叠主要是反平行式的，而球状蛋白质反平行和平行两种方式几乎同样广泛地存在。蚕丝蛋白几乎都是 β- 折叠结构。

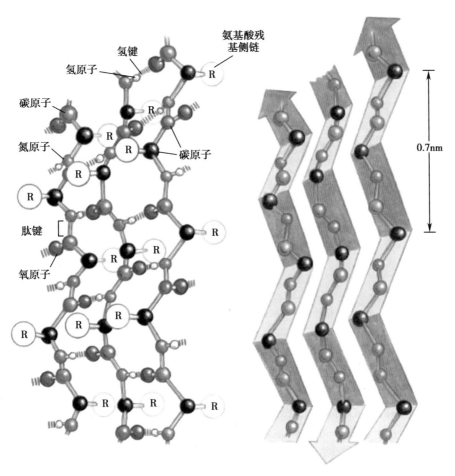

图 2-9　β- 折叠

（三）β- 转角在蛋白质分子中普遍存在

除了 α- 螺旋和 β- 折叠结构外，蛋白质二级结构还包括 β- 转角（β-turn）。自然界中的蛋白质大多数是球状蛋白质，因此多肽链必须具有弯曲、回折和重新定向的能力，以便生成结实、球状的结构。在很多球状蛋白质中观察到一种简单的二级结构，称为 β- 转角或 β- 弯曲（β-bend），是一种非重复性结构。β- 转角通常由 4 个氨基酸残基组成，其第一个残基的羰基氧（O）与第四个残基的氨基氢（H）可形成氢键，第一个残基的氨基氢（H）与第四个残基的羰基氧（O）可形成氢键。β- 转角的结构较为特殊，第二个残基常为脯氨酸，其他常见残基有甘氨酸、天冬氨酸、天冬酰胺和色氨酸。

（四）模体是具有特殊功能的蛋白质超二级结构

在很多蛋白质分子中，两个或者两个以上具有二级结构的肽段，在空间上相互接近，形成一个有规则的二级结构组合，被称为超二级结构，也叫模体（motif），此概念由 M. G. Rossman 于 1973 年提出。超二级结构介于二级结构与三级结构之间，在很多蛋白质分子中均存在。

模体是指具有特殊功能的超二级结构,是由两个或三个具有二级结构的肽段,在空间上相互接近,形成一个特殊的空间构象。一个模体总有其特征性的氨基酸序列,并发挥特殊的功能。例如,在许多钙结合蛋白分子中,通常有一个结合钙离子的模体,它由 α- 螺旋 - 环 -α- 螺旋模体三个肽段组成,在环中有几个恒定的亲水侧链,侧链末端的氧原子通过氢键而结合钙离子(图 2-10A)。锌指结构(zinc finger)也是一个常见的模体例子。此模体由一个 α- 螺旋和两个反平行的 β- 折叠三个肽段组成。它形似手指,具有结合锌离子的功能。此模体的 N 端有一对半胱氨酸残基,C 端有一对组氨酸残基,此四个残基在空间上形成一个洞穴,恰好容纳一个 Zn^{2+}。Zn^{2+} 可稳定模体中 α- 螺旋结构,致使此 α- 螺旋能镶嵌于 DNA 的大沟中,因此含锌指结构的蛋白质都能够与 DNA 或者 RNA 结合(图 2-10B)。另外,亮氨酸拉链结构也是常见的能与 DNA 或者 RNA 相互作用的模体结构(图 2-10C)。可见模体的特征性空间构象是其特殊生理功能的结构基础。

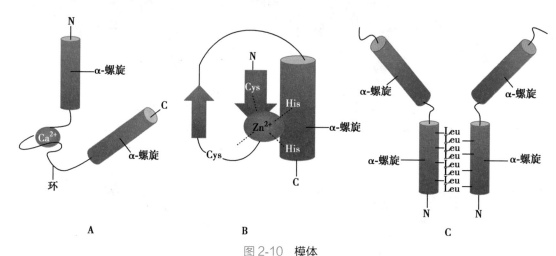

图 2-10　模体
A. 螺旋 - 环 - 螺旋;B. 锌指结构;C. 亮氨酸拉链。

(五)氨基酸残基的侧链对二级结构形成的影响

蛋白质二级结构是以一级结构为基础的。一段肽链其氨基酸残基的侧链有利于形成 α- 螺旋或者 β- 折叠时,它就会出现相应的二级结构。例如,一段肽链有多个谷氨酸或天冬氨酸残基相邻,在 pH 7.0 时这些残基的游离羧基都带负电荷,彼此相斥,妨碍 α- 螺旋的形成。同样,多个碱性氨基酸残基在一肽段内,由于正电荷相斥,也妨碍 α- 螺旋的形成。此外,天冬酰胺、亮氨酸的侧链较大,也会影响 α- 螺旋形成。脯氨酸的 N 原子在刚性的五元环中,其形成的肽键 N 原子上没有 H,所以不能形成氢键,导致肽链走向转折,不延长 α- 螺旋。形成 β- 折叠的肽段则要求氨基酸残基的侧链较小,才能容许两条肽段彼此靠近。

三、多肽链在二级结构基础上进一步折叠形成三级结构

(一)三级结构是指蛋白质整条肽链中全部氨基酸残基的相对空间位置

正常情况下,蛋白质并不是以完全伸展的多肽链而是以紧密折叠的结构存在,一个特定蛋白质行使其功能的能力通常是由它的三维结构域或构象决定的。近年来,由于蛋白质结构生物学的迅猛发展,人们认识到,蛋白质一级结构并不是决定蛋白质空间构象的唯一因素。蛋白质分子的这种天然折叠结构决定于 3 个因素:①与溶剂分子(一般是水)的相互作用;②溶剂的 pH 和离子组成;③蛋白质的氨基酸序列,这是最重要的一个因素。

蛋白质的三级结构(protein tertiary structure)是指整条肽链中全部氨基酸残基的相对空间位置,也就是整条肽链所有原子在三维空间的排布位置。已知球状蛋白质的三级结构有某些共同特征,如球

状蛋白质折叠成紧密的球状或者椭球状；含有多种二级结构并具有明显的折叠层次，即一级结构上相邻的二级结构常在三级结构中彼此靠近并形成超二级结构，进一步折叠成相对独立的三维空间结构；疏水性氨基酸常常包埋在分子内部等。肌红蛋白是由 153 个氨基酸残基构成的单个肽链的蛋白质，含有 1 个血红素辅基(图 2-11)，是含铁的卟啉化合物，由 4 个吡咯环通过 4 个甲炔基相连成为一个环形，Fe^{2+} 居于环中。Fe^{2+} 有 6 个配位键，其中 4 个与吡咯环的 N 配位结合，1 个配位键和肌红蛋白的 93 位(F8)组氨酸残基结合，氧原子则与 Fe^{2+} 形成第 6 个配位键，接近第 64 位(E7)组氨酸。

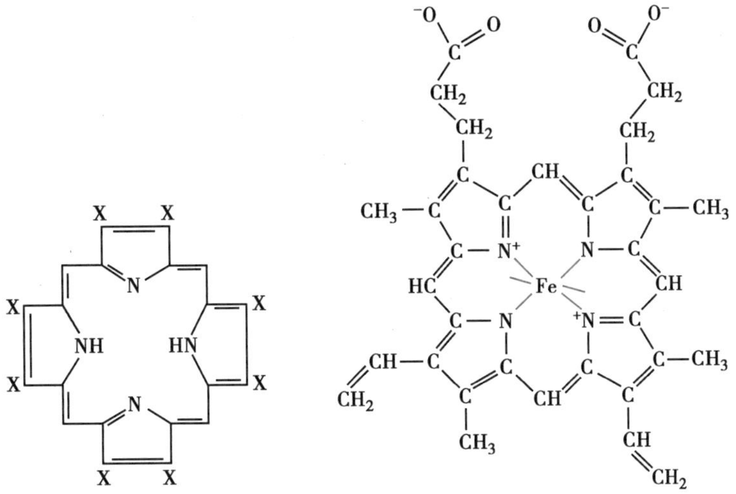

图 2-11　血红素的结构

　　图 2-12 是肌红蛋白三级结构的示意图。肌红蛋白分子中 α- 螺旋占 75%，构成 A 至 H 的 8 个螺旋区，两个螺旋区之间有一段无规卷曲，脯氨酸位于转角处。由于侧链的相互作用，多肽链缠绕，形成一个球状分子。蛋白质三级结构的形成和稳定主要靠次级键，如疏水键、离子键、氢键和 Van der Waals 力等(图 2-13)。

　　带有极性基团(羟基、羧基、酰胺基、氨基、胍基等)的亲水性氨基酸残基大多分布在蛋白质表面，形成亲水面；而疏水性氨基酸残基大多包埋在蛋白质内部，形成疏水核。这对稳定蛋白质的空间构象具有十分重要的作用，因为这些疏水区域常常是蛋白质分子的功能部位或者活性中心。

　　(二) 结构域是三级结构层次上的局部折叠区

　　分子量较大的蛋白质常可折叠成多个结构较为紧密的区域，并各行其功能，称为结构域(domain)。大多数结构域含有序列上连续的 100~200 个氨基酸残基，若用限制性蛋白酶水解，含多个结构域的蛋白质常分解成为数个结构域，但每个结构域的构象基本不改变。因此，结构域也可看作是球状蛋白质的独立折叠单位，有较为独立的三维结构。结构域之间的肽链松散弯曲，形成分子内裂隙结构。裂隙内有许多非极性氨基酸残基，因而是疏水的，不允许水分子进入，但能容纳蛋白质的辅基或酶的底物分子。结构域之间的连接具有一定的柔韧性，这使得每个结构域都能进行较大幅度的相对运动，使分子内裂隙开放或关闭，以便于蛋白质分子与其他分子相互作用。因此，这些部位往往是活性中心和变构中心之所在。底物可在此与酶结合并产生应力，变构调节物亦可结合此处，产生变构效应。(数字资源"02 结构域的空间示意图")

　　(三) 分子伴侣参与蛋白质折叠

　　研究蛋白质的折叠机制对保留蛋白质活性、维持蛋白质稳定性和包涵体蛋白质折叠复杂性等具有重要意义。在 20 世纪 60 年代，Anfinsen 通过研究核糖核酸酶 A 阐明去折叠的蛋白质在体外可以自发进行再折叠，仅仅是氨基酸序列本身已经包含了蛋白质正确折叠的所有信息，并提出蛋白质折叠的热力学假说，为此 Anfinsen 获得 1972 年诺贝尔化学奖。尽管氨基酸序列在蛋白质的正确折叠中具有核心作用，但其他各种各样的因素，包括信号序列、辅助因子、分子伴侣以及环境条件，均会影响蛋白质的折叠。

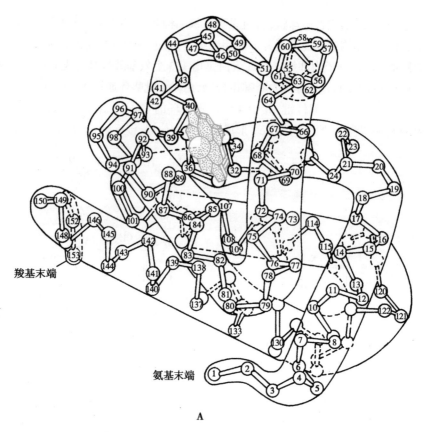

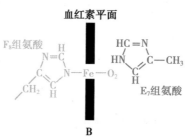

图 2-12　肌红蛋白空间结构的示意图

A. 肌红蛋白；B. 血红素平面结合氧的示意图。

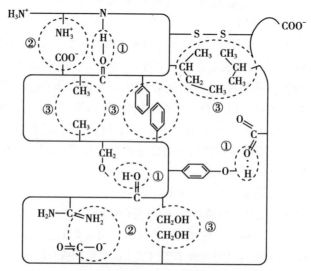

图 2-13　维持蛋白质分子构象的各种化学键

①氢键；②离子键；③疏水作用。

新生蛋白质折叠成为有生物学功能的蛋白质,并非都是自发的,在多数情况下需要其他蛋白质的帮助。目前已有鉴定出了许多参与蛋白质折叠的折叠酶和分子伴侣。但是,这并不与"自发折叠"的热力学假说相矛盾,而是在动力学上完善了热力学观点。因此,除了一级结构为决定因素外,蛋白质空间构象的正确形成还需要一类被称为分子伴侣(chaperon)的蛋白质参与。分子伴侣是细胞内的一类保守的蛋白质,可识别肽链的非天然构象,促进各功能域和整体蛋白质的正确折叠,而且在蛋白质结束正确折叠后自行分离,不构成这些蛋白质执行功能时的组分。分子伴侣通过提供一个保护环境加速蛋白质折叠成天然构象或形成四级结构。许多分子伴侣具有 ATP 酶活性,与未折叠的多肽结合后,能提供水解 ATP 产生的自由能,使多肽折叠成合适的构象时释放。

分子伴侣参与蛋白质折叠的作用机制正在不断被认识。蛋白质在合成时,还未折叠的肽段有许多疏水基团暴露在外,具有分子内或分子间聚集的倾向,使蛋白质不能形成正确的空间构象。分子伴侣能够可逆地与未折叠肽段的疏水部分结合和解离,如此重复进行的结合 - 解离可以防止肽链的错误聚集,使肽链正确折叠。分子伴侣也可与错误聚集的肽段结合,使之解聚后,再诱导其正确折叠。此外,蛋白质分子中特定位置的二硫键是产生正确空间构象必要条件。有些分子伴侣具有形成二硫键的酶活性,在蛋白质分子折叠过程中对二硫键的正确形成起到重要的作用。

目前,参与蛋白质折叠的分子伴侣可分为 3 类:①热休克蛋白(HSP,heat shock protein);②伴侣蛋白(chaperonin);③核质蛋白(nucleoplasmin)。

热休克蛋白在真核和原核生物中都是高度保守的蛋白质,是细胞在高温应激及其他逆境中被诱导产生的,可以部分地逆转变性或聚集的蛋白质。热休克蛋白包含 HSP70、HSP40 和 GrpE。其中,HSP 具有 ATP 酶活性,HSP40 能激活 HSP70 的 ATP 酶活性,GrpE 作为酶交换因子。HSP 促进蛋白质折叠的基本作用原理是:结合并保护待折叠多肽片段,再释放该片段进行折叠,形成 HSP 和多肽片段依次结合 - 解离的循环。

四、多亚基的蛋白质具有四级结构

生物体内的许多蛋白质需要 2 条或者 2 条以上的多肽链集合后才能够实施正确的生物学功能。每一条多肽链都有完整的三级结构,称为亚基(subunit)。亚基与亚基之间呈特定的三维空间排布,并以非共价键相连接,这种蛋白质分子中各个亚基的空间排布及亚基接触部位的布局和相互作用,称为蛋白质的四级结构(protein quaternary structure)。

在四级结构中,亚基间的相互作用力主要是氢键和离子键。由 2 个亚基组成的蛋白质四级结构中,若亚基分子结构相同,称为同二聚体(homodimer);若亚基分子结构不同,则称为异二聚体(heterodimer)。含有四级结构的蛋白质,单独的亚基一般没有生物学功能,只有完整的四级结构寡聚体才有生物学功能。

血红蛋白是由 2 个 α 亚基和 2 个 β 亚基组成的四聚体,α 亚基和 β 亚基分别含有 141 个和 146 个氨基酸。两种亚基的三级结构颇为相似,且每个亚基都可以结合一个血红素辅基(见图 2-11)。4 个亚基通过 8 个离子键形成稳定的四聚体,具有运输 O_2 和 CO_2 的功能(图 2-14)。每个亚基结构中间有一个疏水局部,可结合 1 个血红素并携带 1 个分子氧,因此一个 Hb 分子可以结合 4 个分子氧。成年人红细胞中的 Hb 主要由两条 α 肽链和两条 β 肽链($\alpha_2\beta_2$)组成。胎儿期主要为 $\alpha_2\gamma_2$,胚胎期为 $\alpha_2\varepsilon_2$。Hb 各亚基的三级结构与 Mb 极为相似。Hb 亚基之间通过 8 个离子键(图 2-15),使四个亚基紧密结合而形成亲水的球状蛋白。虽然每一个亚基单独存在时,也可以结合氧且与氧亲和力增强,但是在体内组织中难于释放氧气,失去了血红蛋白原有的运输氧气的生物学功能。

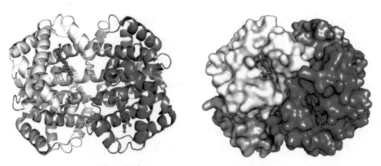

图 2-14　蛋白质的四级结构——血红蛋白的结构示意图

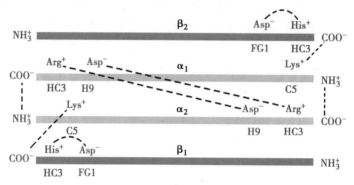

图 2-15　脱氧血红蛋白亚基间和亚基内的离子键

第三节　蛋白质结构与功能的关系

　　一种生物体基因的碱基排列顺序,决定了蛋白质的氨基酸顺序。虽然组成蛋白质的氨基酸是线性排列,但它们只有折叠成特定的空间构象后,才具有相应的活性和生物学功能。了解蛋白质的空间结构不仅有利于认识蛋白质的功能,也有助于认识蛋白质是如何执行其功能的。

一、蛋白质一级结构是高级结构与功能的基础

(一) 一级结构是空间构象的基础

　　20 世纪 60 年代,Anfinsen 在研究核糖核酸酶时发现,蛋白质的功能与其三级结构密切相关,而特定三级结构是以氨基酸序列为基础的。核糖核酸酶由 124 个氨基酸残基组成,其中的 8 个半胱氨酸形成了 4 个二硫键(Cys26 和 Cys84、Cys40 和 Cys95、Cys58 和 Cys110、Cys65 和 Cys72)(图 2-16A)。用尿素(或盐酸胍)和 β- 巯基乙醇处理该酶溶液,分别破坏次级键和二硫键,使其失去了原有的二级结构和三级结构,此时该酶的活性也完全丧失。但是肽键不受影响,故一级结构仍然存在。当用透析等方法去除尿素和 β- 巯基乙醇后,松散的多肽链会重新卷曲折叠,唯有形成 4 个二硫键的配对方式与天然核糖核酸酶完全相同时,才能恢复酶的天然空间构象,酶活性才能恢复到原有水平(图 2-16B)。这充分证明空间构象遭到破坏的核糖核酸酶,只要其一级结构(氨基酸序列)未被破坏,就可能恢复至原来的三级结构,功能依然存在。

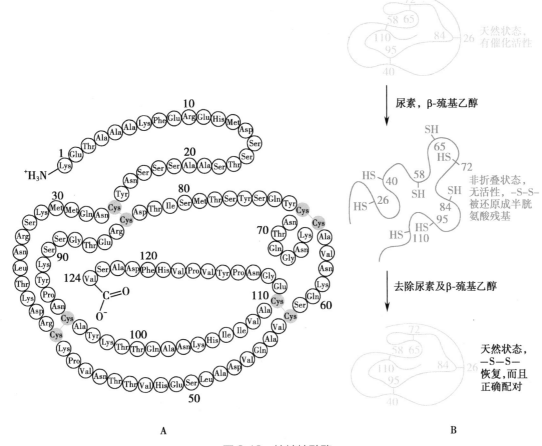

图 2-16　核糖核酸酶

A. 牛核糖核酸酶 A 的氨基酸序列；B. β- 巯基乙醇及尿素对核糖核酸酶 A 的作用。

（二）一级结构相似的蛋白质具有相似的高级结构与功能

比较蛋白质一级结构可以用来预测蛋白质结构以及功能的相似性。蛋白质同源性（homology）是指由相同的祖先进化而来的一类蛋白质。大量的实验结果证明，一级结构相似的多肽或蛋白质，其空间构象和功能也相似。例如，不同哺乳类动物的胰岛素分子结构都由 A 和 B 两条链组成，且二硫键的配对位置和空间构象也极相似，一级结构仅有个别氨基酸差异，因而它们都执行相同的调节糖代谢等的生理功能。

（三）氨基酸序列提供重要的生物进化信息

一些广泛存在于生物界不同种系之间的蛋白质，比较它们的一级结构，可以帮助了解物种进化间的关系。如细胞色素 c（cytochrome c），物种间越接近，则一级结构越相似，其空间构象和功能也越相似（图 2-17）。人类和黑猩猩的细胞色素 c 蛋白的一级结构完全相同；猕猴与人类很接近，两者一级结构只相差 1 个氨基酸残基，即第 102 位氨基酸猕猴为精氨酸，人类为酪氨酸。从物种进化上分析，面包酵母与人类相差极远，所以两者细胞色素 c 蛋白的一级结构会有高达 51 个氨基酸的差别。灰鲸是哺乳类动物，由陆上动物演化，与猪、牛及羊只差 2 个氨基酸。

（四）重要蛋白质的氨基酸序列改变可引起疾病

蛋白质分子中起关键作用的氨基酸残基的缺失或者替代都会严重影响其空间构象乃至生理功能，甚至会导致疾病的产生。这种蛋白质分子发生变异所导致的疾病，被称为"分子病"，其病因为基因突变。镰状细胞贫血病是最早被认识的一种分子病，在非洲的某些地区十分流行，是一种致死性疾病。正常人血红蛋白 β 亚基的第 6 位氨基酸是谷氨酸，而镰状细胞贫血患者的血红蛋白中，谷氨酸变成了缬氨酸，即酸性氨基酸被中性氨基酸替代，亲水侧链被非极性的疏水侧链所取代。仅此一个氨基酸之差,原是水溶性的血红蛋白,就聚集成丝,相互黏着,导致红细胞变形成为镰刀状而极易破碎,产生贫血。该病患者的血红蛋白含量仅为正常人的一半,红细胞数目也是正常人的一半左右。由此可见,一个氨基酸的变异,能够引起血红蛋白空间结构的改变,从而影响其正常功能。镰状细胞贫血清楚地反映出蛋白质的氨基酸序列在决定它的空间结构及其功能方面的重大作用。

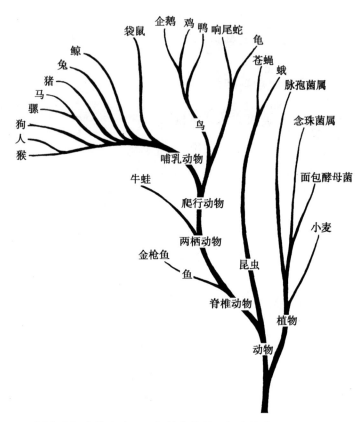

图 2-17　细胞色素 c 一级结构的差异与生物进化的相关性

　　但是,并非一级结构中的每一个氨基酸残基都很重要,例如,细胞色素 c 分子在某些位点即使置换数十个氨基酸残基,其功能依然并不改变。

二、蛋白质的功能依赖特定的空间结构

　　体内蛋白质所具有的特定空间构象,都与其特殊的生理功能有着密切的关系。例如,角蛋白(keratin)含有大量的 α-螺旋结构,与富含角蛋白组织的坚韧性并富有弹性直接相关;而丝心蛋白分子中含有大量 β-折叠结构,致使蚕丝具有伸展和柔软的特性。肌红蛋白和血红蛋白是两个研究得最为透彻的蛋白质,它们是蛋白质结构与功能关系的范例。

（一）血红蛋白亚基与肌红蛋白结构相似

　　肌红蛋白(myoglobin,Mb)主要是哺乳动物中肌细胞储存和分配氧的蛋白质。潜水哺乳类动物如鲸、海豹和海豚的肌肉中肌红蛋白含量十分丰富,肌红蛋白和血红蛋白都是含有血红素辅基的蛋白质,以致使它们的肌肉呈棕红色。由于肌红蛋白储存氧,使得这些动物能够长时间地潜在水下。肌红蛋白的空间结构测定是由 J. Kendrew 及其同事们于 1963 年完成的。X 射线衍射法分析显示,肌红蛋白的三级结构是一个只有三级结构的单链蛋白质,有 8 段 α-螺旋结构,分别称为 A、B、C、D、E、F、G 及 H 肽段(见图 2-12)。整条多肽链折叠成紧密的球状分子,氨基酸残基上的疏水侧链大都在分子内部,极性及电荷的侧链则分布在蛋白质表面,因此其水溶性较好。Mb 分子内部有一个带形空穴,血红

素居于其中。肌红蛋白分子中的两个丙氨酸侧链以离子键形式与肽链中的两个碱性氨基酸侧链上的正电荷相互作用,加之肽链中的 F8 组氨酸残基还与 Fe^{2+} 配位结合,所以血红素辅基与蛋白质稳定地结合在一起。

血红蛋白(hemoglobin,Hb)的主要功能是在血液中结合并转运氧气,存在于血液的红细胞中。在红细胞成熟期间产生大量的血红蛋白,并失去胞内的细胞核、线粒体和内质网。血红蛋白由四个亚基组成,具有四级结构(见图 2-14)。通常而言,具有四级结构的蛋白质与它的配体结合后,蛋白质的空间结构会发生改变,使其适合于功能的需要,这一类变化称为变构效应或别构效应(allosteric effect)。具有变构效应的蛋白质称为变构蛋白,能引起蛋白质发生变构效应的物质称为变构效应物(allosteric effector)。变构效应物都是正常体内的代谢物,如 CO_2、O_2、ATP、AMP、CTP 以及酶的底物等,或者某些生理活性物质,如激素等。血红蛋白是最早发现具有变构效应的蛋白质。

(二)血红蛋白亚基构象变化可影响亚基与氧气结合

与 Mb 一样,Hb 可以可逆地与 O_2 结合。当 O_2 浓度变化,氧合 Hb 占总 Hb 的百分数(称为百分饱和度)也随之变化。图 2-18 显示的是 Hb 和 Mb 的氧解离曲线,前者为 S 状曲线,后者为直角双曲线。曲线表明,Mb 易与 O_2 结合,而 Hb 与 O_2 的结合在 O_2 分压较低时较难。Hb 与 O_2 结合的 S 型曲线提示 Hb 的 4 个亚基与 4 个 O_2 分子结合时,会有 4 个不同的平衡常数。从 S 型曲线的后半部呈直线上升的线型表明,Hb 最后一个亚基与 O_2 结合时其平衡常数最大。根据 S 形曲线的特征可知,Hb 中第一个亚基与 O_2 结合以后,促进第二个以及第三个亚基与 O_2 的结合,在前三个亚基与 O_2 结合后,又大大促进第四个亚基与 O_2 结合,这种效应称为正协同效应(positive cooperativity)。协同效应是指一个亚基与其配体(Hb 中的配体为 O_2)结合后,能影响此寡聚体中另一亚基与配体的结合能力。如果是促进作用则称为正协同效应;反之则为负协同效应。

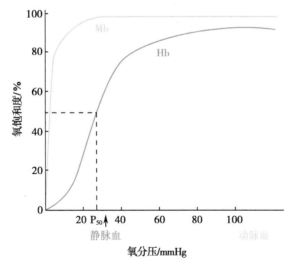

图 2-18   肌红蛋白(Mb)与血红蛋白(Hb)的氧解离曲线
1mmHg=133.322Pa。

根据 Perutz 等利用 X 射线衍射技术分析了 Hb 结晶体和氧合 Hb 结晶体的三维结构图,提出了解释 O_2 与 Hb 结合的正协同效应的理论。

未结合 O_2 时,Hb 的 α_1/β_1 和 α_2/β_2 呈对角排列,结构较为紧密,称为紧张态(tense state,T 态),T 态 Hb 与 O_2 的亲和力小。随着 O_2 的结合,4 个亚基羧基端之间的离子键(图 2-19)断裂,其二级结构、三级结构和四级结构均发生变化,使 α_1/β_1 和 α_2/β_2 的长轴形成 15° 的夹角,结构显得相对松弛,称为松弛态(relaxed state,R 态)。T 态转变成 R 态是逐个结合 O_2 而完成的。在脱氧 Hb 中,Fe^{2+} 高出卟啉环平面 0.075nm,而靠近 F8 位组氨酸残基。当第 1 个 O_2 与血红素 Fe^{2+} 结合后,使 Fe^{2+} 的半径变小,进

入到卟啉环中间的小孔中,引起 F 肽段等一系列微小的移动,同时影响附近肽段的构象,造成两个 α
亚基间盐键断裂,使亚基间结合松弛,可促进第二个亚基
与 O_2 结合,依此方式可影响第三亚基和第四个亚基与 O_2
结合,最后使 Hb 处于 R 态。此种由一个氧分子与 Hb 亚
基结合后引起亚基的构象变化,称为变构效应(allosteric
effect)。小分子 O_2 称为变构剂或效应剂,Hb 则被称为变
构蛋白。变构效应不仅发生在 Hb 与 O_2 之间,一些酶与
变构剂的结合,配体与受体结合也存在着变构效应,所以
它具有普遍的生物学意义。

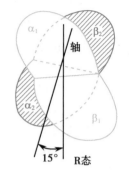

图 2-19　Hb 的 T 态和 R 态的互变

(三) 蛋白质构象改变可引起疾病

生物体内蛋白质的合成、加工和成熟是一个复杂的
过程,其中多肽链的正确折叠对其正确构象的形成和功能发挥至关重要。尽管蛋白质的一级结构不
变,但是蛋白质的折叠发生错误会导致蛋白质的构象发生改变,严重时可导致疾病发生,人们将此类
疾病称为蛋白质构象病。有些蛋白质错误折叠后相互聚集,常形成抗蛋白水解酶的淀粉样纤维沉淀,
产生毒性而致病,表现为蛋白质淀粉样纤维沉淀的病理改变,这类疾病包括人纹状体脊髓变性病、老
年痴呆症、亨廷顿舞蹈症(Huntington disease)和疯牛病等。

疯牛病是由朊病毒蛋白(prion protein,PrP)引起的一类人和动物的神经退行性病变,这类疾病具
有传染性、遗传性或散在发病的特点,其在动物间的传播是由 PrP 组成的传染性颗粒(不含核酸)完成
的。PrP 是染色体基因编码的蛋白质。正常动物和人的 PrP 为分子量 33~35kDa 的蛋白质,二级结构
为多个 α- 螺旋,其水溶性好,对蛋白酶敏感,称为 PrPC。富含 α- 螺旋的 PrPC 在某种未知蛋白质的
作用下可转变成全为 β- 折叠的 PrP 致病分子,称为 PrPSc。但 PrPC 和 PrPSc 两者的一级结构完全
相同。可见 PrPC 转变成 PrPSc 涉及蛋白质分子 α- 螺旋重新排布成 β- 折叠的过程。外源或新生的
PrPSc 可以作为模板,通过复杂的机制使仅含有 α- 螺旋的 PrPC 重新折叠成为仅含 β- 折叠的 PrPSc。
PrPSc 对蛋白酶不敏感,水溶性差,而且对热稳定,可以相互聚集,最终形成淀粉样纤维沉淀而致病。

三、蛋白质的化学修饰是其功能调控的重要方式

广义上说,凡是化学基团的引入或者去除都可以使蛋白质共价结构发生改变,称为蛋白质的化学
修饰。化学修饰在蛋白质的结构与功能研究中地位重要。有些情况下蛋白质化学结构的改变并不影
响蛋白质的生物学活性(非必需基团的修饰),但大多数情况下会导致蛋白质生物活性的改变(下降或
者丧失)。

共价修饰分为两大类,一类是将小分子或者小的蛋白质通过共价键与蛋白质特定的氨基酸残基
结合;另一类是蛋白质主链可以被特定的酶在特定的位置切断。迄今为止,已经有四次诺贝尔奖颁
发给与蛋白质共价修饰相关的发现:1992 年蛋白质磷酸化的发现,2001 年 CDK/cyclin 介导的磷酸化
在细胞周期中的作用,2002 年 Caspase 介导的蛋白质切割和细胞凋亡和 2004 年泛素化调控蛋白质
降解。

蛋白质化学修饰的形式多样,很多蛋白质的氨基酸残基分别受到甲基化、羟基化、糖基化、羧基
化、磷酸化、泛素化、乙酰化、脂酰化和异戊二烯化等可逆性共价修饰。蛋白质可逆性磷酸化修饰是生
物体调控蛋白质生物学功能的重要机制(图 2-20),是目前已知的最主要的蛋白质共价修饰方式。真核
细胞内约有 1/3~1/2 的蛋白质可被磷酸化修饰。1955 年,美国生物化学家 E. G. Krebs 和 E. H. Fisher
发现了糖原磷酸化酶的机制,并由此获得了 1992 年诺贝尔生理学或医学奖。蛋白质的可逆性磷酸化
是细胞实现其生物学功能的枢纽,参与包括基因的复制和转录、分子识别和信号转导、蛋白质的合成
和降解、物质代谢和跨膜运输、细胞形态和肌肉收缩、细胞周期调控、细胞增殖和分化、肿瘤发生等诸

多生理和病理过程的调控。

蛋白质的磷酸化是指在蛋白激酶催化下将 ATP 或者 GTP 的 γ 位磷酸基团转移到底物蛋白质的特定氨基酸残基上（丝氨酸／苏氨酸和酪氨酸）的过程。蛋白质的脱磷酸化是蛋白质磷酸化的逆过程，该过程是由蛋白磷酸酶催化的（图 2-20）。蛋白质磷酸化修饰具有专一性强、高效、功能多样以及级联放大效应等特点。有些蛋白质只有一个磷酸化位点，有些则有多个，少数蛋白质则有几十个。通过对蛋白质的可逆磷酸化可以使其生物学活性发生转变，二者关系可归纳为以下 4 种。

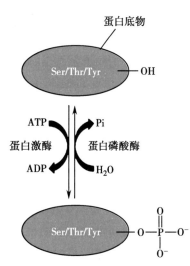

图 2-20　蛋白质的可逆性磷酸化

1. 单一部位磷酸化导致单一功能的变化　如肝细胞糖原磷酸化酶中 Ser14 被磷酸化后可从非活化状态变成活化构象，催化糖原的磷酸解。

2. 多部位磷酸化导致单一功能的变化　如肝细胞中的糖原合酶 Ser7 和 Ser10 分别被 AMPK 和 PKA 磷酸化而钝化。

3. 多部位磷酸化分别导致不同功能的变化　如转录因子 Stat1 的单体为钝化状态，当被受体结合的 JAK 将其 Tyr701 磷酸化后，有了二聚化和核转位的能力，再经 MAPK 将其 Ser727 磷酸化，才会充分活化，刺激靶基因的转录。

4. 单一部位磷酸化导致多个不同功能的变化　如肝细胞中的果糖 6- 磷酸激酶 -2（PFK-2）／ 果糖 -2，6- 二磷酸酶（FBPase-2），Ser32 的磷酸化导致激酶活性的钝化和磷酸酶活性的活化。

第四节　蛋白质的理化性质

蛋白质既然是由氨基酸组成，其理化性质必然有与氨基酸相同或相关的方面，例如，两性电离及等电点、紫外吸收性质、呈色反应等。但蛋白质又是生物大分子，具有氨基酸没有的理化性质。

一、蛋白质的两性解离

蛋白质分子除两端的氨基和羧基可解离外，氨基酸残基侧链中某些基团，如谷氨酸残基的 γ- 羧基、天冬氨酸残基的 β- 羧基，赖氨酸残基的 ε- 氨基，精氨酸残基的胍基和组氨酸残基的咪唑基，在一定的溶液 pH 条件下都可解离成带负电荷或正电荷的基团。蛋白质分子可以视为是一个多价离子，所带电荷的性质和数量是由蛋白质分子中的可解离基团的种类和数目以及溶液的 pH 值所决定的。当蛋白质溶液处于某一 pH 值时，蛋白质解离成正离子和负离子的趋势相等，即称为兼性离子，净电荷为零，此时溶液的 pH 值称为蛋白质的等电点（protein isoelectric point，pI）。蛋白质溶液的 pH 大于等电点时，该蛋白质颗粒带负电荷，反之则带正电荷。

蛋白质的等电点与其所含的酸性氨基酸和碱性氨基酸的数目比例有关。体内各种蛋白质的等电点不同，但大多数接近于 pH 5.0。所以在人体体液 pH 7.4 的环境下，大多数蛋白质解离成阴离子。少数蛋白质含碱性氨基酸较多，其等电点偏于碱性，被称为碱性蛋白质，如鱼精蛋白、组蛋白等。也有少量蛋白质含酸性氨基酸较多，其等电点偏于酸性，被称为酸性蛋白质，如胃蛋白酶和丝蛋白等。

二、蛋白质具有胶体性质

蛋白质的分子量在 $1 \times 10^4 \sim 1 \times 10^6$ Da 之间,其分子的直径可达 1~100nm,在胶体范围之内。蛋白质能够以稳定的胶体形式存在,其原因在于:①蛋白质分子的大小已经达到胶体质点范围。②蛋白质分子表面大多为亲水基团,可吸引水分子,使颗粒表面形成一层水化膜,从而阻断蛋白质的相互聚集,防止蛋白质从溶液中沉淀析出。③蛋白质胶粒表面可带有电荷,同性电荷相互排斥,不会聚集沉淀,也可起到稳定胶粒的作用。蛋白质的胶体性质具有重要的生理意义。在生物体中,蛋白质与大量水分子结合构成各种流动性不同的胶体系统,生物体内的许多代谢反应就在此系统中进行。

若去除蛋白质胶体颗粒表面电荷和水化膜两个稳定因素,蛋白质就极易从溶液中沉淀出来。不引起蛋白质变性的沉淀方法经常用于蛋白质的分离和纯化,主要方法包括盐析、等电点沉淀,以及与水互溶的有机溶剂(如甲醇、乙醇、丙酮等)等导致的蛋白质沉淀等。

三、空间结构破坏导致蛋白质变性

蛋白质的二级结构以氢键维系局部主链构象稳定;三级结构和四级结构主要依赖于氨基酸残基侧链之间的相互作用,从而保持蛋白质的天然构象。但是在某些物理和化学因素作用下,特定的空间构象被破坏,使有序的空间结构变成无序的空间结构,从而导致其理化性质的改变和生物学活性的丧失,称为蛋白质的变性(protein denaturation)。造成蛋白质变性的主要原因是二硫键和非共价键的破坏,不涉及蛋白质一级结构的改变。

蛋白质变性后,其理化性质及生物学性质发生改变,如溶解度降低、黏度增加、结晶能力消失、生物活性丧失、易被蛋白酶水解等。造成蛋白质变性的因素有多种,例如加热、乙醇等有机溶剂、强酸、强碱、重金属离子及生物碱试剂等。生物活性的丧失是变性蛋白质的主要表现,而空间结构的破坏是蛋白质变性的结构基础。在临床医学上,变性因素常被用来消毒及灭菌。此外,防止蛋白质变性也是有效保存蛋白质制剂(如疫苗等)的必要条件。

蛋白质变性后,疏水侧链暴露在外,肽链相互缠绕聚集从溶液中析出,这一现象被称为蛋白质沉淀。变性的蛋白质易于沉淀,有时蛋白质发生沉淀,但并不变性。

若蛋白质变性程度较轻,去除变性因素后,有些蛋白质仍可恢复或部分恢复其原有的构象和功能,称为复性(renaturation)。在核糖核酸酶溶液中加入尿素和 β- 巯基乙醇,可解除分子中的 4 个二硫键和诸多的氢键,破坏其空间构象,丧失其生物活性。如果利用透析方法去除尿素和 β- 巯基乙醇,巯基会再次氧化形成二硫键,核糖核酸酶可以完全或部分恢复其原有的构象,生物学活性也会得完全或部分的恢复。然而,许多蛋白质变性后,空间构象遭到破坏后,不能复原,称为不可逆性变性。

蛋白质经强酸或强碱作用发生变性后,仍能溶解于强酸或强碱溶液中,若将 pH 值调至等电点,则变性蛋白质立即结成絮状的不溶解物,此絮状物仍可溶解于强酸和强碱中,如再加热则絮状物可变成比较坚固的凝块,此凝块不易再溶于强酸和强碱中,这种现象称为蛋白质的凝固作用(protein coagulation)。实际上,凝固是蛋白质变性后进一步发展的不可逆的结果。

四、蛋白质在紫外光谱区有特征性吸收峰

蛋白质分子中含有酪氨酸和色氨酸,因此,蛋白质分子也会在 280nm 波长处有特征性吸收峰。在此波长下,蛋白质的光吸收值 A280 与蛋白质浓度呈正比关系,因此测定蛋白质溶液在 280nm 处的光吸收值,是对蛋白质进行定性和定量分析的简便方法。

第五节　蛋白质组学

蛋白质组（proteome）是指细胞、组织或机体在特定时间和空间上表达的所有蛋白质。蛋白质组学（proteomics）以所有这些蛋白质为研究对象，分析细胞内的蛋白质组成、表达水平、翻译后修饰状态、生物学功能、生化反应过程中的作用、蛋白质之间的相互作用以及在整体水平上蛋白质调控的活动规律。

一、蛋白质组学研究细胞内所有蛋白质的组成及其活动规律

蛋白质组学的研究主要涉及两个方面：一是蛋白质组表达模式的研究，即结构蛋白质学；二是蛋白质组功能模式的研究，即功能蛋白质组学。

（一）蛋白质鉴定是蛋白质组学的基本任务

1. 蛋白质种类和结构鉴定是蛋白质研究的基础　细胞在特定状态下表达的所有蛋白质，都是蛋白质组学的研究对象。一般利用二维电泳和多维色谱，并结合生物质谱、蛋白质印迹、蛋白质芯片等技术，对蛋白质进行全面的种类和结构鉴定研究。

2. 翻译后修饰的鉴定有助于蛋白质功能的阐明　很多蛋白质，要磷酸化、糖基化等翻译后修饰调控。翻译后修饰是蛋白质功能调控的重要方式，因此，研究蛋白质翻译后修饰对阐明蛋白质的功能具有重要意义。

（二）蛋白质功能确定是蛋白质组学的根本目的

1. 各种蛋白质均需鉴定其基本功能特性　蛋白质功能研究包括蛋白质定位研究、基因表达或者敲除（减）技术分析蛋白质功能，分析酶活性和确定酶底物，细胞因子的生物学作用分析，配体 - 受体结合分析等，都属于蛋白质功能研究的范畴。

2. 蛋白质相互作用研究是认识蛋白质功能的重要内容　细胞中的各种蛋白质分子，往往通过形成蛋白质复合物，共同完成生物体的生命活动。蛋白质 - 蛋白质互作，是深入研究蛋白质的功能、理解生命活动的本质所不可缺少的内容，比如说受体与配体的结合、信号转导蛋白之间的相互作用及其机制等。

二、二维电泳、液相分离和质谱是蛋白质组研究的常用技术

目前常用的蛋白质组研究主要由两条技术路线，一是基于双向凝胶电泳（two-dimensional gel electrophoresis，2-DE）分离为核心的研究路线：混合蛋白质首先通过 2-DE 分离，然后进行胶内酶解，再用质谱（mass spectroscopy，MS）进行鉴定。二是基于液相色谱（liquid chromatography，LC）分离为核心的技术路线：混合蛋白质先进行酶解，经色谱或多维色谱分离后，对肽段进行串联质谱分析以实现蛋白质的鉴定。因此，质谱是蛋白质组研究中不可缺少的技术。

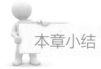

本章小结

蛋白质种类繁多,大小不一,但元素组成非常相似。构成生物体内蛋白质的常见氨基酸是 20 种 *L*-α- 氨基酸。每个氨基酸有一个特殊的侧链,它决定了氨基酸的理化特性。两个氨基酸之间可以通过缩合反应形成肽键。

蛋白质的一级结构是指组成蛋白质的氨基酸残基从 N 端到 C 端的排列顺序和二硫键位置。稳定蛋白质一级结构中的作用力是肽键。蛋白质分子中半胱氨酸残基(Cys)之间形成的二硫键也属于一级结构的范畴。

蛋白质的空间结构包括二级结构、三级结构和四级结构。二级结构是指蛋白质主链骨架原子的空间位置,不涉及氨基酸残基侧链的构象;α- 螺旋和 β- 折叠是蛋白质中最常见的二级结构。三级结构是指多肽链全部原子的空间排布位置;结构域是蛋白质三级结构层次上的局部折叠区,分子量较大的蛋白质常可折叠成多个结构较为紧密的区域,并各行其功能,称为结构域。生物体内的许多蛋白质需要 2 条或者 2 条以上的多肽链集合后才能够实施正确的生物学功能。每一条多肽链都有完整的三级结构,称为亚基。四级结构是指多个蛋白质亚基之间的空间相对排布。

蛋白质的一级结构是空间结构的基础,空间结构是蛋白质功能的基础;蛋白质的一级结构和空间结构的异常会导致蛋白质功能的异常。

蛋白质具有两性解离、紫外吸收等理化性质;蛋白质空间结构改变,会导致其理化性质改变和生物活性的丧失。

思考题

1. 请从蛋白质一级结构与空间结构的角度比较分子病和构象病,并举例说明其发病的分子机制。

2. 结合蛋白质的理化特点,思考实验操作提取蛋白质的时候,如何避免蛋白质的变性和降解。

（蔡　蓉）

第三章
酶

    酶（enzyme）是由活细胞合成并对其底物具有高度催化效能和高度特异性的蛋白质。酶是生物体内一类重要的生物催化剂（另外一类生物催化剂是核酶）。新陈代谢是生命特征之一，生物体内物质代谢过程的化学反应几乎都是在酶的催化下进行的。至今，人们已陆续发现了数千余种酶。随着人们对酶的分子结构与功能、酶促反应动力学等研究的深入和发展，逐步形成了一门专门学科——酶学（enzymology）。

    酶与医学的关系十分密切。体内任何酶的缺陷或酶活性的异常均可引起代谢障碍而致病。此外，临床上采用众多的酶用于疾病的诊断，有些酶还作为药物或作为药物作用的靶点治疗疾病，有些酶还作为科学研究中的常用工具。对酶的研究不仅在医学领域具有重要意义，而且对科学实践、工农业生产实践亦影响深远。（数字资源"03 拓展阅读：酶的研究背景"）

第一节　酶的分子结构与功能

    酶的化学本质是蛋白质。酶与其他蛋白质一样，具有一级、二级、三级乃至四级结构。不同的酶催化不同的化学反应，这是由它们特有的结构决定的。

一、酶具有不同的蛋白结构和组织形式

（一）单体酶仅由一条多肽链构成
    由一条肽链构成的酶称为单体酶（monomeric enzyme）。例如，牛胰核糖核酸酶 A、溶菌酶、羧肽酶 A 等均含有一条多肽链，它们属于单体酶。

（二）寡聚酶由两条或两条以上多肽链构成
    由两条或两条以上相同或不同的肽链（亚基）以非共价键相互作用构成的酶称为寡聚酶（oligomeric enzyme）。绝大多数寡聚酶含偶数亚基，但个别寡聚酶含奇数亚基。例如，蛋白激酶 A 含有 2 个相同的催化亚基和 2 个相同的调节亚基，荧光素酶含有 3 个亚基。

（三）多酶复合体是由几种催化功能不同的酶彼此聚合而成
    催化不同反应的几种酶彼此聚合形成多酶复合体（multienzyme complex），又称多酶体系（multienzyme system）。多酶复合体的催化过程如同流水线，上一个酶的产物即成为下一个酶的底物，形成连续反应。例如，哺乳动物丙酮酸脱氢酶复合体由丙酮酸脱氢酶、二氢硫辛酰胺转乙酰酶和二氢硫辛酰胺脱氢酶等构成。

（四）多功能酶是在一条肽链上兼有多种不同的催化作用

多功能酶（multifunctional enzyme）（或称串联酶，tandem enzyme）是在一条多肽链上形成多个催化性结构域，每个结构域都催化各自的反应。例如，真核细胞中，氨甲酰磷酸合成酶Ⅱ、天冬氨酸转氨甲酰酶和二氢乳清酸酶位于同一条肽链上。多功能酶的形成是进化过程中基因融合的结果。

二、辅因子是缀合酶的重要构成成分

根据酶分子的组成，可将酶分为单纯酶和缀合酶。

（一）单纯酶仅含有氨基酸组分

仅由氨基酸残基组成的酶称为单纯酶（simple enzyme）。单纯酶水解后的产物除了氨基酸外，没有其他组分。例如，脲酶、淀粉酶、脂酶等。

（二）缀合酶既含有氨基酸组分又含有非氨基酸组分

缀合酶（conjugated enzyme）（亦称结合酶）是由蛋白质部分和非蛋白质部分共同组成，其中蛋白质部分称为酶蛋白（apoenzyme），非蛋白质部分称为辅因子（cofactor）。酶蛋白主要决定酶催化反应的特异性及其催化机制；辅因子主要决定酶催化反应的类型。酶蛋白与辅因子结合形成的复合物称为全酶（holoenzyme）。酶蛋白和辅因子单独存在时均无催化活性，只有全酶才具有催化作用。

酶的辅因子按其与酶蛋白结合的紧密程度与作用特点不同，可分为辅酶（coenzyme）与辅基（prosthetic group）。辅酶与酶蛋白的结合疏松，可以用透析或超滤的方法除去。体内酶的种类繁多，但辅因子种类却很少，一种辅因子可与多种酶蛋白结合。辅酶在参与一种酶促反应过程中接受质子或基团，反应完成后与所结合的这种酶蛋白分离，而与另一种酶蛋白结合并参加另一种酶促反应，并将所携带的质子或基团转移出去，或者相反。辅基则不同，反应前后均与酶蛋白结合在一起。

辅因子多为一些化学性质稳定的小分子有机化合物或金属离子。作为辅因子的有机化合物多为B族维生素的衍生物或铁卟啉化合物，它们在酶促反应中主要参与传递电子、质子（或基团）或起运载体作用（表3-1）。

表3-1　B族维生素的活性形式及其在酶促反应中的作用

B族维生素	活性形式	缩写名	所转移基团
B_1	焦磷酸硫胺素	TPP	醛基
B_2	黄素单核苷酸	FMN	氢原子
	黄素腺嘌呤二核苷酸	FAD	氢原子
B_6	磷酸吡哆醛		氨基
PP	烟酰胺腺嘌呤二核苷酸	NAD^+	氢原子、电子
	烟酰胺腺嘌呤二核苷酸磷酸	$NADP^+$	氢原子、电子
泛酸	辅酶A	CoA	酰基
	酰基载体蛋白	ACP	酰基
生物素	羧基生物胞素		二氧化碳
叶酸	四氢叶酸	FH_4	一碳单位
B_{12}	甲基钴胺素		甲基
	5'-脱氧腺苷钴胺素		邻位碳原子上基团易位

金属离子是最常见的辅因子，如K^+、Na^+、Mg^{2+}、Cu^{2+}（Cu^+）、Zn^{2+}、Fe^{2+}（Fe^{3+}）、Mn^{2+}等（表3-2）。按金属离子与酶分子结合紧密强度不同，可将含金属的酶分为金属酶和金属激活酶。金属酶（metalloenzyme）中的金属离子与酶结合紧密，提取过程中不易丢失。金属酶催化反应时，即使加入游离金属离子，其活性也不会增加。金属激活酶（metal activated enzyme）中的金属离子虽然与酶结合并不紧密，甚至与底物

结合,但对于维系酶的活性是必需的。金属激活酶在提纯过程中,金属离子常常丢失,必须再加入金属离子才能使酶恢复活性。金属离子作为酶的辅因子有多方面的功能:①作为酶活性中心的组成成分传递电子;②使底物靠近酶的活性中心,并使底物与酶活性中心上的必需基团形成正确的空间排列关系;③中和底物分子的负电荷、减小反应中的静电斥力;④通过与酶结合而稳定酶的空间构象;⑤作为酶与底物间的桥梁,形成酶-金属离子-底物的三元复合物。

表 3-2　某些金属酶和金属激活酶及其所需的金属离子

金属酶	金属离子	金属激活酶	金属离子
过氧化氢酶	Fe^{2+}	丙酮酸激酶	K^+、Mg^{2+}
过氧化物酶	Fe^{2+}	丙酮酸羧化酶	Mn^{2+}、Zn^{2+}
β-内酰胺酶	Zn^{2+}	蛋白激酶	Mg^{2+}、Mn^{2+}
固氮酶	Mo^{2+}	精氨酸酶	Mn^{2+}
核糖核苷酸还原酶	Mn^{2+}	磷脂酶 C	Ca^{2+}
羧肽酶	Zn^{2+}	细胞色素氧化酶	Cu^{2+}
超氧化物歧化酶	Cu^{2+}、Zn^{2+}、Mn^{3+}	己糖激酶	Mg^{2+}
碳酸酐酶	Zn^{2+}	脲酶	Ni^{2+}

有些酶可以同时含有多种不同类型的辅因子,如细胞色素氧化酶既含有血红素又含有 Cu^+/Cu^{2+},琥珀酸脱氢酶同时含有铁和 FAD。

三、酶的活性中心是酶分子中结合底物并催化反应的特定部位

酶分子中那些与酶活性密切相关的基团被称为酶的必需基团(essential group)。常见的必需基团有丝氨酸残基的羟基、组氨酸残基的咪唑基、半胱氨酸残基的巯基、酸性氨基酸残基的羧基等。这些基团多具有孤对电子,易与底物形成配位键。酶的活性中心(active center)或活性部位(active site)是酶分子中能与底物特异地结合并催化底物转变为产物的具有特定三维结构的特定空间区域(图3-1)。构成酶活性中心的氨基酸残基只是酶分子的一小部分,仅占整个酶分子大小的1%~2%。酶分子的催化部位常常只由几个氨基酸残基构成,而酶分子中大部分氨基酸残基作为支架用于形成酶分子的三维空间结构。辅因子多参与酶活性中心的组成。

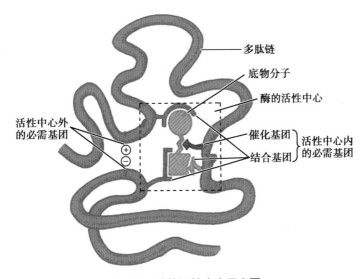

图 3-1　酶的活性中心示意图

（一）酶分子中的必需基团与酶的活性密切相关

酶的必需基团在一级结构上可能相距较远，但在形成空间结构时会相互靠近。有些必需基团位于酶的活性中心内，有些位于酶的活性中心外。位于酶活性中心内的必需基团还有结合基团（binding group）和催化基团（catalytic group）之分。结合基团的作用是识别并结合底物和辅酶，形成过渡态的酶 - 底物复合物；催化基团的作用是催化底物发生化学反应，进而转变成产物。有些酶的结合基团同时兼有催化基团的功能。

酶活性中心外的必需基团虽然不直接参与催化作用，但却是维持酶活中心的特殊空间构象所必需。如果酶的这些必需基团被修饰，酶的空间结构会出现较大的改变，从而影响酶活性中心的正确形成及酶的催化作用。

（二）酶活性中心的构象有利于结合底物和催化底物反应

酶的活性中心不是点、线或平面，而是酶分子中很小的具有三维结构的裂缝或裂隙。此裂缝多为氨基酸残基的疏水基团形成的疏水"口袋"深入到酶分子的内部，形成一个可排除水分子的干扰、使酶易与底物结合的微环境，有利于催化作用的发生（图 3-2）。

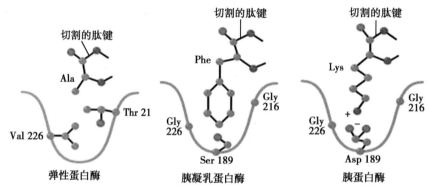

图 3-2　弹性蛋白酶、胰凝乳蛋白酶和胰蛋白酶活性中心"口袋"示意图

例如，溶菌酶是一种能有效地催化细菌细胞壁肽聚糖中糖苷键水解的内切糖苷酶，其活性中心是一裂隙结构，可以容纳 6 个 N- 乙酰氨基葡糖环（A、B、C、D、E、F）。溶菌酶的催化基团是 Glu35 和 Asp52，催化 D 环的糖苷键断裂；Asp101 和 Trp108 是结合基团（图 3-3）。

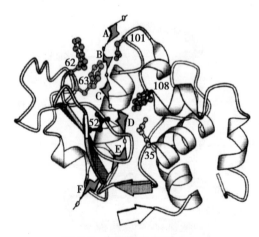

图 3-3　溶菌酶的活性中心

四、同工酶催化相同的化学反应

同工酶(isoenzyme)是指催化相同的化学反应,但其结构、理化性质乃至免疫学性质不同的一组酶。同工酶是长期进化过程中基因趋异(divergence)的产物,因此从分子遗传学角度考量,同工酶也可解释为"由不同基因或复等位基因编码,催化相同反应,但呈现不同功能的一组酶的多态型"。由同一基因转录的 mRNA 前体经过不同的剪接过程,生成的多种不同 mRNA 翻译产物(一系列酶)也属于同工酶。

哺乳动物的乳酸脱氢酶(lactate dehydrogenase,LDH)是一种含锌的四聚体酶,催化乳酸与丙酮酸之间可逆的氧化还原反应(见第十二章)。LDH 的亚基有两种类型:骨骼肌型(M 型)和心肌型(H 型)。两型亚基以不同的比例组成五种同工酶(图 3-4)。在 LDH 的活性中心附近,两种亚基之间有极少数的氨基酸残基不同,如 M 亚基的 30 位为丙氨酸残基,H 亚基则为谷氨酰胺残基;另外,H 亚基中的酸性氨基酸残基较多。这些差别导致 LDH 同工酶在相同 pH 条件下的解离程度不同、分子表面电荷不同,使得它们的电泳行为不同(从正极至负极 $LDH_1 \rightarrow LDH_5$ 电泳速率递减)。两种亚基氨基酸序列和构象的差异,还使得它们对底物的亲和力不同,如 LDH_1 对乳酸的亲和力较大($K_m=4.1 \times 10^{-3}mol/L$),而 LDH_5 对乳酸的亲和力较小($K_m=14.3 \times 10^{-3}mol/L$),这主要是 H 亚基对乳酸的 K_m 小于 M 亚基的 K_m 的缘故。体外催化反应时,LDH_1 的最适 pH 为 9.8,LDH_5 为 7.8。

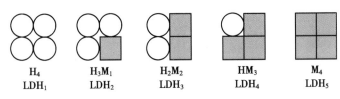

| H_4 | H_3M_1 | H_2M_2 | HM_3 | M_4 |
| LDH_1 | LDH_2 | LDH_3 | LDH_4 | LDH_5 |

图 3-4　乳酸脱氢酶同工酶示意图

同工酶存在于同一个体的不同组织,以及同一细胞的不同亚细胞结构。同一个体不同发育阶段和不同组织器官中,编码不同亚基的基因开放程度不同,合成的亚基种类和数量不同,形成不同的同工酶谱,这是由于同工酶的表达具有时空特异性。例如,大鼠出生前 9 天,心肌表达 LDH_5,出生前 5 天表达 LDH_4,出生前 1 天是 LDH_3 和 LDH_4,出生后第 12 天至第 21 天则是 LDH_2 和 LDH_3。成年大鼠心肌主要是 LDH_1 和 LDH_2。人体骨骼肌富含 LDH_5,其对 NADH 和丙酮酸亲和力强,催化丙酮酸还原成乳酸,保证肌肉组织在短暂缺氧时仍能快速获得能量;而心肌富含 LDH_1,易使乳酸变成丙酮酸而被利用。可见 LDH_1 和 LDH_5 虽然催化同一反应但催化方向不同,对不同组织器官起着重要调节作用。表 3-3 列出了人体各组织器官中 LDH 同工酶的分布。

表 3-3　人体各组织器官 LDH 同工酶谱(活性 %)

同工酶	红细胞	白细胞	血清	骨骼肌	心肌	肺	肾	肝	脾
LDH_1	43	12	27	0	73	14	43	2	10
LDH_2	44	49	34.7	0	24	34	44	4	25
LDH_3	12	33	20.9	5	3	35	12	11	40
LDH_4	1	6	11.7	16	0	5	1	27	20
LDH_5	0	0	5.7	79	0	12	0	56	5

请参考数字资源"04 拓展阅读:人体中一些重要的同工酶及其临床意义""05 案例分析:急性心肌梗死"。

第二节   酶的分类与命名

1961 年,国际生物化学联合会(The International Union of Biochemistry,IUB)［现为国际生物化学与分子生物学联盟(The International Union of Biochemistry and Molecular Biology,IUBMB)］酶学委员会提出酶的系统命名方案及酶的分类方法。

一、依据酶催化反应的类型将酶分为七大类

IUB 最初依据酶催化反应的类型将酶分为六大类。2018 年,IUBMB 命名委员会发布:在原来六大类酶的基础上增设第七大类酶——易位酶类。

（一）氧化还原酶类

氧化还原酶类(oxidoreductases)催化底物发生氧化还原反应。这类酶包括催化传递电子、H^+ 以及需氧反应的酶,如乳酸脱氢酶、琥珀酸脱氢酶、细胞色素氧化酶、过氧化氢酶、过氧化物酶等。

（二）转移酶类

转移酶类(transferases)催化底物间发生基团转移或基团交换反应。例如,甲基转移酶、氨基转移酶、乙酰基转移酶和转硫酶等。

（三）水解酶类

水解酶类(hydrolases)催化底物发生水解反应。按其所水解的底物不同可分为蛋白酶、核酸酶、脂肪酶和脲酶等。根据蛋白酶对底物蛋白的作用部位,分为内肽酶和外肽酶。同样,核酸酶也可分为外切核酸酶和内切核酸酶。

（四）裂合酶类

裂合酶类或裂解酶类(lyases)催化底物移去一个基团并形成双键或其逆反应。例如,脱水酶、脱羧酶、醛缩酶、水化酶等。许多裂合酶的反应方向相反,一个底物去掉双键,并与另一底物结合形成一个分子。

（五）异构酶类

异构酶类(isomerases)催化底物发生内部基团的位置互变、几何或光学异构体互变,以及醛酮互变。例如,变位酶、表构酶、异构酶、消旋酶等。

（六）连接酶类

连接酶类(ligases)(旧称合成酶类)催化两种底物形成一种产物。此类酶催化分子间的缩合反应,或同一分子两个末端的连接反应。例如,DNA 连接酶、氨酰 -tRNA 合成酶、谷氨酰胺合成酶等。

系统命名法最初将催化合成反应的合酶(synthase)和合成酶(synthetase)进行了区分,合酶催化反应时不需要 ATP 供能,而合成酶需要。后来的国际理论与应用化学联盟(IUPAC)—国际生物化学与分子生物学联盟(IUBMB)的生物化学命名联合委员会(Joint Commission on Biochemical Nomenclature,JCBN)规定:无论利用 NTP 与否,合酶能够被用于催化合成反应的任何一种酶。例如,GMP 合酶(或称 GMP 合成酶)、腺苷酸代琥珀酸合酶(或称腺苷酸代琥珀酸合成酶)、谷胱甘肽合酶(或称谷胱甘肽合成酶)。

(七) 易位酶类

易位酶类(translocases)催化离子或分子跨膜转运或在细胞膜内进行易位反应的酶,即指催化离子或分子从膜的一侧(面 1)转运到膜的另一侧(面 2)的一类酶。例如,Na^+,K^+- 交换 ATPase(EC 7.2.2.13)(原属 EC 3.6.3.9)催化下面的反应:$ATP+H_2O+Na^+_{[膜内侧]}+K^+_{[膜外侧]} \rightarrow ADP+Pi+Na^+_{[膜外侧]}+K^+_{[膜内侧]}$。其他的例子还有:线粒体蛋白质转运 ATPase(EC 7.4.2.3)(原属 EC 3.6.3.51)、泛醇氧化酶(转运 H^+)(EC 7.1.1.7)(原属 EC 1.10.3.10)、细胞色素 c 氧化酶(EC 7.1.1.9)(原属 EC 1.9.3.1)等。

二、酶具有系统名称和推荐名称

1961 年以前,人们对酶的称谓是基于习惯命名法。其原则是:①依据酶所催化的底物命名,如蛋白酶,脂肪酶;②依据酶所催化反应的类型或方式命名,如脱氢酶、羧化酶、转氨酶等;③依据上述①和②两个原则来命名,如乳酸脱氢酶、丙氨酸转氨酶、乙酰 CoA 羧化酶等;④在上述命名基础上再加上酶的来源命名,如胃蛋白酶、胰蛋白酶、唾液淀粉酶、胰淀粉酶等。酶的习惯名称虽然简洁,但常有一种酶出现多名的现象(如表异构酶又称差向异构酶或变旋酶),有些酶的名称完全不能说明其催化反应的本质(如心肌黄酶、触酶)。

为了克服习惯名称的弊端,国际生物化学学会(IUB)(现为国际生物化学与分子生物学学会,IUBMB)酶学委员会根据酶的分类、酶催化的整体反应,于 1961 年提出系统命名法。该法规定每个酶有一个系统名称和编号。名称标明了酶的底物及反应性质;底物名称之间以 ":" 分隔。编号由 4 个阿拉伯数字组成,前面冠以 EC(Enzyme Commission)。这 4 个数字中第 1 个数字是酶的分类号,第 2 个数字代表在此类中的亚类,第 3 个数字表示亚 - 亚类,第 4 个数字表示该酶在亚 - 亚类中的序号(表 3-4)。酶的系统名称可反映出酶的多种信息,但是用起来比较繁琐。因此,国际酶学委员会还同时为每一种酶从常用的习惯名称中挑选出一个推荐名称以供使用。如:L- 乳酸:NAD^+ 氧化还原酶的推荐名称为 L- 乳酸脱氢酶。

表 3-4　酶的分类与命名举例

酶的分类	系统名称	编号	催化反应	推荐名称
1. 氧化还原酶类	L- 乳酸:NAD^+- 氧化还原酶	EC1.1.1.27	L- 乳酸 +NAD^+ ⇌丙酮酸 +$NADH+H^+$	L- 乳酸脱氢酶
2. 转移酶类	L- 丙氨酸:α- 酮戊二酸氨基转移酶	EC2.6.1.2	L- 丙氨酸 +α- 酮戊二酸 ⇌丙酮酸 + L- 谷氨酸	丙氨酸转氨酶
3. 水解酶类	1,4-α-D- 葡聚糖 - 聚糖水解酶	EC3.2.1.1	水解含有 3 个以上 1,4-α-D- 葡萄糖基的多糖中 1,4-α-D- 葡萄糖苷键	α- 淀粉酶
4. 裂合酶类	D- 果糖 -1,6- 二磷酸 D- 甘油醛 -3- 磷酸裂合酶	EC4.1.2.13	D- 果糖 -1,6- 二磷酸 ⇌磷酸二羟丙酮 + D- 甘油醛 -3- 磷酸	果糖二磷酸醛缩酶
5. 异构酶类	D- 甘油醛 -3- 磷酸醛 - 酮 - 异构酶	EC5.3.1.1	D- 甘油醛 -3- 磷酸 ⇌磷酸二羟丙酮	磷酸丙糖异构酶
6. 连接酶类	L- 谷氨酸:氨连接酶	EC6.3.1.2	$ATP+L$- 谷氨酸 +$NH_3 \rightarrow ADP+Pi+L$- 谷氨酰胺	谷氨酰胺合成酶
7. 易位酶类	ATP 磷酸水解酶	EC7.2.2.13	$ATP+H_2O+Na^+_{[膜内侧]}+K^+_{[膜外侧]} \rightarrow ADP+Pi+Na^+_{[膜外侧]}+K^+_{[膜内侧]}$	Na^+/K^+- 交换 ATP 酶

第三节　酶的工作原理

酶作为一种生物催化剂,具有与一般催化剂相同的特点:①在化学反应前后都没有质和量的改变;②只能催化热力学允许的化学反应;③加速反应进程,但不改变反应的平衡点,即不改变反应的平衡常数;④加速反应是通过降低反应的活化能。由于酶的化学本质是蛋白质,因此酶又具有不同于一般催化剂的特点和催化机制。

一、催化剂加速反应的本质是降低反应的活化能

(一) 自由能变是化学反应的动力

化学反应过程中涉及自由能的变化。自由能(free energy)是可用于做功的能量。反应体系的自由能(G)与其焓(H)、绝对温度(T)和熵(S)相关,即 $G=H-TS$。在生物系统中,生物分子在恒温恒压条件下,其化学反应中能量的变化可用自由能变(ΔG)来量度。自由能变是指化学反应中产物与底物之间的自由能之差。

$$\Delta G=G_{产物}-G_{底物}=H_{产物}-H_{底物}-T(S_{产物}-S_{底物})$$
$$\Delta G=\Delta H-T\Delta S$$

自由能变是化学反应的动力,决定化学反应的方向。$\Delta G<0$ 的化学反应为释能反应,此时反应可自发进行。$\Delta G>0$ 的化学反应为吸能反应,此时必须向反应系统中提供足够的能量,化学反应才能进行。如果 $\Delta G=0$,则正向与逆向的反应速率相等,反应处于平衡状态。反应的自由能变可以用来预测化学反应发生的可能性和反应自发进行的方向,但不能说明反应进行的快慢。

生物化学常采用标准自由能变($\Delta G'^{\circ}$)来研究酶促反应的热力学。标准自由能变是指在标准状况下的自由能变。标准状况设定的条件是:反应体系的压力为 1 大气压(101.3kPa),绝对温度为 298K(25℃),pH 为 7.0,底物浓度[S]和产物浓度[P]均为 1mol/L。例如,在反应 $S_1+S_2 \rightleftharpoons P_1+P_2$ 中,自由能变(ΔG)与标准自由能变($\Delta G'^{\circ}$)的关系式为:

$$\Delta G=\Delta G'^{\circ}+RT\ln\frac{[P_1][P_2]}{[S_1][S_2]}$$

式中 R 为气体常数[8.315J/(mol·K)],T 为绝对温度(298K,即 25℃),$[P_1][P_2]/[S_1][S_2]$ 即为平衡常数 K_{eq}。在反应达到平衡时,反应的自由能不再变化。即 $\Delta G=0$。由此得:

$$\Delta G'^{\circ}=-RT\ln K_{eq}$$

从上式可知,标准自由能变与平衡常数有关。具有不同平衡常数的反应具有不同的标准自由能变。已知某反应的平衡常数便可求得该反应的标准自由能变。

(二) 活化能是化学反应的能障

任何一种热力学允许的化学反应均有自由能的改变。含自由能较低的反应物(酶学上称为底物)分子很难发生化学反应。只有达到或超过一定能量水平的底物分子,才有可能发生相互碰撞并进入化学反应过程,这样的分子称为活化分子(activated molecule)。若将低自由能的底物分子由基态转变为能量较高的过渡态(transition state)分子,化学反应就有可能发生。活化能(activation energy)是指在一定温度下,1mol 底物(substrate)从基态转变成过渡态所需要的自由能,即过渡态中间物比基态底物高出的那部分能量。欲使反应速率加快,可给予底物活化能(如加热)或降低反应的活化能,从而使

基态底物更容易转化为过渡态。因此,活化能是化学反应的能障。与一般催化剂相比,酶能使底物分子获得更少的能量便可进入过渡态,即极大地降低反应的活化能,从而加快反应速率(图 3-5)。

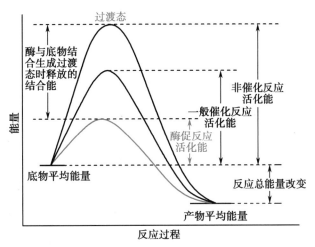

图 3-5　酶促反应的活化能

（三）酶通过与底物的相互作用降低反应的活化能

酶促反应过程中涉及酶与底物间共价和非共价的相互作用,这种情况多发生在酶的活性部位。酶分子上的催化基团(如特异的氨基酸侧链、金属离子和辅酶)可与底物形成暂时的共价键来激活底物,或者底物上的某个基团被暂时转移到酶分子上。酶与底物之间的共价相互作用通过提供另一种低能反应途径使活化能降低。酶与底物间的非共价相互作用(如氢键、离子键和疏水效应等)时,伴随着能量释放,这种衍生于酶与底物间弱的非共价相互作用的能量称为结合能(binding energy)。结合能是酶降低活化能所需要的自由能的主要来源,它对酶的特异性及催化作用也有贡献。

（四）活化能的降低可使反应速率呈指数上升

一个化学反应进行的快慢可用反应速率来衡量。反应速率(velocity,v)可用反应体系中底物或产物的浓度随时间进程的变化率来表示,即在反应的单位时间内,底物的消耗量或产物的生成量来表示。化学反应速率与自由能变化的关系可用下述方程式表示:

$$v = -\frac{d[S]}{dt} = \frac{k_B T}{h}[S]e^{-\Delta G^*/RT}$$

式中[S]代表底物浓度,k_B 是玻尔茨曼常数,h 是普朗克常数,ΔG^* 代表反应的活化能。在标准状态下,[S]=1mol/L,T=298K,RT=0.59,$(k_B T/h)$=6.2×10^{12}s^{-1}。假定反应的活化能 ΔG^*=41.8kJ/mol。将这些数据代入上式,反应速率 v=2.7×10^{5}mmol·s^{-1}。若反应的活化能降低 50%,即 ΔG^*=20.9kJ/mol时,反应速率 v=1.3×10^{9}mmol·s^{-1}。由此可见,反应活化能每降低 50%,反应速率可提高约 5 000 倍。因此,活化能的降低可使反应速率呈指数上升。

二、酶具有一般催化剂所不具备的特点

由于酶的化学本质是蛋白质,它除了具有一般催化剂的共性外,还具有不同于一般催化剂的特点。

（一）酶对底物具有极高的催化效率

酶的催化效率通常比无催化剂时的自发反应高 10^8~10^{20} 倍,比一般无机催化剂高 10^7~10^{13} 倍。酶加速反应是通过降低反应的活化能来实现的。酶与底物通过非共价键相互作用特异结合的过程释放的结合能是降低反应活化能的主要能量来源,这样能使底物只需较少的能量便可进入过渡态。例如,

在 H_2O_2 分解成 H_2O 和 O_2 的反应中,无催化剂时反应的活化能为 75 312J/mol;用胶体钯作催化剂时,反应的活化能降至 48 953J/mol;用过氧化氢酶催化时,反应活化能降至 8 368J/mol(表 3-5)。

表 3-5　某些酶与一般催化剂催化效率的比较

底物	催化剂	反应温度(℃)	速率常数
苯甲酰胺	H^+	52	2.4×10^{-6}
	OH^-	53	8.5×10^{-6}
	α- 胰凝乳蛋白酶	25	14.9
尿素	H^+	62	7.4×10^{-7}
	脲酶	21	5.0×10^6
H_2O_2	Fe^{2+}	56	22
	过氧化氢酶	22	3.5×10^6

(二)酶对底物具有严格的特异性

一般催化剂可催化同一类型的多种化学反应,如 H^+ 可催化淀粉、脂肪、蛋白质等多种物质的水解。然而酶对其所催化的底物具有严格的选择性,即特异性。一种酶只作用于一种或一类化合物,或一种化学键,催化一定的化学反应并产生一定的产物,这种现象称为酶的特异性(specificity)。根据各种酶对其底物结构要求的严格程度不同,酶的特异性可分为绝对特异性和相对特异性。

1. 绝对特异性　一种酶只作用于特定结构的底物,进行一种专一的反应,生成特定的产物。这种特异性称为酶的绝对特异性(absolute specificity)。例如,唾液淀粉酶仅催化淀粉水解,产生麦芽糖和少量葡萄糖,但不能催化蔗糖水解;脲酶仅能催化尿素水解生成 CO_2 和 NH_3,而不能催化甲基尿素水解(图 3-6)。

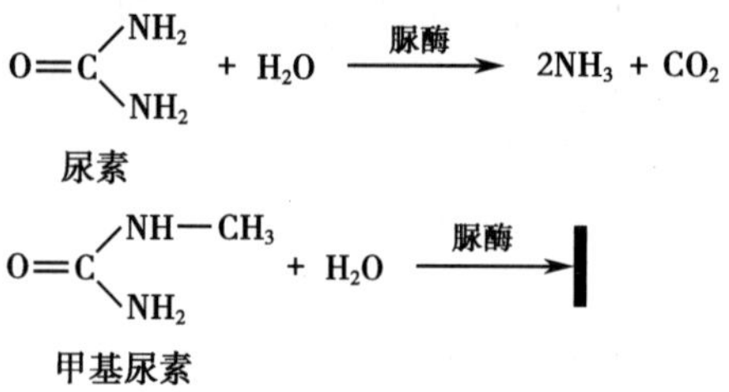

$$O=C\begin{smallmatrix}NH_2\\NH_2\end{smallmatrix} + H_2O \xrightarrow{\text{脲酶}} 2NH_3 + CO_2$$

尿素

$$O=C\begin{smallmatrix}NH-CH_3\\NH_2\end{smallmatrix} + H_2O \xrightarrow{\text{脲酶}} |$$

甲基尿素

图 3-6　脲酶的绝对特异性

有些酶仅催化其底物的一种立体异构体进行反应,而对另一种立体异构体没有催化作用,酶对底物的这种选择性称为立体异构特异性(stereospecificity)。这种特异性也归属于酶的绝对特异性。立体异构特异性还可分为旋光异构特异性和几何异构特异性。乳酸脱氢酶仅能催化 L- 乳酸生成丙酮酸,而对 D- 乳酸不发生作用,这种选择性即为旋光异构特异性(图 3-7)。延胡索酸酶催化反 - 丁烯二酸(延胡索酸)加水生成苹果酸,而对顺 - 丁烯二酸(马来酸)不起作用,这种选择性即属于几何异构特异性(图 3-8)。

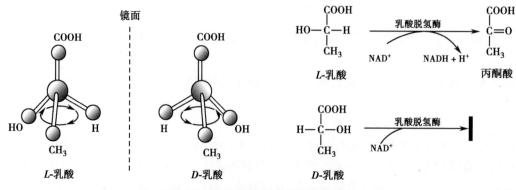

图 3-7　乳酸脱氢酶的旋光异构特异性

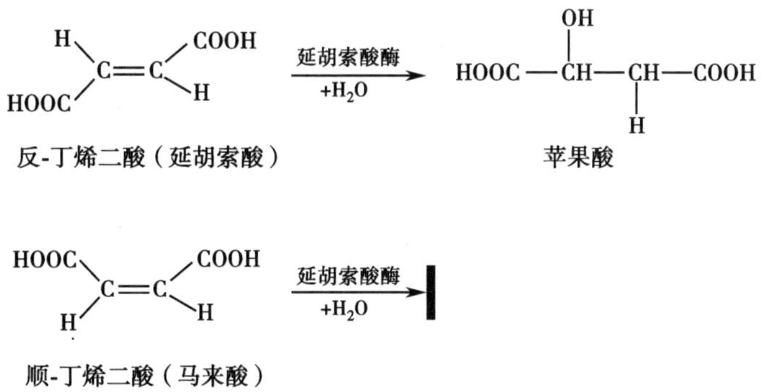

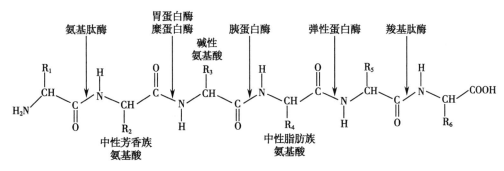

H
COOH
C=C
HOOC
H
延胡索酸酶
+H₂O
OH
HOOC—CH—CH—COOH
H
反-丁烯二酸（延胡索酸）
苹果酸
HOOC
COOH
C=C
H
H
延胡索酸酶
+H₂O
顺-丁烯二酸（马来酸）

图 3-8 延胡索酸酶的几何异构特异性

2. **相对特异性** 有些酶对底物的特异性相对较差，这些酶可作用于一类化合物或一种化学键，这种不太严格的选择性称为相对特异性(relative specificity)。例如，磷酸酶对一般的磷酸酯键都有水解作用，可水解甘油或酚与磷酸形成的酯键；脂肪酶不仅水解脂肪，也水解简单的酯；蔗糖酶识别和水解 *D*- 葡萄糖与 *D*- 果糖之间的 α1 → 2 糖苷键，因此蔗糖酶既水解蔗糖，也水解棉子糖(图 3-9)；消化系统的蛋白酶仅对底物中形成肽键的氨基酸的种类有选择性，而对底物蛋白质的种类无严格要求(图 3-10)。

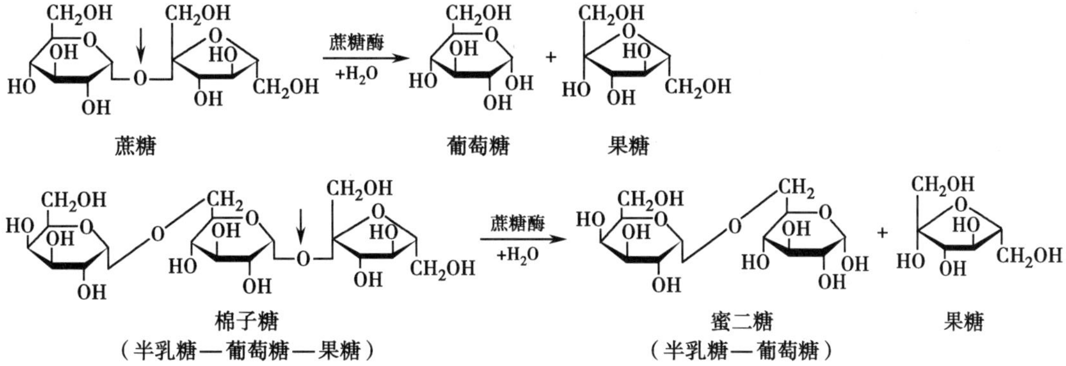

蔗糖酶
+H₂O
蔗糖
葡萄糖
果糖
蔗糖酶
+H₂O
棉子糖
（半乳糖—葡萄糖—果糖）
蜜二糖
（半乳糖—葡萄糖）
果糖

图 3-9 蔗糖酶对糖苷键的选择性

氨基肽酶
胃蛋白酶
糜蛋白酶
碱性
氨基酸
胰蛋白酶
弹性蛋白酶
羧基肽酶
中性芳香族
氨基酸
中性脂肪族
氨基酸

图 3-10 消化道中各种蛋白酶对肽键的选择性

（三）酶具有不稳定性

酶是蛋白质。在某些理化因素(如高温、强酸、强碱等)的作用下，酶发生变性而失去催化活性。因此，酶促反应往往都是在常温、常压和接近中性的条件下进行。

（四）酶活性与酶含量具有可调节性

酶活性和酶含量受体内代谢物或激素的调节。例如，异柠檬酸脱氢酶的活性受 ADP 的别构激活，而受 ATP 的别构抑制。有些酶的合成受物质的诱导或阻遏，从而改变细胞内的酶含量。例如，胰岛素诱导 HMG-CoA 还原酶的合成,而胆固醇则阻遏该酶合成。机体通过对酶的活性与酶含量的调节使得体内代谢过程受到精确调控,以使机体适应内外环境的不断变化。

三、酶对底物具有多元催化作用

酶活性中心上的结合基团能否有效地与底物结合,并将底物转化为过渡态,是酶能否发挥其催化作用的关键。酶可通过多种机制达到此目的。

(一) 酶催化反应前需与底物形成过渡态的酶 - 底物复合物

1880 年,法国化学家 C. A. Wurtz 首次提出酶 - 底物复合物作为一个整体的重要性。1902 年,法国物理学家 V. Henri 提出酶 - 底物复合物的形成是酶促反应的一个必需步骤。酶催化反应时,首先要与底物形成过渡态的酶 - 底物复合物,进一步催化底物转变成产物,此即为酶 - 底物中间复合物学说。1894 年,E. Fischer 提出酶与底物结合的 "锁和钥匙" 假说,认为酶与其底物在结构上互补,就像锁和钥匙一样的刚性的关系。1958 年,美国生物化学家 D. E. Koshland 提出酶 - 底物结合的诱导契合假说(induced-fit hypothesis),认为酶与底物的结合不是锁与钥匙的机械关系,而是在酶与底物相互接近时,两者在结构上相互诱导、相互变形和相互适应,使它们的构象发生有利于相互结合的变化(图 3-11)。后期利用 X 射线衍射对羧肽酶的研究结果有力地支持了诱导契合假说。

酶与底物形成不稳定的过渡态复合物,使底物易受酶的催化而生成产物。反应结束后,产物从酶分子上释放下来,酶的活性中心又恢复原来的构象。过渡态的酶 - 底物复合物的形成意味着酶与底物发生最适的相互作用,这也是确立酶促反应速率的数学处理和酶作用机制的理论描述的起点。

(二) 邻近效应与定向排列使诸底物正确定位于酶的活性中心

在两个以上底物参加的反应中,这些底物须互相处于成键的距离范围内,底物浓度越高,它们相互碰撞的概率越大。当酶与诸底物结合时,产生一个使底物分子最适排列和正确定位在酶活性中心上的理想位置区域,使底物分子相互接近并形成有利于反应的正确定向关系(图 3-12)。这种邻近效应(proximity effect)与定向排列(orientation arrangement)也涉及底物分子与参与催化作用的辅因子和氨基酸侧链的最适排列关系。邻近效应与定向排列实际上是将分子间的反应变成类似于分子内的反应,从而提高反应速率。当酶催化单个底物反应时,邻近效应和定向效应可使酶的催化基团与底物的反应基团更容易接触。X 射线衍射分析已经证明了在溶菌酶及羧肽酶中存在着邻近效应和定向排列。

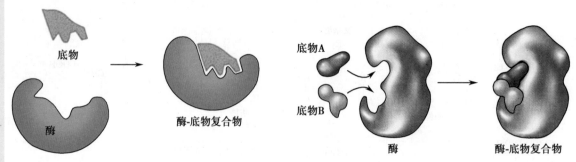

图 3-11　酶与底物的诱导契合作用示意图　　　　图 3-12　酶与底物的临近效应与定向排列

(三) 表面效应有利于酶与底物相互作用

酶的活性中心多形成疏水的 "口袋"(见图 3-2),这样就造成一种有利于酶与其特定底物结合并催化其反应的环境。酶促反应在此疏水环境中进行,使底物分子去溶剂化(desolvation),排除周围大量水分子对酶和底物分子中功能基团的干扰性吸引和排斥,防止水化膜的形成,利于底物与酶分子的密切接触和结合,这种现象称为表面效应(surface effect)。

(四) 酶兼有酸 - 碱催化和共价催化作用

1. 酶的普通酸 - 碱催化作用　一般催化剂发挥催化作用时,仅有一种解离状态,只有酸催化,或只有碱催化,很少有酸 - 碱催化功能兼而有之。普通酸 - 碱催化(general acid-base catalysis)是通过弱酸和弱碱介导质子转移的催化作用。酶具有两性解离性质,分子内不同基团的 pK 值不等,解离程度不一。即使同一种功能基团,由于各自在蛋白分子中所处的微环境不同其解离度也可不同,即酶活性中心上有些基团是质子供体(酸),有些是质子受体(碱)(表 3-6),因此酶催化反应时,既有普通酸催化也有普通碱催化。

表 3-6　酶活性中心的质子供体和质子受体

氨基酸残基	酸(质子供体)	碱(质子受体)	pK_a
谷氨酸(γ- 羧基)	—COOH	—COO⁻	4.32
天冬氨酸(β- 羧基)	—COOH	—COO⁻	3.96
赖氨酸(ε- 氨基)	—$\overset{+}{N}H_3$	—NH_2	10.80
半胱氨酸(巯基)	—SH	—S—	8.33
精氨酸(胍基)	$-NH-C\begin{smallmatrix}\overset{+}{N}H_2\\NH_2\end{smallmatrix}$	$-NH-C\begin{smallmatrix}NH\\NH_2\end{smallmatrix}$	12.48
酪氨酸(苯酚基)	⟨⟩—OH	⟨⟩—O⁻	10.11
组氨酸(咪唑基)	(咪唑基 HN⟨⟩NH⁺)	(咪唑基 HN⟨⟩N)	6.00

例如,天冬氨酸蛋白酶家族的酶(如胃蛋白酶、溶酶体组织蛋白酶)享有共同的普通酸 - 碱催化机制。这些酶催化蛋白质底物水解时,利用它们活性位点的两个保守的天冬氨酸残基同时充当酸或碱催化剂。在第一步反应中,充当普通碱的 Asp X 通过从水分子汲取一个质子而激活水分子,使水分子更具有亲核性。然后这个亲核物攻击所要水解肽键上亲电的羰基碳,形成一个四面体形过渡态中间物。在第二步反应中,Asp Y 充当普通酸,通过提供一个质子给所断裂肽键形成氨基,促使四面体形过渡态中间物裂解(图 3-13),随后 Asp X 上的质子再穿梭给 Asp Y,恢复酶的初始状态。

2. 酶的共价催化作用　共价催化(covalent catalysis)是指催化剂与底物形成共价结合的中间物,降低反应活化能,然后把被转移基团传递给另外一个底物的催化作用。当酶催化底物反应时,它可通过其活性中心上的亲核催化基团给底物中具有部分正电性的原子提供一对电子形成共价中间物(亲核催化),或通过其酶活性中心上的亲电子催化基团与底物分子的亲核原子形成共价中间物(亲电子催化),使底物上被转移基团传递给其辅酶或另外一个底物。因此,酶既可起亲核催化作用,又可起亲电子催化作用。

实际上,酶催化反应时,常常有几种催化机制同时发挥催化作用。例如,胰凝乳蛋白酶(chymotrypsin)催化蛋白底物水解时,即涉及普通酸 - 碱催化作用,又涉及共价催化作用。胰凝乳蛋白酶活性位点的 His57、Asp102 和 Ser195 处于成键的距离内,它们以 Asp102-His57-Ser195 顺序排列,形成一个充当质子穿梭器(proton shuttle)的电荷中继系统。①底物结合启动 His57 的普通碱催化作用,使 Ser195 羟基上的 H⁺ 的经 His57 传递给 Asp102,激活 Ser195,增强 Ser195 羟基氧的亲核性。Ser195 亲核攻击蛋白底物分子中肽键上亲电的羰基碳(共价催化作用),形成第一个四面体形的过渡态中间物。②H⁺ 由 Asp102 回传给 His 57,此时的 His 57 发挥普通酸催化作用,将 H⁺ 转移给所断肽键形成新的氨基,促使肽键断裂,释放出 R₁—NH₂,产生过渡态的共价酰基 - 酶复合物(acyl-enzyme intermediate)。③随之水分子进入活性位点,His 57 再通过其普通碱催化作用,使水分子中的一个 H⁺

经 His 57 传递给 Asp102,激活水分子,水分子的羟基氧亲核攻击酰基 -Ser195 的羰基碳,产生第二个过渡态四面体形中间物。④电荷中继系统再把 H⁺ 由 Asp102 传回 Ser195,促使第二个四面体形中间物裂解,释放出 HOOC—R₂,同时酶分子也恢复原来的构象(图 3-14)。

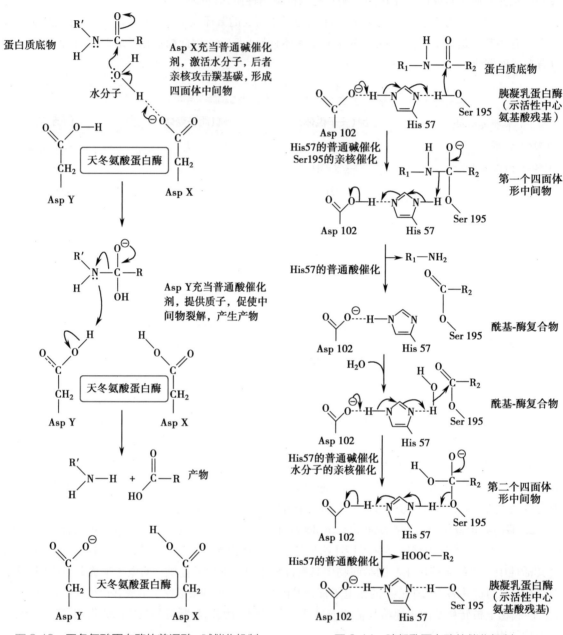

图 3-13　天冬氨酸蛋白酶的普通酸 - 碱催化机制
图中弯箭头表示电子运动方向。

图 3-14　胰凝乳蛋白酶的催化机制
图中弯箭头表示电子运动方向。

第四节　酶促反应动力学

酶促反应动力学(kinetics of enzyme-catalyzed reaction)是研究酶促反应速率以及各种因素对酶促

反应速率影响机制的科学。酶促反应速率可受多种因素的影响,如酶浓度、底物浓度、pH、温度、抑制剂及激活剂等。在研究酶的结构与功能的关系以及探讨酶的作用机制时,需要酶促动力学数据加以说明,在探讨某些药物的作用机制和酶的定量分析等方面,也需要掌握酶促反应动力学的知识。

一、采用酶促反应初速率研究酶促反应动力学

(一)酶活性是酶催化反应能力的大小

研究酶促反应动力学经常涉及酶活性。衡量酶活性的尺度是酶促反应速率。酶促反应速率可用单位时间内底物的减少量或产物的生成量来表示。由于底物的消耗量不易测定,所以实际工作中经常是测定单位时间内产物的生成量。

同一种酶因测定条件和方法的不同,酶活性单位可有不同的标准。1961 年 IUB 酶学委员会规定统一采用国际单位(international unit,IU)表示酶活性。在规定的条件下(如一定的温度、pH 和足够的底物量等),每分钟催化 1μmol 底物转变为产物所需的酶量定义为 1 个国际单位。1979 年酶学委员会又推荐用催量(Katal)来表示酶活性单位。1 催量是指在特定条件下,每秒钟将 1mol 底物转化成产物所需的酶量。1IU=16.67×10^{-9}Kat。在酶的纯化过程中常用比活性(specific activity)来比较酶的纯度。比活性单位是指每 mg 蛋白质所含酶的单位数。比活性越高,表示其纯度也越高。

(二)酶促反应初速率是反应刚刚开始时测得的反应速率

研究酶促反应动力学时,为了防止各种因素对所研究的酶促反应速率的干扰,通常是测定酶促反应初速率(initial velocity)。酶促反应初速率是指反应刚刚开始,各种影响因素尚未发挥作用时的酶促反应速率,即反应时间进程曲线为直线部分时的反应速率(图 3-15)。

测定酶促反应初速率的条件是底物浓度远大于酶浓度,即[S]>>[E]。对于一个典型的酶促反应来说,酶浓度一般在 nmol/L 水平,[S]比[E]高 5~6 个数量级。这样,在反应进行时间不长(如反应开始 60 秒之内)时,底物的消耗很少(<5%),可以忽略不计。此时,随着反应时间的延长,产物量增加,反应速率与酶浓度成正比。

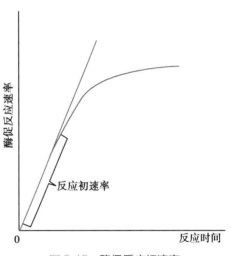

图 3-15 酶促反应初速率

二、底物浓度的变化可影响酶促反应速率

(一)酶促反应速率对底物浓度作图呈矩形双曲线

一个酶促反应中,在酶浓度、pH、温度等条件不变的情况下,酶促反应速率(v)对底物浓度([S])作图呈矩形双曲线(rectangular hyperbola)(图 3-16)。在酶促反应起始阶段,反应速率迅速增高呈直线上升,此时的反应为一级反应,即反应速率与底物浓度成正比(图 3-16 中①段);当底物浓度继续增加,反应体系中酶分子大部分与底物结合时,反应速率的增幅则渐渐变缓,此时的反应为混合级反应(图 3-16 中②段);随着底物浓度再继续增加,所有的酶分子均与底物结合,反应速率不再增加,反应速率达到最大,此时的反应为零级反应,即反应速率与底物浓度的增加无关(图 3-16 中③段)。

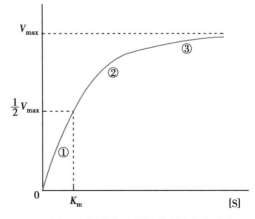

图 3-16 底物浓度对酶促反应速率的影响
①一级反应;②混合级反应;③零级反应。

(二)米氏方程阐释了单底物反应的酶促反应速率与底物浓度的数学关系

1913 年,德国化学家 L. Michaelis 和他的加拿大博士后 M. Menten 在酶 - 底物复合物的基础上,经过大量实验,将 v 对[S]的矩形双曲线加以数学处理,推导出 v 与[S]之间的量化关系,得出单底物时 v 与[S]的数学关系式,即著名的米 - 曼方程式,简称米氏方程(Michaelis equation)。

$$v=\frac{V_{max}[S]}{K_m+[S]}$$

式中 V_{max} 为最大反应速率(maximum velocity),[S]为底物浓度,K_m 为米氏常数(Michaelis constant),v 是不同[S]时的反应速率。

当[S]很低时([S]$\ll K_m$),分母中的[S]可忽略不计,则有 $v=V_{max}[S]/K_m$,即反应速率与底物浓度成正比,呈一级反应;当[S]很高时([S]$\gg K_m$),K_m 可忽略不计,此时 $v\approx V_{max}$,反应速率达最大速率,此时再增加[S],反应速率也不再增加,反应呈零级反应,即曲线的平坦部分。

米氏方程的推导以三个假设为前提:①稳态观念,当酶促反应趋于稳态时 ES 的生成速率与分解速率相等;②在初速率范围内,即底物浓度([S])的消耗不超过 5% 的范围内,酶促反应中[S]大大高于酶的总浓度([Et]),因此[S]的变化在反应过程可忽略不计,同时鉴于反应过程中,不断有一部分 E 与 S 结合生成 ES,故游离酶浓度为总酶浓度[Et]中减去生成 ES 中的酶浓度,即[游离酶]=[Et]-[ES];③在初速率范围内,剩余的底物浓度([S])仍然远大于生成的产物浓度([P]),逆反应可不予考虑。

根据 ES 中间复合物学说:

$$E+S \underset{k_2}{\overset{k_1}{\rightleftharpoons}} ES \overset{k_3}{\longrightarrow} E+P$$

式中 k_1、k_2 和 k_3 分别代表各向反应的速率常数。

根据质量作用定律:

$$ES \text{ 生成速率} =k_1([Et]-[ES])[S] \tag{式 3-1}$$

$$ES \text{ 分解速率} =k_2[ES]+k_3[ES] \tag{式 3-2}$$

当反应处于稳态时,ES 生成速率 =ES 分解速率,即

$$k_1([Et]-[ES])[S]=k_2[ES]+k_3[ES] \tag{式 3-3}$$

经整理得:

$$\frac{([Et]-[ES])[S]}{[ES]}=\frac{k_2+k_3}{k_1} \tag{式 3-4}$$

设 $\frac{k_2+k_3}{k_1}=K_m$,并代入式 3-4,则有:

$$\frac{([Et]-[ES])[S]}{[ES]}=K_m \tag{式 3-5}$$

式中 K_m 为米氏常数。整理后得:

$$[ES]=\frac{[Et][S]}{K_m+[S]} \tag{式 3-6}$$

由于在初速率范围内,反应体系中剩余的底物浓度(>95%)远超过生成的产物浓度。因此,逆反应可不予考虑,整个反应的速率与 ES 的浓度成正比,即 $v=k_3[ES]$,变换的[ES]=v/k_3,将其代入式 3-6 得:

$$v=\frac{k_3[Et][S]}{K_m+[S]} \tag{式 3-7}$$

当[S]很高时,所有的酶均与底物结合形成 ES(即[ES]=[Et]),此时的反应速率达最大反应速

率（V_{max}），即 $V_{max}=k_3[ES]=k_3[Et]$，将其代入式 3-7，即得米氏方程 $v=\dfrac{V_{max}[S]}{K_m+[S]}$。

请阅读数字资源"06 拓展阅读：Menten 的科学精神"。

（三）K_m 与 V_{max} 是重要的酶促反应动力学参数

1. K_m 值等于酶促反应速率为最大反应速率一半时的底物浓度 当 v 等于 V_{max} 的一半时，米氏方程可变换为：

$$\frac{V_{max}}{2}=\frac{V_{max}[S]}{K_m+[S]}$$

经整理得 $K_m=[S]$。

K_m 值是酶的特征性常数，但 K_m 值的大小并非固定不变。K_m 值的大小与酶的结构、底物结构、反应环境的 pH、温度和离子强度有关，而与酶浓度无关。各种酶的 K_m 值多在 $10^{-6}\sim10^{-2}$ mol/L 的范围（表 3-7）。

表 3-7 某些酶对其底物的 K_m

酶	底物	K_m（mol/L）
己糖激酶（脑）	ATP	4×10^{-4}
	D-葡萄糖	5×10^{-5}
	D-果糖	1.5×10^{-3}
碳酸酐酶	HCO_3^-	2.6×10^{-2}
胰凝乳蛋白酶	甘氨酰酪氨酰甘氨酸	1.08×10^{-1}
	N-苯甲酰酪氨酰胺	2.5×10^{-3}
β-半乳糖苷酶	D-乳糖	4.0×10^{-3}
过氧化氢酶	H_2O_2	2.5×10^{-2}

K_m 在一定条件下可表示酶对底物的亲和力，它是单底物反应中 3 个速率常数的综合，即 $K_m=\dfrac{k_2+k_3}{k_1}$。已知 k_3 为限速步骤的速率常数。当 $k_3\ll k_2$ 时，$K_m\approx k_2/k_1$，即相当于 ES 分解为 E+S 的解离常数（dissociation constant，Ks）。此时，K_m 代表酶对底物的亲和力。K_m 越大，表示酶对底物的亲和力越小；K_m 越小，酶对底物的亲和力越大。但是，并非所有的酶促反应都是 $k_3\ll k_2$，有时甚至 $k_3\gg k_2$，这时的 K_m 不能表示酶对底物的亲和力。

2. V_{max} 是酶被底物完全饱和时的反应速率 当所有的酶分子都与底物形成 ES 时（即 $[ES]=[Et]$），反应速率达到最大，即 $V_{max}=k_3[Et]$。在此条件下，单位时间内每个酶分子催化底物转变成产物的分子数称为酶的转换数（turnover number），单位是 s^{-1}。如果 $[Et]$ 已知，便可从 V_{max} 计算酶的转换数。例如，10^{-6} mol/L 的碳酸酐酶溶液在一秒钟内催化生成 0.6mol/L H_2CO_3，则酶的转换数为：

$$k_3=\frac{V_{max}}{[Et]}=\frac{0.6\text{mol/L}\cdot\text{s}}{10^{-6}\text{mol/L}}=6\times10^5/\text{s}$$

k_3 称为酶的转换数。对于生理性底物来说，大多数酶的转换数在 $1\sim10^4$/s 之间（表 3-8）。酶的转换数可用来表示酶的催化效率。

表 3-8　某些酶的转换数

酶	转换数[s⁻¹]*
碳酸酐酶	600 000
过氧化氢酶	80 000
乙酰胆碱酯酶	25 000
磷酸丙糖异构酶	4 400
α- 淀粉酶	300
(肌肉)乳酸脱氢酶	200
胰凝乳蛋白酶	100
醛缩酶	11
溶菌酶	0.5
果糖 -2,6- 二磷酸酶	0.1

* 转换数是在酶被底物饱和的条件下测定的,它受反应体系的温度和 pH 等影响。

(四) 林 - 贝作图法是求取 K_m 和 V_{max} 最常用的方法

从酶促反应速率(v)对底物浓度([S])作图的矩形双曲线上很难准确地求得 K_m 和 V_{max},于是人们将米 - 曼方程式变换成为直线作图法,以方便求得 K_m 和 V_{max}。这些作图法有林 - 贝(Lineweaver-Burk)作图法、海涅斯 - 沃尔弗(Hanes-Wolff)作图法和伊迪 - 霍夫斯蒂(Eadie-Hofstee)作图法,其中以林 - 贝(Lineweaver-Burk)作图法最为常用。

林 - 贝作图法又称双倒数作图法:将米氏方程式的两边同时取倒数,并加以整理,导出一线性方程,即林 - 贝方程:

$$\frac{1}{v} = \frac{K_m}{V_{max}} \cdot \frac{1}{[S]} + \frac{1}{V_{max}}$$

以 $1/v$ 对 $1/[S]$ 作图,便可得一直线(图 3-17)。由此可见,直线在纵轴上截距为 $1/V_{max}$,在横轴截距为 $-1/K_m$。由此直线可较容易和准确地求得 V_{max} 和 K_m。

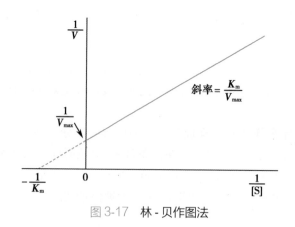

图 3-17　林 - 贝作图法

三、酶浓度的增加能够提高酶促反应速率

当[S]≫[E]时,随着酶浓度的增加,酶促反应速率增大,反应中[S]浓度的消耗量可以忽略不计,此时 v 与[E]呈现正比关系(图 3-18B),但[E]的变化(如[E]₁>[E]₂>[E]₃)对 K_m 没有影响(图 3-18A)。

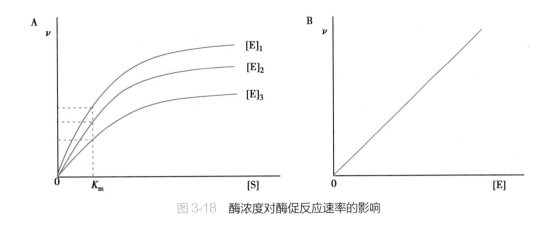

图 3-18 酶浓度对酶促反应速率的影响

四、温度对酶促反应速率的影响具有双重性

温度对酶促反应速率的影响有正反两个方面。一方面,随着酶促反应体系温度的升高,底物分子的热运动加快,增加分子碰撞机会,增加酶促反应速率;另一方面,当温度升高达到一定临界值时,温度的升高可使酶变性,使酶的活性下降。大多数的酶在 60℃时开始变性,80℃时已经完全失活。当酶促反应速率达到最大时,酶促反应体系的温度称为酶的最适温度(optimum temperature)。在酶促反应体系的温度低于最适温度的范围内,温度每升高 10℃反应速率可增加 1.7~2.5 倍。当反应温度高于最适温度时,酶会逐渐变性,反应速率也就逐渐降低。当酶完全变性失活时,便不再催化反应,反应速率下降为零。哺乳动物组织中酶的最适温度多在 35~40℃之间(图 3-19)。

酶的最适温度不是酶的特征性常数,它与反应时间进程有关。酶在短时间内可以耐受较高的温度。

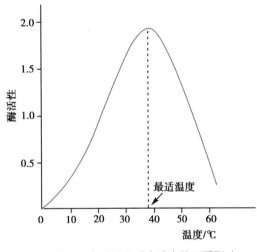

图 3-19 温度对酶促反应速率的双重影响

若缩短反应时间,则酶的最适温度要高些;若延长反应时间,则酶的最适温度要低些。酶在低温下活性较低,随着温度的回升酶活性逐渐恢复。医学上用低温保存酶和菌种等生物制品就是利用酶的这一特性。临床上采用低温麻醉时,机体组织细胞中的酶在低温下活性低下,物质代谢速率减慢,组织细胞耗氧量减少,对缺氧的耐受性升高,对机体具有保护作用。

1969 年,人们从美国黄石国家森林公园火山温泉中分离出一种能在 70~75℃环境中生长的水生嗜热菌(*Thermus aquaticus*)。从该菌的 YT1 株中提取到耐热的 *Taq* DNA 聚合酶,其最适温度为 72℃,95℃时的半寿期为 40min。*Taq* DNA 聚合酶已经作为工具酶广泛应用于分子生物学的热循环 PCR 技术中(见第三十九章)。

五、pH 通过改变酶分子以及底物分子的解离状态影响酶促反应速率

在不同的 pH 条件下,酶分子中可解离的基团呈现不同的解离状态。酶活性中心上的某些必需基团往往是在某一解离状态时,才最容易与底物结合或表现出最大的催化活性。酶活性中心外的一些基团也只有在一定的解离状态下,才能维系酶的正确空间构象。此外,底物和辅因子的解离状态也受

pH 的影响。当酶促反应速率达到最大时,反应体系的 pH 称为酶的最适 pH(optimum pH)(图 3-20)。
人体内酶的最适 pH 在 6.5~8.0 之间。但也有少数酶
例外,如胃蛋白酶的最适 pH 为 1.8,而精氨酸酶的最
适 pH 为 9.8。

　　最适 pH 不是酶的特征性常数,它受底物浓度、缓
冲液种类与浓度以及酶的纯度等因素的影响。溶液
pH 高于或低于最适 pH 时,酶活性降低,远离最适 pH
时还会导致酶变性失活。在测定酶活性时,应选用适
宜的缓冲液以保持酶活性的相对恒定。

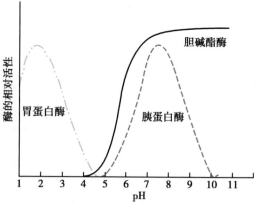

图 3-20　pH 对胃蛋白酶、胆碱酯酶和
胰蛋白酶活性的影响

六、激活剂能提高酶促反应速率

　　使酶由无活性变为有活性或使酶活性增加的物
质称为酶的激活剂(activator)。激活剂大多数为金属
离子如 Mg^{2+}、K^+、Mn^{2+} 等,少数阴离子也有激活作用,如 Cl^- 能增强唾液淀粉酶的活性。许多有机化合
物亦有激活作用,如胆汁酸盐可激活胰脂肪酶。根据激活剂是否为酶活性所必需,将酶的激活剂分为
两种:必需激活剂和非必需激活剂。必需激活剂(essential activator)为酶的活性所必需,若此类激活
剂不存在,则测不到酶的活性。必需激活剂的作用类似于底物,能加速反应但不能被转变成产物。大
多数金属离子属于酶的必需激活剂,如 Mg^{2+} 是己糖激酶的必需激活剂。非必需激活剂(non-essential
activator)不是酶的活性所必需,即使此类激活剂不存在,酶仍有一定的活性。例如,Cl^- 是唾液淀粉酶
的非必需激活剂,即使没有 Cl^- 存在,唾液淀粉酶仍能催化淀粉水解,但 Cl^- 的存在能增加此酶活性,
加速淀粉水解。

七、抑制剂能降低酶促反应速率

　　凡是能够不引起酶蛋白变性但能够降低酶活性的物质称为酶的抑制剂(inhibitor)。抑制剂多
与酶活性中心内、外必需基团相结合,从而抑制酶的活性。除去抑制剂后酶活性得以恢复。根据
抑制剂和酶结合的紧密程度及抑制效果的不同,酶的抑制剂可分为不可逆性抑制剂和可逆性抑
制剂。

(一) 不可逆性抑制剂与酶共价结合

　　不可逆性抑制剂和酶活性中心上的必需基团共价结合,使酶失活。此类抑制剂不能用透析、超滤
等方法予以去除。

　　1. 羟基酶的不可逆性抑制剂　有机磷农药是常用的杀虫剂,如甲拌磷、内吸磷、对硫磷、保棉丰、
氧化乐果、甲基对硫磷、二甲硫吸磷、敌敌畏、敌百虫、乐果、氯硫磷、乙基稻丰散等。这类杀虫剂能专
一地与胆碱酯酶(choline esterase)活性中心上丝氨酸残基的羟基结合,形成无活性的磷酰化胆碱酯
酶。胆碱酯酶的失活,导致乙酰胆碱堆积,引起胆碱能神经兴奋,患者可出现恶心、呕吐、多汗、肌肉震
颤、瞳孔缩小、惊厥等一系列症状。

有机磷化合物　　羟基酶　　　　　　　　　磷酰化酶
R_1:烷基、羟胺基等;R_2:烷基、羟胺基、氨基等;X:卤基、烷氧基、酚氧基等

解除有机磷农药中毒,可给予乙酰胆碱拮抗剂阿托品和胆碱酯酶复活剂解磷定(pyridine aldoxime methyliodide,PAM)。

解磷定　　　磷酰化酶　　　　　　　　磷酰化解磷定　　　游离的羟基酶

请阅读数字资源"07 案例分析:有机磷农药中毒"。

2. 巯基酶的不可逆性抑制剂　低浓度的重金属离子(Hg^{2+}、Ag^+、Pb^{2+} 等)及 As^{3+} 等可与巯基酶分子中的巯基结合使酶失活。例如,路易士气(一种化学毒气)能不可逆地抑制体内巯基酶的活性,从而引起神经系统、皮肤、黏膜、毛细血管等病变和代谢功能紊乱。二巯基丙醇(British anti-lewisite,BAL)可以解除这类抑制剂对巯基酶的抑制。

路易斯气　　　　巯基酶　　　　　　失活的酶　　　　酸

失活的酶　　　　BAL　　　　巯基酶　　　BAL与砷化物的复合物

3. 酶的自杀性不可逆性抑制剂　自杀性抑制剂(suicide inhibitors)是一种特殊类型的不可逆抑制剂。这种抑制剂具有天然底物的类似结构,能与酶活性中心结合发生类似底物的变化,转变为反应性极强的底物,作用于酶活性部位的必需基团,发生不可逆共价结合而抑制酶活性。有人将这种抑制剂称为自杀性底物(suicide substrate)。例如,单胺氧化酶的辅基 FAD 使 N,N- 二甲基丙炔酰胺(N, N-dimethylpropargylamine)氧化,后者被氧化后不能生成氧化产物,而是对 FAD 进行烷基化修饰,生成稳定的烷基化 FAD,酶的活性受到不可逆抑制。

这种抑制剂特异地针对某一种酶,而且在与该酶活性中心结合之前,像正常底物一样代谢。根据这一机制设计的药物,其作用特异性强,副反应极少,在现代新药设计研究上占有重要地位。例如,抗癌药物 5- 氟尿嘧啶(5-FU)就是一种酶的自杀底物,它在体内经核苷酸的补救合成等途径转变为脱氧尿苷酸(dUMP)的类似物氟脱氧尿苷酸(FdUMP),然后 FdUMP 与胸苷酸合酶的巯基和 N^5,N^{10}—CH_3—FH_4 共价结合形成终端复合物,抑制胸苷酸合酶的活性,阻断 dTMP 的生成。

(二) 可逆性抑制剂与酶或与酶 - 底物复合物非共价结合

可逆性抑制剂通过与酶或酶 - 底物复合物非共价结合,使酶活性降低或消失。采用透析、超滤或稀释等物理方法可将抑制剂除去,使酶的活性恢复。可逆性抑制剂存在时的酶促反应仍遵守米氏方程。根据可逆性抑制剂作用的机制,可分为竞争性抑制剂、非竞争性抑制剂和反竞争性抑制剂。

1. 竞争性抑制剂　竞争性抑制剂在结构上与酶的底物相似,可与底物竞争结合酶的活性中心,从而阻碍酶与底物结合成酶 - 底物复合物,这种抑制作用称为竞争性抑制作用(competitive inhibition)。竞争性抑制的反应过程可表示如下:

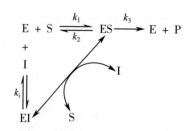

反应式中 k_i 为 EI 的解离常数,又称抑制常数。抑制剂与酶形成二元复合物 EI,增加底物浓度可使 EI 转变为 ES。

竞争性抑制剂对酶的抑制程度取决于底物与抑制剂的相对浓度及它们与酶的亲和力。如果在反应体系中增加底物浓度,可降低甚至解除抑制剂的抑制作用。例如,琥珀酸脱氢酶催化琥珀酸脱氢生成延胡索酸,如在该反应中加入与琥珀酸结构相似的丙二酸或戊二酸,则可使酶活性降低。而且,丙二酸或戊二酸与酶的亲和力明显大于琥珀酸与酶的亲和力。当丙二酸与琥珀酸的浓度比为 1∶50 时,酶活性便被抑制 50%。若增加琥珀酸浓度,此抑制作用可被削弱。

按照米氏方程的推导方法,竞争性抑制剂存在时的米氏方程为:

$$v = \frac{V_{\max}[\text{S}]}{K_{\text{m}}\left(1 + \dfrac{[\text{I}]}{k_i}\right) + [\text{S}]}$$

将上述方程两边同时取倒数,则得其双倒数方程为:

$$\frac{1}{v} = \frac{K_{\text{m}}}{V_{\max}}\left(1 + \frac{[\text{I}]}{k_i}\right)\frac{1}{[\text{S}]} + \frac{1}{V_{\max}}$$

以 $1/v$ 对 $1/[\text{S}]$ 作图可发现竞争性抑制剂存在时的动力学特点(图 3-21):①随着抑制剂浓度的增加,直线的斜率加大,直线在纵轴上的截距不变,即当〔S〕足够高时,竞争性抑制剂对酶的竞争作用可被抵消,v 仍可达到最大反应速率 $V_{\max}$;②直线在横轴上的截距变小,说明竞争性抑制剂存在时的表观 K_{m} 值,即 $K_{\text{m}}\left(1 + \dfrac{[\text{I}]}{k_i}\right)$,大于无抑制剂时的 K_{m} 值,而且随着抑制剂浓度的增加,表观 K_{m} 值进一步加大。

磺胺类药物的抑菌作用是竞争性抑制的典型例子。人体和细菌的 DNA 合成都需要叶酸的参与。人体可以直接利用食物中的叶酸,但是细菌不能。细菌需要利用鸟苷三磷酸(GTP)从头合成四氢叶酸(FH_4)(图 3-22),其中 6-羟甲基-7,8-二氢蝶呤焦磷酸和对氨基苯甲酸反应生成 7,8-二氢蝶酸的反应过程是由二氢蝶酸合酶(dihydropteroate synthase)来催化。磺胺类药物与对氨基苯甲酸的化学结构非常相似,可以竞争性地与二氢蝶酸合酶结合,抑制 FH_2 合成以及后续的 FH_4 合成,干扰一碳单位代谢,进而干扰核酸合成,使细菌的生长受到抑制。因此,根据竞争性抑制的特点,临床上服用磺胺类药物治疗细菌感染时必须保持血液中足够高的药物浓度,以发挥其有效的抑菌作用。由于人类可直接利用食物中的叶酸,故人体内核酸的合成不受磺胺类药物的干扰。

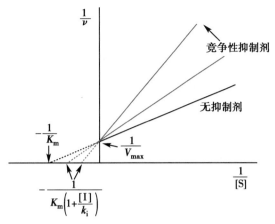

图 3-21　竞争性抑制作用双倒数作图

鸟苷三磷酸(GTP)

图 3-22　磺胺类药物抑菌的作用机制

　　2. **非竞争性抑制剂**　这类抑制剂是与酶活性中心外的必需基团相结合,对酶与底物的结合没有影响。非竞争性抑制剂既可与游离的酶结合,也可与 ES 结合,形成抑制剂 - 酶 - 底物复合物(IES),但 IES 不能进一步释放出产物。这种抑制作用称为非竞争性抑制作用(non-competitive inhibition)。非竞争性抑制剂与底物没有结构上的相似性,但非竞争性抑制剂的结合可使酶的构象发生改变,导致酶的催化作用受到阻碍。

$$E + S \underset{k_2}{\overset{k_1}{\rightleftharpoons}} ES \xrightarrow{k_3} E + P$$

非竞争性抑制剂存在时的米氏方程和其双倒数方程分别为:

$$v = \frac{V_{max}[S]}{(K_m + [S])\left(1 + \dfrac{[I]}{k_i}\right)}$$

$$\frac{1}{v} = \frac{K_m}{V_{max}}\left(1 + \frac{[I]}{k_i}\right)\frac{1}{[S]} + \frac{1}{V_{max}}\left(1 + \frac{[I]}{k_i}\right)$$

以 $1/v$ 对 $1/[S]$ 作图可知非竞争性抑制剂存在时的动力学特点(图 3-23),①直线在横轴上的截距不变,即 K_m 值不变,即非竞争性抑制剂不影响酶与底物的亲和力;②直线在纵轴上的截距增大,即最大反应速率 V_{max} 下降,而且随着抑制剂浓度的加大,V_{max} 下降更加明显。

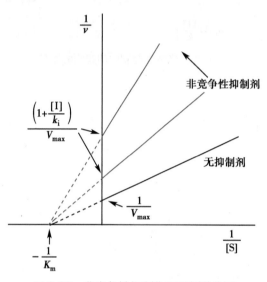

图 3-23   非竞争性抑制作用双倒数作图

3. 反竞争性抑制剂   与非竞争性抑制剂一样,此类抑制剂也是与酶活性中心外的必需基团结合,这种结合也是使得酶的构象发生改变,致使酶没有催化活性。不同的是,反竞争性抑制剂仅与 ES 结合形成 IES,使 ES 量下降。这种抑制作用称为反竞争性抑制作用(uncompetitive inhibition)。

$$\text{E} + [\text{S}] \underset{k_2}{\overset{k_1}{\rightleftharpoons}} \text{ES} \xrightarrow{k_3} \text{E} + \text{P}$$
$$+$$
$$\text{I}$$
$$k_i \big\updownarrow$$
$$\text{IES}$$

反竞争性抑制剂存在时的米氏方程和双倒数方程分别为:

$$v = \frac{V_{max}[S]}{K_m + \left(1 + \dfrac{[I]}{k_i}\right)[S]}$$

$$\frac{1}{v} = \frac{K_m}{V_{max}} \cdot \frac{1}{[S]} + \frac{1}{V_{max}}\left(1 + \frac{[I]}{k_i}\right)$$

以 $1/v$ 对 $1/[S]$ 作图可知反竞争性抑制剂存在时的动力学特点是(图 3-24):①直线的斜率不变,但在纵轴上的截距增大,即最大反应速率 V_{max} 降低,而且随着抑制剂浓度的增加,V_{max} 进一步降低,这是由于一部分 ES 与 I 结合,生成不能转变为产物的 IES 的缘故;②直线在横轴上的截距增大,即表观 K_m 值降低,而且随着抑制剂浓度的增加而进一步降低,这是由于反竞争性抑制剂与 ES 的结合,使 ES 量下降,从而增加酶与底物的亲和力。

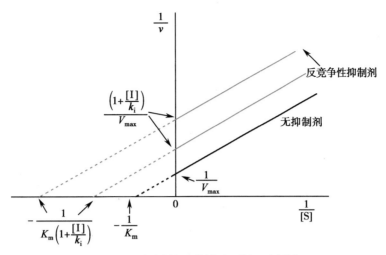

图 3-24　反竞争性抑制剂存在时的双倒数作图

现将三种可逆性抑制作用的特点比较列于表 3-9。

表 3-9　三种可逆性抑制作用的比较

作用特点	无抑制剂	竞争性抑制剂	非竞争性抑制剂	反竞争性抑制剂
I 的结合部位		E	E、ES	ES
动力学特点				
表观 K_m	K_m	增大	不变	减小
V_{max}	V_{max}	不变	降低	降低
双倒数作图				
横轴截距	$-1/K_m$	增大	不变	减小
纵轴截距	$1/V_{max}$	不变	增大	增大
斜率	K_m/V_{max}	增大	增大	不变

第五节　酶 的 调 节

细胞内的物质代谢过程是由多个有序的、依次衔接的酶促反应所组成。细胞会根据内外环境的变化及时调整某些代谢途径的总反应速率，以维持内环境的相对稳定。一个代谢途径的总反应速率是由催化该途径限速反应的调节酶（regulatory enzyme）或称关键酶（key enzyme）活性的高低和酶含量的多少来决定的。机体通过精细调节这些调节酶的活性和含量实现调控代谢途径反应速率。

一、酶活性的调节属于快速调节

细胞对现有酶活性的快速调节包括酶的别构调节和酶促化学修饰调节。

（一）酶的别构调节可分为别构激活和别构抑制

体内一些代谢物可与某些酶的活性中心外的某个部位非共价可逆结合，引起酶的构象改变，从而改变酶的活性，酶的这种调节方式叫做酶的别构调节（allosteric regulation）。引起酶产生别构效应的物质称为别构效应剂（allosteric effector）。别构效应剂可以是一个代谢途径的终产物、中间产物、酶的底物或其他代谢物。受别构效应剂调节的酶称为别构酶（allosteric enzyme），酶分子中与别构效应剂结合的部位称为别构部位（allosteric site）或调节部位（regulatory site）。有些酶的调节部位与催化部位存在于同一亚基；有的则分别存在于不同的亚基，从而有催化亚基和调节亚基之分。根据别构效应剂对别构酶的调节效果，有别构激活剂（allosteric activator）和别构抑制剂（allosteric inhibitor）两种情况。大多数别构酶既有别构激活剂，也有别构抑制剂。例如，磷酸果糖激酶-1 是糖酵解过程的限速酶，它受果糖二磷酸的别构激活，但受柠檬酸的别构抑制。

别构酶分子中常含有多个（偶数）亚基，因此别构酶存在协同效应，包括正协同效应和负协同效应。如果效应剂与酶的一个亚基结合后，此亚基的别构效应使相邻亚基也发生别构，并增加对此效应剂的亲和力，则此协同效应称为正协同效应。反之，则称为负协同效应。如果效应剂是底物本身，则正协同效应的底物浓度-反应速率曲线为 S 形曲线（图 3-25）。

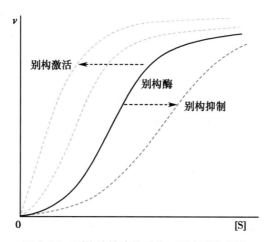

图 3-25　别构酶的底物浓度-反应速率曲线
别构激活剂使别构酶的 S 形曲线左移，
别构抑制剂使 S 形曲线右移。

（二）酶的化学修饰调节可引起级联放大效应

酶蛋白肽链上的一些侧链基团可在其他酶的催化下，与某些化学基团共价结合，同时又可在另一种酶的催化下，去掉已经结合的化学基团，从而影响酶的活性。酶活性的这种调节方式称为酶的共价修饰（covalent modification）或称酶的化学修饰（chemical modification）调节。在化学修饰过程中，酶在无活性（或低活性）和有活性（或高活性）两种形式之间互变。酶的共价修饰有多种形式，其中最常见的形式是酶蛋白的磷酸化与去磷酸化。酶蛋白的磷酸化是在蛋白激酶的催化下，来自 ATP 的 γ-磷酸基共价地结合在酶蛋白的 Ser、Thr 或 Tyr 残基的侧链羟基上。反之，磷酸化的酶蛋白在磷蛋白磷酸酶（亦称蛋白磷酸酶）催化下，磷酸酯键被水解而脱去磷酸基（图 3-26）。

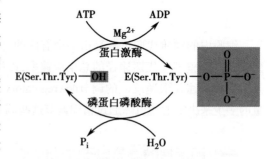

图 3-26　酶活性的磷酸化与去磷酸化调节

　　在一个连锁反应中，一种酶被磷酸化或去磷酸化激活后，下游的其他酶可以依次地被其上游的酶共价修饰而激活，引起原始信号的放大，这种多步共价修饰的连锁反应称为级联反应（cascade reaction）。级联反应的主要作用是产生快速、高效的放大效应，在通过信号转导调节物质代谢的过程中起着十分重要的作用。例如，肾上腺素对血糖浓度的调节，最终可使信号放大 10^8 倍（图 3-27）。

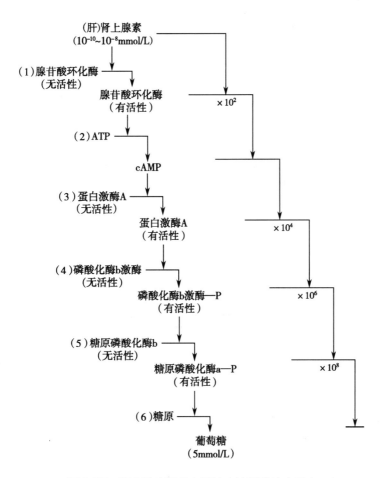

图 3-27　肾上腺素调节血糖浓度的级联放大反应

二、酶原需激活后才具有催化活性

　　有些酶在细胞内合成或初分泌、或在其发挥催化功能前仅以无活性前体形式存在，必须在一定条件下，这些酶的前体水解开一个或几个特定的肽键，致使构象发生改变而表现出酶的活性。这种无活性的酶的前体称作酶原（zymogen，proenzyme）。酶原向酶的转变过程称为酶原的激活。酶原的激活大多是经过蛋白酶的水解作用，去除一个或几个肽段后，导致分子构象改变，从而表现出酶的活性。酶原激活的实质是酶的活性中心形成或暴露的过程。例如，胰蛋白酶原进入小肠后，在 Ca^{2+} 存在下受肠激酶的作用，第 6 位赖氨酸残基与第 7 位异亮氨酸残基之间的肽键断裂，释放出一个六肽，分子构象发生改变，形成酶的活性中心，从而成为有催化活性的胰蛋白酶（图 3-28）。

　　此外，胃蛋白酶原、胰凝乳蛋白酶原、弹性蛋白酶原及羧肽酶原等都需要这样的激活过程才能显现出消化蛋白质的活性（表 3-10）。

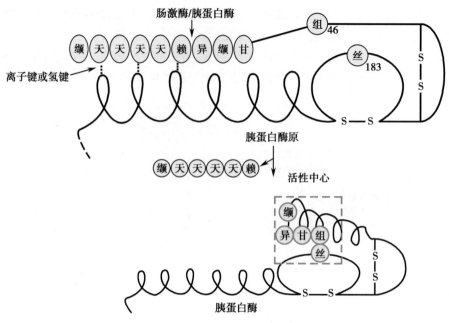

图 3-28   胰蛋白酶原的激活

表 3-10   某些酶原的激活需水解掉一个或几个肽段

酶原	激活因素	激活需切除的肽段	激活部位
胃蛋白酶原 A	H⁺ 或胃蛋白酶	*N 端 41~47 肽	胃腔
胰凝乳蛋白酶原	**胰蛋白酶和 π- 胰凝乳蛋白酶	两个二肽（Ser14-Arg15 和 Thr147-Asn148）	小肠腔
弹性蛋白酶原	胰蛋白酶	N 端的一个短肽	小肠腔
羧肽酶原 B	胰蛋白酶	N 端 95 肽	小肠腔

* 不同生物的胃蛋白酶原 A 激活时，需切除的肽链长短不同。人胃蛋白酶原 A3 激活时需切出一个 47 肽。

** 胰蛋白酶水解胰凝乳蛋白酶原的位点是 Arg15-Ile16 之间的肽键，形成 π- 胰凝乳蛋白酶，后者再自身裂解产生 1~13、16~146 和 149~245 三个肽段，它们再通过二硫键连接起来形成 α- 胰凝乳蛋白酶。

　　酶原的存在和酶原的激活具有重要的生理意义。消化道蛋白酶以酶原形式存在可避免胰腺的自身消化和细胞外基质蛋白遭受蛋白酶的水解破坏，同时还能保证酶蛋白只在特定环境和部位发挥其催化作用。生理情况下，血管内的凝血因子不被激活，不发生血液凝固，可保证血流畅通运行。一旦血管破损，一系列凝血因子被激活，使凝血酶原活化生成凝血酶，后者催化纤维蛋白原转变成纤维蛋白，产生血凝块以阻止大量失血，对机体起保护作用。

三、酶含量的调节属于缓慢调节

　　酶是机体的组成成分，各种酶都处于不断合成与降解的动态平衡过程中。因此，除改变酶的活性外，细胞也可通过改变酶蛋白合成与分解的速率来调节酶的含量。酶量的调节可控制酶的总活性，进而影响酶促反应速率。

　　（一）酶蛋白的合成可被诱导或阻遏

　　某些底物、产物、激素、生长因子及某些药物等可以在转录水平上影响酶蛋白的生物合成。一般在转录水平上能促进酶合成的物质称为诱导物（inducer），诱导物诱发酶蛋白合成的作用称为诱导作用（induction）。反之，在转录水平上能减少酶蛋白合成的物质称为辅阻遏物（co-repressor），辅阻遏物与无活性的阻遏蛋白结合而影响基因的转录,这种作用称为阻遏作用(repression)。酶基因被诱导表达后,尚需经过转录水平和翻译水平的加工修饰等过程,所以从诱导酶的合成到其发挥效应,一般需要几小时以上方可见效。但是,一旦酶被诱导合成后,即使去除诱导因素,酶的活性仍然持续存在,直到该酶被降解或抑制。因此,与酶活性的调节相比,酶合成的诱导与阻遏是一种缓慢而长效的调节。例如,胰岛素可诱导合成 HMG-CoA 还原酶,促进体内胆固醇合成,而胆固醇则阻遏 HMG-CoA 还原酶的合成;糖皮质激素可诱导磷酸烯醇式丙酮酸羧激酶的合成,促进糖异生;镇静催眠类药物苯巴妥可诱导肝微粒体单加氧酶合成。

(二) 酶的降解与一般蛋白质降解途径相同

细胞内各种酶的半寿期相差很大。例如,鸟氨酸脱羧酶的半寿期很短,仅 30min,而乳酸脱氢酶的半寿期可长达 130h。组织蛋白的降解途径有:①组织蛋白降解的溶酶体途径(非 ATP 依赖性蛋白质降解途径),由溶酶体内的组织蛋白酶非选择性催化分解一些膜结合蛋白、长半寿期蛋白和细胞外的蛋白;②组织蛋白降解的胞液途径(ATP 依赖性泛素介导的蛋白降解途径,见第十四章),主要降解异常和受损的蛋白质,以及几乎所有短半寿期的蛋白质。

请阅读数字资源"08 拓展阅读:酶与医学"。

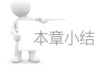

本章小结

酶是活细胞合成的、对其底物具有高度催化效率和高度特异性的蛋白质。单纯酶是仅由氨基酸残基组成的蛋白质。缀合酶由酶蛋白和辅因子构成,酶蛋白主要决定反应的特异性和催化机制,辅因子决定反应的类型。

酶的活性中心是每分子中与底物结合并催化底物转化为产物的部位。酶促反应具有高效性、高度特异性、可调节性和不稳定的特点。同工酶是指催化的化学反应相同,但酶分子的结构、理化性质乃至免疫学性质不同的一组酶。

根据酶催化反应的类型,将酶分为七大类:氧化还原酶类、转移酶类、水解酶类、裂解酶类、异构酶类、连接酶类和易位酶类。

酶与底物结合发生相互诱导契合。酶与底物以弱化学键相互作用形成过渡态,并释放结合能,这是酶降低反应活化能的主要能量来源。酶的催化机制包括邻近效应、定向排列、表面效应、普通酸 - 碱催化和共价催化。

影响酶促反应速率的因素有底物浓度、酶浓度、温度、pH、抑制剂和激活剂等。单底物时,酶促反应速率与底物浓度的关系可用米氏方程式来定量解释。米氏常数 K_m 等于反应速率为最大反应速率一半时的底物浓度,是酶的特征性常数。酶促反应速率与酶浓度成正比。温度对酶促反应速率有双重影响。pH 通过影响酶分子和底物分子的解离状态影响没出反应速率。酶的抑制作用包括不可逆抑制和可逆抑制。不可逆抑制剂与酶活性中心的必需基团共价结合。可逆性抑制中,竞争性抑制剂与底物竞争结合酶的活性中心,表现为 K_m 增大、V_{max} 不变;非竞争性抑制剂可与游离酶或酶 - 底物复合物结合,表现为 V_{max} 下降,表观 K_m 不变;反竞争性抑制剂仅与酶 - 底物复合物结合,表现出 V_{max} 和 K_m 均降低。

酶活性的调节包括酶的别构调节和酶的化学修饰调节。酶是蛋白质,酶合成的诱导或阻遏及酶的降解能调节酶的含量。酶原是不具有催化活性的酶的前体,酶原需经激活后才表现出催化活性。

酶与疾病的发生密切相关,酶可用于疾病的诊断和预后判定,酶可作为药物或作为药物作用的靶点治疗疾病。

思考题

1. 你能用什么办法来证明酶的化学本质是蛋白质?

2. 在测定某一酶活性时,应当注意控制哪些条件?

3. 欲使一个酶促反应的速率(v)达到最大反应速率(V_{max})的80%,则[S]与K_m的关系如何?

4. 温度如何对酶促反应速率有双重影响?

5. 当某种酶制剂中混有抑制剂时,怎样来鉴别这是可逆性抑制剂还是不可逆性抑制剂? 假如混有的是可逆性抑制剂,你怎样来证明?

(田余祥)

第四章
核苷酸与核酸

核酸（nucleic acid）是以核苷酸为基本组成单位的生物大分子，具有复杂的结构和重要的生物学功能。核酸可以分为脱氧核糖核酸（deoxyribonucleic acid，DNA）和核糖核酸（ribonucleic acid，RNA）两类。DNA 存在于细胞核和线粒体内，携带遗传信息，并通过复制的方式将遗传信息进行传代。细胞以及生物个体的基本性状是由这种遗传信息决定的。一般而言，RNA 是 DNA 的转录产物，参与遗传信息的复制和表达。RNA 存在于细胞质、细胞核和线粒体内。在有些生物体中，RNA 也可以作为遗传信息的载体。

第一节　核酸的化学组成以及一级结构

核酸在核酸酶作用下水解成核苷酸（nucleotide），而核苷酸完全水解后可以释放出等摩尔的碱基、戊糖和磷酸。这表明构成核酸的基本组分之间具有一定的比例关系。DNA 的基本组成单位是脱氧核糖核苷酸（deoxyribonucleotide），而 RNA 的基本组成单位是核糖核苷酸（ribonucleotide）。

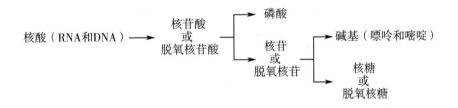

一、核苷酸和脱氧核苷酸是构成核酸的基本组成单位

碱基（base）是构成核苷酸的基本组分之一。碱基是含氮的杂环化合物，可以分为嘌呤（purine）和嘧啶（pyrimidine）两类（图 4-1）。常见的嘌呤包括腺嘌呤（adenine，A）和鸟嘌呤（guanine，G），常见的嘧啶包括尿嘧啶（uracil，U）、胸腺嘧啶（thymine，T）和胞嘧啶（cytosine，C）。A、G、C 和 T 是构成 DNA 的碱基，A、G、C 和 U 是构成 RNA 的碱基。碱基的各个原子分别加以编号以便于区分。受到所处环境 pH 的影响，这些碱基的酮基和氨基可以形成酮 - 烯醇（keto-enol）互变异构体或氨基 - 亚氨基（amino-imino）互变异构体，这为碱基之间以及碱基与其他化学功能团之间形成氢键提供了结构基础（图 4-2）。

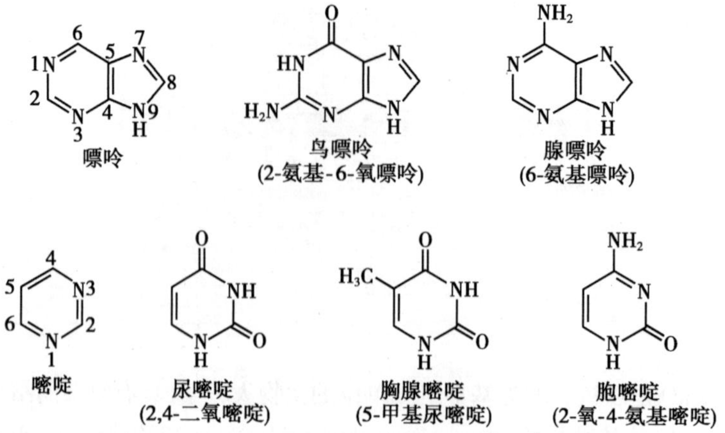

嘌呤

鸟嘌呤
(2-氨基-6-氧嘌呤)

腺嘌呤
(6-氨基嘌呤)

嘧啶

尿嘧啶
(2,4-二氧嘧啶)

胸腺嘧啶
(5-甲基尿嘧啶)

胞嘧啶
(2-氧-4-氨基嘧啶)

图 4-1　构成核苷酸的嘌呤和嘧啶的化学结构式

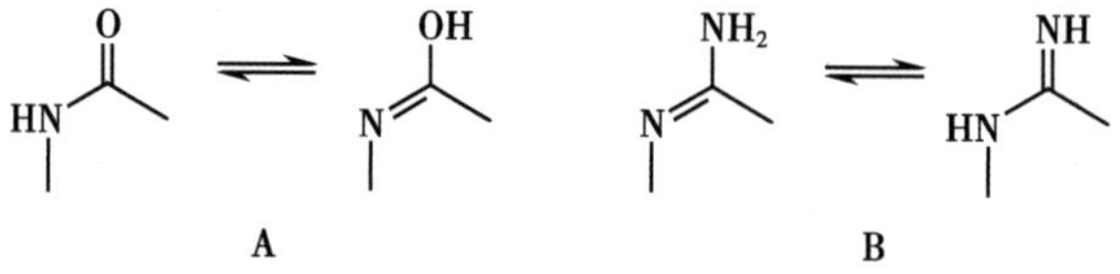

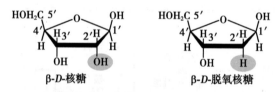

图 4-2　碱基的互变异构式
A. 酮 - 烯醇互变异构体；B. 氨基 - 亚氨基互变异构体。

核糖（ribose）是构成核苷酸的另一个基本组分。为了有别于碱基的原子，核糖的碳原子编号为 C-1′、C-2′、…C-5′（图 4-3）。核糖有 β-D- 核糖（ribose）和 β-D-2′- 脱氧核糖（deoxyribose）之分。两者的差别仅在于 C-2′ 原子所连接的基团，前者是羟基，后者是氢原子。核糖存在于 RNA 中，而脱氧核糖存在于 DNA 中。脱氧核糖的化学稳定性优于核糖，大自然选择 DNA 作为遗传信息的载体。

β-D-核糖　　　　β-D-脱氧核糖

图 4-3　构成核苷酸的核糖和脱氧核糖的化学结构式

碱基和核糖或脱氧核糖之间的缩合反应生成核苷（nucleoside）或脱氧核苷（deoxynucleoside）。核糖或脱氧核糖的 C-1′ 原子和嘌呤的 N-9 原子或者嘧啶的 N-1 原子通过缩合反应形成了 β-N- 糖苷键（β-N-glycosidic bond）。在天然条件下，由于空间位阻效应，核糖或脱氧核糖和碱基处在反式构象（*trans* conformation）（图 4-4）。

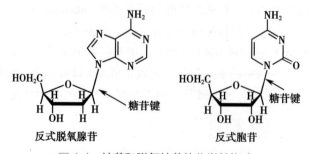

糖苷键

糖苷键

反式脱氧腺苷　　　　　　反式胞苷

图 4-4　核苷和脱氧核苷的化学结构式

核苷或脱氧核苷 C-5′ 原子上的羟基可以与磷酸基团反应,脱水后形成一个磷脂键,生成核苷酸(nucleotide)或脱氧核苷酸(deoxynucleotide)。根据连接的磷酸基团的数目不同,核苷酸可分为核苷一磷酸(nucleoside 5′-monophosphate,NMP)、核苷二磷酸(nucleoside 5′-diphosphate,NDP)和核苷三磷酸(nucleoside 5′-triphosphate,NTP)。核苷三磷酸的三个磷原子分别命名为 α、β 和 γ- 磷原子以示区别(图 4-5)。构成核酸的碱基、核苷以及核苷酸的中英文名称见表 4-1。表中核苷和核苷酸名称均采用缩写,如腺苷代表腺嘌呤核苷。

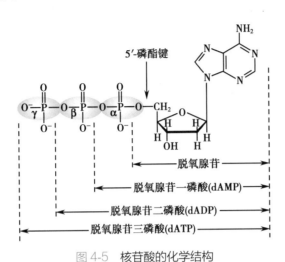

图 4-5 核苷酸的化学结构

表 4-1A 构成 RNA 的碱基、核苷以及核苷一磷酸的名称和符号

碱基(base)	核苷(nucleoside)	核苷酸(nucleoside monophosphate,NMP)
腺嘌呤(adenine,A)	腺苷(adenosine)	腺苷一磷酸 (adenosine monophosphate,AMP)
鸟嘌呤(guanine,G)	鸟苷(guanosine)	鸟苷一磷酸 (guanosine monophosphate,GMP)
胞嘧啶(cytosine,C)	胞苷(cytidine)	胞苷一磷酸 (cytidine monophosphate,CMP)
尿嘧啶(uracil,U)	尿苷(uridine)	尿苷一磷酸 (uridine monophosphate,UMP)

表 4-1B 构成 DNA 的碱基、脱氧核苷以及脱氧核苷一磷酸的名称和符号

碱基(base)	脱氧核苷(deoxynucleoside)	脱氧核苷酸(deoxynucleoside monophosphate,dNMP)
腺嘌呤(adenine,A)	脱氧腺苷(deoxyadenosine)	脱氧腺苷一磷酸 (deoxyadenosine monophosphate,dAMP)
鸟嘌呤(guanine,G)	脱氧鸟苷(deoxyguanosine)	脱氧鸟苷一磷酸 (deoxyguanosine monophosphate,dGMP)
胞嘧啶(cytosine,C)	脱氧胞苷(deoxycytidine)	脱氧胞苷一磷酸 (deoxycytidine monophosphate,dCMP)
胸腺嘧啶(thymine,T)	脱氧胸苷(deoxythymidine 或 thymidine)	脱氧胸苷一磷酸 (deoxythymidine monophosphate,dTMP)

*AMP 的英文名称还有:adenylate 或 adenylatic acid,其他核苷酸和脱氧核苷酸亦有类似的英文名称。

在生物体内,核苷酸还会以其他衍生物的形式参与各种物质代谢的调控和多种蛋白质功能的调节。首先,核苷酸是细胞内化学能的载体。核苷三磷酸的 α- 磷原子和 β- 磷原子之间、β- 磷原子和 γ- 磷原子之间是通过酸酐键连接的。在标准条件下,酸酐键水解所释放的能量可达 30kJ/mol,比酯键水解所释放的能量高出一倍还多。因此,核苷二磷酸和核苷三磷酸均属于高能有机磷酸化合物。细胞活动所需的化学能主要来自核苷三磷酸,其中 ATP 是最重要的能量载体。其次,ATP 和 GTP 可以环化形成环腺苷酸(cyclic AMP,cAMP)和环鸟苷酸(cyclic GMP,cGMP),它们都是细胞信号转导过程中的第二信使,具有调控基因表达的作用。此外,细胞内一些参与物质代谢的蛋白酶分子的辅酶结构中都含有腺苷酸,如辅酶 I(烟酰胺腺嘌呤二核苷酸,nicotinamide adenine dinucleotide,NAD⁺)、辅酶 II(烟酰胺腺嘌呤二核苷酸磷酸,nicotinamide adenine dinucleotide phosphate,NADP⁺)、黄素腺嘌呤二核苷酸(flavin adenine dinucleotide,FAD)及辅酶 A(coenzyme A,CoA)等,它们是生物氧化体系的重要成分,在传递质子或电子的过程中具有重要的作用。最后,碱基衍生物以及核苷酸衍生物还具有临床药用价值,例如 6- 巯基嘌呤(6-mercaptopurine,6-MP)、阿糖胞苷(cytosine arabinoside,araC)和 5- 氟尿嘧啶(5-fluorouracil,5-FU)可以通过干扰肿瘤细胞的核苷酸代谢、抑制核酸合成的途径来发挥抗肿瘤的作用。

二、DNA 是脱氧核糖核苷酸组成的线性大分子

DNA 是由多个脱氧核糖核苷酸通过 3′,5′- 磷酸二酯键(phosphodiester bond)共价连接在一起形成的多聚脱氧核糖核苷酸(polydeoxyribonucleotides)的线性大分子,即 DNA 链。这些 DNA 链的一端是 C-3′ 原子上的羟基,另一端是连接在 C-5′ 原子上的磷酸基团,它们分别称为 3′ 端和 5′ 端。DNA 一端的 3′- 羟基可以与另一个游离的脱氧核苷三磷酸的 α- 磷酸基团缩合,生成一个新的 3′,5′- 磷酸二酯键,将原来的 DNA 链增加了一个脱氧核糖核苷酸的长度。这个延长的 DNA 链的 3′ 端仍然保留着一个羟基,可以继续与另外一个游离的脱氧核苷三磷酸的 α- 磷酸基团反应,将 DNA 链再延长了一个脱氧核糖核苷酸。这样的反应可以反复进行下去生成一条 DNA 链(图 4-6)。这条多聚脱氧核苷酸链只能从它的 3′ 端得以延长,由此,DNA 链有了 5′→3′ 的方向性。

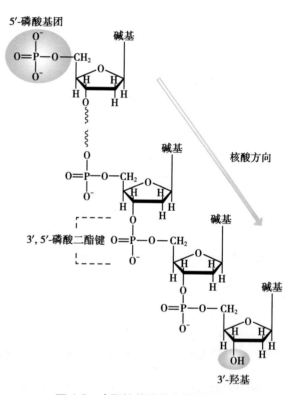

图 4-6   多聚核苷酸的化学结构式

三、RNA 是核糖核苷酸组成的线性大分子

与 DNA 相似,RNA 也是多个核苷酸分子通过 3′,5′- 磷酸二酯键连接形成的线性大分子,并且也具有 5′→3′ 的方向性。虽然核糖核酸的 C-2′ 原子也有一个羟基,但是 RNA 分子上的磷酸二酯键一般只能在 C-3′ 的羟基和 C-5′ 的磷酸基团间形成。它与 DNA 的差别仅在于:① RNA 的戊糖环是核糖而不是脱氧核糖;② RNA 的嘧啶是胞嘧啶和尿嘧啶,没有胸腺嘧啶(除 tRNA 外),所以通常说,构成 RNA 的四种基本核苷酸是 AMP、GMP、CMP 和 UMP。

四、核酸的一级结构是核苷酸的排列顺序

基于 DNA 链和 RNA 链的方向性，人们把 DNA 链的脱氧核苷酸和 RNA 链的核苷酸从 5′ 端至 3′ 端的排列顺序（nucleotide sequence）定义为核酸的一级结构（primary structure）。由于核苷酸之间的差异仅在于碱基的不同，因此核酸的一级结构也就是它的碱基序列（base sequence）（图 4-7）。

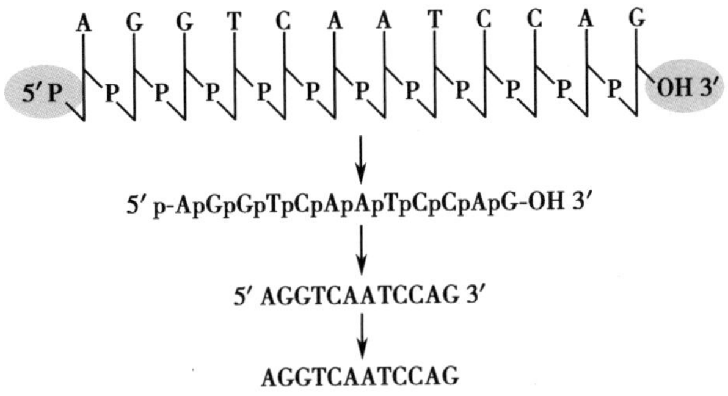
A G G T C A A T C C A G
5′ P P P P P P P P P P P P OH 3′
5′ p-ApGpGpTpCpApApTpCpCpApG-OH 3′
5′ AGGTCAATCCAG 3′
AGGTCAATCCAG

图 4-7　核酸的一级结构及书写法

核酸分子的大小常用核苷酸数目（nucleotide 或 nt，用于单链 DNA 和 RNA）或碱基对数目（base pair，bp 或 kilobase pair，kb，用于双链 DNA）来表示。长度短于 50 个核苷酸的核酸片段常被称为寡核苷酸（oligonucleotide）。自然界中的 DNA 的长度可以高达几十万个碱基对。DNA 携带的遗传信息完全依靠碱基排列顺序变化。可以想象，一个由 N 个脱氧核苷酸组成的 DNA 会有 4^N 个可能的排列组合，提供了巨大的遗传信息编码潜力。

第二节　DNA 的空间结构与功能

在特定的环境条件下（pH、离子特性、离子浓度等），DNA 链上的功能团可以产生特殊的氢键、离子相互作用以及疏水相互作用力等，从而使得 DNA 分子中的各个原子在三维空间里具有了确定的相对位置关系，这称为 DNA 的空间结构（spatial structure）。DNA 的空间结构可分为二级结构（secondary structure）和高级结构。

一、DNA 的二级结构是双螺旋结构

（一）DNA 双螺旋结构的实验基础

20 世纪 40 年代末，美国生物化学家 E. Chargaff 利用层析和紫外吸收光谱等技术研究了 DNA 的化学组分，并于 1950 年提出了有关 DNA 中四种碱基组分的 Chargaff 规则：①不同生物个体的 DNA，其碱基组分不同；②同一个体的不同器官或不同组织的 DNA 具有相同的碱基组分；③对于一个特定组织的 DNA，其碱基组分不随其年龄、营养状态和环境而变化；④对于一个特定的生物体而言，腺嘌呤（A）的摩尔数与胸腺嘧啶（T）的摩尔数相等，而鸟嘌呤（G）的摩尔数与胞嘧啶（C）的摩尔数相等。表 4-2 列举了几种不同生物体的 DNA 碱基组分。Chargaff 规则揭示了 DNA 的碱基之间存在着某种对应的关系，为碱基之间的互补配对关系奠定了基础。

表 4-2　不同生物个体的 DNA 碱基组分

	A	G	C	T	A/T	G/C	G+C	嘌呤/嘧啶
大肠杆菌	26.0	24.9	25.2	23.9	1.09	0.99	50.1	1.04
结核杆菌	15.1	34.9	35.4	14.6	1.03	0.99	70.3	1.00
酵母	31.7	18.3	17.4	32.6	0.97	1.05	35.7	1.00
牛	29.0	21.2	21.2	28.7	1.01	1.00	42.4	1.01
猪	29.8	20.7	20.7	29.1	1.02	1.00	41.4	1.01
人	30.4	19.9	19.9	30.1	1.01	1.00	39.8	1.01

　　20 世纪 50 年代初,英国帝国学院的 R. Franklin 和 M. Wilkins 利用 X 射线衍射技术解析 DNA 分子空间结构。凭借丰富的经验和细致耐心的工作,R. Franklin 取得了突破性的进展。1951 年 11 月, R. Franklin 获得了高质量的 DNA 分子 X 射线衍射照片,并从衍射图像得出 DNA 分子呈螺旋状的推论。当时开展 DNA 分子空间结构研究工作的还有英国剑桥大学的 J. Watson 和 F. Crick。他们综合了前人的研究结果,提出了 DNA 双螺旋结构(double helix)模型,并在 1953 年 4 月 25 日将该模型发表在 *Nature* 杂志上。这一发现不仅解释了当时已知的 DNA 的理化性质,而且还将 DNA 的功能与结构联系起来,立即得到了广泛的认可。DNA 双螺旋结构诠释了生物界遗传性状得以世代相传的分子机制,揭示了 DNA 作为遗传信息载体的物质本质,为 DNA 作为复制模板和基因转录模板提供了结构基础。DNA 双螺旋结构的发现被认为是现代生物学和医学发展史的一个里程碑。

(二) DNA 双螺旋结构模型的要点

Watson 和 Crick 提出的 DNA 双螺旋结构具有下列特征。

1. DNA 分子由两条多聚脱氧核苷酸链组成。这两条链围绕着同一个螺旋轴形成右手螺旋(right-handed helix)的结构(图 4-8),因此称为 DNA 双螺旋结构。两条多聚脱氧核苷酸链呈现反向平行(anti-parallel)的特征,即一条链的 5′→3′ 方向是自上而下,而另一条链的 5′→3′ 方向是自下而上。DNA 双螺旋结构的直径为 2.37nm,螺距为 3.54nm。

2. DNA 分子的两条多聚脱氧核苷酸链之间形成了碱基互补对。碱基的化学结构特征决定了两条链之间的特有相互作用方式:一条链上的腺嘌呤与另一条链上的胸腺嘧啶形成了两个氢键;一条链上的鸟嘌呤与另一条链上的胞嘧啶形成了三个氢键(图 4-9)。这种特定的碱基之间的作用关系称为互补碱基对(complementary base pair),DNA 分子的两条链则互称为互补链(complementary strand)。碱基对平面与双螺旋结构的螺旋轴垂直。平均而言,每一个螺旋有 10.5 个碱基对,每两个相邻的碱基对平面之间的垂直距离为 0.34nm。

3. 由脱氧核糖和磷酸基团构成的亲水性骨架(backbone)位于双螺旋结构的外侧,而疏水的碱基位于内部(图 4-10)。DNA 双链的反向平行走向使得碱基对与磷酸骨架的连接呈现非对称性,从而在 DNA 双螺旋结构的表面上产生一个大沟(major groove)和一个小沟(minor groove)。

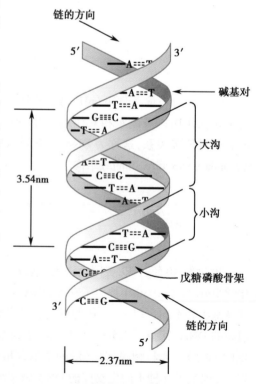

图 4-8　DNA 双螺旋结构的示意图(侧视图)

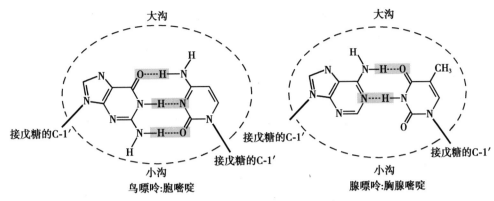

图 4-9 互补碱基对的化学结构式

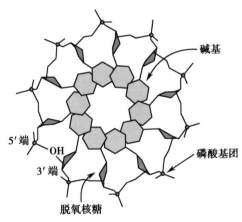

图 4-10 DNA 双螺旋结构的示意图（俯视图）

4. 相邻的两个碱基对平面在旋进过程中会彼此重叠（overlapping），由此产生了疏水性的碱基堆积力（base stacking interaction）（图 4-11）。这种碱基堆积力的作用十分重要，它和互补链之间碱基对的氢键共同维系着 DNA 双螺旋结构的稳定。

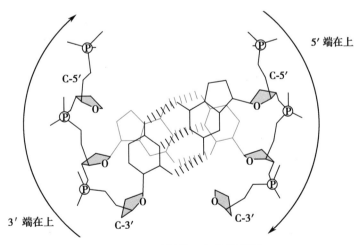

图 4-11 碱基堆积力的示意图

（三）DNA 双螺旋结构的多样性

Watson 和 Crick 提出的 DNA 双螺旋结构模型是基于在 92% 相对湿度下得到的 DNA 纤维的 X 射线衍射图像的分析结果。这是 DNA 在水环境下或生理条件下最稳定的结构。随着研究的不断深入，人们发现 DNA 的结构不是一成不变的，溶液的离子强度以及相对湿度的变化可以使 DNA 双螺旋结构的沟槽、螺距、旋转角度、碱基对倾斜角度等发生变化。Watson 和 Crick 提出的双螺旋结构被称为 B 型 -DNA（B-form DNA）。当环境的相对湿度降低后，DNA 仍然保持着稳定的右手双螺旋结构，但其空间结构参数不同于 B 型 -DNA，故称为 A 型 -DNA（A-form DNA）（图 4-12）。1979 年，美国科学家 A. Rich 等人在研究人工合成的 CGCGCG 的晶体结构时，发现这条寡核苷酸链具有左手螺旋（left-handed helix）的结构特征（图 4-12）。后来证明这种构象在天然 DNA 分子中同样存在，被称为 Z 型 -DNA（Z-form DNA）。三种不同类型 DNA 双螺旋结构的结构参数见表 4-3。在生物体内，DNA 的右手双螺旋结构不是 DNA 在自然界中唯一存在方式。不同的 DNA 双螺旋结构是与基因表达的调节和控制相适应。

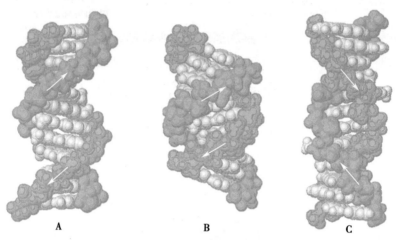

图 4-12 不同类型的 DNA 双螺旋结构

A. B 型 -DNA；B. A 型 -DNA；C. Z 型 -DNA。

表 4-3 不同类型 DNA 的双螺旋结构参数

	A 型 -DNA	B 型 -DNA	Z 型 -DNA
螺旋旋向	右手螺旋	右手螺旋	左手螺旋
螺旋直径	2.55nm	2.37nm	1.84nm
每一螺旋的碱基对数目	11	10.5	12
螺距	2.53nm	3.54nm	4.56nm
相邻碱基对之间的垂直间距	0.23nm	0.34nm	0.38nm
糖苷键构象	反式	反式	嘧啶为反式，嘌呤为顺式，反式和顺式交替
使构象稳定的相对环境湿度	75%	92%	
碱基对平面法线与主轴的夹角	19°	1°	9°
大沟	窄深	宽深	相当平坦
小沟	宽浅	窄深	窄深

（四）DNA 多链结构的形成和结构特征

随着对 DNA 研究的不断深入，越来越多的实验结果表明，自然界中还存在着多条多聚核苷酸链结合在一起的 DNA 结构。在酸性的溶液中，胞嘧啶 N-3 原子可以被质子化，这使得它可以在 DNA 双链的大沟一侧与已有的 GC 碱基对中的鸟嘌呤 N-7 原子形成了新的氢键，同时，胞嘧啶的 N-4 的氢原子也可与鸟嘌呤的 O-6 形成了新的氢键（图 4-13）。这种氢键是在 1959 年生物学家 Karst Hoogsteen 在研究碱基对时发现的，故命名为 Hoogsteen 氢键。Hoogsteen 氢键的形成并不破坏原有的 Watson-Crick 氢键,这样就形成了 C⁺GC 的碱基平面,其中 GC 之间是以 Watson-Crick 氢键结合,而 C⁺G 之间是以 Hoogsteen 氢键结合的。同理,DNA 也可以形成 TAT 的碱基平面(图 4-13)。当 DNA 双链中一条链的核苷酸序列富含嘌呤时,对应的互补链必是富含嘧啶,它们形成了正常的互补双链。如果还有一条富含嘧啶的单链(其序列与已有的富含嘧啶链相同),并且环境条件为酸性时,这条富含嘧啶的单链就会与双链中的富含嘌呤的链形成互补的 Hoogsteen 双链,从而形成了 DNA 的三链结构(triplex)。人们曾经利用这样的三链结构来尝试着调控基因的表达。根据某些基因的序列特征(例如,富含嘌呤的序列),人们设计出具有碱基互补关系的富含嘧啶的寡核苷酸链。它可以嵌入在双链 DNA 的大沟中形成了三链结构,以此干扰调控因子的结合,影响该基因的复制或转录。

真核生物染色体 3′ 端的结构称为端粒(telomere)。这是一段高度重复的富含 GT 的单链,例如人端粒区的碱基序列是 (TTAGGG)ₙ,其重复度可达数十乃至上千。这条单链结构的端粒 DNA 具有较大的柔韧性,可以自身回折形成一个称为 G- 四链体(quadruplex)的特殊结构。这个 G- 四链结构的核心是由 4 个鸟嘌呤通过 8 对 Hoogsteen 氢键形成的 G- 平面(tetrad,quartet)(图 4-13)。若干个 G- 平面的堆积使富含鸟嘌呤的重复序列形成了特殊的 G- 四链结构。人们推测这种 G- 四链结构是用来保

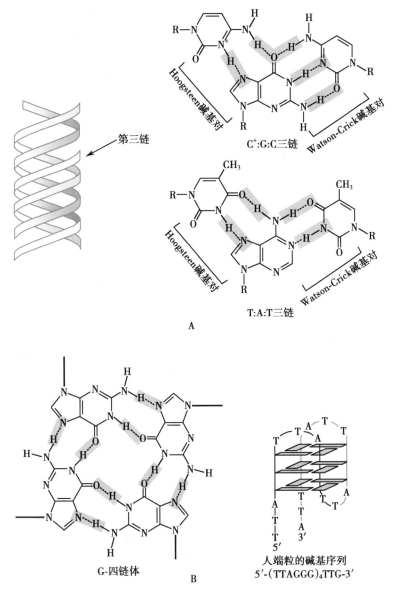

图 4-13　DNA 的多链螺旋结构

A. 由 Watson-Crick 氢键和 Hoogsteen 氢键构成的三链结构。B. 由 Hoogsteen 氢键构成的四链结构。

护端粒的完整性。近来,人们还发现某些基因的启动子以及 mRNA 的 5′ 端非翻译区都有一些富含鸟嘌呤的序列。这些序列可以通过形成特定的 G- 四链结构对基因表达进行适度的调控。G- 四链结构的拓扑构象和稳定性受离子类型、离子浓度、鸟嘌呤 G 的排列顺序的影响,形成具有特色的平行型、反平行型或混合型的 G- 四链结构。DNA 的结构多态性是与它的生物学功能密不可分的。

二、DNA 的高级结构是有序的高度致密结构

线性的 DNA 双链不是一条刚性分子,具有一定程度的柔韧性。发生弯曲后,DNA 双链上就会产生一定的结构应力。为了释放出这些应力以保证 DNA 处在一个稳定状态,DNA 双链需要形成一种超螺旋结构(superhelix,supercoil)。当两条链相互盘绕的方向与 DNA 双螺旋方向相同时,相当于产生了更多的螺旋,此时的结构为正超螺旋(positive supercoil);反之则为负超螺旋(negative supercoil)。在生物体内,DNA 的超螺旋结构是在拓扑异构酶参与下形成的。拓扑异构酶可以改变超螺旋结构的螺旋数量和类型。自然条件下的 DNA 双链主要是以负超螺旋形式存在的。

(一)原核生物 DNA 的环状超螺旋结构

绝大部分原核生物的 DNA 分子是环状的双螺旋结构。在细胞内经过进一步盘绕后,形成了类核(nucleoid)结构。类核占据了细胞的大部分空间,并通过与蛋白质的相互作用黏附在细胞内壁。在细菌 DNA 中,不同的 DNA 区域可以有不同程度的超螺旋结构,每个超螺旋结构可以独立存在(图 4-14)。分析表明,在大肠杆菌的环状 DNA 分子中,平均每 200 个碱基就有一个负超螺旋。负超螺旋的 DNA 双链只能以封闭环状的形式或者在与蛋白质结合的条件下存在,以避免它们之间的相互纠缠。这种负超螺旋形式产生了 DNA 双链的局部解链效应,有助于诸如复制、转录等生物过程的进行。

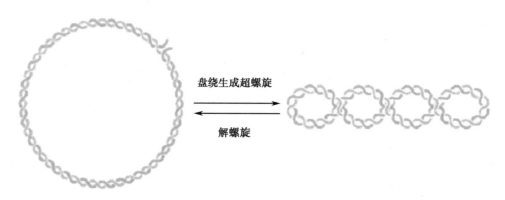

盘绕生成超螺旋

解螺旋

图 4-14   原核生物的超螺旋结构

自然状态下的环状 DNA 分子表现出松弛的双链结构,在拓扑异构酶作用下形成超螺旋结构。两种结构处在动态平衡之中。

(二)真核生物核 DNA 的高度致密结构

人类基因组(包括核 DNA 和线粒体 DNA)大约有 3×10^9 个碱基对,其中核 DNA 是一条长度约为 1.7m 的线性大分子。将这样的一条 DNA 双链组装在微米级的细胞核内,DNA 双链需要进行一系列的盘绕、折叠和压缩。在细胞周期的大部分时间里,核 DNA 以松散的染色质(chromatin)形式出现,而在细胞分裂期,则形成高度致密的染色体(chromosome)。

在电子显微镜下观察到的染色质具有串珠样的结构(图 4-15A)。每个珠就是染色质基本组成单位 - 核小体(nucleosome)。它是由一段 DNA 和 5 种碱性的组蛋白(histone,H)共同构成的。八个组蛋白分子(H2A×2,H2B×2,H3×2 和 H4×2)共同组成了一个八聚体的核心组蛋白,长度约 146bp 的 DNA 双链在核心组蛋白上盘绕 1.75 圈,形成核小体的核心颗粒(core particle)。连接相邻核小体之

间的一段 DNA 称为 DNA 连接段(DNA linker),其长度约 50bp 长,是非组蛋白的结合区域。组蛋白
H1 结合在 DNA 连接段与核小体的进出口处,发挥稳定核小体结构的作用。一条 DNA 双链将众多个
核小体连接在一起,形成了 10nm 的串珠状结构,也称为染色质纤维。这是 DNA 在核内形成致密结
构的第一次折叠,使 DNA 的长度压缩了约 7 倍。

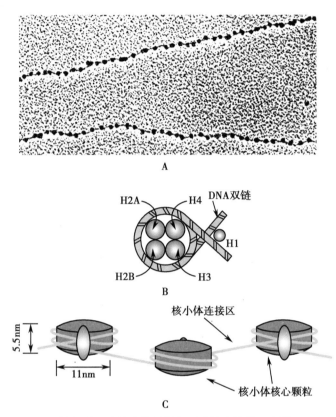

图 4-15　真核生物 DNA 形成核小体的示意图

A. 电子显微镜图像显示的 DNA 染色质的串珠样结构。B. 核小体的核心颗
粒结构。146bp 长的 DNA 双链盘绕在由组蛋白组成的核心颗粒上。C. 核
小体的核心颗粒由约 50bp 长的双链 DNA 连接在一起,形成串珠样结构。

　　染色质纤维按照左手螺旋方式进一步盘绕卷曲,在组蛋白 H1 的参与下形成外径为 30nm、内径为
10nm 的中空状螺线管(solenoidal)。每周螺旋有 6 个核小体,组蛋白 H1 位于螺旋管的内侧,发挥稳定
螺线管的作用。染色质纤维中空状螺线管的形成与 DNA 特定区间的转录活性相关:正在进行转录的
区间处在一种明显的无序状态之中,组蛋白质 H1 的数量也较少。染色质纤维中空状螺线管的形成是
DNA 在细胞内的第二次折叠,使 DNA 的压缩程度达到约 40~60 倍。

　　关于 30nm 中空状螺线管如何压缩成染色体,尚存争议。目前得到较为广泛认可的是多级螺线化
模型(multiple coiling model)。染色质纤维螺线管的进一步卷曲和折叠形成了直径为 300nm 的超螺线
管(supersolenoid),这一过程将 DNA 的长度又压缩了 40 倍。之后,超螺线管的再度盘绕和压缩形成
染色单体,在核内组装成染色体,使 DNA 长度又压缩了 5~6 倍(图 4-16)。这样,在染色体形成的过程
中,DNA 的长度总共被压缩了 8 000~10 000 倍,从而将 1 米多长的 DNA 有效地组装在直径只有几微
米的细胞核中。

　　真核生物染色体有端粒(telomere)和着丝粒(centromere)两个功能区。端粒是染色体端膨大的粒
状结构,由染色体端 DNA(也称端粒 DNA)与 DNA 结合蛋白共同构成。端粒 DNA 由简单重复序列
构成,人的端粒 DNA 的重复序列是 TTAGGG,以 G- 四链体的结构存在。端粒在维持染色体结构的
稳定性和维持复制过程中的 DNA 的完整性方面具有重要作用,此外,端粒 DNA 的结构和稳定性还与

衰老及肿瘤的发生发展密切有关。着丝粒是两个染色单体的连接位点,富含 AT 序列。细胞分裂时,着丝粒可分开使染色体均等有序地进入子代细胞。

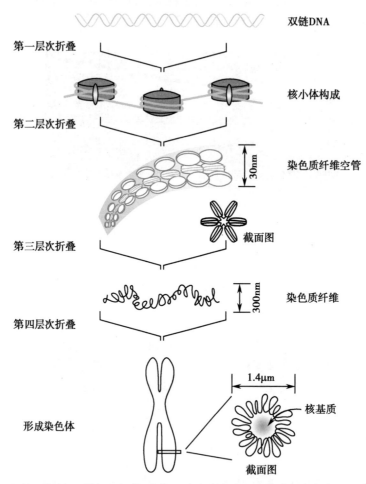

图 4-16   DNA 双链经历折叠、盘绕形成高度有序和高度致密染色体的示意图

(三) 真核细胞线粒体 DNA 的环形结构

除核 DNA 外,真核生物细胞内还有一组存在于线粒体内的 DNA,称为线粒体 DNA(mitochondrion DNA,mtDNA)。虽然 mtDNA 也是双链的遗传物质,但是它明显不同于核 DNA。mtDNA 是一个裸露的、环状的双链 DNA 分子,没有任何蛋白质的结合。mtDNA 编码了 2 种 rRNA(12S 和 16S),22 种 tRNA 和 3 种多肽(每种约含 50 个氨基酸残基)。mtDNA 有很少的非编码区域,mtDNA 的基因可以是重叠基因,mtDNA 的密码子与通用密码子也略有不同。mtDNA 比核 DNA 存活时间长得多,并且遗传自母亲。不同物种的 mtDNA 大小不一,而且一个线粒体中可以有多个 mtDNA 分子。

三、DNA 是遗传信息的载体

早在 20 世纪 30 年代,人们就已经知道了染色体是遗传物质,也明确了 DNA 是染色体的组成部分。但是直到 1944 年,美国细菌学家 O. Avery 才首次证明了 DNA 是细菌性状的遗传物质。他们从有荚膜的致病的Ⅲ型肺炎球菌中提取出 DNA,它可以使另一种无荚膜的非致病性的Ⅱ型肺炎球菌细胞转变成了致病菌,而蛋白质和多糖物质没有这种功能。如果 DNA 被脱氧核糖核酸酶降解后,则失去转化功能。但是已经转化了的细菌,其后代仍然保留着合成Ⅲ型荚膜的能力。这些实验结果证明了 DNA 是携带生物体遗传信息的物质基础。1952 年,A. Hershey 和 M. Chase 用大肠杆菌噬菌体的

DNA 进行的性状表达实验,进一步确认了 DNA 是遗传信息的载体。

生物体的遗传信息是以基因的形式存在的。基因(gene)是包括了编码 RNA 或多肽链的核苷酸序列以及参与调控编码过程的核苷酸序列(非编码序列)。它为 DNA 复制和 RNA 生物合成提供了模板。依据这一原理,DNA 利用四种碱基的不同排列对生物体的遗传信息进行编码,并通过复制的方式遗传给子代。此外,DNA 还利用转录和翻译过程,合成出各种 RNA 和蛋白质,确保细胞内的生命活动的有序进行。

一个生物体的基因组(genome)是它的全部遗传信息,即一套完整的单倍体的核苷酸序列。各种生物体基因组的大小、结构、基因的种类和数量都有所不同。一般来讲,进化程度越高的生物体,其基因组越大越复杂。简单生物的基因组仅含有几千个碱基对,而高等动物的基因组可高达 3×10^9 碱基对,使可编码的信息量大大增加。有些病毒的基因组是 RNA 而不是 DNA。病毒颗粒的基因组可以由 DNA 组成,也可以由 RNA 组成,两者一般不共存。病毒基因组的 DNA 和 RNA 可以是单链的,也可以是双链的,可以是环形分子,也可以是线性分子。

DNA 是生物遗传信息的载体,并为基因复制和转录提供了模板。它是生命遗传的物质基础,也是个体生命活动的信息基础。DNA 具有高度稳定性的特点,用来保持生物体系遗传的相对稳定性。同时,DNA 又表现出高度复杂性的特点,它可以发生各种重组和突变,适应环境的变迁,为自然选择提供机会。

第三节 RNA 的结构与功能

一般而言,RNA 是 DNA 的转录产物,是遗传信息的第一次传递。和 DNA 一样,RNA 在生命活动中发挥着重要的作用。RNA 可以分为编码 RNA 和非编码 RNA 两类。编码 RNA 是那些从基因组上转录而来、其核苷酸序列可以翻译成蛋白质的 RNA,编码 RNA 仅有信使 RNA(messenger RNA,mRNA)一种。非编码 RNA 不编码蛋白质。非编码 RNA 可以分为两类。一类是确保实现基本生物学功能的 RNA,包括转运 RNA(transfer RNA,tRNA)、核糖体 RNA(ribosomal RNA,rRNA)、端粒 RNA 等,它们的丰度基本恒定,故称为组成性非编码 RNA(constitutive non-coding RNA)。另一类是调控性非编码 RNA(regulatory non-coding RNA),它们的丰度随外界环境(应激条件等)和细胞性状(成熟度、代谢活跃度、健康状态等)而发生改变,在基因表达过程中发挥重要的调控作用。

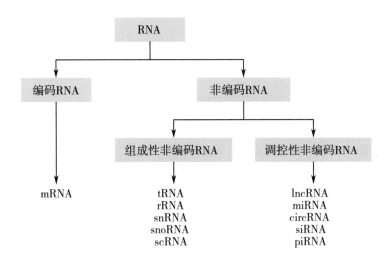

RNA 通常以单链形式存在,较长的 RNA 可以通过链内的碱基互补配对形成局部的双螺旋二级结构和复杂的高级结构。RNA 比 DNA 小得多,但是它的种类、丰度、大小和结构要比 DNA 复杂得多,这与它的功能多样性密切相关。

一、mRNA 为蛋白质生物合成提供了氨基酸编码信息

20 世纪 40 年代,科学家发现细胞质内蛋白质的合成速度与 RNA 水平相关。1960 年 F. Jacob 和 J. Monod 等人用放射性核素示踪实验证实,一类大小不一的 RNA 才是细胞内合成蛋白质的真正模板。后来这类 RNA 被证明是在核内以 DNA 为模板合成得到的,然后转移至细胞质内。这类 RNA 被命名为信使 RNA(messenger RNA,mRNA)。

在生物体内,mRNA 的丰度最小,占细胞 RNA 总量的 2%~5%。但是 mRNA 的种类最多,约有 10^5 个之多,而且它们的大小也各不相同。mRNA 的平均寿命也相差甚大,从几分钟到几小时不等。在细胞核内新生成的 mRNA 的初级产物被称为核不均一 RNA(heterogeneous nuclear RNA,hnRNA)。hnRNA 在细胞核内合成后,很快就被转移到细胞质中。在转移过程中,hnRNA 经过一系列的剪接加工成为成熟的 mRNA。

1. 几乎所有的真核细胞 mRNA 的 5′ 端都有一个特殊的结构　这个结构就是 7- 甲基鸟嘌呤 - 三磷酸核苷(m⁷Gppp)(图 4-17A),被称为 5′- 帽结构(5′cap structure)。5′- 帽结构是鸟苷酸转移酶将鸟嘌呤三磷酸核苷加到转录后的 mRNA 的 5′ 端,形成了一个 5′-5′ 三磷酸键,使 mRNA 的 5′ 端不再具有磷酸基团。5′- 帽结构下游的第一个和第二个核苷酸中戊糖 C-2′ 的羟基通常也会被甲基化,由此产生数种不同的帽结构(图 4-17B)。原核生物 mRNA 没有这种特殊的 5′- 帽结构。

真核生物 mRNA 的 5′- 帽结构可以与一类称为帽结合蛋白(cap binding protein,CBP)的分子结合形成复合体。这种复合体有助于维持 mRNA 的稳定性,协同 mRNA 从细胞核向细胞质的转运,以及在蛋白质生物合成中促进核糖体和翻译起始因子的结合。

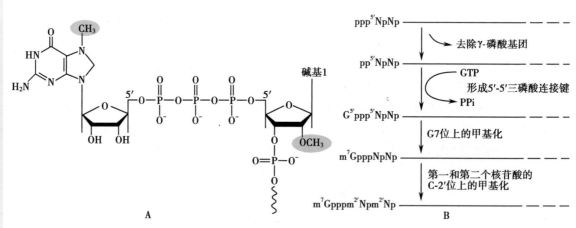

图 4-17　真核生物 mRNA 的 5′- 帽结构以及加帽过程

2. 真核生物和有些原核生物 mRNA 的 3′ 端有多聚腺苷酸尾的结构　真核生物 mRNA 的 3′ 端是一段由 80 至 250 个腺苷酸连接形成的多聚腺苷酸,称为多聚腺苷酸尾或多聚 A 尾[poly(A)-tail]结构。多聚 A 尾结构是在 mRNA 转录完成以后加上的(图 4-18)。在细胞内,多聚 A 尾结构与 poly(A)结合蛋白[poly(A)-binding protein,PABP]结合,大约每 20 个腺苷酸结合一个 PABP 单体。目前认为,这种 3′- 多聚 A 尾结构和 5′- 帽结构共同负责 mRNA 从细胞核向细胞质的转运、维持 mRNA 的稳定性以及翻译起始的调控。去除 3′- 多聚 A 尾和 5′- 帽结构可导致细胞内 mRNA 的迅速降解。有些原核生物 mRNA 的 3′ 端也有这种多聚 A 尾结构,虽然它的长度较短,但是同样具有重要的生物学功能。

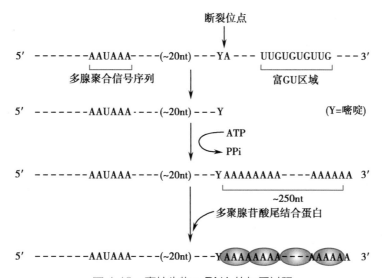

图 4-18　真核生物 mRNA 的加尾过程

当多聚 A 尾的信号序列出现时,在断裂位点以后的富 GU 区域被剪切掉,并逐一地
将腺苷酸加在 3′ 端,形成多聚 A 尾结构,多聚 A 尾结合蛋白与多聚 A 尾结合。

3. 真核细胞 hnRNA 剪接后成为成熟的 mRNA　比较 hnRNA 和成熟 mRNA 发现,前者的长度远远大于后者。细胞核内的初级转录产物 hnRNA 含有许多交替相隔的外显子(exon)和内含子(intron)。外显子是蛋白质基因中编码氨基酸的核苷酸序列,而内含子是对应的蛋白质基因中不编码氨基酸的核苷酸序列。虽然外显子和内含子被转录到同一个初级转录产物中,但是在 hnRNA 向细胞质转移的过程中,内含子被剪切掉,外显子连接在一起。再经过加帽和加尾修饰后,hnRNA 成为成熟mRNA(图 4-19)。外显子和内含子的概念使人们认识到基因并不是连续的。这种基因断裂的现象普遍存在于真核生物以及病毒的基因组中。

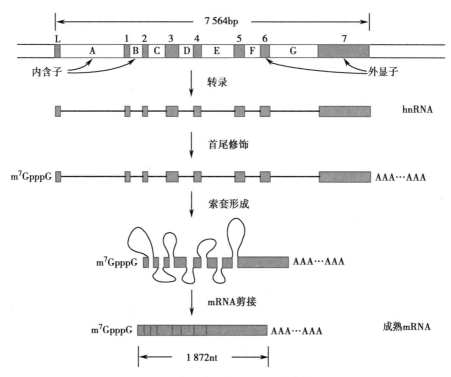

图 4-19　鸡卵清蛋白 mRNA 的成熟过程

鸡卵清蛋白基因有 8 个外显子(L 和 1~7)和 7 个内含子(A~G)。经过加帽、加尾和剪接修饰后,
原来 7 564 个碱基对长的基因变成了 1 872 个核苷酸长的成熟 mRNA。

4. mRNA 的编码序列决定蛋白质的氨基酸序列　一条成熟的真核 mRNA 包括 5′- 非翻译区、编码区和 3′- 非翻译区。从成熟 mRNA 的 5′- 帽结构到核苷酸序列中第一个 AUG（即起始密码子）之间的核苷酸序列被定义为 5′- 非翻译区（5′-untranslated region，5′-UTR）。从这个 AUG 开始，每三个连续的核苷酸组成一个遗传密码子（genetic codon），每个密码子编码了一个氨基酸，直到由三个核苷酸（UAA，或 UAG，或 UGA）组成的终止密码子。由起始密码子和终止密码子所限定的区域定义为 mRNA 的编码区，也称可读框（open reading frame，ORF）。该区域是编码蛋白质多肽链的核苷酸序列。从 mRNA 可读框的下游直到多聚 A 尾的区域称为 3′- 非翻译区（3′-untranslated region，3′-UTR）（图 4-20）。这些非翻译区通过与调控因子或非编码 RNA 的相互作用调控蛋白质生物合成。

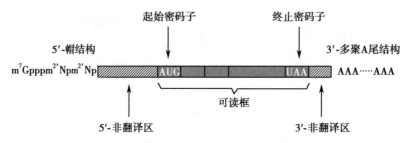

图 4-20　成熟的真核生物 mRNA 的结构示意图

可读框的前三个核苷酸是起始密码子 AUG，最后三个核苷酸是终止密码子 UAA（或 UAG 或 UGA）。

二、tRNA 是蛋白质生物合成中的氨基酸转运载体

转运 RNA（transfer RNA，tRNA）是组成性非编码 RNA 的一种，它作为氨基酸的载体参与蛋白质生物合成，为新生的多肽链提供活化的氨基酸。tRNA 占细胞 RNA 总量的 15%。已知的 tRNA 都是由 74~95 个核苷酸组成的，tRNA 具有稳定的空间结构。

1. tRNA 含有多种稀有碱基　稀有碱基（rare base）是指除 A、G、C 和 U 外的一些碱基，包括双氢尿嘧啶（dihydrouracil，DHU）和甲基化的嘌呤（m⁷G，m⁷A）等，此外 tRNA 还含有胸腺嘧啶（T）和假尿嘧啶核苷（pseudouridine，ψ）（图 4-21）。正常的嘧啶核苷的糖苷键是在嘧啶的 N-1 原子和戊糖的 C-1′ 原子之间形成的，而假尿嘧啶核苷的糖苷键则是在杂环的 C-5 原子和戊糖的 C-1′ 原子之间形成的。tRNA 中的稀有碱基占所有碱基的 10%~20%。tRNA 分子中的稀有碱基均是转录后修饰而成的。

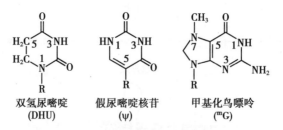

图 4-21　tRNA 的稀有碱基

2. tRNA 具有特定的茎 - 环结构　tRNA 存在着一些核苷酸序列，能够通过碱基互补配对的原则，形成链内的局部双螺旋结构。在这些双螺旋结构序列之间不能配对的序列则膨出形成环状或襻状结构。这样的结构称为茎 - 环（stem-loop）结构或发夹（hairpin）结构。这些茎 - 环结构的存在使 tRNA 呈现出酷似三叶草（cloverleaf）的形状（图 4-22）。位于上方的茎称为氨基酸接纳茎（acceptor stem），亦称氨基酸臂；位于下方的发夹结构则称为反密码子环（anticodon loop）。此外，在反密码子环与 TΨC 环之间还有一个可变臂。不同 tRNA 的可变臂的长短不一，从几个到十几个核苷酸数不等。除可变

臂和 DHU 环外,其他部位的核苷酸数目和碱基对具有高度保守性。X 射线衍射图像分析表明,所有的 tRNA 具有相似的倒 "L" 形的空间结构。

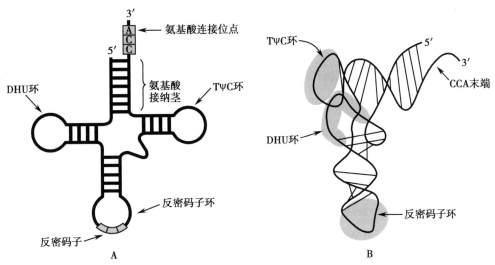

图 4-22 tRNA 的二级结构和空间结构

A. tRNA 的二级结构形似三叶草。B. tRNA 的空间结构是倒 "L" 形的形状。

3. tRNA 的 3′ 端连接氨基酸 所有 tRNA 的 3′ 端最后三个核苷酸都是 CCA,氨基酰 -tRNA 合成酶将氨基酸通过酯键连接在腺嘌呤 A 的 C-3′ 原子上,生成了氨基酰 -tRNA,由此 tRNA 成为了氨基酸的载体。只有连接在 tRNA 的氨基酸才能参与蛋白质的生物合成。一种 tRNA 只能携带一种氨基酸。

tRNA 所携载的氨基酸是与 mRNA 的密码子相对应的。有的氨基酸只对应一种 tRNA,而有的氨基酸可以有几种 tRNA 作为载体,这是密码子简并性决定的。

4. tRNA 的反密码子能够识别 mRNA 的密码子 tRNA 的反密码子环由 7~9 个核苷酸组成,居中的 3 个核苷酸通过碱基互补配对的关系识别 mRNA 上的密码子,因此被称为反密码子(anticodon)。密码子与反密码子的结合可以保证 tRNA 能够转运正确的氨基酸参与蛋白质多肽链的合成。例如,携带酪氨酸的 tRNA 反密码子是 -GUA-,可以与 mRNA 上编码酪氨酸的密码子 -UAC- 互补配对。在蛋白质生物合成中,氨基酰 -tRNA 的反密码子依靠碱基互补的方式辨认 mRNA 的密码子,将其所携带的氨基酸正确地转运到合成中的多肽链上(图 4-23)。

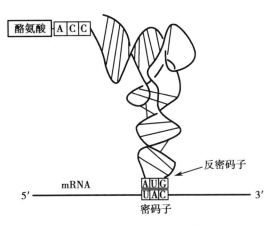

图 4-23 tRNA 反密码子与 mRNA 密码子
相互识别的示意图

在蛋白质生物合成过程中,通过正确的碱基配对,mRNA 密码子与密码子所编码的氨基酸建立了一一对应的关系。

三、rRNA 和核糖体蛋白共同组成了蛋白质生物合成的场所

核糖体 RNA(ribosomal RNA,rRNA)是细胞中含量最多的一种非编码 RNA,约占 RNA 总量的 80% 以上。rRNA 有确定的种类和保守的核苷酸序列。rRNA 与核糖体蛋白(ribosomal protein)共同构成核糖体(ribosome)。它将蛋白质生物合成所需要的 mRNA、tRNA 以及多种蛋白质因子募集在一起,为蛋白质生物合成提供了必需的场所。

原核细胞有三种 rRNA,依照分子量的大小分为 5S、16S 和 23S。(S 是大分子物质在超速离心沉降中的沉降系数。)它们与不同的核糖体蛋白结合分别形成了 RNA- 蛋白质复合体,被分别称为核糖体的大亚基(large subunit)和小亚基(small subunit)(表 4-4)。真核细胞的四种 rRNA 也利用相类似的方式构成了真核细胞核糖体的大亚基和小亚基。

表 4-4   核糖体的组成

	原核细胞(以大肠杆菌为例)		真核细胞(以小鼠肝为例)	
小亚基	30S		40S	
rRNA	16S	1 542 个核苷酸	18S	1 874 个核苷酸
蛋白质	21 种	占总重量的 40%	33 种	占总重量的 50%
大亚基	50S		60S	
rRNA	23S	2 940 个核苷酸	28S	4 718 个核苷酸
	5S	120 个核苷酸	5.8S	160 个核苷酸
			5S	120 个核苷酸
蛋白质	31 种	占总重量的 30%	49 种	占总重量的 35%

人们根据 rRNA 的核苷酸序列推测出了它们的空间结构。例如,真核细胞 18S rRNA 的二级结构有许多的茎环结构(图 4-24),这为核糖体蛋白的结合提供了结构基础。原核细胞 16S rRNA 的二级结构也有许多相类似的茎环结构。

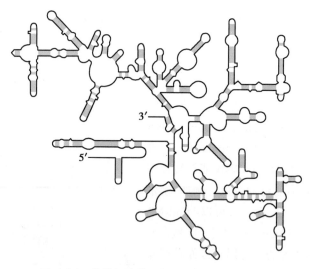

图 4-24   真核细胞的 18S rRNA 的二级结构

将纯化的核糖体蛋白和 rRNA 在试管内混合,不需加入酶或 ATP 就可以自动组装成有活性的大亚基和小亚基。大亚基和小亚基进一步组装成核糖体。大小亚基的结合区域的沟槽是 mRNA 的结合部位。原核细胞核糖体有三个重要的部位,它们分别是 A 位:结合氨基酰 -tRNA 的氨基酰位(aminoacyl site);P 位:结合肽酰 -tRNA 的肽酰位(peptidyl site);和 E 位:将已经卸载了氨基酸的 tRNA 释放出去的排出位(exit site)(图 4-25)。真核细胞的核糖体没有 E 位。需要指出的是,蛋白质合成过程中催化肽键形成的肽酰转移酶不是蛋白质,而是核糖体大亚基 rRNA。这表明核糖体大亚基 rRNA 具有酶的催化功能。

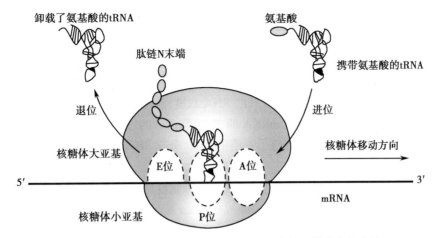

图 4-25 由核糖体、mRNA 和 tRNA 形成的原核生物复合体

mRNA 结合在核糖体的大小亚基之间的缝隙中。核糖体的大小亚基形成了三个主要部位
用以接受氨基酰 -tRNA、保留肽酰 -tRNA 和释放已经卸载了氨基酸的 tRNA。

四、组成性非编码 RNA 是保障遗传信息传递的关键因子

除 tRNA 和 rRNA 外,真核细胞中还有其他类型的组成性非编码 RNA。这些 RNA 作为关键因子参与了 RNA 的剪接和修饰以及蛋白质的转运。

1. **核仁内 RNA(small nucleolar RNA,snoRNA)** snoRNA 定位于核仁,主要参与 rRNA 的加工。例如,tRNA 的核糖 C-2′ 的甲基化过程就需要 snoRNA 的参与。

2. **核小 RNA(small nuclear RNA,snRNA)** snRNA 参与了真核细胞 mRNA 的成熟过程。一个 snRNA 与大约 20 种蛋白质组成了核小核蛋白(small nuclear ribonucleoprotein,snRNP)。由于它们富含尿嘧啶,故命名为 U-snRNA。研究比较清楚的 snRNA 有 U1、U2、U4、U5、U6 和 U7。它们的作用是识别 hnRNA 上的外显子和内含子的结点,切除内含子。这些 snRNA 的 5′ 端有一个与 mRNA 相类似的 5′- 帽结构。

3. **胞质小 RNA(small cytoplasmic RNA,scRNA)** scRNA 存在细胞质中,与六种蛋白质共同形成信号识别颗粒(signal recognition particle,SRP)。此颗粒能够识别并结合核糖体上新生肽末端的信号序列,引导蛋白质进入内质网继续进行合成。

4. **催化小 RNA(small catalytic RNA)** 是细胞内一类具有催化功能的小分子 RNA 的统称,也称为核酶(ribozyme)。(详见本章第五节)。

五、调控性非编码 RNA 参与基因表达调控

调控性非编码 RNA 按其特征分为短链非编码 RNA(small non-coding RNA,sncRNA)、长链非编码 RNA(long non-coding RNA,lncRNA)和环状 RNA(circular RNA,circRNA)。虽然这一类 RNA 不编码蛋白质,但是它们具有许多重要的生物学功能:转录调控、RNA 剪切和修饰、mRNA 的翻译、蛋白质的稳定和转运、染色体的形成和结构稳定等,因此,在胚胎发育、组织分化、信号转导、器官形成等基本的生命活动中以及在疾病(如肿瘤、神经性疾病等)的发生和发展进程中都有非编码 RNA 的参与。

(一)短链非编码 RNA 的特征和作用

sncRNA 的长度小于 200nt。常见的 sncRNA 包括微小 RNA(microRNA,miRNA)、小干扰 RNA(small interfering RNA,siRNA)和与 Piwi 蛋白相互作用的 RNA(Piwi-interacting RNA,piRNA)。

微小 RNA 是近年来研究较多的内源性 sncRNA，它在真核生物中大量存在，长度在 20~25nt 之间。

微小 RNA 对基因表达的调控作用表现在转录后水平上，主要是通过两种机制下调靶基因的表达。这两种机制的选择主要取决于 miRNA 与靶基因 mRNA 序列的互补程度。如果 miRNA 与靶基因 mRNA 的可读框中的序列形成完全互补的 RNA 双链，就能将双链中的 mRNA 降解，特异性地抑制基因表达。如果 miRNA 与靶基因 mRNA 的 3′- 非翻译区的序列形成非完全互补的杂交双链，就可以降低蛋白质的表达。miRNA 参与了细胞的生长、分化、衰老、凋亡、自噬、迁移、侵袭等多种过程。

siRNA 有内源性和外源性之分，内源性 siRNA 是由细胞自身产生的。外源性 siRNA 是外源导入的基因所表达的双链 RNA，经 RNase Ⅲ 酶家族成员 Dicer 酶切割所产生的具有特定长度（21~23bp）和特定序列的小片段 RNA。这些 siRNA 可以与 AGO 蛋白（Argonaute protein）结合，并诱导相应的 mRNA 降解。利用这一机制发展起来的 RNA 干扰（RNA interference，RNAi）技术是用来研究基因功能的有力工具。

piRNA 是从哺乳动物生殖细胞中分离得到的一类长度约为 30nt 的 RNA。这类小 RNA 与 Piwi 蛋白家族成员结合才能发挥其调控作用，故称为 piRNA（Piwi interacting RNA）。piRNA 主要存在哺乳动物生殖细胞和干细胞中，通过与 Piwi 蛋白家族成员结合形成 Piwi 复合物来调控基因沉默。

（二）长链非编码 RNA 的特征和作用

长链非编码 RNA 是一类长度为 200~100 000 核苷酸的 RNA 分子。它们不编码任何蛋白质。以前它们被认为是基因组转录过程中的"噪音"而被忽略掉，现在越来越多的证据表明它们是一类具有特殊功能的 RNA。

lncRNA 由 RNA 聚合酶 Ⅱ 转录生成，经剪切加工后，形成具有类似于 mRNA 的结构。lncRNA 有 poly（A）尾巴和启动子，但序列中不存在可读框。lncRNA 可以来源于蛋白质编码基因、假基因以及蛋白质编码基因之间的 DNA 序列。lncRNA 定位于细胞核内和胞质内。lncRNA 具有强烈的组织特异性与时空特异性，不同组织之间的 lncRNA 表达量不同，同一组织或器官在不同生长阶段，lncRNA 表达量也不同。

lncRNA 的作用机制有以下几种。①介导染色质重构以及组蛋白修饰，影响下游基因的表达；②结合在编码蛋白的基因上游启动子区，或者抑制 RNA 聚合酶 Ⅱ，干扰下游基因的表达；③与编码蛋白基因的转录本形成互补双链，干扰 mRNA 剪切过程以形成不同剪切形式的 mRNA，或者在 Dicer 酶的作用下产生内源性 siRNA；④作为小分子 RNA（如 miRNA、piRNA）的前体分子；⑤与特定蛋白质结合，调节相应蛋白的活性或者改变该蛋白质的细胞定位，或作为结构组分与蛋白质形成核酸蛋白质复合体。由此可见，lncRNA 具有调控的多样性，可从染色质重塑、转录调控及转录后加工、蛋白质定位等多个层面上实现对基因表达进行调控。

长链非编码 RNA 与人类疾病的发生密切相关，现已得知，包括癌症以及退行性神经疾病在内的多种严重危害人类健康的重大疾病都与长链非编码 RNA 的序列和空间结构的异常、表达水平的异常、与结合蛋白相互作用的异常等密切相关。

（三）环状 RNA 的特征和作用

2012 年，美国科学家在研究人体细胞的基因表达时，首次发现了环形的 RNA 分子。迄今为止，人们已经在哺乳动物转录组中发现了数以千计的环状 RNA。环状 RNA 是一类特殊的非编码 RNA 分子。与传统的线性 RNA 不同，circRNA 分子呈封闭环状结构，没有开放的 5′ 端和 3′ 端，因此不受 RNA 外切酶的影响，表达更稳定，不易降解。已知的 circRNA 分子或来自外显子，或兼有外显子和内含子的部分。circRNA 几乎完全定位于细胞核中。circRNA 具有序列的高度保守性，具有一定的组织、时序和疾病特异性。由于 circRNA 的首尾连接，没有尾巴，因此 circRNA 容易在传统的分离过程被丢弃掉。这是为什么以前 circRNA 一直没有被发现的主要原因。

人类、小鼠和斑马鱼的各个组织都可以表达 circRNA 分子,这些 circRNA 分子富含 miRNA 的结合位点,在细胞中起到 miRNA 海绵(miRNA sponge)的作用,通过吸附 miRNA 来解除 miRNA 对其靶基因的抑制作用,上调靶基因的表达水平,产生相应的生物学效应,这一作用机制被称为竞争性内源 RNA(competitive endogenous RNA,ceRNA)机制。通过与疾病关联的 miRNA 相互作用,circRNA 在疾病中发挥着重要的调控作用。这说明 circRNA 很可能就是一类新的调控性内源竞争性 RNA,从而使得环状 RNA 在作为新型临床诊断标记物的开发应用上具有明显优势。

第四节 核酸的理化性质

一、核酸具有大分子特性

DNA 和 RNA 都是线性大分子,因此它们溶液的黏滞度极大。一般而言,RNA 的长度远小于 DNA 的长度,含有 RNA 的溶液的黏滞度也相对小得多。经过分离纯化后,完整度保持得比较好的核酸分子会像细丝状一样从溶液中提取出来。核酸分子在超速离心形成的引力场中可以沉淀。不同构象的核酸分子的沉降速率有很大差异,如环状、超螺旋和线性等。这是超速离心法提取和纯化核酸的理论基础。此外,核酸为多元酸,具有较强的酸性。DNA 和 RNA 分子的 pI 值都比较低。

二、核酸具有强烈的紫外吸收

嘌呤和嘧啶是含有共轭双键的杂环分子。因此,碱基、核苷、核苷酸和核酸在紫外波段都有较强烈的吸收。在中性条件下,它们的最大吸收值在 260nm 附近(图 4-26)。根据 260nm 处的吸光度(absorbance,A_{260}),可以确定出溶液中的 DNA 或 RNA 的含量。实验中常以 A_{260}=1.0 相当于 50g/ml 双链 DNA、40g/ml 单链 DNA 或 RNA、或 20g/ml 寡核苷酸为计算标准。利用 260nm 与 280nm 的吸光度比值(A_{260}/A_{280})还可以判断所提取核酸样品的纯度,DNA 纯品的 A_{260}/A_{280} 应为 1.8;RNA 纯品的 A_{260}/A_{280} 应为 2.0。

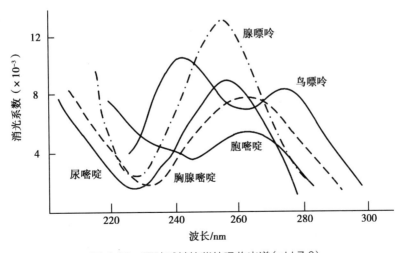

图 4-26 五种碱基的紫外吸收光谱(pH 7.0)

三、核酸可以变性和复性

某些极端的理化条件(温度、pH、离子强度等)会导致 DNA 双链互补碱基对之间的氢键发生断裂,使一条 DNA 双链解离为两条 DNA 单链。这种现象称为 DNA 变性(denaturation)或解链(dissociation)。在变性过程下,DNA 双链经历部分解离到全部解离为两条单链的过程。虽然 DNA 变性破坏了 DNA 的空间结构,但是没有改变 DNA 的一级结构(图 4-27)。

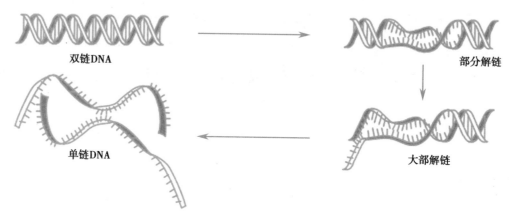

双链DNA

部分解链

单链DNA

大部解链

图 4-27　DNA 解链过程的示意图

在变性条件下,一条 DNA 双链经历部分解离、大部解离,直到全部解离为两条 DNA 单链的过程。

在 DNA 解链过程中,由于更多的包埋在双螺旋结构内部的碱基得以暴露,含有 DNA 的溶液在 260nm 处的吸光度随之增加。这种现象称为 DNA 的增色效应(hyperchromic effect)。通过监测 DNA 的 A_{260} 变化是判断 DNA 双链是否发生解链的一个常用的方法(图 4-28A)。在实验室条件下,造成 DNA 变性的最简单和最直接的方法是加热。如果以温度相对于 A_{260} 值作图,所得的曲线称为 DNA 的解链曲线或熔解曲线(melting curve)(图 4-28B)。从曲线中可以看出,随着温度的升高,A_{260} 缓慢上升,表明 DNA 双链开始解链。当接近某个温度时,A_{260} 发生了急剧的增加,并到达饱和,表明一条 DNA 双链迅速地解离成了两条 DNA 单链。解链后,温度的进一步升高并没有引起 A_{260} 发生太大的变化。从解链曲线中可以看出,DNA 双链从开始解链到完全解链,是在一个相对较窄的温度范围内完成的。在解链曲线上,紫外吸光度的变化 ΔA_{260} 达到最大变化值的一半时所对应的温度被定义为 DNA 的解链温度或称熔解温度(melting temperature,T_m)。在此温度时,50% 的 DNA 双链解离成为单链。DNA 的 T_m 值与 DNA 长短以及碱基的 GC 含量相关。GC 的含量越高,T_m 值越高;离子强度越高,T_m 值也越高。T_m 值可以根据 DNA 的长度、GC 含量以及离子浓度来计算。小于 20bp 寡核苷酸片段的 T_m 值可用公式 $T_m=4([G]+[C])+2([A]+[T])$ 来估算,其中[G]、[C]、[A]和[T]是寡核苷酸片段中所含有的碱基个数。

把变性条件缓慢地除去后,两条解离的互补链可以重新互补配对,恢复原来的双链结构。这一现象称为复性(renaturation)。例如,热变性的 DNA 经缓慢冷却后可以复性,这一过程也称为退火(annealing)。但是,将热变性的 DNA 迅速冷却至 4℃以下,两条解离的互补链还来不及形成双链,所以 DNA 不能发生复性。快速降温是保持 DNA 处在变性状态的方法之一。

如果将不同种类的 DNA 单链或 RNA 单链放在同一溶液中,只要两种核酸单链之间存在着一定程度的碱基互补关系,它们就有可能形成杂化双链(heteroduplex)(图 4-29)。这种杂化双链可以在不同的 DNA 单链之间形成,可以在 RNA 单链之间形成,甚至还可以在 DNA 单链和 RNA 单链之间形成。这种现象称为核酸分子杂交(hybridization)。核酸分子杂交是一项被广泛地应用在分子生物学和医学中的技术,Southern 印迹、Northern 印迹、斑点印迹、原位杂交、PCR 扩增、基因芯片、基因测序等核酸检测方法都利用了核酸分子杂交的原理。这一技术被广泛地用来研究 DNA 片段在基因组中的定位、鉴定核酸分子间的序列相似性、检测靶基因在待检样品中存在与否等。

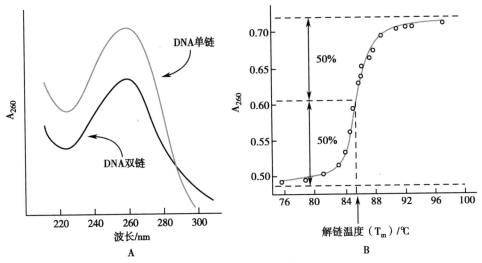

图 4-28　DNA 在解链过程的增色效应（A）和对应的解链曲线（B）

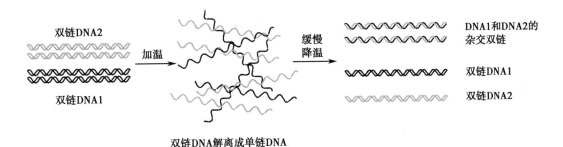

图 4-29　核酸分子复性和杂交的示意图
来自不同样品的双链 DNA1 和双链 DNA2 解离后，如果它们的序列具有互补性，
当温度缓慢降低时，单链的 DNA1 可以和单链的 DNA2 形成互补的杂化双链。

四、核酸可以与不同类型的分子相互作用

　　除了核酸分子之间杂交外，核酸还可以与周围环境中的分子发生着各种各样的相互作用。这些分子可以是有机小分子，也可以是生物大分子。这些相互作用可以是特异性的，也可以是非特异性的。作用的方式可以是共价的，也可以是非共价的。作用部位可以是核酸的碱基，也可以是磷酸骨架或戊糖。

　　mRNA 剪接是核酸与核酸相互作用的例证之一。U1 snRNA 特异性地识别 hnRNA 内含子中 5′端的 GU 序列，U2 识别内含子中的腺苷酸分支点，U4，U5 和 U6 的相互作用使该 hnRNA 内含子形成了套索结构，并在 U2/U6 的催化下完成了转酯反应，剔除内含子，连接相邻的两个外显子。

　　在生命活动的全过程中，核酸与蛋白质的相互作用无处不在和无时不在。DNA 双螺旋结构是这种相互作用的结构基础。DNA 双螺旋的大沟足以容纳下蛋白质的 α-螺旋结构。典型的转录激活因子都含有 DNA 结合结构域（DNA binding domain），该结构域或具有碱性亮氨酸拉链（bZIP）模体或具有碱性螺旋-环-螺旋（bHLH）模体。这些模体的 α-螺旋片段可以伸入到 DNA 双螺旋的大沟中，使 DNA 磷酸骨架和碱基的化学基团可以与转录激活因子上的功能团形成氢键或产生离子相互作用，实

现调控转录的目的。核酸酶可以特异性地或者非特异性地识别在 DNA 序列上,将其水解成两个或多个片段,这也是核酸与蛋白质相互作用的典型例子。

　　DNA 也可以与有机小分子以非共价的形式发生相互作用。沟槽结合是小分子在核酸双螺旋小沟一侧,通过与 AT 碱基对中的胸腺嘧啶 C-2 的羰基氧或腺嘌呤 N-3 形成氢键来结合。许多具有抗肿瘤作用的有机分子多是以这种方式结合在癌基因上的。嵌插结合是具有平面特征的小分子嵌插在相邻的两个碱基对之间。它们的作用是结合 DNA 后,阻滞或抑制 DNA 的复制以及转录,从而达到改变细胞性状的目的。黏附结合是极性小分子通过离子作用结合在 DNA 双螺旋结构的表面,这种作用方式一般没有序列选择性。

五、核酸的化学修饰可以影响基因表达

　　DNA 或 RNA 还可以发生共价键的化学修饰。tRNA 中的稀有碱基就是对碱基化学修饰的结果。尿嘧啶的还原反应生成了双氢尿嘧啶,脱氨酶脱去胸腺嘧啶上的 C-5 上的甲基使其成为尿嘧啶。最常见的共价修饰是甲基化修饰。在甲基转移酶的作用下,鸟嘌呤 N-7 原子、腺嘌呤 N-6 原子以及胞嘧啶 C-5 原子都可以被甲基化。甲基化修饰提高了 DNA 和 RNA 的稳定性,保护了遗传信息的完整性。真核基因组有诸多的 CpG 二核苷酸,其中的胞嘧啶 C-5 原子则最容易发生甲基化修饰。但是,并不是所有的 CpG 二核苷酸都被甲基化,也不是甲基化的 CpG 二核苷酸永远处在甲基化的状态,因此哪些 CpG 二核苷酸被甲基化,在哪个时间段里 CpG 二核苷酸被甲基化都会直接影响到基因转录的活性,这表明 DNA 甲基化与细胞性状以及相关的疾病发生密切相关。因此 DNA 甲基化在基因表达和基因沉默等方面具有里程碑意义,并催生了一个新学科:表观遗传学。

　　在戊糖环上的化学修饰多是核苷酸 C-2′ 原子的羟基甲基化。此外,紫外线照射和放射性辐射等还可能造成 DNA 链中相邻的嘧啶碱基之间发生链内的共价交联,形成嘧啶二聚体,使 DNA 的复制和转录受阻。近年来,人们发现 DNA 的磷酸骨架中还能够发生磷硫酰化修饰,从而解释了为什么硫元素结合到 DNA 骨架上会使之降解的奥秘。

第五节　核　　酶

　　1981 年,Thomas Cech 等人在研究四膜虫的 26S rRNA 前体加工分子机制时偶然发现,内含子的切除可以在仅有核苷酸和纯化的 26S rRNA 前体而没有任何蛋白质的溶液中发生。对于此现象的唯一可能解释就是,内含子切除是由 26S rRNA 前体自身催化的,与蛋白质无关。为了证明这一假说,他们将编码 26S rRNA 前体 DNA 克隆到细菌中并且在无细胞系统中转录成 26S rRNA 前体分子。结果发现,这种人工制备的 26S rRNA 前体分子在没有任何蛋白质存在的情况下,切除了前体分子中的内含子。这是人类历史上第一次发现 RNA 具有催化化学反应的活性。这个发现丰富了生物学的内涵:RNA 分子不仅仅是静态的遗传信息传递者,它可以具有催化化学反应的作用。此外,这个发现也破除了只有蛋白质才具有酶活性的传统观念。因此,Cech 等人将这种具有这种催化活性的 RNA 称为核酶(ribozyme)。此后不久,人们又相继在酵母和真菌的线粒体 mRNA 和 tRNA 前体加工、叶绿体的 tRNA 和 rRNA 前体加工、某些细菌病毒的 mRNA 前体加工中发现了这种自我剪接(self-splicing)现象。这些现象表明核酶是广泛存在于生物体中,参与了细胞内 RNA 及前体的加工和成熟过程。核酶的发现在探索生命的起源具有重要的启发意义,在进化上使我们有理由推测早期遗传信息和遗传信

息功能体现者是一体的,只是在进化进程中的某一阶段,蛋白质和核酸分别执行不同的功能。Thomas Cech 因发现核酶获得 1989 年诺贝尔化学奖。

核酶自身具有较稳定的空间结构,不易受到 RNA 酶的攻击。核酶与底物核酸链(RNA 或 DNA)结合后,在特定的复合体结构中形成了酶的活性中心,催化对底物的化学反应。以具有核酸酶活性的锤头型核酶为例,该类核酶与底物结合后,具有催化中心的核酶和待连接的底物形成了锤头形状的结构(hammerhead structure)。锤头型核酶的长度约有 30~40 个核苷酸,与底物结合形成了三个茎(Ⅰ、Ⅱ和Ⅲ)和两个单链区。中间部分是 11~13 个保守核苷酸的单链和茎区Ⅱ构成的催化活性中心,两侧的茎Ⅰ和茎Ⅲ具有特异性序列,决定了核酶的特异性(图 4-30)。核酶剪切通常发生在 H 位点(H 是除 G 以外的任意核苷酸)。在核酶切割底物后,被切割的核酸链被释放,核酶再与另一个新的核酸链结合,使切割反应继续进行。但是与蛋白质酶相比,核酶的催化效率较低,这可能与核酶的进化演变过程有关。

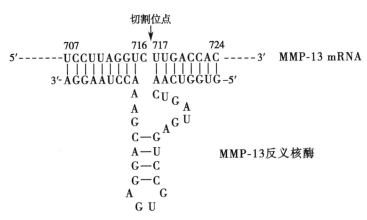

图 4-30　MMP-13 反义核酶切割 MMP-13 mRNA 的示意图

迄今为止,被发现的天然核酶可分为十类(表 4-5)。核酶的作用底物可以是不同的分子,有的核酶的作用底物就是同一 RNA 分子中的某些部位,有的则能够切割另外的 RNA,有的则能够切割 DNA。此外,有些核酶还具有 RNA 连接酶、磷酸酶等活性。

表 4-5　天然核酶分类表

名称	大小	来源	功能
锤头核酶	40	植物类病毒	RNA 复制
发夹核酶	70	植物类病毒	RNA 复制
第一类内含子	210	某些真核生物细胞器、某些原核生物、某些噬菌体	剪接
第二类内含子	500	某些真核生物细胞器、某些原核生物	剪接
HDV	90	人 D 型肝炎病毒	RNA 复制
VS 核酶	160	粗糙链孢菌线粒体质粒的转录物	RNA 复制
核开关核酶	160	枯草杆菌	GlmS-mRNA 的自我水解
核糖核酸酶 P	300	几乎所有生物	tRNA 5′ 端的剪接
剪接体(U2+U6 snRNA)	180/100	真核生物细胞核	核 mRNA 前体剪接
核糖体	2 600	所有生物	翻译过程中的肽键形成

核酶的剪切机制在治疗肿瘤和病毒性疾病上具有巨大的应用潜力。例如,艾滋病毒 HIV 的遗传信息来源于 RNA。如果在病毒感染的细胞内构建一个能够专一识别 HIV 病毒 RNA 的核酶,它就能够在特定位点切断病毒 RNA 而不影响细胞自身 RNA,使病毒 RNA 失去活性,从而建立抵抗入侵的第一防线。

受核酶的启发,人们利用体外分子递进技术筛选出了一些具有酶活性的单链 DNA 分子,被称为脱氧核酶。根据催化功能的不同,脱氧核酶分为 5 大类:切割 RNA 的脱氧核酶、切割 DNA 的脱氧核酶、具有激酶活力的脱氧核酶、具有连接酶功能的脱氧核酶、催化卟啉环金属螯合反应的脱氧核酶。其中切割 RNA 的脱氧核酶最引人关注,它不仅能够催化 RNA 特定部位的切割反应,而且可以在 mRNA 水平上实现调控基因表达。

虽然迄今为止,还未发现天然的脱氧核酶,但脱氧核酶的发明使人类对于酶的认识又产生了一次重大飞跃,是继核酶发现后又一次对生物催化知识的补充。这将有助于了解有关生命的一个最基本问题,即生命如何由 RNA 世界演化为今天的以 DNA 和蛋白质为基础的细胞形式。这项发现也揭示出 RNA 转变为 DNA 过程的演化路径可能也存在于其他与核酸相似的物质中,有助于了解生命基础结构及其进化过程。

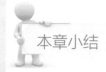

本章小结

1. 核酸有 DNA 和 RNA 之分,它们分别是由脱氧核苷酸或核苷酸为基本单位,通过 3′,5′- 磷酸二酯键聚合而成的生物信息大分子。脱氧核苷酸和核苷酸的排列顺序被称为 DNA 和 RNA 的一级结构。DNA 或 RNA 携带的遗传信息来自碱基排列的方式。

2. DNA 是由两条反向平行的多聚核苷酸链围绕同一个螺旋轴形成的右手双螺旋结构。DNA 双链上的碱基之间满足碱基互补关系,即腺嘌呤与胸腺嘧啶形成两个氢键的碱基对;鸟嘌呤与胞嘧啶形成三个氢键的碱基对。具有双螺旋结构的 DNA 在细胞内还将进一步折叠成为超螺旋结构。DNA 的生物功能是作为生物遗传信息复制的模板和基因转录的模板。

3. RNA 包括编码 RNA 和非编码 RNA。编码 RNA 是指 mRNA,它是胞质中蛋白质生物合成的模板。mRNA 的前体是 hnRNA,成熟的 mRNA 含有 5′- 帽结构和 3′- 多聚 A 尾结构。mRNA 的可读框中每 3 个核苷酸为一组构成了一个密码子,决定了肽链上一个氨基酸。

4. 非编码 RNA 有组成性和调控性之分。组成性非编码 RNA 主要有 tRNA、rRNA 和一些参与 RNA 剪接和修饰的小 RNA。tRNA 在蛋白质合成过程中作为各种氨基酸的运载体。mRNA 和 tRNA 通过密码子 - 反密码子的碱基互补关系相互识别,实现 mRNA 的编码序列和氨基酸的氨基酸序列的正确对应。rRNA 与核糖体蛋白构成核糖体,核糖体是蛋白质生物合成的场所。核糖体为 mRNA、tRNA 和肽链合成所需要的多种蛋白因子提供结合位点和相互作用所需要的空间环境。调控性非编码 RNA 包括短链非编码 RNA 和长链非编码 RNA,它们的主要生物学功能是参与基因表达调控。

5. 核酸有紫外吸收的特性,其最大吸收峰在 260nm。核酸在酸、碱或加热情况下可发生变性,即一条双链解离成为两条单链。在 DNA 解链过程中,DNA 溶液显现出增色效应。在适当的条件下,热变性的两条互补单链可以重新结合成为双链,这称为复性。基于核酸变性和复性的核酸分子杂交是一种分子生物学常用技术。

6. RNA 表现出酶的活性,它们可以切割自身和其他核酸链,可以连接其他的两段核酸链,还可以磷酸化其他核酸分子。

思考题

1. 简述 B- 型 DNA 分子双螺旋结构的要点，并思考双螺旋结构的大沟和小沟的生物学作用是什么？
2. DNA 和 RNA 都可以形成双链结构，分析 DNA-DNA，RNA-RNA 以及 DNA-RNA 杂交双链中，哪一个的结构比较稳定？
3. 简述 rRNA 的结构特点及其生物学功能。
4. 根据核酸杂交原理，简述基因芯片获取基因表达谱的工作原理。

（关一夫）

第五章

聚　糖

细胞内存在着含有大量单糖、寡糖或者多糖以共价键与蛋白质或脂类结合形成的糖复合物,包括糖蛋白、蛋白聚糖、糖脂等,被统称为复合糖类,又被称为糖复合体(glycoconjugate)。组成复合糖类中的糖组分(除单个糖基外),称为聚糖(glycan)。聚糖是继核酸和蛋白质之后的第三大类生物大分子。由于聚糖的结构复杂、功能多样以及许多尚未明确的作用机制,吸引了人们探索和研究的欲望,并催生了现代的糖生物学(glycobiology)和糖生物工程。

第一节　聚糖的共同特点

聚糖是由许多或者若干个单糖(monosaccharides)通过共价键连接在一起,这一点和核酸以及蛋白质的结构类似,因为核酸是由许多核苷酸连接在一起组成的,核苷酸是核酸的结构单元。蛋白质则是由氨基酸组成的,氨基酸是蛋白质的结构单元。聚糖是由不同数量的单糖聚合组成的,其结构单元则是单糖,这些单糖通过糖苷键相互连接,因此糖苷键就是聚糖的连接共价键。这与核酸和蛋白质分别由各自的基本组成单位——核苷酸和氨基酸聚合而成的本质非常类似。不过与核酸和蛋白质的线性结构不同,聚糖的结构不是有序的线性结构,可具有数量不同的分支结构,因此其结构复杂程度超过核酸和蛋白质分子。

一、聚糖的种类繁多

1. **组成聚糖的单糖数量不同**　造成聚糖结构复杂的原因除了有分支结构以外,组成聚糖的单糖数量多少也不同。如由少数单糖组成的聚糖,比如少于 10 个单糖的,称为低聚糖或者称寡糖(oligosaccharide),如由 2 个或 3 个单糖组成的寡糖分别称为二糖(disaccharide)或三糖(trisaccharide)。由多个单糖组成的聚糖则称为多聚糖或者多糖(polysaccharide)。聚糖可以由相同的单糖或其衍生物聚合组成,比如淀粉和糖原等。这类多糖分子主要由大量的葡萄糖通过糖苷键连接而成。由于是单一种类的单糖组成,所以这类多糖分子的功能就与葡萄糖的代谢密切相关。糖原分子相当于葡萄糖的储存载体,当糖原分子释放出葡萄糖时,就为机体提供葡萄糖的来源,葡萄糖进而参加糖代谢,提供机体能量。聚糖也可以由不同的单糖或者糖衍生物组成,从而形成杂多糖,这种聚糖在机体内更常见。

2. **组成聚糖的组分不同**　聚糖还可以与其他非糖成分相结合形成复合糖(complex carbohydrate)或糖复合物(glycoconjugate),比如聚糖与蛋白质结合形成糖蛋白(glycoprotein)或者蛋白聚糖(proteoglycan)。聚糖与蛋白质结合时,如果聚糖的成分少于蛋白质的成分,即少于 50% 的含量,习惯上将这种复合糖称为糖蛋白;如果聚糖的成分多于蛋白成分,习惯上称为蛋白聚糖。聚糖也可以与脂类物质结合形成糖脂分子,体内也存在着聚糖同时与蛋白以及脂类结合的复合糖。糖蛋白和糖脂分子的聚糖结构以及含量的变化很大,这些变化及其差异都与这些分子的功能相关。

二、聚糖结构复杂不均一

1. 聚糖结构具有微观不均一性(microheterogeneity) 在相同的一个种属中,甚至相同的个体中,同一种糖蛋白分子中,不仅聚糖成分的含量可以有差别,而且聚糖结构也可能完全不同,从而显示出这种糖蛋白的表观分子量的不同,在蛋白电泳时显示出 2 条或者多条条带。但是这种糖蛋白的氨基酸序列完全一样,编码的基因也一样,只是由于聚糖的不同导致了表观分子量的改变。有时在同一种糖蛋白的分子上,甚至在相同的一个糖基化位点上,所连接的寡糖链并不完全一样,聚糖的结构会存在差异。在不同的组织中,同一种糖蛋白的聚糖结构也不尽一样,有时差异相当的大,在同一组织中相同糖蛋白的聚糖结构就比较接近,体现出组织的特异性。但是糖蛋白的寡糖结构不是一成不变的,在细胞的不同机能状态时,寡糖链的结构可能会随之改变,也可由于这些寡糖链的改变而改变了糖蛋白的活性功能。

2. 聚糖微观不均一性是由于其合成特点造成的 糖蛋白与聚糖的连接位点称为糖基化位点(glycosylation site)。一般来说糖蛋白的糖基化位点具有保守性,但是在不同的糖蛋白之间,糖基化位点的模体则不尽相同。因为聚糖的合成没有固定的模板可以参照,糖链结构的长度则取决于组织中糖基转移酶、糖苷酶的活性和糖基供体的浓度,糖基转移酶的活性高,则能促进该糖链结构的合成,糖基转移酶的活性低,则合成减少。糖基转移酶的活性还受到体内许多因素的影响和调节,由于一些糖基转移酶能够作用于相同的糖链底物,它们之间就存在对底物的竞争作用。由于糖链的合成没有模板可以参照,糖基转移酶对糖链底物的催化作用还具有一定的随机性。但是糖基转移酶的特异性非常高,一般来说一个糖苷键由一种糖基转移酶负责催化合成,一条糖链则由一组糖基转移酶催化完成,所以一条寡糖链的合成需要一组基因的合作,后者编码糖基转移酶蛋白。

三、聚糖的功能具有多样性

聚糖的功能非常广泛,具有多种不同的生物活性,如肝素多糖具有抗凝血的主要作用,除抗凝血作用以外,还具有调节炎症反应的作用,并能与一些细胞因子相结合,参与血管的新生过程;多糖还参与调节免疫功能,与抗原的识别和抗原的提呈功能相关。存在于细胞表面的聚糖则参与细胞之间的相互作用,大多数细胞膜蛋白如整合蛋白、受体蛋白等都属于糖蛋白,这些糖蛋白的聚糖结构直接或间接地决定这些膜蛋白与配体结合的特异性或者亲和力。存在于细胞膜表面的聚糖常常具有特异性,因此成为细胞的一种标志,人们通过特异性抗体识别这些聚糖,从而达到识别这种细胞的目的。红细胞表面的血型抗原,其寡糖结构直接决定了哪一种血型。细胞不同的发育阶段,聚糖也发生变化,从而形成阶段特异性聚糖,如阶段特异性胚胎抗原-1(SSEA-1,stage-specific embryonic antigen-1)就是一种胚胎干细胞的标志分子。过去一直以为聚糖主要存在于细胞膜或者基质蛋白中,现在已经知道很多细胞内的蛋白质也受糖基化修饰,如许多转录因子,而且这种糖基化修饰会显著改变转录因子的转录活性功能,从而使聚糖的功能与基因转录相关联。

第二节　聚糖的独特结构

聚糖是由许多单糖通过糖苷键连接而成的。这些糖苷键连接在 2 个单糖的游离羟基之间,由于单糖的羟基比较多,连接不同的羟基就构成了不同的糖链结构。单糖主要以环状形式结构存在,羟基存在 α 和 β 位置,形成的糖苷键也有 α 键和 β 键。糖苷键连接在一个单糖的氧化数最高的碳原子(异头碳,anomeric carbon)和另一个单糖的羟基上,含有游离异头碳的单糖这一端就称为还原端,另一端就称为非还原端。组成聚糖的单糖有葡萄糖(Glc)、半乳糖(Gal)、岩藻糖(Fuc)、N- 乙酰神经氨酸(NeuAc)、甘露糖(Man)、N- 乙酰葡萄糖胺(GlcNAc)、N- 乙酰半乳糖胺(GalNAc)。这些单糖最常见于糖蛋白的聚糖,也可见于糖脂的结构。此外,在一些其他聚糖中还会有一些单糖的衍生物,如蛋白聚糖含有葡糖醛酸,透明质酸和肝素含有比较多的艾杜糖醛酸(iduronic acid)和硫酸等。

一、N- 型聚糖连接于糖蛋白的天冬酰胺残基

N- 型聚糖(N-glycans)又称作 N- 连接型聚糖(N-linked glycans),是指糖基通过 N- 糖苷键共价连接蛋白质的天冬酰胺残基(Asn)所形成的聚糖(图 5-1)。

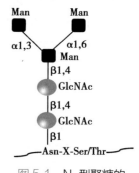

图 5-1　N- 型聚糖的
共同核心结构

由于这种聚糖有长有短,形成链状结构,可简称为 N- 糖链。N- 糖链中与天冬酰胺相连的糖基可以有 N- 乙酰葡萄糖胺、N- 乙酰半乳糖胺、葡萄糖或甘露糖等,其中最为常见的是由 N- 乙酰葡萄糖胺与天冬酰胺相连接,形成 GlcNAcβ1-Asn。这种结构的聚糖最早是在血清中的免疫球蛋白中分析发现的。N- 连接型聚糖连接在天冬酰胺的侧链氮上,但是,蛋白质分子中的天冬酰胺残基有许多,并不是每个天冬酰胺残基都能与 N- 乙酰葡萄糖胺连接,而是有选择性的。经过统计学分析,在 N- 型聚糖连接的天冬酰胺残基相邻第二个氨基酸总是丝氨酸或者苏氨酸,相邻第一个氨基酸可以是除了脯氨酸以外的其他任何氨基酸,因此 N- 型聚糖连接的最短氨基酸序列就是 Asn-X-Ser/Thr,X 代表除了脯氨酸以外的其他氨基酸。如果蛋白质一级结构中存在这样的序列子(sequons)就有可能连接 N- 乙酰葡萄糖胺,形成 N- 型聚糖。蛋白质中连接聚糖的氨基酸残基就是糖基化位点。在蛋白质的数据库中,大约有 2/3 的蛋白质都有 Asn-X-Ser/Thr 序列子,但是只有一半多能被糖基化修饰,可见并不是所有的 Asn-X-Ser/Thr 的序列子都能连接糖基。蛋白质中 Asn-X-Ser/Thr 序列子是否能够被糖基化还要取决于序列子邻近的空间结构,如果 X 是酸性氨基酸如谷氨酸的话,糖基化的效率会降低。有时 N- 聚糖也可接在天冬酰胺 -X- 半胱氨酸。

1. N- 型聚糖的合成初始于长萜醇载体　N- 型聚糖如何连接到天冬酰胺残基的问题是通过同位素标记的甘露糖进行研究得出来的。最开始,N- 聚糖是在磷酸长萜醇的脂质载体上开始合成,真核细胞的 N- 聚糖合成都是在内质网(ER)的胞浆面进行的,磷酸长萜醇脂质分子固定在内质网膜上,胞浆中的 UDP-GlcNAc 提供 GlcNAc-P 并转移到磷酸长萜醇上,形成长萜醇焦磷酸 N- 乙酰葡萄糖胺,并进一步合成含有 14 个单糖的聚糖,然后转入内质网腔内,参与正在翻译合成的蛋白质肽链反应,将 14 糖的聚糖整体转移到蛋白质肽链的天冬酰胺上(图 5-2)。

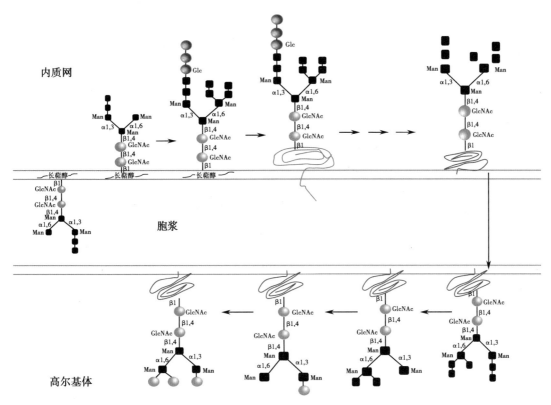

图 5-2 N- 型聚糖的合成示意图

　　显然,这个部位的氨基酸序列显然是处在能够与长萜醇焦磷酸 14 糖聚糖接触的结构域,而那些不能与长萜醇焦磷酸 14 糖聚糖接触的结构域,即使含有 Asn-X-Ser/Thr 的序列子,可能也不能形成 N-聚糖。如果这时蛋白质还在继续合成,开始形成的聚糖是原始的 N- 聚糖。随着蛋白质肽链的合成完成,进入内质网腔和高尔基体,初始的 N- 聚糖不断修剪加工,高尔基体内的糖苷酶(glycosidase)负责去除一些不必要的糖基,糖基转移酶(glycosyltransferase)负责添加新的糖基到聚糖上,使聚糖链得到延长和形成分支,随着聚糖的加工成熟,蛋白肽链也完成折叠。这些糖基转移酶对于细胞的生理状态和生化状态非常敏感,在不同的组织和细胞功能状态中,糖蛋白的成熟糖链也不一样,会随着功能改变而改变。如果糖基转移酶缺乏,N- 聚糖就不能加工,该蛋白质就会在内质网和高尔基体中滞留并堆积,造成应激现象(stress)。N- 聚糖通过长萜醇载体合成的方式相当保守,在动物、植物甚至在酵母细胞中都存在。

　　2. N- 型聚糖的结构主要有三种类型　N- 型聚糖由于合成初始的途径相类似,合成后期阶段通过不同的修剪加工形成不同的结构。根据其结构的特点,可以分成 3 种类型,分别是高甘露糖型、复杂型和杂合型三种类型。

　　(1)共同核心结构:三种类型的 N- 型聚糖都有一个共同的核心结构:蛋白质中的天冬酰胺连接着 2 个 N- 乙酰葡萄糖胺残基,接着再连接 3 个甘露糖残基,形成五糖核心结构如图 5-1 所示,核心聚糖最后连接在天冬酰胺残基上,形成 Manα1-6(Manα1-3)Manβ1-4GlcNAcβ1-4GlcNAcβ1-Asn-X-Ser/Thr。核心结构最外面的 3 个单糖都是甘露糖。在核心结构的基础上,添加其他糖基就形成高甘露糖型、复杂型和杂合型 N- 型聚糖。

　　(2)高甘露糖型:这一型的糖链结构特点是在核心聚糖的结构基础上连接了 2~9 个甘露糖残基,且除了甘露糖聚合之外,没有其他糖基参与构造,如图 5-3 所示。

　　(3)复杂型:在核心聚糖的基础上,通过 N- 乙酰葡萄糖胺残基的接入,开始形成分支的糖链,这些分支的糖链逐渐加长,宛如天线(图 5-3),形成 2 个分支的糖链,就叫做二天线糖链,形成 3 个分支的糖链,就叫三天线糖链。N- 型聚糖天线数目可以在 1~5 根之间不同。天线的末端常常连接 N- 乙酰神经氨酸或者岩藻糖。

(4)杂合型:介于高甘露糖型和复杂型之间。在核心聚糖的甘露糖α1-6臂上,只通过甘露糖残基的接入形成分支糖链,与高甘露糖型类似;而在核心聚糖的甘露糖α1-3臂上,通过N-乙酰葡萄糖胺的接入,形成糖链天线(图5-3),与复杂型类似。其结构既与高甘露糖型类似,又与复杂型类似,所以称杂合型。

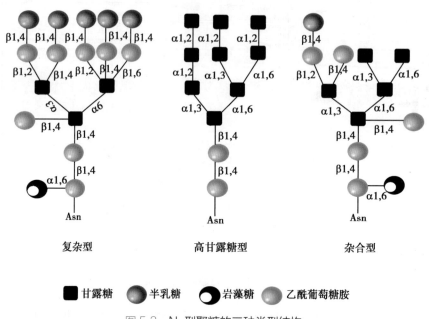

复杂型   高甘露糖型   杂合型

■甘露糖   ●半乳糖   ◖岩藻糖   ●乙酰葡萄糖胺

图 5-3   N- 型聚糖的三种类型结构

在生物体内,有些糖蛋白的加工简单,仅形成较为单一的高甘露糖型聚糖,有些形成杂合型,而有些糖蛋白则通过多种加工形成复杂型的聚糖。这种不同组织的同一种糖蛋白分支中的聚糖结构可以不同,说明 N- 连接型聚糖存在极大的多样性。即使同一种糖蛋白,其糖基化位点的聚糖结构也可完全不同,表现出微观不均一性。

二、O- 型聚糖连接于糖蛋白的丝氨酸或苏氨酸残基

O- 型聚糖是指连接于蛋白质丝氨酸或苏氨酸残基羟基上的聚糖。这种聚糖的合成不需要长萜醇载体,糖基直接通过共价键连接于丝氨酸或苏氨酸残基的羟基上。

最经典的 O- 型聚糖其连接于丝氨酸或苏氨酸残基的常常是乙酰半乳糖胺(GalNAc),形成 O-N-乙酰半乳糖胺聚糖(O-GalNAc 聚糖)。此外还有葡糖胺连接于丝氨酸或苏氨酸残基的羟基,形成O- 葡糖胺聚糖(O-Glc 聚糖);如果半乳糖连接于丝氨酸或苏氨酸残基的羟基,就形成 O- 半乳糖聚糖(O-Gal 聚糖);如果岩藻糖连接于丝氨酸或苏氨酸残基的羟基,形成 O- 岩藻糖聚糖(O-Fuc 聚糖)。最简单的 O- 型聚糖只有一个单糖,例如乙酰葡糖胺连接于丝氨酸或苏氨酸残基的羟基,就形成了O-GlcNAc 修饰。

典型的 O-GalNAc 聚糖可见于黏蛋白。黏蛋白是由黏膜细胞产生的,常见于消化道、支气管黏膜,保护黏膜上皮。黏蛋白单体呈可溶性,多聚体则形成胶体状。黏蛋白含有大量的 O- 聚糖,这些O- 聚糖数量变化很大,有多有少。这些聚糖连接于黏蛋白中的丝氨酸或苏氨酸,因为黏蛋白的结构存在一个可变数量的串联重复区域,当中含有很多的丝 / 苏氨酸,密集连接着几百个 O- 型聚糖。在串联重复区域,还富含脯氨酸。在串联重复区域的两侧存在半胱氨酸的富集区。黏蛋白的 O- 聚糖结构通常变异比较大,不同组织和细胞的黏蛋白 O- 聚糖不一样,甚至同一黏蛋白上的 O- 聚糖结构

也不同。

O- 型聚糖合成是在多肽链合成后进行的,且不需聚糖载体。整个过程在内质网开始,到高尔基体完成。

1. O-N- 乙酰半乳糖胺聚糖(O-GalNAc 聚糖)　由于乙酰半乳糖胺连接到丝氨酸或者苏氨酸的结构具有免疫原性,因此通常将这种结构称为 Tn 抗原。在 N- 乙酰半乳糖胺的残基上再以 β1-3 键连接一个半乳糖,就形成核心二糖结构,也具有抗原性,称为 T 抗原。这个核心二糖结构可见于很多的糖蛋白和黏蛋白。因为核心二糖是很多 O-GalNAc 聚糖的共同核心结构,在此基础上可延伸或分支形成复杂的聚糖链,Tn 抗原或者 T 抗原再加上唾液酸,就形成唾液酸化的 Tn 抗原或者 T 抗原,再接上乙酰葡萄糖胺、乙酰半乳糖胺或者半乳糖形成更多的核心聚糖。

O-GalNAc 聚糖的合成依赖于多肽 - 乙酰半乳糖胺转移酶(polypeptide-N-acetyl-galactosa-ainyltransferase,ppGalNAcT)的催化,该酶能将乙酰半乳糖胺从供体 UDP-GalNAc 直接转移到肽链的丝氨酸或苏氨酸上,形成 O- 聚糖的第一个糖基,也是该聚糖合成的第一步反应。ppGalNAcT 存在于高尔基体中,因此 O- 聚糖的合成主要也在高尔基体。

2. O- 岩藻糖聚糖(O-Fuc 聚糖)　聚糖与蛋白质相连接的第一个糖基是岩藻糖,就形成 O-Fuc 聚糖。黏蛋白的 O- 聚糖的糖基化位点不限定,但是 O-Fuc 聚糖的糖基化位点主要是在蛋白质的表皮生长因子样重复区域[Epidermal growth factor(EGF)-like repeats],EGF 样重复区在很多细胞表面蛋白和分泌蛋白中都存在,是一个比较小的蛋白模体,主要含有 6 个保守的半胱氨酸残基。O-Fuc 聚糖的修饰位点也在丝 / 苏氨酸,一般处于第三个保守的半胱氨酸前面,序列为第二个半胱氨酸 -X4-5- 丝氨酸 / 苏氨酸 - 第三个半胱氨酸,X 代表其他氨基酸。这种聚糖的合成,在岩藻糖残基的基础上,可以再延长合成添加几个糖基,形成四糖寡聚糖结构。这种结构在凝血因子和 Notch 受体分子上常见。负责催化岩藻糖基连接到蛋白质分子的酶叫蛋白质 -O- 岩藻糖转移酶(Protein O-fucosyltransferase,POFUT),专门负责催化岩藻糖连接到丝 / 苏氨酸。β1-3 N- 乙酰葡萄糖胺转移酶则负责使聚糖延长,在岩藻糖残基上加上乙酰葡萄糖胺,形成岩藻糖 - 乙酰葡萄糖胺。β4 半乳糖转移酶则进一步使糖链加上半乳糖。最后连接上唾液酸。

3. O-N- 乙酰葡萄糖胺(O-GlcNAc)修饰　O-GlcNAc 的生成与其他 O- 聚糖甚至 N- 聚糖不一样,因为 O- 聚糖甚至 N- 聚糖在内质网和高尔基体合成,合成的糖蛋白大多数分布在细胞膜或者分泌到细胞外,O-GlcNAc 修饰的蛋白质,大部分分布在细胞质内,甚至分布在细胞核内。O- 聚糖或 N- 聚糖往往形成糖链,而 O-GlcNAc 常常只有一个单糖修饰,一般不再延长。O- 聚糖或 N- 聚糖形成以后,一般比较稳固,变化比较少,而 O-GlcNAc 的生成和去除处在一个动态的变化状态中,是一个可逆的过程,在细胞内可以快速地生成和降解,这种情况和其他聚糖不一样,但与蛋白质的磷酸化修饰以及乙酰化有类似之处,也属于一种蛋白质翻译后快速的共价修饰之一。O-GlcNAc 的修饰由 O- 乙酰葡萄糖胺转移酶(O-GlcNAc transferase,OGT)负责催化,OGT 直接将供体分子 UDP-GlcNAc 中的乙酰葡萄糖胺转移到多肽链的丝 / 苏氨酸残基上;O-GlcNAc 的降解由 O- 乙酰葡糖胺酶(O-GlcNAcase,OGA)负责,水解连接乙酰葡糖胺和丝 / 苏氨酸残基的共价键。一般认为在蛋白质序列中,能够进行磷酸化修饰的丝氨酸或苏氨酸残基都可以进行 O-GlcNAc 修饰,这些丝氨酸或苏氨酸残基的邻近位置一般都有脯氨酸,形成脯氨酸 - 缬氨酸 - 丝氨酸的模体,这样的序列容易被 O-N- 乙酰葡糖胺转移酶所识别,从而使丝氨酸的羟基进行 N- 乙酰葡萄糖胺修饰。

O-GlcNAc 修饰是细胞内蛋白质一种常见的修饰,很多细胞核内的转录因子、细胞骨架蛋白、核孔蛋白、甚至 RNA 聚合酶都能被 O-GlcNAc 修饰。目前已鉴定到 600 多种蛋白被 O-GlcNAc 修饰,其中 1/4 的修饰蛋白是转录调控蛋白或者是翻译调控蛋白。与磷酸化类似,蛋白质经 O-GlcNAc 修饰以后,其稳定性增强、活性也会发生变化、在胞内的转运和分布也会发生改变。

第三节　蛋白聚糖是由糖胺聚糖和核心蛋白构成

蛋白聚糖是由蛋白质和聚糖结合而组成的,但蛋白聚糖与糖蛋白不一样,其聚糖的成分往往超过蛋白质的成分。在整个分子结构中,聚糖的结构占主导地位,表现出更多与聚糖相关的生物活性,其蛋白质部分由于所占比率比较小,就称为核心蛋白。与糖蛋白的聚糖相比,蛋白聚糖分子聚糖的成分虽然多,常常以含有糖胺成分为特点,所以称糖胺聚糖(glycosaminoglycan)。而且糖胺聚糖结构具有规律性,聚糖结构中有很多的重复结构单元,生物活性也与糖蛋白截然不同。

一、糖胺聚糖是由二糖结构单位组成

20 世纪的初期,人们在研究软骨中的软骨蛋白多糖和肝脏中的抗凝血成分肝素时,发现它们都是多聚糖结构,后来人们又发现了透明质酸(hyaluronic acid)、硫酸皮肤素(dermatan sulfate)、硫酸角质素(keratan sulfate)、硫酸软骨素(chondroitin sulfate)、硫酸肝素(heparan sulfate)以及肝素(heparin),它们都属于体内重要的糖胺聚糖,有时以 glycosaminoglycan 的缩写 GAG 来代表糖胺聚糖,以表示氨基糖的聚糖形式。

蛋白聚糖分子是由一个蛋白核心和一条或者多条糖胺聚糖组成,糖胺聚糖以共价键连接于核心蛋白。作为一种线性的多糖结构,糖胺聚糖具有很多的重复二糖结构,在二糖结构单位中,一个单糖必须是糖胺(葡萄糖胺,N- 乙酰葡萄糖胺,或 N- 乙酰半乳糖胺),另一个则是糖醛酸(葡糖醛酸或艾杜糖醛酸)或半乳糖(图 5-4)。

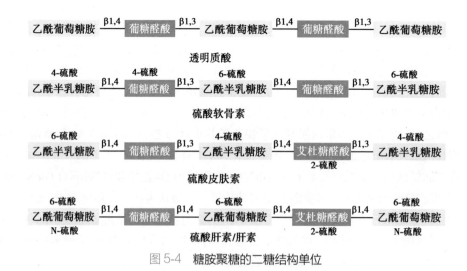

图 5-4　糖胺聚糖的二糖结构单位

如图 5-4 所示,透明质酸的二糖结构单位由 N- 乙酰葡萄糖胺和葡糖醛酸组成。硫酸软骨素的二糖结构单位由 N- 乙酰半乳糖胺和葡糖醛酸组成(图 5-4)。肝素和硫酸肝素的二糖结构单位由葡萄糖胺和艾杜糖醛酸组成,也有部分是由葡萄糖胺和葡糖醛酸组成。硫酸皮肤素的二糖结构单位,一部分由 N- 乙酰半乳糖胺和葡糖醛酸组成,另一部分由 N- 乙酰半乳糖胺和和艾杜糖醛酸组成,因为聚糖合成后,部分葡糖醛酸转变成艾杜糖醛酸。硫酸角质素的二糖结构单位由 N- 乙酰葡萄糖胺和半乳糖组

成。除了透明质酸以外,其他的糖胺聚糖可带有硫酸。硫酸软骨素在 N- 乙酰半乳糖胺的第 4 和 / 或 6 位羟基连接硫酸基团。硫酸肝素在葡萄糖胺的 6 位羟基连接硫酸基团,在葡萄糖胺的氨基氮上也携带硫酸基团。硫酸角质素在 N- 乙酰葡萄糖胺的 6 位羟基也有硫酸基团。

与糖蛋白的聚糖不一样,糖胺聚糖一般含有比较多的单糖数目,糖蛋白聚糖一般含几十个单糖残基,如典型的二天线 N- 聚糖的单糖数量为 10~12 个,而糖胺聚糖要多得多,20kDa 的糖胺聚糖链可含 80 个单糖左右,硫酸软骨素的单条聚糖链就有 250 个重复的二糖结构单位,许多个糖胺聚糖链以 O- 连接方式与核心蛋白连接,构成蛋白聚糖。蛋白聚糖也可以存在与糖蛋白一样的 N- 聚糖和 O- 聚糖。核心蛋白种类繁多,加之核心蛋白相连的糖胺聚糖的种类、长度以及硫酸化的程度等复杂因素,使蛋白聚糖的种类更为多样。

二、糖胺聚糖主要分布在细胞外

糖胺聚糖是细胞外间质的一种重要成分,尤其是在细胞外基质中。不同的细胞外基质,糖胺聚糖的种类有所不同。

在机体间质组织中的蛋白聚糖,其核心蛋白富含亮氨酸和半胱氨酸,糖胺聚糖则含有大量的硫酸软骨素、硫酸皮肤素、硫酸角质素等。这些糖胺聚糖协助和稳定胶原蛋白纤维的组装和聚集。饰胶蛋白聚糖(decorin)除了能调节胶原蛋白纤维的组装以外,还能结合转化生长因子。

蛋白聚糖聚合体(aggregate)是细胞外基质中的另一种重要蛋白聚糖,其核心蛋白在 200kDa 左右,氨基端结合透明质酸,中间部分肽链结合大量的硫酸软骨素和硫酸角质素,由于糖胺聚糖上羧基或硫酸根均带有负电荷,彼此相斥,所以在溶液中蛋白聚糖聚合物形成瓶刷样结构。基底膜蛋白聚糖以基底膜聚糖、聚集蛋白(agrin)为主,这些蛋白聚糖携带硫酸肝素和硫酸软骨素。这些蛋白聚糖形成致密的结构,对于基底膜的功能发挥具有重要作用。

糖胺聚糖也存在于细胞膜,一部分可附着于细胞膜的糖基化磷脂酰肌醇锚(glycosylphos-phatidylinositol anchor,GPI)上,一部分糖胺聚糖形成跨膜结构,类似于 I 型跨膜蛋白。这些膜结合的糖胺聚糖可以通过水解,从细胞膜上脱落而释放出来。黏结蛋白聚糖(syndecan)含有一个短的疏水区域,插入细胞膜形成跨膜区,其大部分肽段分布在细胞外,小部分在细胞内。胞外结构域连接硫酸肝素和硫酸软骨素,具有传导细胞膜外的信息到细胞内的作用。还有少数糖胺聚糖存在于细胞质,如丝甘蛋白聚糖(serglycin),其核心蛋白只有 10~19kDa,是糖胺聚糖中最小的核心蛋白,主要分布于造血细胞、内皮细胞、内分泌细胞胞浆中的分泌颗粒。

在不同部位的蛋白聚糖具有不同的作用特点,细胞外间质中的蛋白聚糖,其糖胺聚糖常常含有大量的硫酸基团,在机体里携带负电荷,相互排斥,同时结合钠、钾等阳离子,吸附大量的水分子,形成凝胶状的基质隔离层,允许小分子通透,又结合生长调节因子,所以蛋白聚糖是细胞微环境的重要成分。在角膜中,硫酸角质素既能保持大量的水分,又能协助胶原蛋白小纤维排列组合,形成透明的角膜。膜结合的蛋白聚糖则参与跨膜信号转导和膜表面受体。

第四节 聚糖结构蕴含重要信息

聚糖属于生物大分子的结构成分,其合成没有现成的模板可依赖,也没有直接的基因序列可以转换,合成效率取决于糖基转移酶和糖苷水解酶的活性以及糖基供体的丰富程度。核酸和蛋白质都是线性分子,其序列的排列体现了一级结构,但是聚糖中的每一个糖基都有多个羟基,这些羟基可以接上另外一个糖基后形成糖链,由此可以形成分支结构。因为相邻的 2 个己糖各自都有多个自由的羟基,可以连接其他糖基形成分支,使聚糖的复杂程度大大增加,在如此复杂的结构内同时还蕴藏着丰富的生物信息。

一、ABH 血型抗原由糖链决定

在很多不同的细胞表面聚糖的结构不一样,不同的聚糖结构就蕴藏着不同的信息,有的表现非常的突出。在人体红细胞的表面,存在着血型抗原。对于 ABO 血型来说,如果红细胞表面存在 A 型抗原,那就是 A 型血液,如果存在 B 型抗原,则是 B 型血液,如果红细胞表面的抗原是 H 型抗原,则是 O 型血液,如果红细胞既有 A 型抗原,又有 B 型抗原,就是 AB 血型。由于 A 型血的人体内存在抗 B 型抗原的抗体,这种抗体能够结合 B 型抗原,可导致 B 型血的红细胞破坏和溶解,所以如果将 B 型血液错误地输入 A 型血的体内,将会造成严重的溶血反应。B 型血的人体内存在识别 A 型抗原的抗体,O 型血的人体内分别存在抗 A 型和 B 型抗原的抗体,这些抗体都会识别相对应的血型抗原。血型抗原存在于红细胞的表面,它的抗原决定簇或者抗原表位实际上是寡糖结构。例如,H 抗原的结构仅为岩藻糖 α1,2 半乳糖结构(图 5-5),H 抗原中的半乳糖可再连接于其他糖链的 N- 乙酰葡萄糖胺残基上。A 抗原的决定簇为 H 抗原再接上一个 N- 乙酰半乳糖胺,N- 乙酰半乳糖胺通过 α1,3 键连接到 H 抗原(图 5-5)。B 抗原的决定簇则是 H 抗原再接上一个半乳糖,即半乳糖 α1,3 键连接到 H 抗原。H 抗原的结构最小,其免疫原性也比较弱,在 A、B 和 AB 血型的人体内没有识别 O 抗原的抗体,故 O 型血液到 A、B 和 AB 血型的人体内一般不会引起严重的溶血反应。

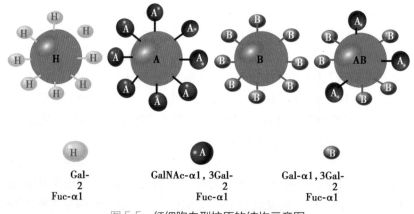

图 5-5　红细胞血型抗原的结构示意图

ABO 血型抗原结构的合成可由基因控制,因为合成血型抗原的糖基转移酶都是由基因编码的。在合成 H 血型抗原时,需要 H 基因编码的酶,后者催化岩藻糖以 α1,2 键连接于糖链的半乳糖基上,形成 H 血型抗原(图 5-6)。A 血型抗原需要 A 基因编码的酶,它能够催化 N- 乙酰半乳糖胺以 α1,3 键连接于 H 抗原中的半乳糖,形成 A 血型抗原。同理,合成 B 血型抗原则需要 B 基因编码的酶,后者催化半乳糖连接到 H 抗原中的半乳糖基上,形成 α1,3 连接键。所以三种不同的血型寡糖结构意味着三种不同的血型,ABH 血型的信息就储存在聚糖的结构中,ABH 抗原的寡糖结构就蕴藏了 ABO 三种血型的信息,而且 ABH 抗原的寡糖结构也是由基因编码的,因此这种寡糖结构的信息与遗传信息紧密相连。

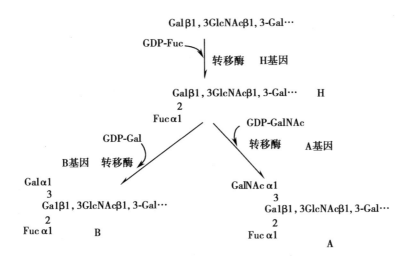

GalNAc:乙酰半乳糖胺；Gal:半乳糖胺；GlcNAc:乙酰葡糖胺；Fuc:岩藻糖

图 5-6　ABH 血型抗原的合成由基因编码控制

二、糖蛋白和糖脂的功能受聚糖结构的调节

ABH 血型的三种抗原寡糖结构,可以连接在糖蛋白分子上,也可以连接于糖脂分子上,接上 A 抗原的就形成 A 血型,接上 B 抗原的就形成 B 血型,ABH 血型的三种抗原代表了三种血型。由于细胞功能的不同,连接于糖蛋白和糖脂分子的聚糖结构、糖链长度、糖基种类、连接的方式等会有所不同,使得糖蛋白或糖脂分子的结构更加复杂或多样化。复合糖的结构因此存在多种多样,这种多样性就称为糖型(glycotype)。对于糖蛋白来说,虽然氨基酸序列完全相同,但是所连接的聚糖的结构、长度、数量或种类的差异,形成许许多多的异构体,这些异构体便是糖型。这些不同糖型的糖蛋白,其功能就存在着差异性。对于糖脂分子来说,改变糖链的结构或数量,增加或者减少几个糖基,往往就会变成另外一种糖脂了,功能也相应地改变,神经节苷脂就是这样。

1. **糖蛋白的聚糖是一种重要的翻译后修饰**　糖蛋白的肽链在内质网合成以后,会进入高尔基体,通过一系列的糖基转移酶和糖苷水解酶的催化,形成糖蛋白的聚糖。这种聚糖结构是在蛋白质生物合成后添加的。添加这些聚糖中的糖基顺序取决于糖基转移酶的活力和特异性,因此糖蛋白的聚糖是一种翻译后的修饰。这种翻译后修饰对于糖蛋白来说非常重要,因为新合成的蛋白质初生肽,通过折叠形成正确的空间结构,才能发挥生物学作用。在这个过程中,糖蛋白聚糖的修饰起到了重要的作用。如果糖蛋白没有进行聚糖的修饰,常常会造成蛋白质的成熟障碍或者折叠不正确,使这些蛋白质大量堆积在内质网内,不能转运出去,使细胞的功能发生严重障碍,这种现象称为内质网应激反应。在这个反应过程中,蛋白质的翻译过程会停止,启动错误蛋白质的降解过程,诱导修复机制,甚至启动细胞的程序性死亡。因此聚糖的修饰是糖蛋白成熟过程中的一种翻译后修饰,这种翻译后修饰的聚糖组分常常是蛋白质成熟过程所需要的,也是糖蛋白执行功能所必需的。

2. **蛋白质的糖基修饰是一种功能调节信号**　糖蛋白的聚糖修饰对于蛋白质的功能来说非常重要,因为这种聚糖的结构是糖蛋白执行某一特定功能所需的,如果缺乏这些聚糖,某些糖蛋白的功能就不能执行,而且糖蛋白执行不同的功能时需要不同结构的聚糖修饰,也就是说不同结构聚糖修饰的糖蛋白,其功能状态也不一样,因此糖蛋白分子上的聚糖结构一旦改变或者调整,就会引起糖蛋白的功能改变,所以聚糖的结构蕴藏着糖蛋白功能调节的信息。例如 E- 钙黏蛋白是上皮细胞黏着连接的重要成分,E- 钙黏蛋白分布在细胞膜上,膜外部分有 3 个 N- 型聚糖的修饰位点,如果没有这些 N- 聚糖的修饰,E- 钙黏蛋白的功能就会严重受损。E- 钙黏蛋白的聚糖结构也会影响 E- 钙黏蛋白本身的稳定性,例如 E- 钙黏蛋白上的 N- 聚糖形成平分型二天线的时候,E- 钙黏蛋白分子的稳定性增加,上皮细胞的黏着连接就稳固,但当形成复杂天线结构的时候,E-钙黏蛋白分子的稳定性降低,导致上皮细胞间的黏着连接不稳定,细胞间的黏附能力受损。如果这种聚糖结构的变化发生在肿瘤细胞表面,细胞间的黏附能力下降,肿瘤细胞就易于转移和扩散。N-型聚糖上的核心岩藻糖存在与否,则会显著改变 E-钙黏蛋白分子的空间构象,从而影响 E-钙黏蛋白分子的胞浆内段与信号分子的相互作用,起到调控细胞信号调控的作用。

O-GlcNAc 的修饰更是如此,由于这种类似于磷酸化的修饰,形成快、降解也很快,成为一种快速的共价修饰调控从而决定一个蛋白的功能状态。O-GlcNAc 修饰的蛋白质大多数分布在细胞内,被 O-GlcNAc 修饰的蛋白质中,转录因子占 26%,细胞骨架蛋白占 14%,代谢相关的蛋白占 13%。有很多糖代谢的调节酶如糖酵解关键酶都受 O-GlcNAc 修饰。这些酶受 O-GlcNAc 修饰以后,酶的活性发生显著改变,可表现为抑制或者活化。转录因子蛋白被 O-GlcNAc 修饰以后,会使转录因子与 DNA 的结合能力发生改变。转录因子 Sp1 发生 O-GlcNAc 修饰以后,变成高度 O-N-乙酰葡萄糖胺修饰的 Sp1,后者就会与基因的 DNA 结合,可促进细胞基质蛋白的基因表达,但是对有些基因也表现为抑制效应。

三、聚糖复杂结构存在密码信息

核酸分子是由四种核苷酸组成的大分子,蛋白质则由 20 种氨基酸组成,尽管核酸和蛋白质的结构复杂,但是它们都是线性分子,组成它们的结构单元的排列顺序蕴含了遗传密码的信息。聚糖则是由至少 32 种单糖残基组成,除了单糖连接形成的线性结构以外,每个单糖还有多个羟基,仍然可以参与连接,形成支链结构,因此聚糖不能单纯用线性糖链的单糖残基排列顺序来代表所含的信息,还需要考虑分支结构所形成的空间结构。根据细胞的不同功能要求,形成不同的聚糖结构,而每一种聚糖的结构总是与一种功能状态相联系,不同的聚糖结构或引起蛋白功能的激活和抑制,或引起与配体的识别和结合,或引起修饰蛋白的稳定性增加与降低,或引起信号的传导,最终引起细胞的功能变化,如细胞的黏附、迁移、变形等。因此聚糖的结构也携带着生物学信息,我们把聚糖结构所含的生物信息就称为糖密码(sugar code)。

由于聚糖结构的复杂性,体内有多种多样的聚糖存在,目前还没有研究清楚所有聚糖的结构,与功能对接的聚糖结构仍然在研究之中,糖密码体系的诠释工作还不全备,需要进一步的完善。因此有必要去研究机体全部的聚糖结构信息和功能,糖生物学家于是提出了糖组(glycome)的概念,用以代表细胞在某个特定的时期、环境和空间条件下所产生的所有聚糖或复合糖的全部信息。而研究单一生物体内的所有聚糖信息的就称为糖组学(glycomics)。通过糖组学可以大规模地研究机体的聚糖结构与功能的关系。相对于基因组学和蛋白组学,糖组学更加任重道远。

虽然聚糖结构复杂多样,机体内存在一些能够特异性识别并结合聚糖的蛋白质,不同结构的聚糖能被不同的蛋白质所识别,在这些蛋白中以凝集素(lectin)最为突出。凝集素广泛存在于哺乳动物和植物体内,不同的凝集素能结合不一样的聚糖,因此凝集素能识别特殊结构的聚糖,并广泛参与细胞的生物学行为。不同的糖链结构能被一些特殊的蛋白质识别,聚糖中不同的糖链结构也就体现在所识别的蛋白质不同的特点,聚糖中所蕴含的生物信息也就表达在所识别的蛋白质上,糖密码从而具备了可读性的特点。能够阅读的密码则可以表达出来。

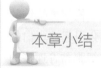

本章小结

聚糖是由数目不等的单糖聚合形成,这些单糖通过糖苷键共价结合在一起。合成糖苷键的酶为糖基转移酶,水解糖苷键的酶为糖苷酶。糖苷键连接在相邻两个单糖的羟基上,由于每个糖基都具有多个羟基可以形成糖苷键,因此聚糖不是线性的结构,而是形成分支。不同的分支使得聚糖的种类非常多,结构复杂不均一,功能也呈多样性,成为聚糖的共同特点。聚糖与其他非糖物质相结合还形成糖复合物,聚糖与蛋白质相结合就成为糖蛋白或蛋白聚糖。蛋白质肽链连接聚糖的糖基化位点则有限定性,糖蛋白的序列子具有特殊的序列。N- 型聚糖连接于糖蛋白的天冬酰胺残基,可形成天线状结构。O- 型聚糖连接于糖蛋白的丝氨酸或苏氨酸残基。糖蛋白的聚糖结构与蛋白质的功能紧密相关,不同的聚糖结构与蛋白质不同的功能紧密相关,不同的聚糖结构蕴藏着不同的生物信息或糖密码。相同的蛋白质也具有不同的糖型。体内具有复杂的聚糖信息,通过糖组学研究,加深对聚糖结构与功能关系的理解。

思考题

1. 简述糖蛋白的 N- 连接寡糖链的结构及合成过程。
2. 常见的糖胺聚糖有哪几种? 各有何结构特征?
3. 简述聚糖结构对糖蛋白和糖脂的功能影响。

（杨　怡）

第六章
脂肪与类脂

脂肪和类脂统称为脂质(lipid),也译为脂类,广泛存在于自然界,可以被生物体利用。大多数脂质是由脂肪酸和醇(甘油、鞘氨醇和固醇等)结合而成的低溶于水而高溶于有机溶剂的有机化合物及其衍生物。脂质主要由碳、氢、氧三种元素组成,少数脂质还含有氮、磷、硫等元素。人体脂质种类繁多、结构复杂、功能多样,诸多生命现象和疾病发生均与脂质及其代谢关系密切。(数字资源"09 拓展阅读:脂质与生命活动和疾病的关系可能远比想象的密切")

第一节　脂　肪　酸

从生物体中分离出来的脂肪酸已有百余种,其中大多数与醇结合,构成脂肪、磷脂、糖脂和胆固醇酯等脂质。也有少数脂肪酸以游离形式存在于组织细胞中,是合成前列腺素等重要生理活性物质的前体。

一、脂肪酸是脂肪烃的羧酸

脂肪酸(fatty acid,FA)是由一条长烃链和一个末端羧基组成的直链一元羧酸,天然脂肪酸的烃链长度一般在14~20个碳原子之间,绝大多数为偶数碳原子。根据烃链长度不同,脂肪酸可以分为短链、中链和长链三种;根据烃链饱和度不同,脂肪酸又可以分为饱和脂肪酸(saturated fatty acid,SFA)、单不饱和脂肪酸(monounsaturated fatty acid,MUFA)和多不饱和脂肪酸(polyunsaturated fatty acid,PUFA)三种(表 6-1,图 6-1)。

表 6-1　脂肪酸的分类

分类依据	种类	备注
根据烃链长度	短链脂肪酸	2C~4C
	中链脂肪酸	6C~10C
	长链脂肪酸	≥12C
根据烃链饱和度	饱和脂肪酸(SFA)	不含双键
	单不饱和脂肪酸(MUFA)	含 1 个双键
	多不饱和脂肪酸(PUFA)	含 2 个或 2 个以上双键

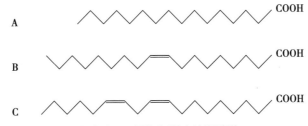

图 6-1 不同饱和程度的脂肪酸
A. 饱和脂肪酸(软脂酸,C16：0);B. 单不饱和脂肪酸(油酸,C18：1);
C. 多不饱和脂肪酸(亚油酸,C18：2)。

不同脂肪酸的烃链长度、双键数量和双键位置不同(表 6-2),致使脂肪酸或含脂肪酸化合物的理化性质和生物学功能不尽相同。短链脂肪酸略溶于水,但随着烃链的延长,脂肪酸的溶解度会越来越低。同样,脂肪酸的熔点会随着烃链长度和饱和程度的增加而逐渐增加。这些性质对于生物膜脂质(又称膜脂)在不同条件下保持流动性和正常生理功能具有重要意义。

表 6-2 常见的脂肪酸

习惯名	系统名	碳原子数：双键数	族	分子式
饱和脂肪酸				
月桂酸(lauric acid)	n-十二烷酸	12：0		$CH_3(CH_2)_{10}COOH$
豆蔻酸(myristic acid)	n-十四烷酸	14：0		$CH_3(CH_2)_{12}COOH$
软脂酸(palmitic acid)	n-十六烷酸	16：0		$CH_3(CH_2)_{14}COOH$
硬脂酸(stearic acid)	n-十八烷酸	18：0		$CH_3(CH_2)_{16}COOH$
花生酸(arachidic acid)	n-二十烷酸	20：0		$CH_3(CH_2)_{18}COOH$
山箭酸(behenic acid)	n-二十二烷酸	22：0		$CH_3(CH_2)_{20}COOH$
掬焦油酸(lignoceric acid)	n-二十四烷酸	24：0		$CH_3(CH_2)_{22}COOH$
单不饱和脂肪酸				
棕榈(软)油酸(palmitoleic acid)	9-十六碳一烯酸	16：1	ω-7	$CH_3(CH_2)_5CH=CH(CH_2)_7COOH$
油酸(oleic acid)	9-十八碳一烯酸	18：1	ω-9	$CH_3(CH_2)_7CH=CH(CH_2)_7COOH$
异油酸(vaccenic acid)	反式 11-十八碳一烯酸	18：1	ω-7	$CH_3(CH_2)_5CH=CH(CH_2)_9COOH$
神经酸(nervonic acid)	15-二十四碳单烯酸	24：1	ω-9	$CH_3(CH_2)_7CH=CH(CH_2)_{13}COOH$
多不饱和脂肪酸				
亚油酸(linoleic acid)	9,12-十八碳二烯酸	18：2	ω-6	$CH_3(CH_2)_4(CH=CHCH_2)_2(CH_2)_6COOH$
α-亚麻酸(α-linolenic acid)	9,12,15-十八碳三烯酸	18：3	ω-3	$CH_3CH_2(CH=CHCH_2)_3(CH_2)_6COOH$
γ-亚麻酸(γ-linolenic acid)	6,9,12-十八碳三烯酸	18：3	ω-6	$CH_3(CH_2)_4(CH=CHCH_2)_3(CH_2)_3COOH$

续表

习惯名	系统名	碳原子数：双键数	族	分子式
花生四烯酸（arachidonic acid）	5,8,11,14- 二十碳四烯酸	20:4	ω-6	$CH_3(CH_2)_4(CH=CHCH_2)_4(CH_2)_2COOH$
timnodonic acid（EPA）	5,8,11,14,17- 二十碳五烯酸	20:5	ω-3	$CH_3CH_2(CH=CHCH_2)_5(CH_2)_2COOH$
clupanodonic acid（DPA）	7,10,13,16,19- 二十二碳五烯酸	22:5	ω-3	$CH_3CH_2(CH=CHCH_2)_5(CH_2)_4COOH$
cervonic acid（DHA）	4,7,10,13,16,19- 二十二碳六烯酸	22:6	ω-3	$CH_3CH_2(CH=CHCH_2)_6(CH_2)_2COOH$

　　脂肪酸碳原子编号从羧基端开始，羧基碳为 1 号碳（C_1），与之相邻的 C_2 又称 α 碳，C_3 为 β 碳，C_4 为γ 碳，以此类推，末端的甲基碳为 ω 碳或 n 碳。脂肪酸双键的编码有 Δ 和 ω 两种体系。Δ 编码体系从羧基碳开始，用 Δ 右上标数字（形成双键的两个碳原子中数字较低者）表示双键的位置；而 ω 编码体系则从甲基碳开始，用 ω 右上标数字表示双键的位置。以油酸为例（图 6-2），Δ^9 表示从羧基碳原子开始计数，双键在脂肪酸的 C_9 和 C_{10} 之间；$ω^9$ 表示从甲基碳原子（ω 碳）开始计数，双键在 C_9 和 C_{10} 之间。

$$\overset{18\ \ 17\ \ 16\qquad\quad 10\ \ \ 9\qquad\quad 3\ \ 2\ \ 1\ \ \ \Delta}{CH_3CH_2CH_2(CH_2)_5CH=CH(CH_2)_5CH_2CH_2COOH}$$
$$\underset{ω或n\ \ 1\ \ \ 2\ \ \ 3\qquad\quad 9\ \ 10\qquad\quad 16\ \ 17\ \ 18}{}$$

图 6-2　脂肪酸的 Δ 编码体系和 ω 编码体系（以油酸为例）

　　脂肪酸的命名有习惯命名法和系统命名法两种方式（表 6-3）。前者根据脂肪酸的碳原子数量、来源或性质命名，如丁酸、豆蔻酸、软脂酸等。后者根据脂肪酸的烃链长度、双键数目和双键位置来命名，如亚油酸（图 6-3），系统名称为 $\Delta^{9,12}$- 十八碳二烯酸，简写为 18:2，$\Delta^{9,12}$，表示亚油酸烃链全长共18 个碳原子，含两个双键，从羧基碳原子开始计数，双键位于 C_9、C_{10} 和 C_{12}、C_{13} 之间。

表 6-3　脂肪酸的命名

命名方法	命名依据	举例
习惯命名法	碳原子数目	乙酸、丁酸
	脂肪酸的来源	豆蔻酸、花生酸
	脂肪酸的性质	软脂酸、硬脂酸
系统命名法	脂肪酸的烃链长度、双键数目及双键位置	油酸：18:1，Δ^9
		亚油酸：18:2，$\Delta^{9,12}$
		α- 亚麻酸：18:3，$\Delta^{9,12,15}$

$$\overset{18\qquad\qquad\quad 13\ \ 12\quad 10\ \ 9\qquad\qquad 1}{CH_3(CH_2)_4CH=CHCH_2CH=CH(CH_2)_7COOH}$$

图 6-3　亚油酸（18:2，$\Delta^{9,12}$）

　　饱和脂肪酸可以在人体内合成，不饱和脂肪酸的生成则需要去饱和酶催化脱氢。由饱和脂肪酸到单不饱和脂肪酸，第一个双键的引入一般在 Δ^9 位，如硬脂酰 CoA（18:0）可在 Δ^9 去饱和酶作用下转变为油酰 CoA（18:1，Δ^9）。而更多双键的导入一般在原有双键和羧基之间，如亚油酰 CoA（18:2，

$\Delta^{9,12}$)在 Δ^{6} 去饱和酶的作用下合成γ-亚麻酰 CoA(18∶3, $\Delta^{6,9,12}$)(数字资源"06 不饱和脂肪酸的合成需多种去饱和酶催化示意图")。人和大多数动物可在 Δ^{4}、Δ^{5}、Δ^{6} 和 Δ^{9} 位脱氢,但缺乏 Δ^{9} 以上的去饱和酶,故不能向脂肪酸引入 Δ^{9} 位以上的双键。

通常将维系人体健康和生命活动所必需,但机体自身不能合成,必须依赖食物供应的脂肪酸称为必需脂肪酸(essential fatty acid)。必需脂肪酸多是一些多不饱和脂肪酸,如亚油酸(18∶2, $\Delta^{9,12}$)和α-亚麻酸(18∶3, $\Delta^{9,12,15}$)。因花生四烯酸(20∶4, $\Delta^{5,8,11,14}$)在合成时需要消耗亚油酸,故从某种意义上说也属于必需脂肪酸。

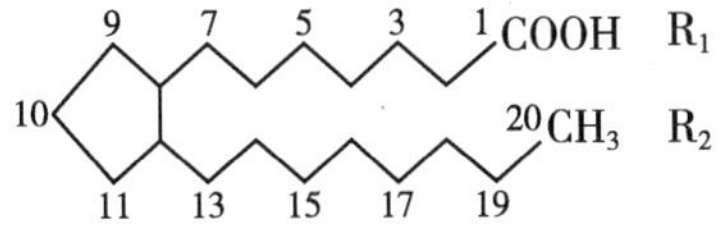

按ω编码体系,不饱和脂肪酸可分为ω-3,ω-6,ω-7 和ω-9 四个家族,其中 3、6、7、9 表示ω编码体系中第一个双键的位置。人体可以合成ω-9 家族脂肪酸,但是无法合成ω-6 家族和ω-3 家族脂肪酸。高等动物体内所含的多不饱和脂肪酸可以由同一家族的母体脂肪酸衍生而来,但各族多不饱和脂肪酸不能在体内相互转化。

亚油酸属于ω-6 家族成员,在人体内可转变为同为ω-6 家族的γ-亚麻酸,进而延长为花生四烯酸。花生四烯酸既是维持细胞膜结构和功能的重要物质,也是合成类二十烷酸的前体。当食物中含有足量的亚油酸时,机体能够自己合成γ-亚麻酸和花生四烯酸,反之,则需要通过膳食提供。α-亚麻酸属于ω-3 家族成员,人体可以利用食物(植物油)中的α-亚麻酸合成同为ω-3 家族的二十碳五烯酸(EPA)和二十二碳六烯酸(DHA)。EPA 可降低血液黏度,防止因脂质沉积而导致的心脑血管疾病,DHA 在中枢神经系统和视网膜中具有重要功能。

二、脂肪酸具有多种重要的生理功能

(一)脂肪酸是结构脂质的重要组成成分

体内大部分脂肪酸与甘油、鞘氨醇或固醇结合形成脂肪和类脂。前者主要存在于皮下、肠系膜和肾周围的脂肪细胞,是机体能量的主要贮存形式。后者包括磷脂、糖脂、固醇及其衍生物等,是膜脂的重要组成成分。膜脂分子具有两亲性,既有亲水部分(极性头),又有疏水部分(非极性尾),极性头主要包括羟基、磷酸基和含氮碱基,非极性尾主要是脂肪酸。

(二)多不饱和脂肪酸是多种生理活性物质的前体

脂肪酸除了参与结构脂质的组成外,一些多不饱和脂肪酸还有许多重要的生理功能。例如人类可以利用花生四烯酸为原料合成前列腺素、血栓噁烷和白三烯,因为它们都含有 20 个碳原子,故又称为类二十碳烷或类二十烷酸(eicosanoid)。

前列腺素(prostaglandin,PG)最先从人类精液中分离获得并因此得名,随后被证明广泛存在于哺乳动物各组织中。前列腺素的母体为前列腺酸(prostanoic acid),其分子结构中含一个五碳环和两条侧链,带羧基的七碳侧链(R_1)与五碳环的 C_8 相连,八碳侧链(R_2)则与五碳环的 C_{12} 相连(图 6-4)。

花生四烯酸
(20:4, $\Delta^{5,8,11,14}$)

前列腺酸

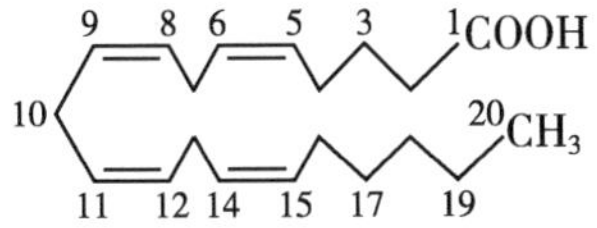

图 6-4 花生四烯酸和前列腺酸

根据五碳环上取代基团和双键位置的不同,前列腺素分为 PGA~PGI 9 型。其中,PGA、PGB 和 PGC 各含有一个羰基和一个双键,但双键的位置各不相同;PGD 和 PGE 都带有一个羰基和一个羟基,但羰基和羟基的位置相反;PGF 带有两个羟基;PGG 和 PGH 的五碳环结构相同,所不同的是 PGH R_2 侧链的 C_{15} 上多一个羟基;PGI 是一个双环结构,五碳环 C_9 上的氧与 R_1 侧链的 C_6 连接成第二个五元环(图 6-5)。

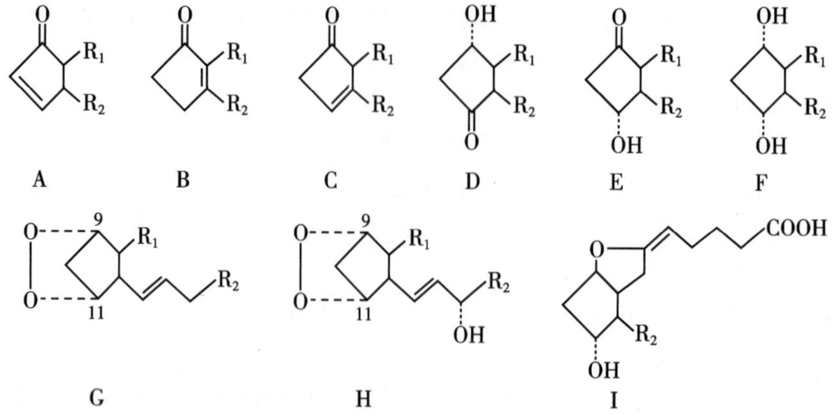

图 6-5　前列腺素 A~I 型

根据侧链所含双键数目的不同,前列腺素可分为 1、2、3 三类,在名称字母的右下角表示,如 PGF_1、PGI_2。其中,1 类前列腺素侧链仅含一个双键,处于 C_{13}、C_{14} 之间;2 类前列腺素的双键分别处于侧链的 C_5、C_6 和 C_{13}、C_{14} 之间;3 类前列腺素的双键分别处于侧链的 C_5、C_6,C_{13}、C_{14} 和 C_{17}、C_{18} 之间。前列腺素名称右下角的希腊字母 α 表示 C_9 上的羟基与侧链上的羧基位于同侧,仅见于 F 型,且天然 PGF 均为 α 构型,即 PGF_α(图 6-6)。

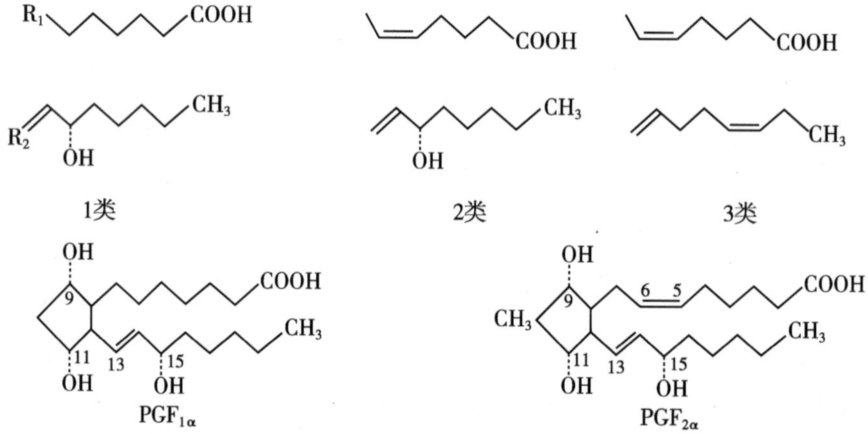

图 6-6　前列腺素 1~3 类

前列腺素由花生四烯酸经环加氧酶途径代谢生成。大多数前列腺素作为组织激素产生局部作用,不同类型的前列腺素具有不同的作用。如:PGA_2、PGD_2、$PGF_{1\alpha}$、PGH 具有收缩血管作用,而 PGA_1、PGE_2、PGI_2 则可舒张血管平滑肌;PGE_2、PGI_2 可舒张支气管平滑肌,而 $PGF_{2\alpha}$ 则使支气管平滑肌收缩,导致哮喘发作;PGE_2 除了可以舒张血管和支气管平滑肌外,还可以抑制胃酸分泌,保护胃黏膜。此外,前列腺素还可增加毛细血管通透性,诱发炎症并引起红、肿、热、痛等症状,阿司匹林(aspirin)可通过抑制环加氧酶活性而抑制前列腺素的合成,从而达到解热、镇痛和抗炎作用。(数字资源"03 类二十烷酸的合成过程")

血栓噁烷(thromboxane A_2,TXA_2)最先从血小板中分离获得,与前列腺素相比多一个氧原子参与成环,故其基本结构为含氧六元环。此外,还有一个氧原子以环氧丙烷形式存在于六元环中,俗称噁烷(图 6-7)。TXA_2 由 PGH_2 代谢生成,可促进血小板聚集和血管收缩,促进凝血及血栓形成。PGI_2 又称前列环素(prostacyclin),来源于血管内皮细胞,可防止血小板聚集,抑制凝血及血栓形成,故 PGI_2 有抗 TXA_2 的作用。阿司匹林可抑制前列腺素的合成,从而降低血小板 TXA_2 含量,因此,阿司匹林也是一类抗血小板药物,长期小剂量服用可防止血栓形成,预防心脑血管疾病发生。(数字资源"03 类二十烷酸的合成过程")

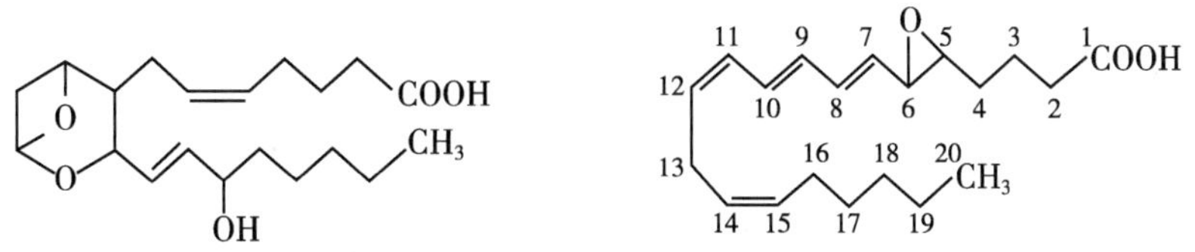

图 6-7　血栓噁烷 A_2（TXA_2）和白三烯 A_4（LTA_4）

白三烯（leukotriene，LT）最先从白细胞中分离获得，含有 4 个双键，其中 3 个共轭双键，缩写为 LT_4。白三烯由花生四烯酸经脂加氧酶途径代谢生成，代谢的初级产物为 LTA_4，其 C_5、C_6 位有一个氧环（图 6-7）。如打开该氧环并在 C_{12} 位引入羟基，生成 5,12-二羟衍生物，则为 LTB_4；如打开该氧环并与还原型谷胱甘肽反应则生成 LTC_4，水解除去谷胱甘肽的谷氨酸残基可生成 LTD_4，再除去甘氨酸残基又生成 LTE_4，过敏反应慢反应物质（slow reacting substances of anaphylatoxis，SRS-A）就是后 3 种衍生物的混合物。SRS-A 具有收缩支气管平滑肌的作用，该作用较组胺及 $PGF_{2\alpha}$ 强 100~1 000 倍，且缓慢而持久。

三、脂质过氧化作用会影响生物膜的功能

脂质过氧化作用（peroxidation）指多不饱和脂肪酸的自动氧化。多不饱和脂肪酸广泛参与膜脂的组成，一旦发生过氧化后，会影响生物膜的流动性，进而影响其生物学功能。现已发现人类肿瘤、炎症、动脉粥样硬化和衰老等现象都与脂质过氧化作用有关。

脂质过氧化作用是活性氧（reactive oxygen）参与的自由基链反应。O_2 未被完全还原时所产生的超氧阴离子自由基（O_2^{-}）、过氧化氢（H_2O_2）和羟自由基（·OH）等分子，它们的氧化性远远大于 O_2，统称为活性氧或反应活性氧（reactive oxygen species，ROS）。ROS 主要产生于线粒体呼吸链，化学性质活泼，能够引发一系列自由基链反应，导致脂质过氧化作用的发生。脂质过氧化作用又会产生新的自由基使反应形成循环，导致脂质分子不断消耗和脂质过氧化物大量生成。

生物膜富含多不饱和脂肪酸和氧，因此是体内最容易发生脂质过氧化的部位。正常生物膜主要由脂质和蛋白质组成，具有一定的流动性，适当的流动性对于生物膜完成其生物功能具有十分重要的作用。而生物膜的流动性主要取决于膜脂中脂肪酸的不饱和程度，脂质过氧化作用的直接结果将会导致不饱和脂肪酸减少，细胞膜的流动性降低。

正常情况下，机体细胞含有各种抗氧化酶，如过氧化氢酶（catalase）、谷胱甘肽过氧化物酶（glutathione peroxidase，GSHPX）和超氧化物歧化酶（superoxide dismutase，SOD）等。此外，体内还有维生素 C 和维生素 E 等具有抗氧化作用的分子，它们共同组成了机体的抗氧化体系，使氧化与抗氧化处于平衡之中。一旦这种平衡被破坏，将会对机体造成持续伤害。因此，给机体适当的补充抗氧化剂是十分必要的。

第二节　脂　　肪

脂肪（fat）又称甘油三酯（triglyceride，TG），或三脂酰甘油（triacylglycerol），其化学组成仅有脂肪酸和醇，属于单纯脂质（simple lipid）。脂肪是人体含量最多的脂质，也是体内能量的主要贮存形式。

一、脂肪是甘油与脂肪酸生成的酰基甘油

脂肪是由一分子甘油与三分子脂肪酸通过酯键结合而形成的三酯(图 6-8,数字资源 "07 甘油三酯空间结构示意图")。当三分子脂肪酸相同,即 $R_1=R_2=R_3$ 时,称为单纯三脂酰甘油(simple triacylglycerol),当三分子脂肪酸中任何两个不相同或者三个都不同时,称为混合三脂酰甘油(mixed triacylglycerol),不同的脂肪酸可以组成多种形式的混合三脂酰甘油。天然脂肪中单纯三脂酰甘油的比例很少,几乎都是混合三脂酰甘油,或者是单纯三脂酰甘油和混合三脂酰甘油的混合物。此外,人体还存在少量的甘油一酯(monoacylglycerol,MG)和甘油二酯(diacylglycerol,DG 或 DAG),它们是生物合成或降解过程中重要的中间产物(图 6-8)。

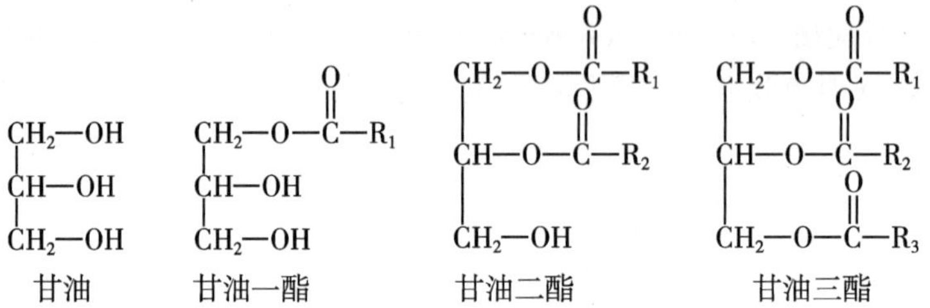

图 6-8　甘油及各种酰基甘油

纯净的脂肪是无色、无味的中性化合物,大多数天然脂肪由于含有少量色素、游离脂肪酸、磷脂、维生素和非脂成分而呈现颜色和气味。脂肪的密度均小于 $1g/cm^3$,低溶于水而高溶于非极性有机溶剂(如:乙醚、氯仿、苯和石油醚等)。在有乳化剂存在的情况下,脂肪可与水混合成乳状液,如胆汁酸盐分泌到肠道时,可使肠道内脂肪乳化,形成微团,促进脂肪的消化吸收。天然脂肪是多种成分的混合物,故无恒定的熔点和沸点。脂肪熔点的高低取决于脂肪酸的组成,一般情况下,组成脂肪的不饱和脂肪酸含量越高,脂肪的熔点越低,流动性越好。

二、脂肪是体内重要的能源物质

(一) 供能和储能

供能和储能是脂肪的主要生理功能。人体生命活动所需能量的 20%~30% 由脂肪提供,体内 1g 脂肪完全氧化分解可产生 38.9kJ 的能量,而 1g 蛋白质或 1g 碳水化合物只能产生 17kJ 的能量。因脂肪是疏水分子,以脂肪形式贮存能量不会结合水,所占体积较小,故机体主要以脂肪的形式储存能量。肥胖的人储存 15~20kg 脂肪可提供一个月的能量,冬眠动物在冬眠前也会积累大量脂肪作为能量储备。

(二) 提供必需脂肪酸、脂溶性维生素和代谢水

人体不能合成必需脂肪酸,所需必需脂肪酸必须从食物脂肪中获得。一些动、植物脂肪还可以为人体提供脂溶性维生素,如鱼肝油富含维生素 A 和维生素 D,许多植物油富含维生素 E。食物脂肪还能促进脂溶性维生素的吸收。此外,脂肪也是体内代谢水的主要来源,1g 脂肪氧化分解产生的代谢水较碳水化合物多 67%~83%,较蛋白质多 150%,故沙漠动物以脂肪作为能源,既能提供能量,又能提供水。

(三) 维持体温和保护内脏

脂肪不易导热,故皮下脂肪组织具有防止体热散失,维持体温恒定的作用。另外,脂肪组织较为柔软,内脏器官周围的脂肪垫有缓冲外力冲击,减少器官之间摩擦,从而保护内脏的作用。皮下脂肪富含不饱和脂肪酸,熔点低且流动性大,使得皮下脂肪能在较低的体表温度下仍保持液态,有利于各种代谢的进行。机体深处的脂肪熔点较高,通常处于半固体状态,有利于保护内脏器官。

第三节 类 脂

类脂(adipoid)指脂肪以外的脂质,因其化学组成中除了脂肪酸和醇外,还有其他非脂成分,故属于复合脂质(compound lipid)。类脂主要包括磷脂、糖脂、固醇及其衍生物等,广泛分布于人体各组织细胞,是构成生物膜的重要物质。

一、磷脂是含有磷酸的脂质

体内含有磷酸基团的脂质统称为磷脂(phospholipid),是生物膜的重要组成部分。磷脂由脂肪酸、醇、磷酸及含氮化合物(取代基团 X)组成,根据醇的不同,磷脂可分为甘油磷脂和鞘磷脂两类。

(一) 甘油磷脂是含有甘油的磷脂

甘油磷脂(glycerophospholipid)又称为磷酸甘油酯(phospho-glyceride),其分子结构中的醇为甘油。当甘油的 C_1、C_2 位羟基上各结合 1 分子脂肪酸,C_3 位羟基上再结合 1 分子磷酸,即成为最简单的甘油磷脂——磷脂酸(phosphatidic acid)。磷脂酸是其他甘油磷脂的母体,根据与磷酸相连的取代基团 X 的不同,可以形成不同的甘油磷脂(图 6-9,表 6-4)[数字资源"02 甘油磷脂的分子结构(组图)""08 磷脂空间结构示意图"]。

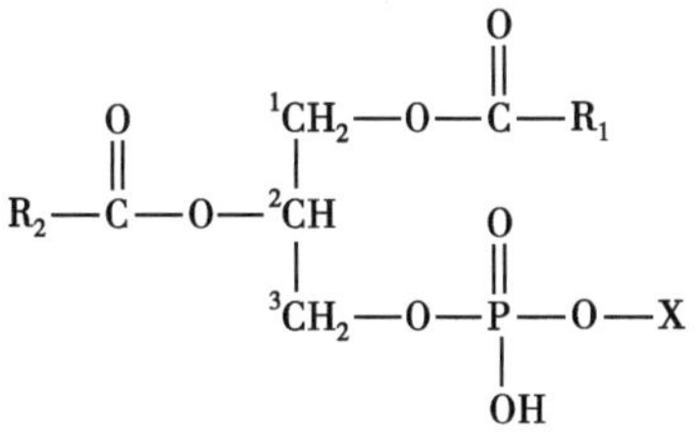

图 6-9 甘油磷脂

表 6-4 体内几种重要的甘油磷脂

HO-X	X 取代基	甘油磷脂名称
水	—H	磷脂酸
胆碱	$-CH_2CH_2N^+(CH_3)_3$	磷脂酰胆碱(卵磷脂)
乙醇胺	$-CH_2CH_2N^+H_3$	磷脂酰乙醇胺(脑磷脂)
丝氨酸	$-CH_2CH-COO^-$ (带 N^+H_3)	磷脂酰丝氨酸
肌醇	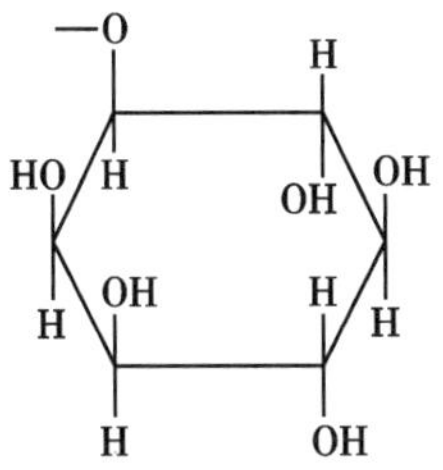 (肌醇环结构)	磷脂酰肌醇
甘油	$-CH_2CHOHCH_2OH$	磷脂酰甘油
磷脂酰甘油	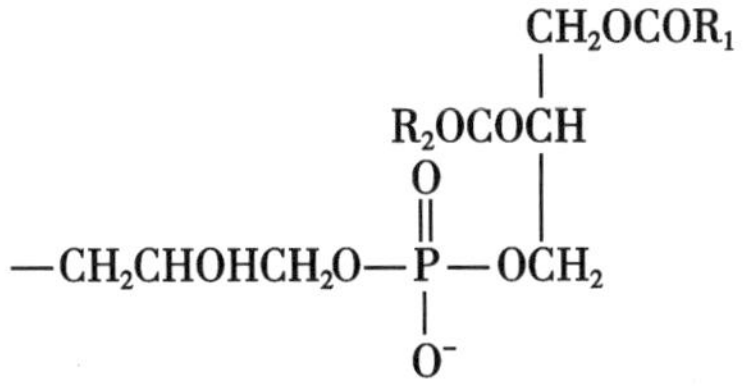 (二磷脂酰甘油结构)	二磷脂酰甘油(心磷脂)

磷脂酰胆碱（phosphatidylcholine，PC）又称卵磷脂（lecithin），是细胞膜中含量最丰富的磷脂，在调节细胞增殖分化过程中也具有重要作用。卵磷脂水解释放胆碱（choline），后者乙酰化为乙酰胆碱（acetylcholine，ACh），是体内重要的神经递质，涉及觉醒、学习、记忆和运动调节等功能，与阿尔茨海默病等疾病关系密切。此外，胆碱还有提供甲基和防止脂肪肝形成等作用。

磷脂酰乙醇胺（phosphatidylethanolamine，PE）又称脑磷脂（cephalin）或磷脂酰胆胺（phosphatidylcholamine），也是构成细胞膜的主要磷脂之一。

磷脂酰丝氨酸（phosphatidylserine）存在于血小板中，参与凝血酶原的活化。体内磷脂酰丝氨酸可以脱羧生成磷脂酰乙醇胺，进而甲基化转变为磷脂酰胆碱。

磷脂酰肌醇（phosphatidyl inositol，PI）存在于哺乳动物细胞膜中，在激酶的作用下，可磷酸化生成磷脂酰肌醇 -4,5- 二磷酸（phosphatidylinositol-4,5-bisphosphate，PIP_2），进而又在磷脂酶 C（phospholipase C，PLC）的作用下，水解为甘油二酯（DAG）和三磷酸肌醇（IP_3），DAG 和 IP_3 都是第二信使。

磷脂酰甘油（phosphatidylglycerol）主要存在于细菌细胞膜中，取代基团为甘油，同时磷脂酰甘油又作为二磷脂酰甘油的取代基（见表 6-4）。

二磷脂酰甘油（diphosphatidylglycerol）最先在心肌细胞线粒体膜中被发现，又称心磷脂（cardiolipin）。

甘油磷脂分子既含有 2 条疏水的脂酰基长链（非极性尾），又含有亲水的磷酸基团和取代基团（极性头），因此甘油磷脂是两亲性分子（图 6-10）。当它分散在水溶液中时，其亲水头趋向于水相，而疏水尾则互相聚集，形成稳定的微团或双分子层，磷脂双分子层是生物膜的基本结构。

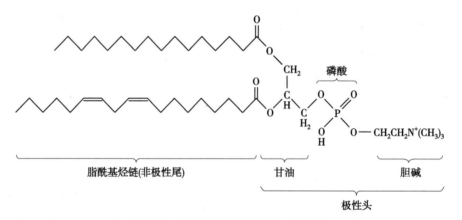

图 6-10　磷脂酰胆碱的两亲性分子结构

甘油磷脂的 2 条疏水尾中，通常 R_1 为饱和脂肪酸，R_2 为不饱和脂肪酸，不饱和脂肪酸可在双键处形成一个 30° 角的弯曲。脂肪酸的长度与饱和度会影响其在膜脂分子中的排列，从而影响膜脂的流动性。

甘油磷脂的酯键和磷酸二酯键可以被磷脂酶（phospholipase，PL）特异地水解。在 PLA_1（或 PLA_2）的作用下，甘油磷脂分别水解去除 C_1 位（或 C_2 位）的脂肪酸，生成仅含一个脂肪酸的磷脂，称为溶血磷脂（lysophospholipid）。溶血磷脂是一种较强的表面活性剂，能使细胞膜溶解。蛇毒和蜂毒中含有 PLA_2，进入血液后会引起红细胞破裂溶血。

（二）鞘磷脂是含有鞘氨醇的磷脂

鞘磷脂（sphingomyelin）又称为鞘氨醇磷脂（phosphosphingolipid），其分子结构中的醇为鞘氨醇（sphingosine）。哺乳动物鞘磷脂分子中以十八碳不饱和的鞘氨醇为主，其次是饱和的二氢鞘氨醇。

鞘氨醇分子上含有三个功能基团：两个羟基和一个氨基，当脂肪酸通过酰胺键与鞘氨醇的氨基结合后，生成 N- 脂酰鞘氨醇，又称神经酰胺（ceramide，Cer）（图 6-11），神经酰胺是鞘脂的母体，根据取代基团 X 的不同，鞘脂可分为鞘磷脂和鞘糖脂两类（图 6-12）。

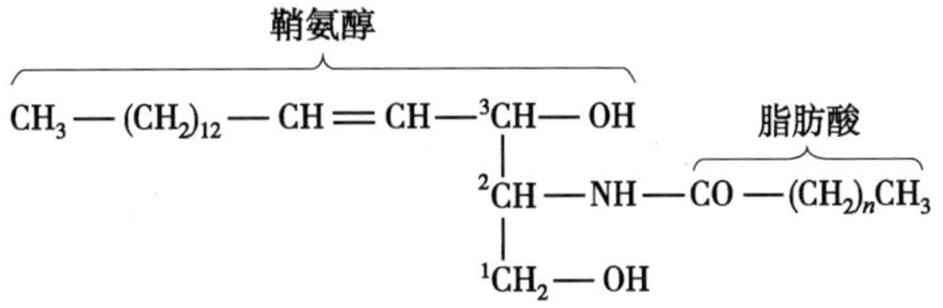

鞘氨醇
脂肪酸
$CH_3—(CH_2)_{12}—CH═CH—^3CH—OH$
$^2CH—NH—CO—(CH_2)_nCH_3$
$^1CH_2—OH$

图 6-11　神经酰胺

鞘氨醇
脂肪酸
$CH_3—(CH_2)_{12}—CH═CH—^3CH—OH$
$^2CH—NH—CO—(CH_2)_nCH_3$
$^1CH_2—O—X$
取代基

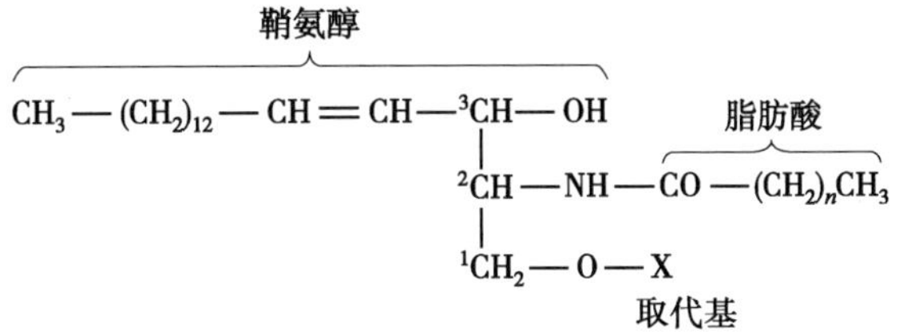

图 6-12　鞘磷脂与鞘糖脂

鞘磷脂：取代基团 X 为磷酸胆碱或磷酸乙醇胺

鞘糖脂：取代基团 X 为葡萄糖、半乳糖或唾液酸等

当神经酰胺 C_1 位羟基与磷酸胆碱（或磷酸乙醇胺）通过磷酸酯键相连接，即为鞘磷脂。鞘磷脂与甘油磷脂一样，既含有鞘氨醇和脂酰基等长链烃基（非极性尾），又含有磷酸取代基（亲水头），因此也是两亲性分子（图 6-13）。鞘磷脂主要分布于大脑和神经组织，是神经细胞髓鞘的主要成分。

鞘氨醇烃链(非极性尾)
磷酸
$O—CH_2CH_2N^+(CH_3)_3$
脂酰基烃链(非极性尾)
酰胺键
胆碱
极性头

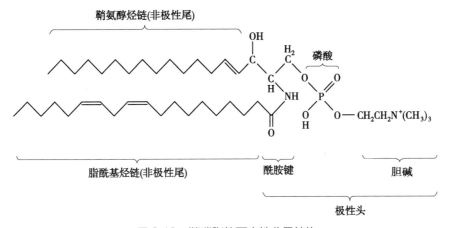

图 6-13　鞘磷脂的两亲性分子结构

二、糖脂是糖与脂质通过糖苷键连接而成的化合物

糖脂（glycolipid）是糖通过其半缩醛羟基以糖苷键与脂质连接的化合物，主要分布于神经组织如脑组织，是动物细胞膜的主要成分。糖脂由脂肪酸、醇和糖基（取代基团 X）组成，根据醇的不同，糖脂可分为鞘糖脂和甘油糖脂两类。

（一）鞘糖脂是含有鞘氨醇的糖脂

鞘糖脂（glycosphingolipid）结构中含有鞘氨醇并以神经酰胺为母体，当神经酰胺 C_1 位羟基与糖基结合可形成鞘糖脂（见图 6-12）。根据糖基的不同，鞘糖脂分为中性鞘糖脂和酸性鞘糖脂，前者糖基中不含唾液酸（sialic acid），后者则因含唾液酸或硫酸化糖基而显酸性。

人体重要的鞘糖脂有脑苷脂和神经节苷脂两种。

脑苷脂（cerebroside）属于中性鞘糖脂，其糖基通常是单糖、二糖或寡糖，尤其以单糖 D- 半乳糖（Gal）或 D- 葡萄糖（Glc）最为常见。脑苷脂在脑中含量最多，是脑细胞膜的重要成分；红细胞膜表面糖脂使血液具有不同的血型。脑组织中主要是半乳糖脑苷脂（数字资源"04 半乳糖脑苷脂分子结构图"），其他组织中主要是葡萄糖脑苷脂。

神经节苷脂（ganglioside）属于酸性鞘糖脂，其糖基通常为寡糖链，主要由 D- 半乳糖、D- 葡萄糖、N- 乙酰半乳糖胺（GalNAc）和唾液酸等组成。唾液酸又称为 N- 乙酰神经氨酸，可通过 α- 糖苷键与糖基相连。神经节苷脂主要分布于神经组织、脾和红细胞中，广泛参与神经冲动传递、细胞间识别和细胞的生长、分化等过程。

（二）甘油糖脂是含有甘油的糖脂

甘油糖脂（glyceroglycolipid）是甘油二酯 C_3 上的羟基与糖基通过糖苷键连接而成的化合物。糖基由一个或多个己糖（主要是半乳糖或甘露糖）组成，最常见的甘油糖脂有单半乳糖甘油二酯和双半乳糖甘油二酯（图 6-14）。甘油糖脂主要存在于植物和微生物中，又称植物糖脂。哺乳动物体内含量较少，主要存在于睾丸和精子的质膜，以及中枢神经系统中。

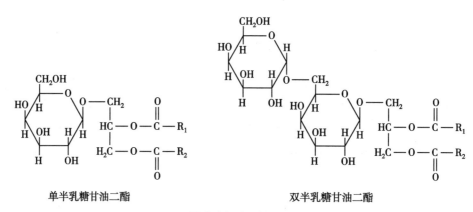

单半乳糖甘油二酯　　　　　双半乳糖甘油二酯

图 6-14　甘油糖脂

三、类固醇是具有环戊烷多氢菲母体结构的化合物

固醇（sterol）及其衍生物又称类固醇（steroid）或甾类化合物，其基本结构为环戊烷多氢菲（perhydroc-ylopentanophenanthrene）。环戊烷多氢菲由 3 个六元环（A、B、C 环）和 1 个五元环（D 环、环戊烷）组成，碳原子编号从 A 环开始。类固醇的结构特点有：①C_3 位常连接羟基或酮基；②C_5 和 C_6 之间为双键；③C_{10} 和 C_{13} 上连有甲基，也称角甲基；④C_{17} 位连有长度不同的碳链（一般为 8~10 个碳原子）（图 6-15）。

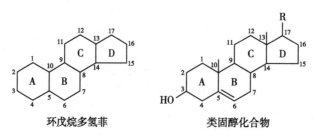

环戊烷多氢菲　　　　　　类固醇化合物

图 6-15　环戊烷多氢菲与类固醇化合物的基本结构

（一）固醇可以分为动物固醇和植物固醇

固醇存在于大多数真核细胞中。根据 C_3 羟基是否被取代或 C_{17} 侧链的不同，固醇可以分为动物

固醇和植物固醇,细菌不含固醇。

1. **胆固醇是最重要的动物固醇** 胆固醇(cholesterol,Ch)最初从动物胆结石中被发现,故得此名。人体内胆固醇分游离胆固醇(free cholesterol,FC)和胆固醇酯(cholesterol ester,CE)两类。游离胆固醇共有 27 个碳原子,其 C_3 位是羟基,具有亲水性,其余部分由甾核和 C_{17} 侧链组成,具有疏水性,故是一种两性分子。胆固醇酯的 C_3 羟基与长链脂肪酸结合,极性大大降低(图 6-16)。

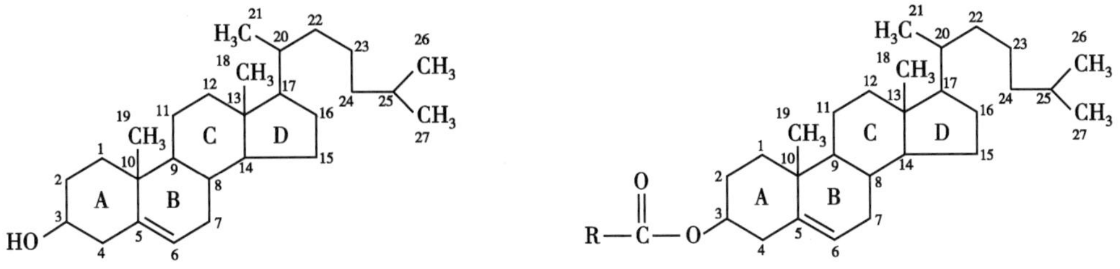

图 6-16 游离胆固醇与胆固醇酯

胆固醇普遍存在于人和动物的组织细胞中。人体约含胆固醇 140g,其中 25% 分布于大脑和神经组织。肾上腺、性腺等类固醇激素分泌腺中胆固醇含量高达 1%~5%,肝、肾等内脏及皮肤、脂肪组织中胆固醇含量约为 0.2%~0.5%,肌组织中胆固醇含量约为 0.1%~0.2%。机体所需胆固醇主要通过自身合成,也可以从蛋黄、肉类和内脏等食物中摄取。

胆固醇及其酯具有重要的生理功能。首先,胆固醇是细胞膜的基本组成成分,其 C_3 羟基体积较小,可存在于细胞膜磷脂的亲水基团之间;而甾核部分大而刚性,常分布于磷脂双分子层的疏水部分,胆固醇对膜脂的物理状态和膜的流动性具有重要调节作用。其次,胆固醇是合成胆汁酸、维生素 D_3 和类固醇激素等生理活性物质的前体。第三,胆固醇还可以参与体内的脂质代谢和血浆脂蛋白代谢,正常人血浆总胆固醇浓度约在 2.59~6.47mmol/L,其中,游离胆固醇约为 1.03~1.81mmol/L,胆固醇酯约为 1.81~5.17mmol/L。胆固醇摄取过多或代谢障碍会导致高胆固醇血症,并引起动脉粥样硬化、胆石症及心脑血管疾病。体内长期胆固醇偏低也可能诱发癌症,并因缺乏维生素 D_3 而导致佝偻病(儿童)或软骨病(成人)。

2. **植物固醇主要有 β- 谷固醇和麦角固醇** 植物不含胆固醇而含植物固醇,以 β- 谷固醇(β-sitosterol)为主,存在于小麦、大豆等谷物中。β- 谷固醇结构与胆固醇类似,区别在于 C_{24} 位上连有一个乙基(C_2H_5),使其 C_{17} 侧链不是八碳而是十碳,共有 29 个碳原子(图 6-17)。β- 谷固醇很少被肠道吸收,并可以抑制胆固醇的吸收,从而降低血胆固醇含量,因此可作为预防动脉粥样硬化和治疗高胆固醇血症的药物。麦角固醇(ergosterol)也是一种植物固醇,存在于真菌类(如酵母)中。其分子结构中 C_7、C_8 之间较 β- 谷固醇多一个双键,C_{24} 位上有一个甲基(CH_3),共有 28 个碳原子(图 6-17)。

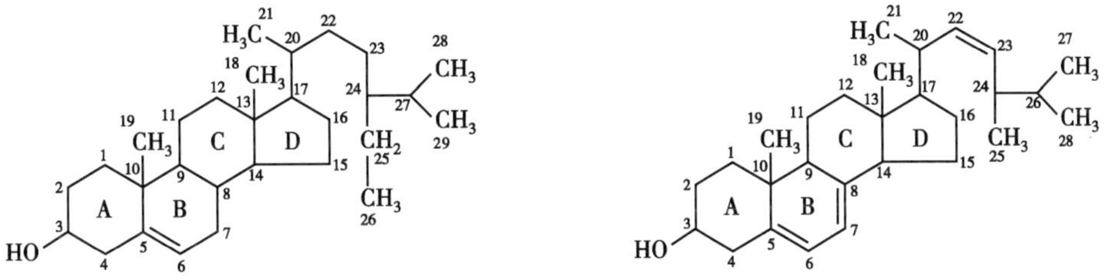

图 6-17 β- 谷固醇与麦角固醇

（二）固醇衍生物具有重要的生物学功能

动物体内以胆固醇为前体衍生而来的类固醇化合物主要有胆汁酸、维生素 D_3 和类固醇激素。

1. 胆汁酸（bile acid）可以胆固醇为原料直接合成 胆汁酸是动物肝脏和肠道合成的一类甾体化合物，因其 C_{17} 侧链上含有羧基，故称为胆汁酸。人体每天合成 1~1.5g 胆固醇，其中 0.4~0.6g 在肝内转变为胆汁酸，并随胆汁分泌到肠道，是胆固醇最主要的代谢去路。

胆汁酸按其合成部位可以分为初级胆汁酸（primary bile acid）和次级胆汁酸（secondary bile acid）（表 6-5）。肝脏中以胆固醇为原料合成的胆汁酸为初级胆汁酸，初级胆汁酸在肠道细菌的作用下经过 7-α 脱羟作用衍生而来的胆汁酸为次级胆汁酸。胆汁酸按其分子结构又可分为游离胆汁酸（free bile acid）和结合胆汁酸（conjugated bile acid），结合胆汁酸是游离胆汁酸通过其侧链羧基与甘氨酸或牛磺酸结合后的产物。

表 6-5   胆汁酸的分类

种类	初级胆汁酸	次级胆汁酸
游离胆汁酸	胆酸	脱氧胆酸
	鹅脱氧胆酸	石胆酸
结合胆汁酸 （甘氨酸结合）	甘氨胆酸	甘氨脱氧胆酸
	甘氨鹅脱氧胆酸	甘氨石胆酸
结合胆汁酸 （牛磺酸结合）	牛磺胆酸	牛磺脱氧胆酸
	牛磺鹅脱氧胆酸	牛磺石胆酸

人胆汁中的胆汁酸主要以结合胆汁酸的形式存在，在小肠碱性条件下，大部分胆汁酸形成钠盐或钾盐，称为胆汁酸盐（bile salt）或胆盐。胆汁酸盐分子结构中既有亲水性的羟基和羧基，又有疏水性的甾环，故具有乳化作用，可促进脂肪及胆固醇等脂质乳化成细小微团，增加消化酶对脂质的接触面积，促进脂质和脂溶性维生素的消化吸收。

2. 7-脱氢胆固醇是维生素 D_3 的前体 体内胆固醇经酶催化生成 7-脱氢胆固醇（维生素 D_3 前体），储存于皮肤中。在紫外线作用下，皮下 7-脱氢胆固醇 C_{10} 位角甲基活化，使 B 环在 C_9、C_{10} 之间断裂开环，生成维生素 D_3，又称胆钙化醇（cholecalciferol）（图 6-18）。

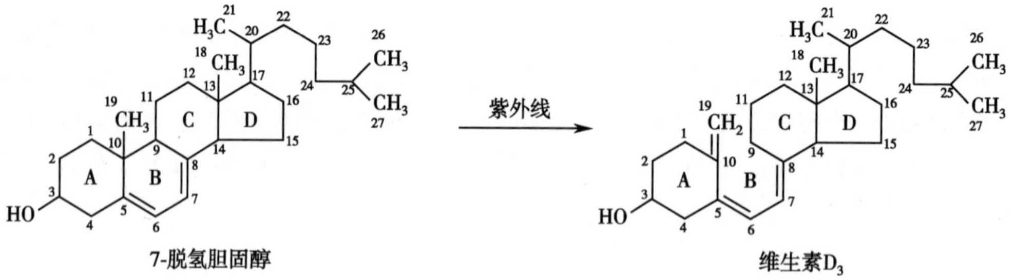

图 6-18   维生素 D_3 的生成

维生素 D_3 在肝、肾经羟化酶的作用生成 $1,25-(OH)_2-D_3$，后者是维生素 D_3 在体内的活性形式。维生素 D_3 具有促进钙、磷吸收，维持血钙和血磷的正常水平，以及促进骨骼和牙齿钙化等作用，又称抗佝偻病维生素。维生素 D_3 广泛存在于动物肝脏、乳和蛋黄中，尤其以鱼肝油中含量最丰富，适当的日光浴也是获得维生素 D_3 的简单方法。（数字资源"05 维生素 D 的生成和利用"）

麦角固醇在紫外线照射下，B 环开裂生成维生素 D_2，故也称为维生素 D_2 原（图 6-19）。维生素 D_2 又称麦角钙化醇（ergocalciferol），仅侧链结构与胆钙化醇不同，可以被人体吸收并转化成维生素 D_3 为人体利用。

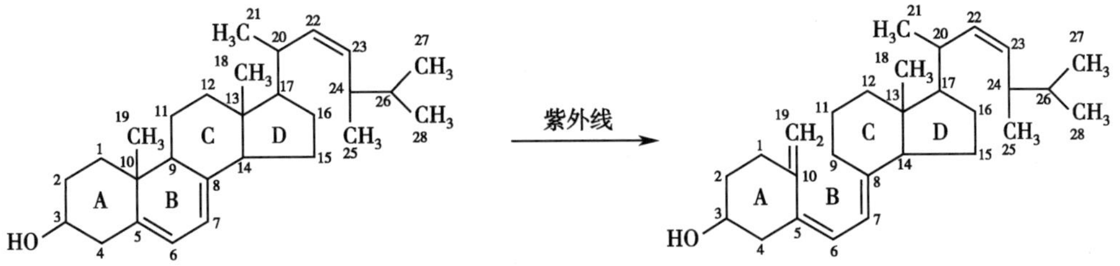

图 6-19 维生素 D_2 的生成

3. 类固醇激素主要包括性激素和肾上腺皮质激素 激素(hormone)是由内分泌细胞合成和分泌的一类高效能生物活性物质,可在细胞间传递信息。根据化学结构的不同,激素可分为胺类激素、多肽或蛋白类激素和脂类激素。脂类激素是以脂质为原料合成的激素,不溶于水,可穿过细胞膜进入靶细胞内发挥作用,包括类固醇激素和二十烷酸类激素。类固醇激素是以胆固醇为原料合成的激素,因其分子结构中含有环戊烷多氢菲母体,故又称甾体激素(steroid hormone),主要包括性激素和肾上腺皮质激素。

(1)性激素(sex hormone):由性腺(睾丸、卵巢、黄体)分泌的一类甾体激素,分为雄性激素和雌性激素两类。

雄性激素由睾丸间质细胞分泌,主要有睾酮(testosterone,T)、雄烯二酮(androstenedione)和脱氢表雄酮(dehydroepiandrosterone,DHEA)(图 6-20),其中,睾酮的含量最多,生物活性最高。雄性激素的主要作用有:①胎儿期促使男性第一性征形成;②青春期促进男性第二性征发育和精子生成,刺激和维持性欲;③促进蛋白质的合成并抑制其分解,加速机体生长,使雄性变得骨骼粗壮,肌肉发达;④促进肾脏合成促红细胞生成素,刺激红细胞生成;⑤增加血浆低密度脂蛋白(LDL)含量而减少高密度脂蛋白(HDL)含量,使男性患心血管病的概率大于女性。

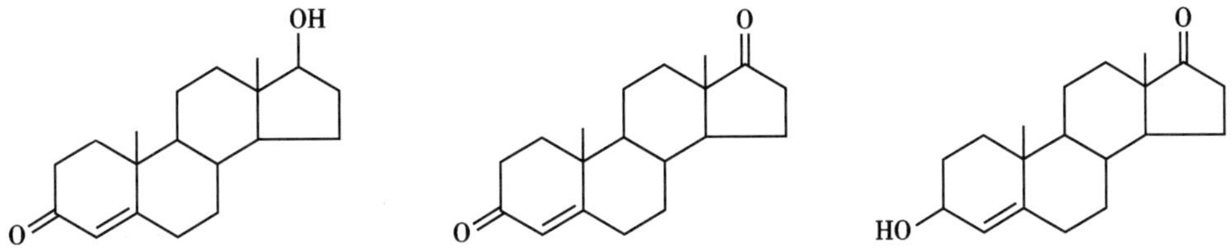

| 睾酮 | 雄烯二酮 | 脱氢表雄酮 |

图 6-20 雄性激素

雌性激素主要有两类,一类由排卵前的卵泡细胞分泌,称为雌激素(estrogen),包括雌二醇(estradiol,E_2)和雌酮(estrone),以雌二醇的活性最强。另一类由卵泡排卵后形成的黄体所分泌,称为孕激素(progestin),主要是孕酮(progesterone,P),也称黄体酮(图 6-21)。

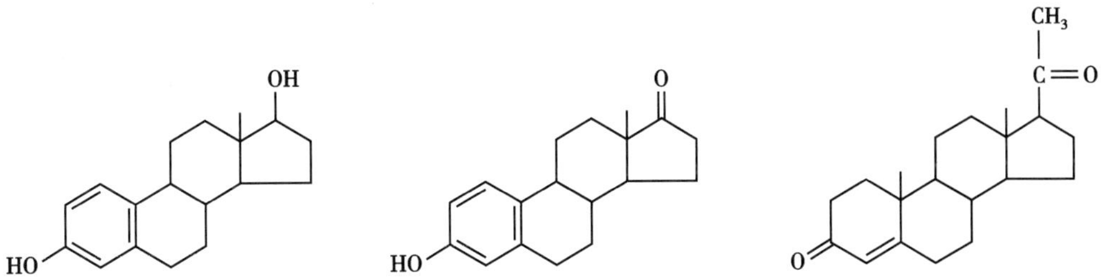

| 雌二醇 | 雌酮 | 孕酮 |

图 6-21 雌性激素

雌二醇的主要作用有：①促进子宫发育，促使子宫内膜增生，增强子宫平滑肌收缩力；②促进输卵管收缩和纤毛摆动，有利于精子运动；③促进阴道上皮细胞增生和角化；④促进乳腺发育及女性第二性征形成；⑤促进钙、磷沉积和骨骼生长发育；⑥提高血浆 HDL 含量而降低 LDL 含量，防止动脉硬化。孕酮则可以抑制子宫内膜增生和子宫平滑肌收缩，抑制排卵和促进乳腺小叶及腺泡发育。

雌激素和孕激素共同作用，使女性月经与妊娠过程能够正常完成。排卵前，分泌雌激素使子宫内膜增生；排卵后，分泌孕激素使子宫内膜变得适合着床和胚胎早期发育。此时，若未受精则黄体萎缩，子宫内膜增厚部分脱落，形成月经；若受孕，则孕激素继续分泌，阻止排卵，停止月经，减少子宫平滑肌收缩，加快乳腺发育。

（2）肾上腺皮质激素（adrenocortical hormone）：是由肾上腺皮质合成和分泌的一类甾体激素。按照生理功能的不同，肾上腺皮质激素可分为糖皮质激素（glucocorticoid, GC）和盐皮质激素（mineralocorticoid, MC）两类。

糖皮质激素主要由肾上腺皮质束状带和网状带分泌，90% 为皮质醇（cortisol）、即氢化可的松（hydrocortisone），10% 为皮质酮（corticosterone）（图 6-22）。糖皮质激素的主要作用有：①升高血糖，促进脂肪分解，抑制肝外蛋白质合成、促进肝内蛋白质合成；②增强骨髓造血功能，使血液中红细胞、血小板的数量增加；③提高心血管系统对儿茶酚胺类激素的敏感性，减少前列腺素的合成，维持血压等。糖皮质激素还有抗炎症、抗过敏、抗休克以及参与应激反应等作用。

盐皮质激素主要由肾上腺皮质球状带分泌，包括醛固酮（aldosterone）、11- 去氧皮质酮和 11- 去氧皮质醇，以醛固酮的生物活性最强（图 6-22）。盐皮质激素是维持机体正常水盐代谢不可或缺的激素，能够促进肾小管保钠排钾，并促进水的重吸收，维持人体电解质平衡和体液容量。

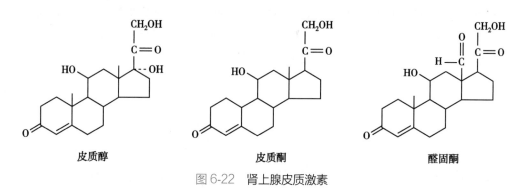

图 6-22　肾上腺皮质激素

第四节　脂质的提取、分离与分析

脂质存在于细胞内各部位及细胞外体液中，要研究脂质必须先将其提取、分离出来。由于脂质不溶于水，其分离纯化要使用特殊溶剂和特殊技术。此外，脂质的分析也要根据其特点、性质和分析目的的不同而选择不同的方法。

一、脂质的提取需要使用有机溶剂

脂质难溶于水而易溶于有机溶剂，故常使用有机溶剂提取，一般根据性质的不同，选用不同的有机溶剂。如脂肪属于中性脂，可使用极性较小的乙醚、氯仿或苯进行提取，这样不会发生因疏水作用而引起的脂质相互聚集。膜脂主要是类脂,极性较大,可用乙醇或甲醇提取,这样既可避免脂质聚集,又可破坏氢键,使膜脂与膜蛋白分离。血浆中脂质的常规检测可设计特异性酶促反应进行直接测定,不需要分离纯化。

二、脂质的分离纯化常用色谱法

从组织细胞中提取的脂质为混合物,需要进一步分离纯化后才能用于分析。脂质的分离常用色谱法,又称层析法(chromatography),其中柱层析是最基本的层析方法。柱层析通常采用硅胶作为固定相,氯仿作为流动相。硅胶是一种不溶的极性物质,当脂质混合物随流动相通过硅胶柱时,极性较大的脂质(如类脂)与硅胶结合紧密,而极性较小或非极性脂质(如甘油三酯)则结合疏松。随后通过用极性不同的溶剂来洗脱层析柱,可以分别得到不同的脂质。除柱层析外,还可采用更快速、分辨率更高的高效液相色谱(high performance liquid chromatography, HPLC)和薄层层析(thin-layer chromatography, TLC)进行脂质分离。

三、脂质的分析可根据需要选择不同的方法

层析分离所得到的脂质样品可用化学染料或荧光染料加以显色进行定量分析,也可以通过与脂质标准品的对比来进行定性分析,亦可选用质谱法、红外分光光度法、核磁共振法、气液色谱法(gas-liquid chromatography, GLC)等更精细的方法进行定量、定性分析。

若要对脂质分子的组成成分进行分析,则需要对其进行降解处理。不同脂质的分子结构不同,处理的方法也不尽相同。如甘油三酯、甘油磷脂和胆固醇酯中的酯键只要用弱酸或弱碱处理即可水解并释放脂肪酸,而鞘脂中酰胺键则需要在较强的水解条件下才能释放脂肪酸。特异性水解酶也可用于脂质结构的分析,如不同的磷脂酶可水解甘油磷脂分子中的特定酯键,并产生相应的产物,可用来分析磷脂的结构。

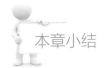

本章小结

脂质是脂肪和类脂的总称,主要由脂肪酸和醇组成,低溶于水而高溶于有机溶剂。

天然脂肪酸具有偶数碳原子,烃链长度大多在 14~20 碳之间。根据烃链饱和程度的不同,脂肪酸可分为饱和脂肪酸、单不饱和脂肪酸和多不饱和脂肪酸三种,脂肪酸的理化性质和生物学功能取决于烃链的长度和饱和程度。脂肪酸是构成脂肪和类脂的重要组成成分,也是合成类二十烷酸等重要生理活性物质的前体。部分多不饱和脂肪酸人体自身不能合成,必须由食物提供,称为必需脂肪酸。

脂肪是人体主要的能源物质,由一分子甘油和三分子脂肪酸组成。脂肪还可以为人体提供必需脂肪酸、脂溶性维生素和代谢水,并可以维持体温和保护内脏。

类脂包括磷脂、糖脂和类固醇。磷脂含磷酸基团,可分为甘油磷脂和鞘磷脂,主要参与构成细胞膜的脂质双分子层。甘油磷脂由甘油、脂肪酸、磷酸和取代基团 X 组成,根据取代基团的不同可分多种,重要的甘油磷脂有卵磷脂和脑磷脂等。鞘磷脂由鞘氨醇、脂肪酸、磷酸和取代基团 X 组成,是神经髓鞘的主要成分。糖脂是脂质与糖基结合的产物,可分为甘油糖脂和鞘糖脂。类固醇的基本结构是环戊烷多氢菲,主要包括固醇及其衍生物。胆固醇是最常见的动物固醇,是细胞膜的重要成分,也是合成胆汁酸、维生素 D_3 和类固醇激素的原料。β- 谷固醇主要存在于植物,麦角固醇则主要存在于酵母中。

脂质可用有机溶剂提取,利用层析等方法进行分离纯化,然后根据需要选择不同的方法进行分析。

思考题

1. 若人体长期摄取缺乏必需脂肪酸的食物,体内会出现哪些代谢异常?
2. 为何长期小剂量服用阿司匹林可防止血栓形成?
3. 甘油三酯与甘油磷脂在分子结构、理化性质和生物学功能上有何不同?
4. 什么是神经酰胺? 分别是哪些化学分子的母体,它们结构和功能有何特点?
5. 适当的日光浴对人体有哪些好处?

（陈　勇）

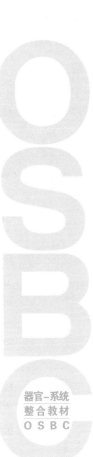

第二篇
细胞结构

第七章　细胞膜

第八章　细胞内膜系统

第九章　线粒体

第十章　细胞核

第十一章　细胞骨架

美国生物学家埃德蒙·比彻·威尔逊(Edmund Beecher Wilson),写就的《细胞》(The Cell)一书是现代生物学上里程碑式的教科书之一。1925 年他就提出:"一切生命的关键问题都要到细胞去寻找。"

细胞(cell)是生命活动的基本单位,揭秘生物的生殖发育、遗传以及神经活动等复杂而重大生命现象,都是以细胞为基础开展研究工作的;多细胞生物的生长发育依靠细胞增殖、分化与死亡的动态平衡来实现;复杂的人脑活动靠神经细胞相互协调整合来完成;一切疾病的发病机制也是通过细胞与分子水平上的病理变化来阐明。细胞的结构与功能、细胞重大生命活动及其分子机制的研究已成为21 世纪生命科学研究的重要领域,并以空前的广度、深度强有力地影响和改变着人类的生活。

细胞是如何起源的依然是现代生命科学中最大谜团之一。一般认为细胞构成的生物体是由非生命物质经过漫长的演化过程逐步形成的。首先由多种无机小分子形成简单的有机小分子,有机小分子结合成多聚体,再构成蛋白质和核酸等大分子。RNA 被认为是早期细胞中的原始核酸,因为它可以储存遗传信息,也可以催化化学反应。研究发现短的、带正电的和疏水性的多肽与 RNA 静电相互作用可以将其附着到囊泡膜上,这一发现为我们提供了一个新的视角:40 亿年前,RNA 和细胞膜是如何结合在一起形成原始细胞的,RNA 与囊泡膜的物理联系可能是早期细胞进化中的一个重要事件。之后,其进一步演变成具有外膜但不具有细胞核的原核细胞,以及具有细胞核和丰富细胞器的真核细胞,以后又由真核细胞聚合成群体,发展成为多细胞生物。地球上种类繁多的生物都是由细胞构成的。简单的低等生物仅由单细胞组成,而复杂的高等生物则由各种执行特定功能的细胞群体构成。虽然构成生物体的细胞种类繁多、形态各异、功能多样,但它们都具有显著的共同基本特征,诸如相似的化学组成、基本一致的结构形式、类似的遗传语言。现存的病毒(virus)必须依靠宿主细胞才能生存,因而还不是真正意义上的细胞。

自 1665 年罗伯特·胡克(Robert Hooke)发现细胞到 1839 年细胞学说的建立,期间经过了 170 多年,科学家对动、植物的细胞及其内容物进行了广泛的观察,积累了大量资料,并且注意到植物界和动物界在结构上存在某种一致性。施莱登(Matthias Jakob Schleiden)在 1838 年提出了"所有的植物都是由细胞组成的"的观点;随后,施万(Theodor Schwann)提出"所有动物也是由细胞组成的",对施莱登提出的观点进行了补充,这是细胞学说的主要论点;20 年后,另一位德国科学家菲尔绍(Rudolf Virchow)又提出了另一个重要的论断:所有的细胞都必定来自已存在的活细胞。至此,以上三位科学家的研究结果加上许多其他科学家的发现,共同形成了比较完备的细胞学说。恩格斯认为细胞学说、进化论、能量守恒和转化定律是 19 世纪自然科学的三大发现。对细胞的概念,我们可以从以下几个方面去理解:①细胞是构成有机体的基本单位;②细胞是遗传的基本单位,具有遗传的全能性;③细胞具有独立完整的代谢体系,是代谢与功能的基本单位;④细胞是有机体生长与发育的基础;⑤没有细胞就没有完整的生命。

组成生物体的细胞可划分为原核细胞和真核细胞两大类。原核细胞结构简单,真核细胞高度进化,出现了细胞核和由膜包绕的各种细胞器。真核细胞比原核细胞进化程度高且结构复杂。由真核细胞构成的生物包括单细胞生物(如酵母)、原生生物、动植物以及人类等。真核细胞区别于原核细胞的最主要特征是出现有核膜包围的细胞核。在光学显微镜下,真核细胞可分为细胞膜(cell membrane)、细胞质(cytoplasm)和细胞核(nucleus),在细胞核中可看到核仁结构。电子显微镜下,在细胞质中可以看到由单位膜组成的膜性细胞器,如内质网、高尔基复合体、线粒体、溶酶体和过氧化物酶体,以及微丝、微管和中间纤维等骨架系统。

真核细胞是以生物膜的进一步分化为基础,使细胞内部构建形成许多更为精细的具有专门功能的结构单位。真核细胞的结构特点,包括:①生物膜系统,是细胞中以脂质、蛋白质和糖等成分为基础的膜结构体系,包括细胞膜、内质网、高尔基复合体、线粒体、溶酶体、过氧化物酶体及核膜等。组成这些膜性结构或细胞器的膜具有相似的单位膜结构,即电镜下的内外两层致密的深色带和中间层的浅色带,膜厚度在 8~10nm 之间。这些膜性结构或细胞器均含有其特殊的酶系或蛋白质,在细胞内各自独立地执行其功能。如细胞膜的主要功能是进行物质交换、信息传递、细胞识别及代谢调节等作用;

核膜把细胞分为细胞质和细胞核两部分,不但使遗传物质得到更好的保护,而且在维持细胞核与细胞质之间物质交换方面起重要作用;线粒体是产能细胞器,为细胞的活动提供所需的能量;内质网是细胞内蛋白质和脂类等生物大分子合成的场所,是膜结构的发生中心;高尔基复合体是合成物质加工、包装与分选的细胞器;溶酶体则是细胞内的消化器官,能分解各种生物大分子。②遗传信息储存与表达系统,真核细胞的遗传物质被包围在细胞核中,储存遗传信息的 DNA 是以与蛋白质结合形式而存在的,并被包装成为高度有序的染色质结构。DNA 与蛋白质的结合与包装程度决定了 DNA 复制和遗传信息的表达,即使是转录产物 RNA 也是以与蛋白质结合的颗粒状存在的。③细胞骨架系统,是由蛋白质组成的纤维网状结构系统,广义的细胞骨架包括细胞质骨架与核骨架,狭义的细胞骨架则指细胞质骨架。细胞质骨架主要由微管、微丝和中间纤维组成,其功能是维系细胞的形态和结构,参与细胞运动、细胞内物质运输、细胞分裂以及信息传递等生命活动过程。细胞核骨架由核纤层蛋白与核基质组成,它们与基因表达、染色体包装和分布有密切关系。④核糖体与蛋白质合成系统,核糖体(ribosome)在电镜下呈颗粒状,直径约为 15~25nm,是合成蛋白质的“机器”。在真核细胞中,很多核糖体附着在内质网膜的外表面,参与糙面内质网的形成,还有一部分核糖体以游离形式分布在细胞质溶胶内,两者的结构与功能相同,其不同点仅在于所合成的蛋白质种类不同。⑤细胞质溶胶在细胞质中除了细胞器和细胞骨架结构之外,其余的则为可溶性的细胞质溶胶(cytosol)。细胞与环境、细胞质与细胞核,以及细胞器之间的物质运输、能量传递和信息传递都要通过细胞质溶胶来完成。这 5 种基本结构体系,构成了细胞内部结构紧密、分工明确且功能专一的各种细胞器,并以此为基础保证了细胞生命活动具有高度程序化与自控性。

哺乳动物和人体由 200 多种细胞组成,这些细胞高度特化(或分化)为不同的组织,如心脏、肝脏、脾脏、肺脏和肾脏等,再由多个器官构成具有一系列生理功能密切相关的系统,像消化系统、神经系统等。细胞的形态常与其所处的部位及功能相关:如游离于液体的细胞多近于球形,像红细胞和卵细胞;组织中的细胞一般呈椭圆形、立方形、扁平形、梭形和多角形,如上皮细胞多为扁平形或立方形,具有收缩功能的肌肉细胞多为梭形,具有接受和传导各种刺激的神经细胞常呈多角形,并出现多个树枝状突起,这些反映出细胞的结构与其功能状态密切相关。

(龚爱华)

第七章

细 胞 膜

细胞膜是包围在细胞质外表面的一层薄膜,因而也称为质膜(plasma membrane),其基本作用是保持细胞有相对独立和稳定的内环境,并成为细胞内外物质流、信息流、能量流出入的门户。真核细胞除了细胞膜外,在细胞内还有丰富的膜性结构。人们把细胞膜和细胞内各种膜性结构统称为生物膜(biological membrane)。虽然不同的生物膜各有其特殊功能,但它们的基本化学组成和分子结构都有着共同的特点。膜性结构的形成,在细胞功能活动方面具有十分重要的意义,可通过"小室化"(compartmentation)将某一功能有关的酶系统集中于一定区域之内,形成若干专一的功能区,因此,生物膜在分隔不同的组分、过程及形成复杂的反应顺序中发挥重要作用。细胞膜是物质转运、信息传递、细胞识别、细胞通讯、能量转换和免疫等维持细胞正常生命活动的重要结构。本章主要介绍细胞膜的化学组成、生物学特性、分子结构模型及物质转运功能。

第一节　细胞膜的化学组成与生物学特性

一、细胞膜的主要成分是脂类、蛋白质和糖类

细胞膜主要是由脂类、蛋白质和糖类组成。此外,细胞膜还含有水分、无机盐和金属离子等。脂类排列成双分子层即脂双层,构成膜的基本结构,形成了对水溶性分子相对不通透的屏障;蛋白质以不同方式与脂类结合,是膜的功能主体。不同类型的生物膜含脂类和蛋白质比例存在较大差异,它反映了生物膜功能的多样性(图 7-1)。通常认为,膜中蛋白质越多,膜的功能就越复杂。糖类多分布于膜外表面,即膜的非胞质面,通过共价键与膜的某些脂类或蛋白质分子结合形成糖脂或糖蛋白。

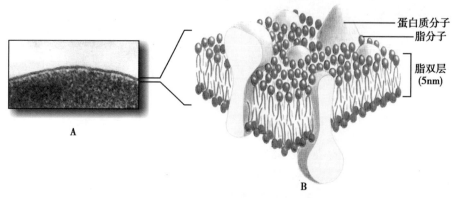

图 7-1　细胞膜的结构
A. 人红细胞膜电镜照片;B. 细胞膜的三维结构模式图。

（一）膜脂

细胞膜上的脂类称为膜脂（membrane lipid）。细胞膜性结构分布于整个细胞,如细胞膜、线粒体膜及核膜等。膜脂是生物膜的基本组成成分。对大多数动物细胞而言,脂类约占细胞膜总量的50%。每个动物细胞膜上约含有10^9个膜脂分子,即$1\mu m^2$的细胞膜上约含5×10^6个膜脂分子。但是对不同膜性结构而言,其膜脂组分也各不相同。如动物细胞膜富含胆固醇但检测不到心磷脂,相反在肝细胞的线粒体内膜上存在大量心磷脂而只含有少量胆固醇,说明心磷脂对肝细胞线粒体上蛋白质功能发挥起着非常重要的作用。膜脂主要包括磷脂、鞘脂和胆固醇。

1. **磷脂**　磷脂是细胞膜上含量最丰富的脂类,约占整个细胞膜脂总量一半以上。磷脂分为甘油磷脂和鞘磷脂两类。磷脂含有一个亲水且极性强的结构称为头部基团（head group）或亲水头,而疏水的、非极性的长链脂肪酸（含碳12~24个之间）构成了磷脂的疏水尾。由于磷脂分子具有亲水头和疏水尾,所以称为两亲性分子或兼性分子（amphipathic molecule）（图7-2）。

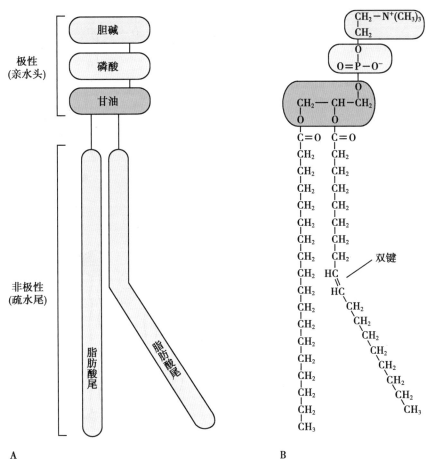

图 7-2　磷脂酰胆碱分子的结构
A. 分子结构示意图；B. 结构式。

在大多数动物细胞的质膜中,最主要的磷脂是甘油磷脂。甘油磷脂是甘油-3-磷酸的衍生物。它含有一分子甘油的三碳骨架,两条长链脂肪酸通过酯键与甘油的两个相邻的碳原子相连。甘油的第三个碳原子与磷酸基相连,而磷酸基可与一个极性头部相连接（图7-2）。磷脂的亲水头通常由不同种类的含氮化合物构成。不同的长链脂肪酸与不同的含氮化合物组合可以生成多种甘油磷脂如磷脂酰胆碱、磷脂酰乙醇胺、磷脂酰丝氨酸和磷脂酰肌醇等真核细胞膜上的主要磷脂。通常两条疏水尾中一条是饱和脂肪酸链,而另一条为含有一个或多个顺式不饱和键的脂肪酸链,双键处形成一个30°角的弯曲。不同长度和饱和度的脂肪酸尾部会影响膜脂分子的相互排列,进而影响质膜的流动性。通常,膜含量最高的是磷脂酰胆碱,其次是磷脂酰乙醇胺,而磷脂酰肌醇位于质膜内层,在膜结构中存在较少,但在信号转导过程中发挥重要作用。

2. **鞘脂**　鞘脂是鞘氨醇的衍生物,主要在高尔基复合体生成。鞘氨醇含有一个长的脂肪酸链,链上带有一个氨基,且末端含有两个羟基。鞘脂包括鞘磷脂、神经节苷脂等,鞘磷脂在膜中含量较少,主要存在于神经轴突鞘中。鞘磷脂与甘油磷脂在结构上的主要差别是以鞘氨醇替代甘油,其余骨架部分同甘油磷脂。在神经鞘磷脂中,长链不饱和脂肪酸与氨基结合形成疏水尾,而磷酸胆碱与鞘氨醇的末端羟基连接形成极性头(图7-3)。

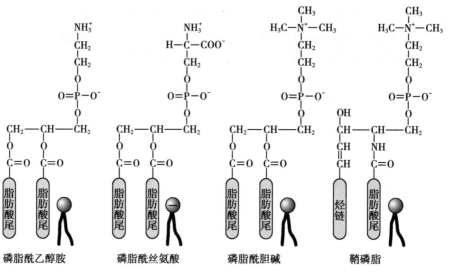

图7-3　质膜中主要磷脂分子结构

3. **胆固醇**　胆固醇也是构成真核细胞膜的主要成分之一。虽然在大多数细菌膜中不含胆固醇,但是在动物细胞膜中胆固醇占脂类分子的比例可达30%~50%。胆固醇属于甾类化合物,含有四个联合在一起的甾环结构,连接一个亲水头羟基和一条疏水尾烃链,也属两亲性分子。胆固醇这种特殊的分子结构使其具有很强的刚性。在脂质双分子层中,胆固醇分子的亲水头羟基紧靠相邻磷脂的头部极性区,其刚性的胆固醇环状结构则与磷脂的碳氢链相互作用而增加膜的有序性并限制其运动(图7-4)。因此,胆固醇对增强膜的稳定性和调节膜的流动性发挥重要作用。

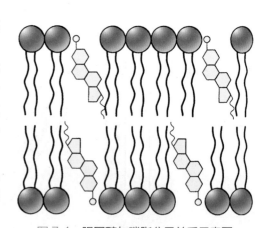

图7-4　胆固醇与磷脂分子关系示意图

4. **糖脂**　糖脂是含有一个或多个糖基的脂类。糖脂属于鞘脂,也是两亲性分子。其结构与鞘磷脂很相似,含有鞘氨醇,只是由一个或多个糖残基取代了相应的磷脂酰胆碱部分,而与鞘氨醇的羟基结合。在动物细胞膜上,最简单的糖脂是脑苷脂,由一个葡萄糖或半乳糖(galactose)残基与鞘氨醇及十八碳原子的油酸组成。最复杂的糖脂是神经节苷脂(ganglioside),可含多达7个糖残基和一个或多个带负电的唾液酸残基。神经节苷脂是神经细胞膜中的特征性成分,带负电荷(图7-5)。目前已发现40多种神经节苷脂,约占神经细胞脂分子的5%~10%,而在其他类型的细胞膜上含量很少。如果神经节苷脂因为代谢性紊乱而大量沉积于神经细胞,可引发一系列严重的神经系统症状如痴呆、脑退化、失明等。

　　糖脂普遍存在于原核和真核细胞的质膜磷脂双分子层的非胞质面,呈明显不对称分布,糖基暴露于细胞表面。如在肠上皮细胞的细胞膜上,糖脂局限存在于暴露的端面。糖脂可以帮助保护肠上皮细胞膜对抗低 pH 值和高浓度消化酶的恶劣环境。这些糖基可存在于细胞表面作为受体参与细胞识别、黏附和信号转导等过程。在动物细胞中,其含量占膜脂总量的 5% 左右。在神经细胞膜上糖脂含量较高,可占到 5%~10%。

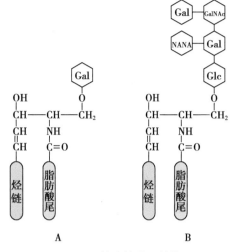

图 7-5　糖脂的分子结构
A. 半乳糖脑苷脂;B. G_{M1} 神经节苷脂

　　一般认为所有膜脂都是兼性分子,其分子结构都含有亲水头和疏水尾。两亲性膜脂在水溶液中容易聚集在一起,将它们亲脂性的疏水尾部埋在内部,而将其亲水性的极性头部暴露于水面。根据脂分子的形状,它们可以两种方式聚集:①对于锥形分子,可形成球形脂肪微团,疏水尾位于内部。这种球状小泡也称为脂质体(liposome)。人工脂质体可用于生物膜功能的研究,也可作为载体将药物或目的基因导入细胞中进行生物学功能的研究;②对于圆柱形分子,则形成脂质双分子层。如磷脂分子的圆柱形形状及两亲性质决定了它们在水溶液中立即形成脂质双分子层,疏水尾位于脂质双分子层中间(图 7-6)。

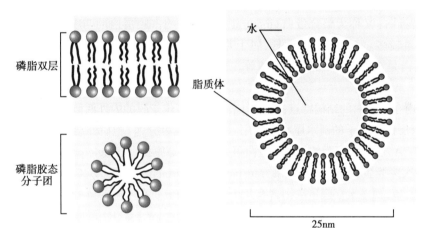

图 7-6　磷脂分子团和脂质体的结构

(二) 膜蛋白

　　对于生物膜而言,双层脂分子提供了一个结构基础,而生物膜功能的发挥却主要是由膜蛋白来实现的。膜蛋白的种类及含量在不同类型的细胞及细胞不同部位的生物膜中存在很大差异。如在神经细胞髓鞘质膜上,膜蛋白只占膜重量的 25% 以下。而在涉及 ATP 生成的生物膜如线粒体膜或叶绿体膜上,膜蛋白含量可达 75%。通常动物细胞的膜蛋白可占到膜总重量的 50% 之多。不同种类的膜蛋白结构差异很大,并且膜蛋白与脂双分子层结合的方式不同也能反映其生物功能的多样性。

　　1. 膜蛋白的功能　膜蛋白的功能主要有四种:①参与物质运输,有些膜蛋白主要负责转运特定的分子和离子出入细胞,如载体蛋白、离子通道蛋白等;②起催化作用,有些膜蛋白是酶,能催化细胞内各种代谢反应;③转导胞外信号,有些膜蛋白是受体,能接收和转导细胞外的信号;④黏附作用,有些膜蛋白是连接蛋白,能将细胞骨架与相邻细胞或细胞外基质连接起来。

　　膜蛋白与脂双层的结合方式可以反映膜蛋白的功能,跨膜蛋白可在质膜的内外两侧发挥作用。膜受体为跨膜蛋白,它可与胞外信号分子结合并在细胞膜的内侧产生不同的胞内信号,参与信号转导。载体蛋白和离子通道蛋白也均属于跨膜蛋白,它们能够帮助亲水性小分子如葡萄糖和 Na⁺ 实现跨膜运输。而那些附着在细胞外表面的蛋白质则主要发挥催化和黏附的功能。

2. 膜蛋白的种类　膜蛋白种类繁多,结构和功能各异。且膜蛋白与膜脂质双层中的脂分子存在多种作用方式,一般根据膜蛋白分离的难易程度和与脂分子结合的方式不同,可将膜蛋白分为三种类型:内在膜蛋白(intrinsic membrane protein)、外周膜蛋白(peripheral protein)和糖基磷脂酰肌醇锚定蛋白(glycosylphosphatidylinositol-anchored protein)(图 7-7)。

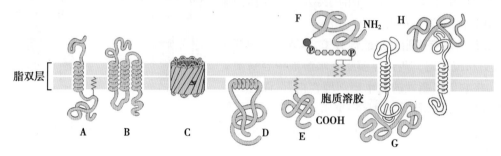

图 7-7　膜蛋白在膜中与膜脂的几种结合方式

A、B、C. 跨膜型内在膜蛋白;D. 非跨膜型内在膜蛋白:位于胞质侧,通过暴露于蛋白质表面的 α- 螺旋与膜双层的内层脂相互作用;E. 非跨膜型内在膜蛋白:位于胞质侧,通过与脂酸烃链形成一个或多个共价键,然后脂酸可插入细胞膜的胞质面;F. 位于膜外表面的 GPI 锚定蛋白;G、H. 位于膜两侧的膜外在蛋白。

(1)内在膜蛋白:又称为整合蛋白(integral protein),约占膜蛋白的 70%~80%,一般在功能复杂的细胞膜上含量较多。与脂质分子一样,属于兼性分子,含有亲水的极性区和疏水的非极性区。大部分内在膜蛋白是穿膜蛋白,如穿膜受体等。而有些内在膜蛋白并不穿膜,只是位于细胞膜的胞质面。

1)穿膜型内在膜蛋白的结构特点:膜蛋白亲水极性区位于膜的内外两侧,其疏水的非极性区域跨膜,并与脂质双层内部分子的疏水尾相互作用。在结构上可分为:胞质外结构域、穿膜结构域和胞质内结构域(图 7-7A、B、C)。穿膜的内在膜蛋白可分为单次穿膜蛋白(single-pass transmembrane protein)(图 7-7A)和多次穿膜蛋白(multiple-pass transmembrane protein)(图 7-7B、C)两大类。单次穿膜蛋白只含有一个穿膜域,而多次穿膜蛋白则含有几个穿膜结构域。在不同的信号转导通路中,酪氨酸蛋白激酶受体如表皮生长因子受体(epidermal growth factor receptor,EGFR)等属于单次穿膜蛋白;而 G 蛋白偶联型受体(GPCR)则是一个 7 次穿膜蛋白。

穿膜内在膜蛋白与膜脂质结合非常牢固。这种牢固地结合主要是由内在膜蛋白的非极性跨膜结构域与膜脂质双层疏水核心之间形成的疏水作用来实现的(图 7-7A、B、C)。它们之间的相互作用是内在膜蛋白与膜脂质结合的最主要和最基本的方式。其次,某些膜内在蛋白还可通过其在胞质一侧所含的半胱氨酸残基与脂肪酸烃链共价连接,而后者可插入膜脂质双层中胞质面单层进一步加强膜蛋白与膜脂质的结合(图 7-7A)。大多数内在膜蛋白的穿膜结构域由 α- 螺旋结构组成。目前已知形成 α- 螺旋结构(约 3nm 长)穿膜需要大约 20~30 个高度疏水的氨基酸残基,其穿膜区的疏水侧链与脂质双层分子中的脂肪烃链相互作用。

多次穿膜的膜蛋白穿膜结构域还可由 β- 折叠组成(图 7-7C)。线粒体、叶绿体以及细菌的外膜富含拥有 β- 折叠片层的多次穿膜蛋白。β- 折叠相对 α- 螺旋结构更有刚性而易于结晶。一个由 β- 折叠片层组成的穿膜结构域含有 10~12 个氨基酸残基。它在脂双层中围成筒状结构,称 β 筒(β-barrel)形成跨膜通道。通道具有疏水性的外侧和亲水性的内侧。有些 β 筒在质膜上起运输蛋白的作用,被称为孔蛋白(porin)。孔蛋白可以生成亲水性的通道允许亲水性的小分子穿过。膜受体、载体蛋白和离子通道蛋白均为跨膜内在蛋白,主要在传递胞外信号和物质穿膜运输过程中发挥作用。

2）非穿膜型内在膜蛋白：主要位于细胞膜的胞质面。通常非穿膜型内在膜蛋白与膜脂质分子的连接有三种方式：①有些非穿膜型内在膜蛋白通过其暴露在蛋白表面疏水区 α- 螺旋结构与细胞膜胞质面单层脂质的脂酸烃链相互作用而结合在细胞膜的胞质面（图 7-7D）；②有些非穿膜型内在蛋白可通过与脂酸烃链形成一个或多个共价键的方式结合，然后结合了蛋白质的脂酸可插入在细胞膜的胞质面而锚定蛋白质（图 7-7E）；③有些非穿膜型内在蛋白可通过其 C 端的半胱氨酸残基与 15 或 20 个碳链长的烃链如异戊二烯萜类结合而锚定在细胞膜的胞质面。有时还可同时有另外一条烃链或脂肪酸链与膜蛋白近 C 端的其他半胱氨酸连接，这种双重锚定使蛋白质和膜脂的结合更加牢固。同属于 GTPase 超家族的胞内信号蛋白 Ras 和 Rab 均为双锚定膜蛋白。膜脂通过异戊烯基和棕榈酸进行双重锚定将 Ras 和 Rab 蛋白捕获到细胞膜上。Ras 蛋白介导细胞信号转导，而 Rab 蛋白参与膜泡的融合。

从非穿膜型内在膜蛋白与膜脂质的结合部位及锚定方式可以看出，此类蛋白不仅可发挥酶的催化功能，还具有参与胞内信号转导及膜泡融合等多种功能。内在膜蛋白与细胞膜结合比较紧密，因此，只有用去垢剂、有机溶剂或蛋白变性剂处理使膜崩解后才能被分离。这也是鉴别内在膜蛋白与外周膜蛋白的主要方法。

（2）外周膜蛋白：又称为外在蛋白（extrinsic protein）是水溶性蛋白质，主要附着在细胞膜的内外表面而不延伸至膜脂双层（图 7-7G、H）。它们只通过非共价键，如离子键或其他较弱的化学键与膜表面其他的膜蛋白结合，而不插入脂双层。由于这种结合比较弱，因而只需升高或降低溶液的离子强度，或将膜置于极端 pH 值溶液中，就可通过破坏蛋白质与蛋白质之间的相互作用将外周膜蛋白从膜上分离下来，而不破坏膜脂双层结构。有些膜蛋白由于组成它们的氨基酸以亲水性为主，或是亲水性基团露在外面，因而易与膜表面的极性基团亲近而附着在膜的内表面，且暴露在水相之中。部分外周膜蛋白具有类似肌动蛋白和肌球蛋白的性质，能产生收缩作用，因而与细胞的胞吞作用、变形运动以及胞质分裂等作用有关；又由于外周膜蛋白中有一部分可与内在蛋白露在膜内表面的部分相连，所以外周膜蛋白的收缩作用也可以调节内在蛋白的位置。

（3）糖基磷脂酰肌醇锚定蛋白：除上述类型的膜蛋白外，还有一些膜蛋白则完全暴露在细胞膜的外表面，它们只通过共价键与膜脂双层外层磷脂酰肌醇所连接的结合寡糖链发生共价结合（图 7-7F），而将蛋白质锚定在细胞膜的外表面。这些蛋白称为糖基磷脂酰肌醇锚定蛋白。这种锚定作用主要是通过蛋白质的 C 端与寡糖链形成共价键而间接插入到脂双层分子中实现的。

GPI 锚定膜蛋白通过糖脂锚定在质膜上。在不同的细胞中，细胞膜所含糖脂的结构虽然差异很大，但是都含有磷脂酰肌醇（phosphatidylinositol，PI）基团，这类膜蛋白如磷脂酶 C 和大分子的蛋白聚糖可与膜糖脂中的磷脂酰肌醇结合而锚定在膜脂的外侧（图 7-7F）。GPI 锚定膜蛋白与细胞膜结合比较紧密。许多细胞表面受体、酶和细胞黏附分子都属于这类蛋白。膜蛋白的这种锚定方式与跨膜蛋白相比有更多的侧向运动能力，有利于和其他细胞外分子更快地结合和反应。

（三）膜糖类

细胞膜中含有一定量的糖类，约占质膜总量的 2%~10%。膜糖中的糖大多数以低聚糖或多聚糖链形式共价结合于膜蛋白上形成糖蛋白，或者以低聚糖链共价结合于膜脂上形成糖脂。膜糖均匀分布在细胞膜的非胞质面，在各种细胞器的内膜上位于腔面。位于某些跨膜蛋白上的低聚糖侧链可能有助于蛋白质在细胞膜上的定位及固定，以防止其滑入细胞质或在脂双层中翻转。此外，这些带有低聚糖侧链的糖蛋白和糖脂主要参与细胞保护、信息传递、细胞识别和细胞黏附等生命活动。

在大多数真核细胞中，由糖蛋白或糖脂组成的周缘区称为细胞外被（cell coat）或糖萼（glycocalyx）。细胞外被的基本功能是保护细胞，抵御各种物理、化学损伤，消化道上皮细胞的细胞外被有助于润滑、防止机械损伤并保护黏膜上皮不受消化酶作用。

二、流动镶嵌模型是被普遍接受的生物膜分子结构模型

我们已知细胞膜主要由脂类、蛋白质和糖类组成,那么它们是如何有机地结合在一起构成细胞膜的呢? 多年来,许多科学家针对细胞膜的结构做了大量研究。1925 年,E. Gorter 和 F. Grendel 致力于研究脂滴的表面积,他们利用有机溶剂抽提人及各种动物如兔、狗和羊的红细胞的细胞膜,并将其铺展到水面上计算铺展面积时,发现提取的脂分子可形成单分子层,并测得其铺展面积是红细胞膜面积的两倍,从而第一次提出了脂双分子层是细胞膜基本结构的观点。随后,科学家在这一结构的基础上提出了多种不同的细胞膜分子结构模型。

(一) 单位膜模型

1935 年,J. Danielli 和 H. Davson 根据实验结果提出细胞膜 "蛋白质 - 脂分子 - 蛋白质" 的三明治式细胞膜的结构模型,即细胞膜由双层脂分子所构成,脂分子的亲水区(头部)并行排列,球形蛋白质通过静电作用与脂分子的极性基团相结合,并附着在脂双层的两侧表面,形成三明治结构。

20 世纪 50 年代,随着电子显微镜技术的发展,人们开始使用电子显微镜技术来研究细胞膜的结构。1959 年,J. D. Roberson 采用超薄切片技术利用电镜观察细胞膜,发现细胞膜呈 "暗 - 亮 - 暗" 的三层式结构,其厚度约 7.5nm,即内外两侧的暗带厚约 2nm,中间的亮带厚约 3.5nm。据此,他提出了单位膜模型(unit membrane model)。他认为,所谓中间的浅色带是由疏水的脂分子尾部构成,而两侧较深的带实际上为亲水脂分子头部及结合的蛋白质。他还大胆推断所有的生物膜都是由蛋白质 - 脂分子 - 蛋白质单位膜构成的,即生物膜都以 "两暗一明" 的形式存在,故生物膜也被称为单位膜。

(二) 细胞膜流动镶嵌模型

虽然上述模型得到广泛认同,但是进入 20 世纪 60 年代后,在细胞膜研究中还是遇到了许多实际问题,很难用这些模型解释,如细胞膜厚度约 7.5nm,其中脂分子占 5nm,根据暗带厚度,这些蛋白质只能以单层肽链 β- 折叠形式存在。

1972 年,S. J. Singer 和 G. Nicolson 根据免疫荧光技术和冰冻蚀刻技术的研究结果,在单位膜模型的基础上提出了生物膜的流动镶嵌模型(fluid mosaic model)。生物膜的流动镶嵌模型得到了各种实验结果的支持,也奠定了生物膜的结构与特征的基础。生物膜的流动镶嵌模型认为生物膜是由流动的脂质分子和镶嵌在其中的蛋白质分子组成。流动的脂双层构成生物膜的连续主体,它既具有晶体分子排列的有序性,又具有液体的流动性。膜蛋白以不同的方式与脂双层分子结合,有的蛋白质嵌入或横穿脂质双层,有的蛋白质则附着在脂双层的表面(图 7-8)。该模型既保持了单位膜模型中磷脂双分子层的排列方式,又强调膜的流动性及不对称性,因而得到广泛的接受和支持。

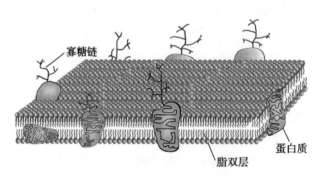

寡糖链

脂双层

蛋白质

图 7-8　细胞膜液态镶嵌模型

目前对生物膜结构的认识可归纳如下:①细胞膜的基本结构是由磷脂双分子层所构成的,具有极性头部和非极性尾部的磷脂分子在水相中可自发形成封闭的膜系统,其亲水的极性区暴露于水相,而疏水的非极性区向内排列形成磷脂双分子层。②蛋白质分子以不同的方式镶嵌在脂双层分子中或结

合在脂双层的内外表面,蛋白质的类型、蛋白质的不对称性分布以及与脂分子的相互作用赋予生物膜各自的特性与功能。③生物膜可看成是蛋白质在脂双层分子中的二维溶液,其相互作用复杂并与膜蛋白和膜脂的流动性相关,是细胞进行生命活动的必要条件。

近年来,科学家也陆续提出了一些其他的细胞膜结构模型,包括晶态镶嵌模型、板块镶嵌模型和脂筏模型等。这些模型主要是对流动镶嵌模型的充实、完善和补充。

（三）脂筏模型

细胞膜具有脂双层结构,但是脂双层不是一个均匀的二维流体。近来研究发现膜质双层内含有由特殊脂质和蛋白质组成的微区(microdomain),微区中富含胆固醇和鞘磷脂,其中聚集一些特定种类的膜蛋白。由于鞘磷脂的碳氢链比周围的膜脂更长更直,所以该区域有别于周围甘油磷脂,主要富含不饱和磷脂双分子层,比周围脂双层厚一些被称为脂筏(lipid raft)(图 7-9)。在细胞膜上某些区域如涉及胞吞的小窝则富含鞘磷脂和胆固醇,被认为是特殊的蛋白质在那里聚集,便于相互作用,并帮助稳定这些脂筏。

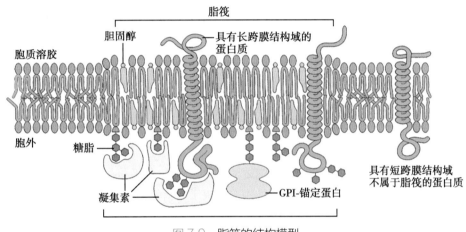

图 7-9　脂筏的结构模型

脂筏是动态的高度有序的膜上的微小区域。这一区域比膜的其他部分更加有序,它就像漂浮在无序的磷脂海洋中的"脂筏"一样,运载某些执行特定功能的膜蛋白,而且蛋白质可以选择性地进出脂筏。脂筏被认为在调节多种细胞过程,如膜分拣、运输和信号转导等过程中发挥核心作用。

三、细胞膜的主要生物学特性是膜不对称性和流动性

细胞膜是由脂双分子层和以不同方式与其结合的蛋白质构成的生物大分子体系。细胞膜的主要生物学特性包括膜的流动性和不对称性。

（一）膜的流动性

膜的流动性(membrane fluidity)是指膜脂和膜蛋白处于不断运动的状态,即包括膜脂的流动性和膜蛋白的流动性。膜的流动性不仅是膜的基本特性之一,也是细胞进行生命活动的必要条件。膜的流动性主要是由膜脂双层的状态变化引起的。

1. 膜脂的流动性　在正常生理条件下,膜脂质双层既具有固体排列的有序性,又具有液体的流动性,即膜脂呈液晶态。当温度下降至某一点时,膜可从流动的液晶态转变为晶态(二维的刚性状态);而当温度升高时,晶态又可熔解再变成液晶态。这一临界温度称为相变温度,在不同温度下发生膜脂状态的相互转变称为相变(phase transition)。在相变温度以上,膜脂总是处于不断的运动之中。

（1）膜脂分子的运动方式:脂质分子运动的方式主要有侧向移动、旋转运动、左右摆动和翻转运动(图 7-10)。

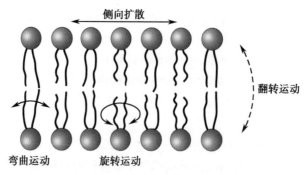

图 7-10　膜脂分子的几种运动方式示意图

1) 侧向移动是指各脂质分子在同一层面侧向地与相邻分子互相快速交换位置,其速率约每秒 10^7 次,这样的运动方式可使脂质分子进行快速的侧向扩散,扩散系数(D)约为 $10^{-8}cm^2/s$,这意味着一个磷脂分子 1s 在一个细菌细胞内(约 1μm)平均移动的距离。

2) 旋转运动是指膜脂分子围绕着与膜平面垂直的轴快速旋转,研究结果表明膜脂分子在膜上旋转速度非常快。

3) 翻转运动(flip-flop)是指脂质分子从双分子层的一个单层翻转到另一个单层,其速率很慢且很少发生。而胆固醇例外,它翻转非常快,便于维持膜脂的不对称性。细胞膜磷脂分子主要是在内质网膜脂质双分子的非胞质面单层上合成的。新合成的磷脂分子到达内质网膜脂质双分子的胞质面单层,就是由翻转运动实现的。

4) 弯曲运动是指膜脂分子围绕与膜平面垂直的轴进行左右摇摆,烃链尾部摆动比较大,而极性头部的部分摆动幅度较小而出现弯曲。

(2) 膜脂流动性的调控:膜的流动性是细胞运动、生长、增殖、分泌和吞噬等生命活动的保证,因此膜流动性是需要进行精确地调控的。膜流动性主要取决于膜脂的化学组成及其结构。它在很大程度上是由脂分子本身的性质决定的。影响膜脂流动性的主要因素如下:

1) 脂肪酸链的饱和度:膜脂质双层脂肪酸链所含双键越多,不饱和程度越高,膜脂的流动性越大。因为不饱和脂肪酸链在双键处形成折曲而呈弯曲状,干扰了脂分子层间的相互作用,使得脂分子排列比较松散,降低了膜脂的相变温度,从而增加膜流动性。

2) 脂肪酸链的长短:脂肪酸链越短,其非极性尾部之间的相互作用越小,在相变温度下不易发生凝集,使得脂肪酸相变温度降低,膜的流动性增加。

3) 胆固醇:动物细胞中含有较多的胆固醇,胆固醇对膜流动性起着重要的双重调节作用。胆固醇分子一方面通过其羟基接近磷脂分子的亲水头进而使其刚性的、平面样的甾环与磷脂分子的疏水尾部相互作用而插入到膜双层中,这种相互作用限制了局部几个 CH_2 的运动,从而起到稳定质膜和固定胆固醇的作用。另一方面,由于胆固醇位于磷脂分子之间从而隔开了磷脂分子,可有效防止脂肪酸疏水尾部碳氢链的相互聚集和结晶,防止膜脂由液相变为固相,以保证膜脂处于流动状态,增加膜的流动性。其最终效应取决于胆固醇在膜脂中的相对含量及上述两种作用的综合效果。

4) 卵磷脂与鞘磷脂的比值:一般情况下,卵磷脂或鞘磷脂形成的脂双层膜的流动性小些,而磷脂酰乙醇胺、磷脂酰肌醇和磷脂酰丝氨酸等形成的膜脂流动性大些。而卵磷脂与鞘磷脂的比值越高,则膜流动性越大。因为鞘磷脂的脂酸饱和程度高,相变温度也高,膜脂流动性降低。在 37℃ 时,卵磷脂和鞘磷脂均呈流动状态,但鞘磷脂的黏度比卵磷脂高六倍,因此,卵磷脂与鞘磷脂的比值越高,则膜流动性越大。

5) 膜蛋白的影响:膜脂结合膜蛋白对膜的流动性有直接影响。膜蛋白嵌入膜脂质疏水区后,使周围的脂类分子不能单独活动而形成界面脂(由嵌入蛋白与周围脂类分子结合而形成),脂质双层结合的蛋白质越多,膜脂的流动性就越小。

6)温度:温度对膜脂的运动有明显的影响。环境温度越高,膜脂流动性越大,在相变温度范围内,每下降10℃,膜的黏度增加3倍,因而膜流动性降低。

此外,其他一些因素如膜蛋白和膜脂的结合方式、酸碱度、离子强度等都可影响膜脂的流动性。

2. 膜蛋白的流动性 分布在膜脂质中的膜蛋白也具有分子运动的特性。像大多数膜脂一样,膜蛋白不能在脂双层中进行翻转,但是膜蛋白受液晶态膜脂的影响也能进行运动。

(1)膜蛋白的运动的方式有旋转运动和侧向扩散运动两种

1)旋转运动:膜蛋白能围绕与膜平面相垂直的轴旋转,但旋转的速率很缓慢。

2)侧向运动:膜蛋白可以沿着膜的平面进行横向或侧向的扩散,这种运动的速率虽然快于它的旋转运动,但比脂类的侧向移动慢得多。

(2)许多实验可证明膜蛋白流动性

1)鼠与人细胞融合实验首次为膜蛋白能在细胞膜上进行运动提供了直接证据。将人和鼠的细胞上特定膜蛋白分别用带红色和绿色荧光的抗膜蛋白抗体标记后,然后用灭活的仙台病毒将两种细胞融合,刚融合时,杂合细胞一半发红色荧光、另一半发绿色荧光,而放置一段时间后(约30min)发现两种荧光均匀分布(图7-11)。实验结果说明膜抗原蛋白在膜平面内经扩散运动而重新分布。

2)荧光漂白恢复技术可检测膜蛋白或膜脂侧向扩散。荧光漂白恢复技术(fluorescence recovery after photobleaching,FRAP)是研究膜蛋白或膜脂流动性的基本实验技术之一。用荧光素标记膜蛋白或膜脂,然后用激光束照射细胞表面某一区域,使被照射区的荧光淬灭变暗。由于膜的流动性,淬灭区域的亮度逐渐增加,最后恢复到与周围的荧光强度相同。根据荧光恢复的速度可推算出膜蛋白或膜脂扩散速度。这种方法的缺点在于只能监测大量分子在一个相对较大的区域运动。

膜蛋白的流动性还受多种因素的影响。如细胞骨架的限制,膜蛋白与细胞基质的结合等。此外,膜蛋白的流动性也是区域性的,如小肠上皮细胞顶部质膜的膜蛋白分子只能在细胞膜的相应部位流动,以利于细胞吸收营养物质并运输进入血

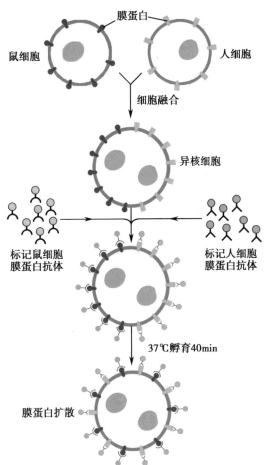

图7-11 小鼠-人细胞融合过程中膜蛋白的侧向扩散示意图

液循环。生物膜各种生理功能的完成是在膜的流动状态下进行的,如果膜的流动性降低到一定的阈值,细胞膜固化、黏度增大,将可导致膜运输中断,膜内的酶丧失活性,代谢中止,最终导致细胞死亡。

(二)膜的不对称性

膜的不对称性(membrane asymmetry)是指生物膜中各种成分的分布不均匀。在细胞膜上,以脂质双分子层的疏水端为界,细胞膜被分隔为近胞质面和非胞质面的内外两层。同一种膜脂在脂双层中分布不同,不同的蛋白质,有的分布在近胞质面,有的覆盖在细胞表面。即膜脂和膜蛋白的种类和数量在脂双分子层都存在很大差异。这种分布的差异与膜的功能密切相关。

1. 膜脂的不对称性 细胞膜脂质双层的内外两层的脂质成分和含量有很大差异,形成了脂类分子的不对称分布,这种差异就是膜脂的不对称性。对某一种脂质分子而言,在某一侧含量往往高一些。如在人红细胞膜中含有胆碱极性头部的鞘磷脂和大多数的磷脂酰胆碱多分布于脂双层的外层,

而含有氨基末端磷脂酰丝氨酸和磷脂酰乙醇胺则主要存在于脂双层的内层。由于带负电荷的磷脂酰丝氨酸位于脂双层的内层,导致了脂双层内层的负电荷大于外层,使内外膜所带电荷存在显著差异。糖脂的分布则表现为完全的不对称性,膜糖全部分布于非胞质面。

膜脂的不对称分布对其功能的发挥起到重要作用。在细胞胞外信号转导进入胞内的过程中,许多胞质蛋白与位于脂双层的内层特殊的脂质分子极性头部结合而发挥功能。如蛋白激酶C(protein kinase C,PKC)在对各种胞外信号的应答激活过程中,PKC需结合在富含磷脂酰丝氨酸的近胞质面,因为PKC的激活需要磷脂酰丝氨酸所带的负电荷。

2. 膜蛋白的不对称性　膜蛋白的不对称性是指每种膜蛋白分子(无论是外在膜蛋白还是内在膜蛋白)在质膜上都呈不对称分布。即每种蛋白质分子在质膜上都有明确的排布方向,如细胞表面受体、膜上载体蛋白等,都是按一定方向传递信号和运输物质的。没有一种蛋白质分子既分布在外表面,又分布于内表面。即使是跨膜蛋白,突出在膜内外表面的亲水端的长度和氨基酸的种类与顺序也差异悬殊。膜蛋白的不对称性是生物膜在时间与空间上有序完成各种复杂生理功能的保证。酶和受体多位于质膜的外表面,如5′-核苷酸酶、磷酸酯酶、激素受体、生长因子受体等,而腺苷酸环化酶则位于质膜的内侧胞质面。

3. 膜糖类的不对称性　在细胞膜上,糖脂具有绝对的不对称性分布,这种不对称性也决定了膜内外表面功能的特异性。无论是与膜脂结合还是与膜蛋白结合的寡糖链都只分布在膜的外表面(非胞质面),即膜糖脂和膜糖蛋白的寡糖侧链均分布于质膜的外表面。而在内膜系统膜糖脂和膜糖蛋白的寡糖侧链则分布于膜腔的内侧(非胞质面)。因此,糖脂在细胞与细胞之间的识别和黏附过程中发挥作用。糖蛋白和糖脂主要参与细胞保护、信息传递、细胞识别和细胞黏附等生命活动。

总之,膜脂、膜蛋白及膜糖分布的不对称性与膜功能的不对称性和方向性有密切关系,具有重要的生物学意义,膜结构上的不对称性保证了膜功能的方向性和生命活动的高度有序性。

第二节　小分子物质和离子的穿膜运输

细胞在生命活动中需要与周围环境进行物质交换。细胞需要从环境中摄取营养物质,同时细胞特定的代谢产物也需要经过细胞膜排出。由于生物膜屏障的存在,细胞必须采用不同的方式对O_2、离子、单糖、氨基酸等小分子物质或一些生物大分子如蛋白质、脂和多糖甚至大颗粒物质(细菌、病毒等)进行穿膜转运。根据被转运物质的大小和性质,细胞膜对物质的运输主要可分为两大类:一类是对小分子和离子的穿膜运输;另一类是对大分子和颗粒的膜泡运输。本节主要介绍小分子物质和离子的穿膜运输。

一、物质的简单扩散依赖膜的选择通透性

细胞膜是细胞的屏障,由于细胞膜磷脂双分子层内部存在的疏水区域,只有CO_2、O_2、N_2、苯等脂溶性物质能够通过简单扩散方式进入细胞,而大部分极性分子如葡萄糖、蛋白质及金属离子等都不能通过此方式透过细胞膜。显然,细胞膜是细胞与细胞外环境之间的一种选择性通透屏障,因此物质的穿膜运输对细胞的生存和生长起着非常重要的作用。

(一)膜的选择性通透

细胞对于一些物质进出细胞具有高度的选择性。细胞膜对所运输物质的通透性主要取决于分子的大小、极性和在脂质中的相对溶解度。非极性的小分子如CO_2、O_2,易溶入脂质双层而快速穿膜,而

不带电荷的极性分子如水和尿素等扩散穿膜的速率相对前者而言要慢得多。相对分子量较大的物质（如蛋白质）和大的颗粒物（如细菌）几乎不能通过。大的极性分子如单糖、氨基酸和磷酸化中间产物对膜的透过能力很差（图 7-12）。

对离子而言，无论带电离子多么小，其所带的电荷及高度亲水性都可阻止其自身进入脂质双分子层内部的疏水区。所以，虽然 Na^+ 和 K^+ 都是非常小的离子，但是研究发现水通过人工脂质双层的穿膜速率是 Na^+ 和 K^+ 的 109 倍（图 7-12）。这种选择性通透不仅维持了膜内外离子浓度差和膜电位，保持了膜内外渗透压的平衡，而且还保障了细胞对营养物质的摄取以及对代谢产物和废物的排出，使细胞具有相对稳定的内环境。

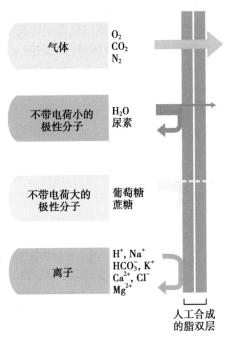

图 7-12　人工脂双层对不同溶质的相对通透性

（二）简单扩散

所有细胞膜都具有跨膜电位梯度。通常细胞外的阳离子浓度明显高于细胞内，由此形成的细胞膜内外的电势差也称为膜电位（membrane potential）。对于不带电荷的分子，其浓度梯度驱动并决定运输的方向。对于带电荷的溶质而言，浓度梯度和跨膜电位梯度（膜电位），统称为电化学梯度形成驱动力共同影响其穿膜转运。根据细胞膜对小分子物质和离子的运输是否消耗能量可分为两类：被动运输和主动运输（图 7-13）。被动运输（passive transport）是指物质顺着细胞膜两侧的浓度梯度或电化学梯度，由高浓度一侧经细胞膜转运到低浓度一侧的运输方式，它不需消耗细胞代谢的能量，其动力来自细胞膜两侧物质的浓度梯度或电化学梯度。

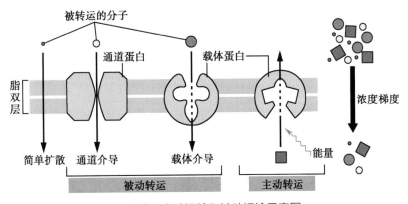

图 7-13　主动运输和被动运输示意图

简单扩散（simple diffusion）是被动运输的一种形式。它是指一些脂溶性的小分子物质能顺浓度梯度或电化学梯度直接穿越脂质双层，既不消耗能量又不需膜转运蛋白协助的运输方式。它是一种最简单的物质穿膜运输方式（图 7-13）。脂溶性物质如醇、苯、甾类激素以及 O_2、CO_2、NO 和 H_2O 等就是通过简单扩散方式穿过细胞膜。简单扩散的速率取决于通透物质的分子大小，更取决于分子的相对脂溶性。一般来说，小分子比大分子更容易穿膜，非极性分子比极性分子通过脂质双分子层的速率更快。

二、膜转运蛋白可介导物质的穿膜运输

细胞膜对极性物质如无机离子、糖、氨基酸、核苷酸以及许多代谢产物的通透性极低，不能通过简

单扩散的方式进行运输。因此,对带电荷的离子及亲水性的小分子物质的运输,都需要膜转运蛋白的帮助。通常把能协助物质转运的穿膜蛋白称为膜转运蛋白。

在各种细胞膜结合蛋白中,15%~30% 是膜转运蛋白。膜转运蛋白以多种形式存在于细胞的各种生物膜中。每种膜转运蛋白负责一种或特定的一类分子的转运如离子、糖或氨基酸等。膜转运蛋白可以分为两类:一类是载体蛋白(carrier protein);另一类是通道蛋白(channel protein)(图 7-13)。载体蛋白既可以介导主动运输也可以介导被动运输(易化扩散)。而通道蛋白只介导被动运输。膜转运蛋白介导的穿膜运输可分为两大类:膜转运蛋白介导的被动运输和膜转运蛋白介导的主动运输。

(一)膜转运蛋白介导的被动运输

一些非脂溶性(或亲水性)的物质如葡萄糖、氨基酸、核苷酸和金属离子等可在转运蛋白的介导下,不消耗代谢能量,顺浓度梯度或电化学梯度进行转运。这种转运方式亦称为易化扩散(facilitated diffusion)。对于简单扩散而言,这种运输方式需要膜转运蛋白的帮助,也称为帮助扩散,它们都属于被动运输。

1. 载体蛋白介导的易化扩散　载体蛋白几乎存在于所有类型的细胞膜上,每种载体蛋白需要与特定的溶质结合,经过一系列自身构象的改变来实现对溶质的跨膜转运。不同部位的生物膜含有与各自功能相关的载体蛋白,如细胞膜具有输入营养物质糖、氨基酸和核苷酸的载体蛋白,而线粒体内膜上则含有输入丙酮酸、苹果酸、ADP 和输出 ATP 的载体蛋白。

(1)载体蛋白与被转运物质结合特点:载体蛋白对物质的转运过程与酶催化底物发生生化反应比较类似。

1)具有结构特异性:即载体蛋白对所结合的溶质具有高度的专一性。通常载体蛋白上具有一个或几个特定的与溶质结合的结合位点,能与特定的被转运物质结合形成复合体,被转运的溶质既可以是小的不带电的极性分子如水,大的不带电的极性分子如葡萄糖,也可以是带电的极性分子如氨基酸,或带电的 K^+、Na^+、Ca^{2+} 等无机离子。

2)具有可逆性:载体蛋白对特定溶质的转运过程是可逆的。即一种载体蛋白既可以将特定的溶质从细胞内转运至细胞外,也可以将其从胞外转运至细胞内。

3)具有饱和性:协助扩散的转运速率比单纯扩散的转运速率高,通常在一定范围内其转运速率与溶质的浓度差成正比,但是当扩散速度达到一定的水平就不再受到溶质浓度的影响。

4)具有可逆性抑制特点:载体蛋白与溶质的结合可以被可逆性抑制剂阻断。这些可逆性抑制可以是竞争性抑制剂,也可以是非竞争性的抑制剂。

(2)载体蛋白介导的易化扩散过程:载体蛋白与特定的溶质结合,可引起载体蛋白发生构象改变,将结合的溶质转运并暴露于膜的另一侧,同时载体蛋白与溶质的亲和力下降而将溶质释放,载体蛋白恢复到原来的构象,实现顺浓度梯度或电化学梯度的跨膜运输(图 7-14)。由于对于许多细胞而言,血糖和细胞外液中葡萄糖浓度高于细胞内,因此胞外葡萄糖需要葡萄糖转运体(glucose transporter, GLUT)以易化扩散的方式进入细胞。

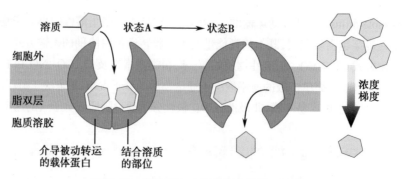

图 7-14　载体蛋白介导的易化扩散示意图

目前已发现人类基因组编码的 14 种 GLUT，构成 GLUT 蛋白家族（GLUT1~GLUT14）。它们具有高度同源的氨基酸结构。它们的差别主要在于组织分布的特异性、与葡萄糖分子的亲和性及转运动力学特性等。如 GLUT2 主要分布在肝细胞和胰腺 β 细胞膜上，比 GLUT1 与葡萄糖的亲和力低，在餐后血糖升高时，肝细胞膜上的 GLUT2 更多地呈现出暴露葡萄糖结合位点构象，葡萄糖先结合到细胞膜的外侧，一旦结合葡萄糖后，构象迅速改变，这时结合葡萄糖的入口关闭，所运载的葡萄糖被释放到胞内，随后载体蛋白构象复原。进入肝细胞的葡萄糖用于合成糖原。GLUT2 在较高血糖浓度时，转运速率增加而 GLUT1 在较低血糖浓度时转运速率就增加。大量研究表明，GLUTs 也是肿瘤细胞摄取葡萄糖的主要转运体，GLUTs 的高表达与某些肿瘤的恶性表型和预后相关。

2. 通道蛋白介导的易化扩散　与载体蛋白不同，通道蛋白是一类贯穿脂质双层的、中央带有亲水性孔的穿膜蛋白。通道蛋白与溶质的相互作用较弱，它主要通过形成亲水性跨膜通道实现对特定溶质的转运。当通道开放时，特定的溶质（通常是具有合适大小和电荷的无机离子）可通过孔道穿过细胞膜。显而易见，通道蛋白介导的转运速率大大快于载体蛋白介导的物质转运速率。通道蛋白可分为三种类型：离子通道（ion channel）、孔蛋白（porin）和水孔蛋白（aquaporin）。

（1）离子通道：离子通道蛋白是细胞膜上供不同离子通过的特异性蛋白，主要负责无机离子的转运。因此，各种带电离子如 Na^+、K^+、Ca^{2+} 和 Cl^- 等主要都是通过离子通道进出细胞的。离子通道可以使特定的离子快速且有选择性地通过细胞膜。

1）离子通道蛋白有以下几个特点：①高度选择性：离子通道蛋白在转运过程中虽然不需要与溶质分子结合，但是它们对溶质分子具有高度选择性。这种选择性取决于通道的直径、形状及通道内带电荷氨基酸的分布。只有大小和电荷合适的溶质分子才能通过。例如钾离子通道对 K^+ 的通透性比 Na^+ 高 1 000 倍。②转运高效性：各种离子在体内的穿膜转运具有极高的转运效率，借助离子通道可在数毫秒内完成离子的转运。与载体蛋白相比，离子通道蛋白比载体蛋白最快转运速率要高出 1 000 倍以上，每个通道可以在每秒钟内允许最高达 10^8 个特定离子通过。③门控特性：离子通道不是连续开放的，离子通道开放受"闸门"控制。即离子通道的活性由通道开或关两种构象所调节，以对一定的信号做出适当的反应。

2）离子通道的类型：离子通道的开放与关闭受膜电位变化、化学信号或压力刺激的调控。因此，根据刺激信号不同，离子通道可分为配体闸门通道（ligand-gated channel）、电压闸门通道（voltage-gated channel）和应力激活通道（stress-activated channel）。

①配体闸门通道：又称离子通道型受体，在配体闸门通道中，当细胞内外某些特定小分子配体（如胞外的神经递质或胞内的离子及核苷酸等）与离子通道蛋白结合后引起通道蛋白发生构象改变，从而使离子通道的"闸门"开放或者关闭。如门控阳离子通道（乙酰胆碱受体和五羟色胺受体）和阴离子门控通道（甘氨酸和 γ- 氨基丁酸受体）。

②电压闸门通道：细胞内外特异离子浓度发生改变或对其他刺激引起膜电位发生变化时，该类离子通道蛋白带电荷的穿膜结构域会随着膜电位的变化而发生相应的移动，而使离子通道的"闸门"开放或者关闭。此类离子通道蛋白中存在一些对跨膜电位变化敏感的基团或亚单位，诱发通道蛋白构象改变，通道开放，使特定的离子顺浓度梯度自由扩散通过细胞膜。通道开放时间非常短，只有几毫秒，然后迅速关闭。

③应力激活通道：是离子通道蛋白通过感应应力（如机械刺激作用）而改变构象，从而开启通道，离子通过亲水性通道进入细胞内，引起跨膜电位变化，产生电信号。如内耳听觉毛细胞就是典型的这一类型通道。内耳听觉毛细胞顶部的听毛在受到应力作用后产生弯曲，使门控蛋白开放，离子从高浓度一侧向低浓度一侧扩散进入内耳毛细胞，从而将听觉信号传递给听觉神经元。

到目前为止，已经有一百多种离子通道蛋白被鉴定出来，新的离子通道蛋白仍不断被发现。目前研究较多且了解得特别清楚的有神经和肌肉细胞膜上的与神经冲动传导及肌肉收缩有关的离子通道。一个神经细胞的细胞膜的不同区域上可以含有 10 种以上的离子通道蛋白，在神经细胞中，离子通道的激活导致动作电位的产生和传递。

(2)孔蛋白:存在于革兰氏阴性菌的外膜、线粒体以及叶绿体的外膜上,跨膜区域由 β 片层形成柱状的亲水性通道。与离子通道蛋白相比,孔蛋白选择性较低,持续开放,且可允许较大的分子通过,如线粒体外膜上的孔蛋白允许相对分子量为 5×10^3 的分子通过。

(3)水孔蛋白:是近年来新发现的一类通道蛋白,镶嵌于原核和真核生物的细胞膜上,形成水通道只允许水分子快速通过而不允许其他离子通过。通常每个水孔蛋白每秒钟可允许 10^9 个水分子通过。对于某些组织而言,如唾液、眼泪的形成及肾小管的近曲小管对水的重吸收等,水分子必须借助水孔蛋白实现快速的跨膜转运,在这些组织的细胞膜上水孔蛋白含量非常丰富,且对于细胞渗透压及生理与病理的调节发挥重要作用。

(二)膜载体蛋白介导的主动运输

有些离子在细胞内外的浓度差别很大,如细胞外 Na^+ 浓度比细胞内高 10~20 倍,而细胞内 K^+ 浓度比细胞外高 10~20 倍。这种浓度差的存在对于维持细胞正常生命活动至关重要,同时说明细胞膜具有逆浓度梯度运输物质的能力。细胞膜上的载体蛋白直接利用细胞代谢产生的能量将物质逆浓度梯度或电化学梯度穿膜转运的过程称为主动运输(active transport)(见图 7-13)。因为主动运输与细胞代谢产生的能量偶联(如 ATP 水解或离子浓度梯度),所以载体蛋白可具有泵活性,而且这种泵活性是有方向性的。

主动运输需要与某种释放能量的过程相偶联,能量来源包括 ATP 水解、光吸收、电子传递、顺浓度梯度的离子运动等。根据能量来源不同,可将主动运输分为:ATP 驱动泵(由 ATP 直接提供能量)、协同转运(ATP 间接提供能量)和光驱动泵(光提供能量)三种基本类型。在这里主要介绍前面两种类型。

1. ATP 驱动泵(ATP-driven pump)　它们在膜的胞质一侧具有一个或多个 ATP 结合位点,可利用 ATP 水解所释放的能量将被转运分子或离子从低浓度向高浓度转运,所以常称之为"泵"。根据泵蛋白的结构和功能特性,又可将 ATP 驱动泵分为 P 型泵、V 型泵、F 型泵和 ABC 载体蛋白超家族。前三种只转运离子,后一种主要转运小分子。

(1)P 型泵(P-type pump):P 型泵是 ATP 驱动的转运体,通常被称为转运 ATP 酶(ATPase),因在泵循环过程中需要利用 ATP 水解使自身发生磷酸化而得名。P 代表磷酸。P 型泵最显著的特点就是在循环过程中进行即时的自身磷酸化。许多主要负责建立及维持 Na^+、K^+、H^+ 等阳离子跨膜电位的离子泵都属于这种类型。动物细胞的 Na^+-K^+ 泵、Ca^{2+} 泵和哺乳类胃腺壁细胞(parietal cells)上的 H^+-K^+ 泵等都属于此种类型。

1)Na^+-K^+ 泵(Na^+-K^+ pump):是哺乳动物细胞膜上普遍存在的一种载体蛋白。是一个多次穿膜的膜整合蛋白。钠钾泵的实质是 Na^+-K^+-ATP 酶,它既是载体转运蛋白又具有 ATPase 的活性。它由大小两个亚基组成,大亚基具有催化活性;小亚基是具有组织特异性的糖蛋白。如果将大小亚基分开,酶活性即丧失。细胞内的高 K^+ 低 Na^+ 的离子梯度,主要靠细胞膜上 Na^+-K^+ 泵的逆电化学梯度运输来维持。

钠钾泵的作用过程是通过 ATP 驱动泵的磷酸化和去磷酸化而改变蛋白构象来完成的。首先在去磷酸化的状态下,由于 Na^+-K^+-ATP 酶对 Na^+ 有高亲和力,而与 K^+ 亲和力低,细胞内的 Na^+ 结合到离子泵的 Na^+ 结合位点上,激活 ATP 酶活性,使 ATP 分解;ATP 分解产生的磷酸根与 ATP 酶结合,使酶发生磷酸化并引起酶构象的改变,Na^+ 结合位点转向膜外侧。此时,磷酸化的酶对 Na^+ 的亲和力低而对 K^+ 的亲和力高,将 Na^+ 释放到细胞外,同时与细胞外的 K^+ 结合,K^+ 与酶结合后促使 ATP 酶释放磷酸根(去磷酸化),酶的构象又恢复原状,将 K^+ 转运到细胞内(图 7-15),如此反复进行构象改变,每秒钟可进行 1 000 次。

以上每一个循环过程,泵出 3 个 Na^+,同时 2 个 K^+ 进入细胞,胞内相对胞外带负电,因此对膜电位的形成起到一定的作用。据估计,细胞内约有三分之一以上的能量是被 Na^+-K^+ 泵消耗的。Na^+-K^+ 泵作用所导致的细胞内外的 Na^+-K^+ 浓度梯度在维持膜电位、调节渗透压、控制细胞容积和驱动糖与氨基酸的主动运输等方面都起着重要的作用。生物化学家 J. C. Skou 等人因揭示 Na^+-K^+ 泵的蛋白组成及工作原理而获得 1997 年诺贝尔化学奖。

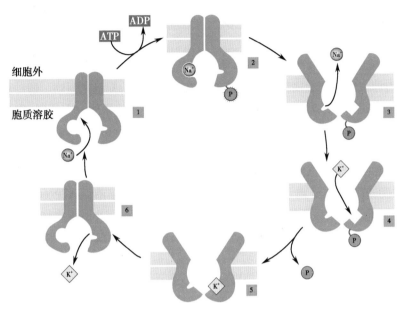

图 7-15　Na^+-K^+-ATP 酶的活动示意图

2）钙泵（Ca^{2+} pump）：也称 Ca^{2+}-ATP 酶。钙泵与钠钾泵相同，也是一种穿膜蛋白，广泛分布在细胞膜、肌质网膜上。真核细胞一般在细胞质中维持非常低的 Ca^{2+} 浓度（$\leqslant 10^{-7}$mol/L），在胞外 Ca^{2+} 的浓度很高（约 10^{-3}mol/L），而肌质网中 Ca^{2+} 的浓度更是高达 10^{-2}mol/L。这种胞内低 Ca^{2+} 胞外高 Ca^{2+} 的状态主要是由位于细胞膜上的 Ca^{2+}-ATP 酶向细胞外泵出 Ca^{2+} 来维持的。Ca^{2+} 是细胞内重要的信息分子，即使少量的 Ca^{2+} 流入也能引起胞内 Ca^{2+} 浓度的显著增加。通常这种 Ca^{2+} 流入是用来应答胞外信号而进行细胞跨膜信号传递的一种方式，最终能引起多种细胞生物学效应。

目前研究最清楚的 P 型泵，是位于骨骼肌细胞中肌质网膜上的钙泵。肌质网是存在于肌细胞中的一种特殊的内质网，具有储存钙的功能。钙泵约占肌质网膜蛋白的 90%。肌细胞膜去极化后导致肌质网上 Ca^{2+} 通道打开，大量 Ca^{2+} 进入细胞质，引起肌肉收缩。而肌质网上的钙泵则负责将胞质中的 Ca^{2+} 运回至肌质网中。细胞内 Ca^{2+} 浓度的升高与细胞分泌、神经递质释放、穿膜信号转导等功能活动密切相关。

（2）F 型质子泵和 V 型质子泵：F 型质子泵即 ATP 合酶主要分布在细菌的质膜和线粒体的内膜上。与 P 型泵功能相反，F 型质子泵是利用跨膜质子梯度驱动 H^+ 顺化学梯度通过质子泵，同时释放能量使 ADP 磷酸化合成 ATP。V 型质子泵与 F 型质子泵结构相似，功能都是只转运质子。其差别在于 V 型质子泵在转运质子过程中，不仅没有 ATP 的生成，反而要消耗 ATP 提供能量。V 型质子泵广泛分布于动物细胞的内体膜、溶酶体膜及破骨细胞等细胞的质膜上，主要功能是将质子泵入溶酶体、突触囊泡等细胞器中，以维持这些细胞器内的 pH 酸性。

（3）ABC 转运体：ABC 载体蛋白组成了一个最大的膜蛋白家族，广泛分布于从细菌到人类的各种生物中。它也是一类 ATP 驱动泵，与上述各型只能转运离子的泵不同，ABC 转运蛋白主要参与小分子物质的穿膜运输。虽然每一个转运蛋白只能转运一种或一类物质，但是能被 ABC 超家族转运的物质非常多样，包括无机离子、氨基酸、单糖和多糖、磷脂、肽，甚至蛋白质。它们主要是利用 ATP 的结合和水解实现对小分子物质的跨膜转运。在大肠杆菌中，共有 78 个基因（占大肠杆菌基因总数的 5%）用于编码 ABC 转运蛋白，在真核生物中更多。在细菌细胞中，ABC 转运蛋白可将这些物质输入和输出;而对于在真核细胞中已鉴定出来的 ABC 转运蛋白而言,似乎主要发挥输出的功能。

ABC 超家族是在哺乳类细胞质膜中如肝、小肠和肾细胞等表达丰富,能将毒素、生物异源物质(包括药物)和代谢物排至尿、胆汁和肠腔中,降低有毒物质(包括药物)的积累而达到自我保护。ABC 转运蛋白最早被鉴定出来是由于它们具有将亲脂性药物泵出细胞的功能。其中之一是多药耐药蛋白[multidrug resistance(MDR)protein],它们在多种肿瘤细胞中高表达,可使肿瘤细胞对多种化疗药物产生抗药性。

2. **协同运输(cotransport)**　协同运输是协同转运蛋白介导的物质主动运输,它不是直接由 ATP 提供能量,而是由原发性主动运输所存储在膜离子浓度梯度中的能量来驱动。即一种物质的运输依赖于第二种物质的同时运输,故称为协同运输。如果两种物质的运输方向相同,称为同向协同运输(symport);如果两种物质运输的方向相反,则称为逆向协同运输(antiport)。

在动物细胞膜上,Na^+ 是常用的协同转运离子。如常见的同向协同运输是一类由 Na^+-K^+ 泵与载体蛋白协同作用,靠间接消耗 ATP 所完成的主动运输。物质穿膜运输所需要的直接动力来自膜两侧的 Na^+ 电化学浓度梯度,而 Na^+ 离子的电化学梯度是依靠 Na^+-K^+ 泵消耗 ATP 对 Na^+ 进行主动转运来维持的。例如小肠上皮细胞对葡萄糖的吸收,是由 Na^+-K^+ 泵与位于小肠上皮细胞顶部质膜上的 Na^+-葡萄糖同向转运体(sodium-driven glucose symporter,SGLT)共同完成。肠腔中的 Na^+ 离子浓度高于上皮细胞内,这种 Na^+ 电化学浓度梯度驱动 SGLT 对葡萄糖分子转运,使葡萄糖和 Na^+ 顺浓度梯度同时进入上皮细胞,而 Na^+ 电化学梯度的维持则是由上皮细胞基底侧的 Na^+-K^+ 泵消耗 ATP 将 Na^+ 离子泵出细胞来实现的(图 7-16)。

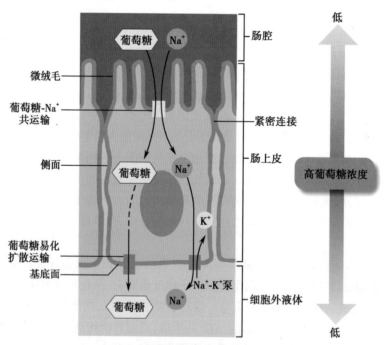

图 7-16　小肠上皮细胞转运葡萄糖入血示意图

逆向协同运输是两种偶联的转运蛋白,使一种离子或分子逆浓度梯度转运与另一种或多种其他的溶质顺浓度梯度或电化学梯度转运的运输方式偶联起来。常见的逆向协同运输是 Na^+-Ca^{2+} 和 Na^+-H^+ 交换载体。当 Na^+ 离子顺浓度梯度进入细胞时,提供能量使 Ca^{2+} 离子逆浓度梯度排出细胞外,这是细胞向外环境排出 Ca^{2+} 的一种重要机制。

第三节　大分子物质和颗粒物质的穿膜运输

除离子、单糖、氨基酸等小分子外,蛋白质、脂类和多糖等大分子或颗粒物质也需要进出细胞。例如,细胞合成的分泌性蛋白从内质网合成后运输至高尔基复合体,再由高尔基复合体运输至细胞膜而出胞;细胞外生长因子或细胞因子等蛋白质与膜受体结合,通过受体的内化(internalization)过程将信号传到细胞内。大分子乃至颗粒物质进出细胞主要是借助与生物膜结合后由膜包围形成的囊泡进行运输,因此称为囊泡运输(vesicular transport)。囊泡运输分为细胞胞吞作用和细胞胞吐作用两种形式。由于这种运输方式涉及膜泡的形成、膜的断裂、移位与融合,需要消耗能量,因此属于主动运输。这种运输方式常用于较大量地转运大分子物质和颗粒物质,又称为批量运输(bulk transport)。

一、细胞胞吞作用是大分子和颗粒物质入胞的作用方式

细胞胞吞作用(endocytosis)又称为入胞作用,是指细胞外的大分子、颗粒性物质或液体由于细胞膜的凹陷而被包裹后形成囊泡脱落,进而被转运到细胞内的过程。根据胞吞泡形成的机制不同和大小差异,胞吞作用又分为吞噬作用(phagocytosis)、胞饮作用(pinocytosis)和受体介导的胞吞作用(receptor-mediated endocytosis)三种类型。

(一)吞噬作用

吞噬作用是一种特殊的胞吞作用,是细胞摄取较大固体颗粒的过程。吞噬作用是通过大囊泡(直径大于250nm)"吞吃"(cellular eating)大颗粒物质,如微生物和细胞碎片。被摄取的物质往往是细菌、细胞碎片或大分子复合体。通过吞噬作用形成的胞吞泡称为吞噬体(phagosome)。对于原生生物而言,吞噬作用是细胞摄取营养物的一种方式。当大颗粒性物质出现在细胞膜外时,借助于与膜上某些蛋白质特殊的亲和力附着在膜上,致使附着处的膜向内凹陷而两边的膜向外突起,形成伪足,融合封闭形成囊泡,并从细胞膜上分离进入细胞质,成为吞噬体。吞噬体可与细胞内的初级溶酶体结合,将被吞入的物质进行消化分解,供细胞利用。

在多细胞高等生物中,很少有细胞能够有效地利用吞噬作用直接摄取大的颗粒物质供其利用。高等生物的吞噬作用主要扮演"清道夫"的角色。动物中具有这些功能的细胞多见于免疫系统,如巨噬细胞、中性粒细胞等。这些细胞能有效地抵御病原体入侵,清除体内的"异物",从而发挥抗感染功能。而巨噬细胞还具有清除衰老细胞或凋亡细胞的功能,如人的巨噬细胞每天通过吞噬作用清除的红细胞可达10^{11}个。所以,吞噬作用在机体防御和稳定内环境中发挥重要作用。

(二)胞饮作用

胞饮作用是细胞摄入大分子溶液物质或极小颗粒的过程。胞饮作用通过小囊泡(直径小于150nm)"吞饮"(cellular drinking)液体和小分子。所有的真核细胞都具有这种功能。

当细胞外环境中某些液体物质包括氨基酸、蛋白质等达到一定浓度时,这些物质借助静电引力或与表面某些物质的亲和力吸附在细胞表面,引起这部分质膜下的微丝收缩,使质膜凹陷,包围液体物质后与质膜分离,形成胞饮体(pinosome)或称胞饮小泡(pinocytic vesicle)。胞饮体有的与初级溶酶体结合,将被吞入的物质降解为小分子的氨基酸、核苷酸、糖等进入细胞质被细胞利用,有的则贮存在细胞内。多数情况下,胞饮作用是一个连续发生的过程,也是细胞内吞作用的基本形式,以保证液体等物质不断被摄入细胞中,供细胞生命活动所需。

胞饮作用始于网格蛋白包被小窝（clathrin-coated pits）的形成。这个特殊的区域一般可占细胞膜总面积的2%。网格蛋白包被小窝的生存周期很短，通常在一分钟以内，有的一旦形成就立即脱离质膜进入细胞形成包被小泡（clathrin-coated vesicle）。包被小泡的存在时间更加短暂，一旦生成，几秒钟后网格蛋白便脱离包被膜返回质膜附近以供重复利用，而脱胞被的囊泡与早期内吞体（early endosome）融合，可将需转运的分子和胞外液体摄入细胞（图7-17）。

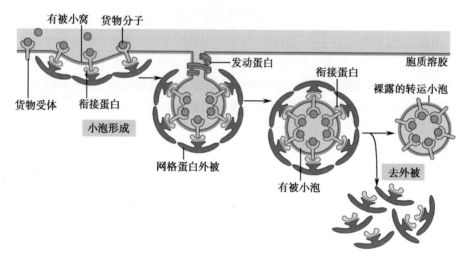

图 7-17　网格蛋白包被小窝与有被小泡的形成

实际上，所有真核细胞在形成胞饮小泡以及随后又将其送回细胞表面的过程中，一直不断地在更新它的细胞膜。虽然在胞饮过程中膜内化等更新速率随细胞类型的不同而有所差异，但通常其吞饮量大得惊人。显然，在这一过程中细胞总的表面积和容量仍然保持不变，因为胞吞作用所造成质膜的损失完全可以通过与其相反的过程胞吐作用来补偿。在这个意义上，胞吞作用和胞吐作用是两个相关联的过程，它们组成一个胞吞作用 - 胞吐作用循环。

（三）受体介导的胞吞作用

受体介导的胞吞作用是细胞从细胞外液中摄入特定的细胞外蛋白或其他生物大分子过程。由于配体选择性地与受体结合，这种受体介导的胞吞作用是高度特异性的，是大多数动物细胞从胞外摄取特定生物大分子的有效途径。对于细胞外液中含量很少的物质也能够被细胞特异地摄取，避免摄入大量细胞外液，从而大大地提高了内吞效率。

目前研究的最清楚和具有重要生理作用的受体介导的胞吞作用的典型例子是细胞对胆固醇的摄取。在血液中的胆固醇是以低密度脂蛋白（low density lipoprotein，LDL）颗粒的形式才能被运输，与LDL结合的载脂蛋白是LDL受体的配体。当LDL与其受体结合时，LDL受体集中于网格蛋白有被小窝，促使有被小窝凹陷，几分钟内与细胞膜脱离形成有被小泡进入细胞。有被小泡很快脱去衣被转变为无被小泡，进而与内体融合。内体腔内pH低，促使受体与LDL分离，内体以出芽的方式形成只含受体的小囊泡返回到细胞膜的有被小窝区以备再利用；而含LDL的内体与溶酶体融合，转变为吞噬性溶酶体，并将LDL中的胆固醇酯分解为游离的胆固醇和脂肪酸。游离的胆固醇可用于合成新细胞膜（图7-18）。

大约有50种以上的不同蛋白质、激素生长因子、淋巴因子及铁等都是通过受体介导的胞吞作用进入细胞的。一些病毒如流行性感冒病毒和艾滋病毒也是通过这种途径感染人体细胞的。

二、细胞胞吐作用是大分子和颗粒物质出胞的作用方式

细胞胞吐作用（exocytosis）又称外排作用，是一种与胞吞作用相反的过程。胞吐作用是细胞将其

在胞质内合成的分泌物如酶、激素等或代谢产物通过膜泡转运至细胞膜,与质膜融合后,将物质排出细胞外的过程。

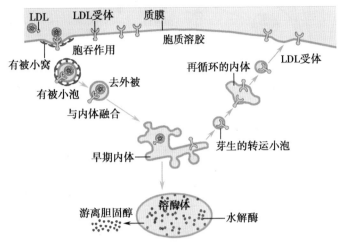

图 7-18 LDL 受体介导的 LDL 胞吞作用示意图

胞吐的两种类型

根据胞吐的方式不同,可分为连续性分泌(constitutive secretion)和受调分泌(regulated secretion)两种类型。

1. **连续性分泌** 连续性分泌是分泌性蛋白质等分子在内质网上合成后,以囊泡的形式从内质网出发,进入高尔基复合体,经修饰加工和分选,形成分泌泡,被运至细胞膜并与之融合,最后完成出胞的过程(图 7-19)。这种过程普遍存在于所有动物细胞中。它是一个持续不断的动态过程,它为细胞运送了大量的新合成的膜脂和膜蛋白。同时,分泌性蛋白质也可通过这种方式运输到细胞外。分泌性蛋白质可以黏附在细胞表面,形成质膜的外周蛋白或穿膜蛋白,也可以进入细胞外基质。

2. **受调分泌** 受调分泌是某些特性化细胞(如分泌细胞)的分泌物如激素、糖蛋白及水解酶等合成后先储存于分泌囊泡中,当细胞受到外界信号刺激时,分泌泡再与细胞膜融合,从而将其中的分子释放到细胞外的过程(图 7-19)。如当血液中葡萄糖水平升高时,可触发胰岛素分泌,血中胰岛素水平增高时可使储存在囊泡中 GLUT4 可在几分钟内释放并到达肌细胞和脂肪细胞膜上,促进这两种细胞对葡萄糖的摄入而降低血糖。因此,胰岛素缺乏可使 GLUT4 上膜数量减少而导致 2 型糖尿病的发生。与连续性分泌相比,受调分泌蛋白质的最大特点是分泌量大,分泌蛋白量比连续性分泌要高 200 倍以上,这就使得分泌细胞在受到刺激后可以迅速释放大量的蛋白质。这种途径只存在于分泌激素、分泌酶和神经递质的细胞中。

细胞膜在细胞内外物质运输、信息传递、细胞识别和代谢调节等各种生命活动中发挥重要作用。因此,膜结构任何成分改变和功能异常,都会导致细胞发生病变,甚至出现机体功能紊乱,引起疾病的发生。如细胞膜中存在许多与物质跨膜运输相关的运输蛋白(载体蛋白、通道蛋白、离子泵等),如果这些蛋白质结构改变引起功能异常,都可能引发物质运输障碍而导致疾病的发生。

编码运输蛋白基因的突变或表达异常可引起运输蛋白结构缺陷或数量异常,是相应遗传性膜运输异常疾病产生的原因。具有载体蛋白基因突变的人常由于在肾、小肠或其他细胞中对于特定溶质的转运障碍而患遗传性疾病。如胱氨酸尿症(cystinuria)是一种遗传性膜运输异常疾病,属于常染色体隐性遗传。是由患者肾小管上皮细胞膜上运输胱氨酸及双氨基氨基酸(赖氨酸、精氨酸及鸟氨酸)的载体蛋白缺陷所导致肾小球滤出的原尿中四种氨基酸重吸收出现障碍。肾性糖尿和囊性纤维化病也是由于膜转运蛋白功能缺陷所导致的。

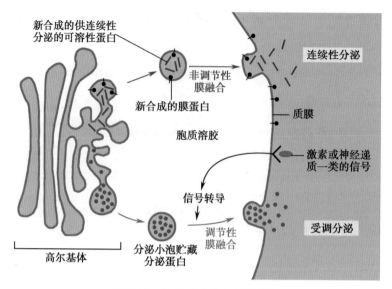

图 7-19　连续性分泌和受调分泌

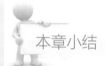

本章小结

　　细胞是生物体结构和功能的基本单位。所有细胞表面都被膜性结构包被,称为细胞膜。细胞膜是由脂质、蛋白质和糖组成的。流动的脂双层构成膜的基本骨架。膜脂主要有磷脂、胆固醇和糖脂三类。膜蛋白以不同形式与脂双层结合。有的跨膜,有的则附着在脂双层的内外表面。虽然脂双层决定了膜的结构,但是膜蛋白对膜功能的发挥起到重要的作用,如膜受体、酶及膜转运蛋白等。细胞膜的主要特性是不对称性和流动性。糖与膜的某些脂类或蛋白质形成糖脂和糖蛋白,分布在细胞膜的非胞质面。

　　质膜最基本的功能是维持细胞内环境的相对稳定,并与外界环境不断地进行物质交换以及能量和信息的传递。脂溶性分子可以穿膜,通过简单扩散的方式顺浓度梯度跨膜。但脂双层对大多数极性分子是不通透的。因此水溶性小分子或离子的穿膜需要膜上转运蛋白的参与,可分为被动运输和主动运输。易化扩散是借助转运蛋白,顺浓度梯度,不消耗代谢能量进行运输的方式。可由通道蛋白和载体蛋白介导。通道蛋白在膜上形成离子通道让离子通过;而载体蛋白通过与溶质的结合及构象改变,帮助溶质跨膜转运。与载体蛋白相比,通道蛋白转运快,主要转运离子,只能介导易化扩散。而载体蛋白可转运单糖、二糖、氨基酸和核苷酸等小分子物质。主动运输主要由载体蛋白介导,它是一种耗能的,逆浓度梯度运输物质的方式。主要通过直接或间接利用 ATP 水解提供的能量来实现离子或小分子化合物的逆电化学梯度的运输。

　　大分子和颗粒物质被转运时并不直接穿过细胞膜,都是先由膜包裹形成囊泡,通过一系列的膜囊泡的形成和融合来完成转运的过程。故称为膜泡转运。在此过程中需要消耗能量。属于主动运输。细胞摄入大分子和颗粒物质的过程称为胞吞作用,而细胞排出大分子和颗粒物质的过程称为胞吐作用。根据胞吞物质的大小、形态和特异程度不同可将胞吞作用分为吞噬作用、胞饮作用和受体介导的胞吞作用。胞吐作用可分为连续性分泌和受调分泌两种类型。

　　细胞膜的存在使得细胞内环境得到了相对的稳定,起到了调节细胞正常生命活动的作用。细胞膜的作用体现在细胞内外物质运输、信息传递、细胞识别和代谢调节等各种生命活动中。因此,膜结构任何成分改变和功能异常,都会导致细胞发生病变,甚至出现机体功能紊乱,引起疾病的发生。如细胞膜中存在许多与物质穿膜运输相关的运输蛋白(载体蛋白、通道蛋白、离子泵等)结构改变导致功能异常,都可能引发因物质运输障碍而导致疾病发生。

思考题

1. 试从细胞膜的生物学组成及特性的角度分析细胞膜的生物学功能。

2. 试述葡萄糖转运体分别在肝细胞和小肠黏膜细胞膜上如何发挥其转运功能以适应机体的需要?

3. 试分析家族性高胆固醇血症是由哪些基因缺陷造成的? 从物质运输的角度分析该基因缺陷可能从哪些方面影响其编码蛋白质功能的发挥?

(史岸冰)

第八章
细胞内膜系统

内膜系统（endomembrane system）是指位于细胞质中,在结构、功能及其发生上相互密切关联的膜性结构细胞器的总称。主要包括内质网、高尔基复合体、溶酶体、各种参与转运的囊泡以及核膜等功能结构(图 8-1)。关于过氧化物酶体是否属于内膜系统,学者们提出了不同的看法。但为了讲述的系统性和连贯性,本书按照多数学者的划分习惯,依然将过氧化物酶体列入内膜系统。

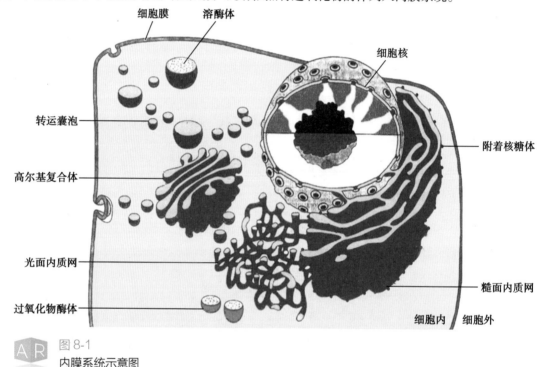

图 8-1
内膜系统示意图

内膜系统的出现,是原核细胞向真核细胞演化进程中细胞内部结构不断分化完善、生理功能逐渐增强的结果。由内膜系统介导形成的房室性区域化(compartmentalization)效应,使细胞内不同生理生化反应彼此相对独立的在特定区域内完成,有效增大了细胞内有限空间的表面积,极大提高了生命活动效率和细胞整体代谢水平。

第一节　内　质　网

内质网最早发现于 19 世纪末,C. Garnier 通过光镜观察动物体内具有旺盛分泌活动的唾液腺和胰腺等组织细胞时,注意到细胞中存在一些呈现丝条状形态的嗜碱性特化区域。这些丝状结构会随着动物生理及细胞活性状态的不同而处于一种动态变化过程中。当动物严重饥饿或细胞中形成大量酶原颗粒后,丝条状结构减少,甚至消失;当动物进食后或细胞进行活跃的分泌活动时,这些结构会重新出现。据此,C. Garnier 将此种结构称为动质(ergastoplasm),并推测其可能与消化液的合成、分泌有关。1945 年,K. R. Porter 等人通过电镜对动质再进行观察后首次发现,在光镜下呈现丝条状的动质实际上是聚集、分布于细胞核附近胞质区的一些由小泡、小管彼此连接形成的网状结构,故将其易名为内质网(endoplasmic reticulum,ER),并沿用至今。

一、内质网是一类由大小形态各异的膜性囊泡构成的细胞器

除哺乳动物成熟红细胞以外,内质网广泛分布于真核细胞中,而且也并非仅仅分布于细胞核周围,通常会扩展、延伸至靠近细胞膜乃至整个细胞质中。

(一) 内质网是由一层单位膜构成的三维网状膜性结构

内质网由平均膜厚度约为 5~6nm 的一层单位膜构成,形成小管(ER tubule)、小泡(ER vesicle)或扁平囊(ER lamina)等基本结构。这些大小不同、形态各异的膜性管、泡和扁平囊结构,在细胞质中彼此相互连通,构成了一个连续封闭的膜性三维管网状结构。内质网在细胞中的分布可以向内与细胞核的外核膜直接连接,将核周间隙与内质网网腔贯通,也可以向外与细胞膜相连(见图 8-1)。

在不同的组织细胞中,或同一种细胞的不同发育阶段以及不同生理状态下,内质网往往会表现出形态结构、数量、分布和发达程度的差别。例如大鼠肝细胞中的内质网主要由一组约 5~10 层的扁平囊层叠排列,其边缘的小管相互连通,使其形成一个封闭的腔室。扁平囊的表面附着有许多核糖体,并且在连通扁平囊的小管周围,经常可见散在的小泡结构。在睾丸间质细胞中的内质网则是由众多的分支小管或小泡筑呈网状结构。在横纹肌细胞中的肌质网(sarcoplasmic reticulum)则是内质网的另一种特殊存在形式,在每一个肌原纤维节中连成一网状单位。

内质网在不同生物的同类组织细胞中,基本结构都是相似的。内质网在同一组织细胞中的数量、结构及复杂程度则往往与细胞的发育进程呈正相关,也就是随着细胞的生长发育,内质网数量、结构也逐渐地发生着从少到多、从简单到复杂、从单管少囊的稀疏网状到复管多囊的密集管网状的变化。

(二) 内质网分为糙面内质网和光面内质网两种类型

根据电子显微镜的观察结果,通常把内质网划分为两种基本类型:糙面内质网(rough endoplasmic reticulum,RER)和光面内质网(smooth endoplasmic reticulum,SER)(见图 8-1)。在某些特殊的正常细胞或发生了某种病变的细胞中,内质网也可呈现出其他的结构形态。

1. 糙面内质网表面有核糖体附着　糙面内质网多呈现较为整齐的扁平囊状排列形式,在网膜胞质面有核糖体附着。在肽类激素或蛋白质分泌活动旺盛的细胞(如浆细胞、胰岛细胞、胃肠内分泌细胞等)中糙面内质网呈现高度发达的状态;而未分化或低分化的细胞(如胚胎细胞、干细胞)和肿瘤细胞中糙面内质网则相对简单。

2. 光面内质网是表面光滑的管泡样网状结构　光面内质网是一种多功能的细胞器,在不同细胞或同一细胞的不同生理时期,其形态结构、发达程度以及酶的活性差异较大,展现出不同的功能作用,并常与糙面内质网相互连通。如:肝脏在发挥解毒功能时,其细胞内光面内质网将大量增加。

两种类型的内质网在不同组织细胞中的分布状况各异,有的细胞中皆为糙面内质网(如胰腺细胞),有些细胞中全部为光面内质网(如肌细胞),而大多数细胞中二者则是以不同的比例共存,并且可以随着细胞不同发育阶段或生理状态的变化而相互发生转换。

二、内质网的化学组成是脂类和蛋白质

内质网通常可占到细胞中膜相结构的 50% 左右,占细胞总体积的 10% 以上,相当于整个细胞质量的 15%~20%。内质网膜主要由脂类和蛋白质组成,脂类含量约占 30%~40%,蛋白质含量约占 60%~70%,不同细胞中该比例存在一定的差异。在内质网腔中存在一些特定的网质蛋白,与内质网生理功能密切相关。

(一)脂类是构成内质网膜的骨架成分

构成内质网膜的脂类主要包括磷脂、中性脂、缩醛磷脂和神经节苷脂等,其中磷脂含量最多。

(二)蛋白质参与内质网的各项生命活动

内质网中蛋白质及酶类组分复杂且种类多样,分布于内质网膜和内质网腔,与内质网的功能密切相关(表 8-1)。

表 8-1　部分内质网蛋白的分布定位与功能

酶或蛋白质	分布与定位	功能
细胞色素 P450	膜胞质面	
NADPH- 细胞色素 P450 还原酶	膜胞质面	解毒、氧化反应、电子传递
细胞色素 b_5	膜胞质面	
脂肪酸 CoA 连接酶	膜网腔面	
磷脂醛磷酸酶	膜网腔面	脂类物质代谢功能
胆固醇羟基化酶	膜网腔面	
葡萄糖 -6- 磷酸酶	膜网腔面	
β- 葡萄糖醛酸酶	膜网腔面	糖类物质代谢功能
葡萄糖醛酸转移酶	膜网腔面	
免疫球蛋白重链结合蛋白	网腔中	
内质蛋白	网腔中	
钙网蛋白	网腔中	蛋白质结构修饰
钙连蛋白	网腔中	
蛋白质二硫键异构酶	网腔中	

1. **内质网膜蛋白主要是位于内质网膜上的酶蛋白**　内质网膜上的酶蛋白至少有 30 种以上,根据它们的功能特性,分为与解毒功能相关的氧化反应电子传递酶系、与脂类物质代谢反应相关的酶和与糖类物质代谢反应相关的酶,其中葡萄糖 -6- 磷酸酶是内质网的主要标志酶。

2. **网质蛋白是普遍存在于内质网网腔中的蛋白质**　网质蛋白的共同特点是在蛋白质多肽链的羧基端(C 端)均含有一个被简称为 KDEL(Lys-Asp-Glu-Leu,即赖氨酸 - 天冬氨酸 - 谷氨酸 - 亮氨酸)或 HDEL(His-Asp-Glu-Leu,即组氨酸 - 天冬氨酸 - 谷氨酸 - 亮氨酸)的四氨基酸序列驻留信号(retention signal)。该驻留信号可通过与内质网膜上相应的受体识别、结合而使蛋白质驻留于内质网腔不被转运。目前已知的网质蛋白有免疫球蛋白重链结合蛋白、内质蛋白、钙网蛋白、钙连蛋白和蛋白质二硫键异构酶等。

三、内质网与蛋白质合成、脂类合成和糖原代谢等功能有关

两种内质网因为各自结构特征及其所含酶系的差异,所以在功能上具有明显区别。

（一）糙面内质网与分泌蛋白质的合成、加工修饰和转运密切相关

1. 糙面内质网参与蛋白质的合成

（1）糙面内质网是核糖体附着的支架：核糖体是细胞内合成蛋白质的细胞器，糙面内质网为附着核糖体提供了支架。附着核糖体合成的蛋白质包括：①外输性或分泌性蛋白，如细胞外基质蛋白、各种肽类激素、细胞因子、抗体、消化酶等；②膜整合蛋白，如膜抗原、膜受体、膜转运蛋白等；③构成细胞器中的驻留蛋白，如定位于糙面内质网、光面内质网、高尔基复合体、溶酶体等各类细胞器中的可溶性驻留蛋白。

（2）信号肽假说解释新生多肽链进入内质网：合成分泌蛋白质的游离核糖体是如何附着到内质网膜上的呢？ 新生的分泌性蛋白质多肽链又是怎样被转移到内质网网腔中的？ G. Blobel 和 D. Sabatini 提出的信号肽假说（signal hypothesis）解释了这一现象，认为该过程中的核糖体与内质网膜功能性结合、肽链进入内质网腔等过程均是由新生多肽链上的信号肽所引导的。1999 年度诺贝尔生理学或医学奖授予美国洛克菲勒大学细胞分子生物家 G. Blobel，以表彰他发现蛋白质因具有信号序列而决定其在细胞内转运和定位的功绩。信号肽（signal peptide）是广泛存在于分泌蛋白肽链氨基端（N 端）上的一段由不同数目、不同种类的疏水性氨基酸构成的序列，是指导分泌蛋白多肽链在糙面内质网上合成并穿膜转移的决定因素。除了信号肽的引导性作用之外，核糖体与内质网的结合以及肽链穿过内质网膜的转移，还需要细胞质基质中信号识别颗粒（signal recognition particle，SRP）的介导和内质网膜上的信号识别颗粒受体（SRP-receptor，SRP-R）以及转运体的协助。

（3）信号肽发挥功能的基本过程（图 8-2）

1）分泌性蛋白质多肽链的合成起始于游离核糖体。根据信号肽假说，分泌性蛋白质的 N 端首先合成的是一段信号肽，可被细胞质基质中的 SRP 识别并结合。SRP 一端与信号肽结合，另一端则结合于核糖体的 A 位上，从而形成信号肽 -SRP- 核糖体复合结构，使翻译暂时停止，肽链的延长受到阻遏。

2）信号肽 -SRP- 核糖体复合体通过 SRP 识别并结合内质网膜上的 SRP-R，介导核糖体锚泊于内质网膜的转运体上。SRP-R 是内质网的膜整合蛋白，能够通过与 SRP 的识别而使得核糖体附着于内质网膜上，因此也称之为停靠蛋白质。当核糖体附着于内质网膜上的转运体后，SRP 则从信号肽 - 核糖体复合体的 A 位上解离，SRP 返回细胞质基质中参与再循环过程，被阻遏的肽链又可继续延伸。

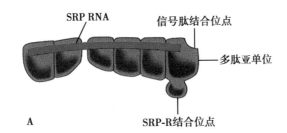

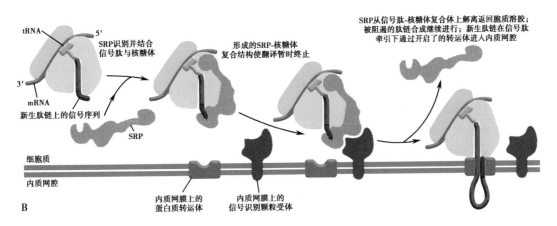

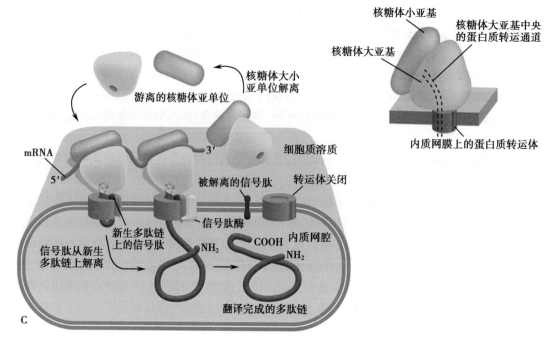

图 8-2　信号肽介导核糖体与内质网膜的功能性结合及新生肽链进入内质网腔的过程示意图
A. SRP 结构示意图；B. 核糖体的附着与肽链的合成延伸；C. 转运体与肽链的穿膜转移。

3）转运体是糙面内质网膜上的动态亲水蛋白通道。转运体以两种可转化的构象形式存在，当它和信号肽结合时，通道开放；当多肽链完全转移到内质网腔时，则转变为无活性的关闭状态。科学家通过实验发现，核糖体的结合是转运体通道开放所必需的条件。在信号肽的引导下，合成中的肽链通过由核糖体大亚基的中央管和转运体共同形成的通道，穿过内质网膜进入内质网网腔。随后，信号肽被内质网膜腔面的信号肽酶切除，新生肽链继续延伸，直至合成终止。肽链合成结束后，核糖体大、小亚基则发生解聚，并从内质网膜上分离。

2. 糙面内质网中新生多肽链进行折叠与装配　新生多肽链由信号肽引导进入内质网腔后，必须以特定的方式盘旋、折叠形成高级的三维空间结构。内质网腔为新生多肽链的正确折叠和装配提供了有利的环境。在内质网中存在一类蛋白质称为分子伴侣（molecular chaperone），它们能够识别并帮助多肽链转运、折叠和组装，而其本身却不参与最终产物的形成。在内质网腔中，含量丰富的氧化型谷胱甘肽（GSSG），可催化多肽链上半胱氨酸残基之间形成二硫键。附着于内质网膜腔面的蛋白二硫键异构酶，使二硫键的形成及多肽链的折叠速度大大地加快，同时减少二硫键的错误形成。存在于内质网中的网质蛋白，如免疫球蛋白重链结合蛋白（Bip）、内质蛋白、钙网蛋白及钙连蛋白，均可与错误折叠的多肽或尚未完成装配的蛋白亚单位识别结合，并将其滞留在腔内，促使它们重新折叠、装配与运输。

分子伴侣的共同特点是羧基端（C 端）具有 KDEL 驻留信号肽，它们能够和内质网膜上的相应受体结合而驻留于网腔。目前普遍认为：分子伴侣是细胞内蛋白质质量监控的重要因子。当内质网腔中未折叠蛋白大量积聚时，可通过未折叠蛋白反应使内质网分子伴侣表达量升高，从而促进蛋白质的正确折叠和组装，减少未折叠蛋白数量。

3. 糙面内质网中蛋白质进行糖基化　糖基化（glycosylation）是指单糖或者寡糖与蛋白质之间通过共价键结合形成糖蛋白的过程。由糙面内质网上的附着核糖体合成并转运至腔内的蛋白质，大多数都需要进行糖基化。发生在糙面内质网中的糖基化主要是寡糖与蛋白质天冬酰胺残基侧链上氨基基团（—NH_2）的结合，称为 N- 连接糖基化（N-linked glycosylation），催化这一过程的糖基转移酶位于糙面内质网网膜腔面。据研究：① N- 连接糖基化修饰均开始于一个共同的前体，即由 N- 乙酰葡萄糖胺、甘露糖和葡萄糖组成的 14 寡糖;②寡糖与内质网膜中嵌入脂质分子的磷酸多萜醇连接并被其活化;③在糖基转移酶的催化下,寡糖连接到新生肽链中特定三肽序列 Asn-X-Ser 或 Asn-X-Thr(即天冬酰胺 -X- 丝氨酸或天冬酰胺 -X- 苏氨酸,X 代表除 Pro 之外的任何氨基酸)的天冬酰胺残基上。

O- 连接糖基化(O-linked glycosylation)是蛋白质的另一种糖基化方式,在高尔基复合体中进行。

4. 糙面内质网中蛋白质的分选与运输 蛋白质的合成都是从胞质中游离核糖体开始的,如果新合成多肽链的 N 端有信号肽,该肽链则在翻译的同时进入糙面内质网,经过折叠、糖基化等加工和修饰,使不同去向的蛋白质带上各自的标记。糙面内质网再以出芽形式形成囊泡包裹蛋白质将其运向高尔基复合体,再进一步运至溶酶体、细胞膜或细胞外,该过程称为蛋白质的分选和运输。因此,信号肽可被视为蛋白质分选的初始信号,而糙面内质网则是蛋白质分选的起始部位。

糙面内质网除了进行分泌蛋白的合成、加工及运输过程,还参与穿膜驻留蛋白的穿膜过程。穿膜蛋白插入内质网膜的可能机制有单次穿膜和多次穿膜的插入转移,与之相关的重要因素有两个,一个是位于多肽链 N 端的起始转移信号肽,另一个是多肽链中的由特定氨基酸序列组成的疏水区段即停止转移序列,这些序列与内质网膜有极高的亲和性,可与内质网膜脂结合并相互作用,使蛋白质插入到内质网膜上成为跨膜蛋白。

如果新合成的多肽链 N 端无信号肽,那么它们将继续在胞质中合成直至结束,形成胞内蛋白或结构蛋白,主要包括有:①非定位分布的细胞质溶质驻留蛋白;②定位性分布的细胞质溶质蛋白,它们同其他成分一起装配形成特定的复合体(或细胞器),如中心粒及中心粒周围物质;③细胞核中的核蛋白,如构成染色质的组蛋白、非组蛋白及核基质蛋白等,它们通过核孔复合体转运入核;④线粒体中所必需的核基因组编码的蛋白质,通过线粒体内外膜转位接触点转运至线粒体。

(二)光面内质网参与脂类合成、糖原代谢和解毒等多种功能

光面内质网在不同类型细胞中,因其化学组成上的差异及所含酶的种类不同,常常表现出完全不同的功能。

1. 光面内质网参与脂类的合成和转运 脂类合成代谢是光面内质网最重要的功能之一,由小肠吸收的甘油、甘油一酯和脂肪酸,进入细胞之后,在光面内质网中可被重新合成为甘油三酯,再与糙面内质网来源的蛋白质结合形成脂蛋白,由高尔基复合体分泌释放出细胞。

在类固醇激素分泌旺盛的细胞中光面内质网结构发达,存在着多种与类固醇代谢密切相关的关键酶,证明类固醇代谢也是在光面内质网中进行的。

细胞所需要的膜脂绝大多数由光面内质网合成,膜脂合成的底物来源于细胞质基质,相关酶类是定位于光面内质网膜上的镶嵌蛋白,起始并完成于内质网膜的胞质侧。胞质侧合成的膜脂借助翻转酶的作用,从胞质侧转向网腔面。

目前研究所知,新生的脂类由光面内质网向其他膜结构转运的主要过程有两种形式:①以出芽小泡的形式转运到高尔基复合体、溶酶体和细胞膜,形成膜流;②以水溶性的磷脂交换蛋白(phospholipid exchange protein,PEP)为载体,通过与之结合形成复合体的形式进入细胞质基质,再到达缺少磷脂的线粒体或过氧化物酶体膜上。体外实验显示:每种磷脂交换蛋白只能专一性地识别一种磷脂分子,从光面内质网膜提取单分子脂类进行膜间的磷脂分子转移。

2. 光面内质网参与糖原的代谢 肝细胞中光面内质网膜上存在有葡萄糖 -6- 磷酸酶,可催化肝糖原将细胞质基质中的降解产物葡萄糖 -6- 磷酸去磷酸化,去磷酸后的葡萄糖更容易透过内质网膜的脂质双层,释放到血液中被机体所利用。因此,光面内质网参与糖原的分解过程。但目前有几个问题尚未研究清楚:①在糙面内质网和光面内质网中均有葡萄糖 -6- 磷酸酶,但是为何仅在光面内质网中与糖原密切结合?②关于葡萄糖 -6- 磷酸酶分子的活性部位,是存在于内质网膜的网腔侧还是胞质侧?③葡萄糖 -6- 磷酸酶究竟定位于内质网膜中的什么位置?

至于光面内质网是否参与了糖原的合成过程,目前存在争议,需要进一步研究探索。

3. 光面内质网是细胞解毒的主要场所 肝脏是机体中外源性、内源性毒物及药物分解解毒的主

要器官,其解毒作用主要由肝细胞中的光面内质网完成。在肝细胞的光面内质网上,含有丰富的氧化及电子传递酶系,包括细胞色素 P450、细胞色素 b_5、NADPH- 细胞色素 P450 还原酶、NADH- 细胞色素 b_5 还原酶、NADPH- 细胞色素 c 还原酶等。在电子传递的氧化还原反应过程中,这些酶可催化多种化合物的氧化或羟化,使毒物、药物的毒性被钝化或破坏。另外,羟化作用可增强化合物的极性,使之更易于排泄。但在某些情况下,这种氧化作用也可能导致某些物质的毒性增强。

4. 肌质网是肌细胞 Ca^{2+} 的储存场所 在肌细胞中,高度发达的光面内质网特化为特殊结构称为肌质网。在通常情况下,肌质网膜上的钙泵把细胞基质中的 Ca^{2+} 泵入网腔储存起来,所以肌质网又被称为钙库;当细胞受到神经冲动刺激或者细胞外信号的作用时,即可引起 Ca^{2+} 向细胞基质中的释放。

5. 光面内质网与胃酸、胆汁的合成与分泌密切相关 在胃壁腺上皮细胞中,光面内质网可使 Cl^- 与 H^+ 结合生成 HCl;在肝细胞中,光面内质网不仅能够合成胆盐,还可通过所含的葡萄糖醛酸转移酶,使非水溶性的胆红素形成水溶性的结合胆红素。

第二节 高尔基复合体

1898 年,意大利学者 C. Golgi 通过银染技术在光学显微镜下观察猫头鹰脊髓神经节时发现,在细胞核周围的细胞基质中存在一种嗜银的网状结构,将其称为内网器(internal reticular apparatus)。此后,研究者在多种细胞中发现了类似的结构。后来的学者为了纪念高尔基的发现,将其命名为高尔基体(Golgi body)。20 世纪 50 年代,随着电子显微镜及超薄切片技术的应用和发展,不仅证实了高尔基体的真实存在,更加深了人们对其形态、结构及功能的认识。根据高尔基体在电镜下的超微形态结构特点,最终更名为高尔基复合体(Golgi complex)。

一、高尔基复合体是具有极性特征的膜性囊泡复合体结构

除哺乳动物成熟红细胞之外,高尔基复合体普遍地存在于真核细胞中,在结构与功能等方面具有明显的极性特征。

(一) 高尔基复合体是由三种不同类型的膜性囊构成的细胞器

电镜观察表明,高尔基复合体是由一层单位膜构成的膜性囊、泡状复合体,在整体形态分布上,不同囊泡具有明显的极性分布特征。据此,高尔基复合体包括小囊泡、扁平囊和大囊泡三个组成部分(图 8-3)。

1. 小囊泡是位于高尔基复合体形成面的转运小泡 小囊泡现统称为小泡(vesicle),是直径约 40~80nm 的囊泡结构,多聚集分布于高尔基复合体形成面附近,包括两种类型:相对较多的一类为表面光滑的无被小泡;较少的一类是表面有绒毛样结构的有被小泡。一般认为,这些小囊泡实际上是由其附近的糙面内质网芽生、分化而来的,是将糙面内质网中初步加工的蛋白质转运至高尔基复合体,因此也称之为转运小泡。转运小泡可以相互融合,形成扁平状的高尔基囊泡,这样就完成了从内质网向高尔基复合体的物质转运;同时也使扁平状高尔基囊泡的膜成分及其内含物不断地得到更新和补充。

2. 扁平囊是高尔基复合体的主体结构 扁平囊通常由 3~8 层略呈弓形弯曲的扁平状膜囊整齐地层叠排列而成,构成了高尔基复合体的主体结构高尔基体堆(Golgi stack)。每个扁平囊腔宽约 15~20nm,相邻囊间距 20~30nm。扁平囊凸面朝向细胞核,称为顺面(Cis)或形成面,膜厚约 6nm,与内质网膜厚度相近似;凹面朝向细胞膜,称为反面(Trans)或成熟面,膜厚约 8nm,与细胞膜厚度相近。

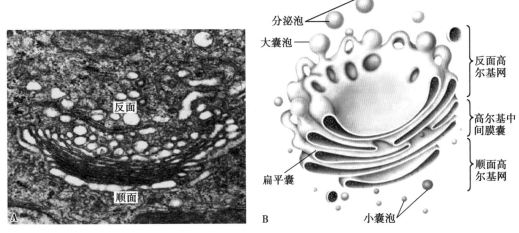

图 8-3 高尔基复合体的结构
A. 透射电镜图；B. 立体结构模式图。

3. 大囊泡是位于高尔基复合体成熟面的囊泡 大囊泡现统称为液泡（vacuole），是直径约为 100~500nm 的囊泡，由成熟面的扁平囊末端膨大、脱落而形成。不同大囊泡在电镜下所显示的电子密度不同，可能与它们的成熟程度、包含的内容物不同有关。其中，具有分泌作用的大囊泡又称为分泌泡（secretory vesicle）。

（二）高尔基复合体具有显著极性

常规的电镜观察、重金属选择性浸染技术结合多角度观察、拍摄图像所重组的高尔基复合体二维结构模型以及单克隆抗体免疫电镜技术的研究均显示，高尔基复合体具有明显的极性特征，主要表现在：①构成高尔基复合体主体的扁平囊，从形成面到成熟面可呈现为典型的管网状、扁平囊状或管囊复合状等不同的结构形态；②各层膜囊的标志性化学反应及其所执行的功能亦不尽相同。因此将高尔基复合体扁平囊层依次划分为顺面高尔基网、高尔基中间膜囊和反面高尔基网三个具有各自结构特征和功能的部分（图 8-3）。

顺面高尔基网靠近内质网一侧，呈连续分支的管网状结构。一般认为，该结构区域的功能有两个：①分选来自内质网的蛋白质和脂类，将其大部分转至高尔基中间膜囊，小部分重新遣返回内质网成为驻留蛋白；②对蛋白质进行 O- 连接糖基化或酰基化修饰。

高尔基中间膜囊是位于顺面和反面高尔基网状结构之间的多层囊、管结构复合体系，主要功能是继续进行蛋白质的糖基化修饰、多糖及糖脂的合成。

反面高尔基网朝向细胞膜一侧，其形态结构和化学特性具有细胞差异性和多样性，主要功能是对蛋白质进行分选，最终使得经过分选的蛋白质被分泌到细胞外，或被转运至溶酶体等细胞器。此外，某些蛋白质的修饰作用也在此处进行，如蛋白质中酪氨酸残基的硫酸化、半乳糖 α-2,6 位的唾液酸化及蛋白质的水解加工等。

（三）高尔基复合体在不同组织细胞中呈现不同的分布特征

高尔基复合体在神经细胞中，一般围绕细胞核分布；在甲状腺、胰腺、输卵管内皮、肠上皮黏膜等具有生理极性的细胞中，高尔基复合体往往趋向于同一极分布；在肝细胞中，高尔基复合体沿胆小管分布于细胞边缘；而在精、卵等少数特殊类型的细胞中高尔基复合体呈分散状分布。还有研究结果显示，在某些动物间期细胞中，高尔基复合体往往位于中心粒附近，与微管的排布相关。如果用秋水仙碱处理细胞，高尔基复合体会失去原有的典型结构特征，并出现弥散性分布；去除秋水仙碱后，其又能够很快恢复到原来的结构和分布状态。

此外，高尔基复合体的数量和发达程度，也因细胞的生长、发育、分化程度和细胞的类型不同而存在较大的差异，并且会伴随细胞的生理状态而变化。在分化发育成熟且具有旺盛分泌功能活动的细胞中,高尔基复合体也就较为发达。

二、脂类和蛋白质是高尔基复合体的主要化学组成

(一)脂类是高尔基复合体膜的基本成分

从大鼠肝细胞分离的高尔基复合体,其脂类总含量约 45% 左右。大量的分析资料表明,高尔基复合体膜的脂类成分含量介于细胞膜与内质网膜之间。

(二)高尔基复合体含有多种蛋白质和酶系

在高尔基复合体中含有极为丰富的蛋白质和较为多样的酶类,在不同结构区域中,酶的分布、种类及含量往往可以反映该结构区域的主要功能,它们主要参与糖蛋白和糖脂的合成。一般认为,糖基转移酶是高尔基复合体中最具特征性的酶。

根据凝胶电泳分析显示,高尔基复合体蛋白质的组成含量和复杂程度亦介于内质网和细胞膜之间,其中一些蛋白质与内质网是相同的。因此,有理由推断高尔基复合体来源于内质网,是构成细胞膜和内质网之间相互联系的一种过渡性细胞器。

三、高尔基复合体是蛋白质加工、分选和转运的中转站

高尔基复合体和内膜系统其他结构组分一起构成了胞内物质转运的特殊通道,并参与了细胞内物质的合成与加工。

(一)高尔基复合体是细胞内蛋白质运输的中转站

早在 20 世纪 60 年代中期,J. Jamieson 等人用放射性同位素标记示踪技术,在豚鼠胰腺细胞中注射 ^3H 标记的亮氨酸,3min 后,在内质网中检测到了标记的亮氨酸;约 20min 后,信号从内质网进入到高尔基复合体;120min 后则出现在细胞顶端的分泌泡并开始释放。该实验清楚地显示了外输性分泌蛋白在细胞内的合成及其转运途径。此后的研究进而证明,除了外输性分泌蛋白之外,胞内溶酶体中的酸性水解酶、多种细胞膜蛋白以及胶原纤维等细胞外基质成分也都是经由高尔基复合体定向运输的。因此,高尔基复合体是细胞内蛋白质运输分泌的中转站。

(二)高尔基复合体是胞内物质加工合成的重要场所

1. 高尔基复合体进行糖蛋白及糖脂的加工合成   糙面内质网合成并经由高尔基复合体转运的蛋白质,绝大多数都是经过了糖基化修饰。细胞中的糖基化过程主要包括 N- 连接糖基化和 O- 连接糖基化两种类型,前者的糖链合成与糖基化修饰始于内质网,完成于高尔基复合体;后者则主要或完全在高尔基复合体中进行和完成。O- 连接糖基化的寡糖链通常结合在蛋白质多肽链中的丝氨酸、苏氨酸和酪氨酸(或胶原纤维中的羟赖氨酸与羟脯氨酸)残基的羟基基团(—OH)上,与—OH 直接结合的第一个糖基都是 N- 乙酰半乳糖胺,寡糖链中的单糖组分是在糖链的合成过程中逐个添加上去的,而N- 连接糖基化过程中的糖链是先合成后添加上的。表 8-2 是蛋白质两种糖基化的主要区别。

表 8-2   N- 连接糖蛋白和 O- 连接糖蛋白的主要区别

	N- 连接糖蛋白	O- 连接糖蛋白
糖基化发生部位	糙面内质网	高尔基复合体
连接氨基酸残基	天冬氨酸	丝氨酸、苏氨酸、酪氨酸、脯氨酸
连接基团	—NH₂	—OH
第一个糖基	N- 乙酰葡萄糖胺	半乳糖、N- 乙酰半乳糖胺
糖链长度	5~25 个糖基	1~6 个糖基
糖基化方式	寡糖链一次性连接	单糖基逐个添加

另外,糖蛋白中寡糖链的修饰加工、鞘糖脂合成过程中的糖基化等过程也是在高尔基复合体中完成的。

在细胞中,糖基化修饰的重要意义在于:①糖基化对蛋白质具有保护作用,使它们免遭水解酶的降解;②糖基化具有运输信号的作用,可引导蛋白质包装形成转运小泡,以便进行蛋白质的靶向运输;③糖基化形成了细胞膜表面的糖被,在细胞膜的保护、识别以及通讯联络等生命活动中发挥重要作用。

2. 高尔基复合体参与蛋白质的水解加工　在细胞中某些蛋白质或酶,只有在高尔基复合体中被特异性地水解加工后,才能够成熟或转变为活性形式发挥功能。如人胰岛素,在内质网中由 86 个氨基酸残基组成,以 A、B 两条肽链和起连接作用的 C 肽链所构成的胰岛素原的形式存在。当它被转运到高尔基复合体时,水解酶切除 C 肽链后才可成为有活性的胰岛素。胰高血糖素、血清白蛋白等蛋白质的成熟,也都是经过高尔基复合体中的切除修饰来完成的。研究已证实,溶酶体酸性水解酶的磷酸化、蛋白聚糖类的硫酸化等,都是在高尔基复合体的转运过程中发生和完成。

(三) 高尔基复合体是胞内蛋白质分选和囊泡定向运输的枢纽

高尔基复合体在细胞内蛋白质分选和囊泡定向运输中具有极为重要的枢纽作用。其可能的机制是:通过对蛋白质的一系列修饰、加工,使不同蛋白质分别带上了分选信号,可被高尔基复合体网膜上专一受体识别、选择、浓缩,形成不同去向的转运小泡。这些转运小泡的运输主要有三条途径和去向:①经高尔基复合体单独分拣和包装的溶酶体酶蛋白,以有被小泡的形式转运到溶酶体;②分泌蛋白以有被小泡的形式运向细胞膜形成膜蛋白,或被分泌释放到细胞外;③以分泌小泡的形式暂时性地储存于细胞质中,在激素等外界信号的刺激下,再被分泌释放到细胞外(见图 7-19)。

第三节　溶　酶　体

1949 年 C. Duve 在寻找与糖代谢有关的酶时发现,在大鼠肝组织匀浆细胞组分进行差速离心分离时,作为对照的酸性磷酸酶活性部位主要集中在线粒体分离层,但是该酶的活性与线粒体物质无关,由此推断,在线粒体分离层的组分中可能存在另一种膜性细胞器。这一推断后期被证实,在 1955 年 C. Duve 和 A. Novikoff 等通过电镜观察鼠肝细胞时看到了这种膜性细胞器,因其内含多种水解酶而被命名为溶酶体(lysosome)。

一、溶酶体是富含有多种酸性水解酶的膜性结构细胞器

溶酶体普遍地存在于哺乳动物除成熟红细胞之外的真核细胞中。电镜下可观察到溶酶体由一层单位膜包裹而成,膜厚约 6nm,通常呈球形或椭球形。目前发现在溶酶体中含有 60 多种能够分解机体中生命活性物质的酸性水解酶,这些酶的最适 pH 通常在 3.5~5.5,最佳 pH 是 5.0。

(一) 溶酶体是具有高度异质性的细胞器

溶酶体大小差异显著,一般直径为 0.2~0.8μm,最小者直径仅 0.05μm,而最大者直径可达数微米。不同细胞中溶酶体的数量是有差异的,典型的动物细胞中约含有几百个溶酶体。每一个溶酶体中所含有酶的种类是有限的,不同溶酶体中所含有的水解酶也不一定完全相同,因此它们的生化或生理性质也不同。所以溶酶体在大小形态、数量分布、生理生化性质等各方面都表现出高度的异质性(图 8-4A)。

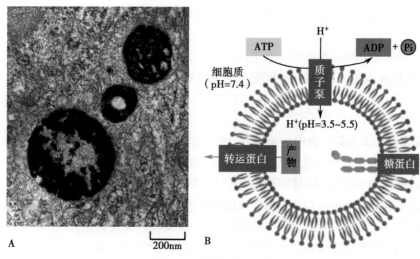

图 8-4　溶酶体形态结构
A. 透射电子显微镜照片（呈现异质性）；B. 结构示意图。

（二）溶酶体的共同特征是含有酸性水解酶

尽管溶酶体是具有高度异质性的细胞器，但是它也具有许多重要的共性特征（图 8-4B）：①所有的溶酶体都是由一层单位膜包裹而成的囊球状结构；②溶酶体均含有丰富的酸性水解酶，包括蛋白酶、核酸酶、脂酶、糖苷酶、磷酸酶和溶菌酶等多种酶类（表 8-3），其中，酸性磷酸酶是溶酶体的标志酶；③溶酶体膜上的跨膜蛋白高度糖基化，糖链分布在溶酶体膜腔面，防止酸性水解酶对其自身膜结构的消化分解；④溶酶体膜上嵌有质子泵，可通过水解 ATP 释放出的能量将 H^+ 逆浓度梯度地泵入溶酶体内，以形成和维持溶酶体酸性的内环境；⑤溶酶体膜上具有特殊的转运蛋白，可将消化产物运出溶酶体供细胞利用。

表 8-3　溶酶体含有的主要酶类及其作用底物

酶的种类	作用底物
内肽酶、外肽酶、胶原酶、顶体酶	多肽链
糖胺酶、糖基化酶	糖蛋白
磷蛋白磷酸化酶	磷蛋白
酸性麦芽糖酶	糖原
内糖苷酶、外糖苷酶、硫酸酶	蛋白聚糖
芳基硫酸酶 A、N- 脂酰鞘氨醇酶、糖苷酶	糖脂
三酰甘油酯酶、胆碱酯酶	神经脂
磷脂酶、磷酸二酯酶	磷脂
核酸酶、核苷酸酶、核苷酸硫酸化酶、焦磷酸酶	核酸与核苷酸
溶菌酶	肽聚糖

二、溶酶体的形成与成熟是由多种细胞器参与的复杂而有序过程

溶酶体的形成与成熟过程是一个有内质网和高尔基复合体共同参与，集胞内蛋白合成、修饰加工、包装运输及结构转化为一体的复杂而有序的生理过程。

（一）内质网合成溶酶体的酶蛋白并进行 N- 糖基化与转运

溶酶体酶蛋白前体是在糙面内质网上附着核糖体合成的,由信号肽介导转移至糙面内质网网腔,经过加工、修饰,并进行 N- 连接的糖基化,形成具有甘露糖残基的糖蛋白;酶蛋白前体经糙面内质网包裹出芽形成运输小泡,转运到高尔基复合体。

（二）酶蛋白在高尔基复合体内的加工、分选和转运

在高尔基复合体形成面囊腔内磷酸转移酶与 N- 乙酰葡萄糖胺磷酸糖苷酶的共同催化下,糖蛋白寡糖链上的甘露糖残基磷酸化形成甘露糖 -6- 磷酸(mannose-6-phosphate, M-6-P),M-6-P 为溶酶体水解酶分选的重要识别信号。当带有 M-6-P 标记的水解酶前体到达高尔基复合体成熟面时,被高尔基复合体膜囊腔面的 M-6-P 受体所识别、结合,随即触发高尔基复合体局部出芽和膜胞质面网格蛋白的组装,并最终以表面覆有网格蛋白的有被小泡形式与高尔基复合体囊膜断离。

以 M-6-P 为标志的溶酶体酶分选机制是目前了解比较清楚的一条途径,但并非溶酶体酶分选的唯一途径。有实验提示,在某些细胞中可能还存在着非 M-6-P 依赖的其他分选机制。

（三）内吞性溶酶体是由运输小泡和晚期内吞体融合而形成

从高尔基复合体上断离后的有被小泡,很快脱去网格蛋白外被形成表面光滑的无被小泡,并与细胞质中的晚期内吞体融合。在晚期内吞体膜上质子泵的作用下,将胞质中的 H^+ 泵入膜囊腔中,使腔内 pH 值从 7.4 左右下降到 5.5 以下,成为酸性内环境。溶酶体酶前体从与之结合的 M-6-P 受体上解离,并通过去磷酸化而成熟。M-6-P 受体则以出芽形成运输小泡,重新返回到高尔基复合体成熟面的膜上再循环。经过这一系列过程,最终形成了内吞性溶酶体。

内吞体(endosome)是由细胞胞吞作用形成的一类异质性脱衣被囊泡,按照发生阶段分为早期内吞体和晚期内吞体。早期内吞体是指经由胞吞作用入胞最初的脱衣被囊泡,其囊腔中含有胞吞物质,是一个 pH 值和细胞外液大致相当的弱碱性内环境。当早期内吞体通过分拣并分离出膜受体参与再循环后,由 Rab7 介导转变为晚期内吞体。

三、溶酶体按照形成过程和功能状态分类

关于溶酶体的分类,目前主要有以下两种分类体系。

（一）溶酶体按照形成过程分为两大类型

近年来,基于对溶酶体形成过程的认识,提出了新的分类体系,即溶酶体分为内吞性溶酶体(endolysosome)和吞噬性溶酶体(phagolysosome)两大类型。内吞性溶酶体是由高尔基复合体芽生的包含溶酶体酶的转运小泡与晚期内吞体融合而形成的;而吞噬性溶酶体则是由内吞性溶酶体与自噬体或异噬体相互融合而成。

（二）溶酶体根据功能状态分为三种类型

溶酶体根据生理功能状态分为初级溶酶体、次级溶酶体和三级溶酶体(图 8-5)。

1. 初级溶酶体中的酶通常处于非活性状态 初级溶酶体(primary lysosome)是指最初形成的溶酶体,也有原溶酶体、前溶酶体之称。初级溶酶体膜厚约 6nm,在形态上一般为不含有明显颗粒物质的透明圆球状。在不同的细胞类型、或者在同一类细胞的不同发育时期,可呈现为电子致密度较高的颗粒小体或带有棘突的小泡。初级溶酶体囊腔中的酶通常处于非活性状态,因此也有人称之为非活性溶酶体(inactive lysosome)。

2. 次级溶酶体实质上是溶酶体的一种功能作用状态 当初级溶酶体与接受来自细胞内、外的吞噬体相互融合后,即成为次级溶酶体(secondary lysosome)。次级溶酶体实质上是溶酶体的一种功能作用状态,故又称作消化泡(digestive vacuole)。次级溶酶体体积较大,外形多不规则,囊腔中含有正在被消化分解的颗粒物质或残损的膜碎片。依据次级溶酶体中所含作用底物的性质和来源,又把次级溶酶体分为自噬性溶酶体(autophagolysosome, autolysosome)和异噬性溶酶体(heterophagic lysosome)

两种类型(图 8-5)。

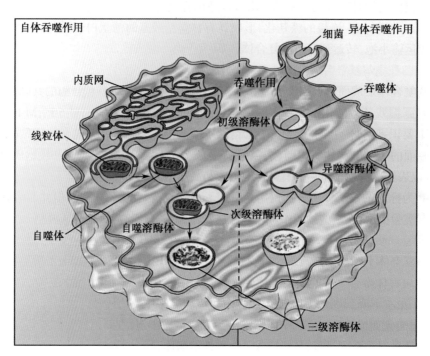

图 8-5　溶酶体功能类型转换关系示意图

(1) 自噬性溶酶体：是由初级溶酶体融合自噬体形成的一类次级溶酶体，又称自体吞噬泡 (autophagic vacuole)，其作用底物为细胞内源性物质，如细胞内衰老蜕变或残损崩解的细胞器(如损坏的线粒体、内质网等)或细胞质物质(如糖原颗粒)等。

自噬体是由单层膜包围形成的膜性结构，内部常含有尚未分解的内质网、线粒体、高尔基复合体或脂类、糖原等。正常细胞中的自噬性溶酶体在消化、分解、自然更替细胞结构上起着重要作用。当细胞受到药物作用、射线照射、机械损伤和病变时，自噬性溶酶体数量明显增多。

(2) 异噬性溶酶体：是由初级溶酶体与细胞通过胞吞作用所形成的异噬体相互融合而成的次级溶酶体，又称异体吞噬泡 (heterophagic vacuole)，其作用底物来源于外来异物，如细胞吞入的外来颗粒物质、病原体等。根据吞噬物质的性质不同可分为吞噬性溶酶体和吞饮性溶酶体(或称多泡小体)。

3. 三级溶酶体的生理功能进入终末状态　三级溶酶体(tertiary lysosome)又称后溶酶体(post-lysosome)或终末溶酶体(telolysosome)，是指次级溶酶体内的绝大部分底物被分解消化之后，仍会有一些不能被分解消化的物质残留于其中，随着酶活性的逐渐降低以至最终消失，溶酶体的生理功能进入终末阶段，此时也称为残余体(residual body)。残余体有些可通过细胞的排泄作用，以胞吐的方式被清除、释放到细胞外；有些则可能会沉积于细胞内部。例如，脊椎动物和人类神经细胞、肝细胞、心肌细胞内的脂褐质(lipofuscin)，肿瘤细胞、某些病毒感染细胞、大肺泡细胞和单核吞噬细胞的髓样结构(myelin figure)及含铁小体(siderosome)，它们会随个体年龄的增长而在细胞中累积。

上述溶酶体类型是相对于溶酶体的功能状态而人为划分的。不同的溶酶体类型，只是同一种功能结构的不同功能状态的转换形式。

四、溶酶体的生物学功能是对物质的分解消化

溶酶体内含 60 多种酸性水解酶，几乎对所有生物分子具有强大分解消化能力，所以溶酶体的一切细胞生物学功能，都建立在对物质的分解消化作用基础之上。

（一）溶酶体具有分解细胞外来物质及清除自身衰老、残损细胞器的作用

溶酶体能够分别通过形成异噬性溶酶体和自噬性溶酶体的方式，及时地对外源性的胞吞（饮）作用摄入的物质或内源性的衰老、残损的细胞器进行分解消化，使之成为可被细胞重新利用的小分子物质，并透过溶酶体膜释放到细胞基质，参与细胞的物质代谢。这种作用不仅可以清除影响细胞正常生命活动的外来物质，还可以将丧失功能的衰老、残损细胞器的组成成分循环利用，从而有效地维持细胞内环境的相对稳定及细胞器的更新替代。

（二）溶酶体具有物质消化与细胞营养功能

溶酶体作为细胞内具有消化功能的细胞器，还可以通过自噬或异噬作用对内源或外源物质分解消化，起到营养细胞的作用。如细胞在饥饿状态下，可通过溶酶体的自噬作用分解细胞内的一些对于细胞生存并非必需的生物大分子物质（如糖原等），为细胞的生命活动提供营养和能量，维持细胞的基本生存。

（三）溶酶体对机体起防御保护功能

巨噬细胞是机体免疫防御系统的重要组成部分，其细胞中具有发达的溶酶体，可通过强大的分解消化能力实现其免疫防御功能。在巨噬细胞中，被吞噬的细菌或病毒等病原微生物，最终都将通过溶酶体的分解消化作用而被杀灭。

（四）溶酶体参与某些腺体组织细胞分泌过程的调节

溶酶体参与某些腺体组织细胞的分泌活动，例如储存于甲状腺腺体内腔中的甲状腺球蛋白，首先要通过吞噬作用进入分泌细胞内，在溶酶体中水解成甲状腺素，然后才被分泌到细胞外。

（五）溶酶体在生物个体发生与发育过程中起重要作用

溶酶体的水解酶还可以被分泌到细胞外发挥功能，这种现象称为溶酶体的胞外消化作用。如动物受精作用、无尾两栖类动物幼体尾巴的退化吸收、脊椎动物骨质更新、哺乳动物子宫内膜的周期性萎缩、断乳后乳腺的退行性变化、衰老红细胞的清除以及细胞凋亡等，都离不开溶酶体的作用。

第四节　过氧化物酶体

1954 年 J. Rhodin 首次在鼠肾脏肾小管上皮细胞中发现了过氧化物酶体（peroxisome）的超微结构。因为过氧化物酶体在形态、结构、功能以及其本身的异质性等方面与溶酶体类似，以致在相当长的一段时间内，研究者不能把二者区分开。直至 20 世纪 70 年代，人们才逐渐确认过氧化物酶体是一种与溶酶体完全不同的细胞器，并根据其内含氧化酶和过氧化氢酶的特点而命名为过氧化物酶体。

一、过氧化物酶体是主要含有三类酶的膜性细胞器

过氧化物酶体最先被称作微体（microbody），由一层单位膜包裹而形成，是普遍存在于各类真核有核细胞中固有的细胞器。

（一）过氧化物酶体是一类具有高度异质性的膜性球囊状细胞器

过氧化物酶体在电镜下形态多呈圆形或卵圆形，偶见半月形和长方形，直径变化在 0.2~1.7μm 之间。过氧化物酶体与溶酶体等类似的囊泡结构主要有二个区别：①过氧化物酶体中常常含有由尿酸氧化酶所形成的电子致密度较高、排列规则的晶格状结构，被称作类核体（nucleoid）或类晶体（crystalloid）；②在过氧化物酶体膜内表面可见一条称为边缘板（marginal plate）的高电子致密度条带状

结构,该结构的位置与过氧化物酶体的形态有关:如果在一侧,过氧化物酶体会呈半月形;倘若分布在两侧,过氧化物酶体则为长方形。

(二) 过氧化物酶体膜具有较高的物质通透性

过氧化物酶体的膜脂主要为磷脂酰胆碱和磷脂酰乙醇胺,膜蛋白包括多种结构蛋白和酶蛋白。过氧化物酶体膜不仅可允许氨基酸、蔗糖、乳酸等小分子物质的自由通过,而且在一定条件下甚至可允许一些大分子物质的非吞噬性穿膜转运,从而保证了过氧化物酶体反应底物及代谢产物的运输,表现出较高的物质通透性。

(三) 过氧化物酶体含有 40 余种酶

过氧化物酶体不仅表现为形态、大小的多样性,而且不同的过氧化物酶体所含酶类及其生理功能也不同。目前,已经鉴定出过氧化物酶体的酶多达 40 余种,其中过氧化氢酶为标志酶。根据酶的作用性质,可把过氧化物酶体的酶分为过氧化氢酶类、氧化酶类和过氧化物酶类。

1. 过氧化氢酶是过氧化物酶体的标志酶　过氧化氢酶约占过氧化物酶体酶总量的 40% 左右,几乎存在于各类细胞的过氧化物酶体中,是过氧化物酶体的标志酶。该酶的作用是将过氧化氢分解成水和氧气,即:$2H_2O_2 \rightarrow 2H_2O+O_2$

2. 氧化酶是过氧化物酶体里种类数量较多的酶类　氧化酶包括尿酸氧化酶、D- 氨基酸氧化酶、L- 氨基酸氧化酶、L-α 氨基酸氧化酶等黄素(FAD)依赖氧化酶类等,约占过氧化物酶体酶总量的 50%~60%。各种氧化酶的作用底物互不相同,但它们的共同特点是能够在底物氧化过程中把氧还原成过氧化氢。这一反应通式可表示为:$RH_2+O_2 \rightarrow R+H_2O_2$

3. 过氧化物酶仅存在于少数细胞类型中　过氧化物酶类目前仅发现存在于如血细胞等少数几种类型细胞的过氧化物酶体内。其作用与过氧化氢酶相同,即可催化过氧化氢生成水和氧气。

二、过氧化物酶体的主要生理功能是解毒作用

(一) 过氧化物酶体有效地清除细胞代谢过程中产生的过氧化氢及其他毒性物质

过氧化物酶体中的氧化酶,可利用分子氧,通过氧化反应除去特异有机底物上的氢原子,产生过氧化氢;而过氧化氢酶又能够利用过氧化氢去氧化诸如甲醛、甲酸、酚、醇等各种反应底物。

过氧化物酶体中的氧化酶和过氧化氢酶的催化作用可发生偶联,形成一个简单的呼吸链。该呼吸链可有效地消除细胞代谢过程中产生的过氧化氢及其他毒性物质,从而起到对细胞的保护作用。在肝、肾组织细胞中,这种作用尤为重要。如饮酒进入人体的乙醇,主要就是通过此种方式被氧化解毒的。

(二) 过氧化物酶体可调节细胞氧张力

过氧化物酶体耗氧量占到细胞总耗氧量的 20%。过氧化物酶体与线粒体对氧的敏感性有所不同,线粒体氧化所需的最佳氧浓度为 2% 左右,增加氧浓度,并不提高线粒体的氧化能力;而过氧化物酶体的氧化能力却可随氧浓度的升高而增强。因此,如细胞出现高浓度氧时,细胞会通过增强过氧化物酶体的氧化作用的方式调节氧浓度,避免细胞遭受高浓度氧的损害。

(三) 过氧化物酶体参与细胞内脂肪酸等高能分子的代谢

过氧化物酶体分解脂肪酸等高能分子,或使其转化为乙酰辅酶 A,并被转运到细胞质,以备在生物合成反应中的再利用,或者是通过分解反应向细胞直接提供热能。

三、过氧化物酶体的发生与内质网和线粒体有关

早前研究认为过氧化物酶体的发生和形成过程相似于溶酶体,即过氧化物酶体的酶蛋白是在糙面内质网上的附着核糖体合成,经过在内质网腔中的加工修饰后,以转运小泡的形式转移、分化形成的。

但现有证据则显示:过氧化物酶体的发生及其蛋白质的成熟与线粒体相类似,即子过氧化物酶体

由原有的过氧化物酶体分裂而来,且线粒体直接参与了过氧化物酶体的发生过程。还有实验证明:过氧化物酶体基质蛋白肽链的某一端存在有与线粒体基质蛋白类似的过氧化物酶体蛋白分选信号序列或导肽,可引导胞质中游离核糖体合成的蛋白质进入到过氧化物酶体中。另外,过氧化物酶体膜整合蛋白有些在糙面内质网附着核糖体上合成,有些在游离核糖体上合成。

但是,无论上述哪种观点,都不排除和否认内质网在过氧化物酶体形成过程中的作用。如构成过氧化物酶体的膜脂,可能是在内质网上合成后再通过磷脂交换蛋白或囊泡运输的方式完成转运。

第五节 囊 泡 转 运

在内膜系统细胞器之间的物质转运中,囊泡(vesicle)是主要的转运形式。囊泡也称为膜泡,是由膜包裹被运输的物质形成的封闭囊,也是真核细胞中常见的膜性结构。囊泡转运(vesicle transport)是指蛋白质等大分子物质被选择性地包装成囊泡(转运小泡),通过一系列膜囊泡的形成与融合,定向转运到靶细胞器的过程。囊泡转运是真核细胞特有的一种大分子物质在细胞内部或细胞内外的转运形式。2013年诺贝尔生理学或医学奖授予美国耶鲁大学细胞生物学教授 James E. Rothman、加利福尼亚大学细胞生物学教授 Randy W. Schekman 和德国斯坦福大学生物学家 Thomas C. Sudhof,以表彰他们发现细胞内部囊泡转运及其调控机制。

一、囊泡是细胞物质定向运输的主要载体

虽然囊泡不像内质网、高尔基复合体、溶酶体和过氧化物酶体等细胞器那样,作为一种相对稳定的细胞内固有结构而存在,但却是内膜系统不可或缺的重要结构组成。囊泡的存在是协助细胞内物质的定向运输、联系各细胞器之间结构和功能的重要形式。

囊泡类型多样,结构特殊,有着十分精密复杂的形成过程。在细胞生命活动中,由囊泡承载并往返穿梭的物质运输,不但涉及蛋白质的修饰、加工、装配和运输,同时还涉及调控过程。如内质网向高尔基复合体的物质运输、高尔基复合体分泌泡参与形成溶酶体、细胞摄入胞外大分子颗粒物质等过程。

参与囊泡转运的有:①囊泡:按结构特征分为包被囊泡和无被囊泡两类;按生理功能分为转运囊泡、储存囊泡、分泌囊泡等。②转运物质:主要有两类,一类是囊泡膜上的膜蛋白和脂类,参与细胞器的组成与特定的细胞功能(如细胞代谢和信号转导等),另一类是囊泡所包裹的内含物,如神经递质、激素、各种酶和细胞因子等,这些物质被膜包裹形式囊泡。③运输工具:动力蛋白、驱动蛋白、肌球蛋白等马达蛋白,均为细胞骨架结合蛋白,通过消耗 ATP 将囊泡向特定方向运输。④运输轨道:主要是细胞质中的复杂蛋白骨架网络,如微管、微丝等。⑤能量分子:ATP。

囊泡虽然是与内质网、高尔基复合体、溶酶体及过氧化物酶体等膜性细胞器具有相同来源的膜性结构,但它们并非是一种相对稳定的细胞内固有结构,而只在细胞内物质定向运输过程中以载体的形式出现。

二、三种囊泡是目前了解比较清楚的类型

据研究推测,承担细胞内物质定向运输的囊泡至少有 10 种以上类型。目前了解比较透彻的是其中的三种,分别是网格蛋白有被小泡(clathrin-coated vesicle)、COP Ⅰ有被小泡(COP Ⅰ -coated vesicle)

和 COP Ⅱ有被小泡（COP Ⅱ-coated vesicle）（图 8-6，图 8-7）。

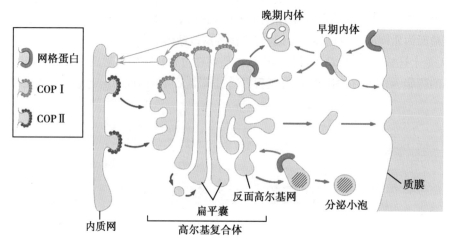

图 8-6　三种有被小泡产生和运输示意图

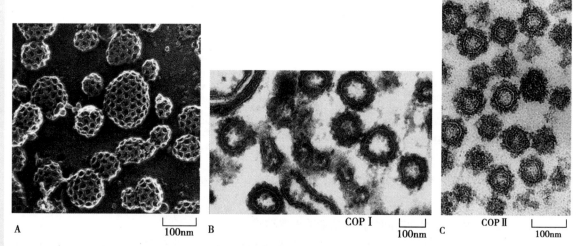

图 8-7　三种有被小泡形态特征电镜图
A. 网格蛋白有被小泡；B. COP Ⅰ有被小泡；C. COP Ⅱ有被小泡。

（一）网格蛋白有被小泡的功能区间位于高尔基复合体与细胞膜之间

网格蛋白是一类构成转运囊泡表面网格状结构的蛋白质。由网格蛋白构成的有被小泡既可产生于高尔基复合体，也可由细胞膜受体介导的胞吞作用而形成。由高尔基复合体产生的网格蛋白有被小泡，主要介导从高尔基复合体向溶酶体、内吞体或细胞膜转运物质；而细胞内吞作用形成的网格蛋白有被小泡则是将外源物质转送至细胞质或溶酶体。

网格蛋白有被小泡直径一般在 50~100nm 之间，该囊泡的结构主要有两个特点：①囊泡由网格蛋白纤维构成的网架结构包裹，因此而得名；②在网格蛋白结构外框与囊膜之间约 20nm 的间隙中填充覆盖着大量的衔接蛋白（adaptin）（见图 7-17）。

衔接蛋白的两边分别与网格蛋白和被转运的分子（受体 - 配体复合物）相结合，能催化网格蛋白的聚合、捕获被转运的分子和维系网格蛋白 - 囊泡的一体化结构。目前已经发现的衔接蛋白有四种，它们选择性地与不同受体 - 转运分子复合体的结合，形成特定的转运囊泡，进行不同的物质转运。这种复杂的相互作用结果，可使进入网格蛋白有被小泡的转运物质受到浓缩，大大提高转运的速率。

（二）COP Ⅱ有被小泡介导物质由内质网到高尔基复合体的转运

COP Ⅱ有被小泡来源于糙面内质网，最先被发现于酵母细胞糙面内质网与胞质及 ATP 共孵育实验中,其表面覆盖有衣被蛋白Ⅱ(coatomer protein Ⅱ,COP Ⅱ),属于非网格蛋白有被囊泡类型。

COP Ⅱ有被小泡主要介导从内质网到高尔基复合体的物质转运。当 COP Ⅱ有被小泡在内质网生成之后,在向高尔基复合体的转移途中,常常数个彼此先行融合,形成所谓的"内质网 - 高尔基复合体中间体"(ER-to-Golgi intermediate compartment),然后再沿微管系统继续运行,最终到达高尔基复合体形成面。COP Ⅱ有被小泡在抵达靶位之后,Sar 蛋白结合的 GTP 发生水解反应,形成 Sar-GDP 复合物而失去活性,促使囊泡包被蛋白发生去组装。囊泡脱去衣被成为无被转运小泡后,再与靶膜融合,完成物质定向转运。

COP Ⅱ有被小泡之所以能够负责由内质网向高尔基复合体的定向物质转运,是因为其转运过程具有选择性,而实现这种选择性运输依赖于内质网膜上的特定的跨膜蛋白受体。

(三) COP Ⅰ有被小泡的功能是回收已转运至高尔基复合体的逃逸蛋白

COP Ⅰ有被小泡上覆盖有衣被蛋白Ⅰ(coatomer protein Ⅰ,COP Ⅰ),首先发现于高尔基复合体上,亦属于非网格蛋白有被囊泡类型。它们主要负责内质网中逃逸蛋白的捕捉、回收转运以及高尔基复合体膜蛋白的逆向运输。

COP Ⅰ衣被蛋白是由 7 个亚基组成的多聚体,其中的 α 亚基作为 GTP 结合蛋白,可动态调节控制衣被蛋白复合物的聚合、装配及囊泡的形成及转运。

由此可见,被转运物质的类型,决定其结合的受体类型,最终决定其通过何种衣被小泡形式完成物质转运。

三种有被小泡各自执行特定的运输功能,用表 8-4 进行比较。

表 8-4　三种有被小泡的比较

衣被类型	来源	运输途径
	细胞膜	细胞膜→细胞内
网格蛋白		细胞膜→内吞体→溶酶体
	高尔基复合体	高尔基复合体→内吞体
COP Ⅱ	内质网	内质网→高尔基复合体
COP Ⅰ	高尔基复合体	高尔基复合体→内质网

三、囊泡转运是具有高度有序的物质转运过程

囊泡转运是高度有序并受到严格选择和精密控制的双向物质运输过程。转运过程以囊泡的产生开始,之后囊泡的运行方向、轨道及归宿,取决于囊泡所转运物质的定位及去向,这些在囊泡形成时就已经确定。

(一) 囊泡转运的先决条件是形成有被小泡

不同来源、不同类型的囊泡,承载和介导不同物质的定向运输,它们必须沿正确的路径,以特定的运行方式,方可抵达、锚泊于既定的靶标,并通过膜的融合释放其运载物质。而无论何种类型的囊泡,其囊膜均来自各种细胞器膜,由细胞器膜外凸或内凹芽生而形成。体外研究也证明:囊泡的芽生是一个主动的自我装配过程。

囊泡转运本质上是一个由特异性受体所介导的、经过严格的质量检查、修饰加工后的物质运输过程。如糙面内质网合成的蛋白质,首先要被决定其去、留问题;其次,转运的蛋白质往往还要经过一定的修饰、加工和质量检查,与相应的受体结合后才能以 COP Ⅱ有被小泡的形式转运到高尔基复合体。有时候,某些内质网驻留蛋白或不合格的转运蛋白可能会从内质网逃逸外流,但是,当它们进入高尔基复合体后还是会被受体甄别、捕捉,并由 COP Ⅰ有被囊泡遣返回内质网。囊泡转运的方向与有被

小泡的类型密切相关,主要由受体的胞质侧的蛋白信号序列所决定。也就是说,对于囊泡的定向转运而言,关键的影响因素不是囊泡的芽生过程,而是在囊泡芽生后产生了何种有被小泡及由何种跨膜受体所介导。

囊泡转运过程中,有被小泡融合前的脱衣被过程,即有被蛋白的解聚过程是各种来源类型、不同运行去向的囊泡转运的共同特点。在囊泡与靶膜融合过程中能否顺利脱去衣被,是影响囊泡转运的重要因素之一,如对已被分离的 sec4 基因序列的研究分析表明:该基因编码一种与 Rab 同源的 GTP 结合蛋白,它在非网格蛋白有被囊泡的脱衣被转运融合过程中具有重要的调节作用。如果 sec4 基因突变,非网格蛋白有被囊泡的脱衣被转运融合过程就会受阻而失常。

(二) 细胞骨架是保证囊泡定向运输至细胞各处的重要交通网络

囊泡如果在较短距离内转运,可以简单弥散的方式运行,但当转运距离较长时,囊泡运行则需要借助存在于细胞质中各个区域的细胞骨架才能完成运输过程,如微管、微丝及复杂的骨架网络。

(三) 囊泡与靶膜的特异性识别并融合是物质定向转运和准确卸载的有力保证

囊泡在抵达靶标与靶膜的识别、融合,是一个涉及有被蛋白去组装及多种蛋白的识别并锚泊结合的复杂调控过程,具有高度的特异性,也是物质定向运输和准确卸载的基本保证机制。目前关于这种识别的机制还不甚清楚,但无疑与囊泡表面的某些特异性分子和靶膜上的相应受体关系密切。

(四) 囊泡转运的意义是实现内膜系统结构转换和物质代谢与更新

囊泡转运的物质主要来源于细胞内自身合成的及细胞外被摄入的大分子物质,因此,内质网膜和细胞膜是细胞囊泡产生的主要区域,高尔基复合体则构成了囊泡转运的集散中心。伴随物质的合成转运,由内质网产生的转运囊泡融汇到高尔基复合体,其囊膜成为高尔基复合体形成面膜的一部分;由高尔基复合体成熟面持续地产生和分化出的不同分泌囊泡,或被直接输送到细胞膜,形成细胞膜本身的成分,或经由溶酶体最终流向并融入细胞膜。细胞膜来源的囊泡转运,则以内吞体或吞噬(饮)体的形式与溶酶体发生融合转换。由此可见,不断地产生、形成、存在和穿梭于细胞膜及内膜系统结构之间的囊泡转运,它们在承载和介导大分子物质定向运输功能的同时,膜也不断地被融汇更替,从一种细胞器膜到另一种细胞器膜,形成了一个有条不紊、源源不断的膜流,并借此进行着细胞膜及内膜系统各细胞器之间的相互转换与代谢更新。

第六节　细胞内膜系统与医学的关系

细胞内膜系统中任何结构或功能的异常,都将引起细胞生命活动的紊乱或病理改变,进而影响到细胞乃至整个生命体的活动。

内质网的肿胀主要是由于钠离子和水分的渗入、内流所造成的水解性变性。肿胀常发生于低氧、辐射、阻塞等情况下,极度的肿胀会导致内质网的破裂。肝细胞在 I 型糖原累积症及恶性营养不良综合征时,内质网膜会断离并伴随核糖体的脱落。在药物中毒、肿瘤所致的代谢障碍过程中,内质网中形成和出现有形或无形的包涵物。在不同的癌变细胞中,内质网的形态结构与功能呈现出多样性的改变。在低分化、低侵袭力癌变细胞中内质网比较稀少;在高分化、高侵袭癌变细胞中,丰富发达的内质网遍布细胞质中。

高尔基复合体有多种病理形态改变,细胞分泌功能亢进时高尔基复合体肥大,毒性物质可导致高尔基复合体的萎缩与损坏,脂肪肝中肝细胞高尔基复合体脂蛋白颗粒明显减少甚至消失,自身形态萎缩,结构受到破坏。在低分化的大肠癌细胞中,高尔基复合体仅表现为聚集、分布在细胞核周围的一些分泌小泡；而在高分化的大肠癌细胞中，高尔基复合体则特别发达，具有典型的形态结构。

溶酶体结构或功能异常所引起的疾病统称为溶酶体病，溶酶体酶缺乏或缺陷多引起一些先天性疾病，如泰 - 萨氏病（也称黑蒙性痴呆）、Ⅱ型糖原累积症等。溶酶体膜的稳定性发生改变，导致酶的释放，结果造成细胞、组织的损伤或疾病，如矽肺、痛风等。过氧化物酶体与多种疾病有关，原发性酶缺陷相关的大多是一些遗传性疾病，如遗传性无过氧化氢酶血症、Zellweger 脑肝肾综合征等。过氧化物酶体的病理性改变可表现为数量、体积、形态等多种异常。甲状腺功能亢进、慢性酒精中毒或慢性低氧症等疾病，患者肝细胞中过氧化物酶体数量增多；在甲状腺功能低下、肝脂肪变性或高脂血症等情况下，则过氧化物酶体数量减少、老化或发育不全。

在囊泡转运过程中任意一个环节出现转运受阻，都会导致蛋白质的异常堆积，因蛋白质不能精确运输到靶位发挥功能而引发一系列病理反应。如在Ⅱ型糖尿病中若囊泡转运异常，会导致一些细胞表面摄取葡萄糖的膜蛋白无法到达正确位置，血液中葡萄糖无法通过其转运载体运输至细胞导致血糖升高。

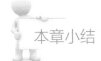

本章小结

内膜系统是指位于细胞质中，在结构、功能及其发生上相互密切关联的膜性结构细胞器的总称，包括内质网、高尔基复合体、溶酶体、过氧化物酶体、各种参与转运的囊泡以及核膜等膜性结构。

内质网是以管、泡或扁囊为基本结构单位构成的彼此相互连通的膜性管网系统，是细胞内膜性结构的发生中心。糙面内质网表面有核糖体附着，多呈排列较为整齐的扁平囊状结构，其主要功能是在信号肽引导下合成并修饰分泌蛋白、膜蛋白及存在于膜性细胞器中的可溶性驻留蛋白，是细胞内蛋白质分选的起始部位。光面内质网表面无核糖体附着，多呈管、泡样网状结构，其主要功能是细胞内脂类代谢、糖原合成、解毒和钙离子调节等。

高尔基复合体是由小囊泡、扁平囊及大囊泡构成的膜性结构复合体，在其整体形态结构、化学特性和功能上均表现出明显的极性特征，主要功能是对内质网来源的蛋白质修饰加工、分选，并在囊泡定向运输中起枢纽作用。

溶酶体是一层单位膜包裹而成的膜性球囊状结构，内含 60 多种酸性水解酶，具有强大的细胞内消化分解功能。过氧化物酶体是一层单位膜包裹而成的膜性结构，内含氧化酶和过氧化氢酶，具有解毒、调节细胞氧张力等功能。

囊泡是细胞内物质定向运输的载体，常见的三种囊泡有网格蛋白有被小泡、COP Ⅰ 有被小泡和 COP Ⅱ 有被小泡，承担细胞器之间、细胞内外的大分子物质运输。

内膜系统中各细胞器结构与功能的异常与人类某些疾病相关。

思考题

1. 新冠病毒感染人体后可刺激机体产生抗体 IgG，请结合细胞生物学的理论知识，用思维导图总结 IgG 在细胞内产生及释放的全过程。
2. 古希腊哲学家赫拉克利特说"人不能两次踏进同一条河流"，请用辩证法的观点阐述内膜系统各细胞器之间在发生及其功能上的相互联系。

（景晓红）

第九章

线 粒 体

"万物生长靠太阳"——地球上一切生命活动所需要的能量主要来源于太阳能。具有叶绿素的植物、藻类和一些有光合作用能力的细菌，它们可以通过光合作用将外环境中的 CO_2 和 H_2O 转化成可被其自身利用的有机物，这类生物属于自养生物（autotroph）。而不具有叶绿素的动物细胞，则利用自养生物合成的有机物，通过分解代谢而获得能量，被称为异养生物（heterotroph），而实现这一能量转换的细胞内主要结构是线粒体。

1857 年，瑞士解剖学家及生理学家阿尔伯特·冯·科立克在肌肉细胞中发现了颗粒状结构。德国病理学家理查德·阿尔特曼将这些颗粒命名为"原生粒"（bioblast）。1898 年，德国科学家卡尔·本达因这些结构时而呈线状时而呈颗粒状，所以用希腊语中"线"和"颗粒"对应的两个词"mitos"和"chondros"组成"mitochondrion"来为这种结构命名，这个名称被沿用至今。

线粒体（mitochondria）是细胞内参与能量代谢的主要结构，普遍存在于除哺乳动物成熟红细胞以外的所有真核细胞中。线粒体是细胞进行生物氧化和能量转换的主要场所，细胞生命活动所需能量的 95% 线粒体提供，所以它被比喻为细胞的"动力工厂"。除了为细胞供能外，线粒体还参与氧自由基代谢、细胞信息传递、细胞凋亡、细胞自噬等过程，与许多人类疾病的发生密切相关。

第一节　线粒体的基本特征

一、线粒体是由双层单位膜组成的线状、粒状或杆状细胞器

（一）线粒体的形态、数量与细胞的类型和生理状态有关

光学显微镜下的线粒体呈线状、粒状或杆状，直径一般为 0.5~1.0μm，长 1.5~3.0μm。在不同生理状态或不同类型细胞中，线粒体的形态、大小、数量及排列分布存在差异。如细胞处在低渗环境下，线粒体膨胀如泡状；在高渗环境下，线粒体可伸长为线状。

线粒体的数目可因细胞种类不同而存在差异，而且同一细胞在不同的生理状态下线粒体的数目变化很大。如哺乳动物的肝细胞中有 800~2 000 个线粒体，肝癌细胞线粒体数目明显减少，而成熟的红细胞没有线粒体。新陈代谢旺盛的细胞中线粒体多，反之较少。如人和哺乳动物的心肌细胞、肝细胞、骨骼肌细胞和壁细胞中线粒体较多，而精子、淋巴细胞、上皮细胞的线粒体较少。

线粒体在细胞内一般较多地聚集于生理功能旺盛、需能较多的区域，如蛋白质合成活跃的细胞，线粒体集中分布在糙面内质网周围；细胞有丝分裂期中，线粒体均匀集中在纺锤体周围，分裂结束后，它们被近乎平均地分配到两个子细胞中；精子细胞的线粒体围绕鞭毛中轴紧密排列，为精子的运动提供能量。线粒体在细胞质中的分布、迁移往往与微管有关，常常排列成长链形，与微管分布相对应。

线粒体能够以微管为导轨,由马达蛋白提供动力向功能旺盛的区域迁移。

（二）线粒体是由双层单位膜套叠而成的封闭性膜囊结构

电子显微镜下,线粒体是由双层单位膜包围而成的封闭性囊状结构。内外两层膜将线粒体内部空间与细胞质隔离,并使线粒体内部空间分隔成两个膜性空间,从而组成线粒体结构的基本支架(图9-1)。

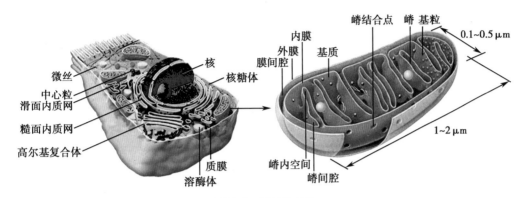

图 9-1　线粒体结构

左图为线粒体在细胞内的分布;右图为线粒体内部的超微结构。

1. 外膜是线粒体外层单位膜　外膜(outer membrane)较光滑,厚约 5~7nm,起细胞器界膜的作用。在组成上,外膜的 1/2 为脂类,1/2 为蛋白质。外膜上镶嵌的蛋白质包括多种转运蛋白,它们形成较大的水相通道跨越脂质双层,使外膜出现直径 2~3nm 的小孔,允许通过分子量在 10 000 以下的物质,其中包括小分子多肽。

2. 内膜的内表面附着许多颗粒　内膜(inner membrane)平均厚 4.5nm,将线粒体的内部空间分成两部分,其中由内膜直接包围的空间称内腔(inner space),其中含有基质(matrix);内膜与外膜之间的空间称为膜间隙(intermembrane space)。内膜上有大量向内腔突起的折叠,形成嵴(cristae)。嵴与嵴之间的内腔部分称嵴间腔(intercristae space),而由于嵴向内腔突进造成的外腔向内伸入的部分称嵴内空间(intracristae space)。内膜的化学组成中 20% 是脂类,80% 是蛋白质,其蛋白质的含量明显高于其他膜成分。内膜的通透性很小,分子量大于 150Da 的物质便不能通过。但内膜有高度的选择通透性,膜上的转运蛋白控制内外腔的物质交换,以保证活性物质的代谢。

内膜(包括嵴)的内表面附着许多突出于内腔的颗粒,每个线粒体大约有 10^4~10^5 个,称基粒(elementary particle)。基粒分为头部、柄部、基片三部分,由多种蛋白质亚基组成。圆球形的头部突入内腔中,基片嵌于内膜中,柄部将头部与基片相连。基粒头部具有 ATP 酶活性,能催化 ADP 磷酸化生成 ATP,因此,基粒又称 ATP 合酶(ATP synthase)或ATP 合酶复合体(ATP synthase complex)。

3. 内外膜相互接近所形成的转位接触点是物质转运到线粒体的临时性结构　利用电镜技术可以观察到在线粒体的内、外膜上存在着一些内膜与外膜相互接触的地方,此处膜间隙变狭窄,称为转位接触点(translocation contact site)(图9-2),其间分布有蛋白质等物质进出线粒体的通道蛋白和特异性受体,分别称为内膜转运子(translocation of the inner membrane,Tim)和外膜转运子(translocation of the outer membrane,Tom)。有研究估计鼠肝细胞中直径 1μm 的线粒体有 100 个左右的转位接触

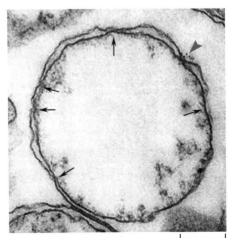

0.2 μm

图 9-2　线粒体内膜和外膜形成转位接触点的电镜照片

黑色箭头所指的是转位接触点;紫红色箭头所指的是通过转位接触点转运的物质。

点,用免疫电镜的方法可观察到转位接触点处有蛋白质前体的积聚,显示它是蛋白质等物质进出线粒体的通道。

4. 线粒体基质是细胞氧化代谢的场所　线粒体内腔充满了电子密度较低的可溶性蛋白质和脂肪等成分,称为基质(matrix)。线粒体中催化三羧酸循环、脂肪酸氧化、氨基酸分解和蛋白质合成等有关的酶都在基质中,参与物质的代谢。此外,线粒体独特的双链环状 DNA、核糖体,这些构成了线粒体相对独立的遗传信息复制、转录和翻译系统。因此,线粒体是人体细胞除细胞核外唯一含有 DNA 的细胞器,每个线粒体中可以有一个或多个 DNA 拷贝,从而形成线粒体自身的基因组及其遗传体系。

二、线粒体主要由蛋白质、脂质和核酸构成

线粒体的化学成分主要包括蛋白质和脂质,此外还含有少量的辅酶等小分子及核酸。蛋白质占线粒体干重的 65%~70%,多数分布于内膜和基质。线粒体中的蛋白质分为可溶性蛋白和不可溶性蛋白两种。可溶性蛋白质主要是位于线粒体基质的酶和膜的外周蛋白;不溶性蛋白质多为膜结构蛋白或膜镶嵌蛋白。线粒体中脂类主要分布在两层膜中,占干重的 25%~30%,其中 90% 是磷脂,包括磷脂酰胆碱(卵磷脂)、磷脂酰乙醇胺(脑磷脂)、心磷脂和少量肌醇及胆固醇等。脂类在线粒体的外、内膜上的分布不同,外膜的磷脂总量和胆固醇比内膜高,而内膜主要含心磷脂,胆固醇含量极低,这与内膜的高度疏水性有关。线粒体的外、内膜在化学组成上的根本差异在于蛋白质与脂类的比值不同,外膜约 1:1,内膜为 1:0.25。此外,线粒体还含有环状 DNA 和完整的遗传系统、核糖体、多种辅酶(如 CoQ、FMN、FAD、NAD$^+$ 等)、维生素、金属离子和水等。

线粒体含有众多酶系,目前已确认有 120 余种,是细胞中含酶种类最多的细胞器。其中氧化还原酶约占 37%,连接酶占 10%,水解酶占 9% 以下。线粒体的标志性酶分别位于线粒体的不同部位,在其行使细胞氧化功能时起重要作用。如外膜中含有合成线粒体脂类的酶;内膜中含有执行呼吸链氧化反应和 ATP 合成的酶系;基质中含有参与三羧酸循环、丙酮酸与脂肪酸氧化的酶系和蛋白质与核酸合成酶等多种酶类。有些酶可作为线粒体不同部位的标志酶,如内、外膜的标志酶分别有细胞色素氧化酶和单胺氧化酶等;基质和膜间隙的标志酶有苹果酸脱氢酶和腺苷酸激酶等。

三、线粒体是一个半自主性细胞器

(一)线粒体的半自主性

1963 年 M. Nass 和 S. Nass 在动物细胞中发现了线粒体中含有 DNA。之前生物学界普遍认为遗传物质 DNA 只存在于细胞核中。此后,在许多动植物细胞的线粒体或叶绿体中均分离得到了 DNA。线粒体是人类细胞中除细胞核之外唯一含有遗传物质 DNA 的细胞器。线粒体中还有 RNA(mRNA、tRNA、rRNA)、核糖体和蛋白质合成所需要的多种酶,这表明线粒体具有自我增殖所必需的基本组分,能够独立进行转录和翻译。参与组成线粒体的蛋白质有上千种之多,由此可见,线粒体的绝大多数蛋白质是由核基因编码,在细胞质核糖体上合成,然后在具有牵引作用的蛋白质及一些特殊蛋白质(如分子伴侣等)的帮助下,转运进入线粒体,与线粒体 DNA(mitochondrial DNA,mtDNA)编码的蛋白质协同作用。所以,细胞核与发育成熟的线粒体之间存在着密切的、精确的和严格调控的协同机制。在此过程中,细胞核的功能更重要,一方面它提供了绝大部分遗传信息,另一方面它具有关键的控制功能。也就是说,线粒体的自主性是有限的,线粒体的形成、生长和增殖过程都依靠核基因参与,线粒体自身的复制、转录和翻译过程也必须依靠核基因提供酶蛋白才能进行。因此线粒体被称为半自主性细胞器(semiautonomous organelle)。

(二)线粒体 DNA

线粒体 DNA(mitochondrial DNA,mtDNA)不与组蛋白结合,而由 TFAM 蛋白包裹形成类核结

构,存在于线粒体的基质内或依附于线粒体内膜。一个线粒体内往往有一至数个 mtDNA 分子,平均
5~10 个。mtDNA 主要编码线粒体的 tRNA、rRNA 及一些线粒体蛋白质,如电子传递链酶复合体中的
亚基。但由于线粒体中大多数酶或蛋白质仍由细胞核 DNA 编码,所以它们在细胞质中合成后经特定
的方式转送到线粒体中。

　　每一条线粒体 DNA 分子构成了线粒体基因组,
其序列(又称"剑桥序列"),人类线粒体 DNA 包括
16 569 个碱基对(bp),为一条双链环状的 DNA 分
子。根据 CsCl 密度梯度离心法可将双链分开,其中
一条重链(H 链),另一条为轻链(L 链)。重链和轻
链上的编码物各不相同(图 9-3),人类线粒体基因组
共编码 37 个基因。重链编码 12S rRNA(小 rRNA)、
16S rRNA(大 rRNA)、NADH-CoQ 氧 化 还 原 酶 1
(NADH-CoQ oxidoreductase 1,ND1)、ND2、ND3、
ND4L、ND4、ND5、细胞色素 c 氧化酶 Ⅰ(cytochrome
c oxidase Ⅰ,COX Ⅰ)、COX Ⅱ、COX Ⅲ、细胞色素 b
的亚基、ATP 合酶的第 6 亚单位(A6)和第 8 亚单位
(A8)及 14 个 tRNA 等(图中的大写字母表示其对应
的氨基酸);轻链编码了 ND6 及 8 个 tRNA。

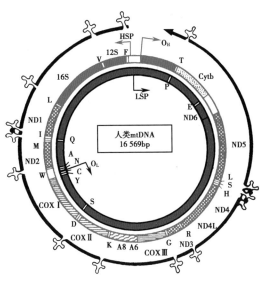

图 9-3　人线粒体环状 DNA 分子及其转录产物

　　线粒体基因组与细胞核基因组不同的是:mtDNA 不与组蛋白结合,呈裸露状态,基因内部不含内
含子,几乎没有或很少有非编码序列,且部分遗传密码与核密码有不同的编码含义以及 mtDNA 主要
编码线粒体的 tRNA、rRNA 及一些线粒体蛋白质。

　　在线粒体基因组编码的 37 个基因中,仅 13 个是编码蛋白质的基因,这 13 个序列都以 ATG(甲
硫氨酸)为起始密码,并有终止密码结构,长度均超过可编码 50 个氨基酸多肽所必需的长度,由这 13
个基因所编码的蛋白质均已确定,其中 3 个为构成细胞色素 c 氧化酶(COX)复合体(复合体Ⅳ)催化
活性中心的亚单位(COX Ⅰ、COX Ⅱ和 COX Ⅲ);还有 2 个为 ATP 合酶复合体(复合体Ⅴ)F_0 部分的
2 个亚基(A6 和 A8);7 个为 NADH-CoQ 还原酶复合体(复合体Ⅰ)的亚基(ND1、ND2、ND3、ND4L、
ND4、ND5 和 ND6);还有 1 个编码的结构蛋白质为 $CoQH_2$- 细胞色素 c 还原酶复合体(复合体Ⅲ)中
细胞色素 b 的亚基(图 9-4);其他 24 个基因编码两种 rRNA 分子(用于构成线粒体的核糖体)和 22 种
tRNA 分子(用于线粒体 mRNA 的翻译)。

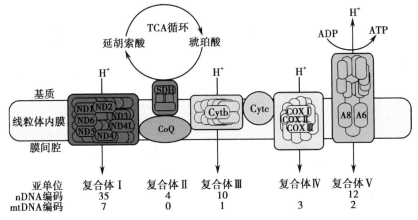

图 9-4　呼吸链复合体的组成

亚单位	复合体Ⅰ	复合体Ⅱ	复合体Ⅲ	复合体Ⅳ	复合体Ⅴ
nDNA编码	35	4	10	3	12
mtDNA编码	7	0	1	3	2

　　mtDNA 具有自我复制能力,其以自身为模板,进行半保留复制。mtDNA 复制与细胞核 DNA 复制
在时间是不同步的,其复制不限于 S 期,而是贯穿于整个细胞周期。首先,mtDNA 含有两个单向复制

叉,H 链和 L 链各含 1 个复制叉。其次,H 链与 L 链合成的方向相反,一般 H 链按顺时针方向先复制,当 H 链的合成完成约 2/3 时,L 链才开始按逆时针方向复制。线粒体中缺乏具有校正功能的 DNA 聚合酶,因此相较于核基因组 DNA 而言,线粒体 DNA 复制时会有更高的突变概率,表现出更高的多态性。这一特点使得 mtDNA 在个体识别、亲缘关系确定和种族遗传关系鉴定等遗传分析中发挥重要作用。

mtDNA 的转录需要核基因编码的线粒体 RNA 聚合酶和线粒体转录因子 A(mitochondrial transcription factor A,TFAM)的参与。重链和轻链各有一个启动子启动线粒体基因的转录,分别为重链启动子(heavy-strand promoter,HSP)和轻链启动子(light-strand promoter,LSP),两个启动子相距约 150bp。转录的线粒体 RNA 在线粒体内合成蛋白质,成熟的线粒体 mRNA 在 5′ 端无帽结构,但 3′ 端有约 55 个核苷酸多聚 A 的尾部。

由于 mtDNA 通常只能从卵细胞传给子代个体,因此一般认为只有女性患者可以将致病基因传递给后代,而后代无论男女均可发病。精子中 mtDNA 无法遗传是因为,一旦精子进入卵子后,精子线粒体外膜某些特殊蛋白就会被泛素化进而主动降解精子中的线粒体和 mtDNA。我们可以依据线粒体母性遗传的特点,回溯母系祖先"线粒体夏娃",她被认为生活在十七万年前的非洲,是当代人类共同的祖先。但最新的研究改变了人们对线粒体遗传的看法,科学家在多个家系中发现了 mtDNA 的双亲遗传,即 mtDNA 也可以通过父系发生遗传,这有望在线粒体医学领域开辟一个新的天地。

(三) 线粒体蛋白质合成

组成线粒体各部分的蛋白质,绝大多数是由核 DNA 编码并在细胞质核糖体上合成后再运送到线粒体各自的功能位点上。线粒体自身合成的蛋白质数量很少,只占全部蛋白质的 10% 左右,但这些蛋白质对线粒体完成电子传递和氧化磷酸化的过程是必需的。

所有 mtDNA 编码的蛋白质是在线粒体内的核糖体上进行翻译的,线粒体编码的 RNA 和蛋白质并不运出线粒体外,相反,构成线粒体核糖体的蛋白质则是由细胞质运入线粒体内的。

线粒体 mRNA 翻译的起始氨基酸为甲酰甲硫氨酸,这与原核生物类似。此外,线粒体的遗传密码也与核基因不完全相同(表 9-1),例如 UGA 在核编码系统中为终止密码,而在人线粒体编码系统中,UGA 编码色氨酸。

表 9-1 线粒体与核密码子编码氨基酸比较

密码子	核密码子编码氨基酸	线粒体密码子编码氨基酸				
		哺乳动物	果蝇	链孢霉菌	酵母	植物
UGA	终止密码子	色氨酸	色氨酸	色氨酸	色氨酸	终止密码子
AGA、AGG	精氨酸	终止密码子	丝氨酸	精氨酸	精氨酸	精氨酸
AUA	异亮氨酸	甲硫氨酸	甲硫氨酸	异亮氨酸	异亮氨酸	异亮氨酸
AUU	异亮氨酸	异亮氨酸	甲硫氨酸	甲硫氨酸	甲硫氨酸	异亮氨酸
CUU、CUC CUA、CUG	亮氨酸	亮氨酸	亮氨酸	亮氨酸	苏氨酸	亮氨酸

四、分子伴侣能够协助前体蛋白转运至线粒体

核编码蛋白在进入线粒体的过程中需要一类被称为分子伴侣(molecular chaperone)的蛋白质的协助。这些将被转运入线粒体的蛋白质称前体蛋白(precursor protein),在其 N 端均具有一段 20~80 个氨基酸组成的基质导入序列(matrix-targeting sequence,MTS)。线粒体外膜和内膜上的受体能识别并结合各种不同但相关的 MTS。这些 MTS 富含精氨酸、赖氨酸、丝氨酸和苏氨酸,但少见天冬氨酸和谷氨酸,并包含了所有介导在细胞质中合成的前体蛋白输入到线粒体基质的信号。这些蛋白质中

的绝大多数被转运至线粒体的基质,少数进入膜间隙或插入到内膜和外膜上(图 9-5,表 9-2)。热休克蛋白(heat shock protein,HSP)是一类重要的分子伴侣,其中 HSP70、HSP60 和 HSP10 的分子量分别为70kDa、60kDa、10kDa,它们在线粒体蛋白转运的不同环节上发挥作用。

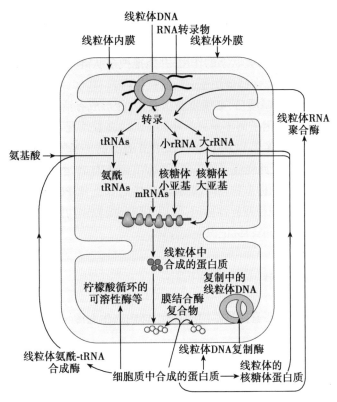

图 9-5　核蛋白在线粒体内的功能定位

表 9-2　部分核编码的线粒体蛋白

线粒体定位	蛋白质类型	线粒体定位	蛋白质类型
基质	乙醇脱氢酶(酵母)	内膜	ADP/ATP 反向转运体(antiporter)
	氨甲酰磷酸合酶(哺乳动物)		复合体Ⅲ亚基 1、2、5(铁 - 硫蛋白)、6、7
	柠檬酸合酶(citrate synthase)与其他柠檬酸酶		复合体Ⅳ(COX)亚基 4、5、6、7
	DNA 聚合酶		F0 ATP 酶
	F1ATP 酶亚单位 α(除植物外)、β、γ、δ		生热蛋白(thermogenin)
	Mn²⁺ 超氧化物歧化酶	膜间隙	细胞色素 c
	鸟氨酸转氨酶(哺乳动物)		细胞色素 c 过氧化物酶
	鸟氨酸转氨甲酰酶(哺乳动物)		细胞色素 b₂ 和 c₁(复合体Ⅲ亚基)
	核糖体蛋白质	外膜	线粒体孔蛋白(porin)P70
	RNA 聚合酶		

　　首先,前体蛋白在进入线粒体时需保持非折叠状态。前体蛋白是由核基因组编码,在胞质核糖体中合成的,它们需要从细胞溶质进入线粒体基质。由于紧密折叠的蛋白质根本不可能穿越线粒体膜,前体蛋白必须在线粒体外先去折叠,转变成容易穿越单位膜的多肽链。去折叠过程在分子伴侣作用下完成。绝大多数前体蛋白都要与 HSP70 结合,从而防止前体蛋白形成不可解开的构象,也可防止已松弛的前

体蛋白聚集。少数前体蛋白与一种称为新生多肽相关复合物（nascent-associated complex, NAC）的分子伴侣蛋白相互作用，NAC 的确切作用机制尚不清楚，但其明显增加了蛋白转运的准确性。

其次，多肽链穿越线粒体膜的过程，也需要分子伴侣协助。当前体蛋白到达线粒体表面时，ATP 水解提供能量使胞质 HSP70 从前体蛋白分子上解离下来，前体蛋白在 MTS 的作用下到达转位接触点，通过线粒体外膜和内膜上的成孔膜蛋白（pore-forming membrane protein）形成的输入通道，穿越线粒体外、内膜，进入基质腔。基质内分子伴侣——线粒体基质 HSP70（mtHSP70）与进入线粒体的 MTS 交连，mtHSP70 具有维持解折叠状态的作用，并能拖拽多肽链完全进入基质，mtHSP70 分子变构产生的拖力，使解折叠的前体蛋白多肽链快速进入线粒体内。

最后，当多肽链进入线粒体基质后，必须重新折叠，才能形成有活性的蛋白质。此时的 mtHSP70 继续发挥作用，但它是作为折叠因子而不是去折叠因子。大多数情况下，输入线粒体的多肽链的最后折叠还需要另外一些基质分子伴侣如 HSP60 和 HSP10 的协助。基质中的水解酶可催化 MTS 的裂解，前体蛋白恢复其天然构象，至此完成了核编码蛋白质的线粒体转运过程。

有些蛋白质可作为线粒体的标志物，如线粒体基质伴侣分子 HSP60，利用这些标志蛋白分子可以对线粒体或线粒体的不同区域进行特异性标记，常用于研究线粒体功能或蛋白质的亚细胞定位分析。此外还可利用线粒体特异性荧光染料标记识别线粒体。

五、目前有两种关于线粒体起源的假说

关于线粒体的起源，目前主要有两种不同的观点，即内共生起源学说和非共生起源学说。两个学说各有其实验证据和支持者。

（一）内共生起源学说

该学说认为，线粒体和叶绿体分别起源于原始真核细胞内共生的细菌和蓝藻。线粒体的祖先——原线粒体，是一种革兰氏阴性菌，含有进行三羧酸循环所需的酶系和电子传递链，故它可利用氧气把糖酵解的产物丙酮酸进一步分解，获得比糖酵解更多的能量。当这种细菌被原始真核细胞吞噬后，即与宿主细胞间形成互利的共生关系，原始真核细胞利用原线粒体获得充分能量，而原线粒体从宿主细胞获得更多的生存条件。

支持线粒体内共生起源学说的主要证据有：

1. 线粒体拥有自己的 DNA，其大小、形态和结构与细菌的相似。

2. 线粒体核糖体不论在大小还是在结构上都与细菌 70S 核糖体较为相似，而与真核细胞的 80S 核糖体差异较大。

3. 线粒体以分裂的方式进行增殖，这与细菌的繁殖方式类似。

4. 线粒体有完整的蛋白质表达系统，能够独立合成蛋白质。

5. 线粒体的两层被膜有不同的进化来源。外膜与细胞的内膜系统相似，可与内质网和高尔基复合体膜沟通；内膜则与细菌质膜相似。

6. 线粒体能在异源细胞内长期生存。

尽管有大量的事实证实并丰富了内共生起源学说，并且得到许多学者的支持，但这一学说也有不足之处，如从进化角度，如何解释在代谢上明显占优势的共生体反而将大量的遗传信息转移到宿主细胞核中？尤其不能解释细胞核是如何进化来的，即原核细胞如何演化为真核细胞。

（二）非共生起源学说

非共生起源学说认为原始的真核细胞是一种进化程度较高的需氧细菌，参与能量代谢的电子传递系统和氧化磷酸化系统位于细胞膜上。随着不断进化，细胞需要增加其呼吸功能，因此不断地增加其细胞膜的表面积，增加的膜不断地内陷、折叠和融合，并被其他膜结构包裹（形成的双层膜将部分基因组包围在其中），形成功能上特殊（有呼吸功能）的双层膜性囊泡，最后演变为线粒体。该学说在

一定程度上解释了真核细胞核被膜的形成与演化渐进的过程,这也是内共生学说所不能解释的问题。但这一学说的实验证据不多,也无法解释为何线粒体与细菌在 DNA 分子结构和蛋白质合成性能上有那么多相似之处。对线粒体的 DNA 酶、RNA 酶和核糖体的来源也很难解释。

六、线粒体通过分裂与融合调节其生物学功能

(一)线粒体通过分裂方式实现增殖

关于线粒体的生物发生目前有三种观点:重新合成、起源于非线粒体的亚细胞结构和通过原有线粒体的分裂形成。其中生物学家普遍接受的观点是:线粒体以分裂的方式进行增殖。

线粒体的分裂增殖包括以下三种方式:①间壁分裂。线粒体分裂时,先由内膜向中心内褶,或是线粒体的某一个嵴延伸到对缘的内膜形成贯通嵴,把线粒体一分为二。②收缩分裂。分裂时线粒体中部缢缩并向两端拉长,整个线粒体约呈哑铃形,最后分开成为两个线粒体。③出芽分裂。先从线粒体上长出膜性突起,称为“小芽”(budding),随后小芽不断长大,并与原线粒体分离,再经过不断成熟,最后形成新的线粒体。无论哪种分裂方式,线粒体的分裂都不是绝对均等的,mtDNA 被随机地、不均等地分配到新的线粒体中。此外,线粒体分裂还受到细胞分裂的影响。

(二)线粒体融合有利于促进线粒体的相互协作

线粒体的融合也是细胞中的基本事件,对线粒体正常功能的发挥具有非常重要的作用。线粒体的融合可以使不同线粒体之间的信息和物质得到相互交换,如线粒体内容物的交换以及膜电位快速传递。线粒体的融合还可以使不同线粒体的基因组交换,进行充分的 DNA 互补,并有效地修复 mtDNA 累积的突变。人类细胞需要通过线粒体融合的互补作用来抵抗衰老。线粒体的融合是由一系列蛋白分子精确调控和介导的。在研究果蝇线粒体时发现的 FZO1p/Mfns 是第一个被分离的介导线粒体融合的蛋白,FZO1p/Mfns 介导线粒体外膜的融合,而介导线粒体内膜融合的是另外一组 Mgm1p/OPA1 的蛋白。

第二节　线粒体的功能

线粒体是糖类、脂肪和蛋白质最终彻底氧化的场所,其主要功能是进行三羧酸循环及氧化磷酸化合成 ATP,为细胞生命活动提供能量。线粒体基质进行着复杂的物质代谢,主要特点是脱氢和脱羧。脱下的氢由受氢体携带至线粒体内膜的电子传递链上传递,最后将电子交给氧,而质子则转移至膜间隙,质子在内膜两侧所形成的电梯度足以使 ATP 合酶通过特定的机制合成细胞的能量分子——ATP(见第十六章)。ATP 分子作为能量“货币”,实现供能与耗能间的能量流通,完成包括生物合成、肌肉收缩、神经传导、体温维持、细胞分裂、生物发光和细胞膜主动运输等在内的一系列细胞内部活动和整体的功能,以维持细胞整体的生存。

此外,线粒体还与细胞中氧自由基的生成,调节细胞氧化还原电位和信号转导,调控细胞凋亡、细胞自噬、基因表达和细胞内多种离子的跨膜转运及电解质稳态平衡有关。

一、线粒体调控钙离子稳态

细胞内的钙离子是非常重要的第二信使,它参与了多个细胞活动,如肌肉收缩、神经递质与细胞

因子分泌和细胞周期调控等过程的调控。而线粒体可通过吸收和释放钙离子动态调控 ATP 的合成及维持细胞中钙离子的稳态。20 世纪 60 年代,学者已经发现分离出的线粒体能积累钙离子(Ca^{2+})。随后的研究证实,三羧酸循环的关键限速酶——丙酮酸脱氢酶、酮戊二酸脱氢酶和异柠檬酸脱氢酶都可以被 Ca^{2+} 激活,这表明 ATP 合成速度受到 Ca^{2+} 摄取的影响。20 世纪 90 年代学者对线粒体钙摄取是否会影响钙离子信号传递进行了大量的研究。证据表明,当线粒体钙离子摄取受抑制时,神经元细胞对 Ca^{2+} 的清除速率发生改变;此外,当受到 Ca^{2+} 刺激时,线粒体会去极化,进而将更多的 Ca^{2+} 释放到细胞质中。新近的研究发现,线粒体通过 IP3R/RyR 介导的细胞内钙离子信号调节,影响 ATP 的合成及其自身的通透性转换,进而参与细胞凋亡起始的调控。

线粒体可与细胞内钙离子发生交互作用,当钙离子的稳态被破坏时,线粒体吸收过多的钙离子,将会引发线粒体的生理损伤并进而导致细胞程序性死亡。因此,线粒体钙离子的紊乱与多种人类重大疾病(比如神经退行性疾病、癌症以及糖尿病等)紧密关联。

二、线粒体与内质网交互作用调控 ROS 产生细胞自噬

近年的研究证实,线粒体在物质能量代谢调控和信号整合中所发挥的作用是通过与内质网的合作实现的。随着电镜技术和现代分子生物学技术的发展,科学家们观察并分离纯化到了内质网 - 线粒体的系带蛋白质复合物(mitochondrial associated membranes,MAMs)。该结构与线粒体和内质网紧密连接,对细胞内生理环境高度敏感,参与调控内质网应激、线粒体的流动性变化、ROS 产生、细胞自噬 / 凋亡以及炎症等过程。

在某些应激条件下,内质网的 Ca^{2+} 浓度降低,钙结合伴侣功能受限,ATP 合成异常继而导致内质网中蛋白折叠紊乱,发生内质网应激,其中主要受内质网膜蛋白 PERK、IRE1 和 ATF6 的激活调控。有证据表明,PERK 蛋白位于 MAMs 上,并调控内质网 - 线粒体的偶联;而另外一个 MAMs 蛋白 Mfn2 能通过下调 PERK 诱导自噬和凋亡。p66Shc 是另外一个比较重要的 MAMs 蛋白,它在感受到氧化应激时转位到线粒体调控 ROS 的产生。新近的研究显示自噬体的标志蛋白 Atg14 定位在 MAMs 上,而 MAMs 蛋白 Mfn2 敲除可以使自噬标志物的堆积显著降低,进一步证实自噬体的形成源自 MAMs。这一系列证据说明线粒体特别是 MAMs 在内质网应激和 ROS 激活过程中均发挥着极为重要的调控作用。

三、线粒体在细胞死亡调控过程发挥重要作用

线粒体中包含一系列与细胞凋亡相关的分子,如细胞色素 c(Cyt-c)、凋亡诱导因子(AIF)以及氧自由基(ROS)等,研究证实线粒体在内源性的凋亡过程发挥着中心调控作用。(见第二十七章)

第三节　线粒体与疾病

线粒体是一种结构和功能复杂而敏感多变的细胞器。每一个人类细胞中带有数百个线粒体,每个线粒体中又含有若干个 mtDNA 分子。线粒体的主要功能是进行能量转换,通过合成 ATP 为细胞提供能量。线粒体这个特殊的半自主性细胞器,能进行 DNA 复制和转录,合成少量自身需要的蛋白质。此外,线粒体与细胞内氧自由基的产生、细胞死亡和细胞内电解质稳态等许多生命活动有关。因此维持线粒体结构与功能的正常,对于细胞的生命活动至关重要。随着细胞内外环境因素的改变,如

毒物、药物、缺血、缺氧、射线和微波等有害因素的刺激,敏感多变的线粒体会发生相应的结构和功能的改变。

一、疾病过程中的线粒体存在变化

在病理状态下常见线粒体的结构和数目改变。如在急性细胞损伤(如中毒或缺氧)时,不仅线粒体崩解和自溶使线粒体数目减少,而且线粒体结构发生改变,嵴被破坏,在基质或嵴内可形成病理性包含物。而在缺氧、射线、各种毒素和渗透压改变时,也可引起线粒体变大变圆,从而导致肿胀,肿胀后的体积有的比正常体积大 3~4 倍。

肿瘤细胞线粒体结构呈异常改变,线粒体内嵴减少或消失、肿胀、内膜缺损、电子传递链组分及ATP 酶含量均减少,基质密度降低,并出现空泡等。肿瘤细胞线粒体氧化产能功能降低,细胞呼吸能力较弱。

在一些细胞病变状态下,可观察到线粒体中累积大量的脂肪或蛋白质,有时可见线粒体基质颗粒大量增加,这些物质的充塞往往影响线粒体功能甚至导致细胞死亡。

同时研究发现,线粒体的功能与细胞凋亡和细胞自噬密切相关。目前比较公认的细胞凋亡通路中,一条是通过细胞表面的死亡受体介导细胞凋亡,另一条则是以线粒体为核心的细胞凋亡途径。分布在线粒体内膜上的细胞色素 c 在促进细胞凋亡中发挥重要作用。

二、mtDNA 突变导致线粒体脑肌病发生

线粒体含有自身独特的环状 DNA,因无组蛋白包裹呈裸露状态,较细胞核 DNA 更容易发生突变,且很少能修复。这些突变引起的疾病有共同的特征:①高突变率。mtDNA 的突变率比细胞核 DNA 高出 10~20 倍,造成个体及群体中 mtDNA 序列相差较大。②多质性。在细胞分裂时,多形态的线粒体和多拷贝的 mtDNA 是被随机分配入细胞的,如果 mtDNA 发生突变,将产生异质性线粒体,造成同一细胞可能同时存在野生型和突变型 mtDNA。③母系遗传。在受精过程中,受精卵的 mtDNA 主要来自卵子,由母亲的 mtDNA 遗传给后代。④阈值效应。突变 mtDNA 增加,使细胞出现变异表型时的最少突变mtDNA 分子数称为阈值效应(threshold effect)。一旦变异型 mtDNA 累积达到阈值,就会破坏细胞的能量代谢,引起组织细胞或器官的功能障碍。这种 mtDNA 突变产生有害影响的阈值明显地依赖于受累细胞或组织对能量的需求。因此,那些高能量需求的组织,如脑、骨骼肌、心脏和肝脏,更容易受到 mtDNA突变的影响。所以,同一线粒体突变在不同个体导致的症状和症状的严重程度变化较大。

线粒体疾病主要影响神经和肌肉系统,所以有时也称为线粒体脑肌病(mitochondrial encephal-omyopathy),但不同的疾病,或同一疾病不同的个体都有不同的临床表现。由于 mtDNA 全序列已知,利用现代生物学技术可以使线粒体疾病得到明确诊断。

Leber 遗传性视神经病(Leber hereditary optic neuropathy,LHON)是人类母系遗传病的典型病例。该病是 mtDNA 的多处点突变所引起的视神经病变,于 1871 年由 Theodor Leber 医生首次报道,因主要症状为视神经退行性变,故又称为 Leber 视神经萎缩。患者多在 18~20 岁发病,男性多见。个体细胞中 mtDNA 的突变通常为 ND4 的 G11778A、ND6 的 G14459A、ND1 的 G3460A、ND6 的 T14484C或 Cyt b 的 G15257A 点突变。临床表现为双侧视神经严重萎缩引起的急性或亚急性双侧中心视力丧失,可伴有神经、心血管和骨骼肌等系统异常,如头痛、癫痫及心律失常等。

三、线粒体融合和分裂可造成某些视神经系统疾病发生

线粒体融合和分裂异常,或者编码参与线粒体融合和分裂的蛋白质的基因发生突变,也可导致疾

病的发生。如参与线粒体分裂的 Drp1 基因发生突变导致出生后新生儿大脑发育障碍,视神经萎缩并伴有其他一些严重的并发症。线粒体分裂异常,会导致一些常见的线粒体功能失常,如线粒体膜电位缺失,反应活性氧(ROS)增高以及线粒体 DNA 丢失等。而介导细胞融合的蛋白 OPA1 和 Mfn2 的突变可引起常染色体显性视神经萎缩症和 2A 型腓骨肌萎缩症。因此,细胞内线粒体不断进行的融合和分裂并保持动态平衡对维持细胞的正常生命活动具有重要的意义。

四、多途径治疗线粒体相关疾病

目前线粒体疾病的治疗是多途径、多手段并举,基本措施包括:补充疗法、选择疗法和基因治疗。

补充疗法是通过给患者添加呼吸链所需的辅酶,如辅酶 Q,以期在线粒体脑肌病、心肌病和其他呼吸链复合物缺陷的线粒体病的治疗中发挥一定作用,同时也对缓解与衰老有关的氧化 / 抗氧化平衡异常发挥功效。

选择疗法是选用一些能促进细胞排斥突变线粒体的药物对患者进行治疗以增加异质体细胞中正常线粒体的比例,从而将细胞的氧化磷酸化水平升高至阈值以上。如将 ATP 合成酶抑制剂氯霉素连续低剂量使用,能促进对缺陷线粒体的排斥。

线粒体基因治疗是将正常的线粒体基因引入患者体内以替代缺陷的线粒体基因并发挥作用。包括以改善患者临床症状为目的的体细胞基因治疗和为彻底消除致病基因而开展的生殖细胞基因治疗。如果一个卵细胞的 mtDNA 异常,而细胞核正常,则可将其细胞核取出,植入另一个 mtDNA 正常并被取出细胞核的卵细胞中,这样得到的卵细胞可同时具有健康的细胞核及线粒体 DNA。利用此技术可防止儿童遗传某些由于线粒体 DNA 异常导致的遗传性疾病。目前,有关生殖细胞的基因治疗还处在实验室阶段,由此所导致的医学伦理问题也备受关注。

本章小结

线粒体是细胞内参与能量代谢的主要结构,它由双层单位膜构成,内膜上分布着具有电子传递功能的蛋白质系统和使 ADP 生成 ATP 的酶复合体;线粒体还具有自身相对独立的遗传体系,同时又依赖于核遗传体系,具有半自主性。线粒体基质进行着复杂的物质代谢,通过生物氧化和能量转换,产生的 ATP 为细胞生命活动提供能量。除了为细胞供能外,线粒体还参与诸如氧自由基代谢、细胞分化、细胞信息传递、细胞凋亡和细胞自噬等过程,并拥有调控细胞生长和细胞周期的能力,与许多人类疾病的发生有密切关系。

思考题

1. 为什么说线粒体是一个半自主性的细胞器?
2. 线粒体的超微结构及功能特点。

(王　峰)

第十章

细 胞 核

在生物进化的历史长河中,细胞核(nucleus)的出现无疑是一次质的飞跃,是真核细胞与原核细胞相区别的重要标志。核膜将核、质分隔开来,一方面使遗传物质能够稳定于一定区域,DNA得到了很好的保护;另一方面形成了特殊的微环境,奠定了细胞核成为生命活动调控中心的结构基础。核、质空间的分隔也实现了功能的区域化,细胞核成为遗传信息储存、复制和转录的中心,而细胞质则是蛋白质合成的主要场所,这种生命活动高效有序的整合,确保了真核细胞能更精准地调控细胞的增殖、生长、分化、衰老和死亡生命活动。

在绝大多数真核细胞中,细胞核是最大、最重要的结构,通常一个细胞含有一个核,且往往位于细胞的中央位置,但也有些例外:如人成熟的红细胞不具备细胞核;肝细胞、肾小管细胞和软骨细胞具有两个核,破骨细胞具有多核;脂肪细胞、含分泌颗粒的腺细胞的核常常偏位于细胞的一侧。

细胞核在形态上多种多样,以球形、卵圆形为多见,在一般情况下,核的形态不仅与细胞本身的形态、类型和所处的发育时期相关,还与细胞的功能相呼应,如细长形肌细胞的核呈杆状;也有少数种类细胞的核形态不规则,如白细胞的细胞核呈马蹄形或分叶形等。

细胞核的大小依物种的不同而有所变化,大约占细胞总体积的10%左右。高等动物细胞核的直径通常为5~10μm,由于细胞核与细胞质的体积存在一定比例,故常用核质比来表示细胞核的相对大小,核质比 = 细胞核体积 / 细胞质体积,核质比往往与生物种类、细胞类型、发育阶段、功能状态及染色体倍数等相关。

细胞核在细胞分裂过程中呈现周期性变化,完整、典型的细胞核只出现在细胞分裂间期,间期核主要由核膜、染色质、核仁、核纤层与核基质(核骨架)等构成(图10-1)。

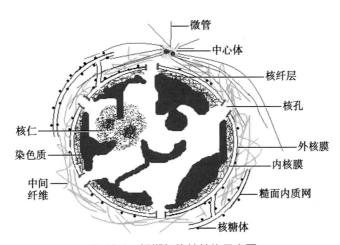

图 10-1　间期细胞核结构示意图

第一节　核　　膜

核膜（nuclear membrane）又称核被膜（nuclear envelope），位于核的最外层，于 1913 年被 Kite 等发现。电镜下的核膜主要包括内层核膜、外层核膜、核周间隙及核孔复合体等结构（图 10-2）。有些学者认为核纤层也是核膜的结构组成部分，但也有学者认为核纤层与核基质的关系更为紧密，共同构成了核的网架结构体系，本书采用后者观点并将在本章的第四节对其进行专门阐述。

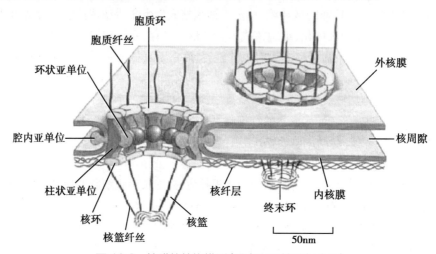

图 10-2　核膜的结构模型（重点展示核孔复合体）

一、核膜以蛋白质 - 脂质作为结构基础

核膜由内外两层平行的单位膜组成，以蛋白质 - 脂质作为结构基础，蛋白质约占 65%~75%，脂类次之，另有少量核酸成分存在。

（一）蛋白质

目前已通过电泳分析鉴别出的核膜蛋白质大约有 20 多种，包括组蛋白、基因调节蛋白、DNA 和 RNA 聚合酶、RNA 酶以及与电子传递有关的酶类等，其中核膜所含的酶类与内质网的极为相似，但这些物质在这两个细胞结构上的含量有所差别，如细胞色素 P450 虽然在核膜和内质网膜上都存在，但在核膜中的含量较低。

（二）脂类

核膜所含的脂类也和内质网相似，都含有卵磷脂、磷脂酰乙醇胺、胆固醇、甘油三酯等，但差别也是具体体现在含量上。由此可见，核膜与内质网的结构成分既相似又有所不同，说明两者关系是既密切又各具特点。

二、核膜由内外层核膜及核周间隙构成

（一）内外层核膜及核周间隙

外核膜（outer nuclear membrane）面向胞质，与糙面内质网相延续，其外表面附着有核糖体，故具备

一定的蛋白质合成功能,由于其形态和生化特性与糙面内质网膜十分相近,因此有人认为外核膜是内质网膜的特化区域。另外,中间纤维和微管等细胞骨架成分,可通过附着于外核膜的胞质面,参与细胞核的定位。

内核膜(inner nuclear membrane)面向核质,无核糖体附着故表面光滑,其核质面附着一层结构致密的纤维蛋白网络即核纤层,核纤层有支撑核膜并维持核的形态的作用。

核周间隙(perinuclear space)为内、外两层核膜之间宽约 20~40nm 的腔隙,与糙面内质网腔相连通,内含有多种蛋白质和酶类,是胞质、胞核进行物质交流的重要通道和缓冲区。

(二)核孔和核孔复合体

核孔(nuclear pores)为位于内外核膜融合处的环形小孔。随着细胞种类和生理状态的不同,核孔的数量及分布密度会随之发生很大的变化。一般来说,代谢活跃、合成旺盛的细胞,其核膜上核孔的密度往往较高,例如,有核红细胞与淋巴细胞的代谢不活跃,其核孔密度只有 1~3 个 /μm^2 左右;而在肝、肾、脑等代谢活跃的细胞,其核孔密度则高达 12~20 个 /μm^2。

核孔并非简单的孔洞,科学工作者采用树脂包埋超薄切片技术、负染色技术以及冷冻蚀刻技术等多种方法进行研究,发现核孔实际上是由多种蛋白质按照特定排列方式形成的巨型复合结构,我们称之为核孔复合体(nuclear pore complex,NPC)(图 10-3),NPC 的持续装配是维持细胞正常生理功能的关键,并且与细胞的正常分裂密切相关。

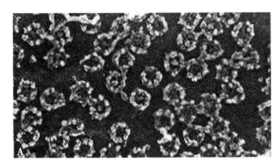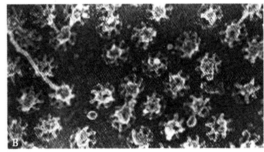

图 10-3　核孔复合体结构的电镜照片

关于 NPC 的结构,目前已有多种结构模型解说,但最具有代表性并被广泛接受的是捕鱼笼式(fish-trap)NPC 结构模型(图 10-2)。该模型的主体包含四个部分:①胞质环(cytoplasmic ring):为靠胞质侧的环状结构,位于外核膜 NPC 结构的边缘,与柱状亚单位相连,环上附着有 8 条伸向胞质并对称分布的胞质纤丝;②核环(nuclear ring):又称核质环,是靠核质侧的环状结构,位于内核膜 NPC 结构边缘,与柱状亚单位相连,环上附着有 8 条伸向核质并对称分布的核篮纤丝(basket filament),纤丝末端交汇于终末环(terminal ring),从而形成捕鱼笼似的篮筐状结构,称为核篮(nuclear basket);③辐(spoke):是围绕核孔周缘呈辐射状分布的复杂结构,辐将胞质环、核环和中央栓连接在一起,辐具有三个结构域:柱状亚单位(column subunit),是连接于胞质环与核环之间的柱状结构,围绕在核孔周缘并起支撑核孔的作用;环状亚单位(annular subunit),是环绕在柱状亚单位内缘的颗粒状结构;腔内亚单位(luminal subunit),是环绕在柱状亚单位外缘,锚定于核膜并伸入到核周间隙的结构;④中央栓(central plug):又称中央颗粒(central granule),其可能在核质交换中发挥了一定的作用,但也有学者认为,中央栓并不属于核孔固有的成分,可能是正在被转运的物质。

另外,NPC 具有特征性蛋白即核孔蛋白(nucleoporins,Nups),Nups 在进化上高度保守,大多具有苯丙氨酸 - 甘氨酸(FG)重复序列,其中的苯丙氨酸残基又是主要的作用位点。FG 序列在转运受体依赖途径和 mRNA 的出核过程中扮演至关重要的角色。FG 主要分布于 NPC 的中央通道内侧,为转运复合物提供锚定位点,即使有多个分子穿越 1 个 NPC,也可借不同的结合位点同时通过 NPC 中央通道,这使 NPC 对不同物质的转运调节更为精细。

三、核膜是细胞核与细胞质之间的界膜和通透屏障

核膜是细胞核、质之间的界膜和天然选择性通透屏障,在生物大分子的合成方面也发挥了一定的作用。

(一) 核膜是细胞核与细胞质区域化作用的间隔屏障

在真核细胞中,核膜将细胞分成了核、质两大功能区域:遗传信息 DNA 的储存和复制、RNA 的生物合成在细胞核中进行,而蛋白质的合成场所则位于细胞质,这样一方面保证了遗传物质存在的微环境的稳定,另一方面使得 RNA 转录后能够先行加工、修饰后再进入细胞质参与蛋白质的合成,相比原核细胞而言,真核细胞遗传信息的表达调控更加精准高效,核、质的区域化还有效避免了核、质间酶等物质的互相干扰,使真核细胞的生命活动更加井然有序。

(二) 核孔是跨核膜运输的交通要道

核孔锚定于双层核膜上,在调控细胞核、质间的物质交换与信息交流方面发挥了重要作用。

1. **通过核孔复合体的被动扩散** NPC 作为亲水通道,其有效直径为 9nm 左右,水、某些离子、小分子物质(如核苷酸和单糖等)均可借助孔道经被动扩散自由进出。当有大分子物质跨膜运输时,NPC 可通过系列构型的变化使其孔径扩大,但多数大分子物质跨核膜的运输是依赖主动运输方式来实现的。

2. **通过核孔复合体的主动运输** 在主动运输过程中,NPC 的功能直径比被动运输要大,目前观察到的最大直径可达 46nm。NPC 主动运输具有特异选择性和运输方向的双向性。特异选择性表现在主动运输需要进行信号识别与载体介导;双向性即指兼有核输入和核输出两种运输方向。能通过 NPC 进行核输入的物质包括 DNA 复制相关酶、RNA 转录相关酶、核糖体蛋白、核质蛋白和组蛋白等;能进行核输出的物质主要有经转录加工后的 RNA 和在细胞核内装配好的核糖体大小亚基。

(1) 亲核蛋白质的核输入:亲核蛋白(karyophilic protein)是由细胞质中游离核糖体合成的、需经 NPC 入核并发挥作用的蛋白质,如 DNA 聚合酶、RNA 聚合酶、核糖体蛋白、核质蛋白、组蛋白等。

核质蛋白(nucleoplasmin)即是一种含 5 个单体的亲核蛋白,可与组蛋白 H2A、H2B 结合来协助核小体的装配,其分子量约为 165 000 左右,可经酶切分为头、尾两个部分。若将完整的核质蛋白、核质蛋白头部、尾部分别用放射性核素标记,再注入爪蟾卵母细胞的细胞质中,电镜观察发现,完整的核质蛋白或其尾部均可在细胞核内出现,而头部却滞留在细胞质中(图 10-4)。那么,核质蛋白被选择入核是否与尾部有关?为此,研究工作者用核质蛋白的尾部包裹胶体金颗粒(直径 20nm 左右),注射到细胞质一段时间后再进行电镜观察,结果发现细胞核中有胶体金颗粒的出现,表明核质蛋白尾部与其被选择入核有关。不过胶体金颗粒的直径显然超过 NPC 的有效直径,说明 NPC 的中央通道可在一定范围内进行大小调节。

为深入探讨核质蛋白被选择入核的原因,科学工作者对其序列进行了分析,发现是亲核蛋白含有的特殊的 4~8 个氨基酸短肽序列,具有引导蛋白进行核输入的特殊功能,这段信号序列称为核定位序列(nuclear localization sequence,NLS)或核定位信号(nuclear localization signal,NLS),由于蛋白具备 NLS,从而可“定向”通过 NPC 进行核转入。第一个被确定的 NLS 是在猴肾病毒 SV40 的 T 抗原中发现的,带有正常 NLS 的 T 抗原在胞质中合成后会很快在核中积累,若 NLS 发生异常,则 T 抗原滞留于胞质中。当然,不同亲核蛋白的 NLS 会有差异,但大部分均含有起关键作用的碱性氨基酸,如精氨酸和赖氨酸,一般还含有脯氨酸,如若突变脯氨酸也可导致核质蛋白无法入核。另外,不同于前面章节介绍的信号肽,NLS 可以位于蛋白质的任何部位,在引导亲核蛋白完成核输入后不会被切除,这一特点有利于细胞分裂后,亲核蛋白在所形成的子细胞中重新进行核输入。

实际上,具 NLS 的蛋白质要顺利入核,还需要与特异性的核转运受体即 NLS 受体识别、结合,形成的复合物再由转运因子介导方可通过 NPC,这种受体称为输入蛋白(importin)。

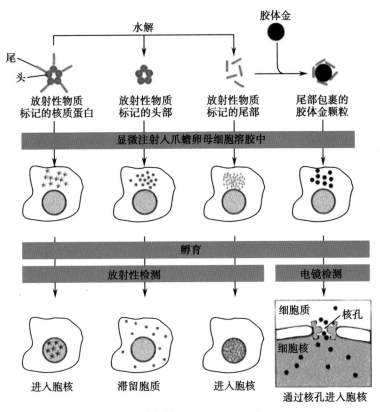

图 10-4 核质蛋白被选择通过核孔复合体的实验示意图

典型的含 NLS 亲核蛋白的核输入,需要核输入受体 α、核输入受体 β 和 Ran(一种 GTP 结合蛋白)等成员的共同参与,具体的核输入过程如下(图 10-5):①亲核蛋白通过 NLS 识别输入受体 α,从而结合到核输入受体 α/β 异二聚体上,形成转运复合物;②核输入受体 β 介导该转运复合物与 NPC 的胞质纤丝结合;③转运复合物通过与 NPC 核孔蛋白的相互作用穿越中央通道,从胞质转入胞核;④核质内的 Ran-GTP 诱导亲核蛋白从转运复合物中释放;⑤核输入受体与 Ran-GTP 结合,通过 NPC 中央通道返回胞质;⑥ Ran-GTP 水解形成 Ran-GDP,同时与核输入受体 β 解离,Ran-GDP 返回核内再转换成 Ran-GTP 状态。

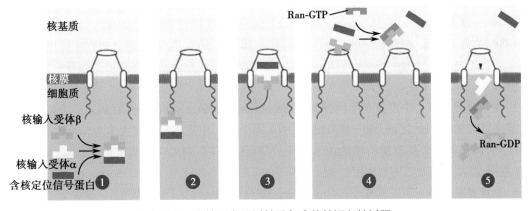

图 10-5 亲核蛋白通过核孔复合体转运入核过程

(2)RNA 和核糖体亚基的核输出:通过 NPC 的跨核膜运输实质上是双向性的主动运输,NPC 一方面可把亲核蛋白转入胞核,另一方面又可将 mRNA、tRNA 和新合成的核糖体大小亚基等物质输出至胞质。研究者用 RNA(tRNA 或 5S rRNA)包裹胶体金颗粒注射到蛙的卵母细胞核,或用含 NLS 的胶体金颗粒注射到蛙的卵母细胞质中,结果发现,RNA 包裹的胶体金颗粒可由胞核转运到胞质,而含 NLS 的胶体金颗粒则由胞质转运到胞核。若用 RNA 包裹的胶体金颗粒注射到蛙的卵母细胞质中,或用含 NLS 的胶体金颗粒注射到蛙的卵母细胞核中,则都会滞留于原处。由此证实,NPC 对大分子和颗粒物质的运输是有方向选择性的。

与核输入类似,核输出也需要被转运物质的核输出信号(nuclear exportion signal,NES)与其受体——输出蛋白(exportin)进行识别才能实现主动运输。通过 NPC,能将 RNA 或与 RNA 结合的蛋白质朝细胞质方向进行转运。在真核细胞中,RNA 一般需要经过转录后加工、修饰等并成为成熟的 RNA 分子后才能被转运出核。

（三）核膜参与某些物质的合成

外核膜与糙面内质网相延续,表面附着有核糖体,因此有一定的蛋白质合成的功能,例如能合成少量膜蛋白、组蛋白等,有报道称可能还有合成脂质、糖类等功能。

第二节　染色质与染色体

一、染色质与染色体是同一物质的不同表现形式

染色质(chromatin)是间期细胞核中呈细网状、形态不规则的遗传信息载体,由 DNA 和组蛋白构成。染色体(chromosome)是细胞进入分裂阶段后,通过染色质的多级螺旋、缩短变粗形成的高度凝集的棒状结构,这种变化有利于在细胞分裂过程中遗传物质的平均分配。因此,染色质和染色体为同一物质在细胞周期不同时期表现出的不同存在形式,两者具有完全相同的化学组成,均可被碱性染料着色,主要化学成分是 DNA、组蛋白、非组蛋白以及少量 RNA。

（一）DNA 承载着遗传信息

DNA 作为携带和传递遗传信息的载体,具有高度的稳定性和复杂性,根据真核细胞的染色体 DNA 序列分子组成的差异,可分为单一序列和重复序列,重复序列包括中度重复序列和高度重复序列。

1. **单一序列**　单一序列(unique sequence),又称单拷贝序列(single-copy sequence),长度为 800~1 000bp,在基因组中仅有一个或几个拷贝,约占基因组 60%~70%,在进化过程中高度保守,真核细胞大多数蛋白质或酶的编码基因为单一序列,因此单一序列发生基因突变可能会导致遗传性疾病的发生。

2. **中度重复序列**　中度重复序列(middle repetitive sequence),长度从几百到几千个碱基对不等,其重复拷贝数在 $10~10^5$ 之间,约占基因组总 DNA 的 15%。中度重复序列大多为基因内或基因间的间隔序列,只有少部分具有编码功能或基因调控功能,如具有编码功能的组蛋白基因、rRNA 基因、tRNA 基因,以及具有基因调控作用的 Alu 家族等。

3. **高度重复序列**　高度重复序列(highly repetitive sequence),其长度较短,一般少于 200bp 不等,但重复拷贝数高,达 10^5 以上,大都组成异染色质,分布在染色体端粒区、着丝粒区。它们有些散在分布,有些则串联重复,不转录也不编码蛋白质,主要是构成结构基因的间隔片段,或维系染色体结构完整,还可能与减数分裂过程中同源染色体的联会有关。

（二）组蛋白是染色质的基本结构蛋白

组蛋白(histone)是真核细胞染色质特有的基本结构蛋白质,富含带正电荷的碱性氨基酸,如赖氨

酸和精氨酸。组蛋白是在细胞周期 S 期的胞质中合成的,通过核孔进入到胞核后,可与在 S 期同步合成的、带负电荷的 DNA 紧密结合,并装配形成核小体。组蛋白有 5 种,即 H1、H2A、H2B、H3、H4(表 10-1),根据它们的分布和主要功能的不同,又可分为核小体组蛋白和连接组蛋白。

表 10-1　组蛋白的分类及特点

种类	赖氨酸 / 精氨酸	残基数	分子量	所属类别及结构作用
H1	29.0	215	23 000	属连接组蛋白,锁定核小体并参与高一层次的包装
H2A	1.22	129	14 500	属核小体组蛋白,形成核小体
H2B	2.66	125	13 774	属核小体组蛋白,形成核小体
H3	0.77	135	15 324	属核小体组蛋白,形成核小体
H4	0.79	102	11 822	属核小体组蛋白,形成核小体

核小体组蛋白(nucleosomal histone)包括 H2A、H2B、H3、H4 四种有相互聚合趋势的组蛋白,它们的分子量较小,共同参与核小体核心颗粒的形成,无种属及组织特异性,在进化上高度保守,其中的 H3 和 H4 的保守性又最为显著,例如,小牛胸腺与海星的 H4 组蛋白的一级结构对比,两者仅存在一个氨基酸残基的差别;小牛胸腺与豌豆的 H4 组蛋白比对,也仅有 2 个氨基酸残基的不同,由此可见,差别巨大的种属,H4 组蛋白的一级结构高度相似,具有高度保守性。

在核小体核心颗粒的形成过程中,核小体组蛋白一方面可通过其 C 端的疏水氨基酸相互聚合,另一方面可通过其 N 端带正电荷的氨基酸,与周缘的 DNA 紧密结合,这种结合可抑制 DNA 的复制和转录。但当细胞处于某一发育或生理阶段时,则可通过组蛋白的不同修饰方式,改变组蛋白与 DNA 的结合力,调节染色质的活性状态。例如,可通过组蛋白乙酰化或磷酸化,降低组蛋白与 DNA 的亲和性,有利于 DNA 的解旋,促进 DNA 复制和转录;反之,如若组蛋白发生甲基化修饰,则会增强组蛋白与 DNA 的亲和力,使 DNA 的转录活性降低。

连接组蛋白(linker histone)即 H1 组蛋白,参与相邻核小体的连接与染色质细丝的形成,具有一定的种属及组织特异性,H1 组蛋白分子量较大,由 215 个氨基酸残基组成。连接组蛋白常与核小体组蛋白、DNA 共同装配形成核小体。

(三) 非组蛋白可影响染色质(体)的结构和功能

非组蛋白(non-histone)是细胞核中除组蛋白以外所有蛋白质的总称,其富含带负电荷的酸性蛋白,如天门冬氨酸、谷氨酸等,在整个细胞周期中均能合成,具有种属和组织特异性。非组蛋白在细胞内含量少、种类多、功能广泛,功能状态越是活跃的组织或细胞,其染色质中非组蛋白的含量也越高。

当细胞处于功能活跃状态时,非组蛋白通过与组蛋白的识别结合,可选择性地解除组蛋白对特异 DNA 的结合和抑制,促使相关基因的选择性表达。

非组蛋白组分中有启动 DNA 复制的相关蛋白,如 DNA 结合蛋白、DNA 聚合酶、引物酶等,这些非组蛋白以复合物的形式结合在基因上,引发相关 DNA 分子的复制。

另外,在染色质高级结构的构建过程中,可形成非组蛋白支架,协助 DNA 分子的盘曲和折叠。

(四) RNA 在染色质中含量极低

在染色质中的 RNA,一般含量都很低,主要为各类新合成 RNA 的前体。

二、常染色质在间期核中结构松散而异染色质结构紧密

间期细胞核中的染色质可分为常染色质(euchromatin)和异染色质(heterochromatin)。

(一) 常染色质是伸展状态功能活跃的染色质

常染色质是指间期细胞核中结构松散,碱性染料着色较浅的染色质,一般位于核的中央,对应位

于细胞分裂期中染色体的臂部。常染色质主要含有单一序列和中度重复序列 DNA,如 mRNA 基因、rRNA 基因、组蛋白基因、tRNA 基因等,其中 rRNA 基因往往以襻的形式伸展到核仁。由于常染色质螺旋化程度低,故转录活性常常处于较高状态,因此细胞功能越活跃,常染色质处于基因转录状态的比例越大。

(二) 异染色质是呈凝集状态功能不活跃的染色质

异染色质是指间期细胞核中结构紧密,碱性染料着色较深的染色质,多分布于核的边缘或围绕在核仁的周围,对应位于细胞分裂期染色体的端粒、着丝粒等部位。由于螺旋化程度高,故转录不活跃或处于无转录活性状态,特化或分化程度越高的细胞,异染色质的比例较大。

异染色质又可分为结构异染色质和兼性异染色质两个类别。

结构异染色质(constitutive heterochromatin)是指在细胞周期中(除复制期外)都处于凝集、惰性状态的染色质,对应位于细胞分裂中期染色体的着丝粒区、端粒区、次缢痕等部位,是异染色质的主要类型。结构异染色质由高度重复的 DNA 序列构成,均不能转录,多在 S 期的晚期进行复制,而凝集的发生往往早于常染色质。

兼性异染色质(facultative heterochromatin)是指在一定的细胞类型或一定发育阶段会出现凝集失活的异染色质,而在其他时期为松展的常染色质状态。如人类胚胎发育到第 16~18 天后,在女性体细胞中的两条 X 染色质,会随机出现其中的一条失去转录活性,成为异染色质。

三、染色质经组装形成染色体

染色质和染色体是遗传物质在细胞周期不同时期的不同表现形式,染色体是染色质的基本结构单位——核小体,通过盘折压缩并最终包装形成的。

(一) 核小体是染色质基本结构单位

作为染色质基本结构单位,核小体是由核小体核心和连接丝构成。核小体核心为 DNA 分子(146 个 bp)缠绕八聚体 1.75 圈所形成的球形结构,其中的八聚体由四种组蛋白 H2A、H2B、H3、H4 各两个分子互相聚合而成。在相邻的核小体核心之间,由一段 50~60bp 的 DNA 分子连接,称为连接丝,随细胞种类不同,连接丝的长度变异较大,其上结合一个 H1 组蛋白分子,起稳定核小体的作用,通过这种方式,长约 68nm 的 DNA 分子包装形成直径约为 10nm 的核小体结构(图 10-6,图 10-7),DNA 分子的长度被压缩了 7 倍左右,构成了染色质的一级结构。

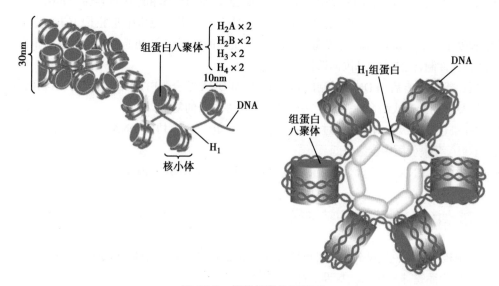

图 10-6　螺线管结构示意图

（二）核小体螺旋形成螺线管

由核小体串联形成的念珠纤维进一步螺旋盘绕，每 6 个核小体螺旋一周，形成了一条中空的螺线管（solenoid），螺线管外径 30nm，内径 10nm，螺距 11nm，长度被压缩至原来纤维长度的 1/6 左右，组蛋白 H1 位于螺线管内部，在螺线管的形成和稳定方面发挥了重要作用。螺线管为染色质的二级结构（图 10-6）。

（三）螺线管进一步组装并最终形成染色体

目前，关于染色质的一级和二级结构已得到科学工作者的普遍认同，但螺线管如何进一步包装形成染色单体则存在有不同观点，目前主要有两个结构模型受到广泛关注，即多级螺旋模型（multiple coiling model）和骨架 - 放射环结构模型（scaffold-radial loop structure model）。

1. 多级螺旋模型　该模型认为，螺线管将进一步螺旋盘绕，压缩至原螺线管长度的 1/40 左右时，即形成了直径为 400nm 的超螺线管（supersolenoid），这是染色质的三级结构。超螺线管再进一步螺旋、折叠，继续压缩至原超螺线管长度的 1/5 左右时，最终形成了 2~10μm 长的染色单体，即为染色质的四级结构。由此可见，通过核小体、螺线管、超螺线管到染色单体连续四级的螺旋、折叠后，DNA 分子的长度总共被压缩了将近 8 000~10 000 倍（图 10-7）。

2. 染色体骨架 - 放射环结构模型　该模型是 U. K. Laemmli 等（1977）在实验的基础上提出的。研究者将细胞中期染色体的组蛋白及大部分非组蛋白去除后，用电镜观察裸露出来的染色体骨架，发现该核心骨架是由非组蛋白构成，DNA 以此骨架作为依附点，从某点开始向周围伸展出去形成侧环，然后折回并依止于邻近点，从而形成了围绕在染色体纵轴周围的 DNA 袢环，每个 DNA 袢环长度约为 21μm，包含 315 个核小体，每 18 个 DNA 袢环以染色体骨架为轴心呈放射状平面排列，结合在核基质上构成微带（miniband），约 10^6 个微带再沿骨架纵轴构建染色单体（chromatid）（图 10-8）。袢环结构可能是 DNA 进行多点起始复制时，保证复制的准确性和高效性的结构基础。

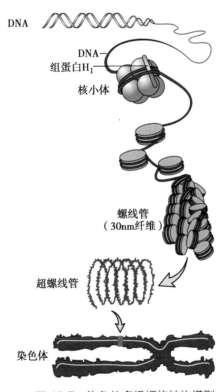

图 10-7　染色体多级螺旋结构模型

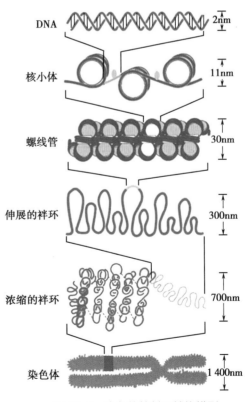

图 10-8　染色体放射环结构模型

四、染色体的形态结构在有丝分裂中期最为典型

染色体的形态、结构随细胞增殖周期不断变化,当细胞处于有丝分裂中期时,染色体的形态最为典型、数目最为清晰,结构特征最为凸显。

(一)着丝粒与动粒

在细胞有丝分裂中期,每条染色体所含有的两条染色单体,是通过着丝粒(centromere)相连的,故彼此互称为姐妹染色单体(sister chromatid)。着丝粒所在处内凹缩窄、为一浅染的缢痕,称为主缢痕(primary constriction)或初级缢痕,主缢痕内部结构为着丝粒,其外侧表层为一盘状结构,称为动粒(kinetochore)又称着丝点,着丝粒和着丝点(靠着丝粒两侧)名虽相似但实属密不可分的不同结构。

1. 着丝粒是连接姐妹染色单体的特殊部位   着丝粒是主缢痕处的染色质部分,是连接姐妹染色单体的特殊部位,由高度重复异染色质组成。在中期染色体中,着丝粒的位置相对恒定,据此可将染色体分为以下 4 个类型。

中着丝粒染色体(metacentric chromosome):着丝粒位于染色体纵轴的 1/2~5/8 处,染色体两臂长短相近。

亚中着丝粒染色体(submetacentric chromosome):着丝粒位于染色体纵轴的 5/8~7/8 处,染色体两臂长短不等,有短臂(p 表示)和长臂(q 表示)之分。

近端着丝粒染色体(acrocentric chromosome):着丝粒位于染色体纵轴的 7/8 至末端处,短臂很短。

端着丝粒染色体(telocentric chromosome):着丝粒位于染色体的一端,只有一个臂,不存在于正常人类染色体中,但在某些异常细胞中可能会有出现,如某些肿瘤细胞。

2. 着丝粒 - 动粒复合体为纺锤丝或纤维冠附着提供了结构基础   动粒或着丝点是由多种蛋白质组成的圆盘状结构,位于主缢痕外侧表层即着丝粒的两侧。动粒与着丝粒在结构和功能上密不可分,共同组成为一个功能单位,称为着丝粒 - 动粒复合体(centromere-kinetochore complex),它是纺锤丝或纤维冠(fibrous corona)附着的结构,由内向外分为三个结构域:配对结构域(pairing domain)、中心域(central domain)、动粒结构域(kinetochore domain)(图 10-9)。

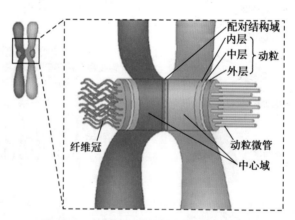

图 10-9　着丝粒 - 动粒复合体结构示意图

(1)位于着丝粒内表面的配对结构域:配对结构域位于着丝粒内表面,为有丝分裂中期姐妹染色单体相互连接配对的位点。该结构域含有两种相关蛋白,即染色单体连接蛋白(chromatid linking protein,CLIP)和内着丝粒蛋白(inner centromere protein,INCENP),在细胞分裂过程中,这些蛋白在姐妹染色单体的配对和分离等方面发挥了重要作用。

(2)中心域:中心域是着丝粒 - 动粒复合体的主体,为无结构透亮区,包括着丝粒区的大部分区域,富含高度重复序列 DNA,其在该复合体结构的形成和正常功能活性的维持等方面有重要作用。

(3)位于着丝粒外表面的动粒结构域：动粒结构域位于着丝粒外表面,由动粒和围绕动粒外层的纤维冠(fibrous corona)组成,通过电镜观察显示,其横截面为3层板状结构:致密的内层,低密度的中层,中等密度的外层。内层为染色质的特化层,附着在着丝粒的异染色质上;中层为联系内外两层的结构;外层是细胞分裂时纺锤丝动粒微管的附着部位,参与染色体的分离和移动,若无动粒微管存在时,外层表面则由纤维冠覆盖,纤维冠为促使染色体分离的动力蛋白,与纺锤丝微管连接,支配染色体的运动和分离。

着丝粒 - 动粒复合体作为三个结构域共同组成的功能单位,彼此配合,为细胞分裂的顺利进行提供了结构基础。

(二)次缢痕和核仁组织区

次缢痕(secondary constriction)为染色体上除主缢痕以外的浅染缢缩部位,其位置、大小常较恒定,是某些染色体特有的形态特征和鉴别标记。

核仁组织区(nucleolus organizing region,NOR)是 rRNA 基因(5S rRNA 除外)的集中区域,定位于次缢痕,与间期细胞核形成核仁有关,由于活跃转录的 rDNA(rRNA 基因),阻碍了核仁组织区染色质的凝集,故在外形上表现为内凹细狭的缢缩结构,人类细胞的核仁组织区只存在于五对染色体(第 13、14、15、21、22 号染色体)上。这十条染色体的次缢痕含有多拷贝 rDNA,参与了核仁的形成。

(三)随体是近端染色体短臂末端的球状结构

随体(satellite)是位于某些染色体末端的棒状或球状结构,通过细狭的次缢痕区与染色体的主体部分相连,也是识别某些染色体的重要标记,主要由异染色质组成,含高度重复 DNA 序列。

(四)端粒位于染色体末端并具有稳定染色体结构的作用

端粒(telomere)是真核细胞染色体末端的特殊结构(图 10-10),由端粒 DNA(telomere DNA sequence,TEL DNA)和端粒结构蛋白构成。不具有编码蛋白质的功能,是非结构基因,进化上高度保守,不同种类的细胞端粒重复序列不同,人的端粒序列为(TTAGGG)n 个短串联重复序列。端粒对染色体具有稳定和保护作用,主要体现在以下几个方面:①保证染色体末端的完全复制;②形成保护性的帽状结构,使染色体免受细胞内酶的降解或其他因素的破坏,维护每条染色体的完整性;③防止正常染色体末端之间发生融合。研究发现,端粒与细胞的寿命、衰老和死亡以及肿瘤的发生都息息相关,也是目前进行相关研究和治疗的重要靶结构。

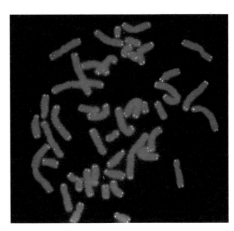

图 10-10　人类染色体末端的端粒
(以含有 TTAGG 序列的 DNA 作为探针进行原位杂交实验的结果显示)

五、染色体具备稳定遗传的关键序列

在真核生物的细胞分裂过程中,遗传信息之所以能在细胞世代中稳定传递并发挥功能作用,这一方面归功于染色体复制后的均等分配,另一方面与染色体具备以下三种关键序列有关(图 10-11)。

1. **复制源(replication origin)序列**　是 DNA 复制的起始序列,在细胞分裂的 S 期,DNA 从此处起始解旋并形成复制泡。在真核细胞中,一条 DNA 分子上有多个复制源序列,因此当 DNA 进行复制时,可多点同时起始复制,这种方式具有快速、准确、维稳的特点。比较分析不同来源的复制源,发现所有的复制源均有一段同源性很高的富含 AT 的保守序列 200bp-A(T)TTTAT(C)A(G)TTTA(T)-200bp,同时,这段序列的上下游各具 200bp 左右的区域,其对维持复制源的功能是必要的。

2. **着丝粒序列**　着丝粒序列为姐妹染色单体相连的区域,两个姐妹染色单体在着丝粒处发生分离,并被准确、均等地进行分配。

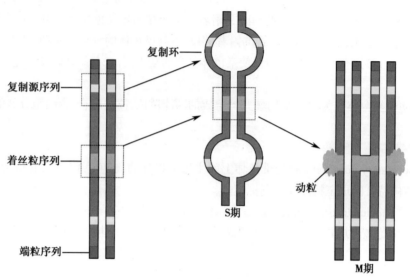

图 10-11　功能性染色体必备的三种关键序列示意图

3. 端粒序列　为染色体末端的特殊序列,富含 TG,端粒 DNA 的 3′ 末端较 5′ 末端长出 12~16bp 的一段弯回,形成保护性的帽状结构,防止了染色体的降解或染色体末端之间的粘连,保证染色体的完整复制。缩短的端粒可由端粒酶合成并恢复加长,端粒酶属于核糖核蛋白复合体,由 RNA 和蛋白质组成,为特殊的反转录酶,能以自身携带的 RNA 为模板,不断合成新的端粒 DNA 序列并添加到染色体的末端,弥补端粒的丢失,阻止端粒的缩短,并可能使得细胞最终逃脱程序性死亡,获得无限增殖能力,即永生化。

鉴于以上三种关键序列在维持染色体稳定遗传的重要性,因此它们在构建人工染色体时都必不可少。

第三节　核　　仁

核仁(nucleolus)是真核细胞间期核中出现的折光性强、无被膜的均质球形小体,是位置不固定的高度动态变化结构,随细胞周期有规律地出现和消失。每个细胞核可有 1 至多个核仁,核仁的数目、大小、形状与生物的种类、细胞的类型和生理状态有关。一般而言,代谢活跃、蛋白质合成旺盛的细胞,如分泌细胞、卵母细胞、肿瘤细胞等,其核仁往往较大,常分布于核被膜边缘,此即核仁边集现象;而代谢缓慢、蛋白质合成不活跃的细胞,其核仁很小甚至不具备核仁,如精子、肌细胞以及休眠的植物细胞等。核仁的主要功能是参与核糖体的生物合成。

一、核仁的主要成分有蛋白质、RNA 和 DNA 等

核仁的成分主要有蛋白质、RNA 和 DNA。其中蛋白质约占核仁干重的 80%,包括核糖体蛋白、组蛋白和非组蛋白,还有相关酶类,如碱性磷酸酶、ATP 酶、RNA 聚合酶和 DNA 聚合酶等。核仁还约有 8% 的 DNA 存在于核仁相随染色质,其中主要是 rRNA 基因,即 rDNA。另外核仁含有大约 10% 的

RNA,主要成分为 rDNA 的转录产物,含量可随细胞状态的改变而发生变化,常与蛋白质结合形成核糖核蛋白,越是功能活跃的细胞,其 RNA 的含量则越高。此外还有诸如微量脂类等其他物质。

二、核仁由三个特征性区域组成

电镜下,核仁为纤维网状结构,由三个特征性区域组成,即低电子密度的纤维中心(fibrillar center,FC)、包围在 FC 周围的高电子密度的致密纤维组分(dense fibrillar component,DFC)以及由 15~20nm 直径的颗粒组成的颗粒组分(granular component,GC)(图 10-12)。

(一) 纤维中心为 rDNA 的储存位点

核仁纤维中心为近似圆形的浅染区,含有 RNA 聚合酶Ⅰ、rDNA 和与转录相关的激活因子。研究证实,rDNA 以袢环形式从染色体上伸出,串联成簇排列,为 rRNA 的合成提供模板,组织形成核仁,故称之为核仁组织者(nuclear organizer)。人类有五对染色体(第 13、14、15、21、22 号染色体)的次溢痕部位分布有 rDNA,它们共同构成了核仁组织区(图 10-13),凡含核仁组织区的染色体称为核仁组织染色体(nucleolar organizing chromosome)。

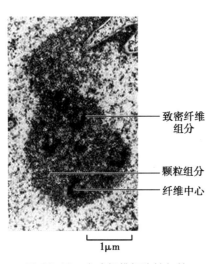

致密纤维组分

颗粒组分

纤维中心

1μm

图 10-12 人成纤维细胞核仁的电镜照片

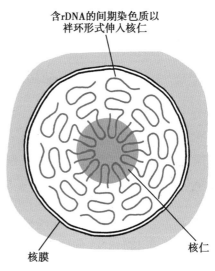

含rDNA的间期染色质以袢环形式伸入核仁

核膜

核仁

图 10-13 人 10 条间期染色质的 rDNA 袢环伸入核仁组织区

(二) 致密纤维组分包含处于不同转录阶段的 rRNA 分子

核仁致密纤维组分以环形或半月形围绕在浅染的纤维中心周围,主要由 rDNA 在不同转录阶段产生的大量 rRNA 分子、核糖体蛋白及某些特异性的 RNA 结合蛋白等成分共同组成,转录产物主要在此处进行加工。

(三) 颗粒组分主要是成熟核糖体亚单位的前体颗粒

核仁的颗粒组分是以 rRNA 和蛋白质为主要组分的致密颗粒,直径 15~20nm,密布致密纤维组分的外围,是核糖体亚单位成熟和储存的位点。

三、核仁的主要功能是参与核糖体的生物合成

核仁的主要功能是参与核糖体的生物合成,包括 rRNA 的合成、加工和核糖体亚基的组装。

(一) 核仁是细胞核 rRNA 的合成和加工中心

真核生物有 4 种 rRNA,即 18S、5.8S、28S 和 5S rRNA,其中,除 5S rRNA 外,前 3 种 rRNA 都是在

核仁内合成的,这 3 种 rRNA 的基因形成一个转录单位,被组织在很小的核仁区域,在核仁组织区呈串状重复排列,其初始转录产物为 45S rRNA。

转录单位是通过对两栖类卵母细胞具有转录活性的 rRNA 基因进行相关研究时发现的。电镜观察表明,rRNA 基因转录单位为箭头状结构单位,沿 DNA 长轴串联重复,一个箭头结构即为一个转录单位,相邻箭头结构之间为非转录序列间隔。转录单位 rDNA 长轴的两侧垂直伸展出许多新生 RNA 链,新生 RNA 链的长短与其距离转录起始点的长度成正比,从而使每个 rRNA 基因转录单位呈现出箭头状或羽毛状的外形结构(图 10-14),箭头状结构单位以串联重复的方式出现在 rDNA 长轴上,中间由裸露、不转录的间隔 DNA 进行分隔,间隔 DNA 片段的长度因生物种类的不同而不尽相同,人的间隔片段大约 30 000bp。

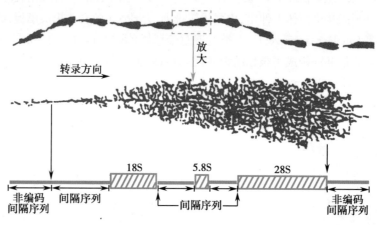

图 10-14　rRNA 基因转录示意图

在探究 rRNA 的合成过程中,科学工作者曾使用同位素氚(^{3}H)标记的尿嘧啶和放线菌素 D 来研究体外培养的 HeLa 细胞,他们将 ^{3}H 标记的尿嘧啶加入 HeLa 细胞的培养基中共培养 25min 后,提取分离 rRNA,检测结果显示被 ^{3}H 标记的 rRNA 的沉降系数为 45S;然后用放线菌素 D 阻断 RNA 的合成,继续培养并在不同时间段提取和分离 rRNA,检测结果表明,最先得到被标记的是 32S rRNA,然后才有 28S rRNA 和 18S rRNA 的出现。

在核仁内,rRNA 形成的简要过程如下:rRNA 基因转录单位,通过专一性的 RNA 聚合酶 I 的协助,转录形成 45S rRNA 前体分子;通过 45S rRNA 的裂解,形成 41S、32S、20S rRNA 等中间产物;其中,20S rRNA 会很快裂解为 18S rRNA,而 32S rRNA 则进一步剪切加工,产生 28S 和 5.8S rRNA。

由此可见,真核生物的 18S、5.8S 和 28S rRNA 基因,来自同一转录单位,在不同的生物种类细胞中,这三种 rRNA 基因的转录起点和间隔区的长短不尽相同。

与上述 3 种 rRNA 基因的情况不同,真核细胞的 5S rRNA 基因(120bp)定位于非核仁组织染色体上,如人类的 5S rDNA 定位于 1 号染色体上,同样也呈串联重复排列,由非转录片段进行间隔。5S rRNA 的生成是在核仁外进行的,需要 RNA 聚合酶 III 的催化,经过转录、加工、转运等一系列过程后到达核仁,再在核仁中参与核糖体大亚基的装配。

（二）核仁是核糖体亚基加工组装的场所

上述 45S rRNA 前体在转录后,会很快与来自细胞质的蛋白质发生结合,形成 80S 的核糖核蛋白复合体,因此,在后续的加工成熟过程中,对 rRNA 前体的加工是以核糖核蛋白复合体形式而非游离 rRNA 的方式进行的。80S 的核糖核蛋白复合体通过丢失部分 RNA 和蛋白质,剪切形成了核糖体大、小亚基前体。大亚基前体含有 5.8S rRNA、28S rRNA 和 49 种蛋白质,与非核仁组织染色体合成的 5S rRNA 结合,完成组装后即可经核输出进入细胞质,组装时间约需 1h;小亚基前体由 18S rRNA 和 33 种蛋白质组成,在 30min 左右即可完成组装并进行核输出(图 10-15),由于小亚基组装的时间短于大亚基,故核仁内通常可见大亚基前体的数量往往较多。此外,在加工过程中会出现其他加工产物在核仁中存留,如小 RNA 分子和蛋白质,这些物质可能在核糖体的构建等方面发挥了一定的作用。

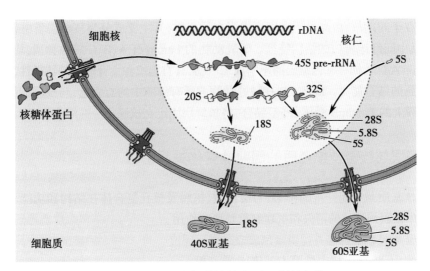

图 10-15　核仁与核糖体大、小亚基的组装

另外,值得注意的是,核仁中的核糖体大、小亚基前体形成后,只有进入细胞质,才能继续成熟,并最终形成有功能的核糖体大、小亚基。这样精确的成熟机制,有利于防止有功能的核糖体在核中出现,避免了其与 mRNA 前体接近的机会,杜绝了 mRNA 前体在核内提前翻译的可能性,从而保证了真核细胞在正确的时空环境中进行准确的转录和翻译。

四、核仁是周期性动态变化的结构

作为高度动态变化的结构,核仁随细胞周期有规律地出现和消失,称为核仁周期,这种周期变化与核仁组织区的关系最为密切。当细胞处于有丝分裂的前期阶段,核仁组织区的 rDNA 袢环出现缠绕、凝缩,丧失转录活性,rRNA 的合成活动停止,与此同时,染色质发生凝集,核仁的结构成分融入核基质中,核仁的体积不断缩小直至最后消失,故在随后的中期、后期中均观察不到核仁的存在。但当细胞进入到分裂末期时,染色体已被牵引达到细胞的两极,通过解旋逐渐形成染色质,与此同时,核仁组织区的 rDNA 袢环逐渐松展,恢复转录活性并开始 rRNA 的合成,核仁的纤维组分和颗粒组分也重新生成,此时,在核仁组织区的推动作用下,核仁开始重建并在细胞分裂间期得到重现。

第四节　核纤层与核基质

核纤层(nuclear lamina)是位于内层核膜下的纤维蛋白(属于中间纤维)网络片层结构。核基质(nuclear matrix)是指将细胞核的核膜、核纤层、染色质和核仁去除后的余留部分,为不溶性的网络状结构,以纤维蛋白成分为主,又称核骨架(nuclear skeleton)。核纤层在核内与核基质的网架结构连接,在核外与中间纤维相连,从而形成了贯穿细胞核、细胞质的球形网架结构体系,不但对整个细胞、细胞核的形态起支撑作用,同时也是细胞核内生命活动的重要组织者和参与者。

一、核纤层的主要成分为核纤层蛋白

核纤层存在于间期核,由高电子密度纤维蛋白质组成,其主要成分为核纤层蛋白(lamin),以二聚体形式存在,具中间纤维蛋白的结构特征。哺乳动物的 Lamin 有 A、B、C 三种类型,均与核膜有较好的亲和性,Lamin A/C 为同一基因编码的不同加工产物,具有组织和发育时期的特异性,其中,Lamin A 与染色质有较强的结合能力。Lamin B 在哺乳动物的所有细胞中均有表达,与核膜的结合能力最强,可通过与内核膜上的 Lamin B 受体(P58)结合,将核纤层固定在核膜相应的结合位点上。

二、核纤层与核膜及染色质的周期性变化关系密切

核纤层是核基质与中间纤维的桥梁,与染色质、核膜及核孔复合体在结构和功能上关系密切,对细胞分裂过程中核膜周期性的消失和重建有重要调节作用。

(一) 核纤层维持核的形态并提供染色质核周锚定部位

在间期细胞中,核纤层与内核膜中的镶嵌蛋白相结合,也与核基质相连接,在细胞核中起支架作用,支撑了核膜的形状,维固了核孔的位置。另外,核纤层蛋白通过与染色质特殊位点的结合,将染色质进行核周锚定(图 10-16),对维护染色体在核内的有序排列发挥了重要作用。

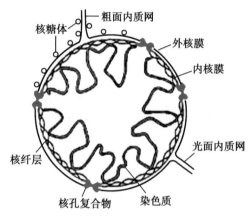

图 10-16　核纤层与内核膜、染色质之间的关系示意图

(二) 核纤层参与核膜的重建并与染色质凝集相关

在真核细胞的分裂过程中,核纤层的解聚及聚合与核膜的消失与重建、染色质的凝集与解旋直接关联,磷酸化与去磷酸是核纤层结构动态变化的重要调控因素。

当细胞进入分裂前期时,核纤层蛋白通过磷酸化,发生可逆性的去组装,核纤层解聚,lamin A 与 lamin C 分散融入细胞质,核膜破裂。lamin B 由于其与核膜结合能力最强,解聚后则与核膜小泡结合,成为末期核膜重建的物质基础。同时由于核纤层的解聚,导致染色质与核纤层蛋白的结合丧失,染色质失去核纤层的约束,逐渐凝集并最终形成染色体。

当细胞进入到分裂末期时,核纤层蛋白去磷酸化并重新组装聚集,介导染色体与核膜小泡的结合,核膜得以重建,与此同时染色体解旋并形成染色质(图 10-17)。核纤层通过与染色质特殊位点的紧密结合,防止染色质的凝聚,使细胞核在间期中得以重现。

(三) 核纤层参与了 DNA 的复制

利用爪蟾卵母细胞进行核重建体系的研究表明,重建的核如果缺乏核纤层,尽管核内具备 DNA 复制所需的酶和其他成分,但 DNA 的复制仍无法进行,提示核纤层对 DNA 的复制不可或缺。

三、核基质以纤维蛋白成分为主

核基质是以纤维蛋白成分为主的网架结构,直接参与了细胞核的构成(图 10-18),基本成分包括蛋白质和 RNA,其中蛋白质的含量高达 90%,且种类繁多复杂,主要分为两大类,即核基质蛋白(nuclear matrix protein,NMP)和核基质结合蛋白(nuclear matrix associated protein,NMAP)。

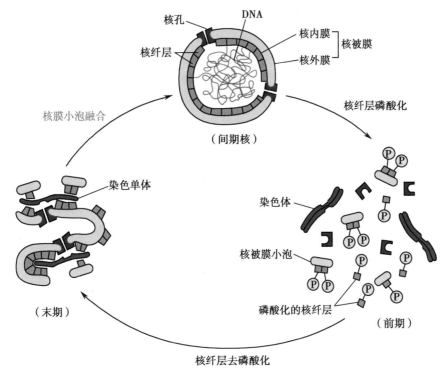

图 10-17　核膜的崩解和重建示意图

核基质蛋白多为纤维蛋白,为各种类型的细胞所共有,但随着细胞类型、生理状态和分化程度的不同可发生很大变化,目前对其确切的组分尚未取得共识,其中能够比较确定的成分有 DNA 拓扑异构酶Ⅱ、核内肌动蛋白等。

核基质结合蛋白种类多样,核基质蛋白通过与其共同协同作用,承担了复杂的生物学功能。

此外,核基质中还含有少量 RNA 和 DNA,其中 RNA 有维护纤维网架三维结构完整性的作用,而 DNA 则被认为只是一种功能性的结合,而并非核基质的基本组分。

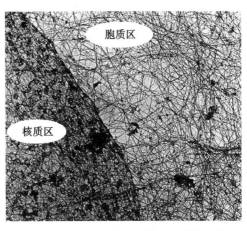

图 10-18　核基质的透射电子显微镜图像

四、核基质功能广泛

(一) 核基质参与了 DNA 的复制

DNA 的复制先要形成 DNA 复制复合体(DNA replication complex)。DNA 复制复合体由锚定于核基质的 DNA 袢环、DNA 复制相关的酶和因子组成。其中 DNA 袢环具有特定的核基质结合序列(matric-attached region,MAR),该序列富含 AT,能与核基质的 DNA 拓扑酶Ⅱ结合,从而使 DNA 以袢环的形式锚定于核基质。另外,每个 DNA 袢环具有多个复制起点,这些起始位点只有在与核基质结合时,才能启动 DNA 的复制。DNA 复制起始后,DNA 聚合酶通过与核基质特定的位点结合后而被激活,继而协助 DNA 新链在 DNA 复制复合体中完成合成。

(二) 核基质参与了基因转录和 hnRNA 的加工

Jackson DA 等用 ³H-UdR 脉冲标记 HeLa 细胞,发现 95% 以上的新生 RNA 链紧密连于核基质;Ciejek EM 等以小鸡输卵管细胞为材料,低温分离核基质,发现其卵清蛋白和卵黏蛋白 mRNA 的前体都只存在于核基质;进一步研究还发现 hnRNA 与核基质的结合点为 hnRNA 上的 poly(A)区,以上这些提示,核基质参与了基因的转录并可能是核内 hnRNA 的加工场所。

另有研究表明,只有具转录活性的基因才会与核基质结合,也只有与核基质结合的基因才能被转录,核基质有 RNA 聚合酶的结合位点,催化转录完成后,其产物将继续在核基质上进行加工和修饰。hnRNA 的加工常常是在 RNP 复合物的状态下进行的,RNP 复合物经 RNase 处理后,残余的蛋白质仍能组装形成核基质样的纤维网架,据此推测,核基质参与了 RNA 转录后的加工修饰。

(三) 核基质参与了染色体的构建

在前面介绍的染色体支架 - 放射环结构模型中,核基质或染色体骨架是 DNA 袢环、微带、染色单体构建时的附着支架,现在一般认为核基质与染色体骨架为同一类物质,也即意味着核基质参与了染色体的构建。在间期核内,DNA 袢环具有特定的核基质结合序列,故而核基质对 DNA 的有序排布起着空间支架的作用;当细胞进入到染色体的形成阶段时,核基质参与了 DNA 的超螺旋化过程。

(四) 核基质与细胞分化相关

核基质上有 RNA 聚合酶的结合位点,故而核基质的状况与核内 RNA 的合成能力密切相关。分化的实质是细胞特异性基因被选择性表达的结果,因此,分化程度越高的细胞,其相关 RNA 的合成能力越强,核基质也会相应地越发达。另外,细胞也可通过改变核基质的结构和功能,引起基因选择性转录活性发生变化,继而引导细胞分化。

第五节　细胞核与疾病

细胞核蕴藏着生命活动最核心的信息,其相关结构与功能的变化,常会引起细胞增殖、生长、分化等生命功能的异常,从而导致疾病的发生。

一、细胞核异常是肿瘤形成和发展的重要因素

细胞核异常与肿瘤的形成和发展关系密切,肿瘤细胞与正常细胞相比,最显著的特点是细胞增殖失控,细胞大量增殖,代谢活动旺盛,因而细胞核在形态和结构上均表现异常,具体表现为:①核的外形:出现分叶、出芽、凹陷、弯月等不规则畸形;②核膜:增厚,形成小泡、小囊状的突起,核孔数目增多;③核仁:体积增大,数量增多,核质比明显增高;④组蛋白:易发生磷酸化,与 DNA 的结合力降低,rRNA 转录活性增强,有利于转录;⑤核基质:组成和结构存在异常,其中的染色质颗粒化,分布不均,沿核周边分布;⑥染色体异常:染色体异常或畸变是肿瘤的特点之一,包括染色体数目异常或结构异常,对这些异常情况进行检测,有助于肿瘤的早期诊断。

二、核转运异常将导致相应疾病的发生

胞核与胞质之间的转运是真核细胞的重要生命活动,核质转运失调将导致底物在细胞内的错误定位,引致相应疾病的发生。

肌萎缩侧索硬化症(ALS),俗称 “渐冻人”,是中枢神经系统内的运动神经元退化所致的致命性疾病,2009 年有学者发现家族遗传性 ALS 人群中存在 FUS(也称 FUS/TLS)基因突变,该基因在 ALS 人群中的突变率约占 4%~5%,其中 FUS 蛋白的核定位信号突变可引发核转运异常,导致 FUS 蛋白在细

胞质中积累异常,这是该病的重要发病机制之一。

雄激素受体(androgen receptor,AR)属于核受体超家族的成员,主要介导雄性激素发挥作用。AR在与雄性激素结合后被激活,AR上的NLS(相当于入核的"通行证")暴露,如果AR特别是AR上的NLS位点发生突变(如:Lys630、Lys632、Lys633),均可造成AR异常,影响其与核输入受体的结合,导致AR和雄性激素不能正常转运入核,从而滞留于细胞质中,无法发挥正常功能,引发雄激素不敏感综合征等。

另外,核孔复合体作为核、质之间转运的"阀门",对正常细胞的诸多生理过程,如核质转运、增殖、分化、和凋亡等起到了必不可少的作用。如果核孔复合体发生异常,将影响其正常生理功能的发挥,最终引致疾病的发生。例如,核孔复合体的组成成分异常或结构变化均可导致心肌细胞转运状态、心肌功能、心脏发育等心脏生理过程的改变,从而引起各类心脏疾病的发生,如出现房颤、心衰等病症。

三、端粒异常与衰老性疾病密切相关

端粒是染色体末端的特化结构,对染色体具有稳定和保护的作用。根据针对端粒长度的研究发现,端粒的长度与细胞分裂次数呈负相关,当端粒短到一个临界值时,不同的细胞拥有不同的命运,一般情况下,正常细胞将停止分裂并进入衰老和死亡,因而端粒的长度是细胞衰老的重要指标。与此同时,由于端粒短到一定程度时,不能形成正常的三维结构,削弱了对染色体的保护功能,引发染色体结构稳定性的降低,使畸变、断裂或缺失等异常情况的概率大大增加,从而增加了老年性疾病(如高血压、糖尿病、肿瘤等)的发病风险,这也是端粒异常与很多衰老性疾病密切相关的原因。

唐氏综合征(Down syndrome)即是一种早老样综合征,通过对患者外周血淋巴细胞进行研究,发现其端粒的丢失速度是正常细胞的3倍之多;在患有早衰症的患者体内,往往也发现细胞端粒异常;高血压患者的内皮细胞中的端粒长度存在异常;非胰岛素依赖性糖尿病患者的白细胞中也出现了端粒长度缩短的现象。

研究表明,肿瘤细胞的端粒比邻近的正常细胞的端粒短很多,肿瘤细胞之所以具无限分裂增生能力,主要是靠端粒酶来维持其端粒的长度。已有证据表明,90%的恶性肿瘤细胞中的端粒酶活性被激活,包括肺癌、结肠癌、乳腺癌、前列腺癌等,以及多数的白血病和淋巴瘤,而正常细胞由于端粒酶活性很低,因此分裂增生次数有限。

总之,通过对疾病与细胞核的关系的了解,将拓展我们的思路并对我们提供有益的启示。

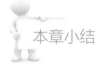

本章小结

细胞核是细胞内最大、最重要的结构,蕴藏着生命活动最核心的信息。完整、典型的细胞核只存在于间期细胞中,间期核包括核膜、染色质、核仁、核纤层和核基质(核骨架)等。

核膜是真核细胞的重要标志,由内层核膜、外层核膜、核周间隙及核孔复合体构成。核膜是核、质区域化作用的间隔屏障,使基因的转录和翻译在时空上实现分离。

核孔复合体的结构可用捕鱼笼式模型加以说明,由胞质环、核环、辐及中央栓等部分组成。核孔复合体承担着核、质间的物质和信息的双向交流:具备核定位序列的蛋白可与输入蛋白识别、结合,形成的复合物由转运因子介导,可"定向"进行核输入;与此类似,核输出也需要被转运物质与输出蛋白进行识别结合才能进行主动运输。核孔复合体一方面可把亲核蛋白输入胞核,另一方面又可将mRNA、tRNA和新合成的核糖体大小亚基前体等物质输入胞质。

染色质和染色体为同一物质的不同存在形式,主要由DNA、组蛋白两种成分组成。按其螺旋化

程度及功能状态的不同可分为常染色质和异染色质,异染色质又可分为结构异染色质和兼性异染色质。

染色体是由染色质经过多级折叠、包装后形成的。核小体(由 DNA 片段盘绕在组蛋白八聚体上构成)为染色质的基本结构单位,多个核小体形成念珠状的纤维为染色质的一级结构,进一步螺旋形成螺线管为染色质的二级结构,目前被认可的染色质高级结构模型有两种,即多级螺旋化模型及骨架 - 放射环模型。

中期染色体的特征最为典型,每条染色体包含两条姐妹染色单体,由染色体臂、着丝粒、次缢痕、端粒等部分组成。染色体稳定遗传的关键序列包括复制源、着丝粒及端粒结构的特征序列。正常人的染色体有中着丝粒、亚中着丝粒、近端着丝粒三种类型。

核仁的成分主要有蛋白质与 rRNA,由三个特征性区域组成,即纤维中心、致密纤维组分、颗粒组分。纤维中心为 rRNA 基因的储存位点;致密纤维组分包含处于不同转录阶段的 rRNA 分子,而转录产物主要在此处进行加工;颗粒组分主要是核糖体亚单位成熟和储存的位点。核仁为高度动态结构,其主要功能是参与核糖体的生物合成,包括 rRNA 的合成(5S rRNA 除外)、加工和核糖体亚基的组装。

核纤层与核基质共同形成了核内的网架结构体系。

核纤层的主要成分为核纤层蛋白,包括哺乳动物的 Lamin 有 A、B、C 三种类型,均具核膜亲和性,其中 Lamin B 与核膜的结合能力最强。Lamin A/C 为同一基因编码的不同加工产物,其中,Lamin A 与染色质有较强的结合能力。

核纤层维持核的形态并提供染色质核周锚定的部位,核纤层的解聚与聚合,与核膜的消失与重建、染色质的凝集与解旋直接关联。磷酸化和去磷酸化是核纤层结构动态变化的重要调控因素。

核基质是一个以纤维蛋白成分为主的网架结构,基本成分包括蛋白质和 RNA,可分为核基质蛋白和核基质结合蛋白。核基质是 DNA 袢环、微带及染色单体构建时的附着支架,有 RNA 聚合酶的结合位点。核基质参与了 DNA 的复制、基因转录和 hnRNA 的加工、染色体的构建及细胞分化。

细胞核异常与肿瘤的发生和发展相关;核质转运失调将导致底物在细胞内的错误定位,导致相应疾病的发生;端粒异常与很多衰老性疾病密切相关。

思考题

1. 以主动运输的方式通过核孔复合体进行核输入和核输出的物质主要有哪些?
2. 染色质是如何凝集并组装形成染色体的? 其意义何在?
3. 试述核糖体的组成及其生物合成。
4. 试比较核定位序列与信号肽的异同。

(言惠文)

第十一章
细 胞 骨 架

1903 年,俄国生物学家 Nikolai K. Koltsov 首次提出了"细胞骨架"(cytoskeleton)的概念,直至 1963 年,人们首次在电镜下观察到细胞中存在一个三维网络结构,并将其命名为细胞骨架。细胞骨架是真核细胞中的蛋白纤维网架系统,包括微管、微丝和中间丝(图 11-1),其排列、分布方式因细胞功能状态而变化。细胞骨架不仅对维持细胞的形态和细胞内部结构的有序性起重要作用,而且还与细胞运动、细胞分裂、细胞分化,以及物质运输、信息传递等重要生命活动密切相关。此外,由微管或微丝组装而成的细胞表面的特化结构纤毛(cilia)或微绒毛(microvilli),主要存在于人体管腔组织表面细胞如气管上皮细胞中,在监测动物体内液体流动(如血液、脑脊液等)、视觉、听觉等功能上发挥不可或缺的作用。

细胞骨架最先在细胞质中发现,后来又在细胞核中发现了类似结构,称为核骨架,核骨架将在细胞核一章介绍,本章仅讨论细胞质骨架的结构和功能。

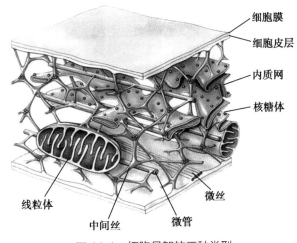

图 11-1 细胞骨架的三种类型

第一节 微 管

微管(microtubule,MT)是由微管蛋白组成的中空管状结构。细胞内微管呈网状或束状分布,其功能包括维持细胞形态、细胞极性,以及参与细胞运动、细胞分裂和物质转运等过程。

一、微管是由微管蛋白组装而成的中空管状结构

微管是中空的管状结构,内、外径分别约为 15nm、25nm,其长度与其功能相关,变化很大。在大多

数细胞中,微管的长度仅有几个微米长,而在某些特定的细胞中,如在中枢神经系统运动神经元的轴突中可以长达几厘米。

　　构成微管的基本成分是微管蛋白(tubulin),微管蛋白呈球形,是一类酸性蛋白,约占微管总蛋白的80%~95%,可分为两种:即α微管蛋白和β微管蛋白,这两种蛋白有35%~40%的氨基酸序列同源,表明编码它们的基因可能是由同一原始祖先演变而来。其中α微管蛋白含450个氨基酸残基,β微管蛋白含455个氨基酸残基,两者均含酸性C末端序列,使微管表面带有较强的负电荷。细胞中α微管蛋白和β微管蛋白常以异二聚体(heterodimers)的形式存在,这种αβ微管蛋白异二聚体是细胞内游离态微管蛋白的主要存在形式,也是微管组装的基本结构单位。若干异二聚体首尾相接,形成细长的微管原丝,由13根微管原丝通过非共价键结合形成微管(图11-2)。

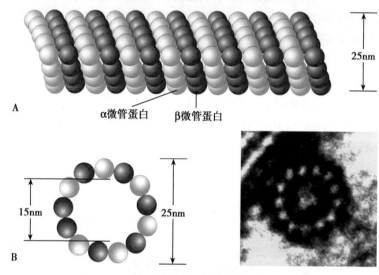

图 11-2　微管的结构

A. 微管结构模式图;B. 微管横切面电镜图像(右)和其模型图(左)。

　　微管蛋白的结构在生物进化过程中非常稳定,在α微管蛋白和β微管蛋白上各有一个GTP结合位点,在α微管蛋白位点上结合的GTP通常不会被水解,被称为不可交换位点(nonexchangeable site,N位点)。但在β微管蛋白位点上结合的GTP,在微管蛋白二聚体参与组装成微管后即被水解成GDP,当微管去组装后,该位点的GDP再被GTP所替换,继续参与微管的组装,所以被称为可交换位点(exchangeable site,E位点)。此外,微管蛋白上还含有二价阳离子(Mg^{2+}、Ca^{2+})结合位点、一个秋水仙碱(colchicine)结合位点和一个长春碱(vinblastine)结合位点。因此秋水仙碱和长春碱可与微管蛋白异二聚体结合,从而发挥抑制微管装配的作用。

　　研究人员于1989年又发现了微管蛋白家族的第三个成员——γ微管蛋白,其分子量约为50kDa,由大约455个氨基酸残基组成,只占微管蛋白总含量的不足1%。大约有80%的γ微管蛋白以一种约25S的复合物形式存在,称为γ微管蛋白环状复合物(γ-tubulin ring complex,γ-TuRC)(图11-3),是由γ微管蛋白和一些其他相关蛋白构成。γ-微管蛋白不是微管壁的组分,而是存在于微管成核(nucleation)和组装的起始部位——微管组织中心(microtubule organizing center,MTOC),虽然其含量很少,但却是微管组织中心必不可少的成分。如果编码γ微管蛋白的基因发生突变,则会导致

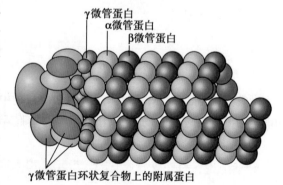

图 11-3　γ-微管蛋白环状复合物示意图

细胞质中微管数量和长度发生变化,以及由微管组成的有丝分裂器的缺失,继而影响细胞分裂。

微管在细胞中有三种不同的存在形式:单管(singlet)、二联管(doublet)和三联管(triplet)。其中单管不稳定,易受低温、Ca^{2+} 和秋水仙碱等因素的影响而发生解聚,二联管和三联管则属于稳定的微管结构。

单管由 13 根原丝组成,是细胞质中微管的主要存在形式,常分散或成束分布。二联管由 A、B 两根单管组成,A 管为由 13 根原丝组成的完全微管,B 管仅有 10 根原丝,与 A 管共用 3 根原丝,二联管为分布于纤毛和鞭毛(细胞表面特化结构)杆状部分的主要结构。三联管则由 A、B、C 三根单管组成,A 管有 13 根原丝,B 管和 C 管均由 10 根原丝组成,B 管与 A 管以及 C 管与 B 管分别共用 3 根原丝,三联微管主要位于中心粒及纤毛和鞭毛的基体部分(图 11-4)。

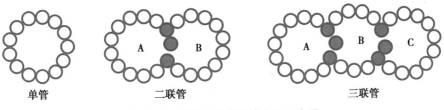

单管　　　　　　　　二联管　　　　　　　　　　三联管

图 11-4　微管三种类型横断面示意图

二、微管结合蛋白是维持微管结构和功能的重要成分

微管结合蛋白(microtubule associated protein,MAP),是一类维持微管结构和功能的重要蛋白质。微管结合蛋白一般以恒定比例与微管相互结合,在微管蛋白装配成微管之后,结合在微管表面,维持微管的稳定,以及与其他细胞器间的连接。一般认为,微管结合蛋白包括两个结构区域:一个是碱性微管结合区,其能结合到微管蛋白侧面,可明显加速微管的成核作用;另一个是酸性区域,从微管蛋白表面向外延伸成丝状,以横桥的方式与其他骨架纤维相连接(图 11-5)。突出区域的长度决定微管在成束时的间距大小。

微管结合蛋白主要包括:MAP-1、MAP-2、tau 和 MAP-4。前三种微管结合蛋白主要存在于神经元中,MAP-4 广泛存在于各种细胞中,在进化上具有保守性。不同的 MAP 在细胞中有不同的分布区域,执行不同的功能。MAP-1 存在于神经细胞轴突和树突中,常在微管间形成横桥,可以控制微管延长,但不能使微管成束。MAP-2 存在于神经细胞的胞体和树突中,能在微管之间以及微管与中间丝之间形成横桥使微管成束。tau 通常沿微管侧面结合,封闭微管表面,保持轴突中微管的稳定;MAP-4 存在于各种细胞中,起稳定微管的作用。

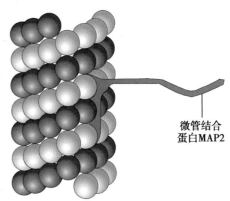

微管结合蛋白MAP2

图 11-5　微管结合蛋白示意图

三、微管的组装与去组装是一种高度有序的生命活动

细胞质微管是一种动态结构,其组装和去组装的过程是一种高度有序的生命活动。微管通过快速组装和去组装达到动态平衡,这种动态平衡对于保证微管行使其功能具有重要意义。微管的组装是一个复杂而有序的过程,可分为三个时期:成核期、聚合期和稳定期。成核期(nucleation phase):先由 α 和 β 微管蛋白聚合成一个短的寡聚体(oligomer)结构,即组装核心,然后微管蛋白异二聚体在其两端和侧面添加使之扩展成片状带,当片状带加宽至 13 根原丝时,即合拢成一段微管。由于

该期是微管聚合的开始,速度缓慢,是微管聚合的限速过程,因此也称为延迟期(lag phase)。聚合期(polymerization phase)又称延长期(elongation phase):该期细胞内高浓度的游离微管蛋白聚合速度大于解聚速度,新的异二聚体不断添加到微管正端,使微管延长。稳定期(steady state phase)又称为平衡期(equilibrium phase):随着细胞质中的游离微管蛋白浓度下降,达到临界浓度,微管的组装与去组装速度相等,微管长度相对恒定。

(一) 微管的体外组装过程

1972 年 Richard C. Weisenberg 首次从小鼠脑组织分离出微管蛋白,并在体外成功装配成微管。随后,精子尾部、肾脏、垂体、卵细胞、胚胎细胞和培养细胞提取物的微管蛋白都能在体外成功装配微管。体外研究发现,只要微管蛋白异二聚体达到一定的临界浓度(约为 1mg/ml),有 Mg^{2+} 存在、在适当的 pH(pH 6.9)和温度(37℃)的缓冲体系中,异二聚体即能组装成微管,同时需要由 GTP 提供能量,并且需要加入钙络合剂络合 Ca^{2+}。当温度低于 4℃ 或加入过量 Ca^{2+},已形成的微管又可去组装。微管在体外组装的主要过程是:先由微管蛋白异二聚体头尾相接形成短的原丝,然后经过在两端和侧面增加异二聚体扩展成片层,当片层扩展到 13 条原丝时,即合拢成一段微管。然后,新的异二聚体再不断加到微管的两端,使之延长(图 11-6)。由于原丝由 αβ 微管蛋白异二聚体头尾相接而成,这种排列构成了微管的极性。微管两端的异二聚体微管蛋白具有不同的构型,决定了它们添加异二聚体的能力不同,因而微管两端具有不同的组装速度。通常微管持有 β 微管蛋白的正极(+)端组装较快,而持有 α 微管蛋白的负极(−)端组装较慢。在游离的微管蛋白达到一定浓度时,在同一条微管上常可发生微管的正极(+)因组装而延长,而其负极(−)则因去组装而缩短,这种现象称为踏车现象(tread milling)。当微管两极的组装和去组装的速度相同时,微管的长度保持稳定(数字资源"02 微管的聚合与解聚")。

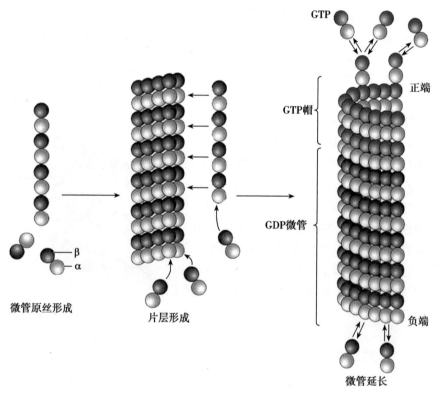

图 11-6　微管组装示意图

(二) 微管的体内装配和特化结构

微管在体内的装配要比体外装配更为复杂,除了遵循体外装配规律外,还受到严格的时间和空间的控制。例如,纺锤体微管的组装和去组装发生在细胞分裂期,称为时间控制,而活细胞内的微管组织中心（MTOC）在空间上为微管装配提供始发区域,控制着细胞质中微管的数量、位置及方向,称为空间控制。微管组织中心是微管聚合装配成核的核心形成位点,是微管延长的起始点。细胞内MTOC包括中心体、着丝粒、纤毛和鞭毛的基体等(数字资源"03 微管组织中心")。

动物细胞和低等植物细胞中都有中心体,其位于细胞核附近的细胞质中,接近于细胞的中心,因此叫中心体(centrosome)。中心体是动物细胞内决定微管形成的细胞器,由一对中心粒和中心粒周物质(pericentriolar material,PCM)组成,PCM包绕着2个中心粒。中心粒直径为0.16~0.23μm,长度变动于0.16~0.56μm之间,成对相互垂直排列。中心粒由9组三联体微管组成,形成一桶状结构。中心粒周物质形成纤维状网状结构,被称为中心体矩阵,中心体矩阵连接多种蛋白,包括γ微管蛋白复合物(γ-TuRC)。中心体上每一个γ-微管蛋白环状复合物像一个基座,都是微管生长的起始点,或者称为成核部。微管组装时,游离的微管蛋白异二聚体以一定的方向添加到γ-TuRC上,而且γ微管蛋白只与二聚体中的α微管蛋白结合,结果产生的微管在靠近中心体的一端都是负极(−),而另一端是正极(+),都是β微管蛋白。因此产生的微管负极均被γ-TuRC封闭,在细胞内微管的延长或缩短的变化大多发生在微管的正极(+)(图11-7)。

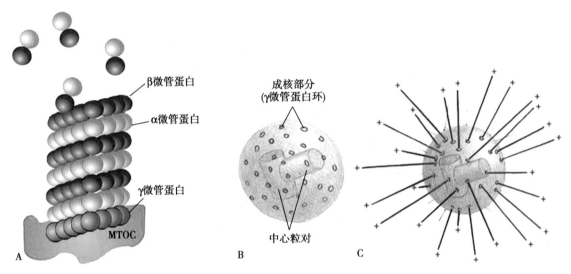

图 11-7　微管蛋白在中心体上的聚合

A. γ-微管蛋白环状复合物示意图;B. 由一对中心粒,无定型蛋白质以及γ-微管蛋白
共同组成的中心体;C. 中心体与附着其上的微管。

纤毛和鞭毛是细胞表面的特化结构,由微管组成的轴丝(axoneme)构成,轴丝呈规律性排列,即9组二联微管在周围等距离地排列成一圈,中央是两根由中央鞘包围的单体微管,成为"9+2"的微管排列形式(图11-8),外面则有质膜包被。每个二联管靠近中央的一根称为A管,另一条为B管,A管向相邻二联管的B管伸出两条动力蛋白臂(dynein arms),两个相邻二联管之间有微管连接蛋白(nexin)形成的连接丝,具有高度的韧性,将9组二联管牢固地捆为一体即为轴索。两根中央单管之间由细丝相连,外包有中央鞘。A管向中央鞘伸出的凸起称为放射辐条(radial spoke)。辐条末端稍膨大称为辐条头(spoke head)。

纤毛和鞭毛内部的微管起源于其基部的基体(basal body)。基体的结构与中心粒基本一致,9组三联管斜向围成一圈,中央没有微管,呈"9+0"排列。A管和B管向外延伸而成为纤毛和鞭毛中的二联微管。基体和中心粒是同源结构,在某些时候可以相互转变。例如,精子鞭毛内部的微管起源于中心粒衍生来的基体,该基体进入卵细胞后在受精卵第一次分裂过程中又形成中心粒。

(三) 微管组装的动态不稳定性

非稳态动力学模型(dynamic instability model)认为微管组装过程不停地在增长和缩短两种状态

中转变,表现为动态不稳定性。

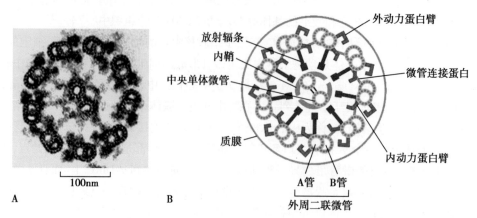

图 11-8 纤毛与鞭毛的结构
A. 纤毛横切面电镜照片;B. 纤毛结构示意图。

微管在体外组装时,有两个因素决定微管的稳定性:即游离 GTP- 异二聚体微管蛋白的浓度和 GTP 水解成 GDP 的速度。当游离 GTP- 异二聚体微管蛋白的浓度高时,携带 GTP 的微管蛋白异二聚体快速添加到微管末端,使得组装速度大于 GTP 的水解速度,GTP 的微管蛋白在增长的微管末端彼此牢固结合,形成了 GTP 帽(GTP cap),此帽可以防止微管解聚,从而使微管继续生长。随着游离 GTP- 异二聚体微管蛋白浓度的降低,其加至微管末端的速度减慢,GTP 微管蛋白聚合速度小于 GTP 的水解速度,GTP 帽不断缩小暴露出 GDP 微管蛋白,它们因结合不紧密而使微管原丝弯曲,并迅速脱落下来使微管缩短。当异二聚体浓度升高时,微管又开始延长(图 11-9)。可见,在微管的组装过程中,微管在不停地延长和缩短两种状态下转变,是微管组装动力学的一个重要特点。

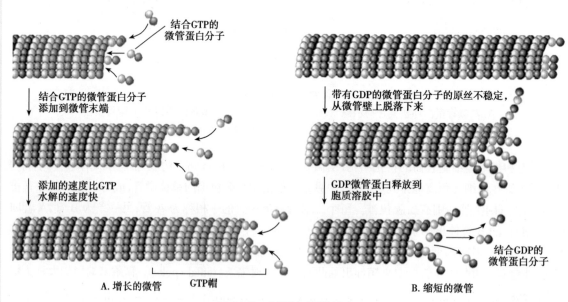

图 11-9 GTP 与微管结合

微管在体内组装也具有动力学不稳定性。在间期或终末分化细胞内,微管的组装通常从 MTOC 开始,并随着 GTP 微管蛋白异二聚体的不断添加而得以延伸,但并不是所有微管都能持续不断地进行组装。在同一细胞内,总是见到一些微管在延伸,而另一些微管在缩短,甚至全部解聚。在细胞内,刚刚从微管上脱落下来的 GDP 微管蛋白会转换成结合 GTP 后被组装到另一根微管的末端。这种快速组装和去组装的行为对于微管行使其功能极为重要。微管组装的动力学不稳定性可使新形成的细胞质区域很快具有微管结构,另外,这种动力学不稳定性能使微管更有效地寻找三维空间,从而使微管找到细胞中特异的靶位点,如在细胞分裂早期,从中心体发出的不稳定微管正极就可在细胞质中寻找动粒上特异的结合位点,并捕获这些结合位点。

微管在体内组装的动力学不稳定性行为还受到其他多种因素的调节,如延伸中的微管的游离端与某些微管相关蛋白或细胞结构结合而不再进行组装或去组装,使微管处于相对稳定状态。

(四)微管组装的影响因素

微管组装会受到多种因素的影响。体外实验证实,温度、pH、游离微管蛋白的浓度、GTP浓度和离子浓度都能影响微管组装的过程。例如,适当浓度的 Mg^{2+} 是微管组装必需的条件,而 Ca^{2+} 的浓度过高则会抑制微管组装。

一些特异性药物可以影响细胞内微管的组装和去组装。例如秋水仙碱,秋水仙碱是一种生物碱,也称秋水仙素,因其最初是从百合科植物秋水仙中提取出来而得名。秋水仙素可与 β 微管蛋白肽链中半胱氨酸结合,形成秋水仙素 -αβ 异二聚体复合物。因此,秋水仙素既可以阻止微管的成核反应,也能阻止其他二聚体的加入,改变了微管组装和去组装稳定状态的平衡,其结果破坏了微管的动态性质,从而抑制了微管的组装。在细胞分裂时,秋水仙碱破坏纺锤体的形成,使细胞停止在分裂中期。这也是染色体标本制备和检测技术中使用秋水仙碱的原理。而长春花新碱能附着在微管蛋白二聚体上,从而阻止了微管结构的形成。

紫杉醇(taxol)是从紫杉(Taxus brevifolia)的树皮中提出的一种化合物,是微管的特异性稳定剂,其作用与秋水仙碱相反,紫杉醇结合于 β 微管蛋白特定位点上,可以促进微管的装配和保持稳定,但不影响微管蛋白在微管末端进行组装,结果导致微管不断地组装而不解聚,同样也可使细胞停滞在分裂期,从而可以抑制细胞快速增殖。由此可见,维持微管的组装和去组装的动态平衡是保证细胞正常生命活动的重要因素。紫杉醇在临床上已经被广泛用于乳腺癌、卵巢癌、部分头颈癌和肺癌的治疗。

四、微管在多种细胞生命活动中发挥重要作用

(一)支持和维持细胞的形态

微管构成细胞内网状支架,其基本功能就是维持细胞的形态。微管具有一定的强度,能够抗压和抗弯曲,这种特性为细胞提供了机械支持力。例如,蝾螈红细胞呈椭圆盘状外形,这种形状是靠质膜下环绕细胞排列的微管束来维持的。这些微管束构成边缘带,支撑着红细胞的形态,并使细胞具有一定的弹性,如果用秋水仙碱处理细胞,微管解聚,细胞则变成圆形。此外,微管对于细胞的凸起部分,如纤毛、鞭毛以及神经元的轴突和树突的形成和维持也起关键作用。

(二)参与细胞内物质运输

微管在胞内运输中发挥了重要的作用。微管以中心体为中心向四周辐射延伸,为细胞内物质的运输提供了轨道。真核细胞具有复杂的内膜系统,使细胞质高度区域化,内膜系统各膜性结构细胞器间物质交换、细胞的分泌活动和内吞作用主要通过一些运输小泡、分泌颗粒、内吞泡等囊泡转运。囊泡就是沿着微管提供的轨道进行定向运输的,如果破坏微管,物质运输就会受到阻碍。

囊泡沿着微管移动需要通过一类马达蛋白(motor protein)来完成,其利用ATP水解产生的能量驱动自身携带运载物沿着微管或肌动蛋白丝运动。目前发现有几十种马达蛋白,可分为三个不同的家族:驱动蛋白(kinesin)、动力蛋白(dynein)和肌球蛋白(myosin)家族。其中,驱动蛋白和动力蛋白是以微管作为运行轨道,而肌球蛋白则是以肌动蛋白纤维作为运行轨道。胞质动力蛋白和驱动蛋白各有两个球状头部和一个尾部,其球状头部具有ATP结合部位和微管结合部位,可以通过结合水解ATP,导致颈部发生构象改变,使两个头部交替与微管结合、解离,从而使蛋白沿微管移动。球状头部与微管之间以空间结构专一的方式结合。尾部通常与不同的特定货物(运输泡或细胞器)稳定结合,决定所运输的物质(图 11-10,数字资源"04 马达蛋白与细胞内物质运输")。

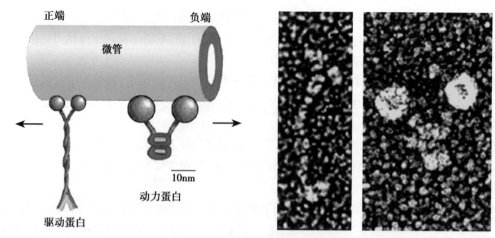

图 11-10　沿微管运输的马达蛋白
电镜图(右)和其模式图(左)。

通常情况下,马达蛋白尾部不直接与所运输的囊泡结合,而是通过一个衔接体蛋白(adaptor protein)介导,一端结合马达蛋白尾部,另一端结合囊泡膜蛋白,间接地使马达蛋白尾部和囊泡相连。当前研究最深入的是动力蛋白激活蛋白复合体模型,动力蛋白激活蛋白复合体包括 7 个多肽和由 Arp1 组成的短纤维。在膜泡上覆盖着一些蛋白质能与 Arp1 纤维结合,如锚蛋白(ankyrin)和血影蛋白(spectrin),从而介导动力蛋白附着到细胞器上(图 11-11)。每一种马达蛋白分别负责转运不同的货物,被马达蛋白托运的货物还包括微管本身,如果微管被锚定了(结合在中心体上),马达蛋白就在微管上移动运输货物;如果情况相反,即马达蛋白被锚定了(例如被锚定在细胞皮层上),微管蛋白就会被马达蛋白所移动,后者被重新组装起微管阵列。

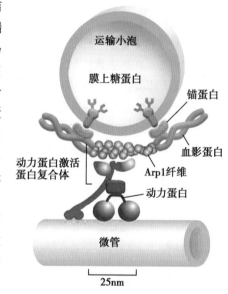

图 11-11　动力蛋白复合物

马达蛋白的运输通常是单方向的,微管的极性决定了其移动的方向。其中驱动蛋白利用水解 ATP 提供的能量引导沿微管的负极(–)向正极(+)运输(背离中心体);而动力蛋白则相反,利用水解 ATP 提供的能量介导从微管的正极(+)向负极(–)运输(朝向中心体)。如神经元轴突中的微管正极(+)朝向轴突的末端,负极(–)朝向胞体,驱动蛋白负责将胞体内合成的物质快速转运至轴突的末端,而动力蛋白负责将轴突顶端摄入的物质和蛋白降解产物运回胞体。在非神经元中,胞质动力蛋白被认为与内体、溶酶体及其他一些膜状小泡的运输和定位有关(图 11-12)。

(三) 维持细胞器的空间定位和分布

微管及其相关的马达蛋白在细胞内膜性细胞器的空间定位上起着重要作用。例如,驱动蛋白与内质网膜结合,沿微管向细胞的周边牵拉展开分布;而动力蛋白与高尔基复合体膜结合,沿微管向近核区牵拉,使其位于细胞中央。该作用可被秋水仙碱破坏,去除秋水仙碱,细胞器的分布恢复正常。动力蛋白还与有丝分裂过程中纺锤体的定位和有丝分裂后期染色体的分离有关。

(四) 参与细胞分裂

在哺乳动物细胞中,中心体是主要的微管组织中心,在间期细胞中调节微管的数量、稳定性、极性和空间分布。在有丝分裂过程中,中心体建立两极纺锤体,确保细胞分裂过程的对称性和双极性,而这一功能对染色体的精确分离是必需的。另外,中心体在维持整个细胞的极性、细胞器的定向运输、参与细胞的成形和运动上都起着主要作用。

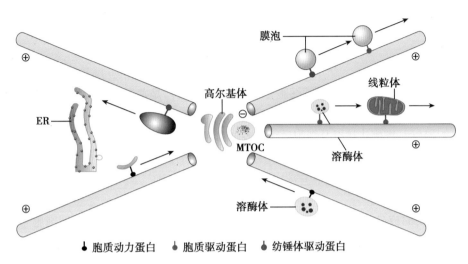

图 11-12　动力蛋白介导膜性细胞器运输

当细胞进入分裂前期,胞质微管网络发生全面解聚,重新组装形成纺锤体(spindle)。因此,纺锤体是一种动态的微管,与染色体的排列、移动和分离有关。随着纺锤体微管的不断组装与去组装,使得染色体排列在纺锤体中央的赤道板上,随后被纺锤丝(微管)牵拉移至两极。分裂结束后,纺锤体微管解聚,重新组装形成细胞质微管。

（五）参与细胞内信号转导

微管还参与细胞内信号转导过程的调控。已有研究证明微管参与 Hedgehog、JNK、Wnt、ERK 及 PAK 蛋白激酶等信号通路转导过程。信号分子可直接与微管作用,或通过马达蛋白和一些支架蛋白与微管作用。例如,神经营养因子(Neurotrophin)及其受体 Trks 是神经系统发育所必需的,当神经营养因子与 Trks 受体结合后,Trks 受体二聚化,活化其内在的酪氨酸激酶,活化的 Trks 信号能诱导受体 - 配体复合物的胞吞作用,形成"信号胞内体"(signal endosome)小泡,然后小泡被动力蛋白迅速从轴突末梢逆向运输到胞体,启动维持细胞生存所需的信号传递系统。如果干扰动力蛋白的功能,则可以降低活化 Trks 的运输,并有选择性地阻碍依赖神经营养因子刺激的神经元的生存、导致神经元变性。

（六）参与构成鞭毛和纤毛

纤毛(cilia)和鞭毛(flagellae)是细胞内特化的微管结构。鞭毛和纤毛中的微管二联管之间的滑动导致其产生运动,动力蛋白臂水解 ATP 提供能量以供其运动。这种二联管的滑动是从基体产生的,沿着轴丝将弯曲传递到鞭毛或纤毛的尾部,二联管之间的滑动转为弯曲运动。当轴丝上任意两点的滑动速率不等时,滑动即转为弯曲运动。这种速率差异主要来自维持轴丝结构的联结蛋白,它们在一定程度上限制了二联管的自由滑动;其次在特定的时间只有部分动力蛋白臂被激活,使得轴丝朝一边弯曲。两条动力蛋白臂的作用不同,内臂产生滑动,导致轴丝弯曲,而外臂可以加快滑动速度(数字资源"05 纤毛、鞭毛及中心粒的结构")。

纤毛和鞭毛在个体发育、脑脊液的流动、清除呼吸道痰液、细胞运动和信号转递等过程中发挥重要作用,例如,胚胎发育过程中纤毛调控内脏器官的不对称分布,精子靠鞭毛的摆动进行游动,呼吸道上皮细胞靠纤毛的规律摆动向气管外转运痰液,纤毛像天线一样可以高效接收细胞外信号(如视觉、味觉、听觉)。

第二节　微　丝

微丝(microfilament,MF)是三种细胞骨架中最细的一种,是普遍存在于真核细胞中骨架纤丝,可呈束状、网状或散在分布于细胞质中。微丝、微管和中间丝共同构成细胞的支架,参与细胞形态维持、细胞内外物质转运、细胞连接以及细胞运动等多种功能。

一、微丝是由肌动蛋白亚单位构成的纤维状结构

微丝最主要的成分是肌动蛋白(actin),因其在肌细胞中含量特别丰富,占到细胞总蛋白的10%,所以命名为肌动蛋白。肌动蛋白是真核细胞中含量最丰富的蛋白质,即使在非肌肉细胞中也占了1%~5%。在哺乳动物和鸟类细胞中至少已经分离到6种肌动蛋白异构体,4种为α肌动蛋白,分别为横纹肌、心肌、血管平滑肌和肠道平滑肌所特有,它们均组成细胞的收缩性结构;另外2种为β和γ肌动蛋白,存在于所有肌细胞和非肌细胞中。肌动蛋白是一种在进化上极为保守的蛋白,不同类型肌肉细胞的α肌动蛋白分子一级结构仅相差4~6个氨基酸残基;β和γ肌动蛋白与横纹肌肌动蛋白相差25个氨基酸残基。

肌动蛋白在细胞内以两种形式存在:一种是游离状态的单体,称为球状肌动蛋白(globular actin, G-actin);另一种是纤维状肌动蛋白多聚体,称为纤丝状肌动蛋白(filamentous actin,F-actin)。纯化的肌动蛋白单体是由单条肽链构成的球形分子,相对分子量为43kDa,外观呈哑铃形,中央有一个裂口,裂口内部有ATP(或ADP)结合位点和一个二价阳离子Mg^{2+}(或Ca^{2+})结合位点。肌动蛋白单体具有极性,装配时头尾相接形成螺旋状纤维,有两个结构上不同的末端,因此,微丝在结构上也具有极性(图11-13)。

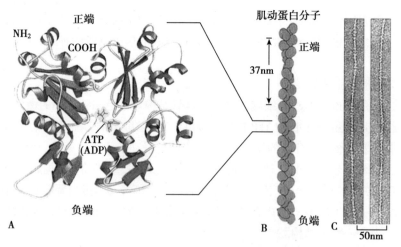

图11-13　G-肌动蛋白和F-肌动蛋白的结构
A. G-肌动蛋白三维结构;B. F-肌动蛋白结构模型;C. F-肌动蛋白电镜照片。

根据对微丝进行X射线衍射分析的结果而建立的结构模型认为:每条微丝是由2条平行的肌动蛋白单链以右手螺旋方式相互盘绕而成。每条肌动蛋白单链由肌动蛋白单体头尾相连呈螺旋状排

列,螺距为 37nm。(图 11-14)。

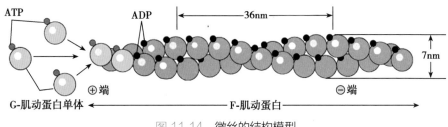

图 11-14 微丝的结构模型

二、微丝结合蛋白是维持微丝结构和功能的重要成分

体外研究发现,虽然游离的肌动蛋白可以聚合形成纤丝状肌动蛋白,但是它们在电镜下呈杂乱无章的堆积状态,也不能行使特定的功能。而细胞中的纤丝状肌动蛋白可以组装成各种有序结构,从而执行多种功能,关键原因在于细胞内存在一大类能与肌动蛋白单体或肌动蛋白纤维结合,且能改变其特性的蛋白,称为肌动蛋白结合蛋白(actin binding protein)。它们以不同的方式与肌动蛋白相结合,形成了多种不同的亚细胞结构,执行着不同的功能(图 11-15)。

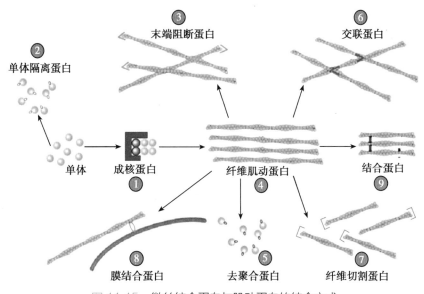

图 11-15 微丝结合蛋白与肌动蛋白的结合方式

在肌动蛋白结合蛋白的协同下,肌动蛋白可以形成多种不同的亚细胞结构,如应力纤维、肌肉肌原纤维、小肠微绒毛的轴心以及精子顶端的刺突等。肌动蛋白有序地调控着这些结构的形成、动态变化和功能状态。目前在肌细胞和非肌细胞中已分离出 100 多种肌动蛋白结合蛋白(表 11-1)。肌动蛋白结合蛋白按其功能可分为三大类:①与 F- 肌动蛋白的聚合有关的蛋白,如抑制蛋白(profilin)和胸腺嘧素(thymosin)能够同单体 G- 肌动蛋白结合,并且抑制它们的聚合。②与微丝结构有关的蛋白,如片段化蛋白(fragmin),它们的作用是打断肌动蛋白纤维,使之成为较短的片段,并结合在断点上,使之不能再进行连接。另外,还有一种细丝蛋白(filamin),可以将肌动蛋白丝横向交联,具有两个肌动蛋白结合位点,从而把肌动蛋白丝相互交织成网状。③与微丝收缩有关的蛋白,如肌球蛋白(myosin)、原肌球蛋白(tropomyosin)和肌钙蛋白(troponin)等,表 11-1 为常见的几类肌动蛋白结合蛋白。

表 11-1　常见的几类肌动蛋白结合蛋白

蛋白质	相对分子质量 /kDa	来源
单体隔离蛋白		
抑制蛋白（profilin）	12~15	广泛分布
胸腺素（thymosins）	5	广泛分布
末端阻断蛋白		
β- 辅肌动蛋白（β-actinin）	35~37	肾、骨骼肌
Z 帽蛋白（CapZ）	32~34	肌肉组织
加帽蛋白（capping protein）	28~31	棘阿米巴属
交联蛋白		
细丝蛋白（filamin）	250	平滑肌
肌动蛋白相关蛋白（actin related protein）	250	血小板、巨噬细胞
凝溶胶蛋白（gelactin）	23~28	变形虫
成束蛋白		
丝束蛋白（fimbrin）	68	小肠表皮
绒毛蛋白（villin）	95	肠表皮、卵巢
成束蛋白（fasciclin）	57	海胆卵
α 辅肌动蛋白（α-actinin）	95	肌组织
纤维切割蛋白		
溶胶蛋白（gelsolin）	90	哺乳动物细胞
片段化蛋白 / 割切蛋白（fragmin/severin）	42	阿米巴虫、海胆
短杆素（brevin）	93	血浆
肌动蛋白纤维去聚合蛋白		
丝切蛋白（cofilin）	21	广泛分布
肌动蛋白解聚因子（ADF）	19	广泛分布
解聚蛋白（depactin）	18	海胆卵
膜结合蛋白		
抗肌萎缩蛋白（dystrophin）	427	骨骼肌
黏着斑蛋白（vinculin）	130	广泛分布
膜桥蛋白（ponticulin）	17	网柄菌属

三、微丝的组装与去组装是一种高度有序的生命活动

在大多数非肌肉细胞中，微丝为一种动态结构，不停地进行组装和解聚，从而维持细胞形态和细胞运动，该过程受多种因素的调节。

（一）微丝的体外组装过程

体外研究表明，微丝的体外组装必须具备以下条件：临界浓度以上 G- 肌动蛋白，一定的 Mg^{2+} 和 K^+ 浓度，ATP。当溶液中含有 ATP、Mg^{2+} 以及较高浓度的 K^+ 或 Na^+ 时，G- 肌动蛋白可自组装成 F- 肌动蛋白；当溶液中含有适当浓度的 Ca^{2+} 以及低浓度的 Na^+ 和 K^+ 时，肌动蛋白纤维趋向于解聚成肌

动蛋白单体。通常只有结合 ATP 的肌动蛋白单体才能参与肌动蛋白纤维的组装。当 ATP- 肌动蛋白结合到纤维末端后,ATP 水解为 ADP+Pi,结合 ADP 的肌动蛋白对纤维末端的亲和性降低,容易脱落使纤维缩短。当微丝的组装速度快于肌动蛋白水解 ATP 的速度时,在微丝的末端就形成一个肌动蛋白 -ATP 帽,这种结构使得微丝比较稳定,可以持续组装。相反,当微丝末端的亚基所结合的是 ADP时,则肌动蛋白单体倾向从微丝上解聚下来(图 11-16,数字资源"06 微丝的组装过程")。

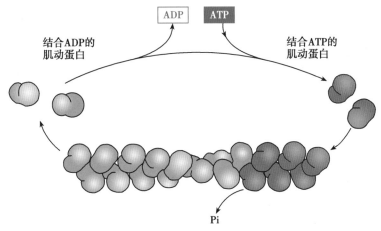

图 11-16　微丝的组装

　　微丝体外组装过程可分为三个阶段:成核期、延长期和稳定期。成核期是微丝组装的起始限速过程,需要一定的时间,故又称延迟期。首先由两个肌动蛋白单体形成一个二聚体,随后第 3 个单体加入,形成三聚体,即核心形成。一旦核心形成,G- 肌动蛋白便迅速地在核心两端聚合,进入延长期。微丝的延长发生在它们的两端,但由于微丝具有极性,新的肌动蛋白单体加到两端的速度不同,速度快的一端为正极,速度慢的一端为负极。正极速度明显快于负极约 5~10 倍。随着肌动蛋白单体的组装和溶液中单体含量的减少,微丝延伸速度逐渐减缓。当肌动蛋白单体的浓度达到临界浓度,肌动蛋白的组装速度与其从纤维上解离的速度达到平衡,即进入稳定期。此时两端的组装与解聚活动仍在进行,由于正端延长长度等于负端缩短长度,因此长度基本保持不变,表现出一种"踏车"现象。

(二) 微丝体内组装的调节

　　非肌细胞中的微丝是一种动态结构,它通过组装、去组装的平衡来完成细胞的多种生命活动,如细胞的运动、细胞质分裂、极性建立等。微丝的动态结构变化在时空上受一系列肌动蛋白结合蛋白的调节。细胞内新的微丝可以通过切割现有微丝形成,或通过成核作用组装形成。同微管组装一样,微丝通过成核作用来加速肌动蛋白的聚合,成核作用发生在细胞质膜内侧。目前已知细胞内存在两类微丝成核蛋白(nucleating protein),即肌动蛋白相关蛋白(actin-related protein,ARP)的复合物和成核蛋白(formin)。ARP 复合物又称为 Arp2/3 复合物,由 Arp2、Arp3 和其他五种附属蛋白组成,是微丝组装的起始复合物。Arp2/3 复合物能促使形成微丝网络结构,而成核蛋白启动细胞内不分支微丝的形成,它们在控制细胞运动中起着非常重要的作用。

　　肌动蛋白单体与 Arp2/3 复合物结合,形成一段可供肌动蛋白继续组装的寡聚体(核心),然后其他肌动蛋白单体继续添加,形成肌动蛋白纤维。Arp2/3 复合物的成核位于肌动蛋白纤维的负极(−),肌动蛋白由此向正极(+)快速生长。该复合物还可与原先存在的肌动蛋白纤维成 70° 角结合,成核并形成新的肌动蛋白纤维,这样就可使原先单独存在的微丝组装成树枝状的网络(图 11-17)。ARP 复合物定位于快速生长的纤丝状肌动蛋白区域,如片足,它的成核活性受细胞内信号分子和细胞质成分的调节。

　　细胞内许多微丝结构是由不分支的肌动蛋白纤维组成的,如平行微丝束、收缩环中的微丝等结构。研究发现,平行微丝束的形成大多是通过成核蛋白 formin 来完成的。Formin 是一个结构保守的二聚体蛋白家族。当新成核的微丝纤维生长时,formin 二聚体保持结合在快速生长的正端,保护正极在延伸过程中不受加帽蛋白的影响,并通过直接与抑制蛋白的结合提高延伸速度。Formin 的成核和延伸机制与 Arp2/3 复合物不同,Arp2/3 复合物只是结合在肌动蛋白纤维的负端,防止负端肌动蛋白单体的添加和丢失。Formin 是一种分子量较大的多结构域蛋白质,还可以与其他多种蛋白质结合,如Rho、GTP 酶、Src 类激酶和 eEF1A 等发生相互作用而受到调控,以完成其调节微丝形成功能。

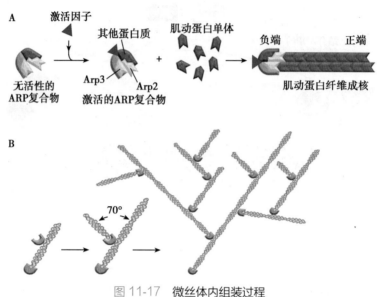

图 11-17　微丝体内组装过程

A. ARP 复合物介导微丝成核组装;B. 微丝组装成树枝状的网络

(三) 微丝的解聚

与微管经历的快速组装和解聚的动态不稳定性不同,微丝不经历类似的纤维快速解聚的时期。肌动蛋白单体从纤维上解离的速度比微管低约 100 倍。细胞为了快速补充肌动蛋白单体可溶库,微丝骨架需要有效的解聚机制。尽管细胞可以合成新的肌动蛋白单体来补充可溶库,但它的合成对于细胞微丝骨架快速重组来说太过缓慢,所以细胞需要通过快速进行微丝的解聚来补充肌动蛋白单体可溶库。近来研究发现丝切蛋白(cofilin)/ 肌动蛋白解聚因子(actin depolymerizing factor,ADF) 蛋白家族在肌动蛋白纤维的解聚中起着重要的调节作用。cofilin/ADF 肌动蛋白解聚因子家族的单体与肌动蛋白纤维结合,并通过两种方式来加速它们的解聚:①增加肌动蛋白单体从纤维末端的解离速度;②剪切肌动蛋白纤维,使之片段化。

(四) 影响微丝组装的因素

如前所述,游离肌动蛋白的浓度、离子及 ATP 等因素都是微丝组装的关键影响因素。与微管一样,有许多种药物也可以影响微丝的组装过程。细胞松弛素(cytochalasin)又称松胞菌素,是真菌的一种代谢产物,可以将肌动蛋白丝切断,并结合在末端阻止新的 G- 肌动蛋白加入,从而干扰 F- 肌动蛋白的聚合,破坏微丝的组装。细胞松弛素有多种,常用的有细胞松弛素 B 和细胞松弛素 D,其中细胞松弛素 B 作用强度最强。在微丝功能研究中,用细胞松弛素 B 处理细胞,可以破坏微丝的网络结构,使动物细胞的多种相关活动瘫痪,如细胞的移动、吞噬作用、细胞质分裂等。去除药物后,微丝的结构和功能又可恢复。细胞松弛素 B 对微管不起作用,也不抑制肌肉收缩,因为肌纤维中肌动蛋白丝是稳定结构,不发生组装和解聚的动态平衡(图 11-18)。

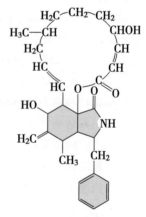

图 11-18　细胞松弛素 B 的结构图

鬼笔环肽（phalloidin）是由鬼笔鹅膏真菌（Amanita phallodies）产生的一种环肽，可与 F- 肌动蛋白结合，使 F- 肌动蛋白保持稳定。鬼笔环肽只与 F- 肌动蛋白有强亲和作用，而不与 G- 肌动蛋白单体分子结合，因此其荧光标记物是鉴定 F 肌动蛋白的重要试剂。

四、微丝主要参与细胞运动、细胞分裂及信号转导

（一）维持细胞形态

微丝在细胞的形态维持方面起着重要的作用。在大多数细胞中，细胞质膜下有一层由微丝与微丝结合蛋白相互作用形成的网状结构，称为细胞皮层（cell cortex），该结构具有很高的动态性，为细胞膜提供了强度和韧性，并维持细胞的形态。

在细胞内有一种较稳定的纤维状结构，称为应力纤维（stress fiber），是真核细胞中广泛存在，由肌动蛋白丝和肌球蛋白Ⅱ组成的可收微缩丝束。在细胞内紧邻质膜下方，常与细胞的长轴大致平行并贯穿细胞的全长，这些微丝束具有极性，一端与穿膜整联蛋白连接，另一端插入到细胞质中或与中间丝结合。应力纤维具有收缩功能，但不能产生运动，既具有对抗细胞表面张力，维持细胞形态的作用，又为细胞膜提供了一定的强度和韧性，且有感受机械应力的作用。

在小肠上皮细胞游离面伸出大量的微绒毛（microvilli）结构（图 11-19），微绒毛的核心是由 20~30个与微绒毛长轴同向平行的微丝组成，再通过绒毛蛋白和丝束蛋白（fimbrin）将微丝连接成束状结构，赋予微绒毛结构刚性。另外，还有肌球蛋白 -1（myosin-1）和钙调蛋白（calmodulin）在微丝束的侧面与微绒毛膜之间形成横桥连接，提供张力以保持微丝束处于微绒毛的中心位置。微绒毛核心的微丝束上达微绒毛顶端，下止于细胞膜下的终末网（terminal web），在这一区域中还存在一种纤维状蛋白——血影蛋白，它结合于微丝的侧面，通过横桥把相邻微丝束中的微丝连接起来，并把它们连到更深部的中间丝上。终末网的肌球蛋白与微绒毛中轴内的微丝束相互作用而产生的拉力，维持微绒毛直立状态或摆动力。一个小肠上皮细胞表面有 1 000 个左右微绒毛，这种特化结构大大增加了细胞的表面积，有利于小肠上皮细胞对营养物质的吸收。

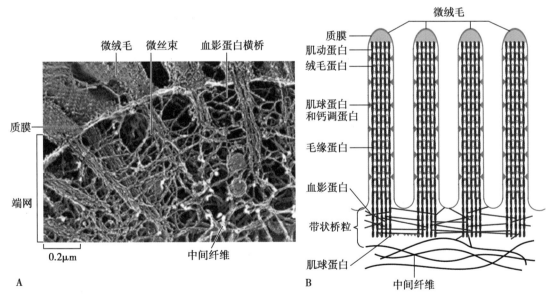

图 11-19　微绒毛结构图
A. 微绒毛电镜图；B. 微绒毛模型图。

微丝的收缩活动也能改变细胞的形态。上皮细胞中形成的一种可收缩的环状微丝束，即黏着带（adhesion belt）又称带状桥粒（belt desmosome），其收缩可使细胞形态改变成锥形，微丝的这种收缩功

能在胚胎发育过程中神经管、腺体的形成中起了重要的作用。

（二）参与细胞的运动

在非肌细胞中，微丝参与了细胞的多种运动形式，如变形运动、胞质环流、细胞的内吞和外吐、细胞内物质运输等。微丝可以两种不同的方式产生运动：一种是通过滑动机制，如微丝与肌球蛋白丝相互滑动；二是通过微丝束的聚合和解聚。许多动物细胞进行位置移动时多采用变形运动（amoeboid movement）方式进行位置移动。如变形虫、巨噬细胞、白细胞、成纤维细胞、癌细胞以及器官发生时的胚胎细胞等。在这些细胞内含有丰富的微丝，细胞依赖肌动蛋白和肌动蛋白结合蛋白的相互作用进行移动。

（三）参与细胞内的物质运输活动

细胞内还有一类以微丝作为轨道参与物质运输的马达蛋白家族，称之为肌球蛋白，包括多种肌球蛋白分子（图 11-20）。肌球蛋白的共同特点是都含有一个作为马达结构域的头部，包含一个微丝结合位点和一个 ATP 结合位点。在物质运输过程中，肌球蛋白头部结构域与肌动蛋白丝结合，并在 ATP 存在时使其运动。肌球蛋白的尾部结构域与被运输的特定物质（蛋白质或脂类）结合，尾部结构域具有多样性，它们可以与某些特殊类型的运输小泡结合，并沿微丝轨道的负端向正端移动。在细胞内，一些膜性细胞器作长距离转运时通常依赖于微管的轨道运输，而在细胞皮层以及神经元凸起的生长锥前端等富含微丝的部位，"货物"的运输则以微丝为轨道进行。另外，也有一些肌球蛋白与质膜结合，牵引质膜和皮层肌动蛋白丝做相对运动从而改变细胞的形状。

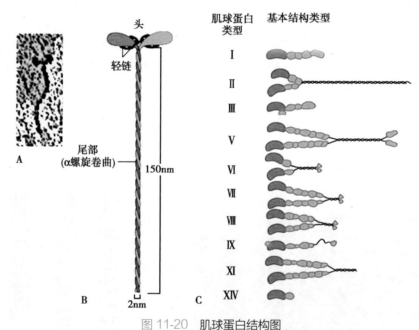

图 11-20　肌球蛋白结构图
A. 肌球蛋白电镜图；B. 肌球蛋白模型图；C. 肌球蛋白类型。

（四）参与细胞质的分裂

动物细胞有丝分裂末期，继核分裂完成后，要进行细胞质分裂才能形成两个子细胞，这一过程称为胞质分裂（cytokinesis）。胞质分裂通过质膜下由微丝束形成的收缩环（contractile ring）完成，这一过程可被细胞松弛素 B 所抑制。

（五）参与肌肉收缩

肌细胞的收缩是实现有机体一切机械运动和各脏器生理功能的重要途径。在肌细胞的胞质中有许多成束的肌原纤维（myofibril），肌原纤维由一连串相同的收缩单位即肌节组成，每个肌节长约2.5μm。电镜观察显示，肌原纤维每个肌节由粗肌丝和细肌丝组成。粗肌丝（thick myofilament）又称肌球蛋白丝(myosin filament),由肌球蛋白Ⅱ组成,每一个肌球蛋白Ⅱ分子有两条重链和四条轻链分子,外形似豆芽状,分为头部和杆部两部分,头部具有 ATP 酶活性,属于与肌动蛋白丝相互作用的马达蛋白,主要功能是参与肌丝收缩。肌球蛋白Ⅱ分子尾对尾地向相反方向平行排列成束,呈双极性结构,肌球蛋白分子头部露在外部,成为与细肌丝接触的横桥。当肌球蛋白与肌动蛋白结合时,ATP 分解成 ADP 并释放能量,引起肌细胞收缩。细肌丝(thin myofilament)又称肌动蛋白丝(actin filament),由 F 肌动蛋白、原肌球蛋白(tropomyosin,TM)和肌钙蛋白(troponin,TN)组成。肌动蛋白纤维形成螺旋形链,两条原肌球蛋白纤维分布于肌动蛋白纤维螺旋沟内,横跨 7 个肌动蛋白分子。肌钙蛋白的 3 个亚基(Tn-T,Tn-C,Tn-I)结合在原肌球蛋白纤维上(图 11-21)。

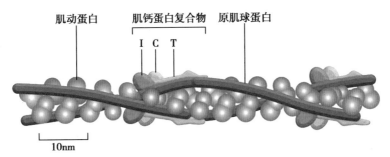

图 11-21　肌动蛋白丝结构图

肌肉收缩是粗肌丝和细肌丝相互滑动的结果,肌肉收缩时,粗肌丝两端的横桥释放能量拉动细肌丝朝中央移动,使肌节缩短。游离 Ca^{2+} 浓度升高,能触发肌肉收缩,该过程包括 5 个步骤(图 11-22)。①结合:在周期起始,肌球蛋白头部与肌动蛋白丝(细丝)紧密结合形成强直构象。ATP 可很快与肌球蛋白结合,这一过程非常短暂;②释放:ATP 结合于肌球蛋白头部后可诱导肌动蛋白结合位点上的肌球蛋白构象改变,使肌球蛋白头部对肌动蛋白的亲和力下降而离开肌动蛋白丝;③直立:由于肌球蛋白头部可将 ATP 水解成 ADP 和无机磷(Pi)引发更大的构象变化,使头部沿肌动蛋白丝移动约 5nm,产物 ADP 和无机磷(Pi)仍紧密结合在头部;④产力:肌球蛋白头部微弱结合到细丝的一个新结合位点上,释放出无机磷(Pi),使肌球蛋白头部与肌动蛋白紧密结合,并产生机械力,使肌球蛋白头部释放 ADP,恢复到新周期原始构象;⑤再结合:在周期末,肌球蛋白头部又与肌动蛋白丝紧密结合,但此时肌动蛋白头部已经移动到肌动蛋白丝上的新位点。

（六）参与受精作用

卵子表面有一层胶质层,受精时,精子头端顶体(acrosome)要释放水解酶使卵子的胶质层溶解,同时启动微丝组装,形成顶体刺突,随着顶体刺突微丝束的不断聚合延长,穿透胶质层和卵黄层,使精子和卵子的膜融合而完成受精。

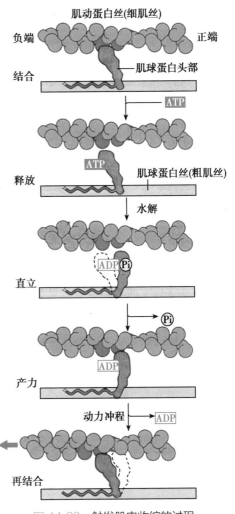

图 11-22　触发肌肉收缩的过程

（七）参与细胞内信息传递

微丝参与了细胞的信息传递活动。细胞外的某些信号分子与细胞膜上的受体结合，可触发膜下肌动蛋白的结构变化，从而启动细胞内激酶变化的信号转导过程。微丝主要参与 Rho（Ras homology）蛋白家族有关的信号转导。Rho 蛋白家族是与单体的 GTP 酶有很近亲缘关系的蛋白质，属于 Ras 超家族，它的成员有：Cdc42、Rac 和 Rho。Rho 蛋白通过与 GTP 结合和 GDP 结合亲和力的转变来控制细胞信号传递的作用。Cdc 42 激活后，触发细胞内肌动蛋白聚合作用和成束作用，形成丝状伪足或微棘。Rac 激活后可启动肌动蛋白在细胞的外周聚合形成片状伪足和褶皱，而 Rho 激活后既可启动肌动蛋白纤维通过肌球蛋白 II 纤维成束形成应力纤维，又可促进细胞黏着斑的形成。

第三节　中　间　丝

中间丝（intermediate filament）又称中间纤维，是 20 世纪 60 年代中期在哺乳动物细胞中发现的一种直径 10nm 的纤维，因其直径介于微丝和微管之间，故被称为中间丝。中间丝是最稳定的细胞骨架成分，也是三类细胞骨架纤维中化学成分最为复杂的一种。中间丝结构稳定、坚韧，对秋水仙碱和细胞松弛素 B 均不敏感，当用高盐和非离子去垢剂处理时，细胞中大部分骨架纤维都被破坏，只有中间丝可以保留下来。中间丝在大多数情况下，形成布满在细胞质中的网络，并伸展到细胞边缘，与细胞连接如桥粒和半桥粒结构相连。中间丝还与核纤层、核骨架共同构成贯穿于核内外的网架体系，在细胞构建、分化等多种生命活动过程中起重要作用。

一、中间丝是组织特异性蛋白组成的纤维网状结构

（一）中间丝蛋白具有组织特异性

不同组织来源的细胞表达不同类型的中间丝蛋白，为各种细胞提供了独特的细胞骨架网络，也可以作为区分细胞类型的标志物。在人类基因组中已经发现至少 67 种不同的中间丝蛋白，其多样性与人体内 200 多种细胞类型相关。

根据中间丝蛋白的氨基酸序列、组装特性以及组织特异性表达模式等，可将中间丝分为 6 种主要类型（表 11-2）。I 型（酸性）和 II 型（中性和碱性）角蛋白（keratin），主要分布在上皮细胞内，以异二聚体的形式参与中间丝的组装。III 型中间丝蛋白包括多种类型，通常在细胞内形成同源多聚体，例如：波形蛋白（vimentin）存在于间充质来源的细胞；结蛋白（desmin）是一种肌肉细胞特有的中间丝蛋白，在成熟肌细胞（骨骼肌、心肌和平滑肌）中表达；胶质细胞原纤维酸性蛋白（glial fibrillary acidic protein,GFAP）特异性分布在中枢神经系统星形胶质细胞中；外周蛋白（peripherin）存在于中枢神经系统神经元和外周神经系统感觉神经元中；IV 型神经丝蛋白（neurofilament protein,NF）主要分布在脊椎动物神经元轴突中，由 3 种特定的神经丝蛋白亚基（NF-L、NF-M、NF-H）组装而成；V 型核纤层蛋白（lamin）存在于核膜内层的核纤层，有 lamin A、lamin B 和 lamin C；神经（上皮）干细胞蛋白也称"巢蛋白"（nestin），是较晚发现的分布在神经干细胞中的一种 VI 型中间丝蛋白。

（二）中间丝蛋白结构

中间丝蛋白是组成中间丝的基本单位，是长的线性蛋白（图 11-23），它们具有共同的结构特点：由头部、杆状区和尾部三部分组成。杆状区为 α- 螺旋区，由约 310 个氨基酸残基组成（核纤层蛋白约 356 个），内含 4 段高度保守的 α- 螺旋段，它们之间被 3 个短小间隔区隔开。杆状区是中间丝单体分

子聚合成中间丝的结构基础,在其两侧是非 α- 螺旋的头部(N 端)和尾部(C 端),这两个结构域的氨基酸组成是高度可变的,长度相差甚远,通常折叠成球状结构。各种中间丝蛋白之间的区别主要取决于头、尾部的长度和氨基酸顺序,它们暴露在纤维的表面,可与细胞质其他组分相互作用。

表 11-2　脊椎动物细胞内中间丝蛋白的主要类型

类型	名称	分子量 /kDa	细胞内分布
I	酸性角蛋白(acidic keratin)	40~60	上皮细胞
II	中性 // 碱性角蛋白(neural or basic acidic keratin)	50~70	上皮细胞
III	波形蛋白(vimentin)	54	间充质细胞
	结蛋白(desmin)	53	肌肉细胞
	外周蛋白(peripherin)	57	外周神经元
	胶质细胞原纤维酸性蛋白(glial fibrillary acidic protein)	51	神经胶质细胞
IV	神经丝蛋白(neurofilament protein)		
	NF-L	67	神经元
	NF-M	150	神经元
	NF-H	200	神经元
V	核纤层蛋白(lamin)		各类分化细胞
	核纤层蛋白 A	70	
	核纤层蛋白 B	67	
	核纤层蛋白 C	60	
VI	巢蛋白(nestin)	200	神经干细胞
	联丝蛋白(synemin)	182	肌肉细胞
	平行蛋白(paranemin)	178	肌肉细胞

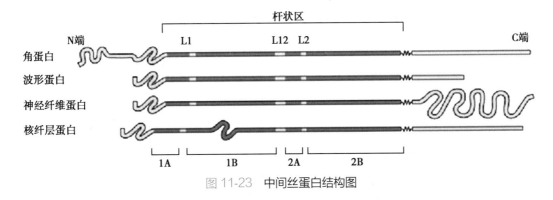

图 11-23　中间丝蛋白结构图

中间丝结合蛋白(intermediate filament associated protein,IFAP)则是一类在结构和功能上与中间丝有密切联系的蛋白。IFAP 主要作用是介导中间丝之间交联成束、成网,并把中间丝交联到质膜或其他骨架成分上。目前已知 IFAP 约有 15 种,分别与特定的中间丝结合(表 11-3)。IFAP 与微管、微丝的结合蛋白不同,没有发现有 IF 切割蛋白、加帽蛋白以及 IF 马达蛋白。

表 11-3　中间丝结合蛋白

名称	分子量 /kDa	存在部位	功能
BPAG1*	230 000	半桥粒	将 IF 同桥粒斑交联
斑珠蛋白（plakoglobin）	83 000	桥粒	将 IF 同黏合带交联
桥粒斑蛋白 I（desmoplakin I）	240 000	桥粒	将 IF 同桥粒斑交联
桥粒斑蛋白 II（desmoplakin II）	215 000	桥粒	将 IF 同桥粒斑交联
网蛋白（plectin）	300 000	皮层	波形蛋白交联接头，与 MAP1，MAP2 以及血影蛋白交联
锚蛋白（ankyrin）	140 000	皮层	波形蛋白与膜交联
聚丝蛋白（filaggrin）	30 000	细胞质	角蛋白交联
核纤层蛋白 B 受体（lamin B receptor）	58 000	核	核纤层蛋白与核内表面交联。

注：* 大泡性类天疱疮抗原 1（bullous pemphigoid antigen 1）。

二、中间丝组装是一个多步骤的过程

中间丝的组装与微管和微丝相比更为复杂。大致分四步进行：①形成二聚体：首先是两个中间丝蛋白分子的杆状区以平行排列的方式形成双股螺旋状的二聚体，该二聚体可以是同型二聚体，如波形纤维蛋白，GFAP 等，也可以是异型二聚体，如一条 I 型角蛋白和另一条 II 型角蛋白构成的异型二聚体；②形成四聚体：由两个二聚体反向平行和半分子交错的形式组装成四聚体。一般认为，四聚体可能是细胞质中间丝组装的最小单位。由于四聚体中的两个二聚体是以反向平行方式组装而成，因此形成的四聚体两端是对称的，没有极性；③形成原纤维：四聚体之间在纵向端对端（首尾）连成一条原纤维；④形成中间丝：由 8 条原纤维侧向相互作用，最终形成一根横截面由 32 个中间丝蛋白分子组成，长度不等的中间丝（图 11-24，数字资源"07 中间丝的装配"）。

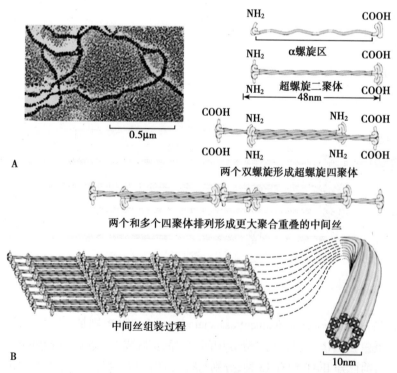

图 11-24　中间丝的组装模型

A. 中间丝电镜照片（左）和模型图（右）；B. 中间丝的组装过程示意图。

各类中间丝目前均可在体外进行装配,不需要核苷酸和结合蛋白的参与,也不依赖于温度和蛋白质的浓度,不同中间丝的组装方式大致相同。在低离子强度和微碱性条件下,多数中间丝可发生明显的解聚,一旦离子浓度和 pH 恢复到接近生理水平时,中间丝蛋白即迅速自我装配成中间丝。

在体内,中间丝蛋白绝大部分都被装配成中间丝,游离的单体很少,几乎不存在相应的可溶性的蛋白库,也没有"踏车"现象。在处于分裂周期的细胞质中,中间丝网络在分裂前解体,分裂结束后又重新组装。目前认为,中间丝的组装和去组装是通过中间丝蛋白的磷酸化和去磷酸化来调控的,中间丝蛋白丝氨酸和苏氨酸的磷酸化作用是中间丝动态调节最常见的方式。在有丝分裂前期,中间丝蛋白的磷酸化导致中间丝网络解体,分裂结束后,中间丝蛋白的去磷酸化后,中间丝蛋白重新参与中间丝网络的组装。

三、中间丝主要具有支撑功能

(一) 参与构成细胞完整的支撑网架系统

中间丝在细胞内形成一个完整的支撑网架系统。它向外可以通过膜整联蛋白与质膜和细胞外基质相连,在内部与核膜、核基质联系;在细胞质中与微管、微丝及其他细胞器联系,构成细胞完整的支撑网架系统。中间丝还与细胞核的形态支持和定位有关。

(二) 参与形成细胞连接

一些器官的黏膜上皮细胞和皮肤的表皮细胞通过桥粒和半桥粒连接在一起,中间丝参与了桥粒和半桥粒的形成,参与相邻细胞之间、细胞与基膜之间连接结构的形成,因此,中间丝既能维持细胞的形态,又在维持组织的完整性方面起着重要作用。

(三) 为细胞提供机械强度支持

体外实验证明,中间丝在受到较大的变形力时,不易断裂,比微管、微丝更耐受化学药物的剪切。当细胞失去完整的中间丝网状结构后,细胞很易破碎(图 11-25)。例如,它们在肌肉细胞和皮肤的上皮细胞中特别丰富,其主要作用是使细胞能够承受较大的机械张力和剪切力。在神经元的轴突中存在大量中间丝,起到了增强轴突机械强度的作用。

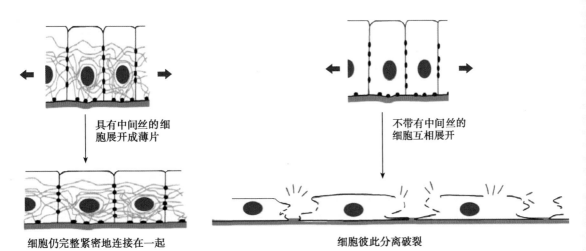

具有中间丝的细胞展开成薄片

细胞仍完整紧密地连接在一起

不带有中间丝的细胞互相展开

细胞彼此分离破裂

图 11-25 中间丝增强细胞的强度

(四) 参与细胞的分化

中间丝的表达和分布具有严格的组织特异性,这一特性表明中间丝与细胞的分化密切相关。发育生物学研究表明,中间丝蛋白基因在胚胎细胞发育过程中具有时空差异表达特点,即不同类型的细胞或细胞不同的发育阶段,会表达不同类型的中间丝。

（五）参与细胞内信息传递及物质运输

由于中间丝外连质膜和细胞外基质，内达核骨架，因此在细胞内形成一个穿膜信息通道。中间丝蛋白在体外与单链 DNA 有高度亲和性，有实验证实，在信息传递过程中中间丝水解产物进入核内，通过与组蛋白和 DNA 的作用来调节基因的复制和转录。研究发现，中间丝与 mRNA 的运输有关，胞质 mRNA 锚定于中间丝，可能对其在细胞内的定位及翻译起重要作用。

（六）维持核膜的稳定

核纤层是由 V 型中间丝蛋白核纤层蛋白构成的核膜内层网状结构，对于核膜稳定的维持具有重要作用。

第四节 细 胞 运 动

细胞运动是胚胎发育、伤口愈合、抗感染免疫反应和组织发展所必需的基本过程。细胞运动的表现形式多种多样，大致可以分为三类：一是细胞位置的迁移；二是细胞形态的改变；三是细胞内细胞器或细胞结构的动态变化。所有的细胞运动都是在细胞内外信号精确调控下，与细胞内的细胞骨架体系（尤其是微管、微丝）动态变化有关，同时需要动力蛋白介导和 ATP 所释放的能量驱动。细胞迁移的异常调节驱动许多疾病的进展，包括癌症的侵袭和转移。（数字资源"08 微丝的动态聚散及细胞的迁移运动"）

一、细胞运动有多种形式

（一）细胞位置的移动

细胞位置的移动包括细胞沿着组织细胞或基质表面爬行，或者穿过组织的变形运动，或者单细胞游动，或细胞表面纤毛摆动。如在胚胎发育过程中，神经嵴细胞是从神经管长距离迁移到各部位，形成不同类型的细胞；在病毒感染或细菌感染过程中，免疫细胞通过变形运动穿过毛细血管浸润到炎症部位，吞噬细菌或病原体；精子依靠鞭毛摆动的游动。与位置移动有关的细胞运动大体可分为：①局部性的、近距离的移动；②整体性的、远距离的移动。

1. **鞭毛、纤毛的摆动**   从细胞水平而言，单细胞生物可以依赖某些特化的结构如鞭毛、纤毛的摆动在液态环境中移动其体位。高等动物的精子的运动，基本上也属于这一类。多细胞动物中纤毛摆动有时不能引起细胞本身在位置上的移动，但可以起到运送物质的作用。

纤毛和鞭毛的运动是一种简单的弯曲运动，其运动机制一般用微管滑动模型解释：①轴丝内 A 管动力蛋白头部与相邻微管的 B 管接触，促进与动力蛋白结合的 ATP 水解，并释放 ADP 和磷酸，改变了 A 管动力蛋白头部的构象，促使头部朝向相邻二联管的正极滑动，使相邻二联微管之间产生弯曲力；②新的 ATP 结合，促使动力蛋白头部与相邻 B 管脱离；③ATP 水解，其放出的能量使动力蛋白头部的角度复原；④带有水解产物的动力蛋白头部与相邻二联管的 B 管上的另一位点结合，开始下一个循环（图 11-26）。

2. **阿米巴样运动**   原生动物阿米巴（amoeba）是进行这类运动的典型例子，高等动物中的巨噬细胞和部分白细胞等也进行类似的运动。细胞变形运动可以分为三个过程（图 11-27）：①首先通过肌动蛋白的聚合使细胞表面伸出片状或条形凸起，也叫伪足（pseudopodium）如丝状伪足、片状伪足；②当片状伪足或丝状伪足接触到一片合适的表面时，伸出的凸起与基质之间形成新的锚定点（黏着斑）；③位于细胞后部的附着点与基质脱离,细胞通过内部的收缩产生拉力,以附着点为支点向前移动。

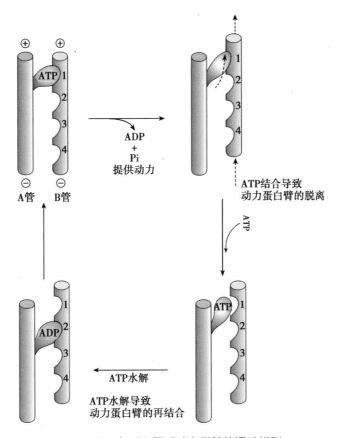

图 11-26 纤毛和鞭毛动力微管的滑动模型

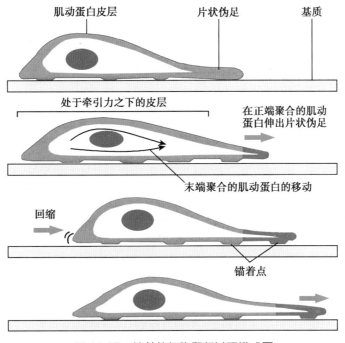

图 11-27 培养的细胞爬行过程模式图

3. 褶皱运动 将哺乳动物的成纤维细胞进行体外培养,可以看到另一种细胞运动方式,即细胞膜表面变皱,形成若干波动式的褶皱和长的突起。细胞的移动是靠这些褶皱和突起不断交替与玻璃表面接触,在细胞移动时,原生质也跟着流动,但仅局限于细胞的边缘区。

(二)细胞的形态改变

体内大多数细胞的位置是相对固定不变的,但是它们仍能表现十分活跃的形态改变,即细胞表面形成突起、隆起或凹陷,或者细胞形状的变化,如神经细胞轴突的延伸;细胞内吞或胞吐作用过程中,细胞表面形成凹陷或隆起结构;肌肉细胞的收缩与舒张;肿瘤细胞由上皮细胞转换为间质细胞形状等。

(三)细胞内发生的细胞运动

细胞运动中还包括以最复杂微妙的方式发生在细胞内的运动。

1. **细胞质流动**　细胞代谢物主要通过胞质环流来实现在细胞内的扩散,这对于植物细胞和阿米巴等体积较大的细胞尤为重要。研究发现,细胞质中有成束的微丝存在并与环流的方向平行。

2. **膜泡运输**　据前所述,微管和微丝都可以参与细胞内的膜泡运输过程。另外,研究发现,胞吞作用与微丝密切相关,在形成吞噬体细胞膜的内表面微丝明显增多,在吞噬体形成过程中,微丝集中在其周围。

3. **物质运输**　神经元的核糖体只存在于胞体,因此,蛋白质、神经递质、小分子物质等都必须沿轴突运输到神经末梢,同理,一些物质也要运回胞体,目前已知轴突运输是沿着微管提供的轨道进行的。

4. **染色体分离**　在细胞进行有丝分裂和减数分裂的过程中,细胞从间期进入分裂期,细胞质微管全面解聚,重新装配成纺锤体,介导染色体的运动。

二、细胞运动受多种因素的调节

(一)通过 G 蛋白信号途径发挥调节作用

促进细胞运动的外部信号如趋化因子、细胞因子和生长因子,可以通过表面受体激活控制细胞骨架组装和黏附复合物形成的信号通路。Rho 家族的 GTPase 是关键信号网络的汇合点。它们的效应器包括肌动蛋白调节因子,如 WASP/WAVE 家族成员、Arp2/3 复合物和 myosin II 运动蛋白。Rho GTP 酶家族的成员主要是:Cdc42、Rac 和 Rho。这类蛋白可以在活性的 GTP 结合状态和非活性的 GDP 结合状态之间不断转换,从而控制细胞骨架重排。Rho 家族不同成员的激活可通过不同方式影响肌动蛋白丝的排列方式。例如,GTP 结合蛋白 Cdc42 的活化可以导致肌动蛋白的聚合,从而形成丝状伪足;GTP 结合蛋白 Rac 的活化促进片状伪足和膜褶皱的形成;活化的 Rho 可以启动肌动蛋白纤维通过肌球蛋白纤维成束形成应力纤维,又可通过蛋白质的结合形成点状接触。

1. **肌动蛋白聚合使细胞表面形成突起**　WASP(Wiskott-Aldrich syndrome protein)是调节细胞运动的关键分子,也是 Rac 和 Cdc42 下游的重要效应分子,Rac 和 Cdc42 通过活化 WASP 家族成员诱导伪足的形成和基质的降解。ARP2/3 复合物和肌动蛋白单体通过与活化的 WASP 家族羧基端结构域相结合,促进肌动蛋白成核。此外,Rac 和 Cdc42 通过活化 p21 活化激酶(p21-activated kinase,PAK),磷酸化 filamin,促进肌动蛋白网络形成;同时,活化的 PAK 还可激活 LIMK,磷酸化 cofilin 使其失活而抑制肌动蛋白的解聚,稳定肌动蛋白细胞骨架。微丝组装的成核过程还需要 formin 的参与。

2. **细胞的黏附**　迁移的细胞头部与细胞外基质(ECM)的黏附和尾部去黏附的不断交替使得细胞向前迁移。细胞表面的整联蛋白受体与 ECM 中特异的配体结合,通过整联蛋白聚集成簇而形成黏着斑复合体,而整联蛋白受体的胞内区与多种肌动蛋白结合蛋白如桩蛋白(paxillin)、纽蛋白(vinculin)和踝蛋白(talin)等相互作用形成分子桥,并与细胞骨架相连,提供细胞迁移的锚着位点。活化的 Rac 和 Cdc42,通过激活 PAK1 磷酸化下游的黏着斑激酶(focal adhesion kinase,FAK),活化的 FAK 作为分子支架招募胞质内桩蛋白、纽蛋白和踝蛋白等,促进黏着斑复合体的形成。

3. **细胞胞体前移**　Rho A 激活 Rho- 激酶(ROCK),ROCK 活化后通过抑制肌球蛋白轻链磷酸酶(myosin light chain phosphatase,MLCP)活性从而增强肌球蛋白轻链磷酸化水平,导致细胞收缩能力增强。Cdc42 的作用与之类似。另一方面，Rac 会激活 PAK1，活化的 PAK1 通过磷酸化肌球蛋白轻链激酶（myosin light chain kinase，MLCK）使之失活来降低肌球蛋白轻链的磷酸化水平，使细胞收缩力减弱，运动受阻。但是 PAK1 也能直接磷酸化肌球蛋白轻链，增加细胞收缩力。究竟是哪种作用占优势，取决于 PAK1 的空间分布和它的活性。

（二）细胞外信号可以引导细胞运动的方向

细胞运动需要在特定方向上进行极化。组织中有导向的细胞分裂以及连续、有组织性的多细胞结构的形成都需要对细胞极化过程进行精密调控。物理性或化学性的外界环境改变能够引起细胞的极化并产生运动。趋化（chemotaxis）是指在可扩散化学因子的调控下，细胞向某个方向的运动。研究最多的例子是中性粒细胞向细菌感染部位的趋化运动。中性粒细胞表面的受体蛋白可以监测到来源于细菌蛋白的浓度极低的 N- 甲酰化肽（只有原核细胞从甲酰甲硫氨酸开始进行蛋白质合成）。这些受体甚至可以监测出细胞两侧这些可扩散肽 1% 的浓度差异，从而引导中性粒细胞向细菌靶点移动。与它相似的例子是阿米巴向 cAMP 移动，当受体与配体相结合时，受体附近的肌动蛋白被激活，并在局部发生聚合反应。

吸附在细胞外基质或细胞表面的非扩散性化学因子也可以影响细胞移动的方向。受体被信号所激活后，除了可引起方向性的肌动蛋白聚合，还可导致细胞黏附增强。大多数动物细胞的长距离迁移，如神经嵴细胞，依赖于可扩散的和非扩散性的信号因子的协同作用来决定细胞运动的方向。

（三）Ca^{2+} 浓度梯度调节细胞运动

细胞前后趋化分子的浓度差很小，细胞如何感应这么小的浓度差呢？研究发现，在含有趋化分子梯度的溶液中，运动细胞的胞浆中 Ca^{2+} 的分布也具有梯度，在趋化分子浓度高的一侧 Ca^{2+} 浓度最低，即在细胞前部 Ca^{2+} 浓度最低，而在后部 Ca^{2+} 浓度最高。当改变细胞外趋化分子的浓度梯度时，细胞内的 Ca^{2+} 梯度分布也随之发生改变，而后细胞改变运动方向，按照新的 Ca^{2+} 浓度梯度运动。可见 Ca^{2+} 梯度决定了细胞的趋化性。

第五节　细胞骨架与疾病

大约 80% 的细胞内蛋白质具有细胞骨架的性质，它们为细胞内几乎所有的生命活动过程提供平台，包括 DNA 复制 / 修复、转录，细胞运动以及物质转运，等等。细胞内大量的蛋白质与肌动蛋白和微管细胞骨架相互作用，并介导其时空动态分布，从而使得它们具有广泛而特殊的细胞功能。因此，细胞骨架的缺陷与多种人类疾病相关，包括癌症、心脏病疾病、肌病、皮肤病、神经退行性疾病等，如老年痴呆症疾病（AD），肌萎缩性侧索硬化（ALS）。

一、肿瘤发生发展过程中细胞骨架发生一定的改变

在恶性转化的细胞中，细胞常表现为细胞骨架结构的破坏和表达异常，包括微管、微丝和中间丝。研究表明肿瘤细胞和转化细胞中微管的数量仅为正常细胞的 1/2，微管数量的减少是恶性转化细胞的一个重要特征。肿瘤细胞内由三联微管组成的中心体，失去正常细胞内的相互垂直排列，而是无序紊乱排列。有学者研究发现在胃癌、直肠癌和前列腺癌组织中 α 微管蛋白和 β 微管蛋白等表达出现异常，与肿瘤的恶性行为相关。研究还发现金属蛋白酶（MMPs）可经由微管由胞内向胞外转运，继而使肿瘤细胞突破组织基底膜，为肿瘤细胞的转移提供可能。

肿瘤细胞通过肌动蛋白束形成侵袭性伪足,进一步穿透基底膜,肌动蛋白可参可与上皮间质化(EMT),使肿瘤侵袭到间质发生侵袭或转移。许多与肌动蛋白束相关蛋白有关联的基因如 Rho 家族蛋白、肌动蛋白结合蛋白等在肿瘤中呈现差异性表达,与肿瘤的侵袭性相关。在体外培养的多种人癌细胞中,微丝应力纤维破坏和消失,肌动蛋白发生重组,形成肌动蛋白小体,聚集分布在细胞皮层。在肿瘤细胞的浸润转移过程中,这些骨架成分的改变可增加癌细胞的运动能力。

绝大多数肿瘤细胞通常仍然表达其来源细胞特征性中间丝类型,即便在转移后仍然表达其原发肿瘤中间丝类型,如皮肤癌以表达角蛋白为特征,肌肉瘤表达结蛋白,非肌肉瘤表达波形纤维蛋白,神经胶质瘤表达神经胶质酸性蛋白等,因此可用于鉴别肿瘤细胞的组织来源及细胞类型,为肿瘤诊断起决定性作用。中间丝还可以进一步被分出许多亚型,目前已经建立了主要人类肿瘤类群的中间丝目录,利用中间丝单克隆抗体分析技术鉴别诊断疑难和常见肿瘤,已经成为临床病理肿瘤诊断的有力工具。此外,中间纤维是细胞内分布最多且最稳定的细胞骨架结构,其表达异常同样会与肿瘤的发展有关。研究发现中间纤维波形蛋白、角蛋白表达水平与肿瘤细胞的侵袭能力相关,并与患者的预后有关。

鉴于上述细胞骨架系统在肿瘤发生、发展中的作用,细胞骨架被视为抗肿瘤药物较好的靶点,微管抑制剂紫杉醇被作为最有效的抗肿瘤临床一线药物。长春新碱、秋水仙碱等及其衍生物作为有效的化疗药可抑制细胞增殖,诱导细胞凋亡。Latrunculin A 和 B 是人们最早发现的作用于微丝的药物。Latrunculin A 是一类来自海洋生物的抗肿瘤药物,可与多种肿瘤细胞的微丝结合,使之解聚,达到抑制肿瘤细胞生长和迁徙的作用。

二、细胞骨架可能是某些神经系统疾病发生的原因

许多神经系统疾病与骨架蛋白的异常表达有关,如阿尔茨海默病(Alzheimer's disease,AD),即早老性痴呆,在患者脑神经元中可见到大量损伤的神经元纤维,并存在高度磷酸化 Tau 蛋白的积累,神经元中微管蛋白的数量并无异常,但存在微管聚集缺陷。神经丝蛋白亚基 NF-H 的异常磷酸化也会导致疾病发生,在阿尔茨海默病患者的神经原纤维缠结(neurofibrillary tangles,NFT)和帕金森病(Parkinson's disease)患者的神经细胞内包涵体 - 路易体(Lewy bodies)中都有高度磷酸化的 NF-H存在。

三、编码细胞骨架蛋白的相关基因突变可导致遗传性疾病

一些遗传性疾病的患者常有细胞骨架的异常或细胞骨架蛋白基因的突变。人类不动纤毛综合征(immotile cilia syndrome)是一类遗传性疾病,其发病原因往往是由于纤毛、鞭毛结构中具有 ATP 酶活性的动力蛋白臂缺失或缺陷,从而使气管上皮组织纤毛运动麻痹,精子尾部鞭毛不能运动,导致慢性气管炎和男性不育等。

维斯科特奥尔德里奇综合征(Wiskof-Aldrich syndrome,WAS)是一种遗传性免疫缺陷疾病,其特征是湿疹、出血和反复感染。研究表明,WAS 患者的 T 淋巴细胞的细胞骨架异常,血小板和淋巴细胞变小,扫描电镜发现 T 淋巴细胞表面相对较光滑,微绒毛数量减少,形态变小,而且 T 细胞对 T 细胞受体 CD3 复合体刺激引起的增强反应缺失。进一步研究表明引起 WAS 的根源是微丝的成核及聚合异常。

人类遗传性皮肤病单纯性大疱性表皮松解症(epidermolysis bullosa simplex,EBS),由于角蛋白 14(CK14)基因发生突变,患者表皮基底细胞中的角蛋白纤维网受到破坏,使皮肤很容易受到机械损伤,一点轻微的压挤便可使患者皮肤起疱。

本章小结

广义的细胞骨架包括细胞质骨架和核骨架,相互交织形成高度有序的纤维网络体系,不仅为细胞的各种生命活动提供支撑平台,还直接发挥多种细胞功能。细胞质骨架是由微管、微丝和中间丝三种骨架结构组成的网状结构系统。

微管是由微管蛋白和微管结合蛋白组成的中空管状结构,主要分布于细胞质中。微管在微管组织中心成核,延伸装配成长度不一、平行或放射状排列的动态结构,在马达蛋白介导下,作为囊泡运输的轨道,引导细胞内外物质的运输。微管作为鞭毛、纤毛、基体、中心体和纺锤体主要结构,支撑细胞的形态,参与细胞的运动、有丝分裂等活动。

微丝是由肌动蛋白组装而成的丝状结构,主要分布于细胞膜内侧。微丝呈束状、网状等多种排列,与微管一样是一种动态结构。微丝可与多种微丝结合蛋白相结合,还参与组装微绒毛和收缩环,发挥细胞形态维持、物质运输、细胞运动、肌肉收缩和胞质分裂等细胞功能。

中间丝是由六种类型的中间丝蛋白组装而成的纤维网状结构,中间丝具有组织特异性,分布于整个细胞质中,具有很强的机械强度。中间丝作为稳定的支撑网络与微管、微丝交织而构成既稳定又动态变化的细胞质骨架体系。中间丝与细胞连接相连,维持细胞的形态和细胞间的稳定,还与遗传物质的转运和细胞分化有关。

细胞运动的表现形式多种多样,大致可以分为三类:一是细胞位置的迁移;二是细胞形态的改变;三是细胞内细胞器或细胞结构的动态变化。所有的细胞运动都是在细胞内外信号精确调控下,与细胞内的细胞骨架体系(尤其是微管、微丝)动态变化有关,同时需要动力蛋白介导和 ATP 所释放的能量驱动。

总之,细胞内大约 80% 的蛋白质具有细胞骨架的性质,其在受精作用、胚胎发育、伤口愈合、病毒感染、肌肉收缩等生理病理过程,以及细胞运动、细胞分裂、物质转运、信息传递和遗传信息流动等细胞与分子生物学行为中发挥重要作用。因此,细胞骨架的结构和功能异常时,会导致许多疾病的发生。一些细胞骨架蛋白也可以作为临床诊断指标和药物开发潜在的靶点。

思考题

1. 细胞骨架体系在人体组织结构动态平衡中发挥什么作用?
2. 细胞骨架体系如何参与病毒感染人机体细胞(如新冠病毒)的?
3. 细胞骨架体系如何参与细胞内及细胞间支撑体系的构建?

(龚爱华)

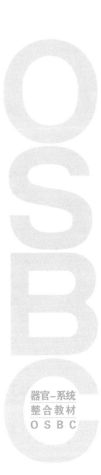

第三篇
细胞的代谢

第十二章　糖代谢

第十三章　脂质代谢

第十四章　氨基酸代谢

第十五章　核苷酸代谢

第十六章　能量代谢

第十七章　非营养物质代谢

第十八章　物质代谢平衡

　　新陈代谢是生命活动的基本特征,是机体与外界环境之间不断进行物质能量交换、体内物质相互转变和能量生成利用的过程。新陈代谢以细胞代谢为基础。细胞的代谢是指细胞内所发生的一系列有序的化学反应的总称。这些由一系列酶所催化的有序的化学反应组成了各种不同的代谢途径。一般将细胞内所有的代谢称为中间代谢(intermediary metabolism),包括合成代谢和分解代谢,二者处于动态平衡之中。其中合成代谢,也称为生物合成,是指以简单的小分子前体为原料,合成更大更复杂的生物分子,包括脂类、多糖、蛋白质和核酸等过程,该过程需要消耗能量。分解代谢则是指生物大分子降解为小分子物质并释放能量的过程,即体内富含能量的营养物质如糖、脂肪和蛋白质等,降解成更小更简单的代谢物如 CO_2、H_2O、NH_3 等,并产生 ATP 和热量,同时也为生命活动提供能量和具重要功能的中间产物。机体内各条代谢途径构成了相互联系、相互制约的代谢网络,机体具有精确调节各条代谢途径的能力,使各条代谢途径之间相互协调一致地高效运转,以维持生物体内各物质的动态平衡。代谢紊乱常常会导致疾病的发生。

　　本篇第十二至第十四章,分别介绍三大营养物质糖、脂和蛋白质的合成和分解代谢;第十五章介绍核酸的基本组成单位——核苷酸的合成与分解代谢;第十六章介绍三大营养物质代谢中能量的转化和利用;第十七章介绍非营养物质在体内的转化与排泄;第十八章介绍细胞水平、激素水平、整体水平三个层次的代谢调节,以及重要组织器官的代谢特点和相互联系。

　　在学习本篇时,要注意避免孤立地理解单个代谢途径,而应从不同组织细胞的代谢特点出发,思考细胞如何通过对代谢途径关键酶、关键步骤的精确调控,达致与其生理功能相适应的代谢方向与速率,从而维持物质与能量的供需平衡,同时注意思考代谢异常与疾病发生发展的关系。

(贺俊崎)

第十二章

糖 代 谢

糖是机体生命活动所需的一种重要营养物质。糖的主要生理功能是为生命活动提供能源和碳源。人体所需要能量的 50%~70% 来自糖。1mol 葡萄糖完全氧化成为二氧化碳和水可释放 2840kJ/mol（679kcal/mol）的能量。其中约 34% 转化储存于 ATP，以供应机体生理活动所需的能量。葡萄糖不仅是机体的主要供能物质，也是机体的重要碳源，糖代谢的中间产物可转变成其他的含碳化合物，如氨基酸、脂肪酸、核苷酸等。此外，糖还参与组成机体组织结构，参与组成糖蛋白和糖脂，调节细胞信息传递；其磷酸衍生物还可用于合成许多重要的生物活性物质。除葡萄糖外，其他的单糖如果糖、半乳糖、甘露糖等所占比例很小，且主要进入葡萄糖代谢途径中代谢。因此，本章将葡萄糖在机体内的代谢作为介绍的重点。

第一节　糖代谢概况

一、糖的主要生理功能是氧化供能

糖类物质是人类食物的主要成分，约占食物总量的 50% 以上，其主要功能是氧化供能。此外，糖还是机体重要的碳源，糖代谢的中间产物可转变成其他含碳化合物，如糖酵解的产物丙酮酸经过氨基化可以生成营养非必需氨基酸丙氨酸，葡萄糖分解产生的乙酰 CoA 是软脂酸合成的基本原料，磷酸戊糖途径生成的磷酸戊糖是核苷酸合成的原料，等等。糖也是组成人体组织结构的重要成分，如蛋白聚糖和糖蛋白构成结缔组织、软骨和骨组织的基质；糖蛋白和糖脂是细胞膜的组成成分。糖与蛋白质、脂类形成的聚合物可调节细胞间的相互作用。另外，体内还有一些具有特殊生理功能的糖蛋白，如激素、酶、免疫球蛋白和血浆蛋白等。糖的磷酸衍生物可以形成机体内重要的生物活性物质，如 NAD^+、FAD、DNA、RNA、ATP 等。

二、糖的消化吸收主要在小肠进行

人类食物中的糖主要有植物淀粉、动物糖原以及麦芽糖、蔗糖、乳糖、葡萄糖等。人体内无 β- 糖苷酶而不能消化食物中所含的纤维素，但纤维素却具有刺激肠蠕动等作用，也是机体维持健康所必需。食物中的糖一般以淀粉为主。唾液和胰液中都含有 α- 淀粉酶（α-amylase），可水解淀粉分子内的 α-1,4- 糖苷键。由于食物在口腔停留的时间很短，所以淀粉消化主要在小肠内进行。在胰液 α- 淀粉酶作用下，淀粉被水解为麦芽糖（maltose）、麦芽三糖（约占 65%）及含分支的异麦芽糖和由 4~9 个葡萄糖残基构成的 α- 极限糊精（α-limit dextrin）（约占 35%）。寡糖在小肠黏膜刷状缘进一步消化，α- 糖苷酶

（包括麦芽糖酶）水解麦芽糖和麦芽三糖。α- 极限糊精酶（α-limit dextrinase）（包括异麦芽糖酶）可水解 α-1,4- 糖苷键和 α-1,6- 糖苷键，将 α- 极限糊精和异麦芽糖水解成葡萄糖（glucose）。肠黏膜细胞还存在有蔗糖酶和乳糖酶等分别水解蔗糖和乳糖。有些人因乳糖酶缺乏，在食用牛奶后发生乳糖消化吸收障碍，而引起腹胀、腹泻等症状。

糖被消化成单糖后才能在小肠被吸收，再经门静脉进入肝脏。小肠黏膜细胞对葡萄糖的摄入是依赖特定载体转运和主动耗能的过程，在吸收过程中同时伴有 Na^+ 的转运。这类葡萄糖转运体称为 Na^+ 依赖型葡萄糖转运体（sodium-dependent glucose transporter，SGLT），它们主要存在于小肠黏膜和肾小管上皮细胞（图 12-1）。

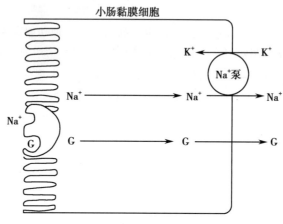

图 12-1 Na^+ 依赖型葡萄糖转运体

三、糖代谢是指葡萄糖在体内的复杂化学反应

葡萄糖吸收入血后，在体内代谢首先需进入细胞。这一过程需依赖一类葡萄糖转运体（蛋白）实现。人体内现已发现有 12 种葡萄糖转运体（glucose transporter，GLUT），分别在不同的组织细胞中起作用。其中 GLUT 1~5 的功能较为明确，如 GLUT 1 存在于脑、肌肉、脂肪组织等各组织中，GLUT 2 主要存在于肝和胰的 β 细胞中，GLUT 4 则主要存在于脂肪和肌组织，GLUT 5 主要存在于脑组织中。葡萄糖经转运体运输进入细胞后，经过复杂的化学反应而满足机体生理功能的各项需求。

糖代谢是指葡萄糖在体内分解与合成的复杂过程，包括葡萄糖经历一系列复杂化学反应而形成不同产物的过程，也包括非糖物质通过复杂化学反应而生成葡萄糖的过程。葡萄糖在不同类型细胞中的代谢途径有所不同，其分解代谢方式还在很大程度上受氧供状况的影响：在供氧充足时，葡萄糖进行有氧氧化，彻底氧化成 CO_2 和 H_2O；在缺氧时，则进行糖酵解生成乳酸。此外，葡萄糖也可进入磷酸戊糖途径等进行代谢，以发挥不同的生理作用。葡萄糖可经合成代谢聚合糖原，储存在肝或肌肉组织。有些非糖物质如乳酸、氨基酸等还可经糖异生途径转变成葡萄糖或糖原。

第二节   糖的无氧氧化

由一分子葡萄糖裂解为两分子丙酮酸（pyruvate）的过程则称为糖酵解（glycolysis）。在缺氧 / 无氧条件下，葡萄糖经酵解生成丙酮酸进而还原为乳酸（lactate），称为乳酸发酵（lactic acid fermentation）。

在某些植物、脊椎动物组织和微生物,酵解产生的丙酮酸转变为乙醇和 CO_2,即乙醇发酵(ethanol fermentation)。在有氧条件下,丙酮酸可彻底氧化为 CO_2 和 H_2O,即糖的有氧氧化(aerobic oxidation)。所以,糖酵解是糖代谢的核心途径。因为在人体内糖无氧氧化(anaerobic oxidation)的产物主要是乳酸,所以本节仅讨论以生成乳酸为结局的糖无氧氧化途径。

一、糖的无氧氧化分为糖酵解和乳酸生成两个阶段

葡萄糖经无氧氧化生成乳酸的过程包括两个阶段(图 12-2):第一阶段是糖酵解,第二阶段为乳酸生成。除葡萄糖外,其他己糖也可转变成磷酸己糖而进入糖酵解(详见后述)。糖的无氧氧化途径的全部反应均在细胞质进行。

(一)一分子葡萄糖经酵解途径分解为两分子丙酮酸

1. 葡萄糖磷酸化成为葡萄糖 -6- 磷酸　葡萄糖进入细胞后发生磷酸化反应,生成葡萄糖 -6- 磷酸(glucose-6-phosphate,G-6-P)。催化此反应的酶是己糖激酶(hexokinase),需要 Mg^{2+}。这个反应的 $\Delta G^{o'}$ 为 –16.7kJ/mol(–4.0kcal/mol),是不可逆反应。哺乳动物体内已发现有 4 种己糖激酶同工酶(Ⅰ至Ⅳ型)。肝细胞中存在的是Ⅳ型,称为葡萄糖激酶(glucokinase)。它对葡萄糖的亲和力很低,K_m 值为 10mmol/L 左右,而其他己糖激酶的 K_m 值在 0.1mmol/L 左右。葡萄糖激酶的另一个特点是受激素调控。这些特性使葡萄糖激酶在维持血糖水平和糖代谢中起着重要的作用。

2. 葡萄糖 -6- 磷酸转变为果糖 -6- 磷酸　这是由磷酸己糖异构酶催化的醛糖与酮糖间的异构反应。葡萄糖 -6- 磷酸转变为果糖 -6- 磷酸(fructose-6-phosphate,F-6-P)是需要 Mg^{2+} 参与的可逆反应。

3. 果糖 -6- 磷酸转变为果糖 -1,6- 二磷酸　这是第二个磷酸化反应,需 ATP 和 Mg^{2+},由磷酸果糖激酶 -1(phosphofructokinase-1,PFK-1)催化,是非平衡反应,倾向于生成果糖 -1,6- 二磷酸(fructose-1, 6-bisphosphate,F-1,6-BP)。

4. 磷酸己糖裂解成 2 分子磷酸丙糖　此步反应是可逆的,由醛缩酶催化,因为有利于己糖的合成,所以称为醛缩酶。最终产生 2 分子丙糖,即磷酸二羟丙酮(dihydroxyacetone phosphate)和甘油醛 -3- 磷酸(glyceraldehyde-3-phophate)。

5. 磷酸二羟丙酮转变为甘油醛 -3- 磷酸　甘油醛 -3- 磷酸和磷酸二羟丙酮是同分异构体,在丙糖磷酸异构酶(triose-phosphate isomerase)催化下可互相转变。当甘油醛 -3- 磷酸在下一步反应中被移去后,磷酸二羟丙酮迅速转变为甘油醛 -3- 磷酸,继续进行酵解。

上述 5 步反应为糖酵解途径中的耗能阶段,1 分子葡萄糖的代谢消耗了 2 分子 ATP,产生 2 分子甘油醛 -3- 磷酸。而在以后的 5 步反应中,磷酸丙糖转变成丙酮酸,总共生成 4 分子 ATP,所以为能量的释放和储存阶段。

6. 甘油醛 -3- 磷酸氧化为甘油酸 -1,3- 二磷酸　反应中甘油醛 -3- 磷酸的醛基氧化成羧基及羧基的磷酸化均由甘油醛 -3- 磷酸脱氢酶催化,以 NAD^+ 辅酶接受氢和电子。参加反应的还有无机磷酸,当甘油醛 -3- 磷酸的醛基氧、化脱氢成羧基即与磷酸形成混合酸酐。该酸酐是一高能化合物,其磷酸键水解时 $\Delta G^{o'}$=–61.9kJ/mol(–14.8kcal/mol),可将能量转移至 ADP,生成 ATP。

7. 甘油酸 -1,3- 二磷酸转变成甘油酸 -3- 磷酸　磷酸甘油酸激酶(phosphoglycerate kinase)催化混合酸酐上的磷酸从羧基转移到 ADP,形成 ATP 和甘油酸 -3- 磷酸。反应需要 Mg^{2+}。这是糖酵解过程中第一次产生 ATP 的反应,将底物的高能磷酸基直接转移给 ADP 生成 ATP,这种 ADP 或其他核苷二磷酸的磷酸化作用与底物的脱氢作用直接相偶联的反应过程称为底物水平磷酸化(substrate-level phosphorylation)。磷酸甘油酸激酶催化的此反应是一可逆反应,逆反应则需消耗 1 分子 ATP。

8. 甘油酸 -3- 磷酸转变为甘油酸 -2- 磷酸　磷酸甘油酸变位酶(phosphoglycerate mutase)催化磷酸基从甘油酸 -3- 磷酸的 C_3 位转移到 C_2,这步反应是可逆的,反应需要 Mg^{2+}。

9. 甘油酸 -2- 磷酸脱水生成磷酸烯醇式丙酮酸　烯醇化酶(enolase)催化甘油酸 -2- 磷酸脱水生

成磷酸烯醇式丙酮酸（phosphoenolpyruvate，PEP）。尽管这个反应的标准自由能改变比较小，但反应时可引起分子内部的电子重排和能量重新分布，形成了 1 个高能磷酸键，这就为下一步反应作了准备。

10. 磷酸烯醇式丙酮酸将高能磷酸基转移给 ADP 生成丙酮酸和 ATP　糖酵解途径的最后一步反应是由丙酮酸激酶（pyruvate kinase）催化的，丙酮酸激酶的作用需要 K⁺ 和 Mg²⁺ 参与。反应最初生成烯醇式丙酮酸，但烯醇式迅即非酶促转变为酮式。在胞内这个反应是不可逆的。这是糖酵解途径中第二次底物水平磷酸化。

（二）丙酮酸被还原为乳酸

这一反应由乳酸脱氢酶（lactate dehydrogenase，LDH）催化，丙酮酸还原成乳酸所需的氢原子由 NADH+H⁺ 提供，后者来自上述第 6 步反应中的甘油醛 -3- 磷酸的脱氢反应。在缺氧情况下，这对氢用于还原丙酮酸生成乳酸，NADH+H⁺ 重新转变成 NAD⁺，糖酵解才能继续进行。

糖酵解的全部反应可归纳如图 12-2。

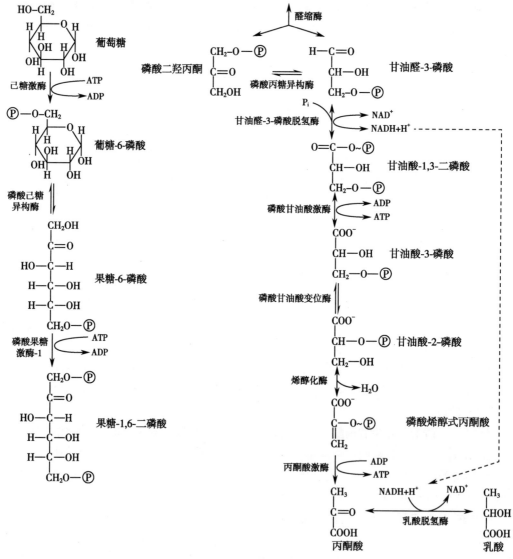

图 12-2　糖的无氧氧化

二、糖酵解的调节可通过三个关键酶调控

糖酵解中大多数反应是可逆的。这些可逆反应的方向、速率由底物和产物浓度控制。催化这些

可逆反应酶活性的改变,并不能决定反应的方向。糖酵解途径中有三个非平衡反应:己糖激酶 / 葡萄糖激酶、磷酸果糖激酶 -1 和丙酮酸激酶催化的反应。这三个反应基本上是不可逆的,是糖酵解途径流量的三个调节点,分别受变构效应剂和激素的调节。

(一)磷酸果糖激酶 -1 对调节糖酵解途径的流量最重要

调节糖酵解途径流量最重要的是磷酸果糖激酶 -1 的活性。磷酸果糖激酶 -1 是由四聚体组成,受多种变构效应剂的影响。ATP 和柠檬酸是此酶的变构抑制剂。磷酸果糖激酶 -1 有 2 个 ATP 结合位点,一是活性中心内的催化部位,ATP 作为底物结合;另一个是活性中心以外的与变构效应剂结合的部位,与 ATP 的亲和力较低,因而需要较高浓度 ATP 才能与之结合并抑制酶的活性。磷酸果糖激酶 -1 的变构激活剂有 AMP、ADP、果糖 -1,6- 二磷酸和果糖 -2,6- 二磷酸(fructose-2,6-bisphosphate,F-2,6-BP)。AMP 可与 ATP 竞争变构结合部位,抵消 ATP 的抑制作用。果糖 -1,6- 二磷酸是磷酸果糖激酶 -1 的反应产物,这种产物正反馈作用是比较少见的,它有利于糖的分解。

果糖 -2,6- 二磷酸是磷酸果糖激酶 -1 最强的别构激活剂,在生理浓度范围(μmol 水平)内即可发挥效应。其作用是与 AMP 一起取消 ATP、柠檬酸对磷酸果糖激酶 -1 的变构抑制作用。果糖 -2,6- 二磷酸由磷酸果糖激酶 -2(phosphofructokinase-2,PFK-2)催化果糖 -6- 磷酸 C_2 磷酸化而成;果糖二磷酸酶 -2(fructosebisphosphatase-2,FBP-2)则可水解其 C_2 位磷酸,使其转变成果糖 -6- 磷酸。磷酸果糖激酶 -2/ 果糖二磷酸酶 -2 是一种双功能酶,在一个酶蛋白中具有 2 个分开的催化中心,有两种独立的酶活性。除了 AMP 和柠檬酸可对激酶活性进行变构调节外(图 12-3),磷酸果糖激酶 -2/ 果糖二磷酸酶 -2 还可在激素作用下,以共价修饰方式进行调节。胰高血糖素通过 cAMP 及依赖 cAMP 的蛋白激酶(PKA)磷酸化其 32 位丝氨酸,磷酸化后其激酶活性减弱而磷酸酶活性升高。磷蛋白磷酸酶将其去磷酸后,酶活性的变化则相反。

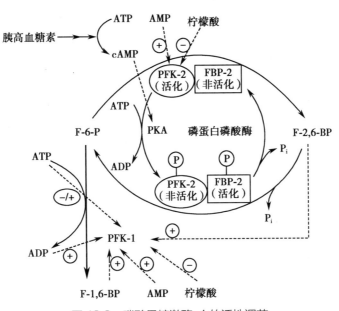

图 12-3　磷酸果糖激酶 -1 的活性调节

(二)丙酮酸激酶是糖酵解的第二个重要的调节点

丙酮酸激酶是糖酵解的第二个重要的关键酶。果糖 -1,6- 二磷酸是丙酮酸激酶的变构激活剂,而 ATP 则有抑制作用。此外,在肝内丙氨酸也有变构抑制作用。丙酮酸激酶还受化学修饰调节。依赖 cAMP 的蛋白激酶(PKA)和依赖 Ca^{2+}、钙调蛋白的蛋白激酶均可使其磷酸化而失活。胰高血糖素可通过 cAMP 抑制丙酮酸激酶活性。

(三)己糖激酶受到反馈抑制调节

己糖激酶受其反应产物葡萄糖 -6- 磷酸的反馈抑制,但葡萄糖激酶分子内不存在葡萄糖 -6- 磷酸的变构调节部位,故不受葡萄糖 -6- 磷酸的影响。长链脂酰 CoA 对其有变构抑制作用,这在饥饿时减少肝和其他组织摄取葡萄糖有一定意义。胰岛素可诱导葡萄糖激酶基因的转录,促进该酶的合成。

　　糖无氧氧化是体内葡萄糖分解供能的一条重要途径。对于绝大多数组织,特别是骨骼肌,调节流量是为适应这些组织对能量的需求。当消耗能量多,细胞内 ATP/AMP 比例降低时,磷酸果糖激酶 -1 和丙酮酸激酶均被激活,加速葡萄糖的分解。反之,细胞内 ATP 的储备丰富时,通过糖无氧氧化分解的葡萄糖就减少。肝的情况不同。正常进食时,肝仅氧化少量葡萄糖,主要由氧化脂肪酸获得能量。进食后,胰高血糖素分泌减少,胰岛素分泌增加,果糖 -2,6- 二磷酸合成增加,加速糖酵解途径分解,主要是生成乙酰 CoA 以合成脂酸;饥饿时胰高血糖素分泌增加,抑制了果糖 -2,6- 二磷酸的合成和丙酮酸激酶的活性,即抑制糖酵解,这样才能有效地进行糖异生,维持血糖水平(详见糖异生调节)。

三、糖无氧氧化可不利用氧而快速供能

　　糖无氧氧化最主要的生理意义在于迅速提供能量,这对肌肉收缩更为重要。肌肉内 ATP 含量很低,仅 5~7μmol/g 新鲜组织,只要肌肉收缩几秒钟即可耗尽。这时即使氧不缺乏,但因葡萄糖进行有氧氧化反应过程比糖酵解长,来不及满足需要,通过糖无氧氧化则可迅速得到 ATP。当机体缺氧或剧烈运动肌肉局部血流不足时,能量主要通过糖无氧氧化获得。红细胞没有线粒体,完全依赖糖无氧氧化供应能量。神经元、白细胞、骨髓细胞等代谢极为活跃,即使不缺氧也常由糖无氧氧化提供部分能量。糖无氧氧化时每分子磷酸丙糖有 2 次底物水平磷酸化,可生成 2 分子 ATP。因此 1mol 葡萄糖可生成 4mol ATP,在葡萄糖和果糖 -6- 磷酸发生磷酸化时共消耗 2mol ATP,故净得 2mol ATP。1mol 葡萄糖经糖无氧氧化生成 2 分子乳酸可释放 196kJ/mol(46.9kcal/mol)的能量。在标准状态下 ATP 水解为 ADP 和 Pi 时 $\Delta G^{\circ\prime}$=-30.5kJ/mol(-7.29kcal/mol),所以可储能 61kJ/mol(14.6kcal/mol),效率为 31%。

四、其他单糖可转变成糖酵解的中间产物

　　除葡萄糖外,其他己糖如果糖、半乳糖和甘露糖也都是重要的能源物质,它们可转变成糖酵解的中间产物磷酸己糖而进入糖酵解提供能量。

(一) 果糖被磷酸化后进入糖酵解

　　果糖是膳食中重要的能源物质,水果和蔗糖中含有大量果糖,从食物摄入的果糖每天约有 100g。果糖的代谢一部分在肝,一部分被周围组织(主要是肌和脂肪组织)摄取。

　　在肌和脂肪组织中,己糖激酶使果糖磷酸化生成果糖 -6- 磷酸。果糖 -6- 磷酸可进入糖酵解分解,在肌组织中也可合成糖原。

　　在肝中,葡萄糖激酶与己糖(包括果糖)的亲和力很低,因此果糖在肝的代谢不同于肌组织。肝内存在特异的果糖激酶,催化果糖磷酸化生成果糖 -1- 磷酸,后者被特异的果糖 -1- 磷酸醛缩酶(B 型醛缩酶)分解成磷酸二羟丙酮及甘油醛。甘油醛在丙糖激酶催化下磷酸化成甘油醛 -3- 磷酸。这些果糖代谢产物恰好是糖酵解的中间代谢产物,可循糖酵解氧化分解,也可逆向进行糖异生,促进肝内糖原储存。

(二) 半乳糖转变为葡萄糖 -1- 磷酸进入糖酵解

　　半乳糖和葡萄糖是立体异构体,它们仅仅在 C_4 位的构型上有所区别。牛乳中的乳糖是半乳糖的主要来源,半乳糖在肝内转变为葡萄糖(图 12-4)。尿嘧啶核苷二磷酸半乳糖(uridine diphosphate galactose, UDPGal)不仅是半乳糖转变为葡萄糖的中间产物,也是半乳糖供体,用以合成糖脂、蛋白聚糖和糖蛋白。另一方面,由于差向异构酶反应可自由逆转,用于合成糖脂、蛋白聚糖和糖蛋白的半乳糖并不必依赖食物而可由 UDPG 转变生成。

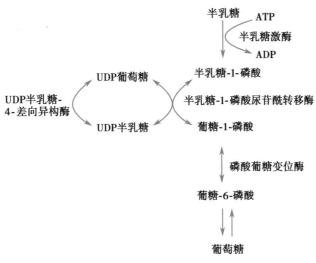

图 12-4　半乳糖的代谢

(三) 甘露糖转变为果糖 -6- 磷酸进入糖酵解

甘露糖在结构上是葡萄糖 C_2 位的立体异构物。它在日常饮食中含量甚微,是多糖和糖蛋白的消化产物。甘露糖在体内通过两步反应转变成果糖 -6- 磷酸而进入糖酵解代谢。首先,甘露糖在己糖激酶的催化下,磷酸化生成甘露糖 -6- 磷酸,接着被磷酸甘露糖异构酶催化转变为果糖 -6- 磷酸,从而进入糖酵解进行代谢转变,生成糖原、乳酸、葡萄糖、戊糖等(图 12-5)。

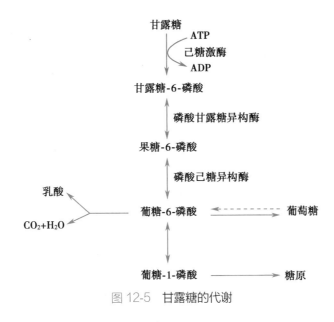

图 12-5　甘露糖的代谢

第三节　糖的有氧氧化

葡萄糖在有氧条件下彻底氧化成水和二氧化碳的反应过程称为有氧氧化(aerobic oxidation)。有氧氧化是糖氧化的主要方式,绝大多数细胞都通过这种方式获得能量。糖的有氧氧化可概括如图 12-6。

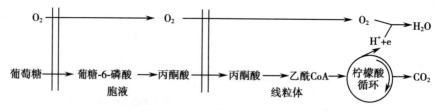

图 12-6　葡萄糖有氧氧化概况

一、糖的有氧氧化反应分为三个阶段

第一阶段葡萄糖经糖酵解途径分解成丙酮酸。第二阶段丙酮酸进入线粒体内氧化脱羧生成乙酰CoA。第三阶段为柠檬酸循环,并偶联进行氧化磷酸化。

(一) 葡萄糖循糖酵解途径分解为丙酮酸

同糖无氧氧化第一阶段。

(二) 丙酮酸进入线粒体氧化脱羧生成乙酰 CoA

丙酮酸在线粒体经过 5 步反应,氧化脱羧生成乙酰 CoA(acetyl-CoA)的总反应式为:

$$丙酮酸 + NAD^+ + HS\text{-}CoA \rightarrow 乙酰 CoA + NADH + H^+ + CO_2$$

此反应由丙酮酸脱氢酶复合体催化。在真核细胞中,该酶复合体存在于线粒体中,是由丙酮酸脱氢酶(E_1),二氢硫辛酰胺转乙酰基酶(E_2)和二氢硫辛酰胺脱氢酶(E_3)3 种酶按一定比例(依生物体不同而异)组合成多酶复合体。在哺乳动物细胞中,酶复合体由 60 个转乙酰酶组成核心,周围排列 12 个丙酮酸脱氢酶和 6 个二氢硫辛酰胺脱氢酶。参与反应的辅酶 / 辅基有硫胺素焦磷酸酯(TPP)、硫辛酸、FAD、NAD^+ 及 CoA。硫辛酸是带有二硫键的八碳羧酸,通过与转乙酰酶的赖氨酸ε- 氨基相连,形成与酶结合的硫辛酰胺而成为酶的柔性长臂,可将乙酰基从酶复合体的一个活性部位转到另一个活性部位。丙酮酸脱氢酶的辅酶是 TPP,二氢硫辛酰胺脱氢酶的辅基 / 辅酶是 FAD、NAD^+。

丙酮酸脱氢酶复合体催化的反应可分 5 步描述(图 12-7):①丙酮酸脱羧形成羟乙基 -TPP,TPP 噻唑环上的 N 与 S 之间活泼的碳原子可释放出 H^+,而成为碳离子,与丙酮酸的羰基作用,产生 CO_2,同时形成羟乙基 -TPP;②由二氢硫辛酰胺转乙酰基酶(E_2)催化使羟乙基 -TPP-E_1 上的羟乙基被氧化成乙酰基,同时转移给硫辛酰胺,形成乙酰硫辛酰胺 -E_2;③二氢硫辛酰胺转乙酰基酶(E_2)还催化乙酰硫辛酰胺上的乙酰基转移给辅酶 A 生成乙酰 CoA 后,离开酶复合体,同时氧化过程中的 2 个电子使硫辛酰胺上的二硫键还原为 2 个巯基;④二氢硫辛酰胺脱氢酶(E_3)使还原的二氢硫辛酰胺脱氢重新生成硫辛酰胺,以进行下一轮反应,同时将氢传递给 FAD,生成 $FADH_2$;⑤在二氢硫辛酰胺脱氢酶(E_3)催化下,将 $FADH_2$ 上的 H 转移给 NAD^+,形成 $NADH + H^+$。

在整个反应过程中,中间产物并不离开酶复合体,这就使得上述各步反应得以迅速完成,而且因没有游离的中间产物,所以不会发生副反应。丙酮酸氧化脱羧反应的 $\Delta G^{o'} = -39.5 kJ/mol$($-9.44 kcal/mol$),故反应是不可逆的。

(三) 乙酰 CoA 进入柠檬酸循环以及氧化磷酸化生成 ATP

柠檬酸循环的第一步是乙酰 CoA 与草酰乙酸缩合成 6 个碳原子的柠檬酸,然后柠檬酸经过一系列反应重新生成草酰乙酸,完成一轮循环。通过柠檬酸循环,乙酰 CoA 的 2 个碳原子被氧化成 CO_2。在每一个循环中,有 1 次底物水平磷酸化,可生成 1 分子 ATP;有 4 次脱氢反应,氢的接受体分别为 NAD^+ 或 FAD,生成 3 分子 $NADH + H^+$ 和 1 分子 $FADH_2$,它们既是柠檬酸循环中的脱氢酶的辅酶 / 辅基,又是电子传递链的第一个环节。电子传递链是由一系列氧化还原体系组成,它们的功能是将 H^+/电子依次传递至氧,生成水。在 H^+/电子沿电子传递链传递过程中能量逐步释放,同时伴有 ADP 磷酸化生成 ATP,将能量储存于 ATP 中,即氧化与磷酸化反应是偶联在一起的。

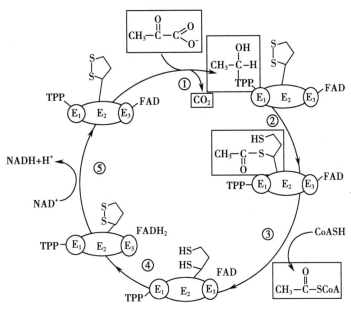

图 12-7　丙酮酸脱氢酶复合体作用机制

二、柠檬酸循环将乙酰 CoA 彻底氧化

柠檬酸循环(citric acid cycle)亦称三羧酸循环(tricarboxylic acid cycle,TCA cycle),这是因为该循环反应中第一个中间产物是含有三个羧基的柠檬酸(citric acid)。由于该学说由 Krebs 提出,故此循环又被称为 Krebs 循环。

(一) 柠檬酸循环由八步反应组成

柠檬酸循环是由一系列酶促反应构成的循环反应体系,在该反应过程中,首先由乙酰 CoA(主要来自三大营养物质的分解代谢)与草酰乙酸缩合生成含 3 个羧基的柠檬酸(citric acid),再经过 4 次脱氢、2 次脱羧,生成 4 分子还原当量(reducing equivalent,一般是指以氢原子或氢离子形式存在的一个电子或一个电子当量)和 2 分子 CO_2,又重新生成草酰乙酸。柠檬酸循环由八步反应组成(图 12-8)。

1. **乙酰 CoA 与草酰乙酸缩合成柠檬酸**　柠檬酸合酶(citrate synthase)催化 1 分子乙酰 CoA(acetyl-CoA)与 1 分子草酰乙酸缩合成柠檬酸。缩合反应所需能量来自乙酰 CoA 的高能硫酯键。由于高能硫酯键水解时可释出较多的自由能,$\Delta G^{\circ\prime}$ 为 −31.4kJ/mol(−7.5kcal/mol),使反应成为单向、不可逆反应。而且柠檬酸合酶对草酰乙酸的 K_m 很低,所以即使线粒体内草酰乙酸的浓度很低,反应也可以迅速进行。

$$\begin{array}{cccc} \text{O=C—COOH} & \text{O} & & \text{CH}_2\text{COOH} \\ | & \| & & | \\ \text{CH}_2 \quad + & \text{C—CH}_3 + \text{H}_2\text{O} \longrightarrow & \text{HO—C—COO}^- + \text{HSCoA} + \text{H}^+ \\ | & | & & | \\ \text{COOH} & \text{SCoA} & & \text{CH}_2\text{COOH} \end{array}$$

草酰乙酸　　　乙酰CoA　　　　　　　　　　柠檬酸　　　辅酶A

2. **柠檬酸经顺乌头酸转变为异柠檬酸**　柠檬酸与异柠檬酸(isocitrate)的异构化可逆互变反应由顺乌头酸酶催化。原来在 C_3 上的羟基转到 C_2 上,反应中的中间产物顺乌头酸仅与酶结合在一起以复合物的形式存在。

$$柠檬酸 \xrightarrow{H_2O} [酶-顺乌头酸]复合物 \xrightarrow{H_2O} 异柠檬酸$$

3. 异柠檬酸氧化脱羧转变为 α- 酮戊二酸   异柠檬酸在异柠檬酸脱氢酶（isocitrate dehydrogenase）催化下氧化脱羧产生 CO_2，其余碳链骨架部分转变为 α- 酮戊二酸（α-ketoglutarate），脱下的氢由 NAD^+ 接受，生成 $NADH+H^+$。这是柠檬酸循环反应中的第一次氧化脱羧，释出的 CO_2 可被视作乙酰 CoA 的 1 个碳原子氧化产物。

$$异柠檬酸 \xrightarrow[Mg^{2+}]{NAD^+ \quad NADH+H^+ \quad CO_2} α\text{-酮戊二酸}$$

4. α- 酮戊二酸氧化脱羧生成琥珀酰 CoA   柠檬酸循环途径中发生的第二次氧化脱羧反应是 α- 酮戊二酸氧化脱羧生成琥珀酰 CoA（succinyl CoA）。α- 酮戊二酸氧化脱羧时释放出的自由能很多，足以形成高能硫酯键。这样，一部分能量就可以高能硫酯键的形式储存在琥珀酰 CoA 内。催化 α- 酮戊二酸氧化脱羧的酶是 α- 酮戊二酸脱氢酶复合体（α-ketoglutarate dehydrogenase complex），其组成和催化反应过程与丙酮酸脱氢酶复合体类似，这就使得 α- 酮戊二酸的脱羧、脱氢和形成高能硫酯键等反应迅速完成。

$$α\text{-酮戊二酸} \; + NAD^+ + HS\text{-}CoA \longrightarrow 琥珀酰CoA \; + NADH + H^+ + CO_2$$

5. 琥珀酰 CoA 合成酶催化底物水平磷酸化反应   这步反应产物是琥珀酸。当琥珀酰 CoA 的高能硫酯键水解时，$\Delta G^{o\prime}$ 约 $-33.4 kJ/mol$（$-7.98 kcal/mol$）。它可与 GDP 的磷酸化偶联，生成高能磷酸键。反应是可逆的，由琥珀酰 CoA 合成酶（succinyl-CoA synthetase）催化。这是底物水平磷酸化的又一例子，是柠檬酸循环中唯一直接生成高能磷酸键的反应。

$$琥珀酰CoA \xrightleftharpoons[]{GDP+P_i \quad GTP} 琥珀酸 \; + HSCoA$$

6. 琥珀酸脱氢生成延胡索酸   反应由琥珀酸脱氢酶（succinate dehydrogenase）催化。该酶结合在线粒体内膜上，是柠檬酸循环中唯一与内膜结合的酶。其辅基是 FAD，还含有铁硫中心，来自琥珀酸的电子通过 FAD 和铁硫中心,经电子传递链被传递至氧,并释放能量生成 1.5 分子 ATP。

$$
\begin{array}{ccc}
COO^- & & COO^- \\
| & FAD\quad FAD \cdot H_2 & | \\
CH_2 & & C-H \\
| & \rightleftharpoons & \| \\
CH_2 & & C-H \\
| & & | \\
COO^- & & COO^- \\
\text{琥珀酸} & & \text{延胡索酸}
\end{array}
$$

7. 延胡索酸加水生成苹果酸 延胡索酸酶(fumarate hydratase)催化此可逆反应。

$$
\begin{array}{ccc}
COO^- & & COO^- \\
| & & | \\
C-H & & HO-C-H \\
\| \quad +H_2O & \rightleftharpoons & | \\
H-C & & H-C-H \\
| & & | \\
COO^- & & COO^- \\
\text{延胡索酸} & & \text{苹果酸}
\end{array}
$$

8. 苹果酸脱氢生成草酰乙酸 柠檬酸循环的最后反应由苹果酸脱氢酶(malate dehydrogenase)催化。苹果酸脱氢生成草酰乙酸;脱下的氢由 NAD⁺ 接受,生成 NADH+H⁺。在细胞内草酰乙酸不断地被用于柠檬酸合成,故这一可逆反应向生成草酰乙酸的方向进行。

$$
\begin{array}{ccc}
COO^- & & COO^- \\
| & NAD^+\quad NADH+H^+ & | \\
HO-C-H & & C=O \\
| & \rightleftharpoons & | \\
H-C-H & & CH_2 \\
| & & | \\
COO^- & & COO^- \\
\text{苹果酸} & & \text{草酰乙酸}
\end{array}
$$

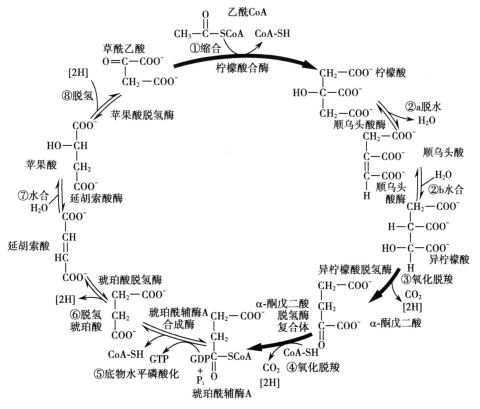

图 12-8 柠檬酸循环

（二）一次柠檬酸循环生成 2 分子 CO_2

在柠檬酸循环反应过程中，从 2 个碳原子的乙酰 CoA 与 4 个碳原子的草酰乙酸缩合成 6 个碳原子的柠檬酸开始，反复地脱氢氧化。羟基氧化成羧基后，通过脱羧方式生成 CO_2。二碳单位进入柠檬酸循环后，生成 2 分子 CO_2，这是体内 CO_2 的主要来源。脱氢反应共有 4 次。其中 3 次脱氢（3 对氢或 6 个电子）由 NAD^+ 接受，1 次（1 对氢或 2 个电子）由 FAD 接受。这些电子传递体将电子传给氧时才能生成 ATP。柠檬酸循环本身每循环一次只能以底物水平磷酸化生成 1 个 ATP。

柠檬酸循环的总反应为：

$$CH_3CO{\sim}SCoA+3NAD^++FAD+GDP+Pi+2H_2O \rightarrow 2CO_2+3NADH+3H^++FADH_2+HS{-}CoA+GTP$$

每一次柠檬酸循环消耗一分子乙酰 CoA 中的乙酰基（2 个 C），产生 2 分子 CO_2，但并非直接将乙酰基的 2 个碳原子氧化。用 ^{14}C 标记乙酰 CoA 进行的实验证明，生成的 2 个 CO_2 的碳原子 1 个来自乙酰 CoA，另一个来自草酰乙酸。这是由于中间反应过程中碳原子置换所致。从这个意义上讲，最后再生的草酰乙酸被更新了，但含量既没有增加，也没有减少。

另外，柠檬酸循环的中间产物（包括草酰乙酸在内）本身并无量的变化。不能通过柠檬酸循环从乙酰 CoA 合成草酰乙酸或其他中间产物；同样，这些中间产物也不可能直接在柠檬酸循环中被氧化成 CO_2 和 H_2O。柠檬酸循环中的草酰乙酸主要来自丙酮酸的直接羧化，也可通过苹果酸脱氢生成。无论何种来源，其最终来源是葡萄糖。

（三）柠檬酸循环具有重要的生理意义

1. 柠檬酸循环是一条"两用代谢途径" 柠檬酸循环在绝大多数生物中是分解代谢途径，并且它也是一个准备提供大量自由能的重要系统。循环的中间产物仅需适量就可维持该循环的分解功能。然而，多种生物合成途径也利用柠檬酸循环的中间产物作为合成反应的起始物。因此柠檬酸循环可看作是两用代谢途径（amphibolic pathway），既是分解代谢，又可为合成代谢提供原料。这些利用和添补柠檬酸循环中间产物的反应总结如图 12-9。

2. 柠檬酸循环是三大营养物质的最终代谢通路 糖、脂肪、氨基酸在体内进行生物氧化都将产生乙酰 CoA，然后进入柠檬酸循环进行降解，柠檬酸循环中只有一个底物水平磷酸化反应生成高能磷酸键。循环本身并不是释放能量、生成 ATP 的主要环节。其作用在于通过 4 次脱氢，为氧化磷酸化反应生成ATP 提供还原当量。

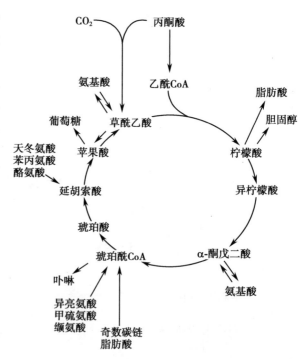

图 12-9　柠檬酸循环的两用代谢功能

3. 柠檬酸循环是糖、脂肪、氨基酸代谢联系的枢纽 三大营养物质可在一定程度上通过柠檬酸循环相互转变。柠檬酸是将乙酰 CoA 运输至胞质中的载体，柠檬酸在胞质中裂解产生的乙酰 CoA 是合成脂肪酸和胆固醇的原料（见第十三章）。许多氨基酸的碳架是柠檬酸循环的中间产物，通过草酰乙酸可转变为葡萄糖（参见糖异生一节）；反之，由葡萄糖提供的丙酮酸转变成的草酰乙酸及柠檬酸循环中的其他二羧酸则可用于合成一些非必需氨基酸如天冬氨酸、谷氨酸等（见第十四章）。此外，琥珀酰 CoA 可用以与甘氨酸合成血红素。因而，柠檬酸循环是提供生物合成的前体的重要途径。

三、糖有氧氧化是机体获得 ATP 的主要方式

柠檬酸循环中 4 次脱氢反应产生的 NADH 和 FADH$_2$ 可传递给电子传递链产生 ATP。除柠檬酸循环外,其他代谢途径中生成的 NADH+H$^+$ 或 FADH$_2$,也可经电子传递链传递生成 ATP。例如,糖酵解途径中甘油醛 -3- 磷酸脱氢时生成的 NADH+H$^+$,在氧供应充足时就可进入电子传递链,而不再用以还原丙酮酸成乳酸。NADH+H$^+$ 的氢经电子传递给氧时,可生成 2.5 分子 ATP;FADH$_2$ 的氢被氧化时只能生成 1.5 分子 ATP。加上底物水平磷酸化生成的 1 分子 ATP,乙酰 CoA 经柠檬酸循环彻底氧化分解共生成 10 分子 ATP。若从丙酮酸脱氢开始计算,共产生 12.5 分子 ATP。由于细胞胞质中 1 分子 NADH 经磷酸甘油穿梭入线粒体可产生 1.5 分子 ATP,而经苹果酸 - 天冬氨酸穿梭入线粒体可产生 2.5 分子 ATP,因此 1mol 的葡萄糖彻底氧化生成 CO$_2$ 和 H$_2$O,可净生成 5 或 7+2×12.5=30 或 32mol ATP(表 12-1)。

表 12-1 葡萄糖有氧氧化生成的 ATP

	反应	辅酶	最终获得 ATP
第一阶段	葡萄糖→葡萄糖 -6- 磷酸		−1
	果糖 -6- 磷酸→果糖 -1,6- 二磷酸		−1
	2× 甘油醛 -3- 磷酸→2× 甘油酸 -1,3- 二磷酸	2NADH+H$^+$(细胞质)	3 或 5*
	2× 甘油酸 -1,3- 二磷酸→2× 甘油酸 -3- 磷酸		2
	2× 磷酸烯醇式丙酮酸→2× 丙酮酸		2
第二阶段	2× 丙酮酸→2× 乙酰 CoA	2NADH+H$^+$(线粒体基质)	5
第三阶段	2× 异柠檬酸→2×α- 酮戊二酸	2NADH+H$^+$(线粒体基质)	5
	2×α- 酮戊二酸→2× 琥珀酰 CoA	2NADH+H$^+$	5
	2× 琥珀酰 CoA →2× 琥珀酸		2
	2× 琥珀酸→2× 延胡索酸	2FADH$_2$	3
	2× 苹果酸→2× 草酰乙酸	2NADH+H$^+$	5
	由一个葡萄糖总共获得		30 或 32

注:* 获得 ATP 的数量取决于还原当量进入线粒体的穿梭机制。

总的反应为:葡萄糖 +30ADP+30Pi+6O$_2$ → 30ATP+6CO$_2$+36H$_2$O

四、糖有氧氧化的调节是基于能量的需求

机体代谢反应途径主要通过对关键酶变构调节和共价修饰调节,保证中间产物适量生成而避免过量造成浪费,而从维持相对的稳定。在糖的有氧氧化过程中,丙酮酸通过柠檬酸循环代谢的速率在两个水平受到调节:丙酮酸脱氢酶复合体的调节可影响乙酰 CoA 的生成;乙酰 CoA 进入柠檬酸循环后,其代谢速率受到柠檬酸循环中关键酶的调节。

(一)丙酮酸脱氢酶复合体的调节

丙酮酸脱氢酶复合体的活性可通过变构调节和化学修饰 2 种方式进行快速调节。丙酮酸脱氢酶复合体的反应产物乙酰 CoA 及 NADH+H$^+$ 对酶有反馈抑制作用,当乙酰 CoA/CoA 比例升高时,酶活

性被抑制。NADH+H⁺/NAD⁺ 比例升高可能也有同样作用。此外,ATP 对丙酮酸脱氢酶复合体有抑制作用,AMP 则能激活之。当乙酰 CoA 充足时,或 ATP/ADP 和 NADH+H⁺/NAD⁺ 比值增高时,丙酮酸脱氢酶复合体的活性被变构抑制,从而阻止过量乙酰 CoA 生成。而当机体需要能量时,或 ATP/ADP 降低时,该酶被 AMP 等变构激活,大量产生乙酰 CoA。

　　丙酮酸脱氢酶复合体可被丙酮酸脱氢酶激酶磷酸化。复合体中的脱氢酶组分中丝氨酸残基的羟基可在蛋白激酶作用下磷酸化。磷酸化后酶复合体构象改变,失去活性。磷蛋白磷酸酶能去除丝氨酸残基的磷酸基,使之恢复活性。乙酰 CoA 和 NADH+H⁺ 除对酶有直接抑制作用外,还可间接通过增强丙酮酸脱氢酶激酶的活性而使其失活(图 12-10)。

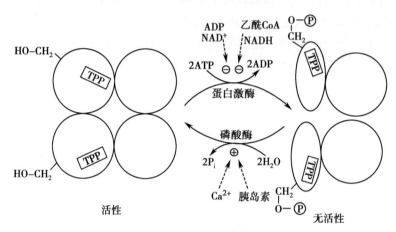

图 12-10　丙酮酸脱氢酶复合体的调节

(二) 柠檬酸循环的调节

1. 柠檬酸循环受底物、产物和关键酶活性调节　柠檬酸循环的速率和流量主要受 3 种因素的调控(图 12-11):底物的供应量、产物的堆积量和细胞的能量状态。

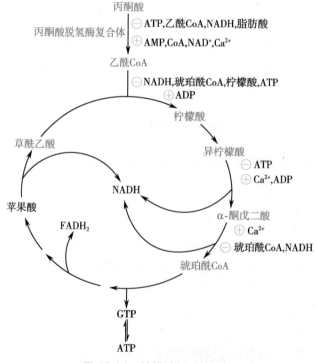

图 12-11　柠檬酸循环的调控

(1)柠檬酸循环中有 3 个关键酶：在柠檬酸循环中有 3 步不可逆反应，即由柠檬酸合酶、异柠檬酸脱氢酶和 α- 酮戊二酸脱氢酶催化的反应。这三个酶都受到多种因素调节。

1)底物的影响：乙酰 CoA 和草酰乙酸作为柠檬酸合酶的底物，其含量随细胞代谢状态而改变，从而影响柠檬酸合成的速率。

2)底物反馈抑制：异柠檬酸脱氢酶和 α- 酮戊二酸脱氢酶的催化产物有 NADH+H$^+$，NADH+H$^+$ 对柠檬酸合酶、异柠檬酸脱氢酶、α- 酮戊二酸脱氢酶这三个关键酶都有抑制作用。此外，柠檬酸抑制柠檬酸合酶的活性；琥珀酰 CoA 抑制 α- 酮戊二酸脱氢酶的活性。

3)能量状态的调节作用：ATP 可抑制柠檬酸合酶和异柠檬酸脱氢酶的活性；ADP 则是柠檬酸合酶和异柠檬酸脱氢酶的变构激活剂。

4)Ca^{2+} 的调节作用：当线粒体内 Ca^{2+} 浓度升高时，Ca^{2+} 不仅可直接与异柠檬酸脱氢酶和 α- 酮戊二酸脱氢酶结合，降低其对底物的 K$_m$ 而增强酶活性，也可激活丙酮酸脱氢酶复合体，从而推动柠檬酸循环和有氧氧化的进行。

(2)柠檬酸循环与上游和下游反应协调：在正常情况下，糖酵解和柠檬酸循环的速度是相协调的。这样，在糖酵解途径中产生了多少丙酮酸，柠檬酸循环就正好需要多少丙酮酸来提供乙酰 CoA。这种协调不仅通过高浓度的 ATP、NADH+H$^+$ 的抑制作用，亦通过柠檬酸对磷酸果糖激酶 -1 的变构抑制作用而实现。氧化磷酸化的速率则从下游对柠檬酸循环的运转产生调控作用。如果氧化磷酸化速度减慢，NADH+H$^+$ 就会累积，从而抑制柠檬酸合酶和 α- 酮戊二酸脱氢酶活性，降低柠檬酸循环的运行速率。

2. 柠檬酸循环的多种酶以复合体形式存在于线粒体　过去通常认为柠檬酸循环中的酶是线粒体中的可溶性成分（琥珀酸脱氢酶除外，它与线粒体内膜相偶联）。这可能是因为在酶蛋白分离过程中细胞裂解，破坏了细胞内的高级组织结构所致。目前逐渐有证据显示这些酶在线粒体中是以多种酶组成的复合体形式存在：如有些从柠檬酸循环中分离得到的酶能共同形成超分子聚合体；有些酶与线粒体的内膜偶联；有些酶在线粒体基质中移动时，其扩散速度比在溶液中单纯蛋白分子的扩散速度慢。这种酶复合体被称为代谢区室（metabolon），它在细胞内能有效地将代谢中间产物从一种酶传递给另一种酶。这些酶在细胞内形成的具有高级结构的复合体具有高效介导中间产物流通的功能，因此也可影响代谢的速率。

（三）腺苷酸是调节糖有氧氧化的重要核苷酸

有氧氧化的调节是为了适应机体或器官对能量的需要，有氧氧化全过程中许多酶的活性都受细胞内 ATP/ADP 或 ATP/AMP 比例的影响，因而能得以协调。当细胞消耗 ATP 以致 ATP 水平降低，ADP 和 AMP 浓度升高时，磷酸果糖激酶 -1、丙酮酸激酶、丙酮酸脱氢酶复合体及三羧酸循环中的相关酶，乃至氧化磷酸化反应的酶均可被激活，从而加速有氧氧化，补充 ATP。反之，当细胞内 ATP 含量丰富时，上述酶的活性降低，氧化磷酸化亦减弱。在两种比例中，ATP/AMP 对有氧氧化的调节作用更为明显。当 ATP 被转变成 ADP 后，细胞可通过腺苷酸激酶利用 ADP 再产生一些 ATP：2ADP → ATP+AMP。ATP 和 ADP 同时消耗，ATP/ADP 的变化要相对小一些。细胞内 ATP 的浓度约为 AMP 的 50 倍。由于 AMP 的浓度很低，所以每生成 1 分子 AMP，ATP/AMP 的变动比 ATP/ADP 的变动大得多，从而发挥有效的调节作用。

五、糖有氧氧化可抑制糖无氧氧化

酵母菌在无氧时进行生醇发酵；若将其转移至有氧环境，生醇发酵即被抑制，有氧氧化抑制生醇发酵（或无氧氧化）的现象称为巴斯德（Pasteur）效应。肌组织也有这种情况。缺氧时，丙酮酸不能进入三羧酸循环，而在胞质中转变成乳酸。通过糖无氧氧化消耗的葡萄糖为有氧时的 7 倍。关于丙酮酸的代谢去向，由 NADH+H$^+$ 去路决定。有氧时 NADH+H$^+$ 可进入线粒体内氧化，丙酮酸就进行有氧氧化而不生成乳酸。缺氧时 NADH+H⁺ 以丙酮酸作为氢接受体,使后者还原生成乳酸。所以有氧抑制了糖无氧氧化。缺氧时通过糖无氧氧化途径分解的葡萄糖增加是由于缺氧时氧化磷酸化受阻,ADP 与 Pi 不能合成 ATP,ADP/ATP 比例升高,反映在胞质内则是磷酸果糖激酶 -1 及丙酮酸激酶活性增强的结果。

第四节　磷酸戊糖途径

细胞内的葡萄糖通过有氧氧化分解、生成大量 ATP,这是葡萄糖分解代谢的主要途径。此外,尚存在其他代谢途径,磷酸戊糖途径(pentose phosphate pathway)就是另一重要途径。葡萄糖经此途径代谢的主要意义是产生磷酸核糖、NADPH 和 CO_2,而不是生成 ATP。

一、磷酸戊糖途径分为两个阶段

磷酸戊糖途径在细胞质中进行,其过程可分为 2 个阶段。第一阶段是氧化反应,葡萄糖 -6- 磷酸生成磷酸戊糖、NADPH 及 CO_2；第二阶段是非氧化反应,包括一系列基团转移,重新生成 6 碳糖(图12-12)。

(一)葡萄糖 -6- 磷酸在氧化阶段生成磷酸戊糖和 NADPH

首先,葡萄糖 -6- 磷酸由葡萄糖 -6- 磷酸脱氢酶(glucose-6-phosphate dehydrogenase)催化脱氢、生成 6- 磷酸葡萄糖酸内酯(6-phosphogluconolactone),在此反应中 NADP⁺ 为电子受体,平衡趋向于生成 NADPH,需要 Mg^{2+} 参与。6- 磷酸葡萄糖酸内酯在内酯酶(lactonase)的作用下水解为 6- 磷酸葡萄糖酸(6-phosphogluconate),后者在 6- 磷酸葡萄糖酸脱氢酶作用下再次脱氢并自发脱羧而转变为 5- 磷酸核酮糖,同时生成 NADPH 及 CO_2。核酮糖 -5- 磷酸在异构酶作用下,即转变为核糖 -5- 磷酸；或者在差向异构酶作用下,转变为木酮糖 -5- 磷酸。在第一阶段,葡萄糖 -6- 磷酸生成核糖 -5- 磷酸的过程中,同时生成 2 分子 NADPH 及 1 分子 CO_2。

葡糖-6-磷酸　　　6-磷酸葡萄糖酸内酯　6-磷酸葡萄糖酸　　　核酮糖-5-磷酸　　核糖-5-磷酸

(二)经过基团转移反应进入糖酵解途径

在第一阶段中共生成 1 分子磷酸戊糖和 2 分子 NADPH。前者用以合成核苷酸,后者用于许多化合物的合成代谢。但细胞中合成代谢消耗的 NADPH 远比核糖需要量大,因此,多余的磷酸戊糖进入第二阶段反应,经过一系列基团转移反应,每 3 分子磷酸戊糖转变为 2 分子磷酸己糖和 1 分子磷酸丙糖。

第二阶段的基团转移反应可以分为两类。一类是转酮醇酶（transketolase）反应，转移含 1 个酮基、1 个醇基的 2 碳基团；另一类是转醛醇酶（transaldolase）反应，转移 3 碳单位。接受体都是醛糖。首先由转酮醇酶从木酮糖 -5- 磷酸带出一个 2C 单位（羟乙醛）转移给核糖 -5- 磷酸，产生景天糖 -7- 磷酸和甘油醛 -3- 磷酸，反应需 TPP 作为辅基并需 Mg^{2+} 参与。接着由转醛醇酶从景天糖 -7- 磷酸转移 3C 的二羟丙酮基给甘油醛 -3- 磷酸生成赤藓糖 -4- 磷酸和果糖 -6- 磷酸。最后赤藓糖 -4- 磷酸在转酮醇酶催化下可接受来自木酮糖 -5- 磷酸的羟乙醛基，生成果糖 -6- 磷酸和甘油醛 -3- 磷酸。

磷酸戊糖之间的互相转变由相应的异构酶、差向异构酶催化，这些反应均为可逆反应。磷酸戊糖途径总的反应为：$3 \times$ 葡萄糖 -6- 磷酸 + 6NADP$^+$ → $2 \times$ 果糖 -6- 磷酸 + 甘油醛 -3- 磷酸 + 6NADPH + 6H$^+$ + 3CO$_2$。

由磷酸戊糖途径产生的果糖 -6- 磷酸和甘油醛 -3- 磷酸可进入糖酵解途径进行分解代谢,因此磷酸戊糖途径也称磷酸戊糖旁路(pentose phosphate shunt)。但果糖 -6- 磷酸也可经磷酸己糖异构酶催化转变为葡萄糖 -6- 磷酸,重新进入磷酸戊糖途径。

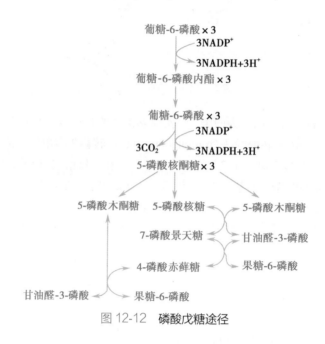

图 12-12   磷酸戊糖途径

二、磷酸戊糖途径主要受 NADPH/NADP⁺ 比值的调节

葡萄糖 -6- 磷酸可进入多条代谢途径。葡萄糖 -6- 磷酸脱氢酶是磷酸戊糖途径的关键酶,其活性决定葡萄糖 -6- 磷酸进入此途径的流量。摄取高碳水化合物饮食,尤其在饥饿后重新进食时,肝内此酶含量明显增加,以适应脂酸合成时 NADPH 的需要。磷酸戊糖途径的流量取决于 NADPH 需求。NADPH 是葡萄糖 -6- 磷酸脱氢酶的抑制剂,而 NADP⁺ 是该酶的激活剂。因此,此酶活性的快速调节,主要受 NADPH/NADP⁺ 比例的影响。比例升高,磷酸戊糖途径被抑制;比例降低时被激活。

三、磷酸戊糖途径是 NADPH 和磷酸戊糖的主要来源

(一)磷酸戊糖途径为核酸生物合成提供核糖
核糖是核酸和游离核苷酸的组成成分。体内的核糖并不依赖从食物摄入,而是通过磷酸戊糖途径生成。葡萄糖既可经葡萄糖 -6- 磷酸脱氢、脱羧的氧化反应产生磷酸核糖,也可通过糖酵解的中间产物甘油醛 -3- 磷酸和果糖 -6- 磷酸经过前述的基团转移反应生成磷酸核糖。两种方式的相对重要性因物种而异。人类主要通过氧化反应生成核糖。肌组织缺乏葡萄糖 -6- 磷酸脱氢酶,磷酸核糖靠基团转移反应生成。

(二)提供 NADPH 作为供氢体参与多种代谢反应
NADPH 与 NADH 不同,它携带的氢不是通过电子传递链氧化释出能量,而是参与许多代谢反应,发挥不同的功能。

1. NADPH 是体内许多合成代谢的供氢体   例如,从乙酰 CoA 合成脂肪酸、胆固醇(见第十三章)。又如,机体合成非必需氨基酸时,先由 α- 酮戊二酸与 NADPH 及 NH₃ 生成谷氨酸。谷氨酸可与其他 α- 酮酸进行转氨基反应而生成相应的氨基酸(见第十四章)。

2. NADPH 参与体内羟化反应   有些羟化反应与生物合成有关,例如,从鲨烯合成胆固醇,从胆

固醇合成胆汁酸、类固醇激素等。有些羟化反应则与生物转化(biotransformation)有关(见第十七章)。许多羟化反应需要 NADPH 提供氢。

3. NADPH 还用于维持谷胱甘肽的还原状态 谷胱甘肽(glutathione,GSH)是一个三肽。2 分子 GSH 可以脱氢氧化成为氧化型谷胱甘肽(GSSG),后者可在谷胱甘肽还原酶作用下被 NADPH 重新还原成为还原型谷胱甘肽(reduced glutathione)。

$$2G—SH \underset{NADP^+}{\overset{A \quad AH_2}{\rightleftharpoons}} G—S—S—G$$
$$NADPH+H^+$$

还原型谷胱甘肽是体内重要的抗氧化剂,可保护一些含—SH 的蛋白质或酶免受氧化剂(尤其是过氧化物)的损害。在红细胞中还原型谷胱甘肽更具有重要作用——保护红细胞膜的完整性。葡萄糖 -6- 磷酸脱氢酶缺陷者,其红细胞不能经磷酸戊糖途径得到充分的 NADPH,则难使谷胱甘肽保持于还原状态,此时红细胞尤其是较老的红细胞易于破裂,发生溶血性黄疸。这种溶血现象常在食用蚕豆(是强氧化剂)后诱发,故称为蚕豆病。

第五节 糖原的合成与分解

糖原(glycogen)是葡萄糖的多聚体,是动物体内糖的储存形式。摄入的糖类除满足供能外,大部分转变成脂肪(甘油三酯)储存于脂肪组织内,只有一小部分以糖原形式储存。糖原作为葡萄糖储备的生理意义在于当机体需要葡萄糖时它可以迅速被动用以供急需,而脂肪则不能。肝和骨骼肌是贮存糖原的主要组织器官,但肝糖原和肌糖原的生理意义不同。肌糖原主要为肌肉收缩提供急需的能量;肝糖原则是血糖的重要来源。这对于一些依赖葡萄糖作为能量来源的组织(如脑、红细胞等)尤为重要。

一、糖原合成是将葡萄糖连接成多聚体

糖原合成(glycogenesis)是指由葡萄糖生成糖原的过程,主要发生在肝和骨骼肌。糖原合成时,葡萄糖先活化,再连接形成直链和支链。

(一) 葡萄糖活化为尿苷二磷酸葡萄糖

葡萄糖在葡萄糖激酶作用下磷酸化成为葡萄糖 -6- 磷酸,后者再转变成葡萄糖 -1- 磷酸。这是为葡萄糖与糖原分子的连接作准备。葡萄糖 -1- 磷酸与尿苷三磷酸(UTP)反应生成尿苷二磷酸葡萄糖(uridine diphosphate glucose,UDPG)及焦磷酸。此反应可逆,由 UDPG 焦磷酸化酶(UDPG pyrophosphorylase)催化。UDPG 可看作"活性葡萄糖",在体内充当葡萄糖供体。由于焦磷酸在体内迅速被焦磷酸酶水解,使反应向生成 UDPG 的方向进行。在体内,焦磷酸水解有利于合成代谢反应的进行。

葡糖-1-磷酸　　　　　　　　　　　　　　UDPG

（二）UDPG 中的葡萄糖基连接形成链状分子

在糖原合酶（glycogen synthase）作用下，UDPG 的葡萄糖基转移给糖原引物的糖链末端，形成
α-1,4- 糖苷键。糖原引物是指细胞内原有的较小的糖原分子。上述反应反复进行，可使糖链不断
延长。

游离葡萄糖不能作为 UDPG 的葡萄糖基的接受体。如果细胞内的糖原已经耗尽，糖原的重新合
成则依赖于一种糖原蛋白（glycogenin）作为葡萄糖基的受体，糖原蛋白是一种蛋白 - 酪氨酸 - 葡萄糖
基转移酶，它可对其自身进行化学修饰，将 UDPG 分子转移连接到自身的酪氨酸残基上，结合到糖原
蛋白上的葡萄糖分子即成为糖原合成的引物（图 12-13）。

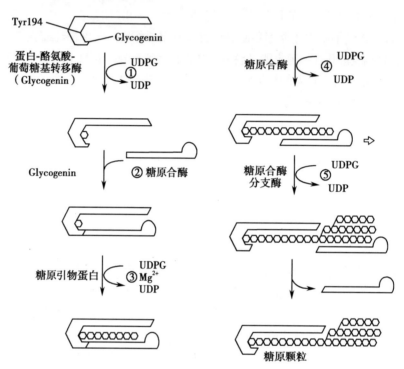

图 12-13　糖原引物的生成

（三）分支酶催化形成糖原的大量分支

在糖原合酶的作用下，糖链只能延长，不能形成分支。当糖链长度达到 12~18 个葡萄糖基时，分
支酶（branching enzyme）将一段糖链（约 6~7 个葡萄糖基）转移到邻近的糖链上，以 α-1,6- 糖苷键相
接，从而形成分支（图 12-14）。分支的形成不仅可增加糖原的水溶性，更重要的是可增加非还原端数
目，以便磷酸化酶能迅速分解糖原。糖原合成还有一条三碳途径（见糖异生）。

（四）糖原合成是耗能过程

从葡萄糖合成糖原是耗能的过程。葡萄糖磷酸化时消耗 1 个 ATP，糖原合酶反应中生成的 UDP
必须利用 ATP 重新生成 UTP，即 ATP 中的高能磷酸键转移给了 UTP，因此反应虽消耗 1 个 ATP，但无
高能磷酸键的损失。而焦磷酸水解成 2 分子磷酸时又损失 1 个高能磷酸键，故共消耗 2 个 ATP。

二、糖原分解是从非还原端进行磷酸解

糖原分解（glycogenolysis）是指肝糖原分解成为葡萄糖的过程。由肝糖原分解而来的葡萄糖 -6-
磷酸，除了水解成葡萄糖而释出之外，也可经糖酵解途径或磷酸戊糖途径等进行代谢。但当机体需要
补充血糖（如饥饿）时，后两条代谢途径均被抑制，肝糖原则绝大部分分解成葡萄糖释放入血。在糖原
分解产生的葡萄糖 -6- 磷酸进入糖酵解途径。

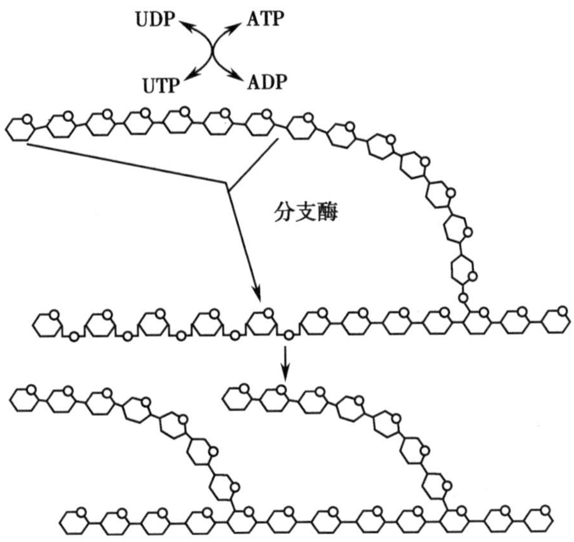

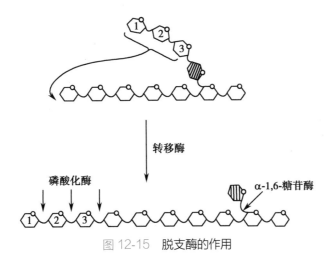

图 12-14 分支酶的作用

（一）糖原磷酸化酶分解 α-1,4- 糖苷键

糖原分解的第一步是从糖链的非还原端开始,在糖原磷酸化酶(glycogen phosphorylase)作用下分解 1 个葡萄糖基,生成葡萄糖 -1- 磷酸,糖原磷酸化酶只能分解 α-1,4- 糖苷键,对 α-1,6- 糖苷键无作用。由于是磷酸解生成葡萄糖 -1- 磷酸而不是水解成游离葡萄糖,自由能变动较小,反应是可逆的。但细胞内无机磷酸盐的浓度约为葡萄糖 -1- 磷酸的 100 倍,所以反应只能向糖原分解方向进行。

（二）脱支酶分解 α-1,6- 糖苷键

当糖链上的葡萄糖基逐个磷酸解至分支点约 4 个葡萄糖基时,由于位阻,糖原磷酸化酶不能再发挥作用。这时由葡聚糖转移酶(glucan transferase)将 3 个葡萄糖基转移到邻近糖链的末端,仍以 α-1,4- 糖苷键连接。剩下 1 个以 α-1,6- 糖苷键与糖链形成分支的葡萄糖基被 α-1,6- 葡萄糖苷酶水解成游离葡萄糖。除去分支后,糖原磷酸化酶即可继续发挥作用。目前认为葡聚糖转移酶和 α-1,6- 葡萄糖苷酶是同一酶的 2 种活性,合称脱支酶(debranching enzyme)(图 12-15)。在糖原磷酸化酶和脱支酶的共同作用下,最终产物中约 85% 为葡萄糖 -1- 磷酸,15% 为游离葡萄糖。葡萄糖 -1- 磷酸转变为葡萄糖 -6- 磷酸后,由葡萄糖 -6- 磷酸酶(glucose-6-phosphatase)水解成葡萄糖释放入血。葡萄糖 -6- 磷酸酶只存在于肝、肾中,而不存在于肌肉中。所以只有肝和肾脏可补充血糖;肌糖原不能分解成葡萄糖,只能进行糖酵解或有氧氧化。

图 12-15 脱支酶的作用

三、糖原合成与分解受到彼此相反的调节

　　糖原合成与分解的过程中只有部分反应是可逆的,实际上是两条代谢途径(图 12-16),可分别进行调控,而且是反向调控。当糖原合成途径活跃时,分解途径则被抑制,才能有效地合成糖原;反之亦然。这种合成、分解分别经两条途径进行的现象,是生物体内的普遍规律。

　　糖原合成途径中的糖原合酶和糖原分解途径中的糖原磷酸化酶都是催化不可逆反应的调节酶。这两个酶分别是二条代谢途径的调节点,其活性决定不同途径的代谢速率,从而影响糖原代谢的方向。糖原合酶和糖原磷酸化酶的快速调节有化学修饰和别构调节两种方式。

(一) 糖原磷酸化酶是糖原分解的关键酶

1. 糖原磷酸化酶的活性通过磷酸化和去磷酸化进行调节　肝糖原磷酸化酶有磷酸化和去磷酸化两种形式。当该酶 14 位丝氨酸被磷酸化时,活性很低的糖原磷酸化酶(称为磷酸化酶 b)就转变为活性强的糖原磷酸化酶(称为磷酸

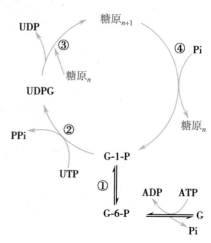

图 12-16　糖原的合成与分解
①磷酸葡糖变位酶;②UDPG 焦磷酸化酶;③糖原合酶和分支酶;④糖原磷酸化酶和脱支酶。

化酶 a)。这种磷酸化过程由糖原磷酸化酶 b 激酶催化。糖原磷酸化酶 b 激酶也有两种形式。去磷酸的糖原磷酸化酶 b 激酶没有活性。在蛋白激酶 A 作用下被磷酸化而激活,其去磷酸则由磷蛋白磷酸酶 -1 催化(图 12-17)。

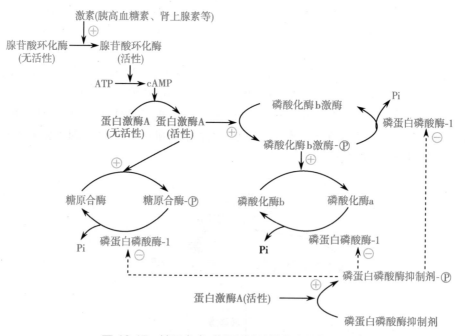

图 12-17　糖原合成、分解关键酶的化学修饰调节

　　蛋白激酶 A 也有活性及无活性两种形式,其活性受 cAMP 调节。ATP 在腺苷酸环化酶作用下生成 cAMP,而腺苷酸环化酶的活性受激素调节。cAMP 在体内很快被磷酸二酯酶水解成 AMP,蛋白激酶 A 随即转变为无活性型。这种通过一系列酶促反应将信号放大的连锁反应称为级联放大系统(cascade system),与酶含量调节相比(一般以几小时或天计),反应快,效率高。其意义有二:一是放大

效应；二是级联中各级反应都存在有可以被调节的方式。

2. 糖原磷酸化酶的活性也可受变构调节　葡萄糖是糖原磷酸化酶的变构调节剂。当血糖升高时，葡萄糖进入肝细胞，与磷酸化酶 a 的变构调节部位结合，引起构象改变，暴露出磷酸化的第 14 位丝氨酸，然后在磷蛋白磷酸酶 -1 催化下去磷酸化而失活。因此，当血糖浓度升高时，可降低肝糖原的分解。这种调节方式速度更快，仅需几毫秒。

（二）糖原合酶是糖原合成的调节酶

糖原合酶亦分为 a、b 两种形式。糖原合酶 a 有活性，磷酸化成糖原合酶 b 后即失去活性（图 12-17）。蛋白激酶 A 可将糖原合酶的多个丝氨酸残基磷酸化而使之失活。此外，磷酸化酶 b 激酶也可磷酸化其中 1 个丝氨酸残基，使糖原合酶失活。

（三）磷酸化修饰对两个关键酶进行反向调节

糖原磷酸化酶和糖原合酶的活性都是通过磷酸化和去磷酸化进行调节。两种酶磷酸化和去磷酸化的方式相似，但效果相反，糖原磷酸化酶经磷酸化修饰被激活，而糖原合酶经磷酸化后则活性受到抑制（图 12-17）。这种精细的调控，避免了由于分解、合成两个途径同时进行所造成的 ATP 的浪费。

使磷酸化酶 a、糖原合酶和磷酸化酶 b 激酶去磷酸化的磷蛋白磷酸酶 -1 的活性也受到精细调节。磷蛋白磷酸酶抑制物是胞内一种蛋白质，与此酶结合后可抑制其活性。此抑制物本身具活性的磷酸化形式也是由蛋白激酶 A 调控。

（四）糖原合成与分解可由激素反向调节

糖原合成与分解的生理性调节主要靠胰岛素和胰高血糖素。胰岛素抑制糖原分解，促进糖原合成，其具体机制尚未确定，可能通过激活磷蛋白磷酸酶 -1 而加速糖原合成、抑制糖原分解。胰高血糖素可诱导生成 cAMP，激活蛋白激酶 A，促进糖原分解。肾上腺素也可通过 cAMP 促进糖原分解，但可能仅在应激状态发挥作用。

（五）肌组织和肝的糖原代谢调节特点不同

骨骼肌内糖原代谢的两个调节酶的调节与肝糖原不同。这是因为肌糖原的生理功能不同于肝糖原，肌糖原不能补充血糖，仅仅是为骨骼肌活动提供能量。因此，在糖原分解代谢时肝主要受胰高血糖素的调节，而骨骼肌主要受肾上腺素调节。骨骼肌内糖原合酶及磷酸化酶的别构效应物主要为 AMP、ATP 及葡萄糖 -6- 磷酸。AMP 可激活磷酸化酶 b，而 ATP、葡萄糖 -6- 磷酸可抑制磷酸化酶 a，但对糖原合酶有激活作用，使肌糖原的合成与分解受细胞内能量状态的控制。当肌肉收缩、ATP 被消耗时，AMP 浓度升高，而葡萄糖 -6- 磷酸水平亦低，这就使得肌糖原分解加快，合成被抑制。而当静息时，肌肉内 ATP 及葡萄糖 -6- 磷酸水平较高，有利于糖原合成。

Ca^{2+} 的升高可引起肌糖原分解增加。当神经冲动引起胞内 Ca^{2+} 升高时，因为磷酸化酶 b 激酶的 δ 亚基就是钙调蛋白（calmodulin），Ca^{2+} 与其结合，即可激活磷酸化酶 b 激酶，促进磷酸化酶 b 磷酸化成磷酸化酶 a，加速糖原分解。这样，在神经冲动引起肌肉收缩的同时，即加速糖原分解，以获得肌肉收缩所需能量。

第六节　糖 异 生

体内糖原的储备有限，正常成人每小时可由肝释出葡萄糖 210mg/kg 体重，照这样计算，如果没有补充，10 多个小时肝糖原即被耗尽，血糖来源断绝。但事实上即使禁食 24h，血糖水平仍保持正常范围。这时除了周围组织减少对葡萄糖的利用外，主要还是依赖肝将氨基酸、乳酸等转变成葡萄糖，不断补充血糖。这种从非糖化合物(乳酸、甘油、生糖氨基酸等)转变为葡萄糖或糖原的过程称为糖异生(gluconeogenesis)。糖异生的主要器官是肝。肾在正常情况下糖异生能力只有肝的 1/10,长期饥饿时肾糖异生能力则可大为增强。

一、糖异生不完全是糖酵解的逆反应

从丙酮酸生成葡萄糖的具体反应过程称为糖异生途径(gluconeogenic pathway)。葡萄糖经糖酵解途径分解生成丙酮酸时,$\Delta G^{\circ\prime}$ 为 –502kJ/mol(–120kcal/mol)。从热力学角度而言,由丙酮酸生成葡萄糖不可能全部循糖酵解途径逆行。糖酵解途径与糖异生途径的多数反应是共有的、可逆的,但糖酵解途径中有 3 个不可逆反应,在糖异生途径中须由另外的反应和酶代替。

(一) 丙酮酸经丙酮酸羧化支路转变为磷酸烯醇式丙酮酸

1. 丙酮酸转变成磷酸烯醇式丙酮酸　糖酵解途径中磷酸烯醇式丙酮酸由丙酮酸激酶催化生成丙酮酸。在糖异生途径中其逆反应过程由 2 个反应组成。催化第一个反应的是丙酮酸羧化酶(pyruvate carboxylase),其辅基为生物素。CO_2 先与生物素结合,需消耗 ATP;然后活化的 CO_2 再转移给丙酮酸生成草酰乙酸。第二个反应由磷酸烯醇式丙酮酸羧激酶催化草酰乙酸转变成磷酸烯醇式丙酮酸。反应中消耗一个高能磷酸键,同时脱羧。上述二步反应共消耗 2 个 ATP。

丙酮酸　　　　　　　　　草酰乙酸　　　　　　　　　磷酸烯醇式丙酮酸

2. 反应过程中需要将草酰乙酸运输出线粒体　由于丙酮酸羧化酶仅存在于线粒体,故胞质中的丙酮酸必须进入线粒体,才能羧化生成草酰乙酸。而磷酸烯醇式丙酮酸羧激酶在线粒体和胞质中都存在,因此草酰乙酸可在线粒体中直接转变为磷酸烯醇式丙酮酸再进入胞质,也可在胞质中被转变为磷酸烯醇式丙酮酸。但是,草酰乙酸不能直接透过线粒体膜,需借助两种方式将其转运入胞质(图 12-18)。一种是经苹果酸脱氢酶作用,将其还原成苹果酸,然后通过线粒体膜进入胞质,再由胞质中苹果酸脱氢酶将苹果酸脱氢氧化为草酰乙酸而进入糖异生反应途径。另一种方式是经谷草转氨酶的作用,生成天冬氨酸后再运输出线粒体,进入胞质中的天冬氨酸再经胞质中谷草转氨酶的催化而恢复生成草酰乙酸。

在糖异生途径随后反应中,甘油酸 -1,3- 二磷酸还原成甘油醛 -3- 磷酸时,需 $NADH+H^+$ 供氢。当以乳酸为原料异生成糖时,其脱氢生成丙酮酸时已在胞质中产生了 $NADH+H^+$ 以供利用;而以丙酮酸或生糖氨基酸为原料进行糖异生时,$NADH+H^+$ 必须由线粒体提供,这些 $NADH+H^+$ 可来自脂肪酸 β- 氧化或柠檬酸循环,通过将草酰乙酸还原成苹果酸,运输到线粒体外,苹果酸再脱氢转变成草酰乙酸,产生 $NADH+H^+$ 以供利用。

(二) 果糖 -1,6- 二磷酸转变为果糖 -6- 磷酸

此反应由果糖二磷酸酶 -1 催化(图 12-18)。C_1 位的磷酸酯进行水解是放能反应,所以反应易于进行。

(三) 葡萄糖 -6- 磷酸水解为葡萄糖

此反应由葡萄糖 -6- 磷酸酶催化(图 12-18)。与果糖 -1,6- 二磷酸转变为果糖 -6- 磷酸类似,由葡萄糖 -6- 磷酸转变为葡萄糖也是磷酸酯水解反应,而不是葡萄糖激酶催化反应的逆反应,热力学上是可行的。

因为有丙酮酸羧化酶、磷酸烯醇式丙酮酸羧激酶、果糖二磷酸酶 -1 及葡萄糖 -6- 磷酸酶分别催化的反应代替了糖酵解途径中 3 个不可逆反应,从而使整个反应途径可以逆向进行,所以乳酸、丙氨酸

等生糖氨基酸(见第十四章)可通过丙酮酸异生为葡萄糖。

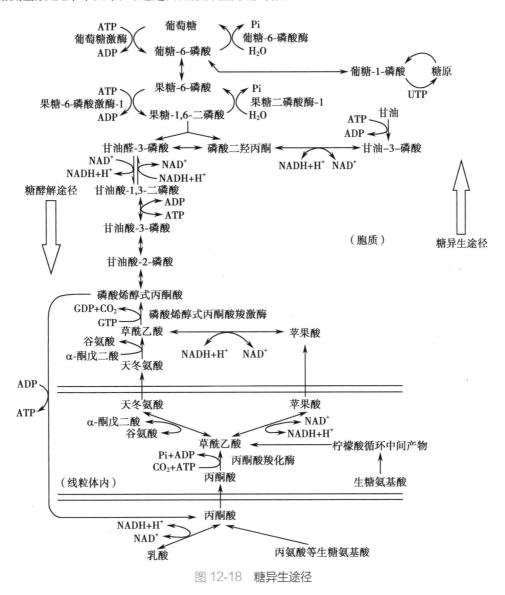

图 12-18 糖异生途径

二、糖异生和糖酵解通过 2 个底物循环进行调节而彼此协调

糖异生与糖酵解途径是方向相反的两条代谢途径。其中 3 个限速步骤分别由不同的酶催化底物互变,称为底物循环(substrate cycle)。当催化两个单向反应的两种酶活性相等时,整个反应体系就不能向任何反应方向连续进行,结果仅是无谓地消耗 ATP、分解释放热能,形成代谢通路上的无效循环(futile cycle)。如果两种酶活性不相等,代谢就会朝着酶活性强的方向进行。要进行有效的糖异生,就必须抑制酵解途径;反之亦然。这种协调主要依赖对 2 个底物循环的调节。

(一)第一个底物循环在果糖 -6- 磷酸与果糖 -1,6- 二磷酸之间进行

糖酵解时,果糖 -6- 磷酸被磷酸化成果糖 -1,6- 二磷酸;糖异生时,果糖 -1,6- 二磷酸去磷酸而生成果糖 -6- 磷酸,由此构成一个底物循环(见图 12-17)。在细胞内,催化这两个反应酶的活性常呈相反的变化。果糖 -2,6- 二磷酸、AMP 激活果糖 -6- 磷酸激酶 -1,同时抑制果糖二磷酸酶 -1 的活性,因此促进糖酵解、抑制糖异生。胰高血糖素通过 cAMP 和蛋白激酶 A 将果糖 -6- 磷酸激酶 -2 磷酸化而失活,降低肝细胞内果糖 -2,6- 二磷酸水平,从而促进糖异生、抑制糖酵解。胰岛素则有相反的作用。

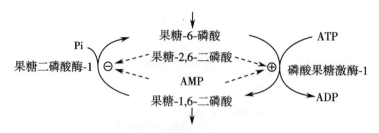

目前认为,果糖-2,6-二磷酸水平是肝内调节糖的分解或糖异生反应方向的主要信号。进食后,胰高血糖素/胰岛素比例降低,果糖-2,6-二磷酸水平升高,糖酵解增强而糖异生减弱。饥饿时,胰高血糖素分泌增加,果糖-2,6-二磷酸水平降低,糖异生增加而糖酵解减弱,维持底物循环虽然损失一些ATP,但却可使代谢调节更为灵敏、精细。

（二）第二个底物循环在磷酸烯醇式丙酮酸和丙酮酸之间进行

果糖-1,6-二磷酸是丙酮酸激酶的别构激活剂,通过果糖-1,6-二磷酸可将两个底物循环相联系和协调。胰高血糖素可抑制果糖-2,6-二磷酸合成,从而减少果糖-1,6-二磷酸的生成,这就可降低丙酮酸激酶的活性。胰高血糖素还通过cAMP使丙酮酸激酶磷酸化而失去活性,使糖异生增强而糖酵解减弱。肝内丙酮酸激酶可被丙氨酸抑制。饥饿时,丙氨酸是主要的糖异生原料,故丙氨酸的这种抑制作用有利于丙氨酸异生成糖。

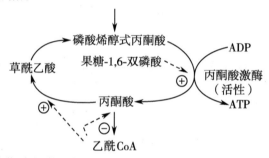

乙酰CoA是丙酮酸羧化酶的激活剂,同时又是丙酮酸脱氢酶的抑制剂。饥饿时,大量脂酰CoA在线粒体内进行β-氧化,生成大量乙酰CoA。这样既抑制了丙酮酸脱氢酶,阻止丙酮酸继续氧化,又激活了丙酮酸羧化酶,使其转变为草酰乙酸,从而加速糖异生（见图12-18）。

胰高血糖素可通过cAMP快速诱导磷酸烯醇式丙酮酸羧激酶基因的表达,增加酶的合成。相反,胰岛素可显著降低磷酸烯醇式丙酮酸羧激酶mRNA水平,并对cAMP有对抗作用,说明胰岛素对该酶有重要的调节作用。

三、糖异生的生理意义是维持血糖恒定

（一）维持血糖浓度恒定是糖异生最重要的生理作用

空腹或饥饿时,机体可利用氨基酸、甘油等异生成葡萄糖,以维持血糖水平恒定。正常成人的脑组织不能利用脂肪酸,主要依赖氧化葡萄糖供给能量;红细胞没有线粒体,完全通过糖无氧氧化获得能量;骨髓、神经等组织由于代谢活跃,经常进行糖无氧氧化。这样,即使在饥饿状况下机体也需消耗一定量的葡萄糖,以维持生命活动。此时这些葡萄糖全部依赖糖异生生成。

糖异生的主要原料为乳酸、氨基酸及甘油。乳酸来自肌糖原分解。肌肉内糖异生活性低,生成的乳酸不能在肌肉内重新合成糖,经血液转运至肝后异生成糖。这部分糖异生主要与运动强度有关。而在饥饿时,糖异生的原料主要为氨基酸和甘油。饥饿早期,随着脂肪组织中脂肪的分解加速,运送至肝的甘油增多,每天约可生成10~15g葡萄糖。但糖异生的主要原料为氨基酸。肌肉的蛋白质分解成氨基酸后以丙氨酸和谷氨酰胺形式运行至肝,每天生成约90~120g葡萄糖,约需分解180~200g蛋白质。长期饥饿时每天消耗这么多蛋白质是无法维持生命的。经过适应,脑每天消耗的葡萄糖可减少,其余依赖酮

体供能。这时甘油仍可异生提供约 20g 葡萄糖,所以每天消耗的蛋白质可减少至 35g 左右。

(二)糖异生是补充或恢复肝糖原储备的重要途径

糖异生是肝补充或恢复糖原储备的重要途径,这在饥饿后进食更为重要。肝糖原的合成并不完全是利用肝细胞直接摄入的葡萄糖。肝灌注实验表明,如果在灌注液中加入一些可异生成糖的甘油、谷氨酸、丙酮酸、乳酸,可使肝糖原迅速增加。以同位素标记不同碳原子的葡萄糖输入动物后,分析其肝糖原中葡萄糖标记的情况,结果表明相当一部分摄入的葡萄糖先分解成丙酮酸、乳酸等三碳化合物,后者再异生成糖,合成糖原。这既解释了肝摄取葡萄糖的能力低,但仍可合成糖原,又可解释为什么进食 2~3h 内,肝仍要保持较高的糖异生活性。合成糖原的这条途径称为三碳途径。

(三)肾糖异生增强有利于维持酸碱平衡

长期饥饿时,肾糖异生增强,有利于维持酸碱平衡。长期禁食后,肾糖异生作用增强。发生这一变化的原因可能是饥饿造成的代谢性酸中毒所致。此时体液 pH 降低,促进肾小管中磷酸烯醇式丙酮酸羧激酶的合成,从而使糖异生作用增强。另外,当肾中 α-酮戊二酸因异生成糖而减少时,可促进谷氨酰胺脱氨生成谷氨酸以及谷氨酸的脱氨反应,肾小管细胞将 NH$_3$ 分泌入管腔,与原尿中 H$^+$ 结合,降低原尿 H$^+$ 浓度,有利排氢保钠作用的进行,对防止酸中毒有重要作用。

四、肌肉收缩产生的乳酸在肝中糖异生形成乳酸循环

肌肉收缩(尤其是氧供应不足时)通过糖无氧氧化生成乳酸。肌肉内糖异生活性低,所以乳酸通过细胞膜弥散进入血液后,再入肝、异生为葡萄糖。葡萄糖释入血液后又可被肌肉摄取,这就构成了一个循环,称为乳酸循环,又称 Cori 循环(图 12-19)。乳酸循环的形成是由于肝和肌肉组织中酶的特点所致。肝内糖异生活跃,又有葡萄糖-6-磷酸酶可水解葡萄糖-6-磷酸,释出葡萄糖。肌肉除糖异生活性低外,又没有葡萄糖-6-磷酸酶。肌肉内生成的乳酸既不能异生成糖,更不能释放出葡萄糖。乳酸循环的生理意义就在于既避免损失乳酸,又可防止乳酸堆积引起酸中毒。乳酸循环是耗能的过程,2 分子乳酸异生成葡萄需消耗 6 分子 ATP。

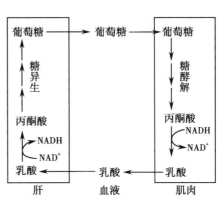

图 12-19 乳酸循环

第七节 葡萄糖的其他代谢途径

细胞内葡萄糖除了氧化分解供能或进入磷酸戊糖途径外,还可代谢生成葡糖醛酸、多元醇、2,3-二磷酸甘油酸等重要代谢产物。

一、糖醛酸途径生成葡糖醛酸

糖醛酸途径(glucuronate pathway)是指以葡糖醛酸为中间产物的葡萄糖代谢途径,在糖代谢中所占比例很小。首先,葡萄糖-6-磷酸转变为尿苷二磷酸葡萄糖(UDPG),过程见糖原合成。然后在 UDPG 脱氢酶催化下,UDPG 氧化生成尿苷二磷酸葡糖醛酸(uridine diphosphate glucuronic acid,

UDPGA）。后者再转变为木酮糖 -5- 磷酸，与磷酸戊糖途径相衔接（图 12-20）。

对人类而言，糖醛酸途径的主要生理意义是生成活化的葡糖醛酸——UDPGA。葡糖醛酸是组成蛋白聚糖的糖胺聚糖（如透明质酸、硫酸软骨素、肝素等）的组成成分（见第五章）。此外，葡糖醛酸在肝内生物转化过程中参与很多结合反应（见第十七章）。

二、多元醇途径可产生少量多元醇

葡萄糖代谢还可生成一些多元醇，如山梨醇（sorbitol）、木糖醇（xylitol）等，称为多元醇途径（polyol pathway）。这些代谢过程仅局限于某些组织，在葡萄糖代谢中所占比例极小。例如，在醛糖还原酶作用下，由 NADPH+H^+ 供氢，葡萄糖可还原生成山梨醇。在 2 种木糖醇脱氢酶催化下，糖醛酸途径中的 L- 木酮糖可生成中间产物木糖醇，后者再转变为 D- 木酮糖。

多元醇本身无毒且不易通过细胞膜，在肝、脑、肾上腺、眼等组织具有重要的生理、病理意义。例如，生精细胞可利用葡萄糖经山梨醇生成果糖，使得人体精液中果糖浓度超过 10mmol/L。精子以果糖作为主要能源，而周围组织主要利用葡萄糖供能，这样就为精子活动提供了充足的能源保障。1 型糖尿病患者血糖水平高，透入眼中晶状体的葡萄糖增加从而生成较多的山梨醇，山梨醇在局部增多可使渗透压升高而引起白内障。

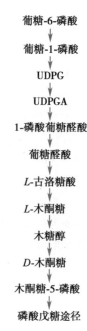

图 12-20　糖醛酸途径

三、甘油酸 -2,3- 二磷酸旁路调节血红蛋白的运氧能力

红细胞内的糖酵解存在侧支循环——甘油酸 -2,3- 二磷酸旁路（2,3-BPG shunt pathway）（图 12-21），即在甘油酸 -1,3- 二磷酸（1,3-BPG）处形成分支，生成中间产物甘油酸 -2,3- 二磷酸（2,3-BPG），再转变成甘油酸 -3- 磷酸而返回糖酵解。此支路仅占糖酵解的 15%~50%，但是由于 2,3-BPG 磷酸酶的活性较低，2,3-BPG 的生成大于分解，导致红细胞内 2,3-BPG 升高。

红细胞内 2,3-BPG 的主要生理功能是调节血红蛋白（Hb）运氧。2,3-BPG 是一个负电性较高的分子，可与血红蛋白结合，结合部位在 Hb 分子 4 个亚基的对称中心孔穴内。2,3-BPG 的负电荷基团与组成孔穴侧壁的 2 个 β 亚基的带正电荷基团形成盐键（图 12-22），从而使 Hb 分子的 T 构象更趋稳定，降低与 O_2 的亲和力。当血液通过氧分压较高的肺部时，2,3-BPG 的影响不大；而当血液流过氧分压较低的组织时，2,3-BPG 则显著增加 O_2 释放，以供组织需要。人体能通过改变红细胞内 2,3-BPG 的浓度来调节对组织的供氧。在氧分压相同的条件下，随 2,3-BPG 浓度增大，释放的 O_2 增多。

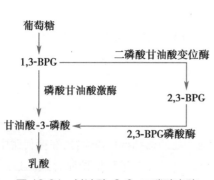

图 12-21　甘油酸 -2,3- 二磷酸旁路

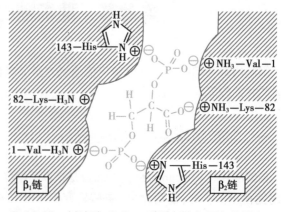

图 12-22　甘油酸 -2,3- 二磷酸与血红蛋白的结合

第八节　血糖及其调节

血糖(blood glucose)指血中的葡萄糖。血糖水平相当恒定,维持在 3.89~6.11mmol/L 之间,这是进入和移出血液的葡萄糖平衡的结果。适当调控血糖的来源和去路,维持稳定的血糖水平,是维持机体正常代谢和正常生理功能的必要条件。

一、血糖的来源和去路相对平衡

血糖的来源为肠道吸收、肝糖原分解和肝糖异生生成葡萄糖释入血液内。血糖的去路则为周围组织以及肝的摄取利用。这些组织中摄取的葡萄糖的利用、代谢各异。某些组织用其氧化供能;肝、肌肉用其合成糖原;脂肪组织和肝可将其转变为甘油三酯等。

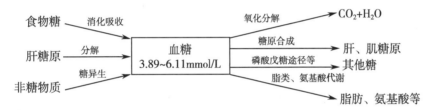

以上这些代谢过程在机体不断地进行,但是在不同状态下有很大的差异,这与机体能量来源、消耗等有关。糖代谢的调节不是孤立的,它还涉及脂肪和氨基酸的代谢。血糖水平保持恒定是糖、脂肪、氨基酸代谢协调的结果;也是肝、肌肉、脂肪组织等各器官组织代谢协调的结果。

二、血糖水平的平衡主要受到激素调节

调节血糖水平的激素主要有胰岛素、胰高血糖素、肾上腺素和糖皮质激素等。血糖水平的恒定是这些激素联合作用的结果。

(一)胰腺分泌胰岛素和胰高血糖素应对血糖的变化

胰腺的 β 细胞产生胰岛素(insulin);α 细胞产生胰高血糖素(glucagon)。当食用高碳水化合物饮食时,葡萄糖从肠道进入血液使血糖升高,导致胰岛素分泌增加。胰岛素可促进血糖进入组织细胞氧化分解、合成肝糖原和转化成非糖物质,它还可通过抑制胰高血糖素的分泌抑制肝糖原分解和糖异生,从而达到迅速降血糖的效果。当机体消耗血糖使其浓度降低时,胰岛素分泌减少而胰高血糖素分泌增加,从而促进肝糖原分解,升高血糖。但是胰高血糖素的分泌增加又对胰岛素的分泌起促进作用,胰高血糖素促进肝糖原分解的同时,胰岛素分泌增加很快发挥相反的降血糖作用。这样,通过拮抗作用使肝糖原分解缓慢进行,使血糖在正常浓度范围内保持较小幅度的波动。

1. 胰岛素是降低血糖的唯一激素　胰腺释放的胰岛素主要受血液供给胰岛的血糖水平的调节。当血糖升高时,$GLUT_4$ 将葡萄糖运输至 β 细胞,被己糖激酶Ⅳ(葡萄糖激酶)转变为葡萄糖 -6- 磷酸后进入糖酵解。葡萄糖代谢活跃使 ATP 增加,导致细胞膜上 ATP 调控的 K^+ 通路关闭。K^+ 外流减少使细胞膜去极化,导致细胞膜上电压调控的 Ca^{2+} 通路开放。Ca^{2+} 流入触发细胞外排释放胰岛素。副交感神经和交感神经的刺激也能分别增加或者抑制胰岛素的释放。一个简单的反馈回路控制着激素分

泌：胰岛素通过刺激各组织的对葡萄糖摄入来降低血糖；而血糖的降低，可使己糖激酶所催化反应的减弱而被 β 细胞感受到，从而减少或者停止胰岛素的分泌。这个反馈调节持续不断地维持血糖浓度相对恒定。

胰岛素刺激骨骼肌和脂肪组织的葡萄糖摄入，葡萄糖转化成葡萄糖 -6- 磷酸。在肝内，胰岛素激活糖原合酶，使糖原磷酸化酶失活，促进糖原合成。

胰岛素还能刺激过剩燃料的储存，例如以脂肪的形式储存。在肝中，胰岛素可激活糖酵解途径将葡萄糖 -6- 磷酸氧化成丙酮酸，也可促进丙酮酸氧化成乙酰 CoA。如果不需要进一步氧化分解供能，乙酰 CoA 在肝中就被用于合成脂肪酸，这些脂肪酸再生成甘油三酯以血浆极低密度脂蛋白（VLDL）的形式输出至全身组织。VLDL 中的甘油三酯释放的脂肪酸可被脂肪细胞摄入，胰岛素可促进脂肪细胞利用这些脂肪酸合成甘油三酯。简单地说，胰岛素的效果就是使多余血糖更利于转变成两种储存形式——糖原（存在于肝和骨骼肌）和甘油三酯（存在于脂肪组织）。

2. 胰高血糖素是升高血糖的主要激素　血糖升高或血内氨基酸升高可刺激胰高血糖素的分泌。当饮食中碳水化合物摄取几个小时后，大脑和其他组织氧化葡萄糖的作用可导致血糖水平轻微降低。血糖降低触发胰高血糖素的分泌并减少胰岛素的释放。高蛋白食物也可刺激胰高血糖素的分泌。

胰高血糖素可通过几个方面的作用升高血糖。它能通过激活糖原磷酸化酶和使糖原合酶失活来刺激肝糖原的分解；这两种效应均是由 cAMP 调节酶的磷酸化来实现的。胰高血糖素在肝中可抑制葡萄糖分解（糖酵解），促进葡萄糖（糖异生途径）合成。以上两种效应都与果糖 -2,6- 二磷酸的量减少有关。通过抑制果糖 -6- 磷酸激酶 -2，激活果糖二磷酸酶 -2，从而减少果糖 -2,6- 二磷酸的合成，后者是果糖 -6- 磷酸激酶 -1 最强的变构激活剂，又是果糖二磷酸酶 -1 的抑制剂。于是糖酵解被抑制，糖异生加速。胰高血糖素也可通过依赖 cAMP 的磷酸化抑制肝内丙酮酸激酶的活性，从而阻止磷酸烯醇式丙酮酸转化为丙酮酸及丙酮酸进入三羧酸循环被氧化；而磷酸烯醇式丙酮酸的累积有利于糖异生。胰高血糖素通过刺激参加糖异生作用的磷酸烯醇式丙酮酸羧激酶的合成而使得这种效果增强。

总之，在肝中胰高血糖素通过刺激糖原分解，促进糖异生及阻止糖酵解来输出葡萄糖，从而使血糖恢复到正常水平。

尽管调节的主要靶器官是肝，胰高血糖素也能作用于脂肪组织。它通过引起 cAMP 依赖的甘油三酯脂肪酶磷酸化，促使甘油三酯的释放。活化的脂肪酶释放游离脂肪酸，这些脂肪酸被运送至肝和其他组织、提供能量。胰高血糖素的作用就是通过肝刺激葡萄糖的合成和释放，动员脂肪组织释放脂肪酸来作为葡萄糖的替代品为除了大脑以外的其他组织提供能量。胰高血糖素所有的作用都是受 cAMP 依赖的蛋白磷酸化作用调控的。

（二）机体升高血糖的激素还有肾上腺素和糖皮质激素

1. 肾上腺素是强有力的升高血糖的激素　肾上腺素（adrenaline，epinephrine）是强有力的升高血糖的激素。给动物注射肾上腺素后血糖水平迅速升高，可持续几小时，同时血中乳酸水平也升高。肾上腺素的作用机制是通过肝和肌肉的细胞膜受体、cAMP、蛋白激酶级联激活磷酸化酶，加速糖原分解。在肝，糖原分解为葡萄糖；在肌肉则经糖无氧氧化生成乳酸，并通过乳酸循环间接升高血糖水平。肾上腺素主要在应激状态下发挥调节作用，但对经常性，尤其是进食情况引起的血糖波动没有生理意义。

2. 糖皮质激素可升高血糖　糖皮质激素（glucocorticoid）作用机制有两方面：①促进肌蛋白质分解而使糖异生的原料增多，同时使磷酸烯醇式丙酮酸羧激酶的合成加强，从而加速糖异生；②通过抑制丙酮酸的氧化脱羧，阻止体内葡萄糖的分解利用；③协同增加其他激素促进脂肪动员效应，促进机体利用脂肪酸供能。

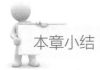

本章小结

糖类是自然界一类重要的含碳化合物，其主要生物学功能是在机体代谢中提供能源和碳源，也是组织和细胞结构的重要组成成分。

葡萄糖的分解代谢主要包括无氧氧化、有氧氧化和磷酸戊糖途径。糖原合成与分解是葡萄糖在体内储存和动用的方式，糖异生是体内合成葡萄糖的途径。

糖无氧氧化是在不需氧情况下葡萄糖生成乳酸的过程，在胞质中进行，分两个阶段：糖酵解和丙酮酸还原成乳酸。糖酵解阶段有底物水平磷酸化、生成 ATP。糖酵解的关键酶是果糖 -6- 磷酸激酶 -1、丙酮酸激酶、己糖激酶。

糖有氧氧化是指葡萄糖在有氧条件下彻底氧化生成水和 CO_2 的反应过程，在胞质和线粒体中进行，分三个阶段：糖酵解、丙酮酸氧化脱羧生成乙酰 CoA 及柠檬酸循环和氧化磷酸化。除了通过底物水平磷酸化产生 ATP，柠檬酸循环主要产生 $NADH+H^+$ 和 $FADH_2$，经氧化磷酸化产生更多的 ATP。糖有氧氧化的关键酶包括果糖 -6- 磷酸激酶 -1、丙酮酸激酶、己糖激酶、丙酮酸脱氢酶复合体、柠檬酸合酶、异柠檬酸脱氢酶和 α- 酮戊二酸脱氢酶。

磷酸戊糖途径在胞质中进行，产生磷酸核糖和 NADPH，关键酶是葡萄糖 -6- 磷酸脱氢酶。

肝糖原和肌糖原是体内糖的储存形式。肝糖原在饥饿时补充血糖，肌糖原通过无氧氧化为肌肉收缩供能。糖原合成和分解的关键酶分别为糖原合酶和糖原磷酸化酶。

糖异生是指非糖物质在肝和肾转变为葡萄糖或糖原的过程，饥饿时补充血糖。关键酶是丙酮酸羧化酶、磷酸烯醇式丙酮酸羧激酶、果糖二磷酸酶 -1 和葡萄糖 -6- 磷酸酶。

血糖是指血中的葡萄糖。血糖水平相对恒定，受多种激素的调控。胰岛素具有降低血糖的作用；而胰高血糖素、肾上腺素、糖皮质激素有升高血糖的作用。糖代谢紊乱可导致高血糖及低血糖，糖尿病是最常见的糖代谢紊乱疾病。

思考题

1. 剧烈运动时，肌肉收缩产生大量的乳酸，试述其主要代谢去路。

2. 在饱食或饥饿状态下，肝是如何维持血糖恒定的？

3. 1 型糖尿病患者，20 年前即开始一直用胰岛素治疗，近期出现夜间出汗，发抖，夜间血糖为 40mg/dL（正常为 60~100mg/dL），但患者清晨空腹血糖仍高于正常，试分析者体内可能发生哪些糖、脂代谢的异常，并给出治疗建议。

（陈 娟）

第十三章
脂 质 代 谢

机体中脂质的形式和功能都是多种多样的。脂质是脂肪和类脂的总称(图 13-1)。脂肪是脂肪酸的甘油三酯(triglyceride,TG),又称三脂酰甘油(triacylglycerol),是目前发现的大多数生物体中能量贮存的主要形式。在哺乳动物机体中,脂肪主要储存在脂肪细胞中,是机体重要的供能和贮能物质。类脂,包括胆固醇及其酯、磷脂和糖脂等。其中磷脂和胆固醇,是细胞膜的主要组成成分,起着维持细胞的完整性,并区域化细胞内部不同结构的作用。胆固醇(cholesterol,Ch)及胆固醇酯是血浆脂蛋白和细胞外膜的重要组分。胆固醇可调节生物膜的流动性,同时也是合成胆汁酸、类固醇激素和维生素 D 等生理活性物质的前体。细胞中还存在一些特殊的脂质及其衍生物:一些激素如维生素 D 衍生物,辅助因子如维生素 K,一些细胞内外的信使分子如白细胞三烯(leukotrienes),前列腺素(prostaglandin),血栓烷(thromboxane)及磷脂酰肌醇(phosphatidylinositol)等,在细胞内外起到非常重要的生理作用。因此,机体摄取、合成和利用各种不同脂质的能力对于维持正常的生理功能十分重要。

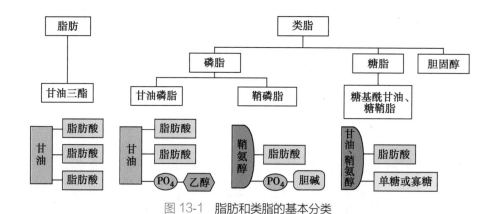

图 13-1 脂肪和类脂的基本分类

第一节 脂质的消化吸收

一、胆汁酸盐协助脂质消化酶消化脂质

脂肪的消化和吸收主要在小肠中进行。由于甘油三酯是非极性分子,不溶于水,而消化过程中所需的各种酶却是水溶性的,需要在水性环境中作用,因此,甘油三酯的消化发生在脂-水界面处。在小肠蠕动过程中,食物中的脂质在肝细胞分泌入小肠的胆汁酸盐的乳化作用下,被乳化成细小微团(micelles),降低了脂-水界面张力,使消化道中的脂质消化酶与乳化微团充分接触,极大促进了脂质的

消化和吸收。

胃脂肪酶（gastric lipase）在低 pH 值环境中有稳定的活性，因此，食物中脂肪的消化实际开始于胃中的胃脂肪酶，但彻底消化是在小肠内由胰腺分泌的胰脂肪酶（pancreatic lipase）完成。胰腺分泌的脂质消化酶包括胰脂肪酶、辅脂酶（colipase）、磷脂酶 A_2（phospholipase A_2，PLA_2）和胆固醇酯酶（cholesterol esterase）。胰脂肪酶特异性水解甘油三酯的 1、3 位酯键，使其转化为 2- 单酰甘油（2-acyl glycerol）和 2 分子脂肪酸。辅脂酶是一种约 10~12kDa 的小分子蛋白，在胰腺腺泡中以酶原形式存在，分泌入十二指肠后被胰蛋白酶从 N 端水解掉一个五肽而激活。辅脂酶本身并无脂酶活性，可通过本身特有的结构域以疏水键与甘油三酯结合，以氢键与胰脂肪酶结合，使胰脂肪酶固定在乳化微团的脂 - 水界面，与脂肪充分接触，促进脂肪分解。此外，辅脂酶与脂肪酶形成 1∶1 的复合物，抑制脂肪酶在脂 - 水界面发生变性，维持脂酶活性。因此，辅脂酶是胰脂肪酶发挥脂肪消化作用必不可少的辅助因子。

脂质中的磷脂在肠道中可被磷脂酶 A_2 在第 2 位酯键水解，生成脂肪酸和相应的溶血磷脂（lysophospholipid）。胆固醇酯酶可水解胆固醇酯（cholesterol ester，CE），生成胆固醇和脂肪酸。而溶血磷脂、胆固醇可协助胆汁酸盐将食物中的脂质乳化成体积更小、极性更大的混合微团，使其更易于穿过小肠黏膜细胞表面的水屏障而被黏膜细胞吸收。

二、吸收的脂质经再合成进入血液循环

由于含胆汁酸盐的胆汁、含脂质消化酶的胰液是在十二指肠进入肠道，所以十二指肠和空肠上段是脂质消化的主要部位。脂肪经消化后的产物脂肪酸、2- 单酰甘油、胆固醇和溶血磷脂可被小肠黏膜上皮细胞吸收。其中长链脂肪酸（12~26C）在小肠黏膜细胞内先被转化成脂酰 CoA（acyl-CoA），经滑面内质网脂酰 CoA 转移酶（acyl-CoA transferase）催化下，由 ATP 供能，与 2- 甘油一酯的羟基结合，重新合成甘油三酯，即经甘油一酯途径合成。此过程中滑面内质网是细胞内脂质合成的重要场所，催化脂质合成的相关酶类都是定位于内质网膜上的膜镶嵌蛋白。新合成的甘油三酯在粗面内质网上再与载脂蛋白 Apo B48、C、A Ⅰ、A Ⅱ、A Ⅳ 及磷脂和胆固醇共同组装成乳糜微粒（chylomicron，CM），通过淋巴系统入血并被运送到机体各组织。

食物中少量由短链脂肪酸（2~4C）和中链脂肪酸（6~10C）构成的甘油三酯可经胆汁酸盐乳化后直接被小肠黏膜上皮细胞摄取，随后在细胞内脂肪酶作用下，水解成脂肪酸及甘油进入血液循环。

随血流进入机体内脂肪组织和骨骼肌毛细血管的乳糜微粒在脂蛋白脂肪酶（lipoprotein lipase，LPL）的作用下，其中的甘油三酯被水解为游离脂肪酸和甘油。产生的游离脂肪酸被这些组织吸收，甘油则被运送到肝和肾脏，经组织中甘油激酶（glycerol kinase）和 3- 磷酸 - 甘油脱氢酶（glycerol-3-phosphate dehydrogenase）作用下，转化为糖酵解中间产物磷酸二羟丙酮（dihydroxyacetone phosphate）。

三、脂质消化吸收在维持机体脂质平衡中具有重要作用

小肠是食物中的脂质进入机体的主要选择性屏障，也是脂质消化和吸收的主要部位，对维持机体脂质平衡具有重要作用。食物脂质供应不足，小肠中脂质消化不良，营养吸收不足以维持机体所需则引起机体消瘦甚至恶病质的出现。长期高脂饮食，肠道吸收过多脂质，则导致其在机体内的堆积，引发肥胖（obesity）、高脂血症（hyperlipidemia）、2 型糖尿病（type 2 diabetes mellitus，T2DM）、动脉粥样硬化（atherosclerosis）和肿瘤等疾病的发生。

小肠的脂质吸收能力具有很大的可塑性。膳食中的脂质可刺激小肠，增强脂质消化吸收的能力，保障体内能量、必需脂肪酸、脂溶性维生素供应，也增强机体对环境的应激适应能力。目前，随着中国人生活水平的改善和提高，以及一些脂质代谢相关疾病的发病率的增加，调节小肠脂质消化吸收能力的分子机制已成为生物医学领域的研究热点。

第二节　甘油三酯代谢

一、甘油三酯可在不同器官以不完全相同的途径合成

人体内的脂肪来源于食物和体内合成,其中体内合成原料涉及 3-磷酸-甘油的生成和脂肪酸的生物合成。3-磷酸-甘油最主要的来源是糖分解代谢过程中产生的磷酸二羟丙酮经脱氢酶还原生成;脂肪分解过程中产生的甘油主要用于体内的糖异生,很少一部分经脂肪组织外的甘油激酶催化与ATP 作用生成 3-磷酸-甘油,如图 13-2。因此,即使不能从食物中摄入甘油三酯,体内也可由糖转化合成大量的甘油三酯。

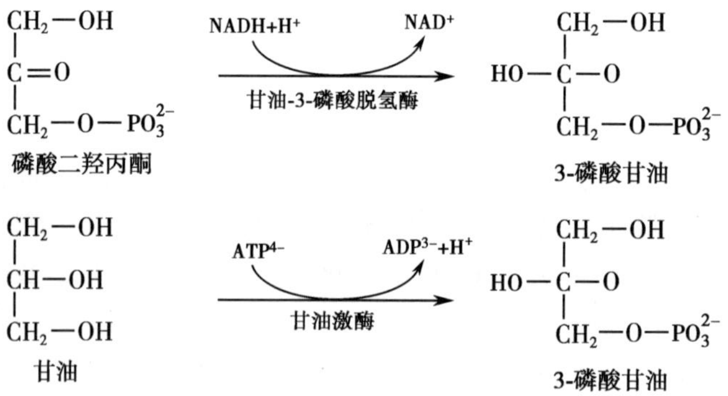

图 13-2　三磷酸甘油生成的两种途径

脂肪酸是合成甘油三酯的基本原料,在经过活化后生成脂酰 CoA（acyl CoA）,才能参与甘油三酯的合成。

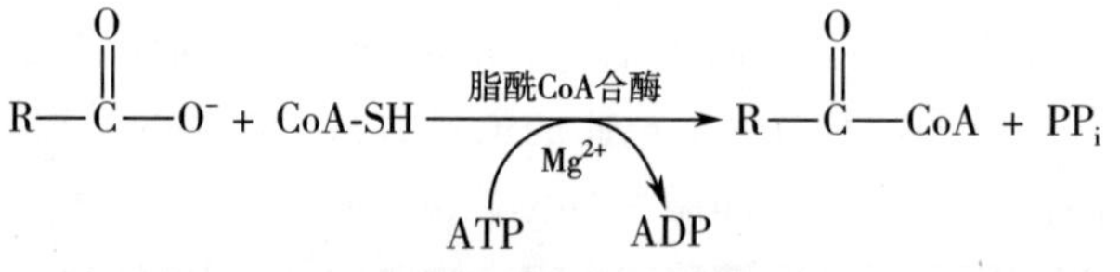

上一节已提到,脂肪在肠道中消化的多种产物可被小肠黏膜上皮细胞吸收,并被重新合成甘油三酯。也就是说,小肠黏膜上皮细胞以甘油一酯途径合成甘油三酯。新合成的甘油三酯再与载脂蛋白、磷脂、胆固醇等组装成乳糜微粒经淋巴管进入血液。

体内甘油三酯合成能力以肝脏组织最强,肝和脂肪组织细胞通常以糖酵解生成的 3-磷酸-甘油为底物,在脂酰 CoA 转移酶催化下,与 2 分子脂酰 CoA 反应,生成磷脂酸（phosphatidic acid）,再在磷脂酸磷酸酶作用下,水解脱去磷酸生成 1,2-甘油二酯,最后在脂酰 CoA 转移酶催化下,加上 1 分子脂酰基生成甘油三酯。也就是说,肝和脂肪组织细胞是以甘油二酯途径合成甘油三酯。不同的是,肝、肾等组织中含有甘油激酶,可催化游离甘油发生磷酸化生成 3-磷酸-甘油,作为甘油三酯合成的原料。而脂肪组织缺乏甘油激酶,不能直接利用甘油合成甘油三酯。但肝细胞并不储存甘油三酯,新合成的甘油三酯与载脂蛋白 B100、载脂蛋白 C 等载脂蛋白及磷脂、胆固醇组装成极低密度脂蛋白,经血流运送至肝外组织。脂肪组织是体内脂肪的主要贮存部位,来自膳食的脂质成分常常在脂肪细胞内被重新合成甘油三酯,形成贮存脂肪（depot fat）。

二、内源性脂肪酸的生物合成

在小肠黏膜上皮细胞、肝细胞和脂肪细胞这三种主要的合成甘油三酯的细胞中,都以甘油和脂肪酸作为合成的基本原料。虽然在体内多种组织中,如肝、肾、脑、肺、脂肪和乳腺等组织细胞的线粒体外胞质中都有脂肪酸合成酶体系,但肝脏的脂肪酸合成能力最强,其合成能力约为脂肪组织的 8~9 倍,因此,肝脏是体内合成脂肪酸的主要场所。脂肪组织虽然也可以葡萄糖为原料合成脂肪酸及脂肪,但主要摄取并储存由小肠吸收的食物脂肪酸以及肝组织合成的脂肪酸,是机体内的脂肪的贮备库。

当机体需要将膳食中获得的多于生理需要的能量贮存起来时,脂肪酸的合成就会在细胞质中由脂肪酸合成酶等多种功能酶催化完成。此过程包括脂肪酸链从乙酰 CoA 获得两个碳原子从而延长脂肪酸链长度,随后与甘油分子结合形成脂肪分子的过程。由于合成是在线粒体外进行,由不同的酶系参与,因此脂肪酸的合成并不是脂肪酸 β- 氧化的逆反应。同时,肝细胞的内质网也具有脂肪酸碳链延长的酶体系。

(一) 乙酰辅酶 A 是合成脂肪酸的主要原料

脂肪酸的生物合成过程中所需的乙酰 CoA 全部来自线粒体中的代谢反应过程。在丙酮酸脱氢酶复合体的催化下,丙酮酸被转化为乙酰 CoA。由于脂肪酸的合成是在胞质中进行,因此,线粒体中产生的乙酰 CoA 必须通过三羧酸转运体系(tricarboxylate transport system)的协助,才能转移到细胞质中参与脂肪酸的合成。此转运体系又称为柠檬酸 - 丙酮酸循环,使用柠檬酸作为乙酰基穿过线粒体膜的载体(图 13-3)。在线粒体基质中,乙酰 CoA 与草酰乙酸在柠檬酸合酶的作用下缩合生成柠檬酸。柠檬酸通过线粒体内膜上的载体转运进入细胞质后,受柠檬酸裂解酶作用生成乙酰 CoA 和草酰乙酸。释放的乙酰 CoA 即可用来合成脂肪酸。而草酰乙酸则在苹果酸脱氢酶作用下可还原成苹果酸,或进一步在苹果酸酶作用下生成丙酮酸,二种产物都可再次进入线粒体基质中合成草酰乙酸,重新参与转运乙酰 CoA,见图 13-3。

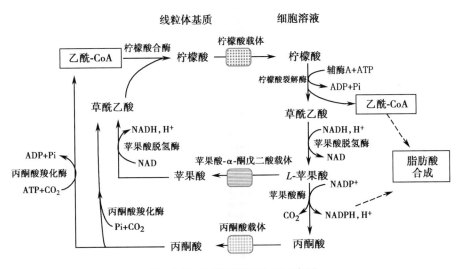

图 13-3　三羧酸转运体系示意图

脂肪酸生物合成过程中还需要 ATP、NADPH、HCO_3^- 及 Mn^{2+} 等参与。脂肪酸的合成为还原性合成,所需氢主要由磷酸戊糖途径生成的 NADPH 提供,而胞质中异柠檬酸脱氢酶及苹果酸酶催化的反应也可提供少量的 NADPH。

(二) 乙酰辅酶 A 羧化酶是脂肪酸合成的限速酶

脂肪酸合成的第一步起始于细胞质中乙酰 CoA 在乙酰 CoA 羧化酶(acetyl-CoA carboxylase)作用下

生成丙二酸单酰 CoA。乙酰 CoA 羧化酶存在于细胞质中,是一种别构酶,其辅基是生物素,以 Mn^{2+} 为激活剂,是脂肪酸合成的限速酶。真核生物的哺乳类和鸟类的乙酰 CoA 羧化酶是生物素羧化酶和转羧酶两个亚单位的二聚体。其中,生物素作为辅基,在羧化反应中起转移羧基的作用,其反应如下:

$$酶 - 生物素 + HCO_3^- + ATP \longleftrightarrow 酶 - 生物素 - CO_2 + ADP + Pi$$

$$酶 - 生物素 - CO_2 + 乙酰 CoA \longrightarrow 酶 - 生物素 + 丙二酸单酰 CoA$$

$$总反应为:ATP + HCO_3^- + 乙酰 CoA \longrightarrow 丙二酸单酰 CoA + ADP + Pi$$

乙酰 CoA 羧化酶在细胞内有两种存在形式,一种是无活性的单体,分子量约为 40kDa,另一种是有活性的多聚体,分子量为 600~800kDa,常由 10~20 个单体线状排列构成,其催化活性较无活性单体增加 10~20 倍。该酶活性受多种因素的影响。一方面,一些细胞内的代谢物,如柠檬酸、异柠檬酸等均可使该酶发生变构,由无活性的单体聚合成有活性的多聚体;而软脂酰 CoA 及其他长链脂酰 CoA 则能使多聚体解聚成单体,抑制乙酰 CoA 羧化酶的催化活性。另一方面,乙酰 CoA 羧化酶也受磷酸化、去磷酸化的调节。AMP 依赖蛋白激酶(AMP-activated protein kinase,AMPK),一种能量代谢调节的关键激酶,可使乙酰 CoA 羧化酶发生磷酸化(79、1 200 及 1 215 位丝氨酸残基磷酸化)而失活。此外,胰岛素、胰高血糖素等均可通过诱导乙酰 CoA 羧化酶的磷酸化和去磷酸化,影响细胞内糖、脂代谢和 ATP 的生成。而高糖膳食则可抑制乙酰 CoA 羧化酶的磷酸化,从而促进乙酰 CoA 的羧化反应(图 13-4)。

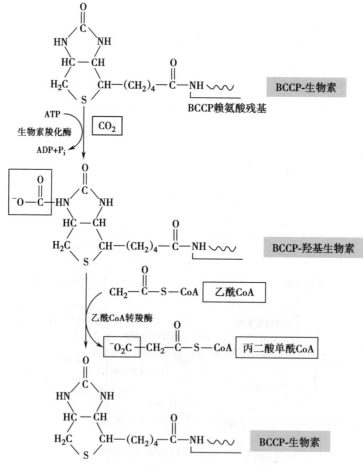

图 13-4   乙酰 CoA 转羧酶作用下丙二酸单酰 CoA 的生成

(三)脂肪酸合成酶系催化脂肪酸的合成

细胞质中乙酰 CoA 和丙二酸单酰 CoA 都存在的条件下,可通过脂肪酸合成酶复合体的酶促反应合成软脂酸。此过程中酰基载体不是 CoA,而是酰基载体蛋白(acyl carrier protein,ACP)。

低等生物中的脂肪酸合成酶系是一种由 1 分子脂酰基载体蛋白和 7 种酶单体所构成的多酶复合

体;哺乳动物中的脂肪酸合成酶含有两个等同的多功能单链(各约 250kDa,形成同源二聚体),每一条氨基酸链的 N 端区域含有三个催化结构域(酮脂酰合成酶、脱水酶和单酰/乙酰转移酶Ⅱ),而 C 端区域则含有四个结构域(醇还原酶、酮脂酰还原酶、酰基载体蛋白和硫酯酶),这两个区域被中间 600 个氨基酸残基组成的核心区域所分隔,每个亚基都含有 ACP 结构域。结构如图 13-5:

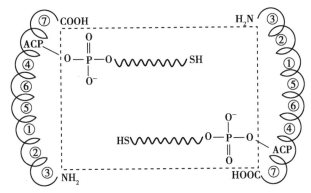

图 13-5   真核生物脂肪酸合成酶系的二聚体结构

图示每一亚单位含有一个脂基载体蛋白(ACP)和 7 个活性酶的催化部位:①乙酰 CoA:ACP 转酰酶;②丙二酰 CoA:ACP 转酰酶;③β- 酮酰 -ACP 合酶;④β- 酮酰 -ACP 还原酶;⑤β- 羟酰 -ACP 脱水酶;⑥烯酰 -ACP 还原酶;⑦软脂酰 -ACP 硫酯酶。

动物细胞中,脂肪酸合成酶复合体在 16 碳脂肪酸链合成后,可催化最后生成的软脂酰 CoA 水解,生成软脂酸和 ACP。而低等生物则没有软脂酰 -ACP 硫酯酶活性,而是直接利用软脂酰 -ACP。

(四) 软脂酸的生物合成过程

乙酰 CoA 及丙二酸单酰 CoA 在细胞质中脂酸合成酶系各种酶的催化下,依次进行酰基转移、缩合、还原、脱水、再还原等连续反应,每次循环脂酸骨架增加 2 个碳原子,7 次循环后即可生成 16 碳的软脂酸,经硫酯酶水解释出。动物体中脂肪酸合成反应过程包含以下 7 步反应(图 13-6)。

1. **启动**   乙酰 CoA 的乙酰基在乙酰 CoA:ACP 转酰酶催化下,转移到脂肪酸合成酶(HS- 合酶)上,形成乙酰合酶。

$$乙酰CoA^{4+} + HS\text{-}ACP \longrightarrow CH_3-\overset{\overset{O}{\|}}{C}-S-ACP^- + CoA\text{-}SH$$
乙酰-ACP

$$CH_3-\overset{\overset{O}{\|}}{C}-S-ACP^- + HS\text{-合酶} \longrightarrow CH_3-\overset{\overset{O}{\|}}{C}-S-合酶 + HS\text{-}ACP^-$$

2. **装载**   在丙二酸单酰 CoA:ACP 转酰酶催化下,ACP 的游离—SH 基与丙二酸单酰 CoA 的羧基结合,形成丙二酸单酰 -ACP。

$$^-O_2C-CH_2-\overset{\overset{O}{\|}}{C}-S-CoA^{4+} \longrightarrow {}^-O_2C-CH_2-\overset{\overset{O}{\|}}{C}-S-ACP + CoA-SH^{4+}$$
丙二酸单酰CoA   丙二酸单酰-ACP

3. **缩合**   反应 1 中与酶 -SH 基相连的乙酰基和反应 2 中与 ACP 相接的丙二酸单酰基在 β- 酮酰 -ACP 合酶的催化下进行缩合,反应产物是乙酰乙酰基连接到 ACP 上,生成乙酰乙酰 -ACP。

$$CH_3-\overset{\overset{O}{\|}}{C}-S-合酶 + {}^-O_2C-CH_2-\overset{\overset{O}{\|}}{C}-S-ACP + H^+ \longrightarrow CH_3-\overset{\overset{O}{\|}}{C}-CH_2-\overset{\overset{O}{\|}}{C}-S-ACP^- + HS\text{-合酶} + CO_2$$
乙酰乙酰-ACP

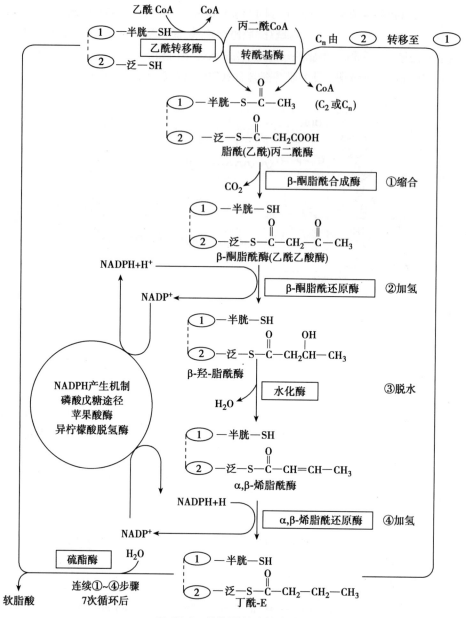

图 13-6   软脂酸的生物合成

4. 还原   β- 酮酰 -ACP 还原酶在 NADPH 作为还原剂的条件下催化乙酰乙酰 -ACP 生成 *D*-β- 羟丁酰 -ACP。

$$CH_3-\overset{\overset{O}{\|}}{C}-CH_2-\overset{\overset{O}{\|}}{C}-S-ACP + NAPDH + H^+ \longrightarrow CH_3-\overset{\overset{OH}{|}}{\underset{H}{C}}-CH_2-\overset{\overset{O}{\|}}{C}-S-ACP + NADP^-$$

乙酰乙酰-ACP   β -羧丁酸-ACP

5. 脱水   *D*-β- 羟丁酰 -ACP 在 β- 羟酰 -ACP 脱水酶催化下，生成 α,β- 反式 - 丁烯酰 -ACP。

$$CH_3-\overset{\overset{OH}{|}}{\underset{H}{C}}-CH_2-\overset{\overset{O}{\|}}{C}-S-ACP^- \longrightarrow CH_3-\overset{\overset{H}{|}}{C}=\overset{\overset{H}{|}}{C}-\overset{\overset{O}{\|}}{C}-S-ACP$$

β -羧丁酸-ACP   α , β -反式-丁烯酰-ACP

6. 还原   此反应是在 NADPH 作为还原剂的条件下，α,β- 反式 - 丁烯酰 -ACP 在烯酰 -ACP 还原

酶作用下生成丁酰 -ACP,一个连接在 ACP 上的 4 碳脂肪酸。此步反应为脂肪酸合成反应循环的最后一步,形成一个 4 碳的脂肪酸。此 4 碳脂肪酸由最初的 2 分子乙酰 CoA 提供,即反应 1 中由乙酰 CoA 转化的乙酰合酶,和乙酰 CoA 经羧化酶作用生成的丙二酸单酰 CoA。

$$CH_3-\underset{\underset{H}{|}}{C}=\underset{\underset{H}{|}}{\overset{\overset{H}{|}}{C}}-\overset{\overset{O}{\|}}{C}-S-ACP^- + NAPDH + H^+ \longrightarrow CH_3-CH_2-CH_2-\overset{\overset{O}{\|}}{C}-S-ACP + NADP^+$$

α,β -反式-丁烯酸-ACP　　　　　　　　丁酰-ACP

7. 释放 脂肪酸合成的每一循环脂肪酸链都延伸两个碳原子。在动物细胞中,经过 7 个循环的反应,碳链的延伸在达到 16 个碳原子时即停止,其终产物软脂酰 -ACP 在软脂酰 -ACP 硫酯酶作用下,释放出软脂酸。

$$软脂酰-ACP^- + H_2O \longrightarrow 软脂酸^- + HS-ACP^- + H_2O$$

合成一分子软脂酸的反应式总结如下:

$$乙酰-CoA + 7丙二酸单酰-CoA + 14NADPH + 14H^+ \longrightarrow$$
$$软脂酸 + 8CoA-SH + 14NADP^+ + 7CO_2 + 6H_2O$$

(五) 脂肪酸碳链的进一步延长和去饱和

植物和动物细胞内脂肪酸合成酶通常以合成 16 碳脂肪酸即软脂酸为终点,更长碳链脂肪酸或不饱和脂肪酸等的合成,都是以软脂酸为前体,通过另外的酶促反应形成。

碳链的延长发生在线粒体(mitochondria)和内质网(endoplasmic reticulum)两个细胞器中,其反应机制不同。

在线粒体,乙酰 CoA 提供二碳单位,由 NADPH+H$^+$ 供氢,在线粒体脂肪酸延长酶体系催化下,软脂酰 CoA 与乙酰 CoA 缩合,生成 β- 酮硬脂酰 CoA,再还原为 β- 羟硬脂酰 CoA,经脱水生成 α,β- 硬脂烯酰 CoA,由 NADPH+H$^+$ 供氢,再还原为硬脂酰 CoA。整个过程恰是脂肪酸降解过程的逆反应,只是最后一步反应是还原剂 NADPH 参与,而脂肪酸降解在这一步是氧化剂 FAD 的参与。通过此种方式,一般可延长脂肪酸碳链到 24 或 26 个碳原子。

滑面内质网中脂肪酸碳链的延长反应更为活跃,只是参与的酶有改变,由辅酶 A 代替了脂肪酸合成中的 ACP 作为酰基载体。在软脂酸合成过程的最后一轮,软脂酰 CoA 以丙二酸单酰 CoA 为二碳单位供体,由 NADPH+H$^+$ 供氢,经过还原、脱水、再还原,形成 18 碳产物——硬脂酰 CoA。

人体常见的不饱和脂肪酸有软油酸(16:1,Δ^9)、油酸(18:1,Δ^9)、亚油酸(18:2,$\Delta^{9,12}$)、亚麻酸(18:3,$\Delta^{9,12,15}$)、花生四烯酸(20:4,$\Delta^{5,8,11,14}$)等。其中,软油酸(16:1,Δ^9)、油酸(18:1,Δ^9)分别以饱和脂肪酸软脂酸和硬脂酸为前体,在脂肪酰 CoA 去饱和酶(fatty acyl-CoA desaturase)催化下,在 Δ^9 位,即第 9 位和第 10 位碳原子间引入双键,分别将其转变为单不饱和脂肪酸,如图 13-7。但是哺乳动物细胞缺少能在 Δ^9 位以外引入双键的酶,因此不饱和脂肪酸不能完全经体内生物合成获得,必须通过膳食摄取,称为必需脂肪酸(essential fatty acid)。当人体缺乏时会出现生长缓慢、抵抗力下降、皮肤炎和毛发稀疏等症状。亚麻酸和花生四烯酸只能从亚油酸转化生成。其中,花生四烯酸是合成前列腺素(PG)及血栓素等重要

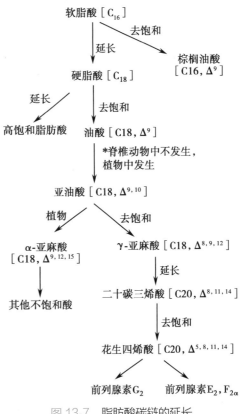

图 13-7　脂肪酸碳链的延长

生理活性物质的前体。

(六) 脂肪酸的合成受代谢物和激素调控

1. 代谢产物的调控作用　一些代谢产物通过改变脂肪酸合成原料的供给，影响乙酰 CoA 羧化酶的活性来调控脂肪酸的合成。

脂肪酸合成产物脂酰 CoA 是乙酰 CoA 羧化酶的别构抑制剂，可抑制该羧化酶的活性，减少脂肪酸的合成。当膳食中糖、脂质等物质摄入增加导致肝细胞中 ATP、NAPDH、乙酰 CoA 等代谢物水平增加时，均可促进脂肪酸合成。实验证明，高糖、高脂饮食除增加肝细胞内原料水平促进脂质合成外，还可通过抑制肝细胞内能量代谢调控分子——AMP 激活的蛋白激酶 AMPK 的活性，降低乙酰 CoA 羧化酶的磷酸化水平，从而激活该酶促进细胞内脂质的合成。

2. 脂肪酸合成还受体内激素水平的调控　胰岛素是体内调节脂肪酸合成的主要激素，可激活细胞内的蛋白磷酸酶使乙酰 CoA 脱磷酸化而激活，促进细胞内脂肪酸的合成。同时，胰岛素还可增加脂肪细胞中脂蛋白脂酶活性，促进脂肪细胞对血液中甘油三酯的摄取和脂的贮存。

胰高血糖素（glucagon）可激活细胞内蛋白激酶活性，尤其是促进 AMP 激活的蛋白激酶 AMPK 活性，使乙酰 CoA 羧化酶磷酸化而失活，抑制脂肪酸的合成。同时胰高血糖素还抑制肝细胞内甘油三酯的合成和释放。体内肾上腺素和生长激素也可以抑制乙酰 CoA 羧化酶的活性，减少脂肪酸的合成。

三、甘油三酯的分解代谢

(一) 脂肪动员

储存在脂肪细胞中的脂肪，被脂肪酶逐步水解为游离脂肪酸（FFA）和甘油，并释放入血以供其他组织利用，这个过程称为脂肪动员（fat mobilization）。在脂肪动员过程中，脂肪细胞内激素敏感性甘油三酯脂肪酶（hormone sensitive lipase，HSL）起决定作用，它是脂肪分解反应的限速酶。

脂肪细胞中的脂肪是以储脂颗粒或脂滴的形式由磷脂分子包裹，并覆盖一层称为脂周蛋白（perilipin）的特殊蛋白。当机体因禁食、饥饿、疾病或交感神经兴奋引起肾上腺素、去甲肾上腺素、胰高血糖素等内分泌激素水平升高时，脂肪细胞膜表面受体在激素作用下激活腺苷酸环化酶，激活 cAMP 信号通路下游依赖 cAMP 的蛋白激酶（PKA），使脂肪细胞内的激素敏感性甘油三酯脂肪酶活化，加速脂解作用。同时，PKA 还使储脂颗粒表面的脂周蛋白分子磷酸化，促进甘油三酯脂肪酶与脂肪分子的直接作用使其分解。而胰岛素、前列腺素 E_1 作用则相反，可抑制脂肪的分解，如图 13-8 所示。

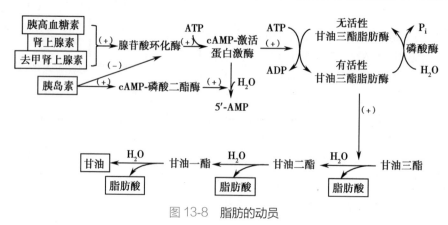

图 13-8　脂肪的动员

(二) 脂肪分解产物的运输和利用

脂肪组织中的三脂酰甘油可以被激素敏感脂肪酶水解为甘油和游离脂肪酸。甘油可直接随血液运输到肝、肾、肠等组织，经甘油激酶（glycerol kinase）和 α- 磷酸甘油脱氢酶（α-glycerophosphate dehydrogenase)作用,转化为糖酵解中间产物磷酸二羟丙酮后循糖代谢途径分解,或经糖异生途径转化成葡萄糖。肝脏是体内主要的甘油摄取和利用器官,其他组织由于甘油激酶的活性很低,对甘油的摄取和利用有限。

脂肪分解释出的游离脂肪酸进入血液后,与血液中含量丰富的清蛋白(albumin)结合而随血流运输。清蛋白是一个分子量约 66.5kDa 的可溶性单体蛋白,有极强的脂肪酸结合能力(每分子清蛋白可结合 10 分子游离脂肪酸)。当清蛋白不存在的条件下,游离脂肪酸在血液中的溶解度会大幅降低,从而形成微团,通过破坏蛋白质和细胞膜的结构,表现出细胞毒性。但临床上存在罕见的无清蛋白血症(analbuminemia)患者,血液中清蛋白水平极低,患者却并无明显的毒性症状,表明游离脂肪酸可能还可以与其他的血清蛋白结合而在血液中运输。

(三) 脂肪酸 β- 氧化分解产生大量 ATP 供机体需要

1904 年,Georg Franz Knoop(1875—1946)进行了著名的 Knoop 实验验证了脂肪酸的氧化学说。他采用体内不能分解的苯基标记脂肪酸 ω- 甲基,加入犬的食物中,随后检测犬尿中的代谢物。结果显示,无论碳链的长短,犬摄入偶数碳原子的标记脂肪酸,则尿中排出为苯乙酰 -N- 甘氨酸(phenylaceturic acid,苯乙尿酸),摄入奇数碳原子的标记脂肪酸,则排出为苯甲酰 -N- 甘氨酸(hippuric acid,马尿酸)。以此为依据,Knoop 提出脂肪酸在体内氧化分解是从羧基端 β- 碳原子开始,每次降解一个 2 碳单位,即著名的脂肪酸 β- 氧化学说。

脂肪酸是机体主要能量来源之一。体内大多数组织都可以利用脂肪酸产能,其中以肝脏、心肌和骨骼肌氧化脂肪酸的能力最强。饱和脂肪酸氧化通常分 4 个阶段进行,即脂肪酸活化、脂酰 CoA 向线粒体内转移、脂肪酸 β- 氧化生成乙酰 CoA 和乙酰 CoA 进入三羧酸循环彻底氧化。

1. 脂肪酸活化为脂酰 CoA 在 ATP、CoA-SH 和 Mg^{2+} 存在的条件下,细胞质中的游离脂肪酸在内质网和线粒体外膜上的脂酰 CoA 合成酶(acyl-CoA synthetase)催化下生成脂酰 CoA,这一过程称为脂肪酸的活化。活化过程不仅使脂肪酸的水溶性增加,还提高了脂肪酸的代谢活性。活化过程中生成的焦磷酸(PPi)可立即被细胞内的焦磷酸酶水解,阻止了逆向反应的进行。

$$
R-\overset{\overset{O}{\|}}{C}-O^- + CoA\text{-}SH \xrightarrow[\substack{\\ ATP \qquad ADP}]{\text{脂酰CoA合酶} \atop Mg^{2+}} R-\overset{\overset{O}{\|}}{C}-CoA + PP_i
$$

2. 脂酰 CoA 进入线粒体的过程 细胞质中活化的脂酰 CoA 必须进入线粒体中才能被氧化。短链或中长链的脂酰 CoA 分子(10 碳以下)可直接渗透线粒体内膜,而长链的脂酰 CoA 不能直接穿过线粒体内膜,需要肉碱(carnitine)的协助转运。如图 13-9 所示,线粒体外膜上的肉碱脂酰转移酶Ⅰ(carnitine acyl transferase Ⅰ)可催化长链脂酰 CoA 与肉碱合成脂酰肉碱(acyl carnitine),再在线粒体内膜肉碱 - 脂酰肉碱转位酶(carnitine-acylcarnitine-translocase)作用下,穿过线粒体内膜进入线粒体基质,在内膜内侧的肉碱脂酰转移酶Ⅱ作用下,转变为脂酰 CoA。释放出的等分子的肉碱随后被转运出线粒体,完成了协助脂酰 CoA 穿过线粒体内膜的使命。

脂酰 CoA 进入线粒体是脂肪酸 β- 氧化的限速步骤,肉碱脂酰转移酶Ⅰ是脂肪酸 β- 氧化的调节酶。当机体由于饥饿或疾病状态导致血糖水平低或糖利用程度降低时,会激活细胞内肉碱脂酰转移酶Ⅰ的活性,促进脂肪酸的 β- 氧化。相反,饱食后血糖水平增加,可抑制肉碱脂酰转移酶Ⅰ的活性,减少脂肪酸的 β- 氧化,加强脂肪酸的合成。

3. 脂酰 CoA 分解生成乙酰 CoA 线粒体基质中存在由多种酶聚合形成的脂肪酸 β- 氧化多酶体系。进入线粒体内的脂酰 CoA 在该多酶复合体的作用下,从脂酰基的 β- 位碳原子开始,经过脱氢、加水、再脱氢及硫解四个步骤,生成 1 分子比原来少 2 个碳原子的脂酰 CoA 及 1 分子乙酰 CoA。以 16 碳的软脂酸为例,经过 7 个循环的反应后,最终生成 8 分子乙酰 CoA。

脂肪酸 β- 氧化具体步骤如图 13-10 :

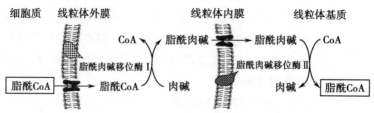

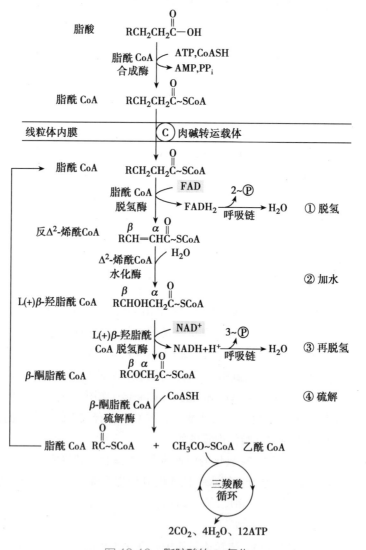

图 13-9   脂酰 CoA 跨线粒体膜运输机制

图 13-10   脂肪酸的 β- 氧化

（1）脱氢：线粒体基质中的脂酰 CoA 在脂酰 CoA 脱氢酶（acetyl-CoA dehydrogenase）作用下，α、β位碳原子各脱下一个氢原子，生成反式 Δ² 烯酰 CoA。脱下的 2 个氢原子由 FAD 接受生成 FADH₂。

（2）加水：反式 Δ² 烯酰 CoA 在烯酰 CoA 水化酶（enoyl CoA hydratase）作用下，加入 1 个水分子，生成 L(+)-β- 羟脂酰 CoA。

（3）再脱氢：L(+)-β- 羟脂酰 CoA 在 β- 羟脂酰 CoA 脱氢酶的作用下，脱去 2 个氢原子生成 β- 酮脂酰 CoA。2 个氢原子与 NAD$^+$ 结合生成 NADH 和 H$^+$。

（4）硫解：β- 酮脂酰 CoA 在 β- 酮脂酰 CoA 硫解酶作用下，加入 CoASH 使碳链断裂，生成 1 分子乙酰 CoA 和少 2 个碳原子的脂酰 CoA。

经过以上四步反应，脂酰 CoA 的碳链每经过一个循环减少 2 个碳原子，经多个循环后完成脂肪酸的 β- 氧化。生成的主要产物乙酰 CoA 在线粒体内进入三羧酸循环彻底氧化，少部分则转化成酮体，通过血液进入其他组织被利用。其他产物如 FADH$_2$、NADH 则经呼吸链氧化，与 ADP 磷酸化偶联，产生 ATP 供组织利用。

以软脂酸为例，1 分子软脂酸经 7 次 β- 氧化后生成 8 分子乙酰 CoA、7 分子 FADH$_2$ 和 7 分子 NADH。每分子乙酰 CoA 经三羧酸循环彻底氧化后可产生 10 分子的 ATP，每分子 FADH$_2$ 可生成 1.5 分子 ATP，每分子 NADH 可生成 2.5 分子的 ATP。因此，每分子软脂酸经彻底氧化后共生成 $(8 \times 10)+(1.5 \times 7)+(2.5 \times 7)=108$ 分子 ATP。由于在脂肪酸活化阶段消耗 2 个高能磷酸键，相当于消耗 2 分子 ATP，所以 1 分子软脂酸经彻底氧化最终生成 106 分子的 ATP。与 1 分子葡萄糖可净生成 30~32 分子 ATP 相比，每分子软脂酸产生的 ATP 数量较葡萄糖高很多。

（四）其他脂肪酸的氧化方式

1. 不饱和脂肪酸的 β- 氧化需异构酶的催化　不饱和脂肪酸的氧化也是在线粒体中进行。其初始活化和在肉碱分子协助下穿过线粒体的内膜的过程与饱和脂肪酸相同，但它通过 β- 氧化分解却需要其他酶协助。原因是不饱和脂肪酸中的双键均为顺式，其在 β- 氧化过程中产生顺式 Δ^3 烯脂酰 CoA 或顺式 Δ^2 烯脂酰 CoA，而不是饱和脂肪酸生成的反式 Δ^2 烯脂酰 CoA，需要在线粒体特异的 Δ^3 顺式→ Δ^2 反式烯脂酰 CoA 异构酶（Δ^3-cis → Δ^2-trans enoyl-CoA isomerase）作用下转变为 Δ^2 烯脂酰 CoA 水化酶可催化的反式 Δ^2 烯脂酰 CoA，才能继续进行 β- 氧化。

多不饱和脂肪酸的 β- 氧化除需要异构酶的催化外，还需要烯酰 CoA 还原酶（dienoyl-CoA reductase）的参与。以亚油酰 CoA（顺式 -9,12 十八碳二烯酰 CoA）为例，其在 β- 氧化过程中形成一个 Δ^3 顺式，Δ^6 顺式不饱和脂肪酰 CoA，在烯酰 CoA 异构酶的作用下，生成 Δ^4- 顺式 - 烯酰 CoA，随后在脂酰 CoA 脱氢酶的催化下生成 Δ^2 反式，Δ^4 顺式 - 二烯酰 CoA。此时，需要在 NAPDH 和 2,4- 二烯酰 CoA 还原酶的作用下生成 Δ^3- 反式烯酰 CoA，再进一步转化成 Δ^2- 反式异构体，继续完成 β- 氧化过程。

2. 长链脂肪酸的氧化　长链脂肪酸（如 C_{20}，C_{22}）需先在过氧化物酶体（peroxisome）加工成较短碳链脂肪酸后参与 β- 氧化过程。长链脂肪酸可在过氧化酶体中的脂肪酸 β- 氧化同工酶系和以 FAD 为辅基的脂肪酸氧化酶作用下脱氢，生成短链脂肪酸和 H_2O_2，随后进入线粒体进行彻底的 β- 氧化。

3. 奇数碳原子脂肪酸的 β- 氧化　多数哺乳动物组织中罕见奇数碳原子的脂肪酸，但在反刍动物中，如牛、羊、驼等动物中，机体 25% 的能量由奇数碳链脂肪酸氧化提供。而人体也含有少量奇数碳原子的脂肪酸，经 β- 氧化后生成多分子乙酰 CoA 和 1 分子的丙酰 CoA。这些丙酰 CoA 的氧化需经 β- 羧化酶及异构酶的作用下，转化为琥珀酰 CoA，进入三羧酸循环彻底氧化。

4. 脂肪酸还可以发生 α- 或 ω- 氧化　虽然 β- 氧化是体内脂肪酸分解代谢的最主要途径，但一些脂肪酸的 α- 氧化也是机体正常代谢不可或缺的。以植烷酸为例，研究发现，一些地方的人群一日摄取的植烷酸约为 50~100mg，但由于该分子 C_3 位碳原子上存在一个甲基，不能被 β- 氧化过程中的脂酰 CoA 脱氢酶催化，需要在线粒体内的脂肪酸 α- 羧化酶（fatty acid α-hydroxylase）作用下使植烷酸的 α- 位羟基化，并进一步脱羧，形成降植烷酸（pristanic acid）和 CO_2。降植烷酸经硫激酶活化生成降植烷酰 CoA，就可以进行彻底的 β- 氧化供能。人体如存在脂肪酸 α- 氧化系统的缺陷，可引起 Refsum 病，造成体内植烷酸的积聚，引起外周神经炎类型的运动失调和视网膜炎等症状，以及不同程度的皮损、骨骼改变和心脏损害。

一些长链或中长链的脂肪酸可以在与内质网紧密结合的脂肪酸 ω- 氧化酶系的作用下，从远端羧基的甲基端开始氧化,即脂肪酸的 ω- 氧化(ω-oxidation)。脂肪酸 ω- 氧化酶系由羧化酶、脱氢酶、$NADP^+$、NAD^+ 和细胞色素 P450(cytochrome P450)等组成。脂肪酸 ω- 甲基碳原子在脂肪酸 ω- 氧化酶系作用下,经过 ω- 羟基脂肪酸、ω- 醛基脂肪酸等中间产物后生成 α-,ω- 二羧酸,参与脂肪酸的 β-氧化。ω- 氧化可加速脂肪酸的降解速度。

(五) 酮体是脂肪酸在肝组织氧化分解时的重要产物

　　脂肪酸 β- 氧化生成的乙酰 CoA 可以有多种代谢去向。其中的主流方向是进入三羧酸循环彻底氧化,最终转化为 CO_2 和 H_2O。其次,可作为类固醇的前体,合成胆固醇。最后乙酰 CoA 还可以转化为酮体,即乙酰乙酸(acetoacetate)(30%),D-β- 羟丁酸(β-hydroxyl-butyrate)(70%)和丙酮(微量)这三种统称为酮体的化合物。肝外组织中脂肪酸通过 β- 氧化生成的乙酰 CoA 通常直接进入三羧酸循环彻底氧化,而肝细胞中相当一部分的乙酰 CoA 被转变为酮体。由于肝组织缺乏利用酮体的酶系,合成的酮体被输出肝组织。因此,酮体也是肝脏输出能量的一种形式。酮体是易溶于水,易通过血、脑屏障及毛细血管壁,是肌肉和脑组织的重要能量来源。此外,骨组织、心肌和肾皮质都可以摄取并利用酮体来提供能量。机体中酮体利用的增加可减少糖的利用,有利于维持血糖水平恒定,节省蛋白质的消耗。

　　以乙酰 CoA 为原料合成酮体是肝细胞的重要功能之一。在肝细胞的线粒体中 2 分子乙酰CoA 在硫解酶的作用下缩合成为乙酰乙酰 CoA,此步骤是脂肪酸 β- 氧化最后一步的逆反应,当乙酰 CoA 在线粒体内堆积时才发生。随后乙酰乙酰CoA 与 1 分子乙酰 CoA 在 β- 羟 -β- 甲基戊二酸单酰 CoA(β-hydroxy-β-methylglutaryl-CoA,HMG-CoA)合酶的催化下缩合成 HMG-CoA,最后在 HMG-CoA 裂解酶(HMG-CoA lyase)催化下裂解生成乙酰乙酸和乙酰 CoA。此后乙酰乙酸在线粒体基质酶 D-β- 羟丁酸脱氢酶(D-β-hydroxybutyrate dehydrogenase)作用下被还原为 D-β- 羟丁酸。乙酰乙酸还可以自行脱羧形成丙酮,但正常人体内乙酰乙酸脱羧生成丙酮的量极微少,如图 13-11。

　　决定肝细胞线粒体中的乙酰 CoA 去向的因素是草酰乙酸。草酰乙酸在乙酰 CoA 穿过线粒体膜参与脂肪酸合成或异生为葡萄糖的过程中发挥重要作用。但在饥饿或疾病状态下,大量的草酰乙酸被用来合成葡萄糖,导致线粒体中乙酰 CoA 缺乏跨膜转运分子而堆积并被转化成酮体。因此,严重饥饿或未经治疗的糖尿病患者体内可产生大量的乙酰乙酸,此时患者血液中的丙酮浓度升高,甚至呼出的气息中都带有特殊的“酮臭”。同时,患者血液中出现的乙酰乙酸和 D-β- 羟丁酸使血液的 pH 值降低,发生“酸中毒”。另外,患者尿中酮体含量也增加,出现“酮尿”。以上症状都是由于患者血液中酮体水平过高引起,病情发展可导致患者昏迷,甚至死亡。

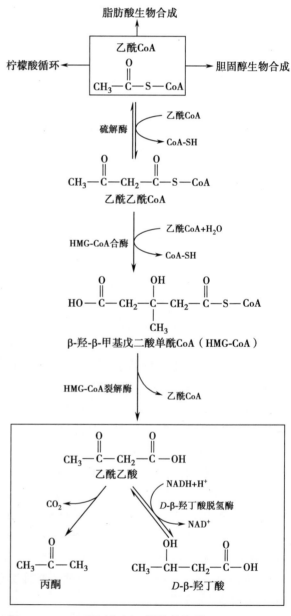

图 13-11　酮体的生成

（六）脂肪酸的生物合成与脂肪酸的β-氧化的比较

脂肪酸的合成与脂肪酸的降解并非相互的逆反应,如图13-12所示,归纳如下:

1. 发生场所不同。脂肪酸合成发生于细胞质中,而脂肪酸的β-氧化发生于线粒体中。

2. 两条途径都以脂肪酸链的2碳单位的增减为特点。脂肪酸合成过程中,脂肪酸链每次从乙酰CoA获得2碳单位而得以延伸;而在β-氧化过程中脂肪酸降解则是脱去乙酰CoA形式的2碳单位,使碳链缩短。以16碳软脂酸为例,不论合成与降解,都需要进行7轮的循环反应才能完成。

3. 在两个途径中有4步反应互为逆反应,但所用的酶和辅助因子并不相同。其中,脂肪酸合成过程中是缩合、还原、脱水和还原反应;在β-氧化过程中是氧化、水合、氧化和裂解反应。

4. 两条途径都有转运机制沟通线粒体和细胞质的物质运输。在脂肪酸合成过程中是柠檬酸-丙酮酸循环,功能是将乙酰CoA从线粒体运送入细胞质中,在β-氧化过程中是肉碱载体系统,功能是转运胞质中脂酰CoA进入线粒体。

5. 脂肪酸合成是从分子的甲基一端开始到羧基为止,即羧基是最后形成的;β-氧化同正好相反,羧基的脱离开始于第一步。

6. 两条途径都有一中间体与载体连接,脂肪酸合成过程中的载体为ACP,而β-氧化过程中的载体为辅酶A。

7. 脂肪酸的生物合成过程中羟酯基中间体是D-构型;而脂肪酸的β-氧化过程中则为L-构型。

8. 脂肪酸合成由还原反应构成,需要NADPH的参与;而脂肪酸β-氧化过程则由氧化途径构成,需要FAD和NAD^+参与。

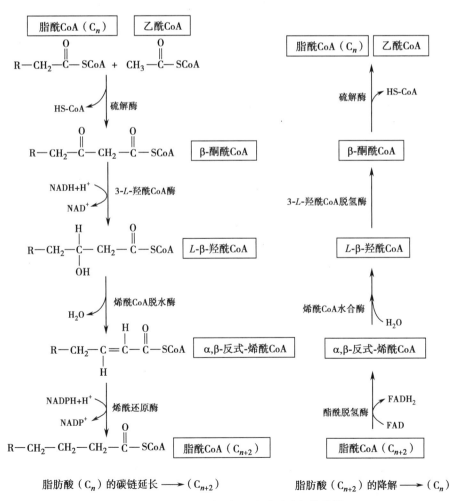

图13-12　脂肪酸链延长和脂肪酸降解的比较

第三节　磷　脂　代　谢

一、磷脂是生物膜重要的结构性组分

生物膜的重要特征就是其脂质双分子层结构。磷脂是构成细胞生物膜的脂质双分子层的重要成分之一，约占细胞内所有膜脂成分的 50% 以上。磷脂又可以分为两类：甘油磷脂（phosphoglyceride）和鞘磷脂（sphingomyelin）。甘油磷脂主要包括磷脂酰胆碱（phosphatidylcholine，PC，又称卵磷脂）、磷脂酰乙醇胺（phosphatidylethanolamine，PE，又称脑磷脂）、磷脂酰丝氨酸（phosphatidylserine，PS）。此外，还有一种磷脂是磷脂酰肌醇（phosphatidylinosital，PI），位于脂质双分子层内层，在膜结构中含量很少，但在细胞的信号转导过程中发挥重要作用。

磷脂是两亲性分子（amphipathic molecule），其分子头部为磷酸和碱基组成的磷脂酰碱基，极性很强，具亲水性。磷脂分子的尾部是两条长短不一的疏水的脂肪酸链（烃链），无极性，称为疏水尾部。一般含有 14~24 个偶数碳原子，其中一条烃链可含有一个或数个顺式排列的不饱和的双键，另一条不含双键。双键的存在使不饱和脂肪酸链在双键处形成一个约 30° 的弯曲，改变了脂肪酸链空间结构，对不饱和脂肪酸链的生物功能具有重要作用。

细胞膜的生物学特性是不对称性和流动性，其不对称性是指细胞膜中各种成分的分布的不均匀性。研究发现磷脂分子在脂质双分子层的内外两层中的分布以及在不同的膜性细胞器中的分布各不相同。如在人红细胞膜中，绝大部分的鞘磷脂和磷脂酰胆碱位于脂质双分子层的外层，而内层中磷脂酰乙醇胺、磷脂酰丝氨酸和磷脂酰肌醇含量较多。虽然这些组分的不对称性分布的生物学意义不完全明确，但已知这种不对称分布与细胞膜的特定功能有关。

细胞膜的流动性是细胞进行生理活动的必需条件，表现为细胞膜中膜脂和膜蛋白的运动性。其中，膜脂分子和其他分子的本身结构特性是影响细胞膜的流动性的重要影响因素之一，磷脂分子中脂肪酸链的饱和程度，脂肪酸链的长短都可以影响细胞膜的流动性。磷脂分子中脂肪酸链长的饱和脂肪酸链呈直线形，具有最大的聚焦倾向而排列紧密成凝胶状态，而不饱和脂肪酸链在双键处形成折屈成 30° 角的弯曲，干扰了磷脂分子间范德瓦耳斯力的相互作用，使脂肪酸链排列疏松，促进了磷脂分子的流动。另一方面，短链脂肪酸的尾端不易发生相互作用，因而不易发生凝集也增加了磷脂分子在细胞膜的流动性。总之，磷脂分子在质膜中不仅只是结构性成分，其本身的性质对细胞膜的生物学特性和功能也有重要的影响。

二、甘油磷脂是以磷脂酸为中间产物进行合成

甘油磷脂分子共同特征是以甘油为骨架，其 1、2 位羟基分别与脂肪酸形成酯键，3 位羟基与磷酸基团形成酯键，即为最简单的甘油磷脂。如磷酸基团分别与胆碱、乙醇胺、丝氨酸或肌醇结合，即形成以下几种常见的磷脂分子，如图 13-13 所示。

全身各组织细胞均含有合成磷脂的酶系，但以肝、肾及肠等组织合成磷脂最为活跃。磷脂的合成原料来自糖、脂肪和氨基酸在体内的代谢产物。此外，甘油第二位的多不饱和脂肪酸为必需脂肪酸，只有从食物中摄取。其他还需要磷酸盐、胆碱、丝氨酸、肌醇等。其中，胆碱可由食物中摄取，也可在体内由丝氨酸及甲硫氨酸合成。丝氨酸是合成磷脂酰丝氨酸的原料，经脱羧后生成的乙醇胺又是合

成磷脂酰乙醇胺的前体。而乙醇胺从 S- 腺苷甲硫氨酸获得 3 个甲基即可合成胆碱。以上合成过程除了需要 ATP 外,还需 CTP 参与乙醇胺、胆碱、甘油二酯的活化,形成 CDP- 乙醇胺、CDP- 胆碱、CDP-甘油二酯等中间产物。

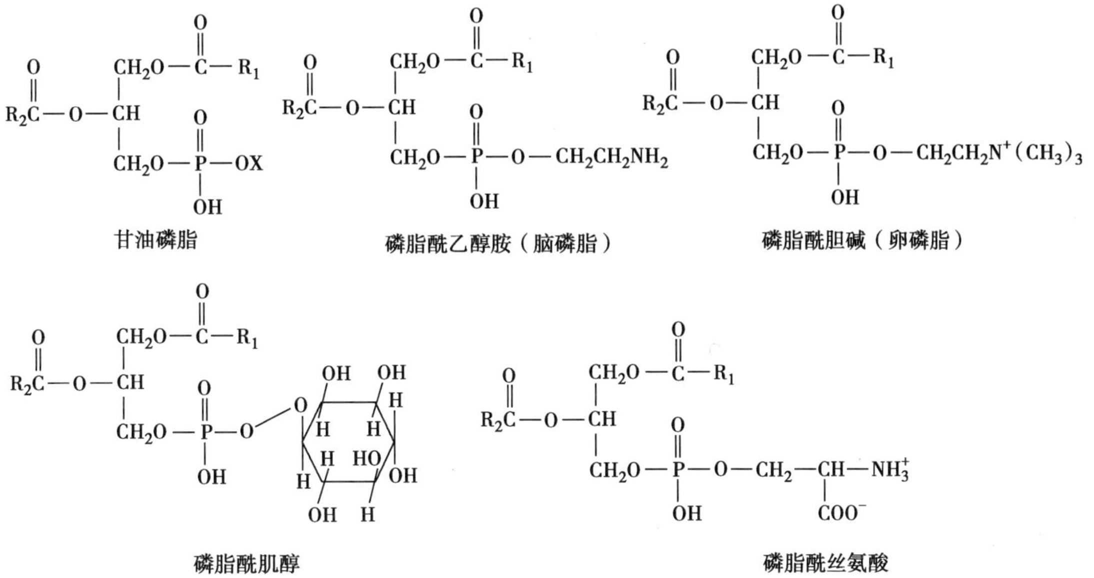

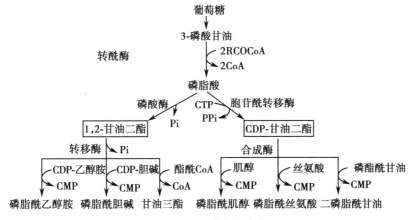

图 13-13　几种常见的磷脂分子

磷脂的合成主要通过两个途径,如图 13-14 所示:一是通过甘油二酯的途径合成磷脂酰胆碱及磷脂酰乙醇胺。二酰甘油是磷脂酰胆碱和磷脂酰乙醇胺合成的关键化合物,通常由 3- 磷酸 - 甘油作为酰化反应的骨架与提供酰基的脂酰 CoA 反应生成磷脂酸,脱磷酸后成二酰甘油。而进入细胞内的胆碱在胆碱激酶作用下迅速磷酸化生成磷酸胆碱,再与胞苷三磷酸(CTP)在 CTP:磷酸胆碱胞苷转移酶(CTP:phosphocholine cytidyltransferase)的作用下转化为 CDP- 胆碱。CTP:磷酸胆碱胞苷转移酶是以上反应的限速酶,此酶在细胞质中并不表现活性,但进入内质网后被活化。CDP- 胆碱在内质网中与甘油二酯结合,生成磷脂酰胆碱。

图 13-14　磷脂的合成

磷脂酰乙醇胺的生物合成是以乙醇胺为起始物,合成的途径与磷脂酰胆碱相似。磷脂酰乙醇胺经羧化反应,或其乙醇胺与丝氨酸置换,也可生成磷脂酰丝氨酸。磷脂酰乙醇胺在肝脏中还可转化为磷脂酰胆碱,这是肝脏中唯一可以通过转化产生胆碱的机制。在此途径中磷脂酰乙醇胺接受 S- 腺苷甲硫氨酸提供的甲基,经过三次同样的反应,乙醇胺的 -O-CH₂CH₂NH₃ 转化为胆碱的末

端 -OCH$_2$CH$_2$N（CH$_3$）$_3$。与这三步反应同时发生的还有磷脂酰胆碱的降解,生成胆碱。

　　磷脂合成的另一个主要方式是通过 CDP- 甘油二酯途径合成磷脂酰肌醇、磷脂酰丝氨酸。在这条合成途径中由葡萄糖生成的磷脂酸并不似上一途径中被磷酸酶水解,而是合成磷脂酰肌醇、磷脂酰丝氨酸及心磷脂的前体,随后由 CTP 提供能量,在磷脂酰胞苷酰转移酶的催化下,生成活化的 CDP- 甘油二酯,再在相应的合成酶的催化下,分别与丝氨酸、肌醇或磷脂酰甘油缩合,生成磷脂酰丝氨酸、磷脂酰肌醇或二磷脂酰甘油(心磷脂)。

　　磷脂酰胆碱、磷脂酰乙醇胺、磷脂酰丝氨酸和磷脂酰肌醇的合成都发生在内质网的胞质面和高尔基体的膜上。而磷脂酰甘油和二磷脂酰甘油的合成则大部分发生在线粒体中。需要注意的是,肝脏中对结构脂质的合成优先于对储存脂质的合成。虽然目前对于二脂酰甘油到磷脂酰胆碱、磷脂酰乙醇胺或三脂酰甘油的转化其中的调控机制尚不完全清楚,但已有研究发现,在肝脏中对于组成膜结构所必需的磷脂酰胆碱、磷脂酰乙醇胺的合成,在部分三脂酰甘油合成之前,已先行完成。因此,细胞内这些结构脂质和储能脂质的合成的调控,与细胞内的膜结构,包括质膜、内质网膜、高尔基体等的结构、形成和功能维持有密切关系。

三、甘油磷脂由磷脂酶催化降解

　　甘油磷脂在细胞内可被磷脂酶(phospholipase)水解。体内存在多种磷脂酶类,分别作用于甘油磷脂分子中的不同酯键。根据其作用位点分为以下几种,见图 13-15。

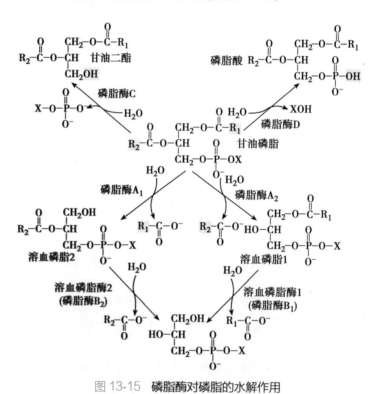

图 13-15　磷脂酶对磷脂的水解作用
X: 含氧碱。

　　1. **磷脂酶 A$_1$**　自然界分布广泛,主要存在于细胞的溶酶体内。此外,蛇毒及某些微生物中亦有,可催化甘油磷脂的第 1 位酯键断裂,产物为脂肪酸和溶血磷脂 2。

　　2. **磷脂酶 A$_2$**　普遍存在于动物各组织细胞膜及线粒体膜,能使甘油磷脂分子中第 2 位酯键水解,产物为溶血磷脂 1 及脂肪酸。Ca^{2+} 是此酶的激活剂。胰腺组织含有磷脂酶 A$_2$ 原和溶血磷脂酶。

　　3. **磷脂酶 C**　存在于细胞膜及某些细胞中,能特异水解甘油磷脂分子中第 3 位磷酸酯键,其结果是释放磷酸胆碱或磷酸乙醇胺,并余下分子中的其他组分。

4. 磷脂酶 D   主要存在于植物细胞,动物脑组织中亦有,催化磷脂分子中磷酸与取代基团(如胆碱)间的酯键,释放出取代基团。

溶血磷脂是一类具有较强表面活性的性质,能使红细胞及其他细胞膜破裂,引起溶血或细胞坏死。经磷脂酶 B 作用脱去脂肪酸后,转变成甘油磷酸胆碱或甘油磷酸乙醇胺,即失去溶解细胞膜的作用。

四、神经鞘氨醇是以鞘氨醇为中间产物进行合成

除甘油磷脂外的另一类磷脂分子是鞘磷脂(sphingomyelin),是细胞膜结构的重要组成成分。其中神经鞘磷脂是人体含量最多的鞘磷脂,由于在神经细胞轴突的髓鞘中含量特别丰富而得名。在红细胞中鞘磷脂主要存在于细胞膜脂质双分子层的外表面。在血浆脂蛋白中也有发现,因此又是血浆脂蛋白的组成成分。

鞘磷脂是鞘氨醇的衍生物,由磷酸胆碱以磷脂酰基与 N- 脂酰鞘氨醇的一级羟基相连形成。鞘氨醇学名为 2- 氨基 -4- 十八烯 -1,3- 二醇,是一种含有不饱和烃基链的十八碳氨基醇。在细胞内质网中由软脂酰 CoA 及丝氨酸为原料在磷酸吡哆醛、NAPDH+H$^+$ 和 FAD 等辅酶参与下合成。首先,软脂酰 CoA 与 L- 丝氨酸在内质网 3- 酮二氢鞘氨醇合成酶及磷酸吡哆醛的作用下,缩合并脱羧生成 3- 酮基二氢鞘氨醇(3-ketodihydrosphingosine),再由 NAPDH 供氢,在还原酶的催化下加氢生成二氢鞘氨醇,最后在脱氢酶的催化下,脱下的氢转移给 FAD,生成鞘氨醇。

鞘氨醇在脂酰转移酶的催化下,其氨基与脂酰 CoA 进行酰胺缩合,生成神经酰胺(ceramide,又称 N- 脂酰鞘氨醇),再由 CDP- 胆碱提供磷酸胆碱生成神经鞘磷脂。

神经鞘磷脂在神经鞘磷脂酶(sphingomyelinase)催化下降解。该酶属磷脂酶 C 类,能使磷酸酯键水解,生成磷酸胆碱及神经酰胺。由于先天性的神经鞘磷脂酶缺乏,导致神经鞘磷脂代谢障碍并蓄积在单核巨噬细胞系统内,出现肝脾肿大、中枢神经系统退行性变等病变,称为尼曼 - 匹克氏病(Niemann-Pick disease,NPD)又称鞘磷脂沉积病(sphingomyelin lipidosis),为先天性糖脂代谢性疾病。

第四节   胆固醇代谢

胆固醇(cholesterol)是体内最丰富的固醇类化合物,广泛存在于全身各组织中,以脑组织中含量最丰富,占脑组织总重量的 2% 左右。其他组织,如肝、肾及肠等内脏以及皮肤、脂肪组织亦含较多的胆固醇,而肌肉中含量较少。机体内胆固醇来自食物和内源性合成。由于最早是从动物胆石中分离出来的带羟基的固体醇类化合物,故称胆固醇。它既是细胞膜的结构成分,又可以在体内转化为类固醇类激素、胆汁酸及维生素 D 等物质,见图 13-16。因此,胆固醇的摄取和体内正常代谢,对于机体的代谢平衡十分重要。

一、机体利用乙酰辅酶 A 合成胆固醇

乙酰 CoA 是胆固醇合成的直接原料,胆固醇中 27 个碳原子全部来源于葡萄糖、脂肪酸及某些氨

基酸的代谢过程中产生的乙酰 CoA。胆固醇合成步骤十分复杂,经过近 30 步酶促反应,合成 1 分子胆固醇需消耗 18 分子乙酰 CoA,并由 36 分子 ATP 供能和 16 分子 NADPH 供氢,见图 13-17。

胆固醇合成过程可根据产物分为 3 个阶段。

肝胆固醇的主要来源

饮食中胆固醇　　　肝脏合成　　　肝外组织胆固醇合成

乳糜微粒

与脂蛋白结合
在血液中运输

转化为胆酸/盐
分泌入胆汁

胆固醇释放出肝脏的主要途径

图 13-16　肝胆固醇来源和及释放途径

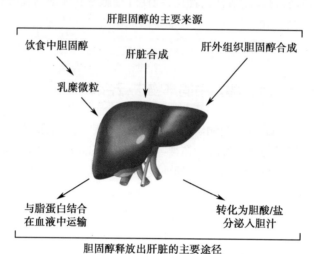

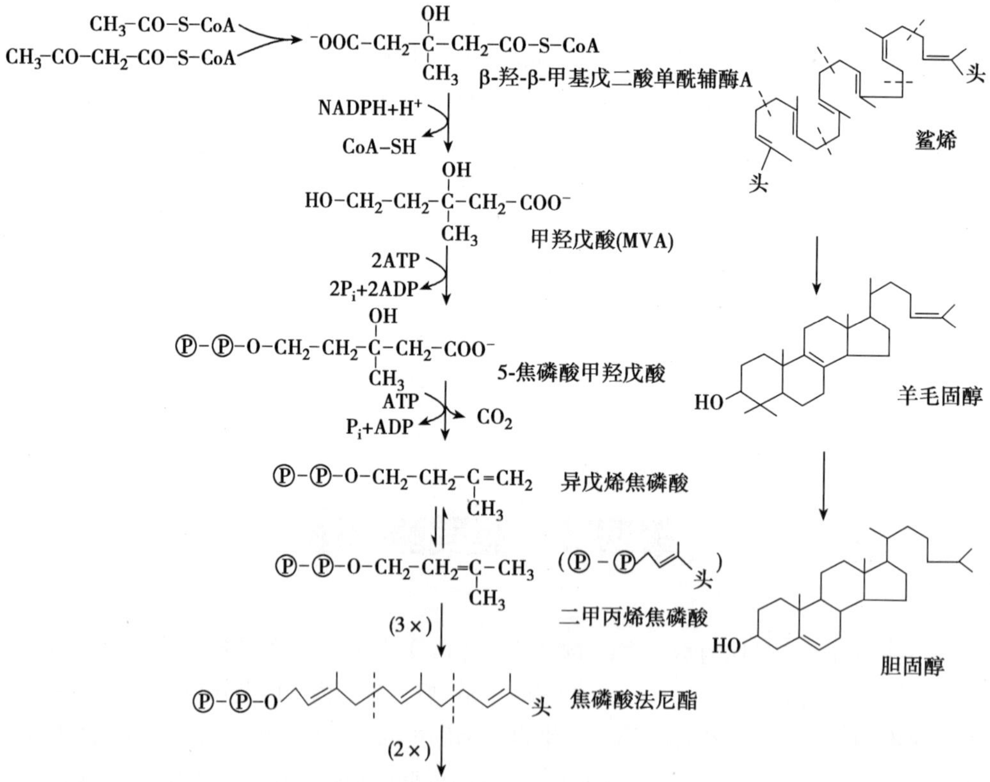

图 13-17　胆固醇的合成

(一) 3 分子乙酰 CoA 合成羟甲基戊二酸单酰 CoA(HMG-CoA)

在细胞质中,3 分子乙酰 CoA 经硫解酶及 HMG-CoA 合成酶催化生成 HMG-CoA,此过程与酮体生成机制相同。但细胞内定位不同,此过程在胞液中进行,而酮体生成在肝细胞线粒体内进行,因此肝脏细胞的线粒体内外并存两套同工酶分别进行上述反应。

$$2CH_3COCoA \xrightarrow[\text{HSCOA}]{\text{硫解酶}} CH_3COCH_2COCoA \xrightarrow[\text{CH}_3\text{COCoA HSCoA}]{\text{HMG-CoA合酶}} $$

乙酰CoA

羟甲基戊二酸单酰CoA，HMG-CoA

(二) 甲羟戊酸(mevalonate,MVA)的生成

HMG-CoA 在 HMG-CoA 还原酶(HMG-CoA reductase)催化下,由两分子 NADPH 供氢生成甲羟戊酸。此步反应不可逆,其中 HMG-CoA 还原酶是胆固醇合成的限速酶。

$$\xrightarrow[\text{2NADPH + H}^+ \quad \text{2NADP}^+ \quad \text{HSCoA}]{\text{HMG-CoA还原酶}}$$

羟甲基戊二酸单酰CoA，HMG-CoA

甲羟戊酸（MVA）

(三) 生成胆固醇

甲羟戊酸先经磷酸化、脱羧、脱羟基,再缩合生成含 30 个碳原子的鲨烯,经内质网环化酶和加氧酶催化生成羊毛脂固醇,后者再经氧化还原等多步反应最后失去了 3 个碳原子,合成含 27 个碳原子的胆固醇。

二、胆固醇在体内的转化与排出

胆固醇在体内并不被彻底氧化分解为二氧化碳和水,而是经氧化、还原转变为其他含有环戊烷多氢菲母核的化合物,其中大部分转变为多种具有重要生理作用的物质,或被排出体外。

(一) 在肝脏中转变为胆汁酸

胆固醇在肝中经羟化、侧链氧化断裂,转变成胆汁酸,是胆固醇在体内代谢的主要去路。正常成人体内每天约合成 1~1.5g 胆固醇,其中 0.4~0.6g 转变成胆汁酸。胆汁酸盐随胆汁排入肠道,参与脂类消化吸收。

(二) 转化为类固醇激素

胆固醇是肾上腺皮质、睾丸、卵巢等内分泌腺合成和分泌类固醇激素的原料。在肾上腺皮质的球状带、束状带和网状带细胞中,胆固醇被转变成醛固酮、皮质醇及雄激素;在卵巢的卵泡内膜细胞及黄体中胆固醇可生成孕酮和雌激素;在睾丸间质细胞内生成睾酮等雄激素。

(三) 转变为维生素 D

胆固醇可在皮肤的上皮细胞内经脱氢生成 7- 脱氢胆固醇,后者经紫外线照射,可转变为维生素 D_3(又称胆钙化醇),其在肝及肾进一步羟化转变为 $1,25-(OH)_2-D_3$ 的活性形式,参与调节体内钙、磷代谢。

(四) 胆固醇从体内的排出

体内胆固醇的排泄形式主要是形成胆汁酸和粪固醇,其结局是部分被肠黏膜细胞重吸收,另一部分被肠道细菌作用转变成粪固醇随粪便排出体外。

三、胆固醇在体内代谢的调节

胆固醇合成的过程中 HMG-CoA 还原酶为该合成过程的限速酶,因此各种因素通过对该酶合成及活性的影响可以达到调节胆固醇合成的作用。

(一)游离胆固醇的自身调节作用

游离胆固醇本身在调节细胞内胆固醇代谢上具有重要作用。细胞内胆固醇含量升高可抑制内质网 HMG-CoA 还原酶活性,并减少该酶的合成,从而抑制细胞内胆固醇合成。反之,当细胞内胆固醇含量降低时,对内质网 HMG-CoA 还原酶的抑制作用解除,胆固醇合成增加。此外,胆固醇的氧化产物,如 7-β- 羟基胆固醇、25- 羟基胆固醇都可以通过别构调节方式抑制 HMG-CoA 还原酶的活性,调节细胞内胆固醇的合成。另外,胆固醇主要由低密度脂蛋白(LDL)携带在血液中运输,细胞借助细胞膜上 LDL 受体介导的内吞作用摄取细胞外的胆固醇。当细胞内胆固醇浓度过高,可抑制 LDL 受体的合成,从而减少由血中摄取胆固醇。

(二)激素的调节作用

HMG-CoA 还原酶在细胞胞质中经蛋白激酶催化发生磷酸化丧失活性,而在磷蛋白磷酸酶作用下又可以脱去磷酸恢复酶活性,胰高血糖素等通过第二信使 cAMP 影响蛋白激酶,加速 HMG-CoA 还原酶磷酸化失活,从而抑制此酶,减少胆固醇合成。而胰岛素能促进此酶的脱磷酸作用,使酶活性增加,利于细胞内胆固醇的合成。此外,胰岛素还能诱导 HMG-CoA 还原酶的表达,从而增加胆固醇合成。甲状腺素在促进 HMG-CoA 还原酶的合成、增加细胞内胆固醇合成的同时,又可促进胆固醇转变为胆汁酸,增加胆固醇的转化。由于甲状腺素促进胆固醇转化的作用强于促进胆固醇合成,所以当甲状腺功能亢进时,患者血清胆固醇含量反而下降。

(三)体外因素的调节作用

肝组织中 HMG-CoA 还原酶的活性具有明显的昼夜节律性,且与胆固醇合成节律性相同。研究发现,实验大鼠肝脏胆固醇的合成有昼夜节律性,午夜合成最高,而日间中午最低。对大鼠肝脏中 HMG-CoA 还原酶活性的检测也发现了同样的节律,证明胆固醇合成的昼夜节律性是 HMG-CoA 还原酶活性周期性改变的结果。

此外,饥饿可显著改变肝脏中胆固醇的合成速率。研究发现,实验大鼠禁食48h 后肝组织中胆固醇的合成量减少了 11 倍,而禁食96h 后其合成量减少了 17 倍。进一步的研究证明,禁食不仅使 HMG-CoA 还原酶活性降低,还引起乙酰 CoA、ATP、NADPH 等合成原料的不足,导致细胞内胆固醇合成的减少。相反,动物实验还观察到,高糖、高饱和脂肪饮食可使肝组织中 HMG-CoA 还原酶活性增强,合成原料充足,增加胆固醇的合成。

第五节　血浆脂蛋白代谢

一、血脂是血浆所有脂质的统称

血浆脂类简称血脂,总量为 4.0~7.0g/L,其来源主要是从肠道食物中吸收的外源性脂类、肝细胞内合成的内源性脂类及脂肪组织中脂肪动员释放的脂质,包括游离胆固醇(free cholesterol,FC)、胆固醇酯(cholesterol ester,CE)、磷脂、甘油三酯、糖脂、游离脂肪酸(free fatty acid,FFA)等,见表 13-1。由于脂类分子不溶或微溶于水,必须以溶解度较大的脂蛋白复合体形式经血液运输到其他组织,因此,血脂水平可反映机体内脂类代谢的状态,其变动常常受到膳食、年龄、性别、职业及疾病影响,波动范围较大。

表 13-1 正常成人 12~24h 空腹血脂的组成及含量

组成	血浆含量		空腹时主要来源
	mg/dl	mmol/L	
总脂	400~700(500)*		
甘油三酯	10~150(100)	0.11~1.69(1.13)	肝
总胆固醇	100~250(200)	2.59~6.47(5.17)	肝
胆固醇酯	70~200(145)	1.81~5.17(3.75)	
游离胆固醇	40~70(55)	1.03~1.81(1.42)	
总磷脂	150~250(200)	48.44~80.73(64.58)	肝
卵磷脂	50~200(100)	16.1~64.6(32.3)	肝
神经磷脂	50~130(70)	16.1~42.0(22.6)	肝
脑磷脂	15~35(20)	4.8~13.0(6.4)	肝
游离脂肪酸	5~20(15)		脂肪组织

注:* 括号内为均值。

二、血浆脂蛋白是血脂的运输及代谢形式

脂类难溶于水,正常血浆中脂类物质与蛋白质结合形成脂质-蛋白质复合物,称为血浆脂蛋白(lipoprotein,LP),是血浆中脂类的主要存在形式与运输形式。脂蛋白中脂质与蛋白质之间并不形成共价键,多通过脂质非极性部分与蛋白质组分间以疏水性相互作用而结合在一起。研究发现血浆脂蛋白都具有类似的球状结构,极性分子如蛋白质、磷脂在颗粒表面;非极性分子如甘油三酯、胆固醇酯则藏于其内部。因此,脂蛋白是以甘油三酯和胆固醇酯为核心、外表面覆盖载脂蛋白、磷脂及游离胆固醇形成的单分子层的复合体。磷脂的极性部分可与蛋白质结合,非极性部分可与其他脂类结合,作为连接蛋白质和脂类的桥梁,使非水溶性的脂类固系在脂蛋白中。人血浆脂蛋白的分类、性质、组成和功能见表 13-2。通常用溶解特性、离心沉降行为和化学组成来鉴定脂蛋白的特性,用电泳和超速离心的方法进行分类。

表 13-2 血浆脂蛋白的分类、性质、组成和功能

分类	密度法	乳糜微粒	极低密度脂蛋白	低密度脂蛋白	高密度脂蛋白
	电泳法		前 β- 脂蛋白	β- 脂蛋白	α- 脂蛋白
性质	密度	<0.95	0.95~1.006	1.006~1.063	1.063~1.210
	Sf 值	>400	20~400	0~20	沉降
	电泳位置	原点	$α_2$- 球蛋白	β- 球蛋白	$α_2$- 球蛋白
	颗粒直径	80~500	25~80	20~25	5~17

续表

分类	密度法 电泳法	乳糜微粒	极低密度脂蛋白 前β-脂蛋白	低密度脂蛋白 β-脂蛋白	高密度脂蛋白 α-脂蛋白
组成(%)	蛋白质	0.5~2	5~10	20~25	50
	脂质	98~99	90~95	75~80	50
	甘油三酯	80~95	50~70	10	5
	磷脂	5~7	15	20	25
	胆固醇	1~4	15	45~50	20
	游离胆固醇	1~2	5~7	8	5
	酯化胆固醇	3	10~12	40~42	15~17
载脂蛋白 组成(%)	Apo A Ⅰ	7	<1	—	65~70
	Apo A Ⅱ	5	—	—	20~25
	Apo A Ⅳ	10	—	—	—
	Apo B100	—	20~60	95	—
	Apo B48	9	—	—	—
	Apo C Ⅰ	11	3	—	6
	Apo C Ⅱ	15	6	微量	1
	Apo C Ⅲ 0~2	41	40	—	4
	Apo E	微量	7~15	<5	2
	Apo D	—	—	—	3
合成部位		小肠黏膜细胞	肝细胞	血浆	肝、肠、血浆
功能		转运外源性甘油三酯和胆固醇	转运内源性甘油三酯和胆固醇	转运内源性胆固醇	逆向转运胆固醇

(一) 血浆脂蛋白的分类

血浆脂蛋白的脂质与蛋白质构成不均一,各种脂蛋白的密度、大小、电荷、免疫学特性及生理功能各不相同,难以按理化性质进行分类。目前主要依据各种脂蛋白的水化密度(hydrated density)及电泳迁移率(mobility)的不同,即超速离心法和电泳法进行分类。

1. **超速离心法**　根据各种脂蛋白在一定密度介质中进行离心时,因密度不同引起脂蛋白的漂浮速率不同,可依次将不同密度的脂蛋白分离。脂蛋白中蛋白质含量高者,比重大,相反脂类含量高者,比重小。从低到高调整介质密度后超速离心,通常可将血浆脂蛋白分为乳糜微粒(chylomicron,CM)、极低密度脂蛋白(very low density lipoprotein,VLDL)、低密度脂蛋白(low density lipoprotein,LDL)和高密度脂蛋白(high density lipoprotein,HDL)等四大类。另外,除这四类脂蛋白外,还有中密度脂蛋白(intermediate density lipoprotein,IDL)的存在。

2. **电泳法**　各种血浆脂蛋白表面电荷的不同,在电场中泳动的迁移速率也不同,可用电泳方法将血浆脂蛋白分为乳糜微粒、β-脂蛋白、前β-脂蛋白和α-脂蛋白等四种。α-脂蛋白的蛋白质含量最高,电荷量大,分子量小,在电场中泳动速度最快,电泳相当于α₁球蛋白的位置。乳糜微粒的蛋白质含量很少,98% 是不带电荷的脂类,特别是甘油三酯含量最高,在电场中几乎不移动,所以停留在原点,正常人空腹血清在一般电泳谱带上无乳糜微粒。电泳分类法的脂蛋白种类与超速离心法的脂蛋白分类相应关系如图 13-18 所示。

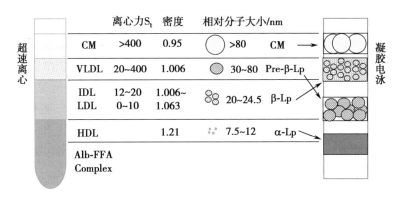

图 13-18　超速离心法与电泳法分离的血浆脂蛋白部分特性

（二）血浆脂蛋白是脂质与载脂蛋白的复合体

脂蛋白分子中的蛋白质部分称为载脂蛋白（apoprotein，Apo）。载脂蛋白构成并稳定脂蛋白的结构，修饰并影响与脂蛋白代谢有关的酶的活性。作为脂蛋白受体的配体，参与脂蛋白与细胞表面脂蛋白受体的结合及其代谢过程。因此，载脂蛋白在脂蛋白代谢中具有重要的生理功能。

载脂蛋白种类很多，目前已从血浆中分离出 20 多种载脂蛋白，主要有 Apo A、Apo B、Apo C、Apo D、Apo E 等五大类，各类载脂蛋白的氨基酸序列大多已阐明。人血浆主要载脂蛋白特征如表 13-3 所示。

表 13-3　人血浆载脂蛋白特性

载脂蛋白	合成场所	脂蛋白分布	生理功能	血浆浓度（mg/dl）
Apo A I	肝脏、小肠	HDL、CM	稳定 HDL 结构；激活 LCAT；识别 HDL 受体	123.8 ± 4.7
Apo A II	肝脏、小肠	HDL、CM	激活 HTGL；抑制 LCAT	33 ± 5
Apo A IV	肝脏、小肠	HDL、CM	参与脂肪吸收；胆固醇逆向转运；辅助激活 LCAT	17 ± 2
Apo B100	肝脏	VLDL、I DL、LDL	参与 VLDL 代谢；识别 LDL 受体	87.3 ± 14.3
Apo B48	小肠	CM	组装 CM 所必需；参与 CM 代谢	—
Apo C I	肝脏	CM、VLDL、HDL	激活 LCAT	78 ± 2.4
Apo C II	肝脏	CM、VLDL、HDL	激活 LPL	5.0 ± 1.8
Apo C III	肝脏	CM、VLDL、HDL	抑制与肝细胞受体结合	11.8 ± 3.6
Apo D	肝脏	HDL	参与胆固醇逆向转运	10 ± 4
Apo E	肝脏	CM、VLDL、I DL、HDL	识别 LDL 受体及 VLDL 受体	3.5 ± 1.2
Apo（a）	肝脏	Lp（a）	抑制纤溶酶原活性	0~120

注：CM：乳糜微粒；Lp（a）：脂蛋白（a）；LCAT：胆固醇脂酰转移酶。

三、不同的脂蛋白具有不同功能和不同代谢方式

（一）乳糜微粒主要运输外源性的甘油三酯和胆固醇

乳糜微粒是人血浆中最大的脂蛋白颗粒（80~100nm），在血浆脂蛋白中密度最低（<0.95g/cm³），是运输外源性甘油三酯及胆固醇的主要形式。乳糜微粒在肠道黏膜上皮细胞中合成，进入血流后在血浆中代谢迅速。血中半衰期为 10~15min，餐后 12h 正常人血中 CM 不能检出。

肠道中摄取的中长链脂肪酸在肠道黏膜上皮细胞中重新合成甘油三酯，与磷脂和胆固醇，以及载

脂蛋白 Apo B48、A I、A II 和 A IV 等组装成新生的富含 TG 的乳糜微粒。新合成的乳糜微粒从胸导管进入血液过程后，从高密度脂蛋白（HDL）处获得 Apo C 和 E，并将部分 Apo A I、A II 和 A IV 移行到 HDL，形成成熟的乳糜微粒。其中载脂蛋白 Apo B48 是合成 CM 所必需的蛋白质，Apo B48 含量多少与摄取食物的 TG 含量有关。在末梢血管内皮细胞表面被 Apo C II 激活的脂蛋白脂肪酶可进一步水解血流中的乳糜微粒，产生甘油、脂肪酸及溶血磷脂，供心肌、脂肪组织和肝细胞利用。此过程中，Apo C II 是 LPL 不可缺少的激活剂。水解后的乳糜微粒，其表面的 Apo A I、A II 和 A IV 和 C 等载脂蛋白连同表面的磷脂及胆固醇形成新的 HDL，乳糜微粒颗粒逐步变小，转变成富含胆固醇酯、Apo B48 和 Apo E 的乳糜微粒残粒（CM remnant），随后被肝细胞表面 LDL 受体相关蛋白（LDL receptor related protein，LRP）和清道夫受体识别后被肝细胞摄取。

（二）极低密度脂蛋白主要运输内源性甘油三酯

极低密度脂蛋白 VLDL（0.95~1.006g/cm³），分子大小为 30~80nm，含有甘油三酯、胆固醇、胆固醇酯和磷脂，其中甘油三酯占 60%，胆固醇占 20%，载脂蛋白占 10%。主要在肝细胞以内源性合成的甘油三酯或脂肪动员生成的甘油三酯与 Apo B100、E 及磷脂、胆固醇等结合形成的复合体。其中，胆固醇来自乳糜微粒残粒及肝细胞自身合成的部分。小肠黏膜上皮细胞亦可合成少量 VLDL。

极低密度脂蛋白从肝细胞分泌入血后，从 HDL 获得 Apo C；同时，在组织毛细血管内皮细胞表面的脂蛋白脂肪酶被 Apo C II 激活后，水解血流中 VLDL 结合的甘油三酯。随后 VLDL 表面的 Apo C、磷脂及胆固醇转移到 HDL 上，而 HDL 的胆固醇酯则转移到 VLDL，使 VLDL 体积变小，密度增加，其中 Apo B100 和 Apo E 的含量增加，最后转变为中间密度脂蛋白。VLDL 在血液中的半衰期为 6~12h。

IDL 的比重为 1.006~1.019g/cm³，直径为 26~30nm，在血流中半衰期较短。IDL 的去向有两条代谢途径：一是在经过肝组织时与肝细胞膜表面的 Apo E 和 LDL 受体相关蛋白（LRP）结合后进入肝细胞内代谢降解。二是进入肝细胞中的 IDL，其中的甘油三酯被 LPL 和肝脂肪酶进一步水解，其表面的 Apo E 转移至 HDL，复合体中仅剩胆固醇酯和 Apo B100，最后转变为 LDL 后重新被分泌进入血液。

（三）低密度脂蛋白主要运输内源性胆固醇

低密度脂蛋白 LDL 是富含胆固醇的脂蛋白，其密度为 1.006~1.063g/cm³，是转运肝脏合成的胆固醇的主要形式。目前认为血浆中 LDL 的来源有两条途径：主要途径是如前所述由 VLDL 代谢再经 IDL 转化而来；次要途径是肝合成后直接分泌到血液中。肝脏又是主要的降解 LDL 的器官，大约 50% 的 LDL 是在肝脏中降解。此外，肾上腺皮质、卵巢、睾丸等组织也有较强的降解 LDL 的能力。

血液中的 LDL 的半衰期是 2~4d。正常人血液中的 LDL 每天约 45% 被清除降解，其中 2/3 是通过 LDL 受体（LDL receptor）途径完成，其余则通过单核巨噬细胞系统为主的细胞吞噬后清除。LDL 受体是一类含有 839 个氨基酸残基，由 5 个结构域组成的糖蛋白，其中结构域 1 是与脂蛋白结合的部位，含有载脂蛋白 Apo B-100 和 Apo E，其他结构域的功能目前尚不明确。细胞中的 LDL 受体的数目从 15 000~70 000 个不等，依细胞对于胆固醇的需求程度而定。通常在肝细胞、肾上腺皮质、性腺等组织 LDL 受体数目较多。

血浆中 LDL 与细胞膜表面的 LDL 受体结合后，在膜表面聚焦成簇，经细胞内吞作用进入细胞，与溶酶体融合，在溶酶体蛋白水解酶的作用下，Apo B 被水解成氨基酸，胆固醇酯则被胆固醇酯酶水解成游离胆固醇和脂肪酸。此过程中 LDL 被细胞摄取和降解多少，取决于细胞膜上受体的多少。

（四）高密度脂蛋白与胆固醇的逆向转运

高密度脂蛋白（HDL）是血液中密度最高（1.063~1.210g/cm³）、颗粒最小的一种脂蛋白，也是血浆中半衰期最长脂蛋白，其半衰期为 3~6d。主要由肝合成，少量在小肠合成。HDL 从肝脏分泌进入血浆时为圆盘形，几乎不含胆固醇酯。随后由于胆固醇酯的黏附和积聚而成为圆球形颗粒。在其分子表面的卵磷脂 - 胆固醇酰基转移酶（lecithin-cholesterol acyltransferase，LCAT）的作用下，磷脂酰胆碱与胆固醇作用生成胆固醇酯。这些胆固醇酯随后转入 HDL 内核，而分子表面则继续接受并转化游离胆固醇。反复多次后 HDL 内核逐渐增加最终转变为成熟的 HDL。

肝细胞膜存在 HDL 受体、LDL 受体及 Apo E 受体,可接受并摄取 HDL、LDL。肝外细胞转移至血浆的胆固醇经 HDL 结合、酯化及脂蛋白之间的交换,HDL 中 70% 的胆固醇酯在 CETP 作用下由 HDL 转移到 VLDL,后者再进一步转变成 LDL,通过 LDL 受体途径在肝细胞内被清除。约 20% 的胆固醇酯通过 HDL 受体途径、10% 的胆固醇酯经特殊的 Apo E 受体途径在肝细胞内被清除。

总之,HDL 在 LCAT、Apo A Ⅰ 及 CETP 等的作用下,将胆固醇从肝外组织转运到肝内进行代谢。这种将胆固醇从肝外组织向肝转运的过程,称为胆固醇的逆向转运(reverse cholesterol transport,RCT)。通过此机制,机体可将外周组织中衰老细胞膜上的胆固醇转运到肝脏,转化为胆汁酸等物质后排出体外。

(五) 血浆脂蛋白代谢紊乱

1. 高脂血症　血脂过高称为高脂血症,是指各种原因导致的血浆中脂质[胆固醇和 / 或甘油三酯]水平异常升高。

目前,国内一般以成年人空腹血清总胆固醇超过 6.21mmol/L(240mg/dl),甘油三酯超过 2.26mmol/L(200mg/dl),儿童空腹血清胆固醇超过 4.41mmol/L(160mg/dl)诊断为高脂血症。在实际临床实践中,在高脂血症患者的血样中,部分脂蛋白脂质升高,而其他的脂蛋白脂质含量可能降低,因此称异常脂蛋白血症(dyslipoproteinemia)更为合理。

根据发病原因异常脂蛋白血症可分为原发性和继发性两大类。原发性异常脂蛋白血症发病原因不明,目前已发现一些基因的遗传性缺陷可引起血浆中脂蛋白含量异常。如临床上较罕见的 Wolman 症,由于 LDL 受体的遗传性缺陷导致细胞对 LDL 吸收障碍,引起大量胆固醇和甘油三酯在肝、脾和肾上腺积聚。另外,如常染色体隐性遗传的脂蛋白脂肪酶缺陷,造成脂肪组织中脂蛋白脂肪酶表达缺失,患者在幼年即出现严重的高甘油三酯血症伴乳糜血症。

继发性异常脂蛋白血症是继发于其他疾病,如糖尿病、肾病和甲状腺功能减退等疾病。临床表现主要包括两大方面:一方面是脂质在真皮内沉积所引起的黄色瘤;另一方面脂质在血管内皮沉积所引起的动脉粥样硬化,产生冠心病和外周血管病等。由于异常脂蛋白血症时黄色瘤的发生率并不高,动脉粥样硬化的发生和发展则需要相当长的时间,所以多数异常脂蛋白血症患者并无症状和异常体征,常常在体检时进行血液生化检验(测定血胆固醇和三酰甘油)被发现。

2. 血浆脂蛋白代谢紊乱与动脉粥样硬化　人类血浆脂蛋白异常导致胆固醇和 LDL 水平升高与心血管疾病的发生密切相关。动脉粥样硬化是一类动脉壁的退行性病变,以胆固醇为主的脂质在动脉内皮细胞下沉积并逐渐钙化,最终引起血管壁结构的破坏和阻塞血管是其主要的病理改变。研究证实,成年人中空腹血清总胆固醇长期超过 6.21mmol/L 的人群,其心血管病发病的危险性成倍增加,长期高水平的血清胆固醇可促进动脉血管壁上粥样硬化斑块的形成和发展。

近年出现的一些药物,如洛伐他汀(lovastatin)可在体内竞争性地抑制胆固醇合成过程中的限速酶羟甲基戊二酰单酰辅酶 A 还原酶,明显的降低胆固醇合成速度,增加低密度脂蛋白受体的合成,可有效降低血清胆固醇和低密度脂蛋白水平,降低脂蛋白血症人群心血管疾病的发生风险。

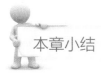

本章小结

脂类是指一类在化学组成和结构上有很大差异,但都有一个共同特性,即不溶于水而易溶于乙醚、氯仿等非极性溶剂中的物质。脂质分脂肪和类脂两大类,在机体内具有重要的生物功能。其中脂肪是大多数生物体能量贮存的主要方式,也是体内除糖类以外的另一主要供能物质。类脂是胆固醇及其酯、磷脂和糖脂的总称,是生物膜的重要组分,也是细胞合成多种生物活性物质的前体,如磷脂是构成生物膜的重要组分,作为细胞膜表面物质,与细胞识别,种属特异性和组织免疫等有密切关系。此外,脂类物质可为机体提供溶解于其中的必需脂肪酸和脂溶性维生素。某些萜类及类固醇类物质如维生素 A、D、E、K、胆酸及固醇类激素具有营养、代谢及调节功能。

在脂肪酶的作用下,甘油三酯水解产生甘油和脂肪酸。甘油活化、脱氢并转变成磷酸二羟丙酮后,经糖代谢途径代谢。脂肪酸与 ATP 和 CoA 在脂酰 CoA 合成酶的作用下,生成脂酰 CoA。在肝脏、心脏和肌肉组织中脂酰 CoA 在线粒体内膜上肉毒碱:脂酰 CoA 转移酶系统的帮助下进入线粒体,经脂肪酸 β- 氧化途径分解成乙酰 CoA,进入三羧酸循环途径彻底氧化并释放出大量 ATP 供组织利用。脂肪酸 β- 氧化过程包括脱氢、水合、再脱氢和硫解四个步骤,每次 β- 氧化循环生成 $FADH_2$、NADH、乙酰 CoA 和比原先少两个碳原子的脂酰 CoA。此外,某些组织细胞中还存在 α- 氧化生成 α羟脂肪酸或 CO_2 和少一个碳原子的脂肪酸;经 ω- 氧化生成相应的二羧酸。脂肪酸 β- 氧化过程中生成的乙酰 CoA,可转化成酮体,转运至肝外组织分解供能,或进入细胞质中重新成为合成脂肪酸的原料。

肝脏、脂肪组织和小肠是合成甘油三酯的主要场所,可利用三磷酸甘油与活化的脂肪酸酯化生成磷脂酸,经脱磷酸及再酯化合成甘油三酯。其合成包括三个方面:①饱和脂肪酸的从头合成;②脂肪酸碳链的延长;③不饱和脂肪酸的生成。反应有两个酶系参与,分别是乙酰 CoA 羧化酶系和脂肪酸合成酶系。乙酰 CoA 是体内合成的脂肪酸分子中所有碳原子的唯一来源,来自在线粒体内糖的氧化或氨基酸的分解,需要借助柠檬酸 - 丙酮酸循环自线粒体进入细胞质中。在一系列脂肪酸合成酶系的作用下,经启动、装载、缩合、还原、脱水、再还原、释放等步骤,并循环反复进行,生成 16 碳软脂酸,并在软脂酸的基础上生成其他不同碳链长度的脂肪酸。在真核细胞内,饱和脂肪酸在 O_2 的参与和专一的去饱和酶系统催化下,进一步生成各种不饱和脂肪酸。高等动物不能合成亚油酸、亚麻酸、花生四烯酸,必须依赖食物供给。

磷脂分为甘油磷脂和鞘磷脂。甘油磷脂的合成反应主要在内质网、线粒体和高尔基体上进行。由于磷脂分子的两亲性,其合成几乎是在膜结构的表面以两种方式进行。一是通过甘油二酯的途径合成磷脂酰胆碱及磷脂酰乙醇胺。另一方式是通过 CDP- 甘油二酯途径合成磷脂酰肌醇、磷脂酰丝氨酸。甘油磷脂在细胞内被磷脂酶水解。鞘磷脂是以软脂酸及丝氨酸为原料先合成二氢鞘氨醇后,再与脂酰 CoA 和磷酸胆碱合成鞘磷脂。

机体所需胆固醇可从食物中摄取,也可在肝脏中以乙酰 CoA 为原料合成。此合成过程中乙酰 CoA 先缩合成 HMG-CoA,再还原脱羧生成甲羟戊酸后磷酸化,缩合成鲨烯后再环化转变为胆固醇。随后,胆固醇在细胞内可转化为胆汁酸、类固醇类激素、维生素 D_3 及胆固醇酯等生物活性物质。

细胞中存在五种脂蛋白,即:乳糜微粒、极低密度脂蛋白(VLDL)、低密度脂蛋白(LDL)、高密度脂蛋白(HDL)和中密度脂蛋白(IDL)。在血液中乳糜微粒和 VLDL 中的甘油三酯在脂蛋白脂肪酶的催化下降解为脂肪酸和单酰甘油,被心肌、骨骼肌和脂肪组织吸收。LDL 可与质膜上专一的 LDL 受体结合,经胞吞作用进入细胞内的溶酶体中降解。

思考题

1. 请计算一分子硬脂酸彻底氧化为 CO_2 和 H_2O,所产生的 ATP 分子数,并计算每克硬脂酸彻底氧化产生的自由能。
2. 请说明在脂肪酸氧化过程中肉碱 - 酰基转移酶的作用。
3. 比较脂肪酸 β- 氧化和脂肪酸的合成有哪些不同点?
4. 如日常饮食中完全排除脂质的摄取,机体会不会发生脂肪酸的缺乏?为什么?
5. 临床患者发生酮尿症的机制是什么?如何预防?

(梁 斌)

第十四章

氨基酸代谢

氨基酸是合成蛋白质、核苷酸等多种生命物质不可或缺的重要原料,也是提供机体能量来源的物质之一。人体内的氨基酸来源有食物蛋白的消化吸收、组织蛋白的分解和体内的生物合成。人体有 9 种营养必需氨基酸需要食物供给,其余 11 种非必需氨基酸可以自身合成,人体内氨基酸 3/4 用于合成蛋白质,1/4 进入分解代谢,生成多种具有生理功能的含氮化合物。因各种氨基酸侧链 R 基团不同,使一些氨基酸具有特殊的代谢特点和途径。

氨基酸在代谢过程中以各种方式转变,如脱氨基作用和脱羧基作用,或作为体内其他重要生物分子的前体,如卟啉和某些维生素等。氨基酸代谢包括合成代谢和分解代谢。

第一节　蛋白质的生理功能和营养价值

蛋白质是三大营养物质之一,蛋白质代谢在生命活动过程中占有十分重要的作用。蛋白质几乎涉及所有生命活动的生理生化过程,是机体生长、繁殖、运动、遗传、物质代谢等生命现象的基础。营养必需氨基酸决定了蛋白质的营养价值。

一、蛋白质有多种生理功能

蛋白质的生理功能可概括为以下三点。

（一）维持细胞组织的生长、更新和修补

蛋白质是细胞的主要组成成分,人体各组织细胞的蛋白质不断地更新,成年人也必须每日摄入足够量的蛋白质,才能维成持其组织地更新。在组织受创伤时,则须供给更多的蛋白质作为修补的原料。

（二）参与体内重要的生理活动

酶、多肽类激素、抗体和调节蛋白等在体内发挥催化、调节、免疫防御等作用。此外,氨基酸代谢过程中还可产生胺类、神经递质等具有重要生理功能的化合物。

（三）氧化供能

蛋白质分解为氨基酸后,氨基酸可脱去氨基直接或间接氧化分解提供供能,成人每日约有 18% 的能量来自蛋白质的分解代谢。

二、蛋白质的营养价值是由必需氨基酸决定的

　　蛋白质的营养价值是指食物蛋白质在体内的利用率。营养学上把体内需要而不能自身合成,必须由食物提供的氨基酸,称为营养必需氨基酸(nutritionally essential amino acid),包括亮氨酸、异亮氨酸、苏氨酸、缬氨酸、赖氨酸、甲硫氨酸、苯丙氨酸、组氨酸和色氨酸等 9 种。其余 11 种氨基酸体内可以合成,称为非必需氨基酸(non-essential amino acid)。其中酪氨酸的合成需消耗苯丙氨酸,半胱氨酸的合成需消耗蛋氨酸,酪氨酸和半胱氨酸又被称为半必需氨基酸。食物蛋白的营养价值高低主要取决于食物蛋白质中必需氨基酸的种类、数量和比例。蛋白质的各种营养必需氨基酸的构成比例成为氨基酸模式(amino acid pattern)。食物蛋白的氨基酸模式与人体蛋白的氨基酸模式越接近,越容易被机体充分利用,其营养价值也越高。由于动物性蛋白质所含必需氨基酸的种类和比例与人体需要相近,故营养价值高。

　　营养价值较低的蛋白质混合食用,则营养必需氨基酸可得到相互补充,从而提高蛋白质的营养价值,这种作用称为食物蛋白质的互补作用(complementary action)。如谷类蛋白赖氨酸较少,色氨酸较多,而豆类蛋白相反,两者混合食用可提高营养价值。

三、体内蛋白质的代谢状况可用氮平衡描述

　　氮平衡(nitrogen balance)是指每日氮的摄入量与排出量之间的关系。由于蛋白质是体内的主要氮源,故氮平衡可基本反映体内蛋白质合成和分解代谢的状况。人体氮平衡状况有以下三种。

　　(一) 氮的总平衡

　　摄入氮量 = 排出氮量,反映体内蛋白质合成与分解处于动态平衡,见于正常成人的蛋白质代谢。

　　(二) 氮的正平衡

　　摄入氮量 > 排出氮量,反映体内蛋白质合成大于分解,见于儿童、孕妇与恢复期的患者。

　　(三) 氮的负平衡

　　摄入氮量 < 排出氮量,反映体内蛋白质的合成小于分解,见于饥饿、肿瘤等消耗性疾病。

　　当一个正常成人食用不含蛋白质的膳食约 8d 后,每天排出的氮量逐渐趋于恒定,约 3.8g,相当于分解蛋白质 20g(最低分解量)。由于食物蛋白质与人体蛋白质的组成差异,不可能全部被利用,为了维持氮平衡,成人每日蛋白质的最低生理需要量为 30~50g,要长期保持氮平衡,我国营养学会推荐成人每日蛋白质需要量为 80g。

第二节　体内氨基酸的来源

　　体内的氨基酸来源分为外源性和内源性。外源性氨基酸是指食物蛋白经消化吸收的氨基酸,是人体氨基酸的主要来源,而内源性氨基酸是指体内组织蛋白降解产生的氨基酸和体内合成的非必需氨基酸。

一、机体从食物蛋白质获取氨基酸

　　食物蛋白质通过消化过程也可以消除食物蛋白质的抗原性,避免过敏反应和毒性反应。由于唾

液中不含有水解蛋白质的酶类,所以食物蛋白质的消化从胃中开始,主要在小肠中完成。根据对蛋白质水解的部位,胃肠道的蛋白水解酶分为即内肽酶(endopeptidase)和外肽酶(exopeptidase)。内肽酶水解肽链内部的肽键,包括胰蛋白酶、糜蛋白酶及弹性蛋白酶等。外肽酶自肽链的 N 末端(称氨基肽酶)或 C 末端(称羧基肽酶,羧基肽酶 A 和羧基肽酶 B)水解蛋白质末端的肽键,每次仅水解一个氨基酸残基。这些蛋白水解酶的催化作用对于肽键两侧的氨基酸具有一定的专一性,见图 14-1。

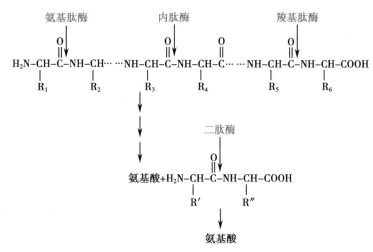

图 14-1 蛋白酶作用示意图

（一）胃中的消化

食物蛋白质进入胃后经胃蛋白酶(pepsin)作用水解生成多肽及少量氨基酸,蛋白质在胃中的消化是不完全的。胃蛋白酶是由胃黏膜主细胞合成分泌的胃蛋白酶原(pepsinogen)经胃酸激活或者胃蛋白酶自身激活而生成。胃蛋白酶的最适 pH 为 1.5~2.5,对肽键的特异性较低,主要水解由芳香族氨基酸及蛋氨酸和亮氨酸等所形成的肽键。胃蛋白酶还具有凝乳作用,可使乳汁中的酪蛋白与 Ca^{2+} 形成乳凝块,使得乳汁中蛋白质在胃中停留时间延长,有利于蛋白质在婴儿胃中的消化。

（二）小肠中的消化

蛋白质消化不全的产物及未被消化的蛋白质进入小肠,受胰液及肠黏膜细胞分泌的多种蛋白酶及肽酶的共同作用,进一步水解成为寡肽和氨基酸。

胰腺细胞最初分泌出来的各种蛋白酶均以无活性的酶原形式存在,它们分泌到十二指肠后迅速被十二指肠黏膜细胞分泌的肠激酶激活。肠激酶也是一种蛋白水解酶,特异地作用于胰蛋白酶原。胰蛋白酶的自身激活作用较弱,但是它能迅速激活糜蛋白酶原、弹性蛋白酶原和羧基肽酶原,见图 14-2。同时,胰液中还存在着胰蛋白酶抑制剂,能避免胰腺组织受蛋白酶的自身消化。

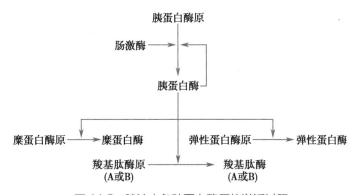

图 14-2 胰液中各种蛋白酶原的激活过程

蛋白质经胃液和胰液中蛋白酶的消化,产物中仅有 1/3 为氨基酸,其余 2/3 为寡肽。寡肽的水解主要在小肠黏膜细胞内进行。小肠黏膜细胞中存在两种寡肽酶(oligopeptidase):氨基肽酶(aminopeptidase)和二肽酶(dipeptidase)。氨基肽酶从肽链的氨基末端逐个水解出氨基酸,最后生成二肽。二肽再经二肽酶水解,最终生成氨基酸。

（三）氨基酸和低分子肽的主动吸收机制

食物蛋白质被消化成氨基酸和低分子肽(多为二肽和三肽)后,主要在小肠通过主动转运机制被吸收。

1. 通过转运蛋白完成氨基酸和低分子肽的吸收　小肠黏膜细胞膜上存在转运氨基酸和小肽的载体蛋白,能与氨基酸或小肽和 Na^+ 形成三联体,将氨基酸或小肽和 Na^+ 转运入细胞。Na^+ 则靠钠泵消耗 ATP 被排出细胞外,以维持细胞内钾外钠的阳离子平衡。由于氨基酸结构的差异,转运氨基酸的载体蛋白也有差异。这类吸收机制存在于小肠黏膜细胞,肾小管细胞、肌细胞、白细胞和成纤维细胞等细胞膜上。

2. 通过 γ- 谷氨酰基循环完成对氨基酸的吸收　γ- 谷氨酰基循环(γ-glutamyl cycle)由 20 世纪 60 年代 Meister 提出,因此该循环又被称为 Meister 循环,主要存在于小肠黏膜细胞、肾小管细胞和脑组织细胞等细胞。该循环由是通过谷胱甘肽的合成与分解,实现对氨基酸的耗能转运,见图 14-3。其中 γ- 谷氨酰基转移酶位于细胞膜,是关键酶,其余酶位于胞液,每转运 1 分子氨基酸需要消耗 3 分子 ATP,ATP 均用于谷胱甘肽的再合成。该循环对谷氨酰胺、半胱氨酸和一些中性氨基酸活性最高,对天冬氨酸、某些支链氨基酸和芳香族氨基酸则较差,对脯氨酸没作用。

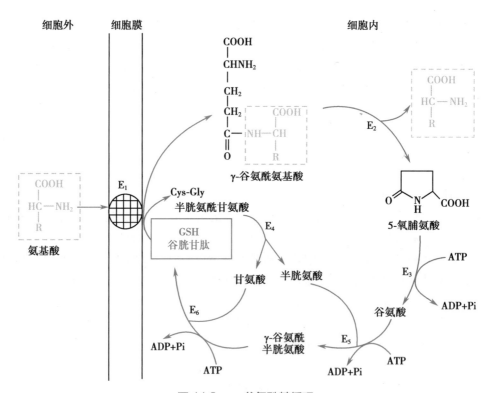

图 14-3　γ- 谷氨酰基循环

（四）蛋白质的腐败作用

食物中的蛋白质大约 95% 被消化吸收。腐败作用(putrefaction)是指肠道细菌对未被消化的蛋白质及未被吸收的氨基酸进行的分解。它是肠道细菌本身的代谢过程,以无氧分解为主,包括脱羧基和脱氨基。腐败作用的产物大多对人体是有害的,例如胺类、氨、酚类、吲哚等。也有小部分产物被人体利用,例如维生素及脂肪酸等。正常情况下,有害物质大部分随粪便排出,只有小部分被吸收,经肝脏生物转化为无毒的形式排出体外。

1. 肠道细菌通过脱羧产生胺类物质　酪氨酸和苯丙氨酸经过腐败作用分别生成酪胺和苯乙胺，如不能被肝脏转化分解，则易进入脑内，在 β-羟化酶作用下生成 β-多巴胺和苯乙醇胺，它们与儿茶酚胺结构极为相似，称为假神经递质（false neurotransmitter）。假神经递质过多会竞争和干扰脑内儿茶酚胺递质的作用，产生脑功能抑制。临床见于肝功能不全患者。

2. 肠道细菌通过脱氨基或尿素酶作用生成氨　肠道产生的氨进入血液是血氨的主要来源之一。临床上采用酸性灌肠液和肠道酸化药物，降低肠道 pH，减少肠道氨的吸收。

3. 腐败作用产生其他有害物质　在肠道细菌的作用下，酪氨酸产生苯酚和甲苯酚，色氨酸产生吲哚和甲基吲哚（粪便臭味）；半胱氨酸产生硫化氢，与消化不良和腹胀有关。因此习惯性便秘、肠梗阻、蛋白质过量摄入或消化障碍会导致腐败产物吸收增加，对健康有害。

二、体内蛋白质降解产生氨基酸

（一）蛋白质的降解速率

人体内的蛋白质处于不断降解和合成的动态平衡。成人每天有 1%~2% 的蛋白质因转换更新（turnover）被降解（degradation），主要是肌肉蛋白质。蛋白质降解产生的氨基酸中有 75%~80% 又参与新蛋白质的合成，其余 20%~25% 进入氨基酸代谢库被分解和转化。

蛋白质降解的速率用半寿期（half-life，$t_{1/2}$）表示，半寿期是指其浓度减少到原浓度一半时需要的时间。不同蛋白质其半衰期不同。一般来说，细胞内结构蛋白半衰期较长，调节蛋白半衰期较短。体内酶的 $t_{1/2}$ 都很短，例如色氨酸加氧酶、酪氨酸转氨酶和 HMG-CoA 还原酶的 $t_{1/2}$ 只有 0.5~2h，而有些调控基因表达和细胞信号传递的蛋白质的 $t_{1/2}$ 仅在分秒之间。决定细胞内蛋白的寿命与蛋白质结构信号有关，为 N 末端规则和 PEST 规则。前者指蛋白质 N 末端为 Ser、Ala、Thr、Val 或 Gly，$t_{1/2}$ 长，大于 20h；N 末端为 Phe、Asp、Lys 或 Arg，则 $t_{1/2}$ 短，在 3min 左右。PEST 规则指如果蛋白结构含有丰富的 Pro（P）-Glu（E）-Ser（S）-Thr（T）序列，更容易降解。

（二）细胞内蛋白质降解的两条途径

1. 不依赖 ATP 的溶酶体降解途径　溶酶体是细胞内降解蛋白的细胞器，含有多种组织蛋白酶（cathepsin），最适 pH 5.0 左右，与肽酶共同发挥酸性水解作用，主要降解膜蛋白、细胞内长半衰期蛋白和外源性蛋白质，其降解过程无严格选择性，也不需要依赖 ATP。

2. 依赖 ATP 的泛素-蛋白酶体降解途径　该途径广泛存在于真核细胞中，主要降解短寿命蛋白质、癌基因产物和异常蛋白质。泛素是由 76 个氨基酸残基组成的耐热小分子蛋白质，相对分子量 8.5kDa，因其普遍存在于真核细胞而得名 ubiquitin（Ub）。

泛素蛋白酶体途径降解包括两步：第一步将泛素与被选择降解的靶蛋白共价连接，标记靶蛋白；第二步为聚泛素化的靶蛋白在蛋白酶体中降解。泛素的这种标记作用称为泛素化，由三种酶参与催化反应，同时需要消耗 ATP。一种蛋白质的降解需多次泛素化反应，形成泛素链（ubiquitin chain），然后泛素化的蛋白质在蛋白酶体降解。靶蛋白的泛素化需要泛素活化酶（ubiquitin-activating enzyme，E_1）、泛素结合酶（ubiquitin conjugating enzyme，E_2）和泛素连接酶（ubiquitin ligase，E_3）共同完成。E_1 催化泛素的 C 端羧基与 E_1 巯基形成高能硫酯键 E_1-S~Ub，E_2 接收 E_1 转移的泛素，形成 E_2-S~Ub；E_3 识别被降解的蛋白并将催化泛素连接到靶蛋白上。此途径在胞质中进行。聚泛素链如同贴在靶蛋白上的死亡标签。结合一个泛素分子称为单泛素化，单泛素化只能调节靶蛋白的功能而不能使之降解，见图 14-4。

蛋白酶体是存在于细胞核和细胞质内的 ATP-依赖性蛋白酶，由一个 20S 的核心颗粒（core particle，CP）和 2 个 19S 的调节颗粒（regulatory particle，RP）组成，共 64 个亚基，相对分子质量约为 2.5×10^6。CP 由 2 个 α 环和 2 个 β 环组成的圆柱体，中心形成一个空腔。β 环中有 3 个亚基具有蛋白酶活性，可催化不同蛋白质水解。两个 RP 分别位于圆柱形核心颗粒的两端,形成空心圆柱的盖子。每个 RP 由 18 个亚基组成,有些亚基起识别、结合待降解的聚泛素化蛋白作用,有些亚基具有 ATP 酶活性,与蛋白质的去折叠和蛋白质定位于 CP 有关。

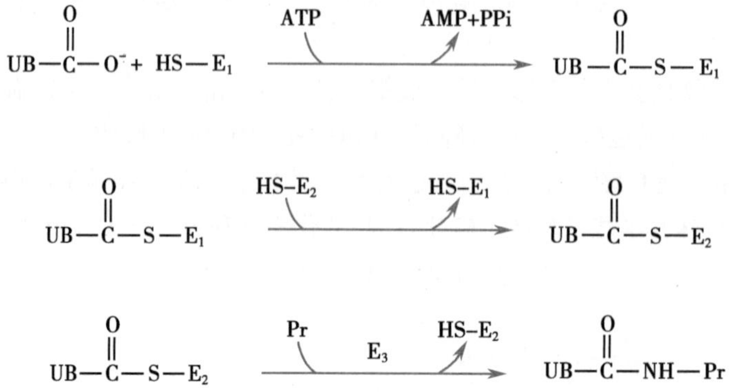

$$UB-\overset{\overset{\displaystyle O}{\|}}{C}-O^{-} + HS-E_1 \xrightarrow[\quad]{\text{ATP} \quad \text{AMP+PPi}} UB-\overset{\overset{\displaystyle O}{\|}}{C}-S-E_1$$

$$UB-\overset{\overset{\displaystyle O}{\|}}{C}-S-E_1 \xrightarrow[\quad]{\text{HS-}E_2 \quad \text{HS-}E_1} UB-\overset{\overset{\displaystyle O}{\|}}{C}-S-E_2$$

$$UB-\overset{\overset{\displaystyle O}{\|}}{C}-S-E_2 \xrightarrow[E_3]{\text{Pr} \quad \text{HS-}E_2} UB-\overset{\overset{\displaystyle O}{\|}}{C}-NH-Pr$$

图 14-4　蛋白降解的泛素化过程

聚泛素化的蛋白在蛋白酶体的降解过程:聚泛素化的靶蛋白被 RP 识别、结合、释放泛素链(可被再利用),靶蛋白进入 RP 内部,受 RP 内部的 ATPase 作用,耗能除去分子折叠而成为变性蛋白,在 CP 两端 α 亚基协同下,进入 CP 活性中心腔,β 亚基发挥蛋白水解的作用,产生一些约七到九个氨基酸残基组成的寡肽,寡肽进一步经寡肽酶水解形成生成氨基酸。整个降解过程在碱性条件下进行。

2004 年诺贝尔化学奖授予以色列科学家阿龙·西查诺瓦、阿弗拉姆·赫尔什科和美国科学家伊尔温·罗斯,以表彰他们发现了泛素调节的蛋白质降解。

三、体内合成营养非必需氨基酸

人体 11 种非必需氨基酸由自身合成,碳骨架主要来自糖酵解和三羧酸循环的中间产物。在合成过程中,谷氨酸脱氢酶、谷氨酰胺合成酶和氨基转移酶发挥重要的作用。

(一) α- 酮戊二酸还原氨化生成谷氨酸

在谷氨酸脱氢酶作用下,α- 酮戊二酸还原氨化生成谷氨酸。此反应的意义在于除了从代谢中间物 -α- 酮戊二酸生成谷氨酸外,还构成许多其他氨基酸生物合成途径关键性的第一步。

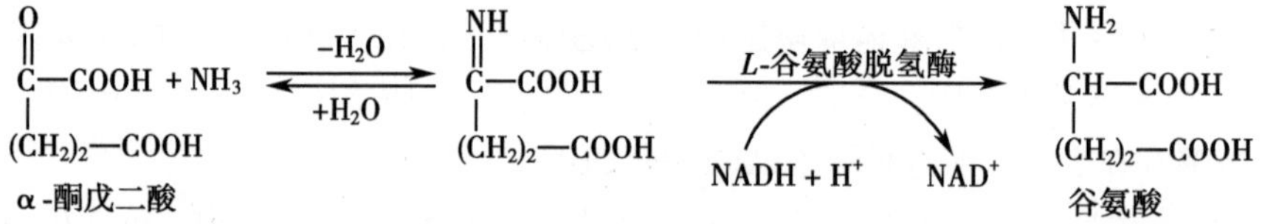

$$
\underset{\text{α -酮戊二酸}}{\overset{\displaystyle O}{\underset{(CH_2)_2-COOH}{\overset{\|}{C}-COOH}}} + NH_3 \quad \underset{+H_2O}{\overset{-H_2O}{\rightleftharpoons}} \quad \underset{}{\overset{\displaystyle NH}{\underset{(CH_2)_2-COOH}{\overset{\|}{C}-COOH}}} \quad \xrightarrow[\text{NADH + H}^+ \quad \text{NAD}^+]{L\text{-谷氨酸脱氢酶}} \quad \underset{\text{谷氨酸}}{\overset{\displaystyle NH_2}{\underset{(CH_2)_2-COOH}{\overset{|}{CH}-COOH}}}
$$

(二) 谷氨酸在谷氨酰胺合成酶催化下合成谷氨酰胺

此反应与谷氨酸脱氢酶催化的反应性质一样,都是固定无机氮原子。谷氨酸脱氢酶是将无机氮原子固定为氨基,而谷氨酰胺合成酶是催化无机氮原子固定为酰氨基,上述两反应过程均消耗能量。谷氨酸脱氢酶反应,伴有 NAD(P)H 的氧化(相当于消耗 ATP),谷氨酰胺合成酶催化的反应伴有 ATP 水解。

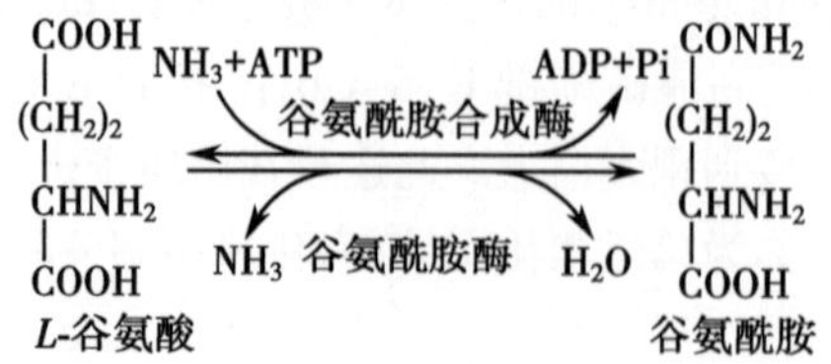

$$
\underset{L\text{-谷氨酸}}{\overset{\displaystyle COOH}{\underset{\underset{COOH}{\overset{|}{CHNH_2}}}{\underset{\overset{|}{(CH_2)_2}}{|}}}} \quad \underset{\underset{NH_3 \quad \text{谷氨酰胺酶} \quad H_2O}{\displaystyle}}{\overset{NH_3+ATP \quad\quad ADP+Pi}{\underset{\text{谷氨酰胺合成酶}}{\rightleftharpoons}}} \quad \underset{\text{谷氨酰胺}}{\overset{\displaystyle CONH_2}{\underset{\underset{COOH}{\overset{|}{CHNH_2}}}{\underset{\overset{|}{(CH_2)_2}}{|}}}}
$$

(三) 丙酮酸和草酰乙酸通过转氨基作用生成丙氨酸和天冬氨酸

丙酮酸通过谷丙转氨酶作用生成 L- 丙氨酸;草酰乙酸通过谷草转氨酶作用生成 L- 天冬氨酸。谷氨酸的 α- 氨基转移到代谢中间物成为氨基酸的 α- 氨基氮。

$$
\begin{array}{ccc}
\underset{\substack{|\\(CH_2)_2\\|\\CHNH_2\\|\\COOH}}{COOH} + \underset{\substack{|\\C=O\\|\\COOH}}{CH_3} & \xrightleftharpoons{ALT} & \underset{\substack{|\\(CH_2)_2\\|\\C=O\\|\\COOH}}{COOH} + \underset{\substack{|\\CHNH_2\\|\\COOH}}{CH_3} \\
\text{谷氨酸} \quad \text{丙酮酸} & & \text{α-酮戊二酸} \quad \text{丙氨酸}
\end{array}
$$

$$
\begin{array}{ccc}
\underset{\substack{|\\(CH_2)_2\\|\\CHNH_2\\|\\COOH}}{COOH} + \underset{\substack{|\\CH_2\\|\\C=O\\|\\COOH}}{COOH} & \xrightleftharpoons{AST} & \underset{\substack{|\\(CH_2)_2\\|\\C=O\\|\\COOH}}{COOH} + \underset{\substack{|\\CH_2\\|\\CHNH_2\\|\\COOH}}{COOH} \\
\text{谷氨酸} \quad \text{草酰乙酸} & & \text{α-酮戊二酸} \quad \text{天冬氨酸}
\end{array}
$$

（四）天冬氨酸在天冬酰胺合成酶催化下生成天冬酰胺

在哺乳动物，天冬酰胺合成酶（asparagine synthetase）只能以谷氨酰胺作为氮源，细菌则可以铵离子作为氮源，该反应消耗 ATP。

（五）丝氨酸由 D-3- 磷酸甘油酸生成

首先 3- 磷酸甘油酸被氧化成磷酸羟基丙酮酸，再经转氨基作用形成磷酸丝氨酸，最后脱磷酸生成丝氨酸。

$$
\underset{\text{3-磷酸甘油酸}}{\substack{COOH\\|\\CHOH\\|\\CH_2O \cdot Pi}} \xrightarrow[]{NAD^+ \quad NADH+H^+} \underset{\text{磷酸羟基丙酮酸}}{\substack{COOH\\|\\C=O\\|\\CH_2O \cdot Pi}} \xrightarrow[\text{氨基转移酶}]{\alpha\text{-氨基酸} \quad \alpha\text{-酮基酸}} \underset{\text{磷酸丝氨酸}}{\substack{COOH\\|\\CH-NH_2\\|\\CH_2O \cdot Pi}} \xrightarrow[]{H_2O \quad Pi} \underset{\text{丝氨酸}}{\substack{COOH\\|\\CH-NH_2\\|\\CH_2OH}}
$$

（六）脯氨酸由谷氨酸转变而成

哺乳动物和其他生物的脯氨酸可从谷氨酸合成，其生成途径是脯氨酸分解代谢的逆反应。

$$
Glu \xleftarrow[\text{Glu-γ-半醛脱氢酶}]{NADH+H^+ \quad NAD^+} L\text{-Glu-γ-半缩醛} \xleftarrow[]{H_2O} \text{吡咯-5-羧酸} \xleftarrow[]{NAD^+ \quad NADH+H^+} L\text{-Pro}
$$

（七）在哺乳动物中多种途径均能合成甘氨酸

肝脏有甘氨酸转氨酶催化合成乙醛酸和谷氨酸或丙氨酸合成甘氨酸，还有胆碱合成甘氨酸途径和羟甲基转移酶催化丝氨酸合成甘氨酸。

（八）半胱氨酸由蛋氨酸和丝氨酸合成

蛋氨酸首先经过 S- 腺苷蛋氨酸和 S- 腺苷同型半胱氨酸转变为同型半胱氨酸，同型半胱氨酸和丝氨酸在胱硫醚 -β- 合酶催化下生成胱硫醚，后者经胱硫醚 -γ- 裂合酶作用生成半胱氨酸和同型丝氨酸。

$$
Met \longrightarrow \text{同型Cys} + Ser \xrightarrow[]{H_2O} \text{胱硫醚} \xrightarrow[]{H_2O} Cys + \text{同型Ser}
$$

（九）苯丙氨酸在苯丙氨酸羟化酶作用下生成酪氨酸

苯丙氨酸是一种营养必需氨基酸，当食物中有足够量的苯丙氨酸时，不需要提供酪氨酸。苯丙氨酸羟化酶分布在哺乳动物的肝中，其他组织缺乏，其催化苯丙氨酸形成酪氨酸的反应是不可逆的。

$$
\underset{\text{苯丙氨酸}}{\substack{COOH\\|\\CHNH_2\\|\\CH_2\\|\\\text{苯环}}} + O_2 \xrightarrow[\text{四氢生物蝶呤} \quad \text{二氢生物蝶呤}]{\text{苯丙氨酸羟化酶}} \underset{\text{酪氨酸}}{\substack{COOH\\|\\CHNH_2\\|\\H_2C\\|\\\text{苯环}\\|\\OH}} + H_2O
$$

$$
NADP^+ \quad NADPH+H^+
$$

四、氨基酸代谢库由外源性和内源性氨基酸组成

食物蛋白质经消化吸收的氨基酸(外源性氨基酸),与体内组织蛋白质降解产生的氨基酸及体内合成的非必需氨基酸(内源性氨基酸)共同分布于体内各处,参与代谢,称为氨基酸代谢库(amino acid metabolic pool)。由于氨基酸不能自由通过细胞膜,所以氨基酸代谢库在体内的分布是不均一的。例如,肌肉中的氨基酸占总代谢库的50%以上,肝约占10%,肾约占4%,血浆约占1%~6%。由于肝、肾体积较小,实际上它们所含游离氨基酸的浓度很高,氨基酸的代谢也很旺盛。

氨基酸代谢库的氨基酸有四条去路:①75%氨基酸合成蛋白质;②参与非必需氨基酸合成和其他含氮化合物合成;③进入分解代谢,转变为糖或脂,氧化供能;④尿液排出少量氨基酸。体内氨基酸代谢的概况见图14-5。

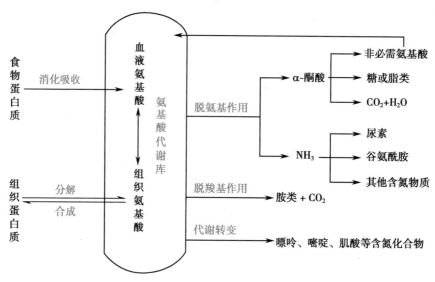

图 14-5　体内氨基酸的代谢概况

第三节　氨基酸的一般代谢

由于氨基酸有共同的结构特点,因此它们的代谢有共同之处。氨基和α-酮酸是氨基酸最具代表性的共性结构,本节涉及的氨基酸分解代谢也是氨基酸代谢最有代表性和共性的内容,也称氨基酸的一般代谢,本节主要讨论氨基酸的脱氨、运氨、解氨毒以及氨基酸骨架α-酮酸的代谢。

一、氨基酸有多种脱氨基作用

体内大多数组织中均有脱氨基作用。氨基酸分解代谢的最主要反应是脱氨基作用。脱氨基方式包括转氨基、氧化脱氨基、联合脱氨基及非氧化脱氨基等,其中以联合脱氨基最为重要,体内氨基酸分解代谢产生的氨进入血液,构成血氨的一部分。

(一) 转氨基作用

转氨基作用(transamination)是指在氨基转移酶或称转氨酶作用下,某一氨基酸的 α- 氨基转移到另一种 α- 酮酸的酮基上,生成相应的氨基酸,而原来的氨基酸则变成 α- 酮酸的过程。转氨基作用无游离氨产生,也无氨基酸数量的增减,只有氨基酸种类的变化。除甘氨酸、赖氨酸、苏氨酸和脯氨酸外,其他氨基酸均可发生转氨反应。大多数转氨基反应的平衡常数接近 1。因此,此反应是可逆的。转氨基作用既是氨基酸的分解代谢,也是某些非必需氨基酸合成的重要途径。除了 α- 氨基外,氨基酸侧链末端的氨基,如鸟氨酸的 δ- 氨基也可通过转氨基作用而脱去。

转氨酶具有底物专一性,不同氨基酸与 α- 酮酸之间的转氨基作用只能由特异的转氨酶催化。体内各种转氨酶的活性和组织细胞分布各有不同,因此,各组织器官在氨基酸代谢的种类和强度上有一定的差异和特征。例如,支链氨基酸分解主要发生在骨骼肌,苯丙氨酸和丙氨酸分解主要在肝脏,是因为这些氨基酸的氨基转移酶在特定组织活性较高。

在各种转氨酶中,以催化 L- 谷氨酸与 α- 酮酸的转氨酶最为重要。例如,谷丙转氨酶(glutamic pyruvic transaminase,GPT) 又称丙氨酸转氨酶(alanine transaminase,ALT),谷草转氨酶(glutamic oxaloacetic transaminase,GOT) 又称天冬氨酸转氨酶(aspartate transaminase,AST)在体内广泛存在,但各组织中活性不等(表 14-1)。

表 14-1　正常人各组织中 ALT 及 AST 活性　　　　　　　　(单位 / 克组织)

组织	ALT	AST	组织	ALT	AST
肝	44 000	142 000	胰腺	2 000	28 000
肾	19 000	91 000	脾	1 200	14 000
心	7 100	156 000	肺	700	10 000
骨骼肌	4 800	99 000	血清	16	20

正常时,转氨酶主要存在于细胞线粒体基质中,血清中活性很低。肝组织中 ALT 活性最高,心肌组织中 AST 活性最高。当某种原因使细胞膜通透性增高或细胞破坏时,转氨酶可大量释放入血,使血清中转氨酶明显升高。例如急性肝炎患者血清 ALT 活性明显升高;心肌梗死患者血清 AST 明显上升。临床上可以此作为疾病诊断和预后的参考指标之一。

所有转氨酶的辅酶都是磷酸吡哆醛。磷酸吡哆醛是由维生素 B_6 磷酸化生成。它结合于转氨酶活性中心赖氨酸的 ε- 氨基上。在转氨基过程中,磷酸吡哆醛先从氨基酸接受氨基转变成磷酸吡哆胺,而氨基酸则转变成 α- 酮酸。磷酸吡哆胺进一步将氨基转移给另一种 α- 酮酸而生成相应的氨基酸,同时磷酸吡哆胺又转变为磷酸吡哆醛。通过两者的相互转变传递氨基。

（二）氧化脱氨基作用

氧化脱氨基作用是指氨基酸先脱氢生成亚氨基酸，再水解，释放出游离氨的过程。L- 谷氨酸是哺乳动物组织细胞内唯一能以相对较高的速率进行氧化脱氨反应的氨基酸。肝、肾、脑等组织中广泛存在着 L- 谷氨酸脱氢酶，此酶活性较强，是一种不需氧脱氢酶，催化 L- 谷氨酸氧化脱氨生成 α- 酮戊二酸，反应可逆，辅酶是 NAD^+ 或 $NADP^+$。

$$
\begin{array}{c}
NH_2 \\
| \\
CH-COOH \\
| \\
(CH_2)_2-COOH \\
\text{谷氨酸}
\end{array}
\xrightarrow[NAD^+ \quad NADH+H^+]{\textit{L-谷氨酸脱氢酶}}
\begin{array}{c}
NH \\
\parallel \\
C-COOH \\
| \\
(CH_2)_2-COOH
\end{array}
\underset{-H_2O}{\overset{+H_2O}{\rightleftharpoons}}
\begin{array}{c}
O \\
\parallel \\
C-COOH + NH_3 \\
| \\
(CH_2)_2-COOH \\
\text{α-酮戊二酸}
\end{array}
$$

L- 谷氨酸脱氢酶是一种别构酶，由 6 个相同的亚基聚合而成。ATP 与 GTP 是此酶的别构抑制剂，而 ADP 和 GDP 是别构激活剂。因此，当体内的能量不足时，能加速氨基酸的氧化，对机体的能量代谢起调节作用。

（三）联合脱氨基作用

转氨基作用只是将氨基转移，并没有脱氨，而氧化脱氨主要针对 L- 谷氨酸。因此，体内要实现真正意义上的脱氨基作用主要通过联合脱氨基作用来实现。

1. 转氨基作用与谷氨酸氧化脱氨作用的联合　氨基酸首先与 α- 酮戊二酸进行转氨基作用生成α- 酮酸和谷氨酸，然后谷氨酸在 L- 谷氨酸脱氢酶作用下，经氧化脱氨释放出游离氨，见图 14-6，主要发生在肝、肾和脑，体内大多数氨基酸的脱氨方式是采取先转氨，然后氧化脱氨，α- 酮戊二酸是转氨基的氨基受体。

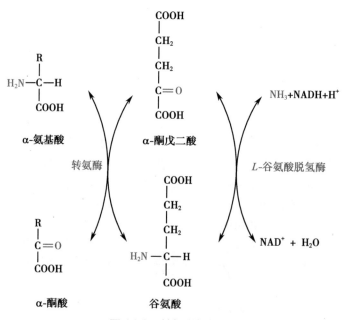

图 14-6　转氨脱氨作用

2. 转氨基作用与嘌呤核苷酸循环的联合　存在于骨骼肌和心肌。通过转氨基作用和嘌呤核苷酸循环联合作用脱去氨基。在此过程中，氨基酸首先通过连续两次转氨基作用将氨基转移给草酰乙酸，生成天冬氨酸；天冬氨酸与次黄嘌呤核苷酸（IMP）反应生成腺苷酸代琥珀酸，后者经过裂解，释放出延胡索酸并生成腺嘌呤核苷酸（AMP）。AMP 在腺苷酸脱氨酶（该酶在肌肉组织中活性较强）催化下脱去氨基，最终完成了氨基酸的脱氨基作用。IMP 可以再参加循环，该反应不可逆，有游离氨的产生，见图 14-7。

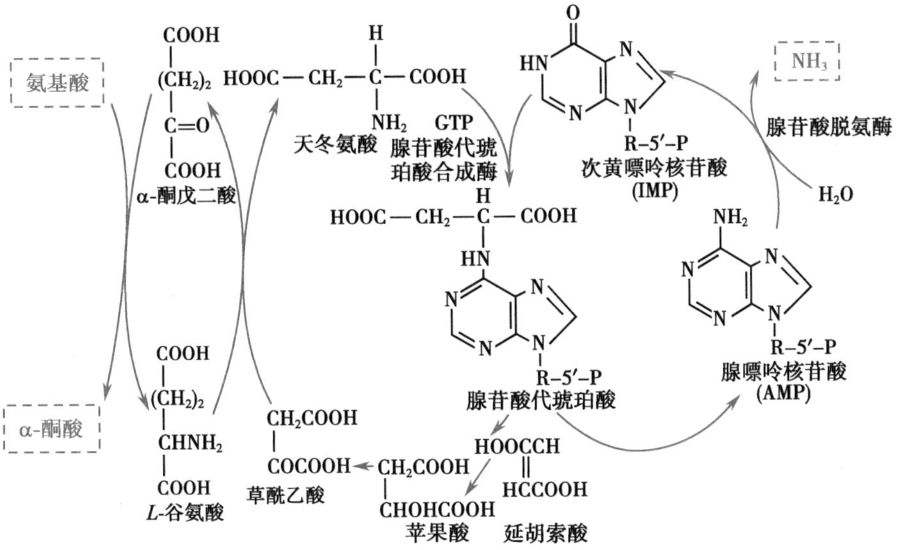

图 14-7　嘌呤核苷酸循环

（四）氨基酸氧化酶催化的脱氨基作用

机体大多数 L-α- 氨基酸的脱氨基是通过转氨 - 氧化脱氨的联合脱氨方式进行。在肝、肾组织中存在一类 L- 氨基酸氧化酶，属黄素酶类，其辅基是 FMN 或 FAD。这些能够自动氧化的黄素蛋白将氨基酸氧化成 α- 亚氨基酸，接着再加水分解成相应的 α- 酮酸，并释放铵离子（NH_4^+），分子氧再直接氧化还原型黄素蛋白形成过氧化氢，过氧化氢被过氧化氢酶裂解成氧和水。

二、氨基酸脱氨基后生成的 α- 酮酸有不同的去路

氨基酸脱氨基后生成的 α- 酮酸可以进一步代谢，主要有以下三方面的代谢途径。

（一）经氨基化生成非必需氨基酸

哺乳类动物体内的一些非必需氨基酸一般通过相应的 α- 酮酸经氨基化而生成。这些 α- 酮酸也来自糖代谢和三羧酸循环的中间产物。例如，丙酮酸、草酰乙酸、α- 酮戊二酸分别转变成丙氨酸、天冬氨酸和谷氨酸。

（二）转变成糖及脂类

在体内，α- 酮酸可以转变成糖及脂类。实验发现，用几种不同的氨基酸饲养人工造成糖尿病的犬时，大多数氨基酸可使尿中排出的葡萄糖增加，少数几种则可使葡萄糖及酮体排出同时增加，而亮氨酸和赖氨酸只能使酮体排出量增加。由此，将在体内可以转变成糖的氨基酸称为生糖氨基酸；能转变成酮体的称为生酮氨基酸；二者兼有者称为生糖兼生酮氨基酸。各种氨基酸脱氨基后产生的 α- 酮酸结构差异很大，其代谢途径也不尽相同（表 14-2）。

表 14-2　氨基酸生糖及生酮性质的分类

类别	氨基酸
生糖氨基酸	甘氨酸、丝氨酸、缬氨酸、组氨酸、精氨酸、半胱氨酸、脯氨酸丙氨酸、谷氨酸、谷氨酰胺、天冬氨酸、天冬酰胺、甲硫氨酸
生酮氨基酸	亮氨酸、赖氨酸
生糖兼生酮氨基酸	异亮氨酸、苯丙氨酸、酪氨酸、苏氨酸、色氨酸

（三）氧化供能

α- 酮酸通过三羧酸循环与生物氧化体系彻底氧化成 CO_2 和水，释放能量。因此氨基酸也是一类能源物质。

综上所述，氨基酸的代谢与糖和脂肪的代谢密切相关。氨基酸可以转变成糖与脂肪；糖也可以转变成脂肪及多数非必需氨基酸的碳架部分；三羧酸循环是糖、脂肪及氨基酸三大物质分解代谢的共同通路，也是三大物质代谢的总枢纽，在物质代谢过程中占有核心地位。

第四节 氨 的 代 谢

氨基酸脱下的氨可进入血液。血氨指血液中的氨，在正常生理情况下，血氨水平为 47~65μmol/L。氨具有毒性，特别是脑组织对氨的作用尤为敏感。因此，氨需要安全被转运和解毒，血氨的来源和去路保持动态平衡对机体非常重要。

一、血氨有三个重要来源

（一）氨基酸脱氨基作用和胺类分解可产生氨

氨基酸脱氨基作用产生的氨是体内氨的主要来源。胺类的分解，如肾上腺素、多巴胺等在单胺氧化酶催化下也可产生氨。

（二）肠道细菌腐败作用产生氨

蛋白质和氨基酸在肠道细菌作用下产生氨，肠道尿素经细菌尿素酶水解也产生氨。

（三）肾小管上皮细胞水解谷氨酰胺产生氨

谷氨酰胺在谷氨酰胺酶的催化下分解成谷氨酸和氨，这部分氨分泌到肾小管管腔中与尿中的 H^+ 结合成 NH_4^+，以铵盐的形式由尿排出体外，这对调节机体的酸碱平衡起着重要作用。但碱性尿液妨碍肾小管细胞氨的分泌，这部分氨部分进入血液。

二、血氨有四条去路

1. 通过鸟氨酸循环，在肝脏合成尿素，把有毒的氨转变为无毒的尿素排出体外，是氨最主要的去路。

2. 谷氨酰胺合成酶催化氨和谷氨酸生成谷氨酰胺。

3. α- 酮酸再氨基化合成营养非必需氨基酸，或合成其他含氮化合物。

4. 肾小管的氨与 H^+ 结合，形成 NH_4^+，排出体外。

三、氨在血液中以丙氨酸和谷氨酰胺的形式转运

（一）氨通过丙氨酸 - 葡萄糖循环从骨骼肌运往肝

肌肉蛋白降解产生氨基酸经转氨基作用，将氨基转给丙酮酸生成丙氨酸；丙氨酸经血液运到肝。在肝中，丙氨酸通过联合脱氨基作用，释放出氨和丙酮酸，前者用于合成尿素，后者可经糖异生途径生成葡萄糖。葡萄糖由血液输送到肌肉组织，经糖酵解途径转变成丙酮酸，再接受氨基而生成丙氨酸。

丙氨酸和葡萄糖反复地在肌肉和肝之间转变,将肌肉中产生的氨不断地输送到肝合成尿素,故这一途径称为"丙氨酸 - 葡萄糖循环"(alanine-glucose cycle),见图 14-8。通过这个循环,使肌肉中的氨以无毒的丙氨酸形式经血液运输到肝,同时,肝又为肌肉提供了生成葡萄糖的丙酮酸。

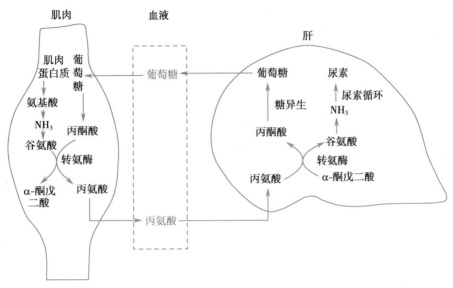

图 14-8　丙氨酸 - 葡萄糖循环

(二) 氨通过谷氨酰胺从脑和骨骼肌等组织运输至肝或肾

谷氨酰胺是另一种转运氨的形式。在脑、肌肉等组织中,谷氨酰胺合成酶(glutamine synthetase)催化氨与谷氨酸结合生成谷氨酰胺,由血液输送到肝或肾,再经谷氨酰胺酶(glutaminase)水解成谷氨酸及氨。氨在肝中合成尿素经肾排出。谷氨酰胺的合成与分解是由不同酶催化的不可逆反应,其合成需要消耗 ATP。

谷氨酰胺转运氨的生理意义在于:

1. 解除氨毒。

2. 是体内储氨和供氨的形式,在脑中固氨和运氨的过程中起着重要作用。

3. 参与核苷酸合成。

4. 肾小管的谷氨酰胺分解,氨以 NH_4^+ 形式排出,调节酸碱平衡。临床上对高血氨的患者可服用谷氨酸盐使其转变为谷氨酰胺,以降低氨的浓度。

5. 谷氨酰胺提供其酰胺基,使天冬氨酸变成天冬酰胺。机体细胞能够合成足量的天冬酰胺以供蛋白质合成的需要,但白血病细胞却不能或很少能合成天冬酰胺,必须依靠血液从其他器官运输而来。故临床上应用天冬酰胺酶(asparaginase)来减少血中天冬酰胺,以达到治疗白血病的目的。

$$
\begin{array}{ccc}
\mathrm{CONH_2} & & \mathrm{COOH} \\
| & & | \\
\mathrm{CH_2} & \xrightarrow{\text{天冬酰胺酶}} & \mathrm{CH_2} \\
| & & | \\
\mathrm{CHNH_2} & & \mathrm{CHNH_2} \\
| & \mathrm{H_2O} \quad \mathrm{NH_3} & | \\
\mathrm{COOH} & & \mathrm{COOH} \\
\text{天冬酰胺} & & \text{天冬氨酸}
\end{array}
$$

四、氨在肝脏通过鸟氨酸循环合成尿素

正常情况下体内的氨主要在肝脏通过鸟氨酸循环合成无毒的尿素,经肾脏排出体外。只有少部分氨在肾以铵盐形式随尿排出。正常成人尿素占排氮量的 80%~90%,肝脏在解氨毒过程中发挥了重要作用。

（一）鸟氨酸循环的反应过程

鸟氨酸循环分为两个阶段，即线粒体阶段和胞质阶段，共有五步反应。

1. **氨基甲酰磷酸的合成**　在肝细胞线粒体中，氨基甲酰磷酸合成酶 I（carbamoyl phosphate synthetase I，CPS-I）在 Mg^{2+} 及 N-乙酰谷氨酸（N-acetyl glutamatic acid，AGA）存在下，催化氨、CO_2 和 ATP 缩合为氨基甲酰磷酸。此反应不可逆，消耗 2 分子 ATP，AGA 是 CPS-I 的别构激活剂，增加酶与 ATP 的亲和力。氨基甲酰磷酸是高能化合物，性质活泼，易与鸟氨酸反应生成瓜氨酸。

$$NH_3 + CO_2 + H_2O + 2ATP \xrightarrow[\text{N-乙酰谷氨酸，Mg}^{2+}]{\text{氨基甲酰磷酸合成酶 I}} H_2N-\overset{\overset{\displaystyle O}{\|}}{C}-O-PO_3^{2-} + 2ADP + Pi$$

2. **瓜氨酸的合成**　在肝细胞线粒体内，鸟氨酸氨基甲酰转移酶（ornithine carbamoyl transferase，OCT）催化氨基甲酰磷酸上的氨基甲酰基转移到鸟氨酸上生成瓜氨酸。此反应不可逆，OCT 通常与 CPS-I 结合，形成酶的复合体。

$$\begin{array}{c}NH_2\\|\\(CH_2)_3\\|\\CH-NH_2\\|\\COOH\\\text{鸟氨酸}\end{array} + \begin{array}{c}NH_2\\|\\C=O\\|\\O-PO_3^{2-}\\\text{氨基甲酰磷酸}\end{array} \xrightarrow{\text{鸟氨酸氨基甲酰转移酶}} \begin{array}{c}NH_2\\|\\C=O\\|\\NH\\|\\(CH_2)_3\\|\\CH-NH_2\\|\\COOH\\\text{瓜氨酸}\end{array} + H_3PO_4$$

3. **精氨酸代琥珀酸的合成**　瓜氨酸在线粒体合成之后，即被转运到细胞质中，在精氨酸代琥珀酸合成酶（argininosuccinate synthetase，ASS）的催化下，与天冬氨酸反应生成精氨酸代琥珀酸，天冬氨酸提供了尿素的第二个氮。此反应需 ATP 供能，ASS 是尿素合成的关键酶。多种氨基酸的氨基也可通过天冬氨酸的形式参与尿素合成。

$$\begin{array}{c}NH_2\\|\\C=O\\|\\NH\\|\\(CH_2)_3\\|\\CH-NH_2\\|\\COOH\\\text{瓜氨酸}\end{array} + \begin{array}{c}COOH\\|\\H_2N-C-H\\|\\CH_2\\|\\COOH\\\text{天冬氨酸}\end{array} \xrightarrow[\underset{ATP \quad AMP+PPi}{Mg^{2+}}]{\text{精氨酸代琥珀酸合成酶}} \begin{array}{c}NH_2 \quad COOH\\|\qquad|\\C=N-C-H\\|\qquad|\\NH\quad CH_2\\|\qquad|\\(CH_2)_3\;COOH\\|\\CH-NH_2\\|\\COOH\\\text{精氨酸代琥珀酸}\end{array}$$

4. **精氨酸的合成**　精氨酸代琥珀酸裂解酶（argininosuccinase，argininosuccinatelyase，ASL）催化精氨酸代琥珀酸经裂解为精氨酸及延胡索酸。延胡索酸与三羧酸循环偶联转变成草酰乙酸，后者与谷氨酸经转氨基作用，又可重新生成天冬氨酸。

$$\begin{array}{c}NH_2 \quad COOH\\|\qquad|\\C=N-C-H\\|\qquad|\\NH\quad CH_2\\|\qquad|\\(CH_2)_3\;COOH\\|\\CH-NH_2\\|\\COOH\\\text{精氨酸代琥珀酸}\end{array} \xrightarrow{\text{精氨酸代琥珀酸裂解酶}} \begin{array}{c}NH_2\\|\\C=NH\\|\\NH\\|\\(CH_2)_3\\|\\CH-NH_2\\|\\COOH\\\text{精氨酸}\end{array} + \begin{array}{c}COOH\\|\\CH\\\|\\CH\\|\\COOH\\\text{延胡索酸}\end{array}$$

5. **精氨酸水解生成尿素**　细胞质的精氨酸酶催化精氨酸在水解，生成尿素和鸟氨酸。鸟氨酸通过线粒体内膜上载体的转运再进入线粒体，参与下一轮鸟氨酸循环，尿素则作为代谢终产物排出体外。见图 14-9。

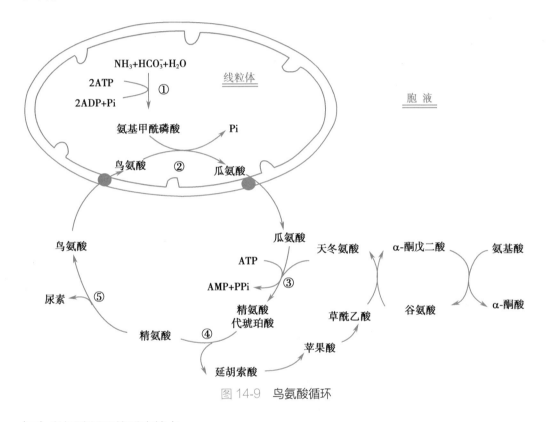

尿素合成的总反应归结为：

$$2NH_3 + CO_2 + 3ATP + 3H_2O \rightarrow CO(NH_2)_2 + 2ADP + AMP + 4Pi$$

尿毒合成的中间步骤及其在细胞中的定位总结于图 14-9。

图 14-9 鸟氨酸循环

（二）鸟氨酸循环的反应特点

1. **亚细胞定位** 肝脏线粒体和胞质。

2. **关键酶** CPS-I 和 ASS 对尿素合成起重要的调控作用。

3. **能量变化** 每一次鸟氨酸循环消耗 3 分子 ATP 的 4 个高能磷酸键。

4. **尿素的氮来源** 一次鸟氨酸循环产生 1 分子尿素。一个尿素分子有 2 个 N，分别来自游离的 NH_3 和天冬氨酸。

5. **意义** 首先，把有毒的氨转变为无毒的尿素排出体外；其次，通过鸟氨酸循环的中间产物延胡索酸与三羧酸循环联系，确保机体解毒的能量供应；同时延胡索酸也通过三羧酸循环转变为草酰乙酸，后者接收氨基转变为天冬氨酸，确保尿素第二个 N 的供给。

（三）尿素合成的调节

尿素合成受多种因素的调节。

1. **蛋白质膳食的影响** 高蛋白质膳食时尿素的合成速度加快，反之，尿素合成速度减慢。

2. **AGA 对 CPS-I 的调节** CPS-I 是鸟氨酸循环启动的限速酶，N- 乙酰谷氨酸是 CPS-I 的变构激活剂。N- 乙酰谷氨酸（AGA）由乙酰 CoA 和谷氨酸通过 AGA 合成酶的催化而生成。精氨酸是此酶的激活剂,因此肝中精氨酸浓度增高时,乙酰谷氨酸的生成增加,促进尿素合成。

3. 精氨酸代琥珀酸合成酶的调节　参与尿素合成的酶系中,精氨酸代琥珀酸合成酶的活性是最低的,是尿素合成启动后的关键酶,可调节尿素的合成速度。

五、尿素生成障碍可引起高氨血症或氨中毒

氨在肝中合成尿素是维持血氨浓度的关键。当肝功能严重损伤时,尿素合成发生障碍,血氨浓度升高,称为高血氨症。高血氨的毒性机制尚不十分清楚。一般认为,氨进入脑组织,可与脑中的 α- 酮戊二酸结合生成谷氨酸,氨还可与脑中的谷氨酸进一步结合生成谷氨酰胺。因此,高血氨时脑中氨的增加可以使脑细胞中的 α- 酮戊二酸减少,导致三羧酸循环减弱,ATP 合成减少,引起大脑功能障碍,严重时患者可发生昏迷,又称为肝昏迷(肝性脑病)。另一种可能性是谷氨酸和谷氨酰胺的增加,使脑细胞渗透压增大引起脑水肿所致。尿素合成酶的遗传性缺陷也可导致高血氨症。

第五节　个别氨基酸代谢

除了氨基酸代谢的共同途径(或一般代谢)外,因氨基酸侧链 R 基团的不同,使它们又具有特殊的代谢特点和途径,并具有重要的意义。本节仅对几种重要的氨基酸代谢途径进行介绍。

一、氨基酸脱羧基作用需要脱羧酶催化

氨基酸脱羧酶(decarboxylase)催化部分氨基酸脱羧基(decarboxylation)生成相应的胺,磷酸吡哆醛是其辅酶。胺具有重要的生物活性。体内广泛存在着胺氧化酶,能将这些胺类物质氧化为相应的醛类,再进一步氧化成羧酸,从而避免胺类在体内蓄积。下面介绍几种重要胺类物质的生成。

（一）γ- 氨基丁酸

谷氨酸脱羧酶催化谷氨酸脱羧基生成 γ- 氨基丁酸(γ-aminobutyric acid,GABA)。谷氨酸脱羧酶在脑、肾组织中活性很高,所以脑中 GABA 的含量较多。GABA 是抑制性神经递质,对中枢神经有抑制作用。临床上使用异烟肼治疗结核病时,异烟肼可与维生素 B_6 结合,从尿中排出,加速维生素 B_6 的不足,导致 GABA 合成减少,可诱发患者惊厥等症状。

$$\underset{L\text{-谷氨酸}}{\begin{array}{c}COOH\\|\\CH_2\\|\\CH_2\\|\\CH-NH_2\\|\\COOH\end{array}}\quad\xrightarrow[CO_2]{L\text{-谷氨酸脱羧酶}}\quad\underset{\gamma\text{-氨基丁酸}}{\begin{array}{c}COOH\\|\\CH_2\\|\\CH_2\\|\\CH_2NH_2\end{array}}$$

（二）组胺

组氨酸在组氨酸脱羧酶催化下生成组胺(histamine)。组胺广泛分布在脑、乳腺、肺、肝、肌肉及肠胃黏膜的肥大细胞和嗜碱性细胞中。组胺是一种强烈的血管舒张剂,可增加毛细血管的通透性。在过敏反应、创伤性休克及炎症病变部位均有组胺的释放。组胺可使平滑肌收缩,引起支气管痉挛导致哮喘。组胺还可以刺激胃蛋白酶及胃酸的分泌。组胺可经氧化或甲基化被灭活。目前也认为组胺与觉

醒状态、情绪控制有关。

$$H_2N-CH-C-OH \quad \xrightarrow[\quad 组氨酸脱羧酶 \quad]{} \quad H_2N-CH_2$$

L-组氨酸 → 组胺

(三) 5-羟色胺

色氨酸通过色氨酸羟化酶的作用生成 5-羟色氨酸,再经脱羧酶作用生成 5-羟色胺(5-hydroxytryptamine,5-HT)。5-羟色胺最早是从血清中发现的,又名血清素,广泛存在于哺乳动物组织中,特别在大脑皮层质及神经突触内含量很高,它是一种抑制性神经递质。在外周组织,5-羟色胺是一种强血管收缩剂和平滑肌收缩刺激剂。在体内,5-羟色胺可以经单胺氧化酶催化成 5-羟色醛以及 5-羟吲哚乙酸而随尿液排出体外。恶性肿瘤患者能产生大量的 5-羟色胺,因而患者尿中 5-羟吲哚乙酸排出量明显升高。

色氨酸 → (色氨酸羟化酶) → 5-羟色氨酸 → (5-羟色氨酸脱羧酶) → 5-羟色胺

(四) 多胺

多胺(polyamines)是一类含多个氨基的化合物。某些氨基酸的脱羧基作用可以产生多胺类物质。例如,鸟氨酸脱羧基生成腐胺,然后再转变成精脒和精胺。精脒与精胺是调节细胞生成的重要物质。凡生长旺盛的组织中,如胚胎、再生肝、生长激素作用的细胞及肿瘤组织等,鸟氨酸脱羧酶活性均较强,多胺的含量也较高。目前临床上通过测定患者血、尿中多胺含量作为癌症的辅助诊断及病情变化的生化指标之一。

$$L\text{-鸟氨酸} \xrightarrow[-CO_2]{鸟氨酸脱羧酶} H_2N(CH_2)_4NH_2(腐胺)$$

$$S\text{-腺苷蛋氨酸}(SAM) \xrightarrow[-CO_2]{S\text{-腺苷蛋氨酸脱羧酶}} 腺苷—S^+—(CH_2)_3—NH_2(脱羧基\ SAM)$$

$$H_2N(CH_2)_4NH_2 + 腺苷—S^+—(CH_2)_3—NH_2 \xrightarrow[-腺苷—S—CH_3]{氨丙基转移酶} H_2N(CH_2)_3—NH_2—(CH_2)_4NH_2(亚精胺)$$

$$H_2N(CH_2)_3—NH_2—(CH_2)_4NH_2 \xrightarrow[氨丙基转移酶]{} H_2N(CH_2)_3—NH_2—(CH_2)_4NH_2—(CH_2)_3NH_2$$
精胺

二、某些氨基酸在分解过程中产生一碳单位

某些氨基酸(丝氨酸、甘氨酸、组氨酸及色氨酸)在分解代谢过程中可以产生含有一个碳原子的基团

称为一碳单位(one carbon unit)。体内的一碳单位有：甲基(—CH$_3$,methyl)、甲烯基(—CH$_2$—,methylene)、甲炔基(—CH=,methenyl)、甲酰基(—CHO,formyl)及亚氨甲基(—CH=NH,formimino)等。

（一）一碳单位的载体

一碳单位不能游离存在，需与载体结合而转运和参加代谢。四氢叶酸(tetrahydrofolic acid,FH4)是一碳单位的载体。一碳单位通常结合在 FH$_4$ 分子的 N$_5$、N$_{10}$ 位上。哺乳类动物体内，四氢叶酸可由叶酸经二氢叶酸还原酶的催化，先转变为二氢叶酸，二氢叶酸还原酶催化二氢叶酸进一步还原为 FH$_4$。

5,6,7,8-四氢叶酸(FH$_4$)

$$\text{叶酸} \xrightarrow[\text{NADPH+H}^+ \quad \text{NADP}^+]{\text{二氢叶酸还原酶}} \text{二氢叶酸} \xrightarrow[\text{NADPH+H}^+ \quad \text{NADP}^+]{\text{二氢叶酸还原酶}} \text{四氢叶酸}$$

（二）一碳单位的生成及相互转变

产生一碳单位的氨基酸有甘氨酸、丝氨酸、色氨酸和组氨酸。苏氨酸通过间接转变为甘氨酸也可产生一碳单位。各种形式的一碳单位可以在酶的催化下相互转变，但 N^5-甲基四氢叶酸的生成是不可逆的。

1. 由丝氨酸和甘氨酸生成 N^5,N^{10}-甲烯四氢叶酸

$$\text{HO—CH}_2\text{—CH—COOH + FH} \xrightarrow{\text{羟甲基转移酶}} \text{N}^5,\text{N}^{10}\text{—CH}_2\text{—FH}_4 + \text{NH}_2\text{—CH}_2\text{—COOH}$$

丝氨酸 (NH$_2$)   N^5,N^{10}-亚甲四氢叶酸   甘氨酸

$$\text{H}_2\text{N—CH}_2\text{—COOH + FH + NAD}^+ \xrightarrow{\text{甘氨酸裂解酶系}} \text{N}^5,\text{N}^{10}\text{—CH}_2\text{—FH}_4 + \text{NH}_3 + \text{CO}_2 + \text{NADH+H}^+$$

甘氨酸   N^5,N^{10}-亚甲四氢叶酸

2. 由组氨酸生成 N^5-亚氨甲基四氢叶酸及 N^5,N^{10}-甲炔四氢叶酸

组氨酸 $\xrightarrow{\text{组氨酸酶}}$ 氨基甲基谷氨酸

N^5,N^{10}=CH—FH$_4$ ← N^5—CH=NH—FH$_4$

N^5,N^{10}-次甲基四氢叶酸   N^5-亚氨甲基四氢叶酸   谷氨酸 (HOOC—CH$_2$—CH$_2$—CH—COOH, NH$_2$)

3. 由色氨酸生成 N$_{10}$-甲酰四氢叶酸

色氨酸   → HCOOH+FH$_4$ → N^{10}—CHO—FH$_4$

甲酸   N^{10}-甲酰四氢叶酸

各种不同形式的一碳单位中,碳原子的氧化状态不同,在适当条件下,他们可以通过氧化还原反应相互转变(图 14-10)。但是在这些反应中,N^5- 甲基四氢叶酸的生成是不可逆的。

(三)一碳单位的生理功能

一碳单位作为嘌呤及嘧啶的合成原料,在核酸生物合成中占有重要地位。一碳单位代谢是氨基酸代谢与核酸代谢相互联系的重要途径。一碳单位代谢的障碍或 FH_4 不足可引起巨幼红细胞性贫血。N^5- 甲基四氢叶酸通过 S- 腺苷甲硫氨酸向许多化合物提供甲基(如儿茶酚胺和胆碱等)。临床上利用磺胺类药物干扰细菌合成叶酸而杀菌;应用叶酸类似物,例如氨甲蝶呤等阻碍 FH_4 的合成,从而抑制核酸合成而发挥抗癌作用。

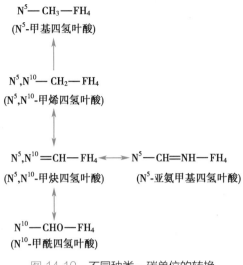

图 14-10 不同种类一碳单位的转换

三、含硫氨基酸代谢可产生多种生物活性物质

体内的含硫氨基酸有甲硫氨酸、半胱氨酸和胱氨酸。甲硫氨酸可以转变为半胱氨酸和胱氨酸,半胱氨酸和胱氨酸也可以互变,但后二者不能变为甲硫氨酸,所以甲硫氨酸是营养必需氨基酸。

(一)甲硫氨酸的代谢

1. 甲硫氨酸与转甲基作用 甲硫氨酸分子中含有 S- 甲基,在腺苷转移酶催化下与 ATP 作用,生成 S- 腺苷甲硫氨酸(S-adenosyl methionine,SAM)。SAM 中的甲基与有机四价硫结合而被高度活化,故称活性甲基,SAM 又被称为活性甲硫氨酸。SAM 是体内最重要、最直接的甲基供体。在甲基转移酶的作用下,SAM 参与体内多种转甲基反应,生成肾上腺素、肌酸等生理活性物质,甲基化反应可修饰 DNA 的结构而调控基因表达。

2. 甲硫氨酸循环 甲硫氨酸活化生成 SAM,SAM 通过转甲基作用后变成 S- 腺苷同型半胱氨酸,后者进一步脱去腺苷,生成同型半胱氨酸(homocysteine),同型半胱氨酸可以接受 $N^5—CH_3—FH_4$ 提供的甲基,重新生成甲硫氨酸,形成一个循环过程,称为甲硫氨酸循环(methionine cycle),见图 14-11。

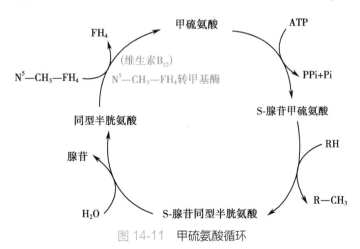

图 14-11 甲硫氨酸循环

甲硫氨酸循环的生理意义是:①提供活性甲基供体 SAM;②使甲硫氨酸再生,减少甲硫氨酸的消耗,满足体内广泛存在的甲基化反应的需要;③由 $N^5—CH_3—FH_4$ 提供甲基使同型半胱氨酸转变成甲硫氨酸的反应是目前已知体内能利用 $N^5—CH_3—FH_4$ 的唯一反应,由 $N^5—CH_3—FH_4$ 转甲基酶催化,使 FH_4 被再利用。

尽管甲硫氨酸循环可以生成甲硫氨酸,但体内不能合成同型半胱氨酸,它只能由甲硫氨酸转变而来,所以实际上体内仍然不能合成甲硫氨酸,必须由食物供给。蛋氨酸循环障碍导致同型半胱氨酸积聚,可能是动脉硬化和冠心病发生的独立危险因素。

N_5-甲基四氢叶酸转甲基酶的辅酶是维生素 B_{12}。维生素 B_{12} 缺乏时,N^5—CH_3—FH_4 上的甲基不能转移,这不仅影响甲硫氨酸的生成,同时也影响四氢叶酸的再利用,使组织中游离的四氢叶酸含量减少,导致核酸合成障碍,影响细胞分裂。因此,维生素 B_{12} 不足时可产生巨幼红细胞性贫血。

（二）半胱氨酸与胱氨酸的代谢

1. **半胱氨酸与胱氨酸的互变**　半胱氨酸含有巯基(—SH),胱氨酸含有二硫键(—S—S—),二者可以通过氧化还原反应相互转变。

$$2 \begin{array}{c} CH_2SH \\ | \\ CHNH_2 \\ | \\ COOH \end{array} \underset{+2H}{\overset{-2H}{\rightleftharpoons}} \begin{array}{c} CH_2-S-S-CH_2 \\ | \qquad\qquad | \\ CHNH_2 \quad CHNH_2 \\ | \qquad\qquad | \\ COOH \qquad COOH \end{array}$$

2. **牛磺酸的生成**　体内牛磺酸(taurine)由半胱氨酸代谢转变而来。半胱氨酸首先氧化成磺酸丙氨酸,再脱去羧基生成牛磺酸。牛磺酸是结合胆汁酸的组成成分。已发现脑组织中含有较多的牛磺酸,可能具有促进婴幼儿脑细胞发育、提高神经传导等功能。

$$\begin{array}{c} CH_2SH \\ | \\ CHNH_2 \\ | \\ COOH \end{array} \xrightarrow{3[O]} \begin{array}{c} CH_2SO_3H \\ | \\ CH-NH_2 \\ | \\ COOH \end{array} \xrightarrow[CO_2]{\text{磺酸丙氨酸脱羧酶}} \begin{array}{c} CH_2SO_3H \\ | \\ CH_2NH_2 \end{array}$$

L-半胱氨酸　　　　　磺酸丙氨酸　　　　　　　　　牛磺酸

3. **硫酸根的生成**　含硫氨基酸氧化分解均可以产生硫酸根;半胱氨酸是体内硫酸根的主要来源。半胱氨酸可直接脱去巯基和氨基,生成丙酮酸、NH_3 和 H_2S;H_2S 再经氧化而生成 H_2SO_4。半胱氨酸中的巯基也可先氧化成亚磺基,然后再生成硫酸。体内的硫酸根一部分以无机盐形式随尿排出,另一部分则经 ATP 活化成活性硫酸根,即 3'-磷酸腺苷 -5'-磷酸硫酸(3'-phospho-adenosine-5'-phosphosulfate,PAPS),结构如下。

$$SO_4^{2-}+ATP \xrightarrow{-PPi} AMP-SO_3^- \xrightarrow{+ATP} 3'-PO_3H_2-AMP-SO_3^- +ADP$$
（3'-磷酸腺苷-5'磷酸硫酸，PAPS）

PAPS的结构：

PAPS 是体内硫酸根的供体。在肝内生物转化作用中可提供硫酸根使某些物质生成硫酸酯。例如,类固醇激素可形成硫酸酯而被灭活,一些外源性酚类化合物也可以形成硫酸酯而排出体外。此外,PAPS 还可参与硫酸角质素及硫酸软骨素分子中硫酸化氨基糖的合成。

四、肌酸和磷酸肌酸是能量储存与利用的重要化合物

肌酸(creatine)和磷酸肌酸(creatine phosphate,CP)是能量储存、利用的重要化合物。在肌酸激酶(creatine kinase,CK)催化下,肌酸接收 ATP 上高能磷酸基转变为磷酸肌酸,储存能量。磷酸肌酸上的高能磷酸基又可转移至 ADP 生成 ATP 而被利用。肌酸激酶由两种亚基组成,即 M 亚基(肌型)与 B 亚基(脑型),有 3 种同工酶:MM 型、MB 型及 BB 型。它们在体内各组织中的分布不同,MM 型主要在骨骼肌,MB 型主要在心肌,BB 型主要在脑。心肌梗死时,血中 MB 型肌酸激酶活性增高,可作为辅助诊断的指标之一。肌酸在心肌、骨骼肌及大脑中含量丰富。

肌酸以甘氨酸为骨架,由精氨酸提供脒基生成胍乙酸,再由 SAM 供给甲基而合成。肝是合成肌

酸的主要器官。人体每天都有一定量的肌酸转变为肌酐而被排出体外。正常成人每日尿中肌酐的排出量恒定。肾功能障碍时,肌酐排泄受阻,血中肌酐浓度升高,可作为测定肾功能监测的指标之一。

五、芳香族氨基酸代谢需要加氧酶催化

芳香族氨基酸包括苯丙氨酸、酪氨酸和色氨酸。苯丙氨酸和色氨酸是营养必需氨基酸。

(一) 苯丙氨酸代谢

正常情况下,苯丙氨酸的主要代谢途径是苯丙氨酸羟化酶催化苯丙氨酸转变为酪氨酸。苯丙氨酸羟化酶是一种单加氧酶,其辅酶是四氢生物蝶呤,催化的反应不可逆。因此,酪氨酸不能变为苯丙氨酸。膳食中酪氨酸含量充足可以减少苯丙氨酸的消耗。

苯丙氨酸除转变为酪氨酸外,少量可经转氨基作用生成苯丙酮酸。当苯丙氨酸羟化酶先天性缺乏时,体内苯丙氨酸不能转变成酪氨酸,而经转氨基作用生成大量苯丙酮酸,后者进一步转变成苯乙酸等衍生物。此时,尿中出现大量苯丙酮酸等代谢产物,称为苯丙酮酸尿症(phenyl ketonuria,PKU)。苯丙酮酸的堆积使中枢神经系统的发育障碍,导致患儿的智力低下。治疗原则是早期发现,并适当控制膳食中的苯丙氨酸含量。新近研究发现,与健康对照比较,在轻度认知功能障碍患者的外周血苯丙氨酸含量显著升高,低聚甘露酸钠能有效改善认知功能,降低外周血苯丙氨酸水平。

(二) 酪氨酸代谢

1. **儿茶酚胺合成**　酪氨酸的代谢与机体内合成某些神经递质、激素有关。酪氨酸在酪氨酸羟化酶(tyrosine hydroxylase)催化下,生成 3,4-二羟苯丙氨酸(3,4-dihydroxyphenylalanine,DOPA,又称多巴)。此酶是以四氢生物蝶呤为辅酶的单加氧酶。通过多巴脱羧酶的作用,多巴转变成多巴胺(dopamine)。多巴胺是脑中的一种神经递质,帕金森病(Parkinson disease)患者多巴胺生成减少。在肾上腺髓质中,多巴胺在多巴胺 β-羟化酶催化下,侧链的 β 碳原子再次被羟化,生成去甲肾上腺素(norepinephrine),后者进一步甲基化转变为肾上腺素(epinephrine)。多巴胺、去甲肾上腺素、肾上腺素统称为儿茶酚胺(catecholamine)。酪氨酸羟化酶是儿茶酚胺合成的关键酶,受终产物的反馈调节。

2. **黑色素的合成**　酪氨酸代谢的另一条途径是合成黑色素(melanin)。在黑色素细胞中酪氨酸在依赖 Cu^{2+} 的酪氨酸酶(tyrosinase)的催化下生成多巴,后者经氧化、脱羧等反应转变成吲哚-5,6-醌。吲哚醌可聚合生成黑色素。人体缺乏酪氨酸酶时,黑色素合成障碍,皮肤、毛发等呈现白色,称为白化病(albinism)。

3. **酪氨酸的氧化分解**　酪氨酸在酪氨酸转氨酶的催化下,生成对羟苯丙酮酸,后者经氧化酶作用生成尿黑酸。尿黑酸经尿黑酸氧化酶作用转变成延胡索酸和乙酰乙酸,二者分别参与糖和脂肪酸代谢。因此,苯丙氨酸和酪氨酸是生糖兼生酮氨基酸。当尿黑酸氧化酶缺陷时,尿黑酸代谢受阻,大量尿黑酸由尿排出,经空气氧化使尿呈黑色,称为尿黑酸尿症。

4. **甲状腺激素的合成**　甲状腺激素是酪氨酸的碘化衍生物。甲状腺激素由两种:3,5,3′-三碘甲腺原氨酸(triiodothyronine,T_3)和 3,5,3′,5′-四碘甲腺原氨酸(thyroxine,T_4),在物质代谢的调控中有重要的作用。

苯丙氨酸和酪氨酸的代谢过程总结如下:

（三）色氨酸的代谢

　　色氨酸除生成 5- 羟色胺外,本身还可进行分解代谢。在肝中,色氨酸首先通过色氨酸加氧酶 (tryptophane oxygenase,又称吡咯酶 pyrrolase)的作用,生成一碳单位。其次,色氨酸分解产生丙酮酸与乙酰乙酰辅酶 A,所以色氨酸是一种生糖兼生酮氨基酸。再次,色氨酸可转变为维生素 PP,这是体内合成维生素的特例,但其合成量甚少,不能满足机体的需要。最后,色氨酸通过脱羧生成 5-HT,后者在松果体进一步经乙酰化、甲基化生成褪黑素(melatonin)。褪黑素可能与调节时差有关。新近研究表明,色氨酸在肠道免疫耐受与肠道菌群维持的平衡中发挥重要的作用。肠道菌群的变化通过调节色氨酸代谢进而调节宿主免疫。色氨酸、内源性色氨酸代谢产物(犬尿氨酸、5- 羟色胺和褪黑素)和细菌色氨酸代谢物(吲哚、吲哚酸和色胺等)对肠道菌群的组成和代谢,宿主免疫系统和宿主免疫系统 - 肠道菌群的相互作用有显著的影响。色氨酸代谢物通过芳香烃受体调节肠道免疫。

六、支链氨基酸分解有相似的代谢过程

　　支链氨基酸(branched-chain amino acids,BCAAs)包括亮氨酸、异亮氨酸和缬氨酸,它们都是营养

必需氨基酸。这三种氨基酸分解代谢的途径基本相同：①经转氨基作用，生成各自相应的 α- 酮酸；②α- 酮酸通过氧化脱羧，生成相应的 α,β- 不饱和脂酰辅酶 A；③经 β- 氧化生成不同的中间产物参与代谢：缬氨酸（生糖氨基酸）分解产生琥珀酰辅酶 A；亮氨酸（生酮氨基酸）产生乙酰辅酶 A 及乙酰乙酰辅酶 A；异亮氨酸产生乙酰辅酶 A 及琥珀酰辅酶 A（生糖兼生酮氨基酸），见图 14-12。

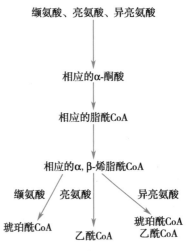

图 14-12 支链氨基酸的分解代谢

BCAAs 分解代谢主要在骨骼肌中进行。BCAAs 经转氨基作用生成的 α- 酮酸，大部分运往肝等组织利用。临床上给肝功能不良者输入 BCAAs 相应的 α- 酮酸，经体内转氨合成 BCAAs，可以减少游离 NH_3 的释放，有利于降低血氨。另外，正常人血中 BCAAs 与芳香族氨基酸中的苯丙氨酸和酪氨酸含量有一定比例关系，称为支 / 芳比，正常范围为 2.3~3.5，当该比值低于 2 时，可能引起血氨升高，导致肝性脑病发生，如给患者输入 BCAAs 为主的氨基酸制剂，具有一定的效果。

补充 BCAAs 或富含 BCAAs 的饮食对于调节体重、肌肉组织蛋白的合成以及葡萄糖稳态有重要的作用。在胃肠道和脂肪沉积中，BCAAs 能调节激素（例如瘦素、GLP-1 和 ghrelin）的释放，这些激素可能会影响食物摄入和血糖水平。BCAAs 作为合成代谢的信号，可能通过激活雷帕霉素复合物 1（mTORC1）和蛋白激酶 Cε（PKCε）而发挥作用。但是，在肥胖患者中发现外周血 BCAAs 水平的升高能增加胰岛素抵抗或 2 型糖尿病（T2DM）的发病风险。BCAA 代谢异常时，其毒性代谢产物（而非 BCAAs 本身）的积累可促进与 T2DM 相关的 β 细胞线粒体功能障碍和凋亡。支链酮酸脱氢酶 E1 亚基 α（Branched Chain Keto Acid Dehydrogenase E1 Subunit Alpha，BCKDHA）已被认为是人类肥胖和 / 或 T2DM 的候选易感基因。此外，BCAAs 与芳香族氨基酸（Trp、Tyr 和 Phe）共享进入大脑的转运蛋白，一旦进入大脑，BCAAs 可能对神经递质合成有一定的影响。

综上所述，氨基酸除了作为合成蛋白质的原料外，还可以转变为神经递质、激素及其他重要的含氮生物活性物质（表 14-3），值得指出的是，其中一氧化氮的细胞信号转导功能近年来受到高度关注，而体内一氧化氮是由精氨酸在一氧化氮合酶催化下生成的。

表 14-3　氨基酸衍生的重要含氮化合物

氨基酸	氨基酸衍生的重要含氮化合物
Asp, Gln, Gly	嘌呤碱（含氮碱基、核酸部分）
Asp	嘧啶碱（含氮碱基、核酸部分）
Gly	卟啉化合物（细胞色素、血红素成分）
Phe, Tyr	儿茶酚胺、甲状腺素（神经递质、激素）、黑色素（皮肤色素）
Trp	5- 羟色胺、烟酸（神经递质、维生素）
Glu	γ- 氨基丁酸（神经递质）
Met, 鸟氨酸	亚精胺、精胺（细胞增殖促进剂）
His	组胺（血管舒张剂）
Cys	牛磺酸（结合胆汁酸成分）
Gly, Met, Arg	肌酸、磷酸肌酸（能量储存）
Arg	NO（细胞信息转导分子）

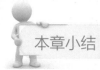

本章小结

氨基酸是蛋白质的基本组成单位,具有重要的生理功能,除作为合成蛋白质的原料外,还可转变成某些激素、神经递质及核苷酸等含氮物质。人体内氨基酸的来源有:食物蛋白质的消化吸收、组织蛋白质的分解和体内合成。外源性与内源性的氨基酸共同构成氨基酸代谢库,参与体内代谢。

氨基酸的分解代谢包括一般分解代谢和特殊代谢途径。氨基酸的一般分解代谢途径是针对氨基酸的 α-氨基和 α-酮酸的共性结构的分解。氨基酸通过转氨基作用、氧化脱氨基作用和联合脱氨基作用而脱去氨基,生成 α-酮酸。有毒的氨以丙氨酸和谷氨酰胺的形式运往肝或肾,在肝经鸟氨酸循环合成尿素。氨基酸脱去氨基生成的 α-酮酸,可转变成糖或脂类化合物,可经氨基化生成营养非必需氨基酸,也可彻底氧化分解并提供能量。

氨基酸的代谢除共有的一般代谢途径外,因其侧链不同,有些氨基酸还有其特殊的代谢途径。氨基酸脱羧基作用产生的胺类化合物具有重要的生理功能;某些氨基酸分解代谢过程中产生的一碳单位可用于嘌呤和嘧啶核苷酸的合成;蛋氨酸代谢产生的活性甲基,参与体内重要含甲基化合物的合成;芳香族氨基酸代谢产生重要的神经递质、激素和黑色素。

思考题

1. 请分析谷氨酸和精氨酸治疗肝性脑病的生化机制。
2. 简述谷氨酰胺生成与降解的重要的生物学意义。

(吕立夏)

第十五章

核苷酸代谢

核苷酸(nucleotide)是核酸的基本组成单位,包括嘌呤核苷酸(purine nucleotide)和嘧啶核苷酸(pyrimidine nucleotide)。膳食来源的核酸在消化吸收的过程中大多被分解为终产物排出,人体内的核苷酸主要由机体细胞利用简单原料自身合成,因此,核苷酸不属于营养必需物质。核苷酸代谢紊乱可引起严重遗传性疾病及痛风等,核苷酸代谢的研究具有重要的理论和实践意义。

第一节　核苷酸代谢概述

核苷酸在体内分布广泛,细胞中核糖核苷酸浓度一般会远远超过脱氧核糖核苷酸,前者约在 mmol 范围,而后者只在 μmol 水平,其中以 ATP 含量最多。

不同类型细胞中各种核苷酸含量差异很大。相同细胞的核苷酸总量近似,但各种核苷酸的含量也有差异。在细胞分裂周期,核糖核苷酸浓度相对稳定,但脱氧核糖核苷酸的浓度有较大波动。

一、核苷酸具有多种生物学功能

核苷酸具有多种生物学功能:①作为核酸合成的原料,这是核苷酸最主要的功能。②作为体内能量的利用形式。ATP 是细胞的主要能量形式。此外,GTP 等也可为某些细胞代谢提供能量。③参与组成活化中间代谢物。核苷酸可以作为多种活化中间代谢物的载体。例如,UDP-葡萄糖参与糖原合成,CDP-二酰基甘油是合成磷脂的活性原料,S-腺苷甲硫氨酸是活性甲基的载体,ATP 则作为磷酸基团的供体参与蛋白磷酸化修饰过程等。④构成辅酶。例如,腺苷酸是多种辅酶(NAD^+、FAD、CoA)的组成成分。⑤参与构成核酸的特殊结构。如 GTP 加到真核生物 mRNA 的 5′ 端形成帽子结构。⑥参与生理调节。某些核苷酸或其衍生物是重要的调节分子,例如腺苷有调节冠状动脉血流量和抗心律失常的作用。⑦参与细胞信号转导。GTP/GDP、cAMP 和 cGMP 作为重要信号分子参与胞内信号转导过程。

二、核苷酸的合成代谢有从头合成和补救合成两种途径

核苷酸不属于营养必需物质,人体内的核苷酸主要由机体细胞自身合成。核苷酸的合成代谢途径有从头合成(*de novo* synthesis)和补救合成(salvage synthesis)。从头合成途径利用简单前体分子(如氨基酸、一碳单位和磷酸核糖等)(图 15-1),经过一系列酶促反应合成核苷酸。补救合成途径是利用体内核苷酸降解产生的游离碱基或核苷,经过简单的反应合成核苷酸。生物体不同的组织选择与

之相适应的合成途径,例如,肝组织进行从头合成,而脑和骨髓则进行补救合成。从头合成是体内核苷酸合成代谢的主要途径。

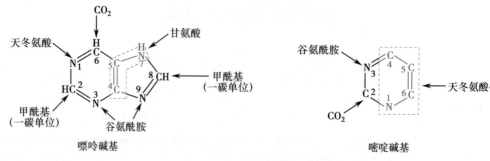

图 15-1   嘌呤和嘧啶碱基的来源

三、磷酸核糖焦磷酸是从头合成和补救合成途径的交叉点

磷酸核糖焦磷酸(phosphoribosyl pyrophosphate,PRPP)由 5- 磷酸核糖在 PRPP 合成酶(PRPP synthetase)催化下活化生成。PRPP 在嘌呤和嘧啶核苷酸的从头合成途径中都充当重要中间物。而游离的碱基不是从头合成途径的中间物,从头合成途径并不是先合成碱基、再与核糖、磷酸连接。在嘌呤核苷酸从头合成途径中,氨基酸等前体物质在 PRPP 的基础上不断添加成环,得到次黄嘌呤核苷酸(inosine monophosphate,IMP),再转变得到腺嘌呤核苷酸(AMP)和鸟嘌呤核苷酸(GMP)。而在嘧啶核苷酸从头合成途径中,氨基酸等前体物质先形成环状中间物,再与 PRPP 结合生成乳清酸核苷酸(orotidine-5′-monophosphate,OMP),继而反应得到尿嘧啶核苷酸(UMP),再转变得到胞苷三磷酸(CTP)和脱氧胸腺嘧啶核苷酸(dTMP)。补救合成途径中嘌呤 / 嘧啶碱可作为原料,在各种嘌呤 / 嘧啶磷酸核糖转移酶的催化下与 PRPP 反应生成相应的核苷酸。由此可见 PRPP 同时参与了核苷酸的从头合成和补救合成途径,因而 PRPP 处于核苷酸合成代谢的中心位置(图 15-2),是从头合成和补救合成途径的交叉点。

四、核苷酸的降解和补救合成具有重要生物学意义

膳食来源的核酸以核蛋白(nucleoprotein)的形式存在,经消化道丰富酶系的作用可消化分解为蛋白质和核酸。进入小肠后,核酸受核酸酶作用分解为核苷酸。核苷酸进一步水解为磷酸和核苷,核苷再水解为碱基和戊糖或脱氧戊糖。这些水解产物小部分可被细胞吸收利用,如碱基和核苷可参加核苷酸的补救合成,戊糖可参加戊糖代谢。而大部分嘌呤和嘧啶碱在肠黏膜彻底分解为终产物,随尿液排出(图 15-3)。由于膳食来源的核酸和核苷酸在消化吸收的过程中被大量降解,因此核苷酸并非人体必需营养物。细胞内同样存在核酸酶,使细胞内部的核酸逐步分解为核苷酸,或进一步分解为碱基、戊糖和磷酸,以维持细胞内遗传物质的稳定。

核苷酸的补救合成途径回收利用现有的嘌呤 / 嘧啶碱或核苷,与从头合成途径相比,其合成过程较为简单,节省能量和原料的消耗。另一方面,体内某些组织器官,如脑和骨髓等,缺乏嘌呤核苷酸从头合成的酶系,因而补救合成途径对于这些组织器官来说具有重要的意义。如果由于基因缺陷引起补救合成途径受阻,会导致严重遗传代谢疾病。

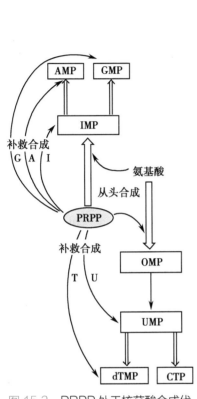

图 15-2 PRPP 处于核苷酸合成代谢的中心位置

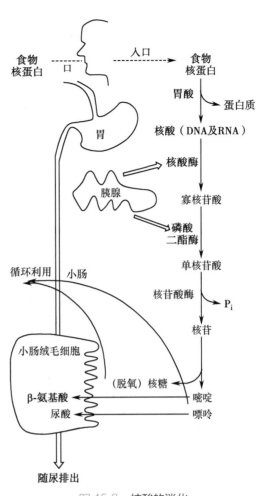

图 15-3 核酸的消化

第二节 嘌呤核苷酸的合成与分解代谢

从头合成是体内嘌呤核苷酸合成代谢的主要途径,几乎所有生物都能从头合成嘌呤核苷酸。细胞内核苷酸的分解代谢类似于食物中核苷酸的消化过程。

一、嘌呤核苷酸的从头合成起始于 5- 磷酸核糖

嘌呤核苷酸从头合成途径从 5- 磷酸核糖起始逐步合成嘌呤环。所有反应都在胞质中完成。人体内从头合成嘌呤核苷酸的主要器官是肝,其次是小肠黏膜和胸腺。嘌呤碱的合成原料包括谷氨酰胺、甘氨酸、天冬氨酸、CO_2、N^{10}- 甲酰四氢叶酸(数字资源"02 嘌呤核苷酸合成过程中的元素来源")。嘌呤核苷酸的从头合成途径分为两个阶段:首先合成嘌呤核苷酸的共同前体 IMP,然后由 IMP 转化为 AMP 和 GMP。

(一) 嘌呤核苷酸从头合成途径先合成 IMP

IMP 的合成包括 11 步反应(图 15-4)。

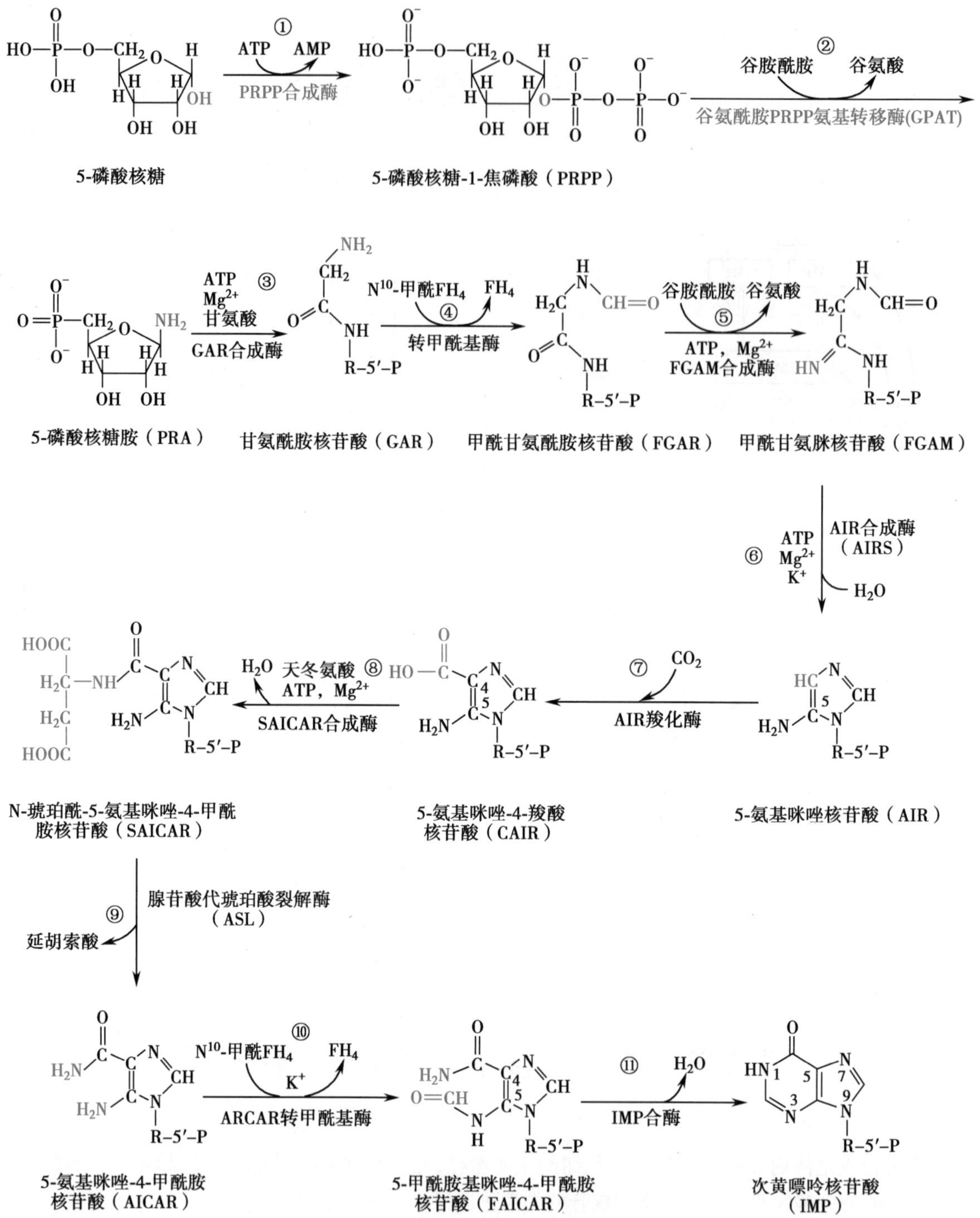

图 15-4 次黄嘌呤核苷酸的从头合成

①来源于磷酸戊糖途径的 5- 磷酸核糖在 PRPP 合成酶(又称 PRPP 激酶,PRPPK)的催化下将一分子焦磷酸从 ATP 转移到 5- 磷酸核糖的 C-1 上,形成 PRPP。②在谷氨酰胺 -PRPP 酰胺转移酶(glutamine-PRPP amidotransferase,GPAT)催化下,谷氨酰胺侧链的氨基代替了 PRPP C-1 的焦磷酸基团,形成 5- 磷酸核糖胺(PRA)。该反应为嘌呤核苷酸从头合成的关键步骤。PRA 极不稳定,pH 7.5 条件下其半衰期只有 30 秒。③PRA 在甘氨酰胺核苷酸(GAR)合成酶催化下消耗 ATP 经甘氨酸酰化生成 GAR。④N^{10}- 甲酰四氢叶酸的甲酰基转移到 GAR,形成甲酰甘氨酰胺核苷酸(FGAR)。⑤在 ATP 存在时,FGAR 接受谷氨酰胺的氨基转变为甲酰甘氨脒核苷酸(FGAM)。⑥FGAM 脱羟基并成环,得到 5- 氨基咪唑核苷酸(AIR)。⑦CO_2 掺入并成为嘌呤环上的 C-6,产生 5- 氨基咪唑 -4- 羧酸核苷酸(CAIR)。⑧天冬氨酸继续添加到嘌呤环中,缩合得到 5- 氨基咪唑 -4-(N- 琥珀基)甲酰胺核苷酸(SAICAR)。⑨ SAICAR 脱去一分子延胡索酸,分解转变为 5- 氨基咪唑 -4- 甲酰胺核苷酸(AICAR)。⑩ N^{10}- 甲酰四氢叶酸供给甲酰基,使 AICAR 转变为 5- 甲酰胺基咪唑 -4- 甲酰胺核苷酸(FAICAR)。⑪第二个环中的甲酰基与氨基 N 原子脱水环化得到 IMP。

PPRP 是嘌呤从头合成过程中的第一个中间物,同时也是嘌呤和嘧啶核苷酸从头合成过程中所需的共同 5- 磷酸核糖供体。这 11 步从头合成反应共消耗 5 个 ATP 分子。

(二) AMP 和 GMP 可由 IMP 转变得到

IMP 在腺苷酸代琥珀酸合成酶(ASS)作用下利用 GTP 供能与天冬氨酸反应生成腺苷酸代琥珀酸(AS),中间产物 AS 随即在 AS 裂解酶的催化下分解成 AMP 和延胡索酸。IMP 在 IMP 脱氢酶(IMPD)催化下氧化生成黄嘌呤核苷酸(xanthosine monophosphate,XMP),XMP 再由鸟苷酸合成酶(GMPS)经氨基化生成 GMP(图 15-5)。AMP 和 GMP 经磷酸化又可得到相应的二磷酸产物和三磷酸产物。

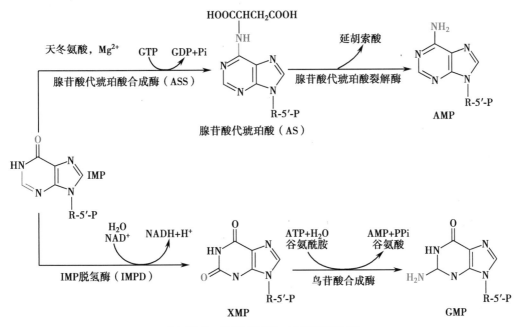

图 15-5　IMP 转变为 AMP 和 GMP

二、嘌呤核苷酸的补救合成途径存在两种方式

嘌呤核苷酸的补救合成代谢利用游离的嘌呤碱或嘌呤核苷合成嘌呤核苷酸。

(一) 嘌呤碱与 PRPP 经磷酸核糖转移酶催化生成嘌呤核苷酸

嘌呤与 PRPP 可以在相应磷酸核糖转移酶的催化下生成核苷酸。腺嘌呤、次黄嘌呤和鸟嘌呤与 PRPP 分别生成 AMP、IMP 和 GMP,其中 PRPP 提供磷酸核糖。两个重要的酶参与了上述过程,即腺嘌呤磷酸核糖转移酶(adenine phosphoribosyl transferase,APRT)和次黄嘌呤 - 鸟嘌呤磷酸核糖转移酶(hypoxanthine-guanine phosphoribosyl transferase,HGPRT)。反应式如下:

$$腺嘌呤 + PRPP \xrightarrow{APRT} AMP + PPi$$

$$次黄嘌呤 + PRPP \xrightarrow{HGPRT} IMP + PPi$$

$$鸟嘌呤 + PRPP \xrightarrow{HGPRT} GMP + PPi$$

嘌呤核苷酸的补救合成途径是脑和骨髓合成核苷酸的唯一来源,因此 HGPRT 成为补救途径的关键酶。

请阅读数字资源 "03 拓展阅读:杂交瘤技术与核苷酸合成代谢酶互补"。

(二) 腺嘌呤核苷经核苷激酶催化可得到 AMP

人体内腺嘌呤核苷还可以在腺苷激酶催化下,利用 ATP 提供的磷酸基团实现磷酸化并得到腺嘌呤核苷酸。

$$腺嘌呤核苷 + ATP \xrightarrow{腺苷激酶} AMP + ADP$$

生物体内除腺苷激酶外,缺乏其他嘌呤核苷的激酶。嘌呤核苷酸补救合成途径中主要以磷酸核糖转移酶催化的反应为主。

三、嘌呤核苷酸可以相互转变

体内嘌呤核苷酸可以相互转化。IMP 可以转变成 AMP、XMP 和 GMP,而 AMP 和 GMP 也可以转变成 IMP。AMP 与 GMP 之间可以实现相互转变。

四、嘌呤核苷酸的合成代谢受反馈抑制调节

从头合成是嘌呤核苷酸的主要来源途径,但是合成过程要消耗大量原料和能量。因此,精准的调控体系不仅对合成过程具有重要意义,而且可以实现对原料和能量的有效利用。该过程中主要涉及反馈抑制调节(图 15-6,数字资源 "04 嘌呤核苷酸从头合成的调节")。

嘌呤核苷酸从头合成途径的主要调控环节是第一步合成 PRPP 和第二步 PRA 的生成,关键酶分别为:PRPP 合成酶(PRPPK)和 GPAT。一方面产物 IMP、AMP 和 GMP 等可分别负反馈抑制这两个酶的活性;而另一方面,底物 5- 磷酸核糖(R-5′-P)、ATP 可正反馈激活 PRPPK;PRPP 可以促进 GPAT 的活性,加速 PRA 的产生。GPAT 是一个别构酶,其活化结构为单体,形成二聚体会导致失活。IMP、AMP 和 GMP 能够促进其从活化向失活结构的过渡,从而抑制 GPAT 的活性。实际上,嘌呤核苷酸合成过程中,PRPPK 比 GPAT 更重要。

由 IMP 向 AMP 与 GMP 转化的起始反应也是负反馈抑制的调节位点(GMP 反馈抑制 IMPD;AMP 反馈抑制 ASS)。此外,IMP 转化为 AMP 时需要 GTP,转化为 GMP 时需要 ATP 的作用。GTP 促进 AMP 的生成,ATP 促进 GMP 的生成。过量的 AMP 抑制 AMP 的生成,不影响 GMP 的合成;同样,过量的 GMP 抑制 GMP 的生成,不影响 AMP 的合成。这种复杂的交互调节可维持 ATP 与 GTP 的平衡。

嘌呤核苷酸的补救合成途径也存在反馈抑制调节:APRT 受 AMP 的反馈抑制,而 HGPRT 受 IMP 与 GMP 的反馈抑制。

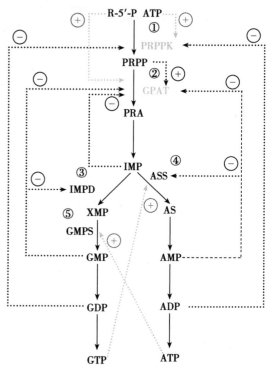

图 15-6　嘌呤核苷酸从头合成的调节

五、嘌呤核苷酸经分解代谢产生尿酸

核苷酸在核苷酸酶的作用下水解成核苷和磷酸。核苷经核苷磷酸化酶作用,磷酸解生成游离的嘌呤碱和核糖 -1- 磷酸。核糖 -1- 磷酸可在磷酸核糖变位酶的作用下转变成核糖 -5- 磷酸,参与磷酸戊糖途径;嘌呤碱可参加补救合成,或进一步氧化。腺嘌呤转化为次黄嘌呤,与鸟嘌呤一同转变为黄嘌呤,在黄嘌呤氧化酶的作用下生成尿酸(uric acid)。尿酸是人体内嘌呤碱分解代谢终产物,随尿液排出体外。嘌呤核苷酸的分解代谢主要在肝、小肠和肾进行,在这些脏器中黄嘌呤氧化酶活性较高。嘌呤脱氧核苷酸也通过相同的途径进行分解代谢(图 15-7)。

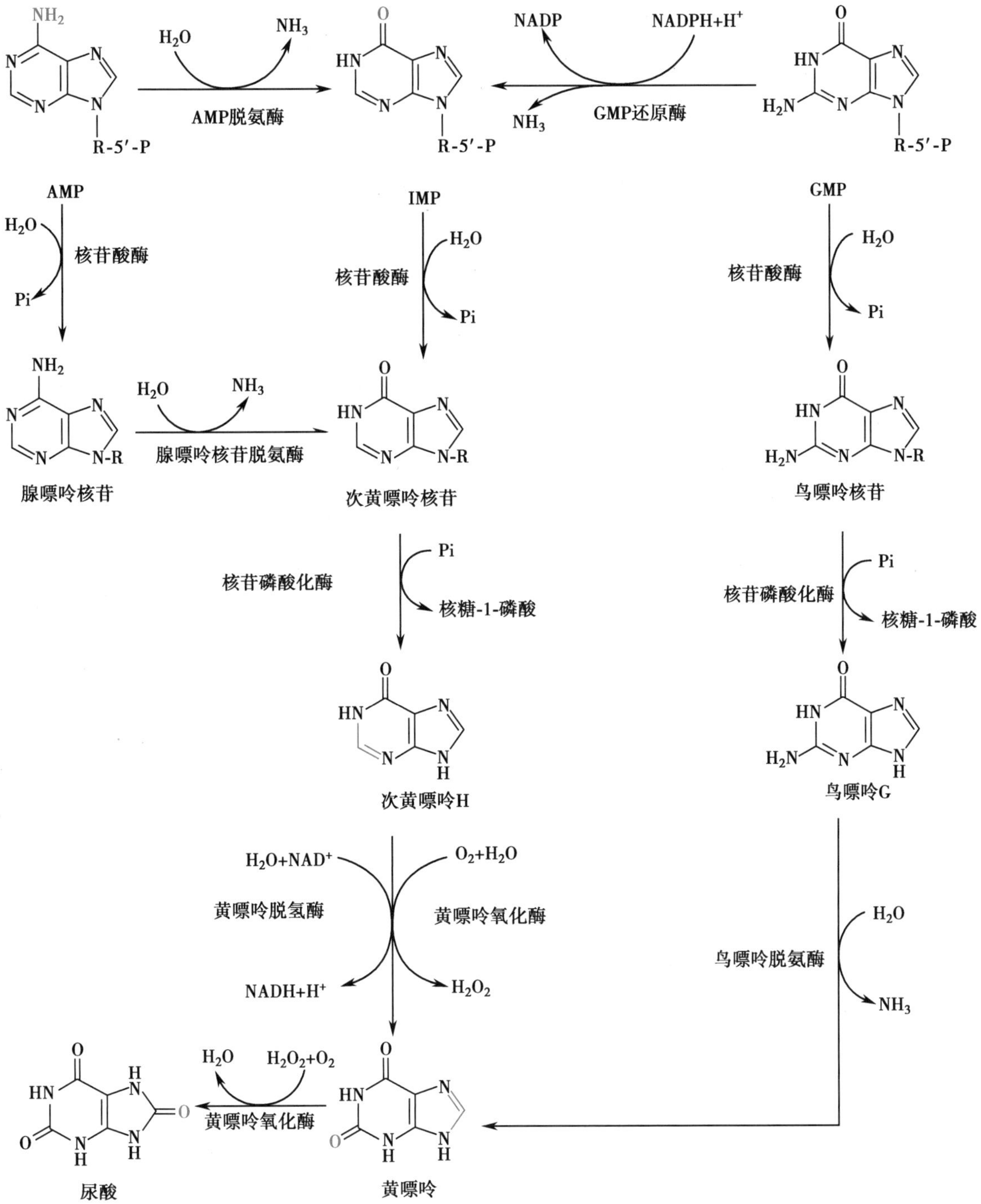

图 15-7 嘌呤核苷酸的分解代谢

第三节 嘧啶核苷酸的合成与分解代谢

嘧啶核苷酸的合成也以从头合成途径为主,过程较为简单。其分解是在酶的作用下,代谢生成可溶性的小分子产物。

一、嘧啶核苷酸的从头合成先合成嘧啶环

与嘌呤核苷酸从头合成不同,嘧啶核苷酸从头合成途径首先合成含有嘧啶环的乳清酸(orotic acid,OA),再与 PRPP 结合成为乳清酸核苷酸(OMP),最后生成 UMP。胞嘧啶核苷酸、胸腺嘧啶核苷酸可由 UMP 转变而来。嘧啶环的合成原料来自谷氨酰胺、CO_2 和天冬氨酸(见图 15-1)。肝是合成嘧啶核苷酸的主要器官,反应过程在胞质和线粒体进行。

（一）UMP 的从头合成可分为 6 步反应

6 步反应过程包括:①嘧啶环的合成起始于氨基甲酰磷酸(carbamoyl phosphate,CP)的生成。谷氨酰胺、CO_2 和 ATP 在胞质中,经氨基甲酰磷酸合成酶Ⅱ(CPS Ⅱ)催化生成氨基甲酰磷酸,谷氨酰胺的酰胺 N 原子为氮源。肝线粒体中 CPS Ⅰ可催化氨基甲酰磷酸的生成,作为尿素合成的原料。CPS Ⅰ与 CPS Ⅱ是两种不同的氨基甲酰磷酸合成酶,其区域性分布保证了不同途径中氨基甲酰磷酸的合成。②产生的氨基甲酰磷酸在天冬氨酸氨基甲酰转移酶(aspartate transcarbamylase,ATCase)的催化下,与天冬氨酸结合生成氨基甲酰天冬氨酸。③氨基甲酰天冬氨酸在二氢乳清酸酶催化下脱水环化形成二氢乳清酸。④二氢乳清脱氢氧化生成乳清酸(OA)。⑤乳清酸并不是合成核苷酸的嘧啶碱,经乳清酸磷酸核糖转移酶催化与 PRPP 结合,生成乳清酸核苷酸(OMP)。⑥乳清酸核苷酸经乳清酸核苷酸脱羧酶催化脱去羧基,形成 UMP(图 15-8)。

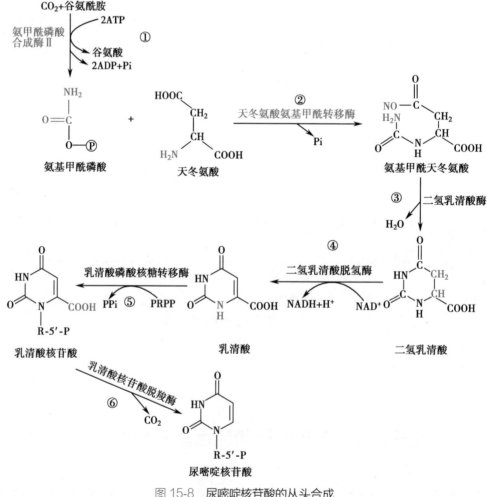

图 15-8　尿嘧啶核苷酸的从头合成

　　哺乳动物中,嘧啶核苷酸从头合成过程前 3 步反应涉及的酶,即氨基甲酰磷酸合成酶Ⅱ(CPS Ⅱ)、天冬氨酸氨基甲酰转移酶(ATCase)和二氢乳清酸酶,位于胞质内同一多功能酶的不同结构域。二氢乳清酸脱氢酶位于线粒体,而催化后两步反应的乳清酸磷酸核糖转移酶和乳清酸核苷酸脱羧酶则位于胞质内另一多功能酶的同一肽链。这些多功能酶体对高效、均一地催化嘧啶核苷酸的合成很有益处。

(二) CTP 来源于 UTP 的氨基化,dTMP 来源于 dUMP 的甲基化

　　CTP 的合成是在核苷三磷酸的水平上进行的,UMP 经尿苷酸激酶和核苷二磷酸激酶的连续磷酸化作用,生成 UTP;UTP 在 CTP 合成酶(CTPS)的催化下,消耗一分子 ATP,接受谷氨酰胺的 δ- 氨基成为 CTP。dTMP 由 dUMP 甲基化获得,反应由胸苷酸合酶(thymidylate synthase)催化,N^5, N^{10}- 甲烯四氢叶酸作为甲烯基供体。dUMP 可来自两个途径:一是 dUDP 的水解脱磷酸,二是 dCMP 的脱氨基,以后一种为主。由 UMP 合成 CTP 和 dTMP 的反应过程见图 15-9。

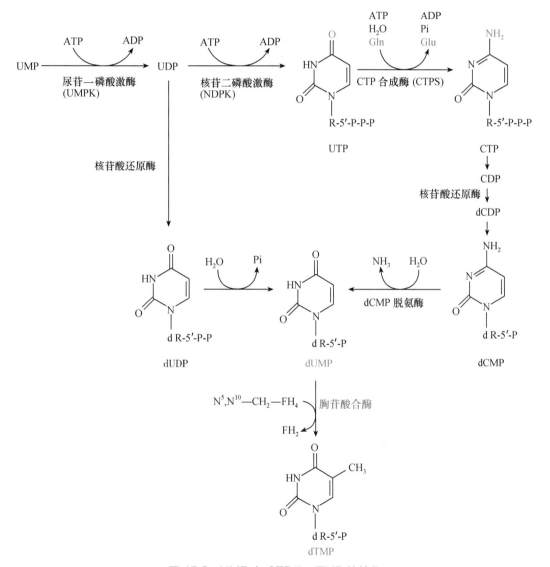

图 15-9　UMP 向 CTP 和 dTMP 的转化

二、嘧啶核苷酸的补救合成与嘌呤核苷酸的补救合成类似

嘧啶核苷酸的补救合成途径和嘌呤核苷酸的补救合成过程类似。

(一)部分嘧啶碱与 PRPP 经嘧啶磷酸核糖转移酶催化生成嘧啶核苷酸

参与嘧啶核苷酸补救合成的主要酶是嘧啶磷酸核糖转移酶。它与前述的乳清酸磷酸核糖转移酶是同一种酶，能够利用尿嘧啶、胸腺嘧啶及乳清酸作为底物，与 PRPP 生成相应的嘧啶核苷酸，但对胞嘧啶不起作用。

$$嘧啶 \ + \ PRPP \xrightarrow{\text{嘧啶磷酸核糖转移酶}} 嘧啶核苷酸 \ + \ PPi$$

(二)嘧啶核苷可由嘧啶核苷激酶催化得到嘧啶核苷酸

嘧啶核苷激酶可催化嘧啶核苷转变成嘧啶核苷酸。尿苷激酶(uridine kinase)催化尿嘧啶核苷及胞嘧啶核苷生成 UMP 和 CMP；而胸苷激酶(thymidine kinase, TK)催化脱氧胸苷生成 dTMP，反应分别如下。

$$\begin{array}{l}尿嘧啶核苷 \\ 胞嘧啶核苷\end{array} + \ ATP \xrightarrow{\text{尿苷激酶}} \begin{array}{l}UMP \\ CMP\end{array} + \ ADP$$

$$脱氧胸苷 \ + \ ATP \xrightarrow{\text{腺苷激酶}} dTMP \ + \ ADP$$

胸苷激酶的活性与细胞增殖状态密切相关，此酶在正常肝中活性很低，再生肝中活性升高，在恶性肿瘤中该酶活性明显升高并与恶性程度相关。

三、嘧啶核苷酸的合成代谢受精细调节

天冬氨酸氨基甲酰转移酶(ATCase)是细菌中调节嘧啶核苷酸从头合成过程的关键酶；对哺乳动物而言，CPS Ⅱ则至关重要。这两种酶都受到反馈抑制调节。此外，哺乳动物体内嘧啶核苷酸 UMP 合成过程的两个多功能酶均受到阻遏和去阻遏这两种方式的调节。嘌呤和嘧啶核苷酸的合成过程都涉及 PRPP 合成酶，它同时受到来自嘌呤和嘧啶核苷酸合成过程的调控，维持着嘌呤和嘧啶核苷酸合成过程协调、平行地进行。

(一)底物的去阻遏作用增强酶的表达促进嘧啶核苷酸合成

嘧啶核苷酸代谢过程中底物对催化反应的酶具有去阻遏(激活)作用。如 ATP 可激活 PRPP 合成酶和 CPS Ⅱ基因表达，PRPP 激活乳清酸磷酸核糖转移酶(OPRT)基因表达，它们均可促进嘧啶核苷酸的合成。

(二)产物的反馈抑制酶活性调节嘧啶核苷酸合成

某些嘧啶、嘌呤核苷酸产物可通过反馈抑制相应酶的活性，从而调节嘧啶核苷酸的合成。主要的四种反馈抑制如下：①UMP 反馈抑制氨基甲酰磷酸合成酶Ⅱ(CPS Ⅱ)；②UMP 和 CTP 反馈抑制天冬氨酸氨基甲酰转移酶(ATCase)；③嘧啶核苷酸及嘌呤核苷酸的合成途径产物可反馈抑制 PRPP 合成酶；④CTP 反馈抑制 CTP 合成酶(CTPS)。通过上述反馈抑制不仅可使嘧啶核苷酸合成代谢受到精细调节，而且使得嘧啶核苷酸与嘌呤核苷酸合成途径协调进行。

四、嘧啶核苷酸经分解产生可溶性小分子物质

嘧啶核苷酸首先通过核苷酸酶和核苷磷酸化酶的作用，脱去磷酸及核糖，产生嘧啶碱。胞嘧啶在脱氨基作用下转变为尿嘧啶。尿嘧啶还原为二氢尿嘧啶，再水解开环，最终可生成可溶性小分子物

质,如 NH_3、CO_2 和 β- 丙氨酸。胸腺嘧啶分解成 β- 氨基异丁酸(β-aminoisobutyric acid),可直接随尿排出或进一步分解为 CO_2 和水(图 15-10)。食入含 DNA 丰富的食物、肿瘤患者经放射线治疗或化学治疗后,尿中 β- 氨基异丁酸排出量增多。

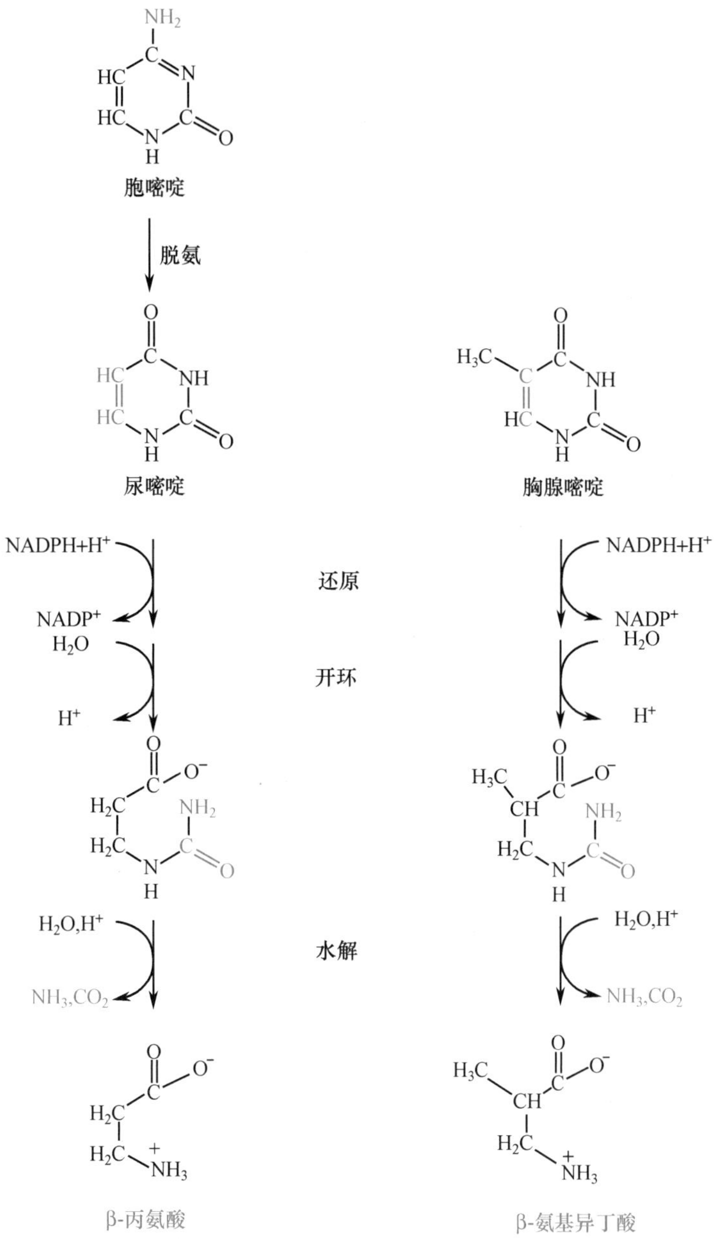

图 15-10 嘧啶核苷酸的分解代谢

嘧啶碱的分解代谢主要在肝中进行,与嘌呤碱的分解产物尿酸不同,嘧啶碱的分解产物均易溶于水。

第四节 体内核苷酸的转化

体内脱氧核糖核苷酸来自核糖核苷酸转变生成,而多种核苷酸可以相互转变,以保持彼此平衡。

一、核糖核苷二磷酸还原生成脱氧核糖核苷酸

DNA 由各种脱氧核糖核苷酸组成,细胞分裂旺盛时,脱氧核苷酸含量明显增加,以适应合成 DNA 的需要。体内脱氧核糖核苷酸所含的脱氧核糖并非先合成,再与相应碱基和磷酸连接,而是由相应核糖核苷酸在 D-核糖的 C-2′ 处直接还原生成。该反应是在核苷二磷酸(NDP)水平上由核糖核苷酸还原酶催化下进行的,还原型辅酶Ⅱ(NADPH)是 H 供体。核糖核苷酸还原酶从 NADPH 获得电子时,需要硫氧化还原蛋白作为电子载体,所含的巯基在核糖核苷酸还原酶作用下氧化为二硫键。后者再经硫氧化还原蛋白还原酶(thioredoxin reductase)的催化,重新生成还原型的硫氧化还原蛋白,由此构成一个复杂的酶体系(图 15-11)。在 DNA 合成旺盛、分裂速度较快的细胞中,核糖核苷酸还原酶体系活性较强。

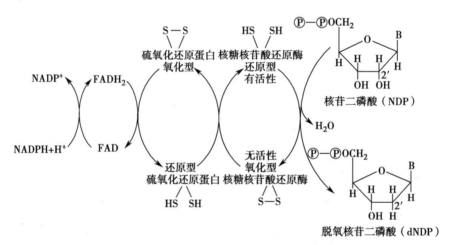

图 15-11 脱氧核苷二磷酸的合成过程

核糖核苷酸还原酶由 α、β 两个亚基构成 $α_2β_2$ 二聚体,这两个二聚体结合并有 Mg^{2+} 存在时才能发挥酶活性。核糖核苷酸还原酶存在酶活性调节位点,该位点影响整个酶的活性,ATP 结合时可使酶活化,dATP 可抑制该酶活性。同时还存在底物特异性位点,使得该酶受到底物激活调控(图 15-12)。

脱氧核苷酸浓度的调节除了可以通过调控核苷酸还原酶的活性来实现,还可以通过各种三磷酸核苷对还原酶的别构调节来调控不同脱氧核苷酸生成。如上所述,体内 4 种 NDP 经还原反应生成相应的 dNDP,再磷酸化生成 dNTP。dATP 是以上四个反应的负调控信号。当某个特定的 NDP 在核糖核苷酸还原酶催化下还原成 dNDP 时,需要特异 NTP 来促进该反应的发生,同时其他的 NTP 又能抑制该酶的活性,以此维持各种脱氧核糖核苷酸合成反应的平衡进行(表 15-1)。而 dTMP 是由 dUMP 在胸苷酸合酶催化下进行甲基化反应转变得到的,该反应发生在核苷一磷酸水平。

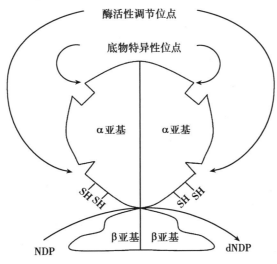

图 15-12 核糖核苷酸还原酶的结构

表 15-1 核糖核苷酸还原酶的别构调节

作用物	主要促进剂	主要抑制剂
CDP	ATP	dATP、dGTP、dTTP
UDP	ATP	dATP、dGTP
ADP	dGTP	dATP、ATP
GDP	dTTP	dATP

二、核苷二磷酸和核苷三磷酸可以相互转化

四种核苷一磷酸(或脱氧核苷一磷酸)可以分别在特异的核苷一磷酸激酶作用下,由 ATP 供给磷酸基,转变成核苷二磷酸(或脱氧核苷二磷酸)。从各种生物体内分离纯化出来的且具有上述功能的激酶都可以催化此类反应。例如 AMP 激酶可以使 AMP 转化为 ADP。

$$AMP + ATP \xrightleftharpoons{AMP激酶} ADP + ADP$$

核苷二磷酸与核苷三磷酸也可以在核苷二磷酸激酶(NDP kinase)的催化下实现相互转变。核苷二磷酸激酶的特异性不如核苷一磷酸激酶高,NDP 激酶可以催化所有嘌呤和嘧啶的核糖或脱氧核糖的核苷二磷酸和核苷三磷酸之间的转化。

$$XDP + YTP \xrightleftharpoons{核苷二磷酸激酶} XTP + YDP$$

第五节 核苷酸代谢与医学

核苷酸代谢与医学关系密切,其相关研究具有重要的理论和实践意义。
请阅读数字资源"05 拓展阅读:人类历史上第一例基因治疗"。

一、核苷酸代谢障碍可引发多种疾病

(一) 多种遗传性疾病与核苷酸代谢缺陷有关

人类的多种遗传性疾病由核苷酸代谢缺陷导致,其中对 Lesch-Nyhan 综合征和重症联合免疫缺陷两种疾病的相关研究较为深入。

1. HGPRT 缺陷可导致 Lesch-Nyhan 综合征 Lesch-Nyhan 综合征(Lesch-Nyhan syndrome)与 HGPRT 基因功能的缺失密切相关。HGPRT 是嘌呤核苷酸补救合成的关键酶,其基因位于 Xq26.1,该疾病具有伴性遗传模式。HGPRT 基因缺陷可引起嘌呤核苷酸补救合成途径障碍,脑合成嘌呤核苷酸能力低下,造成中枢神经系统发育不良,患者表现出严重的痛风症状和神经系统功能障碍,重症病例表现出举止异常、自己咬口唇和手指,因而又被称为"自毁容貌症",患者一般寿命不超过 20 岁。

2. 腺苷脱氨酶缺陷引起重症联合免疫缺陷 部分隐性重症联合免疫缺陷(severe combined immuno-deficiency,SCID)遗传病患者与腺苷脱氨酶(adenosine deaminase,ADA)的缺陷密切相关。ADA 基因位于 20q12—q13.11,该酶在体内催化腺嘌呤核苷和脱氧腺嘌呤核苷转化为次黄嘌呤核苷和脱氧次黄嘌呤核苷。ADA 的缺陷会引起腺嘌呤核苷酸及其二磷酸和三磷酸衍生物的堆积,抑制核苷酸还原酶活性,导致脱氧核苷酸的锐减,严重影响 DNA 合成,继而导致 B 细胞和 T 细胞的联合缺陷。患者胸腺萎缩,免疫功能低下,骨骼发育异常。

3. 乳清酸尿症与嘧啶核苷酸代谢异常有关 嘧啶核苷酸降解终产物溶解性良好,其代谢相关的疾病较少见。乳清酸尿症是嘧啶核苷酸从头合成途径酶缺陷所致的常染色体隐性遗传病。此病有两种类型。I 型乳清酸尿症源于乳清酸磷酸核糖转移酶和乳清酸核苷酸脱羧酶(两基因都位于 3q13)的缺陷,它们是 UMP 合成最后两步反应所需的酶。这两种酶的缺陷会引起乳清酸代谢障碍,嘧啶合成减少,RNA 和 DNA 合成不足,导致患者血中乳清酸堆积、尿中排出多量乳清酸,出现发育不良,严重的低色素红细胞和巨幼红细胞性贫血,白细胞减少等症状。II 型乳清酸尿症仅源于乳清酸核苷酸脱羧酶的缺陷,症状较轻,尿中主要出现乳清酸核苷酸。临床上可应用胞嘧啶核苷和尿嘧啶核苷,通过自身核苷酸激酶的催化来补充 UMP 的合成,减少乳清酸等中间物的堆积,得到较好的疗效。

(二) 高尿酸血症可引起痛风

尿酸是人体嘌呤分解代谢的终产物,水溶性较差。血中尿酸水平超过溶解能力称为高尿酸血症(hyperuricemia)。组织中的尿酸盐晶体易沉积,痛风(gout)石是尿酸盐是皮下组织形成的沉积物,无明显症状。持续性高尿酸血症易引起痛风性关节炎,是尿酸盐结晶沉积于关节处引起的炎症反应。

痛风可能是一种多基因病,多见于成年男性,有家族遗传倾向性。可能涉及的基因有 HGPRT、PRPP 合成酶、GPAT(基因位于 4q12)、葡萄糖 -6- 磷酸酶(基因位于 17q21)和黄嘌呤氧化酶(基因位于 2p23—p22)。大多数高尿酸血症患者是由肾中尿酸排泄减少所导致的,仅有 10% 患者是由于尿酸生成过多。HGPRT 的部分缺陷会影响嘌呤核苷酸的补救合成,导致生成的 IMP、GMP 和 GDP 减少,削弱对嘌呤核苷酸从头合成途径中 PRPP 合成酶和 GPAT 的抑制作用,导致嘌呤核苷酸从头合成增强。糖原累积症 I 型也会导致尿酸的过量产生,该疾病由葡萄糖 -6- 磷酸酶缺陷所致,该酶的缺陷导致葡萄糖 -6- 磷酸转化为葡萄糖的反应过程受阻,继而转向磷酸戊糖途径生成过多的 5- 磷酸核糖(PRPP 的合成原料)。

此外,从膳食中摄入过量富含嘌呤的食物,白血病和肿瘤中核苷酸的过量降解,以及由于肾病引发的尿酸排泄障碍都是痛风的可能成因。

临床上常用别嘌呤醇(allopurinol)治疗痛风。别嘌呤醇与次黄嘌呤的结构类似,只是分子中 N_7 和 C_8 互换了位置,可抑制黄嘌呤氧化酶,因而抑制尿酸的生成。此外,别嘌呤醇可与 PRPP 反应生成别嘌呤核苷酸,一方面消耗 PRPP,另一方面别嘌呤核苷酸与 IMP 结构相似,可反馈抑制嘌呤核苷酸从头合成的酶,最终抑制尿酸的生成。

二、抗代谢物的作用机制主要在于阻断核苷酸合成途径

（一）常见抗代谢物多为核苷酸代谢过程重要底物或辅酶的类似物

肿瘤治疗中常使用抗代谢物,其作用机制主要在于阻断核苷酸的合成。核苷酸的抗代谢物是嘌呤、嘧啶、氨基酸、核苷和叶酸的类似物(图 15-13)。

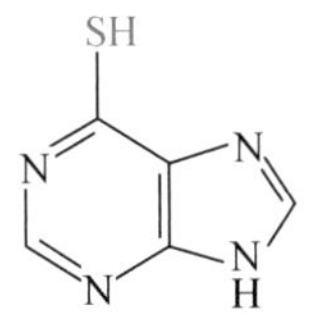

6- 巯基嘌呤 (6-MP)

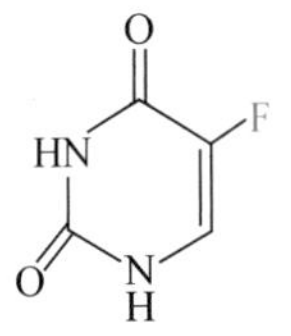

5- 氟尿嘧啶（5-FU）

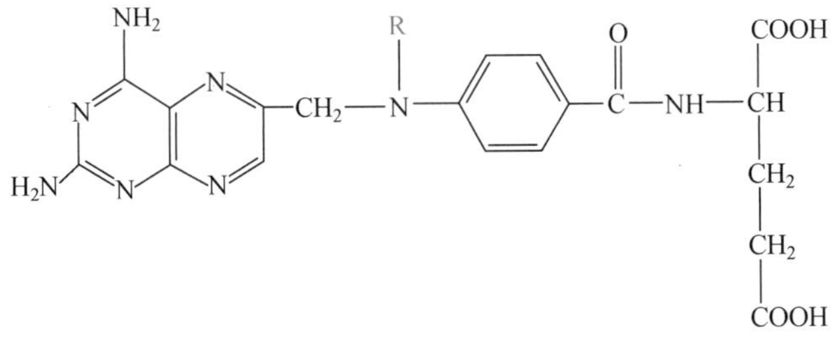

R=H　氨基蝶呤（AP）

R=CH₃　氨甲蝶呤（MTX）

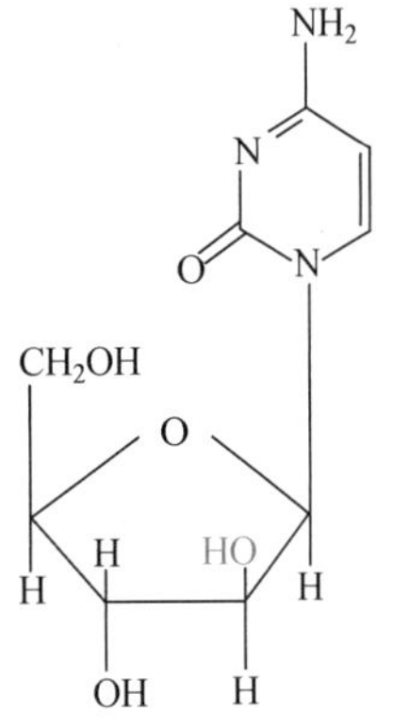

阿糖胞苷（araC）

图 15-13　常见抗代谢物的结构式

（二）抗代谢物也可影响代谢旺盛的正常细胞

抗代谢物会竞争性抑制和干扰核苷酸合成代谢,或"以假乱真"掺入核酸中,从而阻止核酸和 / 或蛋白质的生物合成。这些核苷酸类似物是研究代谢途径的有效工具,也可用于肿瘤治疗。肿瘤细胞生长代谢旺盛,因而抗代谢物可有效杀伤肿瘤细胞。但是,抗代谢物也会影响体内代谢旺盛的正常组织细胞。由抗代谢物引起的白细胞、红细胞和血小板减少,厌食、恶心、呕吐及脱发等副作用,分别是其作用于正常骨髓造血细胞、消化道上皮细胞和毛囊细胞的结果。

（三）常见抗代谢物涉及多种作用机制

1. 嘌呤类似物 6- 巯基嘌呤　6- 巯基嘌呤(6-mercaptopurine,6-MP)是次黄嘌呤类似物,可反馈抑制谷氨酰胺 -PRPP 氨基转移酶(GPAT)而干扰磷酸核糖胺的形成,从而阻断嘌呤核苷酸的从头合成;它经过磷酸核糖化可得到 6-MP 核苷酸,抑制 IMP 向 AMP 和 GMP 的转化;同时还可以抑制 HGPRT 活性阻断补救合成途径。主要用于急性淋巴细胞白血病的维持治疗,大剂量对绒毛膜上皮癌亦有较好的疗效。

2. 嘧啶类似物 5- 氟尿嘧啶　5- 氟尿嘧啶(5-FU)的结构与胸腺嘧啶相似,它在体内可转变为脱氧核糖氟尿嘧啶核苷一磷酸(FdUMP)和氟尿嘧啶核苷三磷酸(FUTP)。FdUMP 是 dTMP 合酶的抑制剂,可使 dTMP 合成受阻,DNA 合成受到影响;FUTP 掺入 RNA 分子后,异常的结构会破坏 RNA 的功能,因而干扰蛋白质的合成。临床上对消化系统肿瘤(食管癌、胃癌、肠癌、胰腺癌、肝癌)和乳腺癌

疗效较好。

3. 核苷类似物阿糖胞苷　改变了核糖结构的核苷类似物也是一类重要的抗肿瘤药物。阿糖胞苷能抑制 CDP 还原为 dCDP,从而阻碍 DNA 的合成,也可掺入 DNA 中干扰复制。临床上用于治疗成人急性粒细胞性白血病或单核细胞白血病。

4. 叶酸类似物氨基蝶呤和氨甲蝶呤　氨基蝶呤和氨甲蝶呤(methotrexate,MTX)都是叶酸类似物,能竞争性抑制二氢叶酸还原酶活性,使二氢叶酸不能还原为四氢叶酸,嘌呤核苷酸和 dTMP 的合成受阻,核酸合成障碍,故能够干扰蛋白质的合成。临床用于治疗儿童急性白血病和绒毛膜上皮癌。

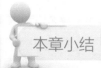

本章小结

核苷酸及其衍生物作为核酸合成的基本原料和多种辅酶的组成成分,参与机体能量代谢、细胞信号转导、生理功能的调节以及各种生物合成过程。

膳食来源的核酸和核苷酸在消化吸收的过程中大量降解,体内核苷酸主要依赖于内源性合成。核苷酸的合成代谢有从头合成和补救合成两种途径。从头合成利用简单前体分子(如氨基酸、一碳单位和磷酸核糖等),经过一系列酶促反应合成核苷酸。补救合成利用体内核苷酸降解产生的游离碱基或核苷,经过简单的反应合成核苷酸。从头合成是体内核苷酸合成代谢的主要途径。

核苷酸可分解产生磷酸、戊糖和碱基。嘌呤分解代谢的终产物为尿酸。嘧啶分解后产生的 β- 氨基酸可随尿排出或进一步代谢。核苷酸分解代谢中间产物,如碱基、核苷可被重新利用,参加补救合成代谢。

体内脱氧核糖核苷酸通过核糖核苷二磷酸还原生成,核苷二磷酸和核苷三磷酸之间可以相互转化。

核苷酸代谢紊乱会引起严重遗传性疾病及痛风等。目前人们已经得到多种抗代谢物用于肿瘤治疗,这些抗代谢物一般为嘌呤、嘧啶、叶酸和氨基酸类似物,可以竞争性抑制和干扰核苷酸的合成,抑制肿瘤恶性增殖。

思考题

1. 结合核苷酸的生物学功能,请绘制核苷酸在代谢网络中的作用机制图。
2. 请列表比较嘌呤核苷酸合成代谢与嘧啶核苷酸合成代谢的原料、细胞内定位、基本过程、特点、关键酶与调控环节。
3. 已知核苷酸代谢障碍可引发多种疾病,请在核苷酸代谢框架图上绘制疾病发病分子机制的作用位点。
4. 列表比较常见抗代谢物及其作用机制。

(李 凌)

第十六章
能 量 代 谢

　　能量是生命活动的保障,机体所用的能量主要是化学能,由食物中的营养物质提供。食物中的营养物质包括碳水化合物、脂肪、蛋白质等,它们在生物体内通过氧化分解反应可降解为简单的小分子化合物,如葡萄糖、氨基酸、乳酸、CO_2、NH_3 等。此过程不仅为机体提供代谢所需的重要化合物,而且释放能量,产生热能和生成 ATP 等。ATP、GTP、UTP、CTP 等都是机体重要的能量载体,通过水解磷酸酯键等方式提供能量、参与体内的各种生物化学反应过程。机体通过氧化分解产生的能量形式主要是 ATP,而 ATP 与 GTP、UTP、CTP 间可以相互转换,因此 ATP 是能量代谢的核心。与氧化分解过程相反,生物合成则是利用简单的小分子化合物合成机体需要的大分子化合物。合成反应是耗能过程,由 ATP 等提供能量,如 ATP 几乎参与所有的合成反应,而 GTP 在氨基酸合成蛋白质的过程中发挥供能作用,UTP 则在葡萄糖形成多糖的过程中参与活性葡萄糖的合成等。因此,通过氧化还原反应进行物质的分解与合成、能量的产生与消耗,这种循环转化使机体能够完成各种生命活动。

　　生物体内物质被氧化分解的过程统称为生物氧化(biological oxidation)。发生在线粒体内的生物氧化是将各种营养物质通过一系列的酶促反应进行氧化分解,产生 CO_2 和水,并释放能量。在此过程中,营养物质经柠檬酸循环或其他代谢途径进行氧化分解时发生脱氢反应,产生的氢原子以还原当量 $NADH+H^+$ 或 $FADH_2$ 的形式存在,此还原当量中的氢($H \leftrightarrow H^+ + e^-$)最终氧化为水的过程也是电子的氧化过程。机体进行有氧呼吸时,将 $NADH+H^+$ 或 $FADH_2$ 携带的电子通过由一系列蛋白组成的电子传递链进行连续的氧化还原反应,电子最终传递至氧分子,而氢质子与得到电子的氧分子结合生成水。电子在氧化传递的过程中释放能量、促进 ADP 与磷酸结合生成 ATP。

第一节　生物氧化反应与能量代谢

　　物质可通过加氧、脱氢、失去电子的方式被氧化,也可以通过脱氧、加氢、获得电子的方式被还原。某个物质失去的电子的同时另一个物质会接受电子,因此氧化反应与还原反应总是相伴进行。物质通过氧化还原反应进行代谢时,伴随着能量的产生与利用,即能量代谢。机体内营养物质的氧化分解是产生能量的重要环节,与自然界发生的氧化反应不同的是,体内的生物氧化反应条件温和,反应需在酶的催化下逐步进行。机体的营养物质经过酶催化的生物氧化反应逐步被氧化、释放能量,同时能量的捕获和利用也逐步进行,最终产生各种代谢小分子产物,以及热能、能量化合物 ATP 和水等。生物氧化反应的本质是电子得失过程,此过程既需要酶作为催化剂,也需要还原性物质、传递电子/氢的载体,以及氧分子(接受电子和质子生成水)和 ADP(捕获能量用于生成 ATP)。机体内很多小分子有机化合物如 $NAD(P)H+H^+$、$FADH_2$ 等都是还原性物质,可以通过传递氢原子($H^+ + e^-$),进行质子和电子的传递而发生氧化还原反应,称之为还原当量,通常将 1mmol 的氢原子(含 1 个氢质子和 1 个电子)

称为1个还原当量。金属离子、小分子有机化合物等是重要的电子或氢的载体,通过传递电子/氢参与生物氧化反应。O_2 也是电子/氢传递体,通过接受电子和氢被还原为 H_2O。因此电子和氢的传递是生物氧化的重要环节。

一、生物氧化反应需要电子传递体

金属离子、小分子有机化合物等可作为酶的辅助因子,通过传递电子/氢参与生物氧化反应。很多催化生物氧化的酶,如柠檬酸循环中的脱氢酶通过辅酶 NAD^+、FAD 传递氢原子参与反应。因此具有传递电子、传递氢的生物分子都能参与生物氧化过程,其中递氢体同时具有传递电子的作用。

(一) 金属离子是电子传递体

参与生物氧化反应的金属离子有铁离子、铜离子等,Fe^{2+} 可以通过失去一个电子被氧化成 Fe^{3+},即 $Fe^{2+} \leftrightarrow Fe^{3+}+e^-$ 反应可用于电子的传递。同样,Cu^{2+} 和 Cu^+ 之间也很容易通过电子的得失发生转换。因此金属离子是很多蛋白酶的辅基,直接参与生物氧化反应。如细胞色素 c 蛋白通过其辅基中 $Fe^{2+} \leftrightarrow Fe^{3+}+e^-$ 发挥电子传递而促进生物氧化反应;细胞色素 c 氧化酶通过半胱氨酸残基结合的 Cu 离子进行电子传递,将电子传递给氧而生成水。因每次反应 Fe、Cu 离子只传递一个电子,也称之为单电子传递体。

(二) 烟酰胺腺嘌呤核苷酸是递电子体和递氢体

烟酰胺腺嘌呤二核苷酸(NAD^+)和烟酰胺腺嘌呤二核苷酸磷酸($NADP^+$)是烟酰胺(维生素 PP)和嘌呤核苷酸连接形成的有机化合物。NAD^+ 和 $NADP^+$ 都是通过烟酰胺环传递质子和电子:烟酰胺分子中芳环的五价氮原子,能接受 2H 中的双电子成为三价氮,为双电子传递体;同时芳环接受一个氢质子进行加氢反应。由于此反应只能接受 1 个氢质子和 2 个电子,游离出一个 H^+ 在溶液中,因此将还原型的 NAD^+ 写成 NADH+H^+(简写为 NADH),还原型的 NADP+ 写成 NADPH+H^+(NADPH)(图 16-1),二者通过相同的机制传递电子和氢,兼有传递电子和氢的功能,是递电子体也是递氢体,作为辅酶参与许多生物氧化反应。

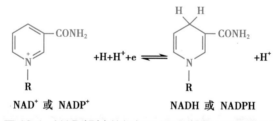

图 16-1 NAD(P)$^+$ 的加氢和 NAD(P)H 的脱氢反应

(三) 核黄素核苷酸衍生物是递电子体和递氢体

核黄素单核苷酸(FMN)和核黄素腺嘌呤二核苷酸(FAD)都是核黄素(维生素 B_2)和核苷酸连接而成的有机化合物。二者均通过核黄素中的异咯嗪环传递电子和氢:异咯嗪环可接受 1 个质子和 1 个电子形成不稳定的 FMNH 和 FADH,再接受 1 个质子和 1 个电子转变为还原型 $FMNH_2$ 和 $FADH_2$。反之,$FMNH_2$、$FADH_2$ 氧化时也逐步脱去电子和质子转变为 FMN 和 FAD,属于单、双电子传递体,也是递氢体(图 16-2)。

二、生物氧化反应需要氧化还原酶催化电子的传递

递电子体、递氢体传递电子/氢的功能需在生物氧化反应中进行,此过程由多种氧化还原酶(oxidative-reductive enzymes)催化,在酶的分类中属于氧化还原酶类(参考第三章),可通过不同的辅助因子,催化

电子得失、脱氢/加氢(包括加水/脱水)和加氧等反应。

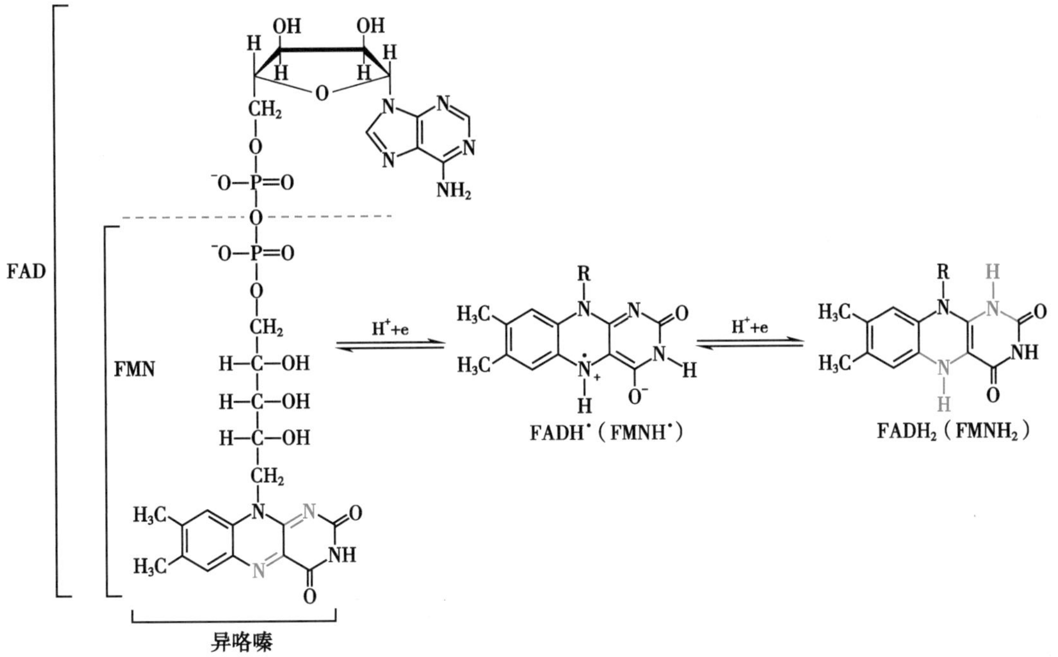

图 16-2 FMN/FAD 的加氢和 FMNH$_2$/FADH$_2$ 的脱氢反应

(一) 氧化酶以氧为递电子 / 氢体

氧化酶是一大类酶的统称,泛指催化有氧分子(O$_2$)参与反应的酶。这些酶又可分为 4 组,即氧化酶(oxidases)、需氧脱氢酶(aerobic dehydrogenases)、加氧酶(oxygenases)以及氢过氧化物酶(hydroperoxidases)。它们分别存在于不同亚细胞结构中,多数氧化酶仅催化物质间的转化,并不参与 ATP 的生成。

1. **氧化酶直接将氧还原生成水** 氧化酶通过金属离子辅基将电子直接传递给氧。如抗坏血酸(维生素 C)氧化酶(ascorbate oxidase),其活性中心含 Cu^{2+},通过电子传递催化抗坏血酸氧化脱氢生成脱氢抗坏血酸和 H$_2$O,不产生 ATP。细胞色素 c 氧化酶(cytochrome c oxidase),以 Fe、Cu 离子为辅基,通过将电子传递给氧而生成水,此反应释放能量,用于产生 ATP。

2. **需氧脱氢酶直接将氧还原成过氧化氢** 需氧脱氢酶多为黄素酶类(flavoenzymes),其辅基是 FMN 与 FAD。黄素酶种类多,它们催化的脱氢反应以 O$_2$ 为直接受氢体,产物为 H$_2$O$_2$。如黄嘌呤氧化酶(xanthine oxidase)可催化次黄嘌呤及黄嘌呤氧化生成尿酸和 H$_2$O$_2$。

3. **加氧酶直接将氧加到底物分子** 加氧酶主要存在于过氧化物酶体中,分为加单氧酶(monooxygenase)和加双氧酶(dioxygenase),通过将氧原子加到底物分子上,参与体内某些代谢物、药物等的转化,并不产生 ATP。加单氧酶类在体内含量最丰富、反应最复杂,如过氧化物酶体中细胞色素 P450(cytochrome P450,Cyt P450)加单氧酶,通过血红素中 Fe 离子进行单电子传递,并由 NADPH 提供还原性氢,催化 O$_2$ 中的一个氧原子加入底物(RH)分子生成 ROH,另一个氧原子被 NADPH 提供的氢还原成 H$_2$O,又称为混合功能氧化酶(mixed function oxidase)或羟化酶(hydroxylase)。人 Cyt P450 有几百种同工酶,可特异性地对不同的底物进行羟化,参与类固醇激素、胆汁酸等的生成,以及药物、毒物的生物转化等(参考第十七章)。加双氧酶可催化底物分子的双键加入两个氧原子,有些加双氧酶以 Fe 离子为辅基,如肝脏中尿黑酸加双氧酶可催化尿黑酸氧化成丁烯二酰乙酰乙酸。也有部分加双氧酶的辅基为血红素,如肝脏中的色氨酸加双氧酶,可催化色氨酸氧化成甲酰犬尿酸原。

(二) 不需氧脱氢酶以辅助因子为直接递电子 / 氢体

催化底物脱氢而又不以氧作为直接受氢体的酶称之为不需氧脱氢酶(anaerobic dehydrogenases)。这类酶催化的反应并不将氢(H$^+$+e$^-$)直接传递给 O$_2$,而是传递给辅酶或辅基,产生的还原型辅酶或辅基再进行氢/电子的传递。不需氧脱氢酶主要参与三类反应：①作为氢或电子载体，间接将氢或电子传递给 O_2 生成 H_2O 并释放能量，可产生 ATP；②催化代谢物之间氢的交换；③通过催化的可逆反应，促进还原当量在细胞内的转运或穿梭。

在糖酵解、柠檬酸循环、脂肪酸 β- 氧化等代谢途径中催化氧化还原反应的酶，有许多是不需氧脱氢酶，它们以辅酶 NAD^+、$NADP^+$、FAD 为受氢体参加反应。而泛醌 - 细胞色素 c 还原酶是以血红素结合的 Fe 离子进行电子传递，间接将电子传递给氧，参与能量代谢、产生 ATP。

三、高能化合物 ATP 是生物氧化的重要产物

ATP 是高能磷酸化合物，可直接为生理活动供能。所谓高能磷酸化合物是指那些水解时能释放较大自由能且含有磷酸基的化合物，通常其水解时的标准自由能变化（释放）$\Delta G^{o'}$ 大于 25kJ/mol。水解时释放能量较多的磷酸酯键，称为高能磷酸键，用"~P"表示。生物体内也有含硫酯键的高能化合物，如乙酰辅酶 A 等（表 16-1）。

表 16-1　一些重要有机磷酸化合物水解标准自由能变化（释放）

化合物	$\Delta G^{o'}$	
	kJ/mol	(kcal/mol)
磷酸烯醇式丙酮酸	−61.9	(−14.8)
氨基甲酰磷酸	−51.4	(−12.3)
甘油酸 -1,3- 二磷酸	−49.3	(−11.8)
磷酸肌酸	−43.1	(−10.3)
ATP → ADP+Pi	−30.5	(−7.3)
乙酰辅酶 A	−31.5	(−7.5)
ADP → AMP+Pi	−27.6	(−6.6)
焦磷酸	−27.6	(−6.6)
葡糖 -1- 磷酸	−20.9	(−5.0)

（一）ATP 是体内能量捕获和释放利用的重要方式

体内营养物分解产生的能量大约 40% 用于产生 ATP。ATP 是细胞储存能量的重要方式，也是细胞可以直接利用的能量形式。ATP 可水解生成 ADP 和 Pi、或 AMP 和焦磷酸 PPi。在标准状态下，ATP 水解时的 $\Delta G^{o'}$ 为 −30.5kJ/mol（−7.3kcal/mol）。在活细胞中 ATP、ADP 和无机磷浓度比标准状态低得多，而 pH 比标准状态的 pH7.0 高，ATP 和 ADP 的磷酸基都处于解离状态，显示 ATP^{4-} 和 ADP^{3-} 的多电荷负离子形式，并与细胞内 Mg^{2+} 形成复合物。综合考虑这些因素，细胞内 ATP 水解时的 $\Delta G^{o'}$ 可能达到 −52.3kJ/mol（−12.5kcal/mol），可用于驱动与之偶联的反应。因此 ATP 在生物能学上最重要的意义在于，第一其水解反应（释放大量自由能）与需要供能的反应偶联，使这些反应在生理条件下可以进行。如营养物质分解代谢产生的 ATP 直接用于各种代谢物的活化反应、合成反应等，通过 ATP 使分解代谢与合成代谢紧密相连。第二通过 ATP 的产生和利用，将营养物质的氧化供能与耗能的物质跨膜转运、肌肉收缩等活动偶联，完成能量的循环代谢（图 16-3）。

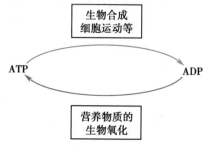

图 16-3　ATP/ADP 的循环利用

(二) ATP 是体内能量转移和磷酸核苷化合物相互转变的核心

ATP 末端的高能磷酸酯键水解释放的能量位于各种磷酸化合物的磷酸酯键水解释放能量的中间位置,既方便从释能更多的化合物中获得能量生成 ATP,又可直接水解 ATP 释能以驱动那些需要供能的反应,使 ATP 在能量转移时发挥重要作用。

细胞中存在的腺苷酸激酶(adenylate kinase)可催化 ATP、ADP、AMP 间互变:

$$ATP+AMP \rightarrow 2ADP$$

UTP、CTP、GTP 可为糖原、磷脂、蛋白质合成时提供能量,但它们一般不能从营养物质氧化过程中直接生成,需要在核苷二磷酸激酶的催化下,从 ATP 中获得 ~P 生成:

$$ATP+NDP \rightarrow ADP+NTP(N=U、C、G)$$

(三) ATP 通过转移自身基团提供能量

由于 ATP 分子中的高能磷酸键水解释放较多能量,易产生 Pi、PPi 基团,很多酶促反应由 ATP 通过共价键与底物或酶分子相连,将 ATP 分子中的 Pi、PPi 或者 AMP 基团转移到底物或酶蛋白上而形成中间产物,经过化学转变后再将这些基团水解而形成终产物。因此,ATP 通过共价键参与酶促反应并提供能量,而不仅仅是单纯的水解反应。另外,ATP 也能通过这种基团转移的方式,将能量有效地转移给底物分子,使其获得更多的自由能而活化,有利于进行下一步的反应。例如,ATP 给葡萄糖提供磷酸基和能量,合成的葡糖 -6- 磷酸进入糖酵解或其他代谢途径后容易进行后续反应。

(四) 磷酸肌酸是高能键能量的储存形式

ATP 充足时,通过转移末端 ~P 于肌酸,生成磷酸肌酸(creatine phosphate,CP),储存于需能较多的骨骼肌、心肌和脑组织中。当 ATP 迅速消耗时,磷酸肌酸可将 ~P 转移给 ADP,生成 ATP,用于补充 ATP 的不足(图 16-4)。另外,磷酸烯醇式丙酮酸、甘油酸 -1,3- 二磷酸等高能化合物中的磷酸基也易转移给 ADP,迅速合成 ATP。所以,ATP 在体内能量捕获、转移、储存和利用过程中处于中心位置(图 16-5)。

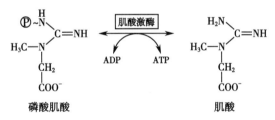

图 16-4 高能磷酸键在 ATP 和肌酸间的转移

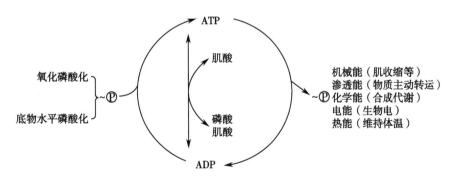

图 16-5 机体能量的产生、储存和利用以 ATP 为中心

第二节   线粒体氧化磷酸化与 ATP 的生成

生物氧化是给机体提供能量的重要方式,其释放的能量除了热能外,主要由 ADP 捕获而生成 ATP。细胞内由 ADP 磷酸化生成 ATP 的方式有两种,一种是底物水平磷酸化(见第十二章),能够产生少量的 ATP;另一种是由线粒体中的生物氧化产生,即氧化磷酸化反应是体内产生 ATP 的主要方式。人体内约 90% 的 ATP 是在线粒体中产生,所需的能量由线粒体生物氧化体系提供,此体系利用营养物质脱氢反应产生的还原当量,通过一系列由酶催化的氧化还原反应逐步失去电子,最终使氢质子与得到电子的氧结合生成水,电子传递过程伴随着能量的逐步释放,此释能过程与驱动 ADP 磷酸化生成 ATP 相偶联,即还原当量的氧化过程与 ADP 的磷酸化过程相偶联,因而称为氧化磷酸化(oxidative phosphorylation)。氧化磷酸化在线粒体中进行,包含两个关键过程,一是电子传递的氧化过程,二是将电子传递过程中释放的能量用于驱动 ADP 的磷酸化产生 ATP。电子传递的氧化过程是由含递氢 / 递电子辅助因子的酶蛋白复合体催化完成,多个酶蛋白复合体按一定顺序排列在线粒体内膜中,形成一个连续的电子传递链,将还原性底物的电子和氢经过多步连续反应最终传递给氧完成氧化,此传递链称为氧化呼吸链(oxidative respiratory chain),也称电子传递链(electron transfer chain)。

一、NADH 和 FADH$_2$ 是氧化呼吸链的电子供体

氧化磷酸化的氧化过程需要还原性底物。营养物质的分解代谢如糖酵解、柠檬酸循环、脂肪酸氧化分解等,产生大量的还原性辅酶,如 NADPH、NADH、FADH$_2$、FMNH$_2$。这些还原当量通过参与氧化还原反应行使各自的功能。机体内的 NADPH 通常是还原反应的辅酶,所含的磷酸基团可被生物合成过程中的酶特异性识别,传递的电子和质子主要用于生物合成途径中的还原反应、羟化反应以及抗氧化过程等。FMNH$_2$ 是许多黄素酶的辅基,与酶蛋白结合紧密,主要是帮助黄素酶短暂的持有氢 / 电子,作为中间体传递氢 / 电子给下游分子。

NADH 和 FADH$_2$ 作为许多脱氢酶的辅酶,是水溶性的电子载体,可在不同酶之间进行电子传递。线粒体中含有大量 NADH 和 FADH$_2$,主要来自线粒体的柠檬酸循环。细胞胞质中的 NADH 可以在糖异生中发挥作用,也可以通过穿梭机制进入线粒体基质。

线粒体中 NADH、FADH$_2$ 是氧化磷酸化的还原性底物,所携带的还原当量,通过氧化呼吸链依次传递,最后被彻底氧化并释能,因此,NADH 和 FADH$_2$ 是氧化呼吸链的电子供体。氧化呼吸链的第一个酶蛋白复合体即为 NADH 脱氢酶,可接受线粒体中 NADH 的还原当量;而呼吸链的琥珀酸脱氢酶,通过结合底物琥珀酸并将还原当量传递给辅基 FAD,生成的 FADH$_2$ 直接将还原当量传递给呼吸链的后续组分进行氧化,并释放能量。因此,NADH 和 FADH$_2$ 通过提供还原当量成为线粒体氧化呼吸链重要的电子供体,参与生物氧化的能量代谢,用于生成 ATP。

二、线粒体中电子传递复合物组成氧化呼吸链

组成呼吸链的酶蛋白复合体通过辅酶或辅基传递氢 / 电子,有的传递电子,有的传递电子的同时也传递氢。这些递氢体、递电子体大多位于复合体的内部。由于辅酶 / 辅基类型不同,与蛋白结合的方式不同,发生氧化还原反应的机制不同,这些传递体具有不同的氧化还原电位(oxidation-reduction potential

或 redox potential),决定了它们在呼吸链中的排列次序。

(一) 递电子 / 递氢体是氧化呼吸链的核心组分

1. 电子传递体同时传递氢　NAD$^+$、FMN、FAD 和泛醌都能在传递电子的同时传递氢,因而是氧化呼吸链中不可缺少的递电子 / 氢体。NAD$^+$ 接受 1 个质子和 2 个电子还原为 NADH+H$^+$(见图 16-1)。FMN 和 FAD 接受 2 个质子和 2 个电子转变为 FMNH$_2$ 和 FADH$_2$,反应是逐步进行(见图 16-2),可在单、双电子传递体间进行电子传递。

泛醌(ubiquinone)又称辅酶 Q(coenzyme Q,CoQ 或 Q),是一种脂溶性醌类化合物,其结构中异戊二烯单位的数目因物种而异,人体内的 CoQ 是由 10 个异戊二烯单位连接的侧链,用 CoQ10(Q10)表示。CoQ 因侧链的疏水性而能够在线粒体内膜中自由扩散。泛醌结构中的苯醌部分在氧化还原反应中同时传递质子和电子,传递过程逐步进行,分别为泛醌、半醌、二氢泛醌 3 种分子状态,在双、单电子传递体间进行电子传递(图 16-6)。

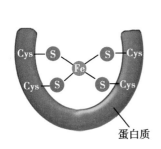

图 16-6　泛醌的加氢和二氢泛醌的脱氢反应

2. 铁硫蛋白和细胞色素传递电子　氧化呼吸链含有多种铁硫蛋白(iron-sulfur protein),因其含有铁硫中心(iron-sulfur center,Fe-S center)而得名。铁硫中心是 Fe 离子通过与无机硫(S)原子和 / 或铁硫蛋白中的半胱氨酸残基的 SH 连接而成,有多种形式,最简单的铁硫中心是 1 个 Fe 离子与 4 个半胱氨酸残基的 S 相连,复杂的铁硫中心可以含 2 个、4 个 Fe 离子并通过与无机 S 原子及半胱氨酸残基的 S 连接,形成 Fe$_2$S$_2$、Fe$_4$S$_4$(图 16-7)。铁硫中心可进行 Fe^{2+} ↔ Fe^{3+}+e$^-$ 的可逆反应,每次传递一个电子,因此铁硫蛋白通过铁硫中心进行单电子传递,是单电子传递体。

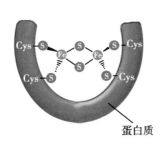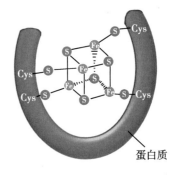

图 16-7　铁硫中心的结构

细胞色素(cytochrome,Cyt)是一类含血红素样辅基的蛋白质,其血红素中的铁离子可进行 Fe^{2+} ↔ Fe^{3+}+e$^-$ 反应,是单电子传递体。各种还原型细胞色素均有 3 个特征性的 α、β、γ 可见光吸收峰(表 16-2);氧化型细胞色素在 3 个吸收峰处的吸光度值有明显改变,可作为分析细胞色素种类和状态的指标。根据吸光度和最大吸收波长不同,可将线粒体中的细胞色素蛋白分为细胞色素 a、b、c(Cyt a、Cyt b、Cyt c)3 类及不同的亚类(图 16-8)。各种细胞色素光吸收性质的差异是由于血红素中卟啉环的侧链基团以及血红素在蛋白中所处环境不同所致。Cyt b 的铁卟啉是铁 - 原卟啉Ⅸ与血红蛋白的血红素相同,称为血红素 b。在 Cyt a 中,与原卟啉Ⅸ环相连的 1 个甲基被甲酰基取代,1 个乙烯基侧链连接一条聚异戊二烯长链,称血红素 a。细胞色素 a 和 b 中的血红素与其蛋白质通过非共价键紧密连接。

Cyt c 的铁 - 原卟啉Ⅸ的乙烯基侧链通过共价键与肽链的半胱氨酸残基的 SH 相连,称血红素 c。参与呼吸链组成的细胞色素有 Cyt a、Cyt a$_3$、Cyt b、Cyt c$_1$ 和 Cyt c 等 5 种,而 Cyt b$_5$ 和 Cyt P450 主要在肝脏的过氧化物酶体中发挥作用。

表 16-2　各种还原型细胞色素的主要光吸收峰

细胞色素	波长 /nm		
	α	β	γ
a	600		439
b	562	532	429
c	550	521	415
c$_1$	554	524	418

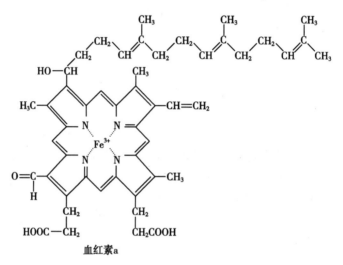

血红素a

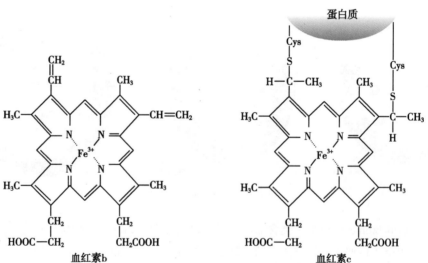

血红素b　　　　血红素c

图 16-8　组成氧化呼吸链中细胞色素的 3 种血红素辅基的结构

(二) 氧化呼吸链中含 4 个蛋白酶复合体

采用含胆酸、脱氧胆酸去污剂的溶液裂解线粒体内膜结构提取线粒体膜蛋白,经硫酸铵分级分离纯化出呼吸链成分,得到 4 种酶蛋白复合体(表 16-3)。其中,复合体Ⅰ、Ⅲ和Ⅳ完全镶嵌在线粒体内膜中,复合体Ⅱ镶嵌在内膜的基质侧。蛋白复合体是线粒体内膜呼吸链的天然存在形式,参与电子传递过程,同时驱动产生跨线粒体内膜的质子梯度(图 16-9)。

表 16-3 人线粒体呼吸链酶复合体

复合体	酶名称	分子量/kDa	多肽链数	功能辅基	包含结合位点
复合体Ⅰ	NADH-泛醌还原酶	850	42	FMN,Fe-S	NADH(基质侧) CoQ(脂质核心)
复合体Ⅱ	琥珀酸-泛醌还原酶	140	4	FAD,Fe-S	琥珀酸(基质侧) CoQ(脂质核心)
复合体Ⅲ	泛醌-细胞色素 c 还原酶	250	11	血红素 b_L,b_H,c_1,Fe-S	Cyt c(膜间隙侧)
细胞色素 c		13	1	血红素 c	Cyt c_1,Cyt a
复合体Ⅳ	细胞色素 c 氧化酶	162	13	血红素 a,血红素 a_3,Cu_A,Cu_B	Cyt c(膜间隙侧)

注:细胞色素 c 不参与酶复合体组成,而是作为可溶性蛋白在复合体Ⅲ和Ⅳ之间自由移动。

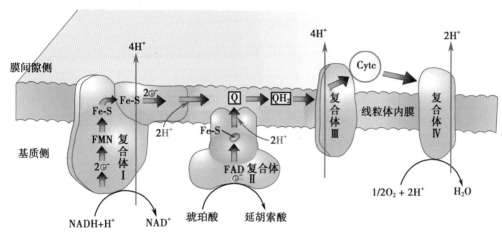

图 16-9 电子传递链中酶蛋白复合体的组成及电子传递示意图

1. 复合体Ⅰ是 NADH-泛醌还原酶 呼吸链的复合体Ⅰ(complex Ⅰ)又称为 NADH-泛醌还原酶(NADH-ubiquinone reductase),是呼吸链的主要入口。在 4 个复合体中,复合体Ⅰ含亚基最多,分子质量最大,含黄素蛋白(flavoprotein)、铁硫蛋白等,其辅基为 FMN 和多个 Fe-S 中心。复合体Ⅰ的构象呈"L"形,有两条臂,横臂嵌于线粒体内膜中为疏水蛋白部分,含 1 个 Fe-S 辅基;另一条臂伸向线粒体基质,包括两部分:黄素蛋白及 FMN 和 2 个 Fe-S 辅基,铁硫蛋白及 3 个 Fe-S 辅基(图 16-9)。

2. 复合体Ⅱ是琥珀酸-泛醌还原酶 呼吸链的复合体Ⅱ(complex Ⅱ)又称为琥珀酸-泛醌还原酶(succinate-Q reductase),实际上就是柠檬酸循环中的琥珀酸脱氢酶。人体的复合体Ⅱ又称黄素蛋白 2(FP₂),由 4 个亚基组成,以 FAD、Fe-S 和血红素 b(heme b566)为辅基。其中 2 个疏水亚基(细胞色素结合蛋白)将复合体锚定于内膜,含有血红素 b 辅基和 Q 结合位点;另外 2 个亚基位于基质侧,分别是黄素蛋白(含 FAD 辅基和底物琥珀酸的结合位点)、铁硫蛋白(含 3 个 Fe-S 辅基)(图 16-9)。

3. 复合体Ⅲ是泛醌-细胞色素 c 还原酶 呼吸链的复合体Ⅲ(complex Ⅲ)又称泛醌-细胞色素 c 还原酶(ubiquinone cytochrome c reductase)。人复合体Ⅲ含有细胞色素 b(b_{562},b_{566})、细胞色素 c_1 和一种可移动的铁硫蛋白。

在生理状态下,人复合体Ⅲ为同二聚体,每个单体中有 11 个亚基。其中铁硫蛋白(含 2 个 Fe-S)和 Cyt c_1 都有球形结构域,并以疏水区段锚定于内膜。Cyt b 亚基有 2 个不同的血红素辅基:对电子亲和力较低的,称血红素 b_L(即 b_{566}),靠近膜间隙侧;亲和力较高的,称 b_H(b_{562}),接近内膜基质侧。这 3 个核心蛋白亚基负责完成电子传递、QH_2 的氧化和 Cyt c 的还原。复合体Ⅲ有 2 个 Q 结合位点,分别邻近膜间隙（positive side，显正电，P 侧）和基质侧（negative side，显负电，N 侧），称为 Q_P 和 Q_N 位点（图 16-10）。

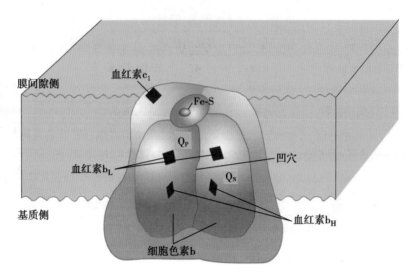

图 16-10 复合体Ⅲ的同二聚体结构

4. 复合体Ⅳ是细胞色素 c 氧化酶 人复合体Ⅳ（complex Ⅳ）又被称为细胞色素 c 氧化酶（cytochrome c oxidase）。复合体Ⅳ包含 13 个亚基，其中亚基 1~3 构成复合体Ⅳ的核心结构，含所有必需的 Fe、Cu 离子结合位点，负责电子传递、Cyt c 的氧化和 O_2 的还原，其他 10 个亚基分布其周围起调节作用。亚基 2 中的半胱氨酸 -SH 可结合 2 个 Cu 离子，每个 Cu 离子都可传递电子，形成一个双核中心（binuclear center）的功能单元——Cu_A 中心，其结构类似 Fe_2S_2（图 16-11）。亚基 1 含有 2 个血红素辅基，分别为血红素 a 和 a_3（与蛋白质合称 Cyt a+a_3），与血红素 a_3 邻近处还结合 1 个 Cu 离子——Cu_B，这样，血红素 a_3 中的 Fe 离子和 Cu_B 就形成了第二个双核中心——血红素 a_3-Cu_B（Fe-Cu）中心（图 16-12）。

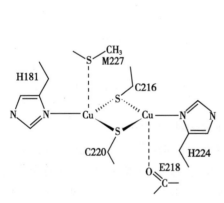

图 16-11 复合体Ⅳ的 Cu_A 中心

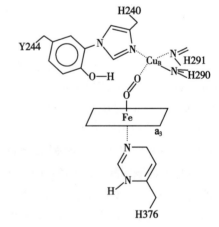

图 16-12 复合体Ⅳ的血红素 a_3-Cu_B 中心

（三）4 个蛋白酶复合体与泛醌和细胞色素 c 组成两条呼吸链

呼吸链中各组分的排列顺序可根据其标准氧化还原电位（E°′）来确定。简单来讲，标准氧化还原电位 E°（单位：伏特 /Volts/V）是指在特定条件下，参与氧化还原反应的组分对电子的亲和力大小。电位高的组分对电子的亲和力强，易接受电子。相反，电位低的组分倾向于给出电子。因此，呼吸链中的电子应从电位低的组分向电位高的组分进行传递（表 16-4）。另外，也可利用其他实验证明呼吸链组分的排列顺序，如利用呼吸链特异的抑制剂阻断某一组分后观察电子传递；检测呼吸链各组分氧化 /还原态特有的吸收光谱，观察离体线粒体各组分被氧化的顺序；体外呼吸链复合体重组等。

表 16-4 呼吸链中各种氧化还原对的标准氧化还原电位

氧化还原对	$E°/V$	氧化还原对	$E°/V$
$NAD^+/NADH+H^+$	−0.32	Cyt c_1 Fe^{3+}/Fe^{2+}	0.22
$FMN/FMNH_2$	−0.219	Cyt c Fe^{3+}/Fe^{2+}	0.254
$FAD/FADH_2$	−0.219	Cyt a Fe^{3+}/Fe^{2+}	0.29
Cyt b_L(b_H) Fe^{3+}/Fe^{2+}	0.05(0.10)	Cyt a_3 Fe^{3+}/Fe^{2+}	0.35
$Q_{10}/Q_{10}H_2$	0.06	$1/2O_2/H_2O$	0.816

　　线粒体内膜呼吸链由 4 个酶蛋白复合体、介于复合体 I 或 II 与 III 之间的泛醌以及介于复合体 III 与 IV 之间的细胞色素 c 共同组成。复合体 II 并不是处于复合体 I 的下游,复合体 I 和复合体 II 是各自获取还原当量,分别向泛醌传递。因此,4 个复合体与泛醌和细胞色素 c 组成了两条电子传递链,NADH 和 $FADH_2$ 分别是两条氧化呼吸链的电子供体。

　　一条称为 NADH 呼吸链,从 NADH 开始到还原 O_2 生成 H_2O(见图 16-9)。电子传递顺序是:

$$NADH \rightarrow 复合体 I \rightarrow CoQ \rightarrow 复合体 III \rightarrow Cyt\ c \rightarrow 复合体 IV \rightarrow O_2$$

　　另一条称为 $FADH_2$ 呼吸链,或称琥珀酸氧化呼吸链,即底物脱下 2H 直接或间接转给 FAD 生成 $FADH_2$,再经泛醌到 O_2 而生成 H_2O(见图 16-9)。电子传递顺序是:

$$琥珀酸 \rightarrow 复合体 II \rightarrow CoQ \rightarrow 复合体 III \rightarrow Cyt\ c \rightarrow 复合体 IV \rightarrow O_2$$

（四）蛋白复合体与泛醌和细胞色素 c 协同传递质子和电子

　　1. 复合体 I 传递电子并将质子泵出线粒体内膜　复合体 I 的功能是将 NADH 的还原当量传递给泛醌,并具有质子泵功能。

　　复合体 I 催化 $NADH+H^+ \rightarrow NAD^++QH_2$ 反应,将 NADH 的还原当量传递至 Q,生成 QH_2。其电子传递顺序如下:$NADH \rightarrow FMN \rightarrow Fe-S \rightarrow Q$(见图 16-9)。复合体 I 中突出于基质侧的黄素蛋白辅基 FMN 接受 NADH 中的 2 个质子和 2 个电子生成 $FMNH_2$,将电子传递给 Fe-S,再经嵌于线粒体内膜中疏水蛋白的 Fe-S 将电子传递给内膜中的 Q,泛醌被还原为 QH_2。泛醌不包含在复合体中,而是作为内膜中可移动的电子载体,在各复合体间募集、穿梭传递还原当量,在电子传递和质子移动的偶联中起核心作用。

　　复合体 I 可催化两个同时进行的过程:将一对电子从 NADH 传递给泛醌的过程中,同时偶联质子的泵出过程,将 4 个 H^+ 从内膜基质侧(显负电)泵到内膜胞质侧(显正电),泵出质子所需的能量来自电子传递过程。

　　2. 复合体 II 只传递电子而没有质子泵功能　复合体 II 的功能是催化还原当量从琥珀酸传递给泛醌,但无质子泵功能。

　　复合体 II 介导的电子传递次序是:琥珀酸 $\rightarrow$ FAD $\rightarrow$ Fe-S $\rightarrow$ Q(图 16-13)。该电子传递过程释放的自由能较小,而且复合体 II 是在线粒体内膜的基质侧,没有跨内膜的结构,因此复合体 II 没有质子泵的功能。血红素 b 辅基没有参与该电子传递过程,它结合此过程中"漏出"的电子,防止单电子从琥珀酸传递给分子氧而产生活性氧。

　　代谢途径中另外一些以 FAD 为辅酶的脱氢酶,如脂酰 CoA 脱氢酶、α-磷酸甘油脱氢酶、胆碱脱氢酶等,将底物脱下的 2H 经 FAD 直接传递给泛醌而进入呼吸链。

　　3. 复合体 III 将电子从还原型泛醌传递给细胞色素 c 并泵出质子　复合体 III 的功能是将泛醌从复合体 I、II 募集的还原当量传递给细胞色素 c,同时还具有质子泵功能,每传递 2 个电子向膜间隙侧泵出 $4H^+$。

　　由于 Q 是双电子载体,而 Cyt c 是单电子载体,所以复合体 III 将电子从 QH_2 传递给 Cyt c 的过程是通过一个称为"Q 循环"(Q cycle)的复杂机制来完成的(图 16-14)。简单而言,在 1 次 Q 循环中,结合在复合体 III 的 Q_P 位点的 QH_2 将其中一个电子经 Fe-S 传递给膜间隙侧的 Cyt c_1,后者再传递给 Cyt c;另一个电子经 Cyt b 传递给结合在复合体 III 的 Q_N 位点的 Q 使之转变为 $\cdot Q^-$；位于 Q_P 位点的 QH_2 失去 2 个电子后转变为 Q 重新释放到内膜中。随后另一分子的 QH_2 再结合于 Q_P 位点重复上述电子传递过程，使 Q_N 位点的 $\cdot Q^-$ 能够再接受一个电子、并接受来自基质的 $2H^+$ 被还原为 QH_2。因此，1 次 Q 循环的结果是，2 分子 QH_2 被氧化，生成 1 分子 Q 和 1 分子 QH_2，将 2 个电子经 Cyt c_1 传递给 2 分子 Cyt c，同时向膜间隙释放 $4H^+$：

$$2QH_2+2Cyt\ c（氧化态）+2H^+（基质）\rightarrow Q+2Cyt\ c（还原态）+4H^++QH_Z$$

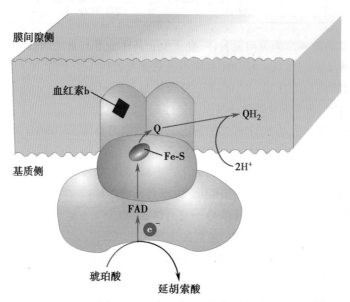

图 16-13　复合体 II（琥珀酸 - 泛醌还原酶）介导的电子传递

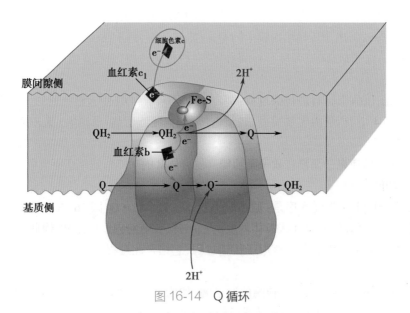

图 16-14　Q 循环

　　Cyt c 是氧化呼吸链中唯一的水溶性球状蛋白，与线粒体内膜的胞质侧表面疏松结合，不是复合体 III 的组成成分。Cyt c 从复合体 III 中的 Cyt c_1 获得电子传递到复合体 IV。

　　4. 复合体 IV 将电子从细胞色素 c 传递给氧并泵出质子　复合体 IV 作为电子传递链的出口，其功能是将还原型 Cyt c 的电子传递给 O_2 生成 H_2O，同时每传递 2 个电子将 2 个质子泵至内膜胞质侧。从 Cyt c 将电子经复合体 IV 传递给氧的顺序为：Cyt c → Cu_A 中心→血红素 a →血红素 a_3-Cu_B 中心→ O_2（图 16-15）。

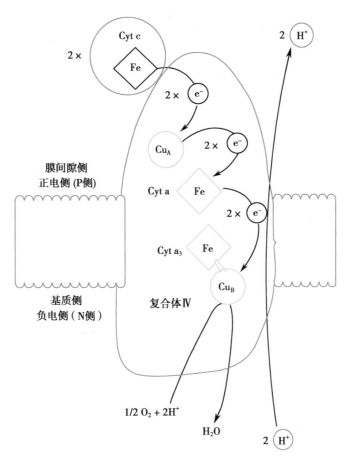

图 16-15 复合体IV的电子传递过程

复合体IV传递电子的过程主要由双核中心完成,还原型 Cyt c 的电子经 Cu_A 双核中心传递到 Cyt a,再到 Cyt a_3-CuB(Fe-Cu)双核中心。1 分子 O_2 需要从 Fe-Cu 中心接受 4 个电子,并从线粒体基质获得 $4H^+$,方可还原成 2 分子 H_2O。Fe-Cu 传递电子、结合 O_2 的基本过程为:Cyt a 传递第一个、第二个电子到氧化态的 Cyt a_3-Cu_B 双核中心(Cu^{2+} 和 Fe^{3+}),使双核中心的 Cu^{2+} 和 Fe^{3+} 被还原为 Cu^+ 和 Fe^{2+},并使双核中心结合 O_2,形成过氧桥连接的 Cu_B 和 Cyt a_3,相当于 2 个电子传递给结合的 O_2。Fe-Cu 中心再获得 $2H^+$ 和第三个电子,O_2 分子键断开,Cyt a_3 出现 Fe^{4+} 中间态;再接受第四个电子,Fe^{4+} 还原为 Fe^{3+} 并形成 Cu_B^{2+} 和 Cyt a_3 的 Fe^{3+} 各结合 1 个 OH 基团的中间态。最后再获得 $2H^+$,Fe-Cu 中心解离出 2 个 H_2O 分子后恢复至初始氧化状态(图 16-16)。生成的 H_2O 通过亚基 1 和亚基 3 之间的亲水通道排入胞质侧。

上述 O_2 获得电子过程所产生的强氧化性 O_2^- 和 O_2^{2-} 离子中间物始终和双核中心紧密结合,被束缚于复合体IV分子表面而不释放到周围介质,故不会对细胞组分造成损伤。

复合体IV也有质子泵功能,每传递 1 个电子到 Fe-Cu 中心就有 1 个 H^+ 跨内膜转移到膜间隙,并从基质吸收 1 个 H^+。在复合体IV中应存在两个质子通道,一个通道使基质中 H^+ 到达 Fe-Cu 中心,与氧分子结合;另一通道使 H^+ 跨内膜转移到膜间隙。相当于每传递 2 个电子使 $2H^+$ 跨内膜向胞质侧转移。总反应结果为:

$$4Cyt\ c(还原态)+8H^+(基质)+O_2 \rightarrow 4Cyt\ c(氧化态)+4H^+(胞质)+2H_2O$$

三、氧化磷酸化将氧化呼吸链释能与 ADP 磷酸化相偶联生成 ATP

电子在氧化呼吸链传递的过程中逐步被氧化,并且通过呼吸链蛋白复合体的质子泵功能将质子从线粒体基质泵至膜间隙侧,此过程逐步释放能量,其中大部分能量用于驱动 ADP 磷酸化,从而使能量以 ATP 的形式被储存起来。电子的氧化过程与 ADP 磷酸化过程相偶联的机制是体内生成 ATP 的主要方式,由呼吸链蛋白复合体的质子泵功能建立的线粒体内膜两侧的质子梯度,储存了电子传递过程释放的部分能量,驱动 ATP 合酶来产生 ATP,需要消耗能量。

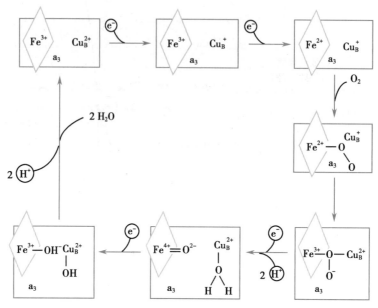

图 16-16　复合体Ⅳ中 Cyt a_3-Cu_B 中心还原 O_2 生成水的过程

(一)氧化呼吸链建立质子跨膜梯度驱动 ATP 合酶合成 ATP

电子通过氧化呼吸链传递给氧的过程中,能驱动复合体Ⅰ、Ⅲ、Ⅳ将质子从线粒体基质侧泵出至膜间隙侧,质子在膜间隙的浓度逐渐升高,由于线粒体内膜的不通透性,质子不能自由穿过线粒体内膜返回基质,从而形成跨线粒体内膜的质子梯度:膜间隙质子的浓度和正电性高于线粒体基质,这种跨线粒体内膜的质子电化学梯度(H^+ 浓度梯度和跨膜电位差),储存电子传递释放的能量。当质子顺浓度梯度回流至基质时释放储存的势能,驱动 ADP 与 Pi 生成 ATP(图 16-17)。

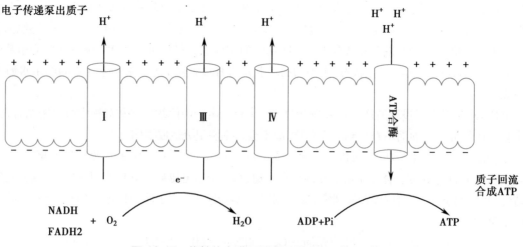

图 16-17　线粒体内膜两侧质子梯度循环变化过程

(二)复合体Ⅰ、Ⅲ、Ⅳ是氧化磷酸化偶联部位

呼吸链中的 4 个复合体及其他组分都能够传递电子,并在传递过程中逐渐释放出能量,用于合成 ATP。如何定量分析传递一对电子所能合成 ATP 的摩尔数,理论推测呼吸链中能够产生足够的能量

促使 ATP 合成的部位被称为氧化磷酸化的偶联部位,可根据下述实验方法及数据大致确定。

1. **根据 P/O 比值推测氧化磷酸化偶联部位**　一对电子通过氧化呼吸链传递给 1 个氧原子生成 1 分子 H_2O,其释放的能量使 ADP 磷酸化生成 ATP,此过程需要消耗氧和磷酸。P/O 比值(P/O ratio)是 指氧化磷酸化过程中,每消耗 1/2mmol O_2 所需磷酸的摩尔数。P/O 比值也等于一对电子通过呼吸链 传递给氧原子所能生成的 ATP 数目。

实验证明,通过 NADH 呼吸链传递电子,P/O 比值约为 2.5,说明传递一对电子需消耗 1 个氧原子 和 2.5 分子的磷酸,因此,一对电子通过 NADH 氧化呼吸链传递,可偶联生成 2.5 分子 ATP。如果通 过琥珀酸呼吸链传递电子,P/O 比值约为 1.5,即传递一对电子可偶联生成 1.5 分子 ATP。NADH 氧化 呼吸链与琥珀酸氧化呼吸链 P/O 比值的差异提示,在 NADH 和泛醌之间(复合体 Ⅰ)存在 1 个氧化磷 酸化偶联部位。另外,采用抗坏血酸作为底物,直接通过 Cyt c 传递电子,其 P/O 比值接近 1,推测 Cyt c 和 O_2(复合体 Ⅳ)之间存在 1 个偶联部位;最后根据实验中测得的 P/O 比值,推测在泛醌和 Cyt c 之间 (复合体 Ⅲ)有一个偶联部位。

2. **根据自由能变化确定偶联部位**　根据热力学公式,pH 7.0 时标准自由能变化($\Delta G^{\circ\prime}$)与还 原电位变化($\Delta E^{\circ\prime}$)之间存在以下关系:$\Delta G^{\circ\prime} = -nF\Delta E^{\circ\prime}$。式中 n 为传递电子数;F 为法拉第常数 96.5kJ/(mol·V)。根据复合体 Ⅰ、Ⅲ、Ⅳ 的电子传递过程的还原电位差进行计算,相对应的 $\Delta G^{\circ\prime}$ 分别 约为 –69.5kJ/mol、–36.7kJ/mol、–112kJ/mol,而生成每摩尔 ATP 约需 30.5kJ,说明这 3 个部位均提供足 够生成 1mmol ATP 所需的能量。

(三)氧化磷酸化偶联的机制是产生跨线粒体内膜质子梯度

英国科学家 Mitchell P 提出的化学渗透假说(chemiosmotic hypothesis)阐明了还原当量的氧化与 ADP 磷酸化相偶联的机制。其基本要点是:电子经氧化呼吸链传递时释放能量,通过复合体 Ⅰ、Ⅲ、Ⅳ 的质子泵功能,驱动 H^+ 从线粒体基质泵至内膜的胞质侧。由于质子不能自由穿过线粒体内膜返回基 质,这种质子的泵出引起内膜两侧的质子浓度和电位的差别(胞质侧质子的浓度和正电性高于线粒体 基质),从而形成跨线粒体内膜的质子电化学梯度(H^+ 浓度梯度和跨膜电位差),储存电子传递释放的 能量。当质子顺浓度梯度回流至基质时释放储存的势能,驱动 ADP 与 Pi 生成 ATP(图 16-18)。如一 对电子自 NADH 传递至氧可释放约 –220kJ/mol 的能量,同时将 10 个 H^+ 从基质转移至内膜胞质侧, 形成的 H^+ 梯度储存约 –200kJ/mol,当质子顺浓度梯度回流时用于驱动 ATP 合成。

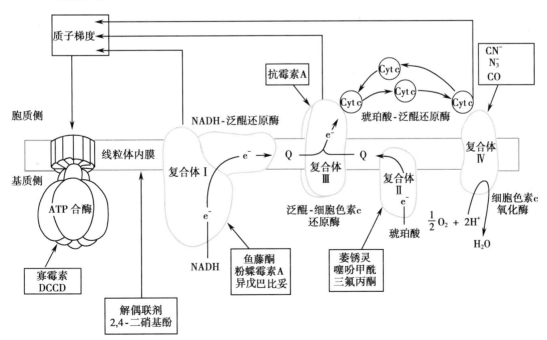

图 16-18　化学渗透假说示意图及各种抑制剂对电子传递链的影响

化学渗透假说已得到广泛的实验支持：包括氧化磷酸化需依赖于完整封闭的线粒体内膜；线粒体内膜对 H^+、OH^-、K^+、Cl^- 是不通透的；电子传递链可驱动形成能够测定的跨内膜电化学梯度；降低内膜外的质子浓度，能使 ATP 的生成减少等。

（四）质子顺梯度回流时驱动 ATP 合酶合成 ATP

实验证明一对电子经复合体 Ⅰ、Ⅲ 和 Ⅳ 传递时分别向内膜胞质侧泵出 $4H^+$、$4H^+$ 和 $2H^+$，复合体质子泵作用形成的跨线粒体内膜的 H^+ 浓度梯度和电位差，储存了电子传递过程所释放的能量。当质子顺浓度梯度回流至基质时可释放这些能量，ATP 合酶（ATP synthase）则利用这些能量催化 ADP 与 Pi 生成 ATP。ATP 合酶又称复合体 V（complex V），位于线粒体内膜上。ATP 合酶是多蛋白组成的蘑菇样结构，含 F_1（亲水部分，F_1 表示第一个被鉴定的与氧化磷酸化相关的因子）和 F_o［疏水部分，F_o 表示寡霉素敏感（oligomycin-sensitive），F_o 的下标为寡霉素的首字母］两个功能结构域。F_1 为线粒体基质侧的蘑菇头状突起，催化 ATP 合成；而 F_o 的大部分结构嵌入线粒体内膜中，组成离子通道，用于质子的回流（图 16-19）。

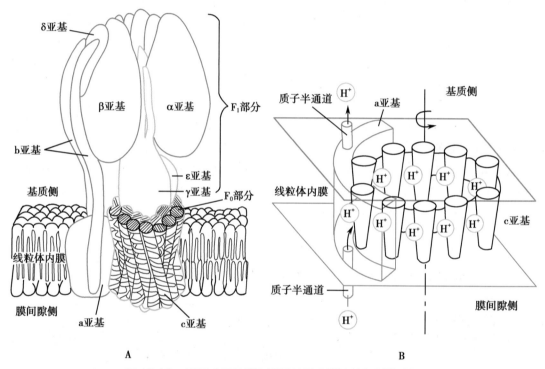

图 16-19　ATP 合酶结构和质子的跨内膜流动机制模式图
A. F_o-F_1 复合体组成可旋转的发动机样结构，F_1 的 α_3、β_3 和 δ 亚基以及 F_o 的 a、b_2 亚基共同组成定子部分，而 F_1 的 γ、ε 亚基及 F_o 的 c 亚基环组成转子部分；B. F_o 的 a 亚基有 2 个质子半通道，分别开口内膜两侧，并与 1 个对应的 c 亚基相互作用，质子顺梯度从 a 亚基开口于胞质侧的质子半通道进入，与 c 亚基结合，随 c 亚基旋转到 a 亚基开口于基质侧的质子半通道时排入线粒体基质。

动物细胞中，线粒体 ATP 合酶的 F_1 部分由 $\alpha_3\beta_3\gamma\delta\varepsilon$ 亚基组成。3 个 α、β 亚基间隔排列，像橘子瓣样围绕 γ 亚基形成六聚体。α、β 亚基是同源蛋白，每组 $\alpha\beta$ 结合 1 分子 ATP，形成 $\alpha\beta$ 功能单元。每个 β 亚基有 1 个催化中心，但 β 亚基必须与 α 亚基结合才有活性。ATP 合酶的 F_o 镶嵌在线粒体内膜中，它由疏水的 a、b_2、$c_{9\sim12}$ 亚基组成，形成跨内膜质子通道。动物细胞线粒体 F_o 还有其他辅助亚基。c 亚基为脂蛋白，由短环连接的 2 个反向跨膜 α- 螺旋组成，9~12 个 c 亚基围成环状结构（图 16-19，图 16-20）。a 亚基紧靠 c 亚基环状结构的外侧，含 5 个跨膜 α- 螺旋并形成 2 个半穿透线粒体内膜、不连通的亲水质子半通道，分别开口于内膜基质侧和胞质侧，两个半通道内口则分别与 1 个 c 亚基相对应（图 16-20）。2 个 b 亚基呈长轴状，两端分别是亲水和疏水结构，亲水端与 F_1 相连，而疏水端嵌入内膜与 F_o 的疏水亚基结合,对整个蛋白的结构起支撑作用。

目前认为 ATP 合酶的工作原理是通过 F_1、F_o 各亚基有序组装,形成可旋转的发动机样结构,完成质子回流并驱动 ATP 合成。F_o 中起支撑作用的 b 亚基通过长的亲水端锚定 F_1 的 α 亚基,并通过 δ 和 $α_3β_3$ 稳固结合,而嵌入内膜的疏水端与 F_o 中的 a 亚基结合,使 a、b_2 和 $α_3β_3$、δ 亚基组成稳定的发动机"定子"部分。F_1 中的 γ 和 ε 亚基共同形成中心轴,上端穿过 $α_3β_3$ 的六聚体,γ 亚基可与其中 1 组 αβ 功能单元中的 β 亚基疏松结合(相互作用),影响 β 亚基活性中心构象;下端与嵌入内膜的 c 亚基环紧密结合,使 c 亚基环、γ 和 ε 亚基组成"转子"部分(图 16-19)。

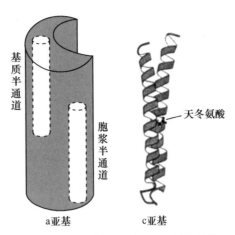

图 16-20 F_o 中 a 亚基和 c 亚基的结构

胞质侧高浓度质子形成的强大势能驱动质子从 F_o 的 a 亚基胞质侧进入半通道,当内口对应的 1 个 c 亚基关键 Asp61 残基所带负电荷被 H^+ 中和后,c 亚基能与疏水内膜相互接触而发生转动,当其转到能接触连通基质侧另一半通道内口的位置时,H^+ 梯度势能又迫使该 c 亚基 Asp61 结合的 H^+ 从半通道出口顺梯度释放进入线粒体基质。同理,各 c 亚基可依次进行上述循环,从高浓度的胞质侧获得 H^+,再通过半通道向低浓度基质释放 H^+,导致 c 环和 γ、ε 亚基相对 $α_3β_3$ 转动(图 16-19)。这样,质子顺梯度向基质回流,驱动转子部分围绕定子部分旋转,使 F_1 中的 αβ 功能单元利用质子回流所释放的能量催化 ADP 和 Pi 结合而生成 ATP。

跨内膜质子电化学梯度势能是 ATP 合酶转动的驱动力。ATP 合酶在转动过程中,γ 亚基依次和各 β 亚基接触,其相互作用发生周期性变化,并使每个 β 亚基活性中心构象循环改变,促进 ATP 合成和释放。

ATP 合成的结合变构模型(binding-change model)和旋转催化机制(rotational catalysis mechanism)认为,β 亚基有 3 种构象:疏松型(L)无催化活性,与底物 ADP 和 Pi 疏松结合。紧密型(T)有 ATP 合成活性,可紧密结合 ATP。开放型(O)无活性,与 ATP 亲和力低。每组 αβ 功能单元中的 β 亚基催化中心构象随着转动而循环改变时,底物 ADP 和 Pi 先结合于 L 型 β 亚基,质子流能量驱动该 β 亚基变构为 T 型,用于合成 ATP,再转变到 O 型时,促使该 β 亚基释放出 ATP(图 16-21)。

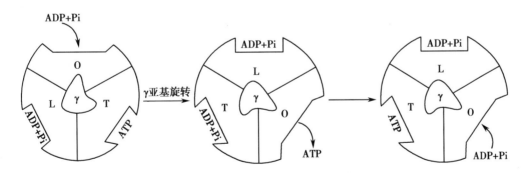

图 16-21 ATP 合酶的工作机制

β 亚基的三种构象:O 开放型;L 疏松型;T 紧密结合型。质子回流驱动 γ 亚基旋转
致使各组 β 亚基构象相互转化,依次结合底物、生成、释出产物 ATP。

ATP 合酶转子循环一周生成 3 分子 ATP。合成 1 分子 ATP 需要 4 个质子,其中 3 个质子通过 ATP 合酶穿线粒体内膜回流进基质,另 1 个质子用于转运 ADP、Pi 和 ATP。每分子 NADH 经氧化呼吸链传递泵出 $10H^+$,生成 2.5(10/4)分子 ATP,而琥珀酸氧化呼吸链每传递 2 个电子泵出 $6H^+$,生成 1.5(6/4)分子 ATP。

四、线粒体内膜选择性协调转运代谢物

线粒体基质与细胞胞质之间有线粒体内、外膜相隔,外膜对物质的通透性高、选择性低,而内膜则相反,对物质的进出有高度的选择性。内膜含有转运蛋白体系,对进出内膜的各种物质进行选择性转运,以保证线粒体内生物氧化的顺利进行(表 16-5)。

表 16-5   线粒体内膜的某些转运蛋白对代谢物的转运

转运蛋白	进入线粒体	出线粒体
ATP-ADP 转位酶	ADP^{3-}	ATP^{4-}
磷酸盐转运蛋白	$H_2PO_4^- + H^+$	
二羧酸转运蛋白	HPO_4^{2-}	苹果酸
α- 酮戊二酸转运蛋白	苹果酸	α- 酮戊二酸
谷氨酸 - 天冬氨酸转运蛋白	谷氨酸	天冬氨酸
单羧酸转运蛋白	丙酮酸	OH^-
三羧酸转运蛋白	苹果酸	柠檬酸
碱性氨基酸转运蛋白	鸟氨酸	瓜氨酸
肉碱转运蛋白	脂酰肉碱	肉碱

(一) 胞质 NADH 的还原当量通过两种穿梭机制转运进入线粒体

线粒体内产生的 NADH 可直接参加氧化磷酸化过程,但在胞质中的 NADH 不能自由穿过线粒体内膜,需通过两种穿梭机制(shuttle mechanism)将其还原当量转入线粒体,然后进行氧化磷酸化。这两种穿梭机制将还原当量转运进入线粒体的方式不同,因而生成不同数量的 ATP。

1. α- 磷酸甘油穿梭主要存在于脑和骨骼肌中   胞质中的 NADH 在磷酸甘油脱氢酶(glycerophosphate dehydrogenase)的催化下,使磷酸二羟丙酮还原为 α- 磷酸甘油,后者通过线粒体外膜,再经位于线粒体内膜近胞质侧含 FAD 辅基的磷酸甘油脱氢酶催化下氧化,生成磷酸二羟丙酮及 $FADH_2$。还原当量 $FADH_2$ 直接将 2H 传递给泛醌进入呼吸链(图 16-22)。需要指出的是,此机制是 $FADH_2$ 将 NADH 携带的一对电子从内膜的胞质侧直接传递给泛醌进行氧化磷酸化,因此,1 分子的 NADH 经此穿梭能产生 1.5 分子 ATP。

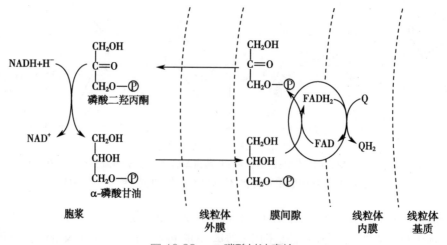

图 16-22   α- 磷酸甘油穿梭

2. 苹果酸 - 天冬氨酸穿梭主要存在于肝和心肌中   肝、心肌细胞中胞质 NADH 的转运需要 2 种内

膜转运蛋白和 4 种酶协同完成。胞质中的 NADH 脱氢,使草酰乙酸还原成苹果酸,苹果酸经内膜上的转运蛋白进入线粒体基质后重新生成草酰乙酸和 NADH。线粒体基质中的草酰乙酸转变为天冬氨酸后重新回到胞质,而 NADH 则通过 NADH 呼吸链进行氧化,生成 2.5 个 ATP 分子(图 16-23)。

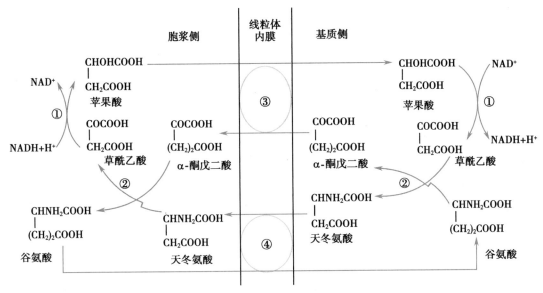

图 16-23 苹果酸 - 天冬氨酸穿梭

①苹果酸脱氢酶;②天冬氨酸氨基转移酶;③ α- 酮戊二酸转运蛋白;④谷氨酸 - 天冬氨酸转运蛋白。

(二) ATP-ADP 转位酶反向转运 ATP 和 ADP 出入线粒体

线粒体内膜富含 ATP-ADP 转位酶(ATP-ADP translocase),又称腺苷酸移位酶(adenine nucleotide translocase)。该酶是由 2 个 30kDa 亚基组成的二聚体,形成跨膜蛋白通道,结合内膜胞质侧的 ADP^{3-}(在细胞 pH 条件下,ADP 呈解离状态)转运至线粒体基质中,同时从基质转运出 ATP^{4-},使 ADP^{3-} 进入基质、ATP^{4-} 从基质中移出紧密偶联,维持线粒体内外腺苷酸水平基本平衡。此时,胞质中的 $H_2PO_4^-$ 经磷酸盐转运蛋白(phosphate transporter)与 H^+ 同向转运到线粒体基质(图 16-24)。每分子 ATP^{4-} 和 ADP^{3-} 反向转运时,实际向内膜胞质侧净转移 1 个负电荷,相当于每分子 ATP 在线粒体中生成并转运到胞质时需多消耗 1 个 H^+ 转入线粒体基质。

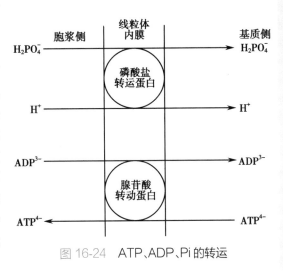

图 16-24 ATP、ADP、Pi 的转运

第三节 氧化磷酸化的调节

氧化磷酸化是机体产生 ATP 的主要方式,其速率能够调节 ATP 的合成。另外,凡是能影响呼吸链组分和 ATP 合酶功能的因素,都会通过干扰氧化磷酸化而影响 ATP 的生成。

一、体内能量状态可调节氧化磷酸化速率

电子的氧化传递和 ADP 的磷酸化是氧化磷酸化的根本,通常线粒体中氧的消耗量是被严格调控的,其消耗量取决于 ADP 的含量。因此,正常机体中氧化磷酸化速率主要受 ADP 的浓度、ATP/ADP 比率来调节,只有在底物 ADP 和 Pi 充足时,电子传递的速率和耗氧量才会提高。

细胞内 ADP 的浓度以及 ATP/ADP 的比值能够迅速感应机体能量状态的变化。当机体蛋白质合成等耗能代谢途径活跃时,对能量的需求大为增加,ATP 分解为 ADP 和 Pi 的速率增加,使 ATP/ADP 的比值降低、ADP 的浓度增加,ADP 进入线粒体后迅速用于磷酸化,氧化磷酸化随之加速,耗氧量增加,合成的 ATP 用于满足需求,直到 ATP/ADP 的比值回升至正常水平后,氧的消耗恢复至起始水平,氧化磷酸化速率也随之放缓。通过这种方式使 ATP 的合成速率适应机体的生理需要。另外,ADP 的浓度也同时调节柠檬酸循环、糖酵解代谢途径,满足氧化磷酸化对还原当量的需求。ADP 的浓度较低时,氧化磷酸化速率降低,同时通过变构调节的方式抑制糖酵解、降低柠檬酸循环的速率,减少还原当量的产生。因此,细胞内 ADP 通过影响还原当量的产生、氧化磷酸化的速率、氧的消耗等协同调节能量代谢过程。

二、抑制剂通过不同机制阻断氧化磷酸化过程

(一)呼吸链抑制剂阻断电子的传递

此类抑制剂(inhibitors)能在特异部位阻断呼吸链中电子传递,包括复合体 I、II、III、IV 的抑制剂(见图 16-18)。例如,鱼藤酮(rotenone)、粉蝶霉素 A(piericidin A)及异戊巴比妥(amobarbital)是复合体 I 的抑制剂,它们能够与铁硫蛋白结合,阻断电子从铁硫中心到泛醌的传递,从而抑制 NADH 的氧化。萎锈灵(carboxin)、噻吩甲酰等是复合体 II 的抑制剂,可与琥珀酸脱氢酶结合抑制 $FADH_2$ 的电子传递。抗霉素 A(antimycin A)阻断 Cyt b_H 到泛醌间的电子传递,噻唑菌醇则作用于复合体 III 的 Q 结合位点,都是复合体 III 抑制剂。CN^-、N_3^- 可紧密结合复合体 IV 中氧化型 Cyt a_3,阻断电子由 Cyt a 到 CuB-Cyt a_3 的传递。CO 与还原型 Cyt a_3 结合,直接阻断电子传递给 O_2。在火灾事故中,室内装饰材料中的 N 和 C 经高温可形成 HCN,产生的 CN^- 和燃烧不完全形成的 CO 可使呼吸链对氧的需求降低,减弱氧化磷酸化作用,最终阻断 ATP 合成、抑制细胞的呼吸作用。

(二)解偶联剂阻断 ADP 的磷酸化过程

解偶联剂(uncoupler)可使氧化与磷酸化反应分离(即解偶联),电子能够经呼吸链正常传递,复合体的质子泵作用建立跨内膜的质子浓度差,但由此储存的能量不能使 ADP 磷酸化合成 ATP。其基本机制是质子不经过 ATP 合酶回流至基质来驱动 ATP 的合成,而是经过其他途径进入基质,因而 ATP 的合成受到抑制。如二硝基苯酚(dinitrophenol,DNP)为脂溶性物质,可自由穿过线粒体内膜,其结构中酚羟基活泼易解离,进入基质时可释出 H^+,返回胞质侧时结合 H^+,从而破坏了电化学梯度。机体也存在内源性解偶联剂能使组织产热增加,如人(尤其是新生儿)、哺乳动物中存在含有大量线粒体的棕色脂肪组织,其线粒体内膜中富含一种特别的蛋白,称解偶联蛋白 1(uncoupling protein-1,UCP1)。它是由 2 个 32kDa 亚基组成的二聚体,在线粒体内膜上形成质子通道,内膜胞质侧的 H^+ 可经此通道返回线粒体基质,使氧化磷酸化解偶联而不合成 ATP,质子浓度梯度储存的能量以热能形式释放,因此棕色脂肪组织是产热御寒组织。新生儿硬肿症即是因为缺乏棕色脂肪组织,不能维持正常体温而使皮下脂肪凝固所致。现已发现在骨骼肌等组织的线粒体中存在 UCP1 的同源蛋白 UCP2、UCP3,但无解偶联作用。UCP2 表达下降可促进肥胖的发生、负调控胰岛素的分泌,与 2 型糖尿病的发病有关。

(三)ATP 合酶抑制剂同时抑制电子传递和 ATP 的生成

这类抑制剂对电子传递及 ADP 磷酸化均有抑制作用。例如寡霉素(oligomycin)可结合 ATP 合

酶的 F_o 亚基;而二环己基碳二亚胺(dicyclohexylcarbodiimide,DCCP)共价结合 F_o 的 c 亚基谷氨酸残基,阻断质子从 F_o 质子半通道回流,抑制 ATP 合酶活性。由于质子回流至基质依赖于 ATP 合酶,其功能丧失导致线粒体内膜两侧质子电化学梯度增高,从而抑制呼吸链质子泵的功能、抑制电子传递(见图 16-18)。

各种抑制剂通过不同的机制降低氧化磷酸化的速率,减少氧的消耗,从而抑制 ATP 的合成。

三、甲状腺素促进氧化磷酸化和产热

甲状腺激素(thyroid hormone)可诱导细胞膜上 Na^+,K^+-ATP 酶的生成,使 ATP 加速分解为 ADP 和 Pi,ADP 增多则促进氧化磷酸化。甲状腺激素(T3)还可诱导解偶联蛋白基因表达,引起物质氧化释能、产热比率均增加,但 ATP 合成相对减少,导致机体耗氧量和产热同时增加,所以甲状腺功能亢进患者表现基础代谢率增高。

四、线粒体 DNA 突变影响氧化磷酸化

线粒体是能量代谢最重要的细胞器,在细胞内含量丰富、更新速率快,以满足机体对能量的需求,因此呼吸链相关蛋白的表达直接影响线粒体功能。线粒体蛋白的表达受核基因组和线粒体基因组两套遗传系统共同调控。核基因编码 900 多种与线粒体功能相关的酶 / 蛋白质,在胞质合成后转运到线粒体内;而线粒体 DNA(mitochondrial DNA,mtDNA)含有编码呼吸链复合体部分蛋白的基因。

(一) 线粒体 DNA 编码呼吸链蛋白

与线粒体功能相关的蛋白质有 1 000 多种,主要由细胞核的基因编码,而 mtDNA 编码 13 种呼吸链中复合体的相关蛋白,包括复合体 I 的 7 个亚基、复合体 III 的 Cyt b、复合体 IV 的 3 个亚基,以及 ATP 合酶的 2 个亚基(见第九章)。另外线粒体基因编码的 tRNA 和 rRNA 参与线粒体蛋白质的合成。因此,线粒体不仅是氧化磷酸化的场所,线粒体 DNA 异常也是影响呼吸链功能的重要因素。

(二) 线粒体产生的活性氧可引起 mtDNA 突变而影响氧化磷酸化的功能

线粒体 mtDNA 缺乏组蛋白、DNA 结合蛋白的保护,相对"裸露",而且缺乏损伤后的修复系统,因此,mtDNA 易发生突变,而且其基因序列常有部分区域重叠,各种位点的突变都可能累及重要的功能域,导致功能丧失。线粒体消耗氧用于进行氧化磷酸化,电子传递过程中也可产生反应活性氧(本章第四节),活性氧的强氧化性极易对 DNA 造成损伤,也是引起 mtDNA 突变的主要诱因。

mtDNA 突变会直接影响呼吸链的功能,使氧化磷酸化的能力降低,ATP 合成减少,导致能量代谢障碍,与多种疾病的发生有关。特别是能量需求高的组织如脑、心脏、骨骼肌、肾等更易受突变影响。因此,mtDNA 突变与能量代谢异常的疾病有关,如糖尿病、肿瘤等;也与耗能较多的神经系统疾病有关,如遗传性视神经病变、Leigh 氏综合征(亚急性坏死性脑病)等;若突变不断累积,导致神经元过多死亡,引起帕金森综合征、阿尔茨海默氏症等神经退行性疾病。

第四节　氧化呼吸链与活性氧的产生

线粒体呼吸链的重要功能是通过电子传递发生氧化还原反应,由于呼吸链存在单电子传递过程,"侥幸"逃脱的单个电子也有机会直接传递给氧而生成活性氧组分,而没有按顺序依次经呼吸链传递

给氧生成水。因此呼吸链也是产生活性氧、引起细胞氧化损伤的原因之一，而机体有相应的保护防御机制。

一、线粒体氧化呼吸链也可产生活性氧

反应活性氧类（reactive oxygen species, ROS）主要指 O_2 得到单电子的还原产物，包括超氧阴离子（$O_2^-\cdot$）、羟自由基（$\cdot OH$）、过氧化氢（H_2O_2）等。这些未被完全还原的含氧分子，化学性质非常活泼，氧化性远远大于 O_2，合称为反应活性氧类（图 16-25）。

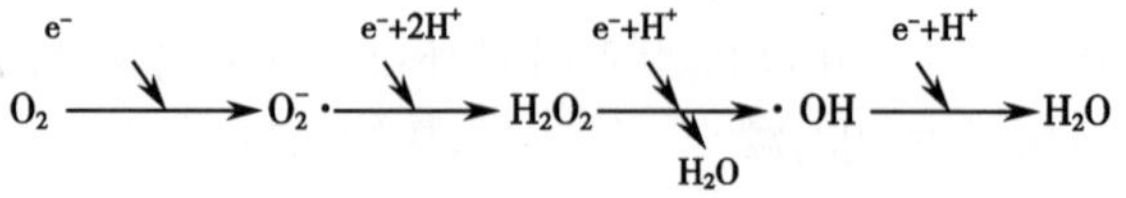

$$O_2 \xrightarrow{e^-} O_2^-\cdot \xrightarrow{e^-+2H^+} H_2O_2 \xrightarrow[H_2O]{e^-+H^+} \cdot OH \xrightarrow{e^-+H^+} H_2O$$

图 16-25　ROS 的产生

线粒体呼吸链是 ROS 产生的主要部位，细胞内 95% 以上活性氧来自线粒体，特别是 $O_2^-\cdot$ 的产生主要源自呼吸链。细胞正常呼吸时，大约有 1%~5% 的氧会接受漏出的电子而形成 ROS 这样的"副产物"，当细胞受损伤、呼吸链传递功能障碍时，会产生更多的 ROS。

线粒体 ROS 主要在复合体 I 和复合体 III（约 80%）生成。复合体 I 到 QH_2 的电子传递、复合体 III 通过 Q 循环传递电子的过程都是单电子传递，泛醌接受单电子生成的半醌型泛醌（$QH\cdot$）在内膜中自由移动，通过非酶促反应直接将单个电子泄漏给 O_2 而生成 $O_2^-\cdot$，因此半醌自由基（$QH\cdot$）是 $O_2^-\cdot$ 的单电子来源。

除呼吸链外，生物体还有其他酶系可产生少量的 ROS。一些需要氧为底物的酶，如胞质中的黄嘌呤氧化酶、过氧化物酶体中的细胞色素 P450 加氧酶等，也可产生 $O_2^-\cdot$。细胞过氧化酶体中，FAD 将从脂肪酸等底物获得的电子交给 O_2 可生成 H_2O_2 和 $\cdot OH$。另外，细菌感染、电离辐射、吸烟、药物等外源因素也可使细胞的 ROS 水平大幅增加。呼吸链产生的 $O_2^-\cdot$ 大部分流向基质，会引起线粒体 DNA 损伤；小部分可通过不同方式释放到线粒体内膜的胞质侧，与其他途径产生的 ROS 一起在细胞的胞质、细胞核中发挥作用，影响细胞的功能。

ROS 生成量的不同，对细胞产生的影响也不同。正常生理条件下，少量的 H_2O_2 有一定生理作用，如在粒细胞和吞噬细胞中，H_2O_2 可氧化杀死入侵的细菌；甲状腺细胞中产生的 H_2O_2 可使 $2I^-$ 氧化为 I_2，进而使酪氨酸碘化生成甲状腺激素。少量的 ROS 还是调控细胞增殖的信号分子。

衰老、疾病、强烈刺激因素等造成线粒体呼吸链损伤时，电子漏出增多，ROS 生成量的骤增和积聚，极易诱发氧化应激，引起蛋白质、脂质、DNA 等各种生物大分子的氧化损伤，破坏细胞的正常结构和功能。线粒体基质中的顺乌头酸酶，其铁硫中心易被 $O_2^-\cdot$ 氧化而丧失功能，直接影响柠檬酸循环的功能。$O_2^-\cdot$ 还可迅速氧化一氧化氮（NO），产生过氧亚硝酸盐（$ONOO^-$，也属于 ROS），后者能使脂质氧化、蛋白质硝基化而损伤细胞膜和膜蛋白。正常情况下，机体可以通过抗氧化酶类及抗氧化物及时清除活性氧，防止其累积造成有害影响。

二、抗氧化体系具有清除活性氧的功能

机体利用各种抗氧化酶、小分子抗氧化剂等，形成重要的防御体系以对抗 ROS 的损害。正常细胞线粒体内外都存在清除 ROS 的各种氧化还原酶体系，使 ROS 产生和清除的过程处于动态平衡，维持细胞内 $O_2^-\cdot$ 水平在 10^{-11}~10^{-10}mol/L、H_2O_2 水平为 10^{-9}mol/L 的安全浓度。

分布广泛的超氧化物歧化酶（superoxide dismutase, SOD）可催化一分子 $O_2^-\cdot$ 氧化生成 O_2，另一分子 $O_2^-\cdot$ 还原生成 H_2O_2：

$$2\ O_2^- \cdot + 2H^+ \rightarrow H_2O_2 + O_2$$

哺乳动物细胞有 3 种 SOD 同工酶,在胞外、胞质中存在活性中心含 Cu^{2+}/Zn^{2+} 的 Cu/Zn-SOD;线粒体 SOD 活性中心含 Mn^{2+},称 Mn-SOD。SOD 的酶活性很强,是人体防御内、外环境中超氧离子损伤的重要酶,可使细胞内 $O_2^- \cdot$ 的浓度迅速降低 4~5 个数量级。Cu/Zn-SOD 基因缺陷使 $O_2^- \cdot$ 不能及时清除而损伤神经元,可引起肌萎缩性侧索硬化症。另外,敲除线粒体内 Mn-SOD 基因的小鼠出生后 10 天内即死亡,但敲除胞质中 Cu/Zn-SOD 基因的小鼠则存活,提示线粒体内源产生 ROS 的毒害作用和线粒体抗氧化系统的重要性。

生成的 H_2O_2 可被过氧化氢酶(catalase)分解为 H_2O 和 O_2。过氧化氢酶主要存在于胞质及过氧化物酶体中,催化活性极强,每秒钟可催化超过 40 000 个底物分子转变为产物。其催化反应如下:

$$2H_2O_2 \rightarrow 2H_2O + O_2$$

过氧化物酶(peroxidase)存在于动物组织的红细胞、白细胞和乳汁中,可催化 H_2O_2 直接氧化酚类和胺类等底物,催化反应如下:

$$R + H_2O_2 \rightarrow RO + H_2O \quad 或 \quad RH_2 + H_2O_2 \rightarrow R + 2H_2O$$

谷胱甘肽过氧化物酶(glutathione peroxidase,GPx)也是体内防止活性氧损伤的重要酶,可去除 H_2O_2 和其他过氧化物类(ROOH)。GPx 含硒(Se)代半胱氨酸残基(由 Se 原子取代半胱氨酸中的 S 原子),是活性必需基团。在细胞胞质、线粒体以及过氧化酶体中,GPx 通过还原型谷胱甘肽(GSH)将 H_2O_2 还原为 H_2O,将 ROOH 类转变为醇,同时产生氧化型谷胱甘肽(GS-SG)。它催化的反应如下:

$$H_2O_2 + 2GSH \rightarrow 2H_2O + GS\text{-}SG \quad 或 \quad 2GSH + ROOH \rightarrow GS\text{-}SG + H_2O + ROH$$

GS-SG 可经谷胱甘肽还原酶催化,由 NADPH 提供还原当量,还原为 GSH。

体内其他小分子抗氧化剂有抗坏血酸(维生素 C),可以清除 $\cdot OH$ 自由基,维生素 E 能捕捉并清除生物膜内 ROS,二者的偶联作用可消除自由基对膜脂质、蛋白质的损伤。另外还有 β- 胡萝卜素、泛醌等小分子抗氧剂,它们与抗氧化酶共同组成人体抗氧化物体系。

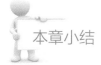

本章小结

线粒体生物氧化是通过酶促反应,将各种营养物质进行氧化分解,最终产生二氧化碳和水,并释放出能量供机体使用。此过程分为两步完成,首先是氧化过程,即营养物质经柠檬酸循环等途径进行氧化脱氢反应,产生还原当量 $NADH + H^+$ 和 $FADH_2$。其次是磷酸化并产生能量过程,$NADH + H^+$ 和 $FADH_2$ 的电子经过呼吸链传递给氧并逐步释放能量,此能量被 ADP 捕获生成 ATP 供机体使用,而接受电子的氧再与质子结合生成水。另外,在过氧化酶体等细胞器中也发生生物氧化反应,通过不同的氧化还原酶将特定的底物进行氧化分解、氧化修饰等。

ATP 在体内能量的捕获、转移、储存和利用过程中都处于中心位置。线粒体作为能量代谢的重要细胞器,是 ATP 产生的主要部位。其主要功能是对营养物质进行氧化分解代谢,并将代谢产生的还原当量 NADH、$FADH_2$ 进行氧化磷酸化并合成 ATP。NADH、$FADH_2$ 分别通过由 4 种酶复合体与泛醌和细胞色素 c 按序组成呼吸链进行氧化。NADH 呼吸链的组成及电子传递顺序是:NADH →复合体 I → CoQ →复合体 III → Cyt c →复合体 IV → O_2,传递一对电子可生成 2.5 分子 ATP;$FADH_2$ 呼吸链的组成及电子传递顺序是:琥珀酸→复合体 II → CoQ →复合体 III → Cyt c →复合体 IV → O_2,传递一对电子可生成 1.5 分子 ATP。因此呼吸链的作用是传递还原当量的电子,同时建立跨线粒体内膜的质子梯度差而储存能量。呼吸链复合体 I、III 和 IV 有质子泵功能,在完成一对电子传递过程中,各向内膜胞质侧泵出 $4H^+$、$4H^+$ 和 $2H^+$,形成跨线粒体内膜的质子电化学梯度(电荷和浓度梯度),储存电子传递释放的能量。跨内膜质子梯度势能是 ATP 合酶工作的驱动力,用于结合 ADP 和 Pi 并生成、释出 ATP,此为磷酸化过程。因此氧化磷酸化的实质是通过呼吸链对还原当量 NADH、$FADH_2$ 进行氧化,产生的能量驱动 ATP 合酶将 ADP 磷酸化产生 ATP。

　　氧化磷酸化速率主要受 ADP/ATP 调节,比值高则促进氧化磷酸化、加快合成 ATP。另外,外源或内源性的抑制剂可使氧化磷酸化的功能降低甚至丧失。主要的抑制剂包括呼吸链传递抑制剂、解偶联剂、ATP 合酶抑制剂等,它们分别抑制呼吸链的不同部位,阻断氧化磷酸化的功能。线粒体基因、核基因的相关突变可直接造成线粒体氧化磷酸化功能障碍,使耗能较多的神经、骨骼系统产生疾病。

　　线粒体呼吸链也是体内反应活性氧类(ROS)的最主要来源。ROS 产生过多会对机体产生危害,机体存在抗氧化酶类及抗氧化物体系能及时清除活性氧,维护机体的正常功能。

思考题

1. 人体产生 ATP 的方式有哪些? ATP 为何被称为"能量货币"?

2. 什么是氧化磷酸化? 哪些因素可影响氧化磷酸化的速率和功能?

3. 人体能传递电子的生物大分子有哪些? 其机制是什么?

4. 人体 NADH 和 NADPH 的功能有何异同? 其来源和去路分别是什么?

（苑辉卿）

第十七章
非营养物质代谢

人体内存在着许多非营养性物质,这些物质既不是构建组织细胞的成分,又不能氧化供能,并且其中一些对人体还具有一定的生物学效应或毒性作用,需要经过各种代谢后及时排出体外,以保持人体内环境的恒定。肝是体内联系各种组织、器官最密切,参与物质代谢最广泛的器官,不仅是糖、脂、蛋白质、维生素及激素等物质的代谢中心,而且还具有分泌、排泄和生物转化等生理功能,因此肝是非营养物质代谢的主要器官。

第一节　生物转化作用

机体对非营养性物质代谢转化的方式主要通过改变其生物活性,使其水溶性增加,极性增强,易于随胆汁或尿液排出体外,这个过程称为生物转化(biotransformation)。肝是进行生物转化作用的主要器官,其他如皮肤、肺和肾等组织也有一定的生物转化作用。

一、体内非营养物质有内源性和外源性两类

非营养物质根据来源可分为外源性和内源性两类。外源性物质主要指的是异源物,包括有毒物质、药物、食品添加剂、环境污染物、肠道中细菌作用的产物等。内源性物质包括体内各种生物活性物质(如激素、神经递质)及对机体有毒的代谢产物(如氨、胺类、胆红素等)。非营养物质一般具有较强的生物活性,水溶性较低,需要经过生物转化作用,转变成水溶性较强的衍生物,通过泌尿道或胆道排出体外。

二、肝是非营养物质进行生物转化的主要器官

(一)肝是生物转化作用的主要器官

肝是人体内最大的腺体,成人肝约重 1 500g,约占体重的 2.5%。肝组织具有独特的组织解剖学结构:①由肝动脉和门静脉双重供血,通过肝动脉获得充足的氧气和代谢物,从门静脉获得大量由消化道吸收而来的营养物,从而保证其代谢功能的活跃进行;②具有肝静脉和胆道系统两条输出通道,分别与体循环和肠道相通,有利于肝与体内其他部分进行物质交换、促进营养物质的代谢转变及排泄;③具有丰富的血窦,使得血流缓慢,有利于肝细胞与血液进行营养物质与代谢产物的交换;④含有丰富的细胞器(如内质网、线粒体、溶酶体等)和丰富的酶,因此肝细胞存在不少特殊的代谢功能。

（二）生物转化具有重要的生理意义

肝作为生物转化作用的主要器官,其最重要的生理意义在于增强体内非营养物质的水溶性,使其易于随胆汁或尿液排出。大多数情况下,机体对非营养物质的转化可通过灭活作用使其生物活性降低或消除,或通过解毒作用使有毒物质的毒性减低或消除。应该指出的是,有些物质经过肝的生物转化之后,其毒性增强或水溶性下降,反而不易排出体外。因此,不能将生物转化简单地理解为"解毒作用"。

（三）生物转化反应具有连续性、多样性及双重性的特点

非营养物质的生物转化过程呈现出一些特点。

1. 生物转化反应具有连续性　生物转化的过程是连续进行的,非营养物质经一步或多步反应,极性得到增强,最终排出体外。如阿司匹林先水解生成水杨酸,然后与葡糖醛酸结合;也可以水解、羟化转变成羟基水杨酸,再与葡糖醛酸结合(图 17-1)。

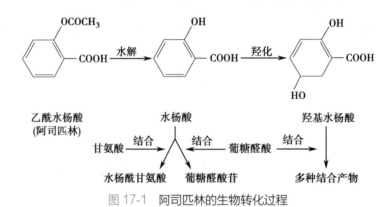

图 17-1　阿司匹林的生物转化过程

2. 生物转化反应呈现出多样性　同一种非营养物质可经由不同的生物转化途径,生成不同的代谢产物。如阿司匹林先水解生成水杨酸,既可以和甘氨酸结合生成水杨酰甘氨酸,又可以和葡糖醛酸结合生成葡糖醛酸苷,阿司匹林还可以先水解、羟化生成羟基水杨酸,再进行多种结合反应(图 17-1)。

3. 生物转化反应具有解毒与致毒的双重性　一些物质在体内经过生物转化作用后,其毒性可能减弱,也可能增强,即生物转化作用具有解毒与致毒的双重性。例如,烟草中含有一种多环芳烃类物质——苯并芘(benzopyrene,BP),这种物质本身并无致癌作用,但在人体内生物转化后反而生成具有直接致癌作用的苯并芘二醇环氧化合物(DHEP-BP)。

三、肝的生物转化反应可分为两相

生物转化过程包含多种类型的化学反应,可将其分为第一相反应和第二相反应两种。

（一）第一相反应包括氧化反应、还原反应和水解反应

许多非营养物质通过第一相反应,使分子中某些非极性基团转变成极性基团,水溶性增加,或使其分解,改变其理化性质,易于排出体外。

1. 氧化(oxidation)反应是生物转化反应中最常见的反应类型　肝细胞中含有多种参与生物转化的氧化酶,如单加氧酶系、单胺氧化酶和脱氢酶等。

（1）单加氧酶系是氧化异源物最重要的酶:单加氧酶系(monooxygenase)又称羟化酶或混合功能氧化酶,存在于肝细胞微粒体中。该酶能催化多种脂溶性物质从氧分子中接受 1 个氧原子生成羟基化合物或环氧化合物,而另 1 个氧原子被 NADPH 还原为水,反应式如下:

$$RH + O_2 + NADPH + H^+ \rightarrow ROH + NADP^+ + H_2O$$

单加氧酶系是肝中代谢药物和毒物的非常重要的酶系统,进入人体的异源物约一半以上经由此

系统进行氧化作用。该酶还参与多种重要物质的羟化过程,如维生素 D_3、胆汁酸和类固醇激素的合成等过程。

虽然大部分毒物、药物在单加氧酶系的催化下水溶性增加、降低活性,易于排出。但也有例外,如发霉的谷物、花生等所含有的黄曲霉素 B_1,在单加氧酶系的作用下,可生成 2,3- 环氧黄曲霉素,此物质能够与 DNA 分子中的鸟嘌呤结合,引起 DNA 突变。因此,黄曲霉素是导致原发性肝癌的重要危险因子。

(2)单胺氧化酶氧化脂肪族和芳香族胺类:单胺氧化酶(monoamine oxidase)属于黄素蛋白,在肝的线粒体中活性最高。此酶能够催化胺类氧化脱氨基生成相应的醛,随后进一步氧化生成酸,酸再氧化成 CO_2 和 H_2O,或随尿排出。许多不同来源的胺类(内源性胺,如组胺、5- 羟色胺、酪胺等和外源性胺,如抗疟药伯氨喹、致幻药麦斯卡林等)都可经此酶进行生物转化。其反应通式如下:

$$RCH_2NH_2 + O_2 + H_2O \rightarrow RCHO + NH_3 + H_2O_2$$

$$RCHO + NAD^+ + H_2O \rightarrow RCOOH + NADH + H^+$$

(3)脱氢酶系将乙醇氧化生成乙酸:肝内代谢乙醇的酶主要有醇脱氢酶(alcohol dehydrogenase,ADH)和醛脱氢酶(aldehyde dehydrogenase,ALDH),催化乙醇氧化生成相应的醛和酸,其反应如下:

$$CH_3CH_2OH + NAD^+ \rightarrow CH_3CHO + NADH + H^+$$

$$CH_3CHO + NAD^+ + H_2O \rightarrow CH_3COOH + NADH + H^+$$

进入人体的乙醇主要在肝进行生物转化,长期大量饮酒易损伤肝。70kg 体重的成年人每小时可代谢 7~14g 乙醇,超量摄入的乙醇,除经 ADH 和 ALDH 氧化外,还可诱导激活肝微粒体乙醇氧化系统(microsomal ethanol oxidizing system,MEOS)。MEOS 催化乙醇生成乙醛,乙醛能够与蛋白质结合促进脂质过氧化,造成肝损伤。

2. 参与还原(reduction)反应的酶主要是硝基还原酶和偶氮还原酶 硝基化合物多见于杀虫剂、工业试剂、食品防腐剂等。偶氮化合物常见于食品色素、药物、化妆品,以及纺织与印刷工业,有些可能是前致癌剂。这些化合物分别在肝微粒体硝基还原酶(nitroreductase)和偶氮还原酶(azoreductase)的催化下,由 NADH 或 NADPH 供氢,还原生成相应的胺,从而使其失去致癌作用。例如,硝基苯经还原反应生成苯胺,后者在单胺氧化酶的作用之下,生成相应的酸。

3. 参与水解反应的酶主要包括酯酶、酰胺酶和糖苷酶 水解酶(hydrolase)主要存在于肝细胞的内质网和胞液中,催化酰胺类、酯类、糖苷类化合物的水解(hydrolysis),以降低或消除其生物活性。如抗结核病药物异烟肼经酰胺酶水解生成异烟酸和肼。

(二)第二相反应是结合反应

经过生物转化的第一相反应,有的非营养物质可直接排出体外,但多数反应产物的水溶性仍不够大,需再进行第二相反应(conjugation reaction),生成极性更强的化合物。有些异源物也可不经过第一相反应而直接进入第二相反应。

第二相反应是结合反应。结合反应可以在肝细胞的线粒体、胞液和微粒体内进行,是体内最重要的生物转化方式。凡含有羧基、羟基或者氨基等基团的非营养物质(如药物、毒物或激素等),在肝内可与某种极性物质结合,增加水溶性,使之失去生物学活性或者毒性,随后排出体外。常见的结合物或基团有葡糖醛酸、硫酸、乙酰基、谷胱甘肽、甲基及氨基酸等,其中与葡糖醛酸、硫酸和乙酰基的结合反应尤为重要。

1. 葡糖醛酸结合是最重要和普遍的结合反应 尿苷二磷酸葡萄糖(UDPG)可通过 UDPG 脱氢酶的氧化生成尿苷二磷酸葡糖醛酸(UDPGA)。UDPGA 在 UDP- 葡糖醛酸基转移酶(UDP-glucuronyltransferase,UGT)的催化下,将具有多个羟基和可离解羧基的葡糖醛酸基转移到非营养物质的极性基团上(如—OH、—COOH、—SH 或—NH_2 等),生成 β-D- 葡糖醛酸苷,降低其毒性,易于排出体外。如苯酚、胆红素、吗啡、苯巴比妥类药物等均可在肝内与葡糖醛酸结合,进行生物转化作用。临床上常采用葡醛内酯(肝泰乐)治疗肝病,就是基于此机理。

2. **硫酸结合也是常见的结合反应**   3'- 磷酸腺苷 5'- 磷酸硫酸（PAPS）为活性硫酸供体,在肝内硫酸基转移酶(sulfotransferase,SULT)的催化下,将硫酸根转移到类固醇激素、酚或胺类(如甲状腺素、3-羟吲哚、酪胺等)的羟基上,生成硫酸酯。如雌酮在肝内与硫酸结合而失活。严重肝病患者,此结合作用减弱,导致血中雌酮过多,使得局部小动脉扩张出现"蜘蛛痣"或"肝掌"。

雌酮   雌酮硫酸酯

3. **乙酰基化反应是某些含胺异源物的重要代谢途径**   肝细胞胞液中富含 N- 乙酰基转移酶(N-acetyltransferase),催化乙酰 CoA 的乙酰基转移到芳香族胺类化合物(如苯胺、磺胺、异烟肼等)的氨基上,生成相应的乙酰化衍生物。如大部分磺胺类药物在肝中通过乙酰基的结合反应而丧失抑菌功能,但需注意的是,磺胺类药物经乙酰化后,其溶解度降低,在酸性尿中易于析出,故在服用磺胺类药物时应服用适量的小苏打(碳酸氢钠),以提高溶解度,便于随尿排出。

$$H_2N-\bigcirc-SO_2NHR + CH_3CO\sim SCoA \longrightarrow CH_3CO-NH-\bigcirc-SO_2NHR + HS\sim CoA$$

磺胺   乙酰辅酶A   N-乙酰磺胺   辅酶A

4. **甲基化反应是代谢内源性化合物的重要反应**   肝细胞内含有多种甲基转移酶(methyltransferase),以 S- 腺苷甲硫氨酸(SAM)为甲基供体,催化含有羟基、巯基以及氨基的化合物进行甲基化反应。如烟酰胺甲基化生成 N- 甲基烟酰胺。大量服用烟酰胺时,会消耗甲基,引起胆碱和卵磷脂的合成障碍,成为脂肪肝诱因之一。

5. **谷胱甘肽结合反应是细胞自我保护的重要反应**   许多致癌剂、环境污染物、抗肿瘤药物以及内源性活性物质含有亲电子中心,在谷胱甘肽 S- 转移酶(glutathione S-transferase,GST)的催化下,与GSH 的巯基结合,阻断了这些化合物与 DNA、RNA 或蛋白质结合。肝细胞膜上有 ATP 依赖的谷胱甘肽结合产物输出泵,可将各种谷胱甘肽结合产物排出肝细胞外,经胆汁排出体外。

6. **某些氨基酸可与非营养物质的羧基结合**   一些药物、毒物的羧基被激活成酰基辅酶 A 后,在酰基转移酶催化下能与甘氨酸、牛磺酸结合,生成相应的结合产物。如苯甲酸通过与甘氨酸结合生成马尿酸,随尿液排出体外:

$$\bigcirc-COOH + CoASH + ATP \longrightarrow \bigcirc-CO\sim SCoA + ADP + Pi$$

苯甲酸   苯甲酰CoA

$$\bigcirc-CO\sim SCoA + H_2N-CH_2-COOH \longrightarrow \bigcirc-CO-NH-CH_2-COOH + CoASH$$

苯甲酰CoA   甘氨酸   马尿酸

四、生物转化作用受多种因素的影响

肝的生物转化作用受年龄、性别、疾病、遗传因素、诱导物及食物等多种因素的影响。

(一) 年龄、性别、疾病及遗传因素等均可对生物转化作用产生影响

1. **年龄、性别可影响生物转化作用**   肝中的生物转化酶有一个发育的过程:新生儿肝脏生物转化

酶系发育不全,如肝微粒体 UDP- 葡糖醛酸基转移酶在出生后才逐渐生成,8 周时才能达到成人水平。体内 90% 的氯霉素是与葡糖醛酸结合后解毒,故新生儿易发生氯霉素中毒,导致"灰色婴儿综合征"。另外新生儿的高胆红素血症也与葡糖醛酸基转移酶的缺乏有关。老年人肝的生物转化能力仍属正常,但其肝血流量及肾的廓清速率下降,导致老年人血浆药物的清除率下降。若常规剂量用药,容易导致药物蓄积,药效强且不良反应较大。因此,临床上对新生儿及老年人的用药剂量较成人低,并且许多药物慎用或禁用。某些生物转化反应存在性别差异,如女性体内醇脱氢酶活性高,对乙醇的代谢速率高于男性。

2. 疾病及遗传因素可显著影响生物转化酶的活性 疾病尤其是严重肝病时,肝微粒体单加氧酶系和 UDP- 葡糖醛酸基转移酶活性显著降低,加上肝血流量减少,患者对许多药物或毒物的摄取、转化发生障碍,易积蓄中毒,故对肝病患者用药要格外慎重。遗传变异可引起种群或个体之间存在生物转化酶类的多态性。例如,*N*- 乙酰基转移酶 2B 的多态性可造成其活性丢失,从而影响异烟肼等芳香胺的代谢,增加芳香族化合物致癌的危险性。

（二）许多生物转化的酶类是诱导酶

一些药物或毒物可诱导肝内生物转化相关酶的合成,加速其自身的代谢,亦可影响其他异源物的生物转化。如长期服用苯巴比妥可诱导肝微粒体单加氧酶系的合成,加速药物代谢过程,使机体对此类催眠药产生耐药性,同时对氯霉素、非那西丁、氢化可的松等药物的转化能力也极大增强。苯巴比妥还可诱导肝微粒体 UDP- 葡糖醛酸基转移酶的合成,促进游离胆红素与葡糖醛酸的结合反应,故临床上可用于治疗新生儿黄疸。有些毒物如香烟中的苯并芘可诱导肺泡吞噬细胞内羟化酶（属单加氧酶系）的合成,故吸烟者羟化酶的活性明显高于不吸烟者。

另一方面,许多药物在体内转化代谢常由同一酶系催化,可出现药物之间的竞争性抑制作用。临床用药时应加以注意,如保泰松可抑制双香豆素的代谢,同时服用时,双香豆素的抗凝作用加强,易发生出血现象。

（三）食物对肝生物转化活性也有影响

蛋白质的摄入可以增加肝细胞整体酶的活性,提高生物转化效率。烧烤食物、甘蓝、萝卜等含有肝微粒体单加氧酶系的诱导物,而食物中的黄酮类可抑制单加氧酶的活性。

第二节 胆汁酸的代谢

胆汁酸是一类含有固醇核的 24 碳羧酸的总称,是胆汁的重要成分,在胆汁中常以钠盐或钾盐的形式存在,称为胆汁酸盐。它在脂类消化吸收和胆固醇代谢调节方面起重要作用。肝内胆汁酸的合成和排泄是胆固醇降解的主要途径,也是机体清除胆固醇的主要方式。

一、胆汁酸盐是胆汁的主要固体成分

胆汁（bile）由肝细胞分泌,通过肝内胆道系统流入储存于胆囊,再通过胆管系统进入十二指肠,参与食物中脂类的消化和吸收。从肝细胞初分泌的胆汁称肝胆汁（hepatic bile）,澄清透明,金黄色,固体成分含量较少。肝胆汁进入胆囊后,胆囊壁上皮细胞吸收其中的水分、无机盐等,并分泌黏液掺入胆汁,使肝胆汁浓缩成为胆囊胆汁（gallbladder bile）,呈暗褐色或棕绿色。正常人肝胆汁和胆囊胆汁的部分性质和化学百分组成见表 17-1。

表 17-1   两种胆汁的部分性质和化学组成

项目	肝胆汁	胆囊胆汁
比重	1.009~1.013	1.026~1.032
pH	7.1~8.5	5.5~7.7
水 /%	96~97	80~86
固体成分 /%	3~4	14~20
无机盐 /%	0.2~0.9	0.5~1.1
黏蛋白 /%	0.1~0.9	1~4
胆汁酸盐 /%	0.5~2	1.5~10
胆色素 /%	0.05~0.17	0.2~1.5
总脂类 /%	0.1~0.5	1.8~4.7
胆固醇 /%	0.05~0.17	0.2~0.9
磷脂 /%	0.05~0.08	0.2~0.5

　　胆汁中的成分除水外,主要固体成分是胆汁酸盐(简称胆盐,bile salts),约占固体成分的 50%,其次是无机盐、黏蛋白、胆色素、磷脂、胆固醇等。胆汁中还含有多种酶类(脂肪酶、磷脂酶、淀粉酶等)及其他排泄物,进入体内的药物、毒物及重金属盐均可通过肝的生物转化作用后随胆汁排出。因此,胆汁既是一种消化液,促进脂类的消化吸收,也可作为排泄液,将体内某些代谢产物及异源物运输至肠道,随粪便排出体外。

二、胆汁酸促进脂类的消化、吸收和胆固醇排泄

　　胆汁酸在人体的消化吸收功能及物质代谢中有重要作用。
　　(一) 胆汁酸的最重要功能是促进脂类的消化与吸收
　　胆汁酸是较强的乳化剂,其分子内部既含有亲水基团(如羟基、羧基等),又含有疏水基团(如甲基、烃基)。亲水基团均为 α 型,甲基为 β 型,两类不同性质的基团正好位于环戊烷多氢菲核两侧,所以使胆汁酸的立体构型具有亲水和疏水两个侧面(图 17-2)。此结构特点使胆汁酸具有较强的界面活性,能降低脂 - 水界面的表面张力。胆汁酸盐可将脂类乳化成细小微团,扩大脂类和脂酶的接触面,有利于脂类的消化和吸收。

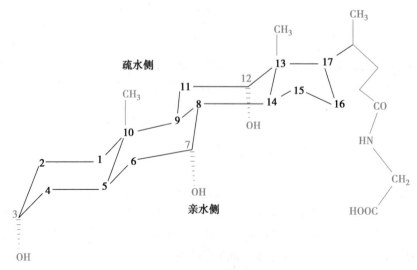

图 17-2   甘氨胆酸的立体构型

（二）排泄胆固醇是胆汁酸的另一个最重要功能

人体内约 99% 胆固醇随胆汁从肠道排出体外,其中 1/3 以胆汁酸形式,2/3 以直接形式排出体外。胆汁中的胆固醇难溶于水,与胆汁酸及卵磷脂结合形成可溶性的微团,经胆道转运至肠道排出体外。如果肝合成胆汁酸或卵磷脂的能力下降,消化道缺少足够量的胆汁酸或肠肝循环中的肝摄取胆汁酸过少,以及排入胆汁中的胆固醇过多(如高胆固醇血症患者),均可造成胆汁酸、卵磷脂与胆固醇比值降低(小于 10∶1),易引起胆固醇从胆汁中析出沉淀,形成胆石症(gallstone)。胆石症因胆固醇含量可分为三类:胆固醇结石(cholesterol stone)、黑色素结石(black pigment stone)和棕色素结石(brown pigment stone)。结石中胆固醇含量超过 50% 的称为胆固醇结石。

三、胆汁酸有游离型、结合型及初级、次级之分

胆汁酸根据其结构不同或生成部位及来源差异进行分类。

（一）胆汁酸按其结构可分为游离型胆汁酸和结合型胆汁酸

游离型胆汁酸(free bile acid)包括胆酸(cholic acid)、鹅脱氧胆酸(chenodeoxycholic acid)、脱氧胆酸(deoxycholic acid)和少量的石胆酸(lithocholic acid)。上述 4 种游离型胆汁酸的 24 位羧基与甘氨酸或牛磺酸结合的产物称为结合型胆汁酸(conjugated bile acid),主要包括甘氨胆酸(glycocholic acid)、甘氨鹅脱氧胆酸(glycochenodeoxycholic acid),牛磺胆酸(taurocholic acid)及牛磺鹅脱氧胆酸(taurochenodeoxycholic acid)等。这些胆汁酸的结构见图 17-3。胆汁中所含的胆汁酸以结合型胆汁酸为主(占 90% 以上),其中甘氨胆酸与牛磺胆酸的比例为 3∶1。结合型胆汁酸水溶性较大,形成的结合型胆汁酸盐更稳定,在钙浓度较高的胆囊中和在十二指肠的偶尔酸性条件下均不发生沉淀。

胆酸和鹅脱氧胆酸都是含 24 个碳原子的胆烷酸衍生物。两者结构上的差别只是含羟基数不同,胆酸含有 3 个羟基(3α、7α、12α),而鹅脱氧胆酸含 2 个羟基(3α、7α)。脱氧胆酸和石胆酸结构特点是 C-7 位上无羟基。

（二）胆汁酸按其生成部位及来源可分为初级胆汁酸和次级胆汁酸

1. 初级胆汁酸在肝内生成 肝细胞内,以胆固醇为原料直接合成的胆汁酸称为初级胆汁酸(primary bile acid),包括胆酸和鹅脱氧胆酸及其与甘氨酸或牛磺酸的结合产物。肝细胞内由胆固醇转变为初级胆汁酸的过程很复杂,需要经过许多步酶促反应完成。胆固醇首先在 7α- 羟化酶的催化下,生成 7α- 羟基胆固醇,再经过 3α(3β- 羟基差相异构化为 3α- 羟基)及 12α 羟化、加氢还原、最后侧链氧化断裂后形成 24 碳的胆烷酰辅酶 A。24 碳的胆烷酰辅酶 A 即可水解生成游离型初级胆汁酸(胆酸和鹅脱氧胆酸),也可直接与甘氨酸或牛磺酸结合生成相应的结合型初级胆汁酸。

胆汁酸生成的关键酶是胆固醇 7α- 羟化酶,这是一种诱导酶,甲状腺素可诱导其合成,因此甲亢患者血浆胆固醇含量降低,但甲减患者血浆胆固醇含量却升高。胆固醇 7α- 羟化酶的活性受终产物胆汁酸的负反馈调节,临床上采用口服药物考来烯胺(阴离子交换树脂)来减少肠道胆汁酸的重吸收,促进肝内胆固醇转化成胆汁酸,从而降低血清胆固醇含量。食物中胆固醇在抑制 HMG-CoA 还原酶合成的同时,诱导胆固醇 7α- 羟化酶合成,肝细胞通过这两个酶的协同作用维持肝细胞内胆固醇的水平。

2. 次级胆汁酸是肠道细菌作用的产物 肝细胞合成的初级胆汁酸进入肠道,由肠道细菌酶的催化,经去结合反应和脱 7α- 羟基作用转变为次级胆汁酸(second bile acid)。胆酸脱去 7α- 羟基,生成脱氧胆酸;鹅脱氧胆酸脱去 7α- 羟基转变成石胆酸。这两种游离型次级胆汁酸若经肠肝循环被重吸收进入肝,可与甘氨酸或牛磺酸结合而成为结合型次级胆汁酸。肠道细菌还可将鹅脱氧胆酸转化成熊脱氧胆酸(ursodeoxycholic acid),即将鹅脱氧胆酸 7α- 羟基转变为 7β- 羟基。熊脱氧胆酸在慢性肝病治疗时具有抗氧化应激作用,可降低肝内胆汁酸潴留所引起的肝损伤,减缓疾病的进程。

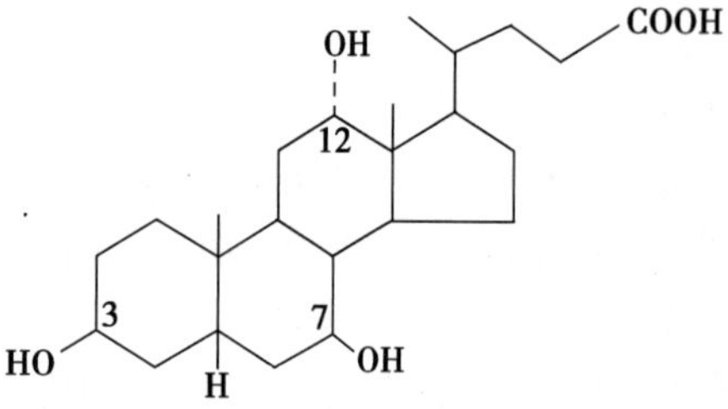

胆酸

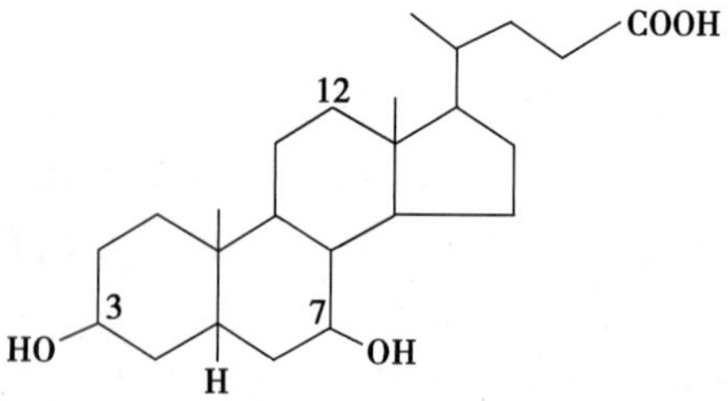

鹅脱氧胆酸

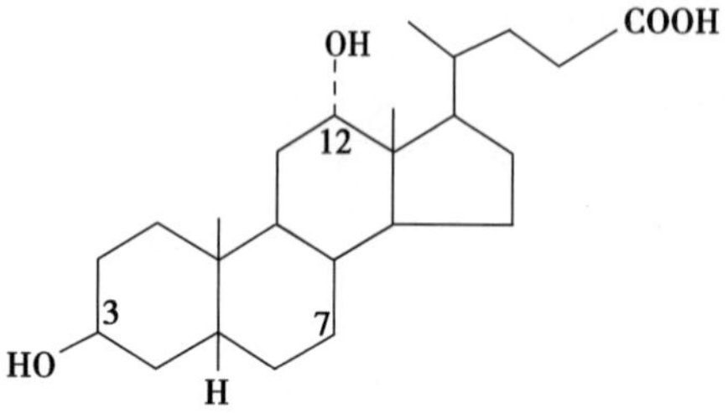

脱氧胆酸

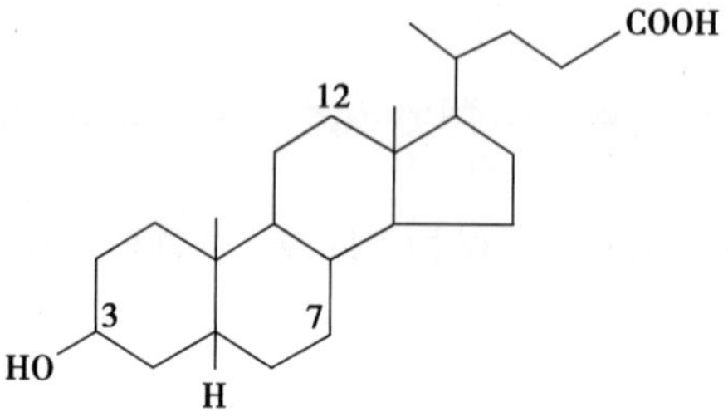

石胆酸

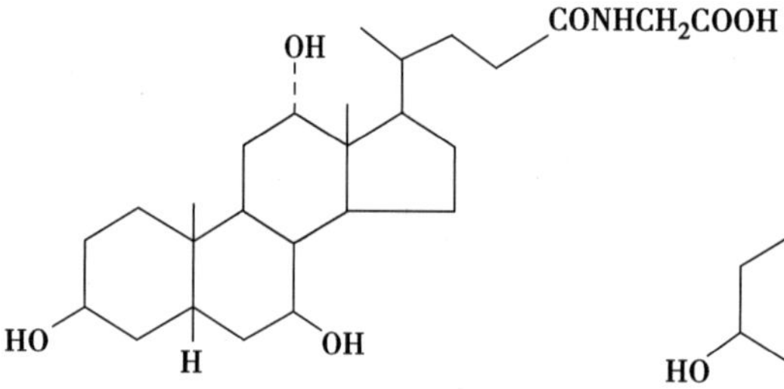

甘氨胆酸

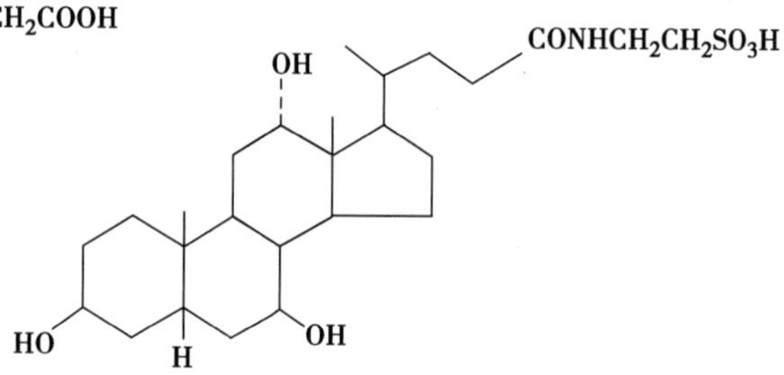

牛磺胆酸

图 17-3 几种主要胆汁酸的结构式

四、胆汁酸的代谢过程存在胆汁酸的肠肝循环

胆汁酸(包括游离型、结合型、初级及次级)随胆汁经胆总管排入十二指肠,促进脂类的消化和吸收。在肠道内约 95% 以上胆汁酸可被重吸收入血,剩余的(约为 5% 石胆酸)随粪便排出。胆汁酸的重吸收有两种方式,以结合型胆汁酸在回肠部位主动重吸收为主,游离型胆汁酸在小肠及大肠内被动重吸收为辅。这种由肠道重吸收的胆汁酸经门静脉重新回到肝脏,在肝细胞内游离型胆汁酸可再重新合成为结合型胆汁酸,并和肝内新生的初级结合型胆汁酸一同随胆汁排入肠道,这一过程称为胆汁酸的肠肝循环(enterohepatic circulation of bile acid)(图 17-4)。未被重吸收的胆汁酸主要为石胆酸,其溶解度小,不易被肠黏膜上皮细胞再吸收而随粪便直接排出,所以胆汁中石胆酸的含量甚微。

胆汁酸肠肝循环的生理意义在于使有限的胆汁酸重复利用,促进脂类的消化与吸收。正常人每日合成约 1~1.5g 胆固醇,其中约 2/5(0.4~0.6g)在肝中转变为胆汁酸。肝胆内的胆汁酸代谢池约有 3~5g 胆汁酸,即使全部倾入小肠,也难满足饱餐后脂类消化吸收(每日需 16~32g 胆汁酸乳化脂类)。依靠胆汁酸的肠肝循环可弥补胆汁酸合成量的不足,每日可进行 6~12 次肠肝循环,使有限的胆汁酸池能够发挥最大限度的乳化作用。未被重吸收的胆汁酸(每日约 0.4~0.6g)在肠道细菌的作用下,衍生成多种胆烷酸并由粪便排出,与肝细胞合成胆汁酸量相平衡。

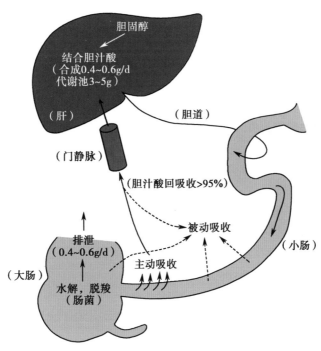

图 17-4　胆汁酸的肠肝循环

若胆汁酸的肠肝循环被破坏,如腹泻或切除回肠,则胆汁酸不能重复吸收,不但影响脂类的消化吸收,还会造成胆汁中胆汁酸、卵磷脂与胆固醇比值降低(小于 10:1),极易形成胆固醇结石。

第三节　血红素的生物合成

血红素(heme)为体内一类含血红素蛋白(hemoprotein)的辅基,此类蛋白几乎都与细胞氧的运输和利用有着密切关系,如血红蛋白(hemoglobin, Hb)、肌红蛋白(myoglobin)、细胞色素(cytochrome)、过氧化氢酶(catalase)及过氧化物酶(peroxidase)等。

血红素的生物合成中,首先合成卟啉环(porphyrin ring),再螯合 Fe^{2+} 生成血红素,最后与相应蛋白质结合。

一、血红素是重要的铁卟啉化合物

血红素属铁卟啉化合物,由卟啉环与 Fe^{2+} 螯合而成。卟啉环为四吡咯环结构,其还原型为卟啉原类化合物(porphyrinogens),氧化型为卟啉类化合物(porphyrins),两者结构上的区别在于卟啉环中四个吡咯环的连接键桥,前者为甲烯基($-CH_2-$)而后者为甲炔基($=CH-$)。体内卟啉原类化合物主要包括原卟啉原(protoporphyrinogen)、尿卟啉原(uroporphyrinogen)和粪卟啉原(coproporphyrinogen)。卟啉原类化合物都是无色的,对光敏感,极易氧化为与之相应的有色的卟啉类化合物——卟啉原(protoporphyrin)、尿卟啉(uroporphyrin)和粪卟啉原(coproporphyrin)。若血红素合成障碍,导致卟啉类化合物或其前体在体内蓄积,排泄增多,所引起的疾病称为卟啉症(porphyria)。

二、血红素是由简单原料经多步反应而合成

血红素能够在体内多数组织细胞内合成,并且合成通路相同,但最主要的合成部位是骨髓和肝。人体内 85% 以上的血红素存在于血红蛋白中,主要在骨髓的幼红细胞和网织红细胞中合成,成熟红细胞不含线粒体,因而不能合成血红素。同位素示踪实验表明,血红素合成的原料为琥珀酰 CoA、甘氨酸和 Fe^{2+} 等。整个生物合成过程可分为四个阶段,合成的起始和终末阶段在线粒体,中间过程在胞液中进行。

1. **在线粒体内生成 δ- 氨基 -γ- 酮戊酸(ALA)** 起始反应在线粒体内,琥珀酰 CoA 与甘氨酸缩合生成 δ- 氨基 -γ- 酮戊酸(δ-aminolevulinic acid,ALA)。ALA 合酶(ALA synthase)催化甘氨酸脱羧,琥珀酰 CoA 脱去 CoA-SH 后两者缩合成 ALA(图 17-5)。ALA 合酶是血红素合成过程的关键酶,其辅酶为磷酸吡哆醛,此酶活性受血红素的反馈调节。

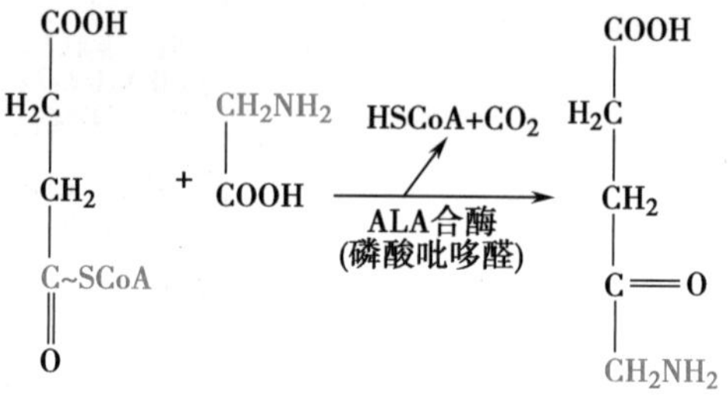

2. **在胞液内生成胆色素原** ALA 生成后由线粒体进入胞液,在 ALA 脱水酶(ALA dehydrase)催化下,2 分子 ALA 脱水缩合生成 1 分子吡咯衍生物——胆色素原(porphobilinogen,PBG)(图 17-6)。ALA 脱水酶含有巯基,对铅等重金属的不可逆性抑制作用十分敏感,故铅中毒时体内 ALA 升高,但胆色素原不增加。

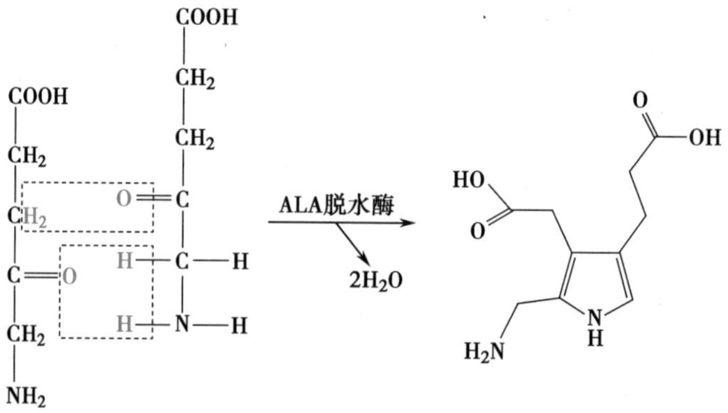

图 17-5   δ- 氨基 -γ- 酮戊酸的合成

图 17-6   胆色素原的合成

3. **在胞液内生成尿卟啉原Ⅲ及粪卟啉原Ⅲ**   在胞液中,在尿卟啉原Ⅰ同合酶(uroporphyrinogen Ⅰ cosynthetase),又称胆色素原脱氨酶(PBG deaminase)的催化下,4 分子胆色素原脱氨缩合,头尾连接生成 1 分子线状四吡咯(linear tetrapyrrole)。再经尿卟啉原Ⅲ同合酶(uroporphyrinogen Ⅲ cosynthetase)催化,线状四吡咯环化生成尿卟啉原Ⅲ(UPG-Ⅲ)。无尿卟啉原Ⅲ同合酶时,线状四吡咯可自然环化成尿卟啉原Ⅰ(UPG-Ⅰ),两种尿卟啉原的区别在于:UPG-Ⅰ第 7 位侧链是乙酸基(A),第 8 位为丙酸基(P);而 UPG-Ⅲ 则与之相反(图 17-7)。正常情况下 UPG-Ⅲ 与 UPG-Ⅰ 为 10 000:1,在某些病理下,UPG-Ⅲ 生成受阻而生成大量 UPG-Ⅰ,后者不能合成血红素,只能随尿液排出。例如,先天性红细胞生成性卟啉症(congenital erythropoietic porphyria),由于先天性缺乏 UPG-Ⅲ 同合酶,而使线状四吡咯向 UPG-Ⅲ 的转变受阻,致使红细胞内 UPG-Ⅰ 生成增多。患者尿中有大量 UPG-Ⅰ 的氧化产物尿卟啉Ⅰ和粪卟啉Ⅰ的出现。

尿卟啉原Ⅲ进一步经尿卟啉原Ⅲ脱羧酶(uroporphyrinogen Ⅲ decarboxylase)催化,使其 4 个乙酸基(A)脱羧变为甲基(M),从而生成粪卟啉原Ⅲ(coproporphyrinogen Ⅲ,CPG Ⅲ)(图 17-8)。

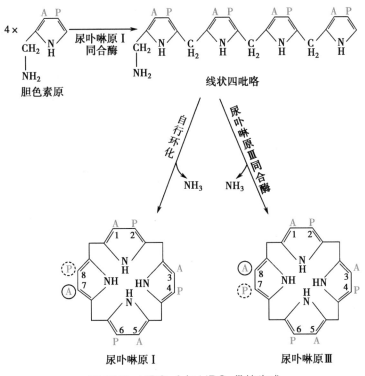

图 17-7 UPG-Ⅰ与 UPG-Ⅲ的生成

A：—CH₂COOH；P：—CH₂CH₂COOH。

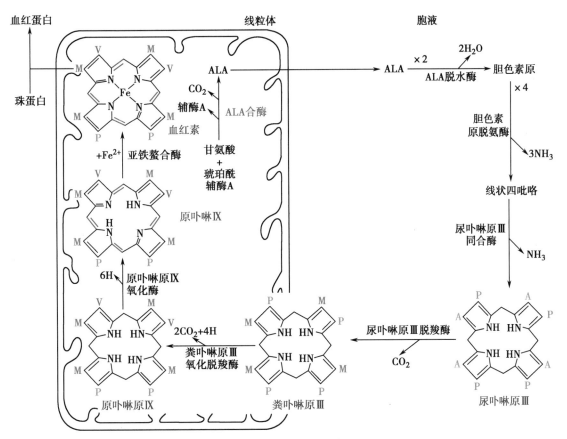

图 17-8 血红素的生物合成

A：—CH₂COOH；P：—CH₂CH₂COOH；M：—CH₃；V：—CHCH₃。

4. 在线粒体内生成血红素   胞液中生成的粪卟啉原Ⅲ再进入线粒体,由粪卟啉原Ⅲ氧化脱羧酶 (coproporphyrinogen oxidase)催化,使其2、4位的丙酸基(P)脱羧脱氢生成乙烯基(V),生成原卟啉原 Ⅸ。再经原卟啉原Ⅸ氧化酶(protoporphyrinogen Ⅸ oxidase)催化脱氢,使连接4个吡咯环的甲烯基氧 化成甲炔基,生成原卟啉Ⅸ(protoporphyrinogen Ⅸ)。原卟啉Ⅸ是血红素的直接前体。在亚铁螯合酶 (ferrochelatase,又称血红素合成酶)催化下和Fe^{2+}螯合生成血红素,铅等重金属对亚铁螯合酶有抑制作用。

血红素生成后从线粒体转入胞液,在骨髓的幼红细胞和网织红细胞中,与珠蛋白结合而成血红蛋 白。在肝或其他组织细胞胞液中与相应蛋白质结合成各种含血红素蛋白。血红素生物合成的全过程 见图17-8。

血红素合成的特点可归结如下:①大多数组织均可合成血红素,但主要部位是骨髓与肝,成熟红 细胞不含线粒体,故不能合成血红素;②血红素合成的原料为琥珀酰CoA、甘氨酸和Fe^{2+}等;③血红 素合成的起始和终末阶段在线粒体,中间过程则在胞液中进行;④ALA合酶是调节血红素合成的关 键酶,受血红素的反馈抑制。

三、血红素生物合成受多种因素的调节

血红素的合成受到多种因素的调节,其中最主要的调节步骤是ALA的合成。

(一) ALA合酶是调节血红素合成的关键酶

ALA合酶的辅酶为磷酸吡哆醛,维生素B_6缺乏将减少血红素的合成。ALA合酶含量少且半衰 期短(约1h),其调节包括酶活性和酶含量的调节。正常情况下,血红素生成后迅速与珠蛋白结合成血 红蛋白,无过多的血红素堆积。当血红素合成速度大于珠蛋白合成速度时,过量的游离血红素对ALA 合酶具有别构反馈抑制作用。另外,血红素还可被氧化为高铁血红素(hematin),高铁血红素不仅是 ALA合酶的强烈抑制剂,还有利于珠蛋白的合成,促进血红蛋白的生成。研究表明,血红素在体内可 与阻遏蛋白结合后激活阻遏蛋白,从而抑制ALA合酶的合成。许多在肝进行生物转化的物质(如致 癌剂、药剂、杀虫剂等)及肝内的睾酮5β-还原物,均可诱导ALA合酶的产生,促进血红素的生成。

(二) ALA脱水酶与亚铁螯合酶对重金属的抑制很敏感

铅等重金属中毒可明显抑制ALA脱水酶和亚铁螯合酶的活性,引起体内卟啉化合物或其前体的 堆积,血红素合成下降,这些是铅中毒的重要体征。亚铁螯合酶还需要还原剂(如谷胱甘肽)的协同作 用,任何还原条件的中断也会抑制血红素的合成。

(三) EPO是红细胞生成的主要调节剂

EPO(erythropoietin,促红细胞生成素)是一种糖蛋白,主要由肾合成。当机体缺氧时(如高山反 应),肾分泌EPO增加,释放入血并运至骨髓,促进原始红细胞的增殖和分化,加速有核红细胞的成熟, 并可诱导ALA合酶的合成,从而促进血红素和血红蛋白的生成,以适应机体运输氧的需求。EPO是 红细胞生成的主要调节剂,慢性肾炎、肾功能不良患者常见的贫血与EPO合成降低有关。临床上也 用EPO治疗多种因素引起的红细胞减少症。

第四节   胆色素的代谢与黄疸

含血红素蛋白分解时,蛋白质部分按照一般蛋白质途径分解,游离的血红素释放出Fe^{2+},剩下卟啉 环分解代谢生成胆色素(bile pigments),由胆道排出。因此胆色素的代谢可视为血红素的分解代谢过程。

一、胆色素是铁卟啉化合物的代谢产物

胆色素是含铁卟啉化合物在体内分解代谢的产物,包括胆红素(bilirubin)、胆绿素(biliverdin)、胆素原(bilinogen)和胆素(bilin)等化合物。除胆素原族化合物无色外,其余均有一定颜色,因随胆汁排出,所以统称为胆色素。其中胆红素是胆汁中的主要色素,呈橙黄色。胆色素代谢的器官主要是肝,以胆红素代谢为中心。胆色素代谢异常,可导致高胆红素血症,引起黄疸。

(一)胆红素主要来自红细胞的破坏

机体每日产生 250~400mg 胆红素,其中 80% 来自衰老红细胞破坏后释放出的血红蛋白,约 20% 来自肌红蛋白、含血红素蛋白质的降解(如细胞色素、过氧化氢酶、过氧化物酶等)及造血过程中少量红细胞的过早破坏。体内红细胞不断更新,衰老的红细胞主要被肝、脾、骨髓等单核吞噬系统识别并吞噬。单核吞噬系统细胞破坏衰老红细胞,释放出血红蛋白再进一步分解为珠蛋白和血红素,血红素代谢生成胆红素并释放入血。

(二)血红素加氧酶和胆绿素还原酶催化胆红素的生成

血红素是 4 个吡咯环由甲炔桥($=CH-$)连接形成的铁卟啉化合物。在单核吞噬系统细胞中,由微粒体血红素加氧酶(heme oxygenase,HO)催化,使铁卟啉环上的 α 甲炔桥碳原子两侧氧化断裂,甲炔桥的碳转变为 CO,螯合的 Fe^{2+} 氧化为 Fe^{3+} 释出并可再利用。断裂的卟啉环两端的吡咯环被羟化,生成线状四吡咯结构的胆绿素。血红素加氧酶是胆红素生成的关键酶,需要 O_2 和 NADPH 参与,受血红素的诱导。

胆绿素进一步在胞液胆绿素还原酶(biliverdin reductase)的催化下,由 NADPH 供氢,使甲炔桥($=CH-$)还原成甲烯桥($-CH_2-$),生成胆红素。上述反应机制如图 17-9 所示。

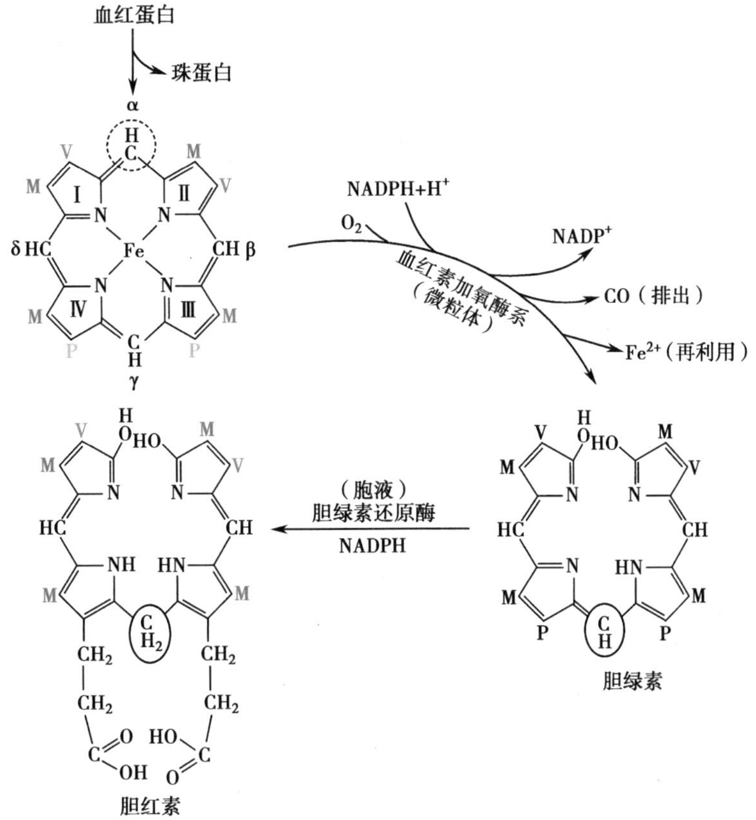

图 17-9　胆红素的生成过程
P:$-CH_2CH_2COOH$;M:$-CH_3$;V:$-CHCH_3$。

（三）胆红素的空间结构赋予其疏水亲脂的特性

胆红素分子中虽然含有羧基、羰基、羟基和亚氨基等极性基团，但由于胆红素分子形成脊瓦状的刚性折叠，使极性基团包埋于分子内部，而疏水基团则暴露在分子表面，因此胆红素具有疏水亲脂性质，极易透过生物膜。用 X 线衍射分析胆红素的分子结构表明（图 17-10），图中 C 环上的丙酸基与 A 环的氧原子和 A、B 环上的氮原子形成氢键；B 环上的丙酸基与 C 环的氧原子和 C、D 环上的氮原子形成氢键；A 和 B 环在一个平面，C 和 D 环在一个平面，两平面的夹角为 98°~100°。胆红素的亲水基团在分子内部形成 6 个氢键后隐于分子内部，并使整个胆红素分子呈稳定的脊瓦状卷曲构象。这种独特的构象使胆红素显示疏水亲脂的特性。

成人体内尚有不足 5% 的 β- 胆红素（β- 甲烯桥断裂所生成），不能形成分子内氢键而呈水溶性。

（四）血红素加氧酶在体内有其特殊的生理作用

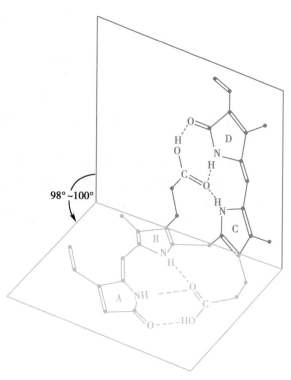

图 17-10　胆红素的 X 线衍射结构图

迄今已发现 3 种血红素加氧酶同工酶：HO-1、HO-2 和 HO-3。其中 HO-1 在血红素代谢中具有重要地位。血红素可迅速激活 HO-1 的生物合成，以及时清除循环系统中的血红素。HO-1 是诱导酶，主要存在于脾、肝和骨髓等降解衰老红细胞的组织器官。HO-1 可被许多因素诱导（如氧化应激、缺氧、NO、白介素 -10、内毒素等），其诱导作用是对细胞的一种保护机制。许多疾病均可见 HO-1 的表达增加，例如心肌缺血、急性肾功衰竭、毒血症、动脉粥样硬化、急性胰腺炎、肿瘤等。HO-2 不受底物的诱导，在大脑内恒定表达，对大脑发挥重要的抗氧化作用。HO 对机体的保护作用是通过其催化生成的产物 CO、胆红素而实现的。

1. CO 通过激活鸟苷酸环化酶而发挥作用　血红素加氧酶氧化血红素产生的 CO 是机体内源性 CO 的主要来源。CO 因对血红蛋白有高度的亲和力而被视为对机体有害的物质。现研究发现，低浓度的 CO 与 NO 功能相似，可作为信息分子和神经递质。CO 与鸟苷酸环化酶（guanylate cyclase，GC）分子中的血红素结合，升高细胞内 cGMP 含量，再通过 cGMP 依赖的蛋白激酶 G（PKG）发挥生理功能，如舒张血管、增加血流量及调节血压等。CO 激活 GC 所产生的 cGMP，还可抑制血小板的激活和聚集以发挥抗炎作用。

内源性 CO 随肺呼出，因此测定呼出气中 CO 的量，可评估机体 HO-1 的活性及细胞的应激状态，继而推测疾病的严重程度。如糖尿病和哮喘患者呼出气中 CO 的含量明显增加。

2. 胆红素具有抗氧化作用　胆红素过量对人体有害，但适宜水平的胆红素是体内强有力的抗氧化剂，可有效清除超氧化物和过氧化自由基，抑制过氧化脂质的产生。例如，氧化应激可诱导大脑细胞 HO-2 的表达，从而增加胆红素的量，清除过氧化自由基以抵御氧化应激状态。大脑细胞胆红素的抗氧化作用通过胆绿素还原酶循环（biliverdin reductase cycle）实现：胆红素氧化成胆绿素，胆绿素在胆绿素还原酶催化下，利用 NADH 或 NADPH 再还原成胆红素，该循环可使胆红素的作用增大一万倍。因此，脑细胞胆红素的抗氧化能力甚至优于维生素 E 和维生素 C。

二、胆红素在人体不同部位以不同形式运输和转化

胆红素在人体中的代谢历经不同组织器官,在不同部位以不同形式运输和转化。

（一）血液中的胆红素主要与清蛋白结合而运输

胆红素是难溶于水的脂溶性物质,在单核吞噬系统的细胞中生成后透过细胞膜,直接释放入血,主要与血浆清蛋白结合而运输。胆红素-清蛋白复合体是胆红素在血液中的转运形式,此时的胆红素尚未经肝细胞进行结合转化,故称为未结合胆红素（unconjugated bilirubin）、游离胆红素（free bilirubin）或血胆红素。在血液中,胆红素与清蛋白结合后,不仅克服了胆红素的疏水性,有利于运输,而且限制了胆红素自由透过各种生物膜进入组织细胞,尤其是脑组织,避免产生毒性作用。胆红素与清蛋白结合后分子量变大,可防止其从肾小球滤过随尿排出,故正常人尿中无游离胆红素。

正常人血清总胆红素含量为 1.7~10.2μmol/L,每 100ml 血浆中的清蛋白能结合 20~25mg 胆红素,所以足够防止其进入脑组织产生毒性作用。只有当血浆中胆红素浓度过高时,如新生儿发生的高胆红素血症,过多的胆红素可通过血脑屏障,与中枢基底神经核的脂类结合,损害中枢神经系统的功能,引起胆红素脑病（bilirubin encephalopathy）或称核黄疸（kernicterus）。另外,胆红素与清蛋白的结合是非共价可逆性的,某些阴离子药物（如磺胺类药物、镇痛药、抗炎药等）或有机阴离子（如脂肪酸、胆汁酸等）可以竞争性抑制胆红素与清蛋白的结合,将胆红素游离出来而进入其他组织产生毒性作用。故在新生儿患高胆红素血症时,需慎用上述阴离子药物。因此,胆红素与血浆清蛋白的结合仅是暂时性的解毒作用,其根本性的解毒依赖于肝生物转化作用的葡糖醛酸结合反应。

（二）胆红素在肝细胞中转化为结合型胆红素并分泌入胆小管

1. 胆红素可渗透肝细胞膜而被摄取　血液中胆红素以胆红素-清蛋白复合体的形式运输至肝脏,在肝细胞膜血窦域中清蛋白与胆红素分离,脂溶性的胆红素可以自由双向渗透肝细胞膜进入肝细胞。因此,肝细胞进一步处理胆红素的能力决定肝细胞对胆红素的摄取量。

2. Y 蛋白或 Z 蛋白是胆红素在肝细胞质的主要载体　胆红素进入肝细胞后,即与胞浆内两种可溶性载体蛋白——Y 蛋白或 Z 蛋白结合。其中 Y 蛋白对胆红素亲和力强,当 Y 蛋白结合饱和时,Z 蛋白的结合才增多。这种结合使胆红素不能返流入血,使得胆红素不断渗入肝细胞。Y 蛋白可与多种物质结合,因此称为"配体蛋白"（ligandin）,在肝细胞内含量丰富,是谷胱甘肽 S-转移酶（GST）家族成员。甲状腺素、磺溴酞钠（BSP,一种诊断用染料）等可与胆红素竞争结合 Y 蛋白,影响胆红素的转运。Y 蛋白是一种诱导蛋白,苯巴比妥可诱导 Y 蛋白的合成。新生儿在出生 7 周后 Y 蛋白才达到正常水平,故临床上可用苯巴比妥治疗新生儿溶血性黄疸。

3. 胆红素在肝细胞内质网中结合转化为结合胆红素　肝细胞质内胆红素以胆红素-Y 蛋白或胆红素-Z 蛋白形式,运送至滑面内质网进一步转化。在滑面内质网 UDP-葡糖醛酸基转移酶（UDP-glucurongl transferase,UGT）的催化下,胆红素与载体蛋白,接受尿苷二磷酸葡糖醛酸（UDPGA）的葡糖醛酸,生成葡糖醛酸胆红素。胆红素分子侧链上 2个丙酸基的羧基均可与葡糖醛酸 C-1 上的羟基结合,主要生成双葡糖醛酸胆红素（bilirubin diglucuronide）（占 70%~80%）（图 17-11）和少量单葡糖醛酸胆红素。这两种葡糖醛酸胆红素称为结合胆红素（conjugated bilirubin）或肝胆红素,两者均可被分泌入胆汁。也有少量胆红素与硫酸根结合生成硫酸酯。

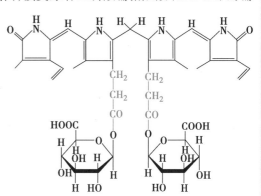

图 17-11　葡糖醛酸胆红素的结构

胆红素经上述肝的生物转化后,其分子内部氢键被破坏,转变为极性较强的结合胆红素,水溶性增强,与血浆清蛋白亲和力减小,既有利于随胆汁排出或透

过肾小球从尿排出,也防止其透过细胞膜或血脑屏障产生毒性作用。因此,胆红素与葡糖醛酸结合反应是肝细胞对有毒性胆红素的一种生物转化解毒方式。UDP-葡糖醛酸基转移酶是诱导酶,苯巴比妥可诱导其及 Y 蛋白的合成,故临床上可用苯巴比妥消除新生儿溶血性黄疸。

未结合胆红素与结合胆红素的理化性质区别见表 17-2。

表 17-2　两种胆红素理化性质的比较

理化性质	未结合胆红素	结合胆红素
同义名称	间接胆红素、游离胆红素、血胆红素、肝前胆红素	直接胆红素、肝胆红素
水溶性	小	大
脂溶性	大	小
与清蛋白亲和力	大	小
对细胞膜的通透性及毒性	大	小
能否通过肾小球	不能	能

4. 肝细胞主动分泌结合胆红素入胆小管是限速步骤　正常生理条件下,97% 以上的胆红素在肝中转化为结合胆红素,由肝细胞分泌进入胆管系统,随胆汁排入肠道内。肝细胞膜上存在多药耐药相关蛋白 2(MRP2),是肝细胞向胆小管分泌结合胆红素的主要转运蛋白。胆小管内结合胆红素的浓度远高于肝细胞内,因此肝细胞向胆小管排泄结合胆红素是逆浓度梯度的主动转运耗能的过程。此过程易受缺氧、感染及药物等因素的影响,因此是肝代谢胆红素的薄弱环节,即限速步骤。肝内外堵塞、肝炎、感染等均可导致排泄障碍,结合胆红素就可返流入血,使血液中结合胆红素水平增高,尿中出现胆红素。

血浆中的胆红素被肝细胞摄取,经载体蛋白运转至内质网,再结合转化成结合胆红素后,主动分泌入胆道系统随胆汁和尿液排出。

(三)胆红素在肠道内转化为胆素原和胆素

1. 胆素原是肠道细菌作用的产物　结合胆红素随胆汁排入肠道后,在回肠下段或结肠内肠菌作用下,进行水解和还原反应。小肠 β-葡糖苷酶催化结合胆红素脱去葡糖醛酸,再逐步还原生成无色的胆素原,包括中胆素原(mesobilirubinogen)、粪胆素原(stercobilinogen)和尿胆素原(urobilinogen)(图 17-12)。大部分胆素原(80%~90%)随粪便排出体外,在肠道下段与空气接触,氧化生成棕黄色的粪胆素,它是粪便颜色的主要来源。正常成人每日从粪便排出 40~280mg 胆素原。胆道完全梗阻时,结合胆红素不能排入肠腔,粪便中因无粪胆素而呈灰白色,临床上称为白陶土色粪便。婴儿肠菌少,未被细菌作用的胆红素可直接随粪便排出,故粪便呈胆红素的橙黄色。

2. 少量胆素原可被肠黏膜重吸收,进入胆素原的肠肝循环　生理情况下,肠道中生成的胆素原约有 10%~20% 被肠黏膜细胞重吸收,经门静脉入肝,其中大部分(约 90%)不经任何转变随胆汁再次排入肠腔,形成胆素原的肠肝循环(bilinogen enterohepatic circulation)(图 17-13)。有小部分重吸收的胆素原随血液进入体循环,并运送至肾随尿排出,称为尿胆素原。正常人每日随尿排出尿胆素原约 0.5~4.0mg,尿胆素原被空气氧化后生成尿胆素,是尿的主要色素。

尿胆素原、尿胆素、尿胆红素在临床上称为尿三胆,是鉴别黄疸类型的诊断指标。正常人尿中检测不到胆红素。尿胆素原的排出受多种因素影响,如胆红素的生成量、肝细胞功能、胆道通畅程度及尿液的 pH 值。胆红素的来源增多(如溶血性贫血)或减少(如再生障碍性贫血),经肝摄取、转化与排泄入肠道,转变成胆素原的量也增加或减少,经重吸收并进入体循环,随尿排出尿胆素原的量也随之相应变化;在肝功能不良时,受损肝细胞不能使重吸收的胆素原有效地随胆汁排出,则逸入体循环的胆素原增多,尿中排出的尿胆素原因此增加。如肝炎早期,尚未见黄疸之前,就可发现尿胆素原排出增多;当胆道堵塞时,肝内结合胆红素不能顺利随胆汁排入肠道,导致胆素原的形成障碍,尿胆素原的量亦明显降低,甚至呈阴性。同时,由于胆道阻塞后,造成胆汁中的结合胆红素返流入血液,从而使尿胆红素排出量增加;尿液的 pH 值酸性时,尿胆素原可生成脂溶性分子,易被肾小管吸收,从而尿中排出量减少,反之,碱性尿可促进尿胆素原的排泄。

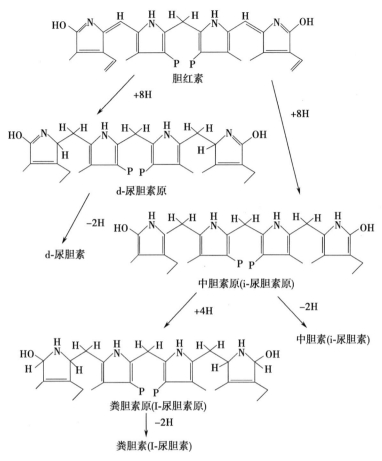

图 17-12 粪胆素和尿胆素的生成

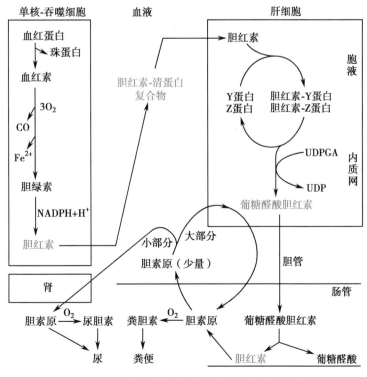

图 17-13 胆红素的生成与胆素原的肠肝循环

三、血液胆红素含量增高可出现黄疸

(一) 正常人血清胆红素含量甚微

单核吞噬系统细胞产生的胆红素,是有毒的脂溶性物质,易穿透细胞膜进入组织细胞,尤其是脑组织,造成富含脂类的神经细胞不可逆地损伤。胆红素与血浆清蛋白的结合(未结合胆红素)仅是暂时性的解毒作用,肝细胞内胆红素与葡糖醛酸结合反应(结合胆红素)是对有毒性胆红素的一种根本性生物转化解毒方式。肝细胞对胆红素有强大处理能力,正常人每日产生 250~350mg 胆红素,而肝每日可清除 3 000mg 以上的胆红素。因此,正常人血清总胆红素含量甚微,约 3.4~17.1μmol/L,其中约 80% 为未结合胆红素,其余为结合胆红素。

(二) 黄疸根据病因分为溶血性、肝细胞性和阻塞性黄疸

正常人血浆中胆红素的总量不超过 17.1μmol/L。当体内胆红素生成过多,或肝摄取、结合、排泄过程发生障碍,均可引起血清胆红素浓度升高,即高胆红素血症。胆红素为金黄色色素,在血清中含量过高时,可扩散入组织,造成组织黄染,称为黄疸(jaundice)。巩膜、皮肤、指甲床下和上腭含有较多弹性蛋白,对胆红素有较强的亲和力,故易被黄染。黏膜中含有能与胆红素结合的血浆清蛋白,因此也易被染黄。黄疸的程度取决于血清胆红素的浓度。当血清胆红素浓度在 17.1~34.2μmol/L 之间时,肉眼不易观察到巩膜、皮肤及黏膜黄染,称为隐性黄疸(occult jaundice)。当胆红素浓度超过 34.2μmol/L 时,肉眼可见组织黄染,称为显性黄疸(clinical jaundice)。

胆红素来源增多(如大量红细胞破坏),去路不畅(如胆道阻塞)或肝疾病(肝炎、肝硬化)均可引起血中胆红素浓度增高,引起黄疸。临床上黄疸的机制较复杂,这里仅根据黄疸发病原因不同,将黄疸分为三类:溶血性黄疸(hemolytic jaundice)、阻塞性黄疸(obstructive jaundice)和肝细胞性黄疸(hepatocellular jaundice)。

1. 溶血性黄疸又称肝前性黄疸　由于红细胞的大量破坏,单核吞噬系统生成过量的胆红素,超出了肝摄取、结合和排泄的能力,造成血中未结合胆红素蓄积所致。某些药物、自身免疫反应(如输血不当)、疾病(如恶性疟疾、过敏、镰状细胞贫血、蚕豆病)等均可引起大量红细胞破坏,导致溶血性黄疸。其特征为:①血清未结合胆红素增多;②血清结合胆红素浓度变化不大,尿胆红素呈阴性;③肝对胆红素的摄取、结合和排泄增多,过多的胆红素随胆汁进入肠道,故尿、粪中尿胆素原、尿胆素、粪胆素原、粪胆素排出相应增多,粪便颜色加深;④伴有其他特征,如贫血、脾肿大及末梢血液网织红细胞增多等。

2. 阻塞性黄疸又称肝后性黄疸　由于胆管系统堵塞,胆汁排泄通道受阻,使胆小管和毛细胆管内压力不断增高而破裂,导致结合胆红素随胆汁返流入血,造成血中结合胆红素明显升高,临床出现黄疸。先天性胆道闭锁、胆管炎、胆石症、肿瘤(如胰腺癌)等均可引起阻塞性黄疸。其特征为:①血液中未结合胆红素无明显变化,结合胆红素浓度明显升高。②结合胆红素因水溶性,易被肾小球滤出,故尿胆红素强阳性,尿的颜色加深,可呈茶水色。③因胆道堵塞,肝内结合胆红素不能随胆汁排入肠道,导致肠菌生成胆素原减少,粪便中胆素原、胆素的量亦明显降低,粪便颜色变浅。如完全阻塞性黄疸患者粪便因无胆色素而变成灰白色或白陶土色。④其他特征,如血清胆固醇和碱性磷酸酶活性明显增高,还可有脂肪泻或出血倾向。

3. 肝细胞性黄疸又称肝源性黄疸　由于肝细胞受损,对胆红素的摄取、结合和排泄能力降低而导致黄疸。一方面肝摄取胆红素障碍,使未结合胆红素蓄积在血液中;另一方面,肝细胞受损肿胀,常伴有周围毛细胆管阻塞或破坏,使肝内部分结合胆红素返流入血,而使血中结合胆红素增多。此外,经肠肝循环到达肝的胆素原可经损伤的肝细胞进入体循环,并从尿中排出,使尿胆素原升高。肝硬化、肝炎、肝肿瘤、伤寒感染、中毒(如砷、四氯化碳)等,均可引起肝损伤、纤维化、甚至坏死,引发肝细胞性黄疸。其特征为:①血液中未结合胆红素和结合胆红素浓度均升高;②尿胆红素阳性;③尿胆素原升

高,若胆小管堵塞严重,则尿胆素原反而减少;④粪便胆素原含量正常或减少;⑤其他特征,如血清谷丙转氨酶(ALT)活性明显升高。各种黄疸血、尿、粪的变化见表 17-3。

表 17-3 各型黄疸血、尿、粪的变化

指标	正常	溶血性黄疸	阻塞性黄疸	肝细胞性黄疸
血清胆红素				
总胆红素	3.4~17.1μmol/L	>17.1μmol/L	>17.1μmol/L	>17.1μmol/L
结合胆红素	0~6.8μmol/L		↑↑	↑
未结合胆红素	1.7~10.2μmol/L	↑↑		↑
尿三胆				
尿胆红素	-	-	++	++
尿胆素原	少量	↑	↓	不一定
尿胆素	少量	↑	↓	不一定
粪便胆素原	40~280mg/24h	↑	↓或-	↓或正常
粪便颜色	正常	深	完全阻塞时陶土色	变浅或正常

注:"-"代表阴性,"++"代表强阳性。

(三)蓝光法可用于治疗新生儿溶血性黄疸

新生儿肝生物转化酶系发育不全,如 UDP- 葡糖醛酸基转移酶(UGT)的活性较低。因此,新生儿肝生物转化生成结合胆红素能力弱,无法及时清除单核吞噬系统的细胞产生的胆红素,使血清未结合胆红素浓度升高,导致新生儿高胆红素血症,并引发新生儿溶血性黄疸(肝前性黄疸)。约 50% 的新生儿在出生后 5d 内肉眼可见黄疸。约 5% 的新生儿血清中未结合胆红素超过 250μmol/L,可严重的损害新生儿的大脑,产生核黄疸,或称胆红素脑病。若将胆红素暴露于 450nm 蓝光的光源下,可使其立体异构发生变化,破坏其分子内氢键的形成,形成极性的光胆红素,有利于其随胆汁排出,故临床上利用蓝光治疗新生儿黄疸。苯巴比妥可诱导肝内 Y 蛋白和 UDP- 葡糖醛酸基转移酶的合成,也可用于治疗新生儿溶血性黄疸。

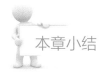

本章小结

机体内非营养物质经过肝的生物转化作用,水溶性增加,极性增强,易于随胆汁和尿液排出体外。肝的生物转化过程包括两相:第一相反应包括氧化、还原和水解反应,第二相反应是结合反应,常见的结合物或基团有葡糖醛酸、硫酸、乙酰基、甲基、谷胱甘肽及氨基酸等。生物转化反应具有连续性、多样性及解毒与致毒的双重性的特点。肝的生物转化作用受年龄、性别、疾病、遗传因素、诱导物、食物等因素的影响。

胆汁酸是胆固醇在体内的主要代谢产物,其主要功能是促进脂类的消化、吸收和排泄胆固醇。胆固醇 7α- 羟化酶是调节胆汁酸合成的关键酶,受胆汁酸反馈抑制调节。胆汁酸按其结构可分为游离型胆汁酸和结合型胆汁酸,按其生成部位及来源又可分为初级胆汁酸和次级胆汁酸。肠道内约 95%以上胆汁酸可被重吸收,经门静脉重新回到肝,再随胆汁排入肠道,这一过程称为胆汁酸的肠肝循环。此循环的生理意义在于使有限的胆汁酸重复利用,以满足机体脂类的消化吸收之需。

血红素为体内一类含血红素蛋白的辅基,属铁卟啉化合物,最主要的合成部位是骨髓和肝。血红素合成的原料为琥珀酰 CoA、甘氨酸和 Fe^{2+} 等。血红素合成的起始和终末阶段在线粒体,中间过程则在胞液中进行。ALA 合酶是调节血红素合成的关键酶,受血红素的反馈抑制调节。

　　胆色素是含铁卟啉化合物在体内分解代谢的产物,包括胆红素、胆绿素、胆素原和胆素等化合物。胆色素代谢的器官主要是肝,主要以胆红素代谢为中心。胆红素主要来源于衰老红细胞血红蛋白释放的血红素降解生成。胆红素为疏水亲脂性,在血浆中与清蛋白结合而运输,称为未结合胆红素。胆红素被肝摄取后,与葡糖醛酸结合生成水溶性的结合胆红素,由肝细胞主动分泌,随胆汁排入肠道。结合胆红素在肠菌的作用下,水解和还原反应生成无色胆素原,其中大量随粪便排出体外,胆素原遇到空气后被氧化为棕黄色的粪胆素;少量胆素原被小肠重吸收入肝,不经任何转变随胆汁再次排入肠腔,构成胆素原的肠肝循环。凡能引起红细胞破坏过多、胆管阻塞、肝细胞损伤的因素均可能使血胆红素浓度升高,引起黄疸。黄疸因发病原因不同可分为三类:溶血性黄疸、阻塞性黄疸和肝细胞性黄疸。

思考题

1. 结合肝脏在物质代谢中的作用,简述肝功能衰竭患者可能出现哪些代谢异常及临床表现?
2. 试结合本章内容分析肝功能衰竭患者临床用药的注意原则。
3. 结合血红素的合成过程及血红蛋白的生理功能,分析过量使用外源 EPO 会产生哪些危害?

（德　伟）

第十八章
物质代谢平衡

人体内存在多种物质代谢途径。例如，营养物质消化吸收后用于分解供能和储能，分解代谢的中间产物用于生物合成，非营养物质进行生物转化与排泄等。这些代谢途径并非孤立存在，而是相互联系和制约，整合形成代谢网络。为了适应内外环境的变化，这一代谢网络受到复杂精细的动态调节，以维持体内物质代谢的稳态平衡，一方面保证各组织器官代谢的协调配合，另一方面满足体内各种物质和能量的供需平衡。

第一节　代谢稳态的一般规律

体内物质代谢的稳态平衡依赖两个要素：①各种代谢途径通过相互联系、转化、制约而有机整合，这是维持稳态的基础；②各种代谢途径通过动态调节多种关键酶而协调应变，这是稳态调节的手段。

一、各种代谢通路有机整合是维持稳态的基础

体内各种代谢途径并非孤立存在，而是通过共同反应组分整合分解途径与合成途径，通过共同中间产物交汇形成代谢网络，通过两用代谢途径发挥代谢枢纽作用，通过酶的区隔分布体现代谢整合与调节的高效性。

（一）分解与合成代谢通过共同反应组分相互联系

1. **能量整合分解与合成代谢**　ATP 是生命活动的能量"货币"。糖、脂、蛋白质在体内分解均产生 ATP；而合成代谢则需要耗能，这些能量直接或间接来源于分解代谢产生的 ATP，因此 ATP 的供需平衡是协调分解途径与合成途径的重要因素。

2. **还原当量整合分解与合成代谢**　体内常见的还原当量包括 NADH、$FADH_2$ 和 NADPH，它们均在营养物质氧化分解的过程中产生。一方面，产能途径生成的 NADH 和 $FADH_2$，可在有氧时进入呼吸链，经氧化磷酸化产生大量 ATP。另一方面，非产能的磷酸戊糖途径所生成的 NADPH，可作为脂类生物合成、非营养物质生物转化等的供氢体。通过这些还原当量，使物质的氧化与还原、分解与合成有机地联系起来。

3. **活性供体整合分解与合成代谢**　代谢反应常伴随发生基团的转移，活性供体是介导基团转移的常见形式。体内存在特定种类的活性供体，分别携带甲基、硫酸根、葡萄糖等活性基团，参与多种合成与分解代谢途径（表 18-1）。通过共享上述的少数活性供体，来调节广泛的代谢反应，体现出代谢整合的经济性和高效性。

表 18-1　代谢反应的活性供体

活性供体	所携带基团	代谢反应举例
ATP	高能磷酸基	酶的磷酸化修饰
辅酶 A（CoA）	脂酰基	脂肪酸的 β- 氧化
酰基载体蛋白（ACP）	脂酰基	合成脂肪酸
焦磷酸硫胺素（TPP）	醛基	脱羧反应
生物素	CO_2	羧化反应
四氢叶酸	一碳单位	从头合成嘌呤
S- 腺苷甲硫氨酸（SAM）	甲基	甲基化反应
3′- 磷酸腺苷 -5′- 磷酸硫酸（PAPS）	硫酸根	硫酸酯化反应
尿苷二磷酸葡萄糖（UDPG）	葡糖基	合成糖原
尿苷二磷酸葡糖醛酸（UDPGA）	葡糖醛酸基	生物转化的结合反应

（二）三大营养物代谢通过共同中间产物形成交汇点

1. 不同来源的相同代谢物汇入同一代谢池　体内每一种代谢物可以有不同的来源，既可以经由外源性营养物质的分解途径产生，也可以经由内源性生物合成途径而生成。无论何种来源，相同代谢物均汇聚进入同一代谢池（metabolic pool）。例如，无论是消化吸收的葡萄糖，还是肝糖原分解补充的葡萄糖，抑或是糖异生合成的葡萄糖，均汇入共同的血糖代谢池，动态调节血糖的补给（参见第十二章第八节）。

2. 同一代谢池的不同代谢去路由关键酶决定　处于交汇点的共同中间代谢物有多个代谢去向，不同时空条件下其代谢流量的分配有所差异。但无论何种去路，均从同一代谢池中消耗这种代谢物。例如，血糖代谢池的利用在饥饱状态下差异很大，在饱食时，葡萄糖分解供能、储备糖原、合成脂类与蛋白质等；空腹时，糖分解只能保证基本的能量供给，不再合成储备；长期饥饿时，几乎不利用糖，尽可能关闭所有去路以节约葡萄糖。这种代谢选择的时空特异性，从本质上讲，是由各代谢去路中关键酶的活性强弱所控制的。

3. 不同代谢池之间相互联系　三大营养物代谢交汇于由若干共同中间产物各自形成的代谢池，使各条代谢途径在多个节点上相互影响和制约。例如，糖分解途径与脂合成途径共享多个代谢池，包括乙酰 CoA（图 18-1）、磷酸二羟丙酮、柠檬酸等，它们彼此联系和协调配合，共同参与糖代谢和脂代谢的流量控制。其中，乙酰 CoA 和磷酸二羟丙酮是糖与脂肪代谢交汇的枢纽物质。柠檬酸和乙酰 CoA 还能发挥调节关键酶的作用，分别从上游抑制糖酵解、从下游抑制丙酮酸氧化脱羧，负反馈调节自身代谢池的含量，同时柠檬酸还可激活脂肪酸合成。这种不同代谢池之间的紧密联系，使不同代谢途径的交互调节更为高效。

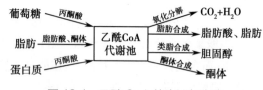

图 18-1　乙酰 CoA 的来源与去路

（三）两用代谢途径是整合代谢网络的枢纽

两用代谢途径（amphibolic pathway）既与合成有关、又与分解有关，以柠檬酸循环为典型代表。从分解角度看，柠檬酸循环是三大营养物氧化供能的最终共同途径；从合成角度看，它又是糖、脂、蛋白质相互联系和相互转变的枢纽。因此，两用代谢途径有机地整合了分解与合成代谢，在代谢网络中发挥主干枢纽作用。

（四）代谢途径分区域进行且相互协调

1. 同一代谢途径的酶通常位于 1~2 个亚细胞区域　真核细胞被内膜系统分隔形成若干相对独立

的区域。参与同一代谢途径的一系列酶大多集中在 1~2 个亚细胞区域内(表 18-2),主要有三种排列规律:①自由分布,如细胞质中糖酵解的 10 种酶。②组成多酶复合体,如线粒体中的丙酮酸脱氢酶复合体,其 3 种酶按照一定空间规律排列,使中间产物能够迅速发生连锁反应、不会游离释放到环境介质中。③组成多功能酶,如哺乳动物细胞质中的脂肪酸合酶,其 7 种酶活性以不同结构域的形式存在于一条多肽链上。酶区隔分布的意义在于可提高反应速率,同时便于调控,而且还可避免不同代谢途径相互干扰。

表 18-2 主要代谢途径的酶分布

代谢途径	酶的分布	代谢途径	酶的分布
糖酵解	细胞质	丙酮酸氧化脱羧	线粒体
戊糖磷酸途径	细胞质	柠檬酸循环	线粒体
糖异生	线粒体、细胞质	氧化磷酸化	线粒体
糖原合成	细胞质	脂肪酸 β- 氧化	线粒体
脂肪酸合成	细胞质	多种水解酶	溶酶体
胆固醇合成	内质网、细胞质	尿素合成	线粒体、细胞质
磷脂合成	内质网	血红素合成	线粒体、细胞质

2. 物质跨膜转运使不同分区的代谢途径相联系 分布在不同亚细胞区域的代谢途径并非完全孤立,而是通过中间产物的跨膜转运相互影响和制约。例如,线粒体内膜上存在多种特定的转运蛋白,可选择性地转运丙酮酸、柠檬酸、苹果酸等物质。丙酮酸的跨膜转运使糖分解与糖异生相互制约;柠檬酸的跨膜转运使糖分解与脂合成协同进行;苹果酸的跨膜转运使糖分解与氨基酸更新相关联。

二、各种代谢通路协调应变是稳态调节的手段

体内各种代谢途径并非静止不变,而是通过动态调节关键酶的活性和含量,灵敏地调节代谢速率和方向,统筹进行资源调配和流量控制。代谢调节的目的是适应内外环境变化,其方式是非线性调节,其结果是不断达到新的代谢稳态。

(一) 关键酶是代谢调节的对象

关键酶是指一条代谢途径的一系列连锁酶促反应中,催化速率最慢的一个或几个酶,它们常催化单向反应,往往位于代谢途径的起始处或分支处,决定整条代谢途径的速率和方向。表 18-3 列出一些重要代谢途径的关键酶。代谢调节的本质就是调节关键酶的活性与含量。

表 18-3 重要代谢途径的关键酶

代谢途径	关键酶
糖原分解	糖原磷酸化酶
糖原合成	糖原合酶
糖酵解	己糖激酶
	磷酸果糖激酶 -1
	丙酮酸激酶
丙酮酸有氧氧化	丙酮酸脱氢酶复合体
	柠檬酸合酶
	异柠檬酸脱氢酶
	α- 酮戊二酸脱氢酶复合体

续表

代谢途径	关键酶
糖异生	丙酮酸羧化酶
	磷酸烯醇式丙酮酸羧激酶
	果糖二磷酸酶 -1
	葡糖 -6- 磷酸酶
脂肪酸合成	乙酰 CoA 羧化酶
胆固醇合成	HMG-CoA 还原酶

（二）关键酶调节具有非线性特征

1. **重要代谢物同时作为反应的直接参与者和酶的调节剂**　一些重要的代谢物常承担多种角色,既能参与代谢反应,可以作为底物、产物或中间代谢物;又能调节关键酶,可以作为激活剂或抑制剂。这就使代谢网络的整合与调节更为复杂。例如,乙酰 CoA 既是糖、脂肪、氨基酸分解的共同中间产物,也是柠檬酸循环、合成脂肪酸和酮体的底物,此外还可抑制丙酮酸脱氢酶复合体、激活丙酮酸羧化酶。

2. **同一代谢物可调节多种关键酶**　一种代谢物的含量发生变化,在代谢网络中往往引发广泛的调节效应,体现在两方面:①影响同一途径中上下游的多个关键酶,例如,ATP 同时抑制糖有氧氧化三个阶段的多种关键酶,而 ADP/AMP 则使这些酶活化,从而步调一致地高效控制产能速率,维持能量的供需平衡。②影响不同途径的多个关键酶,例如,柠檬酸除抑制磷酸果糖激酶 -1、柠檬酸合酶外,还可激活乙酰 CoA 羧化酶、果糖二磷酸酶 -1,这就使糖氧化分解、糖异生和脂肪酸合成相互联系和制约。

3. **多种代谢物调节同一关键酶**　一个关键酶处于代谢网络中,可同时受到多种代谢物含量变化的影响,其中一些代谢物使之活性增强,另一些使之活性减弱,这些因素叠加整合后,最终导致这一关键酶被激活或抑制。例如,多种代谢物可调节丙酮酸激酶的活性,其中果糖 -1,6- 二磷酸是其激活剂,而 ATP 和丙氨酸是其抑制剂,由此将糖分解、氨基酸分解、能量供求等不同信息流集成起来。

4. **关键酶受代谢物和激素的双重调节**　关键酶作为代谢网络的感受器,可灵活接受代谢物和激素的双重刺激,快速改变酶活性,但二者的作用机制和生理意义不同。代谢物作为调节剂结合在酶活性中心以外的部位,通过改变酶的构象而调节酶活性,称为别构调节,属于能够维持物质和能量供求平衡的基本调节机制。激素则引发一连串酶依次发生特定基团的共价键形成或断裂,从而调节酶活性,称为化学修饰,属于具有级联放大特点的应激调节机制。

（三）代谢调节维持稳态

环境变化诱导机体重新分配和调整代谢流量。某一途径的代谢流量变化,常引发其他途径中多种代谢物的浓度改变,细胞通过代谢调节对抗这些代谢物变化,以维持代谢稳态(metabolic homeostasis)。例如,由静止状态进入工作状态时,细胞内的代谢流量提高两个数量级以上,但 ATP 和氧的浓度变化不会超过静止状态的 0.5~3 倍。这是由于工作时不仅组织代谢速率增加,同时还增强了氧耗和 ATP 转换速率。反之,缺血、缺氧时组织代谢速率减慢的同时,氧耗和 ATP 转换速率也相应降低。总之,稳态通过代谢调节而实现,动态调节的结果是不断达到新的稳态。

三、代谢稳态目的是维持能量和物质的平衡

维持代谢稳态的意义在于,既可使糖、脂、氨基酸在供能上相互补充和制约,又可使它们在一定程度上进行相互的物质转变,从而维持体内的能量平衡和物质平衡(图 18-2)。

（一）三大营养物供能相互补充和制约以维持能量平衡

糖、脂肪、氨基酸是机体的三大能源物质,通常以糖和脂肪供能为主,较少分解氨基酸供能。这是因

为,普通膳食的主要热量来源是糖和脂肪,且人体以脂肪作为主要的能储。蛋白质则无多余储存,可供水解释放的氨基酸有限;而且氨基酸分解供能时产氨,机体需要冒"损肝伤肾"风险进行氨的解毒。

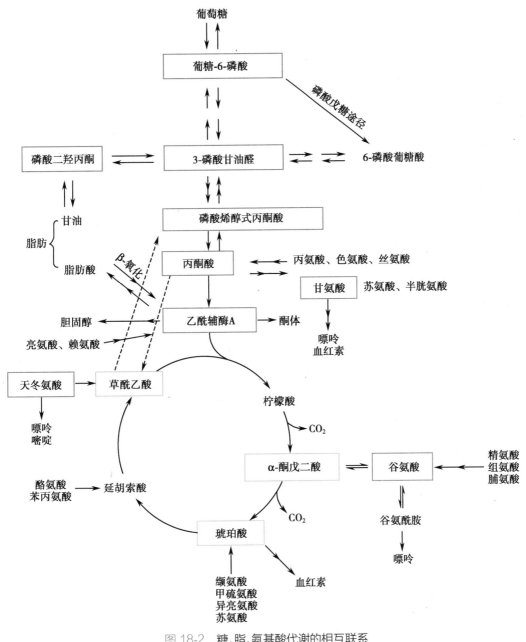

图 18-2　糖、脂、氨基酸代谢的相互联系
□为枢纽性中间代谢物。

　　糖、脂肪、氨基酸在能量代谢中相互制约、相互补充。当一种能源物质分解活跃时,通常会抑制其他两种能源物质的分解,以确保体内能源的节约利用、可持续利用。例如,脂肪分解增强时,长链脂酰CoA 的浓度升高,可抑制己糖激酶,从而抑制糖酵解。同样,糖分解增强可抑制异柠檬酸脱氢酶活性,使线粒体内柠檬酸增多,经柠檬酸 - 丙酮酸循环将其转运至细胞质,激活乙酰 CoA 羧化酶,促进脂肪酸合成、抑制脂肪酸分解。此外,饥饿时蛋白质分解释放的氨基酸,也可在一定程度上代替糖和脂肪分解供能。

　　(二) 体内重要物质在一定程度上相互转变以维持物质平衡

　　1. 糖转变为脂肪而脂肪几乎不能转变成糖　摄入的葡萄糖除分解供能、合成糖原外,还可在体内转变为脂肪。这是由于一方面糖分解产生乙酰 CoA、3- 磷酸甘油,为合成脂肪酸、进而合成脂肪提供原料;另一方面糖分解过剩所产生的大量柠檬酸,可激活乙酰 CoA 羧化酶,促进脂肪酸合成。

但是,脂肪几乎不能转变为葡萄糖。脂肪分解释放出少量甘油和大量脂肪酸,其中脂肪酸的分解产物乙酰 CoA 不能进行糖异生,只有甘油可经磷酸二羟丙酮异生成葡萄糖。

2. 糖与大多数氨基酸的碳骨架相互转变   人体蛋白质水解释出氨基酸,除亮氨酸和赖氨酸两种生酮氨基酸以外,其余氨基酸脱氨后的碳骨架均可经糖异生转变为葡萄糖。例如,丙氨酸脱氨生成的丙酮酸可异生为葡萄糖。精氨酸、组氨酸、脯氨酸先转变成谷氨酸,再脱氨生成 α- 酮戊二酸,经草酰乙酸、磷酸烯醇式丙酮酸异生为葡萄糖。

糖代谢的中间产物(如丙酮酸、草酰乙酸、α- 酮戊二酸等),可通过转氨基作用生成非必需氨基酸。只有 9 种必需氨基酸不能经糖代谢转变而来(苏、甲硫、赖、亮、异亮、缬、苯丙、色氨酸、组氨酸),必须由食物供给。

3. 氨基酸转变为脂肪而脂肪几乎不能转变成氨基酸   所有氨基酸均可分解产生乙酰 CoA,进而合成脂肪和胆固醇。某些氨基酸(如丝氨酸)也是合成磷脂的原料。但氨基酸不是体内脂类合成的主要原料。

脂肪几乎不能转变为氨基酸,这是由于脂肪酸分解生成的大量乙酰 CoA 不能经糖异生转化为 α- 酮酸,无法进一步转氨基生成非必需氨基酸。只有脂肪分解释出的甘油可转变为糖和某些非必需氨基酸。

4. 糖和氨基酸共同参与合成核苷酸   葡萄糖、某些氨基酸可为合成核酸提供原料,体现在:①糖分解的磷酸戊糖途径可生成磷酸戊糖骨架。②某些氨基酸(如甘氨酸、天冬氨酸、谷氨酰胺)和一碳单位(由丝氨酸、色氨酸、组氨酸、甘氨酸分解生成),参与嘌呤碱和嘧啶碱的从头合成。

第二节   肝在物质代谢平衡中的作用

肝是人体代谢最活跃的器官,与肝外组织代谢联系紧密(图 18-3)。肝在糖、脂、氨基酸、维生素、辅酶、激素、药物代谢方面具有独特的代谢特点,在维持代谢稳态中发挥核心作用(表 18-4)。

表 18-4   肝和肝外重要组织器官的代谢偏好

器官或组织	主要代谢途径	主要代谢底物	主要代谢产物
肝	糖原代谢,糖异生,生物转化,脂肪酸 β- 氧化,合成酮体、脂肪、血浆蛋白质、尿素	乳酸、甘油、氨基酸、脂肪酸、葡萄糖	葡萄糖、酮体、VLDL、HDL、尿素、清蛋白
脑	糖、酮体的有氧氧化,氨基酸代谢	葡萄糖、酮体、氨基酸	CO_2、H_2O
心肌	有氧氧化	脂肪酸、酮体、乳酸、葡萄糖	CO_2、H_2O
骨骼肌	无氧氧化、有氧氧化	肌糖原、脂肪酸、酮体、葡萄糖	乳酸、CO_2、H_2O
脂肪组织	合成脂肪酸、脂肪,脂肪动员	葡萄糖、CM、VLDL	游离脂肪酸、甘油
肾	糖异生,代谢调节激素的合成	甘油、乳酸、脂肪酸、酮体、葡萄糖、谷氨酰胺	葡萄糖、铵盐

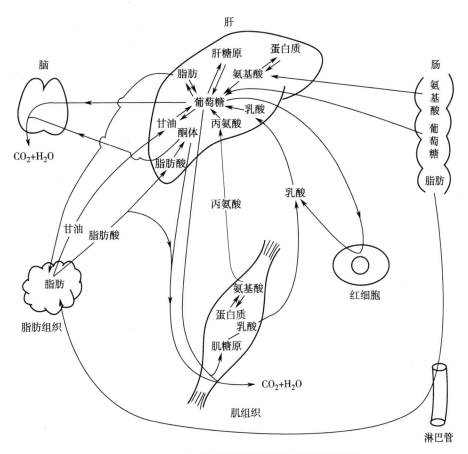

图 18-3　肝和肝外重要组织器官之间的代谢联系

一、肝是物质代谢的核心器官

肝是体内物质代谢的枢纽,发挥加工、调配代谢资源的重要功能,可将营养物质转化为直接能源和前体物质,输送给肝外组织利用。例如,饥饿时肝可生成和输出酮体,作为肝外组织的能源。饱食时肝合成的内源性甘油三酯、胆固醇,可经 VLDL 运至肝外储存。肝还可通过生物转化作用,加工胆色素等非营养物质并排出体外。值得注意的是,尽管肝内糖原代谢、糖异生、氨基酸代谢等较活跃,但是肝通常以氧化脂肪酸供能为主。

二、肝是维持血糖稳定的主要器官

肝调节血糖的能力很强,饱食时通过合成肝糖原、分解葡萄糖来降低血糖,饥饿时通过分解肝糖原、糖异生来升高血糖。葡糖 -6- 磷酸是肝内糖代谢的交汇点,使糖酵解、磷酸戊糖途径、糖原合成与分解、糖异生紧密联系和动态转化。

（一）餐后肝的降糖方式是储存和利用葡萄糖

只有当餐后血糖水平较高时,肝细胞才能摄取和利用葡萄糖。这是因为:①肝细胞膜上的葡糖转运蛋白 2（GLUT2）,对葡萄糖亲和力较低,故仅能在血糖水平较高时结合葡萄糖。②肝内葡糖激酶（glucokinase）的 K_m 远远高于肝外组织已糖激酶（hexokinase）的 K_m,因此只能在葡萄糖含量较高时催化生成葡糖 -6- 磷酸。

餐后肝内生成的葡糖 -6- 磷酸,主要有三种代谢去向:①合成充足的肝糖原储备,这得益于葡糖激酶的另一个重要特性——不受其产物葡糖 -6- 磷酸的反馈抑制,从而使高浓度葡萄糖能够持续磷酸化、并大量合成肝糖原。②氧化分解,但主要不是为了产能,而是提供乙酰 CoA 用于合成脂类物质。③磷酸戊糖途径,提供脂类合成、生物转化所需的大量 NADPH。

(二)饥饿时肝的升糖方式是肝糖原分解和糖异生

肝能够直接补充血糖的分子机制是,肝细胞内含有包括葡糖 -6- 磷酸酶在内的一整套糖异生酶类,因此肝内糖原分解和糖异生均可经由中间产物葡糖 -6- 磷酸,最终水解生成葡萄糖。

1. 肝糖原分解是升糖的首要方式　空腹时,肝首先通过肝糖原分解补充血糖,供肝外组织利用。肝受损可导致糖原的合成与分解障碍,严重肝病患者可出现糖耐量受损、餐后高血糖、饥饿时低血糖等症候。

2. 肝内糖异生是升糖的后备方式　由于肝糖原储量有限,经较长时间禁食后几乎耗尽。当肝糖原耗尽后,肝仍能通过糖异生持续补给血糖。此时主要由肌组织蛋白质分解产生的生糖氨基酸提供糖异生的所需原料,肝内糖异生显著增强,以确保脑等重要组织的供能。值得注意的是,即使在饥饿后再进食的短时间内,肝内糖异生仍活跃进行,以便快速通过三碳途径恢复一部分肝糖原储备。

三、肝是脂类合成、分解和转运的枢纽

肝通过合成胆汁酸,参与外源性脂类的消化吸收;肝还参与体内脂类物质的合成、分解、转运等各环节,发挥核心作用。

(一)餐后肝活跃合成内源性脂类

肝是脂类合成旺盛的器官。一方面,内源性脂类可在肝内合成。餐后,肝除了储备肝糖原外,还可利用糖分解的中间产物乙酰 CoA、3- 磷酸甘油,合成脂肪酸和脂肪。肝合成脂肪后,不能就地储存,必须通过极低密度脂蛋白(VLDL)运出肝外。另一方面,肝合成类脂也很活跃。以糖和某些氨基酸为原料,在肝内合成胆固醇、磷脂,这是血中类脂的主要来源。此外,肝内合成的胆固醇还能转变为胆汁酸,经胆道排出,以维持体内胆固醇平衡。

(二)饥饿时肝合成酮体供肝外利用

饥饿时,肝为肝外组织输出酮体能源。肝利用脂肪酸 β- 氧化的产物乙酰 CoA,转换生成酮体释放入血,饥饿时血酮体水平急剧升高,可供肝外组织摄取。酮体是饥饿时肝外组织的重要能源,尤其对于脑组织供能至关重要,脑不能利用脂肪酸、但可利用酮体。

肝自身的能源供给则主要依赖脂肪酸,并不能利用酮体。餐后,肝利用吸收的一部分外源性脂肪酸分解供能;饥饿时,则分解利用脂肪动员释放的内源性脂肪酸。

(三)肝参与血浆脂蛋白代谢

肝是某些血浆脂蛋白的合成和转换场所,在血脂运输中发挥关键作用,表现在以下几方面:①载脂蛋白主要在肝内合成,结合并运输血中类脂。②肝内合成 VLDL、HDL,分别转运内源性脂类到肝外、逆向转运胆固醇回肝内。③肝细胞膜表面存在多种载脂蛋白受体,如 Apo E 受体、LDL 受体、HDL受体,可将 CM 残粒、IDL、LDL 和 HDL 摄取回肝内,对其脂类和载脂蛋白进行利用和再分配。

四、肝内蛋白质分解与合成活跃

肝富含氨基酸代谢的酶类,可活跃地进行蛋白质的合成、分解与氨基酸代谢。

(一)尿素合成是肝特有的功能

体内氨基酸分解代谢产生的氨对机体有毒性作用,需将其转化成无毒的尿素排出体外。肝是合成尿素的特异器官,肝细胞线粒体内含有氨基甲酰磷酸合成酶Ⅰ、鸟氨酸氨基甲酰转移酶,能够通过鸟氨酸循环合成尿素,从而解除游离氨的毒性。因此,肝是机体解"氨毒"的主要器官;同时由于移除氨促进了氨基酸转换反应,故有利于体内氨基酸更新。

（二）肝合成多数血浆蛋白质

多数血浆蛋白质由肝合成,包括清蛋白、凝血酶原、纤维蛋白原、载脂蛋白等,在维持血浆渗透压、凝血调节、脂类运输等方面发挥重要功能。

（三）肝调节氨基酸代谢池

肝内活跃进行氨基酸的转氨基、脱氨基、转甲基、脱羧基等反应,不仅将氨基酸的分解与合成代谢动态联系起来,还能同时衍生合成其他含氮化合物(如碱基、肌酸、乙醇胺、胆碱等),而且将糖、脂、氨基酸和核苷酸代谢有机整合在一起,从整体上动态调节氨基酸代谢池。

五、肝参与多种维生素和辅酶的代谢

肝参与脂溶性维生素的吸收和运输。一方面,肝通过合成胆汁酸,促进脂溶性维生素 A、D、E、K 的吸收。另一方面,肝通过合成和分泌维生素 A 结合蛋白、维生素 D 结合蛋白,分别结合维生素 A、维生素 D,使之在血中运输。

肝储存多种维生素,如维生素 A、E、K 和 B_{12},其中肝维生素 A 占其体内总含量的 95%。此外,维生素 B_1、B_2、B_6、泛酸和叶酸在肝内含量也较多。

多种维生素在肝内转化。例如,肝可将 β- 萝卜素转化为维生素 A,将维生素 PP 转化为辅酶 I（NAD^+）和辅酶 II（$NADP^+$）,将泛酸转化为辅酶 A（CoA）,将维生素 B_1 转化为焦磷酸硫胺素（TPP）,将维生素 D_3 转化为 25- 羟维生素 D_3。

总之,肝通过参与维生素的吸收、运输、储存、转化等各环节,紧密控制相关的辅酶代谢,发挥整合与调节代谢的关键作用。

六、肝参与多种激素和药物的灭活

多种激素起效后即在肝内快速灭活（inactivation）,以保证激素调节功能的正常发挥。肝灭活激素的机制,是将其与葡糖醛酸、活性硫酸等结合而丧失活性。严重肝病可引起激素灭活障碍,升高体内雌激素、醛固酮、抗利尿激素等的含量,导致男性乳房女性化、蜘蛛痣、肝掌、水钠潴留等症状。此外,肝也可对一些药物和毒物进行生物转化,使其极性增大,易于排出体外。

第三节　肝外重要组织器官的代谢特点和联系

各种肝外组织满足细胞生命活动需要的基本代谢方式相同,但在具体能源物质偏好和典型代谢特征上仍存在差异（见表 18-4）,以适应人体组织器官高度分化的功能需求,同时也使各组织器官代谢相互配合、相互协调（见图 18-3）。

一、脑偏爱葡萄糖供能且耗氧量大

作为机体的神经中枢,脑的主要代谢特点是高耗氧、高耗能、脑内特异的氨基酸含量谱。

（一）脑是高耗氧的器官

脑的功能复杂、活动频繁,需要持续大量耗能。尽管人脑重量仅占体重的 2%,但静息时,其耗氧

量却达到全身总耗氧量的 20%~25%。

(二) 脑主要利用葡萄糖和酮体供能

葡萄糖是脑最依赖的能源,以有氧氧化供能为主。脑每天消耗约 103~120g 葡萄糖,主要由血糖供应。脑内己糖激酶的 K_m 值低,对葡萄糖的亲和力大,因此,在餐后和禁食情况下,脑均能有效利用葡萄糖。

酮体是脑在饥饿时的重要能源补给。饥饿时,脑同时利用葡萄糖、肝合成的酮体来供能。尽管脑内酮体用量越大,消耗血糖就越少,但是酮体最终不能完全替代糖。脑内酮体供能的占比,随禁食时间延长而相应增大。长期饥饿时,脑主要利用酮体,其供能占比可高达 75%。

(三) 脑具有特异的氨基酸代谢库

脑具有特殊的氨基酸稳态调节机制。尽管氨基酸可通过血脑屏障,但脑内氨基酸的富集量却有限,约 75% 为谷氨酸、谷氨酰胺、天冬氨酸、N- 乙酰天冬氨酸和 γ- 氨基丁酸,其中谷氨酸的含量最高。

二、心肌氧化分解脂肪酸、酮体和乳酸供能

心肌的重要功能是泵血,需要多种能源进行有氧氧化来保证其供能。

(一) 心肌以有氧氧化供能为主

心肌舒缩持续、有节律,即使在运动加剧时,也极少有缺氧情况发生,故主要依赖有氧氧化供能。在心肌细胞内,肌红蛋白含量高,利于储氧;细胞色素含量和线粒体数量也较为丰富,利于进行有氧氧化。

(二) 心肌的主要能源是脂肪酸、酮体和乳酸

心肌主要氧化脂肪酸、酮体和乳酸供能,极少分解葡萄糖。不同能源被利用的时机有差别:饱食时不排斥利用葡萄糖,但优先利用外源性脂肪酸;饥饿时可利用内源性脂肪酸和酮体;运动时还可利用乳酸。与这些代谢特点相适应,心肌富含如下酶类:①含有硫激酶的几种同工酶,催化不同碳链长度的脂肪酸氧化。②脂肪酸氧化的中间产物脂酰 CoA,强烈抑制糖酵解中的己糖激酶,从而抑制葡萄糖分解。③含有分解酮体的酶类。④含有 LDH_1,与乳酸的亲和力强,利于乳酸氧化。

三、骨骼肌兼有氧氧化和无氧氧化供能机制

骨骼肌具有收缩功能,其供能方式主要是肌糖原、脂肪酸、酮体分别进行无氧氧化或有氧氧化。

(一) 不同类型骨骼肌的供能方式不同

根据肌收缩的速度不同,骨骼肌分为慢肌和快肌,二者的产能方式差异较大。慢肌又称红肌(如长骨肌),富含肌红蛋白和细胞色素,耗能多,主要依赖有氧氧化和氧化磷酸化产能。快肌又称白肌(如胸肌),耗能少,主要通过糖的无氧氧化供能。无论哪种方式,肌收缩所需能量均直接来源于 ATP。但肌组织内 ATP 含量有限,经短时间后即被耗尽。此时,肌内储存的磷酸肌酸可快速补充 ATP,由肌酸激酶催化高能键转移,使 ADP 磷酸化。

(二) 不同耗能状态下骨骼肌偏好不同能源

骨骼肌的能源选用与运动强度相适应。一般而言,随着运动强度增大,其利用糖类能源的程度加强,而脂类能源利用减少。静息状态下,骨骼肌主要依赖脂肪酸、酮体的有氧氧化来供能。有氧运动时,其供能方式主要包括有氧氧化脂肪酸、酮体、肌糖原。剧烈运动时,如百米赛跑过程中,骨骼肌快速获得能量主要依赖三方面协同完成:直接利用肌组织所储存的 ATP 和磷酸肌酸、无氧氧化肌糖原。此时肌糖原无氧氧化的产物乳酸,通过乳酸循环生成葡萄糖再利用,从而使肝内糖异生与肌组织内糖无氧氧化相互关联、协同配合。

四、脂肪组织是甘油三酯的储备库

脂肪组织用于储存内源性脂肪,脂库的储量大小取决于餐后脂肪合成、饥饿时脂肪动员的动态整合结果。

(一) 餐后脂肪合成活跃

餐后,脂肪组织合成、储存大量脂肪,其合成方式有三种:①脂肪细胞摄取糖,将其转变为脂肪。胰岛素可增加糖的摄取量,同时加速糖分解生成磷酸二羟丙酮和乙酰 CoA,促进合成脂肪酸与脂肪。②脂肪细胞摄取内源性脂肪酸,合成脂肪。VLDL 转运肝合成的内源性脂肪到肝外,由脂蛋白脂肪酶(LPL)水解释出脂肪酸,再被脂肪细胞摄取合成脂肪。③脂肪细胞摄取外源性脂肪酸,合成脂肪。乳糜微粒转运小肠吸收的外源性脂肪到肝和肝外,被 LPL 水解释出脂肪酸,再由脂肪细胞摄取合成脂肪。

(二) 饥饿时脂肪动员活跃

饥饿时胰高血糖素分泌增强,激活激素敏感性甘油三酯脂肪酶(HSL),促进脂肪动员,将脂肪组织中的脂肪分解,释放脂肪酸和甘油入血,供其他组织利用。肝摄取脂肪酸后将其转变为酮体,输出供肝外组织利用。因此,饥饿时血中游离脂肪酸的含量升高,酮体含量随之升高。相反,餐后胰岛素抑制脂肪动员,使血中游离脂肪酸的含量降低。

五、肾通过饥饿时糖异生调节酸碱平衡

饥饿时,肾也可进行糖异生。一般情况下,与肝相比,肾的糖异生能力较弱。但长期饥饿时,肾糖异生显著增强,几乎与肝糖异生的葡萄糖产量相等,对于维持体内酸碱平衡至关重要(见第十二章第六节)。肾内不同结构在能源利用上有所差别:在髓质,主要以无氧氧化葡萄糖供能;在皮质,则主要依赖有氧氧化脂肪酸和酮体供能。

第四节 物质代谢的调节机制

人体为应对内外环境变化,不断统筹协调各代谢途径和各组织器官代谢,以维持代谢稳态。其代谢调节机制分三个层次:细胞水平调节、激素水平调节和整体水平调节。此外,微环境变化也可诱导细胞进行代谢调节。

一、细胞水平调节关键酶的活性与含量

在细胞水平调节代谢,本质就是调节关键酶的活性与含量。活性调节速度快,数秒或数分钟内即可完成,其调节方式包括别构调节和化学修饰,体现了临时救急的短期效应。含量调节速度慢,需数小时或更长时间,针对基因表达和蛋白质降解两个环节进行调节,体现了适应环境的长期效应。

(一) 别构调节是改变关键酶活性的基本机制

1. **代谢物是酶别构调节的始动因素** 许多关键酶受别构调节(表 18-5)。别构调节的始动因素是小分子代谢物,可以是底物、产物或中间代谢物。它们作为别构效应剂(allosteric effector),以非共价键结合在酶活性中心以外的调节部位,通过改变酶构象,激活或抑制酶活性。

表 18-5　重要代谢途径的别构酶及其效应剂

代谢途径	别构酶	激活剂	抑制剂
糖酵解	己糖激酶		葡糖 -6- 磷酸、长链脂酰 CoA
	磷酸果糖激酶 -1	AMP、ADP、果糖二磷酸	ATP、柠檬酸
	丙酮酸激酶	果糖二磷酸	ATP、丙氨酸
丙酮酸氧化脱羧	丙酮酸脱氢酶复合体	AMP、CoA、NAD$^+$	ATP、乙酰 CoA、NADH
柠檬酸循环	柠檬酸合酶	ADP	ATP、柠檬酸、NADH
	异柠檬酸脱氢酶	ADP	ATP
	α- 酮戊二酸脱氢酶复合体		琥珀酰 CoA、NADH
糖异生	丙酮酸羧化酶	乙酰 CoA	ADP
糖原分解	糖原磷酸化酶（肌）	AMP	ATP、葡糖 -6- 磷酸
	糖原磷酸化酶（肝）		葡萄糖、果糖二磷酸、果糖 -1- 磷酸
脂肪酸合成	乙酰 CoA 羧化酶	柠檬酸、异柠檬酸	长链脂酰 CoA
氨基酸代谢	谷氨酸脱氢酶	ADP、GDP	ATP、GTP
嘌呤合成	PRPP 酰胺转移酶	PRPP	IMP、AMP、GMP
嘧啶合成	氨基甲酰磷酸合成酶 II		UMP

（1）底物是别构激活剂：底物充足时，往往别构激活其关键酶，促进代谢途径启动。例如，CoA、NAD$^+$ 作为反应底物，可别构激活丙酮酸脱氢酶复合体，加速糖的有氧氧化。

（2）产物通常是别构抑制剂：产物充足时，往往别构抑制其关键酶，降低代谢途径的反应速率，以避免浪费，称为反馈抑制（feedback inhibition）。例如，葡糖 -6- 磷酸作为反应产物，可别构抑制己糖激酶，避免糖的过度分解。

（3）中间产物同时作为别构抑制剂和激活剂：处于代谢途径交汇点的中间产物，作为反应底物，可别构激活下游的关键酶；作为反应产物，则可别构抑制上游的关键酶。例如，柠檬酸作为反应产物，通过别构抑制上游的柠檬酸合酶、磷酸果糖激酶 -1，减慢糖分解；作为反应底物，通过别构激活下游的乙酰 CoA 羧化酶，促进合成脂肪酸，由此整合并调节糖、脂代谢。

2. 别构调节维持代谢物平衡和能量平衡　针对小分子代谢物的浓度变化，别构调节关键酶的活性，是一种基本调节机制，有利于维持代谢物和能量的平衡。例如，胆固醇调节上下游代谢物的供需平衡，作为产物反馈抑制上游 HMG-CoA 还原酶，避免胆固醇生成过多；作为底物别构激活下游 7α- 羟化酶，促进合成胆汁酸。又如，ATP 作为反应产物调节能量供需平衡，它可别构抑制磷酸果糖激酶 -1、丙酮酸激酶、丙酮酸脱氢酶复合体、柠檬酸合酶、异柠檬酸脱氢酶的活性，降低糖酵解、丙酮酸氧化脱羧、柠檬酸循环的反应速率，避免产能过剩。

此外，别构调节可协调不同途径之间的代谢流量。这是因为处于交汇点的中间产物，通常不会只单一别构调节某一途径的关键酶，还同时别构调节其他途径的关键酶。例如，细胞内产能充足时，葡糖 -6- 磷酸既别构抑制己糖激酶，降低糖分解的速率；也可别构激活糖原合酶，促进合成糖原储备。

（二）化学修饰是改变关键酶活性的应激机制

1. 激素是酶化学修饰调节的始动因素　许多关键酶受化学修饰调节。化学修饰的始动因素是激素，经由信号转导分子，常引发一系列酶依次被激活或抑制，其中上游酶催化其下游酶的某些氨基酸残基发生连锁的基团共价修饰。

（1）化学修饰包括多种形式：化学修饰的方式有磷酸化与脱磷酸化、乙酰化与脱乙酰化、腺苷化与脱腺苷化等。最常见的是磷酸化与脱磷酸化修饰，其修饰位点是酶蛋白中丝氨酸、苏氨酸或酪氨酸的羟基。磷酸化修饰后,酶活性可能升高,也可能降低(表18-6)。

表18-6 酶的磷酸化与脱磷酸化修饰

酶	化学修饰形式	酶活性改变
糖原磷酸化酶	磷酸化 / 脱磷酸化	激活 / 抑制
磷酸化酶 b 激酶	磷酸化 / 脱磷酸化	激活 / 抑制
糖原合酶	磷酸化 / 脱磷酸化	抑制 / 激活
丙酮酸脱氢酶复合体	磷酸化 / 脱磷酸化	抑制 / 激活
磷酸果糖激酶 -2	磷酸化 / 脱磷酸化	抑制 / 激活
丙酮酸激酶	磷酸化 / 脱磷酸化	抑制 / 激活
HMG-CoA 还原酶	磷酸化 / 脱磷酸化	抑制 / 激活
HMG-CoA 还原酶激酶	磷酸化 / 脱磷酸化	激活 / 抑制
乙酰 CoA 羧化酶	磷酸化 / 脱磷酸化	抑制 / 激活
激素敏感性甘油三酯脂肪酶	磷酸化 / 脱磷酸化	激活 / 抑制

(2)方向相反的化学修饰与去修饰由不同酶催化:化学修饰反应不可逆,共价键的形成或断裂分别由两个不同的酶催化。例如,蛋白激酶(protein kinase)通常催化酶的磷酸化修饰,使之接受 ATP 提供的磷酸基团形成磷酸酯键;而蛋白磷酸酶(protein phosphatase)催化酶的脱磷酸化修饰,水解去除磷酸基团(图18-4)。蛋白激酶和蛋白磷酸酶自身也主要通过磷酸化与脱磷酸化的双向转变,来调节各自酶活性的强弱。

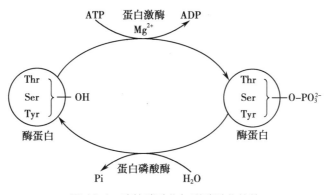

图 18-4 酶的磷酸化与脱磷酸化修饰

2. 化学修饰的级联放大效应有利于快速应激 针对体内激素的含量变化,通过化学修饰调节关键酶的活性,是一种应激调节机制,有利于迅速应对紧急状况。化学修饰具有级联放大效应,由于上游酶依次催化其下游底物酶发生酶促反应,故可使一连串酶瀑布式地连锁活化,快速高效。

值得注意的是,同一关键酶可同时受到别构调节和化学修饰调节,以满足细胞在不同状态下的生理需求。别构调节是常态机制,围绕代谢物平衡和能量平衡进行基础调节;化学修饰则是突发事件,针对紧急情况迅速应变。二者协同,使细胞内的酶活性调节更为精细。

(三)调节转录和蛋白质降解可改变关键酶含量

1. 转录水平调节酶含量 代谢物、激素、药物等因素可调节酶蛋白基因的表达,产生两种结果:①使酶的含量增加,例如,胰岛素诱导糖酵解和脂肪酸合成的关键酶表达;高蛋白质膳食诱导鸟氨酸循环的酶表达;某些药物诱导肝细胞微粒体中单加氧酶表达,使药物通过生物转化作用失活,从而解毒。②使酶的含量减少,如,肝内胆固醇可阻遏 HMG-CoA 还原酶的表达,负反馈调节内源性胆固醇合成；但肠黏膜细胞中，不存在这一负调节机制，故摄取高胆固醇膳食可能升高血胆固醇。

2. 蛋白质降解水平调节酶含量　酶蛋白的降解速率加快，会减少酶含量。细胞内降解酶蛋白的途径包括：①由溶酶体（lysosome）介导的非特异性降解；②由泛素 - 蛋白酶体（proteasome）系统介导的特异性降解。影响这两种降解机制的多种因素，均可调节降解速率而改变酶含量。

二、激素水平调节各组织器官中的多条代谢途径

在激素水平调节代谢，本质就是通过激素及其受体所触发的信号转导途径，实现针对靶细胞的关键酶调节。这一调节水平的复杂性体现在：一种激素可同时调节同一组织中的多条代谢途径；一种激素还可协同调节多种组织器官的代谢。最典型的例子就是胰岛素及其一系列对抗性激素的代谢整合调节作用（表 18-7）。

表 18-7　胰岛素及其对抗激素的代谢调节作用举例

激素	主要功能	调节的主要代谢途径
胰岛素	餐后储备能源，促生长	促进糖原合成，促进高碳水饮食后的脂肪合成与储存，促进氨基酸摄取与蛋白质合成
胰高血糖素	动用能源储备，饥饿时血糖维稳	禁食后促进分解肝糖原和糖异生，促进脂肪动员
肾上腺素	急性应激时动用能源储备	促进肝和肌内糖原分解，促进脂肪动员
糖皮质激素	慢性应激时的代谢适应	促进肌内蛋白质分解，促进肝糖异生、合成肝糖原，促进脂肪动员

（一）胰岛素调节多器官的糖、脂、氨基酸代谢

胰岛素作用的主要靶器官是肝、肌、脂肪组织，总的代谢调节效应是：加速血糖利用；促进糖原、脂类、蛋白质合成。

1. 胰岛素调节关键酶活性　餐后胰岛素分泌增多，通过激活蛋白磷酸酶广泛地引发关键酶发生脱磷酸化，增强或减弱酶活性，从而调节相关代谢途径。例如，胰岛素可激活磷酸果糖激酶 -2、丙酮酸脱氢酶复合体，促进糖分解；激活糖原合酶，加快合成糖原；激活乙酰 CoA 羧化酶、HMG-CoA 还原酶，促进合成脂肪酸、胆固醇。又如，胰岛素可抑制果糖二磷酸酶 -2，减弱糖异生；抑制激素敏感性甘油三酯脂肪酶，减慢脂肪动员。

2. 胰岛素调节关键酶含量　改变关键酶的表达量，是胰岛素调节代谢的另一种方式。例如，胰岛素可诱导葡糖激酶表达，促进合成肝糖原；诱导脂肪组织脂蛋白脂肪酶的表达，促进从血浆脂蛋白中摄取甘油三酯的脂肪酸，利于脂肪组织合成脂肪储存；诱导肝 HMG-CoA 还原酶表达，促进合成胆固醇。又如，胰岛素可减少磷酸烯醇式丙酮酸羧激酶表达，抑制糖异生。

（二）胰高血糖素调节多器官的糖、脂代谢

胰高血糖素作用的主要靶器官是肝、脂肪组织，总的代谢调节效应是：抑制血糖利用；促进分解糖原、脂类。

1. 胰高血糖素调节关键酶活性　饥饿时胰高血糖素分泌增多，通过激活蛋白激酶 A 广泛地引发关键酶发生磷酸化修饰，增强或减弱酶活性，从而调节相关代谢途径。例如，胰高血糖素可激活糖原磷酸化酶，加速分解肝糖原；激活果糖二磷酸酶 -2，增强糖异生；激活激素敏感性甘油三酯脂肪酶，加快脂肪动员。又如，胰高血糖素可抑制磷酸果糖激酶 -2、丙酮酸激酶，抑制糖酵解；抑制糖原合酶，阻止合成肝糖原；抑制乙酰 CoA 羧化酶，阻止合成脂肪酸；抑制 HMG-CoA 还原酶，减少胆固醇的合成。

2. 胰高血糖素调节关键酶含量　胰高血糖素也可通过改变关键酶表达量的方式调节代谢。例如，胰高血糖素可诱导磷酸烯醇式丙酮酸羧激酶表达，加速糖异生。

三、整体水平由神经主导整合各种激素的代谢调节

在整体水平调节代谢,本质就是通过神经-内分泌系统整合各种激素的释放,从整体上实现对各组织器官代谢的统筹协调。这一层次调节作用的复杂性体现在:多种激素此消彼长,动态协同或制约;多种激素调节同一组织器官代谢,最终体现为叠加整合后的综合效应。

(一) 神经-内分泌系统调节代谢复杂精细

神经-内分泌系统的构成较为复杂,一般包括如下环节(图18-5):神经冲动刺激下丘脑分泌特定的下丘脑调节激素,后者作用于垂体,促进或抑制垂体激素的释放。其中,垂体前叶激素进一步刺激内分泌腺分泌特定的激素,最终作用于靶器官而发挥代谢调节效应。值得注意的是,有些激素不受上述的下丘脑-垂体-靶腺轴调节。例如,肾上腺素的分泌由交感神经节前纤维所控制。又如,胰岛素、胰高血糖素的分泌主要受到血糖浓度的直接调节,而其神经调节并非关键因素。总的来说,激素分泌和起效的一系列连锁反应具有级联放大特点,通常在极短时间内(数秒)即可完成。

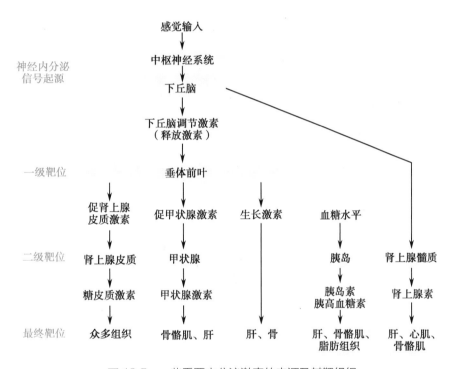

图 18-5　一些重要内分泌激素的来源及其靶组织

与复杂的结构组成相适应,神经-内分泌系统的代谢调节功能也具有复杂精细的特点,主要体现在两方面。首先,各激素之间的分泌关系错综复杂:①负向调节。例如,胰岛素可抑制胰高血糖素的分泌,以利于充分发挥降糖作用,并储存能源。又如,肾上腺素可抑制胰岛素分泌,以确保应激全过程中始终处于能源动用的分解状态。②正向调节。例如,胰高血糖素可直接刺激胰岛素的分泌,使后者适当发挥制动作用,以避免升糖过度。又如,糖皮质激素促进肾上腺素合成,这是因为前者能够诱导儿茶酚胺合成的酶类表达。③平行共存。例如,应激发生时,急性刺激介导的肾上腺素分泌、慢性刺激介导的糖皮质激素分泌往往是相互伴随的,以便同时提高机体代谢的应变能力和耐受能力。

再者,各激素之间的功能整合具有非线性特征,对机体代谢的调节更为复杂精细。下面以能量代谢调节为例,归纳各激素功能整合的复杂性(表18-8):①拮抗关系。一般而言,体内调节能量代谢的激素可以分为两大类:胰岛素、对抗胰岛素作用的一系列激素(如胰高血糖素、肾上腺素、糖皮质激素、生长激素、甲状腺激素等)。前者属于合成性质的激素,主要作用是降血糖、合成三大能源储备(包括

糖原、脂肪、蛋白质）。后者总体目的是动用能源储备、升高血糖，拮抗胰岛素的功能，但具体来讲，这些激素对三大能源的动用偏好略有不同。②协同关系。例如，糖皮质激素和肾上腺素以序贯作用的方式，协作达到增加肝葡萄糖输出量的共同目标。前者先促进合成大量肝糖原，后者再促进肝糖原分解而释出大量葡萄糖到肝外。③允许关系。例如，生长激素对于脂肪动员具有允许作用（permissive action）。只有当生长激素存在时，脂肪组织才能提高对肾上腺素的敏感性，从而加强脂肪动员。又如，糖皮质激素对于肝内糖异生具有允许作用。只有当糖皮质激素存在时，肝细胞对胰高血糖素和肾上腺素的刺激才能更为敏感，从而使肝糖异生增强。

表 18-8　能量代谢主要调节激素的功能复杂性

类别	激素	肌			肝						脂肪组织	
		葡萄糖摄取	葡萄糖利用	蛋白质合成	葡萄糖输出	酮体生成	糖异生	糖原分解	糖原合成	蛋白质合成	脂肪合成	脂肪动员
促合成的激素	胰岛素	↑↑	↑↑	↑↑	↓↓	↓↓	↓↓	↓↓	↑	↑	↑↑	↓↓
对抗胰岛素作用的激素	胰高血糖素	–	–	–	↑↑	↑↑	↑↑	↓	↑	–	–	↑（高剂量）
	肾上腺素	–	↑	–	↑↑	–	↑	↑↑	↓	–	–	↑↑
	糖皮质激素	↓	↓	↑	↑	↑	↑（允许作用）	↑	↑	↑	↑	↑（允许作用）
	生长激素	↓（弱）	↓（弱）	↑	↑	↑	↑	↑	↑	↑	↑	↑（允许作用）
	甲状腺激素	↑	↑	↑	↑	↑	↑	↑	↑	–	–	↑（允许作用）

↑↑代表显著增加，↑代表中等程度的增加，↓↓代表显著减少，↓代表中等程度的减少，–代表无影响。

（二）饥饿-进食循环是整体水平调节的典型例子

1. 不同膳食组成决定体内代谢状态　进食不同成分的膳食后，体内激素分泌和整体代谢状态有所不同。

（1）进食混合膳食：胰岛素分泌中度增多，对食物中三大营养物的代谢整体调节作用包括：①糖类：血中葡萄糖被各组织细胞摄取；各组织分解糖供能；肝合成肝糖原、骨骼肌合成肌糖原；在肝、脂肪组织中转变为内源性甘油三酯，其中 VLDL 转运肝内脂类到肝外。②脂类：外源性甘油三酯以乳糜微粒形式在血中运输；部分在肝内转换为内源性甘油三酯；大部分运到脂肪组织储存、运到骨骼肌等利用。③蛋白质：消化吸收的氨基酸在肝内合成蛋白质，部分输出肝外；在肝内转变为内源性甘油三酯，由 VLDL 运出肝外。

（2）进食高糖膳食：胰岛素分泌显著增多，胰高血糖素分泌减少。食物糖类的代谢去路包括：运到大多数组织分解供能；在肝中合成肝糖原、在骨骼肌中合成肌糖原；在肝、脂肪组织中转变为内源性甘油三酯，其中 VLDL 将肝内脂类运出。

（3）进食高蛋白膳食：胰岛素分泌中度增多，胰高血糖素分泌增多。二者对代谢的整合调节作用包括：①糖代谢：肝糖原分解，供应脑等各组织。②氨基酸代谢：消化吸收的氨基酸在肝内糖异生，输出肝外；转变为甘油三酯，供应脂肪组织等肝外组织；直接输送到骨骼肌。

（4）进食高脂膳食：胰岛素分泌减少，胰高血糖素分泌增多。此时体内代谢的整体变化包括：①糖代谢：肝糖原分解，供给脑等各组织。②氨基酸代谢：肌内氨基酸分解，偶联肝内糖异生，再将葡萄糖输出肝外,供应给脑等各组织。③脂代谢:外源性甘油三酯通过乳糜微粒运至脂肪组织、骨骼肌等;脂肪组织部分分解脂肪释放脂肪酸,供其他组织氧化利用(脑除外);肝将脂肪酸转换为酮体输出,供脑等肝外组织利用。

2. 禁食24h内肝糖原分解伴有适度脂肪动员和糖异生　禁食几个小时后,胰岛素分泌逐渐减少,胰高血糖素分泌逐渐增多,对代谢的整体调节作用体现在:①禁食6~8h,肝糖原分解,供给脑等组织利用;禁食24h,肝糖原即耗尽。②禁食16~24h,肝开始进行糖异生,补充血糖;脂肪动员适度进行,释出脂肪酸,供应肝、肌等组织;肝将脂肪酸转变为酮体,主要供应肌组织;骨骼肌内部分蛋白质分解,补充糖异生的原料。

3. 较长时间饥饿时大多数组织转换为分解脂肪供能　饥饿1~3d,胰岛素分泌极少,胰高血糖素分泌增多,调节三大代谢的效应如下:①糖代谢:大多数组织减少对糖的分解利用(脑和红细胞除外);肝糖异生作用增强,以饥饿16~36h增强最为显著,主要在肝内以生糖氨基酸为原料合成,还有部分原料为乳酸、甘油。②脂代谢:脂肪动员增强而释出大量脂肪酸,成为各组织利用的主要能源(脑和红细胞除外);酮体代谢活跃,肝可将一部分脂肪酸转变为酮体,供肝外组织分解利用,尤其是可为脑组织供能。③氨基酸代谢:骨骼肌蛋白质分解增强,释出的氨基酸大多转变为丙氨酸和谷氨酰胺入血。综上,此时血中代谢物的含量变化为:血糖趋于降低,而甘油、游离脂肪酸、氨基酸均增多。

饥饿4~7d后,进一步的代谢变化包括:①糖代谢:肝糖异生作用比前3d明显减弱,主要以乳酸和丙酮酸作为原料;肾糖异生作用明显增强,几乎与此时肝内糖异生的产量相等。②脂代谢:脂肪动员更为增强;酮体代谢更活跃。此时脑利用酮体的量超过葡萄糖,随饥饿时间不断延长,脑以酮体供能的比例可高达75%。肌组织则主要以脂肪酸供能而节约酮体。③氨基酸代谢:肌内蛋白质分解几乎耗竭,而结构蛋白质不能被动用,故蛋白质分解减弱。

（三）应激使体内分解代谢增强

中毒、感染、发热、创伤、疼痛、大剂量运动或恐惧等特殊内外环境刺激,能够使机体产生"一过性"或"持续性"的应对反应,称为应激(stress)。此时,交感神经兴奋,肾上腺髓质和皮质激素、胰高血糖素、生长激素分泌增多,胰岛素分泌减少,使三大代谢出现如下变化:①糖代谢:肝糖原分解增强;糖异生加强;外周组织减少对糖的分解利用。这些变化均有利于升高血糖,保证脑和红细胞的供能。②脂代谢:脂肪动员增强,释出大量脂肪酸,主要为心肌、骨骼肌和肾等组织供能。③氨基酸代谢:蛋白质分解和氨基酸分解均增强,尿素合成活跃。综上,应激时糖原、脂肪、蛋白质分解均增强,各自的分解中间产物在血中的含量也随之增多,包括葡萄糖、氨基酸、脂肪酸、甘油、乳酸、尿素等,如表18-9所示。

表18-9　应激引起的代谢改变

内分泌腺 / 组织	激素及代谢变化	血中含量变化
垂体前叶	促肾上腺皮质激素分泌增强	促肾上腺皮质激素↑
	生长激素分泌增强	生长激素↑
胰腺 α- 细胞	胰高血糖素分泌增强	胰高血糖素↑
胰腺 β- 细胞	胰岛素分泌抑制	胰岛素↓
肾上腺髓质	去甲肾上腺素 / 肾上腺素分泌增强	肾上腺素↑
肾上腺皮质	糖皮质激素分泌增强	糖皮质激素↑
肝	糖原分解增强	葡萄糖↑
	糖原合成抑制	
	糖异生增强	
	脂肪酸 β- 氧化增强	

续表

内分泌腺 / 组织	激素及代谢变化	血中含量变化
骨骼肌	糖原分解增强	乳酸↑
	葡萄糖的摄取利用减少	氨基酸↑
	蛋白质分解增强	
	脂肪酸 β- 氧化增强	
脂肪组织	脂肪动员增强	游离脂肪酸↑
	葡萄糖的摄取利用减少	甘油↑
	脂肪合成抑制	

(四) 肥胖涉及物质和能量代谢紊乱

摄取的热量过剩会引起肥胖(obesity),以体重指数(body mass index,BMI)作为参数来测量,BMI=kg(体重)/m²(身高的平方)。国内通用标准认为:BMI=18.5~24 为正常范围;24 ≤ BMI<28 为超重(overweight),BMI ≥ 28 为肥胖。肥胖是代谢综合征(metabolic syndrome)的重要指征。代谢综合征是包括向心性肥胖、高血压、高血糖、高血脂、胰岛素抵抗、炎症等多种危险因素在内的综合征,与心血管疾病、2 型糖尿病等疾病的发生密切相关。

肥胖的主要原因是能量摄取大于消耗,导致过剩的能量以脂肪形式储存,涉及调节能量代谢和物质代谢的一系列激素紊乱:①瘦蛋白(leptin):是由脂肪细胞分泌的多肽激素,可抑制食欲,减少脂肪的合成和储存,促进氧化脂肪酸,增加耗能,促进氧化与磷酸化解偶联而增加产热等。瘦蛋白缺陷或缺乏可引起肥胖。②生长激素释放肽(ghrelin):是由胃黏膜细胞分泌的多肽激素,可刺激食欲。过多的生长激素释放肽可导致肥胖,如 Prader-Willi 综合征患者。③脂连蛋白(adiponectin):是由脂肪细胞合成的多肽激素,可促进骨骼肌氧化脂肪酸,抑制肝合成脂肪酸,抑制肝内糖异生,促进肝、骨骼肌摄取利用葡萄糖。脂连蛋白减少与肥胖相关。④胰岛素(insulin):是由胰腺 β- 细胞分泌的多肽激素,其功能是抑制摄食、增加产热,促进骨骼肌、肝和脂肪组织摄取利用糖。胰岛素水平可反映脂库大小和能量流通状态。瘦蛋白、脂连蛋白等的缺乏,可以使机体细胞对胰岛素的敏感性降低,引起血中胰岛素水平升高,产生胰岛素抵抗(insulin resistance),进而导致肥胖。

在肥胖的不同形成阶段,代谢的紊乱程度有所差别:①肥胖形成期:靶细胞对胰岛素敏感,耐糖能力正常,血糖降低。②肥胖稳定期:出现胰岛素抵抗,耐糖能力降低,血糖正常或升高。胰岛素抵抗越严重,血糖浓度越高,同时伴随脂代谢异常,如血浆总胆固醇、甘油三酯、低密度脂蛋白 - 胆固醇(LDL-C)升高,高密度脂蛋白 - 胆固醇(HDL-C)降低。

四、微环境中能量和营养状态调控合成与分解的代谢方向

除了为满足自身基本的物质和能量需求而进行代谢调节之外,不断变化的微环境也会促使细胞进行动态的代谢调节。例如,细胞针对微环境中能量状态和营养物供给的变化,通过两种作用相反的关键分子感应器——AMP 激活的蛋白激酶(AMP-activated protein kinase,AMPK)、雷帕霉素靶蛋白复合物 1(mechanistic target of rapamycin complex 1,mTORC1),组成体内合成代谢与分解代谢的切换开关。

1. AMPK 促进向分解代谢切换　AMPK 是由 α、β 和 γ 三种亚基组成的蛋白激酶。其中 α 亚基有催化活性,能够对底物进行磷酸化修饰;γ 亚基有调节活性,可结合 AMP 或 ATP,AMP 使之活化,ATP 则抑制其活性。

AMPK 主要在能量匮乏、营养状态不良时被激活。例如,当处于缺血、缺氧等微环境时,细胞出现

葡萄糖水平下降、AMP/ATP 比值升高等代谢应激状态，AMPK 经由两个步骤被充分激活：① α 亚基 Thr172 发生磷酸化修饰；② γ 亚基结合 AMP 后的别构激活作用。

活化后 AMPK 的总效应是：激活产能的分解代谢、抑制耗能的合成代谢。AMPK 催化众多底物蛋白（包括关键酶、转录因子等）发生广泛的磷酸化反应，从代谢物转运效率、关键酶的活性调节和含量调节等多个环节，协调整合骨骼肌、肝、脂肪组织、胰、心等器官代谢，加快分解糖和脂肪酸，有利于及时补给能量。

AMPK 调节糖代谢的主要作用包括：①促进葡糖转运蛋白 1（GLUT1）和 GLUT4 的基因表达和细胞膜定位，加速对葡萄糖的摄取。②激活心肌细胞磷酸果糖激酶 -2，促进糖酵解。③抑制糖原合酶，阻止合成糖原。④抑制磷酸烯醇式丙酮酸羧激酶等糖异生酶类的基因表达。

AMPK 调节脂代谢的主要作用包括：①抑制乙酰 CoA 羧化酶、脂肪酸合酶，阻止合成脂肪酸。②抑制脂酰 CoA 转移酶，阻断脂肪合成。③因乙酰 CoA 羧化酶受抑制，此时丙二酸单酰 CoA 的生成减少，使肉碱脂酰转移酶 I 失去抑制而被活化，导致脂肪酸分解显著增强。④抑制 HMG-CoA 还原酶，使胆固醇合成减弱。

此外，AMPK 还可抑制蛋白质的合成，主要体现在：①直接抑制或者间接抑制 mTORC1，阻断蛋白质合成功能。②激活真核细胞翻译延长因子 2 激酶（eukaryotic elongation factor 2 kinase，eEF2K），抑制翻译的延长过程。

2. mTORC1 促进向合成代谢切换　mTORC1 是由蛋白激酶、支架蛋白、抑制性调节蛋白等至少 5 种组分构成的大分子复合物，它含有特征性的支架蛋白 Raptor。mTORC1 从细胞质转位到溶酶体膜表面对其活化至关重要。

mTORC1 主要在营养状态良好、能量充足时被激活。例如，当处于富含营养物质、供氧充足等微环境时，细胞出现氨基酸（如亮氨酸、精氨酸、甲硫氨酸）浓度升高、ATP/AMP 比值增大等代谢信号改变，以不同机制诱发 mTORC1 转位活化：①不同的氨基酸信号通过各自的感应器，作用于溶酶体表面复杂的上游调控环节，最终激活 mTORC1。②高 ATP/AMP 比值引起 AMPK 失活，解除 AMPK 对 mTORC1 的直接抑制和间接抑制作用，导致 mTORC1 活化。

活化后 mTORC1 的总效应是：激活合成代谢、抑制分解代谢（如细胞自噬）。mTORC1 对众多底物蛋白进行磷酸化修饰，主要表现为加强生物合成的代谢调节效应：①促进蛋白质的合成。mTORC1 一方面激活核糖体蛋白 S6 激酶 1（ribosomal protein S6 kinase 1，S6K1），另一方面抑制真核细胞翻译起始因子 4E 结合蛋白（eukaryotic initiation factor 4E-binding protein，4EBP），促进翻译的进行。②促进脂类的合成。mTORC1 能够直接或间接激活与脂类合成相关的转录因子，诱导脂类合成酶类的基因表达。③促进核酸的合成。mTORC1 间接激活氨基甲酰磷酸合成酶 II，有利于合成嘧啶。通过促进上述合成代谢，mTORC1 能够使细胞在营养和能量充足时加快生长。

总之，AMPK 和 mTORC1 是细胞整合能量调节和营养感应的中心调控分子。当微环境中营养充足时，细胞内 mTORC1 激活而 AMPK 失活，促进合成代谢，以满足细胞生长对原料合成的需求。当细胞处于能量短缺状态时，AMPK 激活而 mTORC1 失活，促进分解代谢，以满足细胞对产能的基本需求。

本章小结

体内物质代谢始终处于动态平衡，一方面各代谢途径通过共同反应组分、共同中间产物、两用代谢途径、酶的区隔分布有机整合，形成相互联系、转化、制约的代谢网络，为维持稳态提供物质基础；另一方面各代谢途径通过复杂的非线性调节，动态协调多种关键酶的活性，为维持稳态提供应变手段。

稳态调节有利于维持机体的能量平衡和物质平衡,使三大营养物既在供能上相互补充和制约,又在一定程度上相互转变和联系。

各组织器官代谢各具特色。肝在维持代谢稳态中发挥核心作用,可调节血糖,协调脂类的合成、分解与转运,调节氨基酸代谢池、合成尿素,转化非营养物质等。此外,肝还与肝外组织代谢紧密联系和整合。

为了适应内外环境变化,机体在细胞水平、激素水平、整体水平三个层次进行代谢调节。在细胞水平,主要调节关键酶的活性(快速调节)和含量(迟缓调节),其中活性调节的方式有别构调节和化学修饰两种。在激素水平,主要调节对激素敏感的靶器官内的关键酶,整合三大营养物代谢,同时协调多器官代谢。在整体水平,主要通过神经-内分泌系统整合各种激素的释放,从整体上对各组织器官代谢进行统筹协调。此外,微环境变化也可诱发代谢调节,如 AMPK 和 mTORC1 能够感应营养状态和能量状态,交互调控细胞内分解代谢与合成代谢的方向。

思考题

1. 指出整合三大营养物代谢的关键枢纽物质,并阐明其来源和去路。
2. 分析比较肝、脑、骨骼肌在饱食和饥饿状态下的主要代谢变化。
3. 新型冠状病毒感染可诱发人体出现一定程度的应激反应,试分析患者体内哪些代谢可能会发生异常?

(赵　晶)

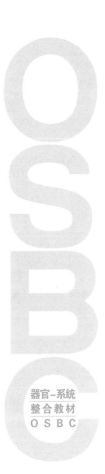

器官-系统
整合教材
OSBC

第四篇
基因及基因表达

第十九章　基因和基因组

第二十章　DNA 的生物合成

第二十一章　RNA 的生物合成

第二十二章　蛋白质的生物合成

第二十三章　基因表达调控

第二十四章　基因的表观遗传调控

　　本篇有八章,主要叙述基因和基因组(第十九章)、遗传信息的传递过程(第二十章、第二十一章和第二十二章)和基因表达的调控(第二十三章和第二十四章),涵盖了医学分子生物学理论部分的主要内容。

　　基因就是编码蛋白质或 RNA 等具有生物功能的一段 DNA 序列,包括编码蛋白质和 RNA 的编码序列,也包括调节编码序列表达的相关序列。一般来说,原核基因是连续的,呈现多顺反子的特性;而真核基因是断裂基因,绝大部分是单顺反子,且 DNA 分子和多种蛋白质一起组成特殊的染色体结构,存在于核内。生物体内所有遗传信息的总和,称为基因组。生物种间的基因组大小差异很大,一般来说和进化的程度相关。真核基因组中,具有编码功能的序列只占基因组的很小部分,非编码序列中,含有大量的重复序列和假基因。人类有两套基因组,一套位于核内由 22 条常染色体和两条性染色体组成,基因组除含有大量的重复序列外,还具有高度的多态性,即个体间基因组之间的差异。核内基因组含有 2 万个编码蛋白质的基因。另一套基因组是线粒体 DNA,由 16569bp 组成的环状 DNA 分子,编码 37 个基因,遵从母系遗传规律。

　　依据分子生物学的中心法则,遗传信息的传递具有方向性,即复制 - 转录 - 翻译的单向信息流动过程,但也发现有反转录的存在。DNA 复制是在多种酶和蛋白质辅助因子的参与下,以亲代 DNA 为模板,以碱基配对原则,以 dNTP 为原料,合成一条新 DNA 链,即半保留复制。另外两个特点是半不连续复制和双向复制。真核生物的 DNA 复制,有多个复制起始点,端粒的复制需要端粒酶的存在等特点。DNA 自身复制,准确地将遗传信息转递给子一代或子代细胞。但也有可能发生碱基的错配,或者其他物理、化学和生物因素,导致体内 DNA 组成和结构的异常,称之为 DNA 损伤。它有双重意义,一是为基因的多态性和生物进化提供的生物学基础,二是 DNA 损伤可能与许多细胞功能的异常如肿瘤的发生有关。但机体具备修复 DNA 损伤的能力,主要机制包括直接修复、切除修复、重组修复和跨越损伤修复等。转录是以 DNA 为模板,在 DNA 依赖的 RNA 聚合酶的作用下,以 NTP 为原料,合成 RNA 的过程。和 DNA 复制相比,转录有选择性、不需要 RNA 引物、底物是 NTP 和产物一般是单链的 RNA 等特点。真核生物的转录由三种 RNA 聚合酶催化,聚合酶和其他转录因子一起,结合 DNA 分子上的启动子、增强子等顺式作用元件,决定了基因表达的丰度。初合成的 RNA,经过转录后加工,成为成熟的 RNA。翻译是指编码基因的信息转变成蛋白质的氨基酸序列的过程。在转录生成的信使 RNA,其编码区中每三个核苷酸组成一个密码,决定一个氨基酸,成为合成蛋白质的直接模板,还需起始密码子和终止密码。tRNA 分子含有反密码子可识别 mRNA 的密码,从而将携带的氨基酸带到所识别的密码位置进行合成。蛋白质的合成还需要核糖体作为蛋白质合成的场所,核糖体由大、小亚基组成,形成 A 位、P 位和 E 位,转肽酶催化在 A 位和 P 位上的氨基酸形成肽键,并不断的循环使肽链延长。翻译还需要很多的辅助因子和酶。蛋白质肽链合成后,还要经过翻译后修饰,形成正确的折叠,定向输送到作用部位,发挥生物学功能。

　　基因表达即转录和翻译的过程,基因表达调控是指在基因表达的不同阶段、地点调整基因表达产物产量和生成速度的过程。真核生物与原核生物体系在细胞结构和基因组结构上的差异,使真核生物基因表达调控更为复杂。真核基因表达过程中每个环节都是可调控点,包括染色质激活、转录起始、转录后加工修饰及转运、翻译起始、翻译后加工修饰和靶向转运等,目前认为转录水平的调控最为重要。表观遗传是指在不改变 DNA 碱基序列时,基因表达发生可遗传的改变。表观遗传具有可遗传性和动态可逆性的特点。染色质结构变化是表观遗传调控的结构基础,主要涉及碱基的甲基化、组蛋白的修饰、染色质的重塑和非编码 RNA 的作用等。

(吕社民)

第十九章
基因和基因组

　　生命是连续的,生命来自生命。所有的生命,起源于共同的祖先,即 LUCA(latest universal common ancestor),通过漫长进化过程,使得生物界千姿百态、生气勃勃。决定生物体性状的遗传信息以基因作为基本单位储存于核酸分子中。基因是指编码 RNA 和蛋白质序列信息及表达这些信息所必需的全部核苷酸序列;基因组则是一个细胞或一个生物体所具有的全部遗传信息,这些遗传信息决定了生物体的结构和功能,决定了各种生命现象的发生。人类基因组计划的完成为我们提供了基因组庞大的序列信息,但是,如何全面解读这些海量信息,了解其所蕴含的生物学意义,揭示生命体的复杂规律,进而在医学领域为保障人类健康服务,仍然是当今生命科学的重要研究内容。

第 一 节　基　　　因

　　基因(gene)是产生一条多肽链或功能 RNA 所需的全部核苷酸序列。基因支持着生命的基本构造和性能。储存着生命基本单元(细胞)的生长、分化、衰老、自噬、通讯、代谢、凋亡等过程的全部信息;生物体的生、老、病、死等一切生命现象依赖基因和环境因素的相互作用;生物物种的维系、进化、群体的遗传多样性、族群的特性等处处彰显基因的不可替代性。基因具有物质和信息的双重属性,基因的物质属性体现在它以 DNA 或 RNA 的形式存在于所有生命体内,具有相当的稳定性同时还可以变化,以满足遗传与变异的需求;基因的信息属性,是根本属性,体现在它对生命过程即所有表型的决定作用,而自己本身并不直接发挥作用,而是通过其表达的功能产物如 RNA 或蛋白质来完成。

一、对基因的认识是一个逐渐深入的过程

　　在人类的发展历程中,人们对遗传的认识非常古老,在日常生活中,人们也广泛的使用遗传的概念。遗传是指性状在亲代之间的传递过程,我们的祖先很早懂得驯化动物,培育农用植物,有目的地选择利于人类的一些动物和植物性状,通过育种获得特殊的动植物品种。在人类的日常生活中,时时关注着性状的遗传,例如我们关注孩子是否遗传了父母的一些优良特点,关注着疾病的遗传作用,也好奇遗传是如何发挥作用的,期盼遗传性疾病,甚至常见病、多发病,也能够通过科学的遗传和基因预防和治疗。

　　我们现在知道,遗传是通过基因来发挥作用的,DNA 是基因的物质基础,基因一方面通过复制将其遗传信息稳定、忠实地遗传给子代细胞,同时基因通过表达(转录和翻译)将其所携带的遗传信息呈现出各种生物学性状(表型),维持着种群之间的生物学信息;另一方面,基因的多态性和突变性又给生物进化带来新的机遇与挑战,为自然选择提供机会。在生物学的发展中,人们对基因的认识遵循着

由表及里、由浅入深、由简单到复杂、由片面到全面的发展过程,使基因的概念不断完善与发展。

（一）遗传因子概念的提出标志着人类科学认识基因的开始

尽管人们知道可以通过人工选择培育出动植物品系,也知道人类许多疾病和遗传有关,但是对遗传的机制知之甚少,直到 1896 年才有了遗传学(genetics)一词。对遗传本质的认识则更晚,甚至在 1866 年 G. Mendel 革命性地发现了遗传因子,也没有得到人们的认可,直到 34 年后才重新获得了认识。原因有很多,除了该发现太超前外,还由于当时人们对遗传与发育概念不清。遗传因素是各种表型的决定因素,而发育则是这种决定因素发挥作用的过程。G. Mendel 以前,泛生论(pangenesis)是遗传学主流学说,但无法解释很多现象,比如断尾的亲代大鼠为何能生出长有尾巴的子代个体等。

1856 至 1864 年间,G. Mendel 通过豌豆实验,归纳出 Mendel 遗传定律,开启了现代遗传学。G. Mendel 采用株高、荚的形状和颜色、种子的形状和颜色、花的位置和颜色等七个性状不同的纯种豌豆,通过互交、自交和回交等,统计各性状在后代中出现的频率,提出了生物的遗传性状是由一对遗传因子控制的观点。每对遗传因子,分离成单个因子存在于生殖细胞中,形成配子时恢复成对,在后代中显现性状,且性状有显性、隐性之分。G. Mendel 提出在生殖细胞形成时,成对的遗传因子分离,分别进入两个生殖细胞中,即 Mendel 第一定律或分离定律(law of segregation)。而在生殖细胞形成过程中,决定不同性状的遗传因子可以自由组合,即 Mendel 第二定律或自由组合定律(law of independent assortment)。1909 年,W. Johannsen 将“遗传因子”简化为“基因”(gene),希腊语“给予生命”之意,他还提出了另外两个重要概念:基因型(genotype)和表型(phenotype)。

（二）染色体被认为是遗传因子的承载者

E. Strasberger 在 1875 年就对染色体进行了描述,1888 年 W. Waldayer 将其命名为染色体(chromosome),即有颜色的小体。1905 年 N. Stevens 和 E. Wilson 独立地提出染色体决定性别。W. Sutton 和 T. Boveri 观察到在细胞减数分裂时染色体表现和 G. Mendel 性状遗传一致,提出遗传和染色体有关。而真正将染色体和遗传联系在一起并且有实验支持的是美国生物学家 T. Morgan。T. Morgan 在 20 世纪初几十年的科学研究中,通过果蝇杂交实验,认识到基因存在于染色体上,并且在染色体上是呈线性排列,基因是染色体功能、突变和交换的最小单位,从而得出了染色体是基因载体的结论。该发现首次将代表特定性状的基因与某一特定的染色体联系起来,基因不再是代表某种性状的抽象符号,而是染色体上具有一定空间位置的实体。

（三）转化实验证明遗传的物质基础是 DNA

对基因本质的认识起始于 1928 年 F. Griffith 描述的细菌转化实验(图 19-1),在该实验中,用到两株肺炎双球菌菌株,感染后导致小鼠死亡的光滑菌种(S)和不致死的粗糙菌种(R),S 菌株经热灭活后也不致死,但将 R 菌株和热处理的 S 菌株一并感染小鼠,又可使小鼠死亡。而对导致这一现象的“转化因子”的化学本质的解析则直到 1944 年才由 O. Avery 和他的同事完成(图 19-2)。他们分别用蛋白酶、RNA 酶和 DNA 酶处理 R 菌种,各自和热处理的 S 菌株一起感染小鼠,只有 DNA 酶处理组,不再致使小鼠死亡,说明细菌转化因子的化学本质为 DNA。这一发现,撼动了人们对于基因是蛋白质的固有认识,同时也引发了人们的广泛质疑,例如有人怀疑酶污染的问题。直到 1952 年噬菌体小组成员 A. Hershey 和 M. Chase 用放射性 ^{32}P 和 ^{35}S 分别标记噬菌体 DNA 和蛋白质,感染细菌,发现只有 ^{32}P 标记的 DNA 进入胞体,才最终证实了 DNA 是遗传物质的结论。

（四）“一个基因一个酶”假说将基因和蛋白质联系起来

随着对基因认识的不断深入,人们开始思考另一个遗传学基本疑问,也就是基因和蛋白质的关系。1941 年,美国科学家 G. Beadle 和 E. Tatum 以红色链孢霉菌为实验对象,开展了生化代谢遗传的研究,他们通过诱变获得了多种氨基酸和维生素营养缺陷突变体。这些突变的基因不能产生某种代谢酶,或只产生有功能缺失的酶。例如,有一个突变体不能合成色氨酸是由于它不能产生色氨酸合成酶。由此,他们提出了“一个基因一种酶”(one gene-one enzyme)的假说。

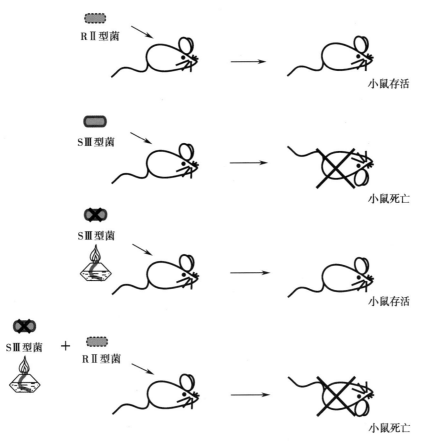

图 19-1 F. Griffith 肺炎双球菌转化实验

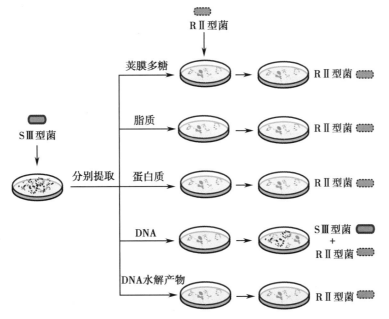

图 19-2 O. Avery 解析肺炎双球菌转化实验

1955 年,美国物理学家 S. Benzer 以 T4 噬菌体为研究对象,在 DNA 分子水平上研究基因内部的精细结构,提出了顺反子(cistron)、突变子(muton)和重组子(recon)的概念。S. Benzer 认为,顺反子是一个遗传功能单位,实际上就是一个功能水平上的基因,一个顺反子决定一条多肽链,这就使"一个基因一种酶"的假说发展为"一个基因一种多肽"(one gene-one polypeptide)的假说。能产生一种多肽的是一个顺反子,顺反子也就成为基因的同义词。顺反子可以包含一系列突变单位——突变子。突变子是 DNA 中构成基因的一个或若干个核苷酸。由于基因内的各个突变子之间有一定距离,所以彼此间能发生重组,这样基因就有了第三个内涵——重组子。重组子代表一个空间单位,它有起点和终点,可以是若干个密码子的重组,也可以是单个核苷酸的互换。如果是后者,重组子也就是突变子。顺反子理论把基因具体化为 DNA 分子的一段序列,它负责传递遗传信息,是决定一条多肽链完整的功能单位,但它又是可分的,组成顺反子的核苷酸可以独立发生突变或重组,且基因间还有相互作用。基因排列位置的不同,会产生不同的效应。

(五) DNA 双螺旋结构理论是 20 世纪最伟大的科学发现

在 1869 年,F. Miescher 从白细胞核中,分离到富含磷酸的化合物,命名其为核素(nuclein),A. Kossel 在 1910 年因其确定了核酸的四种核苷酸组成获得诺贝尔奖。在 1950 年初,E. Chargaff 通过分析不同种系或同一种系的不同组织核苷酸组成,发现以摩尔质量比较,腺苷酸(A)始终等于胸苷酸(T),胞苷酸(C)等于鸟苷酸(G),这一重要发现为成为建立 DNA 双螺旋模型的基础之一,被称为 Chargaff 规则。1951 年,M. Wilkins 和 R. Franklin 获得了高质量 DNA 分子 X 射线衍射照片,揭示了 DNA 的螺旋式结构。而 J. Watson 和 F. Crick 综合以往研究结果建立了 DNA 分子双螺旋结构模型,终于明确了 DNA 的理化性质,将 DNA 功能和结构联系起来,该研究发现也被公认为分子生物学发展史上的里程碑。

(六) 基因通过遗传信息中心法则发挥作用

1958 年,M. Meselson 和 W. Stahl 用实验证实自然界的 DNA 复制是半保留复制。1961 年,S. Weiss 和 J. Hurwitz 等在大肠杆菌裂解液中发现了 DNA 依赖的 RNA 聚合酶,即转录酶。1970 年,H. Temin 和 D. Baltimore 分别从 RNA 病毒中发现了能催化以 RNA 为模板,合成双链 DNA 反应过程的 RNA 依赖的 DNA 聚合酶,即逆转录酶。此外氨基酸三联体密码子和氨基酰 -tRNA 的发现将 F. Crick 提出的遗传信息中心法则进行了完善和补充。DNA 分子上的遗传信息是决定蛋白质氨基酸序列的原始模板,mRNA 是蛋白质合成的直接模板。其中 DNA 负责遗传信息的复制和转录,RNA 将转录得到的遗传信息翻译为蛋白质产物,并可通过逆转录过程同样实现遗传物质的传递。当前的研究过程中,中心法则进一步完善,而 RNA 在整个遗传信息传递过程中的作用也不断被凸显出来。

(七) 大肠杆菌乳糖操纵子模型为研究基因表达调控提供了成功范例

1961 年,法国遗传学家 F. Jacob 和 J. Monod 提出了原核基因表达调控机制——大肠杆菌乳糖操纵子模型(operon model)(图 19-3)。该理论认为,很多生化功能上相关的结构基因在染色体上串联排列,由一个共同的控制区来操纵这些基因的转录。包含这些结构基因和控制区的整个核苷酸序列就称为操纵子(operon)。操纵子模型表明基因不但在结构上是可分的,而且在功能上也是有差别的,可分为负责编码蛋白质的结构基因(structural gene)和负责调节编码(结构)基因表达的调控基因(regulatory gene)。这仅是人们对基因表达调控的初步的探索,时至今日,基因表达调控的相关研究如火如荼,但即便如此,人们对基因表达调控的认识依然远远不够。

(八) 基因的概念仍然处于不断的认识之中

从分子生物学角度一般认为:基因是核酸分子中贮存遗传信息的基本单位,是 RNA 和蛋白质相关遗传信息的基本存在形式,是编码 RNA 和蛋白质多肽链序列信息以及表达这些信息所必需的全部核苷酸序列。这一概念确切地表述了基因的本质和功能。从结构简单的细菌病毒,到结构复杂的高等哺乳动物,控制生命活动的所有信息都储存在基因中。不同的生物,基因的结构、数目和组合方式不同。同一生物体中除配子外,其他所有的细胞都含有相同的遗传信息。20 世纪 70 年代后,随着基因作为遗传物质重要性的不断认识,基因结构与功能的研究一直是生命科学领域研究的重中之重,并引领着生命科学的发展方向。日益更新的研究结果也不断刷新我们对基因数目、大小、结构和功能的固有认识。

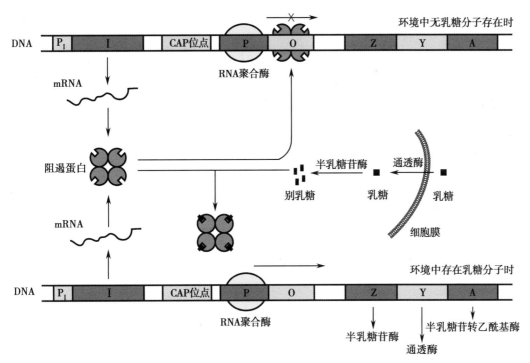

图 19-3　大肠杆菌乳糖操纵子模型

二、基因的化学本质是 DNA

大多数生物的遗传信息以特定的核苷酸序列储存于 DNA 分子中，RNA 病毒除外。

（一）DNA 由脱氧核糖核苷酸组成，由 3′,5′- 磷酸二酯键连接

DNA 的基本组成单位是脱氧核糖核苷酸，而 RNA 的基本组成单位是核糖核苷酸，当其完全水解时，释放出等摩尔的碱基、戊糖、磷酸。碱基是含氮的杂环化合物，分为嘌呤和嘧啶两类，DNA 中的碱基包含腺嘌呤（A）、鸟嘌呤（G）、胸腺嘧啶（T）、胞嘧啶（C），而 RNA 中的碱基包含 A、G、C、尿嘧啶（U）。戊糖是构成核苷酸的另一组成部分，戊糖有 β-D- 核糖（组成 RNA）和 β-D-2′- 脱氧核糖（组成 DNA）之分。戊糖通过 C-1′ 原子与碱基上的 N 原子形成 β-N- 糖苷键，组成核苷或脱氧核苷，而后者的 C-5′ 原子上的羟基可以与磷酸反应，脱 1 分子水，形成磷酸酯键，组成了单核苷酸或脱氧单核苷酸。

DNA 链是由脱氧核糖核苷酸聚合形成的线性大分子，脱氧核糖核苷三磷酸 C-3′ 原子的羟基能够与另一个脱氧核糖核苷三磷酸的 α- 磷酸基团缩合，生成含有 3′,5′- 磷酸二酯键（图 19-4）的二脱氧核苷酸分子。这样的反应可以通过末端脱氧核苷酸分子 C-3′ 原子的羟基重复进行，生成一条由 3′,5′- 磷酸二酯键连接的多聚脱氧核糖核苷酸链，即 DNA 链。多聚核苷酸链的 5′ 端是磷酸基团，3′ 端是羟基，而且只能从 3′ 端得以延长，从而使得 DNA 链具有了 5′ → 3′ 的方向性。与 DNA 相似，RNA 链也是多个核苷酸分子通过 3′,5′- 磷酸二酯键连接形成的线性大分子，并且也具有 5′ → 3′ 的方向性。

（二）DNA 具有一级、二级和高级结构

核酸的一级结构是构成 RNA 的核苷酸或 DNA 的脱氧核苷酸自 5′ 端至 3′ 端的排列顺序，即核苷酸序列。由于四种核苷酸之间的差异在于碱基的不同，因此核酸的一级结构也就是碱基序列。构成 DNA 的二级结构（图 19-5）是右手螺旋结构，根据 J. Watson 和 F. Crick 提出的 DNA 双螺旋结构具有以下特征：DNA 由两条多聚脱氧核苷酸链组成，脱氧核糖与磷酸位于外侧，DNA 双链之间形成了互补碱基对（A 与 T 之间形成两个氢键，G 与 C 之间形成三个氢键），碱基对的疏水作用力和氢键共同维持着 DNA 双螺旋结构的稳定。在此基础上，DNA 形成超螺旋的高级结构：原核生物 DNA 和线粒体 DNA 形成环状超螺旋结构，真核生物 DNA 则以组蛋白为骨架的核小体单位形成高度有序的致密结构。

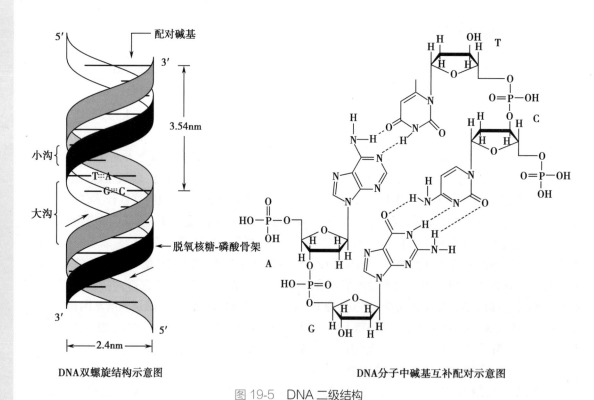

DNA单链结构示意图　　　　　　　　　　RNA单链结构示意图

图 19-4　3′,5′- 磷酸二酯键

DNA双螺旋结构示意图　　　　　　　DNA分子中碱基互补配对示意图

图 19-5　DNA 二级结构

(三) DNA 适合担当遗传物质的载体

　　DNA 是遗传物质基础,也是个体生命活动的信息基础。脱氧核糖的化学稳定性要优于核糖,这种结构的差异使得 DNA 分子比 RNA 分子具有更好的化学稳定性,从而使 DNA 成为遗传信息的载体。DNA 为基因复制和转录提供了模板,确保了遗传信息的保真性和世代间的可传递性。自然界中的 DNA 和 RNA 的长度可高达几十万个碱基,一个由 N 个脱氧核苷酸组成的 DNA 会有 4^N 个可能的排列组合,提供了巨大的遗传信息编码潜力,它们的序列信息和分布特点为自然界提供了极大的生物多样性。而 DNA 碱基的变化带来的遗传信息改变,也赋予了 DNA 可变异的特性,使得同一物种不同个体之间可存在大量差异,也是生物进化的物质基础。

三、真核基因是断裂基因

基因的基本结构包含编码蛋白质或 RNA 的编码序列及与之相关的非编码序列,包括编码区序列、将编码区序列分隔成数个片段的间隔序列、编码区两侧对于基因表达具有调控功能的调控序列。原核基因结构简单,其编码区序列是连续的。与原核生物相比较,真核基因结构最突出的特点是其不连续性,被称为断裂基因(split gene)(图 19-6)。

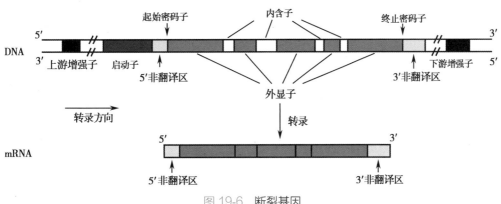

图 19-6 断裂基因

20 世纪 70 年代以前,人们一直认为遗传物质是双链 DNA,且 DNA 上排列的基因是连续的。1977 年,R. Roberts 和 P. Sharp 与他们各自的研究小组分别利用腺病毒 fiber 和 hexon 基因转录生成的 mRNA 与其转录模板 DNA 分子杂交,然后在电镜下观察,发现 fiber 和 hexon mRNA-DNA 杂合分子中,未能与 mRNA 杂交的单链 DNA 均形成环形结构,即在腺病毒基因编码区之间存在着非编码的间隔序列,首次证明断裂基因是真核基因结构的一个基本特征。断裂基因结构的发现,让人们意识到 DNA 片段在拼接过程中可根据不同的模式而得到变化的产物,改变了以往基因进化的观点和认识,对很多疾病致病机制的研究具有特别的意义。

真核生物基因中与成熟 mRNA 分子对应的序列称为外显子(exon);位于外显子之间、与 mRNA 剪接过程中被删除部分相对应的间隔序列则称为内含子(intron)。外显子与内含子相间排列,每个基因的内含子数目比外显子要少 1 个。内含子序列和外显子序列同时出现在最初合成 mRNA 前体中,在合成后被剪接。高等真核生物绝大部分编码蛋白质的基因都有内含子,但组蛋白编码基因例外。编码 rRNA 和一些 tRNA 的基因也都有内含子。内含子的数量和大小在很大程度上决定了高等真核基因的大小。低等真核生物的内含子分布差别很大,有的酵母的结构基因较少有内含子,有的则较常见。在不同种属中,外显子序列通常比较保守,而内含子序列则变异较大。外显子与内含子接头处(图 19-7)有一段高度保守的序列,即内含子 5′ 端大多数以 GT 开始,3′ 端大多数以 AG 结束,这一共有序列(consensus sequence)是真核基因中 RNA 剪接的识别信号。

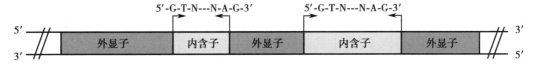

图 19-7 外显子与内含子接头处

四、基因包括编码序列和调控序列

一个完整的基因一般包括两类:编码多肽链(蛋白质)或功能 RNA 的编码序列(coding sequence),和参与调控编码过程的调控序列(又称非编码序列)。为准确描述编码序列和调控序列的关系,我们将一个基因的 5′ 端称为上游,3′ 端称为下游;为标定 DNA 信息的具体位置,将基因序列中开始 RNA 链合成的第一个核苷酸所对应的碱基记为 +1,在此碱基上游的序列记为负数,向 5′ 端依次为 −1、−2 等;在此碱基下游的序列记为正数,向 3′ 端依次为 +2、+3 等,0 不用于标记碱基位置。

(一)编码序列编码多肽链(蛋白质)或功能 RNA

编码序列决定了其表达产物 RNA 或多肽链的信息。有的编码序列通过编码得到 mRNA 最终指导合成出具有一定结构和功能的多肽链,而另外有的编码序列则仅负责编码有特定功能的 RNA 产物,如 rRNA、tRNA、微 RNA(microRNA,miRNA)等。指导合成蛋白质产物的编码序列中除含有一段贮存着一个特定多肽链一级结构的信息外,还存在一些与多肽链信息无关的 DNA 序列,如内含子和 mRNA 非翻译区序列等,这些序列也是参与多肽链翻译和加工所必需的。

(二)调控序列保证结构基因的表达

单个基因的组成结构中除了基因的编码序列外,还包括对基因表达起调控作用的调控序列,如启动子、增强子、转录终止信号等。对一个基因的完整描述不仅针对它的编码区,同时也包括它的调控区。如果一个基因的调控区和编码序列位于同一染色体中的相邻部位,这种调节方式称为顺式调节,相应的 DNA 序列称为顺式调控元件或称顺式作用元件(*cis*-acting element)。顺式作用元件的作用需通过结合相应的蛋白质因子(多为转录因子)实现,而这些蛋白质一般由位于另外的染色体或同一染色体远距离部位的序列来编码,因而被称为反式作用因子(*trans*-acting factor)。反式作用因子通过直接结合或间接作用于 DNA,对基因表达发挥不同作用(促进或阻遏)。

1. 原核生物基因的调控序列   原核生物基因调控序列(图 19-8)最主要的有启动子(promoter)和终止子(terminator)。在不同的基因中还有可被其他调节蛋白(阻遏蛋白或激活蛋白)所识别和结合的顺式作用元件。

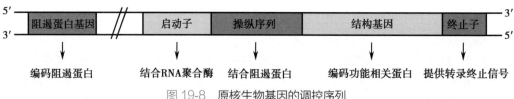

图 19-8   原核生物基因的调控序列

(1)启动子提供转录起始信号:启动子是指与 DNA 依赖的 RNA 聚合酶相结合的一段 DNA 序列(20~300bp),包括 RNA 聚合酶识别位点和 mRNA 转录起始位点,其功能是转录出目的基因的 mRNA。启动子具有方向性,一般位于结构基因转录起始点的上游。不同基因间的启动子序列存在共有序列。启动子序列本身不出现于 RNA 产物中,仅提供转录起始信号。

(2)终止子提供 RNA 合成终止信号:原核生物转录终止子可分成两类,一类为在 Rho(ρ)因子的作用下使 mRNA 的转录终止;另一类是 DNA 模板上靠近终止区的一段序列所转录出的一段 mRNA 可形成茎环(stem-loop)或发夹(hairpin)形式的二级结构,使转录终止。

(3)操纵元件被阻遏蛋白识别与结合:操纵元件或称操纵序列(operator),是启动子邻近部位的一小段特定序列,可被具有抑制转录作用的阻遏蛋白识别并结合,通常与启动子区域有部分重叠。

(4)正调控蛋白结合位点可加强下游结构基因的转录:原核基因的弱启动子附近常有一些特殊的 DNA 序列,某些具有转录激活作用的正调控蛋白可以识别并结合这种 DNA 序列,加快转录过程。

2. 真核生物基因的调控序列　真核生物基因的调控序列远较原核生物复杂。真核生物顺式作用元件主要包括启动子、上游调控元件(增强子、沉默子)、加尾信号等(图19-9)。

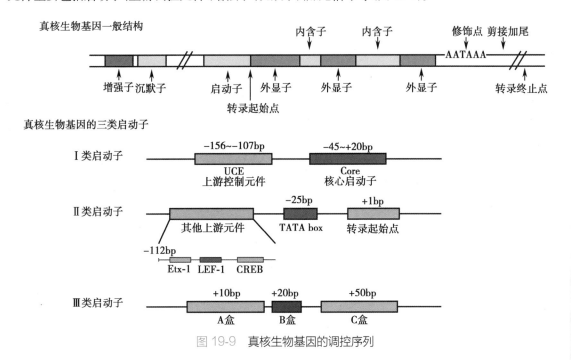

图 19-9　真核生物基因的调控序列

(1)启动子提供转录起始信号：真核生物基因的启动子是位于转录起始点上游,由转录因子识别和结合并决定 RNA pol 结合和起始转录的核苷酸序列。真核生物主要有三类启动子,分别结合细胞内三种不同的 RNA pol(RNA pol Ⅰ、Ⅱ和Ⅲ)和转录因子,启动转录。①Ⅰ类启动子富含 GC 碱基对：具有Ⅰ类启动子的基因主要是编码 rRNA 的基因。Ⅰ类启动子包括核糖体起始因子和上游启动子元件,能增强转录的起始。两部分序列都富含 GC 碱基对。②Ⅱ类启动子具有 TATA 盒特征结构：具有Ⅱ类启动子的基因主要是编码蛋白质(mRNA)的基因和一些小 RNA 基因。Ⅱ类启动子通常是由 TATA盒、上游调控元件和增强子的起始元件组成。有的Ⅱ类启动子在 TATA 盒的上游还可存在 CAAT 盒、GC 盒等特征序列,共同组成启动子。③Ⅲ类启动子包括 A 盒、B 盒和 C 盒：具有Ⅲ类启动子的基因包括 5S rRNA,tRNA,U6 snRNA 等 RNA 分子的编码基因。

(2)增强子增强邻近基因的转录：增强子(enhancer)是一段短的 DNA 序列,其中含有多个作用元件,可特异性结合转录因子,增强基因的转录活性。与启动子不同,增强子可以位于基因的任何位置。增强子通常处于转录起始点上游 −300~−100bp 处,但有的距离所调控的基因远达几千 bp。通常数个增强子序列形成一簇,有时增强子序列也可位于内含子之中。增强子的功能与其位置和方向无关,可以是 5′→3′ 方向,也可以是 3′→5′ 方向。不同的增强子序列结合不同的调节蛋白。

(3)沉默子是负性调节元件：沉默子(silencer)也称为沉默子元件,是真核基因中的一种负调控序列,与增强子有许多类似之处。沉默子能够与反式作用因子结合从而阻断增强子与其作用,阻遏基因转录活性,使基因沉默。

(4)终止子(terminator)是 DNA 模板上终止转录的信号：一般有两类：依赖 ρ 因子的终止子和不依赖 ρ 因子的终止子。依赖 ρ 因子的终止子缺少 GC,也无 poly U 尾。不依赖 ρ 因子的终止子富含 GC；茎环结构后有 poly U 区。

(5)插入序列——内含子：外显子的序列直接影响着信使 RNA 的序列,外显子的突变直接影响蛋白质序列的突变。由于内含子不包含在信使 RNA 中,那么它们的突变就不会直接影响蛋白质的结构,但是,内含子的突变可以抑制信使 RNA 产物的生成,即抑制外显子的剪接过程。这种影响剪接的突变通常在外显子和内含子的连接处发生单个碱基的置换,导致产物中外显子的丢失或内含子未切除,或在异常位点发生剪接。最常见的结果是在异常的位置产生一个终止密码子,从而导致蛋白质序列的截断。引起人类疾病的约 15% 点突变是由剪接破坏而导致的。

五、人体有约两万个蛋白编码基因

根据美国国家生物技术信息中心(National Center for Biotechnology Information,NCBI)2014 年 2 月公布的数据,人类约有不足 2 万个蛋白编码基因。这约 2 万个蛋白编码基因的编码产物可分为 14 类:酶,调节蛋白,受体,转录因子,细胞内基质,细胞外基质,跨膜转运体,离子通道,细胞信号转导分子,激素,细胞外转运体,免疫球蛋白,其他和功能未知者。此外,人类 DNA 序列存在无基因的“沙漠区”,即在 500kb 区域内,没有任何蛋白质编码基因的序列。这种“沙漠区”约占人基因组的 20%,但它是如何形成又具有何功能和生物学意义,这个问题长期困扰着人们。2012 年,DNA 元件百科全书(encyclopedia of DNA elements,ENCODE)研究项目取得重要阶段性成果,研究结果表明,人类 DNA 序列至少 80% 具有功能,而并非之前认为的大部分为“垃圾”DNA(junk DNA)。基因相关认识的不断延伸,使得该领域的研究内容始终是医学分子生物学其他重要内容的基础。

第二节　基　因　组

基因组是一个细胞或一种生物体的一套完整单倍体遗传物质总和。真核生物如人类基因组包含细胞核染色体(常染色体和性染色体)及线粒体 DNA 所携带的所有遗传物质;原核生物如细菌的基因组则由存在于拟核中的 DNA 及质粒 DNA 组成;而病毒(包括噬菌体)的基因组则由 DNA(DNA 病毒)或 RNA(RNA 病毒)组成。

一、基因组是单倍体细胞 DNA 的总和

基因组(genome)是一个细胞或者生物体所携带的一套完整的单倍体序列。基因组测序的结果发现基因编码序列只占整个基因组序列的很小一部分,因此,基因组应该指单倍体细胞中包括编码序列和非编码序列在内的全部 DNA 分子。包括核基因组和细胞器(主要包括线粒体和叶绿体)基因组两部分。真核生物、原核生物和病毒的基因组有不同的特点。

原核生物基因组特点:①基因组较小,通常只有一个环形或线形的 DNA 分子;②通常只有一个 DNA 复制起点;③非编码区主要是调控序列;④存在可移动的 DNA 序列;⑤基因密度非常高,基因组中编码区大于非编码区;⑥结构基因没有内含子,多为单拷贝,结构基因无重叠现象;⑦重复序列很少,重复片段为转座子;⑧具有编码同工酶的基因;⑨基因组的大部分序列是用来编码蛋白质的,基因之间的间隔序列很短;⑩功能相关的序列常串联在一起,由共同的调控元件调控,并转录成同一 mRNA 分子,可指导多种蛋白质的合成,这种结构称操纵子。

真核生物基因组特点:①基因组较大。真核生物的基因组由多条线形的染色体构成,每条染色体有一个线形的 DNA 分子,每个 DNA 分子有多个复制起点;②不存在操纵子结构。真核生物的同一个基因簇的基因,不会像原核生物的操纵子结构那样,转录到同一个 mRNA 上;③存在大量的重复序列。真核生物的基因组里存在大量重复序列,通过其重复程度可将其分成高度重复序列、中度重复序列、低度重复序列和单一序列;④有断裂基因。大多数真核生物为蛋白质编码的基因都含有“居间序

列"，即不为多肽编码，其转录产物在 mRNA 前体的加工过程中被切除的成分；⑤真核生物基因转录产物为单顺反子；⑥功能相关基因构成各种基因家族。

病毒主要通过寄生的方式借助寄主细胞的基因组发挥其功能，其本身的基因组结构较为简单。

二、生物体基因组的大小差别很大

通过基因组测序，人们对多种生物的基因组大小和所含有的基因数量已有所了解。基因组的大小一般以其 DNA 的含量来表示，C 值（C-value）是指单倍体基因组中含有的全部 DNA 量。不同生物的 C 值变化很大，如支原体的 C 值 $<10^6$bp，但植物和两栖动物的 C 值 $>10^{11}$bp。随着物种复杂程度的增加，基因组的大小也随之稳定增加，如昆虫、鸟类、两栖类、哺乳类动物的 C 值逐渐递增。但这之后的高等生物，C 值的大小与生物形态的复杂性并没有必然的联系。如爪蟾的基因组大小与人类基因组大小相近，但人类在遗传发育上实际要比蟾蜍复杂得多。而且在某些门类中，如昆虫、两栖类、植物，生物间的复杂性相差不大，但它们之间的 DNA 彼此却相差甚远，如两栖类中最小的基因组 $<10^9$bp，最大的基因组却达 10^{11}bp，然而，鸟类、爬行类和哺乳动物却没有这种现象。

一般而言，在进化过程中随着生物体复杂程度的增加，基因组大小或基因数量也会随之增加。但是基因组大小与生物种类及基因数目也没有必然的线性关系。例如，肺鱼（Protopterus）的基因组可达 10^{11}bp，是人类的 100 倍，但其基因数目及功能远没有人类丰富。目前我们尚无法揭示这些现象的发生与自然选择的关系及其对进化的影响。

三、真核细胞的基因组包括染色体基因组和细胞器基因组

真核细胞有核膜将基因组和其他细胞隔离，不单纯的是对遗传物质的保护作用，在基因表达及基因表达的调控等方面，就更为复制和精细。

（一）染色体基因组是真核细胞基因组的主要成分

真核生物基因组 DNA 与蛋白质结合，以染色体的方式存在于细胞核内。不同的真核生物具有不同的染色体数目。人类基因组的染色体 DNA 包括 22 对常染色体及 1 对性染色体的 DNA，不同染色体的大小在 47~250Mb 之间，其中最长的染色体是第 1 号染色体，约 250Mb。含有 3 958 个确定的基因；最小的是第 21 号染色体，约 47Mb，含有 584 个基因。一些遗传性疾病相关的基因，如阿尔茨海默病、肌萎缩性侧索硬化症和唐氏综合征等，均位于第 21 号染色体。值得注意的是基因在染色体上并不是均匀分布。基因密度最大的是第 19 号染色体，平均每百万碱基有 34 个基因；密度最小的是 Y 染色体，平均每百万碱基只有将近 8 个基因。

染色体作为生物体的遗传信息的储存库，包含数以万计的基因以及大量的基因间 DNA。原核生物的基因组较小，分布在环形的 DNA 分子上，且大部分不与蛋白质结合。真核生物的基因组庞大，人基因组的单倍体包含 3.2×10^9bp，是大肠杆菌的 10^3 倍，因此，基因组 DNA 需要与组蛋白结合，组装成高度螺旋化的染色质，在形成数十对不同的染色体，才能够将所有的基因组信息储存与单细胞中。如果将人的所有染色体 DNA 充分伸展，长度可达 2M 以上，如此庞大的 DNA 链要全部储存于直径仅有 10μm 的细胞核中，有赖于 DNA 的变形、弯曲和折叠来形成一种致密的结构以适应细胞所提供的狭小的空间。

（二）细胞器基因组包含核外的重要遗传信息

线粒体和叶绿体基因组是细胞器基因组的重要组成部分，其中线粒体基因组是人主要的细胞器基因组。线粒体 DNA（mitochondrial DNA，mtDNA）是闭合环状双链分子，位于细胞核外，分布于线粒体中（图 19-10），可独立编码部分蛋白质产物，哺乳动物中长度约为 16.5kb，而酵母中长度可达 80kb。与核内 DNA 相比，mtDNA 所占的比例很小，仅有 1% 左右。mtDNA 为母系遗传，包含一条重链和

一条轻链,排列紧密,无间隔,几乎没有重复序列。mtDNA 部分基因可发生重叠,且没有内含子。在人类体内的每个细胞中,大约有 1 000 到 10 000 个线粒体,而每一个线粒体内,则大约有 2 到 10 组 mtDNA,每个 mtDNA 共包含 16 569 个碱基对,其中有 37 个基因,编码了 2 个 rRNA、22 个 tRNA 和多种酶的亚单位,如细胞色素 b、细胞色素氧化酶、ATP 酶和 NADH 脱氢酶等。由于缺乏修复系统和组蛋白保护,因此,易受氧化应激的打击而发生突变,其突变率约为染色体 DNA 的 10~20 倍。

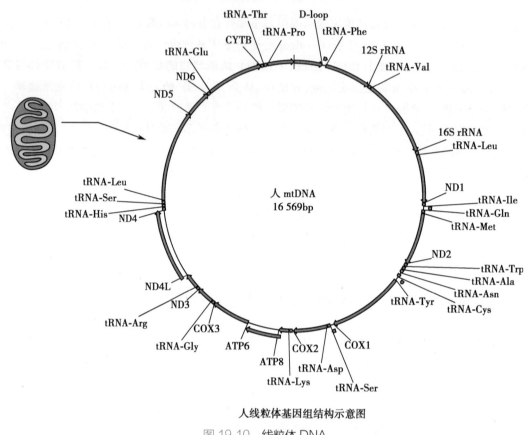

人线粒体基因组结构示意图

图 19-10　线粒体 DNA

四、人染色体基因组的特点

人染色体基因组庞大,具有以下结构特点:①真核基因组中基因的编码序列所占比例远小于非编码序列;②含有大量的重复序列;③真核基因组中存在多基因家族和假基因;④人基因组中,大约 60% 的基因具有可变剪接体,80% 的可变剪接会使蛋白质的序列发生改变;⑤真核基因组 DNA 与蛋白质结合形成染色体,储存于细胞核内;⑥除配子细胞外,体细胞的基因组为二倍体(diploid),即有两份同源的基因组。

（一）人染色体基因组的非编码序列多于编码序列

人类基因组中的编码序列占基因组总 DNA 量的不足 5%,其中 95% 为非编码序列。非编码序列中有一部分是启动子、增强子、内含子等序列,另有大量的重复序列。

（二）人染色体基因组含有大量重复序列

真核生物基因组的另一结构特点就是有大量的重复序列,这也是真核生物拥有巨大基因组的重要原因。真核基因组中的重复序列占总 DNA 含量的 50% 以上。在众多的重复序列中,少部分是具有编码 rRNA、tRNA、组蛋白和免疫球蛋白的结构基因,其余大部分是非编码序列,参与维持维持基因组的稳定性、组织形式以及基因表达的调控等功能。基因组中 DNA 重复序列由于不受选择压力的限制,在个体间的差异最大,是形成 DNA 多态性的基础。根据序列出现频率的不同,可将 DNA 序列分为三类。

1. 高度重复序列 高度重复序列在基因组中重复频率高,可达百万(10^6)以上。在基因组中所占比例随种属而异,约占 10%~60%,在人基因组中约占 20%。高度重复顺序又按其结构特点分为反向重复序列(inverted repeats)和卫星 DNA(satellite DNA)。

(1)反向重复序列:由两个相同顺序的互补序列在同一 DNA 链上反向排列而成,同一条链内的互补的序列可以形成链内碱基配对,形成发夹式或"+"字形结构。常见于蛋白结合区与转录调控区。人类基因组有约 5% 的反向重复顺序。

(2)卫星 DNA:另一类高度重复序列,这类重复序列的重复单位一般由 2~10bp 组成,成串排列。由于这类可用等密度梯度离心法将其与主体 DNA 分开,因而称为卫星 DNA。在人细胞组中卫星 DNA 约占 5%~6%。按照它们的密度不同,人的卫星 DNA 可分为 Ⅰ、Ⅱ、Ⅲ、Ⅳ 四种。

高度重复序列的功能主要是:①参与复制水平的调节:反向重复序列常存在于 DNA 复制起点区的附近,是一些蛋白质(包括酶)的结合位点;②参与基因表达的调控:高度重复序列可以转录到核内不均一 RNA 分子中,而有些反向重复序列可以形成发夹结构,有助于稳定 RNA 分子;③参与染色体配对:如卫星 DNA 成簇分布在染色体着丝粒附近,可能与染色体减数分裂时染色体配对有关。

2. 中度重复序列 中度重复序列在基因组中有数十至数百万个拷贝,分散在整个基因组中。一般无 RNA 转录产物(非编码序列),与基因的表达调控有关(包括转录调控序列,复制控制序列,转录后的加工等)。在基因组中有数千种中度重复序列,其中有一些构成序列家族。各家族成员有的重复串联在一起,有的分散于非重复序列中相间排列。中度重复序列在基因组中所占比例在不同种属之间差异很大,在人基因组中约为 20%。这些序列大多不编码蛋白质,其功能可能类似于高度重复序列。

真核生物基因组中的 rRNA 基因也属于中度重复序列。与其他中度重复序列不同,各重复单位中的 rRNA 基因都是相同的。rRNA 基因通常集中成簇存在,而不是分散于基因组中,这样的区域称为 rDNA 区,如染色体的核仁组织区即为 rDNA 区。人类的 rRNA 基因位于 13、14、15、21 和 22 号染色体的核仁组织区,每个核仁组织区平均含有 50 个 rRNA 基因的重复单位;5S rRNA 基因似乎全部位于 1 号染色体(1q42~43)上,每个单倍体基因组约有 1 000 个 5S rRNA 基因。此外,真核生物基因组中的 tRNA 基因也属于中度重复序列。

3. 单拷贝序列 单拷贝序列,又称非重复序列,在一个基因组中只有一个拷贝,占基因组的 40%~70%,主要是功能基因。大多数结构基因都属于这一类型,但单拷贝序列并不都执行遗传功能。核生物的单拷贝基因是分散分布于整条染色体或不同染色体之中的。一个蛋白质基因也常分成几段相隔排列。由几个肽段的基因组成一个蛋白质的全部基因,有些肽段的基因仅由内含子隔开,而另一些肽段的基因则分布于几条染色体上。单拷贝基因普遍存在着内含子。

(三)人染色体基因组存在多基因家族和假基因

在人类基因组,有些基因从进化上来自共同的祖基因,序列相似,功能相同或相近,组成了基因家族。有些序列尽管和表达基因序列相同或高度相似,但不能表达出功能产物——蛋白质,这就是假基因。近年来的研究认为,假基因可转录出 RNA,可能具有调节基因表达的作用。

1. 多基因家族 在真核生物基因组中,某些基因的核苷酸序列或编码产物的结构具有一定程度同源性,其编码产物功能相似,这些基因被称为多基因家族(multigene family)。由多基因家族及单基因组成更大的基因超家族(gene superfamily),它们的核苷酸序列或编码产物的结构有一定的同源性,但编码产物的功能不尽相同。在基因家族结构中,经常会看到一些基因彼此靠近,成串地排列在一起,这种基因排列结构叫基因簇(gene cluster)。根据多基因家族成员同源性程度不同可分为:核酸序列完全相同;核酸序列高度同源;编码产物功能同源;基因超家族。

(1)核酸序列完全相同家族:这一家族实际上是一个基因的多次拷贝,成簇地排列在同一条染色体上,形成一个基因簇,如 rRNA、tRNA、组蛋白基因家族。5S RNA 就是一个典型,5S RNA 基因在染色体上串联成簇,每一个 5S RNA 被间隔序列分开,间隔序列约是 5S RNA 基因长度的 2~6 倍,而且间隔序列中含有中度重复序列。每一个 5S RNA 基因被单独转录出来,产生一个与别的部分分开的 RNA 分子。组蛋白基因家族在染色体上以另外一种方式排列,5 种组蛋白基因串联成一个小单元,再由许多个小单元串联成一个簇,这种重复串联排列的方式与 DNA 复制时需要大量的组蛋白有关。

(2)基因序列高度同源家族:人生长激素基因家族是一个核酸序列高度同源的基因家族。包括 3 种激素的基因:人生长激素(hGH)、人胎盘促乳素(hCS)和催乳素(prolactin)。这 3 种基因在染色体中的位置不同,但它们之间的同源性极高,hGH 和 hCS 基因的核苷酸序列有 92% 的同源性,其编码的蛋白质氨基酸序列具有 85% 的同源性,说明它们来自同一祖先。

(3)编码产物同源家族——基因序列不同,编码产物功能相似:某些基因家族成员的核苷酸序列间的同源性不高,但基因编码的产物具有高度保守的功能区。如 src 基因家族,各成员基因序列无明显的同源性,但基因的编码产物都含有相同的同源激酶蛋白结构域。一些结构类似、功能相关的受体家族也是按照此种方式进行分类。

(4)基因超家族——基因结构相似,编码产物功能不同:基因超家族是指由多基因家族和单基因组成的家族。它们的基因结构具有不同程度的同源性,因此它们可能在进化上可能来自同一祖先,但其编码产物的功能并不相同。这些基因在进化上有一定的亲缘关系,但亲缘关系较远,故称为基因超家族。

2. 假基因　假基因(pseudogene,ψ)是指与有功能的基因结构相似,但不表达基因产物的基因。在进化过程中,由一个祖先基因通过拷贝加倍(duplication)产生多个基因,形成基因家族。在此过程中,其中一些基因可能发生片段的丢失,或去除了某些调控信号(如启动子)等,不能产生有功能的 mRNA,成为无功能的基因,这可能是形成假基因的原因。mRNA 逆转录生成的 cDNA 被插入到基因组中后,由于不具有内含子,也没有基因表达所需的调控区,因此不能表达,这类假基因称为加工假基因。假基因在哺乳动物中是一种普遍现象,一些多基因家族的部分成员就是假基因。如 hCS 基因中有 2 个是正常表达的基因(hCS-A 和 hCS-B),另一个是假基因 hCS-L。假基因一般仅占基因家族中总基因数目中的极少一部分,但小鼠核糖体基因例外。在小鼠核糖体基因家族中,1 个为编码基因,而有 15 个假基因。

五、人基因组具有高度多态性

人类个体之间千差万别,其物质基础就是基因组 DNA 之间的差异。同种群体内不同个体基因组存在大量的变异和多态性,这种基因组序列的差异构成了不同个体与群体对疾病的易感性和对药物、环境因素等不同反应的分子遗传学基础。DNA 序列的多态性包括 DNA 位点多态性和重复序列多态性。

1. 单核苷酸多态性　单核苷酸多态性(single nucleotide polymorphism,SNP)是指在基因组水平上由单个核苷酸的变异所引起的 DNA 序列多态性。SNP 在人类基因组中广泛存在,平均每 300bp 中就有 1 个。在人群中 SNP 的发生频率至少大于 1%,因此不同于点突变。SNP 是人类可遗传的变异中最常见的一种,也是基因组中最为稳定的变异。SNP 最大限度地代表了不同个体之间的遗传差异,因而成为研究多基因疾病、药物遗传学及人类进化的重要遗传标记。SNP 与其他 DNA 标记的主要不同是不再以"长度"的差异作为检测手段,而直接以序列的变异作为标记。SNP 最大限度地代表了不同个体之间的遗传差异,对于定位人群突变基因、发现人类疾病相关基因、鉴定特定遗传病患者中含有的罕见致病基因以及发现药物新靶点和建立新的治疗方法均具有十分重要的意义,是开展个体化医疗的重要基础。

2. 可变数目串联重复序列　以相同的核心重复序列为单位,按首尾相接的串联排列在一起,形成的重复单元数目不等的特殊序列称为可变数目串联重复序列(variable number of tandem repeat,VNTR)。

其中重复单位仅由 1~6bp 组成的重复序列又称为短串联重复序列（short tandem repeat,STR）。不同数目的重复单位串联排列而呈现出长度多态性,不同个体基因组 VNTR 重复单位的数目是可变的,因此形成了极其复杂的等位基因片段长度多态性。

3. 拷贝数目变异 人类基因组遗传变异有许多种形式,从大型显微镜可见的染色体到单核苷酸突变都包括在内。在进行人类基因组计划时,同时也发现正常表型的人群中,不同个体间在某些基因的拷贝数目上存在差异,一些人丢失了大量的基因拷贝,而另一些人则拥有额外、延长的基因拷贝,将这种现象称为基因拷贝数目变异（copy number variation,CNV）。CNV 的平均长度为 465kb,平均两个个体间存在 11 个 CNV 的差异,其中半数以上的 CNV 在不同个体中重复出现。CNV 与个体的疾病易感性、药物疗效和副作用等相关。

六、基因组学是开展精准医学的基础

基因和基因组异常是疾病发生的分子基础,可引起功能基因在结构或表达方面出现异常和生物活性的紊乱,继而导致疾病的发生。基因组学（genomics）是研究整个基因组的结构与功能以及基因之间的相互作用的学科。

（一）疾病基因组学是开展精准医学的基础

疾病基因组学研究疾病相关基因以及疾病易感性的遗传学基础。人基因和基因组可在多种因素的影响下发生各种变异,包括染色体数目和结构的异常、单个核苷酸改变、多个核苷酸序列的插入或缺失、基因重排、可变数目串联重复序列等,有些变异不会影响表型,而许多变异可导致异常的表型,引起疾病。疾病基因组学的研究帮助人们更多地理解疾病发病机制,为靶向治疗提供切入点。

（二）药物基因组学是发展个体化医疗的前提

药物基因组学（pharmacogenomics）以提高药物效应及安全性为目标,研究各种基因突变与药效及安全性的关系。因此,药物基因组学可为患者或者特定人群寻找合适的药物,是研究高效/特效药物的重要途径。药物基因组学将使药物治疗模式由诊断定向治疗转为基因定向治疗。

1. 药物基因组学预测药物反应性并指导个体化用药 药物基因组学研究遗传变异对药物效能和毒性的影响,即患者的遗传组成如何决定对药物反应性,利用人类基因组中基因信息指导临床用药和新药研究与开发。药物基因组学还包括在分子水平阐明药物疗效、药物作用靶点和模式以及产生毒、副作用的机制,阐明影响药物吸收、转运、代谢、清除等个体差异的基因特性,以及基因变异所致的不同患者对药物的不同反应性,并以此为平台,指导合理用药和设计个体化用药,以提高药物作用的有效性、安全性和经济性。

2. 基因多态性是药物基因组学的基础和重要研究内容 导致个体对药物不同反应性的基因多态性是药物基因组学的重要研究内容,所涉及的基因多态性主要包括药物代谢酶、药物转运蛋白、药物作用靶点等基因的多态性。药物代谢酶多态性由同一基因位点上具有多个等位基因引起,其多态性决定表型多态性和药物代谢酶的活性,并呈显著的基因剂量 - 效应关系,从而造成不同个体间药物代谢反应的差异,是产生药物毒副反应、降低或丧失药效的主要原因。转运蛋白在药物的吸收、排泄、分布、转运等方面起重要作用,其变异对药物吸收和清除具有重要意义。大多数药物与其特异性靶蛋白相互作用产生效应,药物作用靶点的基因多态性使靶蛋白对特定药物产生不同的亲和力,导致药物疗效的不同。

3. 鉴定基因序列的变异是药物基因组学的主要研究策略 药物基因组学研究的主要策略包括选择药物起效、活化、排泄等相关过程的候选基因进行研究,鉴定基因序列的变异。既可以在生物化学与分子生物学水平研究基因变异对药物作用的影响,也可以在人群中进行研究,用统计学原理分析基因突变与药效的关系。

综上所述,对基因和基因组的研究始终是医学领域的热点,也是进入个体化医疗和精准医学时代的基石,对于准备将来继续从事医学领域研究的同学们十分必要,希望加强对该章知识点的熟练掌握。

本章小结

决定生物体性状的遗传信息以基因作为基本单位储存于核酸分子中。基因是指编码 RNA 和蛋白质序列信息及表达这些信息所必需的全部核苷酸序列。基因的化学本质是双螺旋结构的 DNA,通过遗传信息中心法则发挥作用。一个完整的基因包括编码多肽链(蛋白质)或功能 RNA 的编码序列和参与调控编码过程的调控序列(又称非编码序列)。真核基因是断裂基因。人类有约两万个蛋白编码基因。

基因组是一个细胞或者生物体所携带的一套完整的单倍体核苷酸序列,记录其全部遗传信息,包括核基因组和细胞器(线粒体和叶绿体)基因组两部分。生物体基因组的大小差别很大,而人类基因组具有多种复杂特征,并且具有高度多态性,包括单核苷酸多态性,可变数目串联重复序列,拷贝数目变异等。基因组学是研究整个基因组的结构与功能以及基因之间的相互作用的学科,是开展精准医学的基础和实施个体化医疗的前提。

思考题

1. 如何理解基因的概念?
2. 后基因组学的医学发展。
3. 约 2 万个蛋白编码基因如何完成人体复杂的功能?
4. 基因 / 基因组研究关注的重点领域。

(吕社民)

第二十章
DNA 的生物合成

DNA 的生物合成是指生物体细胞在细胞分裂、增殖、分化、基因损伤、修复过程中所涉及的细胞内 DNA 合成过程，主要包括 DNA 复制、DNA 修复合成和逆转录合成 DNA 等。有别于体外 DNA 的人工化学合成以及体外扩增，细胞内 DNA 生物合成是由许多酶等分子介导的一个被严格调控的复杂有序过程。正如第十九章所述，原核和真核细胞内都含有基因组 DNA，这些基因组 DNA 是如何从亲代传递到子代细胞的？有哪些蛋白酶等因子参与完成这个复杂过程？基于这些问题，本章将着重以原核和真核细胞染色体 DNA 复制合成为例讲述 DNA 的复制起始、延伸和终止过程以及与基因完整性、稳定性维持的 DNA 损伤修复机制。同时简要介绍细菌质粒、真核生物线粒体和非细胞结构的病毒进行逆转录合成 DNA 的过程。

第一节　基因组 DNA 复制的主要特点

DNA 的复制合成通常简称为 DNA 复制（DNA replication），也称为生物体基因组复制，是一种以亲代 DNA 为模板来合成子代 DNA 的形式。在复制过程中，亲代 DNA 的两条单链分别作为复制模板，按照碱基互补配对的原则在聚合酶复合体作用下合成新的 DNA 分子，其化学反应本质是酶促脱氧核糖核酸聚合反应。原核生物和真核生物的 DNA 复制具有相似之处，但也存在差异。总之，真核生物 DNA 复制过程和参与的分子类别更为复杂多样。

一、基因组 DNA 复制具备一些共同特征

细胞内 DNA 复制的保真性是以碱基配对为首要条件，以酶促修复为基础的校读系统作为第二层保障来检查、修复复制过程中出现的极少数碱基错配。同时 DNA 损伤修复系统维护并修复各种因素导致的 DNA 损伤，尽可能保障基因组的稳定性。DNA 复制起始是由细胞是否开始分裂以及是否需要 DNA 损伤修复这两种状态被调控决定的，其根源是受外界环境因素调控的。

无论是原核生物还是真核生物，它们的基因组都要通过 DNA 复制才能从亲代传递到子代细胞。基因组 DNA 分子具有双螺旋结构，已经实验证明它们的 DNA 合成都具有半保留复制（semi-conservative replication）、双向复制（bidirectional replication）和半不连续复制（semi-discontinuous replication）特征。DNA 合成以复制形式进行，并有酶促校对或修复系统为保障，具有高度保真性（high fidelity）。

（一）DNA 以半保留方式进行复制

DNA 生物合成的半保留复制规律是遗传信息传递机制的重要发现之一。在复制时，亲代双链 DNA 解开为两股单链，各自作为复制模板（template），按照碱基配对规律合成与模板序列互补的

子代 DNA 链。亲代 DNA 模板在子代 DNA 中的存留有 3 种可能性：全保留式、半保留式或混合式（图 20-1A）。

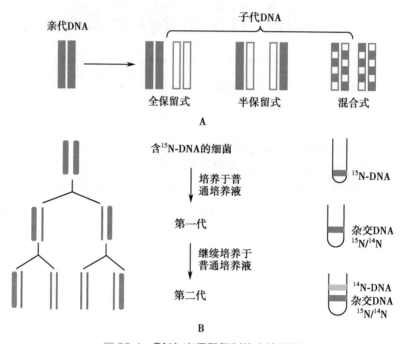

图 20-1　DNA 半保留复制的实验证据
A. 3 种 DNA 复制方式的可能性；B. ^{15}N 标记示踪 DNA 复制是半保留方式的实验。

　　1958 年，M. Messelson 和 F. W. Stahl 的实验最先证实细胞内 DNA 是以半保留方式进行的。他们根据细菌可利用含氮核苷酸进行 DNA 合成的特性，将细菌在含 ^{15}NH$_4$Cl 的培养液中培养若干代（每一代约 20min），使得该细菌 DNA 所含氮全部为 ^{15}N，并标记为"重"DNA；再将细菌放回普通的 ^{14}NH$_4$Cl 培养液中培养，新合成的 DNA 由于有 ^{14}N 的掺入而出现"轻"DNA；经过提取不同培养代数的细菌 DNA 并进行密度梯度离心分析，因 ^{15}N-DNA 和 ^{14}N-DNA 的密度不同，DNA 可形成具有不同的密度区带层被区分开。结果表明，细菌在 ^{15}N 培养基中生长繁殖时合成的 ^{15}N-DNA 是一条高密度带；转入普通培养基培养一代后得到 1 条中密度带，提示其为 ^{15}N-DNA 链与 ^{14}N-DNA 链的杂交分子；在培养二代后可见中密度和低密度 2 条带，表明它们分别是 ^{15}N-DNA 链 /^{14}N-DNA 链和 ^{14}N-DNA 链 /^{14}N-DNA 链组成的 DNA 分子（图 20-1B）。随着在普通培养基中培养代数的增加，低密度区带逐渐增强，而中密度区带保持不变。这个实验结果证明，亲代 DNA 在复制时是以半保留形式存在于子代 DNA 中的。

　　半保留复制规律的阐明，对于理解 DNA 的功能和揭示物种的延续规律有重大意义。依据半保留复制的方式，子代 DNA 保留了亲代的全部遗传信息，体现在亲代与子代间 DNA 碱基序列高度一致性上（图 20-2）。

　　同时应明确，遗传的保守性是相对而不是绝对的，因为自然界还存在着普遍的变异现象。遗传信息的相对恒定是物种稳定的分子基础，但并不意味着同一物种每个个体之间没有区别。例如：病毒是简单的生物，易变异的流感病毒有很多不同的毒株，不同毒株的感染方式、毒性差别可能很大，给流感预防造成相当大的难度。又如，地球上曾有过的人口和现有的数十亿人，除了单卵双胞胎之外，两个人之间不可能有完全一样的 DNA 分子组成（基因型）。在强调遗传保守性的同时，不应忽视其变异性。

　　（二）DNA 复制是从原点开始向两个方向同时延伸的
　　细胞的分裂、增殖有赖于基因组复制合成而使子代得到完整的遗传信息。原核生物基因组是环状 DNA,只有一个复制起点。复制从起点开始,向两个方向进行解链,进行的是单点起始的双向复制(图 20-3A)。复制中的模板 DNA 形成 2 个延伸方向相反的链开放区,称为复制叉(replication fork)。复制叉指的是正在进行复制的双链 DNA 分子所形成的 Y 字形结构,其中,已解旋的两条模板单链以及正在进行合成的新链构成了 Y 形的头部,尚未解旋的 DNA 模板双链构成了 Y 形的尾部(图 20-2B)。

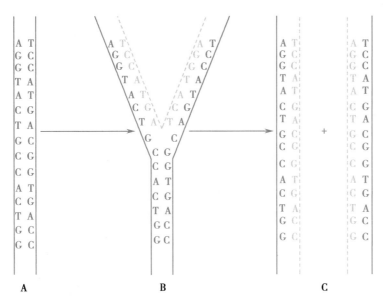

图 20-2　半保留复制保证了子代 DNA 和亲代 DNA 在序列结构、序列一致
A. 亲代 DNA;B. 复制时打开的复制叉;C. 复制后,在 2 个子代细胞中,
DNA 双链的一条来自亲代(实线),另一条则是新合成的子链(虚线)。

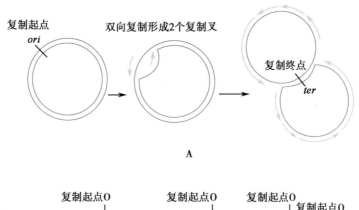

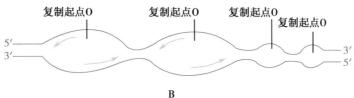

图 20-3　DNA 复制的起点和方向
A. 原核生物环状 DNA 的单点起始和双向复制;B. 真核生物的多点起始和多向复制。
ori 和 O 分别代表原核和真核生物基因组复制起始位点。

　　原核生物遗传物质为环状 DNA 基因组,属于单复制起点的双向复制模式(图 20-3A)。真核生物基因组庞大而复杂,由多条染色体 DNA 组成。全部染色体 DNA 均需复制,每条染色体 DNA 又有多个起点,呈多起点双向复制特征(图 20-3B)。每个起点产生两个移动方向相反的复制叉。复制完成时,复制叉相遇汇合。从一个 DNA 复制起点起始的 DNA 复制区域称为复制子(replicon)。复制子是含有一个复制起点的独立完成复制的功能单位。高等生物有数以万计的复制子,复制子间长度差别很大,约在 13~900kb 之间。

(三) DNA 复制反应呈半不连续性征

DNA 双螺旋结构的特征之一是两条链的反向平行,一条链为 $5' \rightarrow 3'$ 方向,其互补链是 $3' \rightarrow 5'$ 方向。DNA 聚合酶只能催化 DNA 链从 $5' \rightarrow 3'$ 方向的合成,故子链沿着模板复制时,只能从 $5' \rightarrow 3'$ 方向延伸。在同一复制叉上,解链方向只有一个,此时一条子链的合成方向与解链方向相同,可以边解链,边合成新链;而另一条链的复制方向与解链方向相反,因此,两条新链合成的方式和特点不同。1968 年,冈崎(R. Okazaki)利用电子显微镜结合放射自显影技术观察到,DNA 复制过程中会出现一些较短的新 DNA 片段,后人证实这些片段只出现于同一复制叉的一条链上。由此确证,子代 DNA 合成是以半不连续的方式完成的,这样就克服了 DNA 空间结构对 DNA 新链合成的制约。

在 DNA 复制过程中,沿着解链方向生成的子链 DNA 的合成是连续进行的,这条链称为前导链(leading strand);另一条链因复制的方向与解链方向相反,不能连续延长,必须等模板链解开至足够长度,逐段地从 $5' \rightarrow 3'$ 生成引物并复制子链,称为后随链(lagging strand)。在后随链延长过程中,模板被打开一段,起始并合成一段子链;再打开一段,再起始并合成另一段子链,呈不连续复制方式。这种前导链连续复制而后随链不连续复制的方式称为半不连续复制(图 20-4)。在引物生成和子链延长方面,后随链都比前导链滞后一些,因此两条互补链的合成是不对称的。沿着后随链为模板链合成的新的 DNA 片段被命名为冈崎片段(Okazaki fragment)。真核细胞中冈崎片段的长度为 100~200 核苷酸残基,而原核是 1 000~2 000 个残基。复制完成后,这些不连续片段经过去除引物,填补引物留下的空隙,连接成完整的 DNA 长链。

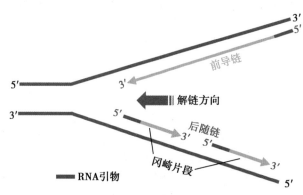

图 20-4　DNA 的半不连续模型复制示意图

(四) DNA 复制具有高保真性

由于 DNA 聚合酶还具有 3′ 到 5′ 方向外切酶的活性,当合成过程中有错误的碱基配对发生时,在外切酶的作用下,新合成的 DNA 单链的错配碱基被切除,并重新互补合成正确配对的新生链。

此外,基因组 DNA 复制的共同特征还包括:具有特定的复制起始点;复制起点由多个短重复序列组成;复制过程中出现复制泡(replication bubbles)和复制叉;复制的基本单位称为复制子;DNA 复制必须有引物,尤其是 10~12nt 的 RNA 引物。

二、不同基因组 DNA 通过不同的模式进行复制

自然界生物多样性体现在生物种类和个体都具有自己独有的特点,在基因组复制合成过程中也不尽相同。有些生物在复制过程中演化出一些特有的方式。

（一）真核生物基因组 DNA 复制过程涉及反转录

基因组为 RNA 的一类逆转录病毒,包括人类免疫缺陷病毒(HIV)的基因组在人体细胞内的复制方式,就属于这种情况(详见本章第五节)。

（二）基因组单链 DNA 通过复制中间体完成复制

这种方式是噬菌体常见的 DNA 复制方式。单链 DNA(ssDNA)噬菌体 φX174 基因组就以滚环复制(rolling circle replication)方式进行的。在复制时,其基因组在宿主体内首先要形成双链形式的复制中间体 RF;经宿主细胞转录和翻译产生的病毒蛋白 A 与 RF 共价结合,进行子代病毒基因组复制。在复制过程中,RF 双链 DNA 的一条链在 DNA 复制起点处被切开,其 5′ 端游离出来,而 3′-OH 端在 DNA 聚合酶Ⅲ的作用下,以脱氧核糖核苷酸为原料,连续延伸,滚动合成子链。当条件合适时,病毒 DNA 的合成由双链 RF 的复制转换成子代 ssDNA 的合成。

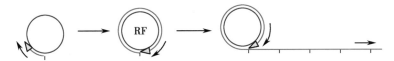

图 20-5　噬菌体 DNA 的滚环式复制

图 20-5 中黑色箭头指示 DNA 子链的合成方向。DNA 合成按顺时针方向进行,而复制中间体 RF 按逆时针方向滚动,噬菌体全长子链 DNA 被连续合成,并通过剪切和连接生成独立的单链环状噬菌体基因组。

（三）有些基因组 DNA 通过 RNA 中间体进行复制

少数有缺口的双链 DNA 病毒,如严重引起肝炎的乙肝病毒(hepatitis B virus),其基因组复制需要通过 RNA 中间体完成逆转录复制。即双链 DNA 基因组由侵染的病毒颗粒释放到宿主细胞内,由病毒编码的 DNA 聚合酶延伸、封闭生成共价闭合环状 DNA(covalently closed circular DNA,cccDNA),再由宿主内的 RNA 聚合酶转录生成完整的正义单链 RNA〔ssRNA(+)〕,然后由病毒编码的逆转录酶生成 RNA/DNA 杂合分子,进一步由 RNA 酶 H 水解 RNA 链并生成另一条 DNA 链来完成这类病毒双链 DNA 基因组的复制。

（四）双链环状 DNA 也有不同的复制方式

1. θ 复制　大肠杆菌基因组的复制起点位于天冬酰胺合酶和 ATP 合酶操纵子之间,全长 245bp,称为 ori C。它富含 AT,并含有多个短的重复序列,能够被复制起点结合蛋白识别。复制的起点处的复制起始涉及 DNA 双链的解旋和松开,形成两个方向相反的复制叉,前导链 DNA 开始复制前,复制起点的核酸序列转录生成短的 RNA 链,作为 DNA 复制的引物。这一具体过程见图 20-6 所示。SV40 为代表的病毒基因组也属于这种形式。

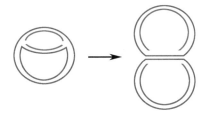

图 20-6　DNA 的 θ 复制方式

2. D 环复制　真核细胞线粒体 DNA 的复制属于 D 环复制形式。复制过程包括四个阶段,其特点是两条链的复制不是同步进行的。详见本章第五节线粒体 DNA 的复制方式。

第二节　DNA 复制的酶学和拓扑变化

DNA 体内复制合成本质上是酶促核苷酸聚合反应,底物是 dATP、dGTP、dCTP 和 dTTP,总称 dNTP。每个 dNTP 含有 3 个磷酸基团,依次从最靠近 5′-C 分别称为 α- 磷酸基团(α-P),β-P 和 γ-P。在聚合反应中,α-P 与子链末端脱氧核糖的 3′-OH 形成共价连接,释放 1 分子焦磷酸(PPi)。

模板是指解开成单链的 DNA 母本链,遵照碱基互补原则,决定子链核苷酸聚合顺序以及子链延长的方向。引物提供 3′-OH 末端使 dNTP 依次聚合。由于底物核苷酸的 α-P 与延长中的子链(或引物)3′ 末端脱氧核糖(或核糖)的 3′-OH 基生成磷酸二酯键,因此新链的延长只可以 5′ → 3′ 方向进行。

核苷酸和核苷酸之间生成 3′,5′- 磷酸二酯键是复制的基本化学反应。图 20-7 的反应式可表示为:$(dNMP)n + dNTP \rightarrow (dNMP)_{n+1} + PPi$。N 代表 4 种碱基的任一种,$n$ 代表 DNA 链中核苷酸的数目。

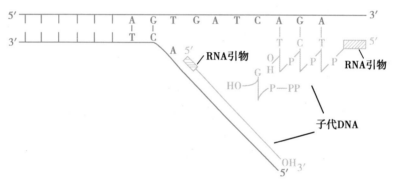

图 20-7　DNA 复制过程中 DNA 脱氧核苷酸的聚合

一、DNA 聚合酶催化脱氧核苷酸的聚合

DNA 聚合酶的全称是依赖 DNA 的 DNA 聚合酶(DNA-dependent DNA polymerase),简称 DNA pol,是 1958 年由 A. Kornberg 在 *E. coli* 中首先发现的。他从 100kg 细菌沉渣中提取仅 0.5g 纯净的酶,在试管内加入模板 DNA、dNTP 和引物,该酶可催化新链 DNA 生成。这是继 DNA 双螺旋确立后的又一重大发现。当时将此酶又称为复制酶(replicase)。在发现其他种类的 DNA pol 后,Kornberg 发现的 DNA 聚合酶被称为 DNA pol Ⅰ。

(一) 原核生物有 3 种 DNA 聚合酶参与 DNA 复制合成

人工诱导、筛选大肠杆菌(*E. coli*)的各种基因变异菌株分析证明,大肠杆菌 DNA 聚合酶含有 5 种,分别被称为 DNA pol Ⅰ、Ⅱ、Ⅲ、Ⅳ 和 Ⅴ。前三种聚合酶都有 5′ → 3′ 方向延长脱氧核苷酸链的聚合活性及 3′ → 5′ 核酸外切酶活性,是基因组 DNA 复制所需。DNA pol Ⅳ 和 Ⅴ 主要由 "SOS" DNA 损伤修复信号诱导表达,前者促进 DNA 突变产生;后者主要参与 DNA 跨损伤修复,二者都没有 3′ → 5′ 核酸外切酶活性,保真性低(见本章第六节)。

当分析 DNA pol Ⅰ 基因缺陷的菌株时发现,缺失了 pol Ⅰ 的细菌仍然可进行 DNA 复制。DNA pol Ⅰ 的二级结构以 α- 螺旋为主,只能催化合成约 20 个核苷酸,不是主要的复制合成酶,它的主要功能是校对复制错误、协同 RNase H 去除 RNA 引物、填补冈崎片段之间的空缺和修复 DNA 损伤中出现的空隙。DNA pol Ⅰ可被特异的蛋白酶水解为 2 个片段,其中小片段有 323 个氨基酸残基,具有 5′→3′ 核酸外切酶活性。大片段有 604 个氨基酸残基,称为 Klenow 片段,具有 DNA 聚合酶活性和 3′→5′ 核酸外切酶活性。Klenow 片段是实验室 DNA 体外合成和其他分子生物学研究常用的工具酶。

当 DNA pol Ⅱ基因发生突变,细菌依然能存活,推测它是在 pol Ⅰ和 pol Ⅲ缺失情况下替代发挥作用的聚合酶。在已发生损伤的 DNA 模板上,也能催化核苷酸聚合,因此认为它参与 DNA 损伤的应急状态修复。

DNA pol Ⅲ的聚合酶活性远高于 pol Ⅰ,每分钟可催化多至 10^5 次反应,因此 DNA pol Ⅲ是原核生物复制延长中真正起催化作用的酶。DNA pol Ⅲ是由 10 种亚基组成不对称异聚体(图 20-8),由 2 个核心酶、1 个 γ- 复合物和 1 对 β 亚基构成。核心酶由 α、ε、θ 亚基共同组成,主要作用是合成 DNA,兼有 5′→3′ 聚合活性;ε 亚基是复制保真性所必需的;两侧的 β 亚基发挥夹稳模板链,并使酶沿模板滑动的作用;其余的 6 个亚基统称 γ- 复合物,包括 γ、δ、δ'、Ψ、χ 和 τ,有促进全酶组装到模板上及增强核心酶活性的作用。

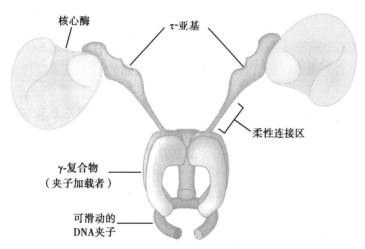

图 20-8　*E. coli* DNA 聚合酶 Ⅲ 全酶的分子模式图

(二) 常见的真核细胞 DNA 聚合酶有 5 种

在真核细胞中至少发现了 15 种 DNA 聚合酶。其中 5 种常见的真核 DNA 聚合酶是 pol α、pol β、pol γ、pol δ 和 pol ε,它们在功能上与原核细胞的比较见表 20-1。

表 20-1　真核生物和原核生物主要 DNA 聚合酶的比较

E. coli	真核细胞	功能
Ⅰ		填补复制中的 DNA 空隙;DNA 损伤修复;DNA 重组;RNA 引物切除
Ⅱ		复制中的校对;DNA 损伤修复
Ⅲ		强的持续合成能力,先导和后随链合成
	β	DNA 应急修复
	γ	线粒体 DNA 合成
	ε	强的持续合成能力,负责前导链合成
DnaG	α	引物酶
	δ	强的持续合成能力,负责后随链合成

DNA pol α 催化新链延伸长度有限,但能催化 RNA 链的合成,因此认为它是引物酶。DNA pol β 合成的保真度低,通常是参与应急修复的合成酶。DNA pol δ 在真核生物 DNA 后随链延长中起主要催化合成作用,相当于原核生物的 DNA pol Ⅲ,此外它还有解螺旋酶的活性。至于高等生物中是否还有独立的解螺旋酶和引物酶,目前还不清楚。但是在病毒感染后的培养细胞(Hela/SV40)的复制体系中,发现 SV40 病毒的 T 抗原有解螺旋酶活性。DNA pol ε 则是真核生物前导链延伸合成的主要酶。DNA pol γ 是线粒体 DNA 复制的酶(参见本章第五节)。

二、DNA 聚合酶的碱基选择和校对功能实现复制的保真性

DNA 复制的保真性是遗传信息稳定传代的保证。生物体至少有 3 种机制实现保真性:①遵守严格的碱基配对规律;②聚合酶在复制延长中对碱基的选择功能;③复制出错时有即时的校对功能。

(一) 复制的保真性依赖正确的碱基选择

DNA 复制保真的关键是正确的碱基配对,而碱基配对的关键又在于氢键的形成。G 和 C 以 3 个氢键、A 和 T 以 2 个氢键维持配对。除化学结构限制外,DNA 聚合酶对碱基配对具有选择作用。

DNA pol Ⅲ 是在原核生物新生 DNA 链延长中起催化作用的酶。利用 "错配" 实验发现,DNA pol Ⅲ 核苷酸的掺入(incorporation)具有选择功能。例如,以 $(dA)_{21}$ 为模板,以 $(dT)_{20}$ 为复制引物,可以观察连接在引物 3′-OH 末端上的是否胸腺核苷酸(T)。尽管反应体系中 4 种核苷酸都存在,第 21 位也只会出现 T。但若只向反应体系加单一种的 dNTP 作底物,就 "迫使" 引物在第 21 位延长中出现错配。利用柱层析技术可以把 DNA pol Ⅲ 各个亚基组分分离,然后再重新组合。如果重新组合的 DNA pol Ⅲ 不含 ε 亚基,复制错配频率出现较高,说明 ε 亚基是执行碱基选择功能的。

嘌呤的化学结构能形成顺式和反式构型,与相应的嘧啶形成氢键配对,嘌呤处于反式构型。而要形成嘌呤 - 嘌呤配对,则其中一个嘌呤必须旋转 180°,形成反式构型。DNA pol Ⅲ 对嘌呤的不同构型表现不同亲和力,因此实现其选择功能。

前已述及,DNA pol Ⅲ 的 10 个亚基中,以 α、ε 和 θ 作为核心酶并组成较大的不对称二聚体。核心酶中,α 亚基有 5′→3′ 聚合酶活性,ε 有 3′→5′ 核酸外切酶活性以及碱基选择功能。θ 亚基未发现有催化活性,可能起维系二聚体的作用。随着对各亚基功能的深入研究,在核苷酸聚合之前或在聚合过程中,需要酶来控制碱基的正确选择。

(二) 聚合酶中的核酸外切酶活性在复制时辨认并切除错配碱基

原核生物的 DNA pol Ⅰ、真核生物的 DNA pol δ 和 DNA pol ε 的 3′→5′ 核酸外切酶活性都很强,可以在复制过程中辨认并切除错配的碱基,对复制错误进行校正,此过程又称错配修复(mismatch repair)。

以细菌的 DNA pol Ⅰ 为例(图 20-9),图中的模板链位点是 G,而新链的 A 形成 G-A 错配。DNA pol Ⅰ 的 3′→5′ 外切酶活性把错配 A 水解下来,同时利用 5′→3′ 聚合酶活性重新选取正确配对的 C,使复制继续下去,这种功能称为校对(proofreading)。实验也证明:如果是正确的配对,3′→5′ 外切酶活性是不表现的。DNA pol Ⅰ 还有 5′→3′ 外切酶活性,与 RNase H 协同实施切除 RNA 引物、切除突变片段的功能。

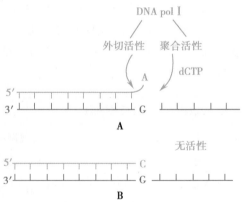

图 20-9　DNA pol Ⅰ 的校对功能
A. DNA pol Ⅰ 的 3′→5′ 核酸外切酶活性切除错配碱基,然后利用 5′→3′ 的聚合酶活性添加正确配对的核苷酸底物;B. 碱基配对正确,DNA pol Ⅰ 的外切酶活性不表现。

三、复制中的解链伴有 DNA 分子拓扑学变化

DNA 分子的互补碱基对包埋在双螺旋的内部，只有解成单链后，才能发挥模板作用。J. Watson 和 F. Crick 在建立 DNA 双螺旋结构模型时曾指出，生物细胞如何解开 DNA 双链是理解 DNA 复制机制的关键。目前已知，多种酶和蛋白质分子共同完成 DNA 的解链。

（一）多种酶参与 DNA 解链和稳定单链状态

复制起始时，需多种酶和辅助的蛋白质因子（表 20-2），共同解开并理顺 DNA 双链，并维持 DNA 分子在一段时间内处于单链状态，且有足够的复制空间。

表 20-2　原核生物复制中参与 DNA 解链的蛋白因子

蛋白质（基因）	通用名	功能
Dna A（*dna A*）		辨认复制起始位点
Dna B（*dna B*）	解旋酶	持续解开 DNA 双链
Dna C（*dna C*）		运动和协同 Dna B
Dna G（*dna G*）	引物酶	催化 RNA 引物生成
SSB	单链结合蛋白 /DNA 结合蛋白	阻止已解链的单链 DNA 复性
拓扑异构酶	拓扑异构酶Ⅱ/ 促旋酶	松开解旋酶造成的超螺旋

大肠杆菌（*E. coli*）结构简单，繁殖速度快，是较早用于分子遗传学研究的模式生物。对大肠杆菌变异株分析发现与 DNA 复制相关的基因，分别被命名为 *dna A*、*dna B*……*dna X* 等，分别编码 Dna A、Dna B……Dna X 等蛋白分子。

Dna B 的作用是利用 ATP 供能来解开 DNA 双链，称为解螺旋酶（helicase）。*E. coli* DNA 复制、起始的解链是由 Dna A、B、C 共同起作用而发生的。

DNA 单链之间只要序列碱基配对，就会有形成双链的倾向。单链结合蛋白（single stranded binding protein，SSB）特异地与 DNA 单链结合来维持单链的稳定状态，并使 DNA 单链不被胞内广泛存在的核酸酶所降解。SSB 作用时表现协同效应，可保证在下游区段与解链后的 DNA 继续结合。可见，它不像聚合酶那样沿着复制方向向前移动，而是不断地结合、脱离、再结合。

（二）DNA 拓扑异构酶改变 DNA 超螺旋状态

DNA 拓扑异构酶（DNA topoisomerase）简称拓扑酶。拓扑酶广泛存在于原核及真核生物中，分为Ⅰ型和Ⅱ型两种，最近还发现了拓扑酶Ⅲ。原核生物拓扑异构酶Ⅱ又叫促旋酶（gyrase），真核生物的拓扑酶Ⅱ还有几种不同亚型。

拓扑一词，在物理学上是指物体或图像作弹性移位而保持物体原有的性质。DNA 双螺旋沿轴旋转，复制解链也沿同一轴反向旋转，复制速度快，旋转速度达每秒 100 圈，会造成复制叉前方的 DNA 分子打结、缠绕、连环等现象。闭环状态的 DNA 也会按一定方向扭转形成超螺旋（图 20-10）。复制中的 DNA 分子也会遇到这种超螺旋及局部松弛等过渡状态，需要拓扑酶作用以改变 DNA 分子的拓扑构象，理顺松开 DNA 超螺旋结构来支持复制进程。

拓扑酶既能水解、又能连接 DNA 分子中磷酸二酯键（图 20-11），在将要打结或已打结处切开 DNA 的一条链，下游的 DNA 链就可穿越切口并作一定程度反向旋转（unwinding），打开或解松打结处，然后旋转、复位并连接。在复制中主要有两类拓扑酶用于松解超螺旋结构。拓扑酶Ⅰ切断 DNA 双链中一股，使 DNA 在解链旋转中不致打结，适当时候又把切口封闭，使 DNA 变为松弛状态，这一反应不消耗 ATP。拓扑酶Ⅱ可在一定位置上，切断处于正超螺旋状态的 DNA 双链，使超螺旋松弛；然后利用 ATP 供能，帮助松弛后的 DNA 的断端在同一酶的催化下连接恢复完整双链。这些作用均可使

复制中的 DNA 超螺旋解开。母链 DNA 与新合成链也会互相缠绕,形成打结或连环,也需拓扑异构酶 Ⅱ 的作用。DNA 分子一边解链,一边复制,所以拓扑酶参与了 DNA 复制全过程。

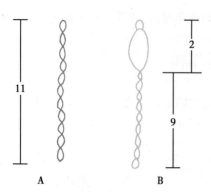

图 20-10　复制过程中 DNA 正超螺
　　　　　旋形成示意图
A. 表示复制前的 DNA 超螺旋;B. 表
示局部解链后,在解开链后方形成更
密集,扭力更大的 DNA 超螺旋。

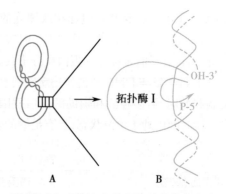

图 20-11　DNA 拓扑异构酶的作用方式
B 是把 A 图中的 DNA 超螺旋放大后,经
拓扑酶 Ⅰ 切开其中一条 DNA 单链,另一
条 DNA 链绕另一条链反向旋转松开已形
成的超螺旋,然后连接切开的单链。

四、DNA 连接酶连接复制中产生的单链缺口

DNA 连接酶(DNA ligase)连接 DNA 链 3′-OH 末端和另一 DNA 链的 5′-P 末端,两者生成磷酸二酯键,从而将两段相邻的 DNA 链连成成完整的链。连接酶的催化作用需要消耗 ATP。实验证明:连接酶只能连接双链中的单链缺口,没有连接单独存在的 DNA 单链或 RNA 单链的作用。复制中的后随链是分段合成的,产生的冈崎片段之间的缺口经充分填补后,依靠连接酶接合。图 20-12 显示连接酶的催化作用,图的上部说明其作用于互补双链上的一股不连续 DNA 链;图的下部显示 DNA 连接酶的催化作用。

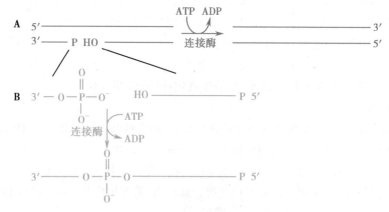

图 20-12　DNA 连接酶的作用方式
A. DNA 连接酶连接双链 DNA 上的单链缺口;B. DNA 连接酶催化的连接反应示意图。

DNA 连接酶不但在复制中起到最后接合缺口的作用,而且在 DNA 修复、重组中也起接合缺口作用。如果 DNA 两股都有单链缺口,只要缺口前后的碱基互补,连接酶也可连接。因此它也是基因工程的重要工具酶之一。

第三节　原核生物 DNA 复制过程

原核生物染色体 DNA 和质粒等都是共价环状闭合的 DNA 分子,复制合成过程具有共同的特点,都以双向复制方式从起始点向两个方向进行 DNA 子链合成,最终在终止点上汇合,但也并不完全相同。下面以大肠杆菌染色体 DNA 复制合成为例,了解原核生物 DNA 复制合成的过程和特点。由于该复制的起始涉及 DNA 双链的解旋和松开,并形成两个方向相反的复制叉,形状像字母 θ,因而也属于前面所述的 θ 复制方式。

一、DNA 复制的起始是一个复杂的过程

起始是 DNA 复制中较为复杂的环节,在此环节中,各种酶和蛋白因子在复制起始点处装配引发体,形成复制叉并合成 RNA 引物。

(一) DNA 的解链起始有固定位点和多种因子参与

1. 复制有固定起始点　复制不是在基因组上的任何部位随机起始。*E. coli* 基因组 DNA 上有一个固定的复制起始点,称为 *ori* C,位于天冬酰胺合酶和 ATP 合酶操纵子之间,全长 245bp。碱基序列分析发现这段 DNA 上有 3 个 13bp 正向重复序列(GATCTNTTNTTTT)和 2 对 9bp 反向重复序列(TTATNCANA)(图 20-13)。上游的正向重复序列称为识别区;下游的反向重复序列的碱基组成以 A、T 为主,称为富含 AT(AT rich)区。DNA 双链中,因为 AT 碱基对只有 2 个氢键,因此富含 AT 的区域易于发生解链。

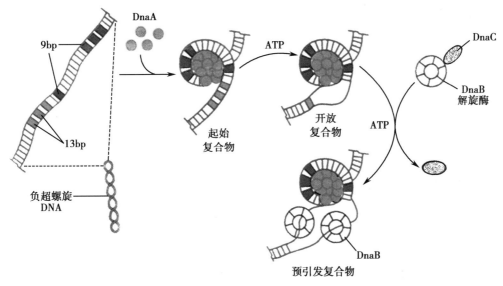

图 20-13　原核生物 DNA 复制起始部位和解链过程

2. DNA 解链需多种蛋白质参与　DNA 解链过程由 Dna A、B、C 三种蛋白质共同参与完成。Dna A 蛋白是同源四聚体,负责辨认并结合在 *ori* C 的正向重复序列(在 AT 区)上。然后,几个 Dna A 蛋白互相靠近,形成 DNA-蛋白质复合体结构,促使 AT 区的 DNA 进行解链。Dna B 蛋白(解旋酶)在

Dna C 蛋白的协同下,结合并沿解链方向移动,使双链解开足够用于复制的长度,并且逐步置换出 Dna A 蛋白。此时,复制叉已初步形成,SSB(单链结合蛋白)结合到 DNA 单链上,在一定时间内使复制叉保持适当的长度,利于核苷酸依据模板掺入。

　　3. 解链过程中需要 DNA 拓扑异构酶　解链是一种高速的反向旋转,其下游势必发生打结现象。如前所述,拓扑酶 Ⅱ 通过切断、旋转和再连接的作用,实现 DNA 超螺旋的转型,即把正超螺旋变为负超螺旋。实验证明:负超螺旋 DNA 比正超螺旋有更好的模板作用。从道理上也是可以理解,拧得不那么紧的超螺旋当然比过度扭紧的更容易解开成单链。

　　(二) 复制起始需要引物合成和引发体形成

　　复制起始过程需要先合成引物(primer)。引物是由引物酶催化合成的短链 RNA 分子。母链 DNA 解成单链后,不会立即按模板序列将 dNTP 聚合为 DNA 子链。这是因为 DNA pol 不具备催化两个游离 dNTP 之间形成磷酸二酯键的能力,只能催化核酸片段的 3′-OH 末端和与下游模板配对的 dNTP 之间的聚合。因此,复制起始部位合成的引物只能是 RNA,引物酶属于 RNA 聚合酶。短链引物 RNA 为 DNA 的合成提供 3′-OH 末端,在 DNA pol 催化下逐一加入 dNTP 而形成 DNA 子链。引物酶是复制起始时催化 RNA 引物合成的酶。它不同于催化转录的 RNA 聚合酶(见第二十一章)。利福平(rifampicin)是转录用 RNA pol 的特异性抑制剂,而引物酶对利福平不敏感。

　　在 DNA 双链解链基础上,形成了 Dna B、Dna C 蛋白与 DNA 复制起点相结合的复合体,此时引物酶进入。形成含有解旋酶 Dna B、Dna C、引物酶(即 Dna G 蛋白)和 DNA 的复制起始区域共同构成的复合结构,称为引发体(primosome)。引发体的蛋白质组分在 DNA 链上的移动需由 ATP 供给能量。在适当位置上,引物酶依据模板的碱基序列,从 5′→3′ 方向催化 NTP(不是 dNTP)的聚合,生成短链的 RNA 引物(图 20-14)。

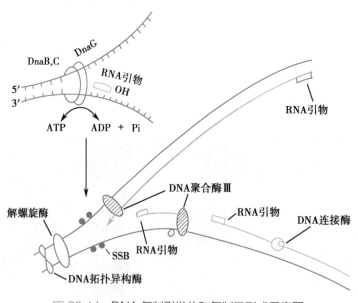

图 20-14　DNA 复制引发体和复制叉形成示意图

　　引物长度约为十几个至几十个核苷酸不等。引物合成的方向也是从 5′ 至 3′ 端。已合成的引物必然留有 3′-OH 末端,此时就可引导 DNA 复制延长。在 DNA pol Ⅲ 催化下,引物末端与新配对进入的 dNTP 生成磷酸二酯键。新链每次反应后产生新的 3′-OH 末端,使复制可以继续进行。

二、DNA 链的延长是 DNA 聚合酶催化进行的

　　复制中 DNA 前导链和后随链的延长都是在 DNA pol Ⅲ 催化下完成。底物 dNTP 的 α-P 磷酸基

团与引物或延长过程中的子链上的 3'-OH 连接后,dNMP 的 3'-OH 又成为延伸链的末端,使下一个底物可以同样掺入,复制沿着 5'→3' 方向延长。前导链沿着 5'→3' 方向连续延长,与复制叉移动方向相同,后随链则沿着 5'→3' 方向呈不连续延长,与复制叉移动方向相反。

在同一个复制叉上,前导链的复制先于后随链,但两链是在同一 DNA pol Ⅲ 催化下延长的。这是因为后随链的模板 DNA 可以折叠或绕成环状,进而与前导链正在延长的区域对齐(图 20-15)。图中可见,由于后随链作 360° 的绕转,前导链和后随链的延长方向相同,并且延长点都处在 DNA pol Ⅲ 核心酶的催化位点上。解链方向就是酶的前进方向,即复制叉向待解开片段伸展的方向。因为复制叉上解开的模板单链走向相反,所以其中一股出现不连续复制的冈崎片段。

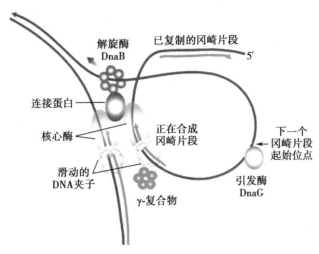

图 20-15　DNA pol 同时催化延伸同一个复制叉上正在合成的前导链和后随链
DNA 聚合酶Ⅲ的 β 亚基为环状夹子;蓝线是母链,红线代表新合成的子链。

DNA 复制的延长速度很快,例如 *E. coli* 在营养充足、生长条件适宜时,仅 20min 即可繁殖一代。*E. coli* 基因组 DNA 全长约 3 000kb,依此计算,每秒钟能掺入的核苷酸约 2 500 个。

三、DNA 复制的终止包括引物切除、空缺填补和切口连接三个步骤

由于 DNA 复制的半不连续性,在滞后链上产生了许多冈崎片段。每个冈崎片段前导部分是一小段 RNA 引物。复制结束时这些 RNA 引物被 RNase H 和 DNA pol Ⅰ协同降解,即 RNA 引物切除。各个冈崎片段之间就会留下空隙(gap),这些空隙随后要经过 DNA pol Ⅰ从 5' 至 3' 端以原始的 DNA 链为模板,利用相邻冈崎片段提供的 3'-OH 末端并以 dNTP 为底物进行延伸,合成一段 DNA 填补空隙,或者说是替换引物。当空隙填补至足够长度时,相邻的 3'-OH 和 5'-P 相遇形成一个缺口(nick)。这些 3'-OH 和 5'-P 缺口最终由 DNA 连接酶连接形成连续完整的单链。

前导链同样也有引物水解后产生的空隙。在环状 DNA 最后复制合成的 3'-OH 端继续以另一条原始 DNA 链为模板延伸合成,最后经过缺口连接就完成了基因组 DNA 的复制过程。这一过程可以用图 20-16

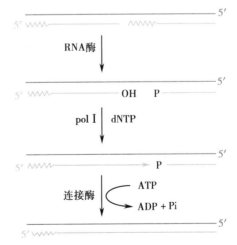

图 20-16　子链中 RNA 引物被切除、填补的过程
新合成的 DNA 子链中的 RNA 引物首先被 RNase H 和 DNA pol Ⅰ协同降解,然后重新在 DNA pol Ⅰ作用下催化填补,最后由 DNA 连接酶连接相邻的 3'-OH 和 5'-P 缺口。RNA 引物用锯齿线部分表示。

加以清晰说明。

在复制叉汇合点两侧约 100kb 处各有一个终止序列区域（*ter* D/A 和 *ter* C/B）。当 Tus 蛋白识别并结合到该复制终止序列时，导致 DNA 复制结束。因为 Tus 蛋白具有抵制解旋酶（contra-helicase）活性，当识别并结合 *ter* 序列中的特定共有序列时，就阻止解旋酶 Dna B 的作用，从而抑制复制叉前进，并又可以促使复制体解体。

第四节　真核基因组 DNA 的复制

真核生物的基因组 DNA 的复制与细胞周期密切相关，发生在细胞分裂周期的 S 期，即 DNA 合成期。细胞周期进程受体内微环境中的增殖信号、营养条件等诸多因素影响。真核生物基因组 DNA 合成的基本机制和特征与原核生物相似，但是由于庞大基因组及核小体的存在，反应体系、反应过程和调节都更为复杂。本节重点介绍真核生物 DNA 复制合成的特点。

一、常见的真核细胞 DNA 复制酶有 5 种

真核细胞和原核生物相比，由于有完整独立的细胞核和复杂的细胞器，它在进化过程中就形成了更为复杂的繁殖机制。因此在基因组复制合成时，同样具有更加多样的聚合酶系统参与。表 20-3 列举了已知常见的真核细胞 DNA 聚合酶的种类及其各自的功能。

表 20-3　真核细胞常见的 DNA 聚合酶的种类、功能和细胞定位

DNA 聚合酶	α	β	δ	ε	γ
细胞内位置	核内	核内	核内	核内	线粒体
合成功能	与引发酶结合	修复	后随链合成	前导链合成；填补引物空隙；切除修复重组修复	线粒体 DNA 复制
3'-5' 校正功能	无	无	有	有	有

二、细胞周期调控限制 DNA 在每个细胞周期中只复制一次

真核生物 DNA 复制合成是细胞增殖、分裂的物质基础。细胞分裂调控决定了基因组复制起始和终止，因此基因组 DNA 复制受细胞周期调控。真核细胞周期的 G_1、S 和 G_2 为细胞间期，时间长，主要执行细胞正常代谢。M 期很短暂，为细胞分裂期。当细胞一分为二时，就必须先准备足够的物质和原料，否则细胞就停止在单细胞状态。因此，细胞必须经过细胞周期检查位点（checkpoint）检查所有的条件是否满足其进入分裂状态。细胞周期中至少有两个检查位点，一个存在于 G_1 期，另一个存在于 G_2 期。主要由不同细胞周期蛋白（cyclins）和一组细胞周期蛋白依赖激酶（cyclin-dependent kinase，CDK）来控制。

（一）细胞周期蛋白和 CDK 调控 DNA 复制所需的酶和相关蛋白质

在细胞分裂信号因子的作用下，细胞周期蛋白的基因被激活而合成周期蛋白，细胞周期蛋白结合

到 CDK,然后 CDK 才可被磷酸化或去磷酸化修饰。CDK 被激活后可以进一步在细胞核中激活相关的因子,促使 DNA 复制相关的酶和蛋白质合成,以启动基因组 DNA 复制。

（二）细胞周期蛋白和 CDK 调控复制起点激活保证每个细胞周期中 DNA 只能复制一次

在真核细胞分裂过程中,染色体复制仅出现在细胞周期的 S 期,并只能复制一次。染色体任何一部分的不完全复制,均可能导致子代染色体分离时发生断裂和丢失。不适当的 DNA 复制也可能产生严重后果,如增加基因组中基因调控区的拷贝数,从而可能在基因表达、细胞分裂、对环境信号的应答等方面产生灾难性缺陷。

真核细胞 DNA 复制的起始分两步进行,即复制基因的选择和复制起点的激活,这两步分别出现于细胞周期的特定阶段。复制基因(replicator)是指 DNA 复制起始所必需的全部 DNA 序列。细胞对基因复制的选择只出现在 G_1 期,在这一阶段,基因组的每个复制基因位点都需参与组装成前复制复合物(pre-replicative complex,pre-RC),又称复制许可因子(replication licensing factor,RLF),为 DNA 复制做准备。细胞周期素 D(cyclin D)和 CDK4,6 决定该准备工作是否齐备,以便细胞由准备好的 G_1 期进入 S 期进行 DNA 复制。复制起点的激活仅出现于细胞进入 S 期,这一阶段将激活 pre-RC,募集若干复制基因结合蛋白和 DNA 聚合酶,并起始 DNA 解旋。DNA 复制起始由 cyclin A,E 与 CDK2 共同启动。在真核细胞中,这两个阶段相分别被精密控制,确保每个染色体在每个细胞周期中仅复制一次。基因组复制一旦完成,细胞周期进入 G_2 期,这时 cyclin B 和 CDK1 就负责细胞从 G_2 期过渡到 M 期。

三、真核 DNA 复制的复制叉形成

（一）真核生物复制的起始与原核生物基本相似

真核生物和原核生物基因组复制起始类似,都是先打开双链形成复制叉,形成引发体和合成 RNA 引物。同时,都有富含 AT 的复制起始点,其复制均发生在细胞周期的 S 期。环境中的增殖信号、营养条件等因素均可影响细胞内 DNA 的复制情况。

（二）真核生物复制的过程更为复杂

真核生物基因组 DNA 分布在不同染色体上,各自进行复制。每个染色体有上千个复制子,复制的起始点很多。复制有时序性,即复制子以分组的方式激活而不是同步启动。转录活性高的 DNA 在 S 期的早期进行复制。高度重复的序列如卫星 DNA、中心体部位(centrosome)和线性染色体两端末端,即端粒(telomere),都是 S 期的最后才复制的。

真核生物复制起始点长度比 E. coli 的 ori C 短。酵母 DNA 复制起始点含 11bp 富含 AT 的核心序列:A(T)TTTATA(G)TTTA(T),即自主复制序列(autonomous replication sequence,ARS)。把 ARS 克隆至基因工程载体如质粒上,可以启动其他外源基因的复制。

真核生物 DNA 复制叉包含的蛋白数目和种类更为多样,目前已知的真核 DNA 复制叉蛋白质的主要类型及其功能见表 20-4。

表 20-4　真核 DNA 复制叉主要蛋白质的功能

蛋白质	活性与功能
RPA	单链 DNA 结合蛋白,激活 DNA 聚合酶,使解旋酶容易结合 DNA
PCNA	激活 DNA 聚合酶和 RFC 的 ATPase 活性
RFC	有依赖 DNA 的 ATPase 活性,结合于引物 - 模板链,激活 DNA 聚合酶,促使 PCNA 结合于引物 - 模板链
pol α/ 引发酶	合成 RNA-DNA 引物

续表

蛋白质	活性与功能
pol δ/ε	DNA 新生链合成,核苷酸切除修复,碱基切除修复
FEN 1	核酸酶,切除 RNA 引物
RNase H Ⅰ	核酸酶,切除 RNA 引物
DNA 连接酶Ⅰ	连接冈崎片段
DNA 解旋酶	DNA 双螺旋解链,参与组装引发体
拓扑异构酶	去除负超螺旋(使解旋酶容易解旋),去除复制叉前方产生的正超螺旋

此外,复制的起始需要 DNA pol α(引物酶活性)、pol δ 和 pol ε 参与;还需解螺旋酶活性、拓扑酶和复制因子(replication factor,RF)。真核 DNA 复制叉蛋白在复制工程中的功能、特征如下。

1. DNA 聚合酶 α/ 引发酶复合物合成 RNA-DNA 引物　真核 DNA 聚合酶 α(pol α)分子由 4 个亚基(p180、p70、p58、p48)组成。其中 p180 是催化亚基,p48 具有引发酶活性;p58 是 p48 的稳定性和活性所必需的;p70 则与组装引发体有关。pol α- 引发酶复合物是唯一能合成 RNA 引物的酶。pol α/引发酶的引发反应比较特殊:首先合成 RNA 引物,再利用其 DNA 聚合酶活性将引物延伸,产生起始 DNA(initiator DNA,iDNA)短序列,形成 RNA-DNA 引物。之后,pol α/引发酶脱离模板链 DNA,由其他 DNA 聚合酶利用 RNA-DNA 引物合成前导链和后随链。

2. 复制蛋白 A 促进 DNA 双螺旋解旋并激活 pol α/ 引发酶　复制蛋白 A(replication protein A,RPA)是单链 DNA 结合蛋白,以异源三聚体形式存在。其结构特征和功能与 *E. coli* 单链 DNA 结合蛋白 SSB 相似。

PRA 可促使双螺旋 DNA 进一步解旋;在一定条件下激活 pol α/引发酶活性。RFA 同时是 pol δ 依赖复制因子 C(replication factor C,RFC)和增殖细胞核抗原(PCNA)合成 DNA 所必需的辅助因子。RPA p70 亚基可与 pol α 的引发酶亚基结合;RPA 三聚体与 SV40 T 抗原结合。这些相互作用是组装引发体复合物所必需的。RPA 还参与 DNA 重组和修复。

3. 复制因子 C 促进 PCNA 三聚体结合引物和模板链　真核生物复制因子 RFC 含有 5 个亚基(p140、p40、p38、p37、p36)。RFC 大亚基 p140 负责结合 PCNA,它的 N 端具有 DNA 结合活性。3 个小亚基(p40、p37 和 p36)组成稳定的核心复合物,具有依赖 DNA 的 ATPase 活性。只有在 p140 存在时,这种 ATPase 活性才能被 PCNA 激活。p38 可能在 p140 和核心复合物之间起连接作用。

RFC 的主要作用是促使 PCNA 同源三聚体环形分子结合引物 - 模板链(即 RNA-DNA 杂交分子)或双螺旋 DNA 的切口。RFC 的这一功能是 pol δ 在模板 DNA 链上组装、形成具有持续合成能力全酶所必需的。RFC 还具有 DNA 夹子加载蛋白的功能,即将环形 DNA 夹子 PCNA 组装到 DNA 模板上。

4. 增殖细胞核抗原 PCNA 激活并促进 pol δ(pol ε)持续合成的能力　增殖细胞核抗原(proliferating cell nuclear antigen,PCNA)分子为同源三聚体,尽管氨基酸序列保守性在种属间并不高,但酵母和人 PCNA 的三维结构几乎相同,即形成闭合环形的"DNA 夹子"。所以,PCNA 是真核 DNA 聚合酶的可滑动的 DNA 夹子。

通过 RFC 介导,PCNA 三聚体装载于 RNA 引物 -DNA 模板的杂合双链区域,并沿 DNA 模板滑动。当 DNA 合成完成时,RFC 还能将 PCNA 三聚体从 DNA 上卸载下来。所以 PCNA 是 pol δ 的稳定结合维持因子,在 DNA 复制中使 pol δ 获得持续合成能力。PCNA 的上述功能与其自身结构有关:PCNA 内表面的某些氨基酸残基是激活 pol δ 所必需的,而外表面(包括 N 端、C 端和结构域连接环)若干区域可与 pol δ 和 RFC 相互作用。

PCNA 同样也能激活 pol ε。pol ε 主要负责 DNA 前导链的复制合成和 DNA 的修复,具有比

pol δ 更高的复制保真性。研究表明,肿瘤细胞中 pol ε 催化区域氨基酸替换突变高达 10%,造成 pol ε 3'-5' 外切酶活性丧失,从而导致基因组复制错误率显著增加。

此外,PCNA 可与许多蛋白质分子结合,例如核酸酶 FEN 1、DNA 连接酶 I、CDK 抑制蛋白 p21、p53 诱导蛋白 GADD45、核苷酸切除修复蛋白 XPG、DNA(胞嘧啶 -5)甲基转移酶、错配修复蛋白 MLH 1 和 MSH2 以及细胞周期蛋白 D 等。与各种蛋白质的广泛相互作用提示,PCNA 是协调 DNA 复制、修复、表观遗传和细胞周期调控的核心因子。

5. pol δ 负责 DNA 后随链的复制和 DNA 损伤修复　pol δ 分子是异源二聚体(p125 和 p50)。p125 是催化亚基,具有 DNA 聚合酶活性和 3' → 5' 核酸外切酶活性,其 N 端区域与 PCNA 相互作用。PCNA 能够激活哺乳动物 p125 的 DNA 聚合酶活性,但必须有 p50 存在。在小鼠和果蝇中先后发现不依赖 PCNA 的 pol δ。pol δ 在 DNA 复制时负责 DNA 后随链的合成,而在 DNA 损伤修复时则参与核苷酸切除修复和碱基切除修复。

6. FEN 1 和 RNase H I 与冈崎片段 5' 端的 RNA 引物切除有关　FEN 1(flap endonuclease 1)是一种特异切割具有“帽边”或“盖子”(flap)结构的 DNA 内切酶。人和小鼠 FEN 1 分子为一条多肽链,具有核酸内切酶和 5' → 3' 核酸外切酶活性。FEN 1 可特异性地去除冈崎片段 5' 端的 RNA 引物,这一过程还需要其他因子如 PCNA、解旋酶 Dna2 的参与。如果 DNA 双螺旋的一端发生解旋,一条链的 5' 端因部分序列游离而形成盖子结构,FEN 1 即表现为内切酶活性,有效地切割盖子结构分支点,释放未配对片段。如果 DNA(或 RNA)的 5' 端序列完全互补,没有盖子结构,FEN 1 就通过 5' → 3' 核酸外切酶活性降解 DNA(或 RNA)。

RNase H I 是核酸内切酶,参与冈崎片段成熟时切除 5' 端 RNA 引物,具有特殊的底物特异性,其底物 RNA 连接在 DNA 链的 5' 端(像冈崎片段中那样),但切割后在 DNA 链的 5' 端残留一个核糖核苷酸,这个核苷酸再被 FEN 1 切除。

7. 真核复制叉模型　真核复制叉模型总结了参与真核复制叉的主要分子及其在复制起始阶段的主要功能(图 20-17)。每个复制叉有 2 个 pol α/ 引发酶复合物,负责合成 RNA-DNA 引物;1 个 pol ε 复合物,负责前导链合成;1 个 pol δ 复合物负责后随链合成,具有和原核 DNA pol Ⅲ 类似的合成能力。

RFC 识别引物 iDNA 的 3' 端并去除 pol α/ 引发酶,然后 PCNA 结合 DNA 并引入 pol δ 持续合成后随链,或 pol ε 合成前导链。核酸酶 RNase H I 和 FEN 1 负责切除成熟冈崎片段 5' 端的 RNA 引物,然后 pol δ(或 pol ε)负责填补冈崎片段之间的空隙,最后由 DNA 连接酶 I 连接缺口。RPA 的功能类似于 *E. coli* 的 SSB 蛋白。另外,解旋酶对于复制叉的形成和移动必不可少。拓扑异构酶对于释放复制叉前进时产生的扭曲应力十分重要。

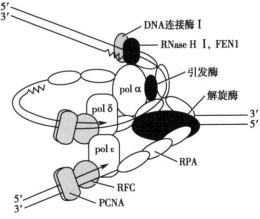

图 20-17　真核 DNA 复制叉模型

四、真核 DNA 链的延伸需要 DNA 聚合酶 α/δ(ε)转换

DNA pol δ 和 pol α 分别具有解螺旋酶和引物酶活性,前者延长核酸链长度的能力远比后者大,并且与模板链有较强的亲和力。目前认为,pol α 主要负责催化合成引物后,只能合成一小段 DNA。随后,DNA pol ε 通过 PCNA 的协同作用,逐步取代 pol α,在小片段 DNA 的 3'-OH 端延续合成前导链。后随链引物及小段 DNA 也由 pol α 催化合成,然后同样由 PCNA 协同,pol δ 置换 pol α,继续合成 DNA 子链,生成冈崎片段,经引物切除和空隙填补后,最终由 DNA 连接酶连接为一条完整的新生

链（图 20-18）。真核生物是以复制子为单位各自进行复制的,引物和随从链的冈崎片段都比原核生物的短。

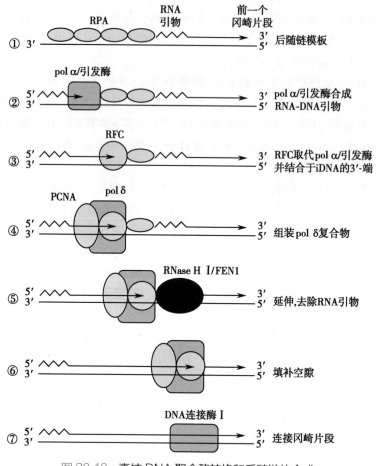

① 3′ ——————————————————————————— 3′ 后随链模板
                                        5′

RPA   RNA 引物   前一个 冈崎片段

pol α/引发酶
② 5′ ———————————————————————— 3′ pol α/引发酶合成
   3′ ———————————————————————— 5′ RNA-DNA引物

RFC
③ 5′ ———————————————————————— 3′ RFC取代pol α/引发酶
   3′ ———————————————————————— 5′ 并结合于iDNA的3′-端

PCNA   pol δ
④ 5′ ———————————————————————— 3′ 组装pol δ复合物
   3′ ———————————————————————— 5′

RNase H Ⅰ/FEN1
⑤ 5′ ———————————————————————— 3′ 延伸,去除RNA引物
   3′ ———————————————————————— 5′

⑥ 5′ ———————————————————————— 3′ 填补空隙
   3′ ———————————————————————— 5′

DNA连接酶 Ⅰ
⑦ 5′ ———————————————————————— 3′ 连接冈崎片段
   3′ ———————————————————————— 5′

图 20-18   真核 DNA 聚合酶转换和后随链的合成

已证明,真核生物的冈崎片段长度大致与一个核小体（nucleosome）所含 DNA 碱基数（135bp）或其若干倍相等。可见后随链的合成到核小体单位之末时,DNA pol δ 会脱落,DNA pol α 再引发下游引物合成,引物的引发频率是相当高的。pol α 与 pol δ 之间的转换频率很高,PCNA 在全过程也要多次发挥作用。因此,真核生物复制子中后随链的起始和延长是交替进行的,频繁出现 pol α/δ 转换。前导链是连续复制的,因而涉及较少的 pol α/ε 转换过程。

在真核生物 DNA 的合成中,酶的催化速率远比原核生物慢,约为 50dNTP/s。但真核生物是多复制子复制,总体速度并不慢。原核生物复制速度与其培养（营养）条件有关。真核生物在不同器官组织、不同发育时期和不同生理状况下,复制速度也大不一样。

五、切除 RNA 引物有两种机制

冈崎片段的成熟过程是指将不连续合成产生的冈崎片段转变成长的无间隙的 DNA 产物,这一过程包括切除 RNA 引物、填补间隙、连接两个 DNA 片段等。目前已知切除 RNA 引物有以下两种机制。

（一）依赖两种核酸酶（RNase H Ⅰ和 FEN 1）的机制

在后随链成熟的过程中,切除冈崎片段 5′ 端 RNA 引物依赖两种核酸酶（RNase H Ⅰ和 FEN1）。具体步骤是:首先 RNase H Ⅰ切割连接在冈崎片段 5′ 端的 RNA 引物片段,在 RNA-DNA 引物连接点旁留下 1 个核糖核苷酸,然后 FEN1 切除最后这个核糖核苷酸(图 20-19A)。

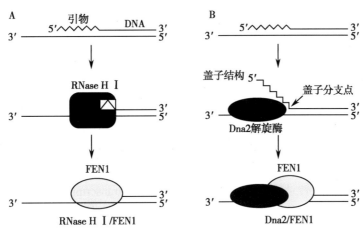

图 20-19　真核 DNA 复制时 RNA 引物被切除的两种机制

(二) 依赖 Dna2 和 FEN1 的机制

解旋酶 Dna2 具有依赖 DNA 的 ATPase 活性和 3′→5′ 解旋酶活性,其解旋作用可以使前一个冈崎片段的 5′ 端引物形成盖子结构,再由 FEN1 的内切酶活性切除(图 20-19B)。不仅冈崎片段 5′ 端的 RNA 引物被切除,由 pol α 合成的 iDNA 也可能在 Dna2 的解旋作用下被新生的冈崎片段所置换,然后被 FEN1 切除,形成的空隙由 pol δ 或 pol ε 负责填补,这两种酶的 3′→5′ 核酸外切酶活性将增强复制的准确性,维持细胞基因组的完整。

六、真核生物 DNA 合成后立即组装成核小体

真核生物 DNA 不是游离存在的,而是与组蛋白组装成核小体结构。复制后的染色质 DNA 需要重新装配,原有组蛋白及新合成的组蛋白结合到复制叉后的 DNA 链上,使 DNA 合成后立即组装成核小体。核小体的解体仅局限在紧邻复制叉的一段短的区域内,复制叉的移动使核小体解体。但是随着复制叉向前移动,核小体又可以在子链上迅速形成。

在真核生物细胞的 S 期,利用等量已有的和新合成的组蛋白混合物装配半保留复制的染色质的途径称作复制-偶联途径(replication-coupled pathway)。其基本过程是复制时复制叉向前移行,前方核小体组蛋白八聚体解聚形成 $(H3-H4)_2$ 四聚体和二个 H2A-H2B 二聚体,产生的已有的 $(H3-H4)_2$ 四聚体和 H2A-H2B 二聚体与新合成的同样的四聚体和二聚体在复制叉后约 600bp 处与两条子链随机组装成新的核小体。核小体形成需要一种辅助因子 CAF-1 的参与。CAF-1 系由 5 个亚基组成的分子量为 238kDa 的复合蛋白,被 PCNA 招募到复制叉上。CAF-1 作为同组蛋白结合的分子伴侣把单个组蛋白或组蛋白复合体释放至 DNA。CAF-1 把复制和核小体组装连接起来,保证了在 DNA 复制后立即组装核小体。

七、端粒酶控制真核 DNA 末端的复制

真核生物细胞中 DNA 复制合成与核小体装配同步进行,复制过程伴随着染色体形成,使细胞从 G_2 期过渡到 M 期。真核生物染色体 DNA 是线性结构。复制中冈崎片段的连接,复制子之间的汇合,都可在线性 DNA 的内部完成。

线性染色体两端 DNA 链上最后复制的 RNA 引物,去除后会留下空隙。剩下的 DNA 单链空隙如果不填补成双链,就会被核内 DNA 酶降解。除了某些低等生物作为少数特例,一般情况下,染色体

经过这样多次复制会变得越来越短。然而,在自然进化选择下,染色体在正常的生理状况下复制,是可以通过端粒酶的末端合成作用保持其末端的完整性,即端粒应有的长度。

端粒(telomere)是真核生物染色体线性 DNA 分子末端的封闭结构。在形态上来看,染色体 DNA 末端膨大成粒状,这是因为末端 DNA 和它的结合蛋白紧密结合,像两顶帽子那样盖在染色体两端形成。在某些情况下,当染色体断裂时,不同染色体断端之间会发生融合或这些断端会被 DNA 酶降解。但在正常情况下,染色体不会互相融合,也不会发生末端丢失,表明端粒在维持染色体的稳定性和 DNA 信息完整性中有着重要作用。DNA 测序发现端粒具有富含多次重复的 T、G 短序列的共同结构特点。如仓鼠和人类端粒 DNA 都有$(T_nG_n)x$的重复序列,重复达数十至上百次,并能反折成二级结构。

基因组端粒复制需要依赖端粒酶实现。端粒酶是由三部分组成,包括约一条部分与端粒 DNA 互补的端粒酶 RNA(human telomerase RNA,hTR)、端粒酶协同蛋白 1(human telomerase-associated protein 1,hTP1)和端粒酶逆转录酶(human telomerase reverse transcriptase,hTRT),因此该酶兼有提供 RNA 模板、催化和逆转录的功能。当 DNA 正常复制终止时,染色体端粒区域的 DNA 就有可能缩短或断裂。端粒酶通过一种称为爬行模型(inchworm model)的机制维持染色体的端粒复制(图 20-20)。其作用是靠 $hTR(A_nC_n)x$ 辨认及结合母链 DNA$(T_nG_n)x$ 的重复序列并移至其 3'-OH 端,以逆转录的方式复制合成;合成一段后,$hTR(A_nC_n)x$ 爬行移位至新合成链 3'-OH 端再以逆转录的方式继续延伸合成母链;延伸至足够长度后,端粒酶脱离母链,由 DNA pol 取代,此时母链形成非标准的 G-G 发夹结构允许其 3'-OH 反折,起到引物兼模板的作用,继续在 DNA pol 催化下将由最后一个 RNA 引物降解造成的子链缺口全部合成,完成滞后链末端双链的复制。

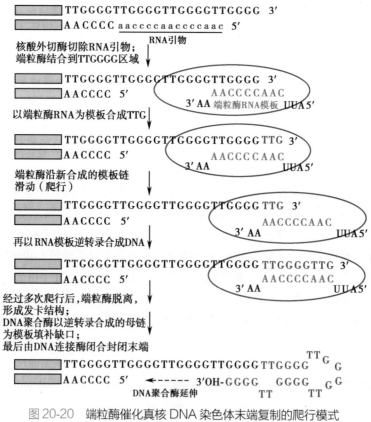

图 20-20 端粒酶催化真核 DNA 染色体末端复制的爬行模式
蓝色圈处为端粒酶复合物。

研究发现,培养的人成纤维细胞随着培养传代次数增加,端粒长度逐渐缩短。生殖细胞端粒长于体细胞,成年人细胞端粒比胚胎细胞端粒长度短。据上述的结果说明,在细胞水平,老化和端粒酶活性下降有关。当然,生物作为个体的老化,受多种环境因素和体内生理条件的影响,不能简单地归结为某个单一因素的作用。

此外,在增殖活跃的肿瘤细胞中发现端粒酶活性增高。但在临床研究中也发现某些肿瘤细胞的端粒比正常同类细胞显著缩短。可见,端粒酶活性不一定与端粒的长度成正比。端粒和端粒酶的研究,在肿瘤学发病机制和寻找治疗靶点上,已经成为一个重要领域。

第五节　逆转录和其他复制方式

双链 DNA 是大多数生物的遗传物质,但某些病毒的遗传物质却是 RNA。此外,原核生物的质粒以及真核生物的线粒体 DNA 都是染色体之外存在的 DNA。这些非染色体基因组,通常采用特殊的方式进行体内生物合成以达到复制其基因组的目的。

一、逆转录病毒基因组通过逆转录方式复制

逆转录病毒(retrovirus)的基因组是 RNA 而不是 DNA,其基因组信息复制时,信息流动方向是从 RNA → DNA 的过程,与转录过程(DNA → RNA)的信息流动方向相反,因而称为逆转录(reverse transcription),这是一种特殊的核酸复制合成方式。1970 年,H. Temin 和 D. Baltimore 分别从 RNA 病毒中发现能催化以 RNA 为模板合成 DNA 的酶,称为逆转录酶(reverse transcriptase),全称是依赖 RNA 的 DNA 聚合酶(RNA-dependent DNA polymerase)。

逆转录酶和逆转录现象的发现是分子生物学研究中的重大事件,对传统的中心法则进行了补充和发展。传统的中心法则认为,DNA 的功能兼有遗传信息的传代和表达,因此 DNA 处于生命活动的中心位置。逆转录现象则说明,至少在某些生物,如逆转录病毒中,RNA 同样兼有遗传信息传代与表达的功能。

逆转录 RNA 病毒从单链 RNA 到双链 DNA 的合成过程可分为三步:首先是逆转录酶以病毒基因组 RNA 5′ 端部分为模板,以病毒携带的 tRNA 为引物,利用自身编码的逆转录酶催化 dNTP 聚合生成一条 DNA 互补单链,由此产生 RNA/DNA 杂和双链(duplex)。然后,该杂和双链中的 RNA 链被逆转录酶包含的 RNase H(H 表示 Hybrid)活性区域水解。水解后剩下的单链 DNA 再用作为模板,结合到病毒基因组 3′ 末端含有重复序列的区域再次作为引物,由逆转录酶催化合成完整的第一条 DNA 互补链。在被逆转录病毒感染细胞内的 RNase H 也可水解细胞内 RNA 链。病毒基因组上的多聚嘌呤区域(polypurine tract)对 RNase H 有抑制性,可作为引物,以第一条 cDNA 链为模板,合成第二条 cDNA 链。这条双链 DNA 可以整合到宿主基因组里(图 20-21A)。当条件适合时,该整合的双链 DNA 片段可以通过转录的方式生成单链病毒基因组 RNA,经过包装生成新的病毒。逆转录酶有三种活性:RNA 和 DNA 为模板的 dNTP 聚合酶活性,以及 RNase 活性,酶活性依赖于辅助因子 Zn^{2+}。合成反应也按照 5′ → 3′ 延长的规律。艾滋病病原人类免疫缺陷病毒(human immunodeficiency virus,HIV)就是基因组为 RNA 的逆转录病毒,可编码逆转录酶功能。有研究发现,病毒自身的 tRNA 可用作复制引物。

对逆转录病毒的研究,拓宽了 20 世纪初已注意到的病毒致癌理论。20 世纪 70 年代初,从逆转录病毒中发现了癌基因。至今,癌基因研究仍是病毒学、肿瘤学和分子生物学的重大课题。逆转录酶作为分子生物学研究中的重要工具,用作获取基因工程目的基因,这就是 cDNA 法(图 20-21B),将在后面的分子生物学技术部分详细阐述。

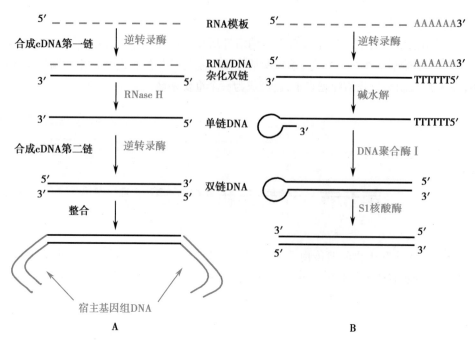

图 20-21　逆转录酶催化的 cDNA 合成

A. 逆转录病毒在细胞内复制方式的部分示意图。病毒 tRNA 作为第一条 cDNA 链的合成引物。cDNA 第二条链合成引物则由病毒多聚嘌呤序列（polypurine tract，PPT）介导。B. 基因工程体外合成 cDNA 示意图。以人工合成的单链多聚 T 序列（poly dT）DNA 为引物，逆转录合成第一条 cDNA 链。单链 cDNA 3′ 末端可以形成发夹状结构作为合成 cDNA 第二链的引物，再利用大肠杆菌 poly Ⅰ 的核心酶，Klenow 大片段来合成。

二、噬菌体 DNA 复制具有特殊方式

滚环复制（rolling circle replication）是噬菌体中常见的体内复制合成方式。具体内容在本章"基因组单链 DNA 通过复制中间体完成复制"部分已经介绍过。如噬菌体 φX174，在这种机制进行的复制中，亲代双链 DNA 的一条链在 DNA 复制起点处被切开，产生游离的 5′ 端。这样，DNA pol Ⅲ 便可以将脱氧核糖核苷酸聚合在 3′-OH 端以滚环复制方式进行复制。它具有以亲本链（＋链）为模板合成互补的环状负链，形成闭合环状的复制形 RF1；以滚环复制产生多个子代 RF；以 RF 的负链为模板进行滚环复制产生多拷贝正链单环等特点。

三、真核生物线粒体 DNA 以 D 环方式复制

D 环复制（D-loop replication）是线粒体 DNA（mitochondrial DNA，mtDNA）的复制形式，复制时需要合成引物。mtDNA 为闭合环状双链结构，第一个引物以内环为模板延伸。至第二个复制起始点时，又合成另一个反向引物，以外环为模板进行反向的延伸。最后完成两个双链环状 DNA 的复制（图 20-22）。复制中呈字母 D 形状而得名。D 环复制的特点是复制起始点不在双链 DNA 的同一位点，内、外环复制有时序差别。

真核生物的线粒体存在独立的 DNA，即线粒体

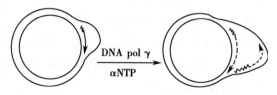

图 20-22　真核线粒体 DNA 的 D 环复制

第一个引物在第一起始位点先合成（左图），当延长至第二起始位点时，第二条引物及 DNA 后随链再进行合成（右图）。

DNA（mtDNA）。人类的 mtDNA 已知有 37 个基因,其中 13 个基因编码了与 ATP 合成有关的蛋白质和酶,其余 24 个基因可被转录为 22 个 tRNA 和 2 个 rRNA,参与线粒体蛋白质的合成。真核细胞里的 DNA pol γ 是催化线粒体 DNA 进行复制合成的 DNA 聚合酶。细菌染色体外也发现了有能进行自我复制的 DNA,如质粒。这些 DNA 均以 D 环形式进行复制合成。质粒已作为基因工程的常用载体。

mtDNA 容易发生突变,损伤后的修复又较困难。mtDNA 的突变与衰老等自然现象有关,也和一些疾病的发生有关。所以 mtDNA 的突变与修复,成为医学研究上引起广泛兴趣的问题。mtDNA 翻译时,使用的遗传密码和通用的密码有一些差别。高等植物的叶绿体 DNA 复制也采用同样的机制。

第六节　DNA 损伤与修复

生物体内基因组 DNA 的正确、完整的生物合成是维持一个物种存在的决定因素。但是在生命演化过程中,多种内外环境因素均可导致 DNA 结构组成变化。这些不同因素导致的 DNA 结构与组成的变化通称为 DNA 损伤(DNA damage)。DNA 损伤可产生两种后果:一是突变体产生,即 DNA 的结构组成发生永久性改变;二是这种含有突变基因组 DNA 的物种不能存活而被淘汰,使得这种 DNA 永远消失。这就是"适者生存,不适者被淘汰"的理论依据。

当然,如果遗传物质具有绝对的稳定性,那么生物界将会失去进化和生物多样性的基础。因此,生物多样性依赖于 DNA 突变与 DNA 修复之间的良好平衡。DNA 的损伤包括内部因素和外部因素。DNA 损伤修复过程中伴随着 DNA 生物合成。

多种因素通过不同机制导致 DNA 损伤,但所有生物在进化过程中都形成了完善的 DNA 修复体系以保持基因组的正常结构和功能,因此,DNA 受损时伴随着 DNA 修复以及合成系统的启动。受损 DNA 细胞如能正确修复,细胞得以维持正常状态;如损伤严重而不能被有效修复,则细胞可能凋亡。当 DNA 发生不完全修复时,DNA 发生突变,染色体发生畸变,可诱导细胞出现功能改变,甚至出现衰老、细胞恶性转化等生理病理变化。

一、DNA 损伤有多种机制

DNA 分子中的碱基、核糖与磷酸二酯键等都是 DNA 损伤因素作用的靶点。根据 DNA 碱基组成,DNA 损伤主要有前面已提及的核苷酸改变、碱基插入和缺失突变等;又以核苷酸化学分子结构的不同可分为糖基结构的破坏、DNA 链共价交联、DNA 单链或双链断裂等多种类型。本部分主要讲后三种情形,这三种形式均会导致 DNA 的碱基改变,单碱基、多碱基序列插入或者缺失。

(一) DNA 分子碱基结构与糖基结构的破坏导致 DNA 损伤

化学毒物可通过对 DNA 分子碱基的某些基团进行修饰而改变碱基的性质。例如:①亚硝酸可导致碱基脱氨,破坏 DNA 分子碱基的结构;②在羟自由基的攻击下,DNA 分子碱基易发生脱氢反应,导致碱基破裂;③具有氧化活性的物质可造成 DNA 分子中嘌呤和嘧啶碱基的氧化修饰;④自由基可能与 DNA 分子糖基上的碳原子或羟基氢等反应,破坏其糖基结构。

(二) DNA 链共价交联导致 DNA 损伤

DNA 链共价交联有多种形式。DNA 双螺旋链中的一条链上的碱基与另一条链上的碱基以共价键相连接,称为 DNA 链间交联(DNA interstrand cross-linking)。而 DNA 分子中同一条链上的两个碱基以共价键相连接,称为 DNA 链内交联(DNA intrastrand cross-linking)。紫外线照射后形成的嘧啶二聚体就是 DNA 链内交联的典型例子。另外,DNA 分子还可与蛋白质以共价键相互结合,称为 DNA-蛋白质交联(DNA protein cross-linking)。

(三) DNA 链断裂导致 DNA 损伤

如前所述,DNA 链断裂是电离辐射导致 DNA 损伤的主要形式。而某些化学毒剂也可导致 DNA 链断裂。糖基结构的破坏、碱基的损伤和脱落等都是引起 DNA 链断裂的原因。糖基结构的破坏或碱基损伤可引起 DNA 双螺旋局部变性,形成酶敏感位点,特异的核酸内切酶能识别并切割这样的部位,造成链断裂。另外,DNA 链上的损伤碱基也可以被另一种特异的 DNA- 糖基化酶除去,形成无嘌呤或无嘧啶位点(apurinic/apyrimidinic site,AP 位点),也称无碱基位点,这些位点在内切酶等的作用下可形成链断裂。DNA 断裂可以发生在 DNA 单、双链上,单链断裂能迅速在细胞中以另一互补单链为模板重新合成,完成修复;而双链断裂在原位修复的概率很小,需依赖重组修复,详见后述。

实际上,DNA 的损伤是相当复杂的。当 DNA 分子发生严重损伤时,在局部范围内损伤的类型往往不止一种,而是多种类型的损伤共同存在。最常见的复合性 DNA 损伤主要包括碱基结构破坏、糖基结构破坏和链断裂等,而这种损伤部位被称为局部多样性损伤部位。

上述 DNA 损伤可导致 DNA 模板发生碱基置换、插入和缺失等变化,并可能影响染色体高级结构。就碱基置换而言,DNA 链中的一种嘌呤被另一种嘌呤取代,或一种嘧啶被另一种嘧啶取代,称为转换;而嘌呤被嘧啶取代或反之,则称为颠换。转换和颠换在 DNA 复制时可引起碱基错配,导致基因突变。碱基的插入和缺失则可能引起基因移码突变,往往造成基因信息错乱,使基因表达产物发生质变,对细胞的功能造成不同程度的影响。

二、DNA 损伤修复系统有多种方式

DNA 损伤修复(DNA repair)是指纠正 DNA 两条单链间错配的碱基、清除 DNA 链上受损的碱基或糖基、修补 DNA 断裂,恢复 DNA 正常结构的过程。DNA 损伤的修复是机体维持 DNA 结构完整性与稳定性,保证生命延续和物种稳定的重要环节。

细胞内存在多种修复 DNA 损伤的途径。常见的 DNA 损伤修复途径包括直接修复途径、切除修复途径、重组修复途径和损伤跨越修复途径等(表 20-5)。需要特别注意的是,一种 DNA 损伤可通过多种途径来修复,而一种修复途径也可同时参与多种 DNA 损伤修复过程。

表 20-5   常见的 DNA 损伤及其修复途径

修复途径	修复对象	参与修复的酶或蛋白
光复活修复	嘧啶二聚体	光复活酶
碱基切除修复	受损的碱基	DNA 糖基化酶、无嘌呤 / 无嘧啶核酸内切酶
核苷酸切除修复	嘧啶二聚体、DNA 螺旋结构改变	大肠埃希氏菌中 UvrA、UvrB、UvrC 和 UvrD,人 XP 系列蛋白 XPA、XPB、XPC、……XPG 等
错配修复	复制或重组中碱基配对错误	大肠埃希氏菌中的 MutH、MutL、MutS,人的 MLHl,MSH2、MSH3、MSH6 等
重组修复	双链断裂	RecA 蛋白、Ku 蛋白、DNA-PKcs、XRCC4
损伤跨越修复	大范围的损伤或复制中来不及修复的损伤	RecA 蛋白、LexA 蛋白、DNA pol Ⅳ、Ⅴ 等

(一) 直接修复是一种最简单的 DNA 损伤修复方式

修复酶直接作用于受损的 DNA 部位,将其恢复为原来的结构。包括以下 4 种主要具体途径。

1. 嘧啶二聚体的直接修复   对嘧啶二聚体的直接修复又称为光复活修复或光复活作用。细胞内的光复活酶(photoreactivating enzyme),又称光修复酶,能够直接识别和结合于 DNA 链上的嘧啶二聚

体。在波长 300~500nm 的可见光激发下,光复活酶可将嘧啶二聚体解聚为原来的单体核苷酸形式,完成修复(图 20-23)。光修复常见于低等生物中。尽管高等生物也存在光复活酶,但光复活修复并不是高等生物修复嘧啶二聚体的主要方式,而是通过少量的 DNA 聚合酶 ζ 进行修复的。

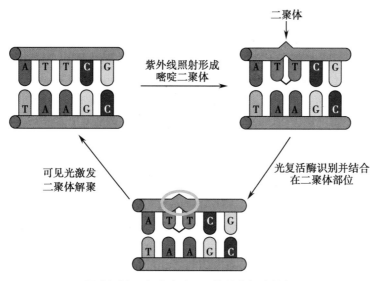

图 20-23 胸腺嘧啶二聚体的光复合修复

2. 烷基化碱基的直接修复 直接修复此类损伤的是一类特异的烷基转移酶,可以将烷基从烷化核苷酸转移到自身肽链上,修复 DNA 的同时自身发生不可逆性失活。比如,人类 O^6- 甲基鸟嘌呤 -DNA 甲基转移酶,能够将 O^6 位的甲基转移到酶自身的半胱氨酸残基上,使甲基化的鸟嘌呤恢复正常结构(图 20-24)。

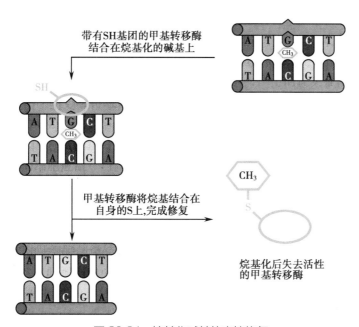

图 20-24 烷基化碱基的直接修复

3. 无嘌呤位点的直接修复 DNA 链上的嘌呤碱基受损时,可被糖基化酶水解去除,产生无嘌呤位点。DNA 嘌呤插入酶能催化游离的嘌呤碱基与 DNA 缺嘌呤部位重新生成糖苷共价键,使得嘌呤碱基直接插入。这种作用具有很强的专一性。

4. 单链断裂的直接修复 DNA 连接酶能够直接将 DNA 双螺旋结构中的一条断裂单链缺口处的 5′-P 与相邻片段的 3′-OH 催化形成磷酸二酯键，直接参与 DNA 单链断裂的修复，如电离辐射所造成的单链切口。

（二）切除修复是 DNA 损伤最普遍的修复方式

切除修复（excision repair）是生物中最普遍的 DNA 损伤修复方式，它可将不合适的碱基或核苷酸去除，替换成正常的碱基或核苷酸。根据识别损伤机制可分为碱基切除修复和核苷酸切除修复两种类型。

1. 碱基切除修复 碱基切除修复（base excision repair，BER）是依赖细胞内的一类特异的 DNA 糖基化酶。其修复过程包括：①识别水解：DNA 糖基化酶特异性识别 DNA 链中已受损的碱基并将其水解去除，产生一个无碱基位点；②切除：在此位点的 5′ 端，用无碱基位点核酸内切酶将 DNA 链的磷酸二酯键切开，去除磷酸核糖部分，形成缺口；③合成：DNA 聚合酶在缺口处以另一条链为模板合成互补序列；④连接：DNA 连接酶将切口重新连接恢复正常结构（图 20-25）。抑癌蛋白 p53 在哺乳动物细胞中也参与了调控碱基切除修复。

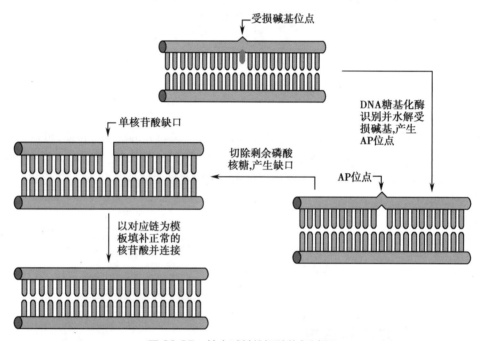

图 20-25　单个碱基的切除修复过程

另外，值得注意的是碱基错配修复，碱基错配是指非 Watson-Crick 碱基配对。碱基错配修复是碱基切除修复的一种特殊形式，是维持细胞中 DNA 结构完整和稳定的一种重要方式，主要负责纠正：①复制与重组中出现的碱基配对错误；②碱基损伤所致的碱基配对错误；③碱基插入；④碱基缺失。从低等生物到高等生物，细胞均拥有保守的碱基错配修复途径。

在大肠杆菌中，参与 DNA 复制中错配修复的蛋白包括 Mut（mutase）H、Mut L、Mut S、DNA 解旋酶、单链 DNA 结合蛋白（SSB）、核酸外切酶 I、DNA 聚合酶 III，以及 DNA 连接酶等 10 多种蛋白参与，过程复杂。修复过程中面临的主要问题是如何区分母链和子链。在细菌 DNA 中，甲基化修饰是一个重要标志。其母链是高度甲基化的，而新合成子链中的碱基甲基化修饰尚未进行，这就提示错配修复应在此链上进行。首先由 MutS 蛋白识别错配碱基，随后由 MutL 和 MutH（dGATC 核酸内切酶）协同其他相关蛋白，将包含错配点在内的一小段单链 DNA 水解、切除，经修补、连接后，恢复 DNA 正确的碱基配对。

在明确细菌错配修复机制之后，在哺乳动物细胞内发现多种与大肠杆菌 MutS、MutL 等高度同源的参与错配修复的蛋白，如与大肠杆菌 MutS 高度同源的人类的 MSH2（MutS Homolog 2）、MSH6、

MSH3 等。MSH2 和 MSH6 的复合物可识别包括碱基错配、插入、缺失等 DNA 损伤,而由 MSH2 和 MSH3 形成的蛋白复合物则主要识别碱基的插入与缺失。真核细胞并不像原核细胞那样以甲基化来区分母链和子链,可能是依赖修复酶与复制复合体之间的联合作用识别新合成的子链。

2. 核苷酸切除修复　与碱基切除修复不同,核苷酸切除修复(nucleotide excision repair,NER)系统并不识别具体的损伤位点,而是首先识别损伤对 DNA 双螺旋结构所造成的扭曲,但修复过程与碱基切除修复相似,包括 4 个相似的步骤:①由一个酶系统识别 DNA 损伤部位;②在损伤部位两侧切开 DNA 链,去除两个切口之间的一段受损的寡核苷酸;③在 DNA 聚合酶作用下,以另一条链为模板,合成一段新的 DNA 单链填补缺损区;④由连接酶连接缺口,完成损伤修复。切除修复使 DNA 能普遍地识别和纠正 DNA 链及 DNA 双螺旋结构的变化,修复系统能够使用相同的机制和一套修复蛋白去修复一系列性质各异的损伤。

遗传性着色性干皮病(xeroderma pigmentosum,XP)是由于 DNA 损伤核苷酸切除修复系统基因缺陷所致的疾病。柯凯氏综合征和人毛发二硫键营养不良症等疾病也是 DNA 损伤核苷酸切除修复系统基因缺陷所致。

人类 DNA 损伤核苷酸切除修复系统需要大约 30 多种蛋白的参与。其修复过程如下:①损伤部位识别蛋白 XPC 和 XPA 等,再加上复制所需的 SSB,结合在损伤 DNA 部位;②XPB、XPD 发挥解旋酶的活性,与上述蛋白分子共同作用在受损 DNA 周围形成一个凸起;③XPG 与 XPF 发生构象改变,分别在凸起的 3′ 端和 5′ 端发挥核酸内切酶活性,在增殖细胞核抗原(PCNA)的帮助下,切除并释放受损的寡核苷酸;④遗留的缺损区由聚合酶 δ 或 ε 进行修补合成;⑤由连接酶完成连接。

核苷酸切除修复不仅能够修复整个基因组内的 DNA 损伤,也能够修复那些正在转录的 DNA 模板的损伤,后者又称为转录偶联修复(transcription-coupled repair)。在此修复中,所不同的是由 RNA 聚合酶承担起识别损伤部位的任务。

3. DNA 严重损伤时需要重组修复　双链 DNA 分子中的一条链的断裂,可被模板依赖的 DNA 损伤修复途径修复,不会给细胞带来严重后果。但 DNA 分子的双链断裂是一种极为严重的损伤。因为双链断裂修复没有互补链提供修复断裂的遗传信息,那就需要一种更为复杂的重组修复过程完成修复。重组修复是指依靠重组酶系,将另一亲本该段未受损伤的 DNA 移到损伤部位来提供正确模板,进行修复的过程。通常重组修复导致染色体畸变的可能性很大。一般认为,双链断裂的 DNA 损伤易于导致细胞死亡。依据修复机制的不同,重组修复可分为同源重组修复和非同源末端连接重组修复。

(1)同源重组修复:所谓同源重组修复(homologous recombination repair),指的是参加重组的两段双链 DNA 在相当长的范围内序列相同(≥ 200bp),这样就能够保证重组后新生成区域的序列正确。大肠杆菌和酵母同源重组的分子机制已比较清楚,起关键作用的是 RecA(酵母 /Rad51)蛋白,其本质上是重组酶。利用 ATP 供能,RecA 可以结合受损的 DNA 单链,使 DNA 伸展;并可以识别与受损 DNA 序列相同的另一条姐妹链,促使 DNA 姐妹链并列排列,交叉互补;以正常 DNA 链为模板合成新链,修复受损部分。

(2)非同源末端连接重组修复:非同源末端连接重组修复(non-homologous end joining recombination repair),是哺乳动物细胞 DNA 双链断裂的另一种修复方式,即两个 DNA 分子的末端不需要同源性就能连接起来。因此,非同源末端连接重组修复的 DNA 链的同源性不高,修复的 DNA 序列中可存在一定的错误。对于拥有巨大基因组的哺乳动物细胞来说,发生错误的位置可能并不在必需基因上,这样依然可以维持受损细胞的存活。

非同源末端连接重组修复中起关键作用的蛋白分子是 DNA 依赖的蛋白激酶(DNA-dependent protein kinase,DNA-PK),DNA-PK 是一种核内的丝氨酸 / 苏氨酸蛋白激酶,由一个 465kDa 的催化亚基(DNA-PKcs)和一个杂二聚体蛋白 Ku 组成。DNA-PKcs 的主要作用是介导 DNA-PK 的催化功能,Ku 蛋白可与双链 DNA 断端连接,促进断裂双链的重新连接。另一个参与非同源末端连接重组修复的重要蛋白是 XRCC4（X-ray repair，complementing defective，in Chinese hamster），该蛋白能与 DNA 连接酶形成复合物，并增强连接酶的活性，在 DNA 连接酶与位于 DNA 末端的 DNA-PK 复合物相结合的过程中起中间体的作用。非同源末端连接重组修复既是修复 DNA 损伤的一种方式，又可以被看作是一种生理性基因重组策略，将原来并未连在一起的基因或片段连接而产生新的序列组合，如 B 淋巴细胞、T 淋巴细胞的受体基因、免疫球蛋白编码基因的重排、拼接等。

三、DNA 损伤的反应过程是复杂多样的

某些修复发生在跨越损伤 DNA 的复制事件之后。当 DNA 双链发生大范围的损伤时，DNA 损伤部位失去了模板作用，或在 DNA 复制过程中，双链已经解开形成复制叉，致使 DNA 损伤修复无法通过前述方式进行有效修复。在这些情况下，细胞可以诱导一个或多个应急途径，跨越损伤部位先进行复制，再设法修复。而根据损伤部位跨越机制的不同，这种跨越损伤 DNA 的修复又被分为重组跨越损伤修复与合成跨越损伤修复两种不同的类型。

（一）重组跨越损伤修复是一种暂时的补救方式

尽管当 DNA 链大范围损伤时失去了模板链时，细胞可利用同源重组的方式将另一亲本 DNA 作为模板进行重组修复，在大肠杆菌中还发现有新的机制，可以修复受损的 DNA 片段。大概过程是：当 DNA 复制进行到损伤部位时，DNA 聚合酶Ⅲ停止移动，并从模板上脱离下来，然后在损伤部位的下游重新启动复制，因此在子链 DNA 上产生一个缺口。RecA 重组蛋白将另一股健康母链上对应的序列重组到子链 DNA 的缺口处填补。通过重组跨越，解决了大范围受损 DNA 分子的复制问题，但其损伤并没有真正地被修复，只是转移到了新合成的一个子代 DNA 分子上，由细胞的其他修复途径来完成后续修复，或是在不断复制过程中被"稀释"掉。

（二）合成跨越损伤修复是一种应急修复方式

在大肠杆菌中，当 DNA 双链发生大片段、高频率的损伤时，细胞可以紧急启动应急修复系统，诱导产生新的 DNA pol Ⅴ或 pol Ⅳ，替换停留在损伤位点的原来的 DNA 聚合酶Ⅲ，在子链上以随机方式插入正确或错误的核苷酸使复制继续，越过损伤部位之后，这些新的 DNA 聚合酶从 DNA 链上脱离，再由原来的 DNA 聚合酶Ⅲ继续复制。因为诱导产生的 DNA pol Ⅳ或 Ⅴ酶活性低、识别碱基精确度差、无校对功能，所以这种合成跨越损伤复制过程的出错率会大大增加，是大肠杆菌 SOS 反应或 SOS 修复的一部分。

在大肠杆菌细胞中，SOS 修复反应是由 RecA 蛋白和 LexA 阻遏物的相互作用引发的，属于一个阻遏抑制型操纵子来协同作用，共有近 30 个相关蛋白参与此修复反应。正常情况下 RecA 基因，以及其他相关蛋白编码基因的上游，有一段共同的操纵序列（5'-CTG-N$_{10}$-CAG-3'）被 LexA 阻遏蛋白识别结合，发挥阻遏抑制作用，使这些 SOS 修复反应相关基因低水平表达，不发生 SOS 修复反应。当 DNA 严重受损时，RecA 蛋白首先被激活，激活 LexA 的自水解酶活性，使 LexA 发生自水解。当 LexA 阻遏蛋白因自水解而从 RecA 基因以及其他 SOS 修复反应相关基因的操纵序列上解离下来后，一系列原本受 LexA 抑制的基因得以表达，参与 SOS 修复活动中，完成损伤 DNA 的修复。当完成修复后，LexA 阻遏蛋白被重新合成并结合到操纵序列上，重新关闭 SOS 修复反应相关基因（图 20-26）。需要指出的是，SOS 反应诱导的产物可参与重组修复、切除修复、错配修复等各种途径的修复过程。这种修复机制因海空紧急呼救信号 "SOS" 而得名。

此外，对于受损的 DNA 分子，除了启动上述各种修复途径以修复损伤之外，细胞还可以通过其他的途径将损伤的后果降至最低。比如通过 DNA 损伤应激反应活化的细胞周期检查点机制，延迟或阻断细胞周期进程，为损伤修复提供充足的时间，然后诱导修复基因转录翻译，加强损伤修复，使细胞能够完整、安全地进入新一轮的细胞周期。另外，细胞还可以激活凋亡机制，诱导严重受损的细胞发生凋亡，在整体上维持生物体基因组的稳定。

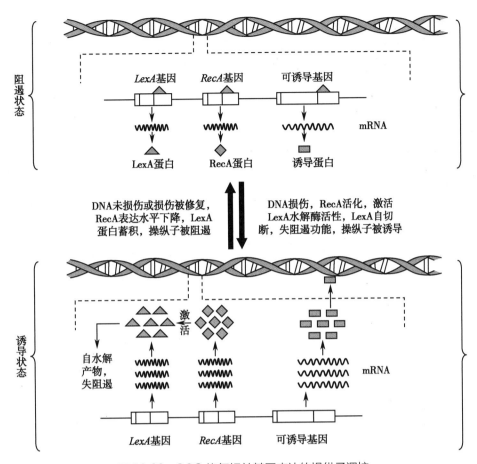

图 20-26　SOS 修复相关基因表达的操纵子调控

四、DNA 损伤修复有着重要的生物学意义

遗传物质稳定的世代相传是维持物种稳定的最主要因素。DNA 损伤具有双重效应,通常有两种直接生物学后果。一是给 DNA 带来永久性的改变即突变,即可能改变基因的编码序列或者基因的调控序列,促进生物多样性和生物进化;二是 DNA 的这些改变使得 DNA 不能用作复制和转录的模板,进而使细胞的功能出现障碍,或者死亡。因此 DNA 损伤既有消极的一面,也有积极的一面。

对独立个体而言,DNA 损伤通常都是有害的,而从长远的生物进化过程来看,其又是遗传变异的动力,没有突变就没有生物的多样性。一个物种的自然演变和出现是基因长期突变累积的结果。从 DNA 突变后果而言,有些突变可能只是改变基因型,体现为个体差异,而不影响其基本表型。因此,突变是进化与分化的分子基础。例如基因的多态性已被广泛应用于亲子鉴定、个体识别、器官移植配型以及疾病易感性分析等。相反,若 DNA 损伤发生在与生命活动密切相关的基因上,可能导致细胞,甚至个体的死亡。而人类常利用这种特性来杀死某些病原微生物。另外,DNA 突变也是某些遗传性疾病发病的分子根源,比如有些遗传性疾病、高血压、糖尿病和肿瘤发生等,均是多种基因与环境因素共同导致的单基因或多基因突变的结果。

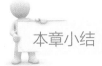 本章小结

DNA 生物合成是指有机体整个 DNA 基因组的复制过程,并按照碱基配对原则合成子代 DNA 分

子,是生物体生命延续的物质保障。生物体内基因组 DNA 复制需要多种酶和蛋白辅助因子的参与,保证了基因传递的完整性和稳定性。细胞内的 DNA 复制具有半保留性、半不连续性和双向性等特征。

原核生物 DNA 的复制过程包括起始、延长和终止。起始是将 DNA 双链解开形成复制叉。复制中 DNA 链的延长由 RNA 引物或延长中的子链提供 3′-OH,供 dNTP 掺入生成磷酸二酯键,延长中的子链有前导链和后随链之分,复制产生的不连续片段称为冈崎片段。复制的终止需要去除 RNA 引物、填补留下的空隙并连接片段之间的缺口使其成为连续的子链。

真核生物基因组 DNA 复制过程与原核生物相似,但更为复杂和精致,需要更多蛋白质参与此过程。前导链主要由 pol ε 合成,而后随链由 pol δ 合成。后随链的复制延长发生多次的 DNA 聚合酶 α/δ 转换。复制终止有两种机制切除 RNA 引物。复制与核小体装配同步进行。其基因组复制发生于细胞周期的 S 期,其调控主要发生在复制起始和末端。细胞周期调控蛋白控制 DNA 复制的起始,确保每个染色体在每个细胞周期中仅复制一次。端粒酶延伸端粒 DNA,解决染色体末端复制问题。

非染色体基因组生物合成采用特殊的方式进行。逆转录存在于一些 RNA 病毒的基因组复制过程中。逆转录现象的发现补充和完善了中心法则,促进了基因工程操作。滚环复制和 D 环复制分别是噬菌体和真核细胞线粒体 DNA 的复制方式。

基因组在生物合成过程中不可避免地出现复制错误或者 DNA 的各种损伤。各种体内外因素都可能导致 DNA 组成与结构变化,最终导致碱基突变、插入或者缺失。DNA 损伤具有双重生物学效应:各种因素诱发的 DNA 结构改变是生物进化的基础;同时 DNA 的损伤也可使细胞功能出现障碍甚至死亡。

生物存在多种 DNA 损伤修复机制来纠正碱基错配,清除 DNA 链上的损伤,恢复 DNA 的正常结构,在修复过程中伴随着 DNA 合成发生。DNA 损伤修复对于维持物种稳定性和保障生命延续至关重要。细胞有直接修复、切除修复、重组修复和跨越损伤修复等多种 DNA 损伤修复途径。一种 DNA 损伤可通过多种途径修复,一种修复途径也可参与多种 DNA 损伤的修复。DNA 损伤修复的缺陷与肿瘤、衰老、免疫性疾病等多种疾病密切相关。

思考题

1. 从 DNA 合成起始、过程以及所用的酶和因子角度,比较 DNA 在细胞内合成和体外扩增的异同点。
2. 真核生物基因组复制为什么比原核细胞基因组复制要复杂得多? 为什么?
3. DNA 复制错误、DNA 损伤和 DNA 修复之间的生物学意义是什么? 明确这些基本规律对于疾病防治和治疗有怎样的指导意义。

(王海河)

第二十一章
RNA 的生物合成

RNA 的生物合成（RNA biosynthesis）是以核酸（DNA 或 RNA）分子为模板、以核糖核苷酸为原料合成多核苷酸链的过程。RNA 生物合成是酶促反应过程，但不是简单的代谢反应，而是遗传信息从 DNA 传递到 RNA 的过程，是基因表达过程的重要组成部分。通过 RNA 的生物合成，遗传信息从细胞核中染色体传送至细胞质中，从而有机地衔接 DNA 和蛋白质这两种生物大分子，将 DNA 遗传信息通过 RNA 指导蛋白质中氨基酸的序列合成。在以 RNA 为遗传物质的生物（RNA 病毒）中，RNA 的生物合成又是遗传信息复制的过程。本章介绍原核生物、真核生物以及病毒 RNA 合成的主要机制和特点。

第一节　RNA 生物合成概述

生物体内的 RNA 合成是非常复杂的过程，但都具有共同的、最基本的特征，即模板依赖性。RNA 生物合成对模板的依赖，既是 RNA 生物合成的重要特点，也是遗传信息能够忠实传递的关键机制。

一、RNA 合成有以 DNA 为模板和以 RNA 为模板两种方式

RNA 生物合成是以 DNA 或 RNA 单链为模板，4 种核糖核苷三磷酸（ATP、GTP、UTP 和 CTP）为原料，由酶催化合成 RNA 分子的过程。在生物界，RNA 合成有两种方式，即分别利用 DNA 或 RNA 为模板合成。模板不同，RNA 合成的性质就不一样。RNA 合成可以是基因表达的过程，也可以是基因复制的过程。

（一）依赖 DNA 模板的 RNA 合成是转录

生物体以 DNA 为模板合成 RNA 的过程称为转录（transcription），意指将 DNA 的碱基序列转抄为 RNA 的碱基序列。DNA 是遗传信息的载体，任何 DNA 分子中的遗传信息都必须首先按照碱基互补配对原则转化为单链 RNA 分子，才能得到表达，这个过程就是转录。

转录是以单链 DNA 为模板，在 DNA 依赖的 RNA 聚合酶催化下合成 RNA。转录产物包括编码蛋白质的 mRNA 以及一些非编码 RNA，如 tRNA、rRNA、snRNA、miRNA 等。转录的 RNA 产物（原核生物 mRNA 除外）通常要经过一系列加工和修饰才能成为成熟的 RNA 分子。

以 DNA 为模板的复制和转录都是酶促反应参与的核苷酸聚合过程，有许多相似之处。这两个过程都以 DNA 为模板；都需依赖 DNA 聚合酶；聚合过程都是核苷酸之间生成磷酸二酯键；都从 $5' \rightarrow 3'$ 方向延长多核苷酸链；都遵从碱基配对规律。但相似之中又有区别（表 21-1）。

表 21-1   以 DNA 为模板的复制和转录的区别

	复制	转录
模板	两股链均复制	仅模板链转录
	全部基因组被复制	任一种细胞内仅部分基因转录
原料	dNTP	NTP
酶	DNA 聚合酶	RNA 聚合酶
产物	模板半保留的子代双链 DNA	mRNA、tRNA、rRNA 等
配对	A-T,G-C	A-U,T-A,G-C

（二）依赖 RNA 模板的 RNA 合成是复制

一些 RNA 病毒只有 RNA 基因组，即其基因组完全由 RNA 构成，不含 DNA，它们在宿主细胞中是以病毒的 RNA 为模板合成 RNA，这种 RNA 合成方式称为 RNA 复制（RNA replication），是一种 RNA 依赖的 RNA 合成（RNA-dependent RNA synthesis）。

二、以 DNA 为模板的 RNA 合成是选择性转录

DNA 复制是整个基因组 DNA 的合成。与此不同，转录的一个重要特点是具有很高的选择性，不是将 DNA 的全部序列进行转录。

（一）在某一时刻只有部分基因组 DNA 发生转录

遗传信息通过基因表达进行传递，基因表达包括转录和翻译。转录是基因表达的第一步。基因组 DNA 中，只有一部分序列是基因，这些序列可以进行转录。因此，转录对 DNA 模板是有选择性的。不同基因的模板链在 DNA 分子中并非固定在某一股链上；对同一条 DNA 单链而言，在某个基因区段可作为模板链，而在另一个基因区段则可能是编码链，因此，转录对于 DNA 模板具有选择性（图 21-1）。不在同一 DNA 链的模板链，其转录方向相反。另一方面，在任意时间点上都只是部分基因发生转录，基因组中有一部分 DNA 甚至从不被转录。基因转录具有高度选择性，还表现为在生长发育的不同阶段和不同环境条件下细胞转录的基因不同。

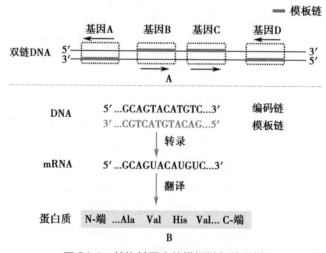

图 21-1   结构基因中的模板链与编码链

（二）结构基因中只有一条 DNA 链是模板链

与复制时 DNA 两条链同时作为模板不同，转录只以双链 DNA 分子中的一股单链为模板。基因组中能够转录产生 RNA 的 DNA 片段被称为结构基因（structural gene）。结构基因的两股 DNA 链中，只有其中一股链能作为模板转录出 RNA，称为模板链（template strand）或反义链（antisense strand）。与模板链互补的另一条链，其碱基序列与该基因转录产物 mRNA 的序列基本相同（仅 T 代替 U），称为编码链（coding strand）或信息链（sense strand）（图 21-1）。但不同基因的模板链可以处在不同的 DNA 链上。

（三）一次转录涉及的 DNA 序列为一个转录单位

在每一次转录中，DNA 序列中所蕴含的信号可以控制转录的起始和终止，从而限定进行转录的 DNA 区段。一次转录所涉及的 DNA 区段称为一个转录单位（transcriptional unit）。在真核细胞中，一个转录单位通常是单个基因，由一个结构基因和相应的顺式调控元件组成，其转录初级产物是单顺反子（monocistron）。而在原核细胞中一个转录单位则可以含有多个结构基因，其转录初级产物是多顺反子（polycistron）。

三、RNA 聚合酶催化 RNA 的合成

RNA 的生物合成属于酶促反应，由 RNA 聚合酶（RNA pol）催化完成，合成方向 $5' \to 3'$，核苷酸间的连接方式为 $3',5'$- 磷酸二酯键。但仅有 RNA pol、模板、底物（NTP）还不足以完成转录过程，RNA pol 进行转录时还需要其他蛋白因子以及 Mg^{2+} 和 Mn^{2+} 作为辅基等等。

> **知识链接 21-1**
>
> ### RNA 聚合酶的发现
>
> 早在 1955 年，M. Grunberg-Manago 和 S. Ochoa 就已报道分离出了催化合成 RNA 的酶，尽管人们随后发现他们分离得到的酶是多聚核苷磷酸化酶，但是他们发现的酶在 M. Nirenberg 和 J. H. Matthaei 合成第一个遗传密码子中发挥了重要作用。S. Ochoa 因阐明 RNA 生物合成机制而获得了 1959 年诺贝尔生理学或医学奖。1959 年，美国科学家 J. Hurwitz 在大肠杆菌的抽提液中分离得到了 RNA 聚合酶。与此同时，S. B. Weiss 在大鼠肝细胞核提取物中也发现了参与 RNA 合成的物质。他们发现提纯的 RNA 聚合酶在体外能够以 DNA 为模板，在加入 ATP、GTP、CTP、UTP 及 Mg^{2+} 等底物后能够合成 RNA，合成的 RNA 与 DNA 模板链完全互补。

（一）RNA 聚合酶不需要引物而直接启动 RNA 链的合成

依赖 DNA 的 RNA pol 催化 RNA 的转录合成，其化学机制与 DNA 的复制合成相似。RNA pol 通过在 RNA 的 $3'$-OH 端加入核苷酸，延长 RNA 链。$3'$-OH 在反应中是亲核基团，攻击核苷三磷酸的 α- 磷酸，并释放出焦磷酸，总的反应可以表示为：$(NMP)_n + NTP \to (NMP)_{n+1} + PPi$。

RNA 聚合酶和双链 DNA 结合时活性最高，但是只以双链 DNA 中的一股 DNA 链为模板。新加入的核苷酸以 Watson-Crick 碱基配对原则与模板的碱基互补。

复制中 DNA 聚合酶在启动 DNA 链延长时需要 RNA 引物存在；而转录时 RNA 聚合酶能够直接启动转录起点处的两个核苷酸间形成磷酸二酯键，因而 RNA 链的起始合成不需要引物。

（二）原核生物只有一种 RNA 聚合酶

原核生物只有一种 RNA 聚合酶，催化合成 mRNA、tRNA 和 rRNA。大肠杆菌（E. coli）的 RNA 聚合酶是目前研究得比较透彻的分子，它的分子量为 480kDa，是由 5 种亚基 α（2 个 α）、β、β'、ω 和 σ 组成的六聚体蛋白质。各主要亚基及功能见表 21-2。

表 21-2　大肠杆菌 RNA 聚合酶组分

亚基	分子量 /Da	亚基数目	功能
α	36 512	2	决定哪些基因被转录,启动子识别
β	150 618	1	催化聚合反应
β′	155 613	1	结合 DNA 模板,双螺旋解链
ω	11 000	1	酶的装配,功能调节
σ	70 263	1	辨认起始点,结合启动子具有特异性

大肠杆菌 RNA pol 的 5 个主要亚基($\alpha_2\beta\beta'\omega$)称为核心酶(core enzyme)。核心酶催化 RNA 合成,但不具有起始转录的能力,只有加入了 σ 亚基的酶才能在 DNA 的特定起始点上起始转录,σ 亚基的功能是辨认转录起始点。σ 亚基与核心酶共同称为全酶(holoenzyme)。细胞内的转录起始需要全酶,转录延长阶段则仅需核心酶。

其他原核生物的 RNA pol 在结构和功能上均与大肠杆菌相似。利福平(rifampicin)或利福霉素(rifamycin)等抗生素可以专一性地结合 RNA 聚合酶的 β 亚基,特异地抑制原核生物的 RNA pol,因而利福平和利福霉素成为抗结核菌的药物。若在转录开始后才加入利福平,仍能发挥其抑制转录的作用,这说明 β 亚基在转录全过程都是起作用的。

(三) 真核生物有三种 RNA 聚合酶

真核生物具有 3 种主要的 RNA 聚合酶,分别是 RNA 聚合酶 I(RNA pol I)、RNA 聚合酶 II(RNA pol II) 和 RNA 聚合酶 III(RNA pol III)。

1. 真核生物 RNA 聚合酶也是由多个亚基组成　所有真核生物的 RNA pol 都有 2 个不同的大亚基和十几个小亚基。3 种真核生物 RNA pol 都具有核心亚基,与大肠杆菌 RNA pol 的核心酶的各亚基间有一些序列同源性。最大的亚基(160~220kDa)和另一大亚基(128~150kDa)与大肠杆菌 RNA pol 的 β′ 和 β 相似。

除核心亚基外,3 种真核生物 RNA pol 至少 5 个小亚基的基因编码区具有同源性。另外,每种真核生物 RNA pol 各自还有 5~7 个特有的小亚基。这些小亚基的作用尚不完全清楚,但是,每一种亚基对真核生物 RNA pol 发挥正常功能都是必需的。

2. 真核生物 RNA 聚合酶不能直接与启动子序列结合　真核生物 RNA 聚合酶 I、II、III 都不能直接与启动子结合,而是依赖于称为转录因子(Transcription Factor,TF)的蛋白质的帮助才能与启动子结合,起始转录。

介导 RNA 聚合酶 I、II、III 转录起始的启动子不同,相应地分为 I 类启动子、II 类启动子、III 类启动子。因此,3 种 RNA 聚合酶所需转录因子也不一样。转录因子是按照其辅助的 RNA 聚合酶分类的,如 RNA 聚合酶 II 的转录因子称为 TF IIA、TF IIB……,RNA 聚合酶 III 的转录因子称为 TF IIIA、TF IIIB……。

3. 真核生物的 3 种 RNA 聚合酶催化产生不同的 RNA　3 种 RNA 聚合酶所识别的启动子不同,因而所介导转录的基因类型不同,催化产生不同的 RNA。

RNA pol I 位于细胞核的核仁区(nucleolus),催化合成 rRNA 前体,rRNA 前体再加工成 28S、5.8S 及 18S rRNA。RNA pol III 位于核仁外,催化转录 tRNA、5S-rRNA 和一些核小 RNA(snRNA)的合成。

RNA pol II 在核内转录生成核不均一 RNA(heterogenous nuclear RNA,hnRNA),然后加工成 mRNA 并输送给胞质的蛋白质合成体系。此外,RNA pol II 还合成一些具有重要的基因表达调节作用的非编码 RNA,如长非编码 RNA(long non-coding RNA,lncRNA)、微 RNA(microRNA,miRNA)和 piRNA(与 Piwi 蛋白相作用的 RNA)的合成。在此意义上可以说,RNA pol II 是真核生物中最活跃、最重要的酶。

真核细胞的 3 种 RNA 聚合酶不仅在功能和理化性质上不同,而且对一种毒蘑菇含有的环八肽毒素——α- 鹅膏蕈碱(α-amanitine)的敏感性也不同(表 21-3)。

表 21-3　真核生物的 RNA 聚合酶

种类	I	II	III
转录产物	45S rRNA	hnRNA	5S rRNA,tRNA,snRNA
对鹅膏蕈碱的反应	耐受	敏感	高浓度下敏感
细胞内定位	核仁	核内	核内

第二节　原核生物的转录

原核生物的转录过程可分为转录起始、转录延长和转录终止三个阶段。转录起始的信号由位于转录起始位点上游的启动子序列所控制,通过 RNA 聚合酶对启动子的特异识别和结合来启动转录。转录的终止由 DNA 上的终止子控制。

一、RNA 聚合酶结合到 DNA 的启动子上起始转录

(一) 原核生物启动子是 RNA 聚合酶识别与结合的位点

原核生物启动子是 RNA pol 识别与结合的 DNA 序列,也是控制转录的关键部位。原核生物是以 RNA pol 全酶结合到启动子上而启动转录的,其中由 σ 亚基辨认启动子,其他亚基相互配合。

启动子结构的阐明回答了转录从哪里起始这一问题,是转录机制研究的重要发现。研究中采用了一种巧妙的方法,即 RNA 聚合酶保护法。在实验中,先将提取的 DNA 与提纯的 RNA 聚合酶混合温育一定时间,再加入核酸外切酶进行反应。结果显示,大部分 DNA 链被核酸酶水解为核苷酸,但其中一段 40~60bp 的 DNA 片段被保留下来。这段 DNA 因为与 RNA 聚合酶结合而受到保护,因此没有被水解。受保护的 DNA 片段位于转录起始点的上游,并最终被确认为是被 RNA 聚合酶辨认和紧密结合的区域,是转录起始调节区(图 21-2)。

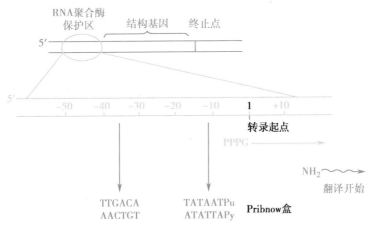

图 21-2　用 RNA 聚合酶保护法研究转录起始区

对数百个原核生物基因操纵子转录上游区段进行的碱基序列分析,证明 RNA 聚合酶保护区存在共有序列。以开始转录的 5′ 端第一位核苷酸位置即转录起点(transcription start site,TSS;或 initiator)标记为 +1,用负数表示其上游的碱基序号。研究发现 –35 和 –10 区 A-T 配对比较集中,分别存在一些相似序列,称为共有序列(consensus sequence),在 –35 区为 TTGACA。–10 区的共有序列是 TATAAT,这段序列是由 D. Pribnow 在 1975 年首先发现的,故称为 Pribnow 盒(Pribnow box)。此序列 A-T 配对相对集中,表明该区段的 DNA 容易解链,因为 A-T 配对只有两个氢键维系。比较 RNA pol 结合不同 DNA 区段的反应平衡常数,发现 RNA pol 结合在 –10 区比结合在 –35 区更为牢固。比较 RNA pol 分子大小与 DNA 链的长度,可确定其结合 DNA 链的分子跨度。这些结果都能推论出:–35 区是 RNA pol 对转录起始的识别序列(recognition sequence)。结合识别序列后,酶向下游移动,到达 Pribnow 盒,形成相对稳定的酶 -DNA 复合物。

(二) RNA 聚合酶全酶介导转录起始

转录起始就是 RNA pol 在 DNA 模板的转录起始区装配形成转录起始复合体,打开 DNA 双链,并完成第一和第二个核苷酸间聚合反应的过程。转录起始过程需要全酶,由 σ 亚基辨认起始点,延长过程的核苷酸聚合仅需核心酶催化。转录起始过程中,形成的转录起始复合物包含有 RNA pol 全酶、DNA 模板和与转录起点配对的 NTPs。

1. RNA 聚合酶识别并结合启动子　起始阶段的第一步是由 RNA pol 识别并结合启动子,σ 亚基首先辨认的 DNA 区段是 –35 区的 TTGACA 序列,在这一区段,酶与模板呈松弛结合状态;接着酶移向 –10 区的 TATAAT 序列并跨过转录起点,形成与模板的稳定结合。此时形成的是闭合转录复合体(closed transcription complex),其中的 DNA 仍保持完整的双链结构。

2. 形成开放起始复合物　起始的第二步是 DNA 双链打开,闭合转录复合体成为开放转录复合体(open transcription complex)。开放转录复合体中 DNA 分子接近 –10 区域的部分双螺旋解开后转录开始(图 21-3)。无论是转录起始或延长中,DNA 双链解开的范围都只在 17bp 左右,这比复制中形成的复制叉小得多。

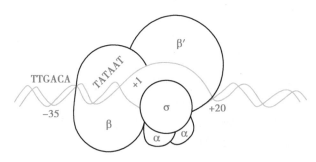

图 21-3　RNA 聚合酶结合启动子后部分 DNA 双螺旋打开形成开放起始复合物

3. 催化第一个磷酸二酯键形成　起始的第三步是第一个磷酸二酯键的形成。转录起始不需引物,两个与模板配对的相邻核苷酸,在 RNA pol 催化下生成磷酸二酯键。转录起点配对生成 RNA 的第一位核苷酸,也是新合成的 RNA 分子的 5′ 端,通常是 GTP 或 ATP。当 5′-GTP 与第二位的 NTP 聚合生成磷酸二酯键后,仍保留其 5′ 端 3 个磷酸基团,生成聚合物是 5′-pppGpN-OH 3′,其 3′ 端的游离羟基,可以接收新的 NTP 并与之聚合,使 RNA 链延长下去。RNA 链的 5′ 端结构在转录延长中一直保留,至转录完成。

二、RNA 聚合酶的核心酶催化 RNA 链的延长

第一个磷酸二酯键生成后,转录复合体的构象发生改变,σ 亚基从转录起始复合物上脱落,并离开

启动子,RNA 合成进入延长阶段。

(一) RNA 聚合酶核心酶催化 RNA 链延伸

在 RNA 链延伸阶段,仅有 RNA pol 的核心酶留在 DNA 模板上,并沿 DNA 链不断前移,催化 RNA 链的延长。实验证明,σ 亚基若不脱落,RNA pol 则停留在起始位置,转录无法继续进行。化学计量又证明,每个原核细胞,RNA pol 各亚基比例为:$α:β:β':σ=4\,000:2\,000:2\,000:600$,σ 因子的量在胞内明显比核心酶少。在体外进行的 RNA 合成实验也证明,RNA 的生成量与核心酶的加入量成正比;开始转录后,产物量与 σ 亚基加入与否无关。脱落后的 σ 因子又可再参与形成另一全酶,反复使用。

(二) DNA 分子在转录过程中只是局部解链状态

RNA 链延长时,核心酶会沿着模板 DNA 链移动。聚合反应局部前方的 DNA 双链不断解链,核心酶移过的区段又重新恢复双螺旋结构。核心酶可以覆盖 40bp 以上的 DNA 区段,但转录解链范围约 17bp。RNA 链延长过程中的解链和再聚合可视为这一 17bp 左右的解链区在 DNA 上的动态移动,其外观类似泡状,被称为 "转录泡" (transcription bubble)。在解链区局部(图 21-4),RNA pol 的核心酶催化着模板指导的 RNA 链延长,转录产物 3′ 端会有一小段暂时与模板 DNA 保持结合状态,形成一8bp 的 RNA-DNA 杂合双链(hybrid duplex)。随着 RNA 链不断生长,5′ 端脱离模板向转录泡外伸展。从化学结构看,DNA/DNA 双链结构比 DNA/RNA 形成的杂化双链稳定。核酸的碱基之间有 3 种配对方式,其稳定性是:$G≡C>A=T>A=U$。GC 配对有 3 个氢键,是最稳定的;AT 配对只在 DNA 双链形成;AU 配对可在 RNA 分子或 DNA/RNA 杂化双链上形成,是 3 种配对中稳定性最低的。所以已转录完毕的局部 DNA 双链,就必然会复合而不再打开。由此也就易于理解转录泡为什么会形成,而转录产物又为什么可以向外伸出了。

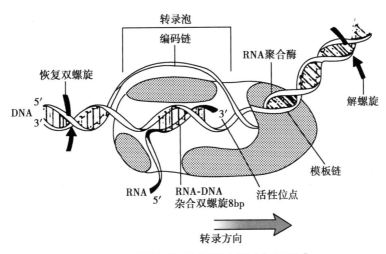

图 21-4　RNA 链延长过程中形成 "转录泡"

观察图 21-4 中的 "转录泡" 局部,可概括出转录延长具有以下特点:①核心酶负责 RNA 链延长反应;② RNA 链从 5′ 端向 3′ 端延长,新的核苷酸都是结合到 3′-OH 上;③对 DNA 模板链的阅读方向是从 3′ 端向 5′ 端,合成的 RNA 链与之呈反向互补,即酶是沿着模板链的 3′→5′ 方向或沿着编码链的 5′→3′ 方向前进的;④合成区域存在着动态变化的 8bp 的 RNA-DNA 杂合双链;⑤模板 DNA 的双螺旋结构随着核心酶的移动发生解链和再复合的动态变化。

三、原核生物的转录与翻译同时进行

在电子显微镜下观察原核生物的转录产物,可看到像羽毛状的图形(图 21-5)。进一步分析表

明,在同一个 DNA 模板分子上,有多个转录复合体同时在进行着 RNA 的合成;在新合成的 mRNA 链上还可观察到结合在上面的多个核糖体,即多核糖体(polysome)。该现象表明:在原核生物中, RNA 链的转录合成尚未完成,蛋白质的合成已经开始,即将其作为模板进行翻译了。转录和翻译的同步进行在原核生物是较为普遍的现象,保证了转录和翻译都以高效率运行,满足它们快速增殖的需要。真核生物有核膜将转录和翻译过程分隔在细胞内的不同区域,因此没有这种转录和翻译同步现象。

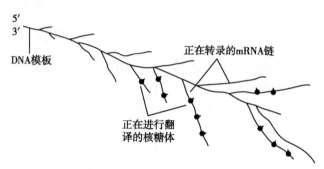

图 21-5　原核生物转录和翻译同步现象示意图

四、转录终止有 ρ 因子依赖和 ρ 因子非依赖两种方式

RNA pol 在 DNA 模板上停顿下来不再前进,转录产物 RNA 链从转录复合物上脱落,就是转录终止。原核生物基因转录的终止是由终止子(terminator)控制。终止子是结构基因下游的一段序列,当这段序列转录到 RNA 后,可使 RNA 形成特殊的结构,导致 RNA pol 的移动停止。原核生物基因的终止子有两种类型,一种直接终止转录无需其他因子的协助,另一种则需要依赖一种蛋白质因子(ρ 因子)的协助才能终止转录。因此,原核生物的转录终止分为依赖 ρ(Rho)因子与非依赖 ρ 因子两大类。

(一) 依赖 ρ 因子的转录终止

用 T4 噬菌体 DNA 作体外转录实验,发现一些基因的体外转录产物比在细胞内转录出的产物要长。这说明某些基因的转录终止子并不足以终止转录,同时也说明细胞内的某些因子可能协助终止转录。1969 年,J. Roberts 在 T4 噬菌体感染的大肠杆菌中发现了能控制转录终止的蛋白质,命名为 ρ 因子。体外转录体系中加入 ρ 因子后,转录产物长于细胞内的现象不复存在。

ρ 因子是由相同亚基组成的六聚体蛋白质,具有 ATP 酶及解旋酶活性。ρ 因子能结合 RNA,又以对 poly C 的结合力最强,但对 poly dC/dG 组成的 DNA 的结合能力就低得多。在依赖 ρ 因子终止的转录过程中,从基因转录终止子转录的 RNA 3′ 端序列含有较丰富而且有规律的 C 碱基。ρ 因子正是识别产物 RNA 上这一终止信号,并与之结合。结合 RNA 后的 ρ 因子和 RNA pol 都可发生构象变化,从而使 RNA pol 的移动停顿,ρ 因子中的解旋酶活性使 DNA/RNA 杂化双链拆离,RNA 产物从转录复合物中释放(图 21-6),转录终止。

(二) 不依赖 ρ 因子的转录终止

这一类的转录终止依赖于 RNA 产物 3′ 端的特殊结构,不需要蛋白因子的协助,即 ρ 因子非依赖的转录终止。这一类基因转录终止子的序列特点(编码链)是有一段富含 G-C 序列的回文区,后面跟着一连串的 T。当终止子的序列转录到 RNA 分子后,这段回文序列使 RNA 分子形成发夹(茎 - 环)结构,在 RNA 分子 3′ 端有一连串的 U(约有 6 个)。这种由发夹结构和一串 U 组成的特殊结构就是非依赖 ρ 因子的终止信号(图 21-7)。

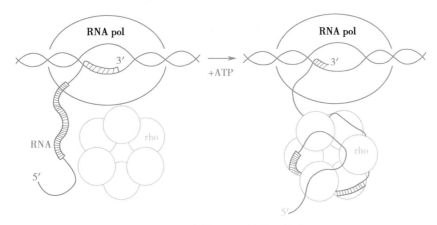

图 21-6　依赖 ρ 因子的转录终止

如图 21-7 所示,RNA 链延长至终止子时,转录出的碱基序列随即形成茎 - 环结构。这种二级结构是阻止转录继续向下游推进的关键。其机制可从两方面理解:一是 RNA 分子形成的茎环结构可能改变 RNA 聚合酶的构象。RNA 聚合酶不但覆盖转录延长区,也覆盖新合成 RNA 链的 3′ 端区段,包括 RNA 的茎环结构。酶的构象改变导致酶 - 模板结合方式的改变,使酶不再向下游移动,于是转录停止。二是转录复合物(酶 -DNA-RNA)上形成的局部 RNA/DNA 杂化短链以 rU:dA 的碱基配对最不稳定,RNA 链上的多聚 U 可促使 RNA 链从模板上脱落,转录终止。

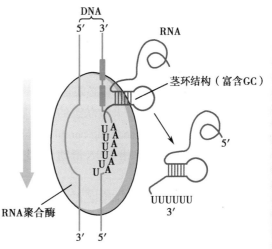

图 21-7　不依赖 ρ 因子的转录终止

第三节　真核生物 mRNA 的转录及加工

真核生物基因转录的基本过程与原核生物转录相似,但机制更为复杂。真核生物有 3 种 RNA 聚合酶,蛋白质编码基因由 RNA pol Ⅱ 转录,而不编码蛋白质的各种非编码 RNA 则可分别由 3 种 RNA 聚合酶转录产生。本节重点阐述真核生物蛋白质编码基因的转录和加工,以及真核基因转录的一些共同机制,非编码 RNA 生物合成的特点在第四节介绍。

一、真核生物基因转录需要调整染色质结构以及转录因子的协助

(一) 染色质结构调整是真核基因转录的必要条件

真核生物的染色质是由 DNA 与组蛋白、非组蛋白和少量 RNA 等其他物质结合而形成,具有核小体结构。染色质的高级结构是以核小体为基本结构单位经过进一步的盘绕、折叠而成。这种结构特性决定了真核基因转录与原核基因转录的差异。

1. 染色体结构是控制真核基因转录的重要因素　存在于直径大于 30nm 的染色质纤维压缩状态

下的 DNA 区段不能转录,即处于"非活化的基态"。在真核细胞中,约 10% 的染色质比其他染色质结构更紧密,这种形式的染色质称为异染色质,异染色质不具有转录活性。其他结构松散的染色质称为常染色质。转录活性高的基因都位于结构较松散的常染色质中,而不具有转录活性的基因都位于结构紧密的异染色质中。

核小体由基因组 DNA 和五种组蛋白(H1、H2A、H2B、H3、H4)共同构成。各两分子的 H2A、H2B、H3、H4 组成核小体核心颗粒,它们都是富含赖氨酸和精氨酸的碱性蛋白质,它们外露在核小体核心外的氨基末端能与包绕其外的基因组 DNA 结合,使基因启动子区不被暴露、阻止与蛋白质调节因子相结合。因此,由组蛋白和基因组 DNA 所组成的染色质结构实际上起着阻遏基因转录的作用。

2. 染色质结构改变是真核基因转录的必要调节 染色质紧密的超螺旋结构限制了转录因子与 DNA 的接近与结合,从而抑制了真核细胞基因的转录起始。真核基因的转录首先需要基因所处的染色质环境的活化或去阻遏,如染色质去凝聚,核小体变成开放式的疏松结构,以利于染色质 DNA 暴露出与基因转录有关的顺式作用元件、与特异转录因子结合从而启动转录;换言之,真核细胞染色质结构调整是转录的必要条件。

转录活性高的染色体区域与异染色质至少在三个方面不同:核小体的定位,组蛋白变异和核小体的共价修饰。这些转录相关的染色质结构改变被称为染色质重塑(chromatin remodeling)。在需要基因转录时,染色质的结构必须是松散的,开放的,有利于激活因子、转录因子与 DNA 元件的相互作用,从而起始转录。在开放状态的染色质结构形成过程中,依赖 ATP 的染色质重塑复合物(ATP-dependent chromatin remodeling complex)起着重要作用。这些复合物具有 ATP 酶活性,可通过水解 ATP 提供能量使核小体沿 DNA 滑动,改变染色质的结构,形成有利于基因转录的染色质结构(见第二十三章)。

组蛋白末端的共价修饰如乙酰化、磷酸化、甲基化等也可以影响组蛋白与 DNA 双链的亲和性,改变染色质的疏松或凝聚状态,进而影响转录因子与启动子的结合,从而有利于基因转录起始。

(二) RNA 聚合酶通过转录因子介导转录起始

真核基因转录过程,同样可分为起始、延长和终止三个阶段。与原核生物显著不同的是,起始和延长过程都需要众多相关的蛋白质因子参与。

1. 真核生物 RNA 聚合酶需要转录因子协助识别和结合启动子 真核基因的转录起始点上游都有特异的 DNA 序列控制转录,包括启动子、增强子等,统称为顺式作用元件(见第十九章、第二十三章)。真核生物 RNA 聚合酶并不能直接识别和结合这些元件。转录起始需要特定的转录因子协助 RNA pol 对起始点上游 DNA 序列进行辨认和结合,生成转录前起始复合体(preinitiation complex,PIC)。能直接或间接识别和结合启动子及其上游调节序列等顺式作用元件的蛋白质称为转录因子(transcription factor,TF),其中直接或间接结合 RNA 聚合酶,为转录起始前复合体装配所必需的,又称为通用转录因子(general transcription factor,GTF)或基本转录因子(basal transcription factor)。真核生物中不同的 RNA pol 需要不同的基本转录因子配合完成转录的起始和延长。

2. 基础转录装置决定转录起始点 真核细胞 RNA 聚合酶启动转录时需要通用转录因子辅助,才能形成具有活性的转录复合体。3 种 RNA 聚合酶各自有一套通用转录因子;通用转录因子和 RNA 聚合酶相互作用形成基础转录装置(basal transcription apparatus),识别被转录基因的启动子。转录起始时,由于 RNA pol 不直接识别和结合模板的起始区,而是依靠转录因子识别并结合起始序列,故基础转录装置决定了转录起始点。

知识链接 21-2

真核生物转录过程的阐明

在发现了原核生物中的 RNA 聚合酶后,科学家们逐渐推导出了真核生物的转录过程,但一直不清楚转录的具体细节。直到 2001 年美国科学家 R. D. Kornberg 在《科学》杂志上发表了第一张 RNA 聚合酶的全动态晶体图片，才解决了这一难题。Kornberg 小组利用 X 射线和计算机技术测算并描绘出 RNA 聚合酶中各原子的真正位置，构建出了真核生物转录机构整个活动的晶体图片。Kornberg 因此获得 2006 年诺贝尔化学奖。有趣的是，他的父亲 A. Kornberg 找到了 DNA 复制所需的 DNA 聚合酶，与 S. Ochoa 分享了 1959 年诺贝尔生理学或医学奖。

二、RNA 聚合酶 II 催化 mRNA 的合成

真核细胞 RNA 聚合酶 II 负责蛋白质编码基因的转录，RNA 聚合酶 II 启动转录所需要的通用转录因子包括 TF IIA、TF IIB、TF IID、TF IIE、TF IIF、TF IIH（它们在转录起始中的作用见表 21-4），在真核生物进化中高度保守。

表 21-4　参与 RNA pol II 转录的 TF II 的作用

转录因子	功能
TF IID	TBP 亚基结合 TATA 盒
TF IIA	辅助 TBP-DNA 结合
TF IIB	稳定 TF IID-DNA 复合物，结合 RNA pol
TF IIE	解螺旋酶，结合 TF IIH
TF IIF	促进 RNA pol II 结合及作为其他因子结合的桥梁
TF IIH	解旋酶、作为蛋白激酶催化 CTD 磷酸化

（一）RNA 聚合酶 II 与通用转录因子协同组成转录起始复合物

RNA 聚合酶 II 及其通用转录因子结合 II 类启动子时，关键是识别启动子中的 TATAAA（TATA 盒）共有序列（图 21-8）。

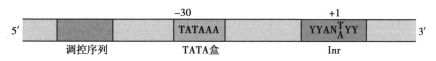

图 21-8　真核细胞 RNA 聚合酶 II 识别的启动子共有序列

TF IID 是识别 TATA 盒的关键转录因子，它不是一种单一蛋白质，而是由 TATA 结合蛋白质（TATA-binding protein，TBP）和 8~10 个 TBP 相关因子（TBP-associated factors，TAFs）共同组成的复合物。TBP 结合一个 10bp 长度的 DNA 片段，刚好覆盖 TATA 盒，而含有 TAFs 的 TF IID 则可覆盖一个 35bp 或者更长的区域。

生成具有转录活性的转录前起始复合物，即闭合转录复合体的步骤主要包括：①由 TF IID 中的 TBP 识别 TATA 盒，并在 TAFs 的协助下结合到启动子区，然后 TF IIB 与 TBP 结合，同时 TF IIB 也能与 DNA 的 TF IIB 识别序列结合，TF IIA 可以稳定与 DNA 结合的 TF IIB-TBP 复合体；②TF IIB-TBP 复合体与 RNA pol II-TF IIF 复合体结合，此举可降低 RNA pol II 与 DNA 的非特异部位的结合，协助 RNA pol II 靶向结合启动子；③TF IIE 和 TF IIH 加入，形成闭合复合体，装配完成。

（二）RNA 聚合酶 II 的 CTD 结构在转录中起重要作用

RNA pol II 由 12 个亚基组成，其最大亚基的羧基端包含一段由 7 个氨基酸残基（Tyr-Ser-Pro-Thr-Ser-Pro-Ser）组成的共有重复序列，称为羧基末端结构域（carboxyl-terminal domain，CTD）。RNA pol I 和 RNA pol III 中都不具有 CTD 结构。所有真核生物的 RNA pol II 都具有 CTD，只是其中的 7 个氨基酸共有序列的重复程度不同。哺乳类动物 RNA pol II 的 CTD 有 52 个 7 肽重复共有序列，其中 21 个

与上述 7 个氨基酸共有序列完全一致。体内外实验均证明,CTD 的可逆磷酸化在真核生物转录起始和延长阶段发挥重要作用。磷酸化的 CTD 在转录起始中发挥作用,当 RNA pol Ⅱ 完成转录启动、离开启动子时,CTD 的一些 Ser 和 Tyr 残基必须被磷酸化;转录终止时,CTD 发生去磷酸化。

(三)转录因子 ⅡE 和 ⅡH 介导的 DNA 解链促进 RNA 聚合酶 Ⅱ 向前移动

当 RNA pol Ⅱ 与 TF ⅡB-TBP、TF ⅡF 形成复合体结合到启动子区,此时 TH ⅡE 进入复合体并招募 TH ⅡH 到闭合复合体。TF ⅡH 具有解旋酶(helicase)活性,能使转录起始点附近的 DNA 双螺旋解开,使闭合复合体成为可转录复合体(开放复合体)。TF ⅡH 还具有激酶活性,它的一个亚基能使 RNA 聚合酶Ⅱ的 CTD 磷酸化。此外,还有一种可使 CTD 磷酸化的蛋白质是周期蛋白依赖性激酶 9(cyclin-dependent kinase 9,CDK9)。CTD 磷酸化能使开放复合体的构象发生改变,启动转录。CTD 磷酸化在转录延长期也很重要,而且影响转录后加工过程中转录复合体和参与加工的酶之间的相互作用。

当转录起始复合物合成了一段含有 60~70 个核苷酸的 RNA 时,TF ⅡE 和 TF ⅡH 释放,RNA 聚合酶Ⅱ进入转录延长期。

(四)转录延长过程中形成转录泡

RNA 聚合酶Ⅱ在形成有活性的转录复合物过程中伴随着其构象的改变。闭合的复合物包含完整的、线型双链 DNA;开放的复合物则包含一段解链的 DNA,即形成转录泡。TF ⅡE 和 TF ⅡH 负责引入负超螺旋和解螺旋的启动子 DNA,提供转录的模板。TBP 使启动子 DNA 弯曲缠绕在聚合酶和 TF ⅡB 的 C 末端结构域。TF ⅡB 的 N 末端结构域则引导 DNA 在聚合酶表面定位,通过在保守的 TATA 盒至转录起始位点间的直线移动,使转录起始位点与酶的活性中心并列排布。通过 TF ⅡH 的 ATP 酶亚基和解链酶(helicase)亚基引入负超螺旋,解旋产生了一个瞬时的转录泡,并被 TF ⅡF 捕获。此时 DNA 弯曲 90°,下降到 RNA pol Ⅱ 的中央裂隙中,RNA 开始合成。在链延伸过程中,转录泡处形成 DNA-RNA 杂交分子。

(五)转录延长过程需要移动核小体

真核生物基因组 DNA 在双螺旋结构的基础上,与多种组蛋白组成核小体(nucleosome)高级结构。RNA pol 的前移处处都遇上核小体。通过体外转录实验可以观察到转录延长中核小体移位和解聚现象。

用含核小体结构的 DNA 片段作模板,进行体外转录分析。从 DNA 电泳图像观察,DNA 能保持约 200bp 及其倍数的阶梯形电泳条带。据此认为,核小体只是发生了移位。但在使用培养细胞进行的转录实验中则观察到,组蛋白中含量丰富的赖氨酸发生了乙酰化,DNA 分子上还出现了 AMP 生成 ADP 再形成多聚 ADP 的现象。乙酰基带有负电荷,赖氨酸乙酰化可以降低赖氨酸的正电荷。核小体组蛋白 -DNA 的结构的稳定是靠碱性氨基酸提供正电荷和核苷酸磷酸根上的负电荷来维系的。据此推论:核小体在转录过程可能发生解聚和重新装配(图 21-9)。

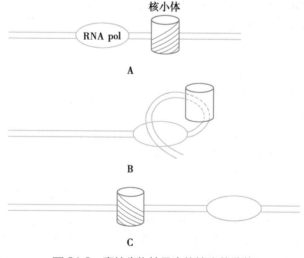

图 21-9 真核生物转录中的核小体移位

（六）真核生物蛋白质编码基因转录没有固定的终止位点

RNA 聚合酶Ⅱ的转录没有明确的终止信号，转录通过结构基因的结尾部分后，RNA 聚合酶Ⅱ继续向下游转录几千个碱基，没有固定的终止部位。

真核生物的转录终止，是和转录后修饰密切相关的。例如，真核生物 mRNA 所特有的多聚腺苷酸［poly（A）］尾结构，是在转录后才加上的，因为在 DNA 模板链上并未找到相应的多聚胸苷酸［poly（dT）］。目前认为，RNA pol Ⅱ所催化的 hnRNA 的转录终止是与 poly（A）尾的形成同时发生的。

在编码蛋白质的结构基因下游有一组共同序列 AATAAA，再远处的下游还有相当多的 GT 序列。这些序列就是转录终止与修饰的相关信号，被称为修饰点。RNA pol Ⅱ所催化的转录会越过这一修饰点并将其转录下来，转录产物中与修饰点所对应的序列会被特异的核酸酶识别并切断，随即由 poly（A）聚合酶在断裂点断端的 3′-OH 延伸，加上 poly（A）尾结构。断端下游的 RNA 虽继续转录，但很快被 RNA 酶降解。

三、真核生物 mRNA 由 hnRNA 前体经转录后加工成为成熟分子

真核生物转录生成的 RNA 分子是初级 RNA 转录物（primary RNA transcript），几乎所有的初级 RNA 转录物都要经过加工（processing），才能成为具有功能的成熟的 RNA。加工主要在细胞核中进行。RNA pol Ⅱ在核内转录生成的 RNA，需要进行 5′ 端和 3′ 端（首、尾部）的修饰以及剪接（splicing），才成为成熟的 mRNA，被转运到细胞质里的核糖体，指导蛋白质翻译。此外，在加工过程中 mRNA 内部还可能发生甲基化修饰，m6A 是其中含量最丰富的修饰，可能在转录后水平影响 mRNA 的代谢与功能。

（一）前体 mRNA 在 5′ 端加上"帽"结构

RNA pol Ⅱ转录产生的前体 mRNA（precursor mRNA）也称为初级 mRNA 转录物、核不均一 RNA（heteronucleus RNA，hnRNA）、或杂化核 RNA。大多数真核 mRNA 的 5′ 端有 7- 甲基鸟嘌呤的帽结构。RNA pol Ⅱ催化合成的新生 RNA 在长度达 25~30 个核苷酸时，其 5′ 末端的核苷酸就与 7- 甲基鸟嘌呤核苷通过不常见的 5′,5′- 三磷酸连接键相连（图 21-10）。

加帽过程由鸟苷酸转移酶（guanylyl transferase）和甲基转移酶（methyltransferase）催化完成。首先，新生 RNA 的 5′ 端核苷酸的 γ- 磷酸被水解，在鸟苷酸转移酶的作用下与另一个 GTP 分子的 5′ 端结合，形成 5′,5′- 三磷酸结构；然后由 S- 腺苷甲硫氨酸（SAM）先后提供甲基，使加上去的鸟嘌呤的 N7 和原新生 RNA 的 5′ 端核苷酸的核糖 2′-O 甲基化。5′ 端的帽结构可以使 mRNA 免遭核酸酶的攻击，也能与帽结合蛋白质复合体（cap-binding complex of protein）结合，并参与 mRNA 和核糖体的结合，启动蛋白质的生物合成（见第二十二章）。

（二）前体 mRNA 在 3′ 端特异位点断裂并加上多聚腺苷酸尾结构

除组蛋白 mRNA 外，真核生物的 mRNA 在 3′ 端都有 poly（A）尾结构，约含 80~250 个腺苷酸。如前所述，poly（A）尾并非由 DNA 模板编码。而是由 poly（A）聚合酶催化生成的。前体 mRNA 上的断裂点也是多聚腺苷酸化（polyadenylation）的起始点，断裂点的上游 10~30nt 有 AAUAAA 信号序列，断裂点的下游 20~40nt 有富含 G 和 U 的序列，前者是特异序列，后者是非特异序列。

Poly（A）的长度不是固定的。细胞内 mRNA 的 poly（A）尾会随着时间不断缩短。随着 poly（A）缩短，其翻译活性逐步下降。因此推测，poly（A）的有无和长短，是维持 mRNA 作为翻译模板的活性以及增加 mRNA 本身稳定性的因素。一般真核生物在胞质内出现的 mRNA，其 poly A 长度为 80~250 个核苷酸之间。

前体 mRNA 分子的断裂和 poly（A）尾的形成过程十分复杂，需要多种蛋白质参与其中。其主要步骤有：多聚腺苷酸化特异因子（polyadenylation specificity factor，CPSF）结合 AAUAAA 信号序列形成复合物，随后结合断裂激动因子（cleavage stimulatory factor，CStF）和断裂因子（cleavage factor，CF）Ⅰ和Ⅱ，使前体 mRNA 在断裂点断裂，产生游离 3′-OH，由多聚腺苷酸聚合酶［poly（A）polymerase，

PAP]催化完成 mRNA 多聚腺苷酸尾的合成。

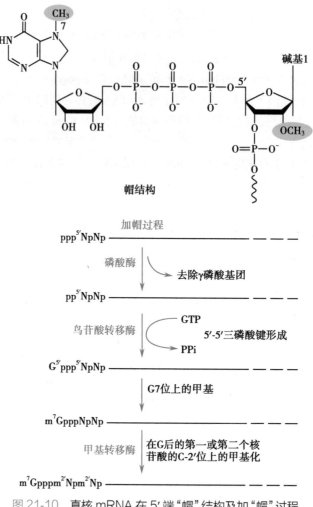

帽结构

图 21-10　真核 mRNA 在 5′端"帽"结构及加"帽"过程

(三) 前体 mRNA 通过剪接除去内含子序列

真核细胞的核内出现的初级转录物的分子量往往比在胞质内出现的成熟 mRNA 大几倍,甚至数十倍。成熟 mRNA 来自 hnRNA,而 hnRNA 和 DNA 模板链可以完全配对。hnRNA 中被剪接去除的核酸序列即内含子的序列(见第十九章),而最终出现在成熟 mRNA 分子中、作为模板指导蛋白质翻译的序列即外显子序列。去除初级转录物上的内含子序列,将外显子连接为成熟 RNA 的过程称为 mRNA 剪接(mRNA splicing)。

以鸡的卵清蛋白基因为例说明 mRNA 剪接:卵清蛋白基因全长为 7.7kb,有 8 个外显子和 7 个内含子(图 21-11)。图中蓝色并用数字表示的部分是外显子,其中 L 是前导序列,用字母表示的白色部分是内含子。初级转录物即 hnRNA 是和相应的基因等长的,内含子序列也存在于初级转录物中。切除内含子序列后,成熟的 mRNA 分子仅为 1.2kb,为 386 个氨基酸编码。

1. 内含子在剪接接口处剪除　RNA 的剪接部位必须十分精确,一个核苷酸的滑移可能引起剪接位点 3′端后面整个读码框的移位,导致 mRNA 编码完全不同的氨基酸序列。因此,正确的剪接位点必须有明确的标志。大多数内含子都以 GU 为其 5′端的起始,而其末端则为 AG-OH-3′。5′-GU……AG-OH-3′ 称为剪接接口(splicing junction)或边界序列,也称为剪接部位(splice site)。剪接后,GU 或 AG 不一定被剪除。

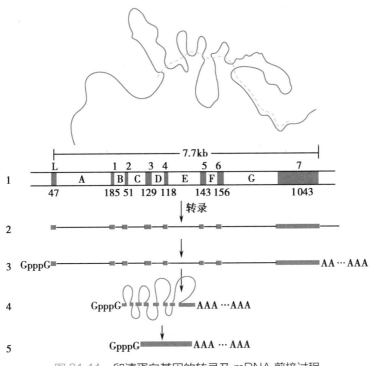

图 21-11　卵清蛋白基因的转录及 mRNA 剪接过程

2. 剪接包括两步转酯反应　mRNA 前体中的内含子是以所谓"套索"(lariat)结构的形式被切除的。内含子的 5′ 端 G 和分支点 A 以 2′,5′- 磷酸二酯键相连成"套索"状结构,并被切除,同时两个外显子接合。这个剪接过程包括两步转酯反应(transesterification,图 21-12):第一步转酯反应是将内含子的 5′- 磷与外显子 1 的 3′-OH 之间的酯键转变为内含子的 5′- 磷与分支点 A 的 2′-OH 之间的酯键;第二步转酯反应是将外显子 2 的 5′- 磷与内含子 3′-OH 之间的酯键转变为外显子 2 的 5′- 磷与外显子 1 的 3′-OH 之间的酯键,并释出"套索"状结构的内含子,外显子 1 和外显子 2 接合。在这两步反应中磷酸二酯键的数目并没有改变,因此剪接反应本身不需要消耗能量。

3. 剪接体是内含子剪接场所　mRNA 前体的剪接发生在剪接体(spliceosome)中。剪接体是一种超大分子(supramolecular)复合体,由 5 种核小 RNA(snRNA)和大约 50 种蛋白质装配而成。这 5 种 snRNA 分别称为 U1、U2、U4、U5 和 U6,长度范围在 100~300 个核苷酸,分子中的碱基以尿嘧啶含量最为丰富,因而以 U 作为分类命名。每一种 snRNA 分别与多种蛋白质结合,形成 5 种核小核糖核蛋白颗粒(small nuclear ribonucleoprotein particle,snRNP)。真核生物从酵母到人类,snRNP 中的 RNA 和蛋白质都高度保守。各种 snRNP 在内含子剪接过程中先后结合到 hnRNA 上,使内含子形成套索并拉近上、下游外显子。剪接体的装配需要 ATP 提供能量。

4. 前体 mRNA 分子的加工有剪切和剪接两种模式　前体 mRNA 分子的加工除上述剪接外,还有一种剪切(cleavage)模式。剪切指的是剪去某些内含子后,在上游的外显子 3′ 端直接进行多聚腺苷酸化,不进行相邻外显子之间的连接反应。剪接是指剪切后又将相邻的外显子片段连接起来,然后进行多聚腺苷酸化。

5. 前体 mRNA 分子可发生选择性剪接　许多前体 mRNA 分子经过加工只产生一种成熟的 mRNA;有些则可剪切或 / 和剪接加工成结构有所不同的 mRNA,这一现象称为选择性剪接(alternative splicing)。也就是说,这些真核生物前体 mRNA 分子的加工可能具有 2 个以上的加多聚腺苷酸的断裂和多聚腺苷酸化的位点,因而可采取剪切(图 21-13A)或 / 和选择性剪接(图 21-13B)形成不同的 mRNA。选择性剪接现象的存在提高了对数目有限的基因的利用,是增加生物蛋白质多样性的机制之一。

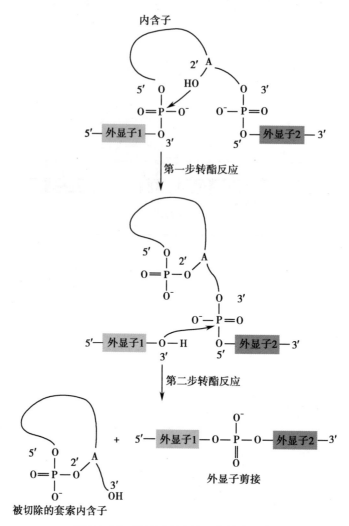

内含子

第一步转酯反应

第二步转酯反应

被切除的套索内含子

外显子剪接

图 21-12 剪接过程中的两步转酯反应

例如,在大鼠中,同一种前体 mRNA 分子在甲状腺内产生降钙素(calcitonin),而在大脑内产生降钙素 - 基因相关肽(calcitonin-gene related peptide,CGRP),是由于不同的剪切和剪接方式参与了加工过程(图 21-14)。

(四) mRNA 编辑是对基因的编码序列进行转录后加工

有些基因的蛋白质产物的氨基酸序列与基因的初级转录产物序列并不完全对应,mRNA 上的一些序列在转录后发生了改变,称为 RNA 编辑(RNA editing)。

例如,人类基因组上只有 1 个载脂蛋白 B(apolipoprotein B,Apo B)的基因,转录后发生 RNA 编辑,编码产生的 Apo B 蛋白却有 2 种,一种是 Apo B100,由 4 536 个氨基酸残基构成,在肝细胞合成;另一种是 Apo B48,含 2 152 个氨基酸残基,由小肠黏膜细胞合成。这两种 Apo B 都是由 *APOB* 基因产生的 mRNA 编码的,然而小肠黏膜细胞存在一种胞嘧啶核苷脱氨酶(cytosine deaminase),能将 *APOB* 基因转录生成的 mRNA 的第 2 153 位氨基酸的密码子 CAA(编码 Gln)中的 C 转变为 U,使其变成终止密码子 UAA,因此 Apo B48 的 mRNA 翻译在第 2 153 个密码子处终止(图 21-15)。

又如,脑细胞谷氨酸受体(GluR)是一种重要的离子通道。编码 GluR 的 mRNA 在转录后还可发生脱氨基使 A 转变为 G,导致一个关键位点上的谷氨酰胺密码子 CAG 变为 CGG(精氨酸),含精氨酸的 GluR 不能使 Ca^{2+} 通过。这样,不同功能的脑细胞就可以选择产生不同的受体。RNA 的编辑作用说明,基因的编码序列经过转录后加工,是有多用途分化的,因此也称为分化加工(differential RNA processing)。

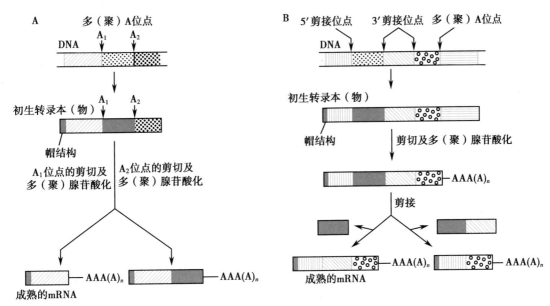

图 21-13 真核细胞基因的前体 mRNA 加工的两种机制

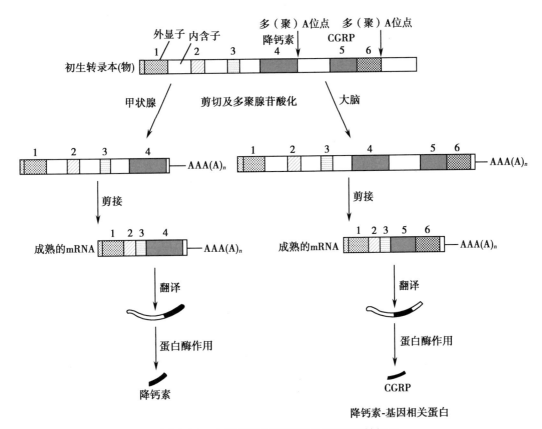

图 21-14 大鼠降钙素基因转录本的选择性加工

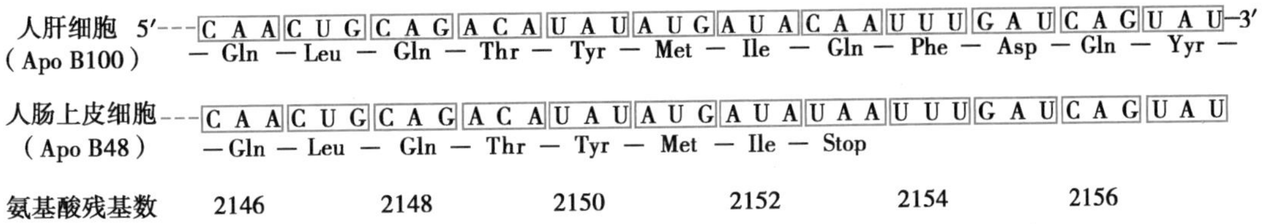

人肝细胞 5'---C A A C U G C A G A C A U A U A U G A U A C A A U U U G A U C A G U A U-3'
（Apo B100） — Gln — Leu — Gln — Thr — Tyr — Met — Ile — Gln — Phe — Asp — Gln — Yyr —

人肠上皮细胞---C A A C U G C A G A C A U A U A U G A U A U A A U U U G A U C A G U A U
（Apo B48） — Gln — Leu — Gln — Thr — Tyr — Met — Ile — Stop

氨基酸残基数　2146　　　2148　　　　2150　　　　2152　　　　2154　　　　2156

图 21-15 载脂蛋白 B 基因转录后可发生 RNA 编辑

第四节　真核生物非编码 RNA 的生物合成

真核细胞内的非编码 RNA 也是以 DNA 为模板转录生成,由 RNA 聚合酶负责转录。转录及加工过程的基本机制相同,但也有许多不同的特点。非编码 RNA 的类型很多,本节介绍以下这些非编码 RNA 的转录与加工的主要特点。

一、组成性非编码 RNA 的合成

组成性非编码 RNA 的基因主要含有 I 类和 III 类启动子(见表 21-3),因此,主要由 RNA po l I 和 RNA pol III 催化转录产生组成性非编码 RNA,转录后也需要经过加工才能产生成熟的 RNA 分子。

(一) rRNA 的合成和加工

1. RNA 聚合酶 I 转录合成 45S rRNA 前体　真核生物的 45S rRNA 前体是由 rRNA 基因编码, RNA 聚合酶 I 催化合成,在核仁中加工产生组成核糖体的 18S、28S 和 5.8S rRNA;而核糖体的另一组分 5S rRNA 则来源于 RNA 聚合酶III催化合成的单独的转录产物。

RNA 聚合酶 I 结合的启动子是 I 类启动子。含有 I 类启动子的基因主要是 rRNA 的基因。这类基因有成百上千个拷贝,每一个拷贝都具有相同的序列,具有相同的启动子序列(但在不同的物种之间差异很大)。

人 rRNA 基因的启动子包括核心元件(core element)和上游调控元件(upstream control element, UCE)两部分,前者位于 –45~+20,转录起始的效率很低,后者位于 –156~–107,能增强转录的起始, 两部分序列都富含 GC 碱基对。两个元件之间的距离非常重要,距离过远或过近都会降低转录起始效率。

RNA 聚合酶 I 的转录因子包括上游结合因子(upstream binding factor,UBF)和选择因子 1(selectivity factor 1,SL1)。SL1 由 4 个亚基组成,其中 1 个是 TATA 盒结合蛋白(TATA box binding protein,TBP), 另 3 个是 TBP 结合因子(TBP-associated factors,TAF I s)。

2. 真核 rRNA 前体经过剪接形成不同类别的 rRNA　真核生物细胞核内都可发现一种 45S 的转录产物,它是 3 种 rRNA 的前身。45S rRNA 通过一种所谓"自剪接"机制,在核仁小 RNA(snoRNAs) 以及多种蛋白质分子组成的核仁小核糖核蛋白(snoRNPs)的参与下,通过逐步剪切成为成熟的 18S、 5.8S 及 28S 的 rRNA(图 21-16)。

前体 rRNA 的加工除自剪接外,通常还涉及核糖 2′-OH 的甲基化修饰。rRNA 成熟后,就在核仁上装配,与核糖体蛋白质一起形成核糖体,输送到胞质。增殖中的细胞,其 rRNA 较稳定;静止状态的细胞,其 rRNA 的寿命较短。

(二) tRNA 的合成和加工

1. RNA 聚合酶III转录合成 tRNA　RNA 聚合酶III识别和起始转录的启动子是III类启动子,含有 III类启动子的基因包括 5S rRNA、tRNA、U6 snRNA、7SL RNA、7SK RNA 等。

2. 真核生物前体 tRNA 的加工包括剪接和核苷酸的碱基修饰　真核生物的大多数细胞有 40~50 种不同的 tRNA 分子。编码 tRNA 的基因在基因组内都有多个拷贝。前体 tRNA 分子需要多种转录后加工才能成为成熟的 tRNA。

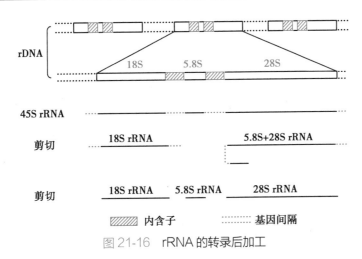

图 21-16　rRNA 的转录后加工

以酵母前体 tRNA^{Tyr} 分子为例,加工主要包括以下变化:①酵母前体 tRNA^{Tyr} 分子 5′ 端的 16 个核苷酸前导序列由 RNase P 切除;②氨基酸臂的 3′ 端 2 个 U 被 RNase D 切除,再由核苷酸转移酶加上特有的 CCA 末端;③茎 - 环结构中的一些核苷酸碱基经化学修饰为稀有碱基,包括某些嘌呤甲基化生成甲基嘌呤、某些尿嘧啶还原为二氢尿嘧啶(DHU)、尿嘧啶核苷转变为假尿嘧啶核苷(ψ)、某些腺苷酸脱氨成为次黄嘌呤核苷酸(I)等;④通过剪接切除茎 - 环结构中部 14 个核苷酸的内含子。前体 tRNA 分子必须折叠成特殊的二级结构,剪接反应才能发生,内含子一般都位于前体 tRNA 分子的反密码子环(图 21-17)。

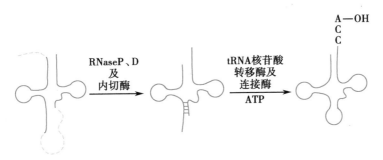

图 21-17　tRNA 的转录后加工

(三) 一些内含子 RNA 具有自我剪接和催化功能

1982 年美国科学家 T. Cech 和他的同事发现四膜虫(tetrahymena thermophilic)编码 rRNA 前体的 DNA 序列含有间隔内含子序列,他们在体外用从细菌纯化得到的 RNA 聚合酶转录从四膜虫纯化的编码 rRNA 前体的 DNA,结果是在没有任何来自四膜虫的蛋白质的情况下,rRNA 前体能准确地剪接去除内含子。这种由 RNA 分子催化自身内含子剪接的反应称为自剪接(self-splicing)。随后,在其他原核生物以及真核生物的线粒体、叶绿体的 rRNA 前体加工中,亦证实了这种剪接的存在。

一些噬菌体的 mRNA 前体及细菌 tRNA 前体也发现有这类自身剪接的内含子,并被称为 I 型内含子(group I intron)。I 型内含子以游离的鸟嘌呤核苷或鸟嘌呤核苷酸作为辅因子完成剪接。鸟嘌呤核苷或鸟嘌呤核苷酸的 3′-OH 与内含子的 5′- 磷酸共同参与转酯反应。这种转酯反应与前述的 mRNA 内含子剪接的转酯反应类似,不过参与反应的不是分支点 A 的 2′-OH,切除的内含子是线状,而不是 "套索" 状。

某些线粒体和叶绿体的 mRNA 前体和 tRNA 前体还有另一类自身剪接的内含子,称为 II 型内含子。这类内含子的剪接与前面介绍的前体 mRNA 内含子剪接相同,但是没有剪接体参与(图 21-18)。自身剪接内含子的 RNA 具有催化功能,是一种核酶。

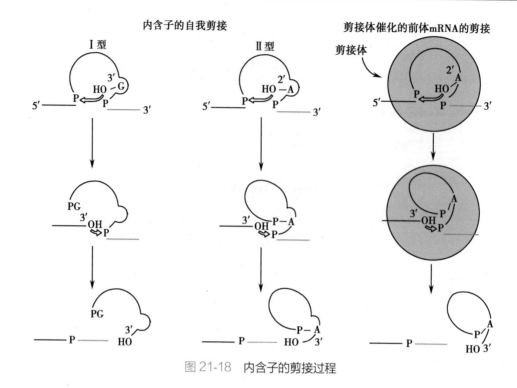

图 21-18   内含子的剪接过程

二、调控性非编码 RNA 的合成

调控性 ncRNA 的种类复杂多样（见第四章），在真核细胞内也都是通过转录和加工而产生的。下面重点介绍它们在真核细胞内的合成过程。

（一）长链非编码 RNA 的合成

一般认为长链非编码 RNA（long non-coding RNA，long ncRNA，lncRNA）是不编码蛋白质、长度约为 200 个核苷酸的转录产物，位于细胞核内或胞浆内。lncRNA 可从不同的 DNA 序列转录产生，包括蛋白质编码基因、假基因以及蛋白质编码基因之间的基因组 DNA 序列。

在蛋白质编码基因内，都有一个主要启动子（major promoter）。RNA 聚合酶 II 结合到主要启动子，转录产生的是 mRNA。在一些蛋白质编码基因内，还存在次要启动子（minor promoter）。RNA 聚合酶 II 结合到次要启动子，转录产生的 RNA 不能编码蛋白质，是长链非编码 RNA。

基因组中的大部分假基因都是不能转录的。然而，有一些假基因是可以转录的，由于假基因的结构基因中存在突变，转录产生的 RNA 并不能进一步翻译产生功能蛋白，所以这些 RNA 都是非编码 RNA。

大部分 lncRNA 是从蛋白质编码基因之间的基因组 DNA 序列转录产生。蛋白质编码基因在基因组中所占的比例非常低，但基因组 DNA 的大部分序列都是可以转录的，大部分 lncRNA 可能具有自身的基因。不过，目前了解甚少。

（二）短链非编码 RNA 的合成

1. miRNA 由 RNA 聚合酶 II 转录合成   短链非编码 RNA 主要包括 microRNA（miRNA）、小干扰 RNA（siRNA）以及 Piwi-RNAs（piRNA）。miRNA 的合成过程大致可以分成五个阶段（图 21-19）：①miRNA 基因由 RNA 聚合酶 II 催化转录，产生初级转录本——pri-miRNA。②pri-miRNA 经过一种 RNase III 内切酶 Drosha 剪切之后，形成长约 70~90nt、具有发卡结构的前体 miRNA（pre-miRNA）。③pre-miRNA 通过 exportin-5 运输到细胞质中。④在胞质中，另一种 RNase III 内切酶——Dicer 从发夹状前体的一条臂上切割得到 20~23bp 左右的双链 RNA（dsRNA）。⑤dsRNA 与 Argonaute（Ago）家

族的蛋白质结合,其中一条链是最终行使功能的 miRNA,其互补链则被视为目标 RNA 而被切割和释放,最终形成 21~25nt 的成熟 miRNA。

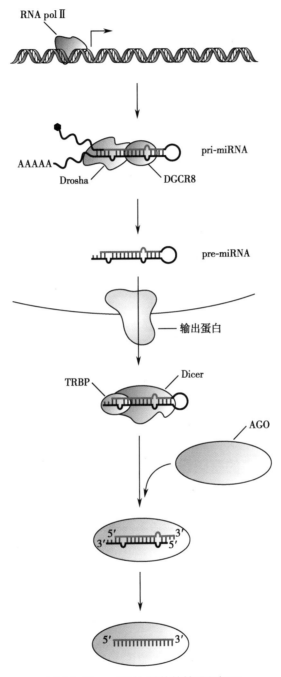

图 21-19 miRNA 前体的转录和加工

2. siRNA 由 Dicer 从双链 RNA 切割而成 内源性 siRNA 是从细胞内的双链 RNA 加工而产生的。内源性 siRNA 的前体分子主要有以下几个来源:①当 lncRNA 分子内存在互补片段时,可形成分子内的双链区域,siRNA 的序列存在于完全互补的双链片段中。②蛋白质编码基因或者 lncRNA 的基因转录时,并不是在特定的位点终止转录。当两个距离较近而转录方向相反的基因转录时,其转录过程可能持续到两个基因的会聚区。在这种情况下,在转录重叠区域所产生的 RNA 片段互补,所产生的 RNA 分子可在局部结合,形成双链。③一些含有次要启动子的蛋白质编码基因中,如果次要启动子的转录方向与主要启动子的转录方向相反,可转录产生天然反义转录物(NAT)。NAT 与 mRNA

互补结合,可产生双链 RNA 分子。④由假基因转录产生的 RNA,可能通过不同方式形成双链 RNA 分子。

　　如果双链 RNA 分子中存在 Dicer 识别的序列,Dicer 可将双链 RNA 切割,形成约 21nt 的短双链 siRNA。每条链的 5′ 端有一个磷酸根,3′ 端有双核苷酸的单链突出,这是 RNase Ⅲ 切割产物的特征。双链 siRNA 的一条链称为向导链(guide strand),而另一条链称为乘客链(passenger strand)。其中向导链与 Argonaute2(AGO2)蛋白组装形成 RNA 诱导的沉默复合物(RISC)。人体内有八种 Argonaute 蛋白,其中四种属于 Argonaute 亚类,即 Ago1~4,另外四种属于 Piwi 亚类,即 hPiwi1~4。向导链 RNA 利用所携带的序列信息识别互补的同源靶 RNA 分子。siRNA 和 AGO2 复合物具有序列特异的 RNA 内切酶活性,定点切割互补的 mRNA,引发其降解。

　　3. piRNA 由 Piwi 蛋白切割产生　piRNA 是长度为 24~30nt 的单链 RNA,它和 Argonaute 的 Piwi 亚家族成员结合形成 piRNA 复合物(piRC)来调控基因沉默途径,主要存在于哺乳动物的生殖细胞和干细胞中。piRNA 的生成不依赖 Dicer,而由 Piwi 蛋白切割产生。piRNA 对生成配子细胞和维持生殖干细胞稳定性都有重要作用。

第五节　病毒 RNA 的复制

　　自然界中的绝大多数生物都是以 DNA 作为遗传物质携带遗传信息,而在一些 RNA 病毒中,遗传物质则是 RNA。在这些病毒的整个生命周期中并不涉及 DNA 的作用,作为遗传物质的 RNA 是通过复制(而不是转录)过程产生的。

一、大多数 RNA 病毒的基因组是单链 RNA 分子

　　绝大多数生物的基因组是 DNA,只有少数病毒基因组是 RNA。大多数 RNA 病毒的基因组是单链 RNA 分子,如单链 RNA 噬菌体、脊髓灰质炎病毒(poliovirus)、鼻病毒(rhinovirus)、冠状病毒的基因组。少数病毒的基因组是双链 RNA 分子,如呼肠孤病毒(reovirus)。根据单链 RNA 基因组与其 mRNA 序列之间的异同,可分为正链 RNA(positive-strand RNA)和负链 RNA(negative-strand RNA),正链 RNA 与 mRNA 序列一致,负链 RNA 与 mRNA 序列互补,它们在复制过程中各有不同的特点。

二、RNA 病毒基因组复制利用宿主翻译系统合成有关酶和蛋白质

　　病毒基因组 RNA 包含病毒携带的全部遗传信息,基因组 RNA 复制是以病毒全长 RNA 分子为模板,在真核细胞中合成一套同样的 RNA 分子。要完成这个复制过程,病毒需要利用宿主的转录、翻译系统来识别并转录病毒基因组序列,从而翻译出多种与病毒复制有关的酶和蛋白质,如合成能够特异识别并复制病毒 RNA 的 RNA 聚合酶。正链 RNA 病毒基因组携带有编码复制酶(RNA 依赖的 RNA 聚合酶)的基因,病毒 RNA 可直接作为 mRNA 附着到宿主细胞核糖体上,翻译出此复制酶,使病毒能以 RNA 为模板合成新的 RNA 分子。例如,2019 新型冠状病毒(2019-nCoV)是一种单股正链 RNA 病毒,进入宿主细胞后,直接以病毒基因组 RNA 为模板,翻译出病毒 RNA 复制酶。进而应用这个酶合成负链 RNA 和正链 RNA 分子,完成病毒基因组 RNA 的复制。

负链 RNA 病毒基因组进入寄主细胞后不能直接作为 mRNA,而是先要以负链 RNA 为模板利用病毒体自身所携带的 RNA 依赖的 RNA 聚合酶合成与负链 RNA 互补的正链 RNA,再以此正链 RNA 作为 mRNA 合成病毒蛋白和酶,并以正链 RNA 为模板合成互补的负链基因组 RNA。

三、多数 RNA 病毒可利用 RNA 复制酶合成 RNA

除逆转录病毒外,其他 RNA 病毒都是在宿主细胞内以病毒的单链 RNA 为模板合成 RNA,这种 RNA 依赖的 RNA 合成又称为 RNA 复制(RNA replication)。催化 RNA 复制的酶是 RNA 依赖的 RNA 聚合酶(RNA-dependent RNA polymerase,RDRP),也称为 RNA 复制酶(RNA replicase),由病毒的 RNA 编码。RNA 复制酶只能复制病毒 RNA,不能以 DNA 为模板合成 RNA。

以 RNA 噬菌体为例,大多数 RNA 噬菌体的 RNA 复制酶由 4 个亚基组成,其中一个亚基是由噬菌体 RNA 复制酶基因编码的,是复制酶的活性部位。另外 3 个亚基是延长因子 Tu、延长因子 Ts 和 S1 蛋白(核糖体 30S 小亚基的一种蛋白质),都由宿主细胞自身的基因编码,参与宿主细胞蛋白质合成。这 3 种蛋白质可能在协助复制酶定位和结合病毒 RNA 的 3′ 端的过程中起作用。RNA 依赖的 RNA 合成的化学反应过程、机制与依赖于 DNA 的 RNA 合成是相同的,合成的方向也是从 5′→3′,RNA 复制酶不具有校正功能。RNA 复制酶只特异地识别并复制病毒 RNA,而对宿主 RNA 不进行复制。

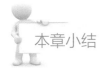

本章小结

RNA 合成包括转录和 RNA 复制。

转录是在 DNA 依赖的 RNA 聚合酶催化下,以 DNA 为模板,以 4 种 NTP 为原料合成与模板互补的 RNA 的过程,是基因表达的第一步。RNA 转录对模板 DNA 的双链具有选择性。RNA 合成方向是 5′→3′。转录的过程可以分为起始、延长和终止 3 个阶段。

原核生物只有一种 RNA 聚合酶,催化 mRNA、tRNA 和 rRNA 的合成。σ 亚基识别启动子,全酶启动转录,核心酶的作用是延长 RNA 链。原核生物基因转录终止有依赖于 ρ 因子和不依赖于 ρ 因子两种方式。

真核生物具有 3 种不同的 RNA 聚合酶。RNA 聚合酶 I 催化 rRNA 前体的合成,RNA 聚合酶 II 催化 mRNA 前体 hnRNA 合成,RNA 聚合酶 III 催化 tRNA 和 5S rRNA 等的合成;真核生物的 3 种 RNA 聚合酶各有其自己的启动子;RNA 聚合酶 II 的启动子由位于转录起始位点的 5′- 侧的 TATA 盒以及其他上游启动子元件构成。RNA 聚合酶 II 在通用转录因子协助下识别转录起始位点。

真核细胞 3 种 RNA 聚合酶的初级产物都需要经过加工才能成为成熟 RNA。mRNA 前体的加工包括合成 5′ 端加帽、3′ 端加 poly(A)尾、剪接除去内含子。mRNA 前体的剪接加工主要由剪接体来完成。一个前体 mRNA 分子可经过剪接和剪切两种模式而加工成多个 mRNA 分子。有些真核的 rRNA、tRNA 和 mRNA 前体含有自身剪接内含子,这类内含子的剪接不需要蛋白质参与,内含子自身的 RNA 具有催化剪接的功能。有些 mRNA 要经过编辑。

RNA 病毒的基因组完全由 RNA 构成的,它们在宿主细胞中以病毒的单链 RNA 为模板合成 RNA,这种依赖于 RNA 的 RNA 合成方式称为 RNA 复制。病毒基因组 RNA 有正、负链之分,其复制过程不同。

思考题

1. 比较 RNA 与 DNA 结构与功能的异同。
2. 试述 RNA 转录体系的组成及各成分的作用。
3. 试述 mRNA 转录后加工的意义。
4. 真核生物 mRNA 的加工有何特点？为什么一个基因转录加工产生的 mRNA 可以指导几种蛋白质的合成？
5. siRNA 和 miRNA 有何不同？

（贺俊崎）

第二十二章
蛋白质的生物合成

蛋白质是生命活动过程中最重要的物质之一。机体细胞需要蛋白质作为主要的结构成分,也需要蛋白质分子来行使细胞的功能,因此在细胞内需要高效地进行蛋白质的合成。基因的表达主要是以蛋白质的合成形式而表达出来,从而使基因的编码序列转换为蛋白质的氨基酸序列,所以蛋白质的生物合成,又叫翻译(translation),体现了两种序列之间的转换。细胞在特定的时间内需要成千上万种不同的蛋白质来维持细胞的代谢和功能;同时,细胞则根据其功能的需求不同而调节这些蛋白质的合成过程。合成后的蛋白质还需要精准地运输到特定的亚细胞区域,以便正确发挥作用。任何干扰和抑制蛋白质合成的因素,都可能导致细胞功能受损。而当细胞不需要这些蛋白质的时候,这些蛋白质将被降解清除。

第一节 蛋白质合成体系的组成

蛋白质的生物合成是一个复杂而精细的过程。在真核生物细胞中,蛋白质生物合成的过程需要多种核糖体蛋白和酶,它们参与蛋白前体合成的活化过程,多肽链合成的起始、延长和终止过程还至少需要十几种的辅酶和其他蛋白因子参与。此外,不同的蛋白质还具有不同的翻译后加工过程,还需要另外 100 多种酶、40 多种 r/tRNA 的参与。总之,几乎需要大约 300 种分子参与蛋白质多肽链的合成。如此众多的分子参与蛋白质的生物合成,使很多分子在合成过程中与核糖体组成了复杂的、具有紧凑空间结构的复合物,发挥高效的合成作用。

一、mRNA 是蛋白质合成的信息模板

蛋白质分子一级结构的信息来源于编码基因上的 DNA 核苷酸序列,但是 DNA 并不直接作为模板,指导蛋白质的生物合成。在 DNA 双链中,有一条单链可以转录生成 mRNA,然后 mRNA 作为模板,指导多肽链的合成。蛋白质可由一条或者一条以上的多肽链聚合而成,每一条多肽链都是由氨基酸按照特定的序列以肽键连接而形成。这些多肽链的氨基酸排列顺序则由与之对应的 mRNA 中的碱基序列来决定。早期科学家采用人工合成的 mRNA 进行研究,结果发现了信使 RNA 中存在密码子。信使 RNA 从起始密码子开始,从 5′ 到 3′ 方向,每三个核苷酸碱基组成一个密码或密码子(codon),也叫三联密码子。一个密码子决定多肽链中的一个氨基酸。在真核细胞的信使 RNA 分子,从起始密码子到终止密码子这一段区域所包含的信息就编码了蛋白质肽链的氨基酸序列。因此蛋白质的氨基酸序列取决于所编码的基因,不同的基因编码不同的蛋白质。

由于参与构成 mRNA 密码子的碱基有四种核苷酸,四种核苷酸都参与三联密码子的构成,通过排

列组合可形成 64 个密码子(表 22-1)。其中有三个密码子(UAA、UAG 和 UGA)不代表任何氨基酸,即为终止密码子,除这三个终止密码子以外,每一个密码子都代表着 1 个氨基酸。而一个氨基酸可以由数个密码子编码。AUG 代表甲硫氨酸,在特定的位置时还可代表肽链合成的起始密码子。当肽链合成遇到终止密码子时,标志着多肽链合成的结束。

表 22-1   密码子组成表

第二个核苷酸——→

第一个核苷酸↓		U	C	A	G
	U	苯丙氨酸(UUU)	丝氨酸(UCU)	酪氨酸(UAU)	半胱氨酸(UGU)
		苯丙氨酸(UUC)	丝氨酸(UCC)	酪氨酸(UAC)	半胱氨酸(UGC)
		亮氨酸(UUA)	丝氨酸(UCA)	终止密码(UAA)	终止密码(UGA)
		亮氨酸(UUG)	丝氨酸(UCG)	终止密码(UAG)	色氨酸(UGG)
	C	亮氨酸(CUU)	脯氨酸(CCU)	组氨酸(CAU)	精氨酸(CGU)
		亮氨酸(CUC)	脯氨酸(CCC)	组氨酸(CAC)	精氨酸(CGC)
		亮氨酸(CUA)	脯氨酸(CCA)	谷氨酰胺(CAA)	精氨酸(CGA)
		亮氨酸(CUG)	脯氨酸(CCG)	谷氨酰胺(CAG)	精氨酸(CGG)
	A	异亮氨酸(AUU)	苏氨酸(ACU)	天冬酰胺(AAU)	丝氨酸(AGU)
		异亮氨酸(AUC)	苏氨酸(ACC)	天冬酰胺(AAC)	丝氨酸(AGC)
		异亮氨酸(AUA)	苏氨酸(ACA)	赖氨酸(AAA)	精氨酸(AGA)
		甲硫氨酸(AUG)	苏氨酸(ACG)	赖氨酸(AAG)	精氨酸(AGG)
	G	缬氨酸(GUU)	丙氨酸(GCU)	天冬氨酸(GAU)	甘氨酸(GGU)
		缬氨酸(GUC)	丙氨酸(GCC)	天冬氨酸(GAC)	甘氨酸(GGC)
		缬氨酸(GUA)	丙氨酸(GCA)	谷氨酸(GAA)	甘氨酸(GGA)
		缬氨酸(GUG)	丙氨酸(GCG)	谷氨酸(GAG)	甘氨酸(GGG)

(一) 密码子具有连续性

在 mRNA 的编码区中,各个密码子之间紧密连接,密码子的碱基之间没有间隔(无标点),核苷酸序列按 5′ 到 3′ 方向排列,每一个密码子的碱基也不重叠。从 5′ 端的起始密码 AUG 开始,沿着 mRNA 上的核苷酸序列直到最后的终止密码子,形成开放阅读框架(open reading frame,ORF)。在连续编码的开放阅读框架中,假如插入或者缺失一个碱基,将会导致后续的读码发生错误,这种错误称为移码突变(frameshift mutation)。

(二) 密码子有方向性

信使 RNA 的核苷酸链具有方向性,参与密码子编码的核苷酸也有方向性,必须从 5′ 端开始阅读,向 3′ 端方向逐一阅读核苷酸密码子。如果从反方向阅读,则会使密码子的顺序完全不一样。同时,机体内的蛋白质合成体系也只能从一个方向识别密码子,即从 5′ 端向 3′ 端阅读。

(三) 密码子具有简并性

在 mRNA 的开放阅读框,每三个相邻的核苷酸代表一个氨基酸,这种三联体形式的核苷酸就是密码子。由 A、C、G、U 这 4 种核苷酸组成了 64 ($C_4^1 \times C_4^1 \times C_4^1$) 种三联体密码子(表 22-1)。一般来说,开放阅读框架包含 50 种或者更多的密码子。除了三个终止密码子外,其余 61 种密码子分别编码 20 种氨基酸,因此一种氨基酸可以有不止一个的密码子,这种现象称为密码子的简并性(degeneracy)。尽管一种氨基酸可以被多个密码子编码,但是每一个密码子只编码一种氨基酸。在 20 种氨基酸中,甲硫氨酸和色氨酸只有一个密码子,其他氨基酸都有 2 种或者更多种密码子。其中编码一种氨基酸的多个不同的密码子称为同义密码子(synonymous codon)。虽然存在同义密码子,在一种生物个体内并不一定会使用所有的同义密码子,不同的生物会选择不同的密码子,具有偏爱某些密码子的特点。此外,在大部分情况下,同义密码子的前两位碱基相同,只有第三位碱基有差异,密码子的三个碱基中因此也只有前二个碱基比较固定。例如,脯氨酸的三联体密码子是CCU、CCA、CCG和CCC,其中前二位碱基都是CC,第三位碱基可以分别是U、A、G或者C。密码子简并性的存在可以使密码子第三位碱基在发生突变时,改变后的密码仍然编码原来的氨基酸,从而使合成的多肽链不变,因此密码子的简并性可以减少有害突变,具有重要的生物学意义。

(四)密码子的摆动性

具有多种密码子的氨基酸,如前所述其多个密码子的前两位碱基常常是一样的,例如缬氨酸的密码子是GUU、GUC、GUA和GUG,前两位碱基都是GU,第三位可以U、C、A、G。但是有两种密码子的氨基酸,其密码子的第三位碱基通常要么都是嘧啶,要么都是嘌呤。例如亮氨酸的密码子有UUA和UUG,第三位碱基A和G都是嘌呤;酪氨酸的密码子UAU和UAC,密码子的第三位碱基U和C都是嘧啶。由此可以看出,氨基酸的密码子可以用XYU/C或者XYA/G来表示,其中X和Y代表四种核苷酸中的任何一种。很显然,编码氨基酸的密码子,其专一性主要取决于前两位碱基,第三位碱基的作用相对较小。

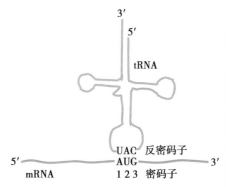

图 22-1　密码子与反密码子配对

在mRNA密码子的研究中,发现了tRNA分子上存在反密码子(anticodon),反密码子和mRNA上的密码子相互配对(图22-1),其中密码子的第一、二位碱基和反密码子严格配对,而密码子的第三位碱基与反密码子的第一位碱基配对并不严格,这一现象称为摆动性(wobble)。在tRNA的反密码子中,除了A、U、C、G四种碱基外,常常还会存在稀有碱基,第一位的碱基经常出现次黄嘌呤(I),而次黄嘌呤则可以与U、A或C形成碱基配对,因此带有次黄嘌呤的反密码子可以识别多个密码子。tRNA上的反密码子和mRNA上的密码子是反向互补配对的,反密码子的第一位对应的是密码子的第三位碱基。1966年提出的摆动假说(图22-2),认为反密码子的第一位碱基可以和密码子的第三位碱基摆动配对,例如反密码子的第一位是G时,可以和U或者C配对,第一位如果是U时,可以和A、G配对,第一位是I的话,则可以和U、C、A配对,第一位是A、C分别和U、G配对。摆动性可以使细胞内32种的tRNA识别61种密码子。

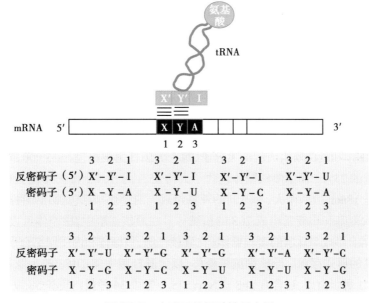

图 22-2　密码子的摆动性示意图

（五）密码子的通用性

科学家经过研究发现，密码子普遍存在于生物界，从细菌到人类都使用同一套的遗传密码，提示遗传信息在生物界的相通性。有些病毒只有核酸进入人体细胞，却能在人体机体内表达病毒蛋白并能繁殖生长；另一方面其他物种的编码基因却也可以在细菌中进行人工表达蛋白质；这些都说明了遗传密码的通用性。只是人类和细菌对同义密码子具有不同的偏爱性，细菌偏爱使用一些密码子，而人类偏爱使用另一些密码子。在哺乳动物的线粒体还存在一些不一样的密码子，例如终止密码子 UAG 不再是终止密码，却代表色氨酸。

二、tRNA 在蛋白质合成过程中转运氨基酸

tRNA 分子比较小，细菌和真核细胞内的 tRNA 通常由 73~93 个核苷酸残基组成，而且是单链的 RNA，分子内通常有部分碱基局部配对，形成三叶草样的茎环结构，即三叶草样的二级结构，含有 4 个双链的茎，4 个单链的环。3′ 末端通常是 CCA 序列，氨基酸通过与末端 A 上的核糖 3′ 羟基连接形成氨基酰 -tRNA 分子。环 I 即 D 环，其大小在 7~11 个核苷酸之间，通常含有稀有碱基双氢尿嘧啶。环 II 中含有 3 个碱基序列与 mRNA 密码子序列互补，称作反密码子，该环也叫反密码子环（anticodon loop）。反密码子环结合 mRNA 上的密码子，从而可将 tRNA 所携带的氨基酸输送到该密码子相应的位置。环 III 为可变环，是 tRNA 上变异最大的环，其组成可在 3~21 个碱基之间波动。环 IV 由于含有稀有的胸腺嘧啶核糖核苷和假尿嘧啶核苷 ψ（pseudouridine），而且其碱基序列保守不变，故称为 TψC 环。tRNA 三叶草样结构进一步折叠形成三维空间结构，经 X 射线晶体衍射技术测定，tRNA 的空间结构呈倒 L- 型结构，分子的一端是氨基酸的结合部位，另一端是反密码子环与 mRNA 结合的部位，因此 tRNA 可在密码子和氨基酸之间起着桥梁作用。对于组成蛋白质的 20 种氨基酸，每一种氨基酸至少需要一种相对应的 tRNA 来转运，作为该氨基酸特异性的 tRNA，但识别所有 20 种的氨基酸至少需要 32 种 tRNA。对于某个氨基酸特异性的 tRNA，可在该 tRNA 的右上角，标记书写所转运的氨基酸，例如 tRNA^Trp 和 tRNA^Arg 分别表示转运色氨酸和精氨酸的 tRNA。一种氨基酸可以有几种相应的 tRNA 来转运。

tRNA 上结合氨基酸的一端也称氨基酸臂或接受臂（acceptor arm），含有反密码子的一端也称作反密码子臂（anticodon arm）。tRNA 上和多肽合成有关的位点分别是 3′ 端 CCA 上的氨基酸接受位点、识别氨基酰 -tRNA 合成酶的位点、核糖体识别位点及反密码子位点。

tRNA 在识别 mRNA 分子上的密码子时具有接头作用。氨基酸一旦与 tRNA 形成氨基酰 tRNA 后，氨基酸的去向就由 tRNA 来决定，tRNA 通过其分子上的反密码子与 mRNA 上的密码子碱基配对，就把携带的氨基酸运送到了相应的位置，即密码相对应的部位。

三、核糖体 RNA 和蛋白质组成核糖体

随着细菌核糖体高分辨率结构的研究和分析，人们对核糖体的蛋白质组成成分的认识也开始清楚。核糖体是由 RNA 和蛋白质组成的巨大分子，每个大肠杆菌细胞包含 15 000 或者更多个核糖体，几乎占了细胞干重的 25%。而细菌核糖体包含了大约 65% 的 rRNA 和 35% 的蛋白质。细菌核糖体分子的直径大约是 18nm，由两个大、小不同的亚基组成。两个亚基都包含几十种核糖体蛋白和至少一个大的 rRNA，大亚基和小亚基组成 70S 的核糖体。在原核细胞中，核糖体可以以游离形式存在，也可以与 mRNA 结合形成串珠状的多核糖体；在真核细胞，核糖体和内质网结合形成粗面内质网，核糖体也可以以游离的形式存在。原核细胞核糖体（以大肠杆菌为例），由 30S 小亚基和 50S 大亚基组成，30S 亚基包含 21 种蛋白质，还含有 16S rRNA；50S 亚基由 34 种蛋白质和 5S 以及 23S 的 rRNA 组成。真核细胞核糖体则由 40S 小亚基和 60S 大亚基组成，其中 40S 小亚基含有 30 多种蛋白质和 18S rRNA,60S 大亚基则由 54 种蛋白质和 5S、5.8S、28S rRNA 组成。

　　原核生物核糖体的两个亚基三维结构不规则。在两个亚基之间存在裂隙,是 mRNA 和 tRNA 的结合部位。原核生物的核糖体含有 3 个位点,分别是 A 位、P 位和 E 位。A 位是结合氨基酰 tRNA 的位点;P 位是结合肽酰 tRNA 的位置;大、小亚基的蛋白质成分和 rRNA 共同构成了 A 位和 P 位。卸除空载 tRNA 的位置称为 E 位,E 位主要位于大亚基,在 E 位的 tRNA 可从核糖体脱落下来。真核生物的核糖体结构与原核类似,但是组分比原核生物更复杂。当肽酰 tRNA 结合在 P 位,另一氨基酰 tRNA 结合在 A 位,两个 tRNA 的反密码子也就正好与 mRNA 的两个密码子互补结合,二者之间的转肽酶催化肽酰基转移到 A 位的氨基酰 tRNA 的氨基上,形成新的肽键。由此氨基酰 tRNA 上的氨基酸被添加到肽链上,使肽链增加一个氨基酸残基。

四、蛋白质合成体系还包括其他辅助因子

　　参加蛋白质生物合成体系的成分除了 mRNA、tRNA、核糖体以外,还需要很多的酶以及其他辅助因子的参加。

(一) 重要的酶类

　　多肽链合成的不同阶段都会涉及不同的酶类和其他蛋白质因子。参与合成反应的酶种类很多,如存在于细胞浆内的氨基酰 tRNA 合成酶,负责催化氨基酰 tRNA 的合成,使氨基酸得以活化,是蛋白质合成的必要步骤;转肽酶,是核糖体大亚基的组成成分,该酶催化核糖体 P 位上的肽酰基转移到 A 位上,使酰基和氨基结合形成肽键。转肽酶受变构释放因子的调节,此外,转肽酶还具有酯酶的活性,能水解氨基酸与 tRNA 之间的酯键,使 P 位上的肽链与 tRNA 分离;转位酶,则主要催化核糖体沿着 mRNA 链的 3′ 端方向移动一个密码子的位置。

(二) 蛋白质因子

　　多肽链合成的每个阶段都有很多重要的蛋白质因子参与。起始阶段主要有起始因子(initiation factor,IF),延长阶段有延长因子(elongation factor,EF),终止阶段有释放因子(release factor,RF)。原核生物的各种辅助因子 IF、EF 和 RF 总结在表 22-2 中。真核生物的各种辅助因子表示方式与原核细胞有区别,前缀加上 e 来表示真核生物的辅助因子,如 eIF、eEF 和 eRF 表示真核生物的起始因子、延长因子和释放因子。

表 22-2　参与蛋白质合成的辅助因子

		因子	功能
起始因子	原核生物	IF-1	能占据 A 位,防止其他 tRNA 进入
		IF-2	促进 fMet-tRNA^{fMet} 与核糖体小亚基的结合
		IF-3	诱导大小亚基分离,提高 P 位对结合 fMet-tRNA^{fMet} 的敏感性
	真核生物	eIF2	使 Met-tRNA^{Met} 和 40S 亚基结合
		eIF2B	结合 40S 亚基,分离大小亚基
		eIF3	结合 40S 亚基,促进随后的反应进行
		eIF4A	具有 RNA 解旋酶的活性,能够解除 mRNA 的二级结构,有助于 mRNA 结合 40S 亚基
		eIF4B	结合 mRNA,查找 mRNA 的起始密码子 AUG 的位置
		eIF4E	能结合 mRNA 的 5′ 帽子结构,组成 eIF4F 复合物
		eIF4G	结合 eIF4E 和 poly(A)结合蛋白,组成 eIF4F 复合物
		eIF5	在组成 80S 亚基起始复合物前,能促使其他起始因子从 40S 亚基上分离
		eIF6	促使失活的 80S 核糖体亚基分离形成大、小亚基

续表

		因子	功能
延长因子	原核生物	EF-Tu	促使氨基酰 tRNA 进入核糖体的 A 位
		EF-Ts	作为 EF-Tu 的调节亚基
		EF-G	协助转位作用
	真核生物	eEF-α	使氨基酰 tRNA 进入核糖体的 A
		eEF-βγ	eEF-α 的调节亚基
		eEF-2	协助转位作用
释放因子	细菌	RF-1	识别 UAA 和 UAG
		RF-2	识别 UAA 和 UGA
		RF-3	水解 GTP，介导核糖体释放
	真核生物	eRF	识别终止密码子

(三) 供能物质和离子

蛋白质合成过程需要消耗能量，提供能量的物质主要有 ATP 和 GTP。合成过程中需要的无机离子主要是 Mg^{2+} 和 K^+。

第二节　蛋白质合成的过程

蛋白质的生物合成现在已经比较清楚，可人为地分为三个阶段，分别是起始(initiation)、延长(elongation)和终止(termination)阶段。但是肽链在合成之前，参与肽链合成的氨基酸都需要活化，才能保证肽链的合成顺利地进行。

一、蛋白质合成前氨基酸需要活化

原核细胞的蛋白质合成研究的比较清楚，现在知道蛋白质的生物合成从氨基端开始，在合成的过程中在羧基端逐个添加新的氨基酸，使肽链逐渐得以延长。蛋白质合成时第一个氨基酸往往是甲硫氨酸，由 AUG 编码。AUG 也是起始密码子，所以蛋白质合成时首先需要甲硫氨酸。甲硫氨酸参与蛋白质合成之前也需要活化。氨基酸的活化就是指氨基酸与特定的 tRNA 结合形成氨基酰 tRNA。尽管甲硫氨酸只有一个密码子，但是生物体有两种 tRNA 运输甲硫氨酸，一种 tRNA 识别起始密码子 AUG，另一种用于转运肽链内部的甲硫氨酸，因此运输识别起始密码子 AUG 和编码区内部 AUG 的是两种 tRNA。

在细菌中，这两种 tRNA 分别是 tRNA^{fMet} 和 tRNA^{Met}。fMet 代表 N- 甲酰甲硫氨酸，N- 甲酰甲硫氨酸 -tRNA^{fMet} (fMet-tRNA^{fMet}) 识别起始密码子。N- 甲酰甲硫氨酸 -tRNA^{fMet} 的形成需要两步连续的反应，甲硫氨酸先在甲硫氨基酰 tRNA (Met-tRNA) 合成酶的催化下，使甲硫氨酸结合到 tRNA^{fMet} 上，生成甲硫氨基酰 tRNA (Met-tRNA^{fMet})。在大肠杆菌内，这个 Met-tRNA 合成酶会同时催化 tRNA^{Met} 和 tRNA^{fMet}。生成甲硫氨基酰 tRNA 后，转移酶催化四氢叶酸上的甲酰基转移到甲硫氨酸的氨基上，形成 N- 甲酰甲硫氨酰 tRNA^{fMet}。

N- 甲酰甲硫氨酰 tRNA^fMet 的生成步骤如下：

第一步：甲硫氨酸 +tRNA^fMet+ATP $\xrightarrow{\text{甲硫氨基酰 tRNA 合成酶}}$ Met-tRNA^fMet+AMP+PPi

第二步：N^{10}- 甲酰四氢叶酸 +Met-tRNA^fMet $\xrightarrow{\text{转移酶}}$ 四氢叶酸 +fMet-tRNA^fMet

转移酶的特异性比 Met-tRNA 合成酶更高，不仅能识别结合的氨基酸，还识别 tRNA 的一些特殊的结构。相比之下，Met-tRNA^Met 仅转运用于合成多肽链内部的甲硫氨酸，而 *N*- 甲酰甲硫氨酸 -tRNA^fMet 用于合成肽链的第一个氨基酸，通过甲酰基转到甲硫氨酸的氨基，这种携带有 *N*- 甲酰基的甲酰甲硫氨酸（fMet）不能进入多肽链的内部并用于内部肽段的合成，但是 fMet-tRNA^fMet 能够结合到核糖体特定的起始位点，而 Met-tRNA^Met 和其他的氨基酰 tRNA 进入起始位点，从而保证了肽链的有序合成。

而在真核细胞的多肽链合成时，所有的起始氨基酸都是甲硫氨酸（Met），而不是甲酰甲硫氨酸（fMet）。但是真核细胞却具有一个特殊的起始 tRNA，专门负责起始氨基酸的合成，这个 tRNA 不同于只识别 mRNA 内部 AUG 密码子的 tRNA^Met。然而线粒体和叶绿体的多肽合成则起始于 *N*- 甲酰甲硫氨酸，与原核细胞的类似。

二、起始复合物的形成启动蛋白质的生物合成过程

肽链合成需要许多组分参与，这些组分有序的聚合在一起形成翻译起始复合物；只有形成了这样的复合物，肽链才能得以开始合成。

（一）起始复合物是蛋白质合成的开始

1. 起始复合物需要的组分 在细菌中，多肽合成的起始复合物需要：①30S 核糖体亚基；②编码多肽链的 mRNA；③起始 fMet-tRNA^fMet；④起始因子 IF-1、IF-2 和 IF-3；⑤GTP；⑥50S 核糖体亚基；⑦Mg^{2+}。起始复合物形成需要三个步骤（图 22-3）。

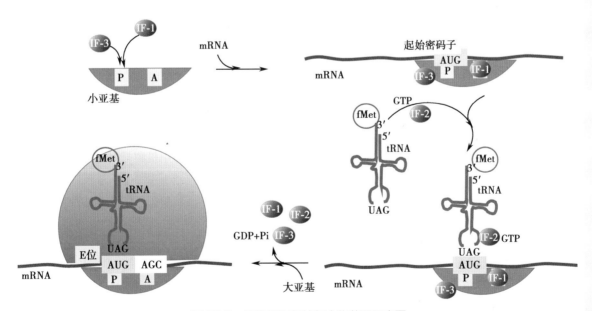

图 22-3 原核细胞起始复合物装配示意图

2. 起始复合物装配过程分为三个步骤

第一步，30S 的核糖体小亚基结合起始因子 IF-2 和 IF-3。IF-3 可阻止 30S 小亚基过早地和 50S

大亚基相结合(图 22-4)。细菌的 mRNA 上还存在 SD(Shine-Dalgarno sequence)序列,能够引导起始密码子 AUG 结合到小亚基的正确位置。SD 序列是一保守的序列,这一序列含有 4~9 个嘌呤核苷酸,存在于 mRNA 的起始密码子 5′端前面,共有 8~13 个碱基,这些碱基能与核糖体 30S 小亚基中 16S rRNA 上的 3′端尿嘧啶富集区互补,并形成碱基配对。这样 mRNA 和 rRNA 可进行相互作用,引导 mRNA 的起始 AUG 序列结合到 30S 亚基上的 P 位,这一相互作用对翻译的起始是必需的。

第二步,fMet-tRNA^fMet 识别并结合到起始密码子(图 22-4)。fMet-tRNA^fMet 所结合的 AUG 不同于其他甲硫氨酸密码子,因为在 AUG 附近还有 SD 序列加以区分。这样,起始 AUG 位于 P 位,fMet-tRNA^fMet 也位于 P 位,fMet-tRNA^fMet 是第一个结合于 P 位的氨基酰 tRNA。但是在后续肽链合成的过程中,所有的氨基酰 tRNA,包括结合于编码区内部 AUG 密码子的 Met-tRNA^Met,都首先结合在 A 位,随后结合 P 位和 E 位。E 位是延长的过程中 tRNA 释放的部位。IF-1 结合 A 位,以阻止 tRNA 在起始阶段结合 A 位。同时,IF-2 和 GTP 结合到复合物。

第三步,与 50S 核糖体亚基结合形成大的起始复合体。紧接着第二步,与 IF-2 结合的 GTP 水解为 GDP 和磷酸,水解产物从复合物上被释放。同时三个起始因子都脱离了核糖体复合物。通过以上步骤所形成的有功能的 70S 核糖体就称为翻译起始复合物(translation initiation complex),其中包含 mRNA、核糖体和起始甲酰甲硫氨酰 -tRNA^fMet(fMet-tRNA^fMet)。在 70S 起始复合物形成的过程中,P 位至少通过三次识别才能保证起始复合物的正确性,mRNA 上的 SD 序列和 16S rRNA 的识别,核糖体 P 位和 fMet-tRNA^fMet 的结合,以及密码子 - 反密码子的互补。此时,翻译起始复合物做好了肽链合成的准备。

真核细胞的多肽链合成和细菌内的机制大体一致,主要区别在于起始复合物形成的机制。真核细胞的 mRNA 和许多特异性的蛋白结合,这些结合蛋白协助 mRNA 结合到核糖体上。这些结合蛋白有很多结合在信使 mRNA 的 3′和 5′端,如多聚腺苷酸结合蛋白[poly(A)binding protein,PABP]结合在 mRNA 的 3′端。真核细胞至少有 9 个起始因子参与起始复合物的形成。复合物 eIF4F(由 eIF4E、eIF4G、和 eIF4A 组成)通过 eIF4E 结合在 5′帽子的结构区,eIF4G 结合 eIF4E 和多聚腺苷酸结合蛋白,并将二者结合在 eIF4G 的两端,使 mRNA 形成 5′端对 3′端尾部的结构。蛋白质 eIF4A 有 RNA 解旋酶活性。而复合物 eIF4F 及 eIF3 因子和 40S 核糖体小亚基结合在一起,形成小亚基与 mRNA 的复合物。翻译的效率受复合物中 mRNA 和蛋白质因子的影响,如 mRNA 的 3′末端多聚腺苷酸尾部结构的长度,在大多数情况下,多聚腺苷酸序列越长对翻译越有利。真核细胞的 mRNA 的头对尾部结构有助于翻译,并有助于调节基因的表达。

真核细胞起始密码子 AUG 的阅读方式与原核生物不同,其识别是通过扫描 mRNA 5′端序列,直到遇到第一个 AUG 密码子,标志着阅读框架信号的起始。eIF4A 由于其 RNA 解旋酶的活性,可以消除 mRNA 5′端非翻译区的二级结构。蛋白质 eIF4B 有助于扫描过程的进行。在整个翻译的过程中,各种细菌和真核生物起始因子的作用总结在表 22-2 中。这些蛋白质的作用机制是蛋白质翻译研究的一个重要领域。

(二)肽键是在延长阶段形成

在起始复合物形成以后,新的肽键的形成和新的氨基酸的添加是肽链合成的主要部分,肽键的合成发生在延长阶段,肽键的合成使得肽链生成并延长。

1. 延长阶段需要的组分　以细菌细胞为例,肽链延长需要:①起始复合物;②氨基酰 -tRNA;③胞浆内可溶性延长因子,包括 EF-Tu、EF-Ts 和 EF-G;④GTP。

2. 肽链延长是个循环的步骤　肽链延长时,每增加一个氨基酸,需要经过由三个步骤(进位、成肽、转位)组成的循环过程。转位以后继续进位、成肽,周而复始形成循环,这个循环也称作肽链延长循环(elongation cycle)。这个循环的重复进行,使得肽链逐步添加新的氨基酸并使肽链延长,直到肽链合成的结束。

(1)延长的第一步是结合氨基酰 tRNA:在延长的第一个循环中,与密码子正确对应的氨基酰

tRNA 与 GTP 和 EF-Tu 结合形成复合物,这一氨基酰 tRNA-EF-Tu-GTP 复合物结合在 70S 大亚基形成的起始复合物的 A 位上,这个过程就称为进位(entrance)。随后 GTP 水解,EF-Tu-GDP 复合物从 70S 核糖体上释放。在有 EF-Ts 和 GTP 存在的条件下,重新形成 EF-Tu-GTP 复合物,并可再一次参加反应。

(2)两个氨基酸之间形成肽键:在核糖体 A 位和 P 位的 tRNA 携带的氨基酸之间形成肽键,这个过程称为成肽。肽键的形成是通过 P 位的起始 N- 甲酰甲硫氨酰基的 tRNA 把甲酰甲硫氨酰基转移到 A 位氨基酸的氨基上,因为 A 位上的氨基酸的 α 氨基作为亲核基团,取代了 P 位上的 tRNA,从而形成肽键。这一反应的结果是在 A 位形成了二肽酰 tRNA,此时无氨基酸的 tRNA^{fMet} 依然结合在 P 位。成肽反应的进行需要酶的催化,一直以来知道催化成肽反应的酶是肽酰转移酶,这种肽酰转移酶不是独立的蛋白质分子,一般认为是核糖体大亚基内固有的组分,现在已经知道催化肽键形成的酶就是核糖体内的 23S rRNA,属于核酶。

(3)核糖体向 3′ 端移动一个密码子:在延长循环的最后一步,核糖体沿着 mRNA 链向 3′ 端方向移动一个密码子的距离,这个过程就是转位(translocation)。在成肽反应以后,带有二肽的 tRNA,其分子另一端的反密码子仍然结合在 mRNA 的第二个密码子上,由于核糖体的转位,使得二肽酰 tRNA 从 A 位变成了 P 位,去氨基酰化的 tRNA 则从 P 位移动到 E 位,再从 E 位释放到胞浆,同时 A 位则进入到第三个密码子上,P 位则占据第二个密码子。紧接着进入第二个循环,一个新的氨基酰 tRNA 进入到第三个密码子上,就是 A 位,成肽以后,完成第二个循环,A 位移动到下一个密码子的位置(图 22-4),P 位也相应移动一个密码子的位置,如此反复循环使肽链逐步合成和延长。

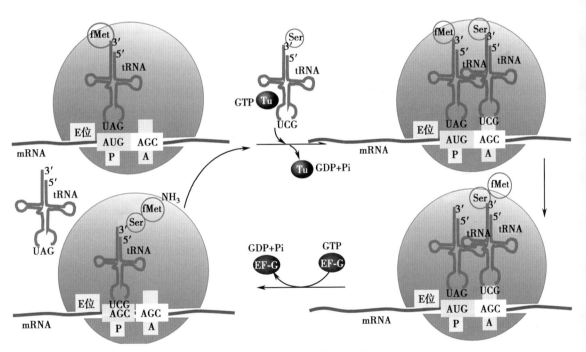

图 22-4　肽链延长的示意图

核糖体沿着 mRNA 链的移动需要 EF-G(也就是转位酶)和 GTP 水解提供的能量。在转位过程中,核糖体三维空间构象的变化导致它沿着 mRNA 移动,因为 EF-G 的结构能模拟复合物 EF-Tu-tRNA 的结构,使 EF-G 结合在核糖体的 A 位以取代肽酰 tRNA 的位置,水解 GTP 后提供能量驱动核糖体移动一个密码子的位置。转位之后,核糖体和其上的肽酰 tRNA 和 mRNA 就准备进入下一个循环,新的 A 位准备与下一个氨基酰 tRNA 结合。后面的氨基酸也以同样的方式添加到多肽链上。随着核糖体沿着 mRNA 从 5′ 端向 3′ 端移动,从一个密码子移动到另一个密码子,逐渐合成新的肽键,使肽链延长。一个氨基酸添加到延长的多肽链上需要水解两个 GTP。

真核细胞的肽链延长和细菌细胞的很相似，真核细胞有三个延长因子（eEF1α,eEF1βγ 和 eEF2），这三个因子与细菌细胞的三个延长因子（EF-Tu,EF Ts 和 EF-G）有相似的功能。真核细胞没有 E 位点，去氨基酸的 tRNA 直接从 P 位点被释放。

（三）肽链合成的结束需要终止信号

多肽链合成的终止需要一个特定的信号，当核糖体转位到 mRNA 编码区的最后一个编码的密码子时，添加最后一个氨基酸到多肽链上以后，肽链的合成终止。mRNA 上的三个终止密码子（UAA、UAG 和 UGA）是多肽链合成的终止信号，因为它们不编码任何氨基酸，当这些终止密码子出现在 A 位时，没有任何氨基酰 tRNA 进入 A 位，肽链合成就终止了。如果 tRNA 上的反密码子发生突变，使氨基酰 tRNA 的反密码子正好与终止密码子识别结合，将会使肽链不正常的延长合成，对细胞而言是有害的。

在细菌细胞，一旦一个终止密码子占据了核糖体的 A 位，三个终止因子或者释放因子（RF-1,RF-2 和 RF-3）就会被激活，诱导水解末端的肽酰基 tRNA，使之从 P 位释放多肽和最后一个 tRNA，还会诱导 70S 核糖体分离成 30S 和 50S 亚基，同时也为新的多肽链合成做好准备。其中 RF-1 识别终止密码子 UAG 和 UAA，而 RF-2 识别 UGA 和 UAA。不论是 RF-1 还是 RF-2（依据出现不同的密码子情况而定）结合在终止密码子上，都会诱导肽基转移酶将形成的多肽链转移到水分子上，而不是另外一个氨基酸上，即肽酰基 tRNA 的水解反应，从而使多肽链从肽酰基 tRNA 中释放。RF-3 水解 GTP，并介导释放核糖体。在真核细胞只有单一的释放因子 eRF，单一 eRF 就可以识别所有的三个终止密码子，并行使三个终止因子的功能。

解离后的大、小亚基又可以与 mRNA 及 fMet-tRNA^{fMet} 结合形成起始复合物，重新参加新的肽链合成的起始阶段，并合成肽链，最后终止，再重新组成起始复合物，如此反复，形成核糖体循环（ribosome cycle），以合成蛋白质。此外，一条 mRNA 有时候可以很长，能够结合多个核糖体，在一条肽链合成还没有终止的时候，起始密码子已经又形成了新的起始复合物，并延长合成肽链，这样一条 mRNA 可结合多个核糖体，就形成了多核糖体（polysome）复合物，可以同时进行多条肽链的合成，使得蛋白质的合成效率大大提高。

第三节　翻译后的折叠、修饰和靶向运输

在原核细胞，在蛋白质刚刚合成时，肽链氨基末端的氨基都是 N- 甲酰化的甲硫氨酸，在真核细胞，很多分泌蛋白的氨基端都会存在信号肽，羧基端也有修饰，但是在成熟的蛋白质，这些序列就不存在了，因为蛋白质在合成以后，经过加工成熟过程以后，这些序列就去除了。新生多肽链只有经过加工，才能成为有生物活性的大分子。有些蛋白质还需要化学修饰，使一些功能基团连接到多肽链，使蛋白质的结构更加丰富，使蛋白质生物功能更加多样性，这个加工修饰过程称为翻译后修饰（post-translational modification,PTM）。翻译后修饰有助于多肽链折叠为天然的三维构象。肽链的修饰可在翻译的过程中和翻译后进行。我们已知构成蛋白质的氨基酸有 20 种，但是结构分析表明修饰后的蛋白质分子中有 100 多种氨基酸，而且这些氨基酸都是在 20 种编码氨基酸的基础上修饰而来的。可以看出，修饰后的成熟蛋白质的氨基酸组成呈现多样化，修饰使蛋白质分子结构更加复杂。蛋白质在胞浆内的核糖体合成后，还需要转运到细胞的适当部位，以发挥其生物学功能。蛋白质合成后转运到特定的靶部位发挥作用的过程称为蛋白质的靶向转运（protein targeting）。

一、新生肽链合成后的水解加工

新合成的多肽链氨基端第一个氨基酸残基是 *N*-甲酰甲硫氨酸（原核生物）或者甲硫氨酸（真核生物），但大部分成熟蛋白质的氨基端的第一个氨基酸并不是上述两个氨基酸。细胞内有脱甲酰基酶或氨基肽酶，可以水解除去 *N*-甲酰基、甲硫氨酸，氨基肽酶还可以水解 N 端附加序列。在真核生物，氨基端的信号肽也可以经过水解加工去除。肽链合成后还可以发生修饰，很多蛋白质的 N 末端第一个氨基酸残基乙酰化，羧基端的氨基酸残基有时也会发生修饰现象。

二、氨基酸残基侧链可以进行多种化学修饰

翻译后的多肽链中，氨基酸残基的侧链可以进行共价修饰，致使组成蛋白质的氨基酸种类达 100 种之多，这些氨基酸的共价修饰对蛋白质的生物学功能至关重要。氨基酸修饰的种类很多，常见的有以下几种类型。

1. **磷酸化**　蛋白质肽链中的丝氨酸、酪氨酸和苏氨酸残基具有羟基，可以进行磷酸化修饰。催化这种磷酸化修饰的酶称为蛋白激酶（protein kinase）。蛋白激酶催化 ATP 分子上的磷酸转移到这些氨基酸的羟基上，形成磷酸化的蛋白质（图 22-5）。蛋白质经过磷酸化修饰以后，其功能会发生快速变化，其活性或被激活或被抑制，所以磷酸化修饰也是一种快速的蛋白质功能调节方式。蛋白质肽链中的丝氨酸、酪氨酸和苏氨酸残基有许多，并不是所有的这些氨基酸残基都会被磷酸化，因为蛋白激酶的催化是有选择性的，丝、苏氨酸和酪氨酸残基附近的残基序列决定蛋白激酶的底物选择性，不同的蛋白激酶一般都只对特异的肽段进行催化。此外，蛋白激酶也并不是一直有活性的，蛋白激酶本身也常常受磷酸化的调控，一旦磷酸化，酶活性就激活，才能催化底物蛋白的磷酸化。蛋白激酶本身的磷酸化受细胞内更高一级的信号转导分子调节。磷酸化的蛋白质可以在蛋白磷酸酶的催化下，去除磷酸基团（图 22-5），所以磷酸化修饰虽然是共价键修饰，但是可逆。细胞内信号分子常常通过磷酸化调控代谢途径中的关键酶，使酶蛋白发生磷酸化或者去磷酸化，从而改变这些关键酶的催化活性，调节代谢水平。

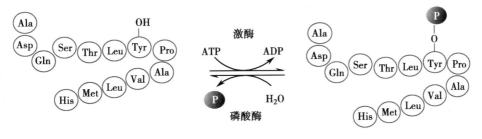

图 22-5　蛋白质多肽的磷酸化修饰

2. **亲脂性修饰**　翻译后的多肽链有时候需要在其特定位点共价连接一个或者多个疏水性脂链，以增强它们与各种细胞器膜的结合能力，或者增进蛋白质之间的相互作用。例如法尼酯化修饰，在胆固醇代谢的途径中会产生焦磷酸法尼酯或者异戊烯焦磷酸，这些脂链可以通过焦磷酸的水解（图 22-6），使脂链共价连接到肽链中的半胱氨酸巯基上，形成硫酯键，从而使蛋白质带有法尼酯链。能进行这些修饰的蛋白质包括 Ras 癌基因蛋白、G 蛋白和核基质蛋白等。

3. **甲基化**　某些原核细胞内含有甲基转移酶，可催化肽链中谷氨酸残基甲基化，甲基化的谷氨酸可以调节原核生物的化学趋化性。在真核生物，组蛋白的精氨酸可以被甲基化修饰，天冬氨酸也可以甲基化。某些蛋白分子（如组蛋白）中的赖氨酸的 ε 氨基也可以被甲基化。赖氨酸的甲基化可以是单

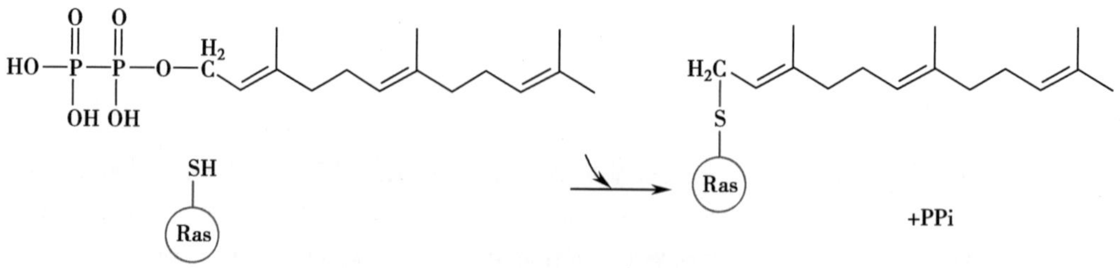

图 22-6　Ras 蛋白质的法尼酯化修饰

甲基、二甲基或三甲基修饰,这种甲基化修饰可调节蛋白质的生物学功能,如组蛋白的甲基化修饰直接影响核小体的开放,影响基因的转录活性。在许多物种中都存在的钙调蛋白就有一处赖氨酸位点可以被三甲基修饰。在某些情况下谷氨酸的羧基也可以进行甲基化修饰,J 经过甲基化修饰以后,谷氨酸的负电荷就减少,进一步影响蛋白质的空间结构。

4. **羟基化**　羟基化修饰在胶原蛋白中非常常见,胶原蛋白中含有较多的羟赖氨酸和羟脯氨酸。由于胶原蛋白是机体内提供机械支持力的分子,需要一定的机械强度,三条 α 链绞合形成一股链,增加分子的强度。但是成熟胶原形成链间共价交联结构需要胶原蛋白的前体赖氨酸、脯氨酸进行羟基化,形成羟赖氨酸和羟脯氨酸,然后两条链之间侧向进行交联,链间侧向相邻的赖氨酸或羟赖氨酸的侧链经过氧化以后,形成醛基,缩合脱水形成 Schiff 碱,然后双键还原形成单键。链间的共价交联使得三链螺旋更加稳定坚固。

5. **二硫键形成**　二硫键形成对蛋白质的结构和功能都非常重要。某些分泌型蛋白质常常含有多个半胱氨酸,两个半胱氨酸之间可以形成二硫键,二硫键作为共价键为维系和稳定蛋白质的构象提供重要作用力。二硫键的形成和打开也是一个可逆的过程,例如谷胱甘肽和硫氧化还原蛋白,其中的半胱氨酸残基可逆地形成或打开二硫键,可接受或提供质子,因此参加某些氧化还原反应。

6. **糖基化**　多肽链中还存在一些氨基酸残基可以进行糖基化修饰,如天冬酰胺的酰胺氮、丝氨酸和苏氨酸的羟基均可以与寡糖链以共价键连接而使多肽链糖基化,行使糖蛋白的生物学功能(见第五章)。

三、肽链折叠、高级结构形成的过程

新生多肽链需要进行折叠,而且肽链只有正确的折叠才能形成天然空间构象,才能使蛋白质发挥相应的功能,折叠不正确的蛋白质不具有相应的功能。多肽链上的氨基酸排列顺序是空间构象形成的基础,氨基酸的排列顺序基本上决定了蛋白质的空间结构,但是还有其他因素会影响多肽链的折叠过程。肽链的折叠可以发生在蛋白质合成的过程中,也可以发生在合成结束之后。随着肽链的不断延伸和折叠,逐渐形成正确的二级结构、模体和结构域,然后形成三级结构。蛋白质形成正确的三级结构是一个动态的过程,不一定一开始就能够形成正确的三级结构,可能由于二硫键没有正确的配对,开始形成的结构并不正确,需要重新调整二硫键配对、肽链的折叠,最后形成正确的构象,达到最小自由能状态。事实上,细胞内大部分天然蛋白质的折叠也并不是完全自发完成的,很多蛋白都需要一些酶或其他蛋白质的辅助。这些辅助性蛋白质按特定方式,协助新生蛋白质进行正确折叠。协助和促进蛋白质分子折叠的功能性分子有分子伴侣、蛋白质二硫键异构酶和肽 - 脯氨酰顺反异构酶等。

1. **分子伴侣**(molecular chaperone)　分子伴侣是一类相对比较保守的蛋白,最早发现的分子伴侣功能是帮助组蛋白和 DNA 进行折叠组装成核小体,现在已经知道分子伴侣能够识别、能够促进非天然构象的多肽链进行正确折叠,既可以促使蛋白质分子整体的正确折叠形成三级结构,也可以帮助局部的肽链折叠形成结构域。因为分子伴侣能封闭待折叠的蛋白质暴露的疏水区段,创建出一个相对隔离的环境,使蛋白质的折叠不相互干扰;还可防止非正常折叠的蛋白质聚集;在特定情况下,还可以使已经折叠的蛋白质展开,重新进行折叠。细胞内分子伴侣有热休克蛋白、伴侣蛋白等。

2. 蛋白质二硫键异构酶(protein disulfide isomerase,PDI)　是一类广泛存在的酶,能够交换和重排肽链之间的二硫键,直到分子的构象达到稳定状态。因为多肽链内和链间的二硫键在肽链折叠的初始阶段可能会错配,但只有正确配对的二硫键才能稳定蛋白质的正确构象。二硫键异构酶在内质网活性很高,可在较大区段肽链中催化错配的二硫键断裂,重新形成正确的二硫键配对,使蛋白质形成热力学最稳定的天然构象。

3. 肽 - 脯氨酰异构酶(peptide prolyl-*cis-trans* isomerase,PPI)　该酶能够催化由脯氨酸参与构成的肽链顺、反构型之间相互转变。亚氨基酸脯氨酸在多肽链中,可形成肽酰 - 脯氨酸肽键,由于肽键不能自由旋转,因此有顺、反两种异构体存在,顺、反异构体导致的蛋白空间构象有明显差别。肽酰 - 脯氨酰异构酶可催化顺、反异构体的相互转换。天然蛋白质中肽酰 - 脯氨酸的肽键绝大部分是反式构型,仅有一小部分是顺式构型。肽酰 - 脯氨酰顺反异构酶所催化的反应是一个缓慢的过程,因此是蛋白质三维构象形成的限速酶,在肽链合成需形成顺式构型时,该酶催化脯氨酸所处弯折处形成正确的构型。

四、肽链聚合形成多亚基蛋白质

多肽链合成后,除了正确折叠形成天然空间构象以外,有些蛋白还需要与其他成分或亚基结合,才能成为有完整的天然构象和生物学功能的蛋白质。

(一) 亚基聚合形成具有四级结构的蛋白质

具有四级结构的蛋白质含有两条以上的肽链,这些肽链可通过非共价键聚合在一起,形成寡聚体(oligomer)。虽然这些多肽链亚基都有各自的功能,但又必须相互结合才可以发挥完全的生物学功能。多肽链亚基的聚集结合取决于多肽链中氨基酸的序列,蛋白质亚基互相聚合的信息都包含在多肽链的氨基酸序列中。

(二) 结合辅基后形成完整的结合蛋白质

蛋白质分为结合蛋白质和单纯蛋白质两类。蛋白质与其他成分相结合以后形成结合蛋白,脂蛋白、色蛋白及各种带辅基的酶等都是结合蛋白质,这些结合蛋白质的新生肽链合成后都需要结合相应的辅基或者其他辅助因子,才能成为完全蛋白,并具有功能。很多酶蛋白需要有辅酶参与组成酶的活性中心,才能有高效的催化活性。金属离子与蛋白质结合形成金属蛋白,结合金属离子是一些蛋白质激活的必要条件。此外有些蛋白质分子还会相互缔合聚集在一起,形成多蛋白复合物。

五、合成后的蛋白质定向转运到细胞的特定区间

成熟的多肽链必须被分类挑选出来,选择性地输送到一个特定的细胞器部位,才能使其发挥生物学功能,这一过程也叫蛋白质的分选(sorting)。这些蛋白质还需要一个运送机制,要么保留在胞浆内;要么进入特定的细胞器;或者分泌到细胞外。游离核糖体合成蛋白质以后,释放到细胞内,可留在胞浆内行使功能,而运往其他部位的蛋白质都必须先通过膜性结构,经过靶向转运机制到达目的部位。蛋白质的靶向转运可以和翻译后修饰过程同步进行。

(一) 靶向转运的蛋白质肽链存在信号序列

所有靶向转运的蛋白质在合成以后,其结构中都存在信号序列,作为分选的信号。这个信号是肽链中存在的特殊氨基酸序列,这个特殊序列会引导蛋白质转移到细胞的特定部位,此序列因此称为信号序列(signal sequence)。信号序列是决定蛋白质靶向运输的重要因素,指导蛋白质靶向转运的信息实际上存在于蛋白质的一级结构中。

不同靶向转运的蛋白质,其信号序列和成分存在很大差异。大部分靶向转运到溶酶体、质膜或

者细胞外的蛋白质,其蛋白质肽链的 N 端有一长度为 13~36 个氨基酸残基的信号序列称为信号肽(signal peptide)。信号肽的 N 端常常有碱性氨基酸序列,使之带有正电荷;中间有疏水核心区,主要含疏水的中性氨基酸;C 端为加工区,常含有一些极性相对较大、侧链较短的氨基酸,和 C 端毗邻的是被信号肽酶(signal peptidase)作用的裂解位点。所有靶向转运到细胞核的蛋白质含有特异的信号序列,称为核定位序列(nuclear localization sequence,NLS)。NLS 可位于肽链不同位置,含有 4~10 个氨基酸残基的短序列,富含带正电荷的赖氨酸、精氨酸以及脯氨酸。不同的 NLS 之间,没有共有的序列,而且在蛋白质进入核内以后不被切除。

(二) 分泌型蛋白质由分泌小泡靶向转运到细胞外

核糖体上合成的多肽链由于先合成氨基端的信号肽,信号肽随即引导新生肽链进入内质网腔,继而折叠,进而翻译后修饰,在高尔基复合体中被包装进分泌小泡,移动到细胞膜,再分泌到细胞外。分泌型蛋白质靶向进入内质网腔内的机制需要多种蛋白质和 RNA 的协同作用。

1. **信号肽与核糖体形成复合物**　在真核细胞内,一分子 7S 胞浆小 RNA 和 6 个多肽亚基一同组成复合物,这个复合物由于能够识别并结合信号肽,故称为信号肽识别颗粒(signal recognition particle,SRP),SRP 有 GTP 酶活性,可结合并水解 GTP。分泌型蛋白质进入内质网的过程如图 22-7 所示,分泌型蛋白质的 mRNA 与胞质中游离核糖体结合,进行多肽链的合成,当合成了该蛋白质的信号肽部分以后,信号肽就从核糖体内延伸出来,此时 SRP 即可与新生的信号肽、GTP 和核糖体结合,形成核糖体 - 多肽 -SRP 复合物。

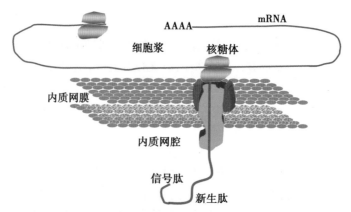

图 22-7　分泌型蛋白质进入内质网腔的过程

2. **信号肽识别颗粒引导核糖体复合物到内质网**　在内质网膜上存在 SRP 的受体膜蛋白,又称为 SRP 对接蛋白(docking protein,DP),DP 由 α 亚基和 β 亚基组成,α 亚基有 GTP 酶活性,可结合 GTP。当肽链延伸到约 70 个氨基酸的长度时,信号肽完全移出核糖体。由于这时 SRP 结合了信号肽和核糖体,多肽链合成暂时停止。在 SRP 的引导下,核糖体 - 多肽 -SRP 复合物识别并结合内质网膜上与 GTP 结合的 SRP 受体;GTP 水解以后,使 SRP 脱离信号肽及核糖体,核糖体恢复合成肽链,多肽链就继续延长。

3. **核糖体大亚基与特定的内质网膜受体蛋白结合**　使核糖体固定在内质网膜上,与内质网膜稳定结合。核糖体大亚基与核糖体受体结合,锚定在内质网膜上,使滑面内质网变成粗面内质网。

4. **肽链进入内质网**　肽转位复合物(peptide translocation complex)是多亚基跨内质网膜蛋白,可形成新生肽链跨内质网膜的蛋白质通道。通过水解 GTP 供能,诱导肽转位复合物开放跨内质网膜蛋白质通道,新生蛋白质信号肽插入内质网膜,信号肽启动肽链转位,延长中的多肽链直接经核糖体及跨内质网膜蛋白质通道而进入内质网腔。

在内质网腔内,信号肽被信号肽酶水解切除并迅速降解。内质网腔内的伴侣分子 HSP70 消耗ATP 并促进多肽链折叠,形成有生物学功能的构象。而留在内质网膜外面的核糖体等各种成分解聚后,可再参加肽链的合成,核糖体循环利用。

分泌型蛋白质在内质网腔内完成折叠后,随着内质网膜"出芽"形成的囊泡,转移至高尔基复合体。囊泡与顺面高尔基网状结构融合后,分泌型蛋白质被释放到高尔基中间膜囊中,进行糖基化修饰。糖基化后的分泌型蛋白质以分泌小泡的形式,从反面高尔基网状结构转运至细胞膜,通过胞吐作用分泌到细胞外。

(三) 细胞核蛋白质在细胞浆中合成后经核孔转运入核

细胞核内需要多种蛋白质,如参与复制、转录和基因表达的调控的各种酶及蛋白质因子等,它们都是先在细胞浆中合成,之后通过核膜小孔,转运到细胞核内。细胞核内蛋白也带有信号序列,我们把所有靶向细胞核定位转运的信号序列称为核定位序列(NLS),细胞核蛋白质的多肽链内都含有特异的 NLS。NLS是由 4~10 个氨基酸残基组成的短序列,富含带正电荷的赖氨酸、精氨酸或者脯氨酸。在真核细胞进行有丝分裂后的细胞核膜重建时,胞液中具有 NLS 的各种细胞核蛋白质可被重新靶向导入细胞核中。

细胞核蛋白质的靶向转运涉及几种蛋白质成分,包括入核因子(nuclear importin)α 和 β,还有一种被称为 Ran 蛋白质的小 GTP 酶。入核因子 αβ 异二聚体可视作细胞核蛋白质的受体,能识别结合NLS 序列。在细胞浆中合成的细胞核蛋白质与入核因子 αβ 二聚体结合形成复合物,转向核膜的小孔,由小 GTP 酶 -Ran 蛋白质水解 GTP 提供能,细胞核蛋白质 - 入核因子复合物通过核小孔,进入核基质。在跨膜转位中,入核因子 β 和 α 先后从上述复合物中解离,移出核孔,到细胞浆中重新利用。

第四节　蛋白质生物合成的干扰和抑制

蛋白质生物合成受很多因素的影响,这些因素和条件影响和调控着蛋白质的合成过程。蛋白质生物合成的效率受起始复合物、mRNA 和蛋白质因子的影响,如 mRNA 的 3′ 多聚 A 尾的长度会影响翻译的效率,在很多情况下,多聚 A 尾越长对翻译越有利。真核细胞 mRNA 的 5′ 端头部与 3′ 端尾部结合形成环状结构也有助于翻译。蛋白质的合成过程实际上也受很多抗生素和某些毒素的影响,翻译过程中很多因子现在已经知道是某些抗生素或毒素的作用靶点,而且在医学应用中具有重要意义,本节重点讨论这两方面问题。抗生素可通过阻断原核生物蛋白质合成的体系中一些组分的功能,干扰和抑制蛋白质生物合成过程,从而达到抑制细菌的作用。真核、原核生物的翻译过程既相似又有差别,这些差别在临床医学中有重要价值,使抗生素能杀灭细菌,以细菌的蛋白质生物合成所必需的关键组分作为作用靶点,但对真核细胞无明显影响。

一、许多抗生素通过抑制细胞蛋白质合成发挥作用

抗生素本身是一类由某些真菌和细菌等微生物产生的化合物,这些化合物可阻断其他细菌的蛋白质合成,从而抑制这些细菌的生长和繁殖。对真核生物宿主细胞无毒性的抗生素可用于治疗人和动物甚至植物的感染性疾病。

有些抗生素能影响翻译的起始,引起 mRNA 在核糖体上错位,从而阻碍翻译起始复合物的形成,对蛋白质合成均有抑制作用。

很多抗生素影响肽链合成的延长,如四环素、土霉素、嘌呤霉素等,都是通过抑制肽链延长的机制而发挥作用的。

1. 四环素等大环内酯类抗生素　四环素等抗生素特异性结合 30S 小亚基的 A 位,抑制氨基酰tRNA 的进位,从而抑制肽链的延长过程。黄色霉素(kirromycin)阻止 EF-Tu 从核糖体释放,导致核糖

体停留在 mRNA 上,使核糖体循环停止。

2. 链霉素等氨基糖苷类抗生素　链霉素等氨基糖苷类抗生素可降低翻译效率,这类抗生素能结合 30S 亚基解码部位的附近区域,严重影响翻译的准确性和效率。链霉素与 30S 的小亚基结合,改变 A 位上氨基酰 tRNA 与其对应的密码子配对的效率,使氨基酰 tRNA 与 mRNA 错配,抑制翻译。

3. 嘌呤霉素影响肽键的形成　嘌呤霉素结构与氨基酰 tRNA 的 3′ 部分相似,在翻译中可取代某些氨基酰 tRNA 而进入核糖体 A 位,在延长过程中形成肽酰 - 嘌呤霉素,但是嘌呤霉素仅仅是与氨基酰 tRNA 的 3′ 部分相似,形成的肽酰 - 嘌呤霉素不能转位,很快从核糖体脱落,使肽链合成中断。放线菌酮则特异性抑制 80S 真核生物核糖体转肽酶的活性,可阻断真核生物的新生肽链合成,因而通常只限于做研究试剂。

二、某些毒素抑制真核生物蛋白质合成

某些毒素能在肽链延长阶段阻断蛋白质合成,如白喉毒素(diphtheria toxin)是真核细胞蛋白质合成的抑制剂。白喉毒素作为一种修饰酶,可使 eEF-2 发生腺苷二磷酸核糖基化共价修饰,生成 eEF-2-ADP 衍生物,从而使 eEF-2 失活。它的催化效率很高,只需微量就能有效抑制蛋白质的生物合成,对真核生物有剧烈毒性。

蓖麻蛋白(ricin)是蓖麻籽中所含的植物蛋白,由 A、B 两条多肽链组成,链间由 1 对二硫键连接。A 链是一种蛋白酶,可作用于真核生物核糖体大亚基的 28S rRNA,催化其腺苷酸发生脱嘌呤基反应,使核糖体大亚基失活;B 链对 A 链发挥毒性具有促进作用,而且 B 链上的半乳糖结合位点也是毒素发挥毒性作用的重要部位。

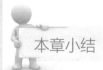

本章小结

蛋白质的生物合成是编码基因的信息转变成蛋白质氨基酸序列信息的过程,是基因表达的方式。编码基因首先通过转录生成信使 RNA,把 DNA 上的碱基序列信息转录到 mRNA 分子上,mRNA 上的编码区就成为合成蛋白质的直接模板,编码区中每三个核苷酸组成一个密码子,每个密码子决定一个氨基酸。合成开始时需要起始密码子,合成结束需要终止密码子。mRNA 的密码还需要 tRNA 来识别,因为 tRNA 分子含有反密码子与密码子配对识别,从而将携带的氨基酸运送到所识别的密码位置,以进行肽链合成。蛋白质的合成还需要核糖体作为合成的场所,核糖体由大、小亚基组成,含有 A 位、P 位和 E 位,转肽酶催化在 A 位和 P 位上的氨基酸形成肽键,并通过循环过程使肽链延长。核糖体在肽链合成结束后解聚,然后又可重新聚合形成循环。蛋白质的生物合成过程还需要辅助因子和酶。蛋白质肽链合成结束以后还要经过翻译后修饰,折叠形成正确的空间构象才会具有生物活性,这种翻译后修饰对蛋白质的功能具有重要的调节作用。

思考题

1. 如何理解蛋白质多肽链的动态折叠过程?
2. 蛋白质生物合成过程中,哪些步骤容易受到干扰?

(吴兴中)

第二十三章
基因表达调控

基因是一段编码蛋白质多肽链或功能 RNA 的 DNA 序列(某些病毒的基因是 RNA)。基因表达(gene expression)即转录和 / 或翻译的过程,是指细胞将 DNA 中的遗传信息转变成具有生物学功能的基因产物的过程。DNA 生成的产物通常是蛋白质,但对于非蛋白编码基因,如 rRNA、tRNA、snRNA、microRNA 和长链非编码 RNA 等,产物则为 RNA。基因表达调控(regulation of gene expression)是指生物体对基因表达的调节过程,表现在基因表达在不同阶段、不同空间会按机体的功能需要调整产物的生成产量、速度和类型。

真核生物与原核生物体系在细胞结构和基因组结构上的差异,使真核生物基因表达调控更为复杂,表现为多级调控,即真核基因表达过程中多个环节都是可调控的,包括染色质激活、转录起始、转录过程、转录后加工修饰及转运、翻译起始、翻译过程、翻译后加工修饰和靶向转运等,目前认为转录起始的调控最为重要。原核生物的转录和翻译在空间上相偶联,因此原核基因的表达调控主要发生在转录起始,包括负调控和正调控,两者并重。负调控为经典的表达调控,通过阻碍物与操纵基因结合抑制有关基因表达。真核生物以正调控为主,通过转录因子与启动子结合使得 RNA 聚合酶起始转录。

第一节　基因表达调控概述

生物个体的不同组织细胞(除生殖细胞外)都有相同数目的染色体,每个细胞所含的基因组 DNA 量基本相近,都含有个体发育、分化、生长、繁殖等所需的全部遗传信息。通常各组织细胞只合成其自身结构与功能所需要的表达产物,形成不同细胞的特定表达谱。因此遗传信息并不是同时释放出来的,而且同一基因在不同组织细胞中的表达强度也各不相同,甚至同一组织,在不同生理或病理情况下,表达量也可能不一样。大肠杆菌基因组含有约 3 500 个基因,通常只有 5%~10% 的基因处于较活跃状态,而其他基因或表达水平低,或暂时不表达;人类基因组约含有 2.5 万个蛋白质编码基因(但其仅占不到全基因组 DNA 的 2%),在不同的人体组织细胞中,通常只是少部分基因表达,其余大多数处于沉默状态;在代谢最为活跃、基因开放比例高的肝细胞也只有不超过 20% 的基因处于表达状态。某些重要功能基因的表达调控模式发生显著变化,细胞表达谱随之变化,导致细胞的形态和功能也会随之改变。例如在正常组织细胞恶变为肿瘤细胞过程中,首先有基因表达方面的明显改变。不同组织细胞中哪些基因表达开启或关闭,以及它们表达的强弱,都会受到机体严格的调控,表现为不同细胞具有特定的基因表达模式。总之,基因表达调控是生物体适应环境、维持正常生长、增殖、分化和发育的重要保证。

一、基因表达受时间、空间及内外环境调控

(一) 基因表达的时间与空间特异性

生物体内，基因表达严格的规律性表现在具有严格的时间特异性和空间特异性，即时空特异性。物种愈高级，基因表达的规律性愈严格，愈精细复杂，时空特异性也愈明显。

1. 基因表达具有时间特异性 在生物体的生命过程中，根据功能的需要，某一特定基因的表达严格按特定的时间顺序开启或关闭，称为基因表达的时间特异性（temporal specificity）。如细菌、病毒、噬菌体等病原体感染宿主后，病原体与宿主的各种基因表达随着感染的进程都会发生改变。例如霍乱弧菌感染宿主后，霍乱弧菌的 44 种基因表达上调，193 种基因表达下调，导致这些细菌呈现高度传染状态。基因表达的时间特异性的异常，常与异常生理病理的发生发展密切相关，可以成为判断生物体是否发生异常的标志。如人类编码甲胎蛋白（alpha fetal protein，AFP）的基因在胚胎期间活跃表达，出生后此基因表达逐渐关闭。因此，在正常成年人血浆中几乎检测不到 AFP 的表达，但是当机体患肝癌后，肝癌细胞中的 AFP 基因会重新被激活，从而合成大量的 AFP 释放入血，因此血浆中的 AFP 水平可作为肝癌早期诊断的一个重要指标。

多细胞生物从受精卵到发育成熟的不同阶段，都会有不同的基因严格按照自己特定的时间顺序开启或关闭，表现为与分化、发育相一致的时间特异性，从而形成形态、结构和功能各不相同的组织和器官。因此，多细胞生物基因表达的时间特异性又被称为阶段特异性（stage specificity）。

2. 基因表达呈现空间特异性 对于多细胞生物，在个体某一特定生长发育阶段，同一基因在不同的细胞、组织或器官表达水平和种类也有所不同，导致后续发挥功能的蛋白质的特异性分布。如血红蛋白基因在骨髓红系细胞中表达，而在肌细胞中不表达，肌细胞对应表达的是肌红蛋白。又如免疫球蛋白基因只表达于免疫系统的 B 淋巴细胞中，而在 T 淋巴细胞中不表达。在多细胞生物个体生长全过程中，基因产物按不同空间顺序出现的现象称为基因表达的空间特异性（spatial specificity），也被称为组织特异性（tissue specificity）或细胞特异性（cell specificity）。

(二) 基因表达的主要方式

按照不同的基因对细胞内外的信号刺激的反应性，基因表达的方式包括组成性表达、诱导性表达、阻遏性表达和协同性表达等。

1. 基因的组成性表达 基因组中的某些基因在生物个体生长发育的任一阶段、几乎所有的细胞中持续表达，这种基因表达的方式被称为组成性基因表达（constitutive gene expression）。如：某些 mRNA 的丰度及某些蛋白质的含量较少受到内外环境因素的影响，在不同的发育阶段、不同的组织中持续表达。采用组成性方式表达的基因，被称为管家基因（house-keeping gene），例如 rRNA、tRNA、微管蛋白（tubulin）、β- 肌动蛋白（β-actin）、甘油醛 -3- 磷酸脱氢酶（glyceraldehyde-3-phosphate dehydrogenase，GAPDH）等。管家基因的蛋白质表达产物对生命全过程都是必不可少的，维系细胞基本生存所需要，没有明显的时间和空间特异性。管家基因的组成性表达强度通常只与该基因的启动子活性有关，基本不受细胞内外刺激的影响。因此在基因表达研究中，在 mRNA 或蛋白定量检测中管家基因常被当作内参。

2. 基因的表达可被诱导或阻遏 与管家基因相比，其他一些基因的表达水平因易受内外界环境因素的影响而发生明显的升高或降低。在特定的刺激信号下，相应基因的表达被激活，基因的表达产物显著增加，这种基因表达方式被称为基因的诱导性表达（induced expression）。采用此种方式表达的基因被称为可诱导基因。例如，大肠杆菌在有葡萄糖的环境中主要利用葡萄糖提供碳源和能量，不合成乳糖代谢相关的酶系蛋白；一旦转移到只含有乳糖的培养环境中，大肠杆菌在乳糖的刺激下，基因组中乳糖代谢相关的酶系蛋白编码基因就会被诱导表达，使之可以利用乳糖供给能源，维持其生长增殖。反之，如果基因对环境刺激的应答效应为抑制性，即该基因表达的状态呈现显著下降或不表达，

这种表达方式被称为基因的阻遏性表达(repressed expression)。采取阻遏性表达的基因,被称为可阻遏基因。例如,培养基中有足量的色氨酸时,可阻遏细菌体内色氨酸合成酶系蛋白编码基因的表达。诱导和阻遏是同一事物的两种表现形式,普遍存在于生物界,也是生物体对环境改变做出的应答。

3. 基因的表达具有协同性　在特定机制调控下,功能上相关的一组基因,无论采取何种表达方式,均需协调一致,使细胞内蛋白的种类与数量达到最佳状态,即协同性表达(coordinate expression),这种调节称为协同调节(coordinate regulation)。如生物体内,一个代谢途径通常是由一系列化学反应组成,需要多种酶参与。此外,还需要其他负责底物或代谢产物的转运的蛋白质等。这些酶及转运蛋白等编码基因被统一调节,使参与同一代谢途径的所有蛋白质含量比例适当,以确保代谢途径井然有序、有条不紊地进行。

二、基因表达调控对个体分化发育及适应环境具有重要意义

(一) 适应环境的需要

生物体通过调控自身基因的表达水平来适应内外环境变化在自然界中是普遍存在的。环境因素、营养状况对原核生物的基因表达起极其重要的作用。原核生物基因表达调控的生物学意义主要在于满足适应环境变化、维持个体生长与分裂增殖的需要。对高等真核生物亦是如此,例如,经常饮酒者体内的醇脱氢酶活性较高,这与相应基因的表达水平上调有密切关系。总之,生物体所处的内、外环境处于动态变化的,所有生物的所有活细胞都必须对内、外环境的变化做出适当反应,以使生物体能更好地适应外界环境。

(二) 维持细胞分化与个体发育的需要

多细胞生物体由各种不同组织类型的细胞组成。这些细胞来源于同一受精卵,基因组构成是相同的。细胞分化是多细胞生物体生长发育的基础,关键在于特异基因的选择性表达。在多细胞生物体生长、发育的不同阶段,细胞中各种分子的种类与含量的变化是很大的;即使在同一生长发育阶段,不同器官组织细胞内各种分子分布也存在很大差异,是这些分化细胞形态结构与功能的分子基础。例如,鸡的输卵管细胞合成卵清蛋白、胰岛 β 细胞合成胰岛素等,而这些细胞都是在个体发育过程中逐渐产生的。高等哺乳类动物各种细胞分化、组织器官的发育均由一组特定基因所控制,当其中的某种基因缺陷或异常表达时,则会出现相应组织或器官的分化与发育异常。

第二节　原核生物基因表达调控

原核生物大多数为单细胞生物,其基因组的 85%~90% 的部分都是非重复 DNA,非编码区域只占一小部分;结构基因是连续的,且多为单拷贝基因。原核生物结构简单,没有细胞核,基因组的转录和翻译发生于同一空间,而且时间差异亦不明显。因此,原核生物基因表达调控有其不同于真核细胞的特点。

一、原核生物基因表达调控主要发生在转录水平

原核生物转录调控的基本单位是操纵子(operon),又称操纵元。操纵子通常是指一个或以上的功能相关的结构基因串联在一起,在共同的调控区控制之下生成包含几个结构基因的一条 mRNA 长链

的核苷酸序列,以确保这些基因之间表达的协同性,这就是操纵子学说。通常,操纵子由编码区和调控区两部分构成。原核生物的编码区一般含有多个(2~6)结构基因,而有些操纵子的编码区最多可包含 20 个以上的结构基因。调控区往往位于转录起始点上游,包括与 RNA 聚合酶结合的启动序列、与阻遏蛋白识别并结合的操纵元件,有些还包含与某些激活蛋白结合的特异性位点等。大量实验证明,操纵子学说在原核基因的表达调控中具有普遍意义。原核生物的转录和翻译具有空间偶联性。原核生物基因表达调控主要发生在转录水平,而且此过程仅仅数分钟内即可完成,同时原核生物的大多数mRNA 在几分钟内就受到酶的影响而降解。

二、原核生物转录调控的基本单位是操纵子

在原核生物操纵子系统中,特异的阻遏蛋白对操纵子基因转录起始的阻遏机制起主导作用。当阻遏蛋白与操纵元件结合时,转录起始复合物不能形成,基因的转录被阻遏;相反,当某种特异的信号分子与阻遏蛋白结合,使阻遏蛋白失去活性,从操纵元件上解离下来,则操纵子基因去阻遏,转录又被重新开启。下面分别以大肠埃希杆菌(*E. coli*)的乳糖操纵子和色氨酸操纵子为例,介绍原核生物基因的转录调控机制。

三、乳糖操纵子和色氨酸操纵子分别是诱导型调控和阻遏型调控的典型

(一)乳糖操纵子的诱导型转录调控

1960 年,法国科学家 Francois Jacob 和 Jacques Monod 等人,根据对大肠杆菌参与乳糖代谢的基因群的研究,发现乳糖降解代谢具有典型"关掉"或"开启"特性,由此提出了操纵子学说。他们发现大肠杆菌生长在含有乳糖的培养基时,每个细胞中乳糖代谢酶从几个分子迅速增加到几千个分子。而当培养基中没有乳糖时,乳糖代谢终止,乳糖代谢酶基因不表达,其细胞内含量恢复到基础水平。乳糖操纵子提供了原核生物基因表达调控研究的典型范例。

1. 乳糖操纵子的结构　大肠杆菌的乳糖操纵子(lac operon)含有 *Z、Y、A* 三个结构基因。*Z* 基因编码以四聚体形式组成的有活性的 β- 半乳糖苷酶(β-galactosidase),催化乳糖转变为异乳糖或称别乳糖(allolactose),再分解为葡萄糖和半乳糖;*Y* 基因编码半乳糖苷通透酶(permease),促使环境中的乳糖进入细菌;*A* 基因编码转乙酰基酶(transacetylase),以二聚体活性形式催化半乳糖的乙酰化。此外,在结构基因紧邻上游为调控区,含有一个操纵序列(operator,O)、一个启动序列 P(promoter,P)、一个分解代谢物基因激活蛋白(catabolite gene activator protein,CAP)结合位点,分别能与 lac 阻遏蛋白、RNA 聚合酶及 cAMP-CAP 复合物结合。在结构基因远处上游存在一个调节基因(inhibitor gene,I)以及 *I* 基因的独立启动子 PI 等。调节基因 *I* 编码一种阻遏蛋白,该阻遏蛋白与操纵序列 O 结合之后使 *lac* 操纵子处于转录失活状态,不能启动转录(图 23-1)。

2. 乳糖操纵子的转录调控机制　大肠杆菌乳糖操纵子的转录调控主要涉及正、负两种模式,即阻遏蛋白的负性调节和 CAP 的正性调节。

(1)阻遏蛋白的负性调节:大肠杆菌分解葡萄糖的酶属于组成酶,无需诱导表达,因此优先利用葡萄糖作为能源和碳源。当大肠杆菌的生存环境中只有葡萄糖、不存在乳糖时,*lac* 操纵子处于阻遏状态。此时,*I* 基因在 PI 启动序列作用下表达的阻遏蛋白,与 *lac* 操纵子的 O 序列结合就可以阻碍 RNA 聚合酶与操纵子的 P 序列结合,因为 O 和 P 序列有部分重叠影响 RNA 聚合酶与 P 序列的结合,此外阻遏蛋白与 O 序列的结合还有位阻效应,即使 RNA 聚合酶能结合 P 序列也无法下滑启动转录。但是阻遏蛋白的阻碍作用不是绝对的,偶有阻遏蛋白与 O 序列解聚,其发生概率是 1~2 次 / 细胞周期。因此,在没有诱导剂存在的情况下细胞也会有寥寥数分子的 β- 半乳糖苷酶、通透酶和乙酰基转移酶生成,称为本底水平的组成性表达。当只有乳糖存在时,*lac* 操纵子被诱导开放。大肠杆菌要将乳糖

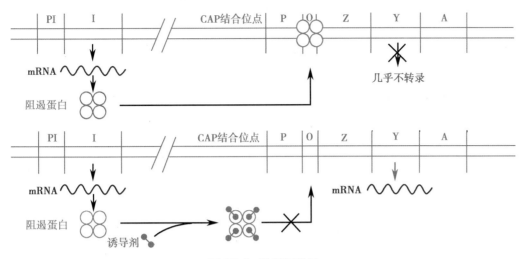

图 23-1　乳糖操纵子

水解为半乳糖和葡萄糖,催化此水解反应的是 β- 半乳糖苷酶,但真正的诱导剂并非乳糖本身。乳糖经通透酶作用进入细胞,再经原先存在于细胞中的少量的 β- 半乳糖苷酶催化,转变为异构体半乳糖。而半乳糖作为一种诱导剂(inducer)与阻遏蛋白结合,使阻遏蛋白的构象发生变化,导致阻遏蛋白与 O 序列解离,继而 RNA 聚合酶能与 P 序列顺利结合启动基因的转录,引起结构基因 Z、Y 和 A 相继表达,使 β- 半乳糖苷酶的量增加 1 000 倍。由于 Z、Y、A 以多顺反子(polycistron)形式存在,即三种基因被转录到同一条 mRNA 上,因此乳糖能同时等量地诱导三种酶的合成(图 23-2)。

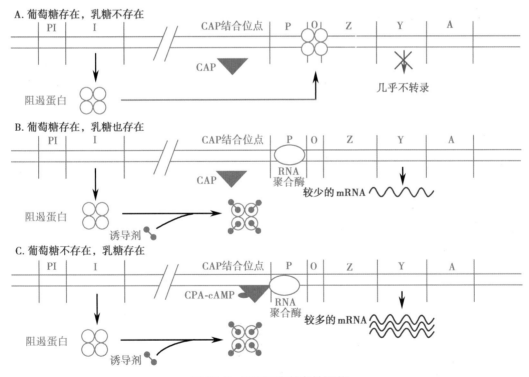

图 23-2　阻遏蛋白的负性调节

(2)CAP 的正性调节:当大肠杆菌在含有葡萄糖的环境中生长时,葡萄糖或其代谢产物对一些分解代谢酶,如 β- 半乳糖苷酶、半乳糖激酶、阿拉伯糖异构酶、色氨酸酶等具有明显的抑制效应,称之为分解物阻遏作用(catabolite repression)。这种现象与 cAMP 浓度有关。在大肠杆菌中,cAMP 的浓度受葡萄糖代谢的调节。当环境没有葡萄糖时,细胞内 cAMP 浓度增高,cAMP-CAP 复合物形成增多,

通过靶向位于 *lac* 操纵子 P 序列上游的 CAP 结合位点增强 RNA 聚合酶的活性,使操纵子的转录效率再提高约 50 倍。当有葡萄糖存在时,cAMP 的浓度降低,cAMP-CAP 复合物形成减少,未结合 cAMP 的 CAP 不能与 DNA 结合发挥正性调节作用,RNA 聚合酶与启动子并不形成具有高效转录活性的开放复合体,因此 *lac* 操纵子的转录效率下降。由此可见,乳糖操纵子结构基因的高表达既需要有诱导剂乳糖的存在,又要求环境中无葡萄糖或低浓度葡萄糖。

(3)协同调节:CAP 的正性调节与阻遏蛋白的负性调节是相互协调的。当阻遏蛋白结合 O 序列封闭转录时,CAP 对 *lac* 操纵子系统不发挥作用;但是,当阻遏蛋白从 O 序列上解聚,虽然 *lac* 操纵子被激活,但由于其启动子是一个弱的启动子,故转录活性依然很低,此时必须有 CAP 的正性调节来加强其转录活性。可见,CAP 的正性调节与阻遏蛋白的负性调节机制,看似是相互制约的关系,其实两种机制是相辅相成、互相协调的。两种机制的协调作用可因葡萄糖和乳糖的存在与否分为如下四种情况:①乳糖不存在,葡萄糖存在:阻遏蛋白与 O 序列结合,*lac* 操纵子关闭,并且 cAMP 浓度低而不与 CAP 有效结合,因此没有 CAP 的正性调节作用,基因处于关闭状态,细菌只利用葡萄糖;②乳糖和葡萄糖均存在:阻遏蛋白与 O 序列解聚,*lac* 操纵子开启,但葡萄糖存在导致 cAMP 浓度低,cAMP 不能与 CAP 有效结合,CAP 不能发挥正性调节作用,*lac* 操纵子虽被诱导激活但总体转录水平很低。此时,细菌优先利用葡萄糖;③乳糖存在,葡萄糖不存在:阻遏蛋白与 O 序列解聚,cAMP 浓度高且与 CAP 有效结合,CAP 的正调控作用正常发挥,*lac* 操纵子被快速开启并且转录活性最强;④葡萄糖和乳糖均不存在:阻遏蛋白封闭 O 序列,*lac* 操纵子关闭,虽然 cAMP 浓度高且与 CAP 有效结合,但 CAP 的正性调节也难以发挥作用,因为 *lac* 操纵子处于关闭状态,而此时的大肠杆菌则可能通过感受环境中存在的其他能源物质,开放另外的、相应的操纵子供能。

(二)色氨酸操纵子的阻遏型转录调控

色氨酸合成途径较漫长,需要消耗大量能量和前体物,如丝氨酸、PRPP、谷氨酰氨等,是细胞内最昂贵的代谢途径之一,因此受到严格调控,其中色氨酸操纵子(tryptophane operon)发挥着关键作用。原核生物内色氨酸的合成分五步完成,每个环节需要一种酶的催化。这五种酶的编码基因紧密连锁在一起,表达在一条多顺反子 mRNA 上,就是色氨酸操纵子。色氨酸或与其代谢有关的某种物质在阻遏过程(而不是诱导过程)中起作用。由于色氨酸操纵子体系参与色氨酸生物合成而不是降解,它不受葡萄糖或 cAMP-CAP 的调控。

1. 色氨酸操纵子的结构　*trp* 操纵子包含 *trpE*、*trpD*、*trpC*、*trpB* 和 *trpA* 五个结构基因,分别编码合成色氨酸所需要的 5 种酶。结构基因上游依次是前导基因(L)、操纵序列(O)和启动序列(P),三者构成了操纵子基因的转录调控区。而转录调控区上游还有调节基因(*trpR*),编码阻遏蛋白(图 23-3)。

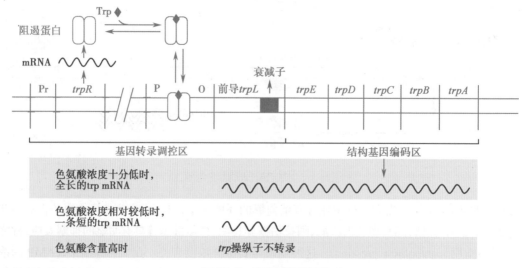

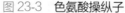

图 23-3　色氨酸操纵子

2. 色氨酸操纵子的转录调控机制　　色氨酸操纵子是一种阻遏型操纵子,其表达调控有两种机制:一种是阻遏蛋白的负调控,另一种是衰减作用(attenuation)。

(1)阻遏蛋白的负调控:色氨酸阻遏蛋白是一种同源二聚体蛋白质,每个亚基有 107 个氨基酸残基。单独的色氨酸阻遏蛋白不能和操纵序列 O 结合,必须和色氨酸结合后才能与操纵序列 O 结合,从而阻遏结构基因表达,因此色氨酸是一种共阻遏物。当细胞内色氨酸浓度较低时,没有足够的色氨酸与阻遏蛋白结合,阻遏蛋白便不能与操纵序列 O 结合,此时色氨酸操纵子处于开放状态,结构基因得以表达;当色氨酸浓度较高时,色氨酸作为阻遏物与阻遏蛋白形成复合物并且结合到操纵序列 O 上,关闭色氨酸操纵子,停止表达色氨酸合成需要的各种酶。

(2)衰减调节:色氨酸操纵子转录的衰减调节与前导基因 *trpL* 有关。前导基因 *trpL* 位于结构基因 *trpE* 与 O 序列之间,离 *trpE* 基因 5′ 约 30~60bp,长度 162bp,其中第 27~71 碱基编码由 14 个氨基酸组成的前导肽,并且第 10、11 位是两个连续的色氨酸。大肠杆菌在色氨酸缺乏的环境下,前导肽编码基因和 5 个结构基因能转录产生长度为 6 720 个核苷酸的多顺反子 mRNA。当细胞内色氨酸增多时,*trpE*、*trpD*、*trpC*、*trpB* 和 *trpA* 结构基因转录受到抑制,但前导肽编码基因转录出 140 个核苷酸 mRNA 引导序列并没有减少,这部分转录产物称为衰减子转录物。前导基因 *trpL* 的 mRNA 分成 4 段,14 个氨基酸的编码区位于序列 1,序列 1 和 2、序列 2 和 3、序列 3 和 4 之间均有部分互补碱基序列能形成茎环结构,但只有序列 3 与 4 形成的茎环结构,其下游有一串 U 序列,是一种不依赖 ρ 因子的转录终止信号(即下文的:不依赖 ρ 因子的转录终止子),能终止转录。由于前导序列能感受环境中色氨酸浓度的升高而降低转录,故将该序列称为衰减子(attenuator)(图 23-4)。

除色氨酸外,苯丙氨酸、苏氨酸、亮氨酸、缬氨酸和组氨酸的有关基因组中都存在衰减子的调节位点,其 mRNA 前端各有一段前导 RNA,可编码一小肽,能在翻译水平上抑制相应基因的转录,对遗传信息的表达起着阻碍或衰减的作用。

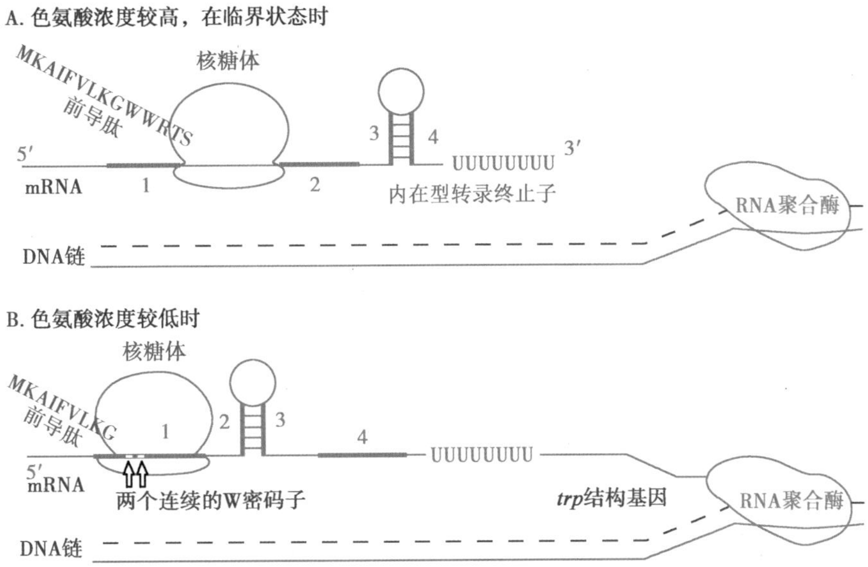

A. 色氨酸浓度较高，在临界状态时

MKAIFVLKGWWRTS
前导肽
核糖体
5′ mRNA 1 2 3 4 UUUUUUUU 3′
内在型转录终止子
RNA聚合酶
DNA链

B. 色氨酸浓度较低时

核糖体
MKAIFVLKG
前导肽
5′ mRNA 1 2 3 4 UUUUUUUU
两个连续的W密码子
*trp*结构基因
RNA聚合酶
DNA链

图 23-4　衰减调节

色氨酸操纵子的衰减调节与前导基因的转录过程与前导肽的翻译过程相互偶联密切相关。当色氨酸的浓度较低,但还处于临界状态以上时,色氨酸的供应尚及时,前导肽的翻译顺利完成,核糖体会很快前行至序列 2,因此,序列 3 与序列 4 有机会互补形成衰减子表现出转录的衰减。环境氨基酸都缺乏时,也会形成衰减子。当色氨酸十分缺乏时,核糖体因原料缺乏停滞在序列 1 的第 10、11 位,核糖体结合在序列 1 上,序列 2 无法与 1 配对且在序列 4 序列被转录出来之前与序列 3 互补,致 4 区处于单链状态,不能形成终止发夹,即衰减子不能形成,RNA 聚合酶通过衰减子而继续转录,最终转录出一条完整的 mRNA 链,促进色氨酸合成酶蛋白表达,促进色氨酸合成,满足细菌代谢的需要,保证了营养物质和能量的合理利用。

四、原核生物基因表达在翻译水平上的调控也十分重要

原核生物的转录与翻译是在同一空间同时进行的,因此原核基因表达的调控同样可以发生在翻译水平上。虽然在转录水平上的调控是基因表达调控的最主要、最经济、最有效的方式,但作为补充方式,翻译水平上的调控也是十分重要的。翻译一般在起始和终止阶段受到调节,mRNA 稳定性、调节分子(包括蛋白质和 RNA)直接或间接决定翻译起始位点能否为核糖体所利用。

（一）mRNA 翻译能力的差异

mRNA 的翻译效率主要决定于其 5′ 端非翻译区的 SD 序列(Shine-Dalgarno sequence)。SD 序列是位于起始密码子上游约 4~10 个核苷酸之前一段富含嘌呤的短序列 5′-AGGAGG-3′,核糖体上靠近 16S rRNA 分子 3′ 端的序列 5′-CCUCCU-3′ 与该 mRNA 的这段序列配对,促使核糖体结合到 mRNA 分子上,有利于翻译的起始。SD 序列与 16S rRNA 序列互补的程度以及从起始密码子 AUG 到嘌呤片段的距离也都强烈地影响翻译起始的效率。不同基因的 mRNA 有不同的 SD 序列,它们与 16S rRNA 的结合能力也不同,从而控制着单位时间内翻译过程中起始复合物形成的数目,最终控制着翻译的速度。适宜的 SD 序列及定位使蛋白翻译的起始频率高,反之则蛋白翻译的起始频率低。此外,mRNA 所采用密码子比例的不同也会影响蛋白翻译速度。由于密码子的简并性,除色氨酸和甲硫氨酸外,其他氨基酸具有不止一种密码子,它们对应 tRNA 的丰度也差别很大,采用偏爱密码子的 mRNA 翻译速度快,而含稀有密码子比例高的 mRNA 的翻译速度慢。多顺反子 mRNA 在进行翻译时,各个编码区翻译频率和速度不同时,所合成的蛋白质的量也就不同了。

此外,mRNA 分子的二级结构也是翻译起始的重要因素。因为核糖体的 30S 亚基必须与 mRNA 分子结合,才能启动翻译,所以要求 mRNA 5′ 端要有合适的空间结构。mRNA 5′ 端形成二级结构的自由能越大,越不利于翻译。SD 序列的变化能够改变 mRNA 分子 5′ 端二级结构的最低自由能,影响了核糖体 30S 亚基与 mRNA 分子的结合,从而造成了翻译效率上的差异。

（二）核糖体蛋白对翻译的阻遏

大肠杆菌的核糖体蛋白共有 50 多种,它们的含量还需要严格保持与 rRNA 相适应的水平。当游离核糖体蛋白质过量存在时,会引起它自身以及相关蛋白质合成的阻遏。对核糖体蛋白发挥翻译阻遏作用的蛋白均为能直接和 rRNA 分子相结合的核糖体蛋白。它们除与 rRNA 组装成核糖体外,也能和自身 mRNA 的翻译起始部位相结合,由此影响翻译的起始。例如,在大肠埃希杆菌 L11 操纵子具有 L11(rplK)和 L1(rplA)两个结构基因,起反馈调节作用的为第二个蛋白质 L1,它能与该操纵子的第一个编码区(L11)的 SD 序列邻近部位结合,阻止核糖体起始翻译。利用这种机制可以使核糖体蛋白的合成与核糖体的组装直接关联在一起。因此,凡有核糖体蛋白合成出来,必定首先与 rRNA 结合以装配成核糖体。但是,一旦 rRNA 的合成减少或停止,游离的核糖体蛋白便会积累。于是它们就可以与其自身的 mRNA 结合,从而阻遏进一步的翻译。

（三）RF2 合成的自体调控

释放因子(release factor,RF)是识别终止密码子引发翻译的多肽链和核糖体从 mRNA 上释放的蛋白质。RF2 是原核生物中能够识别终止密码子 UGA 和 UAA 的释放因子。RF2 基因一共编码 340 个氨基酸,有趣的是,RF2 基因的密码子并不是连续排列的,在第 25 位和 26 位密码子之间多了一个 U,这个 U 可以同第 26 位密码子头两个核苷酸组成终止密码子 UGA,而为 RF2 蛋白所识别。细胞内,在 RF2 充足的条件下,核糖体 A 位进入到第 25 位密码子后的 UGA 处,使 RF2 的合成提前终止,释放出只有 25 个氨基酸的短肽,不具有 RF2 的终止活性。如果细胞内 RF2 不足,核糖体就会以 +1 的移码机制将第 26 位密码子译成天冬氨酸,直到最后的终止密码子,由 RF1 终止翻译,形成具有 RF2

活性的完整肽链。可见,RF2 作为一个翻译调节蛋白,可根据自身在细胞内的丰欠程度决定其自身的翻译是连续还是及时终止。

（四）反义 RNA 的调节作用

一般认为,基因表达的调节通常是由蛋白质与 DNA 之间的相互作用介导来完成的。然而,近年来有研究发现一些细菌和病毒里的小分子 RNA 也能参与其中。目前在原核细胞中的研究结果表明,这些小分子 RNA 是独立基因编码的,它们可以按照碱基互补配对原则与靶 mRNA 结合,形成局部 RNA-RNA 双链,影响 mRNA 的正常加工和翻译等过程,称为反义 RNA（antisense RNA,asRNA）,其在翻译水平上的调控机制包括:①与 mRNA 的 SD 序列和 / 或编码区互补结合,直接抑制翻译或使形成的双链 RNA 分子易受核酸酶降解;②反义 RNA 与 mRNA 的非编码区结合,如 SD 序列的上游区,影响核糖体结合,间接抑制了 mRNA 翻译;③可阻止特定基因的转录。一般认为,在原核生物中,反义 RNA 针对靶 mRNA 的 SD 序列和起始密码子 AUG 区域时,比其他区域有更强的调节作用。

（五）调节因子小 RNA 构建正常的调节网络回路

像蛋白质调节因子一样,调节因子小 RNA 是独立合成的分子,能扩散到含有特异核苷酸序列的靶位点。调节因子 RNA 的靶子是一段单链核酸序列,它与其靶子通过互补而起作用,在互补位点会形成双链体区。其作用机制包括两种,一是与靶核苷酸形成双链体区,这样形成或隔绝一个特异性位点,而直接阻止其行使正常功能。二是在靶分子内的一部分所形成的双链体区改变了另一个区域的结构,因而间接影响其功能。两种 RNA 介导的调节作用的共同特点是:靶标二级结构的改变控制着它的活性。调节因子 RNA 与阻遏操纵子的蛋白质之间有一点区别:RNA 不具有变构效应的特性,不能通过改变其识别靶位的能力而与其他的小分子发生作用;调节因子 RNA 可以通过控制其基因的转录而被打开,通过一种降解调节因子 RNA 产物的酶的作用而被关闭。

细菌中的调节因子 RNA 是短的分子,统称为 sRNA。大肠杆菌包含至少 17 种不同的 sRNA,有一些 sRNA 是普遍的调节因子,可以影响许多靶基因。例如:当暴露于活性氧化合物时,细菌会诱导产生抗氧化物的防御性基因。过氧化氢会激活转录激活剂 oxyR,后者控制着几种可诱导基因的表达,其中一种就是 oxyS 基因,它编码一种小 RNA。

第三节 真核生物基因表达调控

真核生物不同于原核生物,在细胞结构和遗传信息方面存在明显差异。真核生物的基因组结构更复杂,信息量更大。其表达调控的环节更多,除了最主要的转录水平的调控以外,还可在基因复制、基因扩增、基因激活、转录后、翻译和翻译后等多级水平上进行(图 23-5)。参与调控的蛋白种类也更加丰富。此外,真核基因的转录发生在细胞核内或线粒体内,翻译则发生在细胞质内,空间的隔离增加了调控的复杂程度。真核细胞基因表达存在两种类型的调节和控制机制,一种称为短期或可逆的调控;另一种称为长期调控,一般是不可逆的。短期调控主要是细胞对环境变动,特别是对代谢作用物或激素水平升降作出反应,表现出细胞内酶或某些特殊蛋白质的变化。长期调控则涉及发育中细胞的决定(determination)和分化(differentiation)。细菌基因调控属于短期调控,长期调控仅发生于真核细胞。接下来,我们将依次介绍真核基因表达的染色质水平调控、转录的调控、转录后调控、翻译的调控以及翻译后调控。

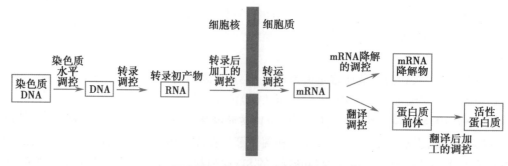

图 23-5　真核生物基因表达调控

一、真核基因表达的染色质水平调控受 DNA、组蛋白结构与化学修饰影响

真核生物细胞核中的染色质主要由真核基因组 DNA 与组蛋白等结合形成，两者的结构、化学修饰状态等的变化都能影响基因的表达水平。

(一) 染色质重塑

染色质重塑(chromatin remodeling)，是指通过调整核小体的相位，中和组蛋白尾巴碱性氨基酸残基(赖氨酸 K、精氨酸 R、组氨酸 H 等)带正电荷，减弱核小体中碱性氨基酸与 DNA 的结合，降低相邻核小体间的聚集使核小体滑动暴露本来被遮蔽的元件，或使核小体表面的元件瞬间暴露的动态变化过程。染色体重塑以染色质结构基本单位核小体为基本单位，通过核小体的结构及其与 DNA 相对序列位置发生改变，达到生命过程中的基因组包装和基因组可利用性间的平衡。因此，染色质重塑的结果可以促进靶基因表达，也可抑制靶基因表达。

染色质重塑主要依赖于两类酶调控染色质活化的过程：ATP 依赖的染色质重塑因子(chromatin remodelers)以及组蛋白修饰因子(histone modifiers)。

1. 依赖 ATP 的染色质物理修饰　即 ATP 水解供能使核小体沿 DNA 滑动，或使核小体解离并重新装配。由于延伸中 RNA 聚合酶 Ⅱ 的周围总是伴有核小体，这些核小体又是会处于部分解离部分装配的动态平衡状态，此染色质物理重塑复合体对于转录延伸也具有重要意义。

2. 染色质的化学修饰　包括 DNA 的化学修饰(主要是 DNA 甲基化)和组蛋白的化学修饰。DNA 甲基化指在 DNA 甲基化转移酶的作用下，在基因组 CpG 二核苷酸的胞嘧啶 5′ 碳位共价键结合一个甲基基团。大量研究表明，DNA 甲基化能引起染色质结构、DNA 构象、DNA 稳定性及 DNA 与蛋白质相互作用方式的改变，从而控制基因表达。而对于组蛋白修饰而言，由于组蛋白末端部分含有一些带活性基团的氨基酸残基，这些氨基酸残基成为各种化学修饰的靶点，染色质的共价化学修饰主要发生在组蛋白末端的尾部，尤其是核心组蛋白的氨基末端尾部。修饰方式包括乙酰化、磷酸化、甲基化和泛素化、SUMO 化和 ADP- 核糖化等。组蛋白修饰对基因转录活性的调控是局部染色质区域多种修饰共同作用的结果，在此过程中形成了复杂的协同或拮抗作用，从而激活或抑制基因转录。

染色质重塑的调控属于表观遗传学水平的调控，具体将在第二十四章讲述。

(二) 染色质结构改变或丢失

在显微镜下观察苏木精 - 伊红染色的分裂间期的真核生物细胞核，能够发现占大部分的呈松散分布的染色体，称为常染色质。与小部分的(通常位于端粒、着丝粒区、染色体中间或末端)紧凑压缩折叠成密集斑块的异染色质相比，常染色质具有强很多的转录活性。常染色质在转录前多已被解旋或松弛，可包括核小体结构的改变或 DNA 本身局部结构的变化(如双螺旋的局部解旋、右旋 DNA 变成左旋等)，暴露结构基因，使 RNA 聚合酶得以结合，促进转录因子结合到启动区 DNA，发生基因转录。

某些低等真核生物，如蛔虫和甲壳类的剑水蚤，在其发育早期卵裂阶段，所有分裂细胞除一个之外，均将异染色质部分删除掉，从而使染色质减少约半。而保持完整基因组的细胞成为下一代的生殖细胞。原生动物如四膜虫含有一个大核和一个小核,大核由小核发育而来。大核为营养核,可进行转录;小核为生殖核,无转录活性。在核发育过程中由多处染色质断裂,并删除约 10% 的基因组 DNA,有些部位 DNA 切除后两端又重新连接。在删除这些序列之前基因并不表现转录活性,删除之后即成为表达型的基因。在哺乳动物中,红细胞甚至在成熟过程中将整个核丢失。

(三)基因重排

真核细胞在分化过程中,DNA 分子里核苷酸序列的重新排列称为基因重排。基因重排能形成新的基因,也可以调节基因的表达。举例来说,在人类基因组中,所有抗体的重链和轻链都是由不同基因片段经重排后形成的完整基因编码的。完整的重链基因由 VH、D、J 和 C 四个基因片段组合而成,而完整的轻链基因由 VL、J 和 C 三个基因片段组合而成。在每一个重链基因重排时,V 区段与 D 区段连接后,再连上 J 区段,最后接上 C 区段,形成一个完整的抗体重链基因。轻链的重排方式与重链类似。重链和轻链基因重排后转录并翻译成蛋白质,由二硫键连接形成抗体分子。此外,基因片段之间的连接点也存在几个 bp 范围的灵活调整。这样就可以从约 300 个抗体基因片段中产生 10^9 数量级种类的免疫球蛋白分子,其调控非常复杂。

(四)基因拷贝数变化

真核生物基因组中的特定段落在某些情况下会复制产生多个拷贝的现象,称为基因扩增(gene amplification)。最早是在蛙的成熟卵细胞中发现的,在受精后的发育过程中 rRNA 基因可扩增 2 000 倍。之后发现其他动物的卵细胞也有同样的情况。大量的核糖体显然适于合成大量的蛋白质,满足受精后迅速发育分裂的需要。在某些肿瘤中,常出现原癌基因的 DNA 拷贝数明显增加,而抑癌基因的 DNA 拷贝数减少的现象。DNA 拷贝数变化(copy number variant,CNV)是一种介于 1kb 至 3Mb 的 DNA 片段的变异,其中包括缺失、重复、倒位和易位。CNV 通过改变基因剂量、调节基因活性来影响基因表达(癌基因激活与抑癌基因失活)、表型差异和表型适应,从而引起肿瘤发生以及其他遗传疾病。

二、真核基因表达在转录水平调控的最基本环节是转录的起始

真核生物基因表达调控的最基本环节是转录的起始,是通过顺式作用元件、转录因子和 RNA 聚合酶的相互作用来实现的。调控作用主要是转录因子结合顺式作用元件之后,影响转录起始复合物的形成。

(一)转录起始复合物的形成

RNA 聚合酶与启动子的结合是转录起始复合物形成过程中关键的一步。与原核生物的 RNA 聚合酶识别一段单纯的 DNA 序列相比,真核生物的 RNA 聚合酶识别的是一个由通用转录因子与 DNA 形成的蛋白质-DNA 复合物。仅靠真核细胞的 RNA 聚合酶是不能识别 DNA 上的启动子的。只有当一个或多个通用转录因子(transcription factor,TF)与 DNA 结合形成功能性的启动子后,才能被 RNA 聚合酶识别并结合。其中,转录因子与原核细胞中的 σ 因子不同,σ 因子与 RNA 聚合酶结合形成全酶发生在识别启动子之前,而在启动转录后即与 RNA 聚合酶解离,不再结合 RNA。在真核细胞中,转录因子不依赖于 RNA 聚合酶而独立结合到 DNA 上,并在转录过程中促进许多 RNA 聚合酶分子结合启动子。

在聚合酶识别启动子之前,TATA 盒与一个 TATA 盒结合因子(或称 TATA 因子)形成稳定的转录复合物是 RNA 聚合酶 Ⅱ 分子识别启动子的最低需要。作为通用转录组分,TATA 盒可以影响许多编码蛋白质基因的启动子活性,并决定 RNA 链的转录起始点。

RNA 聚合酶 Ⅱ 可识别并结合由 TATA 因子与 TATA 盒形成的蛋白质-DNA 复合物。此时形成的复合物是闭合的,DNA 双链还没有解开,尚不能启动转录。只有当转录起始因子与 RNA 聚合酶结合,使 DNA 双螺旋部分解成为开放的转录起始复合物时,基因转录才会开始,并启动合成 RNA。

在转录调控过程中,转录因子能促进或抑制 TATA 因子与 TATA 盒结合、RNA 聚合酶与 TATA 因子-DNA 复合物结合以及影响转录起始复合物的形成。

RNA 聚合酶 II 的 CTD 磷酸化状态在转录起始也发挥重要作用。当 RNA 聚合酶 II 完成转录启动,离开启动子时,CTD 的许多 Ser 和 Tyr 残基必须逐步磷酸化。此外,CTD 不同磷酸化状态可分别与加帽酶、剪接因子、聚尾因子等发生相互作用,参与 mRNA 的转录后加工。

（二）顺式作用元件

顺式作用元件(*cis*-acting element)指存在于基因旁侧序列中能影响基因表达的序列,按照功能分为启动子(promoter)、增强子(enhancer)和抑制子(也称为沉默子)(silencer)等(图 23-6)。

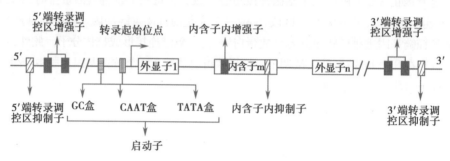

图 23-6　顺式作用元件

1. 启动子　是在基因转录起始位点(+1)及其 5′ 上游近端大约 100~200bp 范围内的一段具有独立功能的 DNA 序列,是转录因子和 RNA 聚合酶 II 的结合位点。启动子内含有决定 RNA 聚合酶 II 的转录起始点和转录频率的关键元件。整个启动子由核心启动子和上游启动子元件两部分组成。

（1）核心启动子(core promoter):指足以使 RNA 聚合酶 II 转录正常起始所必需的、最短长度的 DNA 序列。其中包括转录起始位点,及其上游 −30~−25bp 处的 "TATA" 盒(即 Hogness 盒,其核心序列为 TATAAAA,与原核生物启动子 Pribnow 盒相似)。核心启动子单独发挥作用时,其功能为确定转录起始位点并产生基础水平的转录。

（2）上游启动子元件(upstream promoter element):包括通常位于上游 −70bp 附近的 CAAT 盒(GCCAAT)和 GC 盒(GGGCGG)等,其功能是调节转录起始的频率,提高转录效率。

2. 增强子　指位于启动子上游或下游(1~30kb),能够增强启动子转录活性的 DNA 序列,但其本身不具备启动子活性。增强子首先在 SV40 病毒中发现,位于早期启动子 5′ 上游约 200bp,内含 2 个 72bp 的重复序列,其核心序列为 GGTGTGGAAAG。增强子可促使该病毒基因的转录效率提高 100 倍。增强子有以下特点:①增强子的增强转录效应十分明显,一般能使基因转录效率提高 10~200 倍,有的甚至可以增加上千倍。②增强子发挥作用的方式,通常与其方向或与其所在部位与转录起始点的距离无关,即增强子从 5′ → 3′ 或是由 3′ → 5′ 均可对启动子发挥作用。③增强子大多数为重复序列。增强子的跨度一般为 100~200bp,但其基本的核心组件常由 8~12bp 组成,可以具有完整的或部分的回文结构。④增强子的增强转录效应有严格的组织细胞特异性。⑤增强子无基因专一性,可以在不同基因的转录中发挥作用。⑥增强子的活性与其在 DNA 双螺旋结构中的空间方向性有关。⑦增强子如果受外部信号驱使发挥作用,该类增强子又被称为反应元件,如 cAMP 反应元件、激素反应元件、金属反应元件和血清反应元件等。

3. 沉默子　是到 20 世纪 80 年代末才被证实的一类负性转录调控元件。与增强子的作用相反,当沉默子结合特异蛋白因子时,对基因的转录起抑制作用。需要指出的是,同一 DNA 元件时而表现增强子的活性,时而又表现沉默子的活性,这是由该元件的结合蛋白的性质决定的。这些负调控元件不受距离和方向的限制,并可对异源基因的表达发挥作用。

（三）反式作用因子

不论是启动子还是增强子序列，它们的转录调节功能都必须通过与特定的 DNA 结合蛋白的相互作用才能实现。真核生物的 RNA 聚合酶与原核生物的 RNA 聚合酶不同，它本身不能启动转录。反式作用因子（*trans*-acting factor）指能直接或间接地识别或结合到各类顺式作用元件的 8~12bp 核心 DNA 序列上，参与调控靶基因转录效率的蛋白质，通常被称为转录因子。根据转录因子所调节基因与自身编码基因之间的关系，调节自身编码基因的转录因子又被称为顺式作用蛋白。关于反式作用因子和顺式作用蛋白调节基因转录的作用方式，详见图 23-7。

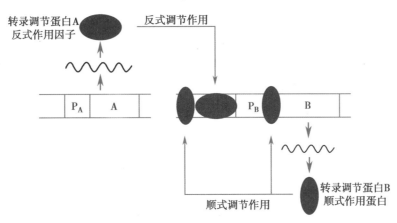

图 23-7　反式作用因子

按功能特性可将转录因子分为：①基本转录因子（general transcription factor）：是 RNA 聚合酶结合启动子所必需的一组因子，为大部分 mRNA 转录启动所共有，故被称为基本转录因子，比如 RNA 聚合酶Ⅱ的基本转录因子包括 TF ⅡD、TF ⅡA、TF ⅡB、TF ⅡE 及 TF ⅡF 等，这些因子对 TATA 盒的识别及转录起始是必需的；②转录激活因子（transcription activator）：通过蛋白质 -DNA、蛋白质 - 蛋白质相互作用起正性转录调节作用的因子均属于此范畴，比如增强子结合因子就是典型的转录激活因子；③转录抑制因子（transcription inhibitor）：通过蛋白质 -DNA、蛋白质 - 蛋白质相互作用产生负性调节效应的因子，多数为沉默子结合蛋白。在很大程度上，基因表达的组织特异性取决于组织特异性转录因子的存在。通常，转录激活因子与抑制因子往往需要修饰或辅助分子才发挥作用，而其中辅助分子与转录激活因子或抑制因子的结合主要是通过蛋白质 - 蛋白质相互作用。

（四）转录因子的结构特点及与 DNA 的结合

一个完整的转录因子通常含有三个主要功能结构域，分别为 DNA 识别结合域、转录激活域和结合其他蛋白质的调节结构域。

1. 转录因子的 DNA 识别结合域　常见的 DNA 识别结合域有以下几种：

（1）螺旋 - 回折 - 螺旋（helix-turn-helix，HTH）：是转录因子中常见的 DNA 结合域。HTH 是由两个螺旋被一个短的伸展的氨基酸链回折连接而成，两个螺旋通过侧链间的相互作用，维持固定的角度。C 末端的螺旋是识别螺旋，与 DNA 大沟相匹配，在识别特异 DNA 序列中发挥作用。而 N 末端的螺旋主要在识别螺旋与相应 DNA 序列结合的准确定位中发挥辅助作用。各种转录因子在 HTH 结构域以外的构造千差万别，提示这类转录因子有着自己独特的作用方式。大多数这类转录因子的螺旋 - 回折 - 螺旋结构域外的多肽链的一部分，对于与 DNA 的接触乃至结合也是十分重要的，有助于发挥精细的蛋白质 -DNA 间的相互作用。

有些转录因子的 DNA 结合域是一段由大约 60 个氨基酸组成的保守序列，构成 3 个 α- 螺旋，第 2 和第 3 个 α- 螺旋构成 HTH 结构域，第 3 个 α- 螺旋结构起识别作用，与 DNA 分子的大沟紧密接触，而第 1 个 α- 螺旋的 N 末端则与 DNA 分子小沟的特异碱基相互作用。上述这种结构被称为同源异型域（homeodomain，HD），是 HTH 结构域的一种特殊类型。在从酵母、植物到人类等的真核细胞中发现了许多含同源异型域的转录因子，构成同源异型域蛋白（homeodomain protein）家族，在发育过程中起关键作用。

（2）锌指结构（zinc finger，ZF）：是含有一段保守氨基酸顺序的蛋白质，与该蛋白的辅基锌螯合而形成的环状结构。由于这类 DNA 结合域含有一个或多个锌离子，而其二维结构图形似手指，因此被命名为锌指结构。研究发现，锌指结构有不同的类型，较常见的是 Cys2/His2 与 Cys2/Cys2。两个半胱氨酸残基和两个组氨酸残基，或四个半胱氨酸残基与位于中心的锌离子以配位键结合，借此把两个反向平行的 β- 折叠和一个 α- 螺旋连接在一起。它们的共同特点是，以锌作为活性结构的一部分，在指状突出区表面暴露的碱性氨基酸及其他极性氨基酸与 DNA 结合有关。

（3）亮氨酸拉链（leucine zipper，LZ）：是指由两条平行走向的肽链单体中的 α- 螺旋，通过规则位点上的亮氨酸残基相互作用，共同形成的形似拉链的对称二聚体结构。每条肽链单体中靠近 C 端的 α- 螺旋有一约 30 个氨基酸残基组成的序列，螺旋每旋转两周（约 7 个氨基酸残基），就在同一侧面有规律地出现一个疏水性的亮氨酸残基。而在每条肽链单体的 N 端，有一段富含碱性氨基酸的亲水区，是 DNA 结合域所在。N 端未结合部分相互分开，形成一个倒 Y 字结构。Y 字结构分开的两臂亲水区，骑跨在 DNA 双螺旋的大沟上。亮氨酸侧链像两手手指那样交叉锁住，提供了可将两个 α- 螺旋结合在一起的疏水堆积相互作用。

（4）碱性螺旋 - 环 - 螺旋结构域（basic helix-loop-helix，bHLH）：是转录因子中常见的另一个重要的结构域，也可以同时调节与 DNA 的结合以及蛋白质的二聚体化。每一个 bHLH 单体由三个部分构成：一长一短两个 α- 螺旋，中间由一个非螺旋的环连接；N 端由碱性氨基酸形成亲水区，与 DNA 结合，即 DNA 结合域；C 端由疏水性氨基酸残基形成疏水区，与另一单体结合，形成二聚体。与亮氨酸拉链相似，bHLH 也骑跨在 DNA 双螺旋的大沟上。非螺旋环有不同的长度，使单体分子易于弯曲折叠。

2. 转录因子的转录激活域　在真核生物中，转录调控功能并非都需要反式作用因子直接与 DNA 结合。具有转录激活域是反式作用因子中唯一必须具备的结构基础。常见的转录激活域一般由 30~100 个氨基酸残基组成。根据氨基酸组成特点，转录激活域分为四类：①富含谷氨酰胺的结构域；②富含脯氨酸的结构域；③带负电荷的 α- 螺旋结构域；④含有双性 α- 螺旋和酸性氨基酸的结构域。

3. 转录因子与 RNA 聚合酶Ⅱ共同形成转录起始复合物　真核细胞中，RNA 聚合酶Ⅱ没有单独识别结合 DNA 的能力或能力很弱，不能独自启动基因的转录。基因转录的启动需要一整套基本转录因子，在转录开始前，在启动子部位按顺序组装，再与 RNA 聚合酶Ⅱ形成复合物。这个组装的每一个步骤都有可能受到外部环境信号的调节，使不同基因转录的启动快慢有别，许多转录调节蛋白主要就是针对这一环节发挥作用的。在真核蛋白编码基因的转录起始中，首先识别、结合启动子 TATA 盒或起始子序列的是基本转录因子 TFⅡD 的核心组成成分 TATA 盒结合蛋白（TATA box binding protein，TBP），同时还需要 TBP 相关因子（TBP associated factor，TAF）参与，形成 TFⅡD 启动子复合物。继而，在其他基本转录因子 TFⅡA、TFⅡB、TFⅡF 和 TFⅡH 等依次帮助下，最终围绕 RNA 聚合酶Ⅱ形成转录前起始复合物（preinitiation complex，PIC）。在几种基本转录因子中，TFⅡD 是唯一具有位点特异性 DNA 结合能力的因子，在转录前起始复合物的组装中发挥关键性指导作用。而 TAF 是有细胞特异性的，与转录激活蛋白一起决定基因的组织特异性转录。然而，转录前起始复合物尚不稳定，也尚不能有效启动基因的转录。在迂回折叠的 DNA 构象中，结合了增强子的基因活化蛋白通过中介子（一种含有多达 20 个亚单位的蛋白复合体）的作用，与转录前起始复合物结合在一起，最终形成稳定的转录起始复合物。此时的 RNA 聚合酶Ⅱ才能够真正启动基因的转录。

另外，尽管少见，真核细胞中也存在着抑制基因转录的阻遏蛋白。从结构上来讲，有些阻遏蛋白既含有 DNA 结合域，同时也含有与其他转录相关蛋白相互作用的转录抑制结构。但有些阻遏蛋白缺乏 DNA 结合域，只能通过蛋白质 - 蛋白质间相互作用，发挥抑制其他转录激活蛋白的功能。由此可见,正是不同的 DNA 序列和不同的 DNA 结合蛋白之间在空间结构上的相互作用,以及蛋白质与蛋白质之间的相互作用,构成了复杂的基因转录调控机制。

三、mRNA 的加工成熟过程是真核基因表达在转录后水平调控的主要环节

真核生物基因组 DNA 转录生成的初级转录产物为 mRNA 前体分子,即核不均一性 RNA (heterogeneous nuclear RNA,hnRNA)。转录后形成的原初转录产物必须经过一系列的加工,才能转变成具有功能的成熟 mRNA,从而成为蛋白质翻译的模板。在 mRNA 的加工成熟过程中,可通过各种不同的机制来调节并控制基因表达的种类和数量,可根据自身生长发育的需要来实现遗传信息的选择性表达。

(一) 5′ 端加帽和 3′ 端多聚腺苷酸化对 mRNA 稳定性的影响

1. 5′ 端加帽　真核生物转录生成的 mRNA,在转录后于 5′ 端加上 7- 甲基鸟苷(m^7GpppN),保护 mRNA 不受 5′ 外切酶降解,增强 mRNA 的稳定性,同时有利于 mRNA 从细胞核向胞浆的转运,促进 mRNA 与核糖体的结合。mRNA 的“帽子”部分为核糖体识别所必需,由此通过核糖体小亚基的滑动以寻找 mRNA 的起始密码子。因此,帽子的形成是具帽结构的 mRNA 翻译能否进行、表达能否实现的先决条件。

2. 3′ 端加尾　转录后的 mRNA 在 3′ 末端加上 50~200 个腺苷酸,即 poly(A)尾。mRNA 中 poly(A)形成位点(即多聚腺苷酸化信号)选择不仅决定多聚腺苷酸化的位置和效率,还可能通过 3′-UTR 的变化而影响 mRNA 的稳定性,从而影响表达效率。

(二) 选择性剪接的意义

真核生物的基因绝大多数是断裂基因,初始转录产物中既有外显子又有内含子,必须经剪接才能产生成熟 mRNA。一个外显子或内含子是否出现在成熟的 mRNA 中是可以选择的,这种剪接方式称为选择性剪接(alternative splicing),又称可变剪接。mRNA 的选择性剪接在高等生物细胞的高度异质性中起重要作用。由于剪接的多样化,一个基因在转录后通过 mRNA 前体的剪接加工而产生两种或更多的蛋白质。mRNA 的选择性剪接是基因表达的一个具显著效应的调节机制。

(三) mRNA 5′ 非翻译区对基因表达的调控

从真核基因 mRNA 5′ 末端帽子结构到起始密码子 AUG 之间的核酸序列称为 5′- 非翻译区 (5′-untranslated region,5′-UTR)。5′-UTR 的二级结构对翻译起始有重要影响。5′-UTR 二级结构阻止核糖体 40S 亚基的滑动,对翻译起始有抑制作用,而作用的强弱则取决于发夹结构的稳定性及其在 5′-UTR 中的位置。二级结构较多的 5′-UTR 明显不利于翻译起始。而一些 5′-UTR 具有内部核糖体进入位点(internal ribosome entry site,IRES)的 mRNA,通过富集核糖体和起始因子可促进翻译。许多具有 IRES 的真核 mRNA 的 5′-UTR 具有一些共同的特征,如序列长度都比不含 IRES 的 5′-UTR 要长、GC 含量相对较高、通常有多个 AUG 位点、都有折叠成高度稳定的高级结构的趋势等。此外,某些 mRNA 的 5′-UTR 可形成一些特殊的元件影响真核基因的翻译,如铁离子反应元件(iron responsive element,IRE)是一个具有保守核酸序列 CAGUGN 的茎环结构,能与铁离子调节蛋白(iron regulatory protein,IRP)结合。当细胞内的铁离子浓度降低时,IRP 作为翻译抑制子与 IRE 紧密结合,阻止了核糖体小亚基结合在 mRNA 上,从而抑制铁蛋白的表达。当细胞内铁离子水平较高时,IRP 与铁离子形成复合物,IRP 无法结合 IRE(即不能发挥抑制作用),从而增强铁蛋白的表达。

(四) 3′-UTR 参与转录后调控

一些基因 3′-UTR 中富含腺嘌呤和尿嘧啶元件(adenosine and uridine rich element,ARE),通常都含有一个或多个 AUUUA 五聚体。ARE 调节 mRNA 稳定性功能的实现需要 ARE 结合蛋白(ARE-BP)(*ARE-binding protein,ARE-BP*)的参与,已有多种 ARE-BP 被鉴定。其中某些可加速 mRNA 降解,某些可提高相应 mRNA 的稳定性。哺乳动物基因能够编码产生一种 mRNA 结合蛋白 HuR,HuR 与

ARE 相结合能提高相应 mRNA 的稳定性。

近年来的研究发现,一类长约 22nt 的非编码单链小 RNA 分子 microRNA(miRNA),广泛存在于动植物、病毒等生物中。miRNA 基因以单拷贝、多拷贝或基因簇等多种形式存在于基因组中,而且绝大部分位于基因间隔区,说明它们的转录独立于其他的基因,具有自身的转录调控机制。与蛋白编码基因相似,miRNA 基因也是由 RNA 聚合酶 II 及相关转录因子启动转录,产生具有帽子结构、多聚腺苷酸尾巴的 pri-miRNA。pri-miRNA 在核酸酶 Drosha 和其辅助因子 Pasha 的作用下被处理成由 70个核苷酸组成的 pre-miRNA,经 exportin 5 等蛋白转运到细胞质中。另一个核酸酶 Dicer 将其剪切成约 22 个核苷酸长度的双链 miRNA,其中一条为成熟的 miRNA 分子,在细胞内与 Argonaute 蛋白等形成 RNA 诱导的沉默复合体(RNA-induced silencing complex,RISC),结合到靶基因的 3'-UTR。其中 miRNA 与靶 mRNA 的 3'-UTR 碱基互补配对,如果 mRNA 与 miRNA 的序列完全互补,将导致靶 mRNA 被切割和降解。如果 miRNA 与靶 mRNA 不完全碱基互补配对,则导致靶 mRNA 翻译抑制,最终也被降解。miRNA 通过作用于具有重要功能的靶 mRNA,参与细胞增殖、凋亡、分化、代谢、发育、肿瘤转移等多种生物学过程。常常出现几个 miRNA 共同调控一个靶基因或一个 miRNA 调控多个靶基因的现象,这表明 miRNA 发挥着巨大的转录后调节功能,同时其调节机制也是非常复杂的。

(五) siRNA 干扰在转录后水平的调控

RNA 干扰(RNA interference,RNAi)最早是在线虫中发现的一种由双链 RNA 引发的基因沉默现象。不论是长的双链 RNA(double strand RNA,dsRNA)或小发夹 RNA(small hairpin RNA,shRNA),最后都要被 Dicer 酶加工成 21 个碱基长度的双链小干扰 RNA(small interfering RNA,siRNA),其中的单链小 RNA 分子在细胞质内结合到 RNA 诱导沉默复合体 RISC,通过碱基配对将 RISC 识别并结合到靶 mRNA 上,随后 RISC 中的 Ago 蛋白利用其核酸内切酶活性切割与之完全互补配对的靶 mRNA,产生具有 5' 磷酸基和 3' 羟基末端的片段,使之更易受到 5' 或 3' 核酸外切酶的攻击而快速降解。

(六) 编码区与 mRNA 稳定性

真核基因的编码区同样也参与对 mRNA 稳定性的调节。组蛋白基因编码区突变后的 mRNA 的半衰期至少比正常转录本增加 2 倍以上,其原因可能是:①与终止信号的位置发生变化有关;如果终止密码子发生突变,使核糖体得以继续前行进入 3'-UTR,将激发 mRNA 降解;②RNA 二级结构或调控稳定性的蛋白质 -RNA 之间的互作发生明显改变。编码区序列对 mRNA 稳定性的调控,多与翻译过程直接相关。

(七) 多种 mRNA 特异性结合蛋白对 mRNA 稳定性发挥重要作用

1. 5'- 帽结合蛋白(Cap-binding protein,CBP)与 mRNA 稳定性　至今已发现两种 CBP。一种存在于胞质中,即 eIF-4E,促进核糖体与 mRNA 的结合,并识别起始密码子。另一种存在于细胞核内,被称为帽结合蛋白复合体(cap-binding complex,CBC),与 mRNA 前体在体外剪接有关。

2. 编码区结合蛋白与 mRNA 稳定性　原癌基因 *c-fos* 基因 mRNA 编码区有两个 mRNA 不稳定信号序列,其中一个位于 mRNA 近中心处,长约 320bp,编码对 c-fos 蛋白发挥正常功能至关重要的亮氨酸拉链区。若将这 320 个核苷酸序列插入到其他 mRNA 编码区,则该 mRNA 的稳定性大大降低。因此,由编码区结合蛋白识别该不稳定信号序列,增强 c-fos mRNA 稳定性,保证 c-fos 蛋白的产量。

3. 3'-UTR 结合蛋白与 mRNA 稳定性　在真核生物 mRNA 3'-UTR 序列结合蛋白中,最引人注意的是 ARE 结合蛋白,常被认为是 mRNA 不稳定因素。

4. poly(A)结合蛋白与 mRNA 稳定性　研究最为深入的 poly(A)结合蛋白当属 PABP。研究表明,poly(A)-PABP 复合物是某些 mRNA 维持稳定的必要成分,其作用是保护 mRNA 免受核酸酶降解。

四、真核基因表达在翻译水平的调控主要发生在起始阶段

真核基因在翻译水平的调控一般是指对 mRNA 进行翻译的选择及调控其翻译产生蛋白质的快慢。mRNA 翻译过程可大致分为起始、延伸和终止三个阶段，翻译水平的调控主要发生在起始阶段。

（一）翻译起始因子的作用

蛋白质合成速率的快慢很大程度取决于起始水平，而真核起始因子的磷酸化是对翻译起始的重要调控方式。eIF-2 与 eIF-4E 是蛋白质合成过程中重要的起始因子，两者的磷酸化修饰分别发挥抑制或激活翻译起始的作用。eIF-2 含 α、β、γ3 个亚基，能与 GTP、Met-tRNAi 结合形成 Met-tRNA^{Met}-eIF-2-GTP 三元复合物。该复合物与游离的 40S 核糖体小亚基结合后再与其他 eIFs 结合，形成 43S 前起始复合物，结合到 mRNA 的 5′-UTR，并逐步向 3′ 端移动扫描。当识别起始密码子 AUG 并就位至 P 位时，GTP 被 eIF-2 水解成 GDP，而 eIF-2 自身发生构象变化，连同 GDP 一起从小亚基上被释放出来。随后大亚基结合上去形成完整的核糖体，肽链翻译开始。但是，一旦 eIF-2 的 α 亚基发生磷酸化，则可抑制蛋白合成起始。反之，帽结合蛋白 eIF-4E 磷酸化则可提高其与 mRNA 帽结构的结合力，从而激活翻译起始、提高翻译效率。此外，如果与 eIF-4E 结合的抑制蛋白磷酸化，则可使抑制蛋白与 eIF-4E 解离，也可活化 eIF-4E，促进翻译。

（二）RNA 结合蛋白的作用

在翻译过程中，mRNA 可与多种蛋白质结合并受其调控，这些能与 RNA 特异序列结合的蛋白质统称为 RNA 结合蛋白。有的 RNA 结合蛋白可促进翻译，而有的 RNA 结合蛋白则可抑制蛋白质翻译。

（三）5′-AUG 的作用

绝大部分真核 mRNA 的翻译利用最靠近其 5′ 端的第一个 AUG。但某些 mRNA 中，在起始密码子 AUG 的上游有一个或数个 AUG，称为 5′-AUG。5′-AUG 的阅读框通常与正常编码区的阅读框不一致，不是正常的开放阅读框，如果从 -5′AUG 开始翻译，很快就会遇到终止密码子，得到的是无活性的短肽。5′-AUG 多存在原癌基因中，是控制原癌基因表达重要调控因素。5′-AUG 的缺失是某些原癌基因翻译激活的原因。

五、真核基因表达在翻译后水平的调控主要包括蛋白质前体的加工、蛋白质的转运、降解和折叠

许多蛋白质的合成完成后就具有生物功能，但更多的蛋白质则必须经过适当的加工修饰才有活性，有些蛋白质的活性在与其他蛋白质相互作用后往往发生明显的变化。翻译后的调控主要包括蛋白质前体的加工，蛋白质的转运、降解和折叠等。

（一）蛋白质前体的加工

新合成的多肽链大多没有功能，必须经过一系列的修饰与加工才能更利于其定位和表现功能。修饰与加工过程包括以下几类。

1. N 端甲硫氨酸和信号肽的切除　在原核生物中，细菌蛋白质氨基端的甲酰甲硫氨酸的甲酰基在脱甲酰化酶的作用下水解。另外，无论是真核还是原核细胞，在蛋白质合成完成前，N 端的甲硫氨酸将被切除；而分泌蛋白的信号肽在穿膜后被内质网腔的信号肽酶所切除和水解。

2. 二硫键的形成　mRNA 上没有胱氨酸的密码子，多肽链中的二硫键是在肽链合成后通过两个半胱氨酸的巯基氧化而形成的。半胱氨酸正确配对形成二硫键，对于许多酶和蛋白质的活性是必需的。

3. 多肽的修饰　指新合成多肽的氨基酸侧链被磷酸化、糖基化、乙酰化、羟基化和甲基化等。其作用是增加或降低蛋白质的活性。

4. 亚基的聚合　有许多蛋白质是由两个以上的亚基组合而成,这就是多肽链通过非共价键的聚合而形成的多聚体。

5. 新生肽链剪切加工　例如胰岛素的加工,前胰岛素原减去信号肽后成为胰岛素原,而减去 C 肽链之后拼接成活性胰岛素。此外,有些动物病毒 mRNA 可以翻译成很长的多肽链,包含多种病毒蛋白质,经过蛋白酶在特定位置的水解,得到几个有功能的蛋白质分子。

(二) 蛋白质的转运

蛋白质转运的类型包括:①共翻译转运(翻译转运同步机制):蛋白质在结合核糖体上合成,并同时发生转运。例如分泌蛋白的转运。②翻译后转运(翻译后转运机制):蛋白质在游离核糖体上合成,合成完毕从核糖体上释放后才发生转运。例如线粒体、叶绿体等蛋白质的转运。

(三) 蛋白质的降解

细胞为维持其旺盛的生命活动,必须随时进行物质更新,合成新的蛋白质供生命活动需要,降解衰老、失活的蛋白质为新物质合成提供原料和能量,蛋白质的降解是细胞生理代谢的需要。

1. Caspase 激发的蛋白质降解　Caspase 全称为含半胱氨酸的天冬氨酸蛋白水解酶(cysteinyl aspartate specific proteinase),在细胞程序性死亡过程中由 Caspase 激发的蛋白质降解,是引起细胞编程性死亡的关键酶,该酶一旦被信号途径激活,能将细胞内的特定蛋白质降解,使细胞不可逆的走向死亡。

2. 泛素选择性降解　泛素(ubiquitin)是含有 76 个氨基酸残基的高度保守的肽链,广泛存在于真核细胞。多聚泛素链的修饰是蛋白质降解的信号,可进入蛋白酶体降解。

(四) 蛋白质的折叠

蛋白质折叠的类型包括:①新生肽链的自我组装:折叠是许多新生多肽链从没有活性变为活性状态的重要步骤。有些多肽在其氨基酸序列的指导下进行自我的折叠和组装,最终成为有活性的蛋白质。②分子伴侣(chaperone)介导的蛋白质折叠:新生肽段的折叠在合成早期就已开始,即:随着肽段的延伸同时折叠,又不断进行构象的调整。因此新生肽段在边合成边折叠过程中有可能形成一种临时结构,并会发生错误的折叠而形成非功能的分子,甚至会发生分子的聚集和沉淀。分子伴侣就是一类能介导新生肽链进行正确地折叠并使其获得正确构象的蛋白质。

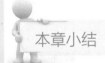

本章小结

基因表达调控主要是针对基因转录及翻译的调控,其控制着个体及细胞基因表达的严格时间特异性和空间特异性。基因表达的方式分为组成性表达、诱导表达和阻遏表达以及协同表达。基因表达调控对于个体适应环境、维持生长发育及分化需要均有重要意义。基因表达调控可在复制、转录、翻译等多级别、多层次上进行。其中,转录起始的调控是基因表达的基本控制点。

原核生物的基因表达调控主要发生在转录水平,大多通过操纵子机制来实现。大肠杆菌的乳糖操纵子含有 Z、Y、A 三个结构基因、一个操纵序列(O)、一个启动序列 P(P)、一个分解代谢物基因激活蛋白(CAP)结合位点,分别能与 lac 阻遏蛋白、RNA 聚合酶及 CAP 结合。在结构基因上游远处存在一个调节基因(I)以及 I 基因的独立启动子 PI 等。调节基因 I 编码一种阻遏蛋白,该阻遏蛋白与操纵序列 O 结合之后使 lac 操纵子处于转录失活状态,不能启动转录。因此,乳糖操纵子转录调控主要涉及正、负两种模式,即阻遏蛋白的负性调节和 CAP 的正性调节。此外,色氨酸操纵子是一种阻遏型操纵子,其表达调控有两种机制:一种是阻遏蛋白的负调控,另一种是衰减作用。原核生物的基因表达调控也可在翻译水平进行。主要体现在 mRNA 翻译能力的差异、核糖体蛋白翻译的阻遏、RF2 合成的自体调控和反义 RNA 的调节作用。

　　真核生物的基因表达调控较之原核生物而言更为复杂、参与的蛋白更多、发生的层次和级别更广，包括染色质水平调控、转录的调控、转录后调控、翻译的调控以及翻译后调控。真核基因表达的染色质水平调控主要体现为染色质重塑，其主要包括 DNA 甲基化碱基修饰、组蛋白化学修饰引起的染色质结构改变。此外，染色质丢失、基因重排、基因拷贝数变化等也会在染色质水平影响基因的表达。真核生物基因表达调控的最基本环节是转录的起始，是通过顺式作用元件、反式作用因子和 RNA 聚合酶的相互作用来实现的。调控作用主要是反式作用因子结合顺式作用元件之后，影响转录起始复合物的形成。其中，顺式作用元件包括启动子（决定 RNA 聚合酶结合强弱及转录起始位点）、增强子及沉默子（决定基因的时空特异性）。反式作用因子则为转录因子，通过直接或间接结合顺式作用元件调控转录。真核生物基因组 DNA 转录生成的初级转录产物为 mRNA 前体分子，在 mRNA 的加工成熟过程中，可通过各种不同的机制来调节并控制基因表达的种类和数量，可根据自身生长发育的需要来实现遗传信息的选择性表达。调控方式包括：5′ 端加帽和 3′ 端多聚腺苷酸化、选择性剪接、mRNA 5′ 非翻译区对基因表达的调控、3′-UTR 参与转录后调控、siRNA 干扰、mRNA 稳定性调节。在翻译水平，真核生物则主要通过加工蛋白质前体、调节蛋白质转运及蛋白质降解等方式进行基因表达调控。

思考题

1. 试述基因表达的时间特异性和空间特异性。
2. 请分析细菌在有葡萄糖存在时不利用乳糖，当葡萄糖耗尽后，细菌才能利用乳糖的原因。
3. 试述基因表达调控的生物学意义。

（戴双双）

第二十四章
基因的表观遗传调控

21世纪初,人类基因组计划的基本完成,为生命科学开辟了新纪元,已对生命本质、遗传发育、个体差异、疾病诊治、新药开发等领域,乃至整个生物学都带来了深远的影响。人类基因组计划的其中一项主要发现是:人与人之间99.99%的基因组序列是相同的,这就意味着个体间差异主要是基因表达调控的不同。这些差异调控的信息除了储存在基因组DNA序列的差异外,染色质结构差异深刻影响着基因表达,甚至决定着基因何时、何地、以何种方式表达。这种基因组DNA碱基序列不发生改变,而基因表达发生可遗传改变的现象,就是表观遗传(epigenetics),研究表观遗传变异的这一遗传学分支学科就称为表观遗传学。

第一节 表观遗传概述

分子生物学对决定生命表型的基因及基因编码的各种生物分子结构与功能的阐明,已经解释了许多生命现象。但是,同卵双/多生的个体具有相同的基因组,随着成长,会出现越来越多的差异;多细胞生物特定个体都起源于同一个受精卵,体细胞基因组几乎是相同的,那么不同细胞类型的表型和功能是如何实现的;高等生物的体细胞大多为二倍体,那么等位基因是如何协调表达的;特别是女性两条X染色体又是如何协调的。这些现象都指向同一问题:基因组序列不发生改变的情况下,生物体的一些表型也可以发生变化。

由此得出,基因组包含着两类信息,一类是DNA序列所提供的遗传信息;另一类是表观遗传学信息,它提供了何时、何地、以何种模式去应用遗传信息的指令。

一、表观遗传研究不改变基因序列的可遗传的基因表达变化

遗传学是基于基因序列改变所致基因表达水平变化;而表观遗传学则是基于非基因序列改变所致基因表达水平变化,如DNA甲基化和染色质构象变化等。表观基因组学(epigenomics)则是研究在基因组水平上对表观遗传改变,一个多细胞个体只有一个基因组,但是它具有多种表观基因组,反映为生命的不同时期,健康或者受损的情况下,个体的细胞表型及其功能的多样性。

(一)基因组序列信息和表观遗传信息共同决定生命表型

遗传是基本生命现象,一种遗传性状或表型的形成,除需要决定蛋白质模板和表达程序的遗传学信息外,还需要表观遗传学信息正确调控实施这些信息。在与环境的相互作用中,这两类遗传信息协同作用,共同实现机体的遗传过程,如图24-1。

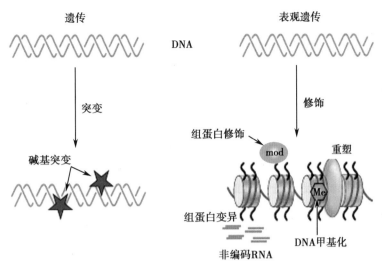

图 24-1 遗传和表观遗传

1. 表观遗传信息不同于基因组序列信息 表观遗传信息,与储存于基因组 DNA 序列中的遗传信息相比,在储存信息的分子、信息的编码方式和信息的遗传方式等方面完全不同。

(1)储存信息的分子不同:DNA 是遗传信息的物质载体,由 A、T、C 和 G 四种碱基有序排列,储存着遗传信息。而表观遗传学信息储存在 DNA 特定碱基的甲基化修饰和与 DNA 紧密结合的组蛋白的特定修饰中。

(2)编码信息的方式不同:遗传学信息以 DNA 序列中 4 种碱基有序排列为编码方式。储存在 DNA 修饰与组蛋白修饰的组合之中的表观遗传信息,由细胞内外环境因素促发的染色质结构变化、染色质重塑,从而实现基因的表达调控。

(3)信息的遗传方式不同:遗传信息通过 DNA 的半保留复制,准确地传递给后代。而表观遗传信息在每次细胞分裂过程中也能复制,但保真度不如 DNA 复制可靠——易受环境压力、营养和亲本行为等因素的影响,其中一部分修饰的表观基因型可传递给子代,引起表观遗传性状的改变。

2. 表观遗传信息又与遗传信息密切联系 编码表观遗传所需元件的信息,储存于遗传信息中。而特定细胞受各种因素影响,形成了各自的表观基因组信息,这些信息发挥作用是通过调控基因组表达来实施的。

(1)遗传信息是表观遗传信息的基础:形成表观遗传编码所必需的 DNA、组蛋白修饰,是在由遗传信息编码的蛋白质所组成的各种酶催化下产生的。因此,没有遗传信息就没有表观遗传信息。

(2)表观遗传信息通过调控遗传信息发挥作用:在遗传信息实施过程中,只有在表观遗传信息的适当调控下,一组基因活化、另一组基因沉默,才能完成细胞的分化或执行特定的功能,进而形成由各种组织器官组成、功能协调的整体。

(二)遗传信息和表观遗传信息协同维持个体正常发育和健康

在生物个体发育和生存的整个过程中,只有遗传信息和表观遗传信息彼此协同,才能使个体正常发育和健康生存,否则就会出现发育异常和多种疾病,这也就显示出彼此间的影响和协同。

二、染色质结构变化是表观遗传调控的结构基础

染色质结构,即 DNA 在真核细胞中的包装方式,对基因转录有重大影响。表观遗传修饰作用于细胞内的 DNA 和其包装蛋白、组蛋白,这些修饰影响了染色体的架构、完整性和装配,同时也影响了 DNA 上顺式元件与反式因子的结合能力,即染色质与功能型核复合物的相互作用。因此,表观遗传调控基因表达的结构基础是染色质结构的动态变化。

调控染色质结构的机制主要包括四类：DNA 甲基化（DNA methylation）、组蛋白修饰（histone modification）、染色质重塑（chromosome remodeling）和非编码 RNA（non-coding RNA）作用。这些机制共同作用调控染色质的动态结构，进而影响以 DNA 为模板的所有细胞活动，如基因转录、DNA 复制和 DNA 损伤修复等。

（一）DNA 碱基修饰改变碱基配对

DNA 碱基的甲基化、硫修饰，RNA 碱基的甲基化等修饰可改变碱基配对，影响核酸的稳定，从而参与表观遗传调控。其中，DNA 甲基化是一类重要的表观遗传现象，涉及遗传物质稳定、基因表达调控及蛋白质功能调节等机制。

1. DNA 甲基化修饰主要在胞嘧啶的 C-5 上　DNA 甲基化可以发生在腺嘌呤的 N-6 位、胞嘧啶的 N-4 位、鸟嘌呤的 N-7 位或胞嘧啶的 C-5 位等多种碱基的不同基团上。但在真核生物中，DNA 甲基化修饰几乎只在胞嘧啶上出现。在哺乳动物中，SAM 上的甲基在 DNA 甲基转移酶（DNA methylation transferase，DNMT）的催化下，转移至 DNA 分子中胞嘧啶环第 5 位碳原子上，形成 5- 甲基胞嘧啶（5-mC）。正常人体的基因组中，有 3%~6% 的胞嘧啶以 5-mC 的形式存在。

2. 5-mC 主要存在于 CpG 序列中　甲基化修饰的胞嘧啶，往往紧邻鸟嘌呤，通常写成 CpG。CpG 二核苷酸在基因组中的分布极不均匀，在基因组中的某些区段富含成簇的 CpG 位点，GC 含量可超过 55%，长度通常在 300~2 000bp，这样的区域称为 CpG 岛（CpG island，CGI）。CGI 主要位于基因启动子和第一外显子区域，60% 以上启动子含有 CGI。

3. 5-mC 可自发突变为 T　5-mC 是诱导基因突变的高自发突变位点，可以通过自发脱氨基代之以酮基，使 5-mC 变成 T，C≡G 配对也转变为 T=A 配对，可引起 DNA 局部结构发生变化，进而改变所在核小体结构，导致基因关闭或开发。细胞还有一套机制调控着 5-mC 去甲基化，即在特定蛋白（TET）催化下，可将 5-mC 转变为 5- 羟甲基胞嘧啶（5-hmC），再转变为 5- 甲酰胞嘧啶（5-fC），进一步转变为 5- 羧甲基胞嘧啶（5-caC）。5-mC 和 5-hmC 可以被脱氨酶识别脱氨，生成 T 和 5-hmU。5-fC、5-caC、5-hmU 以及 5-mC 脱氨形成的 G/T 错配可以被糖苷水解酶识别水解，形成 AP 位点（apurinic/apyrimidinic site），从而启动碱基错配修复途径，完成去甲基化。如图 24-2 所示。

（二）组蛋白修饰改变核小体结构

染色质中的组蛋白与 DNA 的含量之比约为 1：1。核小体在染色质中的分布是不均匀的，如：转录起始位点上游和翻译终止位点下游，往往缺乏核小体。而每隔约 10bp（与 DNA 双螺旋一周的碱基对相近）重复出现 AA/TT/TA 二联体等序列模体，可帮助 DNA 片段急剧弯曲形成核小体所需要的球形形状，此即 "核小体定位密码"（genomic code for nucleosome positioning）。同时，核小体的定位，还受到组蛋白上氨基酸残基的化学修饰、染色质重塑复合物、转录因子、RNA 聚合酶等反式因子的影响；甚至邻近核小体和染色质高级结构也会影响核小体定位，即核小体处在动态变化过程。

1. 核心组蛋白的 N 端游离氨基酸可发生多种修饰　核心组蛋白的 N 端有 15~38 个氨基酸游离在外，可发生多种翻译后修饰（post-translational modification，PTM）。随着组蛋白游离 N 端修饰，核小体结构发生变化，组蛋白可进一步修饰。目前已发现有 50 多种标志性的组蛋白尾部修饰，常见的修饰包括：乙酰化（Ac）、甲基化（Me）、磷酸化（Ph）、泛素化（Ub）、SUMO 化、ADP- 核糖基化及生物素化等，图 24-3 列举了常见的在不同组蛋白尾部的特定氨基酸位点上的 3 种修饰及组合。

2. 组蛋白的修饰状态决定染色质结构松与紧　染色体中的组蛋白虽然在进化中高度保守，但它们并不是保持恒定结构，而是呈动态变化，主要就是由组蛋白的修饰状态所决定。组蛋白的修饰状态不仅控制着转录复合物能否靠近，影响基因的表达活性，而且有效地调节染色质转录活跃或沉默状态的转换，并为其他蛋白因子和 DNA 的结合产生协同或拮抗效应。

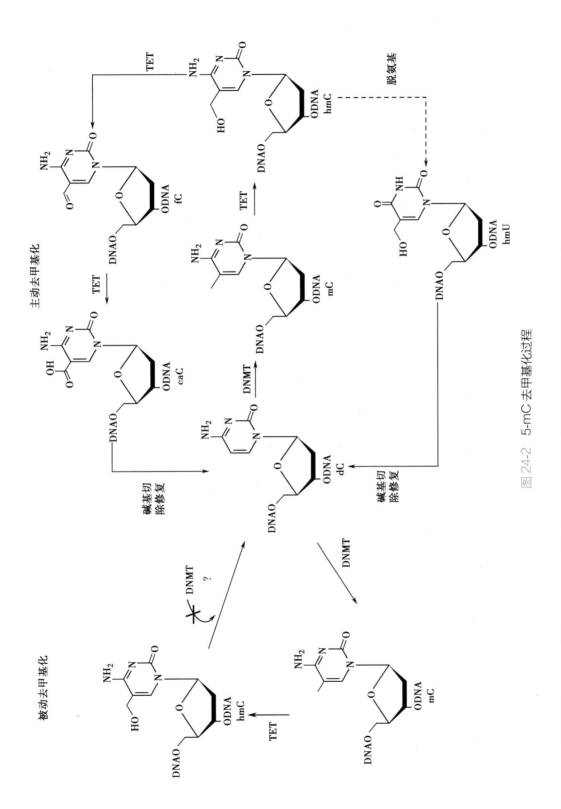

图 24-2 5-mC 去甲基化过程

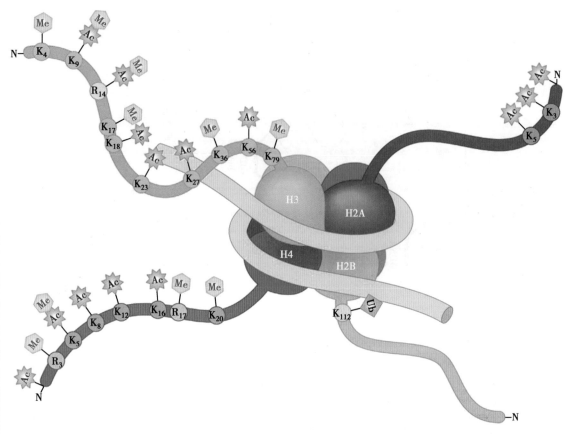

图 24-3　组蛋白修饰

3. 组蛋白密码调控基因表达　一般来说,组蛋白乙酰化能选择性的使某些染色质区域的结构从紧密变得松散,开放某些基因的转录,增强其表达水平。而组蛋白甲基化既可抑制也可增强基因表达。乙酰化修饰和甲基化修饰往往是相互排斥的。在细胞有丝分裂和凋亡过程中,磷酸化修饰能调控蛋白质复合体向染色质集结。由此,将组蛋白中氨基酸修饰的种类、位置和修饰类型的不同组合,称为组蛋白密码(histone code),它决定了基因表达调控的状态。与 DNA 密码不同的是,组蛋白密码和它的解码机制在动物、植物和真菌类中是不同的。组蛋白密码在更高层上丰富了基因组信息,这一表观遗传密码赋予了遗传信息更广泛的灵活性和多样性。

(三)染色质重塑改变核小体位置和染色质结构

为保证染色质内的 DNA 与蛋白质的动态结合,生物进化产生了一系列特定的染色质重塑复合物,亦称重塑子(remodeler)。重塑子利用水解 ATP 释放出的能量,即以 ATP 依赖的方式,通过重建、滑动、移除核小体等方式,改变组蛋白与 DNA 的结合状态,使反式作用因子易于接近目标 DNA 序列,如图 24-4A。

依据重塑子包含的 ATP 酶中催化亚基的结构域的不同,可将重塑子分为 SWI2/SNF2、ISWI、CHD/Mi2、INO80 四大家族,如图 24-4B。

1. 染色质重塑复合物的共同特征　所有的重塑子都具有如下特性：①与核小体高度亲和,甚至强于 DNA 序列与组蛋白的亲和性；②拥有识别组蛋白共价修饰的结构域；③拥有相似的依赖于 DNA 的 ATP 酶结构域,该结构域能够破坏组蛋白与 DNA 的接触,也是染色质重塑过程所必需的元件；④拥有可以调控 ATP 酶结构域的蛋白质；⑤拥有可以与其他的染色质或转录因子相互作用的结构域或蛋白质亚基。

2. ATP 酶结构域区分各类重塑子　重塑子各家族由独特的 ATP 酶结构域,以及不同的侧翼结构域进一步区分,反映了重塑子选择底物的特异性、作用机制的差别以及可能参与的不同生理过程。各种重塑复合物的功能差别由其基本的 ATP 酶亚基活性确定。

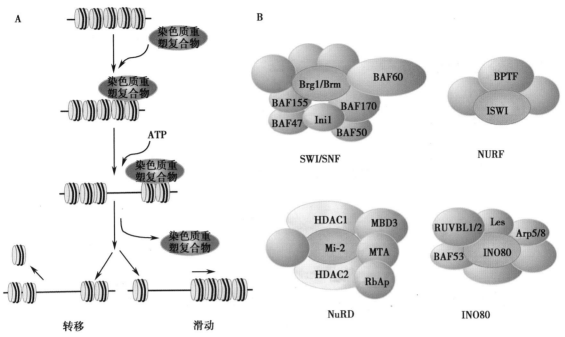

图 24-4 染色质重塑和重塑复合物

3. 重塑子改变染色质的结构 染色质重塑子利用水解 ATP 释放的能量改变染色质的结构,显示出不同的现象。如:改变组蛋白表面 DNA 超螺旋的构象,使 DNA 结合蛋白容易接近核小体 DNA,以及产生核小体结构的稳定变形等。在各种反应中,并非每种重塑子都具有相同的活性,但共同的作用是:都能诱导产生 ATP 依赖的核心组蛋白沿 DNA 的重新定位。

(四) 非编码 RNA 调控分子互作

在真核基因组中,编码蛋白质的 DNA 序列所占比例很小(人约占 1.5%),而剩下的非编码序列在基因表达调控中起着非常复杂而重要的作用。其中,至少有 66% 基因组序列可被转录,这表明许多非编码 DNA 区域转录生成了非编码 RNA(non-coding RNA,ncRNA)。图 24-5 列举了几种重要 ncRNA 及作用。

1. 非编码 RNA 是不参与蛋白质编码的 RNA 总称 非编码 RNA 是不参与蛋白质编码的 RNA 的总称,除 rRNA、tRNA、snRNA、snoRNA 等功能型 ncRNA 外,长链非编码 RNA(long ncRNA,lncRNA)、siRNA、miRNA 和 piRNA 等调控型的 ncRNA,以及甲基化等修饰的 RNA——包括 mRNA、功能型和调控型 ncRNA 的碱基修饰——有学者称其为表观转录(epitranscript),作为基因表达的调控因子,在调控细胞活动方面有着巨大作用,它们在基因的转录和翻译、细胞分化和个体发育、遗传和表观遗传等生命活动中发挥着重要的组织和调控作用,形成了细胞中高度复杂的 RNA 网络。

2. 非编码 RNA 可与各种分子相互作用 基因表达在 DNA 和 RNA 水平上均受到 RNA 的调控,而且染色体结构也受 RNA 信号的调节。ncRNA 可通过 RNA-DNA/ 染色体、RNA-RNA、RNA- 蛋白质相互作用,调控着细胞的分化和发育。

3. 非编码 RNA 全面参与表观遗传调控 几乎所有表观遗传现象,如 DNA 甲基化,组蛋白甲基化、乙酰化等修饰,染色质重塑,基因印迹、转位、染色体重建域的活化,RNA 的可变剪接等,都受反式作用 ncRNA 介导。

(五) 多种因素维持染色质相对稳定

细胞的 DNA 是与相关蛋白质凝聚在一起,即染色质(chromatin)。

1. 染色质分为常染色质(enchromation)和异染色质(heterochromain) 根据碱性染料着色的不同,分为常染色质和异染色质。

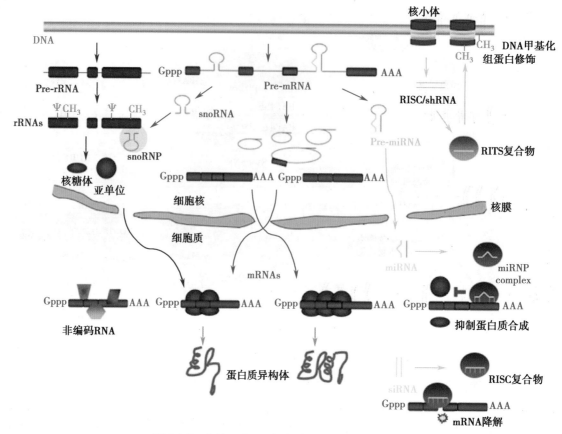

图 24-5　非编码 RNA 与各种分子相互作用及结果

　　(1)异染色质又分为组成型异染色质和兼性异染色质:异染色质是细胞间期的细胞核中,染色质丝折叠程度高,处于凝缩状态,碱性染料着色深的那一部分。它具有早凝集晚复制的特点,通常无法转录出 mRNA。异染色质只存在于真核细胞中,着丝粒及端粒皆属于异染色质,雌性机体细胞失活的 X 染色体(也称巴尔氏体)也是异染色质。异染色质又可分为组成型异染色质和兼性异染色质。

　　(2)常染色质是基因密度较高的染色质:多在细胞周期的 S 期进行复制,其中的 DNA 通常可以转录,编码蛋白质。细胞常染色质中 DNA,只占全部 DNA 的一小部分,其他大多数存在于是异染色质中。

　　(3)异染色质和常染色质可以相互转化:组蛋白尾富含的碱性氨基酸带的正电荷对异染色质的形成和解聚至关重要,而各种修饰可以改变组蛋白尾的净电荷,从而使染色质处于不同水平的凝缩状态。特定基因也可直接调控染色质的结构。异染色质的形成,对基因印记(imprinting)、剂量补偿、重组和染色质浓缩是必要的。

　　2. 染色质结构的顺式调控和反式调控　尽管核小体的基本结构相同,但基因一旦处在 30nm 直径以上的高级结构甚至异染色质中,该基因就不可能转录。除此以外,真核细胞的基因及其转录活化需要的顺式调控元件,在染色质中的状态对转录效率也至关重要。

　　核小体有序的周期性结构,因特异转录因子的加入或去除而改变。其中的反式活化结构域主导基因的转录。

三、可遗传性和动态可逆性是表观遗传的两大特点

　　与经典遗传一致,表观遗传改变也具有可遗传性,通过细胞有丝分裂传递至子代细胞,或通过减数分裂遗传给下一代;不同的是,表观遗传在个体生长发育等中呈现动态变化,而且许多情况下是可

逆的。这为生物快速适应瞬息万变的环境和应对外力胁迫提供了应变机制。

（一）表观遗传调控的可遗传性为生物快速适应提供了灵活性

由于化学修饰碱基、组蛋白或调控蛋白，比改变基因序列更快捷、更容易，所以相对于稳固的基因型遗传来说，表观遗传则具有更大的灵活性。这为生物快速适应千变万化的环境提供了适宜的应变机制。

（二）表观遗传调控的动态可逆性为疾病治疗提供了广阔前景

表观遗传的可逆性主要是指表观修饰的可逆性。这种可逆性既可使基因沉默，又能够激活基因。反映到表型上就是一种性状既可后天获得并能够遗传下去，也可在获得后又很快消失。这种可逆性也是一种灵活性，它在生物某些功能和组织的自我矫正、修复中发挥了重要作用。表观遗传修饰其实也是一把双刃剑，它虽然在帮助生物快速适应环境和应对外力胁迫方面起着至关重要的作用，但是不当的表观遗传修饰也会对生物产生负面作用，如导致细胞癌变等。

第二节　表观遗传调控机制

广义的表观遗传调控的分子机制有多种，各种机制平行发生而且有所重叠，是当前生物学研究的热点，其中 DNA 碱基修饰、组蛋白修饰、染色质重塑和 ncRNA 作用的表观遗传调控机制已基本明确。

一、DNA 甲基化是表观遗传调控的主要机制之一

DNA 中的碱基可发生多种修饰，而其中的 DNA 甲基化是发现最早、研究最深入的表观遗传修饰方式，是哺乳动物最为关键的表观遗传调节机制，在调控基因表达、控制寄生序列的播散、维持基因组稳定和 X 染色体灭活等中都起着非常重要的作用，甚至是起始的主导作用。

（一）DNA 甲基化有从头甲基化和维持甲基化两种类型

哺乳动物胚胎植入子宫时，新的甲基化遍布整个基因组，DNA 甲基化酶使 DNA 重新建立一个新的甲基化模式，即：从头甲基化（*de novo* methylation）。细胞可通过维持甲基化的形式，将新的 DNA 甲基化传递给所有子细胞 DNA 分子。如图 24-6。

1. 从头甲基化由 DNMT3A 和 DNMT3B 完成　从头甲基化是对 DNA 上甲基化状态的重新构建，它不依赖 DNA 复制，在完全非甲基化的 DNA 碱基位点上引入甲基，是甲基化的建立机制。DNMT3A 和 DNMT3B 在早期胚胎发育过程中高表达，主要负责完成从头甲基化，尽管也可以参与维持甲基化。

2. 维持甲基化由 DNMT1 完成　与 DNA 的复制相关联，当甲基化的双链 DNA 被复制生成两条新的双链 DNA 后，只有亲代链是甲基化的，而新合成的子代链是非甲基化的。DNMT1 以非对称甲基化 DNA 为底物，识别新生成的 DNA 双链中亲代单链上已经甲基化的 CpG 位点，然后催化互补单链相应位置的 C 发生甲基化，以维持甲基 DNA 甲基化。

（二）DNA 去甲基化存在被动和主动的方式

DNA 甲基化是一个动态的、受到严密调控的过程，CpG 的甲基化模式（pattern，反映 5-mC 在 DNA 序列中的分布与密度）不仅具有种的特异性，而且有组织特异性。尽管甲基化模式是比较稳定的表观遗传修饰，但仍存在着被动和主动的去甲基化过程。

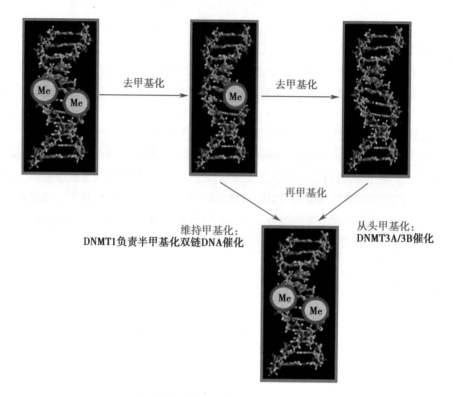

图 24-6   从头甲基化到维持甲基化

1. **DNA 复制时可被动去甲基化**   被动去甲基化是发生在 DNA 复制过程中 5-mC 上的甲基丢失。细胞可通过抑制 DNMT1 表达或催化活性来阻断 DNA 的维持甲基化,在细胞分裂过程中稀释 / 降低基因组中甲基化胞嘧啶的密度,实现被动去甲基化。

2. **主动去甲基化只在特定时间、位点发生**   主动去甲基化可以发生在基因组水平或特定位点上。其中基因组水平的主动去甲基化,只发生在在受精卵最初几次卵裂中,去甲基化酶清除了 DNA 分子上几乎所有从亲代遗传来的甲基化标志。而特定位点的去甲基化则发生在细胞接受特定信号刺激之后。

(三) DNA 甲基化水平精确决定基因的选择性转录

DNA 甲基化通常影响基因转录,但不同区域的 DNA 甲基化影响基因转录的方式不同,基因启动子区的 DNA 甲基化,是抑制基因转录最常见的表观遗传调控机制。

1. **DNA 甲基化抑制基因转录的结构基础**   许多 DNA 结合蛋白结合在 DNA 双螺旋的大沟,而甲基化 DNA 的甲基,如位于大沟内,就可通过吸引或排斥各种 DNA 结合蛋白而发挥作用。

2. **MBD 既可改变染色质结构又可招募转录抑制复合物**   能够结合在甲基化的 CpG 二核苷酸的蛋白家族,被称作甲基化 CpG 结合蛋白(methyl-CpG binding protein,MBD),有 MBD1、MBD2、MBD3、MBD4、MeCP2 等。启动子区域发生 DNA 甲基化后,招募的甲基化结合蛋白,通过影响空间位阻而干扰转录因子与启动子的结合;同时,甲基化结合蛋白还可以进一步招募其他转录抑制复合物,如:组蛋白去乙酰化酶(histone deacetylase,HDAC),进一步改变染色质构象,从而引起转录沉默。而基因内部的高甲基化状态会减缓转录时 RNA 聚合酶 II 移动的速度,从而影响转录延伸进程。如图 24-7。

3. **DNA 甲基化直接影响一些转录因子的结合活性**   某些转录因子只与 CpG 未甲基化的 DNA 序列结合,此时 CpG 若发生甲基化就可以阻止这些蛋白结合并影响转录,如转录因子 E2F、AP2、Myc 和 YY1 等,结合位点中就需要非甲基化的 CpG 序列。

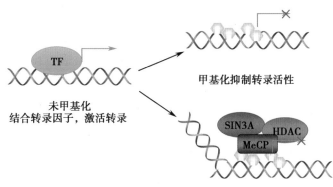

图 24-7　DNA 甲基化抑制基因转录

二、丰富的组蛋白翻译后修饰是染色质状态调节的关键

组蛋白进化上高度保守,但在染色质中,组蛋白的翻译后修饰状态是动态变化的,而且修饰的类型丰富多样,其不仅控制着转录复合物能否靠近,影响基因的表达活性,而且有效地调节染色质转录活跃或沉默状态的转换,并为其他蛋白因子和 DNA 的结合产生协同或拮抗效应。

（一）组蛋白是重要的染色质结构维持单元和基因表达控制因子

被组蛋白覆盖的基因如果要表达,首先要改变组蛋白的修饰状态,使其和 DNA 的结合由紧变松,这样靶基因才能和转录复合物相互作用。

1. 多种蛋白参与组蛋白翻译后修饰　组蛋白修饰由多种酶和相关蛋白复合物介导完成,根据其功能不同可以分为:催化组蛋白特定位点添加修饰基团的组蛋白修饰酶（writer）,催化从组蛋白特定位点上去掉修饰基团的组蛋白去修饰酶（eraser）和识别组蛋白修饰位点的识别分子（reader）三类,如图 24-8。

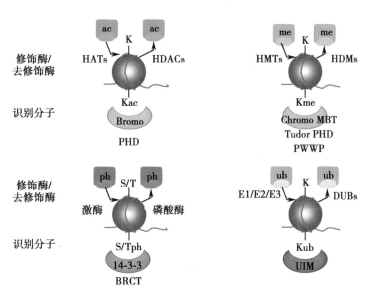

图 24-8　介导组蛋白修饰的蛋白

2. 组蛋白翻译后修饰调控基因表达的 3 种方式　组蛋白密码影响基因表达的途径可能主要存在以下 3 种方式。

（1）组蛋白修饰改变核小体周围环境:改变核小体的带电性质、所带电荷量、局部的 pH 等,从而加强或削弱与转录因子或转录辅因子的相互作用。

（2）组蛋白修饰导致染色质重塑：组蛋白修饰导致染色质改变原有构型，进而影响蛋白质与蛋白质、蛋白质与 DNA 的相互作用。转录因子与组蛋白处于动态的竞争状态，染色质重塑 SWI/SNF 复合物可通过分子马达模式，促进转录因子替换组蛋白（即导致染色质重塑），启动基因转录。

（3）组蛋白修饰作为调控信号：组蛋白修饰作为一种信号，影响下游蛋白，进而调控基因表达。如：H3 磷酸化是许多基因调控的信号转导途径的重要中间步骤，而且即使缺乏上游信号，H3 磷酸化酶——丝裂原和应激激活的蛋白激酶 1（mitogen-and stress-activated protein kinase 1，MSK1）也可以锚定顺式调控元件，有效地激活基因转录。

（二）不同的组蛋白修饰引起不同的表观遗传调控

各种各样的组蛋白修饰，都会影响基因的转录活性。其中组蛋白乙酰化、甲基化、磷酸化和泛素化等几种主要的组蛋白翻译后修饰，在表观遗传调控中的机制已基本明确。

1. 组蛋白乙酰化往往激活基因转录　组蛋白乙酰化（histone acetylation）是最早被发现的组蛋白翻译后修饰方式。

（1）组蛋白乙酰化水平由两类作用相反的酶调控：即组蛋白乙酰基转移酶（histone acetyltransferase，HAT）和组蛋白去乙酰化酶。它们的作用完全相反，通过对核心组蛋白进行可逆修饰，共同维持着组蛋白的乙酰化水平，从而调控染色质结构和基因转录的起始与延伸。如图 24-9A 所示。

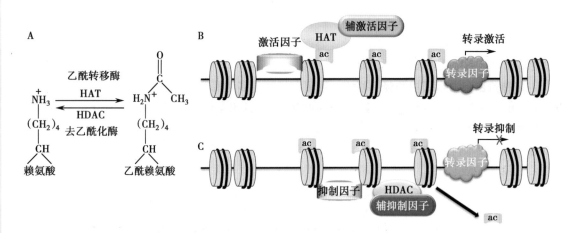

图 24-9　组蛋白乙酰化及效应

1）HAT 将乙酰辅酶的乙酰基转移到组蛋白的 N 端特定的赖氨酸残基上：具有组蛋白乙酰基转移酶活性的分子主要有两类：一类主要存在于细胞核，与染色质上的组蛋白结合并使其乙酰化，与基因转录激活有关；另一类主要存在于细胞质中，使细胞质中新合成的游离组蛋白乙酰化而促进其转运入细胞核。根据 HAT 的结构和功能，可将其分为不同家族，主要有以 H3 为主要底物的 GNAT 家族，以 H4 为主要底物的 MYST 家族和既可修饰 H3、也可修饰 H4 的 p300/CBP 家族等。这些 HAT 都是将乙酰基转移到相应组蛋白的 N 端特定的赖氨酸残基上。

2）HDAC 的作用是将乙酰基团从乙酰化的组蛋白上去除：与 HAT 作用相反，HDAC 在转录抑制中发挥重要作用。目前在哺乳动物细胞中发现的 HDAC 主要有三类，其中 I 类包括 HDAC1、HDAC2、HDAC、HDAC8 和 HDAC11（也有将 HDAC11 单独作为 IV 类），广泛存在于大多数细胞的细胞核中；II 类包括 HDAC4、HDAC5、HDAC6、HDAC7、HDAC9 和 HDAC10，分布比较局限，穿梭于细胞核和细胞质；III 类与酵母 Sir2 同源，在人类中有 SIRT1~7，需要辅酶 NAD^+ 介导其酶促反应。

（2）组蛋白乙酰化的效应：组蛋白乙酰化引起染色质重构，与转录调控密切相关，主要以转录激活为主。其机制可能包括以下方面：①乙酰化修饰中和了组蛋白携带的正电荷，影响了组蛋白和带负电的 DNA 之间的亲和性，导致局部染色质构象发生改变；②乙酰化的组蛋白可招募转录因子及协同蛋白，促进了转录发生。H3K9、H3K14、H3K18、H3K27 和 H4K5、H4K8、H4K12、H4K16 等是常见的乙酰化位点。除参与转录激活外,组蛋白乙酰化还参与 DNA 损伤修复。如图 24-9B。而组蛋白去乙酰化往往导致转录抑制,如图 24-9C。

2. 组蛋白不同位点的甲基化及修饰的组合所起的表观遗传调控不同　组蛋白甲基化(histone methylation)是另一种重要的组蛋白修饰,可以发生在精氨酸和赖氨酸的侧链,每个残基侧链的氨基氮可单独或多次被甲基化。

(1)细胞内组蛋白的甲基化水平也是动态变化的:由组蛋白甲基转移酶催化组蛋白甲基化,去甲基化酶去除甲基。

(2)组蛋白甲基化是多样的:与乙酰化不同,组蛋白甲基化较为复杂。它不仅表现在甲基化可以发生在不同的赖氨酸或精氨酸残基上,其甲基化状态也存在多样性。对同一赖氨酸残基可以出现单(me1)、二(me2)或三(me3)甲基化状态,同一个精氨酸可以出现单甲基化(me1)或对称(me2s)/非对称(me2a)的二甲基化状态,如图 24-10A 和图 24-10B 所示。

(3)组蛋白甲基化对转录调控是双向的:组蛋白不同位点的甲基化,对于基因的表达可以起到抑制或促进的作用。

1)不同位点的组蛋白甲基化效应不同:H3K4、H3K36 与 H3K79 的甲基化与转录激活有关,而 H3K9、H3K27 和 H4K20 的甲基化则与基因沉默有关(图 24-10C)。精氨酸甲基化既可以激活基因转录也可以抑制基因表达,取决于参与组蛋白甲基化的 PRMT。如:Ⅰ型 PRMT 的 CARM1(coactivator-associated arginine methyltransferase 1)主要修饰 H3R2、H3R17、H3R26,与转录激活有关;而Ⅱ型 PRMT 的 PRMT5 主要修饰 H3R8 和 H4R3,与抑制转录有关。组蛋白甲基化还参与 DNA 的损伤修复过程,H3K79 和 H4K20 甲基化过程如果受阻,就会出现 DNA 损伤部位周围 P53BP1 和 Crb2 的错误定位,从而影响 DNA 修复过程。

2)参与组蛋白修饰的酶共同参与表观遗传调控:甲基化酶或去甲基化酶与效应分子相互作用形成复合物,协同其他复合物共同影响染色质结构及基因表达。如催化 H3K27 三甲基化的 EZH2,与 SUZ12、EED 和 RbAp46/48 组成转录抑制复合物 PRC2(polycomb repressive complex 2),协同转录抑制复合物 PRC1 发挥转录抑制作用,前者完成对 H3K27 的三甲基化修饰,后者完成对 H2AK119 的单泛素化修饰。除影响基因转录外,组蛋白甲基化还与 X 染色体失活和异染色质致密状态有关。

3. 组蛋白磷酸化属快速表观遗传调控　核心组蛋白及组蛋白 H1 都可以发生磷酸化(phosphorylation)修饰,磷酸化修饰主要发生在 Ser 和 Thr。如组蛋白 H3 的 S10、S28、T3 和 T11 都可以发生磷酸化修饰。组蛋白 H4 磷酸化主要集中在 S1 上,H2A 的磷酸化修饰发生在 S1 和 S10。组蛋白 H2B 的 S32 在细胞的有丝分裂期也能够发生磷酸化修饰。

(1)组蛋白磷酸化修饰影响染色质的结构和功能的机制:组蛋白磷酸化改变组蛋白和 DNA 间的相互作用,使染色质结构不稳定,从而引起染色质凝聚和转录起始过程中染色质形态结构的改变。主要通过两种机制影响染色质的结构和功能:①磷酸基团携带的负电荷中和了组蛋白上的正电荷,造成组蛋白与 DNA 之间亲和力的下降;②修饰能够产生与蛋白质识别模块结合的表面,与特异的蛋白质复合物相互作用。

(2)组蛋白磷酸化呈周期性变化参与调控细胞分裂:组蛋白磷酸化程度与细胞周期相配合,呈周期性变化,参与调控细胞分裂。如 H3S10 在 G_2 期初始阶段会发生磷酸化,从而影响基因转录的起始和有丝分裂期染色体浓缩时形态结构的改变,分裂中期达到高峰至分裂末期逐渐下降。H3T3 的磷酸化,决定了激酶 Aurora B 在染色体上的定位,这对细胞完成正确的分裂是至关重要的。在减数分裂中,H3S10、S28、T3 和 T11 磷酸化的缺乏,可引起减数分裂期 X 染色体的不分离。

(3)组蛋白磷酸化调控速度快:激酶的作用是共价修饰,往往快速、稳定、有效,而且存在级联放大效应。如:组蛋白磷酸化也参与基因的转录调控,与其他修饰方式相比,组蛋白磷酸化对转录的调控速度较快。

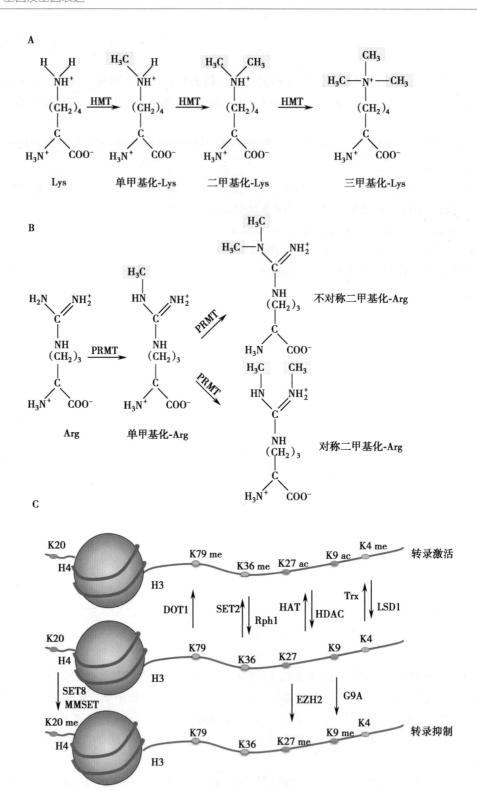

图 24-10   组蛋白甲基化修饰及效应

（4）组蛋白磷酸化修饰影响核小体的装配：H4S47 磷酸化可以显著调节含有组蛋白变体 H3.3 和 H3.1 的核小体装配。H3T118 磷酸化可以通过 SWI/SNF 染色质重塑子影响核小体的装配。

4. 组蛋白泛素化   组蛋白泛素化（ubiquitination）是组蛋白的赖氨酸残基与泛素分子的羧基端相互结合的过程，由于共价添加的一段多肽，因此对组蛋白分子量影响很大。组蛋白泛素化由 E1 泛素激活酶、E2 泛素结合酶和 E3 泛素连接酶共同催化完成。组蛋白泛素化也是动态可逆的，可以在去泛素化酶催化下去除泛素分子。

哺乳动物中,组蛋白 H2AK119 和 H2BK120 的单泛素化是研究较多的组蛋白泛素化修饰。与甲基化类似,依据位点的不同,泛素化修饰可以激活转录或抑制转录,例如,转录抑制复合物 PRC1 催化 H2AK119 单泛素化,协同 PRC2 共同发挥转录抑制作用。

目前认为组蛋白泛素化可以通过以下机制调控转录:①改变染色质结构;②作为募集其他转录因子的信号;③影响组蛋白其他类型修饰如甲基化、乙酰化等进而影响转录。

(三) 不同组蛋白修饰的组合形成组蛋白密码

不同的组蛋白修饰在基因的表达中起着不同的作用,而且单一组蛋白的修饰往往不能独立地发挥作用,一个或多个组蛋白尾部的不同共价修饰依次发挥作用或组合在一起,形成一个修饰的级联,它们通过协同或拮抗来共同发挥作用,影响基因的表达。这就是由 Strahl 和 Allis 在 2000 年提出,得到广泛认可的组蛋白密码(histone code)假说。

1. 组蛋白密码调控表观遗传的结构基础　特定组蛋白 N 端的共价修饰能改变染色质结构,影响与染色质结合的蛋白因子的亲和性;组蛋白 N 端的各种修饰之间相互依赖、相互影响,并且产生众多的修饰组合,从而决定被调控基因何时以何种方式被打开或关闭。

2. 组蛋白修饰的组合调控　大量研究显示了组蛋白修饰之间,甚至与 DNA 甲基化、染色质重塑等其他表观遗传调控信号间存在关联关系,并且影响基因表达。当信号共同出现的时候,协同调控基因的表达。这些工作为最终解析组蛋白密码的提供了基础。

3. 组蛋白密码与其他表观遗传调控　组蛋白修饰和 DNA 甲基化在多个水平上可以发生相互作用,共同决定基因转录状态、染色质结构和细胞特征。例如,组蛋白甲基转移酶 G9a,SUV39H1 和 PRMT5 可以招募 DNMT 通过甲基化 DNA,稳定基因沉默状态(图 24-11)。此外,HMT 还可以通过调控 DNMT 稳定性而调控 DNA 甲基化。另一方面,DNMT 也可以招募其他转录抑制复合物如 HDAC 等。

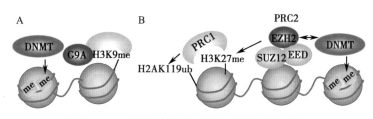

图 24-11　组蛋白修饰与 DNA 甲基化相互作用

4. 组蛋白修饰作用的其他模型　除了组蛋白密码,还有研究人员提出了信号网络和电荷中和模型等,来说明组蛋白修饰的功能。①信号网络模型认为受体酪氨酸激酶传播细胞外信号,和组蛋白传播核信号的原理是相似的。②电荷中和模型认为乙酰基作为带负电的基团能够中和组蛋白上的正电,而 DNA 是带负电荷的,因此组蛋白的乙酰化可以降低组蛋白与 DNA 之间的亲和作用。因此在一般情况下组蛋白的高乙酰化,代表了染色质的松散和转录的活跃,反之则代表异染色质的形成和转录的抑制。

三、染色体重塑是以染色质为基础的转录水平的调控

以核小体为基本单位的染色体结构是 RNA pol Ⅱ 催化基因转录的关键。染色质动态结构受到多种机制的严密控制,包括组蛋白修饰、染色质重塑、组蛋白不同的修饰组合及组蛋白复位。其中组蛋白修饰酶类与染色质重塑分子间的互相作用,对染色质高度有序的结构产生深远的影响。

(一) 染色质重塑有多种模式

染色质重塑复合物可以采用多种不同的重塑模式来重塑染色质结构,主要有核小体移动、核小体

移除、移除和置换 H2A-H2B 二聚物，以及改变核小体中 DNA 构象等。

1. 顺势置换是核小体移动的主要方式　SWI/SNF 复合物的 ATP 酶能够使 DNA 更易于接近转录激活或阻遏蛋白，是一类典型的分子马达。SWI/SNF 重塑子促进间隔均匀的核小体串的形成，催化核小体在同一个 DNA 分子上的顺式置换（沿 DNA 分子滑动），将核小体从其最初位置移动 52bp。SWI/SNF 复合物也可以介导反式置换反应，即将核小体转移到其他的 DNA 分子上，发生该反应所需要的 SWI/SNF 复合物浓度较高，因此顺式滑动是染色体重塑复合物主要的催化方式。ISWI 复合物的功能与 SWI/SNF 复合物类似，将核小体移动 9bp，促进核小体均匀分布，以利于染色质高级结构的形成。

2. DNA 环促进核小体移除　SWI/SNF 创建的 DNA 环，能部分破坏核小体和组蛋白伴侣的障碍，从而促进二聚体或整个八聚体的移除。大面积组蛋白八聚体的瞬间暴露，以及与 DNA 相互作用的减少，会促进八聚体分离成 H2A-H2B 二聚体和 (H3-H4)$_2$ 四聚体。此外，大的 DNA 片段与组蛋白八聚体的分离，为其他 DNA 分子与核心组蛋白的结合提供了机会。DNA 的移动也可造成邻近核小体 DNA 的分离，进而导致组蛋白二聚体或八聚体的释放。核小体的移除可能会降低启动子区核小体的占据率，从而提高基因的表达水平。

3. 组蛋白变异体置换导致核小体不稳定　SWRl 复合物催化核小体 H2A 与 H2AZ 变体的交换，而 H2AZ 的置入与激活启动子相关。一旦置入 H2AZ 将导致组蛋白八聚体重组，从而打开 DNA，并催化下一个核小体的 H2A 交换。

4. DNA 构象变化改变核小体构象　SWI/SNF 复合物可引起 DNA 构象变化而不改变核小体的位置，从而使紧密包装的核小体区域的 DNA 暴露。SWI/SNF 复合物可以通过在核小体范围内产生稳定的平均大小约 100bp 的 DNA 环，从而暴露 DNA。该 DNA 环可能由 ATP 酶的转位酶活性创建，而重塑子能够利用 ATP 水解的能量，沿着 DNA 移动。

5. 组蛋白尾参与染色质重塑　一些染色质重塑子复合物的核小体重塑活性需要组蛋白尾的参与。ISWI 识别组蛋白 H4 的重要区域 $R_{17}H_{18}R_{19}$，这对于产生 ATP 依赖的均匀间隔的核小体串是必不可少的。SWI/SNF 的重塑活性并不需要组蛋白尾，但催化核小体串的翻转时需要组蛋白尾。组蛋白尾巴的修饰会影响重塑子复合物的募集和稳定性。

（二）核小体结构影响基因转录

真核基因的活跃转录是在常染色质中进行的，转录发生之前，染色质往往在特定区域被解旋或松弛，形成自由 DNA，DNA 双螺旋局部去超螺旋、甚至从右旋变为左旋等，可导致 DNA 暴露。只有这样，才能促进转录因子与启动区 DNA 结合，RNA 聚合酶才能被募集，导致基因转录。

1. 染色质重塑是转录启动所必需的　识别基因启动子/增强子的特异性序列的转录因子与 DNA 的结合，可以募集 ATP- 依赖的染色质重塑复合物、组蛋白乙酰基转移酶类，催化核小体的移动和结构改变，方便了另一些转录因子和辅助因子与 DNA 的结合。

2. CTD 招募包括重塑子在内的多种因子完成转录延伸和终止　真核 mRNA 转录终止涉及 RNA 聚合酶 Ⅱ 最大亚基（Rpbl）CTD 和多种转录终止因子及染色质重塑复合物之间的相互作用。如：ISW1 参与了转录延伸和终止。

四、非编码 RNA 多层次参与基因表达调控

ncRNA 能够直接参与胞嘧啶甲基化和组蛋白修饰。ncRNA 对转座子活化与沉默、X- 染色体失活、基因印记等表观遗传修饰是非常重要的。研究还发现，ncRNA 与染色质重塑密切相关，它在保持染色质重塑正确性中起重要作用。

（一）RNA 干扰是转录后的基因沉默

RNA 干扰（RNA interference，RNAi）现象是指内源性或外源性双链 RNA（dsRNA）介导细胞内 mRNA 特异性降解或翻译抑制，导致靶基因的表达沉默，产生相应的功能表型缺失。这一现象属于

转录后的基因沉默机制（post-transcriptional gene silencing，PTGS）。能产生 RNAi 的短链 RNA 为小干涉 RNA（short interfering RNA，siRNA）、微小 RNA（microRNA，miRNA）和 Piwi-interacting RNA（piRNA）。这些小 RNA 在染色体分离、异染色质形成、基因组整合和 DNA 损伤修复等中也起着保守的作用，已成为表观遗传学的重要研究内容。

1. **miRNA 与 siRNA 的共同点**　miRNA 和 siRNA 有以下共同点：①成熟的 miRNA 和 siRNA 都经历 Dicer 酶切割，形成由约 22 个核苷酸组成的小的双链 RNA 分子；②分子末端都有 5′ 磷酸和 3′ 羟基，3′ 端都有 2~3 个核苷酸的突出；③它们在起干扰、调节等作用时都会形成 RISC 复合体；④都能特异性抑制目的基因表达；⑤在细胞核内介导异染色质形成等。见图 24-12A 示意。

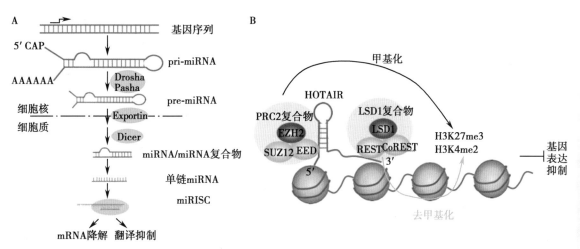

图 24-12　非编码 RNA 的产生及其机制

2. **miRNA 与 siRNA 的区别**　miRNA 和 siRNA 都能特异性抑制基因沉默，是 RNA 干扰途径的主要作用分子，但二者在来源、参与的 RNAi 机制和功能等方面并不完全相同。

（1）来源与产生不同：miRNA 来源于基因组上区别于其他可识别基因的非编码 RNA 基因——miRNA 基因，因此都是内源性的。由 miRNA 基因转录出最初的单链的具有发夹结构的 pri-miRNA 分子，较大的 pri-miRNA 在细胞核中经由 Drosha 酶加工成约 70nt 的仍然是单链、发夹状的 pre-miRNA，然后 pre-miRNA 被 exportin 5 蛋白运输到细胞质中，继而被 Dicer 酶切割（切掉环，保留茎部，形成双链结构）形成成熟的小的双链 miRNA。siRNA 通常来源于 mRNA、转座子、病毒或异染色质 DNA（如着丝粒区的重复序列），因此不都是内源性的。直接转录长的 dsRNA，dsRNA 经过 Dicer 酶切割形成不定数量的 siRNA。

（2）作用机制不同：miRNA 既可以在转录后水平也可以在翻译水平起抑制作用。在作用位置上其主要作用于靶标 mRNA 的 3′ 非翻译区（UTR）；在作用方式上，当序列不完全互补时，阻止 mRNA 的翻译；当时 RNA 与靶 mRNA 序列高度互补时，导致 mRNA 降解，如图 24-12A 所示。siRNA 可作用于 mRNA 的任何部位，通常与序列互补的靶标 mRNA 全结合，通过降解靶基因的 mRNA 起抑制作用，即为转录后水平调控。

（3）功能及生物学意义不同：miRNA 参与正常情况下生长发育基因调控，物种间保守性较高；miRNA 在生物体中的表达具有时序性、保守性和组织特异性。

3. **piRNA 是一类在产生、结构和作用及机制方面都具特色的小沉默 RNA**　piRNA 是由核酸内切酶，从长单链 RNA 前体 pre-piRNA 加工而来。果蝇中起作用的核酸内切酶是 Piwi、Aub 和 Ago3，piRNA 名称就是 Piwi 而来。piRNA 是一类长度为 26~31nt 的单链小 RNA，大多数 piRNA 的 5′ 端有单磷酸化基团且具有强烈的尿嘧啶偏好性（约 86%），3′ 端有 2′-O 的甲基化修饰，对 piRNA 的稳定性及功能至关重要。piRNA 的表达具有组织特异性，调控着生殖细胞和干细胞的生长发育。piRNAs 在细胞减数分裂Ⅰ时含量丰富,然后在精子成熟前一定程度地消失,在异染色质形成中起着重要作用。

(二) 对 lncRNA 的认识还很初步

lncRNA 是一类长度大于 200 个核苷酸的一般不具有阅读框的转录本,通常也是由 RNA 聚合酶Ⅱ转录,往往具有 5′ 端帽结构和 3′ 端多聚腺苷酸。lncRNA 根据来源、结构和功能等,分成不同类型,如来源于增强子的 RNA(enhancer RNA,eRNA)、前体 mRNA 剪接时内含子形成的环状 RNA(circular RNA,circRNA)和通过碱基互补配对结合干扰 RNA 的竞争性内源 RNA(competing endogenous RNA,ceRNA)等。lncRNA 不仅数量巨大,而且可以折叠成特定的空间结构,参与基因组印记、染色质重塑、剪接调控、mRNA 降解和翻译调控等机制调控基因表达。

长链非编码 RNA 可以作为骨架分子,如 HOTAIR,可分别结合 PRC2 复合物和 LSD1/CoREST/REST 复合物,完成对 H3K27 的甲基化和 H3K4 的去甲基化过程,从而决定靶基因的沉默,如图 24-12B 所示。某些 lncRNA 结合 DNA,使染色体发生重塑,改变了它们结合转录因子、蛋白复合物或 RNA 聚合酶的结合能力,从而影响了功能基因的表达,如 X 染色体失活。

lncRNA 的作用机制中还有许多模糊的地方,而且目前鉴定的 lncRNA 只是其中的一小部分,随着对 lncRNA 结构及结构与功能的深入研究,将会揭示其更多生物学功能以及作用机制。

五、组合调控体现基因表达调控的特征

对表观遗传调控相互作用或对话(cross-talk)研究,表明许多真核细胞的表型改变,由染色质结构变化产生的基因表达改变所引起。参与染色质改变的表观遗传机制有翻译后组蛋白修饰、特异性组蛋白变体掺入、DNA 甲基化和 ATP 依赖的染色质重塑,连接这些过程的是染色质结构域和各种类型的非编码 RNA。这些过程的相互作用构成的表观遗传调节回路,对各种生物学功能有重要影响。

第三节　表观遗传调控与生物医学

表观遗传调控是多细胞生物体在进化过程中形成的一种细胞遗传的、调控基因表达的机制。这种遗传机制在多细胞生物个体包括生长、发育、衰老在内的整个生命过程中都起着非常重要的作用。现仅以 X 染色体失活、遗传印记、细胞分化和衰老为例,简述其中的表观遗传变化。

一、X 染色体失活就是哺乳类动物细胞中其中一条 X 染色体失活的现象

失活的 X 染色体会被包装成异染色质,进而功能受抑制而沉默化。

(一) X 染色体失活现象

X 染色体失活(X chromosome inactivation)是指出现在哺乳类个体中,为弥补雄性个体(XY)较雌性个体(XX)在 X 染色体数量上的差异,而在雌性个体(XX)每个细胞中,仅有一条 X 染色体上的基因有转录活性(称为 Xa),而另外一条 X 染色体上的大部分基因处于失活状态(称为 Xi),从而使雌性哺乳动物 XX 同雄性哺乳动物 XY 一样仅有 X 连锁基因的单剂量基因产物。X 染色体的失活是随机的,一旦失活状态选择后即可通过细胞有丝分裂稳定传递给子代细胞。

(二) X 染色体失活调节机制

X 染色体失活始于雄性生殖细胞形成阶段(图 24-13)。

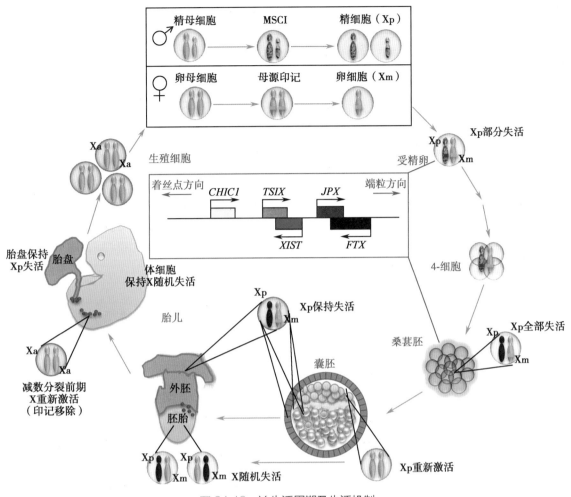

图 24-13　X 失活周期及失活机制

1. X 染色体失活周期　在精母细胞第一次减数分裂期间,精子细胞的 X 和 Y 染色体处于减数分裂性染色体失活状态(meiotic sex chromosome inactivation,MSCI),直至受精卵中父源 X 染色体(Xp)进入;而雌性卵母细胞减数分裂过程,由于母源印记的保护作用,使得卵子中 X 染色体逃逸失活(Xa)。这种失活方式在细胞卵裂形成桑葚胚过程中稳定传递:胚胎外细胞(extraembryonic tissue,将来发育成胎盘)持续父源 Xp 的失活状态(Xi)和母源 Xm 的活性状态(Xa)。而内细胞团(inner cell mass,将来发育成胎儿)内的父源 Xp 则被活化,同有活性的母源 Xm 进行第二次随机选择性失活,并稳定传递给体细胞系。而进入有丝分裂前期的生殖细胞系由于遗传印记的消除,X 染色体重新活化。

2. XIC 编码的 lncRNA 调控 X 染色体失活　X 染色体失活中,失活的 X 染色体(Xi)依附在细胞核边缘的核膜内侧,上面大部分基因处于失活状态。X 染色体失活从 X 染色体上的 X 失活中心(X-inactivation center,XIC)开始并向两侧延伸,直至染色体的末端(图 24-13)。XIC 为 X 染色体上长 100~500kb 的片段,包括 XIST、TSIX、JPX、FTX、CHIC1 等基因片段,其转录产物的长非编码 RNA(long non-coding RNA,lncRNA)可相互作用并调控 X 染色体失活。

(1)*XIST* 转录的 lncRNA 覆盖失活 X 染色体上的特异性区域:失活的 X 染色体转录 *XIST*(X-Inactive Specific Transcript)的产物是 17~20kb 的 lncRNA,可覆盖在失活 X 染色体上的特异性区域,使该 X 染色体保持高度的 DNA 甲基化和组蛋白去乙酰化,形成高度浓缩的失活异染色质,即巴氏体。巴氏体上的大部分基因保持沉默状态。

(2)*TSIX* 转录的 lncRNA 对 X 染色体计数:*TSIX* 基因转录的 lncRNA 长约 1.6kb,其序列同 XIST 基因重叠但反义方向转录。*TSIX* 转录产物可以对细胞中的 X 染色体进行计数,在确保至少有两条 X

染色体的情况下,进行 X 染色体失活选择,可使失活的 X 染色体与有活性的 X 染色体配对,并结合甲基化转移酶(DNA methyltransferase,DNMT3a),通过改变未失活 X 染色体中 *XIST* 启动子区域的甲基化程度,抑制 *XIST* 的表达,从而保证雌性个体(XX)中失活与保持活性 X 染色体的共同存在。*TSIX* 转录产物还可通过 Xist-RepA 复合体的形成抑制 XIST-PRC2 复合物的形成,从而维持母源印记 X 染色体保持活性的状态。

二、等位基因的表观遗传差异就是遗传印记

遗传印记(genetic imprinting)是另外一种常见的表观遗传现象之一。是指同一个体的两条同源染色体,由于亲源不同(分别来自父方和母方),表现出表观遗传修饰的差异,使其只有一个等位基因有活性而另外一个等位基因保持沉默的等位基因表达不均衡,而体现在功能上出现差异(表型不同),这种现象就是遗传印记,又称基因组印记(genomic imprinting)、亲代印记(parental imprinting)(图 24-14A)。印记一旦形成,会持续在个体的一生中,只有在形成生殖细胞时,旧的印记才会消除并发生新的印记。

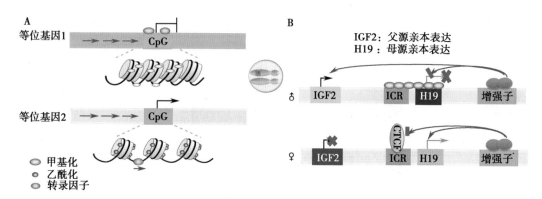

图 24-14　遗传印记

(一)遗传印记现象

遗传印记中被表观遗传修饰了的一方(父方或母方)等位基因处于转录沉默状态,而只能转录或表达没有修饰的另一方等位基因遗传信息。母方等位基因不表达的遗传印记称为母源印记(maternal imprinting),而父方基因不表达的遗传印记则称为父源印记(paternal imprinting)。造成遗传印记的表观遗传修饰主要表现为 DNA 甲基化修饰,也包括组蛋白乙酰化和非编码 RNA 等。遗传印记(甲基化造成的基因沉默)可以通过细胞分化遗传给子代 DNA,使子代保持和亲代同样的遗传印记方式。目前在人类基因组中已经发现多个具有印记效应的基因,称为印记基因(imprinted genes)。

遗传印记是一个动态的过程,在生命周期中被打上“标记”的印记基因,其印记可以被清除,也可被重新标记。这样可以确保被印记的基因在后代可以再表达。生殖细胞阶段,从亲代中遗传下来的遗传印记被清除,然后再依靠性别重新标记从而形成新的遗传印记。在成人个体中,若母系等位基因为失活状态,父系等位基因持续表达,则在该个体下一代的配子中该基因的活性依据个体的性别来决定

(二)遗传印记的表观遗传调控机制

遗传印记的动态变化主要受 DNA 的甲基化、组蛋白的乙酰化和的调控,其中 DNA 的甲基化修饰是其调控关键。

基因组中的印记基因约 80% 以基因簇的形式出现。这种一组成串的印记基因享有相同的调控元件,比如差异性甲基化区域(differentially methylated regions,DMRs)。当这些调控元件调节一个或者多个基因的印记时,被称为印记调控区(imprinting control regions,ICRs)。ICR 在父母双方的等位基因

上的甲基化程度是不一样的。

典型的印记基因调控模式为 IGF2 和 H19 的调控模式,如图 24-14B 所示,ICR 处于 *IGF2* 和 *H19* 这两个基因的中间位置,具有绝缘子的功能,可以通过阻止 *IGF2* 与 *H19* 下游的增强子之间的作用而对 *IGF2* 和 *H19* 进行调控。ICR 的绝缘子功能依靠自身甲基化状态的不同而改变。

三、细胞分化的表观遗传调控

多细胞生物不同类型的细胞,由于基因组不同的表观遗传修饰,其基因的表达模式并不完全相同。这也是个体的发育历程中,一些细胞转变成神经细胞,另一些细胞转变成肝细胞、肾细胞、肌肉细胞等 200 多种不同类型细胞的原因。这里仅以胚胎干细胞(embryonic stem cell,ES)为例,介绍细胞分化过程中的表观遗传调控。

(一) ES 细胞来源于囊胚的 ICM

高等哺乳动物个体是由一枚受精卵发育而来的。早期胚胎(4 细胞及以前的胚胎)中的每一个卵裂球都具有发育的全能性(totipotent)。当胚胎发育到囊胚(blastula)阶段,其中的细胞已分为两大类:位于外围的细胞被称为滋养层细胞(trophoblast),将发育为胎盘;位于滋养层内部的细胞团被称为内细胞团(inner cell mass,ICM),将发育为胎儿。

ICM 经体外培养后,所形成的具有自我更新及多分化潜能(pluripotent)的细胞,即 ES 细胞;体内不断增殖、分化,细胞类型不断增多,多潜能性逐渐丧失,最终形成由 200 多种组织类型的细胞所构成的胎儿。这一过程伴随着广泛的表观遗传修饰变化,是表观遗传调控的结果。如图 24-15 所示。

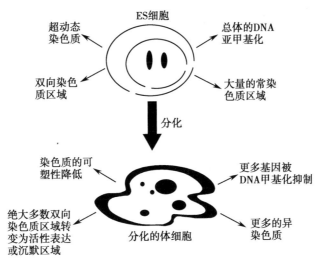

图 24-15　ES 细胞及体细胞的表观遗传修饰特点

(二) ES 细胞与已分化体细胞的染色质结构差异

ES 细胞与已分化的体细胞在染色质结构方面存在极大的差异。

1. ES 细胞的常染色质的区域大　在 ES 细胞的基因组中,常染色质的区域大于体细胞中的常染色质区域。在 ES 细胞分化为体细胞的过程中,ES 细胞基因组中的许多常染色质转变为异染色质区域。

2. ES 细胞的染色质呈超动态结构　与体细胞的染色质相比,ES 细胞的染色质呈现出一种更为松散的状态。这种松散的状态意味着 DNA 与组蛋白八聚体的结合并不是非常僵硬、死板,也就是染色质呈现为一种超动态(hyperdynamic)的结构。超动态染色质(hyperdynamic chromatin)被认为是 ES 细胞基因组具有可塑性的原因。

3. 染色质差异化是不同表观遗传修饰的结果 在 ES 细胞的分化过程中,开放的染色质结构会逐渐被替换为更为约束的结构。这种更为约束的染色质结构限定了基因组中可表达的基因种类。这可能是由于 ERK/p38 信号通路介导了 H3S10 的磷酸化,同时伴随着 H3K14 乙酰化。H3S10p 使 ES 细胞中开放的染色质结构转变为约束的染色质结构,并为其他的表观遗传修饰铺平了道路。

(三) ES 细胞分化的表观遗传调控机制

ES 细胞与已分化的体细胞染色质结构的差异,为进一步在细胞分化中的表观遗传调控提供了基础。

1. ES 细胞基因组的表观遗传修饰有利于基因表达 ES 细胞基因组中具有较多的组蛋白乙酰化修饰和 H3K4me,较少的 H3K9me3。在人类及小鼠 ES 细胞的分化过程中,伴随着基因组范围内 H3K9me3 修饰数量的增加。对于大多数基因,组蛋白乙酰化修饰及 H3K4me 修饰是允许表达的标志,而 H3K9me3 修饰是基因沉默的标志。加之 ES 细胞的染色质呈现一种松散的状态,转录前起始复合物(pre-initiation complex,PIC)很容易结合到启动子上,从而启动大量基因的表达,包括多潜能基因及发育、分化相关的基因。而发育、分化相关基因的大量表达,必然导致 ES 细胞的分化及多潜能性的丧失。

2. ES 细胞采用染色质双向区域机制阻止发育、分化相关基因表达 在 ES 细胞中,重要的发育相关转录因子的启动子区域既富含有 H3K27me,又富含有 H3K4me 修饰。这两种表观遗传修饰的功能正好相反,H3K27me 修饰使基因沉默,而 H3K4me 修饰允许基因表达。因此,染色质中的这一区域被称为双向(bivalent)区域。染色质双向区域就像一个双向开关一样,可以灵活、有效地调控基因的表达和沉默。对某些不具有双向区域的基因表达调控,ES 细胞可通过组蛋白修饰脉冲模式(histone modification pulsing model)实现。

3. ES 细胞基因组范围内的 DNA 甲基化水平低于体细胞 尽管 ES 细胞中可以高水平地表达 DNA 从头甲基转移酶,如 DNMT3A 及 DNMT3B,但 ES 细胞基因组范围内的 DNA 甲基化水平低于体细胞。在人的 ES 细胞中,76% 的 CpG 二核苷酸具有甲基化修饰,但这些甲基化修饰仅局限于含较少 CpG 二核苷酸的 DNA 区域,且大多位于组织特异性基因的调控序列区域。ES 细胞与体细胞在 DNA 甲基化修饰方面还存在另一个差异,即前者会对非 CpG 二核苷酸的某些胞嘧啶进行甲基化修饰,这种非 CpG 二核苷酸位点胞嘧啶的甲基化现象是 ES 细胞维持多潜能表型所特异和必需的——当体细胞被重编程(reprogramming)为诱导的多潜能干细胞(induced pluripotent stem cell,iPS 细胞)后,这种 DNA 甲基化修饰模式会被重新建立起来。

(四) 成体干细胞分化与表观遗传调控

成体干细胞是存在于已经分化组织中的未分化细胞,能够自我更新并且能够特化形成组成该类型组织的细胞。正常情况下成体干细胞大多处于休眠状态,在病理状态或在外因诱导下,可以表现出不同程度的再生和更新能力。成体干细胞自我更新和分化能力的维持也是依靠其基因组中各种类型的表观遗传修饰。

四、衰老的表观遗传调控

衰老是一个非常复杂的过程,仅以某一单一路径甚至一系列相关的路径都无法对这一过程进行解释。许多与衰老有关的细胞事件是彼此依赖的,其中也包括基因组表观遗传修饰的改变。高等有机体正常的发育需要正确的表观遗传修饰模式,而表观遗传修饰的改变与一系列衰老相关的疾病有关,如:癌症、神经退行性疾病、心血管疾病及新陈代谢紊乱等。

(一) DNA 甲基化及组蛋白修饰变化是导致细胞衰老的主要原因

细胞衰老过程中发生的 DNA 甲基化及组蛋白修饰变化,与多种衰老相关疾病的发生有关。采用一些药物干扰衰老过程中的表现遗传变化,有望延长人类的寿命,减少衰老相关疾病的发病率。

1. 基因组 DNA 总体的亚甲基化是衰老细胞的最重要特征　基因组总体的 DNA 亚甲基化,以及特异性基因局部区域的 DNA 超甲基化(hypermethylation)是衰老的细胞和组织最重要的特征。在一些衰老相关的疾病中也观察到 DNA 的亚甲基化状态,如癌症、动脉粥样硬化、阿尔茨海默病,及其他的神经退行性疾病、自身免疫疾病等。

多种机制可造成基因组总体亚甲基化状态。如:DNMT1 活性的缺失。还如:SAM 代谢发生失调,从而导致一系列综合效应的发生,其中也包括 DNA 甲基化模式的紊乱。然而,衰老过程中 DNA 甲基化降低的原因目前还没有完全阐明。

DNA 的超甲基化在衰老过程中也扮演着重要的角色。如肿瘤抑制基因的高甲基化状态,在癌症的发生过程中起着非常重要的作用。

2. HAT 与 HDAC 的活性平衡异常导致衰老　HAT 与 HDAC 的活性平衡发生异常,不正常的组蛋白乙酰化模式及 DNA 甲基化模式使基因总体的表达模式发生了改变,导致一些基因的表达强度发生改变,进而导致衰老及衰老相关疾病的发生。

(1)sirtuin 应答热量限制调控衰老:Sir2 家族分子属于第 III 类 HDAC,分布非常广泛,是重要的去乙酰化酶家族,从酵母到哺乳动物的多种有机体中都具有该家族分子。其编码的 sirtuin 需要 NAD^+ 作为辅因子,可以感应生物体中 NAD^+ 的水平或 $NAD^+/NADH$ 的比例,在热量限制(caloric restriction)应答中发挥非常重要的作用,从而调控生物体的寿命。多酚类化合物白黎芦醇(resveratrol)可以激活 SIRT1 表达,被认为能够延长生物体寿命。

(2)sirtuin 调控表达的机制:sirtuin 通过其去乙酰化酶活性和 / 或 ADP- 核糖基转移酶活性,导致组蛋白的亚乙酰化状态,有利于异染色质的形成,从而抑制转录激活子或转录抑制子的表达,从而对一些基因的转录进行调控。sirtuins 还可以对一些转录因子或其辅因子进行修饰,如 p53、FOXO 以及一种 TATA 框结合蛋白 TAF 等。

(二) 衰老相关疾病的表观遗传调控

衰老是一个复杂的过程,这一过程反映了时间推移对生物体所产生的生物学影响,包括有机体各种生理学功能的衰退等。

1. 大部分肿瘤是表观遗传调控紊乱的结果　肿瘤是一类疾病的总称,已知有 100 多种,它们的基本特征是细胞增殖与凋亡失控,引发组织细胞扩张性增生。除少数家族性癌外,大部分癌症是环境与遗传因素相互作用的结果。机体暴露在致癌、致突变因子中,引发体细胞的一系列癌相关基因的遗传学和表观遗传学异常改变,导致细胞内协调的信息网络紊乱,影响至关重要的细胞增殖、分化和凋亡等生物学过程,最终形成恶性肿瘤。

异常的 DNA 甲基化模式与多种人类的肿瘤有关。此外,细胞中组蛋白的乙酰化及去乙酰化水平是一种重要的表观遗传标志,在基因表达及癌症发生方面起着非常重要的作用。针对 HDAC 多个抑制剂的已成功开发成抗肿瘤药物。鉴于表观遗传的可逆性,相信会有越来越多的表观遗传相关分子,将作为肿瘤诊断、预防和治疗的靶点。

2. 神经退行性疾病中的表观遗传　衰老与一些神经退行性疾病的关系非常密切,如阿尔茨海默病、帕金森病(Parkinson)及亨廷顿病等。许多衰老相关的改变对大脑具有一定的影响,导致大脑某些功能衰退及脆弱性增加,而组蛋白修饰在其中起着非常重要的作用。杀虫剂可以诱导体外培养的人纹状体(striatum)细胞及塞梅林神经节(substantia nigra)细胞中的组蛋白呈现超乙酰化状态,进而导致细胞凋亡。提示接触杀虫剂有可能导致 Parkinson 综合征的发生。其他一些表观遗传机制也与神经退行性疾病有关,如非编码 RNA、多梳群基因等。

3. 环境因素作用于易感染人群诱发自身免疫性疾病　自身免疫性疾病是环境因素与遗传因素相互作用的结果,这也是为什么有些人易得该疾病,而有些人不易得该疾病的原因。遗传组成上易感该疾病的人群,在环境因素的作用下或在衰老的过程中,其基因组中的表观遗传修饰模式会发生改变,进而导致该疾病的产生。基因组 DNA 的亚甲基化模式与衰老及自身免疫疾病密切相关。

总之,表观遗传机制在衰老及衰老相关疾病的发生过程中起着非常重要的作用。阐明衰老过程中的表观遗传机制,有助于提出更为有效的抗衰老策略,也有助于更加深入地理解衰老相关疾病的发生机制。

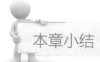
本章小结

表观遗传主要是通过改变染色质结构,从而调控基因的表达。DNA 中特定碱基的甲基化、与 DNA 紧密结合的组蛋白发生各种修饰、染色质发生重塑、非编码 RNA 的作用等,都可改变染色质结构,或者在基因组序列不改变的情况下,改变基因表达的时空特异性。

染色质重塑是 DNA 甲基化、组蛋白共价修饰、核小体结构改变等反应的综合性结果。

DNA 甲基化是指在 DNA 甲基转移酶(DNMT)的催化作用下,将甲基基团添加在 DNA 分子的碱基上,最常见的是加在形成 5- 甲基胞嘧啶,约 90% 发生在 CpG 岛。基因组 DNA 上 CpG 位点甲基化状态的差异构成了基因组的 DNA 甲基化谱,具有时空特异性。DNA 的甲基化直接制约基因的活化状态,还可以抵御转座子、病毒入侵等。

组蛋白乙酰化调节许多细胞过程,如核小体组装、染色质的浓集和折叠、异染色质的静默。特定位点的乙酰化具有特定的作用。通过组蛋白乙酰转移酶(HAT)和组蛋白脱乙酰酶(HDAC)的动态变化,精确地调节基因转录活性。

组蛋白甲基化是指发生在 H3 和 H4 组蛋白 N 端精氨酸或赖氨酸残基上的甲基化,由组蛋白甲基转移酶介导催化。组蛋白甲基化的功能主要体现在异染色质形成、基因印记、X 染色体失活和转录调控方面。

组蛋白磷酸化是指对其氨基酸 N 端尾巴的磷酸化修饰。核小体内核心组蛋白 N 端的翻译后修饰是从染色质到细胞的转变过程中的信号。组蛋白磷酸化能破坏组蛋白 -DNA 间的相互作用,使染色质结构不稳定,这样一种不稳定性对有丝分裂时染色质浓缩成为同源染色体过程中的结构重组是必要的。

表观遗传修饰是多细胞生物体在进化过程中形成的一种细胞遗传的、调控基因表达的机制,多细胞生物个体包括生长、发育、衰老在内的整个生命过程中都起着非常重要的作用。表观遗传参与多细胞生物个体多种复杂的生理过程,包括与性别决定有关的 X 染色体失活及基因组印记的形成等。

思考题

1. 表观遗传是通过哪些方式调控基因表达的?
2. 为什么说染色质结构变化是表观遗传调控的结构基础?
3. 表观遗传调控基因表达的分子机制有哪些?
4. 非编码 RNA 可以在哪些层次参与基因表达调控?
5. 举例阐述表观遗传在生命过程中的作用。

(王梁华)

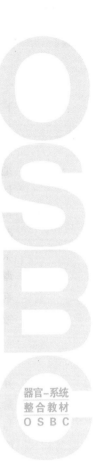

第五篇
细胞的生命活动

第二十五章　细胞增殖

第二十六章　细胞分化与干细胞

第二十七章　细胞衰老和死亡

　　本篇有三章,主要叙述细胞增殖(第二十五章)、细胞分化与干细胞(第二十六章)及细胞衰老和死亡(第二十七章),涵盖了细胞整个生命周期中丰富多彩的生命活动。

　　细胞分裂是亲代细胞一分为二、形成两个子代细胞的过程。细胞通过分裂进行增殖。所有的生物体,从单细胞细菌到多细胞哺乳动物都要通过细胞分裂,把遗传信息从亲代传递到子代,从而有效地保证了物种的延续性和稳定性。细胞分裂与新个体的发生,以及与个体器官组织的维持和更新密切相关。从受精卵开始到个体成熟的整个发育过程中,需要经历长期、复杂的细胞分裂过程,而与受精卵形成相关的性细胞也是细胞多次分裂的结果。动物机体的创伤修复和组织再生等活动都存在活跃的细胞分裂。细胞分裂的过程是周期性的。在细胞周期中,细胞内发生着一系列的变化:细胞生长、DNA复制、倍增的染色体分配到子细胞中及细胞分裂等。在真核细胞中,复杂精细的"细胞周期调控体系"使整个细胞周期呈现出高度的时空有序性和协同性。但如果细胞受到某些自身或环境因素的影响,细胞周期正常的调控体系作用受到阻碍,细胞周期进程将可能出现异常,细胞增殖失控,导致肿瘤等疾病发生。

　　多细胞生物从受精卵开始发育生长,形成了由多种细胞构成的有机体。生物个体的这些细胞都是由同一个受精卵分裂而来,然而不同种类的细胞无论在形态结构上,还是生理功能上都有明显的差异,形成这种稳定性差异的过程称为细胞分化。细胞分化是个体发育的核心事件。细胞分化的本质是组织特异性基因在一定时间与空间顺序上差异性表达的结果。干细胞是机体内一类具有自我更新与多向分化潜能的细胞群体。依据分化潜能大小,干细胞又分为:全能性干细胞、多能性干细胞和单能性干细胞。干细胞微环境是维持干细胞特性的关键因素。定位于成体不同组织中的成体干细胞参与组织结构与功能的动态调节。阐明干细胞分化以及机体的正常组织创伤修复与再生等机制,对构建新的组织与器官以维持、修复、再生或改善损伤组织和器官功能具有重要意义。

　　细胞衰老和死亡是有机体生命发展的必然阶段。随着时间的推移,细胞增殖能力和生理功能逐渐发生衰退的变化过程称为细胞衰老。个体的衰老是建立在总体细胞衰老的基础上,各种衰老都有其细胞学基础,阐明机体衰老机制必须从细胞衰老机制研究入手。目前细胞衰老的机制有多种理论。细胞衰老受机体自身基因的控制和环境因素的影响。细胞死亡是细胞生命活动的终止。根据细胞死亡的模式不同,可以将细胞死亡分为细胞坏死、细胞凋亡和自噬性细胞死亡。细胞坏死是受到超过细胞可以承受的环境因子和病理因素的作用,导致细胞非正常被动的死亡。细胞凋亡是在一定的生理或病理条件下,遵循自身的程序,自己结束生命的过程,是细胞生理性死亡的普遍形式,具有严格的基因时空性和细胞选择性。细胞凋亡对于生物体的正常发育、维持正常生理功能必不可少。凋亡异常与发育异常、神经退行性疾病及肿瘤的发生密切相关。细胞自噬是真核细胞内普遍存在的一种通过膜包绕隔离受损或功能退化的细胞器及某些大分子物质,与溶酶体融合后被降解再利用的过程。自噬对细胞死亡的调节具有双重性:温和的自噬一定程度上保护细胞免受损伤促进细胞存活,严重或快速的自噬将诱导细胞程序性死亡,被称为自噬性细胞死亡。自噬现象是细胞生存所必需的,细胞自噬过程保证了生命体物质代谢的平衡及细胞内环境的稳定,在细胞清除废物、结构重建、能量代谢、生长发育、衰老死亡及免疫应答中起关键作用。

(武军驻　边惠洁)

第二十五章
细 胞 增 殖

细胞增殖（cell proliferation）是细胞生命活动的重要特征之一，是指一个亲代细胞形成两个子代细胞的过程。细胞增殖包括细胞生长（cell growth）和细胞分裂（cell division）。细胞通过增殖在空间上不断增加群体数量，在时间上通过遗传延续后代。细胞增殖与新个体的发生，与个体器官组织的维持和更新密切相关。

细胞增殖的过程呈周期性进行，通常将细胞从上一次分裂结束到下一次分裂结束所经历的规律性变化过程称为一个细胞周期（cell cycle）。经过一个细胞周期，亲代细胞分裂产生子代细胞。细胞周期的规律性是由一套复杂的调控系统决定的，在多细胞生物中各种自身的或环境的因素影响以及启动该调控机制可以精细地协调细胞周期中不同的事件。

第一节　细　胞　分　裂

细胞分裂（cell division）是细胞增殖的主要方式，通过细胞分裂将亲代细胞的遗传物质和某些细胞组分均等地分配到两个子代细胞中的过程，有效地保证了生物遗传的稳定性。细胞分裂的方式主要包括有丝分裂、减数分裂及无丝分裂三种，不同分裂方式在分裂过程和子代细胞的遗传特性等方面各具特点。

一、有丝分裂是体细胞分裂的主要方式

有丝分裂（mitosis）也称间接分裂（indirect division），是高等真核生物细胞分裂的主要方式。有丝分裂持续时间约 0.5~2h，是一个连续的动态变化过程，包括细胞核分裂和胞质分裂，也是细胞周期中形态学变化最为丰富的时期。根据动物细胞中分裂细胞的形态和结构变化，以细胞核分裂为坐标，即从细胞分裂开始到细胞核分裂的过程，通常人为地将有丝分裂划分为五个时期：①前期（prophase）；②前中期（prometaphase）；③中期（metaphase）；④后期（anaphase）；⑤末期（telophase）。此外，胞质分裂期则可从有丝分裂的后期启动，延续至末期。通过核分裂及胞质分裂两个过程，借助细胞骨架的重排，有丝分裂细胞实现了染色体及胞质在子代细胞中的均等分配。染色质凝集、纺锤体及收缩环的形成是有丝分裂活动中的三个重要的特征，也是生物长期进化的结果。蛋白质磷酸化与去磷酸化是有丝分裂中染色质凝集与去凝集、核膜解聚与重建等变化产生的分子基础（图 25-1）。

（一）前期

前期（prophase）细胞变化的主要特征为：染色质凝集、核仁缩小解体、分裂极确定、纺锤体形成。

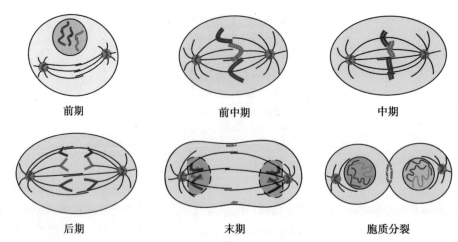

前期　　　　　　　　前中期　　　　　　　　中期

后期　　　　　　　　末期　　　　　　　　胞质分裂

图 25-1　有丝分裂示意图

1. 染色质凝集成染色体，伴随核仁缩小、消失　间期核松散染色质纤维螺旋化并发生折叠，导致染色质纤维凝集变粗变短是细胞进入有丝分裂前期的标志。在染色质凝集过程中，染色质上的核仁组织中心组装到了所属染色体中，导致 rRNA 合成停止，核仁开始逐渐分解，并最终消失。

2. 分裂极确立和纺锤体的形成　随着染色质的凝集，原来分布于细胞同一侧并已经完成复制的两个中心体（centrosome）开始沿核膜外围分别向细胞的两极移动，它们最后到达的位置将决定细胞分裂极。中心体是在染色体分离中发挥关键作用的细胞器，每一中心体由一对中心粒（centriole）及周围无定形基质所构成，这些无定形基质中包含微管蛋白、微管结合蛋白、马达蛋白以及一些与细胞周期调控有关的蛋白质。中心体是细胞的微管组织中心之一，其周围放射状分布着大量微管，这些微管与中心体一起被合称为星体（aster）。星体周围微管在细胞分裂中发挥重要的动力学作用，可分为三类，①极间微管：极间微管为两个星体之间在赤道附近重叠的微管，重叠区微管在动力蛋白的作用下相互滑动，促成星体向两级移动；②动粒微管：动粒微管从中心体发生，另一端与染色体动粒结合，其主要作用是通过动粒微管缩短而将染色单体拉向两极；③星体微管：星体微管位于星体周围，游离端伸向胞质。

经细胞分裂间期复制后的中心体完全分裂为两个，形成两个星体。星体中的马达蛋白以星体微管作为轨道，利用 ATP 水解提供的能量沿微管移动，牵引两个子中心体彼此分离，移向细胞的两极，最终两个星体以各自的中心体为两极形成纺锤体。纺锤体（spindle）是在分裂期出现的特化的亚细胞结构，是一种临时性的梭形细胞骨架结构，由星体微管、极间微管和动粒微管纵向排列组成，由中心体作为两极，因状如纺锤而得名（图 25-2）。

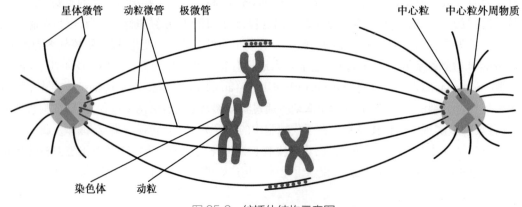

星体微管　动粒微管　极微管　　　　　　　　　　中心粒　中心粒外周物质

染色体　动粒

图 25-2　纺锤体结构示意图

（二）前中期

前中期（prometaphase）细胞变化的主要特征为：核膜崩解、完成纺锤体的装配、染色体列队。

1. 核纤层降解，促发核膜崩解　在前期末，因核纤层蛋白多肽链的多个位点发生磷酸化，致使核纤层降解，随后核膜破裂，形成许多断片及小泡，分散于胞质中，在核膜重建时，上述小泡将成为新核膜的组分。

2. 纺锤体"捕捉"染色体，完成纺锤体装配，形成有丝分裂器　在前期两个星体向两极移动形成分裂极的基础上，在驱动蛋白以及其他微管结合蛋白的协助下，极间微管连接位于两极的星体，形成纺锤体的基本架构；而星体微管与细胞质中的其他细胞骨架相结合，发挥稳定星体位置的作用；动粒微管与染色体主缢痕部位的着丝粒 - 动粒复合体结合，捕捉染色体。纺锤体（包括星体和三种星体周围微管）及与之结合的染色体共同构成有丝分裂器（mitotic apparatus）。

3. 染色体列队　前中期纺锤体两极距离较短，赤道面直径较大，与同一条染色体相连的两极动粒微管并不等长，随着动粒微管不断聚合与解聚的牵引作用，造成染色体在震荡中向细胞中央赤道面移动。

（三）中期

中期（metaphase）的主要特点是由于同一条染色体相连的两极动粒微管等长而达到力量平衡，导致所有染色体排列在细胞中央的赤道面上。此期染色体在形态上比其他任何时期都更紧凑、短粗，同时两条姐妹染色单体的臂较易分离，故特别适合于进行染色体数目、结构等细胞遗传学的研究。

（四）后期

后期（anaphase）细胞变化的主要特征是染色体两姐妹染色单体分离并移向细胞的两极。

姐妹染色单体分离的原因主要与染色体着丝粒分裂有关；姐妹染色单体原先在着丝粒处依靠黏连蛋白相连，后期黏连蛋白复合体被蛋白酶剪切而崩解，黏合力减小、消失，导致两侧动粒微管对染色单体的拉力与黏连蛋白黏合力的平衡打破，两边的拉力占上风，于是姐妹染色单体分开，而分离后的姐妹染色单体各自成为一条独立的染色体，即子代染色体。

分离后形成的子代染色体以基本相同的速度向两极移动。这种移动是由纺锤体的不同微管参与的两种机制共同作用下实现的，由此可将后期分为后期 A 和后期 B。后期 A 主要由动粒微管变化介导的。动粒微管解聚而缩短，促发子代染色体向两极移动。后期 B 主要由极间微管变化介导的。在后期 A 的基础上，极间微管聚合而伸长，通过重叠部分微管的长度的增长及彼此间的滑动，同时伴随星体微管向外的作用力，共同促成纺锤体逐步拉长，进一步促进子代染色体移向两极（图 25-3）。

（五）末期

末期（telophase）细胞主要的特点是子代细胞核重建。随着后期末染色体移动到两极，染色体被平均分配的完成，发生了和分裂前期相反的染色体解聚的过程。两套子代染色体分别到达纺锤体两极，动粒微管消失，核膜重新形成，染色体去凝集回复间期染色质形态，核仁重新出现。至此，两个子代细胞的核形成，核分裂完成。

（六）胞质分裂

胞质分裂（cytokinesis）是指母细胞胞体一分为二的过程。一些多核细胞（如破骨细胞、骨骼肌细胞和肝细胞）只发生核分裂而无胞质分裂，因而成为多核细胞。但是在典型的有丝分裂中，胞质分裂伴随每次核分裂发生。胞质分裂通常开始于有丝分裂后期，完成于末期。

1. 收缩环实现胞质分裂　当细胞分裂进入后期末或末期初，在中部质膜的下方，出现了由大量肌动蛋白和肌球蛋白聚集形成的环状结构，即收缩环（contractile ring）。此时胞质中的纺锤体也逐渐解体，残存的微管及一些囊泡聚集于子代细胞核之间的细胞中部，所形成的环型致密层称为中体（图 25-4）。由收缩环中肌动蛋白、肌球蛋白装配而成的微丝束，通过相互滑动使收缩环不断缢缩，直径减小，与其相连的细胞膜逐渐内陷，形成分裂沟，细胞表面出现皱褶；随着分裂沟不断加深，细胞逐步凹陷，当分裂沟深至中央时，一方面细胞在此发生断裂，由收缩环完成胞质分裂，另一方面通过细胞内小泡融合插入收缩环邻近的细胞膜，用于补充细胞膜，保证新分裂形成的细胞与亲代细胞具有相似的表面积。

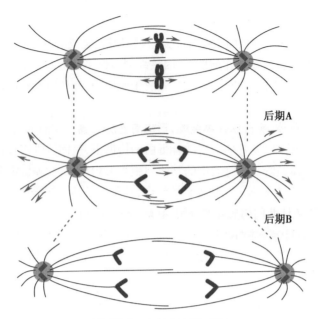

图 25-3　有丝分裂的后期

后期 A 中动粒微管正端的微管蛋白发生去组装,其长度不断地缩短,由此带动染色体的动粒向两极移动;后期 B 中,通过极间微管长度的增长、彼此间的滑动及星体微管向外的作用力,细胞两极间的距离增大,促使染色体发生极向运动。

2. **细胞器的非绝对均等分配**　每个子细胞必须得到母细胞中基本的细胞成分,包括各种膜性细胞器。当细胞进入有丝分裂后期,细胞器的数目或体积都大致扩增一倍,如线粒体的数量可在每个细胞周期中简单加倍、内质网和高尔基体的体积加大等。在胞质分裂阶段,各种细胞器较为均匀,但非数量绝对均等地分配到子细胞。

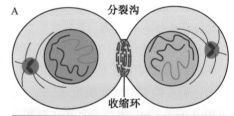

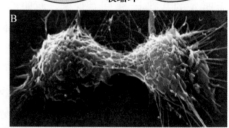

图 25-4　收缩环与中体

A. 肌动蛋白和肌球蛋白纤维形成收缩环,引起胞质分裂,生成两个子细胞;B. 扫描电镜显示分裂中的细胞。

二、减数分裂是生殖细胞形成过程中的特殊有丝分裂

减数分裂(meiosis)的主要特征是 DNA 只复制一次,而细胞连续分裂两次,产生四个子代细胞,每个子代细胞中染色体数目比亲代细胞减少一半,成为仅具单倍体遗传物质的配子细胞。由于减数分裂发生于生殖细胞的成熟阶段,因此又称为成熟分裂。

经过减数分裂,有性生殖生物配子中的染色体数目由 2n 变为 n。受精后,配子融合形成的受精卵中染色体数又恢复为 2n,由此保证了有性生殖遗传中染色体数目的恒定。另一方面,减数分裂过程中可通过非同源染色体的自由组合以及同源染色体的交换、重组,使生殖细胞遗传基础多样化,生物后代变异增大,对环境的适应力增强。所以,减数分裂不仅对维持生物世代间遗传的稳定性具有重要的意义,同时也是构成了生物变异及进化的基础。

减数分裂的两次分裂分别称为第一次减数分裂(meiosis Ⅰ,也称减数分裂Ⅰ)及第二次减数分裂(meiosis Ⅱ,也称减数分裂Ⅱ)。第一次减数分裂完成同源染色体分离,实现染色体数目减半及遗传物

质的交换;第二次减数分裂与有丝分裂相似,实现姐妹染色单体分开。经过两次分裂形成 4 个单倍体子代细胞(图 25-5)。

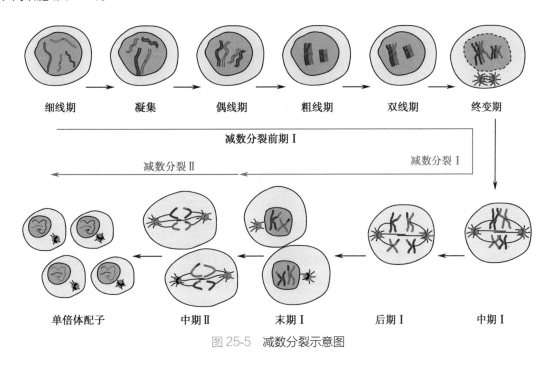

图 25-5 减数分裂示意图

(一) 第一次减数分裂进程中细胞内发生复杂的生化和形态变化

第一次减数分裂可进一步分为前期 I、中期 I、后期 I 和末期 I。

1. 前期 I 减数分裂的特殊过程主要发生于前期 I。其主要事件为同源染色体配对、交换与重组,随后随机分离进入两个子代细胞。通常将前期 I 人为划分为 5 个时期:细线期、偶线期、粗线期、双线期、终变期。

(1)细线期(leptotene stage):此期细胞中,核及核仁的体积均增大,在分裂间期已经完成复制的染色质开始凝集,但在光镜下仍呈单条细线状。染色单体的臂未完全分离,这可能因为染色体上某些 DNA 片段的复制尚未完成。细线状染色体通过其端粒附着于核膜上,在局部出现成串的、大小不一的珠状结构,称为染色粒。

(2)偶线期(zygotene stage):染色质进一步凝集,分别来自亲代的、形态及大小相同的同源染色体(homologous chromosomes)相互靠近、配对,称为联会(synapsis)。染色体配对从端粒处开始,同源染色体间出现若干不同部位的接触点,随后这种结合沿其长轴迅速扩展,直至整对同源染色体侧面紧密联会。同源染色体完全配对后形成的复合结构即为二价体(bivalent),因其共有四条染色单体,又被称为四分体(tetrad)。

在联会的同源染色体之间,沿纵轴方向形成了一种特殊的结构,称联会复合体(synaptonemal complex,SC),在电镜下它包括三个平行的部分:侧生成分宽约 20~40nm,位于复合体两侧,电子密度较高,其外侧为同源染色体 DNA。两侧生成分之间电子密度较低的区域为中间区,宽约 100nm,其中央为电子密集的中央成分,宽约 30nm。侧生成分与中央成分之间存在横向排列的纤维,三者大致呈直角相连,每个横向纤维之间距离约 20~30nm,因而使联会复合体像一条"拉链"将同源染色体连接在一起(图 25-6)。联会复合体主要由蛋白质、RNA 及少量 DNA 组成。联会复合体是同源染色体配对过程中细胞临时生成的特殊结构,对于同源染色体配对、交换与分离均发挥重要作用。

(3)粗线期(pachytene stage):粗线期持续时间较长,可达几天,甚至几个月。通过联会紧密结合在一起的两条同源染色体,进一步凝集而缩短、变粗,同源染色体间出现染色体段的交换及重组,因此,该期又称为重组期。联会复合体中央出现一些椭圆形或球形的富含蛋白质及酶的棒状结构,称为重组

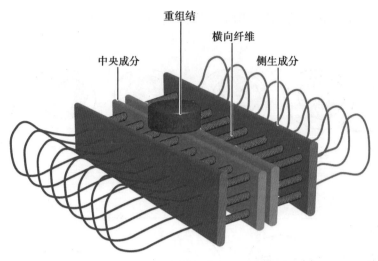

图 25-6　联会复合体结构示意图

结（recombination nodule）。多个重组结相间地分布于联会复合体上，将同源非姐妹染色单体的 DNA 相对区域结合在一起，发生活跃的 DNA 片段交换，导致基因重组。

在粗线期，除合成减数分裂期特有的组蛋白，同时合成少部分 DNA，称为 P-DNA，在重组过程中发挥 DNA 修复等作用。

（4）双线期（diplotene stage）：双线期持续时间长短变化较大，一般持续时间较长。例如，两栖类卵母细胞的双线期可持续近一年。作为临时性亚细胞结构的联会复合体在双线期发生去组装，逐渐趋于消失，紧密配对的同源染色体相互分离。同源染色体的大部分片段分开，但仍在非姐妹染色单体之间的某些部位上，残留一些接触点，称为交叉（chiasma）。交叉被认为是粗线期同源染色体交换的形态学证据。同源染色体的交叉部位和数量，与物种、细胞类型、染色体长度等有关，一般每个染色体至少有一个交叉，染色体较长，交叉也较多。人类平均每对染色体的交叉数为 2~3 个。随着双线期的进行，交叉点逐渐移向染色体两端，数目也由此减少，这种现象称为交叉端化（chiasma terminalization）（图 25-7）。

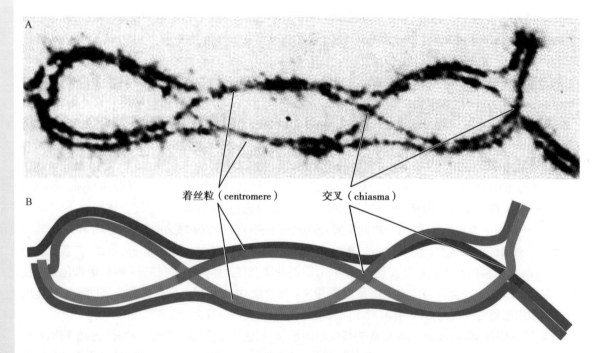

着丝粒（centromere）　　交叉（chiasma）

图 25-7　四分体与同源染色体重组

A. 光镜下染色体铺片显示的四分体，显示共有 4 个交叉（chiasma）；B. 四分体中发生的染色体片段交换示意图。

（5）终变期（diakinesis stage）：同源染色体进一步凝集，核仁消失，交叉端化继续进行。终变期末，同源染色体仅在其端部靠交叉结合在一起，同源染色体重组完成。核膜逐渐解体，纺锤体装配完成，在其作用下染色体开始移向细胞中部的赤道面上。终变期结束标志着前期Ⅰ完成。

2. **中期Ⅰ**　以端化的交叉连接在一起的同源染色体即四分体，向细胞中部汇集，最终排列于细胞的赤道面上，通过动粒微管分别与细胞不同极相连。每个二价体的两个动粒分别位于赤道面的两侧，各自面向相对两极，而一侧纺锤体动粒微管只连接于同侧的动粒上，由此决定二价体中每条染色体后续的相反去向。

3. **后期Ⅰ**　由于每个同源染色体的两条姐妹染色单体共有一个着丝粒和动粒，受纺锤体微管的牵拉作用，同源染色体彼此分离，而姐妹染色单体并不分开。包含两条姐妹染色单体的同源染色体开始分别移向细胞的两极，结果导致每极的染色体数为细胞原有染色体数的一半，所以，后期Ⅰ是减数分裂中染色体减半的关键时期。同时，同源染色体向两极的移动是随机的，因此，非同源染色体之间以自由组合的方式进入两极，有利于生物变异与进化。

4. **末期Ⅰ**　细胞在末期Ⅰ存在两种类型的变化：①类似有丝分裂末期，在到达细胞两极的染色体去凝集，逐渐成为细丝状的染色质纤维，核仁和核膜重新出现，胞质分裂后，两个子代细胞形成；②某些生物在末期Ⅰ，细胞中的染色体不发生去凝集，而依然保持凝集状态，直至胞质分裂形成两个子细胞。

（二）第一次减数分裂后出现短暂的间期

与有丝分裂间期相比，减数分裂间期通常持续时间较短，不发生 DNA 合成，无染色体复制，甚至某些生物没有间期，第一次减数分裂结束后直接进入第二次减数分裂。

（三）第二次减数分裂与第一次有丝分裂过程相似

第二次减数分裂过程与有丝分裂基本相同，可分为前期Ⅱ、中期Ⅱ、后期Ⅱ、末期Ⅱ、胞质分裂等 5 个时期。

1. **前期Ⅱ**　末期Ⅰ松散的染色体重新凝聚，核仁消失，核膜崩解，纺锤体再次形成，染色体逐渐向细胞中央的赤道面移动。

2. **中期Ⅱ**　染色体整齐排列在赤道面，两个姐妹染色单体分别通过各自的动粒与动粒微管相连，朝向纺锤体两极。

3. **后期Ⅱ**　姐妹染色单体分离，移向两极。

4. **末期Ⅱ与胞质分裂**　染色体去凝集，成为染色质纤维，核仁和核膜重新出现，经胞质分裂，新的子代细胞形成，子细胞是染色体数目为 n 的单倍体细胞。

在第二次减数分裂结束时，一个亲代细胞共形成 4 个子代细胞，各子代细胞中染色体数目与分裂前相比，均减少了一半。子代细胞间在染色体组成及组合上也存在差异，这些变化主要在第一次减数分裂中完成。

三、无丝分裂是低等生物细胞增殖的主要方式

无丝分裂（amitosis）又被称为直接分裂（direct division），是最早被发现的一种细胞分裂方式。无丝分裂过程中，间期细胞核经复制后直接分裂成大小基本相等的两部分，期间不形成染色体和纺锤体，核膜也不消失，由亲代细胞直接断裂形成子代细胞，因此，两个子代细胞所获得的遗传物质和其他胞质成分并不一定是均等的，但是，无丝分裂的细胞维持其遗传的稳定性的机制目前仍不清楚。

无丝分裂是低等生物细胞增殖的主要方式，但也存在于高等生物的组织细胞，例如动物的上皮组织、疏松结缔组织、肌组织及肝脏等细胞。另外，创伤、癌变及衰老的细胞中也能进行无丝分裂。无丝分裂具有能量消耗少、分裂迅速、分裂中细胞仍可执行其功能等特点，其快速性与便捷性有利于细胞应激并适应外界环境变化。

第二节　细胞周期及其调控

一、细胞周期确保细胞遗传物质的精确分配

地球上所有生物,从单细胞到哺乳动物,均是通过重复的细胞生长和分裂而维持生存和保持物种延续的。一个细胞经过一系列生化事件,复制其组分,然后一分为二,形成两个子细胞,这种周而复始的循环连续过程,即为细胞周期(cell cycle)。通常,我们将从一次细胞分裂结束开始,经过物质准备,到下一次细胞分裂结束为止,称为一个细胞周期。细胞周期具有高度精确的特性,首先必须实现细胞分裂前遗传物质的精确复制,进而通过细胞分裂确保子细胞遗传物质的精确分配。

细胞周期可分为有丝分裂期(mitosis)和分裂间期(interphase)两个基本的部分。其中,有丝分裂期又称为 M 期,而分裂间期则分为 G_1 期,S 期,G_2 期。绝大多数真核细胞,细胞周期严格按照 G_1—S—G_2—M 的规律连续循环。

分裂期(M 期)持续时间很短,而间期占据了细胞周期的 95% 以上的时间(图 25-8)。同种细胞之间,细胞周期长短基本相同,但在机体的不同发育阶段和不同种类的细胞中细胞周期持续时间差别很大。例如芽殖酵母的细胞周期仅 90min,受精卵早期的细胞周期可能短于 30min,但是典型的快速增殖的人体细胞的细胞周期时间是 24h,其中 G_1 期约 11h,S 期约 8h,G_2 期 4h,M 期 1h。就高等生物而言,细胞周期的长短主要取决于 G_1 长短,而 S 期,G_2 期与 M 期时间总体恒定。

依据细胞增殖及细胞周期特性,可将多细胞生物中的细胞群体分为三类:①周期细胞(cycling cell):这类细胞持续分裂、增殖,细胞周期持续循环,如上皮组织的基底层细胞。②终末分化细胞:一类分化程度高的细胞,待其分化成熟,将不再分裂,细胞周期因此终止,包括神经元、大量横纹肌细胞、红细胞等。③G_0 期细胞,又称静止细胞(quiescent cell):这类细胞暂时性终止细胞周期,停止细胞分裂,但是一旦需要,G_0 期细胞可快速返回正常细胞周期,实施分裂增殖。如在一般情况下,处于不分裂的静息“休眠”状态的皮肤成纤维细胞和肝实质细胞,在需要替换损伤或死亡的细胞时可迅速出现分裂增殖。

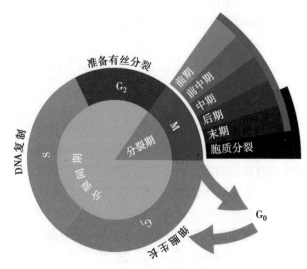

图 25-8　细胞周期示意图

二、细胞周期各期具有显著的特征

(一) G₁期是 DNA 复制的准备期

G₁期细胞围绕两大主要活动：①细胞生长；②为细胞进入 S 期做准备。G₁细胞的主要特征为细胞体积增大，细胞体积与质量都比上一次分裂结束时约增加一倍，同时呈现极为活跃的物质代谢特点。

1. 大量 RNA 和蛋白质合成　合成 S 期 DNA 复制起始与延伸所需的酶类，如 DNA 聚合酶，也包括 G₁期向 S 期转换过程中起重要作用的一些蛋白质，如触发蛋白、钙调蛋白、细胞周期蛋白、抑素等。

2. 蛋白质磷酸化　细胞中发生了多种蛋白质的磷酸化，如组蛋白、非组蛋白及某些蛋白激酶的磷酸化。促进 G₁晚期染色体结构发生改变，有利于 S 期 DNA 合成。

3. 细胞膜物质转运加强　细胞对氨基酸、核苷酸、葡萄糖等小分子营养物质摄入量增加，保证了 G₁中进行的大量生化合成有充足的原料。此外，细胞对一些可能参与 G₁期向 S 期转变调控物质的转运也增加，cAMP 含量在 G₁期早期增加迅速，K⁺可因 Na⁺-K⁺ATP 酶活性在 G₁期发生短暂的升高而大量流入细胞。

G₁期是经典细胞周期进入增殖分裂期循环中的第一期，在推动整个细胞周期演进中发挥重要的始发作用。G₁期起始依赖细胞外生长和分裂的信号刺激，如相关生长因子。随着 G₁期演进，当物质合成与准备足够充足，将通过 G₁期晚期阶段的一个特定时相位点，这个位点在酵母中称为起始点（starter），在哺乳动物细胞称为限制点（restriction point，R 点）。G₁期细胞一旦通过此点，将启动细胞 G₁期向 S 期演进。G₁细胞如果通过此限制点，将不受生长因子控制，即使在缺少生长因子的条件下，细胞仍然会进入 S 期，进而完成后续细胞分裂增殖。

(二) S 期完成 DNA 复制

S 期是细胞周期进程中非常重要的一个阶段，此期细胞主要的特征是 DNA 复制，合成组蛋白及非组蛋白等染色质蛋白，新合成 DNA 到染色质结构的组装。

细胞由 G₁期进入 S 期时，DNA 合成所需的酶类，如 DNA 聚合酶、DNA 连接酶、胸腺嘧啶核苷激酶、核苷酸还原酶等含量或活性显著增高。常染色质的复制在先，异染色质复制在后，如女性失活的 X 染色体最后复制。

S 期是组蛋白合成的主要时期，进入 S 期后，组蛋白 mRNA 水平可增加 50 倍，新合成的组蛋白迅速进入胞核，与已复制的 DNA 结合，组装成核小体，进而形成具有两条单体的染色体。组蛋白的合成与 DNA 复制是同步进行、相互依存的。伴随着 DNA 的复制，胞质中组蛋白 mRNA 大量增加，当 DNA 复制在 S 期末完成，组蛋白 mRNA 也在短时间发生大量的降解。如果 S 期 DNA 复制被羟基脲、阿糖胞苷等物质抑制，细胞中组蛋白 mRNA 的水平也将发生并行性降低，组蛋白合成由此停止。反之，用环己亚胺、嘌呤霉素、依米丁等抑制 S 期组蛋白质的合成，DNA 的合成速率会迅速降低，进而在数秒钟内停止。S 期组蛋白合成后进一步发生磷酸化、乙酰化、甲基化等修饰，有助于基因转录和染色质凝集。

中心粒的复制开始于 G₁期，完成于 S 期。首先是相互垂直的一对中心粒彼此发生分离，然后各自在其垂直方向形成一个子中心粒，所形成的两对中心粒将作为微管组织中心，随着细胞周期进程的延续，在纺锤体微管、星体微管等的形成中发挥作用。

(三) G₂期是细胞分裂的准备期

G₂期细胞主要特点是为进入 M 期做准备，主要大量合成一些与 M 期结构和功能相关的蛋白质，如合成 M 期组装纺锤体必需的微管蛋白；对核膜破裂、染色体凝集有重要作用的细胞周期调控因子，如成熟促进因子（maturation promoting factor，MPF）等。

在 G₂期，S 期已复制的中心体此时体积逐渐增大，开始分离并移向细胞两极。

(四) M 期中细胞进行分裂

M 期是细胞分裂期,细胞通过分裂将染色体遗传物质平均分配到两个子细胞。细胞在 M 期有丰富而显著的形态学变化规律与特点,包括染色体凝集后姐妹染色单体分离、核膜崩解与重建、纺锤体形成与消失、收缩环出现与胞质分裂等,详见第一节细胞分裂。

三、多层次调控系统保证细胞周期演进的高度精确性

细胞周期的演进具有高度精确性,包括细胞周期事件发生的严格时序性、遗传物质复制的精确性以及分配的均等性等。细胞周期调控是一个精细复杂的过程,依赖于复杂的细胞周期调节蛋白网络,即细胞周期调控系统。细胞周期调控系统的基本构成在从酵母到人类的所有真核细胞中高度保守,其本质为一系列生化反应的有序发生。细胞周期调控系统发挥强大可靠的分子开关作用,特定的生化反应能够在特定的细胞周期事件起始时被激活,随即在该细胞周期事件结束时被灭活,从而使各细胞周期能够在正确的时间,以正确的顺序,程序性开始和结束。同时,细胞周期调控系统能够对细胞内外信号产生应答,细胞外蛋白质或生长因子作用于细胞周期调控系统,可实现其对细胞周期的多因子、多层次调控。

(一) 细胞周期蛋白与细胞周期蛋白依赖激酶构成细胞周期调控系统的核心

细胞周期蛋白(cyclin)为全酶调节亚基,细胞周期蛋白依赖性激酶(cyclin-dependent kinase,CDK)为催化亚基,不同细胞周期蛋白(cyclin)选择性结合特定 CDK,两者结合后 CDK 呈现激酶活性,不同的 CDK 进而通过磷酸化一系列特定的底物,实现不同细胞周期进程及转换。

1. 细胞周期蛋白　细胞周期蛋白(cyclin)是真核细胞中的一类蛋白质,它们能随细胞周期进程周期性地出现(合成)及消失(降解)。周期蛋白可通过选择性与细胞周期蛋白依赖性激酶结合,形成复合物,通过介导细胞周期蛋白依赖性激酶激活过程而参与细胞周期的调控。

真核生物的细胞周期蛋白是一些功能相似的同源蛋白,种类多达数十种,酵母中有 Cln1-3、Clb1-6、Cig 等,而哺乳动物的周期蛋白则包括 cyclin A~H 及 cyclin T 等九大类,每大类则可包含多种蛋白,如存在三种具有组织及细胞特异性的 cyclin D,即 cyclin D1~3。

依据出现及发挥作用的细胞周期阶段,可以将细胞周期蛋白分为 4 类:①G_1 期细胞周期蛋白: cyclin D;②G_1/S 期细胞周期蛋白:cyclin E;③S 期细胞周期蛋白:cyclin A;④M 期细胞周期蛋白:cyclin B。

不同的 cyclin 在分子结构上存在共同的特点,即均含有一段氨基酸组成保守的细胞周期蛋白框(图 25-9)。该保守序列约 100 个氨基酸残基组成,可介导周期蛋白与周期蛋白依赖性激酶结合而形成复合物,参与细胞周期的调控。在 S 期及 M 期 cyclin 分子中还存在一段被称为破坏框的特殊序列,由 9 个氨基酸残基构成,位于蛋白质分子的近 N 端,可通过多聚泛素化途径介导在 cyclin A、B 的快速降解。G_1 期周期蛋白虽然分子结构虽不具破坏框,但也可通过其 C 端的一段 PEST 序列的介导,发生降解。

2. 细胞周期蛋白依赖性激酶　细胞周期蛋白依赖性激酶为一类必须与细胞周期蛋白结合后才具有激酶活性的蛋白激酶,通过磷酸化多

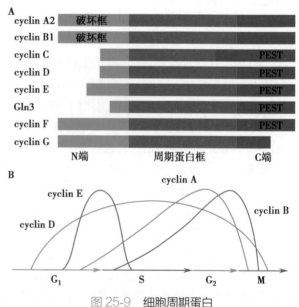

图 25-9　细胞周期蛋白
A. 多种细胞周期蛋白结构域示意图;B. 细胞周期蛋白在细胞周期中的含量变化。

种细胞周期相关蛋白,在细胞周期调控中发挥关键核心作用。现已被鉴定的 CDK 为 CDK1~8。在不同的 CDK 分子结构中,均存在一段相似的激酶结构域,其中有一小段序列具高保守性,是介导激酶与周期蛋白结合的区域。在细胞周期的各阶段,不同的 CDK 通过结合特定的周期蛋白,使相应一系列的蛋白质磷酸化,由此引发或控制细胞周期的一些主要事件。因细胞周期进程中 cyclin 可不断地被合成与降解,CDK 对蛋白质磷酸化的作用也因此呈现出周期性的变化(表 25-1)。

表 25-1　细胞周期中一些主要的 CDK 与 cyclin 的结合关系及作用特点

CDK 类型	结合的 cyclin	主要作用时期	作用特点
CDK1	cyclin A	G_2	促进 G_2 期向 M 期转换
	cyclin B	G_2、M	磷酸化多种与有丝分裂相关的蛋白,促进 G_2 期向 M 期转换
CDK2	cyclin A	S	能启动 S 期的 DNA 的复制,并阻止已经复制的 DNA 再次复制
	cyclin E	G_1 晚期	使晚 G_1 期细胞跨越限制点向 S 期发生转换
CDK3	?	G_1	
CDK4	cyclin D(D1,D2,D3)	G_1 中、晚期	使晚 G_1 期细胞跨越限制点向 S 期转换
CDK5	?	G_0?	
CDK6	cyclin D(D1\D2\D3)	G_1 中、晚期	使晚 G_1 期细胞跨越限制点向 S 期转换

以 CDK 为核心的细胞周期调控系统是细胞周期事件发生时序性和协调性的根本保证,因此 CDK 的活性调节就是细胞周期调控的关键环节。为保证其精准性,细胞从多个层面、多级正反调控 CDK 激酶活性,其中发挥主导作用的调控方式主要为:①CDK 与特定 cyclin 结合;②CDK 多重磷酸化 / 去磷酸化修饰;③CDK 与 CDK 抑制因子(CKI)结合。

(1)CDK 与周期蛋白结合是 CDK 活化的基本条件:CDK 激活必须首先与细胞周期蛋白结合。周期蛋白与 CDK 结合可通过改变 CDK 空间构象,暴露出 CDK 与底物结合的激酶催化活性位点,从而激活部分 CDK 活性。处于非磷酸化状态的无活性 CDK 分子中含有一个弯曲的环状区域,称为 T 环,该结构将 CDK 的催化活性部位入口封闭,阻止了蛋白底物与催化活性部位结合。当非磷酸化的 CDK 与 cyclin 结合后,cyclin 与 T 环彼此间发生强烈的相互作用,引起 T 环结构位移,催化活性部位入口打开,活性位点暴露(图 25-10)。

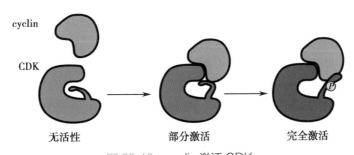

无活性　　　　部分激活　　　　完全激活

图 25-10　cyclin 激活 CDK

CDK 与 cyclin 结合使 T 环结构移位、缩回,CDK 底物附着位点由此转向其袋状催化活性部位分布,CDK 具有了部分活性;CDK 将完全激活还需要 T 环上的特定位点发生磷酸化。

(2)后续 CDK 多重磷酸化 / 去磷酸化修饰实现 CDK 活性完全激活:以 CDK2 为例,仅仅完成与周期蛋白结合的 CDK 激酶活性仍较低,CDK 的完全活化,还必须依赖 CDK 分子 3 个重要的磷酸化位点的多重磷酸化 / 去磷酸化修饰,即第 161 位苏氨酸残基(Thr161)、第 15 位酪氨酸残基(Tyr15)以及第 14 位苏氨酸残基(Thr14),包括 CDK 活化型磷酸化的激活(Thr161 磷酸化)以及 CDK 抑制性磷酸化的去除(Tyr15、Thr14 去磷酸化)。

Thr161 位于 T 环上,在经 CDK 活化激酶(CDK activating kinase,CAK)磷酸化后,CDK-cyclin 复合物上底物附着部位形状显著改变,与底物的结合能力进一步增强,与未磷酸化时相比,CDK 催化活性可提高 300 倍,因此,Thr161 磷酸化称为 CDK 活化型磷酸化。反之,Tyr15、Thr14 分布于 CDK 与 ATP 结合部位,磷酸化 Tyr15、Thr14 必须分别在 Cdc25 磷酸酶及 myt 激酶作用下发生进一步去磷酸化修饰,CDK 才最终被激活。因此,Tyr15、Thr14 磷酸化称为 CDK 分子抑制性磷酸化(图 25-11)。CDK 的激酶活性只有在结合 cyclin 的前提下,进而分步骤完成 Thr161 磷酸化及 Tyr15、Thr14 去磷酸化,在 cyclin 及多重磷酸化 / 去磷酸化双重作用下才能被完全激活。

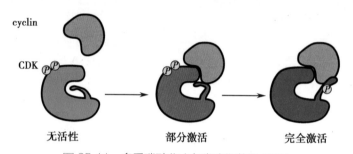

cyclin

CDK

无活性 部分激活 完全激活

图 25-11 多重磷酸化 / 去磷酸化激活 CDK

CDK 在结合 cyclin 的前提下,通过级联反应实现 Thr161(激活型磷酸化位点)
磷酸化及 Tyr15、Thr14(抑制型磷酸化位点)去磷酸化,其激酶活性被完全激活。

(3)CDK 激酶抑制物(CDK inhibitor protein,CKI)的负性调节:哺乳动物的 CKI 可被分为 CIP/KIP 及 INK4 两大家族,属 CIP/KIP 家族成员的 CKI 有 p21Cip1/Waf1、p27Kip1、p57Kip 等,而 INK4 家族成员则包括 p16 INK4、p15 INK4、p18 INK4 等。G_1 期 CDK 受到严格控制。细胞在不理想的条件下或者细胞发生故障时,例如 DNA 损伤条件下,细胞可通过 CDK 激酶抑制物的合成,应激性抑制 CDK 活性,将细胞阻滞在 G_1 期,阻碍细胞周期演进,防止将错误带入 DNA 复制和细胞分裂,有利于保证遗传稳定性。

(二) cyclin-CDK 复合体对细胞周期的核心调控

cyclin-CDK 复合物是细胞周期调控体系的核心,直接掌控细胞周期各时相的有序运转。作为驱动力,cyclin 的周期性的表达及降解,将直接引发 cyclin-CDK 复合物周期性的表达及降解,导致不同 CDK 分子激酶活性在特定时相的顺序激活。由于不同 CDK 激酶控制下的底物不同,而不同系列磷酸化修饰的底物将作为最终执行者,引发细胞周期进程中特定细胞事件的出现,并促成了 G_1 期向 S 期、G2 期向 M 期、中期向后期等关键过程不可逆的转换。

1. G_1 期中 cyclin D-CDK4/6、cyclin E-CDK2 复合物的作用 G_1 细胞在外界生长因子等促有丝分裂原刺激下,G_1 期细胞周期蛋白 cyclin D 表达增强,cyclin D-CDK4/6 复合物促进细胞生长。当 cyclin D-CDK4/6 积累到一定程度,可使细胞跨过 G_1 期限制点,随着在 G_1 晚期 G_1/S 期细胞周期蛋白 cyclin E 表达上升,cyclin E-CDK2 复合体逐渐增多,活化的 CDK2 通过进一步磷酸化 Rb 蛋白,使其失活,释放与 Rb 蛋白结合而被抑制的转录因子 E2F1,E2F1 恢复活性,从而启动与 DNA 复制相关基因的表达,产生一系列 DNA 合成所需的酶与蛋白质,为细胞进入 S 期做准备,最终实现细胞周期从 G_1 期向 S 期发生转换(图 25-12)。

2. S 期中 cyclin A-CDK2 复合物的作用 当细胞进入 S 期后,cyclin-CDK 复合物主要的变化包括:cyclin D/E-CDK 复合物中的 cyclin D/E 发生降解,cyclin A-CDK2 复合物形成。因 cyclin D/E 的降解是不可逆的,使得已进入 S 期的细胞将无法向 G_1 期逆转。cyclin A-CDK2 复合物是 S 期中最主要的 cyclin-CDK 复合物,能启动 DNA 的复制,并阻止已复制的 DNA 再发生复制。

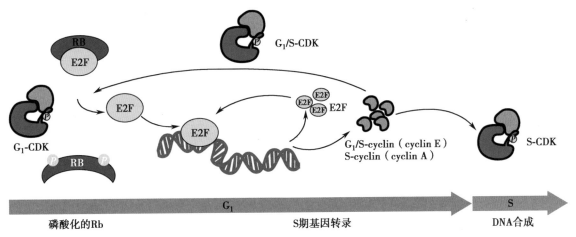

图 25-12　cyclin-CDK 复合物与 G₁/S 转换示意图

（1）cyclin A-CDK2 复合物启动 DNA 复制：cyclin A-CDK2 复合物利用其激酶活性可使 DNA 复制起始预复制复合体某些位点发生磷酸化，预复制复合体由此被激活，DNA 合成开始启动。此外，cyclin A-CDK2 复合物还可通过磷酸化作用，激活预复制复合体中的 DNA 解旋酶的功能，通过解离 DNA 双链，促进与 DNA 合成相关的酶，如 DNA 聚合酶等与单链 DNA 结合，启动 DNA 复制（图 25-13）。

（2）cyclin A-CDK2 复合物保障 DNA 只能复制一次：在 DNA 复制启动后，预复制复合体中的蛋白质可在 cyclin A-CDK2 复合物作用下发生分离，预复制复合体解体，在原复制起始点上 DNA 将不能再次进行复制。cyclin A-CDK2 复合物还可进一步对组成预复制复合体的蛋白质进行磷酸化，导致其降解或向核外转运，阻止了预复制复合体在其他复制起始点的重新聚合装配，使 DNA 复制不会再启动。cyclin A-CDK2 复合物通过上述机制，保证了 S 期细胞 DNA 只能复制一次。

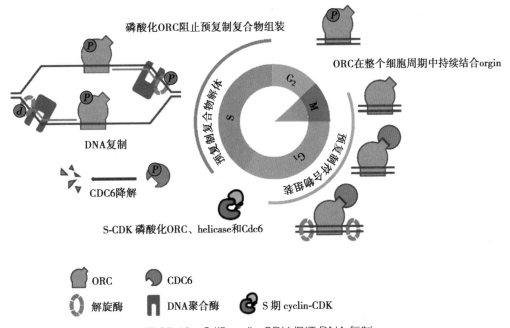

图 25-13　S 期 cyclin-CDK 保证 DNA 复制

预复制复合物由复制起始位点识别复合物（origin recognition complex，ORC）、Cdc6 和解旋酶（helicase）组成。当细胞进入 S 期后，S-CDK 磷酸化激活解旋酶活性，招募 DNA 聚合酶开始 DNA 复制；同时 S-CDK 磷酸化 CDC6 诱发其降解，磷酸化 ORC 抑制再次组装成预复制复合物，保证一个细胞周期中 DNA 复制且仅复制一次。

3. G₂/M 期转换中 cyclin B-CDK1 复合物的作用   G₂ 期晚期形成的 cyclin B-CDK1 复合物在促进 G₂ 期向 M 期转换的过程中起着关键作用,该复合物又被称为成熟促进因子(maturation promoting factor,MPF),意为能促进 M 期启动的调控因子。在 MPF 中,CDK1 作为催化亚基,cyclin B 具有激活 CDK1 及选择激酶底物的功能,其表达随细胞周期进程发生变化,为 MPF 的调节单位。在 G₂ 期晚期 cyclin B 表达达到峰值,MPF 活性发生显著的升高,促进了 G₂ 期向 M 期的转换。

4. M 期中 cyclin B-CDK1 复合物的作用   M 期细胞在形态结构上所发生的变化以及中期向后期、M 期向下一个 G₁ 期的转换均与 MPF 相关。

(1)MPF 促进染色体凝集:在细胞分裂的早、中期,MPF 可通过磷酸化组蛋白 H1 上与有丝分裂有关的特殊位点诱导染色质凝集,启动有丝分裂。MPF 也可直接作用于染色体凝集蛋白,散在的 DNA 分子结合于磷酸化的凝集蛋白上后,沿其表面发生缠绕、聚集,介导了染色体形成超螺旋化结构,进而发生凝集。

(2)MPF 促进核膜崩解:核纤层蛋白(lamin)也是 MPF 的催化底物之一,lamin 经 MPF 作用后,其特定的丝氨酸残基可发生高度磷酸化,由此引起核纤层纤维结构解体,核膜破裂成小泡。

(3)MPF 促进纺锤体的形成:MPF 可对多种微管结合蛋白进行磷酸化,进而调控细胞周期中微管的动态变化,使微管发生重排,促进纺锤体的形成。

(4)MPF 促进姐妹染色单体的分离:中期姐妹染色单体通过着丝粒连接,由一种被称为黏连蛋白(cohesin)的主要由 Scc1 与 Smc 两类蛋白构成的复合体相连。该复合体连接活性受控于 securin 蛋白(图 25-14)。后期之前 securin 与分离酶(separase)结合,使该酶活性被抑制。在中期较晚的阶段,一旦所有染色体的动粒均与纺锤体微管相连,APC 可在 MPF 作用下发生磷酸化,进而与 Cdc20 结合而被激活,随后将引起 securin 发生多聚泛素化反应,最终被降解,分离酶由此被释放、活化,在其作用下,cohesin 复合体中 Scc1 被分解,姐妹染色单体的着丝粒发生分离,在纺锤体微管的牵引下,分别移向两极,细胞进入后期。

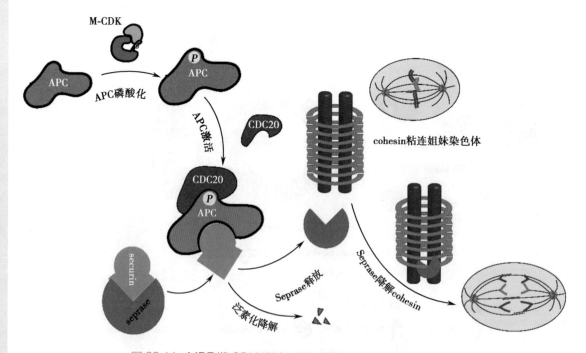

图 25-14   MPF 期 CDK 通过 APC 的激活促进姐妹染色体分离
在有丝分裂中期末,MPF 磷酸化 APC,CDC20- 磷酸化 APC 复合体泛素化降解 securin 蛋白,解除对分离酶 seprase 的活性抑制作用,活化的 seprase 可特异性地降解负责姐妹染色体粘连的蛋白复合物 cohesin,导致黏连蛋白复合体解体,促进姊妹染色体分离。

（5）MPF 失活促进在有丝分裂末期进程：随着有丝分裂后期进程，cyclin B 经多聚泛素化途径被降解，MPF 解聚而失活，促使细胞转向末期。此时细胞中因失去了 MPF 的活性作用，磷酸化的组蛋白、核纤层蛋白等可在磷酸酶作用下发生去磷酸化，染色体重新开始凝集、核膜也再次组装，子代细胞核逐渐形成。MPF 激酶活性降低，也促进了胞质分裂发生。随着后期 MPF 的失活，磷酸酶使肌球蛋白去磷酸化而活性恢复，肌球蛋白与肌动蛋白相互作用使收缩环不断缢缩直至细胞质发生分裂。

（三）细胞周期检测点监控细胞周期的运行

细胞周期在正常条件下顺序性按 G_1-S-G_2-M 循环运转，虽然细胞周期进程不可逆，但如果细胞所处环境变化，细胞周期正常事件受到影响或干扰时，为确保细胞周期的正确性，可发生细胞周期的暂停乃至终止。为防止子细胞出现遗传信息改变，细胞中存在着一系列复杂的监控系统，可对细胞周期发生的重要事件及出现的故障加以检测，只有当这些事件完成或故障修复后，保证细胞周期的每个关键环节准确完成后才能进入下个环节，该监控系统即为检测点（checkpoint）。根据细胞周期时相点，一般分为 G_1/S 期检测点、S 期检测点、G_2 期检测点、M 期检测点。

细胞周期检测点，又称细胞周期检测系统，本质是由众多蛋白质分子构成的复杂信号转导网络。该系统中感受分子（sensor）一旦捕捉到异常信号，通过转导分子（conductor）实施信号转导，最终由效应分子（effector）直接执行细胞周期负性调控。细胞周期检测系统首先启动细胞周期阻滞（cell cycle arrest），即细胞周期暂停，细胞将不能从一个阶段转向下一个阶段，进而通过应激启动基因表达，合成特定蛋白质，实施故障修复。例如 DNA 损伤条件触发细胞周期阻滞，将动员强大的 DNA 修复系统实施损伤 DNA 的修复，当故障排除后，细胞周期阻滞解除，细胞周期开启向下一个阶段的运行；但是，如果错误无法纠正，例如电离辐射导致严重的 DNA 双链断裂，细胞周期终止而细胞发生凋亡。细胞通过严格的细胞周期检测系统，可最大限度地保证遗传稳定性，相反，失去检查点机制的细胞中，基因组高度不稳定，DNA 发生基因扩增、重排、点突变等概率增高，可导致肿瘤发生（图 25-15）。

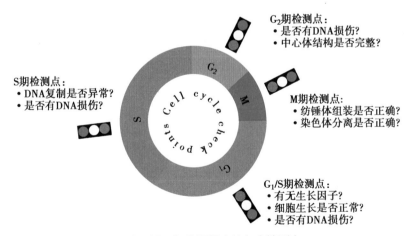

图 25-15　细胞周期中的各个检测点

1. **G_1/S 期检测点**　G_1/S 期检测点主要负责检测有无生长因子信号，细胞生长是否正常，同时检测细胞 DNA 复制前母本 DNA 是否正常，当 DNA 损伤发生在 G_1 期，细胞阻滞在 G_1 期修复损伤，防止受损 DNA 进入 S 期。

2. **S 期检测点**　S 期检测点的任务主要是检测 DNA 是否复制且仅复制一次，发生错误的细胞可通过抑制 MPF 激活阻止细胞进入 M 期。

3. **G_2 期检测点**　G_2 期检测点主要负责检测已复制的 DNA 是否发生损伤，同时，监测微管和中心体结构是否完整。

4. M 期检测点　除监控 DNA 损伤等有害因素外,针对 M 期细胞进程两个关键环节,M 期检测点存在独特的纺锤体组装检测点和染色体分离检测点。其中,纺锤体组装检测点的作用主要是阻止纺锤体装配不完全或发生错误的中期细胞进入后期。染色体分离检测点是通过监测发生分离的子代染色体在后期末细胞中的位置,来决定细胞中是否产生活化的 Cdc14 磷酸酶,促使 M 期 cyclin 经多聚泛素化途径被降解,以促进细胞进入末期,发生胞质分裂,最后退出 M 期。该检测点的存在阻止了在子代染色体未正确分离前末期及胞质分裂的发生,保证了子代细胞含有一套完整的染色体。

(四) 多种因素与细胞周期调控密切相关

1. 生长因子　生长因子(growth factor,GF)是一类由细胞自分泌或旁分泌产生的多肽类物质,在与细胞膜上特异性受体结合后,经信号转换及多级传递,可激活细胞内多种蛋白激酶,促进或抑制细胞周期进程相关的蛋白质表达,由此可参与对细胞周期的调控。生长因子的作用为细胞周期正常进程所必需。处于 G_1 期早期的细胞,若缺乏生长因子的刺激,将不能向 S 期转换,进而脱离细胞周期,进入静止状态,成为 G_0 期细胞。细胞周期被细胞外信号调控的例子是生长因子对动物细胞增殖的效应。此外,在细胞周期进程中,细胞周期的不同阶段,例如细胞生长、DNA 复制和有丝分裂必须是协同的。

能影响细胞增殖及调控细胞周期的生长因子有多种,常见的如:表皮生长因子(epidermal growth factor,EGF)、血小板衍生生长因子(platelet-derived growth factor,PDGF)、转化生长因子(transforming growth factor,TGF)、白介素(interleukin,IL)等,这些因子对细胞周期的主要作用阶段均在 G_1 期与 S 期,可刺激或抑制静止期细胞进入 G_1 期或 S 期。

一种细胞的细胞周期可受到多种生长因子的调控,而同一种生长因子又可作用于多种类型细胞的增殖过程,并随细胞类型的不同,作用效应也表现出差异。如 TGF-β 对细胞增殖是促进还是抑制,取决于所作用的细胞类型,就大多数类型细胞而言,TGF-β 在细胞周期中具有抑制细胞分裂的作用,而对少数间质来源的细胞,如成骨细胞,TGF-β 却表现为促进细胞分裂。生长因子对细胞周期的调控效应还与生长因子浓度及其与受体的亲和性相关,当生长因子浓度升高或与受体亲和性增强,对细胞周期的调控作用将得到促进。

2. 抑素　抑素(chalone)是一种由细胞自身分泌的,能抑制细胞周期进程的糖蛋白,通常分布于其发挥作用的特异性组织中。抑素主要在 G_1 期末及 G_2 期对细胞周期产生调节作用,在 G_1 期发挥作用的抑素通常被称为 S 因子,能阻止 G_1 期细胞进入 S 期。在 G_2 期起作用的抑素又称为 M 因子,能抑制 G_2 期细胞向 M 期的转变。

抑素可通过与细胞膜上特异性受体结合,引起信号的转换及向胞内的传递,进而对细胞周期相关蛋白的表达产生影响,这种调控方式与生长因子的作用极其类似。抑素对细胞周期的作用具有无毒及可逆的特点,并表现出较强的细胞系特异性,可随细胞类型不同而有所差异,如红细胞、淋巴细胞、肝细胞、表皮细胞等均存在其特异性的抑素。

第三节　细胞周期与医学的关系

一、细胞增殖是组织再生的基础

机体内细胞由于各种生理或病理原因而不断死亡,需要新细胞,这一过程即为组织再生。人体组织细胞每天的细胞更新率约 1%~2%。生理性再生与干细胞分裂增殖直接有关,常见于正常人体的骨髓、皮肤表皮和肠上皮等组织中,新的细胞也在不断地产生以补充逐渐进入衰老死亡的细胞,借此维持组织细胞数量的基本恒定,同时使组织处于不断更新的状态。例如,造血干细胞在骨髓细胞中所占比例仅为 0.25%,但一个造血干细胞经分裂分化可形成 12 种结构与功能不同的血细胞,其中,仅外周血红细胞数量就可达 200 000 个,粒细胞 1 000 个左右。如果细胞增殖受到抑制,会导致相关疾病,如造血干细胞增殖障碍会导致再生障碍性贫血,生殖细胞增殖障碍引起不育等。

补偿性再生是指机体一些高度分化、一般不发生增殖的组织如肝、肾、骨骼等,在组织损伤后可恢复增殖能力的现象。补偿性再生形成的机制被认为是损伤刺激了原处于 G_0 期的细胞,使其重新进入了细胞周期进程,恢复细胞分裂,同时细胞周期的进程也加快,所需时间显著缩短,于是在短时期内可产生大量的新生细胞,以促进创伤后组织的修复。若切除小鼠 70% 的肝脏,存留的肝细胞 24h 后分裂指数可提高近 200 倍。因此,在临床治疗中,刺激细胞增殖以增强补偿性再生是治疗创伤等相关疾病的重要策略,多使用促使分化细胞重新分裂、增殖的细胞因子、生长因子等以促进创伤组织的修复、愈合治疗,常见有 EGF、IL-2、bFGF 等,如角膜移植和外科手术后,常用 EGF 来促进伤口的愈合,而成纤维生长因子则可用于慢性软组织溃疡的治疗。

二、细胞周期异常是肿瘤细胞的重要生物学特征

肿瘤是生物体正常组织细胞过度增殖后形成的赘生物,其产生与细胞周期调控发生异常相关。了解肿瘤细胞周期的特点,研究其形成的机制,对于临床上肿瘤的诊断及治疗有重要的意义。

(一) 肿瘤细胞的高增殖性

肿瘤细胞存在异质性,瘤体内细胞不均一,细胞增殖状态并不一致,但总体活跃细胞多,使细胞群体数目增加很快,因此表现出肿瘤细胞一般比正常组织细胞增殖快的特点。肿瘤细胞中也存在少量 G_0 期细胞,这些细胞可能为肿瘤干细胞,虽暂不增殖,但在一定条件下可重新进入细胞周期,补充产生新的肿瘤细胞,如在放、化疗治疗下,肿瘤细胞大量死亡,但 G_0 期肿瘤干细胞的增殖、分化,可成为肿瘤复发的根源。

除高增殖比率外,肿瘤形成的另一主要原因是其细胞可以进行无限制的分裂,肿瘤细胞可以自分泌大量生长细胞因子,摆脱对细胞外生长因子的依赖,以及获得抵御细胞外因子抑制增殖的能力,从而极大程度刺激自我生长及增殖。肿瘤细胞周期中某些重要调节因子发生异常,正负调节因子间作用失去平衡是导致肿瘤增殖无限性的重要原因,其中,原癌基因与抑癌基因的平衡失调是肿瘤无限增殖的重要机制。

原癌基因(proto-oncogene),是细胞内与细胞增殖相关的基因,是维持机体正常生命活动所必需的,在进化上高等保守。原癌基因包括 *src*、*ras*、*sis*、*myc*、*myb* 等基因家族成员,其产物种类较多,主要可分为生长因子类蛋白、生长因子受体类蛋白与细胞内信号转导相关的蛋白及转录因子类蛋白,参与对细胞周期的调控。与原癌基因作用相反,抑癌基因为正常细胞所具有的、能抑制细胞恶性增殖的另一类基因。这类基因编码的蛋白质通常能与转录因子结合或本身即为转录因子,可作为负调控因子,影响细胞周期相关蛋白的合成及 DNA 复制,进而调控细胞周期的进程。迄今已有几十种抑癌基因被分离、鉴定,其中 *Rb*、*p53*、*p21*、*p16* 的作用机制研究较为深入。

细胞增殖有赖于原癌基因与抑癌基因的阴阳平衡。一旦原癌基因过度促进增殖或抑癌基因抑制细胞增殖作用减弱或丧失,此平衡打破,其结果导致细胞无限增殖。原癌基因可发生点突变、基因扩增、重排等基因改变,导致原癌基因转化成为癌基因(oncogene),而癌基因通常因获得新的表达产物而过度刺激细胞增殖。例如,*ras* 基因突变构成癌基因,其表达产物 Ras 蛋白发生构型改变,功能也随之改变,导致 Ras 蛋白持续活化,进而持续激活 PLC 产生第二信使,造成细胞不可控制地增殖。同样,抑癌基因功能的丧失也是促进肿瘤细胞无限增殖的重要因素。例如,p53 蛋白作为重要的抑癌基

因,在多个环节发挥重要的抑制细胞增殖的功能。在约 50% 的人类肿瘤中,均发现 *p53* 基因突变,导致 p53 蛋白失活。p53 可作为转录因子促进 p21Cip1/Waf1 基因转录。p21Cip1/Waf1 为一种 CKI,它可抑制 CDK 的活性,使 Rb 蛋白磷酸化受阻,与 S 期相关的转录因子 E2F 不能被释放,DNA 复制不能进行,细胞无法从 G₁ 期进入 S 期。*p53* 基因也可在细胞周期检测点发挥关键的枢纽作用。当细胞在 DNA 损伤条件下,p53 蛋白降解减慢,细胞中 p53 蛋白的表达量迅速上升,在启动细胞周期阻滞、DNA 修复乃至细胞凋亡等多个细胞事件中,p53 蛋白均发挥关键的中枢作用,决定细胞转归和命运。

(二)肿瘤细胞周期异常导致基因组高度不稳定性

细胞通过严格的细胞周期检测系统,可最大限度地保证遗传稳定性,相反,肿瘤细胞各个周期检测点均可能发生异常,失去检查点机制的细胞中,DNA 发生基因扩增、重排、点突变等概率增高,基因组高度不稳定。肿瘤细胞通常存在染色体异常,包括染色体数目异常及结构异常。分离纺锤体检测点系统的异常,可导致一些还没有完成纺锤体组装的细胞中发生姐妹染色单体的提前分离。有丝分裂中纺锤体的一些其他行为的异常也常常伴随肿瘤细胞染色体异常,如动粒的附着、姐妹染色单体的粘连与解离。此外,中心体数目的扩增是肿瘤细胞是重要细胞特征之一。正常细胞 1 个中心体,在细胞周期 S 期完成中心体复制后形成 2 个中心体,能保障纺锤体形成两个分裂极;而中心体数目扩增将导致细胞分裂时形成多极分裂极,结果导致染色体无法均等分配到子细胞。

(三)肿瘤细胞周期的特点的研究可能为肿瘤治疗提供新思路

肿瘤细胞周期的特点,可为临床上肿瘤的治疗提供理论依据。化疗是肿瘤治疗中常用的方法。通过选择一定的化学药物,可有效地干扰肿瘤细胞代谢过程,阻止肿瘤细胞增殖。化疗中常用的一些药物总结于表 25-2。

表 25-2　肿瘤化疗中常用药物在细胞周期中的作用特点

名称	细胞周期中的作用点	作用相关机制
放线菌素 D	G₁ 期、S/G₂ 期	抑制 DNA 聚合酶、DNA 解旋酶及组蛋白等的合成;也能抑制 rRNA 的合成
普卡霉素	G₁ 期	阻止 DNA 解链,干扰 RNA 合成
阿糖胞苷	专一作用于 S 期	抑制三磷酸核苷还原酶,使脱氧核苷酸形成受阻,进而阻止 DNA 的合成
秋水仙碱	特异性地作用于 M 期	结合微管蛋白、促使纺锤体微管的解聚;阻止中期染色体向两极的移动,将有丝分裂阻断在中期
氮芥	无特异性的作用点	与 DNA 结合使其分子结构改变

本章小结

细胞增殖是细胞重要的生命特征之一,是生命繁衍和生长发育的基础。细胞增殖遵循严格的周期性和不可逆性。细胞周期是指细胞从上次分裂结束到下次分裂结束所经历的过程,包括分裂期及间期两个阶段。间期是细胞分裂前的重要物质准备阶段,可被进一步细分为三个时期,即 G₁ 期、S 期及 G₂ 期。G₁ 期处于 S 期 DNA 复制做准备,合成所需的多种酶与蛋白质,S 期为 DNA 合成期,G₂ 期为 S 期向 M 期的转变提供条件。

有丝分裂是高等真核生物细胞分裂的主要方式,其本质为细胞骨架的重排。染色质凝集、纺锤体及收缩环的形成是三个重要的特征,而蛋白质磷酸化与去磷酸化,是众多形态变化的分子基础。有丝分裂的结果是遗传物质被平均分配到两个子细胞,由此保证了细胞的遗传稳定性。

减数分裂是发生于成熟生殖细胞形成过程中的一种特殊的有丝分裂,由两次连续的分裂组成,因整个分裂过程中 DNA 只复制一次,所产生的子细胞中染色体数目与亲代细胞相比减少一半,这有利于维持有性生殖的生物上下代遗传的稳定性。第一次减数分裂过程复杂,同源染色体配对及遗传物质的交换等变化均发生于该次分裂中。第二次减数分裂与有丝分裂过程相似。

细胞周期进程严格受控于细胞中由多种蛋白构成的复杂调控网络。细胞周期蛋白(cyclin)与细胞周期蛋白依赖激酶(CDK)是这一调节体系的核心,其他成员还包括生长因子、抑素等。周期性表达或消失的细胞周期蛋白(cyclin)选择性结合特定 CDK,CDK 经多重磷酸化修饰后呈现激酶活性,不同的 CDK 进而通过磷酸化一系列特定的底物,实现不同细胞周期进程及转换。CDK 的活性也受到 CDK 激酶抑制物(CKI)的负性调控。

为确保细胞周期的正确性,细胞周期检测点监控细胞周期发生的重要事件及出现的故障。细胞周期检测系统通过启动细胞周期阻滞,DNA 修复乃至细胞凋亡,决定细胞转归。细胞通过严格的细胞周期检测系统,可最大限度地保证遗传稳定性。

细胞周期与医学关系密切,细胞分裂、增殖构成组织再生的基础,细胞周期的异常可导致肿瘤产生。

思考题

1. 细胞周期调控的相关因素有哪些?
2. 如何利用肿瘤细胞周期的特点进行肿瘤的临床治疗?
3. 说明肿瘤的发生与癌基因和抑癌基因的关系。为什么抑癌基因突变在细胞水平上是隐性的,却表现为典型的显性孟德尔遗传?
4. 试述细胞周期与医学的关系?

(杨 劲)

第二十六章
细胞分化与干细胞

多细胞生物体是由精子与卵细胞结合所形成的受精卵（zygote）发育而成。在发育过程中，细胞增殖过程使得细胞数量不断增加；细胞分裂后产生的子代细胞通过细胞与细胞之间的相互作用，协调每个细胞与其相邻细胞的行为；通过细胞分化（cell differentiation）的过程逐渐形成形态、结构与功能具有明显差异的成熟体细胞；这些形态多样、功能迥异的细胞通过细胞的运动，以一种极其复杂和精确的形态排列组成多种组织、器官和系统，最终形成独特的、完整的生物个体。

细胞分化发生于生物体的整个生命过程中，但在胚胎期达到最大极限，是个体发育的核心事件。高等生物体的发育过程实质上是依赖于机体内具有增殖与分化能力的细胞群，即干细胞（stem cell）的增殖与分化，通过干细胞的增殖产生一定数量的细胞、而通过细胞分化过程产生稳定性细胞差异的过程。阐明细胞分化的机制，对于认识个体发育的机制与规律，探究疾病的发生机制，确定对不同疾病的治疗策略具有重要的意义。

第一节　细　胞　分　化

一、细胞分化是细胞间结构与功能稳定差异形成的过程

细胞分化是指由同一来源的细胞在细胞数量不断增加的过程中，逐渐产生形态、结构和功能上稳定性差异的过程。已分化的细胞不仅获得了合成某些特征性蛋白质的能力，是成熟有机体中执行生理功能的主体，如表皮细胞合成角蛋白、胰岛细胞合成胰岛素、肝实质细胞合成白蛋白等；而且获得了独特的细胞形状结构以及与相邻细胞和细胞外基质的结合能力。

（一）多细胞生物个体发育过程与细胞的分化潜能

细胞分化贯穿于多细胞生物个体发育的全过程。多细胞生物个体发育过程一般包括胚胎发育与胚后发育两个阶段。

胚胎发育依赖于细胞增殖、细胞分化、细胞间相互作用和细胞运动等四种基本的细胞活动过程。细胞分化是这一阶段关键的细胞活动。卵细胞受精（fertilization）形成受精卵，受精卵具有发育成完整个体的能力，即形成组织机体中具有各种形态、结构和功能多样的体细胞，这一特性称为细胞的全能性（totipotency）。因此，受精卵又被称为全能性细胞（totipotent cell）。随后，受精卵进入快速的细胞分裂过程，这一过程称为卵裂（cleavage），通过这一特殊的细胞分裂过程，受精卵分裂成许多小细胞，其中，由8~16个细胞组成的称为桑葚胚。组成桑葚胚的每一个细胞同受精卵一样，也具有可以发育成完整个体的能力。随着卵裂不断进行，更多的细胞产生，并形成一个带有空隙的球形体，称为囊胚（blastula），囊胚中聚集在一侧的内细胞团（inner cell mass，ICM）被认为是多能性细胞（pluripotent cell）。

囊胚形成后胚胎发育进入原肠胚（gastrulation）期。在囊胚后期及原肠胚早期，细胞间并无明显可识别的形态和结构差异，但此时细胞的命运（cell fate），即未来分化发育成何种细胞的方向已经被决定。细胞命运一旦决定，细胞即按照已经决定的方向沿不同方向分化。在原肠胚后期，内细胞团中的细胞移动并逐渐分化形成三个具有不同分化命运的细胞层，即内胚层（endoderm）、中胚层（mesoderm）和外胚层（ectoderm）。由于细胞所处的空间位置和微环境的差异，其分化能力受到限制，每个胚层的细胞向某一特定方向分化。例如，内胚层细胞可分化发育为消化道及其附属器官、唾液腺、胰腺、肝脏及肺脏等的上皮细胞；中胚层细胞可分化发育为骨骼、肌肉、脂肪、结缔组织、真皮、心血管以及泌尿系统的细胞；外胚层细胞可分化发育为表皮及其附属物（毛囊、汗腺、油脂腺）、眼晶状体、神经系统（脑、脊髓、自主神经、神经节、肾上腺髓质）、感觉器官和色素细胞（包括视网膜）（图 26-1）。

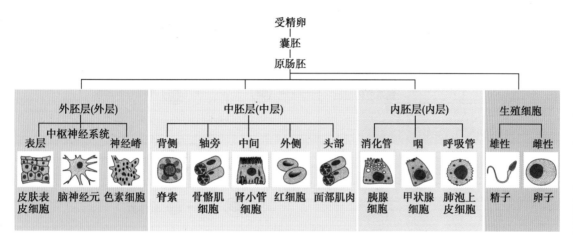

图 26-1　脊椎动物细胞分化示意图

　　个体发育的胚后阶段则是指幼体从母体分娩以后，经幼体、成年、老年直至衰老和死亡的过程。在此过程中，仍伴有细胞分化的不断进行。如人体中血液细胞的成熟分化过程是由造血干细胞（hematopoietic stem cell, HSC）开始的。造血干细胞具有向血液系统中多个方向，例如，红细胞系、粒细胞系和巨噬细胞系分化的能力，因此，造血干细胞属于典型的多能干细胞（multipotent stem cell）。在血液细胞分化的过程中，造血干细胞首先分化为髓系前体细胞和淋巴系前体细胞，前体细胞再分化为各系的单能干细胞（monopotent stem cell），这类干细胞只能向某一谱系分化，形成具有独特形态结构与功能的成熟血液细胞（图 26-2）。例如，分化为红细胞的单能干细胞经原红细胞、早幼红细胞、中幼红细胞、晚幼红细胞等几个阶段，最后成为成熟红细胞。成熟的红细胞为终末分化细胞，红细胞进入外周血液中，携带着血红蛋白遍布全身各处，完成运输氧气的功能。红细胞在血液中存活 120 天左右，随后有新的红细胞通过上述分化过程产生。

　　由此可见，在发育过程中，随着细胞分化程度的增进，细胞的生理状态或所具有的功能不断提高，而细胞的分化潜能则逐渐被限制。

　　（二）细胞决定

　　细胞分化意味着细胞内某些特异性蛋白质的优先合成，以适应细胞的某种结构或生理功能，因此，机体细胞间便产生了可识别的稳定性差异。在机体发育过程中，细胞在出现可识别差异的特征之前，细胞内部已经发生变化。这一变化保证细胞沿着某一特定类型的细胞进行转变，而这一阶段称为细胞决定（cell determination）。细胞在被决定命运的状态下，能稳定地向预定的方向分化为成体中的一种高度特化的细胞类型。

　　细胞决定是细胞分化的前期阶段。细胞决定是指细胞在接收到某种指令或信号分子的作用后，在发育的后期该细胞及其子代细胞便具有能分化成某种特定类型细胞的能力。细胞决定具有稳定性及可遗传性两个特点。信号分子的作用虽是短暂的，但细胞可将信号分子的作用以某些特定基因的

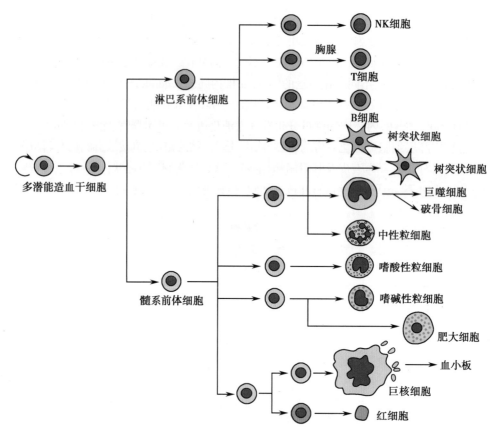

图 26-2　造血干细胞分化方向示意图

激活或抑制表现出持久不变的稳定状态的方式印记在基因组中。正是具备细胞记忆才能保证细胞决定的稳定性和遗传性。

细胞决定受多种因素的调节,包括卵细胞质、细胞不对称分裂、细胞的位置信息和细胞间的相互作用等。

1. 卵细胞质与细胞不对称分裂在细胞决定中的作用　受精卵进行卵裂时,细胞核物质包括基因组都均匀地分配到子细胞中,但受精卵中细胞质的物质并不是十分均匀地分配到子代细胞,这种不均匀性对胚胎的早期发育起重要的影响。受精卵细胞质中的一些特殊分子被称为决定子(determinant),其中包括存在于核蛋白颗粒中的转录因子的 mRNA,它们在受精卵中的特殊定位及卵裂时在对各子代细胞中分配的不均匀性,对于子代细胞的命运起关键的指导作用。这种细胞分裂时,细胞质分裂的不均匀性称为不对称分裂(asymmetric division)(图 26-3)。

2. 细胞的位置信息与细胞决定的关系　细胞的命运决定还与其在胚胎中所处位置有关,例如囊胚中内细胞团可以分化为胚体,而在外表面的滋养层细胞则只能分化为胎膜成分。

3. 细胞间相互作用调控细胞的决定　细胞间相互作用产生的侧向抑制(lateral inhibition)对于细胞的决定也具有明显的影响。胚胎发育早期,在一群相同的细胞中,每一个细胞均有获得决定向某一特定类型细胞分化的可能,每一个细胞均发出抑制信号影响周围相邻细胞,使彼此处于相互竞争的态势。在此竞争过程中,一旦其中某个细胞获得优势,即可发出更强的抑制信号去抑制周围相邻细胞,使周围相邻细胞逐渐处于劣势。结果这个优势细胞最终便获得决定向某一特定类型的细胞分化,而周围细胞便失去获得决定的能力,不可能分化成该特定类型的细胞。细胞间相互作用产生的侧向抑制对神经系统的发育起重要的调控作用(图 26-4)。

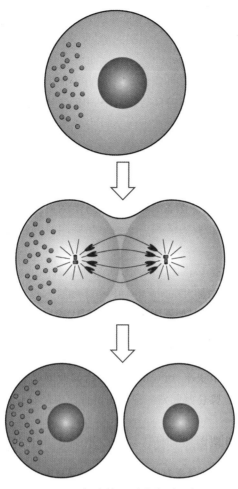

图 26-3　细胞的不对称分裂示意图

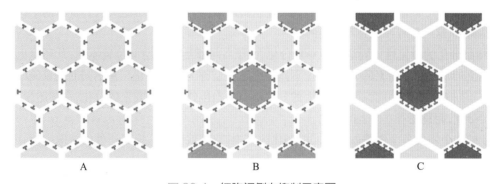

图 26-4　细胞间侧向抑制示意图

A. 每个细胞均向相邻细胞发出抑制信号；B. 中央的细胞在竞争中获得优势并向相邻细胞发送更强的抑制信号；

C. 中央优势细胞最终获得决定向某一方向分化。

（三）细胞分化的特点

细胞分化是细胞决定稳定发展的结果，细胞分化的最终标志表现在细胞间具有一定的形态、结构、功能方面的稳定差异。细胞分化过程具备三个明显的特点，细胞分化的稳定性、细胞分化的可逆性和细胞分化的时空性。

1. 细胞分化的稳定性　是指在正常生理条件下，已经分化为某种特异的、稳定类型的细胞一般不可能逆转到未分化或者成为其他类型的分化细胞。例如，神经元在整个生命过程中都保持着特定的分化状态。已分化的终末细胞在形态结构和功能上保持稳定是个体生命活动的基础。细胞分化的稳定性还表现在离体培养的条件下仍能保持细胞的某些分化特征。例如,体外分离培养的皮肤上皮细胞可以保持上皮细胞特征性的紧密连接以及细胞内角蛋白的表达等特征。细胞分化的稳定性是利用体外细胞培养技术进行科学研究的基础。

2. **细胞分化的可逆性**　在某些特定的条件下,已经分化的、具有高度稳定特定结构与功能的细胞可能失去其现有的结构、功能和蛋白表达特征,重新回到未分化状态。细胞分化的可逆性常见于植物及某些低等动物细胞。如高度分化的植物细胞在实验室培养条件下,其分化的特征消失,重新进入未分化状态,进行重新分裂、分化,形成根茎,最终培养发育成完整植株(图 26-5)。其他生物包括蝾螈、扁形虫和斑马鱼也可将已经"分化"的成熟细胞逆转形成未分化细胞。

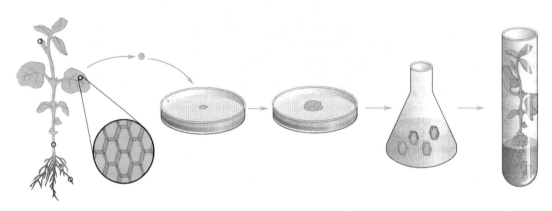

图 26-5　细胞分化的可逆性

在体外细胞培养条件下,细胞分化的可逆性又表现为两种不同的状态,细胞的不适应(deadaption)和去分化(dedifferentiation)。细胞的不适应是指细胞在原体内所表现的分化特征在体外生存条件发生改变后减弱,这一过程为可逆的。例如,肝实质细胞中酪氨酸转移酶在体外缺少胰岛素、可地松的诱导或者细胞外基质的作用时,表达减少;如果在培养条件下补充相应的因子和基质则可以重新表达。细胞的去分化是指已经分化的、具有高度稳定特定结构与功能的细胞失去其现有的结构、功能和蛋白表达特征,这一过程一般是不可逆的。

3. **细胞分化的时空性**　同源细胞一旦分化,由于各种细胞所处空间位置不同,其环境也不一样,出现形态上的差异和功能上的分工,产生不同的细胞类型称为空间分化。在不同的发育阶段,一个细胞可以有不同的形态和功能,这是时间上的分化。单细胞生物只有时间上的分化,多细胞生物不仅有时间上的分化,而且还有空间上的分化。

由于同一个体的各个细胞处于不同的特化区域中,它们就分别适应了所处的特殊空间,因而形态和功能上发生了相应的改变,因此就有了空间上的分化。同一个生物体的前端和后端、内部和外部、背面和腹面等部位,可以分化出不同的细胞。同一个体的细胞由于所处的空间位置不同而确定了细胞的发育命运,出现头与尾、背与腹等。这些时空差异为形成功能各异的多种组织和器官提供了基础。胚胎细胞空间位置的信号通常作用于较短距离的控制选择。

二、细胞分化是基因组中不同基因选择性表达的结果

细胞分化的本质是基因组中不同基因的选择性表达。转录因子,染色质成分的化学修饰和非编码 RNA 对细胞分化过程中基因的表达调节起重要的作用。

(一)基因组中不同基因差异性表达的时空顺序

在多细胞生物体中,依据对于细胞分化的作用不同,细胞中存在两种类型的基因,一种称为"管家基因"(house-keeping gene),是指生物体所有细胞中都表达,为维持细胞存活和生长所必需的蛋白质

编码的基因,如肌动蛋白、染色质中的组蛋白、核纤层蛋白、核糖体蛋白等的编码基因;另一种为"奢侈基因"(luxury gene)或"组织特异性基因"(tissue-specific gene),是指特定类型细胞中为其执行特定功能的蛋白质编码的基因。在个体发育过程中,不同奢侈基因的选择性表达赋予了分化细胞的不同特征。

细胞分化的本质是奢侈基因按照一定的时间和空间顺序进行选择性表达的结果。以红细胞分化为例,血红蛋白的表达是红细胞分化的主要特征。脊椎动物的血红蛋白是由 2 条 α 珠蛋白链和 2 条 β 珠蛋白链组成的蛋白复合体。α 珠蛋白和 β 珠蛋白基因分别定位于不同染色体上,它们都由一个基因簇(基因家族)构成。在哺乳动物中,每个家族的不同成员在发育的不同时期被选择性表达,因此,在胚胎、胎儿和成体中分别生成含有不同珠蛋白链的血红蛋白。人 α 珠蛋白基因簇包括两种基因——ζ 和 α,人 β 珠蛋白基因簇包括五种基因——ε、$G\gamma$、$A\gamma$、δ 和 β,这些基因在发育的不同时期表达:ε 在早期胚胎的卵黄囊中表达;$G\gamma$ 和 $A\gamma$ 基因在胎儿肝脏中表达;δ 和 β 基因在成人骨髓红细胞前体细胞中表达。这些基因的蛋白质产物相互结合,从而在发育的三个时期中分别形成具有不同生理功能的血红蛋白(图 26-6)。不同的血红蛋白携带或运送氧气的能力不同。

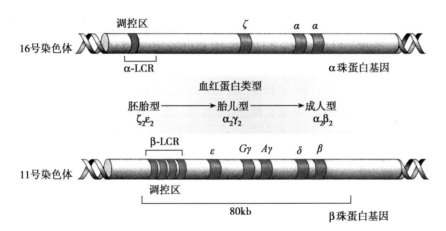

图 26-6　人血红蛋白基因家族的差异性表达

(二) 转录因子对基因表达的调控作用

在细胞分化过程中,被激活的基因在转录、RNA 加工、RNA 转运及定位、翻译、mRNA 降解以及蛋白质形成后活性修饰等多个不同水平均可能发生一定程度的调控。其中转录因子(transcription factor,TF)介导的转录水平的调节至关重要。转录因子主要与基因调控区域的启动子、增强子、协同激活因子和其他转录因子调节蛋白结合,然后对基因表达的 DNA 位点协同作用共同完成对某一特定基因的转录激活(图 26-7)。

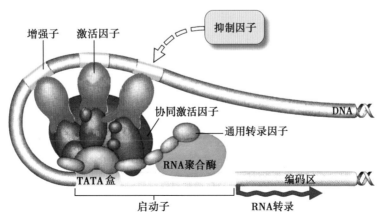

图 26-7　转录调节因子与基因表达调控区结合模式

1. 通用转录因子和组织特异性转录因子　与基因表达调控区相结合的转录因子又分为通用转录因子（general transcription factors）和组织特异性转录因子两大类。在调控区上不同转录调节因子的相互作用决定了基因是否被激活。

通用转录因子是指为多数基因转录所需要，并在许多细胞类型中都存在的转录因子，其作用是将真核 RNA 聚合酶正确定位在启动子上，促进双链 DNA 的分开，使转录开始，并从启动子释放 RNA 聚合酶开始其延伸模式。它们由一组相互作用的蛋白质，即聚合酶的转录因子 II（TF II）组成。包括 TF IIA、TF IIB、TF IIC、TF IID 等。

组织特异性转录因子则是为特定基因或一系列组织特异性基因所需要，并在一种或很少的几种细胞类型中存在的转录因子。例如，红细胞中的 EFI 因子、胰岛 β 细胞中的 Isl-I 因子以及骨骼肌中的 MyoD 因子等。通常情况下，细胞特异性基因的表达是由存在于那种类型细胞中的组织特异性转录因子与基因的调控区相互作用的结果。

2. 转录因子的组合调控机制　在个体发育或细胞分化过程中，组织特异性基因表达的调节存在有多重水平的组合调控（combinatory control）机制。主要表现在，一种转录因子的表达能同时调控几个基因的表达，表现为同时发生的某些基因的激活和某些基因的关闭；一种基因的转录受几种因子的组合调节，而不是只受单一因子的调控。

（1）主导转录因子（master transcription regulators）的表达：某些转录调节因子可以激活一个特定细胞类型或某一特定组织基因的转录，这一关键基因的表达能够启动和协调特定细胞类型所需的几乎所有基因的表达。该基因一旦打开，它就维持在活化状态，能充分地诱导细胞沿着某一分化途径进行，从而引起特定谱系细胞的发育。具有这种正反馈作用的起始基因通常称为细胞分化的主导基因。最典型的例子是 myoD/myogenin 转录因子家族，*myoD* 是最早发现的一个在哺乳动物成肌细胞向肌细胞发育分化的过程中起重要作用的主导基因。该基因的表达产物 myoD 是一个控制肌肉细胞中基因表达的转录因子。*myoD* 在肌前体细胞中的表达引起包括 *MRF4* 和 *myogenin* 基因的顺序活化，这些蛋白质驱动细胞分化成肌肉细胞，表达肌肉特定的肌动蛋白和肌球蛋白，以及肌肉细胞所需的细胞骨架、代谢和膜蛋白（图 26-8）。

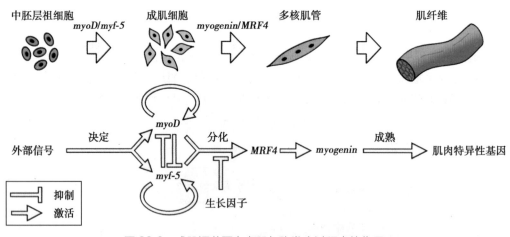

图 26-8　成肌调节蛋白在肌细胞发育过程中的作用

（2）基因调节蛋白的组合：组合调控的一个条件是许多调节基因必须能共同作用来影响最终的转录速率。不仅每个基因拥有许多基因调节蛋白来调控它，而且每个基因调节蛋白也参与调控多个基因。虽然有些基因调节蛋白对单个细胞类型特异，如 *myoD*，但大多数基因调节蛋白存在于多种类型细胞，在体内多个部位和发育期间多次活化。

3. 同源异形域蛋白的调控作用　同源异形域蛋白（homeodomain protein）是一类非常重要的转录调节因子，在胚胎发育过程中，调控胚胎细胞前 - 后轴的形成，并决定主要区域器官的形态建成。同源异形域蛋白是由同源异形框基因（homeobox gene，*Hox*）编码。所有同源异形基因都有一个由相似核酸序列组成的高度稳定区，称为同源异形框（homeobox），简称同源框。同源框由 180 个碱基组成，编码一段称为同源异形域（homeodomain）的特定氨基酸序列。同源异形域由高度保守的 60 个氨基酸组成，表现为一种的螺旋 - 环 - 螺旋（helix-loop-helix，HLH）立体结构，识别所调控基因启动子的特定序列，从而引起特定基因表达的激活或阻抑。

（三）染色质重塑对于基因表达的调控

基因表达的激活，首先需要将致密压缩的染色质或核小体舒展开来，以便于基因转录调节因子对 DNA 的接近和结合，起始基因转录，在转录结束后，染色体又恢复到原来的状态。这种染色质结构的动态变化过程称为染色质重塑（chromatin remolding）。染色质重塑是基因表达调控的主要方式之一，引起染色质重塑的因素，除依赖 ATP 的物理修饰（通过依赖 ATP 的染色质重塑复合体来完成）之外，染色质成分的化学修饰，包括 DNA 的甲基化和组蛋白修饰（乙酰化、甲基化、磷酸化、泛素化和糖基化等）都会引起染色质结构和基因转录活性的变化。

（四）非编码 RNA 对基因表达的作用

非编码 RNA（non-coding RNA）是指不编码蛋白质的 RNA，仅在 RNA 水平上就能行使各自的生物学功能了。迄今已发现具有基因表达调控作用的非编码 RNA 主要包括小分子非编码 RNA（small non-coding RNA，即 snc RNA 或 microRNA，即 miRNA）和长链非编码 RNA（long noncoding RNA，lncRNA）。

1. miRNA 可对基因转录水平进行精细的微调　miRNA 是长度约 22 个核苷酸非编码 RNA，通过碱基互补配对（完全配对或不完全配对）靶向信使 RNA（mRNA）的 3′- 非转录区（3′-UTR），直接降解 mRNA 或者抑制翻译，从而完成对靶基因的转录后调控。目前已知人类细胞中约有 500 多种 miRNA，每种 miRNA 可针对数个甚至上百个潜在靶基因，在不同的细胞或同一细胞的不同状态下调节功能性靶标的作用也有所不同。这说明 miRNA 及其靶基因具有时空动态变化的特性，而且也提示 miRNA 在机体内发挥作用的复杂性。

2. lncRNA 调控基因组印记和 X 染色体的失活　lncRNA 是长度在 200~100 000 核苷酸之间的 RNA 分子。研究表明，在细胞分化过程中，lncRNA 的作用主要是特异性识别所调控的染色质区段，调控基因组印记和 X 染色体失活，在同源异形框基因的选择性表达过程中发挥重要作用。

三、细胞的分化过程受细胞内外多种因素的调节

在个体发育过程中，细胞的分化还受到细胞内外各种因素的调节。

（一）细胞间相互作用对细胞分化的影响

1. 胚胎诱导　在多细胞生物个体发育过程中，细胞分化的方向与不同胚层细胞间的相互作用有密切关系，通常表现为一部分细胞或组织对其邻近的另一部分细胞或组织产生影响，并决定其分化的方向，这种现象称为胚胎诱导（embryonic induction）。其中能产生诱导作用的细胞或组织称为诱导者（inducer）；接受诱导而分化的细胞或组织称为受体组织或细胞（responder）。胚胎诱导现象最初是由德国科学家 Hans Spemann 等人在胚胎移植实验中发现的，Hans Spemann 也因此获得 1935 年的诺贝尔生理学或医学奖。

在胚胎发育过程中，细胞间的相互诱导作用是有层次的。在三胚层形成后，中胚层首先开始独立分化，该过程对相邻胚层有很强的诱导作用，促进内、外胚层细胞向着各自相应的组织器官分化。例如，中胚层脊索诱导其表面覆盖的外胚层形成神经板，这一过程为初级诱导，初级诱导奠定了胚体的中枢神经结构；神经板卷成神经管后，其前端发育成前脑，前脑两侧突出的视杯诱导其表面的外胚层分化成晶状体，此为次级诱导；三级诱导是指视杯本身形成视网膜和虹膜，晶状体和视网膜又诱导其表面外胚层形成角膜。

2. 胚胎诱导的机制　研究表明，胚胎诱导是通过信号分子介导的细胞间信息传递而实现的。其

中涉及的信号分子包括旁分泌因子(paracrine factor)、细胞间的直接接触以及细胞所处的位置信息等。

　　旁分泌因子是由诱导者分泌到所诱导细胞或组织的周围,以诱导组织为中心形成由近及远的浓度梯度,与被诱导组织细胞表面的受体结合,并将其信号传递至细胞内,通过调节被诱导组织细胞的基因表达而诱导其发育和分化。目前的研究已证实,多数器官的形成源于一系列的旁分泌因子。根据旁分泌因子的结构,可将其分为四个主要家族,即成纤维细胞生长因子(fibroblast growth factor, FGF)家族、Hedhehog 家族、Wnt 蛋白家族和转化生长因子 β(transforming growth factor-β,TGF-β)家族。图 26-9 所示间充质细胞分泌的 FGF10 与上皮细胞所分泌的 Shh 相互作用调控上皮细胞的生长。

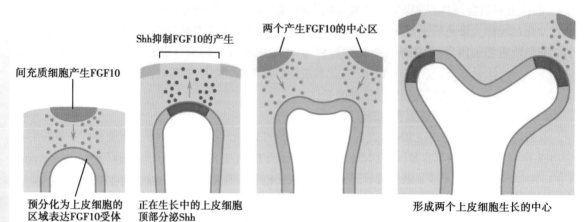

图 26-9　旁分泌诱导机制

　　细胞间的直接接触,又称近分泌相互作用(juxtacrine interaction)。其实质是由于相互作用的细胞膜并置在一起,一个细胞表面的膜蛋白与邻近细胞的表面受体相互作用。Notch 信号途径是胚胎发育过程中细胞直接接触的典型事例。Notch 信号通路广泛存在于脊椎动物和非脊椎动物,在进化上高度保守,通过相邻细胞之间的相互作用调节细胞、组织、器官的分化和发育(图 26-10)。

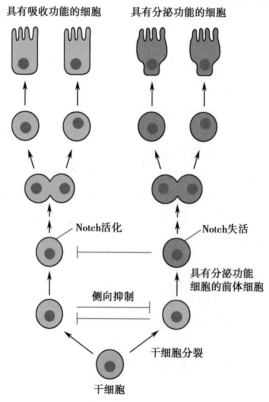

图 26-10　近分泌诱导机制

在胚胎细胞采取特定的分化模式之前,细胞通常发生区域化,获得独特的位置信息,细胞所处的位置不同对细胞分化的命运有明显的影响,改变细胞所处的位置可能导致细胞分化方向的改变。位置信息对细胞分化的影响包括多个方面:细胞核内基因组提供的位置信息,如 *Hox* 基因在染色体上的排列顺序不仅和其激活的时间顺序一致,也和其表达蛋白产物在躯体纵轴上的排列顺序相对应;细胞质成分提供的位置信息;细胞所在空间提供的位置信息。

(二) 激素对细胞分化的影响

激素对细胞分化的影响是远距离细胞间的相互作用。激素携带着特定的生物信息由经血液循环输送到各部位靶细胞,对靶细胞的发育和分化有重要的作用。如脊椎动物的卵巢产生雌激素,促进雌性第二性征的发育分化,睾丸产生雄性激素,促进雄性第二性征的发育分化。激素所引起的反应是按预先决定的分化程序进行的,是个体发育晚期的细胞分化调控方式。

激素影响细胞分化与发育的典型例子是动物发育过程中的变态效应。变态是指动物从幼体变为成熟个体发育过程中,形态结构和生活方式上发生很大差异的变化。例如,在水中生活的有尾蝌蚪需经过变态发育才能形成可在陆地生活的无尾青蛙。有证据表明甲状腺激素是在转录水平对变态发育进行调控的,其引起的最早期的改变是甲状腺激素受体基因的转录。在变态发育开始甲状腺受体mRNA 水平迅速上升。

(三) 环境因素参与细胞分化的调节

环境因素在调节或影响动物细胞分化与发育的研究越来越受到人们的重视。迄今已了解到物理的、化学的和生物性因素均可对细胞的分化与发育产生重要影响。目前已发现了许多环境因素可影响或干扰人类的正常发育,例如,哺乳动物 B 淋巴细胞的分化与发育依赖于抗原的刺激;碘缺乏会引起甲状腺肿、精神发育和生长发育迟缓;妊娠期感染风疹病毒,由于病毒作用于胚胎的视觉器官和心脏,导致胚胎发育为先天性白内障和心脏畸形。

四、细胞分化与医学具有密切的关系

细胞分化是多细胞生物个体发育的核心事件。细胞分化与发育的异常不仅引起出生缺陷,更与许多疾病的发生、发展及治疗密切相关。

(一) 细胞分化异常与肿瘤

肿瘤是细胞在各种致瘤因素的作用下,基因发生改变,失去对其生长的正常调控,导致细胞异常增生。

高度恶性的肿瘤细胞,其形态结构显示迅速增殖细胞的特征,瘤细胞核大、核仁数目多、核膜和核仁轮廓清楚。电镜下超微结构特点是胞质内含有大量游离核糖体和部分多聚核糖体,内膜系统尤其是高尔基复合体不发达,微丝排列不够规律,细胞表面微绒毛增多变细,细胞间连接减少。分化程度低的肿瘤细胞缺乏正常分化细胞的功能,如胰岛细胞瘤可无胰岛素合成、结肠肿瘤细胞可不合成黏蛋白、肝癌细胞不合成血浆白蛋白等。肿瘤细胞的生长方式也不同于正常细胞。正常细胞在体外培养需要黏附于固定的表面进行生长,细胞增殖达到一定密度,汇合成单层以后即停止分裂,此过程称为密度抑制。肿瘤细胞失去密度依赖抑制或者接触抑制能力,不需要依附于固定表面,不受密度限制,可持续分裂增殖,形成多层堆积。

在体内,肿瘤细胞不但增殖失控,而且浸润其他组织,进入血管和淋巴管中,转移到身体其他部位滋生继发性肿瘤。人类正常细胞在体外培养传代一般不能超过 50 次,但培养的癌细胞则可以无限传代成为“永生性”细胞系,即在体外培养条件下可以无限的传代生长。

从细胞分化观点分析肿瘤,分化异常是肿瘤细胞的一个重要生物学特征。肿瘤细胞与胚胎细胞具有许多相似的生物学特性,均呈现出未分化、低分化和高增殖的特点,如肝癌细胞合成胚胎肝前体细胞的特征性蛋白,甲胎蛋白等。与正常细胞相比,肿瘤细胞虽然来源于正常细胞,但缺乏正常分化细胞的功能。

基于肿瘤细胞的异常分化特征,临床上采用诱导分化(induced differentiation)的策略进行肿瘤的治疗,已成为国际肿瘤研究的新热点。肿瘤的诱导分化是应用某些化学物质使不成熟的恶性细胞逆转,向正常细胞分化。这些物质称为分化诱导剂。在分化诱导剂的作用下,肿瘤细胞的形态特征、生长方式、生长速度和基因表达等表型均向正常细胞接近,甚至完全转变为正常细胞。其中研究及治疗最深入的是全反式维 A 酸和三氧化二砷对人急性早幼粒细胞白血病的诱导分化治疗。全反式维 A 酸和三氧化二砷联合使用可以使 90% 患者的生存达到 5 年,这是中国科学家对人类的重大贡献。这也揭示了肿瘤治疗的一个新方向,通过诱导肿瘤细胞分化来实现肿瘤细胞的"改邪归正",改变肿瘤细胞的恶性生物学行为,以达到治疗的目的。随着对肿瘤细胞诱导分化研究的深入,将会有更多的肿瘤可通过诱导分化得到治疗。

(二) 细胞分化与再生医学

再生(regeneration)是指部分缺失或受损的组织器官重新生长并保持完整的生理功能的过程。组织或器官的再生是动物或植物中的普遍现象,但不同物种的再生能力与其结构复杂程度及组织和器官的分化程度相反,一般来说,低等生物的再生能力较高等动物强。例如,两栖类动物蝾螈一生都保持较强的肢体再生能力,但是哺乳动物如小鼠,只有肢体末端能够再生,而且随着个体发育成熟,肢体再生能力逐渐下降。当人体组织器官损伤后,组织的再生潜能也被启动。

研究表明,在组织中存在的特异性干细胞通过自我增殖、向靶位点迁移以及细胞分化等过程完成对受损组织或细胞的更新、修复。在人体正常生理条件下,干细胞也参与诸如血细胞的更新、上皮细胞脱落后修复等过程,以维持自身组织器官的稳态,以此保持细胞和组织结构和功能的正常,维持机体的完整与稳态。

第二节　干　细　胞

在胚胎发育过程中,胚胎细胞通过细胞分裂的方式不断增加细胞数量、同时依赖于细胞分化的过程,形成具有专能的终末细胞;出生后,许多组织只是体积的增大,一般而言不再可能分化出不同类型的细胞。但机体会不断地清除衰老和死亡的细胞及产生新生细胞以维持生物总体组织结构的稳定性,如皮肤、血液、小肠上皮组织的细胞,需要不断地更新细胞代替死亡细胞。研究证实,发育期胚胎中存在的胚胎干细胞(embryonic stem cell,ESC)以及体内组织器官中存在的组织特异性干细胞(tissue specific stem cell,TSC)在机体发育及组织稳态维持过程中起着重要的作用。目前,干细胞的研究几乎涉及基础及临床医学的各个领域,干细胞研究不仅有助于我们认识细胞增殖、分化、器官形成等基本生命规律,更有助于阐明许多疾病发生、发展的机制,并且促进药物的研发和新的治疗策略的实施。

一、干细胞是一类具有自我更新与分化潜能的细胞

干细胞是指机体内一类具有自我更新(self-renewal)与多向分化潜能(multipotent)的细胞群体(图 26-11)。自我更新是指干细胞能够通过对称分裂(symmetric division)和不对称分裂(asymmetric division)产生与亲代细胞完全相同或相似的子代细胞,以维持该干细胞群的稳态。多向分化潜能是指干细胞能分化成高度分化的、具有不同表型特征的功能细胞。

依据分化潜能大小,干细胞又分为:①全能性干细胞(totipotent stem cell),是指能够分化成机体所

有组织的细胞,如受精卵和卵裂早期的细胞,它们可以分化为包括外胚层、中胚层和内胚层来源的胚胎本身所有细胞,以及胚胎外组织,如滋养外胚层,这部分能进一步形成胎盘、脐带等组织;②多能性干细胞(pluripotent stem cell 或 multipotent stem cell),是指能够分化形成多种不同类型细胞的干细胞,如造血干细胞,可以分化形成各种类型的终末分化的血细胞;③单能性干细胞(monopotent stem cell),是指特定谱系的干细胞,它们仅能产生一种类型的分化细胞,如精原细胞、表皮基底细胞、小肠上皮单能干细胞等。

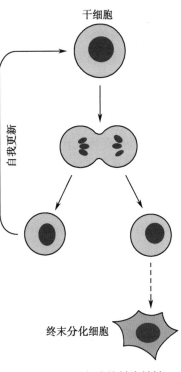

图 26-11　干细胞的基本特性

依据来源的不同,干细胞又分为:①胚胎干细胞,是指从胚胎发育早期的内细胞团(inner cell mass,ICM)或生殖嵴(genital ridge)分离出来的一类细胞,它具有体外培养无限增殖、自我更新和能够分化成机体所有的组织细胞的多向分化特性;②组织特异性干细胞,是指存在于已分化的成体组织中的一类具有自我更新能力及组织定向分化能力,即能够分化为所在组织细胞的一类细胞,又称为成体干细胞(adult stem cell)。例如骨髓间充质干细胞(bone marrow mesenchymal stem cell,BM-MSC)、神经干细胞(neural stem cell,NSC)和脂肪干细胞(Adipose stem cell,ASC)等。

二、不同类型的干细胞具有独特的生物学特征

具有自我更新能力和多向分化潜能是干细胞最基本和最重要的生物学特征。但不同类型的干细胞仍具有其独特的生物学特征。

(一)胚胎干细胞的生物学特征

胚胎干细胞没有特殊的形态学特点,其核质比高,呈二倍体核型,具有较为典型的表面分子标志、特异性的转录因子和典型的分化特征。

1. **生长特征**　在体外培养条件下,胚胎干细胞通常需要成纤维细胞作为滋养细胞或细胞因子维持其克隆样生长,形成球状的三维结构,又称拟胚体(embryoid body)。

2. **分化特征**　胚胎干细胞具有多向分化能力,在体外特定的诱导培养条件下可以分化为神经细胞、心肌细胞、胰岛 β 细胞、造血细胞、皮肤细胞、骨细胞等全身各种组织细胞类型;将一定量的人胚胎干细胞注入免疫缺陷型的小鼠皮下,能够形成包膜完整的畸胎瘤组织,组织内含有胚胎干细胞分化形成的三个胚层来源的细胞,包括外胚层来源的神经组织、中胚层来源的肌肉和软骨以及内胚层来源的肠道组织。

3. **阶段特异性胚胎抗原**(stage specific embryonic antigen,SSEA)　人胚胎干细胞高表达 SSEA3 和 SSEA4、肿瘤识别抗原(tumor recognition antigen,TRA)中的 TRA-1-60 和 TRA-1-81、碱性磷酸酶、端粒酶等;小鼠胚胎干细胞与人胚胎干细胞的表面分子不完全一致,例如,小鼠胚胎干细胞仅表达 SSEA-1,而不表达 SSEA-3 和 SSEA-4。

4. **特异性转录因子**　用于识别和鉴定胚胎干细胞的特异性转录因子包括 Oct3/4、Sox2 和 Nanog 等。Oct3/4 是维持胚胎干细胞自我更新与多向分化的重要因子,在早期胚胎及多潜能干细胞中高表达,细胞一旦分化,Oct3/4 的表达迅速下降。Nanog 的表达稍晚于 OCT4。基因定位分析研究表明,Nanog、OCT4、SOX2 三个转录因子位于细胞全能性调控网络的顶端,三者联合形成调节通路,共同调控与全能性和自我更新。

(二)组织特异性干细胞的生物学特征

与胚胎干细胞相比,组织特异性干细胞的增殖能力和分化能力均明显降低。组织特异性干细胞

的表面分子标志、转录因子和分化特征与其所在组织的类型密切相关。

1. **生长特征**　组织特异性干细胞主要依赖不对称分裂方式来维持干细胞池的数量稳定,同时保证有足够的功能细胞产生。在体内通常长时间处于静止状态或者进行缓慢的分裂,在组织损伤或疾病等情况下被激活,进一步取代失去生理功能的细胞或者通过修复损伤组织来维持组织内环境的稳态,实现生理条件下维持组织更新以及病理条件下再生修复的功能。体外培养条件下,组织特异性干细胞一般不需要滋养细胞,而是在特定细胞因子维持其单层细胞生长方式。但也有例外,神经干细胞会在体外培养条件下形成神经球(neurosphere)。

2. **谱系定向分化(lineage specific differentiation)能力**　组织特异性干细胞具有定向组织的多向分化能力,即其分化后的子代细胞均与其所在的组织一致。例如,造血干细胞主要分化成血液系统的各种成熟细胞,如红细胞、淋巴细胞、粒细胞、单核巨噬细胞、血小板;骨髓间充质干细胞在体内或体外特定条件下,主要分化形成骨细胞、软骨细胞和脂肪细胞;神经干细胞主要分化形成神经元、神经胶质细胞和少突胶质细胞。

3. **分化的可塑性(plasticity)**　是指某一特定组织来源的干细胞可以分化为其他组织的细胞。例如,骨髓间充质干细胞在体外特定条件下,可被诱导分化成为神经细胞、肝实质细胞、胰岛细胞和心肌细胞等。

4. **细胞的异质性(heterogeneous)**　是指一个细胞群体中其细胞大小、形态、表面抗原及分化能力不完全相同的特性。例如,造血干细胞和骨髓间充质干细胞均为典型的异质性干细胞群。

5. **组织干细胞的多样性**　是指特定组织中存在了不同谱系来源的多种组织特异性干细胞,例如骨髓中包含有造血干细胞、间充质干细胞和内皮祖细胞等。

6. **细胞表面标志分子的复杂性**　特定组织特异性干细胞通常表达一种或几种表面标志分子,而且同时不表达另外几种标志分子。因此,较难通过简单的几种标志分子分离或鉴定一种组织特异性干细胞。例如鉴定骨髓间充质干细胞的表面标志是,高表达 CD90、CD73、CD105、CD166 和 STRO-1,不表达 CD45、CD34、CD11b 和 CD14。后者是造血干细胞的标志分子。

三、体内多种信号分子的整合构成干细胞的微环境

干细胞微环境是指构成干细胞定居和生活的微环境(microenvironment),又称干细胞巢(stem cell niche)。干细胞微环境是维持干细胞自我更新、指导干细胞定向分化、调节干细胞分化时间、分化方向等与干细胞特性密切相关的关键因素。

不同组织类型的"干细胞微环境"的组成和定位不同。由于哺乳动物的干细胞"栖息地"众多,因此,其微环境的组成也很复杂。一般认为,干细胞微环境主要有几部分组成,包括干细胞本身、通过表面受体或分泌介质与干细胞相互作用的支持细胞、维持干细胞微环境所需的细胞外基质。微环境中多种信号分子的整合与协同作用,时刻处于动态平衡中,对于干细胞群的数量和生物学功能进行精密的调控。例如骨髓中造血干细胞栖息的微环境包括骨内膜微环境和血管周围微环境。在骨内膜微环境中,造血干细胞与排列在骨小梁空隙表面的成骨细胞密切关联,成骨细胞提供了调节造血干细胞数量及功能所需的调节因子,骨内膜微环境中许多信号分子如骨桥蛋白、c-kit、Notch、Wnt 等参与调控造血干细胞的增殖和分化(图 26-12);在血管周围微环境中,造血干细胞黏附于血管周围,血管中高浓度氧和血管内皮细胞分泌的重要细胞因子促进造血干细胞的增殖、分化和迁移,并且在其归巢与动员过程中具有重要的作用。

四、干细胞的自我更新能力受多种因子的调节

干细胞的干性(stemness)是指能够维持自我更新和分化潜能,即干细胞经过自我更新形成与亲代

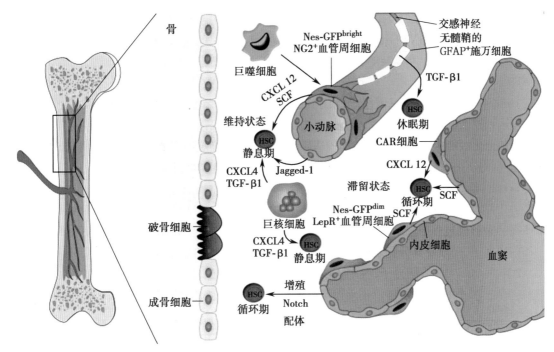

图 26-12 骨髓造血干细胞微环境

细胞相同的细胞,同时又具有分化为多种或某种功能成熟细胞的能力。在机体发育过程中,来自干细胞微环境的信号分子系统通过细胞内效应分子交互影响的形式,调控干细胞内重要转录因子或表观遗传修饰(epigenetic modification),促进干细胞的增殖、抑制细胞分化关键基因的表达水平,维持干细胞的干性状态。

(一) 细胞因子对于干细胞"干性"的调节

目前已知的调控胚胎干细胞"干性"的主要细胞外因子包括白血病抑制因子(leukemia inhibitory factor,LIF)、TGF β/ 骨形成蛋白(bone morphogenetic protein,BMP)信号和 Wnt 信号分子等。

1. LIF 是保持胚胎干细胞干性的重要因子 LIF,也称分化抑制因子,属于 IL-6 超家族。LIF 受体属于 I 类细胞因子受体。高亲和力的 LIF 受体主要包括跨膜糖蛋白 gp130 和 LIFRβ 的异二聚体。gp130 是 LIF 信号传递的关键分子,在体外培养条件下,LIF 与细胞表面的 gp130 结合后,引起 gp130 在细胞膜局部聚集,而后活化受体相关的激酶 JAK,继而激活细胞内的 JAK-STAT 信号通路,促进 STAT 进入细胞核中与特定基因的调控区域结合,调控干细胞中靶基因的转录与表达,调节细胞增殖或细胞周期进程,使得胚胎干细胞保持未分化状态。

2. TGF β/BMP 信号在干细胞发育中的作用 TGF β 家族调控干细胞增殖与分化的机制较为复杂。TGF β 可以维系胚胎干细胞的未分化状态,同时也是胚胎干细胞分化起始阶段胚层定向发育的调控因子。BMP4 与 LIF 互为制约因子,通过抑制胚胎干细胞向神经谱系细胞定向分化,间接维持胚胎干细胞的干性。

3. Wnt 信号在干细胞发育中的作用 Wnt 是调控胚胎正常发育、参与机体维持稳态平衡的重要细胞因子,在进化上高度保守,目前已在线虫、果蝇、高等脊椎动物中发现了 Wnt 信号途径的存在。Wnt 信号通路是目前已知复杂的信号途径之一,主要包括四种不同的信号传递方式,其中经典 Wnt 信号通路参与调节胚胎干细胞的自我更新过程。

(二) 参与干细胞"干性"调节的重要转录因子

真核生物调控基因表达的一种方式是通过转录因子调控。细胞内参与干细胞"干性"调节的重要转录因子主要包括 STAT3,Oct3/4,Sox2 和 Nanog 等。通常情况下,细胞外的细胞因子或信号分子通过激活相关的信号途径协同作用,或者以细胞内效应分子交互影响的形式调控关键的转录因子,继而影响细胞增殖和分化相关基因的转录。

1. STAT3　是细胞核内的重要转录因子之一,属于 STAT 家族。STAT3 的功能在不同组织类型的多能干细胞中具有多样和复杂的特点。例如 LIF 与胚胎干细胞表面 gp130 受体结合后主要激活的是 STAT3。

2. Oct3/4　是由 *Pou5f1* 基因编码,属于 POU 家族 V 型转录因子。POU 家族转录因子能与细胞内特定基因调控区的八聚体核苷酸 ATGC(A/T)AAT 结合域特异结合,其主要功能是建立胚泡期内细胞团适当的分化潜能。胚胎期 Oct3/4 的表达局限在全能性干细胞和多能性干细胞中,例如受精卵、囊胚泡细胞、胚泡期内细胞团,当细胞开始分化时,Oct3/4 的表达量迅速下降。

3. Sox2　是 *Sox* 基因家族的一个成员,它在早期胚胎发生、神经分化和晶状体发育等多种重要的发育事件中都起着关键的作用。*Sox* 基因家族编码一组进化上高度保守、结构上与 SRY 相关的转录因子。在胚胎形成过程中,*Sox2* 基因表现出多样的动态表达模式。在体外,Sox2 主要在未分化的胚胎干细胞中表达,而随着其分化表达下调。研究发现,在早期胚胎发育及干细胞增殖、分化调节过程中,Sox2 作为 Oct3/4 的协同分子,参与下游靶基因的转录调控。此外,Sox2 的表达还受到 Oct3/4 和 Sox2 自身表达水平的调控,能够以正反馈调控机制参与胚胎干细胞"干性"的维持。

4. Nanog　是由 *Nanog* 基因编码的维持干细胞未分化状态重要的转录因子。Nanog 特异性表达于胚胎干细胞、胚泡期内细胞团和原始生殖细胞,在分化细胞中不表达;而且在不同的发育阶段,它的表达量也受到特异调控,即在不同发育阶段 Nanog 的表达不同。Nanog 通过与靶基因的调控区结合,选择性地抑制分化基因表达或促进多能性基因表达来维持干细胞的全能性和自我增殖。而 Oct4、Sox2 和 Nanog 组成复杂的调节网络,共同实现对干细胞干性的维持。

(三)表观遗传修饰参与干细胞"干性"的调节

表观遗传修饰(epigenetic modification)是指在编码基因序列不变的情况下,决定基因表达与否并可稳定遗传的调控方式,主要包括组蛋白共价修饰、DNA 甲基化和 miRNA 调控等。表观遗传修饰通过调控基因转录和表达进而调控干细胞的增殖与分化。

1. 组蛋白共价修饰　组蛋白是真核生物染色体中的结构蛋白,包括 H1、H2A、H2B、H3 和 H4。组蛋白中所富含正电荷的碱性氨基酸能够与 DNA 带负电荷的磷酸基团相互作用。组蛋白修饰状态的改变,将引起 DNA 和组蛋白结合状态发生变化,从而影响 DNA 的转录活性。蛋白共价修饰的方式较多,包括乙酰化、甲基化、磷酸化和泛素化等。在不同类型的组织干细胞或干细胞发育的不同阶段,细胞内特征性的组蛋白修饰,可以将基因组分割成活化基因区、抑制基因区以及待活化区域,使基因的转录和表达呈现独特的模式,精细调控干细胞的增殖和分化。

2. DNA 甲基化修饰　DNA 甲基化(DNA methylation)是指在 DNA 甲基转移酶(DNA Methyltransferase,DMNT)的催化下,利用腺苷甲硫氨酸(S-adenosyl methionine,SAM)作为甲基供体,在结构基因上游启动子区的 2CpG 和 2GpC 中两个胞嘧啶的 5 位碳原子结合甲基,形成 5- 甲基胞嘧啶(5mC)。DNA 的甲基化通常与基因转录沉默相关,例如 X 染色体失活和重复 DNA 的沉默。在未分化干细胞中,87% 的功能基因呈现出 DNA 高甲基化修饰。

DNA 去甲基化(DNA demethylation)是指通过 DNA 双加氧酶 Tet 蛋白(ten eleven translocation),将 5mC 氧化为 5- 羟甲基胞嘧啶(5hmC),进而氧化产生 5- 醛基胞嘧啶(5fC)和 5- 羧基胞嘧啶(5caC),使甲基化区域发生去甲基化,引起基因转录的激活。研究发现,5hmC 参与了重要的细胞功能调控,涉及干细胞的多能性、细胞发育分化和癌症的发生与发展等方面。此外,5hmC 的分布和含量已经开始被作为许多癌症疾病早期诊断和预后的重要标志之一。因此,5hmC 的研究在生物医学领域具有极其重要的意义。

3. miRNA 的作用　已有的研究表明,miRNA 和转录因子的正负反馈调控网络可以精确调控干细胞的增殖与分化。如在小鼠 ESC 中,miRNA290 通过抑制其靶基因 *Rbl-2*(retinoblastoma-like 2)的表达,从而促进 Dmnt3a/b 的表达,进而对 Oct4 的 CpG 岛甲基化,导致 Oct4 稳定性沉默,促使小鼠

ESC 正常分化；在体细胞中过表达某些 miRNA，如 miRNA-200c，miRNA-302/367 等通过激活转录因子如 Nanog、Oct3/4 和 Sox2，促进诱导多能干细胞的产生。

五、组织干细胞具有维持组织稳态的重要作用

组织干细胞的主要作用是补充受损和死亡的细胞，保持组织器官的完整性和生理功能。组织干细胞的分化受到组织微环境中各种因子精密而复杂的调控。

(一) 造血干细胞分化形成所有谱系血液细胞

成年期哺乳动物的造血干细胞主要定位于骨髓。正常骨髓中的造血干细胞大多数处于静止期，当机体需要时，一部分分化形成成熟的血细胞，另一部分则进行增殖，以维持造血干细胞数量的相对稳定。例如，由多潜能造血干细胞分化髓系前体细胞和淋巴系前体细胞，髓系前体细胞进一步分化为粒系前体细胞和红系前体细胞，粒系前体细胞分化为树突状细胞、巨噬细胞、破骨细胞、中性粒细胞、嗜酸性粒细胞和嗜碱性粒细胞；红系前体细胞分化为肥大细胞、血小板和红细胞；淋巴系前体细胞分化为自然杀伤细胞（natural killer cell，NK）、T 淋巴细胞和 B 淋巴细胞（见图 26-2）。

(二) 间充质干细胞参与多种组织的修复

间充质干细胞（mesenchymal stem cell，MSC）广泛分布于不同组织，如骨髓、脂肪组织、牙龈、胎盘和脐血等，不同组织来源的间充质干细胞的分化能力和基因表达有一定的差异，这可以与其所处的微环境不同有关。目前已鉴定出人间充质干细胞主要表达的分子标志物包括 CD90、CD105、CD73 等。

间充质干细胞在组织中的数量较少，如骨髓中间充质干细胞占有核细胞总数的 0.001%~0.01%。在间充质干细胞在组织修复中具有重要的作用，如骨髓间充质干细胞不仅负责骨、软骨的损伤修复，而且分泌多种因子以调节造血干细胞的增殖与分化。脂肪干细胞在多种因子的作用下可分化为脂肪前体细胞、继而形成成熟的脂肪细胞，从而参与脂肪细胞再生与更新过程。

但在某些条件下，间充质干细胞也可以分化为其他中胚层来源的细胞，包括软骨细胞、脂肪细胞、骨细胞等，对于组织损伤后的修复具有重要的作用。例如，骨髓间充质干细胞在体外不同培养条件下，可增殖或者发生分化。当外环境中基质较硬、并含有促进骨细胞分化的因子时，骨髓间充质干细胞分化为骨细胞；当外环境中基质较软、并含有促进脂肪细胞分化的因子时，骨髓间充质干细胞分化为脂肪细胞。由此可以，间充质干细胞的分化与外环境中的物理学特性以及生物化学信号密切相关。

(三) 小肠干细胞的增殖与分化

小肠干细胞（intestine stem cell）位于小肠隐窝（crypt）底部，分散于潘氏（Paneth）细胞周围，其数量占隐窝细胞总数的 0.4%~0.6%，增殖周期约为 24 小时（图 26-13）。正常生理状态下，小肠上皮细胞的凋亡脱落或受损坏死与小肠干细胞的增殖与分化之间处于动态平衡，以维持小肠上皮细胞的数量，确保肠道屏障结构与功能的完整性。

小肠干细胞的主要生物学特征包括：①特异性表达 RNA 结合蛋白 Musashi-1 分子，以及转录抑制因子 Hes-1。②对基因损伤的刺激，如低剂量放射线照射，非常敏感，可造成细胞 DNA 损伤和 p53 通路活化导致细胞脱落死亡。

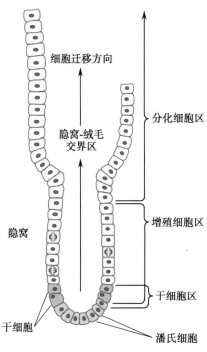

图 26-13　小肠干细胞的定位与分化

（四）皮肤干细胞包括多种与皮肤更新有关的干细胞类型

目前认为皮肤干细胞主要包括：表皮干细胞（epidermal stem cell）、毛囊干细胞、毛囊黑素干细胞及真皮中的间充质干细胞。表皮干细胞位于表皮基底层，呈片状分布，如口腔上皮组织中的表皮干细胞位于舌乳头和腭乳头的分散区。目前认为表皮基底层中约有 10%~12% 的细胞为表皮干细胞，随着年龄的增长，表皮干细胞的数量逐渐减少。毛囊凸起区是公认的毛囊干细胞聚集区（图 26-14）。毛囊干细胞能够分化成表皮、皮脂腺以及不同亚群的毛囊上皮细胞，参与损伤后皮肤的再生。

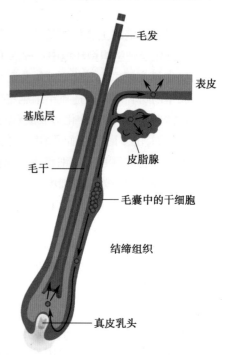

图 26-14　毛囊干细胞的定位

（五）成肌母细胞具有干细胞的特征

尽管目前认为在成年人机体中通常不会产生新的骨骼肌纤维，但已有证据表明，骨骼肌纤维在受到损伤时可以启动再生与修复功能。存在于肌肉基底鞘层的一类体积较小、扁平的、不活跃的成肌母细胞，在肌肉受到损坏或刺激增长因素存在的条件下，这些卫星细胞（satellite cells）被活化，进入快速增殖期，它们的后代细胞可以融合来修复受损的肌肉或促进肌肉纤维增长。这些卫星细胞通常处于静止状态，但在需要的时候作为一类具有自我更新和分化为终末细胞能力的细胞，被认为是成体骨骼肌组织中干细胞。

（六）神经干细胞

神经干细胞具有分化为神经元、星形胶质细胞和少突胶质细胞的能力。神经干细胞最早是在成年小鼠侧脑室膜下区发现，随后在中枢神经系统的其他部位，如海马齿状回、大脑皮层、纹状体及小脑等发现。神经干细胞的特征性标志包括表达巢蛋白（nestin）、胶质细胞原纤维酸性蛋白（glial fibrillary acidic protein, GFAP），体外培养可形成神经球。神经干细胞的自我更新与分化能力受一些重要的信号分子的调节，如 Wnt、Notch、SHH、表皮生长因子（epidermal growth factor, EGF）和碱性成纤维因子（basic fibroblast growth factor, bFGF）等信号分子，以及细胞内的转录因子调节，如 Sox2、bHLH、Hes、PTEN 和 Numb 等转录因子。

六、细胞重编程是已分化的细胞重新获得多向分化潜能的过程

在机体发育过程中，细胞命运决定和细胞分化的过程均被认为是一个单向的过程，即由受精卵分化、发育成具有功能成熟的体细胞，这一过程一般不会逆转。但在一定实验条件下，体细胞内一些基因的表达被激活，细胞的命运被重新决定，分化状态发生逆转，已分化细胞的核基因组恢复其分化前的功能状态，获得多向分化的潜能，这一过程被称为细胞重编程（cell reprogramming）。重编程又分为多能性重编程（pluripotent reprogramming）和谱系重编程（lineage reprogramming）

（一）多能性重编程与诱导多潜能干细胞

多能性重编程可以通过核移植（nuclear transfer）和诱导多潜能干细胞重编程。

1. 细胞核可以通过移植重新编程　将机体中已分化的体细胞，如非洲爪蟾（Xenopus）蝌蚪的肠道细胞核移植至去除细胞核的卵母细胞质，胞质确实可以重新编程细胞核。卵母细胞的细胞质可以推动肠道细胞核回到早期胚胎状态，它可以逐步改变的基因表达模式引导其重新分化、发育形成为一个完整的成年有机体。"多莉"羊也是通过核移植重编程方式，将乳腺细胞核移植到去核卵母细胞后克隆成功的。

2. 诱导多潜能干细胞重编程　是指利用病毒载体将四个转录因子，如 Oct4、Sox2、Klf4 和 Myc

（简称 OSKM）导入已分化的成纤维细胞中，使其重编程而得到的具有多向分化潜能的细胞类型，即诱导多能性干细胞（induced pluripotent stem cell, iPSC）。在多能性重编程的过程中，转录因子起关键的调节作用，Oct4、Sox2 和 Klf4 可以结合在一些促进重编程基因的增强子上，Myc 能促进这些转录因子与基因的结合；同时，转录因子调控网络共同调控了多条与发育相关的信号通路，如 Wnt 信号通路，进而影响表观遗传修饰基因特异性，如基因启动子区 DNA 甲基化、组蛋白修饰等过程。因此，重编程过程又被认为实质上就是一个全基因组范围内的表观遗传修饰的重置过程。

通过多能性重编程获得的诱导多能性干细胞具有与胚胎干细胞类似的生物学特征，例如，诱导多能性干细胞表达与胚胎干细胞相同的表面标志物及较高的碱性磷酸酶活性；体外培养可形成拟胚体；具有分化成外胚层、中胚层和内胚层细胞的能力；将诱导多能性干细胞注射入免疫缺陷型小鼠体内可形成畸胎瘤；当注射入小鼠胚囊时可以形成嵌合型小鼠胚胎，并参与嵌合体小鼠的生殖系遗传。研究发现，诱导多能性干细胞与胚胎干细胞 DNA 甲基化方面有一定的差异。另外，由于获得诱导多能性干细胞的操作过程中存在对细胞基因水平的随机变化，因此，不同诱导多能性干细胞株间也存在较大的差异。对于诱导多能性干细胞的表观遗传学水平的深入研究，将有助于科学家更好地评价诱导多能性干细胞的生物学特征与功能，并进而推动其临床转化应用。

（二）谱系重编程

谱系重编程是指不经过多能性干细胞阶段，直接将已经分化的成熟细胞（或祖细胞）转换为另外一种成熟细胞或祖细胞的重编程策略。可以通过直接和间接两种方式进行。直接的方式是通过导入谱系特异性转录因子（lineage-specific transcription factor）诱导终末分化的体细胞转化为另一种细胞类型。如利用逆转录病毒表达载体将肝脏特异性转录因子，FOXA3、HNF1α、HNF4α 导入人胚胎成纤维细胞中，直接将成纤维细胞转变为肝实质样细胞；而将 Gata4、Mef2c 和 Tbx5 导入小鼠的心脏成纤维细胞，则可以使其直接转变为心肌细胞。间接的方式是加入 miRNA 或化学小分子调控转录因子的表达以及细胞信号通路进而转变细胞命运。

七、干细胞研究的不断深入促进再生医学领域的飞速发展

再生医学是一门研究如何促进创伤与组织器官缺损生理性修复以及如何进行组织器官再生与功能重建的新兴学科，主要通过研究干细胞分化以及机体的正常组织创伤修复与再生等机制，寻找促进机体自我修复与再生，并最终达到构建新的组织与器官以维持、修复、再生或改善损伤组织和器官功能之目的。

（一）干细胞是组织工程较为理想的种子细胞

组织工程是采用细胞、生物材料和组织重建技术，研究和开发用于修复、替代和促进人体组织或器官损伤后功能和形态的生物替代物。组织工程采用人体细胞作为工程材料，由于干细胞具有强大的增殖能力，能够产生组织修复所需的足够细胞群；同时，干细胞还具备很强的分化能力，在适当的条件下可以分化为具有特定功能的成熟细胞。因此，干细胞是组织工程较为理想的种子细胞。

（二）干细胞对组织修复的作用

干细胞可以分泌很多的细胞因子（主要包括抗凋亡分子、免疫调节分子、血管生成分子、抗瘢痕分子、支持作用分子、趋化作用分子 6 大类），如脂肪干细胞可以分泌多种因子如白血病抑制因子、前列腺素 E_2（prostaglandin E_2, PGE_2）、脑源性神经营养因子（brain derived neurotrophic factor, BDNF）、血管生长因子（vascular growth factor, VEGF）、基质细胞衍生因子（stromal cell-derived factor-1, SDF-1）、趋化因子（chemokine, CCL）、肿瘤坏死因子（tumor necrosis factor, TGF）和骨形成蛋白等因子，参与神经修复、免疫抑制、新生血管的形成等。

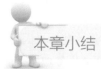

本章小结

　　细胞分化是个体发育过程中细胞在结构和功能上发生差异的过程。细胞分化是多细胞生物个体发育的核心事件。分化的细胞获得并保持具有独特结构、合成特异性蛋白以及一定生物学功能。细胞在形成特异性结构与功能特征之前,细胞分化的方向由细胞决定所选择。细胞分化过程具有高度的稳定性以及时间和空间特性,细胞分化在特定条件下可以发生逆转。细胞分化的本质是组织特异性基因在一定时间与空间顺序上差异性表达的结果。细胞分化的基因表达调控主要发生在转录水平,染色质成分的化学修饰和非编码 RNA 对细胞分化也具有重要的调控作用。细胞的分化还受到细胞内外各种因素的调节,如细胞间相互作用、激素和环境因素等。细胞分化与发育的异常不仅引起出生缺陷,更与许多疾病的发生、发展及治疗密切相关。

　　干细胞是指机体内一类具有自我更新与多向分化潜能的细胞群体。依据分化潜能大小,干细胞又分为:全能性干细胞、多能性干细胞和单能性干细胞;依据来源的不同,干细胞又分为:胚胎干细胞、组织特异性干细胞、诱导多能性干细胞。干细胞微环境是维持干细胞自我更新、指导干细胞定向分化、调节干细胞分化时间、分化方向等与干细胞特性密切相关的关键因素。定位于成体不同组织中的成体干细胞参与组织结构与功能的动态调节。阐明干细胞分化以及机体的正常组织创伤修复与再生等机制,揭示促进机体自我修复与再生机制,可最终达到构建新的组织与器官以维持、修复、再生或改善损伤组织和器官功能的目的。

思考题

　　1. 细胞间哪些相互作用影响细胞的分化?
　　2. 如何证明已分化细胞的细胞核具有全能性?
　　3. 细胞分化的研究对于医学研究有哪些意义?
　　4. 胚胎干细胞与诱导多能性干细胞有何区别?
　　5. 如何鉴定一种细胞所处的分化状态?

（张海燕）

第二十七章
细胞衰老和死亡

生长、发育、衰老和死亡是生命的基本现象。细胞作为生物体结构和功能的基本单位，也经历着自身的生长、发育、成熟、衰老和死亡过程，而细胞的衰老与死亡不意味着有机体的衰老与死亡。在一些组织中，细胞不断发生衰老、退变和死亡，机体内干细胞增殖和分化以弥补衰老与死亡损耗的细胞。但有机体的衰老与死亡常伴有细胞的衰老与死亡过程。对细胞衰老和死亡机制及其延缓衰老措施的研究一直是现代生命科学领域的一个重要方向。

第一节　细　胞　衰　老

一、个体衰老与细胞衰老的概念不同

衰老（senescence）又称老化，是指生物体发育成熟后随年龄的增加，体内构成物质、组织结构以及生理功能的丧失和退化过程，可分为生理性衰老和病理性衰老。前者指成熟期后按照发育程序出现的生理性退化过程，后者是由应激、损伤、感染、免疫反应衰退、营养失调、代谢障碍以及滥用药物等各种外来因素所导致的病理性衰老。对于多细胞生物体而言，机体的衰老与细胞的衰老是两个不同层次上的概念。细胞衰老（cell senescence）是指在执行生命活动过程中，随着时间的推移，细胞增殖能力和生理功能逐渐发生衰退以及不可逆转变化的过程，并逐渐趋向死亡的现象。个别细胞，甚至机体局部许多细胞的衰老死亡并不影响机体的寿命；机体的衰老并不代表所有细胞的衰老，但两者之间有着密切的联系，例如造血干细胞在老年时期仍能活跃地增殖分化。但是，个体的衰老是建立在总体细胞衰老的基础上，各种衰老都有其细胞学基础，阐明机体衰老机制必须从细胞衰老机制研究入手。

在成年体内的不同器官和组织中，不同类型细胞的寿命并不相同，分为三类：第一类细胞其寿命接近于机体的整体寿命，如神经细胞、脂肪细胞、肌细胞等；第二类为缓慢更新而寿命较长的细胞，如肝细胞、肾细胞等；第三类为更新快速且寿命较短的细胞，如皮肤表皮细胞、红细胞和白细胞等。

离体（in vitro）细胞与在体（in vivo）细胞一样，均存在一定的寿命。前者寿命长短取决于培养细胞的平均代数，并与所取得组织年龄、种属等密切相关。1961 年，Hayflick 和 Paul Moorhead 研究发现，体外培养的人成纤维细胞具有增殖分裂的极限，即 Hayflick 界限（Hayflick limitation）。不同年龄供体来源的细胞在体外传代次数存在差异，胚胎来源的成纤维细胞可在体外传代 50 次，而从成年机体来源的成纤维细胞体外培养只能传代 20 次。不同生物体来源的细胞，其体外传代次数也不相同，并与物种的寿命呈正相关，例如 Calapagos 龟平均最高寿命为 175 年，而细胞传代次数可达 90~125 次；小鼠平均最高寿命为 3~5 年，其细胞平均传代次数仅为 14~28 次。目前，关于体细胞增殖能力和寿命有限的 Hayflick 界限已被学术界广泛接受。

二、细胞衰老具有细胞形态结构与代谢功能的改变

细胞衰老不仅表现在细胞形态结构、生理功能、生化反应等方面的特征性变化,而且体现在对环境变化的适应能力以及维持细胞内环境稳定能力降低。

（一）衰老细胞出现形态学改变

1. 细胞膜　在细胞衰老过程中,膜黏度增高,流动性降低,细胞膜选择性物质通透能力下降;细胞膜中的饱和脂肪酸与不饱和脂肪酸比例改变,胆固醇与磷脂之比增加。

2. 细胞核　在细胞衰老的中,核膜内折凹陷,核增大,核内出现包含物,核仁不规则;染色质凝聚、固缩、碎裂及溶解等。

3. 细胞质　伴随细胞衰老,细胞质活性物质逐渐减少,脱水皱缩;出现糖原减少、脂肪聚集、透明小滴或空泡以及脂褐素(lipofuscin)等。其中,脂褐素是衰老细胞重要的评价指标(图 27-1),由含有脂肪的残存物与溶酶体消化物所组成。

4. 细胞器　在衰老的细胞中,线粒体数目减少,体积增大,线粒体嵴排列紊乱;内质网膜电子密度增高,膜结构增厚,粗面内质网总量减少,出现核糖体脱失现象,在神经元中尼氏体(Nissl body)减少;溶酶体活性下降,半乳糖苷酶的活性增强;细胞骨架成员微管和微丝排列紊乱、数量减少、结构和成分发生改变。

（二）细胞衰老过程中有生物大分子和代谢的改变

衰老细胞会发生一系列化学组成以及生化反应变化,主要表现在以下几方面。

1. DNA　复制与转录受到抑制,但部分与衰老相关的基因会异常激活。DNA 发生氧化、断裂、缺失和交联,甲基化程度降低,端粒 DNA 丢失,线粒体 DNA 特异性缺失。

2. RNA　mRNA 和 tRNA 含量降低。

3. 蛋白质　含量下降;发生糖基化、氨甲酰化、脱氨基等修饰异常,导致蛋白质的稳定性、抗原性和可降解性下降;由于升高的自由基而使蛋白质肽键断裂、交联,引起蛋白质发生变性,导致活性下降。

4. 脂类　不饱和脂肪酸被氧化,膜脂之间或与膜蛋白之间发生交联引起膜的流动性降低。

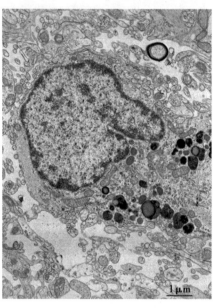

图 27-1　电镜下细胞内的脂褐素
细胞质中由单位膜包裹的较高电子密度
不规则小体,内含有浅亮的脂滴。

三、细胞衰老的发生涉及内在与外在的多重因素

衰老是一个复杂的生命现象,受到环境、遗传等多种因素的影响。目前,关于衰老的发生机制有多种假说和理论,迄今为止均难以圆满解释衰老的过程。

（一）自由基通过诱导细胞损伤而诱导衰老——自由基学说

自由基(free radical)是指化合物的共价键发生均裂而形成的具有不成对电子的原子或基团。有机化合物发生化学反应时,常伴随着一部分共价键的均裂和新的共价键的生成。当共价键发生均裂时,两个成键电子发生分离,在形成的原子上分别有一个未成对电子,如氢自由基($H\cdot$)、有机自由基($R\cdot$)、脂质自由基($L\cdot$)和氧自由基等。其中,氧自由基占人体内自由基总量的 95% 以上。人体自由基的产生来自两个方面:环境中的高温、辐射、光解、化学物质等引起的外源性自由基和体内各种代谢反应产生的内源性自由基。内源性自由基是人体自由基的主要来源,其产生的主要途径包括:①线粒

体呼吸链电子泄漏；②过氧化物酶体氧化酶催化底物羟化；③机体血红蛋白、肌红蛋白等通过非酶促反应产生自由基。由于自由基含有未配对电子，因此具有高度反应活性，并通过获得电子而对许多细胞组分造成损伤。

1956 年 Harman 提出了衰老的自由基学说，其认为机体在通过生物氧化反应为组织细胞提供能量的同时，会产生超氧自由基（$O_2^-\cdot$）、羟自由基（$\cdot OH$）和过氧化氢（H_2O_2）等大量的活性氧自由基。这些氧自由基促使质膜中的不饱和脂肪酸被氧化，导致膜流动性降低、脆性增加和脂双层断裂，进而引起膜的运输功能紊乱和各种膜性细胞器损伤。同时，氧自由基能够促使蛋白质发生交联、变性以及多肽链断裂等改变，引起细胞内的蛋白质结构和功能的破坏。氧自由基还可以导致嘧啶自由基或嘌呤自由基形成，抑制聚合酶活性，引起 DNA 与 RNA 的主键断裂和交联、碱基降解、氢键破坏等，干扰遗传物质的正常复制与转录，诱导基因突变。随着细胞脂质、蛋白质和核酸损伤的积累，细胞逐渐发生退变衰老。

（二）代谢废物累积导致细胞衰老

代谢废物积累学说认为：在细胞代谢的过程中，代谢废物不能及时排出胞外，同时又不能得到有效的降解与消化，因此在细胞中积累，进而阻碍细胞正常生理功能，最终引起细胞的衰老。哺乳动物脂褐素的沉积就是代谢废物积累的典型例子。脂褐素是生物代谢过程中形成的蛋白质、DNA 与脂类共价缩合交联物，聚集于溶酶体内。由于脂褐素结构致密而不能被彻底水解，占据细胞空间，阻碍细胞的物质运输和信号传递，最终导致细胞衰老。阿尔茨海默病（Alzheimer's disease, AD）患者脑内的脂褐质、脑血管沉积物中的 β- 淀粉样蛋白（β-amyloid protein, β-AP），已成为 AD 的鉴定指标。

（三）端粒的缩短是细胞衰老的根源——端粒钟学说

端粒（telomere）是真核细胞染色体末端的一种特殊结构，其 DNA 由简单的串联重复序列组成。人类染色体端粒由 TTAGGG/CCCTAA 重复序列组成，大约重复 1 000 次，平均长度一般为 5~15kb。端粒的作用是维持染色体结构完整性和稳定性，防止染色体 DNA 降解、末端融合、重组和丢失。在多数体细胞分裂过程中，由于端粒不能被 DNA 聚合酶完全复制，因此，体细胞染色体的端粒 DNA 会随着细胞分裂次数的增加而不断缩短。当端粒随细胞分裂而缩短到一定程度（2 000~4 000bp）时，正常人的二倍体细胞就不能再进行分裂，细胞逐渐衰老死亡。Olovnikov 基于以上的认识，提出了细胞衰老的"端粒钟"（telomere clock）学说。克隆羊"Dolly"发生早衰与端粒的长度有着密切关系，研究发现 Dolly 体细胞中染色体端粒的长度较同龄羊缩短 20%。"端粒钟"学说揭示了 Hayflick 界限的机制。

在人类机体中，并非所有的细胞均会发生细胞衰老的"端粒钟"事件，在大多数的胚胎组织细胞、生殖细胞以及肿瘤细胞中存在一种合成端粒的酶——端粒酶（telomerase）。端粒酶是一种端粒延伸的逆转录 DNA 合成酶，是由 RNA 和蛋白质组成的核糖核酸 - 蛋白复合物。其 RNA 为模板，蛋白质组分具有催化活性，以端粒 5' 末端为引物，合成端粒重复序列，在染色体末端补偿由细胞分裂而引起的端粒片段丢失。Weight 等将人的端粒逆转录酶亚基（hTERT）基因转染正常的人视网膜色素上皮细胞，发现表达端粒酶的转染细胞，其端粒长度明显增加，分裂旺盛，作为细胞衰老指标的 β- 半乳糖苷酶活性明显降低。大量研究表明，端粒长度与衰老之间存在密切关系。

（四）衰老受衰老相关基因的控制——遗传决定学说

个体发育的调控过程不仅涉及个体的内外环境因素，更重要的是个体的遗传因素。衰老的遗传决定学说认为，衰老是遗传控制的主动过程，受基因组内存在的遗传"生物钟"调节。儿童早衰综合征（Hutchinson-Gilford syndrome, HGPS）和成人早衰症（Werner's syndrome）是遗传因素调节衰老的典型疾病。HGPS 患儿在儿童期就表现衰老症状，12~18 岁即过早夭折。该病相关基因为纤层蛋白 A（LMNA），其通过选择性剪切编码了细胞核膜的核纤层蛋白 A 和核纤层蛋白 C。因此，LMNA 突变后导致细胞核膜不稳定，影响 DNA 复制和表达，引起细胞核结构及功能逐渐退化。成人早衰症患者平均 39 岁时出现衰老，47 岁左右结束生命。该病是由于患者体内编码 DNA 解螺旋酶的 WRN 基因突变，使 DNA 不能够正常修复。迄今为止，在人类与动物体内发现了多个与衰老有关的基因，可分为衰老相关基因（senescence-associated gene, SAG）和抗衰老相关基因（anti-senescence-associated gene），衰老相关基因包括 H_2O_2 酶基因、*daf* 基因家族、*clk* 基因家族、*klotho* 基因家族、*SIRT1*、*p16*、*p53* 和 *p21* 基因等，它们的表达产物可以抑制 DNA 和蛋白质正常合成，促进细胞衰老。抗衰老相关基因又称"长寿基因"，包括抗氧化酶类基因、延长因子 -1α（EF-1α）、凋亡抑制基因等，它们的主要产物可阻碍衰老基因的表达。因此，细胞衰老是多基因参与调控的结果。

第二节　细胞死亡

细胞死亡（cell death）是细胞不可逆代谢停止并结束生命的现象。在正常的组织中，细胞分裂增殖和死亡之间存在平衡，其中细胞死亡是维持组织机能和形态的重要方式。引起细胞死亡的因素可以分为内因和外因两类，内因主要是通过发育与衰老过程而导致的自然死亡，而外因则是由外界物理、化学、生物等各种因子的作用，导致超过细胞所能承受的限度或阈值，而引起的细胞死亡。基于功能的差异，细胞死亡可分为意外细胞死亡（accidental cell death, ACD）和调节性细胞死亡（regulated cell death, RCD）。ACD 是由意外的伤害刺激触发并超出细胞的调节能力，而导致细胞死亡过程，如细胞坏死。RCD 是涉及效应分子参与的信号级联反应，具有独特的生化特征、形态特征和免疫学后果的死亡过程，包括细胞凋亡、坏死性凋亡（necroptosis）、细胞焦亡（pyroptosis）、细胞铁死亡（ferroptosis）、依赖性细胞死亡（parthanatos）、入侵性死亡（entosis）、NETosis、溶酶体依赖性细胞死亡（lysosome-dependent cell death, LCD）、自噬依赖性细胞死亡（autophagy-dependent cell death）、alkaliptosis、oxeiptosis 等 11 种。在细胞死亡过程中，这些死亡过程常会发生伴随的现象，并且可能发生死亡方式的相互转换。本章节主要介绍细胞坏死、细胞凋亡、细胞焦亡以及细胞铁死亡。

一、细胞坏死是以细胞裂解为特征的死亡方式

细胞坏死（necrosis）是在极端的物理、化学或其他严重的病理性因素诱发的、非正常的细胞死亡。细胞坏死的诱因包括高温与超低温、高渗与低渗、射线等物理因素，强酸、强碱、有毒物质等化学因素以及细菌和病毒感染等生物因素。坏死细胞主要表现为：①细胞膜通透性增高，致使细胞肿胀；②内质网、线粒体等细胞器变形肿胀，线粒体嵴断裂和消失；③细胞核在早期无明显形态学变化，而后期将出现核膜断裂，DNA 与蛋白质降解的核碎裂现象；④最后细胞膜破裂释放出内含物，可引起周围组织发生炎症反应；⑤在修复过程中常伴随组织器官的纤维化，形成瘢痕。由于导致细胞坏死的原因多样，细胞坏死时形态改变的过程和程度不同。生物体通过细胞坏死以及炎症反应消除病理因素对机体的影响。

二、细胞凋亡是以基因调控为基础的死亡方式

细胞凋亡（apoptosis）是指细胞在一定的生理或病理条件下，由基因控制的细胞自主有序的死亡。细胞凋亡亦被称为程序性细胞死亡（programmed cell death, PCD），即细胞按特定的程序发生死亡。PCD 与凋亡的含义还是存在一些差异，PCD 是功能性概念，描述在一个多细胞生物体中某些细胞的死亡是个体发育中一个预定的、受到严格控制的正常事件，而凋亡是形态学概念，指与细胞坏死不同

的、受到基因控制的细胞死亡形式,既可见于正常的死亡过程,也可见于病理状态下的死亡过程,如抗癌药物导致的癌细胞死亡、缺血缺氧引起的脑组织细胞死亡等。

（一）细胞凋亡参与胚胎发育并维持机体内环境稳定

细胞凋亡是细胞的基本生命现象之一,普遍存在于人类及多种动植物中,在生物体的生长发育、自稳态维持、免疫耐受形成、肿瘤监控等功能活动中发挥重要作用。

1. **参与发育过程中器官形态发生**　哺乳动物在个体发育的早期会重现系统进化过程中曾经出现过的结构,如鳃、尾、前肾、中肾等;而在进一步发育时,这些原始区域的细胞通过细胞凋亡的方式被清除,以利于器官的形态发生。例如,哺乳动物手指和脚趾在发育早期是连在一起的,随着发育的进程,指/趾间的蹼状结构以细胞凋亡形式而消失;蝌蚪发育成蛙的变态过程中,蝌蚪尾部的细胞通过细胞凋亡而逐渐消失;在脊椎动物神经系统发育过程中,有15%~85%的神经细胞会发生凋亡,只有那些与靶细胞(如神经细胞、肌细胞和腺上皮细胞等)建立突触联系,并充分接受靶细胞分泌的生存因子(如神经生长因子)的神经细胞才保留下来,有利于提高神经细胞与靶细胞联系的精确度,并建立正确的神经网络联系(图27-2)。

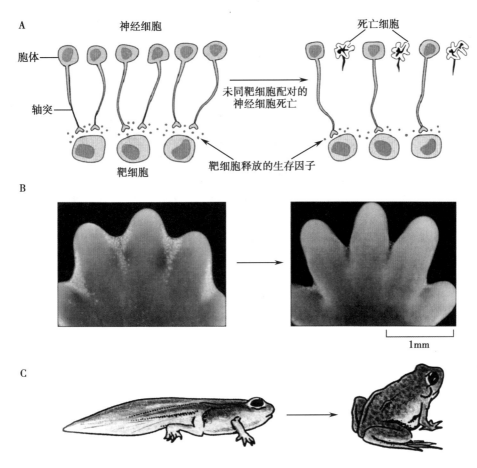

图 27-2　个体发育过程中的细胞凋亡事例

A. 发育中神经细胞凋亡;B. 哺乳动物指/趾间的蹼通过细胞凋亡被清除;C. 幼体的蝌蚪向成体蛙发育过程中尾部细胞凋亡。

2. **维持正常的生理平衡**　人体内每天会有上万亿的细胞发生生理性的死亡。例如人体内每天约有 5×10^{11} 个衰老的血细胞通过细胞凋亡,以维持血细胞的正常新旧交替;免疫系统的 T、B 淋巴细胞在分化过程中,95% 的前 T、前 B 淋巴细胞经历细胞凋亡;乳腺泌乳细胞在婴儿断乳后发生凋亡,代之以脂肪细胞。

3. 清除有潜在危险的细胞　机体中被病毒、支原体等病原体感染的细胞及 DNA 受到损伤又未得到修复的细胞,常通过细胞凋亡途径被清除,以维持机体的健康状态。

因此,细胞凋亡是保持机体内环境稳定的一种自我调节机制。而细胞凋亡异常或失控,将导致各种畸形与疾病的发生,如凋亡异常引起的并指/趾、肛门闭锁、两性畸形等器官发育异常疾病,细胞过度凋亡导致的阿尔茨海默病、帕金森病等神经退行性疾病。肿瘤细胞由于具有抵抗凋亡的特点,诱导肿瘤细胞凋亡成为凋亡药物开发的重要领域。

(二) 凋亡细胞具有特征性的形态学变化

细胞凋亡的形态学变化主要表现为细胞皱缩(cell shrinkage)、染色质凝聚、凋亡小体形成等,其变化过程可分为 3 个阶段。

1. 凋亡的起始　细胞内脱水,细胞质浓缩,细胞体积缩小;细胞表面原有的微绒毛、细胞突起、皱褶和细胞连接消失;细胞膜虽然保持完整性和选择通透性,但细胞膜脂质分布发生改变,如磷脂酰丝氨酸(phosphatidylserine)由细胞膜内侧翻转到细胞膜的外表面,成为凋亡检测的重要指标;线粒体增大,嵴增多,出现空泡化;核糖体逐渐从粗面内质网上脱离,内质网囊腔膨胀;细胞骨架结构由正常细胞的疏松有序变成致密和紊乱,进而参与细胞凋亡的过程。细胞核内染色质凝聚(chromatin condensation)形成新月形或帽状结构,沿着核膜内缘分布,即染色质边聚现象,最后细胞核进一步浓缩和碎裂,形成核碎片。

2. 凋亡小体的形成　包含凝集的染色质断裂的核碎片与某些细胞器聚集,被反折的细胞膜所包围,在细胞表面产生了许多芽状(budding)或泡状(zeiosis)突起,逐渐在根部绞窄脱落,形成凋亡小体(apoptotic body)(图 27-3)。

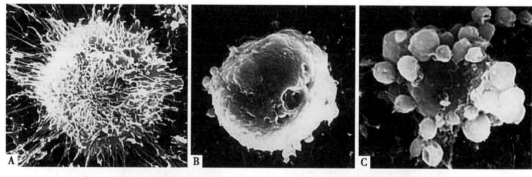

图 27-3　扫描电镜下的凋亡细胞表面变化(山东大学辛华提供)
A. 正常细胞;B. 微绒毛消失;C. 凋亡小体。

3. 凋亡细胞的清除　脱落的凋亡小体逐渐被体内的吞噬细胞或邻近细胞所吞噬清除。吞噬细胞内这些凋亡细胞的残余物被消化后重新利用。

细胞凋亡最重要的特征是整个过程细胞膜保持相对完整,细胞内含物不发生外泄,所以不引起周围组织炎症反应。

(三) 凋亡细胞呈现复杂、多样性的生化改变

1. DNA 片段化　核小体是染色质的基本结构,它和连接区 DNA(linker)组成核小体亚单位(core nucleosomal subunit),其 DNA 总长度为 180~200bp。在细胞凋亡发生过程中,细胞的内源性核酸内切酶活化,特异性地在连接区切断 DNA 链,形成长度为 180~200 整倍数的寡核苷酸片段。从凋亡细胞中提取的 DNA 在琼脂糖凝胶电泳中呈现特征性的 DNA 梯状条带(DNA ladder)(图 27-4),成为细胞凋亡最典型的生化特征之一。而细胞坏死时 DNA 被随机降解为任意长度的片段,琼脂糖凝胶电泳呈现弥散状。

2. 胞质钙离子浓度的改变　细胞质中 Ca^{2+} 浓度的升高是细胞凋亡的启动因素之一,主要来自内质网、线粒体等 Ca^{2+} 库的释放或胞外 Ca^{2+} 的内流。Ca^{2+} 在细胞中的升高,启动了凋亡相关信号通路的开放,以及激活 DNase II 引起基因组 DNA 的特征性降解。

　　3. 凋亡相关蛋白酶激活　天冬氨酸特异性的半胱氨酸蛋白酶(cysteine aspartic acid specific protease,Caspase)、端粒酶、分裂素及钙蛋白酶(calpain)等酶参与了细胞凋亡的起始、发生和发展。其中,最重要的是胱天蛋白酶,由一组存在于胞质溶胶中的结构上相关的半胱氨酸蛋白酶组成,能特异地水解天冬氨酸残基后的肽键,并发生一系列级联反应,使靶蛋白活化或失活,进而介导细胞各种凋亡事件。

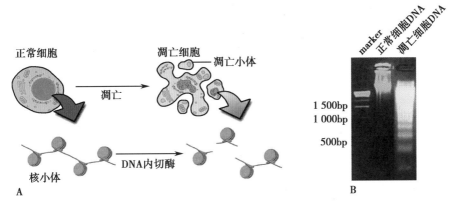

图 27-4　细胞凋亡中染色质裂解为特定的 DNA 片段
A. 细胞凋亡中 DNA 内切酶作用;B. 凋亡细胞 DNA 电泳形成 180~200bp 整倍性梯状条带。

(四) 细胞凋亡的发生涉及细胞内外因素

　　细胞凋亡的相关因素可以分为诱导因素和抑制因素两类。其中,诱导因素可以来自细胞内,也可来自细胞外。不同组织与细胞对凋亡诱导因素的反应不尽相同,其结果也存在差异。

　　1. 细胞凋亡的诱导因素

　　(1)物理因素:包括紫外线、γ射线等射线以及较温和的热、冷等温度刺激。例如,电离辐射可产生大量氧自由基,使细胞处于氧化应激状态,DNA 和大分子物质受损,引起细胞凋亡。

　　(2)化学及生物因子:包括活性氧基团和分子、DNA 和蛋白质合成的抑制剂、糖皮质激素、转化生长因子 β(TGF-β)以及肿瘤坏死因子 α(TNF-α)等。例如,强烈应激引起大量糖皮质激素分泌,后者诱导淋巴细胞凋亡。

　　(3)生物因素:细菌、病毒等致病微生物及其毒素可诱导细胞凋亡。例如 HIV 感染时,可致大量 CD4[+]T 淋巴细胞凋亡。

　　2. 细胞凋亡抑制因素

　　(1)细胞与生长因子:IL-2、神经生长因子、表皮生长因子等细胞与生长因子具有抑制凋亡的作用。

　　(2)激素:某些激素如促肾上腺皮质激素(ACTH)、睾酮、雌激素等可以防止靶细胞凋亡,维持其正常存活。例如,当腺垂体被摘除或功能低下时,肾上腺皮质细胞失去 ACTH 刺激,可发生细胞凋亡,引起肾上腺皮质萎缩;睾酮对前列腺细胞、雌激素对子宫平滑肌细胞也有类似的作用。

　　(3)其他:促癌制剂(如十四酰佛波乙酸酯)、凋亡相关蛋白酶抑制剂、病毒癌基因(如腺病毒 *E1B*)等。

(五) 细胞凋亡调控机制复杂

　　细胞凋亡的过程大致可分为以下几个阶段:接受凋亡信号→凋亡调控分子间的相互作用→蛋白水解酶的活化(Caspase)→进入连续反应过程。已经发现了多种基因编码产物参与凋亡的发生与调控,这类基因称为凋亡相关基因。

　　1. 凋亡相关基因的发现(线虫细胞凋亡基因)　模式生物秀丽隐杆线虫(C. elegans)的发育过程中,共产生 1 090 个体细胞,成体期为 959 个细胞,其中 131 个发生程序性细胞死亡。研究者可以从受精卵起始一直追踪每一个胚胎细胞的发育和分化过程。1986 年,Robert Horvitz 利用一系列线虫突变体,发现了控制线虫细胞凋亡的关键基因。

目前,已发现有 15 个基因与线虫细胞凋亡有关,可分为四组。第一组是与细胞凋亡直接相关的基因,分别为 *ced-3*、*ced-4* 和 *ced-9*。在线虫所有凋亡细胞中均有 *ced-3* 和 *ced-4* 的表达,其激活是线虫细胞凋亡的起始或凋亡发生所必需的,为细胞死亡基因(cell death gene);而 *ced-9* 激活时,*ced-3* 和 *ced-4* 被抑制,从而保护细胞免于凋亡,因此 *ced-9* 被称为死亡抑制基因(cell death suppresser gene)。第二组是与死亡细胞吞噬有关的基因,共 7 个基因,即 *ced-1*、*ced-2*、*ced-5*、*ced-6*、*ced-7*、*ced-8* 和 *ced-10*,其突变会导致细胞吞噬作用缺失。第三组是核酸酶基因 -1(nuc-1),主要参与 DNA 裂解,其发生突变会导致 DNA 降解受阻,但不能抑制细胞死亡,表明核酸酶并非细胞凋亡所必需。第四组是影响特异类型细胞凋亡的基因,包括 *ces-1*、*ces-2* 以及 *egl-1* 和 *her-1*。它们与某些神经细胞和生殖系统体细胞的凋亡有关。

2. **哺乳动物细胞凋亡相关基因及其产物**　哺乳动物细胞中存在与线虫主要死亡基因产物相对应的同源物。

(1)Caspase 家族:Caspase 家族的共同特点是富含半胱氨酸,被激活后能特异地切割靶蛋白的天冬氨酸残基后的肽键。目前已经鉴定了 15 种 Caspase,根据其参与的功能分为 4 类:①参与白细胞介素前体活化,而不直接参与凋亡信号的传递,包括 Caspase-1、4、5、11;②凋亡上游的起始者,包括 Caspase-2、8、9、10;③凋亡下游的执行者,包括 Caspase-3、6、7;④其他功能或功能不清,包括 Caspase-12、13、1、4、15。起始者主要负责对执行者前体进行切割,从而产生有活性的执行者;执行者负责切割细胞核内、细胞质中的结构蛋白和功能蛋白,引起凋亡。

在正常的细胞内,每一种 Caspase 都是以非活性状态的酶原形式存在。细胞接受凋亡信号刺激后,每个酶原分子在特异的天冬氨酸残基位点被切割,产生大小亚基组成异二聚体,两个异二聚体聚合形成有活性的 Caspase 四聚体(图 27-5A),少量活化的起始 Caspase 切割其下游 Caspase 酶原,激活大量执行功能的 Caspase,使凋亡信号在短时间内迅速扩大并传递到整个细胞,产生凋亡效应(图 27-5B)。执行功能的 Caspase 以结构蛋白和功能蛋白为底物,进行切割,诱发细胞凋亡的一系列形态和生化特征。如活化的 Caspase-3 可降解 CAD(Caspase actived DNase)的抑制因子(inhibitor of CAD,ICAD),使 CAD 活化,将 DNA 切割成长度为 180~200bp 整倍数的 DNA 片段;活化的 Caspase-6 作用底物是核纤层蛋白 A、角蛋白 18,导致核纤层和细胞骨架的崩解等。

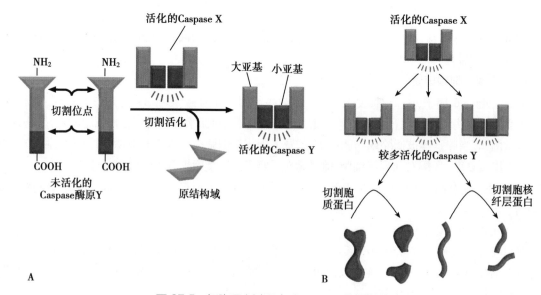

图 27-5　细胞凋亡过程中 Caspase 级联效应

A. Caspase 酶原的活化:Caspase 酶原在特异位点被切割,产生的大小片段聚合形成有活性的 Caspase 四聚体;
B. Caspase 级联效应:少量活化的起始 Caspase 能够切割许多下游 Caspase 酶原,产生大量活化的下游 Caspase,其中执行者 Caspase 切割细胞质内及细胞核内重要结构和功能蛋白,导致细胞凋亡。

（2）Bcl-2 蛋白家族：Bcl-2 基因是 B 淋巴细胞瘤 / 白血病 -2（B cell lymphoma/leukemia-2）的缩写，为线虫死亡抑制基因 ced-9 的同源物，其广泛地存在于多种正常组织中。Bcl-2 蛋白家族成员具有相似结构特点，都含有一个或多个 BH（Bcl-2 homology）结构域，大多定位于线粒体外膜上，或受信号刺激后转移到线粒体外膜上。根据其功能可以分为两大类：一类是抑制凋亡的 Bcl-2 家族成员，包括 Bcl-2、Bcl-xL、Bcl-w、Mcl-1 等，该类蛋白具有 BH-4 结构域，都定位于线粒体膜上，具有调节线粒体膜通透性的作用，抑制线粒体相关的凋亡发生；另一类是促进细胞凋亡的 Bcl-2 家族成员，包括 Bax、Bak，Noxa 等，该类蛋白缺少 BH-4 结构域，能够增强线粒体膜通透性，诱发线粒体相关的凋亡发生。

Bcl-2 蛋白家族成员在线粒体跨膜通道形成过程中发挥重要的作用，Bcl-2 影响跨膜通道形成，从而抑制凋亡；而 Bax、Bak 等凋亡促进蛋白将与 Bcl-2 结合，形成蛋白二聚体，在线粒体外膜形成跨膜通道，或者开启线粒体的 PT 孔，进而导致线粒体内细胞色素 c（cytochrome c，Cyt c）释放，激活 Caspase 导致细胞凋亡。其中，凋亡抑制蛋白与凋亡促进蛋白的比例，决定了细胞命运，如果 Bax 相对量高于 Bcl-2，则 Bax 同二聚体的数量增多，从而促进细胞死亡；而如果 Bcl-2 相对量高于 Bax，则促进形成 Bcl-2/Bax 异二聚体，并使 Bcl-2 同二聚体的量增多，从而抑制细胞死亡。Bcl-2 还可通过减少氧自由基的产生和脂质过氧化物的形成，抑制钙离子跨膜流动，参与细胞凋亡抑制。

（3）Fas 和 Fasl：Fas 是人和哺乳动物正常细胞和肿瘤细胞膜表面的凋亡信号受体，属于肿瘤坏死因子受体（tumor necrosis factor receptor，TNFR）及神经生长因子受体（Nerve growth factor receptor，NGFR）超家族成员，由胞外区、跨膜区以及胞内区三个部分构成。胞外区是 Fasl 的配体识别部位，胞内区为死亡结构域，可与胞浆信号蛋白的死亡结构域发生同源或异源结合，发挥死亡信号传递作用。而 Fasl（Fas ligand）是激活 Fas 的配体，主要表达于活化的 T 淋巴细胞。FasL 与其受体 Fas 组成 Fas 系统，两者结合将触发携带 Fas 的细胞发生凋亡。Fas 和 FasL 对免疫系统细胞的死亡起重要作用。Fas 系统参与清除活化的淋巴细胞和病毒感染的细胞，而 Fas 和 Fasl 的基因突变将导致功能丧失，引起淋巴细胞积聚，产生自身免疫性疾病。

（4）p53：p53 是一种肿瘤抑制基因（tumor suppressor gene），以其蛋白质电泳显带的分子量位置而命名。其真实的蛋白质分子量为 43.7kDa，由于富含脯氨酸而引起电泳延迟，显示分子量在 53kDa 处。p53 蛋白是转录激活蛋白，参与了在细胞周期 G_1 期 DNA 损伤的监控，以维持基因组完整性。如有 DNA 损伤，p53 蛋白表达增高并活化，调节 CDK 抑制蛋白 p21 基因的转录，止 DNA 复制，以提供足够的时间使损伤 DNA 修复；如果修复失败，p53 蛋白则引发细胞凋亡。当 p53 基因发生突变或被抑制时，p53 的监控功能丧失，进而使细胞携带损伤的 DNA 进入 S 期，可导致细胞发生恶性转化。p53 突变不仅导致功能丧失，而且可以转变为癌基因，并结合野生型 p53，抑制其抗肿瘤效应。

（5）其他凋亡相关基因：参与细胞凋亡调控的基因还有很多，比如 *jun*、*c-fos*、*c-Myc* 以及 *myb* 等基因。其中，*c-Myc* 在细胞生物学调控中具有两面性，一方面 *c-Myc* 作为转录因子结合在 DNA 的特异性序列上，调节细胞增殖相关基因表达，引起细胞生长；另一方面其在特定的条件下可以诱导细胞凋亡。

3. 诱导细胞凋亡的信号通路　细胞凋亡受到细胞内、外多种信号调控，涉及复杂的信号转导通路调节。目前，在哺乳动物细胞中研究比较清晰的凋亡信号通路有两条：细胞表面死亡受体介导的外源性细胞凋亡通路和以线粒体为核心的内源性细胞凋亡通路（图 27-6）。

（1）死亡受体介导的细胞凋亡通路：哺乳动物细胞表面存在一类死亡受体，其属于 TNF/NGF 受体超家族，主要成员包括 Fas/Apo-1/CD95、DR-4/TRAIL-R1 以及 DR3/WSL-1/Apo-3/TRAMP 等。它们的胞质区都含有死亡结构域（death domain，DD）。当死亡受体 Fas 或 TNFR 与配体（CD95L 或 TNF）结合后，诱导受体三聚体化，通过受体胞质区的 DD 与 Fas 结合蛋白（Fas associated via death domain，FADD）结合，使 FADD 的死亡效应结构域（death effector domain，DED）发生构象变化，并与胞质中的 procaspase-8 氨基端的 DED 结构域结合，形成 Fas-FADD-procaspase-8 死亡诱导信号复合物（DISC）。在 DISC 中聚集的 procaspase-8 通过彼此间自切割而由单链酶原转成有活性的双链蛋白，活化的 Caspase-8 再进一步切割活化下游的死亡执行者 Caspase-3、6、7，从而导致细胞凋亡。

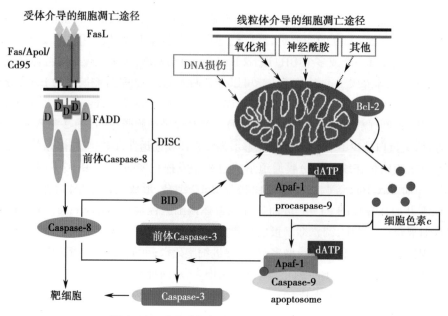

图 27-6　哺乳动物细胞凋亡的主要信号通路

（2）线粒体介导的细胞凋亡通路：当细胞受到内部（如 DNA 损伤、Ca^{2+} 浓度升高）或外部（如紫外线、γ 射线、药物、自由基等）凋亡信号刺激时，线粒体外膜通透性改变，使线粒体内 Cyt-c、凋亡诱导因子（apoptosis inducing factor，AIF）等凋亡相关因子释放到细胞质中。Cyt-c 进入胞质后与凋亡蛋白酶活化因子 1（apoptosis protease activating factor-1，Apaf-1）结合，促进其与 procaspase-9 结合，形成 Cyt c-Apaf-1-procaspase9 凋亡复合体（apoptosome），引起 procaspase-9 发生自切割，而由单链酶原转成有活性的双链蛋白，然后募集并切割活化 Caspase-3，引发 Caspase 级联反应，放大凋亡信号，导致细胞凋亡。另外，Caspase-8 也可催化 Bid（Bcl-2 家族的促凋亡分子）裂解成 2 个片段，其中含 BH3 结构域的 C 端片段被运送到线粒体，引起线粒体内 Cyt-c 释放，参与线粒体介导的细胞凋亡通路。

（3）其他凋亡信号通路：内质网内环境的稳定是维持细胞正常功能的基本条件。内质网功能的内稳态失衡会引起内质网应激，导致内质网 Ca^{2+} 释放。胞质内高浓度的 Ca^{2+} 在激活胞质中的钙依赖性蛋白酶（如 calpain）的同时，可以影响线粒体外膜的通透性，进而促进细胞的凋亡。胞质内高浓度的 Ca^{2+} 还可以激活内质网膜上的 Caspase-12，后者在胞质中参与 Caspase-9 介导的凋亡过程。内质网膜上的 Bcl-2 具有维持内质网膜的稳定性，抑制 Ca^{2+} 释放，阻止细胞凋亡发生。

三、细胞焦亡与细胞铁死亡是新发现的死亡方式

（一）细胞焦亡是可以引起炎性反应的程序化死亡过程

细胞焦亡是一种新近发现的程序性细胞坏死，主要通过炎症小体介导，包含 Caspase-1 在内的多种 Caspase 激活，引起 Gasdermin 家族成员发生剪切与多聚化，造成细胞穿孔，导致细胞膨胀直至细胞膜破裂，引起细胞死亡。由于细胞内含物释放，可激活炎症反应。细胞焦亡的激活通路包括依赖 Caspase-1 的经典途径和依赖 Caspase-4、5、11 的非经典途径。

1. 依赖 Caspase-1 的经典途径　在细菌、病毒等刺激下，细胞内的模式识别受体通过接头蛋白 ASC 与 Caspase-1 的前体结合，引起 Caspase-1 活化，进而切割 Gasdermin D，促进 Gasdermin D 氨基端活性域的肽段形成，诱导细胞膜穿孔，细胞破裂，释放内容物，引起炎症反应。同时，活化的 Caspase-1 切割 IL-1β 和 IL-18 的前体，产生有活性的 IL-1β 和 IL-18，并分泌到胞外，募集炎症细胞，增加炎症反应。

2. 依赖 Caspase-4、5、11 的非经典途径　非经典通路与经典通路相似，在细菌、病毒等信号的刺

激下,Caspase-4、5、11 被活化,并切割 Gasdermin D,促进 Gasdermin D 氮端活性域的肽段形成,诱导细胞膜穿孔,细胞破裂,释放内容物,引起炎症反应。

(二) 铁死亡是一种铁依赖性的死亡过程

铁死亡是一种新近发现的、由铁依赖的氧化损伤而引起的细胞死亡过程,其形态学特征表现为:线粒体体积缩小而双层膜密度增加,线粒体脊减少或消失,细胞缩小。在铁死亡发生过程中,细胞经历严密的信号通路调节,包括铁稳态的调节通路、RAS 通路以胱氨酸转运通路。生物化学特征主要表现为:胱氨酸转运受阻,谷胱甘肽合成下降,过氧化物酶 4 活性降低;胞内铁离子浓度增加,促进活性氧大量产生,诱发脂质发生过氧化,进而引起细胞受损,导致细胞死亡。目前,铁死亡已经成为肿瘤、神经系统疾病以及心脑血管疾病的研究热点。

(三) 不同细胞死亡存在形态与生化的区别

细胞坏死、凋亡、焦亡和铁死亡在形态、代谢、分子机制、结局和意义等方面都有本质的区别(表 27-1)。

表 27-1 细胞坏死、凋亡、焦亡和铁死亡的区别

特征	细胞坏死	细胞凋亡	细胞焦亡	细胞铁死亡
诱导因子	病理性变化或损伤	特定诱导凋亡信号	病理性刺激	病理性刺激
组织反应	细胞内溶物溶解释放,炎性反应	细胞吞噬、凋亡小体,无炎性反应	细胞膜破裂,细胞内溶物溶解释放,炎性反应	细胞膜破裂与起泡,炎性反应
细胞形态	细胞膨大、变形	皱缩,细胞间连接丧失	细胞膨大、变形	细胞聚集
细胞器	变形或肿大	完整	变形	线粒体变小、膜密度增高
细胞核	分解	染色质凝聚、片段化	细胞核浓缩,染色质不凝聚	正常
DNA	降解	降解为 180~200bp 及其整倍数的片段	DNA 断裂,但不呈凋亡细胞 DNA 特征	未见描述
酶	无 Caspases 活性	Caspases 等酶激活	Caspases 等酶激活	铁死亡相关的因子

第三节 细胞自噬

细胞自噬(autophagy)现象的发现可以追溯到 20 世纪 50 年代。比利时科学家 Duve 通过电子显微镜发现了重要的细胞器溶酶体,并观察到自噬体的结构。其后,学者们观察到自噬体可以与溶酶体融合形成自噬溶酶体,实现自己降解自己的功能。直到 20 世纪 90 年代,日本的大隅良典成功克隆了第一个酵母自噬基因 Atg1,并揭示了细胞自噬的启动机制。目前,细胞自噬与疾病发生发展的分子机制已经成为生物医学研究领域的热点科学问题。

一、细胞自噬具有不同的类型

细胞自噬是真核生物中进化保守的分解代谢过程,其参与了细胞内物质周转与循环利用。细胞中一些异常的蛋白质或破损的细胞器被双层膜结构的自噬泡或自噬体包裹后,与溶酶体(动物)或液

泡（酵母和植物）融合，根据胞内底物进入溶酶体途径的不同，细胞自噬可以分为三种形式：巨自噬（macroautophagy）、微自噬（microautophagy）和分子伴侣介导的自噬（chaperone-mediated autophagy，CMA）。

（一）巨自噬是细胞自噬的主要过程

在受到内因或外因刺激下，细胞通过自噬相关基因调节，组装形成双层膜自噬前体（phagophore或吞噬泡，也称隔离膜）。自噬前体包裹细胞质、细胞器或细菌等形成自噬体（autophagosome）囊泡（图27-7），进而与溶酶体靠近，自噬体外膜与溶酶体或者液泡膜融合，只有单层膜包被的自噬体进入溶酶体或者液泡中，进一步形成自噬溶酶体，并最终在一系列水解酶的作用下将其降解。其中，蛋白质被降解为肽或氨基酸，核酸被降解为核苷与磷酸，碳水化合物分解为寡糖或单糖，而脂肪分解为甘油和脂肪酸。这些分解成分进入细胞质参与细胞的代谢活动。巨自噬的一个重要的标志物是自噬相关蛋白LC3的代谢产物LC3-Ⅱ，在自噬体和自噬前体的内外膜特异表达。

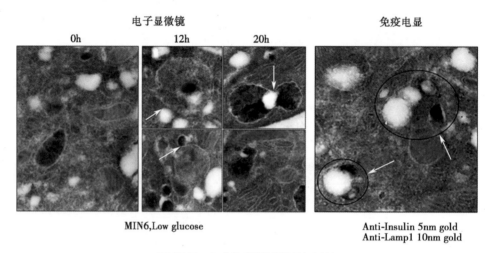

图27-7　自噬体（箭头所指的小体）

1. **自噬前体**　为双层膜结构，双膜之间的空腔电子密度低，无有形结构。其形态多呈新月形或半环形。随着自噬前体不断延长和曲度增大，内腔明显收窄。自噬前体双层膜的来源目前尚未定论，存在两种假说：①自噬囊泡膜是细胞重新合成的；②自噬囊泡膜来源于细胞中某些已存在的内膜系统细胞器。

2. **自噬体**　为双层膜包被的圆形或椭圆形结构，多位于细胞核周围、线粒体和粗面内质网附近。哺乳动物细胞中自噬体的大小一般为0.5~1.5μm，酵母中自噬体略小，多为500~900nm。在胚胎干细胞、胚胎成纤维细胞、肝细胞、胰腺腺泡细胞中甚至在光学显微镜下可见自噬体。自噬体内异常细胞器的跨膜蛋白质比细胞质中的细胞器少，其原因是自噬体内低pH值和高蛋白水解酶引起蛋白质降解。巨自噬可分为选择性自噬和非选择性自噬。选择性自噬多见于酵母的Cvt（cytoplasma-to-vacuole targeting）泡和微体自噬体的形成。在生理状态下，哺乳类动物细胞的巨自噬一般是非特异性的，自噬体内多数仅含有细胞质。但在一些病理状态下，线粒体、某些细菌和病毒是被选择性地包入自噬体，自噬体内几乎不含细胞质。

3. **自噬溶酶体（autophagolysosome 或 autolysosome）**　是初级溶酶体与自噬体融合而形成，多呈圆形或椭圆形。在早期自噬溶酶体中，溶酶体内含单层膜包被的自噬体。在晚期自噬溶酶体中，由于自噬体膜被溶解，不易与异噬溶酶体区别。在自噬溶酶体内的内源性物质被溶酶体酶消化分解。

4. **两性体（amphisome）**　是自噬体与异噬体融合形成的结构。异噬体膜的蛋白质颗粒丰富，而自噬体蛋白质颗粒较少，因此两性体膜的蛋白质颗粒比自噬体膜多。如同自噬体，两性体最终与溶酶体融合，内容物被溶酶体酶降解。

(二) 微自噬是溶酶体或者液泡内膜直接内陷包裹底物并降解的过程

微自噬指溶酶体或者液泡内膜直接内陷包裹底物并降解的过程。微自噬体的内容物多为细胞质,也可为微体或细胞核。细胞质微自噬是非选择性的,微体微自噬(micropexophagy)和细胞核微自噬(piecemeal microautophagy of nucleus,PMN)是选择性的。

微自噬的过程根据形态学变化等将其分为 4 个步骤:①受饥饿等刺激时,溶酶体膜或液泡膜局部凹陷;②吞噬细胞质、微体或部分细胞核;③形成自噬体;④自噬体脱离溶酶体膜或液泡膜,进入溶酶体或液泡腔,由溶酶体酶降解,降解物质被细胞再利用。

(三) 分子伴侣参与自噬形成

分子伴侣(molecular chaperone)是细胞质中的一类蛋白质,能够识别并结合到不完整折叠或装配的蛋白质,并帮助该类多肽正确折叠、转运或防止它们聚集,其本身不参与最终产物的形成。分子伴侣包括伴侣素家族、热休克相关蛋白 70 家族和热休克相关蛋白 90 家族等。在细胞质蛋白质发生自噬的过程中,拟自噬蛋白质首先与分子伴侣热休克相关蛋白 70(heat shock cognate protein of 70 kDa,HSC70)结合,其后进一步与溶酶体膜上的受体溶酶体相关膜蛋白 2A(lysosome-associated membrane protein type 2A,LAMP-2A)结合,蛋白质去折叠,再在溶酶体内 HSC70 的作用下转运入溶酶体腔被降解。这种自噬过程有分子伴侣介导,故称为分子伴侣介导的自噬,其特点是具有选择性和受体特异性。在 CMA 过程中,蛋白质经溶酶体膜转运前须处于未折叠状态。

CMA 和巨自噬有着密切关系。饥饿时,巨自噬被激活,随之活性迅速下降,而 CMA 开始被激活。通过 CMA 选择性降解非需要的蛋白质,供给氨基酸,维持所需蛋白质的合成。抑制 LAMP-2A 表达后,巨自噬活性升高。相反,通过抑制剂 3-MA 和抑制 ATG5 可以阻断巨自噬,进而溶酶体的 LAMP-2A 和 HSC70 表达上调,并激活 CMA。

关于三种自噬类型的异同列于表 27-2。

表 27-2　3 种自噬类型的异同

特点	巨自噬	微自噬	分子伴侣介导的自噬
激活方式	压力与应激	组成性	压力与应激
物种			
哺乳类动物	存在	存在	存在
非哺乳类动物	存在	存在	?
机制			
膜来源	非溶酶体	溶酶体	无膜来源
内吞	是	是	否
受体介导	否	否	是
参与成分			
ATP	是	是	是
GTP 和 GTP 酶	是	是	否
细胞骨架	是	否	?
分子伴侣	否	否	是
PI3K	是	?	否
底物			
细胞器	各种类型	各种类型	无
可溶性胞质蛋白	各种类型	各种类型	KFERQ- 标签
蛋白折叠方式	折叠	折叠	去折叠
选择性	部分	部分	所有

二、细胞自噬涉及多种诱导因素

细胞自噬的发生涉及一系列与自噬相关基因的参与以及外界条件的刺激。

（一）细胞自噬涉及复杂的相关基因

细胞自噬涉及一系列与自噬相关的基因，分别涉及自噬体形成以及自噬体转运和溶酶体融合降解。参与自噬调节以及自噬体形成的基因被称为自噬相关基因（autophagy associated gene，ATG）。自噬相关基因种类繁多，多在酵母中率先被发现，其命名最初称为 APG、AUT 和 CVT，目前统一命名为 ATG。哺乳类动物自噬基因的命名与酵母的相似，但存在个别差异，如酵母 ATG8 在哺乳类动物中称为 LC3，酵母 ATG6 在哺乳类动物中称为 BECN1/Beclin1。ATG 种类与功能总结于表 27-3。参与自噬的基因除了 ATG 以外，还包括小泡衣被和适配器蛋白、自噬信号转导相关的激酶、脂质结合蛋白以及 PI3K 复合体相互作用物、集束复合体（tethering complex）、乙基马来酰亚胺敏感因子连接物复合体（SNARE）和小 GTP 酶和调节因子等。

表 27-3 自噬相关蛋白（ATG）与其功能

蛋白名称	定位	别名与功能
ULK1 和 ULK2	ULK 复合体	Atg1 同源物；介导 mTOR 信号和 ATG9 循环的 Ser/Thr 蛋白激酶
ATG13	ULK 复合体	ULK1 和 ULK2 底物，也参与调解 ULK 复合体活性
FIP200	ULK 复合体	Atg17 同源物；ULK1 和 ULK2 底物，也参与调解 ULK 复合体活性
ATG101	ULK 复合体	与 ULK1 和 ATG13 相互作用
BECN 1	PI3K 复合体	Atg6 同源物；PI3K 复合体的部分，参与起始、形成和成熟期自噬过程
VPS34	PI3K 复合体	PI3K 复合体的催化亚单位
p150	PI3K 复合体	Vps15 同源物；募集 PI3K 复合体到自噬膜
ATG14L	PI3K 复合体	Atg14 同源物；介导 PI3K 复合体定位 Ω 小体
WIPI1 和 WIPI2	PtdIns（3）P 结合蛋白	Atg18 同源物；结合 PtdIns（3）P 在自噬体上
ATG3	LC3- 磷脂酰乙醇胺连接	Atg3 同源物；类似于 E2 泛素连接酶；连接 LC3 到磷脂酰乙醇胺
ATG4	LC3- 磷脂酰乙醇胺连接	Atg4 同源物；半胱氨酸蛋白酶，从 LC3 切割羧基端甘氨酸残基，也参与 LC3 从自噬体外膜的再循环
ATG7	LC3- 磷脂酰乙醇胺和 ATG12 连接	Atg7 同源物；类似于 E1 泛素激活酶；活化 ATG12 和 LC3 等 Atg8 同源物
LC3-A、LC3-B、LC3-C、GATE16、GABARAPL1、GABARAPL2 和 GABARAPL3	LC3- 磷脂酰乙醇胺连接	Atg8 同源物；泛素样蛋白，募集各组分到自噬体，有助于膜融合
ATG5	ATG5-ATG12 结合	Atg5 同源物；连接 ATG12
ATG10	ATG5-ATG12 结合	Atg10 同源物；类似于 E2 泛素连接酶；连接 ATG12 到 ATG5 内部的赖氨酸残基

续表

蛋白名称	定位	别名与功能
ATG12	ATG5-ATG12 结合	Atg12 同源物；连接到 ATG5 的泛素样蛋白，参与 ATG3 的激活
ATG16L1	ATG5-ATG12 复合体	Atg16 同源物，结合 ATG5-ATG12 连接物，指导 LC3 连接隔离膜
ATG9A 和 ATG9B	跨膜蛋白	Atg9 同源物；参与自噬体形成
ATG2A 和 ATG2B	Ω 小 体、ATG2-WIPI 复合体	Atg2 同源物；参与隔离膜的核化，及自噬体的闭合

（二）细胞自噬受到环境因素的诱导

诱发自噬的因素包括外部因素和内部因素。其中，外部因素包括缺血、缺氧、氨基酸或游离脂肪酸等营养缺乏以及激素水平改变，例如在细胞培养时无葡萄糖或无氨基酸可以诱发自噬的形成，雄激素可以通过活化前列腺癌细胞系 LNCaP 的 mTOR 分子抑制自噬的形成。而内部因素包括细胞器损伤、异常成分聚集以及病原体存在。受损的内质网、线粒体、过氧化物酶体等细胞器以及核糖体均可以诱导细胞自噬的发生。

三、细胞自噬具有复杂的调控机制

细胞自噬的形成（以最经典的大自噬为例）包括自噬前体的发生、自噬体的形成、自噬体被运送至溶酶体形成自噬溶酶体以及在自噬溶酶体中物质降解并被最终再循环利用四个阶段。其中，自噬体的形成可以分为三个阶段：起始（initiation）、核化（nucleation）、延伸（expansion）。起始阶段是指自噬体生成信号传送至隔离膜产生部位，并募集自噬体生成的关键起始复合体。核化是指隔离膜形成，而延伸是指自噬体形成与闭合的过程。在细胞自噬的发生过程中涉及多条信号转导通路，包括 mTOR 依赖的信号转导通路和 mTOR 非依赖的信号转导通路。其中，mTOR 依赖的信号转导通路又涉及 PI3K/AKT/mTOR 和 LKB1/AMPK/mTOR 通路。

（一）PI3K/AKT/mTOR 信号转导通路调节自噬的过程

生长因子、细胞因子或激素等信号分子与酪氨酸激酶受体结合，并激活后者。通过与活化的受体蛋白或连接蛋白相互作用，磷脂酰肌醇激酶 PI3K 二聚体发生构象变化而被激活。活化的 PI3K 将催化 PI-4,5-P_2（PIP_2）磷酸化形成 PI-3,4,5-P_3（PIP_3）。PIP_3 将蛋白激酶 AKT 募集到质膜上，并被 3-磷酸肌醇依赖性蛋白激酶 1（PDK）磷酸化。磷酸化激活的 AKT 进一步磷酸化 TSC1/2 复合体中的 TSC2，继而解除 TSC1/2 对 GTP 结合蛋白 RHEB 的抑制，后者通过活化雷帕霉素靶蛋白 mTORC1 而抑制自噬起始复合体的形成。胞浆磷酸酯酶 PTEN 在 PI3K/AKT/mTOR 信号转导通路中，作为负性调控分子，可以对 PI-3,4,5-P3 进行去磷酸化，抑制 mTOR 复合体的活性，并促进自噬的发生（图 27-8）。

（二）LKB1/AMPK/mTOR 信号转导通路调节自噬的作用

在细胞能量平衡失调时，AMP/ATP 升高，AMPK 可以感知其变化，发生变构并暴露其磷酸化位点。LKB1 通过磷酸化作用活化 AMPK，后者可以直接磷酸化 TSC2，使 RHEB-GTP 由活性状态转变为 RHEB-GDP 失活状态，从而抑制 mTORC1，激活自噬。AMPK 不仅可以感受能量平衡失调，也可感应 Ca^{2+} 的浓度变化。当细胞受到刺激后，Ca^{2+} 浓度升高，将引起钙调素的激活，后者活化 CaMKKβ，继而磷酸化 AMPK，促进自噬的发生。在缺氧刺激下，AMPK 可以通过上调 REDD1，促进 14-3-3 蛋白从 TSC1/2 复合体分离出来，激活 TSC1/2，引起细胞自噬（图 27-9）。

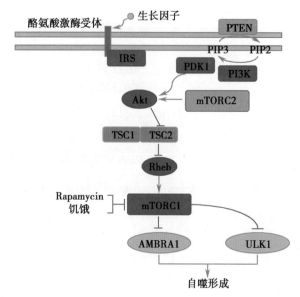

图 27-8　PI3K/AKT/mTOR 信号通路在自噬调节中的作用

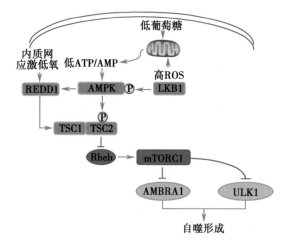

图 27-9　LKB/AMPK/mTOR 信号通路在自噬调节中的作用

（三）mTOR 非依赖性信号通路

　　mTOR 虽然是自噬发生的关键分子，但不是所有的自噬均必须通过 mTOR 进行调节作用。Mst1（mammalian Ste20-like kinase 1），又称丝氨酸 / 苏氨酸蛋白激酶 4（STK4），是 Hippo 信号通路的核心组件，其通过磷酸化、二聚化以及核内外定位等方式，参与细胞分化、控制稳态、促进细胞黏附和迁移、抑制自噬、促进凋亡等多种生理活动。在自噬的调节过程中，Mst1 可使 BECN 1 BH3 结构域 N 端的 Thr108 磷酸化，增强 BECN 1 与 BCL-2 和 / 或 BCL-XL 疏水沟 α3 螺旋间的互作，使 BECN 1 同源二聚体稳定，减弱 ATG14L 与 BECN 1 的结合，降低 BECN 1-PI3K-ATG14L 复合体脂激酶 VPS34 的活性从而抑制自噬。

四、细胞自噬参与细胞生死的抉择

　　细胞自噬是真核生物中进化保守的对细胞内物质进行周转的重要过程，参与细胞生与死的抉择。

（一）细胞自噬是维持细胞存活的重要机制

1977 年，Hourdry 首次发现在即将死亡的细胞中存在自噬现象，因此提出自噬能促进细胞存活。

1. 细胞自噬维持细胞代谢平衡　细胞在遭遇营养或生长因子缺乏、低氧等不利条件时，将启动细胞自噬过程,以适应代谢条件的变化,维持细胞能量供给以及合成代谢。在细胞自噬过程中产生的氨基酸能够进一步加工,与脂肪酸一起,进入三羧酸循环,维持细胞 ATP 的形成,为细胞提供生存所需的能源。抑制细胞的自噬过程,会加快应激细胞的死亡过程。

2. 细胞自噬调节细胞的生理环境　细胞在生长分化以及与周围环境适应的过程中,经常会发生细胞器的损伤、蛋白质折叠错误、微生物的侵袭感染等,将会引起细胞功能的异常。细胞会启动细胞自噬机制清除损伤的细胞器、堆积的错误折叠的蛋白质以及有害的微生物,以维系细胞的正常生长。

3. 细胞自噬保护染色体稳定　近年研究发现,在自噬相关的 ATG 基因发生突变的细胞中,DNA 损伤明显增加,而染色体稳定性显著下降。但是,自噬对染色体具有稳定作用的机制尚不清楚。由于自噬可以维持细胞能量代谢、细胞内环境稳定、蛋白质与细胞器质量控制,可以推断其对维持染色体稳定性与以上过程相关。

（二）细胞自噬参与程序化死亡

适当的细胞自噬可以保护细胞,使细胞存活,而过度和持续自噬会致细胞死亡。这种由自噬导致的死亡方式称为Ⅱ型程序化死亡。其形态学变化主要表现为胞浆中形成自噬囊泡,其内部包含大量生物大分子以及细胞器等,而细胞内线粒体与细胞骨架保持完整。

（三）细胞自噬与疾病的发生发展密切相关

细胞自噬失调参与了神经系统退行性疾病、肝脏疾病、肌病、自身免疫病等疾病的发生发展。例如,在阿尔茨海默病的发病早期自噬被激活,大量自噬体形成,但其与溶酶体结合过程受损,不能实现 β- 淀粉样肽的降解,从而导致淀粉样蛋白的沉积;脂自噬异常是酒精性和非酒精性脂肪性肝炎的发病基础;自噬体与溶酶体融合过程错误、错误折叠蛋白质分子的聚集或细胞自噬过度将可导致肌退行性肌病的发生。细胞自噬在肿瘤发生发展不同时期起着不同的作用,小鼠模型证明自噬相关的蛋白 UVRAG、Bif1、Atg4C、Atg5 和 Atg7 均具有抑癌作用。而在肿瘤细胞暴露于不良的环境压力下,自噬则可以降解瘤细胞产生的变性蛋白质以及损伤的细胞器,为肿瘤细胞提供营养及能量,进而避免凋亡。

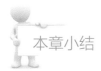

本章小结

细胞衰老和死亡是有机体生命发展的必经过程。细胞衰老是指随着时间的推移,细胞增殖能力和生理功能逐渐下降的变化过程。衰老细胞的形态表现为细胞内水分减少,膜流动性降低,细胞间连接减少,细胞器数量减少,脂褐素在细胞内蓄积并随年龄增长而增多,核膜内折,染色质固缩等。而生理功能表现为细胞代谢能力降低,脂类、蛋白质、DNA 等成分损伤,最终出现细胞死亡。目前尚无定论的细胞衰老机制理论,涉及自由基学说、端粒钟学说、代谢废物累积和遗传程序学说等,表明细胞衰老受机体自身基因的控制和环境因素的双重影响。

细胞死亡是指细胞生命活动的终止。根据细胞死亡的模式不同主要分为细胞坏死、细胞凋亡和自噬性细胞死亡。细胞坏死是指在极端的物理、化学或其他严重的病理性因素诱发的、非正常的细胞死亡,主要表现为细胞肿胀、细胞膜破裂崩解内容物释放等,导致周围组织炎症反应。细胞凋亡是指在一定的生理或病理条件下,由基因控制的细胞自主有序的细胞死亡,主要表现为细胞质浓缩,细胞表面结构丧失,细胞核内染色质凝聚,形成凋亡小体,不引起炎症反应。诱导细胞凋亡的因素很多,但在细胞内主要通过 Caspase 依赖性两条途径引发凋亡。

细胞自噬是细胞保证物质代谢平衡及内环境稳定的重要过程,存在三种方式:巨自噬、微自噬和分子伴侣介导的自噬,其中巨自噬为细胞自噬的主要方式。细胞自噬涉及一系列与自噬相关的蛋白,包括 ATG 以及非 ATG 蛋白。营养缺乏或激素水平变化是自噬调节的外在因素,而细胞器损伤与病原体感染则是自噬发生的内部诱导因素。细胞自噬的形成(以最经典的大自噬为例)包括自噬前体的发生、自噬体的形成、自噬体被运送至溶酶体形成自噬溶酶体以及在自噬溶酶体中物质降解并被最终再循环利用等四个阶段。其中,自噬体的形成可以分为三个阶段:起始、核化、延伸。细胞自噬涉及多条信号转导通路,包括 mTOR 依赖的信号转导通路和 mTOR 非依赖的信号转导通路,前者包括 PI3K/AKT/mTOR、LKB1/AMPK/mTOR 等,均以 mTOR 为核心分子,在自噬调节中发挥重要的作用。细胞自噬参与了细胞存活与程序化死亡的调控,其功能异常与神经退行性疾病、消化系统疾病、肌退行性肌病、肿瘤以及自身免疫病等疾患的发生发展密切相关。

思考题

1. 什么是 Hayflick 界限?
2. 衰老细胞的形态学表现有哪些?
3. 细胞凋亡的概念、生物学意义和医学意义是什么?
4. 细胞凋亡的典型形态学和生化学改变是什么? 细胞凋亡与细胞坏死、细胞焦亡、细胞铁死亡的主要区别是什么?
5. 细胞凋亡的基本途径是什么? 影响细胞凋亡的因素有哪些?
6. 细胞自噬有哪些类型? 细胞自噬对于真核细胞的重要意义是什么?

(李冬民)

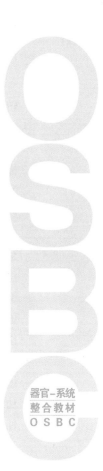

第六篇
细胞通讯与细胞应激

第二十八章　细胞连接与细胞黏附

第二十九章　细胞外基质

第三十章　细胞信号转导

第三十一章　细胞应激

　　本篇有四章,主要叙述细胞连接与细胞黏附(第二十八章)、细胞外基质(第二十九章)、细胞信号转导(第三十章)和细胞应激(第三十一章),涵盖了细胞与细胞之间、环境与细胞之间相互作用的基本内容。

　　在多细胞生物的组织中,细胞与细胞间、细胞与细胞外基质间往往形成一些结构关系,这些结构称为细胞连接。细胞黏附是细胞连接的起始,细胞连接是细胞黏附的发展,是细胞间结构与功能联系的基本形式。紧密连接封闭相邻细胞间的接缝,防止一些大分子在细胞间隙中自由穿行,从而迫使物质只能穿过细胞进入体内,保证了机体内环境的相对稳定;紧密连接的存在还可防止膜蛋白的自由扩散,使膜蛋白定位于一定区域之中;紧密连接还能起到机械连接作用,将相邻细胞紧密地连接成一个整体,比如:血脑屏障、血睾屏障、肠上皮细胞等。锚定连接包括与肌动蛋白连接的黏附连接及与中间丝连接的桥粒,是细胞通过胞内的骨架系统与相邻细胞连接起来,形成一个牢固而有序的细胞群体或组织。间隙连接是由两个连接子对接形成通道将细胞连接起来的一种连接方式,不但具有连接作用,更重要的是参与了细胞之间的信息传导,在细胞间建立起通讯偶联关系,对细胞分化、协调代谢、电兴奋传导等有着重要影响。

　　细胞外基质是由细胞分泌到细胞外空间,由蛋白和多糖构成的精密有序的网络结构。尽管各种组织的细胞外基质不尽相同,但均由三大类成分组成:蛋白聚糖、胶原蛋白和非胶原糖蛋白。其主要功能除支持和连接细胞,组成特有的组织结构外,还参与组织发生,调节细胞的各种生理活动。细胞外基质和相关细胞的相互作用,决定了细胞和组织的结构和功能特性。

　　细胞的化学反应构成了细胞生命活动的物质基础,在生命活动中,许多化学反应过程转变为信号传递途径。细胞的自我调控和细胞间的协调配合活动均是通过信号传递实现的。细胞无时无刻不与周围环境发生着各式各样的联系,进行着丰富多彩的交流和协调,以保持生物体与周围世界以及生物体本身的平衡与统一。细胞内存在多种信号转导方式及途径,彼此间可交叉调控,构成复杂的信号网络,使机体在整体上对外界环境的变化发生最为适宜的反应。

　　细胞应激是细胞对环境因素导致大分子损伤的一种防御反应,目的是对抗伤害、修复损伤、增加对损伤的耐受性,以最终保护细胞和/或通过细胞死亡过程最终除去损伤后不能修复的细胞。热应激是生物细胞在高温环境下所表现的以基因表达变化为特征的一种防御适应反应,称为热休克反应。氧化应激是由活性氧增多和/或清除减少导致活性氧相对超负荷引起的细胞应激反应。由于多种应激原作用和炎症、缺血再灌注损伤等病理过程中都有活性氧的生成增多,而在应激反应中涉及的基因几乎都受细胞氧化还原状态的影响,因此氧化应激反应是多种细胞应激反应中最为中心的通路,参与了缺血再灌注损伤、炎症、肿瘤、衰老以及多种疾病,如帕金森病、阿尔茨海默病、艾滋病、糖尿病血管并发症、心脑血管病等的发生和发展。单纯性的缺氧或缺血缺氧可诱发缺氧性应激反应。真核细胞的内质网是细胞内蛋白质合成和折叠、Ca^{2+}存储、脂质合成的重要部位。各种原因,如缺氧、氧化应激、脂质过度负荷、病毒感染、药物和毒素等均可扰乱内质网稳态,导致内质网内未折叠蛋白或错误折叠蛋白积聚或细胞内钙稳态失衡,引起内质网应激,因此内质网应激是多种细胞应激反应的共同通路。由 DNA 损伤引起的细胞应激称为基因毒应激,往往通过诱发细胞凋亡清除基因受损细胞,防止突变细胞的扩散和肿瘤形成。

(武军驻)

第二十八章
细胞连接与细胞黏附

细胞连接（cell junction）和细胞黏附（cell adhesion）是多细胞有机体中相邻细胞间发生关联的结构基础和基本方式。人和多细胞动物的形态建成既是细胞分裂、分化的结果，也是细胞通过表面分子相互识别、黏附进而形成特殊细胞连接的结果。细胞之间、细胞与细胞外基质之间首先通过细胞表面特殊的黏附分子彼此识别和黏着，其次通过相邻细胞表面形成的特殊连接结构来加强彼此间的机械联系和保障组织结构的完整与功能协调。细胞连接与细胞黏附体现细胞的社会性，二者彼此联系、相辅相成。细胞黏附是细胞连接的起始，细胞连接是细胞黏附的发展。从时间上看，黏附在先，连接在后。从结构上看，细胞黏附涉及的蛋白分子较少、范围局部、结构简单；而细胞连接涉及的蛋白分子较多、范围广、结构复杂，结合的紧密程度高。

第一节　细　胞　连　接

在多细胞生物体内，各种组织的相邻细胞通过一些特殊蛋白质形成的特殊结构把细胞连接在一起，这种细胞表面与其他细胞或细胞外基质结合的特化区域称为细胞连接。细胞连接是多细胞有机体中相邻细胞之间通过细胞质膜相互联系、协同作用的重要组织方式。依据行使功能的不同，细胞连接可分为三大类：封闭连接（occluding junction）、锚定连接（anchoring junction）和通讯连接（communicating junction）（表 28-1）。

表 28-1　细胞连接的类型与特征

功能分类	结构分类		主要结构特征	参与连接构成的主要蛋白质分子	主要分布
封闭连接	紧密连接		相邻细胞膜间形成封闭索	闭合蛋白、密封蛋白、TRIC、多种胞质外周蛋白	上皮细胞
锚定连接	黏着连接	黏着带	肌动蛋白丝参与的细胞与细胞连接	α、β、γ 联蛋白、黏着斑蛋白、α 辅肌动蛋白、钙黏着蛋白	上皮细胞
		黏着斑	肌动蛋白丝参与的细胞与细胞外基质连接	踝蛋白、纽蛋白、细丝蛋白、整联蛋白 $α_5β_1$	上皮细胞基底面
	桥粒连接	桥粒	中间纤维参与的细胞与细胞连接	桥粒斑珠蛋白、桥粒斑蛋白、桥粒黏蛋白、桥粒胶蛋白	心肌细胞上皮细胞
		半桥粒	中间纤维参与的细胞与细胞外基质连接	网蛋白、整联蛋白 $α_6β_4$、穿膜蛋白 BP180	上皮细胞基底面

功能分类	结构分类	主要结构特征	参与连接构成的主要蛋白质分子	主要分布
通讯连接	间隙连接	由连接子构成的微小通道	连接子蛋白	大多数动物组织细胞
	化学突触	通过释放神经递质传递冲动		神经元之间或神经元-肌细胞间

一、封闭连接是封闭上皮细胞间隙的主要细胞连接形式

封闭连接在结构上表现为紧密连接(tight junction),仅存在于脊椎动物,且只有一种。广泛分布于各种上皮细胞,如消化道上皮、膀胱上皮;此外,脑毛细血管内皮细胞之间也存在紧密连接结构。

（一）紧密连接的特征性结构是封闭索

紧密连接是阻断上皮细胞间溶质扩散的特化的接触位点。透射电镜显示,在紧密连接处,两个相邻细胞质膜以断续的点状结构连在一起,点状接触部位细胞间隙消失,非点状接触处尚有 10~15nm 的细胞间隙。冰冻断裂复型技术显示,紧密连接区域是围绕在细胞四周的"焊接线"样带状网络,焊接线又称嵴线。上皮细胞顶端的扫描电镜显示,嵴线由成串排列的特殊穿膜蛋白质颗粒构成,这种在相邻细胞膜上形成的特征性结构称为封闭索(sealing strand)。封闭索相互交错成网状,将相邻细胞紧密连接在一起,封闭细胞间隙(图 28-1A)。

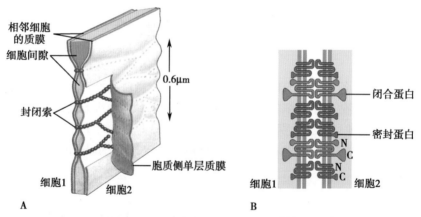

图 28-1　紧密连接结构与组成模式图
A. 相邻细胞质膜上蛋白颗粒连成的封闭索;B. 两种穿膜蛋白结构示意图。

（二）紧密连接由穿膜蛋白和胞质外周蛋白组成蛋白质复合体

现已证明有 40 余种蛋白质参与了紧密连接的形成与功能,这些蛋白质主要是穿膜蛋白和胞质外周蛋白(cytoplasmic peripheral protein)。

1. **穿膜蛋白**　至少有三类:闭合蛋白(occludin)、密封蛋白(claudin)和三细胞紧密连接蛋白(tricellulin, TRIC)。

闭合蛋白是一种表观分子量为 65kDa、522 个氨基酸残基组成的 4 次穿膜蛋白,由位于人第五号染色体长臂的 *OCLN* 基因表达。密封蛋白也是一种 4 次穿膜蛋白,表观分子量为 20~27kDa,在人类至少有 24 种此类蛋白得以鉴定,是形成嵴线的主要成分。相邻细胞的闭合蛋白和密封蛋白在胞外形成的两个环以同亲型黏附聚合,而两类蛋白的 C 末端和 N 末端均伸向细胞质(图 28-1B),C 末端具有能与其他紧密连接蛋白结合的区域,通过与其他蛋白如 ZO-1、ZO-2 和 ZO-3 蛋白的相互作用,为紧密

连接提供支持，凭借这些蛋白将封闭索锚定到细胞骨架上，以增加组织的抗牵张能力。

密封蛋白对紧密连接来说，不管在结构还是功能上都是必需的。密封蛋白以不同的组合表达在不同的上皮组织中，形成了片层上皮细胞间孔（paracellular pore），控制上皮组织的通透性。肾上皮表达的特异性密封蛋白，参与了肾小管对镁离子的重吸收，该基因突变可导致低镁而引起痉挛性遗传疾病。近年研究发现，密封蛋白 claudin-1 和闭合蛋白还是丙型肝炎病毒（hepatitis C virus, HCV）入侵细胞所必需的受体，提示紧密连接很可能和 HCV 入侵细胞的过程有关。

三细胞紧密连接蛋白是 2005 年发现的一个新的穿膜蛋白，存在于三个内皮细胞的交界处，不仅是紧密连接的重要组成部分，而且在功能上与闭合蛋白能形成互补。其作用是在三个细胞处封闭细胞膜，防止上皮组织三细胞之间的物质泄漏。

2. 胞质外周蛋白　胞质外周蛋白有多种，包括 PDZ 蛋白、ZO 家族、PATJ、PAR-3 和 PAR-6 等，它们帮助穿膜蛋白与细胞骨架相连，还能将蛋白激酶、磷酸酶、小 GTP 酶和转录因子等调节蛋白聚集到紧密连接处发生作用。

（三）紧密连接具有调节上皮通透性和维持上皮细胞极性两大功能

1. 封闭上皮细胞间隙，调节上皮选择性通透的屏障功能　紧密连接是封闭管腔上皮细胞间隙的主要细胞连接方式。相邻细胞间形成的封闭索交织成网状，增加了紧密连接的面积和密度，从而让物质选择性地通过上皮细胞的间隙，有效阻止大分子物质在细胞之间通过，而只允许水分子和离子从封闭索衔接处的小孔透过。紧密连接对于上皮选择性通透的屏障功能非常重要，如小肠上皮细胞的紧密连接对肠腔内大部分物质起着阻隔作用。脑毛细血管内皮以及睾丸支持细胞之间的紧密连接构成了血脑屏障（blood-brain barrier）和血睾屏障（blood-testis barrier），保护这些重要器官和组织免受异物侵害。

2. 防止上皮细胞膜脂与膜蛋白的侧向扩散，维持上皮细胞极性　上皮细胞排列有明显极性，一面朝向身体表面或空腔器官的腔面，称游离面，一面以基底膜与深部结缔组织相连，称基底面，所以上皮细胞的游离面和基底面在结构与功能上完全不同。上皮细胞侧膜面则通过紧密连接结合在一起。紧密连接另一个重要功能就是作为"篱笆"，防止游离面和基底面的膜蛋白与膜脂分子从侧面扩散，从而维持上皮细胞的极性。如小肠上皮细胞游离面含有大量吸收葡萄糖分子的协同运输载体，完成 Na^+ 驱动的葡萄糖同向主动转运；而基底面含有执行被动运输的葡萄糖转运载体，将葡萄糖转运到组织间液，随后入血，从而完成葡萄糖的吸收和转运功能。正是由于紧密连接限制了小肠上皮细胞游离面和基底面膜蛋白与膜脂分子的侧面扩散，才保证了小肠上皮细胞物质运转的方向性。

二、锚定连接分为肌动蛋白丝参与的黏着连接和中间纤维参与的桥粒连接

锚定连接是一类由细胞骨架成分参与、存在于细胞与细胞或细胞与细胞外基质之间的特殊连接结构。锚定连接在机体中分布广泛，尤其在上皮、心肌和子宫颈等需要承受强机械力的组织中含量丰富。根据参与的细胞骨架纤维不同，锚定连接可分为两大类：一类是与肌动蛋白丝相连的锚定连接，称为黏着连接（adhering junction）；另一类是与中间纤维相连的锚定连接，称为桥粒连接（desmosome junction）。黏着连接又可分为两类：细胞与细胞之间的黏着连接称为黏着带（adhesion belt）；细胞与细胞外基质间的黏着连接称为黏着斑（focal adhesion）。桥粒连接也可分为两类：细胞与细胞之间的连接称为桥粒（desmosome）；细胞与细胞外基质间的连接称为半桥粒（hemidesmosome）。

四种锚定连接主要由两类蛋白构成：一类是细胞内锚定蛋白（intracellular anchor protein），另一类是穿膜黏着蛋白（transmembrane adhesion protein）。后者是一类跨膜的细胞黏附分子，均为糖蛋白，其胞内一端与细胞内锚定蛋白相连，进而与细胞骨架结合；胞外一端与相邻细胞特异的穿膜黏着蛋白或细胞外基质蛋白相连（数字资源"02 锚定连接"）。锚定连接的重要功能是形成能够抵抗机械张力的牢固黏合，参与组织器官形态和功能的维持、细胞的迁移运动以及胚胎发育分化等多种

生命活动。

（一）黏着连接是与肌动蛋白丝相连的锚定连接

1. 黏着带是细胞与细胞之间形成的黏着连接

（1）黏着带的分子组成与结构特点：黏着带常位于某些上皮细胞紧密连接的下方，是相邻细胞间形成的一个连续的带状结构（图 28-2A）。黏着带处相邻细胞膜的间隙约 15~30nm，介于紧密连接与桥粒之间，所以黏着带又被称为中间连接。参与黏着带形成的穿膜黏着蛋白称为钙黏着蛋白（cadherin），是一个大的糖蛋白家族，属于 Ca^{2+} 依赖性细胞黏附分子（详见本章第二节）。钙黏着蛋白在质膜中形成同源二聚体，相邻细胞钙黏着蛋白的胞外结构识别黏附形成胞间横桥相连，胞内部分通过锚定蛋白与肌动蛋白丝相连（图 28-2B）。这样，相邻细胞中的肌动蛋白束通过钙黏着蛋白和锚定蛋白连成广泛的跨细胞网络结构，使组织形成一个坚固的整体。细胞内锚定蛋白包括 α、β、γ 联蛋白（catenin）、黏着斑蛋白（vinculin）、斑珠蛋白（plakoglobin）和 α- 辅肌动蛋白（α-actinin）等。锚定蛋白有双重作用，一是连接钙黏着蛋白与肌动蛋白丝，二是将信号转导到细胞质。

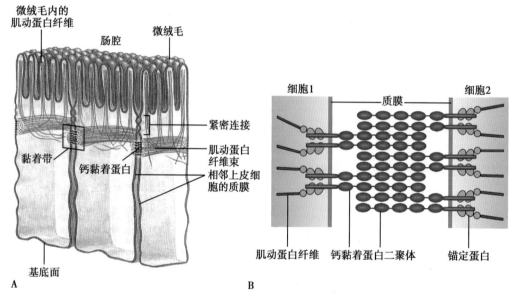

图 28-2 小肠上皮细胞之间黏着带结构模式图
A. 黏着带部位示意图；B. 黏着带组成结构示意图。

（2）黏着带的功能：主要有两点：①维持细胞形态结构和组织器官的完整性，特别是为上皮细胞和心肌细胞提供了抵抗机械张力的牢固黏合。②调控早期胚胎的形态发生。在动物胚胎发育过程中，由于肌动蛋白束的收缩作用，黏着带可以使上皮细胞内陷形成管状或泡状器官原基，从而对形态发生起重要调控作用。

2. 黏着斑是细胞与细胞外基质之间形成的黏着连接

（1）黏着斑的分子组成与结构特点：黏着斑是上皮细胞基底面与细胞外基质之间通过局部黏附形成的黏着连接。与黏着带不同，参与黏着斑形成的穿膜黏着蛋白是整联蛋白（integrin），其胞外部分通过纤连蛋白或胶原与细胞外基质相连，胞内部分通过锚定蛋白与肌动蛋白丝相连，从而介导细胞与细胞外基质的黏着连接。黏着斑部位的细胞内锚定蛋白有踝蛋白（talin）、α- 辅肌动蛋白、纽蛋白等（图 28-3）。由于整联蛋白是纤连蛋白的受体，因此，细胞通过整联蛋白与细胞外基质之间的连接是受体与配体之间的识别和结合（详见本章第二节）。

（2）黏着斑的功能：①黏着斑起着细胞附着与支持的作用。主要体现在两方面：一是参与肌细胞与肌腱的连接；二是体外培养细胞可通过黏着斑附着在培养基质上，它的形成与解离对于细胞的铺展和迁移运动（如片状伪足的伸出）具有重要意义。②黏着斑还参与细胞信号转导。当整联蛋白胞外部分与配体结合后,可使整联蛋白发生聚集,将信号传递到细胞内,进而激活胞内的黏着斑激酶,调控细胞增殖、黏附、迁移等重要生命活动(图28-3)。

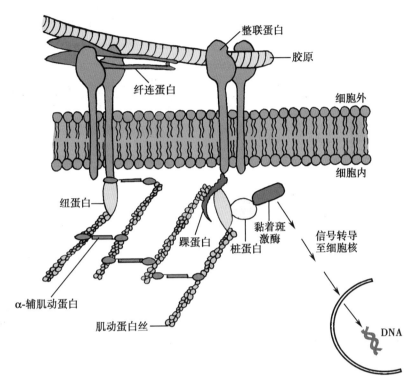

图 28-3　黏着斑的结构与功能示意图

(二) 桥粒连接是与中间纤维相连的锚定连接

桥粒连接多存在于承受强拉力的组织如皮肤、食管、膀胱、子宫、阴道等处的上皮细胞之间以及心肌中,为其提供机械支持力,维持组织完整性。依据其存在位置不同,分为桥粒和半桥粒两种。

1. 桥粒是细胞与细胞之间形成的连接结构

(1)桥粒的分子组成与结构特点:桥粒是两个细胞之间形成的纽扣式结构,将相邻细胞铆接在一起,桥粒也是中间纤维的锚定位点,多位于上皮细胞黏着带的下方。光镜下的桥粒呈棘刺状,电镜下桥粒连接处相邻细胞膜间隙约 20~30nm,质膜的胞质侧各有一个致密的盘状斑块结构即胞质斑(cytoplasmic plaque),称为桥粒斑(desmosomal plaque),厚度约 0.5μm。

桥粒斑成分是细胞内锚定蛋白,包括桥粒斑珠蛋白和桥粒斑蛋白,是中间纤维附着的部位,许多成束的中间纤维伸向桥粒斑,锚定后再折返形成袢状结构。中间纤维因细胞类型不同而各异,如上皮细胞中主要是角蛋白丝,心肌细胞中为结蛋白丝,大脑表皮细胞中则为波形蛋白丝。桥粒结构的穿膜黏着蛋白有桥粒黏蛋白(desmoglein)和桥粒胶蛋白(desmocollin),均属于钙黏着蛋白家族。其胞内部分与桥粒斑相连,胞外部分与相邻细胞的穿膜黏着蛋白相连,通过依赖 Ca^{2+} 的黏附机制将两个相邻细胞连接在一起(图 28-4A)。

(2)桥粒的功能:桥粒是一种坚韧牢固的细胞连接结构。相邻上皮细胞内的中间纤维通过桥粒斑和穿膜黏着蛋白构成了贯穿整个组织的整体网络架构,增强了细胞抵抗外界压力与张力的机械强度,对维持组织的完整性非常重要。

临床上一些皮肤病与桥粒结构的破坏有关。天疱疮(pemphigus)是一种自身免疫性皮肤疾病,发病机制就是患者体内产生了抗自身桥粒穿膜黏着蛋白的抗体,使桥粒结构破坏、消失,导致皮肤细胞连接松解,而使液体渗出,引起严重的皮肤水疱病。

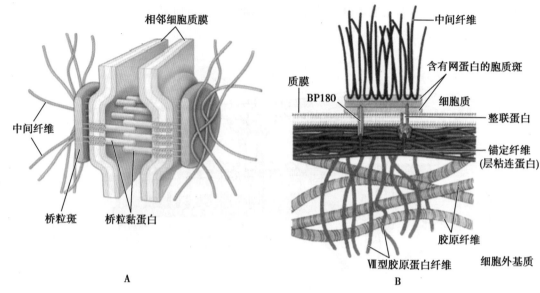

图 28-4 桥粒与半桥粒的结构

A. 桥粒结构示意图;B. 半桥粒结构示意图。

2. 半桥粒是细胞与细胞外基质之间形成的连接结构

(1)半桥粒的分子组成与结构特点:半桥粒是上皮细胞基底面与细胞外基质之间形成的锚定连接结构,因其结构仅一半与桥粒相似而得名,但功能与化学组成不同。半桥粒与桥粒的结构区别有三点:①胞质斑仅在细胞质膜一侧内表面形成,另一侧是细胞外基质(基底膜),故称为半桥粒;②构成胞质斑的细胞内锚定蛋白是网蛋白(plectin);③半桥粒结构的穿膜黏着蛋白有两种,一是整联蛋白($\alpha_6\beta_4$),另一个是穿膜蛋白 BP180。两种穿膜黏着蛋白的胞内部分通过网蛋白与胞质中间纤维相连,胞外部分通过层粘连蛋白与基底膜相连(图 28-4B)。

(2)半桥粒的功能:半桥粒主要功能是把上皮细胞与其下方的基底膜连接在一起,防止机械力造成上皮与其下方组织的剥离。半桥粒的重要性是在一种稀有的自身免疫性疾病——大疱性类天疱疮(bullous pemphigoid)中发现的。患者体内产生了一种直接攻击组织的抗体(自身抗体),破坏了半桥粒结构,导致表皮的基底层细胞脱离基底膜,组织液渗入表皮下空间,引起严重的表皮下水疱。层粘连蛋白和整联蛋白 α_6 或 β_4 基因的突变均可引起大疱性表皮松解症,其症状与大疱性类天疱疮相似。

三、通讯连接偶联细胞间的化学信号和电信号

通讯连接是生物体大多数组织相邻细胞间通过化学信号或电信号的通讯联系,以实现群体细胞间功能合作与协调的一种特殊连接方式。其特点是不仅具有机械的细胞连接作用,更主要是在细胞间形成代谢偶联或电偶联。通讯连接在动物细胞中表现为间隙连接(gap junction)和化学突触(chemical synapse)两种形式,在植物细胞中表现为胞间连丝(plasmodesmata)。本章仅介绍前两种。

(一)间隙连接是动物细胞普遍存在的一种通讯联系方式

间隙连接是由相邻细胞质膜上的两个连接子(connexon)对接形成微小通道,将细胞连接起来的一种连接方式,它是动物细胞之间特化的通讯位点。透射电镜显示,间隙连接部位相邻细胞膜之间有2~3nm 的缝隙,因而间隙连接也称缝隙连接。除骨骼肌细胞和血细胞外,几乎所有的动物组织细胞都存在间隙连接。

1. 间隙连接的基本结构单位是连接子 间隙连接由一组穿膜连接蛋白即连接子蛋白(connexin,Cx)组成,连接子蛋白在质膜内簇集成多亚基蛋白复合体横跨细胞膜,称为连接子。每个连接子长7.5nm,外径6nm,由 6 个相同或相似的连接子蛋白环绕而成,中央形成直径约 1.5~2nm 的亲水性通

道。相邻质膜上的两个连接子对接形成胞间通讯连接,使胞质连通。冷冻蚀刻技术显示,间隙连接常呈斑块状集结,斑块大小不等,不同组织细胞一个斑块内可含有几个甚至成千上万个连接子(图 28-5)。采用密度梯度离心技术可将质膜上间隙连接区域的膜片分离出来。(数字资源"03 间隙连接")

连接子蛋白是多基因家族的成员,现已发现 20 余种,它们的分布具有组织细胞特异性。从不同组织细胞中分离出的连接子蛋白,其相对分子质量差异较大,从 26×10^3 到 60×10^3 不等,但都具有 4 个 α- 螺旋穿膜区,这也是该蛋白家族最保守的区域。一个连接子可以由相同的连接子蛋白构成同源连接子,也可以由不同的连接子蛋白构成异源连接子。由不同连接子蛋白所构成的间隙连接,其电导率、通透性是不同的,调控机制可能也有所不同。

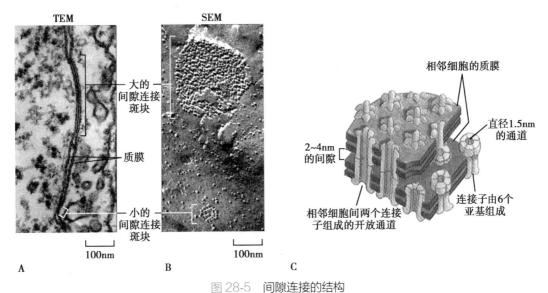

图 28-5　间隙连接的结构

A. 透射电镜显示间隙连接;B. 冷冻蚀刻技术显示间隙连接;C. 间隙连接三维模式图。

2. 间隙连接介导细胞间的代谢偶联和电偶联　间隙连接除了具有加强相邻细胞的机械连接作用外,更重要的功能是介导细胞间通讯。细胞通讯(cell communication)是指一个细胞发出的信息通过化学信号或电信号传递给另一个细胞并产生相应的反应,从而协调相邻细胞间的功能活动。间隙连接介导的通讯方式有两种:代谢偶联(metabolic coupling)和电偶联(electric coupling)。

(1)代谢偶联:小分子质量(小于 1kDa)代谢物和信号分子如 cAMP、Ca^{2+}、单糖、氨基酸等,通过间隙连接从一个细胞进入到相邻细胞,进而使整个细胞群发生应答反应,称为代谢偶联。代谢偶联在协调细胞群体的功能活动方面发挥重要作用。如当促胰液素作用于胰腺腺泡细胞质膜上的受体时,使细胞内第二信使 cAMP 和 Ca^{2+} 浓度升高,促进胰液分泌。cAMP 和 Ca^{2+} 都可以通过间隙连接从一个细胞进入到相邻细胞中,因此只要有部分胰腺腺泡细胞受体接受激素分子的作用,便可使整个腺泡细胞同时向外分泌消化液。

间隙连接的通透性是可调节的。在实验条件下,降低细胞 pH 或升高 Ca^{2+} 浓度均可降低间隙连接的通透性。当细胞受损时,大量钙离子进入,导致间隙连接关闭,以免正常细胞受到伤害。在某些组织中,间隙连接的通透性还受两侧电压梯度及细胞外化学信号的调控。这些现象表明,间隙连接是一种可以随细胞内的变化而进行开关的动态结构。

(2)电偶联:此时间隙连接是一种离子通道,带电的离子通过离子通道到达相邻细胞,使电信号从一个细胞传递到另一个细胞,因此电偶联也称离子偶联(ionic coupling)。电偶联广泛存在于兴奋性组织的细胞之间。如电偶联使心肌细胞同步收缩和舒张,若这种连接破坏,电偶联消失,则心脏停止跳动;成年动物仅有少数平滑肌细胞受神经支配,大多数平滑肌细胞的兴奋传导靠电偶联,小肠平滑肌细胞通过电偶联,使收缩和蠕动同步化。

（二）化学突触是传递神经冲动的一种细胞通讯连接

神经元之间或神经元与效应细胞（如肌细胞）之间通过突触（synapse）完成神经冲动的传递。突触可分为电突触（electronic synapse）和化学突触两种基本类型。电突触是指细胞间形成的间隙连接，电冲动可直接通过间隙连接从突触前向突触后传导，速度快而准确。电突触对于某些无脊椎动物和鱼类快速准确地逃避反射具有十分重要的意义。

化学突触的突触前膜和突触后膜之间存在 20nm 宽的间隙，使电信号不能通过，须将电信号转变为化学信号，再将化学信号转变为电信号。化学突触信号传递时，神经冲动传递到轴突末端，引起神经递质小泡释放神经递质，然后神经递质作用于突触后细胞，引起新的神经冲动。这种信号传递速度不及电突触。

第二节　细　胞　黏　附

多细胞生物体通过各种方式进行细胞通讯和细胞识别，并发生识别后的细胞反应，从而使所有细胞能协调有序地进行生命活动。细胞通讯、细胞识别及细胞黏附三者之间存在密不可分的联系，从某种意义上讲，细胞识别是细胞通讯过程的一部分，而细胞黏附是细胞识别反应的效应之一。通过细胞通讯、细胞识别与细胞黏附使具有相同表面特性的细胞聚集在一起形成组织和器官。通常将这种在细胞识别的基础上，同类细胞发生聚集形成细胞团或组织的过程称为细胞黏附。细胞黏附具有组织特异性和种属特异性。

目前已证实，细胞黏附作用是由细胞表面特异的细胞黏附分子（cell adhesion molecule，CAM）介导的。现已发现的细胞黏附分子达百余种，依据其分子结构与功能特性至少分五大类：钙黏着蛋白（cadherin），选择素（selectin），免疫球蛋白超家族（Ig-superfamily，Ig-SF），整联蛋白家族（integrin family）和质膜蛋白聚糖。这些分子中，除免疫球蛋白超家族和质膜蛋白聚糖外，其余黏附分子均需要依赖 Ca^{2+} 或 Mg^{2+} 才起作用。钙黏着蛋白、选择素和 Ig-SF 介导细胞与细胞黏附，整联蛋白家族和质膜蛋白聚糖主要介导细胞与细胞外基质黏附，但白细胞整联蛋白还介导细胞与细胞之间的相互识别与黏附。如前所述，钙黏着蛋白和整联蛋白在细胞骨架的参与下，还参与形成桥粒、半桥粒、黏着带与黏着斑等细胞锚定连接结构（表 28-2，图 28-6）。本节重点介绍前四类细胞黏附分子（质膜蛋白聚糖在本书第二十九章介绍）。

表 28-2　细胞黏附分子主要成员与特征

黏附类型	黏附分子类型	黏附分子主要成员	Ca^{2+}/Mg^{2+} 依赖性	参与的细胞骨架	参与的细胞连接
细胞与细胞黏附	钙黏着蛋白家族	E、N、P- 钙黏着蛋白	+	肌动蛋白丝	黏着带
		桥粒 - 钙黏着蛋白	+	中间纤维	桥粒
	选择素	L、P、E- 选择素	+	–	–
	免疫球蛋白超家族	N-CAM、V-CAM	–	–	–
	白细胞整联蛋白	$\alpha_4\beta_1$、$\alpha_L\beta_2$	+	肌动蛋白丝	–
细胞与细胞外基质黏附	整联蛋白	$\alpha_5\beta_1$	+	肌动蛋白丝	黏着斑
		$\alpha_6\beta_4$	+	中间纤维	半桥粒
	质膜蛋白聚糖	多配体蛋白聚糖	–	肌动蛋白丝	–

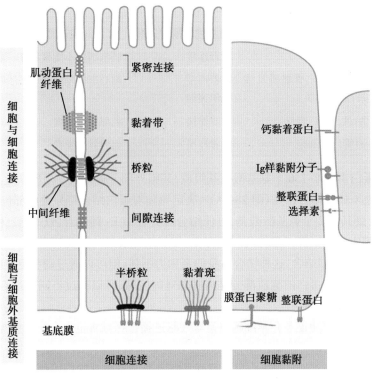

图 28-6　细胞连接与细胞黏附概况

除质膜蛋白聚糖外，CAM 均为单次穿膜糖蛋白，由三部分组成：①胞外区，为肽链 N 端，较长且带有糖链，是配体识别部位；②穿膜区，为一次穿膜的 α- 螺旋；③胞质区，肽链 C 端，一般较小，可与细胞骨架成分或胞内的信号转导蛋白结合。CAM 主要通过三种方式介导细胞识别与黏附：①同亲型结合（homophilic binding），指相邻细胞表面的同源黏附分子间的相互识别与黏附，如钙黏着蛋白；②异亲型结合（heterophilic binding），指相邻细胞表面的不同种黏附分子间的相互识别与黏附，如选择素和整联蛋白；③连接分子依赖性结合（linker-dependent binding），即相邻细胞黏附分子通过中介连接分子才能相互识别与黏着。

一、钙黏着蛋白、选择素和免疫球蛋白超家族介导细胞与细胞黏附

钙黏着蛋白、选择素和 Ig-SF 均介导细胞与细胞黏附，但 3 种黏附分子的结构与功能特征、作用的组织细胞等有较大区别。

（一）钙黏着蛋白是一类依赖于 Ca^{2+} 的同亲型细胞黏附分子

1. 钙黏着蛋白分典型钙黏着蛋白与非典型钙黏着蛋白　钙黏着蛋白因依赖 Ca^{2+} 发挥细胞黏附作用而得名。钙黏着蛋白是一个很大的糖蛋白家族，目前已在人类发现 200 余种钙黏着蛋白成员，不同的钙黏着蛋白其组织细胞分布也不同。常以最初发现所在组织的第一个英文字母命名，如 E- 钙黏着蛋白（epithelial cadherin，E-cadherin）发现于上皮组织中；N- 钙黏着蛋白（neural cadherin，N-cadherin）最初发现于神经组织；P- 钙黏着蛋白（placental cadherin，P-cadherin）最初发现于胎盘组织中；VE- 钙黏着蛋白（vascular endothelial cadherin，VE-cadherin）存在于血管内皮细胞中。这四种钙黏着蛋白最常见，其胞内或胞外结构域在序列组成上高度同源，称为典型钙黏着蛋白（表 28-3）。此外还有一些非典型钙黏着蛋白，其结构和氨基酸序列组成差异较大，如桥粒结构中钙黏着蛋白家族的桥粒黏蛋白和桥粒胶蛋白。

表 28-3　典型钙黏着蛋白的主要成员与功能

名称	组织分布	与细胞连接的关系	在小鼠中失活后的表型
E- 钙黏着蛋白	上皮细胞	黏着连接	胚泡细胞不能聚集在一起,死于胚泡时期
N- 钙黏着蛋白	神经、心脏、骨骼肌及成纤维细胞	黏着连接 化学突触	因心脏缺陷而死于胚胎时期
P- 钙黏着蛋白	胎盘、乳腺、表皮	黏着连接	乳腺异常发育
VE- 钙黏着蛋白	血管内皮细胞	黏着连接	血管异常发育

　　典型钙黏着蛋白由 700~750 个氨基酸残基组成,其胞外部分折叠成 5 个串联重复的结构域,其中 4 个同源性高且均含 Ca^{2+} 结合位点(图 28-8A)。决定钙黏着蛋白结合特异性的部位在靠 N 端的一个结构域中,只要变更其中 2 个氨基酸残基,可使结合特异性由 E- 钙黏着蛋白转变为 P- 钙黏着蛋白。钙黏着蛋白在质膜中常以同源二聚体的形式存在,相邻细胞表达的同类钙黏着蛋白的胞外结构域相互识别与黏附,形成同亲型结合,这种结合本身的亲和力不强,但可以通过动员更多的分子参与,增加细胞连接的强度。钙黏着蛋白的胞质部分是高度保守的区域,可以通过不同的细胞内锚定蛋白与肌动蛋白丝相连(见本章第一节)。

　　2. 钙黏着蛋白的主要功能是介导细胞黏附与细胞连接　钙黏着蛋白介导细胞与细胞之间的同亲型细胞黏附。在胚胎和成年脊椎动物,同类细胞需要具备自我标识和彼此黏附的特性,这一特性主要是钙黏着蛋白分子的作用。钙黏着蛋白另一重要功能是参与细胞之间稳定的特化连接结构即锚定连接的形成(见本章第一节),也可与胞内信号蛋白相连,介导胞外信号向胞内的转导过程,以调整细胞的功能活动。

　　钙黏着蛋白还参与细胞分化过程,对于胚胎细胞的早期分化及成体组织形成,尤其是上皮及神经组织的构筑有重要作用。在发育过程中,细胞通过调控钙黏着蛋白表达的种类与数量,决定胚胎细胞间的黏附、分离、迁移和再黏附,从而影响细胞分化和组织器官的形成,还可影响细胞的微环境和抑制细胞迁移。上皮 - 间质转化(epithelial-mesenchymal transition,EMT)发生在胚胎发育的不同过程以及很多转移癌组织中,其分子机制就是 E- 钙黏着蛋白的表达与否。研究表明,E- 钙黏着蛋白减少或缺失可使癌细胞易从瘤块脱落,成为癌细胞侵袭与转移的前提;相反 E- 钙黏着蛋白表达增加,则抑制癌细胞的侵袭与转移,因而有人将 E- 钙黏着蛋白称为细胞转移抑制分子。

　　(二) 选择素是一类依赖于 Ca^{2+} 识别特异糖基的异亲型细胞黏附分子

　　细胞与细胞间稳定的长期连接,主要依赖于钙黏着蛋白家族;而细胞与细胞之间的短暂联系与黏附,则依靠选择素、免疫球蛋白超家族及白细胞整联蛋白。

　　1. 选择素的家族成员及分子结构特点　选择素家族成员依据表达的组织不同分三种:L- 选择素(leukocyte selectin)表达于各种白细胞上;P- 选择素(platelet selectin)主要位于血小板和内皮细胞上;E- 选择素(endothelial selectin)表达于活化的内皮细胞上。

　　选择素是单次穿膜糖蛋白,其胞外区由三个结构域构成:N 端的 C 型凝集素(C lectin)样结构域、表皮生长因子(epithelial growth factor,EGF)样结构域以及补体调节蛋白(complement control protein,CCP)同源结构域。与其他黏附分子不同,选择素识别的配体都是一些寡糖基团,且 3 种选择素均可通过 N 端凝集素样结构域来识别同一类特定的糖基(图 28-7),参与细胞之间的选择性黏附。特定糖基主要是指具有唾液酸化的路易斯寡糖(sialyl-Lewis)或类似结构的分子。选择素与糖基配体的结合需要 Ca^{2+} 参与,EGF 样结构域和 CCP 同源结构域具有加强分子间黏附以及参与补体系统调节等作用。选择素分子的胞内区可通过锚定蛋白与肌动蛋白丝结合。

　　2. 选择素主要介导白细胞与血管内皮细胞之间的识别与黏附　研究证明,选择素是调节血流过程中细胞与细胞间的一过性黏附分子,主要参与白细胞或血小板与血管内皮细胞的识别与黏着,帮助白细胞从血液进入炎症部位。

　　炎症时组织释放的白细胞介素 -1 等促炎细胞因子可活化血管内皮细胞表达 E- 选择素和 P- 选择素,特异识别结合白细胞和血小板表面的寡糖链,进而募集血液中快速流动的白细胞在炎症部位血管内皮上减速滚动,通过黏附、分离、再黏附、再分离的循环往复,最后激活了自身整联蛋白,后者介导白细胞与血管内皮细胞较紧密地结合在一起,并使白细胞穿过血管富集到炎症部位。P- 选择素介导血小板和活化内皮细胞迅速结合,参与炎症及血栓形成,当血小板黏附于血管内皮后,进一步促进白细胞的滚动与黏附。

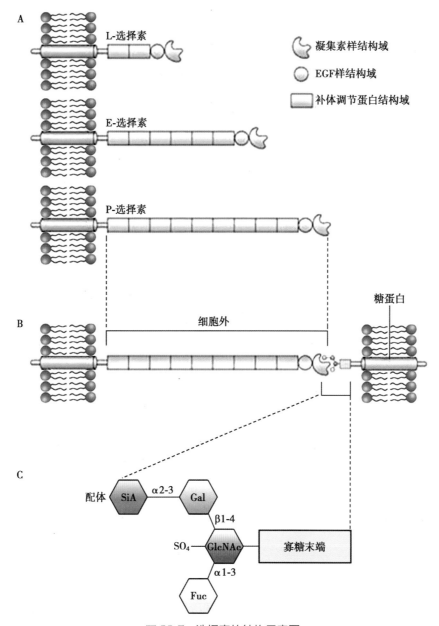

图 28-7　选择素的结构示意图

A. 3 种选择素的结构;B. 选择素识别结合糖基配体;C. 糖基配体寡糖链末端结构。

(三) 免疫球蛋白超家族是一类不依赖于 Ca^{2+} 的细胞黏附分子

　　1. Ig-SF 的分子结构中含有 Ig 样结构域　免疫球蛋白(Ig)由许多具有相似结构域的多肽链构成,每一个 Ig 结构域都是由 90~110 个氨基酸残基形成的紧密折叠结构,其间有二硫键相连。进一步研究表明,Ig 样结构域存在于很多的蛋白质分子中,形成了 Ig-SF。Ig-SF 是穿膜糖蛋白,其胞外区由一个或多个 Ig 样结构域组成(图 28-8B)。Ig-SF 成员复杂,其中有的介导同亲型细胞黏附,有的介导异亲型细胞黏附,但都不依赖于 Ca^{2+} 发挥作用。

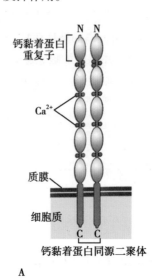

图 28-8　钙黏着蛋白、Ig-SF 和整联蛋白的结构示意图
A. 典型钙黏着蛋白模式图;B. Ig 样黏附分子结构模式图;C. 整联蛋白结构模式图。

　　2. Ig-SF 的不同成员参与不同组织细胞的识别与黏附　神经细胞黏附分子(N-CAM)通过同亲型黏附机制介导神经细胞黏附。在众多 Ig-SF 成员中,表达于神经细胞的黏附分子就有 20 余种,所有 N-CAM 的胞外区都有 5 个 Ig 样结构域,它们与相邻细胞的同类分子识别黏附在一起,参与神经系统的发育、轴突的生长和再生以及突触的形成等。

　　血管细胞黏附分子(V-CAM)和细胞间黏附分子(I-CAM)通过异亲型黏附机制介导细胞黏附。V-CAM 介导血管内皮细胞与白细胞的黏附,参与炎症反应。在选择素介导白细胞与血管内皮细胞作用之后,随之血管内皮的 V-CAM 便与白细胞表面的 $\alpha_4\beta_1$ 整联蛋白相结合,使白细胞沿内皮滚动并固着于炎症部位的血管内皮,最终穿过血管壁。I-CAM 有多种类型,内皮细胞的 I-CAM 可与白细胞表面的 $\alpha_L\beta_2$ 整联蛋白分子结合,在炎症反应中发挥作用;有的类型只在 T 淋巴细胞、单核细胞中表达,参与免疫细胞的识别与黏附,在淋巴系统抗原识别、细胞毒 T 淋巴细胞功能发挥及淋巴细胞的募集方面起重要作用。

血小板 - 内皮细胞黏附分子(PE-CAM)既可以同亲型黏附机制又可以异亲型黏附机制介导细胞黏附。PE-CAM 主要表达于血小板和内皮细胞,参与血小板和内皮细胞的识别与黏附,在血管内皮细胞的紧密黏附中起重要作用。

二、整联蛋白介导细胞与细胞外基质以及细胞与细胞黏附

整联蛋白(integrin)是一类依赖于 Ca^{2+} 或 Mg^{2+} 的异亲型细胞黏附分子,介导细胞与细胞外基质以及细胞与细胞之间的相互识别与黏附。整联蛋白是一个整合膜蛋白家族,普遍存在于脊椎动物几乎所有种类的细胞表面。

(一)整联蛋白是异源二聚体穿膜糖蛋白

整联蛋白由两条不同的穿膜多肽链组成,即 α 链(120~185kDa)和 β 链(90~110kDa),两者非共价连接。迄今为止已鉴定出 18 种不同的 α 亚基和 9 种不同的 β 亚基,它们相互结合组成不同的整联蛋白,目前至少确定人有 24 种整联蛋白表达于不同细胞表面。同一种整联蛋白可与一种以上的不同配体相结合,同一种配体也可与多种不同的整联蛋白相结合。

整联蛋白的两个亚基均由胞外区、螺旋穿膜区和胞内区三部分组成。电镜观察显示,α 和 β 亚基的胞外区构成球状头部结构,是整联蛋白分子与配体的结合部位,其中 α 亚基的 N 端有结合二价阳离子的结构域,参与调控整联蛋白与配体的结合。胞内区很短,由 30~50 个氨基酸残基组成,可通过细胞内锚定蛋白(踝蛋白、α- 辅肌动蛋白、细丝蛋白、纽蛋白等)与肌动蛋白丝等细胞骨架成分相互作用。α 亚基的胞内区近膜处有一个非常保守的 KXGFFKR 序列,与整联蛋白活性的调节有关(图 28-8C)。

(二)整联蛋白主要有细胞黏附和信号传递两种生物活性

1. 细胞黏附包括细胞与细胞外基质及细胞与细胞黏附两种　前已述及,整联蛋白介导细胞与细胞外基质黏附的典型结构是黏着斑和半桥粒(见本章第一节)。研究表明,含 β_1、β_4 亚基的整联蛋白(如 $\alpha_5\beta_1$、$\alpha_6\beta_4$)主要介导细胞与细胞外基质黏附,其中 $\alpha_5\beta_1$ 主要以细胞外基质中的纤连蛋白和胶原为配体,参与黏着斑形成;$\alpha_6\beta_4$ 以层粘连蛋白为配体,参与形成半桥粒。此外,含 β_2 亚基的整联蛋白(如 $\alpha_L\beta_2$、$\alpha_M\beta_2$)主要存在于各种白细胞表面,介导细胞与细胞间的黏附及相互作用,参与炎症反应;含 β_3 亚基的整联蛋白主要存在于血小板表面,介导血小板的聚集,参与血栓形成(表 28-4)。

整联蛋白识别配体的特征结构部位是 Arg-Gly-Asp(RGD)三肽序列,这个三肽序列存在于纤连蛋白、胶原、层粘连蛋白、蛋白聚糖以及其他多种胞外蛋白分子中。如 $\alpha_v\beta_3$ 整联蛋白在多种肿瘤细胞表面和新生血管内皮细胞中高表达,主要通过特异识别结合细胞外蛋白的 RGD 序列对肿瘤血管生成、侵袭转移等病理过程起着重要作用,因此 $\alpha_v\beta_3$ 已成为许多抗肿瘤血管生成药物作用的靶点。RGD 序列发现的重要性在于开辟了一条以受体 - 配体相互作用为基础的治疗疾病的新途径。血小板整联蛋白 $\alpha_{IIb}\beta_3$ 与血浆中含有 RGD 序列的纤维蛋白原结合,可触发血小板凝聚,进而形成血栓,是造成心脏病发作的病因之一。动物实验表明,含有 RGD 序列的人工合成肽可以竞争性阻止血小板整联蛋白与纤维蛋白原的结合,从而预防血凝块的形成。这一发现使人们设计出一种新的非肽类抗凝血药物(如Aggrastat),它们类似于 RGD 结构,但只与血小板整联蛋白结合,从而抑制了血小板与纤维蛋白原的结合,达到了抗凝血作用。

表 28-4　几种常见的整联蛋白及其配体

亚基组成	主要的细胞分布	配体
$\alpha_1\beta_1$	多种细胞类型	胶原,层粘连蛋白
$\alpha_2\beta_1$	多种细胞类型	胶原,层粘连蛋白
$\alpha_4\beta_1$	造血细胞	纤连蛋白,VCAM-1
$\alpha_5\beta_1$	成纤维细胞	纤连蛋白
$\alpha_L\beta_2$	T 淋巴细胞	ICAM-1,ICAM-2
$\alpha_M\beta_2$	单核细胞	血纤维蛋白原,ICAM-1
$\alpha_{IIb}\beta_3$	血小板	血纤维蛋白原,纤连蛋白
$\alpha_6\beta_4$	上皮细胞	层粘连蛋白

2. 信号传递有"由内向外"和"由外向内"两种机制　采用冷冻电镜等技术研究发现,整联蛋白存在无活性和有活性两种状态。在非活性状态,整联蛋白的胞外段折叠在一起,不能结合基质蛋白;而在有活性状态,整联蛋白的 α 和 β 亚基脱钩,胞内段暴露出与细胞内锚定蛋白结合部位,胞外 N 端结构域也伸展打开,暴露出高亲和力的基质结合位点。所以,整联蛋白从无活性到有活性的转变主要依赖于构象的变化,进而将胞外基质的结合与胞内细胞骨架关联起来。

无活性和有活性之间的转换受到多种机制的调节,在没有信号刺激的情况下,整联蛋白往往以无活性的状态存在于细胞表面。当细胞内事件启动胞内信号传递时,首先使整联蛋白胞内结构域发生构象改变,继而诱导胞外结构域发生构象变化,从而激活整联蛋白与胞外配体的结合。这种由细胞内信号启动,将胞内信号由整联蛋白胞内区传递到细胞外,进而激活整联蛋白与配体结合的方式称为"由内向外"的信号转导。"由内向外"的信号转导主要控制细胞黏附力,对于血小板和白细胞介导的细胞黏附反应是非常重要的。

整联蛋白也可作为受体介导信号从细胞外向细胞内传递,这种方式称为"由外向内"的信号转导。研究表明,整联蛋白介导的"由外向内"的信号转导可依赖一种细胞内的酪氨酸激酶如黏着斑激酶(focal adhesion kinase,FAK)。整联蛋白与胞外配体结合可使整联蛋白发生簇集,并激活 FAK,导致 FAK 自主磷酸化而与 Src 激酶结合,FAK/Src 复合体可使多个下游分子磷酸化,激活 FAK-MAPK 和 FAK-PI3K 等通路,调控细胞增殖、黏附、迁移等重要生命活动。

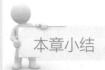

本章小结

细胞连接是多细胞生物细胞表面与其他细胞或细胞外基质结合形成的特化连接结构,包括封闭连接、锚定连接、通讯连接 3 大类。封闭连接的典型结构为紧密连接,是由穿膜蛋白和胞质外周蛋白组成的蛋白质复合体,具有调节上皮通透性和维持上皮细胞极性两大功能。锚定连接分为肌动蛋白丝参与的黏着连接和中间纤维参与的桥粒连接,前者包括细胞间的黏着带和细胞与细胞外基质间的黏着斑;后者包括细胞间的桥粒和细胞与细胞外基质间的半桥粒。锚定连接主要功能是形成抵抗机械张力的牢固黏合,参与组织器官形态和功能的维持。通讯连接包括间隙连接和化学突触,间隙连接的基本结构单位是连接子,其作用是介导细胞间的代谢偶联和电偶联;化学突触是传递神经冲动的一种细胞通讯连接。

细胞黏附是在细胞识别的基础上,同类细胞发生聚集形成细胞团或组织的过程。细胞黏附作用是由细胞表面特异的 CAM 介导的,依据其结构及功能不同,CAM 分五大类:钙黏着蛋白家族、选择素、Ig-SF、整联蛋白家族及质膜蛋白聚糖,前四类均为单次穿膜糖蛋白。钙黏着蛋白是一类依赖于

Ca^{2+} 的同亲型 CAM,主要功能是介导细胞黏附和细胞连接。选择素是一类依赖于 Ca^{2+} 识别特异糖基的异亲型 CAM,主要参与白细胞或血小板与血管内皮细胞的识别与黏着。Ig-SF 是一类含有 Ig 样结构域、不依赖于 Ca^{2+} 的 CAM,参与不同组织细胞的识别与黏附。整联蛋白是一类依赖于 Ca^{2+} 或 Mg^{2+} 的异亲型 CAM,介导细胞与细胞外基质以及细胞与细胞之间的相互识别与黏附;整联蛋白还具有双向信号转导作用,调控细胞增殖、黏附、迁移等重要生命活动。

思考题

1. 什么是细胞连接? 什么是细胞黏附? 二者有何联系与区别?

2. 试述紧密连接、黏着带、黏着斑、桥粒、半桥粒、间隙连接的分子组成与结构特征。各种细胞连接的主要功能是什么?

3. 钙黏着蛋白、选择素、免疫球蛋白超家族和整联蛋白家族的分子组成与结构特点如何? 它们介导细胞黏附的方式与分子机制有何不同?

(肖建英)

第二十九章
细胞外基质

细胞外基质（extracellular matrix，ECM）是由细胞产生的存在于细胞之间的多种蛋白质组成的致密结构网络。尽管各种组织的 ECM 组分不同，但均有三类共同的成分，即以氨基多糖为主的蛋白聚糖、胶原蛋白和其他非胶原的有多价结合能力的糖蛋白。在 ECM 中，疏水的胶原蛋白形成纤维束，编织成网状结构，亲水的蛋白聚糖填充其间，其他糖蛋白发挥连接作用。ECM 可以形成相对特异的结构，如在上皮组织和结缔组织之间形成的基底膜，软骨组织中的生长板等。产生 ECM 的细胞，不但要根据需求动态地调节 ECM 各组分的生成，也可通过影响 ECM 的降解，维系 ECM 的动态平衡。ECM 组分的降解由两大类蛋白水解酶来完成。ECM 在组织中，不仅仅起到支撑作用，更重要的是和细胞相互作用，影响细胞的几乎所有生物学行为，参与了发育、生长等生理过程。在创伤愈合、炎症和肿瘤的转移等病理过程也发挥重要作用。

第一节 细胞外基质的组成

组成 ECM 的大分子主要由存在于基质的细胞产生，在大部分结缔组织中是成纤维细胞，特殊的结缔组织则是成纤维细胞的同类细胞，如软骨中的成软骨细胞、骨中的成骨细胞，组成细胞也控制 ECM 的结构。ECM 由三大类成分组成：蛋白聚糖、胶原蛋白和非胶原糖蛋白，在哺乳类动物分别有36 种蛋白聚糖、约 40 种胶原蛋白和 200 多种的其他糖蛋白。ECM 示意图如图 29-1。

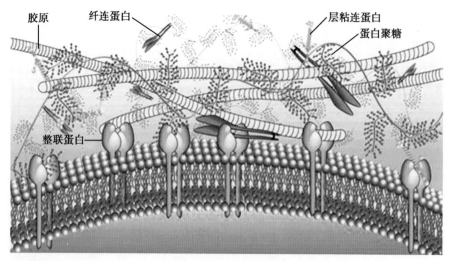

图 29-1 ECM 示意图

一、蛋白聚糖是由糖胺聚糖和核心蛋白组成的复合物

糖胺聚糖（glycosaminoglycan，GAG）是由氨基己糖和糖醛酸二糖多次重复组成的不分支多聚物。氨基己糖为 N- 乙酰葡萄糖胺或者 N- 乙酰半乳糖胺，在大多数情况下，可被硫酸化。由于硫酸基和羧基的存在，GAG 带有很强的负电荷。核心蛋白上丝氨酸与 GAG 相连形成蛋白聚糖，众多的蛋白聚糖可在连接蛋白的帮助下，进一步和透明质酸连接，形成蛋白聚糖多聚体（aggrecan）。

（一）糖胺聚糖根据氨基己糖的组成不同分为四类

透明质酸（hyaluronic acid，HA）是由葡萄糖醛酸和乙酰氨基葡萄糖二糖单位重复构成的多聚体。二糖单位可达 25 000 个，另外，HA 是唯一不发生硫酸化的 GAG。所有成人组织和体液中都有 HA，但胚胎早期含量最丰富。由于 HA 分子表面有大量带负电荷的亲水性基团，可结合大量水分子，因而即使浓度很低也能形成黏稠的胶体，占据很大的空间，产生膨胀压。这在发育过程中发挥着重要的作用。HA 虽不与蛋白质共价结合，但可与许多种蛋白聚糖的核心蛋白及连接蛋白借非共价键结合，参与软骨基质中蛋白聚糖多聚体的构成。HA 和肝素相同，可以游离形式存在，发挥生物学功能，如存在于关节的滑液中，起到润滑作用。CD44 为细胞表面的 HA 受体，其同源分子都具相似的结构域，可结合 HA 分子，属于透明质酸黏素（hyaladherin）族。

硫酸软骨素（chondroitin sulfate，CS）和硫酸皮肤素（dermatan sulfate，DS）是由己糖醛酸和 N- 乙酰氨基半乳糖二糖单位组成的多聚体。糖链连接到核心蛋白的丝氨酸残基上，在 N- 乙酰氨基半乳糖的 C-4 位或 C-6 位羟基上发生硫酸化。硫酸软骨素广泛分布于动物组织的细胞外基质和细胞表面。硫酸软骨素存在于从线虫到人除植物外的所有生物中，发挥着许多重要的生理功能。硫酸皮肤素是动物体内分布最广泛的一种细胞外基质糖胺多糖，为血管壁蛋白多糖的主要成分。由于含有硫酸基团，整个分子呈现很强的负电性，易与蛋白质共价结合组成蛋白聚糖，同时也是其发挥生物学作用的重要基础。

硫酸角质素（keratin sulfate，KS），以 D- 半乳糖和 N- 乙酰葡糖胺 -6- 硫酸形成的双糖作为主要重复单位，一部分半乳糖在 C-6 位上被硫酸化或分枝成别的糖链。有的硫酸角质素也含有少量岩藻糖、硅铝酸，这种细微的不均一的结构，是有组织特异性的。从与蛋白质结合的形式上来看，在角膜的硫酸角质素是 N- 乙酰葡糖胺和天冬氨酸以 N- 糖苷键相结合，而软骨等骨骼系统的硫酸角质素是 N- 乙酰葡糖胺和丝氨酸、蛋氨酸以 O- 糖苷键相结合。不论哪一种情况，在结合区附近，均尚有数分子的甘露糖存在。KS 组成的蛋白聚糖存在于哺乳类的角膜、椎间板、软骨和动脉中。在多数情况下和硫酸软骨素共存，有时两者共用一个蛋白质。在胎儿期软骨的蛋白多糖中几乎不含有硫酸角质素，但随着年龄增加其含量渐增，这可作为动物结缔组织伴随年龄发生变化的例证。

硫酸肝素（heparin）首先从肝脏发现而得名，是由葡萄糖胺、L- 艾杜糖醛苷、N- 乙酰葡萄糖胺和 D- 葡萄糖醛酸交替组成的氨基多糖硫酸酯，平均分子量为 15kDa，呈强酸性。肝素存在于肺、血管壁、肠黏膜等组织的肥大细胞中，现在主要从牛肺或猪小肠黏膜提取，是动物体内一种天然抗凝血物质，在体内外都有抗凝血作用。临床上主要用于血栓栓塞性疾病、心肌梗死、心血管手术、心脏导管检查、体外循环、血液透析等。随着药理学及临床医学的进展，肝素的应用不断扩大。

（二）多样的蛋白聚糖由核心蛋白和数目不等的糖胺聚糖链组成

除透明质酸外，其他糖胺聚糖均与核心蛋白质共价结合，形成蛋白聚糖（proteoglycan，PG）。核心蛋白上的丝氨酸残基在高尔基复合体中装配上糖胺聚糖（GAG）的基本过程是：首先合成由四糖组成的连接桥（Xyl-Gal-Gal-GlcUA）连接到丝氨酸残基上，再以此为引物，在特异的糖基转移酶作用下，逐个转移糖基，延长糖链，最后对所合成的重复二糖单位，进行硫酸化及差向异构化修饰，以出胞形式输送到细胞外。

一个核心蛋白分子上可以连上不同的 GAG，GAG 的硫酸化位点的不同和差异程度，以及核心蛋

白的不同,使得蛋白聚糖的结构呈现多样性。有的蛋白聚糖很大,可以连上 100 个 GAG,如存在于软骨的蛋白聚糖多聚体(aggrecan);大部分的 PG 可连上 1~10GAG,如饰胶蛋白聚糖(decorin),由成纤维细胞分泌,只有一条 GAG 链。PG 的主要作用是在细胞外基质与其他分子结合或者相互结合形成大的复合物时,发挥支撑、抗牵拉等功能。如饰胶蛋白与胶原微纤维结合,调控微纤维的组装和直径大小。饰胶蛋白缺乏的小鼠皮肤抗张力能力差。但是,不是所有的 PG 都是分泌的细胞外基质成分,也有作为细胞膜组分的 PG。其核心蛋白插入脂双层膜,或通过葡萄糖磷酸肌醇锚定在质膜上。如多配体蛋白聚糖(syndecans),有一跨膜的核心蛋白,胞内结构域和肌动蛋白相互作用,传递信号到胞内。多配体蛋白聚糖可以在许多细胞表达,包括成纤维细胞、上皮细胞等。在上皮细胞,参与了细胞与基质间的黏连,传递胞外信号,调节整合素的功能。还可和蛋白聚糖一起与可溶性多肽生长因子相互作用,影响细胞的生长和增殖。

二、胶原组成细胞外基质的抗张力网络结构

胶原(collagen)是动物体内含量最丰富的蛋白质,约占人体蛋白质总量的 25% 以上。它遍布于体内各种器官和组织,组成结缔组织细胞外基质中的框架结构,可由成纤维细胞、软骨细胞、成骨细胞及某些上皮细胞合成并分泌到细胞外。胶原分子是三条肽链(α 链)形成的三股螺旋结构,含有螺旋区、非螺旋区及球形结构域三种结构域,继而相互交织,形成绳样超螺旋的胶原微纤维。

(一)胶原蛋白是三条多肽链形成的右手螺旋结构

一个典型的原纤维形成胶原分子由三条多肽链组成,这三条链可以相同,也可以是不同。如 I 型胶原由两条 α_1(I)链及一条 α_2(I)链构成。每条 α 链约含 1 050 个氨基酸残基,基本的基序是“Gly-X-Y”三联氨基酸序列,X 常为脯氨酸,Y 常为羟脯氨酸或羟赖氨酸残基。重复的 Gly-X-Y 三联序列使 α 链卷曲为左手螺旋,每圈含 3 个氨基酸残基。三股这样的螺旋再相互盘绕成右手超螺旋,即原胶原。原胶原分子间通过侧向共价交联,相互呈阶梯式有序排列聚合成直径 50~200nm、长 150nm 至数微米的原纤维,在电镜下可见间隔 67nm 的横纹。胶原原纤维中的交联键是由侧向相邻的赖氨酸或羟赖氨酸残基氧化后所产生的两个醛基间缩合而成。原胶原共价交联后成为具有抗张强度的不溶性胶原。胚胎及新生儿的胶原因缺乏分子间的交联而易于抽提。随年龄增长,交联日益增多,皮肤、血管及各种组织变得僵硬,成为老化的一个重要特征。

(二)胶原合成过程复杂还需翻译后的化学修饰

人编码胶原的基因有 42 个。理论上三条胶原链的排列组合,可以组装成上千种胶原,实际上,形成三股螺旋结构的胶原大约在 40 种。一个基因编码一个特异的 mRNA,出核后和核糖体亚单位结合,启动翻译过程,先合成 N 端肽作为信号序列,被内质网上的信号识别体识别,使之导入到内质网。人 α_1(I)链的基因含 51 个外显子,因而基因转录后的拼接十分复杂。翻译出的肽链称为前 α 链,其两端各具有一段不含 Gly-X-Y 序列的前肽。三条前 α 链的 C 端前肽借二硫键形成链间交联,使三条前 α 链“对齐”排列。然后从 C 端向 N 端形成三股螺旋结构。前肽部分则呈非螺旋卷曲。带有前肽的三股螺旋胶原分子称为前胶原(procollagen)。胶原变性后不能自然复性重新形成三股螺旋结构,原因是成熟胶原分子的肽链不含前肽,故而不能再进行“对齐”排列。前 α 链在粗面内质网上合成,并在形成三股螺旋之前于脯氨酸及赖氨酸残基上进行羟基化修饰,脯氨酸残基的羟化反应是在与膜结合的脯氨酰 -4 羟化酶及赖氨酰 -3 羟化酶的催化下进行的。维生素 C 是这两种酶所必需的辅助因子。维生素 C 缺乏导致胶原的羟化反应不能充分进行,不能形成正常的胶原原纤维,结果非羟化的前 α 链在细胞内被降解。因而,膳食中缺乏维生素 C 可导致血管、肌腱、皮肤变脆,易出血,称为坏血病。

(三)胶原可区分为原纤维形成胶原和非原纤维形成胶原两大类

目前已发现的胶原,具有不同的化学结构及免疫学特性,依据作用可分为原纤维形成胶原和非原纤维形成胶原两大类。

原纤维形成胶原（fibril forming collagen）为一类最典型的胶原，能够形成原纤维，包括 I、II、III、V、IX 和 XI 型胶原。其肽链长达 1 000 个氨基酸，是结缔组织中含量最丰富的胶原。前胶原三螺旋的端肽被切除后纵向平行排列，其中每个胶原分子纵向稍偏移，相邻的肽链形成共价键交联从而形成微纤维。一般需经前胶原肽酶（procollagen peptidase）将羧基端肽去除后才能形成胶原纤维。

除上述纤维形成胶原外，其他胶原都属于非原纤维形成胶原。又可分为：不连续三螺旋区的原纤维相关性胶原（fibril associated collagens with interrupted triple helices，FACIT），包括 IX、XII、XIV、XVI 和 XIX 型胶原，而且其数目还不断增加。其本身不形成纤维，但与原纤维形成胶原的表面相连。目前对这一组胶原的确切功能及组织、细胞分布尚不了解。网状形成胶原（network forming collagen），如 IV、VIII 和 X 型胶原，主要分布于基底膜和软骨中。与原纤维形成胶原不同，其端肽不被去除。两条 IV 型前胶原肽链的羧基端肽（NC1）端 - 端相连形成二聚体，四条前胶原肽链的氨基端肽（7S）端 - 端形成四聚体，从而相互交联成三维网状结构。锚丝状胶原（collagen of anchoring filament），包括 VII 型胶原，其肽链三螺旋长达 1 530 个氨基酸，中间穿插许多非胶原序列。两条前胶原肽链的羧基端肽端 - 端重叠交联形成二聚体，多个二聚体以羧基端交联区为中心侧 - 侧聚集成锚丝状纤维。这一纤维的两个氨基端肽连接到基底膜的某种分子上起锚定作用。跨膜性胶原（transmembrane collagen）如 XIII、XVII 型胶原，它有一个细胞内非胶原区、一个跨膜区和细胞外胶原结构域，这种胶原主要由皮肤基底角化细胞合成。其他胶原尚未分类。

三、其他非胶原蛋白为 ECM 分子之间的连接提供了丰富的选择

ECM 有几百种蛋白，为分子间的连接提供了丰富的选择，这里介绍弹性蛋白、纤连蛋白等。

（一）组织的弹性依赖于弹性蛋白的结构特点

许多组织需要有弹性，如皮肤、血管和肺等，以满足功能。弹性蛋白（elastin）纤维网络赋予组织以弹性，弹性纤维的伸展性比同样横截面积的橡皮条至少大 5 倍。弹性蛋白由两种类型的短肽段交替排列构成。一种是疏水短肽，赋予分子以弹性；另一种短肽为富丙氨酸及赖氨酸残基的 α- 螺旋，负责在相邻分子间形成交联。弹性蛋白的氨基酸组成似胶原，也富有甘氨酸及脯氨酸，但是不糖基化，很少含羟脯氨酸，不含羟赖氨酸，没有胶原特有的 Gly-X-Y 序列，故不形成规则的三股螺旋结构。弹性蛋白分子间的交联比胶原更复杂。通过赖氨酸残基参与的交联形成富于弹性的网状结构。弹性蛋白是动脉的主要细胞外基质组分，占到大动脉干重的 50%。小鼠和人由于弹性蛋白基因突变，可引起主动脉等动脉的狭窄，血管壁的平滑肌细胞过度增殖，很明显，血管的弹性蛋白可抑制平滑肌细胞的增殖。在弹性原纤维中，弹性蛋白作为核心，外围包绕着一层由微原纤维构成的壳，微原纤维的直径约为 10nm，由一些糖蛋白构成，其中一种较大的糖蛋白是原纤蛋白（fibrillin），与弹性蛋白结合，为保持弹性纤维的完整性所必需。原纤蛋白基因的突变，引起马方综合征，大多数重症患者易引起主动脉破裂。在发育中的弹性组织内，糖蛋白微原纤维常先于弹性蛋白出现，似乎是弹性蛋白附着的框架，对于弹性蛋白分子组装成弹性纤维具有组织作用。老年组织中弹性蛋白的生成减少，降解增强，以致组织失去弹性。

（二）纤连蛋白是含有多个与细胞和 ECM 结合位点的大糖蛋白

纤连蛋白（fibronectin，FN）是一种大的糖蛋白，存在于所有脊椎动物，分子含糖 4.5%~9.5%，糖链结构依组织细胞来源及分化状态而异。FN 可将细胞连接到细胞外基质上。在人类，只有一个 FN 基因，有大小差异不大的 50 个外显子。但经选择性的剪切，可生成不同的 FN 亚型。每条 FN 肽链约含 2 450 个氨基酸残基，整个肽链由三种类型的（I、II、III）的模块（module）重复排列构成。具有 5~7 个有特定功能的结构域，由对蛋白酶敏感的肽段连接。这些结构域中有些能与其他 ECM（如胶原、蛋白聚糖）结合，使细胞外基质形成网络；有些能与细胞表面的受体结合，使细胞附着于 ECM 上。在肽链中央与细胞相结合的模块中存在 RGD（Arg-Gly-Asp）序列，为与细胞表面某些整合素受体识别与结合的部位。化学合成的 RGD 三肽可抑制细胞在 FN 基质上的黏附。

第二节　基　底　膜

基底膜（basal lamina 或者 basement membrane）位于上皮组织与结缔组织之间，为一层约 40~120nm 厚的薄膜，由上皮细胞和结缔组织细胞分泌形成（图 29-2）。基底膜是上皮细胞组织的支撑垫，连接结缔组织，也存在于肌肉、脂肪和施万细胞（Schwann cell）周围。同时，还具有其他方面的作用。例如，基底膜作为细胞的选择性通过屏障，通常可以阻止结缔组织细胞与基底膜上的上皮细胞接触，但允许淋巴细胞、巨噬细胞和神经元突触穿越通过；基底膜对分子的通透性具有高度选择性，如肾小球基底膜在原尿形成过程中可以阻挡血液中细胞及蛋白质的透过，起选择性的筛滤作用。此外，细胞的形态、细胞的极性、细胞代谢、质膜上蛋白质的分布、细胞存活、细胞的增殖、细胞分化、细胞迁移等许多生命现象，均与基底膜有着非常密切的关系。

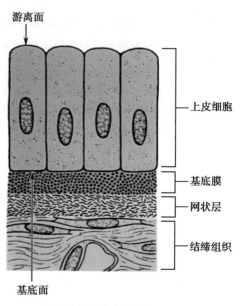

图 29-2　基底膜结构示意图

尽管基底膜的组成各组织不尽相同，但典型的基底膜都含有层粘连蛋白（laminin）、Ⅳ型胶原、内联蛋白（nidogen）和渗滤素（perlecan）等。

一、层粘连蛋白是胚胎发育中出现最早的细胞外基质成分

层粘连蛋白（laminin, LN）也是一种大的糖蛋白，是胚胎发育中出现最早的细胞外基质成分。LN 分子由一条重链（α）和两条轻链（β、γ）借二硫键交联而成，外形呈十字形，三条短臂各由三条肽链的 N 端序列构成。每一短臂包括两个球区及两个短杆区，长臂也由杆区及球区构成。LN 分子中至少存在 8 个与细胞结合的位点。例如，在长臂靠近球区的链上有 IKVAV 五肽序列可与神经细胞结合，并促进神经生长。鼠 LN α_1 链上的 RGD 序列，可与 $\alpha_v\beta_3$ 整合素结合。现已发现 7 种 LN 分子，8 种亚单位（α_1、α_2、α_3、β_1、β_2、β_3、γ_1、γ_2），与 FN 不同的是，这 8 种亚单位分别由 8 个结构基因编码。LN 是含糖量很高（占 15%~28%）的糖蛋白，具有 50 条左右 N 连接的糖链，是迄今所知糖链结构最复杂的糖蛋白。而且 LN 的多种受体是识别与结合其糖链结构的。

二、Ⅳ型胶原形成了基底膜基本框架的二维网状结构

400nm 长的三股螺旋结构的Ⅳ型胶原分子，被非螺旋片段隔断 24 次，非螺旋区为Ⅳ型胶原分子提供了柔韧性。各Ⅳ型胶原分子通过 C 端球状头部之间的非共价键相互作用，以及 N 端非球状尾部之间的共价键交联，形成了基底膜基本框架的二维网状结构。内联蛋白分子呈哑铃状，它不仅作为连接Ⅳ型胶原纤维网络与层粘连蛋白纤维网络之间的桥梁，而且还可以协助细胞外基质中其他成分的合成，在基底膜的组装中起着重要作用。

三、渗滤素是基底膜中最丰富的蛋白聚糖之一

渗滤素是基底膜中最丰富的蛋白聚糖之一，与胶原层粘连蛋白等结合，共同构成基底膜的网状结构。它包含一个巨大的多结构域的核心蛋白质（分子量约 400kDa），分子上结合有 2~15 条特异性的硫酸乙酰肝素链。它可与多种细胞外基质成分（Ⅳ型胶原、层粘连蛋白、纤连蛋白等）以及细胞表面分子交联结合，共同构成基膜的网络结构，肾小球基膜中的渗滤素对于原尿的生成具有筛滤作用。

第三节 细胞外基质的生物学作用

细胞外基质不只具有连接、支持、保水、抗压及保护等物理学作用，而且对细胞的几乎所有基本生命活动，都发挥着重要的作用。

一、ECM 和细胞相互作用发挥重要的生物学功能

正常真核细胞，除成熟血细胞外，大多需黏附于特定的细胞外基质上才能抑制凋亡而存活，称为定着依赖性（anchorage dependence）。上皮细胞及内皮细胞一旦脱离了细胞外基质则会发生程序性死亡，此现象称为失巢凋亡（anoikis）。不同的细胞外基质对细胞增殖的影响不同，成纤维细胞在纤连蛋白基质上增殖加快，在层粘连蛋白基质上增殖减慢；而上皮细胞对纤连蛋白及层粘连蛋白的增殖反应则相反。肿瘤细胞的增殖丧失了定着依赖性，可在半悬浮状态增殖。ECM 也决定细胞的形状。体外实验证明，各种细胞脱离了细胞外基质呈单个游离状态时多呈球形。同一种细胞在不同的细胞外基质上黏附时可表现出完全不同的形状。上皮细胞黏附于基膜上才能显现出其极性。细胞外基质决定细胞的形状这一作用是通过与细胞表面的受体结合从而影响细胞骨架的组装而实现的。不同细胞具有不同的细胞外基质，介导的细胞骨架组装的状况不同，从而表现出不同的形状。ECM 控制细胞的分化，细胞通过与特定的细胞外基质成分作用而发生分化。例如，成肌细胞在纤连蛋白上增殖并保持未分化的表型；而在层粘连蛋白上则停止增殖，进行分化，融合为肌管。ECM 还参与细胞的迁移，细胞外基质可以控制细胞迁移的速度与方向，并为细胞迁移提供"脚手架"。例如，纤连蛋白可促进成纤维细胞及角膜上皮细胞的迁移；层粘连蛋白可促进多种肿瘤细胞的迁移。细胞的趋化性与趋触性迁移皆依赖于细胞外基质，这在胚胎发育及创伤愈合中具有重要意义。细胞的迁移依赖于细胞的黏附与细胞骨架的组装。细胞黏附于一定的细胞外基质时诱导黏着斑的形成，黏着斑是联系细胞外基质与细胞骨架的"铆钉"。由于细胞外基质对细胞的形状、结构、功能、存活、增殖、分化、迁移等一切生命现象具有全面的影响，因而无论在胚胎发育的形态发生、器官形成过程中，或在维持成体结构与功能完善（包括免疫应答及创伤修复等）的一切生理活动中均具有不可忽视的重要作用。

二、ECM 的降解是一个动态平衡过程

结缔组织中的细胞不但要产生 ECM，还要适应环境的改变，降解细胞外基质。ECM 的合成和

分解在正常情况下处于一个动态平衡。而负责降解 ECM 的酶还是由组织中的细胞产生分泌。降解 ECM 的蛋白酶有两类，一类是基质金属蛋白酶（matrix metalloproteinase，MMP），另一类是丝氨酸蛋白酶。

MMP 是钙依赖的含锌内肽酶，隶属于甲硫氨酸锌蛋白（Metzincin）超家族，均有降解 ECM 蛋白的作用。MMP 有近 500 个成员，各个存在的组织和底物特异性不同。如 MMP3 和 MMP13 都是分泌性的胶原酶，活性依赖于钙离子，有意思的是组织还存在抑制该类酶活性的物质，称为金属蛋白酶组织抑制物（tissue inhibitor of metalloproteinase，TIMP）。丝氨酸蛋白酶，在活化中心有保守的丝氨酸残基，和基质金属蛋白酶一起，协同降解 ECM 中的胶原、纤连蛋白等。很明显，基质的降解必须严格控制，机体有多种机制，以保证在正确的时间、正确的地方表达基质降解酶。这主要依靠特异的锚定蛋白、膜相关的活化因子和局部产生的特异蛋白酶抑制物，调控蛋白酶的活性来完成。

三、ECM 在疾病发生发展中起着非常重要的作用

ECM 参与许多疾病的发生发展过程，在器官纤维化过程中，可能还起着决定性的作用。肾脏纤维化，有各种原发性和继发性原因，导致 ECM 合成与降解的动态失衡，促使大量 ECM 积聚而沉积于肾小球、肾间质内，使肾脏各级血管堵塞，混乱分隔形成肾脏组织形态学改变，最终导致肾单位丧失，肾功能衰竭，进一步发展成为不可逆转的肾小球硬化。目前认为恶性肿瘤的侵蚀、转移是一个动态的、连续的过程。肿瘤细胞首先从原发部位脱落，侵入到 ECM，与基底膜细胞间质中一些分子黏附，并激活细胞合成、分泌各种降解酶类，协助肿瘤细胞穿过 ECM 进入血管，然后在某些因子等的作用下运行并穿过血管壁外渗到继发部位，继续增殖、形成转移灶。这一过程实际上是癌细胞的上皮 - 间质转化（EMT）再到间质 - 上皮转化（MET）的过程。总之，脱落、黏附、降解、移动和增生贯穿于恶性肿瘤侵蚀、转移的全过程。基底膜和细胞间质成为肿瘤转移的重要组织屏障。肿瘤细胞通过其表面受体与 ECM 中的各种成分黏附后，激活或分泌蛋白降解酶类来降解基质，从而形成局部溶解区，构成了肿瘤细胞转移运行通道。一般恶性程度高的肿瘤细胞具有较强的蛋白水解作用，可侵蚀破坏包膜，促进转移。目前较为关注的酶主要是丝氨酸蛋白酶类，如纤溶酶原激活物（plasminogen activator，PA）和金属蛋白酶类，如胶原酶Ⅳ、基质降解酶、透明质酸酶。

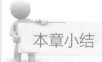

本章小结

细胞存在于复杂的细胞外基质（ECM）之中。ECM 不仅仅是把细胞联系在一起，也影响细胞的生物学行为，如存活、发育、形状、极性和迁移等。在基质，不同的蛋白纤维和聚糖链交织在一起，带有负电的糖胺聚糖多糖链共价结合在蛋白质上，形成蛋白聚糖分子。糖胺聚糖吸水，占据细胞外基质的很大空间。蛋白聚糖也可出现在细胞膜上，作为共受体，协助细胞对可溶性信号分子的反应。纤维形成蛋白赋予组织抗牵引的能力。原纤维形成胶原呈绳状，由三条螺旋多肽链组成，在 ECM 聚集成微纤维。胶原也可和多功能域的蛋白如纤连蛋白、层粘连蛋白等结合，将自己锚定在细胞膜上。组织的弹性主要是弹性蛋白的作用，弹性蛋白形成相互交联的纤维网络，可以伸展再卷曲。基底膜是特殊的 ECM，典型的基底膜都含有层粘连蛋白、Ⅳ型胶原、内联蛋白和渗滤素等组分。

思考题

1. 简述细胞外基质的化学组成,并总结各种化学成分的生理功能。
2. 简述胶原合成过程及翻译后的化学修饰与疾病的关系。
3. 如何维持细胞外基质的动态平衡? 关注失衡后的相关疾病。

（武军驻 吕社民）

第三十章
细胞信号转导

机体正常的新陈代谢活动,除了存在物质交换与能量交换之外,还需要有信息交换以控制物质交换与能量交换的有序进行。单细胞生物可以与环境直接交换信息,高等生物细胞则通过多种方式感受内、外环境信号(包括化学、生物或物理信号),并对其进行识别、转换、放大、整合等,使细胞代谢、基因表达、分裂增殖等行为发生改变,以保持所有细胞行为的协调统一,保证个体与环境的统一。

生物体内一些细胞发出信号(化学或生物信号),而另一些细胞(包括自分泌细胞)接收信号并将其转变为自身功能变化,这一过程称为细胞通讯(cell communication)。细胞针对外源信号所发生的细胞内生物化学变化及效应的全过程称为信号转导(signal transduction)。目前已知细胞内存在多种信号转导方式和途径,它们在多个层次上信息交互,形成一个复杂的网络系统。

细胞通讯和信号转导过程是高等生物生命活动的基本机制,其最终目的是使机体在整体上对外界环境的变化发生最为适宜的反应。阐明细胞信号转导的途径及其分子机制对于认识细胞在增殖、分化、代谢及死亡等多种生命过程中的表现和调控方式,以及对于这些生命活动本质的理解具有重大的理论价值,同时对于认识各种疾病的分子发病机制和发现新的诊疗手段也具有非常重要的实用价值。本章将重点讨论细胞信号转导途径及其分子机制。

第一节　细胞信号转导的分子基础

细胞信号转导就是细胞将外源信号经特异性的受体转变为细胞内多种分子活性、浓度或含量、细胞内定位等的变化,从而改变细胞的某些代谢过程或生物学行为(如生长速度、细胞迁移能力,甚至细胞凋亡)的过程。在细胞外信号进入并在细胞内传递的过程中,主要涉及的分子可分为四大类:①细胞所接收的各种外源信号;②介导细胞外信号向细胞内传递的特异性受体;③构成细胞内信号转导途径的各种信号转导分子;以及④执行各种生物学效应的效应分子。细胞外信号、受体、信号转导分子、效应分子是细胞信号转导的分子基础。

一、机体内细胞感受的细胞外信号主要是化学信号

对于多细胞生物而言,其体内的单个细胞可接收的细胞外信号可以是细胞间的接触刺激信号,也可以是所处微环境中的各种化学和物理信号(电、磁、光、声、辐射等),但是体内细胞所感受的外源信号主要是为适应环境而不断变异、进化所建立的化学信号。细胞与细胞间可通过孔道直接进行物质交换,或通过细胞表面分子相互作用实现信息交流,这种最原始的通讯方式至今仍是高等动物细胞分化、个体发育及实现整体功能协调、适应的重要方式之一;但是相距较远细胞之间的功能协调必须有

可以远距离发挥作用的信号。根据细胞外信号溶解性、分布等特点,可将其分为可溶性信号分子和膜结合型信号分子。

(一) 可溶性信号分子

在多细胞生物中,细胞通过分泌一些化学物质(如蛋白质或小分子有机化合物)而发出信号,这些信号分子作用于靶细胞表面或细胞内的特异性受体,调节靶细胞的功能,从而实现细胞之间的信息交流,这些细胞分泌的可溶性化学物质称为可溶性信号分子(soluble signaling molecule)。根据其溶解特性,可将其分为脂溶性化学信号(liposoluble chemical signal)和水溶性化学信号(water-soluble chemical signal)两大类;根据其在体内作用的距离范围,可将其分为神经递质(neural transmitter)、内分泌信号(endocrine)和旁分泌信号(paracrine)三大类(表30-1)。有些旁分泌信号还作用于发出信号的细胞自身,称为自分泌(autocrine),作为游离分子在细胞间传递。

表 30-1　可溶性信号分子的分类

	神经分泌	内分泌	旁分泌及自分泌
化学信号的名称	神经递质	激素	细胞因子
作用距离	nm	m	mm
受体位置	膜受体	膜或胞内受体	膜受体
举例	乙酰胆碱、谷氨酸	胰岛素、甲状腺激素、生长激素	表皮生长因子、白细胞介素、神经生长因子

(二) 膜结合型信号分子

在多细胞生物中,每个细胞的细胞膜外表面都有很多蛋白质、糖蛋白和蛋白聚糖分子;相邻细胞可通过细胞膜表面分子的特异识别和相互作用而传递信号。当细胞通过细胞膜表面分子发出信号时,这些分子就被称为膜结合型信号分子(membrane-bound signaling molecule)或接触依赖性信号分子(contact-dependent signaling molecule),并与其靶细胞表面能识别它们的特异性分子(即受体)结合,将信号传入靶细胞内。这种通过相邻细胞膜表面分子间相互作用,接收并传递信号的细胞通讯方式称为膜表面分子接触通讯(contact signaling by membrane-bound molecule)。相邻细胞间黏附因子的相互作用、T淋巴细胞与B淋巴细胞表面分子的相互作用等均属于这一类通讯方式。

二、受体特异性识别、转换细胞外信号并向胞内传递

受体(receptor)是细胞膜上或细胞内能特异性识别化学信号(配体)并与之结合的蛋白质分子(个别为糖脂),它能识别、并能把接收的外源化学信号传递到细胞内部,进而引起生物学效应。位于细胞质膜上的受体称为膜受体(cell membrane receptor),也称细胞表面受体,多为镶嵌的糖蛋白、个别为糖脂(如霍乱毒素和破伤风毒素的受体)、或糖蛋白与糖脂组成的复合物;膜受体通常由与配体相互作用的细胞外结构域、将受体固定在细胞膜上的跨膜结构域和起传递信号作用的细胞内结构域三部分组成;根据其结构和功能不同,又可分为配体依赖性离子通道、G蛋白偶联受体、酶偶联受体三类(表30-2)。位于细胞内的称为胞内受体(intracellular receptor),包括胞浆受体和核受体,常为单纯蛋白质。

能与受体特异结合的化学信号统称为配体(ligand)。可溶性和膜结合型信号分子都是常见的配体,通常水溶性信号分子和膜结合型信号分子(如生长因子、细胞因子、水溶性激素分子、黏附分子等)不能进入靶细胞,通过与其靶细胞表面的膜受体结合转导信号;脂溶性化学信号(如类固醇激素、甲状腺激素、视黄酸等)与细胞内受体结合转导信号(图30-1)。无论是膜受体还是细胞内受体,其作用都是识别外源信号,转换配体信号,使之成为细胞内可识别的信号,并传递至其他分子,引起细胞应答及一系列生物效应。受体与配体的结合,具有高度专一性、高度亲和性、可饱和性和可逆性等特点。

表 30-2　三种膜受体的特点

特性	离子通道受体	G 蛋白偶联受体	酶偶联受体
内源性配体	神经递质	神经递质、激素、趋化因子、外源刺激(光、气味)	生长因子、细胞因子
结构	寡聚体形成的孔道	单体	具有或不具有催化活性的单体
跨膜区段数目	4 个	7 个	1 个
功能	离子通道	激活 G 蛋白	激活蛋白酪氨酸激酶,激活蛋白丝 / 苏氨酸激酶
细胞应答	去极化与超极化	去极化与超极化,调节蛋白质功能和表达水平	调节蛋白质功能和表达水平,调节细胞分化和增殖

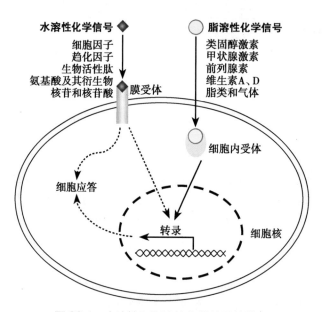

图 30-1　水溶性和脂溶性化学信号的转导

三、细胞内信号转导分子在胞内参与信号传递

受体识别并结合特定的细胞外信号,将其转换成细胞内一些蛋白质分子和小分子活性物质可以识别的信号,进而传递至其他分子并引起细胞应答。这些能够传递信号的细胞内蛋白质分子和小分子活性物质被称为信号转导分子(signal transducer)。信号转导分子是构成细胞内信号转导途径的分子基础,根据其作用特点,主要分为小分子第二信使、酶和信号转导蛋白三大类。

（一）小分子第二信使

细胞内能够传递信号的小分子活性物质常被称为第二信使(second messenger)。环腺苷酸(cyclic AMP,cAMP)、环鸟苷酸(cyclic GMP,cGMP)、二酰甘油(diacylglycerol,DAG)、三磷酸肌醇(inositol-1,4,5-triphosphate,IP$_3$)、磷脂酰肌醇 -3,4,5- 三磷酸(phosphatidylinositol-3,4,5-triphosphate,PIP$_3$)、Ca^{2+}、NO 气体等是常见的细胞内第二信使(表 30-3)。

细胞内小分子第二信使具有以下几个特点:①在完整细胞中,其浓度(如 cAMP、cGMP、DAG、IP$_3$ 等)或分布(如 Ca^{2+})可在细胞外信号的作用下发生迅速改变;②该分子类似物可模拟细胞外信号的作用;③阻断该分子的变化可阻断细胞对外源信号的反应;④在细胞内有特定的靶分子;⑤可作为别构效应剂作用于靶分子;⑥不位于能量代谢途径的中心。

表 30-3　细胞内主要的第二信使

名称	浓度的调节	代表性靶分子	涉及的一些细胞功能
cAMP	由 AC 催化 ATP 生成,经 cAMP 依赖的 PDE 将其水解为 AMP	PKA、离子通道	代谢、转录、味觉、嗅觉
cGMP	由 GC 催化 GTP 生成,经 cGMP 依赖的 PDE 将其水解为 GMP	PKG、离子通道	心肌和平滑肌收缩、视觉
IP_3	由 PLC 水解 PIP_2 生成	IP_3 受体(一种钙离子通道)	同 Ca^{2+}
DAG	由 PLC 水解 PIP_2 生成	PKC	转录、细胞骨架重组、细胞增殖
Ca^{2+}	细胞外钙内流及细胞内钙库的释放	PKC、钙调蛋白	转录、细胞骨架重组、细胞增殖
PIP_3	由 PI3K 催化 PIP_2 磷酸化生成	PKB	代谢、细胞黏附
NO	NOS	GC、细胞色素	心肌和平滑肌收缩、氧化应激

注:AC:adenylate cyclase,腺苷酸环化酶;GC:guanylate cyclase,鸟苷酸环化酶;PDE:phosphodiesterase,磷酸二酯酶;PK: protein kinase,蛋白激酶;PLC:phospholipase,磷脂酶;NOS:NO synthase,一氧化氮合酶。

知识链接 30-1

cAMP 是第一个发现的第二信使

Earl W. Sutherland, Jr.(1915—1974)是美国著名药物学家及生理学家。1957 年,Earl W. Sutherland 等人在研究胰高血糖素诱导肝切片糖原分解时,提出环腺苷酸(cyclic AMP,cAMP)是激素在细胞内的第二信使,即激素信号跨膜传递学说,这是细胞信号转导领域中最具开创性的工作之一。cAMP 是第一个发现的第二信使。Earl W. Sutherland 因发现激素的作用机制获得 1971 年诺贝尔生理学或医学奖。

1. 环核苷酸 cAMP 和 cGMP

(1)cAMP 和 cGMP 的生成和水解:cAMP 和 cGMP 是目前已知的两种细胞内环核苷酸类第二信使。cAMP 的上游分子是腺苷酸环化酶(adenylate cyclase,AC),为膜结合的糖蛋白,AC 活化后可催化 ATP 环化生成 cAMP。cGMP 的上游分子是鸟苷酸环化酶(guanylate cyclase,GC),GC 有膜结合的受体型和细胞质型两种形式(可同时存在于一个组织和细胞中),GC 活化后可催化 GTP 环化生成 cGMP。细胞中存在多种催化环核苷酸水解的磷酸二酯酶(phosphodiesterase,PDE)。PDE 对 cAMP 和 cGMP 的水解具有相对特异性。cAMP 和 cGMP 生成和水解的过程如图 30-2 所示。

(2)cAMP 和 cGMP 的作用:环核苷酸 cAMP 和 cGMP 在细胞内作为别构效应剂作用于一些蛋白质分子而导致其构象发生变化,从而使其活性状态发生改变。蛋白激酶是一类重要的细胞内信号转导分子,也是 cAMP 和 cGMP 直接作用的靶分子,信号转导过程中 cAMP 和 cGMP 可以别构调节蛋白激酶的活性。

蛋白激酶 A(protein kinase A,PKA)是 cAMP 下游信号转导分子中的一种,属于蛋白丝/苏氨酸激酶类,是由 2 个催化亚基(C)和 2 个调节亚基(R)组成的四聚体。C 亚基与 R 亚基结合无催化活性,故四聚体的 PKA 无催化活性。当 cAMP 与其靶蛋白 R 亚基结合后,可使 R 亚基构象发生改变并解除对 C 亚基的抑制,从而释放出具有催化活性的 2 个 C 亚基(图 30-3)。活化的 PKA 可使多种蛋白质底物的丝氨酸/苏氨酸残基发生磷酸化,改变其活性状态。PKA 广泛存在于多种组织,其底物分子包括糖原合酶、磷酸化酶 b 激酶等参与糖脂代谢的一些酶类、离子通道和一些转录因子等(图 30-3)。

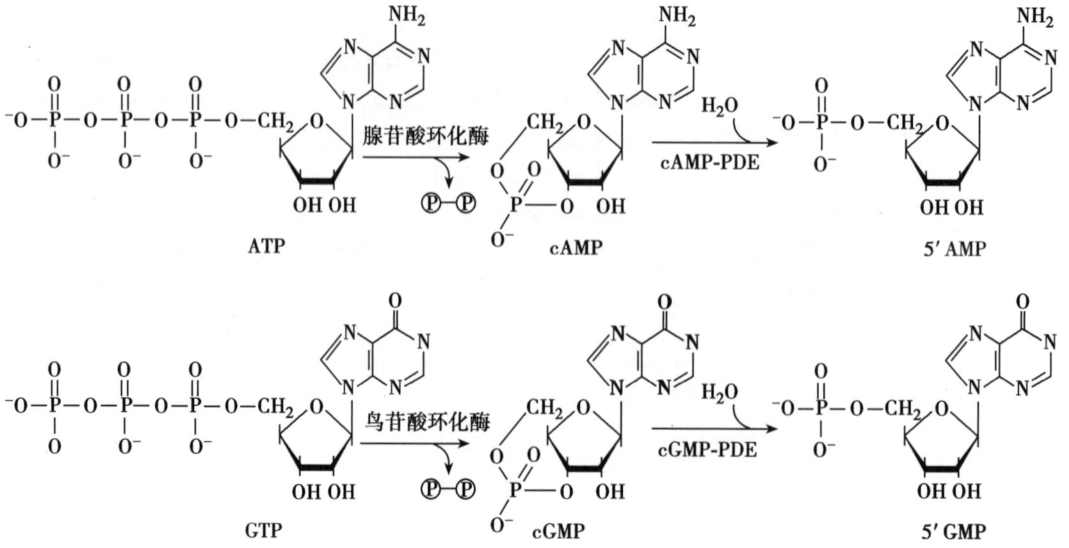

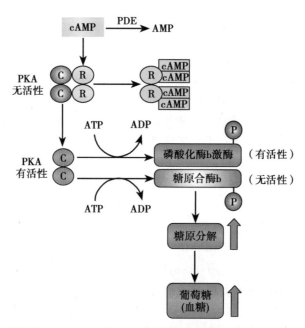

图 30-2 cAMP 和 cGMP 的结构及其代谢

图 30-3 cAMP 激活 PKA 而升高血糖作用机制示意图

　　蛋白激酶 G（protein kinase G，PKG）是 cGMP 下游信号转导分子的一种，由相同亚基构成的二聚体；与 PKA 不同的是，PKG 的调节和催化结构域存在于同一个亚基内。当无 cGMP 结合时，PKG 无活性；当 cGMP 结合后，PKG 变构暴露出底物结合部位进而发挥其催化作用。PKG 在脑组织和平滑肌中含量丰富，对神经系统的信号转导以及心肌、平滑肌收缩具有重要调节作用。

　　环核苷酸作为别构效应剂还可作用于细胞内非蛋白激酶类的其他信号转导分子（包括一些离子通道）。如 cGMP 结合视杆细胞膜上富含的 cGMP 门控阳离子通道，可使其开放；同样，嗅觉细胞内的 cAMP 增高时可使核苷酸门控钙通道开放。

　　2. 脂类第二信使　体内磷脂代谢生成的很多脂类衍生物具有第二信使的特征，参与细胞内的信号转导过程。它们包括磷脂酸（phosphatidic acid，PA）、溶血磷脂（lysophosphatidic acid，LPA）、花生四烯酸（arachidonic acid，AA）、二酰甘油（diacylglycerol，DAG）、4- 磷酸磷脂酰肌醇（4-phosphatidylinositol phosphate 或 PI-4-phosphate，PIP）、磷脂酰肌醇 -4,5- 二磷酸（phosphatidylinositol-4,5-diphosphate，

PIP$_2$）、磷脂酰肌醇 -3，4，5- 三磷酸（phosphatidylinositol-3，4，5-triphosphate，PIP$_3$）和肌醇 -1，4，5- 三磷酸（inositol-1，4，5-triphosphate，IP$_3$）等。

（1）脂类第二信使的生成：催化脂类第二信使生成的主要是各种特异性的磷脂酰肌醇激酶（phosphatidylinositol kinase，PI-K）和磷脂酶（phospholipase，PL）。PI-K 催化磷脂酰肌醇（phosphatidylinositol，PI）的磷酸化；根据肌醇环磷酸化基团位置不同，PI-K 被分为磷脂酰肌醇 -3- 激酶（PI-3K 或 PI3K）、磷脂酰肌醇 -4- 激酶（PI-4K）和磷脂酰肌醇 -5- 激酶（PI-5K）等。磷脂酶 C（phospholipase C，PLC）又称为磷脂酰肌醇特异性磷脂酶 C（PI-PLC），广泛分布于哺乳动物组织细胞内，是能特异性地催化 PI 水解的重要磷脂酶；例如 PLC 可将 PIP$_2$ 分解成为 DAG 和 IP$_3$，其中 DAG 是脂溶性分子，生成后仍留在细胞膜上，而 IP$_3$ 是水溶性分子，生成后可扩散至细胞质中。PI-K 和 PLC 催化产生脂类衍生物第二信使的过程以及生成的重要第二信使 DAG、IP$_3$ 的结构如图 30-4 所示。

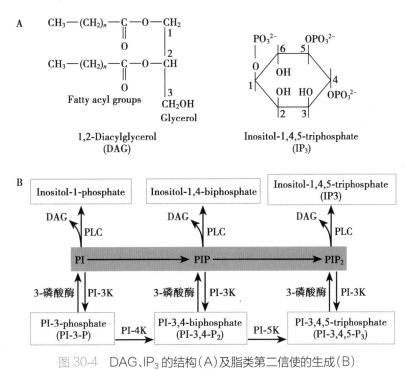

图 30-4　DAG、IP$_3$ 的结构（A）及脂类第二信使的生成（B）

（2）脂类第二信使的作用：脂类第二信使变构调节靶分子，第二信使的种类及其靶分子不同，其构象改变后的效应也不同。① IP$_3$ 生成后从细胞膜扩散至细胞质中，与内质网或肌质网膜上的 IP$_3$ 受体（即 IP$_3$ 控制的 Ca^{2+} 通道）结合，引起 Ca^{2+} 通道开放，促进细胞钙库内的 Ca^{2+} 迅速释放，细胞中局部 Ca^{2+} 浓度迅速升高。② DAG 和钙离子在细胞内的靶分子之一是蛋白激酶 C（PKC）（数字资源 "03 IP$_3$-DAG-PKC 信号途径"）。PKC 属于蛋白丝 / 苏氨酸激酶，其作用的底物蛋白质包括膜受体、膜蛋白、多种酶和转录因子等，广泛参与细胞的多种生理活动。③ PIP$_3$ 的靶分子之一是蛋白激酶 B（protein kinase B，PKB），PKB 也是一类蛋白丝 / 苏氨酸激酶，其激酶活性区序列与 PKA 和 PKC 高度同源，又因其与 T 淋巴细胞瘤中的逆转录病毒癌基因 V-akt 编码的蛋白 Akt 同源，因而又被称为 Akt。PKB/Akt 的底物有糖原合酶激酶 -3、核糖体蛋白 S6 激酶、转录因子以及细胞凋亡相关蛋白 Bad 等，PIP$_3$ 能使 PKB/Akt 聚集到细胞膜，并发生构象变化，从而促进底物蛋白磷酸化，广泛参与体内的许多生理过程。

3. 钙离子　钙离子是细胞内重要的第二信使，可以激活与信号转导有关的多种酶类，如钙调蛋白依赖性蛋白激酶 Ⅰ 和 Ⅱ、PKC、腺苷酸环化酶、cAMP 特异磷酸二酯酶和一氧化氮合酶等。

（1）钙离子在细胞中的分布：细胞外 Ca^{2+} 浓度远高于细胞内，而细胞内 90% 以上的 Ca^{2+} 储存于细胞内钙库（内质网和线粒体内），胞质内的 Ca^{2+} 浓度很低，具有明显的区域特征。如果细胞质膜或细胞内钙库的 Ca^{2+} 通道开启，可引起细胞外的钙内流或细胞内钙库的钙释放，使胞质内 Ca^{2+} 浓度急剧升高,进而引发一系列的生理效应。细胞质内的 Ca^{2+} 又可再通过细胞质膜及钙库膜上的钙泵(Ca^{2+}-ATP酶)返回细胞外或细胞内钙库,维持细胞质内的低钙状态。

(2)钙离子的第二信使作用:Ca^{2+} 下游信号转导分子之一是钙调蛋白(calmodulin,CaM),CaM 是一种钙结合蛋白,分子量 17kDa,其本身无活性;当细胞内 Ca^{2+} 浓度升高时,一分子 CaM 与 4 个 Ca^{2+} 结合,形成 Ca^{2+}/CaM 复合物时 CaM 变构激活,调节钙调蛋白依赖性蛋白激酶的活性。Ca^{2+} 与 CaM 的结合具有协同效应,即少量的细胞内 Ca^{2+} 浓度增加,可引起大量的 CaM 与 Ca^{2+} 结合。乙酰胆碱、儿茶酚胺、加压素、血管紧张素和胰高血糖素等均可引起细胞内 Ca^{2+} 浓度增加。除了 CaM,PKC、AC 和 cAMP-PDE 等多种信号转导分子都是钙离子的靶分子,Ca^{2+} 通过别构效应激活这些分子。

4. 气体分子第二信使   细胞内一氧化氮合酶可催化精氨酸分解产生瓜氨酸和 NO(nitrogen monoxide)。NO 可通过激活鸟苷酸环化酶、ADP- 核糖转移酶和环氧化酶等而传递信号。除了 NO 外,CO(carbonic oxide)和 H_2S(sulfuretted hydrogen)的第二信使作用都已得到证实。

知识链接 30-2

气体信号分子 NO 的发现

一氧化氮是 Hamphrey Davy 1935 年在研究"笑气"时发现的,一直被认为是一种对生物有害的无机气体。1980 年,美国药理学家 Furchgott 等人提出乙酰胆碱的舒血管作用依赖血管内皮释放的内皮舒张因子(EDRF),1986 年证实 EDRF 就是 NO,并首次发现气体分子在生物体内可以发挥信号传递作用。为此,NO 被美国 *Science* 杂志评为 1992 年的"明星分子",Furchgott 等人因对"NO 作为心血管系统的信号分子"的杰出工作而荣获 1998 年度的诺贝尔生理学或医学奖。

(二)酶

细胞内许多信号转导分子都是酶,多种酶通过酶促反应传递信号;其中蛋白激酶(protein kinase,PK)与蛋白磷酸酶(protein phosphatase)是一对催化蛋白质可逆性磷酸化修饰的重要酶类。磷酸化修饰可以提高或降低酶分子的活性,蛋白质的磷酸化与去磷酸化是快速调节细胞内信号转导分子活性的最主要方式。除此以外,细胞内还有一些催化第二信使生成与转化的酶,如前面所述的 AC、GC、PLC、PLD 等。在此主要讲述蛋白激酶与蛋白磷酸酶。

1. 蛋白激酶   蛋白激酶是催化 ATP 的 γ- 磷酸基转移至靶蛋白的特定氨基酸残基上的一类酶。蛋白质氨基酸残基上能发生磷酸化的功能基团有丝氨酸 / 苏氨酸羟基、酪氨酸的酚羟基,组氨酸的咪唑环、赖氨酸的 ε- 氨基、精氨酸的胍基以及半胱氨酸的巯基等。迄今发现的蛋白激酶已有 800 多种,表 30-4 列举了细胞内一些主要的蛋白激酶的名称、作用、调控分子及其所参与的信号通路。目前对催化丝氨酸 / 苏氨酸羟基、酪氨酸的酚羟基磷酸化的蛋白激酶的结构和功能了解较多,因而,根据羟基的不同,将催化蛋白质分子氨基酸残基上羟基磷酸化的蛋白激酶分为蛋白丝 / 苏氨酸激酶(protein serine/threonine kinase)和蛋白酪氨酸激酶(protein tyrosine kinase,PTK)两大类。

表 30-4   细胞内一些重要的蛋白激酶

类型	名称	调节子	底物	涉及的途径
丝 / 苏氨酸蛋白激酶	PKA	cAMP	糖原合酶、CREB	代谢、转录
	PKB	PIP_3	糖原合酶激酶、半胱天冬酶 9	代谢、细胞增殖、凋亡
	PKC	DAG、Ca^{2+}	c-Fos、膜钙离子通道	转录、细胞骨架重组、细胞增殖
	PKG	cGMP	肌球蛋白、NOS	心肌和平滑肌收缩
	CaM-PK	Ca^{2+}-CaM		肌肉收缩、应激

续表

类型	名称	调节子	底物	涉及的途径
丝 / 苏氨酸蛋白激酶	MAPK	Ras		细胞增殖与分化、炎症、应激等
	CDK	cyclins		细胞周期
	TGF-β 受体	TGF-β		细胞增殖与分化
蛋白酪氨酸激酶（PTKs）	受体型 PTKs：EGFR、InsR	EGF、胰岛素	自身磷酸化、IRS1	细胞增殖与分化、代谢
	胞浆内的 PTKs：Src 家族、Syk 家族、JAK 家族、Tec 家族	受体激活	T 细胞受体、B 细胞受体	细胞激活
	核内的 PTKs：Abl			细胞周期

注：MAPK：mitogen-activated protein kinase，丝裂原活化蛋白激酶；CDK：cyclin-dependent kinase，周期蛋白依赖性激酶；NOS：nitric oxide synthase，一氧化氮合酶；CREB：cAMP response element binding factor，cAMP 应答元件结合因子；TGF：transforming growth factor，转化生长因子；EGF：epidermal growth factor，表皮生长因子；IRS-l：insulin receptor substrate-1，胰岛素受体底物 -1。

（1）蛋白丝 / 苏氨酸激酶：许多信号转导途径都涉及蛋白丝 / 苏氨酸激酶的作用。例如，前面介绍的 PKA、PKG、PKB、受 DAG/Ca^{2+} 调控的 PKC、受 Ca^{2+}/CaM 调控的 Ca^{2+}/CaM-PK，它们均属于蛋白丝 / 苏氨酸激酶，在代谢、转录、细胞增殖与凋亡、肌肉收缩、应激等方面发挥了重要作用。

此外，对细胞增殖、分化、炎症、应激至关重要的受丝裂原激活的蛋白激酶（mitogen activated protein kinase，MAPK）也属于蛋白丝 / 苏氨酸激酶。哺乳类动物细胞 MAPK 至少有 12 种，最重要的有细胞外信号调节激酶（extracellular signal-regulated kinase，ERK）、p38 MAPK 和 c-Jun 氨基末端激酶 / 应激活化蛋白激酶（c-Jun N-terminal kinase/stress-activated protein kinase，JNK/SAPK）这 3 个亚家族，它们的结构、功能等将在本章第三节中详述。MAPK 亚家族成员磷酸化的底物大部分是转录因子、蛋白激酶等。

MAPK 的上游信号转导分子是 MAPKK（MAP kinase kinase），MAPKK 的上游信号转导分子是 MAPKKK（MAP kinase kinase kinase），这两级信号转导分子也都是蛋白激酶。细胞未受刺激时，这些激酶处于无活性状态；当受到生长因子或其他因素刺激时，其上游信号转导分子被依次活化，进而将 MAPKKK 激活，激活的 MAPKKK 通过磷酸化修饰进一步激活 MAPKK，后者再磷酸化修饰激活 MAPK，从而形成逐级磷酸化的级联激活反应，即 MAPK 级联激活（MAPK cascade）。激活的 MAPK 转移至细胞核内，使一些转录因子发生磷酸化，改变细胞基因表达谱。此外，它也可以修饰激活一些其他的酶。MAPK 级联激活是多种信号通路的中心环节。

（2）蛋白酪氨酸激酶：蛋白酪氨酸激酶（PTK）催化蛋白质分子中酪氨酸残基的磷酸化，转导细胞增殖与分化信号。不论是生长因子作用后正常细胞的增殖、肿瘤细胞的增殖，还是 T 细胞、B 细胞或肥大细胞的活化，都伴随有瞬间发生的多种蛋白质分子中酪氨酸残基的磷酸化。根据酶是否与受体结合及所在位置，PTK 可分为受体型 PTK 和非受体型 PTK，后者又可分为胞浆内 PTK 和核内 PTK。

受体型 PTK 是一些具有 PTK 功能的单次跨膜受体，其胞外段为配体结合区，中间段为跨膜区，胞内段含有 PTK 的催化结构域。它与配体结合后形成二聚体，同时激活其 PTK 酶活性，使受体胞内段酪氨酸残基磷酸化，即自身磷酸化（autophosphorylation）。磷酸化的受体募集含有 SH2 结构域的信号分子，从而将信号传递至下游分子。常见的受体型 PTK 有表皮生长因子受体（EGFR）、胰岛素受体（InsR）等。非受体型的 PTK 本身不是受体，但常与受体结合，包括由受体激活而向下游传递信号的一些胞内 PTK（常见的有 Src 家族、Syk 家族、JAK 家族、Tec 家族等）和核内的 PTK（Abl 家族等）。

2. **蛋白磷酸酶**　蛋白磷酸酶（protein phosphatase）使磷酸化的蛋白质发生去磷酸化，与蛋白激酶相对应而存在，与蛋白激酶共同构成了蛋白质活性的调控系统。无论蛋白激酶对其下游分子的作用是正调节还是负调节，蛋白磷酸酶都将对蛋白激酶所引起的变化产生衰减或终止效应。依据蛋白磷酸酶所作用的氨基酸残基不同,它们被分为蛋白丝/苏氨酸磷酸酶和蛋白酪氨酸磷酸酶。少数蛋白磷酸酶具有双重作用,可同时除去酪氨酸和丝/苏氨酸残基上的磷酸基团。

(三) 信号转导蛋白

除了第二信使和作为信号转导分子的酶,信号转导途径中还有许多没有酶活性的蛋白质,它们通过分子间的相互作用被激活,或激活下游分子而转导信号,这些信号转导分子被称为信号转导蛋白(signal transduction protein),主要包括 G 蛋白、衔接蛋白和支架蛋白。

1. **G 蛋白**　G 蛋白(G protein)全称为 GTP 结合蛋白(GTP binding protein),也称为鸟苷酸结合蛋白,是一类非常重要的信号转导分子,在各种细胞信号转导途径中,G 蛋白起到开关作用。G 蛋白结合 GTP 或 GDP 时其构象不同。当其结合 GTP 时处于活化形式,可结合并别构激活下游分子,使相应的信号转导途径开放;而当其结合的 GTP 水解成为 GDP 时(G 蛋白自身具有 GTP 酶活性),G 蛋白则回到非活化状态、关闭相应的信号转导途径。G 蛋白主要包括异源三聚体 G 蛋白和低分子量 G 蛋白(也称为小 G 蛋白,small G protein)。

(1) 异源三聚体 G 蛋白:位于细胞质膜内侧的异源三聚体 G 蛋白由 α、β 和 γ 三个亚基组成,其中具有内在 GTP 酶活性的 α 亚基含有多个功能位点,如与 G 蛋白偶联受体(G protein-coupled receptor, GPCR;七次跨膜受体)结合并受其活化调节的部位、与 βγ 亚基相结合的部位、与 GDP 或 GTP 结合部位以及与下游效应分子相互作用的部位等。βγ 亚基为结合紧密的二聚体,只有在蛋白变性后才解离,其主要作用是与 α 亚基形成复合体并定位于细胞质膜内侧。

当 GPCR 与配体结合后其构象改变,进而引起与其偶联的 G 蛋白的构象发生改变,使 α 亚基与 GDP 的亲和力下降、释放 GDP 并与 GTP 结合,与 βγ 亚基解离,成为活化状态的 α 亚基;活化的 α 亚基再激活其下游信号转导分子,将信号进一步传递,调节细胞功能。α 亚基内在的 GTP 酶活性可将 GTP 水解成 GDP,α 亚基重新与 βγ 亚基结合形成三聚体,回到静止状态。G 蛋白这种有活性和无活性状态的转换称为 G 蛋白循环(G protein cycle)(图 30-5)。

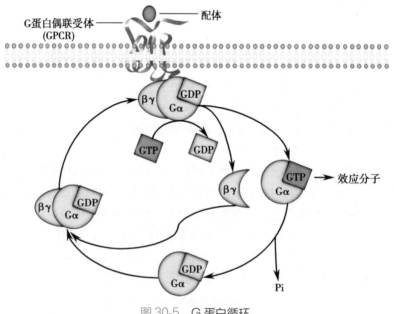

图 30-5　G 蛋白循环

活化的 G 蛋白的 α 亚基主要作用于生成或水解细胞内第二信使的酶,如 AC、PLC 等效应分子,改变它们的活性,从而改变细胞内第二信使的浓度。可以激活 AC 的 G 蛋白的 α 亚基称为 α_s(s 代表 stimulate);反之称为 α_i(i 代表 inhibit)。偶联于 GPCR 的 G 蛋白有数十种之多,部分 G 蛋白的 α 亚基种类、效应分子及所调节的第二信使见表 30-5。

表 30-5　哺乳类动物细胞中的 Gα 亚基种类及效应

G 蛋白种类	效应	产生的第二信使	第二信使的靶分子
α_s	AC 活化↑	cAMP↑	PKA 活性↑
α_i	AC 活化↓	cAMP↓	PKA 活性↓
α_q	PLC 活化↑	Ca^{2+}、IP_3、DAG↑	PKC 活性↑
α_t	cGMP-PDE 活性↑	cGMP↓	Na^+ 通道关闭

(2)低分子量 G 蛋白：低分子量 G 蛋白(21kDa)是多种细胞信号转导途径中的转导分子。Ras 是第一个发现的低分子量 G 蛋白,目前已知其家族成员超过 50 种,在细胞内分别参与不同的信号转导通路,这类蛋白质称为 Ras 超家族;因它们都是由一个 GTP 酶结构域构成的蛋白质,故又将其称为 Ras 样 GTP 酶。例如,位于 MAPKKK 上游的 Ras,在外源信号的作用下成为 GTP 结合形式时,启动下游的 MAPK 级联反应。

细胞内存在专门控制低分子量 G 蛋白活性的调节因子,如鸟嘌呤核苷酸交换因子(guanine nucleotide exchange factor,GEF)和鸟苷酸释放蛋白(guanine nucleotide release protein,GNRP)可以增强其活性;鸟嘌呤核苷酸解离抑制因子(guanine nucleotide dissociation inhibitor,GDI)和 GTP 酶活化蛋白(GAP)等可以降低其活性。

2. 衔接蛋白和支架蛋白　信号转导分子在活细胞内接收、转导信号的一些过程中,常有多种信号转导分子相互作用、聚集形成信号转导复合物(signalling complex)。信号转导复合物的形成是一个动态过程,针对不同外源信号,可在细胞内聚集形成不同成分的复合物,传递不同信号,它的存在保证了信号转导的特异性和精确性,同时也增加了调控的层次、维持了机体的稳态平衡。信号转导复合物是信号转导途径和网络的结构基础,而信号转导复合物形成的基础则是蛋白质相互作用。

蛋白质相互作用的结构基础是蛋白相互作用结构域(protein interaction domain),这些蛋白相互作用结构域大部分由 50~100 个氨基酸构成,负责信号转导分子之间的特异性相互识别和结合,形成不同的信号转导通路。其特点如下(图 30-6)：①不同信号转导分子中具有很高的同源性。②一个信号转导分子中可含有两种以上的蛋白质相互作用结构域,因此可同时结合两种以上的信号分子。③同一类蛋白质相互作用结构域可存在于不同的分子中。因其一级结构不同,因而可选择性结合下游信号分子。④它们没有催化活性。目前确认的已超过 40 种,几种主要的蛋白相互作用结构域以及它们识别和结合的模体见表 30-6。衔接蛋白和支架蛋白中的蛋白相互作用结构域参与了信号转导复合物的形成。

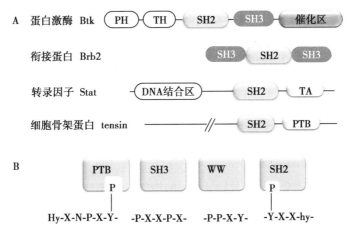

图 30-6　信号转导分子中蛋白质相互作用结构域的分布及作用

A. 蛋白质相互作用结构域在四个不同种类蛋白质中的分布;B. 几种结构域可识别和结合的结构。

表 30-6　蛋白质相互作用结构域及其识别模体举例

蛋白质相互作用结构域	缩写	存在分子种类	识别模体
Src homology 2	SH2	蛋白激酶、磷酸酶、衔接蛋白等	含磷酸化酪氨酸模体
Src homology 3	SH3	衔接蛋白、磷脂酶、蛋白激酶等	富含脯氨酸模体
pleckstrin homology	PH	蛋白激酶、细胞骨架调节分子等	磷脂衍生物
protein tyrosine binding	PTB	衔接蛋白、磷酸酶	含磷酸化酪氨酸模体

（1）衔接蛋白（adaptor protein）：衔接蛋白是信号转导通路中将其上、下游信号转导分子连接起来的接头，其功能是募集和组织形成相应的信号转导复合物。它发挥作用的结构基础是蛋白相互作用结构域，多数衔接蛋白的结构中只有 2 个或 2 个以上的蛋白相互作用结构域。例如衔接蛋白 Grb2 就是由 1 个 SH2 结构域和 2 个 SH3 结构域构成的衔接蛋白，通过 SH2 和 SH3 结构域连接上、下游分子。

（2）支架蛋白（scaffolding protein）：一般是分子量较大的蛋白，可以同时结合很多位于同一信号转导通路中的信号转导分子，如激活的 C 激酶 1 受体（the receptor for activated C kinase 1，RACK1），使这些分子避免与其他信号转导途径发生交叉反应，以维持信号转导途径的特异性；同时，也增加了调控的复杂性和多样性。细胞内有多种支架蛋白，分别参与不同信号转导复合物的形成。

第二节　信号转导的机制及基本规律

受体识别并与配体结合，将细胞外信号转换成配体信号，使之成为细胞内信号转导分子可识别的信号，并传递至其他分子引起细胞应答。在信号转导过程中，细胞内信号转导分子的有序排列方式被称为信号转导通路或信号转导途径（signal transduction pathway）。每个细胞内有多条信号转导途径，其中每一条信号转导途径又由多种信号转导分子组成，这些分子有序地相互识别、作用，引起下游分子的活性、数量或分布状态的变化，从而将信号向下游传递，这种分子间的相互作用就是信号转导的基本机制。

在同一细胞中，一种受体分子转换的信号，可通过细胞内的一条或多条信号转导途径进行传递；不同受体分子转换的信号，也可通过相同的信号转导途径进行传递。由于细胞内的同一信号转导分子可被不同的信号转导途径所招募，因而不同的信号转导途径之间可以发生交叉交互（cross-talking），从而形成复杂的信号转导网络（signal transduction network）（图 30-7）。随着细胞外信号种类和强度的不断变化，细胞内信号转导途径和网络的形成也会发生不断改变，而且细胞外信号分子的作用具有网络调节特点，这个特点使得体内细胞因子或激素的作用具有一定程度的冗余和代偿性，单一缺陷不会导致对机体的严重损害。

一、细胞内信号转导分子数量、分布或活性状态的改变是信号转导的分子机制

在细胞内信号转导过程中，信号转导分子依次相互识别、相互作用，形成上游分子和下游分子的关系；上游信号分子可通过改变下游信号转导分子的构象和细胞内定位、小分子信使的细胞内浓度或分布、或信号转导分子复合物的形成或解聚而发挥其信号传递的作用。细胞外的信号分子与受体结合后，可以使得细胞内多种信号转导分子的活性、浓度或含量、细胞内定位发生改变，从而将细胞外的信号转变为可以识别的细胞内信号并向下游传递，最终引起相应的细胞效应（代谢途径、基因复制与转录及细胞分裂等）。细胞内信号转换和传递的分子机制主要包括以下几种。

信号转导分子:介导信号在细胞内传递的所有分子
信号转导通路:信号转导过程信号转导分子的排列方式
信号转导网络:信号转导通路交叉联系形成的调控系统

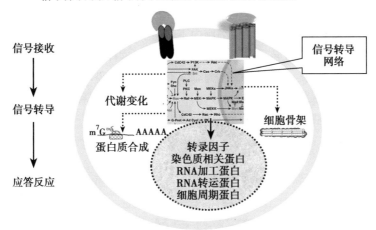

图 30-7　细胞信号转导基本方式示意图

1. 信号转导分子活性状态的变化　在细胞内的信号转导过程中,一些信号转导分子通过构象变化或磷酸化修饰可以导致该分子活性状态发生改变,即从非活性状态转变为活性状态,或者从活性状态转变为非活性状态,从而对信号进行传递或终止。

2. 信号转导分子浓度或含量的变化　细胞外信号在信号传递的过程中,可以通过多种途径影响相应的细胞内信号转导分子和效应分子的合成与分解,进而引起它们浓度的改变,这些都将影响到信号的传递和细胞的应答。另外,一些信号转导分子通过构象变化或磷酸化修饰可以导致其下游分子的浓度迅速上升或者下降,进而使其靶分子的活性增高或降低,细胞功能得以改变。

3. 信号转导分子的构象变化　在细胞内的信号转导过程中,一些信号转导分子构象发生改变,从而使其活性增高或降低,并将信号传递到下游分子。引起细胞内信号转导分子构象变化的因素有:①蛋白分子的化学修饰,如磷酸化与去磷酸化等;②小分子第二信使的结合;③蛋白分子间的相互作用。

4. 细胞内信号转导分子的定位改变　在细胞内的信号转导过程中,一些信号转导分子通过构象变化或磷酸化修饰还可以导致该分子在细胞内的位置发生改变,称为转位(translocation)。细胞内定位的改变可以是原本位于细胞质中的分子转位至细胞膜、细胞核,也可以是转位至其他细胞器,从而将信号传递至相应部位。

二、信号转导途径的基本特征

1. 信号的传递和终止　通常情况下,细胞内信号转导分子通过相互识别、相互作用将所接收的信号依次转换并传递,引起细胞应答;当一次信号传递完成,细胞则通过一定的方式终止信号的传递。实际上,信号的传递和终止就是信号转导分子的数量、活性、位置转换的双向反应。具体说就是信号转导分子通过迅速的结合与解离、或通过其活性与无活性状态间的转换、或通过其在细胞内位置的改变而传递信号或终止信号传递。如 AC 催化生成 cAMP 而传递信号,磷酸二酯酶则将 cAMP 迅速水解为 5′-AMP 而终止信号传递。

2. 信号的逐级放大效应　细胞在对外源信号进行转换和传递时,大都具有信号逐级放大的效应。典型的级联反应过程有 G 蛋白偶联受体介导的信号转导途径和蛋白激酶偶联受体介导的 MAPK 途径等。

3. 信号转导途径的复杂性和多样性　信号转导途径的复杂性和多样性表现在以下几个方面:①一种细胞外信号分子可通过不同信号转导通路影响不同的细胞;②一种受体可激活几条信号转导途径,多个受体也可激活同一条信号转导途径,受体与信号转导途径有多种组合;③细胞内的信号转导分子可以参与多条信号转导途径的信号转导;④细胞内的信号转导途径不是孤立存在的,而是存在着多种交互联系,当一条通路中的信号转导分子对另一条通路中的信号转导分子发挥调节作用时,这条通路中的信号转导分子即可对该通路发挥调控作用;⑤不同信号转导通路可参与调控相同的生物学效应;⑥细胞内的一些特殊事件(如 DNA 损伤、活性氧、低氧状态等)也可以通过激活特定的分子而启动信号转导。

4. 信号转导途径的通用性及专一性　细胞内不是每一个受体都有其专用的信号转导分子和途径,而是不同的受体共用一些信号转导分子和信号转导途径,这样细胞内有限的信号转导分子就可以满足多种受体信号转导的需求。因此,可以说细胞的信号转导途径对不同的受体具有通用性。另一方面,配体 - 受体 - 信号转导通路 - 效应蛋白在不同的细胞可以有多种不同组合,而一种特定组合决定了一种细胞对特定的细胞外信号分子产生专一性应答。

第三节　细胞膜受体介导的细胞信号转导途径

目前根据结构、接收信号的种类、转换信号方式等差异,将膜表面受体分为配体依赖性离子通道(配体门控受体)、GPCR(七次跨膜受体)和酶偶联受体(单次跨膜受体)三种类型。本节以这三类膜受体所介导的一些典型信号转导途径为例,介绍它们所介导细胞内信号转导途径的组成、过程、基本特点及生物学效应等。

一、配体依赖性离子通道介导的细胞信号转导途径

配体依赖性离子通道(ligand-gate ion channel)是由蛋白质寡聚体形成的孔道,其中部分单体具有配体结合部位,其开放或关闭直接受化学配体的控制,故又称配体门控受体(ligand-gated receptor),主要存在于神经、肌肉等可兴奋细胞膜上,其配体主要是神经递质,如乙酰胆碱受体、γ- 氨基丁酸、5- 羟色胺等,在神经冲动的快速传递中发挥作用。乙酰胆碱受体是配体依赖性离子通道受体的典型代表,由 5 个同源性很高的亚基($\alpha_2\beta\gamma\delta$)共同在膜中形成的一个亲水性通道。当两分子乙酰胆碱与乙酰胆碱受体 2 个 α 亚基结合后,乙酰胆碱受体处于时限十分短暂的通道开放构象,在几十毫秒内又回到关闭状态。然后乙酰胆碱与之解离,受体恢复到初始状态,做好重新接受配体的准备(图 30-8)。

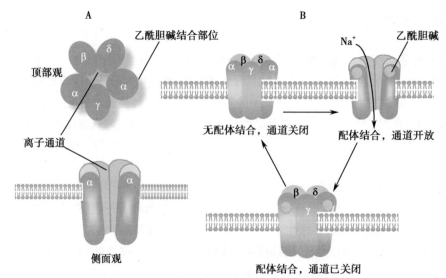

图 30-8　*N*- 乙酰胆碱受体的结构与工作模式图

离子通道受体信号转导的最终效应是细胞膜电位改变,引起的细胞应答主要是去极化与超极化。可以认为此类受体是通过将化学信号转变为电信号而影响细胞功能的。它们可以是阳离子通道(如乙酰胆碱、谷氨酸和 5- 羟色胺的受体),也可以是阴离子通道(如甘氨酸和 γ- 氨基丁酸的受体)。阳、阴离子通道的差异主要是由于构成亲水性通道的氨基酸组成不同,进而通道表面携带有不同电荷所致。

除了细胞膜上的受体型离子通道外,细胞内还存在着可以被 cAMP、cGMP、IP₃、Ca²⁺ 和 ATP 等细胞内的第二信使控制的离子通道,在各种细胞信号转导,尤其是视觉、嗅觉、味觉等生理活动中具有关键作用。

二、G 蛋白偶联受体介导的细胞信号转导途径

G 蛋白偶联受体(GPCR)多介导神经递质、肽类激素、趋化因子以及在味觉、视觉和嗅觉中接受的外源理化因素等细胞外信号的传递过程。它介导的信号传递可通过不同的途径产生不同的效应,但其信号转导途径的基本模式大致相同,主要包括以下几个步骤或阶段:①细胞外信号与 GPCR 结合;② GPCR 激活 G 蛋白;③活化的 G 蛋白激活或抑制下游的效应分子(effector);④效应分子引起细胞内小分子第二信使含量或分布的迅速改变;⑤第二信使通过别构调节激活相应的靶分子(主要是蛋白激酶),进而活化的蛋白激酶通过磷酸化改变一些与代谢相关的酶类、与基因表达相关的转录因子等,产生各种细胞应答反应。

由于 G 蛋白的多样性,不同的 G 蛋白偶联型受体可以利用多种不同的途径来转导信号。这里主要介绍了解较多的 AC-cAMP-PKA 途径、PLC-IP₃/DAG-PKC 途径和 Ca²⁺/CaM-PK 途径等。本节分别以胰高血糖素受体和血管紧张素 Ⅱ 受体为例,介绍此类受体的信号转导的基本方式。

(一) AC-cAMP-PKA 途径

AC-cAMP-PKA 途径以靶细胞内 cAMP 浓度改变和 PKA 激活为主要特征。胰高血糖素、肾上腺素(β₁、β₂)、促肾上腺皮质激素、甲状旁腺素、前列腺素 E₁ 及 E₂、生长激素抑制素、多巴胺、组胺(H₂ 受体)、5- 羟色胺等均可激活此途径。另外,嗅觉和味觉信号也是由 AC-cAMP-PKA 途径介导。

1. AC-cAMP-PKA 途径信号转导的基本过程　细胞外信号与 GPCR 结合激活 G 蛋白,通过不同类型的 G 蛋白激活 AC,AC 催化第二信使 cAMP 生成增加,cAMP 变构激活 PKA,PKA 活化后,可使多种蛋白质底物的丝 / 苏氨酸残基发生磷酸化,改变其活性状态,底物分子为一些糖代谢和脂代谢相关的酶类、离子通道和某些转录因子。胰高血糖素受体分布在肌、肝和肾脏细胞,在这些组织中主要的生理学效应是增强糖原的分解代谢。图 30-9 示意了胰高血糖素受体接受胰高血糖素信号以后,通过 G 蛋白激活 AC,直至出现糖原分解代谢增加的基本过程。

2. AC-cAMP-PKA 信号转导途径的生物学效应

(1)调节代谢:PKA 可通过调节关键酶的活性,对不同的代谢途径发挥调节作用,如激活糖原磷酸化酶 b 激酶、激素敏感脂肪酶、胆固醇酯酶,促进糖原、脂肪、胆固醇的分解代谢;同时抑制糖原合酶、乙酰 CoA 羧化酶,抑制糖原合成和脂肪合成代谢。

(2)调节基因表达:PKA 可修饰激活转录调控因子,调控基因表达。例如 PKA 活化后进入细胞核,可使 cAMP 反应元件结合蛋白(CREB)发生磷酸化,磷酸化的 CREB 可与 cAMP 反应元件(CRE)结合,并与 CREB 结合蛋白(CBP)结合,然后 CBP 再作用于通用转录因子并促进通用转录因子与启动子结合,激活基因的表达。

(3)调节细胞极性:PKA 亦可通过磷酸化作用激活离子通道,调节细胞膜电位。

GPCR 所介导的信号需要及时静止,防止细胞的持续变化,并促使受体重新恢复反应性。以胰高血糖素为例,细胞反应的静止可以发生在几个层次,例如,细胞外胰高血糖素浓度下降、细胞内特异性磷酸二酯酶对 cAMP 的水解、受体敏感性降低等。

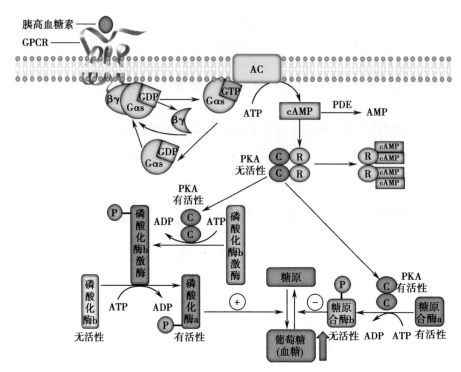

图 30-9　胰高血糖素受体介导的 AC-cAMP-PKA 信号转导途径

(二) PLC-IP₃/DAG-PKC 途径

PLC-IP$_3$/DAG-PKC 途径以靶细胞内 IP$_3$、DAG、Ca^{2+} 浓度改变和 PKC 激活为主要特征。血管紧张素 II、促甲状腺素释放激素、去甲肾上腺素、抗利尿激素、肾上腺素（α$_1$、α$_2$）、促性腺激素释放激素、胃泌激素释放肽、乙酰胆碱、ATP、谷氨酸等均可激活此途径。

1. PLC-IP$_3$/DAG-PKC 途径信号转导的基本过程　血管紧张素 II、促甲状腺素释放激素、去甲肾上腺素、抗利尿激素等细胞外信号与 GPCR 结合后所激活的 G 蛋白可激活 PLC。PLC 水解膜组分 PIP$_2$，生成 DAG 和 IP$_3$。IP$_3$ 与位于内质网或肌质网膜上的受体结合，促进 Ca^{2+} 迅速释放，使细胞质内的 Ca^{2+} 浓度升高。然后 Ca^{2+} 与细胞质内的 PKC 结合并聚集至细胞质膜。Ca^{2+} 与细胞质膜上的 DAG、磷脂酰丝氨酸共同作用于 PKC 的调节结构域，使其构象改变并且暴露出活性中心。

血管紧张素 II（angiotensin II）的受体亦属于 GPCR，其偶联的 G 蛋白的 α 亚基为 α$_q$，图 30-10 示意了血管紧张素 II 受体接受血管紧张素 II 信号，直至出现血管收缩应答这一信号转导的基本过程。另外，血管紧张素 II 受体和 β- 肾上腺素受体（β-adrenergic receptor，β-AR）还可以通过 β-AR 激酶（β-AR kinase，β-ARK）的底物（β-arrestin，β-arr）募集蛋白酪氨酸激酶 Src，进而激活 MAPK 级联系统。这一信号通路的过度活化可能是导致心肌肥厚的分子机制之一。

2. PLC-IP$_3$/DAG-PKC 途径信号转导的生物学效应

（1）调节多种生理功能：受 PKC 磷酸化修饰的蛋白质分子包括一些质膜受体、膜蛋白及多种酶，因此，PKC 参与调节多种生理功能。

（2）调节基因表达：PKC 能磷酸化立早基因（immediate-early gene）的转录因子，加速立早基因的表达。立早基因多数为细胞原癌基因（如 c-fos），其表达产物经磷酸化修饰后，可进一步激活晚期反应基因并促进细胞增殖。

(三) Ca²⁺/CaM-PK 途径

Ca^{2+}/CaM-PK 途径以靶细胞内 Ca^{2+} 浓度增加、Ca^{2+}/ 钙调蛋白（Ca^{2+}/CaM）复合物形成和钙调蛋白依赖的蛋白激酶激活为主要特征来传递信号。

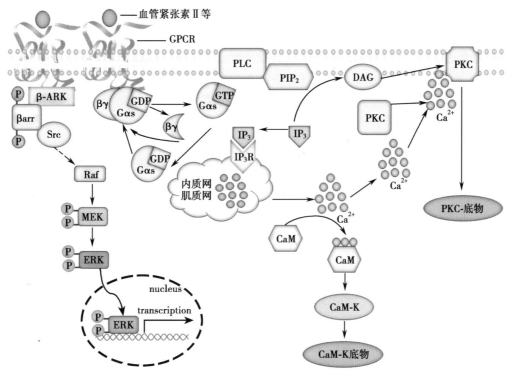

图 30-10 血管紧张素 II 受体介导的 PLC-IP$_3$/DAG-PKC 信号转导途径

1. Ca^{2+}/CaM-PK 途径信号转导的基本过程 G 蛋白偶联受体可以通过一些 G 蛋白直接激活或通过 PKA 激活细胞质膜上的钙通道,促进 Ca^{2+} 流入细胞质,还可以通过 IP$_3$ 促使细胞质钙库释放 Ca^{2+},导致细胞质内 Ca^{2+} 浓度增加。胞质中的 Ca^{2+} 浓度升高后,结合钙调蛋白形成 Ca^{2+}/CaM 复合物并被活化,活化的复合物进一步激活其下游的信号转导分子,这些分子通常是一些可被 Ca^{2+}/CaM 复合物激活的蛋白激酶,因而这些激酶被统称为钙调蛋白依赖性蛋白激酶(calmodulin-dependent protein kinase,CaM-PK)。CaM-PK 属于蛋白丝/苏氨酸激酶,如肌球蛋白轻链激酶、磷酸化酶激酶、CaM-PK I/II/III 等。

2. Ca^{2+}/CaM-PK 途径信号转导的生物学效应 CaM-PK 可激活多种效应蛋白,如 CaM-PK II 可修饰激活突触蛋白 I、骨骼肌糖原合酶、酪氨酸羟化酶、色氨酸羟化酶等,可在收缩和运动、糖代谢、神经递质的合成与释放、细胞分泌和分裂等多种生理过程中起作用,参与调节细胞的多种功能。

三、酶偶联受体介导的细胞信号转导途径

酶偶联受体又称单次跨膜受体,主要接受生长因子、细胞因子等细胞外信号,通过蛋白质分子的相互作用而转导信号,调节蛋白质的功能和表达水平、调节细胞增殖和分化。

酶偶联受体与 GPCR 介导的信号转导过程有着很大差别。不同种类的酶偶联受体所介导的信号转导途径虽有很大差别,但其基本模式大致相同,大致可分为以下几个阶段:①细胞外信号分子与酶偶联受体结合,引起第一个激酶激活;若受体自身有酶活性,此步骤是激活受体胞内结构域的蛋白激酶活性,若受体自身没有酶活性,此步骤则是激活与受体结合的某种激酶;②通过蛋白质-蛋白质相互作用或蛋白激酶磷酸化来激活下游信号转导分子,进而转导信号并激活下游特定的蛋白激酶;③激活的蛋白激酶通过磷酸化修饰激活一些与代谢相关的酶类、与基因表达相关的转录因子等,从而影响细胞代谢、基因表达、分裂、增殖与分化等生命活动。另外,酶偶联受体介导的信号转导过程中有蛋白酪氨酸激酶的广泛参与,这也是此类受体被称为蛋白酪氨酸激酶相关受体的原因。不同种类的酶偶联受体所介导的信号转导途径差别很大,这里仅介绍几个代表性受体介导的信号转导途径。

（一）蛋白激酶偶联受体介导的 MAPK 信号转导途径

MAPK 途径是指以丝裂原激活的蛋白激酶（MAPK）为代表的信号转导途径,其主要特点是具有 MAPK 级联激活反应。MAPK 途径主要有 ERK 信号途径、p38 MAPK 信号途径和 JNK/SAPK 信号途径,这 3 条信号转导途径的组成和信号转导的细胞效应见图 30-11。

1. Ras-Raf-MEK-ERK 信号途径   ERK 亚家族是最早发现的 MAPK 成员,包括 ERK1、ERK2 和 ERK3 等。ERK 广泛存在于各种组织细胞,参与细胞增殖与分化的调控。多种生长因子、丝裂原、部分细胞因子及某些 G 蛋白偶联受体等需要此途径来完成信号转导过程(图 30-11)。研究证实,受体酪氨酸激酶、G 蛋白偶联受体和部分细胞因子受体均可激活 ERK 信号转导途径。

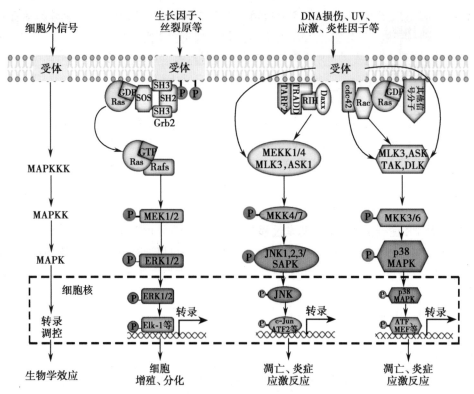

图 30-11   蛋白激酶偶联受体介导信号转导的 MAPK 途径

下面以生长因子,如表皮生长因子(EGF)信号为例,简单介绍该信号途径的基本过程:①受体与配体结合后形成二聚体,激活受体的蛋白激酶活性。②受体自身酪氨酸残基磷酸化,形成可被 SH2 识别和结合的位点,从而与含 SH2 结构域的接头蛋白 Grb2(growth factor receptor-bound protein 2 ;含有 1 个 SH2 结构域和 2 个 SH3 结构域)结合。③然后 Grb2 的两个 SH3 结构域与鸟苷酸交换因子 SOS(Son of Sevenless;SOS 是小 G 蛋白调节因子 GEF 家族成员,可促进 Ras 释放 GDP 并与 GTP 结合而活化;SOS 富含脯氨酸,可与 SH3 结构域结合,因而可被 Grb2 的两个 SH3 结构域募集进入信号通路)分子中的富含脯氨酸序列结合,并激活 SOS。④活化的 SOS 结合 Ras(小分子 G 蛋白),并促进 Ras 释放 GDP,与 GTP 结合进而活化 Ras。⑤活化的 Ras 蛋白(Ras-GTP)可激活 Raf(属于 MAPK kinase kinase,MAPKKK),激活的 Raf 使 MEK(MAPK kinase,MAPKK)发生磷酸化而激活,激活的 MEK 再使 ERK(MAPK)磷酸化而激活,由此完成了 MAPK 的级联激活(Raf-MEK-ERK)。⑥激活的 ERK 转位至细胞核内,通过磷酸化作用激活多种效应蛋白,包括一些转录因子(如 Elk-1、c-Jun、c-Fos 等),从而使细胞对外来信号产生生物学应答。

上述的 Ras-MEK-ERK 途径是 EGFR 的主要信号通路之一。由于 EGFR 的胞内段存在多个酪氨酸磷酸化位点,因此除 Grb2 外,还可募集其他含有 SH2 结构域的信号转导分子,激活 PLC-IP$_3$/DAG-

PKC 等其他信号途径。

2. JNK/SAPK 信号途径 JNK 最早作为催化转录因子 c-Jun 的氨基末端激酶被发现,故称 c-Jun 氨基末端激酶(JNK),后又被称为应激活化蛋白激酶(SAPK),属于哺乳类细胞中 MAPK 的 JNK/SAPK 亚家族。已知的 JNK 中,46kDa 的 JNK1 和 55kDa 的 JNK2 在各种组织细胞中广泛表达,而 JNK3 则仅在神经细胞中表达。细胞内的 JNK/SAPK 信号转导途径可以被各种应激原刺激,如紫外线、热休克、高渗刺激及其他射线辐射等激活,参与细胞对射线辐射、温度变化、渗透压等的应激反应。另外,细胞因子(TNF-α,IL-1)、生长因子(EGF)及某些 G 蛋白偶联受体也可激活该途径,通过 JNK 发挥作用(图 30-11)。

外界刺激可通过 Ras 依赖或非 Ras 依赖的两条途径激活 JNK。其中 Ras 依赖的 JNK-SAPK 途径转导信号的基本过程是:①配体与受体结合后,通过 Rho 蛋白(Ras 超家族成员之一)Rac 及 cdc42 的作用激活受体的、或与受体偶联的蛋白激酶活性;②激活的蛋白激酶活化 MEKK;③激活的 MEKK 磷酸化双特异性激酶 JNKK(JNK kinase,也称为 MKK);④活化的 MKK4(JNKK1)可同时激活 JNK1 和 p38,而活化的 MKK7(JNKK2)则可特异性地激活 JNK,至此完成了 MAPK 的级联激活(MEKK-MKK-JNK/SAPK);⑤激活的 JNK/SAPK 移位进入细胞核,可使转录因子 c-Jun 氨基末端 63 及 73 位的丝氨酸残基发生磷酸化而激活,增强其转录活性;同时还可促进 c-Jun 同源二聚体及 c-Jun/c-Fos 异源二聚体形成,并与其靶基因启动子区 AP-1 位点结合而增加其靶基因的转录活性。此外,激活的 JNK/SAPK 还可使转录因子 Elk-1 和 ATF2 发生磷酸化,并使其转录活性增强。

3. p38 MAPK 信号途径 p38 MAPK 是 MAPKs 的另一亚家族,其性质与 JNK 相似,同属应激激活的蛋白激酶,主要参与凋亡、炎症、应激反应等信号的转导。一些能够激活 JNK 的应激刺激(紫外线、H_2O_2、热休克、高渗与蛋白合成抑制剂)、凋亡相关受体(Fas)、促炎因子(TNF-α、IL-1)也可激活 p38;此外,革兰氏阳性菌细胞壁成分及脂多糖也可激活 p38(图 30-11)。

p38 MAPK 信号途径的级联激活过程为:凋亡信号调节激酶(apoptosis signal-regulating kinase,ASK,属于 MAPKKK 成员)激活 MKK3、MKK4 及 MKK6;激活的 MKK3、MKK6 仅特异性激活 p38,而激活的 MKK4 可同时激活 JNK 和 p38。激活的 P38 MAPK 移位进入细胞核,可使 c-Myc、CREB、SP-1、ATF2 等转录因子磷酸化而使其转录活性增强。

(二)胰岛素受体介导的信号转导途径

胰岛素受体由 2 个 α 亚基和 2 个 β 亚基组成,α 亚基具有配体结合部位,β 亚基具有内在的蛋白酪氨酸激酶(protein tyrosine kinase,PTK)活性。胰岛素通过细胞表面的胰岛素受体将信号传递到细胞内,调节胰岛素敏感的代谢酶和特异基因的表达,在细胞代谢和基因表达调节方面具有十分重要的生理作用。胰岛素受体介导的信号转导途径主要有 IRS1-PI3K-PKB 和 IRS-Ras-MAPK 两条信号途径(图 30-12)。

1. 胰岛素受体介导的 IRS1-PI3K-PKB 信号途径 磷脂酰肌醇 -3- 激酶(phosphoinositide 3-kinase,PI3K)是磷酸化肌醇磷脂 3 位羟基的激酶家族,由 p85 和 p110 两个亚单位组成,p85 亚单位含有 SH2 结构域,p110 是催化亚单位。PKB 是 PI3K 的靶分子之一,是与 PKA 及 PKC 均有很高同源性的一种蛋白丝/苏氨酸激酶,因其也是原癌基因 *c-akt* 的产物,故又称为 Akt。胰岛素受体介导的胰岛素受体底物 1(insulin receptor substrate 1,IRS1)- 磷脂酰肌醇 -3- 激酶(PI3K)- 蛋白激酶 B(protein kinase B,PKB)的信号转导途径,与胰岛素对细胞代谢及存活发挥的重要调节作用密切相关。除了胰岛素,血小板源性生长因子(platelet-derived growth factor,PDGF)、胰岛素样生长因子(insulin-like growth factor,IGF)、表皮生长因子(epidermal growth factor,EGF)、成纤维细胞生长因子(fibroblast growth factor,FGF)等也可利用 PI3K-PKB 信号途径传递信号。PI3K 还可以激活多种下游分子,目前对 PKB 的了解较多,PI3K 介导的许多效应都与 PKB/Akt 有关,因此,这条信号转导途径称为 PI3K-Akt 途径或 PI3K-PKB 途径。

(1)IRS1-PI3K-PKB 信号途径的基本过程:此信号转导途径的主要步骤是:①胰岛素与胰岛素受体结合并使其发生二聚体化及构象改变,活性增强的 PTK 催化胰岛素受体胞内段的数个酪氨酸残基发生自身磷酸化,进而催化 IRS1 的数个酪氨酸残基发生磷酸化;②酪氨酸磷酸化的 IRS1 可以被 PI3K 的 p85 亚单位的 SH2 结构域识别并结合,进而激活 p110 催化亚单位;③PI3K 活化的 p110 亚单位催化细胞质膜中的

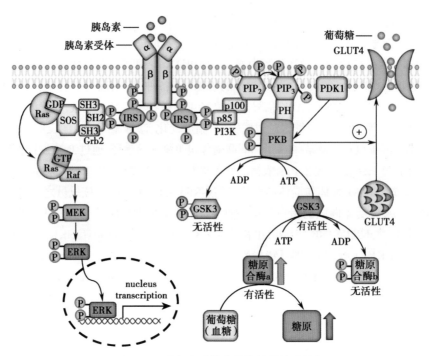

图 30-12　胰岛素受体介导的信号转导途径

PIP$_2$ 生成 PIP$_3$；④ PIP$_3$ 可以结合到 PKB 的 PH 结构域上，使 PKB 转位到质膜内侧，在质膜中被另一种蛋白激酶 PDKI 磷酸化而活化；⑤ PKB 可磷酸化多种蛋白，介导代谢调节、细胞存活等效应（图 30-12）。

（2）IRS1-PI3K-PKB 信号途径的生物学效应：胰岛素在细胞内引起的生物学效应与 PKB 的作用底物有关。例如，PKB 可以使糖原合成酶激酶 3（glycogen synthase kinase 3, GSK3）发生磷酸化而失去活性。GSK3 具有使糖原合成酶磷酸化而失活的作用，因此 PKB 减弱了糖原合成酶的失活，最终效应是细胞内糖原合成增加。另外，激活的 PKB 可以促进肌细胞的葡萄糖运载体（glucose transporter 4, GLUT4）从细胞质向细胞膜移位，导致细胞膜上 GLUT4 增加，进而引起细胞的葡萄糖摄入增加。

2. 胰岛素受体介导的 IRS1-Ras-MAPK 信号途径　IRS1-Ras-MAPK 信号途径主要涉及胰岛素受体介导的基因表达调控信号的转导。

该途径转导信号的基本过程如下：①胰岛素与其受体结合后，受体二聚体化及自身磷酸化，IRS1 酪氨酸残基磷酸化；②酪氨酸磷酸化的 IRS1 与 Grb2 的 SH2 结构域结合；③ Grb2 的两个 SH3 结构域与 SOS 结合；④结合到 Grb2 的 SOS 促进 Ras 释放 GDP，并与 GTP 结合而激活，活化的 Ras 进一步激活其下游分子 Raf；⑤ Raf-MEK-ERK1 构成的 MAPK 级联激活；⑥活化的 ERK1 移位至细胞核内，使它的一些转录因子（如 Elk-1）发生磷酸化，进而影响其靶基因的转录水平，调节细胞的增殖（图 30-12）。

（三）γ- 干扰素受体介导的信号转导途径

γ- 干扰素（interferon-γ, IFN-γ）是由活化 T 细胞产生的，具有促进抗原提呈和特异性免疫识别的作用，并可促进 B 细胞分泌抗体。γ- 干扰素与其受体结合并使受体形成二聚体，激活 JAK-STAT 系统，并由 STAT 将干扰素刺激信号传入核内（图 30-13）。

JAK（Janus kinase）是一类存在于细胞质中的非受体型蛋白酪氨酸激酶，与细胞因子受体近膜区结合（而远膜区则含有数个、可以被活化 JAK 所磷酸化的酪氨酸残基）。已知的 JAK1、JAK2、JAK3 和 TYK2 这 4 种亚型分别转导各种细胞因子受体介导的信号。不同的 JAK 介导不同细胞因子受体所转导的信号，例如生长激素受体、催乳素受体、红细胞生成素受体和粒细胞集落刺激因子受体与 JAK2 结合，α/β- 干扰素与 JAK1 和 TYK2 结合，而 γ- 干扰素则与 JAK1 和 JAK2 结合。

STAT（signal transducer and activator of transcription）是信号转导子及转录激活子，现已发现的 6 种

STAT 分子中都有一个 SH2 结构域,SH2 可以识别并结合酪氨酸磷酸化的细胞因子受体,促进 JAK 对 STAT 的磷酸化反应。另外,酪氨酸磷酸化的 STAT 分子又通过 SH2 结构域相互识别而形成同源或异源二聚体并进入细胞核,作为转录因子而影响相关基因的转录,从而改变靶细胞的增殖与分化。不同的细胞因子受体利用不同的 STAT 分子转导信号,例如,INF-α 受体使用 STAT1/STAT2 异源二聚体;INF-γ 受体使用 STAT1/STAT1 同源二聚体;IL-6 受体使用 STAT1/STAT3 异源二聚体;生长激素受体使用 STATS5a/STAT5b 异源二聚体。在 JAK-STAT 通路中,激活后的受体可与不同的 JAK 和 STAT 相结合,因此该途径传递信号具有多样性和灵活性。

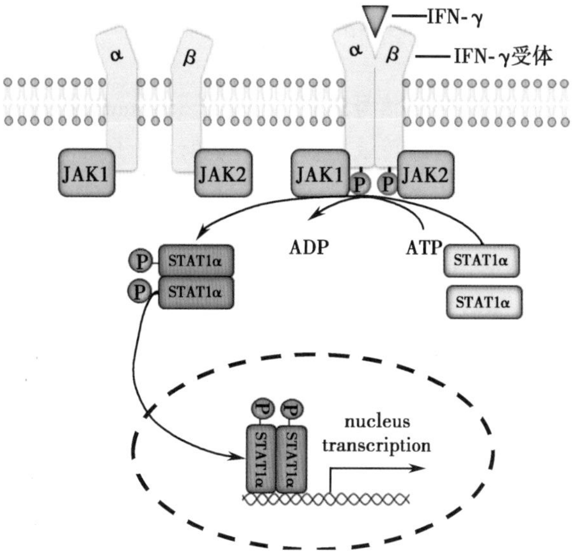

图 30-13　γ-干扰素受体介导的信号转导途径

（四）TNF-α 受体介导的信号转导途径

促炎细胞因子 TNF-α（tumor necrosis factor-α）等可分别通过它们的受体如 TNF 受体（TNFR）介导炎症信号的转导。衔接蛋白 TNFR 相关因子（TNFR-associated factor,TRAF）参与了此途径的信号转导。在真核细胞中,TRAF 至少存在 6 种亚型,每种都可与不同受体结合,也就是说每一个受体利用不同的 TRAF 分子向细胞内传递不同的信号。

TNF-α 与 TNFR1 结合后,TNFR 主要通过 NF-κB 信号途径、p38 MAPK 以及 JNK 信号途径进行信号传递,如图 30-14 所示。

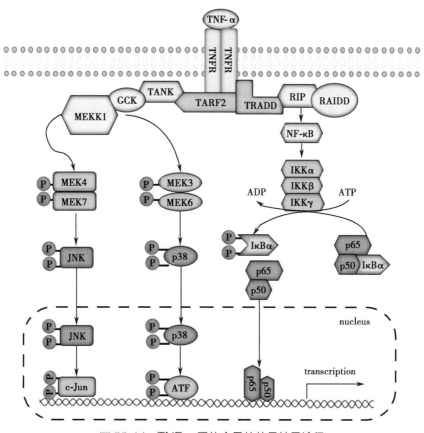

图 30-14　TNF-α 受体介导的信号转导途径

1. p38 MAPK 和 JNK 信号途径　详见"(一)蛋白激酶偶联受体介导的 MAPK 信号转导途径"部分。

2. NF-κB 信号途径　核因子 κB(nuclear factor-κB, NF-κB)因最初发现它是 B 细胞中免疫球蛋白 κ 轻链基因转录所需的核内转录因子而得名。后来发现, NF-κB 是一种几乎存在于所有细胞的转录因子, 广泛参与机体防御反应、组织损伤和应激、细胞分化和凋亡以及肿瘤生长抑制过程的信息传递。

NF-κB 是 Rel 家族成员, 有五个亚单位:Rel A(p65)、c-Rel、Rel B、p100/p50(NF-κB1)、p105/p52(NF-κB2), 它们 N 末端均含有 Rel 同源区(Rel homology domain, RHD), 该区内有 DNA 结合区、蛋白二聚化区和核定位信号, 负责与 DNA 结合、二聚体化和核易位。与 p100/p50、p105/p52 不同, Rel A、Rel B 和 C-Rel C 末端还含有与转录活化相关的反式激活结构域(transactivation domain, TAD)。NF-κB 是由 p50 和 p65 两个亚单位以不同形式组合形成的同源二聚体(p50-p50、p65-p65)或异源二聚体(p50-p65)。在体内发挥生理功能的 NF-κB 主要是 p50-p65 二聚体。

NF-κB 在细胞质内与 NF-κB 抑制蛋白(inhibitor of NF-κB, IκB)结合成无活性的复合物。当 TNF-α 与其受体结合后, IκB 激酶 IKKs 使 IκB 磷酸化并从 NF-κB 脱落, 暴露出 NF-κB 的核定位序列, NF-κB 得以活化。活化的 NF-κB 转位进入细胞核, 作用于 NF-κB, 结合增强子元件, 影响多种细胞因子、黏附因子、免疫受体、急性时相蛋白、应激反应蛋白基因的转录。

TNFR 活化后引起 p38 MAPK 激活, 激活的 p38 MAPK 是炎症信号的关键转导分子, 受到广泛关注, 已经作为各制药公司发展抗炎药物的重要靶位。

(五) TGF-β 受体介导的信号转导通路

转化生长因子 β(transforming growth factor β, TGF-β)的受体亦属于单次跨膜受体, 但它与其他单次跨膜受体不同, 受体自身具有的是蛋白丝/苏氨酸激酶催化结构域。属于 TGF-β 家族的受体还有骨形态发生蛋白(bone morphogenetic protein, BMP)和活化素(activin)等受体。该家族细胞因子参与调节细胞增殖、分化、迁移和凋亡等多种反应。

TGF-β 受体可激活多条信号通路, 其中以 Smad 为信号转导分子的途径为 Smad 途径。与 STAT 一样, Smad 既是信号转导分子, 又是转录因子。TGF-β 受体主要有 Ⅰ 和 Ⅱ 两个亚型, 受体自身含有蛋白丝/苏氨酸激酶催化结构域, 因此 TGF-β 受体介导的信号转导过程不同于其他单次跨膜受体, 它们激活后具有的是蛋白丝/苏氨酸激酶活性。TGF-β 与各 2 个分子的 Ⅰ 型和 Ⅱ 型受体结合形成异源四聚体, Ⅱ 型受体被激活, 激活的 Ⅱ 型受体使 Ⅰ 型受体磷酸化并活化, Ⅰ 型受体将 Smad2、Smad3 与 Smad4 形成三聚体转移至细胞内, 结合于 Smad 结合元件, 调节相应基因的转录速度, 最终影响细胞的分化(图 30-15)。

Smad 家族名称取自于线虫的 *Sma* 和果蝇的 *Mad*(*mothers against decapentaplegic protein*)基因, 是最早被证实的 TGF-β 受体激酶的底物。Smad 蛋白在将 TGF-β 信号从细胞表面受体传导至细胞核的过程中起到关键性作用, 且不同的 Smad 介导不同的 TGF-β 家族成员的信号转导。细胞内至少有 9 种 Smad 分子存在, 各自负责 TGF-β 家族不同成员的信号转导, Smad4 是 TGF-β 家族各类信号转导过程中共同作用的分子;Smad6、Smad7 抑制 TGF-β 家族的信号转导, 具有负调控作用;其余的 Smad 分子能被 TGF-β 家族受体激活并与受体形成短暂复合物, 激活 TGF-β 家族的信号转导, 其中 smad2 和 Smad3 能被 TGF-β 激活, 而 Smad1、Smad5、Smad8 和 Smad9 则可被 BMP 等激活。

上述各种受体介导的信号转导过程充分体现了细胞对外源信号反应的复杂性和多样性。复杂的信号转导途径和网络的运行中存在着一些共同的规律和特点:①细胞信号转导过程中, 信号的发出和终止都十分迅速, 既可迅速满足细胞功能调整的需求, 又可将已经产生过效应的信号及时终止, 以便细胞恢复至静息状态;②细胞信号转导过程具有级联放大效应, 保证了细胞反应的敏感性;③细胞信号转导系统中一些信号转导分子和信号转导途径常常为不同的受体共用, 而不是为某个受体完全专用,使得细胞内有限的信号转导分子即可满足多种受体信号转导的需求,可以说细胞信号转导系统对不同的受体具有通用性;④不同信号转导途径之间存在广泛的交互作用。

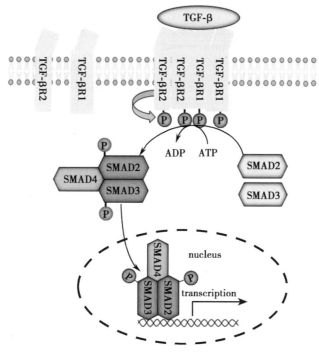

图 30-15 TGF-β 受体介导的信号转导途径

第四节 细胞内受体介导的细胞信号转导途径

细胞内受体主要介导脂溶性化学信号,如类固醇激素、甲状腺素、前列腺素、维生素 A 及其衍生物和维生素 D 及其衍生物等的转导过程。

细胞内受体介导的信号转导基本过程如下:在没有激素作用时,细胞内受体与具有抑制作用的蛋白分子——热休克蛋白(heat shock protein,HSP)形成复合物,阻止受体向细胞核的移动以及它与 DNA 的结合。当有激素作用时,激素进入细胞后,有些可与其位于细胞核内的受体相结合形成激素 - 受体复合物,有些则先与其在细胞质内的受体相结合,然后以激素 - 受体复合物的形式进入核内。激素与细胞内受体结合后,受体构象发生变化,导致热休克蛋白解聚,暴露出受体核内转移部位及 DNA 结合部位,激素 - 受体复合物向核内转移,并结合于其靶基因启动子区的激素反应元件(hormone response element,HRE)上(图 30-16)。不同的激素 - 受体复合物结合于不同的激素反应元件(表 30-7)。结合于激素反应元件的激素 - 受体复合物再与位于启动子区域的基本转录因子及其他的转录调节分子作用,从而开放或关闭其下游基因,在转录水平调节其靶基因的表达,进而改变细胞的基因表达谱。

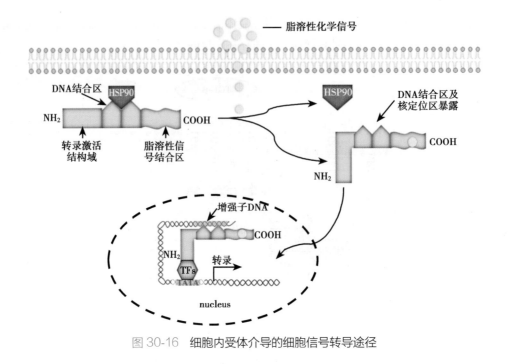

图30-16   细胞内受体介导的细胞信号转导途径

表30-7   激素反应元件

激素	受体识别的 DNA 序列
糖皮质激素	5′GGTACANNNTGTTCT3′ 3′CCATGTNNNACAAGA5′
雌激素	5′AGGTCANNNTGACCT3′ 3′TCCAGTNNNACTGGA5′
甲状腺素	5′AGGTCATGACCT3′ 3′TCCAGTACTGGA5′

注:N 代表 A/T/C/G 任一碱基。

第五节   细胞信号转导异常与医学

细胞信号转导机制研究是生命科学后基因组研究的重要内容,阐明细胞信号转导机制对于认识生命活动的本质以及疾病的发病机制和诊治具有重要的理论和实践意义,同时也为医学发展带来了新的机遇和挑战。在医学中,信号转导机制研究的意义主要在于:一是深入认识疾病的发病机制,二是为新的诊断和治疗技术提供靶位。目前,人们对信号转导机制及信号转导异常与疾病关系的认识还相对有限,本节通过列举一些实例来说明发展这一领域的重要性。

一、受体和信号转导分子的异常激活或失活均可导致信号转导异常

从细胞接收信号直至最后产生细胞效应,信号转导的任一阶段都可能发生异常改变。其异常主

要表现在：①信号不能正常传递；②信号通路异常地处于持续激活或高度激活的状态，从而导致细胞功能的异常。基因突变、细菌毒素、自身抗体和应激等多种因素均可引起细胞信号转导异常。细胞信号转导异常可累及一条或多条信号转导通路，造成信号转导网络失衡。细胞信号转导异常的原因和机制虽然很复杂，但基本上可以从受体功能异常和细胞内信号转导分子的功能异常两个层次来认识它们与医学和药物作用靶点的关系。

（一）受体异常激活和失能

1. 受体异常激活　在正常情况下，受体只有在结合外源信号分子后才能激活，并向细胞内传递信号。但基因突变可导致异常受体的产生，不依赖外源信号的存在而激活细胞内的信号通路。如 EGF 受体只有在结合 EGF 后才激活 MAPK 通路，但 *ERB-B* 癌基因表达的变异型 EGF 受体则不同，该受体缺乏与配体结合的胞外区，而其胞内区则处于活性状态，因而可持续激活 MAPK 通路。

在某些条件下，受体基因可因某些因素的调控作用而过度表达，使细胞表面呈现远远多于正常细胞的受体数量。在这种情况下，外源信号所诱导的细胞内信号通路的激活水平会远高于正常细胞，是靶细胞对外源信号刺激的过度反应。

外源信号异常也可导致受体的异常激活。如自身免疫性甲状腺病中，患者产生针对促甲状腺激素（thyroid stimulating hormone，TSH）受体的抗体。抗 TSH 受体的抗体分为两种，其中一种是刺激性抗体，与 TSH 受体结合后能模拟 TSH 的作用，在没有 TSH 存在时也可以激活 TSH 受体；另一种是阻断性抗体。

2. 受体异常失能　受体分子数量、结构或调解功能发生异常变化时，可导致受体异常失能，不能正常传递信号。如基因突变可导致遗传性胰岛素受体异常，包括：受体合成减少或结构异常的受体在细胞内分解加速导致受体数量减少；受体与配体的亲和力降低，如 735 位的精氨酸突变为丝氨酸可导致受体与胰岛素亲和力下降；受体 PTK 活性降低，如 1 008 位的甘氨酸突变为缬氨酸可导致胞内区 PTK 结构域异常，从而使其磷酸化酪氨酸残基的能力减弱。在这些情况下，受体均不能正常传递胰岛素的信号。

自身免疫性疾病中产生的自身抗体，也可能导致特定受体失活。如前述自身免疫性甲状腺疾病中产生的抗 TSH 受体的阻断性抗体，其与 TSH 受体结合后，可抑制受体与 TSH 结合，从而减弱或抑制受体的激活，不能传递 TSH 的信号。

（二）信号转导分子异常

很多因素都可引起细胞内信号转导分子功能的改变。如果其功能异常激活，即可不依赖细胞外信号和上游信号转导分子的激活而持续向下游传递信号；如果其功能失活，则导致信号传递的中断，使细胞失去对外源信号的反应性。

1. 细胞内信号转导分子异常激活　细胞内信号转导分子的结构、化学修饰等发生改变，可导致其异常激活并维持在活性状态。

（1）基因突变导致的信号转导分子异常激活：例如三聚体 G 蛋白的 α 亚基可因基因突变而发生功能改变。当 α 亚基的 201 位精氨酸突变为半胱氨酸或组氨酸或者 227 位谷氨酰胺突变为精氨酸，可导致 α 亚基的 GTP 酶活性丧失，使 α 亚基一直与 GTP 结合而处于持续激活状态，并持续向下游传递信号。又如，小分子 G 蛋白 Ras 也可因基因突变而导致其异常激活。Ras 的 12 位或 13 位甘氨酸、61 位谷氨酰胺突变为其他氨基酸时，均可导致 Ras 的 GTP 酶活性降低，使其处于持续活化状态。

（2）化学修饰导致的信号转导分子异常激活：霍乱（cholera）是由霍乱弧菌引起的烈性肠道传染病。化学修饰引起的信号转导分子异常激活在其发病中占主导地位。由 A、B 两个亚基构成的霍乱毒素进入小肠上皮细胞后，其 A 亚基直接作用于 G 蛋白的 α 亚基，使其发生 ADP- 核糖化修饰；α 亚基受到修饰后，其内在的 GTP 酶活性丧失，不能恢复到 GDP 结合形式，导致 G 蛋白的 α 亚基持续激活，最终引起霍乱的发生。

2. 细胞内信号转导分子异常失活　细胞内信号转导分子结构改变或表达降低，可导致其异常失活。

（1）基因突变导致的信号转导分子异常失活：在遗传性假性甲状旁腺素低下疾病中，甲状旁腺素信号转导途径中 G 蛋白 α 亚基基因的起始密码子突变为 GTG，使得核糖体只能利用第二个 ATG（第 60 位密码子）起始翻译，因此产生了 N 端缺失 59 个氨基酸残基的、失活的异常 α 亚基，从而使 G 蛋白不能向下游传递信号。

（2）表达下调导致的信号转导分子异常失活：PI3K-PKB 途径是胰岛素受体介导的信号转导通路之一。基因突变可导致 PI3K 的 p85 亚基表达下调或结构改变，使 PI3K 不能正常激活或不能达到正常激活水平，胰岛素信号传递出现障碍。

二、信号转导异常可导致细胞获得异常功能或正常功能丧失

信号转导异常可以使细胞获得异常功能或者失去正常功能，从而影响疾病的发生、发展。信号转导异常在疾病中的作用也多样，既可引起特定疾病的发生，也可导致特异性症状或体征的产生。疾病时细胞信号转导异常可涉及受体、胞内信号转导分子等多个环节，一方面某一环节的原发性损伤可引起特定疾病的发生；另一方面某些疾病的病理过程又可继发引起细胞信号转导系统的改变，其功能紊乱又促进了疾病的进一步发展。本节主要通过一些具体的例子说明较典型的信号转导异常与疾病的关系。

（一）信号转导异常导致细胞获得异常功能或表型

1. 细胞获得异常的增殖能力　Ras-MAPK 途径是调控细胞增殖的重要信号转导途径，当 *ras* 基因突变时，可使 Ras 蛋白处于持续激活状态，进而导致 Ras-MAPK 途径持续激活，使细胞获得异常的增殖能力，这是肿瘤细胞持续增殖的重要机制之一。

在所有恶性肿瘤中，50% 以上有 *p53* 基因的突变。*p53* 基因是机体内一种重要的肿瘤抑制基因（tumor suppressor gene），其编码的蛋白质 p53 是一种控制着细胞周期启动的转录因子，在正常情况下主要监测细胞周期 G_1 和 G_2/M 期检查点，对细胞分裂起着减慢或监视的作用。*p53* 基因突变后，由于其空间构象发生改变，失去了对细胞生长、凋亡和 DNA 修复的调控作用，导致细胞异常的分裂增殖，引起肿瘤的发生。

2. 细胞的分泌功能异常　生长激素的功能是促进机体生长。生长激素的分泌受下丘脑生长激素释放激素和生长抑素的调节，生长激素释放激素通过活化 G 蛋白、升高 cAMP 水平而促进生长激素分泌细胞的增殖和分泌；而生长抑素则通过降低 cAMP 水平抑制生长激素分泌。当 α 亚基由于基因突变而失去 GTP 酶活性时，G 蛋白 α 亚基处于异常的激活状态，cAMP 水平异常持续升高，进而导致垂体细胞分泌功能活跃。而生长激素的过度分泌则可刺激骨骼过度生长，在成人引起肢端肥大症，在儿童引起巨人症。

3. 细胞膜通透性改变　如前所述，霍乱毒素的 A 亚基使 Gα 亚基发生 ADP 核糖化而失活，导致 Gα 亚基持续激活，进而使细胞中的 cAMP 含量持续升高，持续激活 PKA。PKA 通过将小肠上皮细胞膜上的蛋白质磷酸化而改变细胞膜的通透性，使 Na^+ 和 Cl^- 通道持续开放，造成水、电解质大量丢失，在临床上引起腹泻、水电解质严重紊乱和周围循环衰竭等症状。

（二）信号转导异常导致细胞正常功能缺失

1. 失去正常的分泌功能　慢性淋巴细胞性甲状腺炎（chronic lymphocytic thyroiditis，CLT）又称为自身免疫性甲状腺炎、桥本甲状腺炎，是一种以自身甲状腺组织为抗原的慢性炎症性自身免疫性疾病。CLT 分 1、2、3 型，其中 2 型持续存在甲状腺功能减退。除了常见的自身抗体——抗甲状腺球蛋白抗体和抗甲状腺过氧化物酶抗体，一些 2 型 CLT 伴有抗 TSH 受体的阻断性抗体存在。抗 TSH 受体的阻断性抗体可抑制 TSH 对受体的激活作用，从而抑制甲状腺素的分泌，是最终导致甲状腺功能减退的机制之一。

2. 失去正常的反应性或生理调节能力 胰岛素抵抗是 2 型糖尿病发生的病理基础。由于胰岛素信号转导途径中一些关键信号转导分子如胰岛素受体底物 1、PI3K、PKB 等因结构异常或表达低下而导致其功能失活,使胰岛素信号转导途径不能对胰岛素产生反应或产生的信号转导中断,导致肝细胞、肌细胞、脂肪细胞等不能正常摄入和贮存葡萄糖,从而导致血糖水平升高。

三、细胞信号转导分子是重要的药物作用靶标

细胞内信号转导相关分子的异常与多种疾病的发生、发展密切相关。随着对细胞信号转导机制研究的深入,特别是对各种疾病过程中信号转导异常机制的不断认识和对各种疾病过程中信号转导分子结构与功能改变的发现,不但为发现新的诊断和治疗方法提供了更多的机会,而且为新药开发和筛选提供了靶点。近年来,以细胞内信号转导分子作为药物合成与筛选的靶点的药物研发成为国际研究热点。在胞内信号转导途径中,蛋白质可逆磷酸化涉及几乎所有细胞活动的调节,因此,各条信号途径中,不同的蛋白激酶和磷酸酶是最重要的药物作用靶点。信号转导分子的激动剂和抑制剂是信号转导药物研究的出发点,尤其是各种蛋白激酶的抑制剂更是被广泛用作母体药物进行抗肿瘤新药的研发。

评价一种信号转导干扰药物是否可以用于疾病的临床治疗且副作用小,主要取决于两点。一是作为药物干扰靶点的信号转导分子及其所涉及信号转导途径是否具有较高特异性。如该途径在体细胞内广泛存在,则副作用较难控制;另外,该靶点在信号转导途径的上游,药物效应强,但对其他通路影响及副作用也可能较强。二是信号转导干扰药物自身的选择性,药物对信号转导分子的选择性越高,副作用就越小。基于上述两点,一方面人们正在努力筛选和改造已有的化合物,以发现选择性更高的信号转导分子的激动剂和抑制剂,另一方面也在深入研究胞内信号通路在不同细胞内分布与活化的特异性。目前已有一些药物应用于临床,尤其是肿瘤的临床治疗。

在抗肿瘤药物的研究开发工作中,以胞内信号转导分子为靶标的药物合成和筛选取得了很大进展,其中蛋白酪氨酸激酶和苏氨酸激酶的抑制剂最具有典型性。如应用蛋白酪氨酸激酶 JAK2 的专一抑制剂治疗 B 细胞白血病。这是由于 JAK2 仅表达于 B 细胞,因此该位点抑制剂作用特异性高、副作用小。目前,由新加坡公司 S*BIO 开发的 JAK2 特异性抑制剂 pacritinib 已进入全球 Ⅲ 期临床阶段。BCR-ABL 是导致慢性粒细胞性白血病(CML)发生的关键激酶之一。从苯氨基嘧啶类(phenylaminopyrimidine)化合物中筛选出的 STI-571 对 BCR-ABL 的激酶活性抑制效应较好,已知胞内信号转导分子中只有 BCR-ABL、PDGFR 和 c-kit 能被 STI-571 抑制,该化合物也具有较好的特异性。临床前实验结果显示,STI-571 可以有效抑制白血病细胞增殖,对正常骨髓细胞则没有影响。

以细胞信号转导分子作为靶点,获得疗效和特异性优于传统药物的化合物,需要综合应用多种技术。在化合物设计与合成方面,须充分结合现代生物信息学相关数据平台,应用分子建模技术精确模拟并评价化合物和靶点的结合,针对靶位点结构设计化合物以达到最优对位效应。化合物筛选方面,需要开发高通量高特异性筛选技术平台,快捷、简单、精确地筛选出前体化合物并根据结果对其效应做出初步评价。

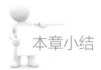

本章小结

细胞通讯和细胞信号转导是机体内一些细胞发出信号,而另一些细胞则接收信号并将其转变为细胞功能变化的过程。细胞信号转导的相关分子包括细胞外信号分子、受体、细胞内信号转导分子以及细胞内的效应分子。重要的第二信使有 cAMP、cGMP、IP₃、Ca²⁺、DAG 等,蛋白激酶、转录因子、离子

通道等都可以是这些第二信使的靶分子。

信号转导的分子机制主要包括第二信使的浓度或者细胞内的定位分布发生改变、信号转导分子的构象变化、蛋白分子的细胞内定位改变、蛋白分子的细胞内含量调节等。信号的传递和终止、信号转导过程中的级联放大效应、信号转导通路的通用性和特异性、信号转导通路的交互联系形成了细胞信号转导的基本规律。

信号转导通路和信号转导网络的结构基础是信号转导复合物。信号转导复合物形成的基础是蛋白质相互作用，蛋白质相互作用的结构和功能基础是蛋白相互作用结构域。重要的蛋白相互作用结构域有 SH2、SH3、PTB、PH 结构域等。衔接蛋白和支架蛋白是参与信号转导复合物形成的重要信号转导分子。

各种信号转导分子的特定组合及有序的相互作用，构成了不同的信号转导途径。按照受体的基本类型可将其分为膜表面受体和细胞内受体介导的信号转导途径。前者又分为离子通道型受体、G蛋白偶联型受体和蛋白激酶偶联受体介导的信号转导途径三个亚类。

膜离子通道受体介导的信号转导主要是控制离子通道的开放或关闭，通过将化学配体（主要为神经递质）转变成为电信号而影响细胞功能。

蛋白偶联型受体介导的信号转导主要是经由 G 蛋白循环，然后作用于相应的效应分子，最后导致细胞内第二信使含量及分布的迅速改变从而调节靶分子的活性并改变细胞的功能。AC-cAMP-PKA、PLC-IP$_3$/DG-PKC、PDE-cGMP-Na$^+$ 通道、PLC-IP$_3$-Ca^{2+}/CaM-PK 都是重要的信号转导通路。G 蛋白偶联型受体包括多种神经递质、肽类激素和趋化因子的受体，在味觉、视觉和嗅觉中接受外源理化因素的受体亦属于 G 蛋白偶联型受体。

酶偶联受体介导的信号转导过程则主要通过蛋白分子的相互作用而介导，并且有蛋白激酶的广泛参与。MAPK 途径是指以丝裂原激活的蛋白激酶（MAPK）为代表的信号转导途径，其主要特点是具有 MAPK 级联反应，最重要的有 ERK、p38 MAPK 和 JNK/SAPK 这 3 个亚家族介导的信号转导途径，在细胞增殖与分化、炎症、凋亡、应激反应等方面具有重要作用。γ- 干扰素、白细胞介素等细胞因子的受体通过激活 JAK-STAT 系统，将信号传入核内；TNF-α 等促炎细胞因子受体家族主要通过 NF-κB 通路、p38 MAPK 以及 JNK 通路进行信号传递；TGF-β 受体家族属于受体型蛋白丝 / 苏氨酸激酶，通过 Smad 分子的磷酸化和转录调节作用传递信号。

脂溶性化学信号的受体是位于细胞核内的转录因子，激素 - 受体复合物向核内转移，并结合于DNA 的激素反应元件，进而改变细胞的基因表达谱，并发生功能改变。

受体或细胞内信号转导分子的数量或结构改变，可导致信号转导通路的异常激活或失活，从而使细胞产生异常功能或失去正常功能，导致疾病的发生或影响疾病的进程。各种疾病过程中结构与功能改变的信号转导分子又是重要的药物作用靶位。

思考题

1. 膜受体是如何介导信号转导途径的？
2. 细胞内的第二信使物质如何实现信号转导？
3. 细胞如何对特定的细胞外信号分子产生专一性应答？

（李冬民）

第三十一章
细 胞 应 激

当细胞的外界环境出现了对细胞不利的变化时,细胞能产生一系列适应性的防御反应,激活相关基因的表达,目的是增强细胞抗损伤能力和在不利条件下的生存能力,并修复外界环境的变化对于细胞结构的损伤,这种反应称为细胞应激。但当外界环境的变化超过细胞的承受力时,细胞会通过诱导细胞死亡,除去损伤后不能修复的细胞。常见的细胞应对外界环境变化的应激包括温度、毒素、营养、炎症、DNA 损伤、氧化等。

第一节　细胞应对微环境变化的应激

一、细胞微环境概述

细胞微环境是指围绕着细胞形成的环境,包括微血管、免疫细胞、间充质细胞、成纤维细胞、信号分子以及细胞外基质等。细胞与微环境之间可相互作用,细胞通过释放信号分子,影响微环境中的成纤维细胞的增殖、血管的生长以及免疫细胞的分布,而这些细胞又可以反过来影响细胞的生理活动,因而细胞微环境的稳定是保持细胞正常繁殖、分化、代谢和功能活动的重要条件。不同组织的细胞微环境不同,甚至同一组织中不同区域的细胞微环境也不相同。例如肝脏干细胞的微环境包括肝星状细胞、库普弗细胞(Kupffer cell)、窦状内皮细胞及神经细胞等,而肿瘤微环境则包括肿瘤细胞、免疫和炎症细胞、成纤维细胞、间充质细胞、微血管以及各种细胞因子和趋化因子等。一旦细胞微环境成分发生异常变化就可影响正常的细胞生理活动。

二、细胞微环境的改变

细胞微环境因受到各种外界因素的影响,会发生微环境的改变,主要的改变包括微环境的氧气浓度、酸碱度、纤维化程度以及炎症性变化等。

1. **缺氧导致的低氧微环境**　细胞微环境中的氧主要通过血管来运输,而一旦血管运输不畅就会出现细胞微环境的缺氧,导致低氧微环境的形成。低氧微环境的形成主要由两种形式的缺氧造成的,一种是慢性缺氧,这是由于血管分布不均匀,造成局部微环境缺氧的状态;第二种是急性缺氧,这是由于血管堵塞造成输氧不畅形成的低氧微环境。还有一种低氧环境的形成是由于微环境中的细胞增殖失控,例如癌细胞快速增殖时,血管的生长跟不上癌组织的生长,导致整个癌组织供氧不足,形成了相对的低氧环境。无论是哪种情况的缺氧,低氧微环境都会诱发一系列的细胞应激。

2. **酸化的细胞微环境**　低氧会降低细胞的有氧呼吸,使糖酵解成为主要的糖代谢途径。代谢产物乳酸和碳酸大量产生,被释放到细胞外后导致微环境酸化。酸化的微环境会抑制正常细胞的生长,其中就包括免疫细胞。但微环境酸化有利于癌细胞的生长,使得癌细胞更容易逃避免疫细胞的攻击。

3. 纤维化的细胞微环境　当细胞微环境处于炎症状态时,免疫细胞在微环境中聚集并释放各种细胞因子,会诱导成纤维细胞分化为肌成纤维细胞,平滑肌微丝蛋白大量表达,导致细胞微环境纤维化。肌成纤维细胞还可分泌多种生长因子,这些因子不但可以促进细胞的增殖,还可诱导其他细胞迁移到微环境中,影响间充质细胞的分化以及血管的生长和分布。肿瘤细胞就是利用微环境的纤维化促进自身的转移。

4. 炎症性的细胞微环境　当组织细胞受损时,免疫细胞会大量聚集在受损细胞周围,导致细胞微环境炎症化。炎症性是癌组织细胞微环境的主要特征。当细胞癌变时,癌变细胞的周围也会聚集大量免疫细胞,这些免疫细胞可清除癌变细胞,但癌细胞常常会分泌调控因子抑制免疫细胞的功能,甚至可诱导免疫细胞分泌细胞因子而促进癌细胞的生长。

三、低氧微环境引发的细胞应激

低氧是指氧气浓度低于正常浓度。在大气中氧气浓度为 21%,而在哺乳动物的组织中氧气浓度为 2%~9%,氧气浓度低于 2% 可视为低氧。低氧微环境会引发一系列的细胞应激,而低氧诱导因子 -1(hypoxia-inducible factor-1,HIF-1)是细胞应对低氧状态的主要效应分子。

1. 低氧诱导因子 -1(HIF-1)是氧气浓度变化的感受器　HIF-1 是一个转录因子,是由两个亚基(HIF-1α 或 HIF-2α,HIF-1β)组成的二聚体。HIF-1α 在人体组织中普遍表达,而 HIF-2α 只在血管内皮细胞和间质细胞中表达。HIF-1 的活性受氧气浓度的调控,在含氧量正常的条件下,HIF-1 会被降解,所以在氧气充分的条件下,HIF-1 的表达量很低。而在低氧状态下,HIF-1 的表达上升,可调控多种与低氧应激有关的基因表达。

2. 肿瘤细胞对低氧微环境的应激

(1)诱导血管向肿瘤组织生长:低氧微环境主要是由血管供氧不足引起的。所以,肿瘤组织细胞应对低氧微环境的一个应激就是促进肿瘤组织的血管形成。作为一个转录因子,HIF-1 可促进多种促血管形成生长因子的表达,其中最重要的就是血管内皮生长因子(VEGF),它可促进微环境中的血管向肿瘤组织生长,为肿瘤组织生长提供氧气和营养物质。

(2)有氧糖酵解——沃尔堡效应(Warburg effect):低氧微环境引发的另一个细胞应激就是糖代谢的改变。在有氧呼吸中,葡萄糖经三羧酸循环最终形成水和二氧化碳。处于低氧环境中的肿瘤组织,葡萄糖的有氧呼吸途径被抑制,糖酵解成为葡萄糖的主要代谢途径,即便在氧气充足的条件下肿瘤细胞的糖酵解活性也远远高于有氧呼吸的活性,这种现象被称为有氧糖酵解。因为这一现象是由德国生化学家沃尔堡最先发现的,因而被称为沃尔堡效应。沃尔堡效应是肿瘤组织在长期低氧环境中进化出的一种应激,是肿瘤组织的一个特征。

四、炎症微环境引发的细胞应激

炎症包括急性与慢性两种。急性炎症一般是指急性病原体,例如细菌、病毒、支原体、衣原体等感染所致的炎症,或者是机械损伤所致的炎症,急性炎症持续时间短,仅几天到一个月,炎症细胞以粒细胞为主。慢性炎症的起因则较为复杂,从物理因素(例如温度变化)到机械损伤(例如挤压撞击),以及生物因素(例如致病菌、寄生虫等)都可以引起慢性炎症。慢性炎症持续时间较长,常数月到数年。但无论是急性还是慢性炎症,都会在受损伤的组织细胞周围,形成一个富含免疫细胞、细胞因子、趋化因子以及生长因子的炎症微环境。

1. 慢性炎症微环境可促进肿瘤的形成　炎症微环境的形成是为了清除侵入组织的病原微生物以及受到损伤不能修复的组织细胞,因而对组织细胞是有益的。正常细胞通常不会成为免疫细胞的攻击对象,但慢性炎症的微环境中充满了各种细胞毒素因子,其中就包括氧自由基。氧自由基通过破坏病原微生物 DNA 达到清除病原微生物的目的,但氧自由基同时也会伤害组织细胞的 DNA。虽然组织细胞可通过启动 DNA 损伤的修复机制来修复 DNA,但一旦 DNA 修复不及时,就会引起基因突变,诱发肿瘤的形成。因而慢性炎症是一把双刃剑,既可清除病原微生物,又可造成组织细胞的遗传不稳定性,为组织细胞的癌变创造了条件。

2. 慢性炎症微环境中的 T 淋巴细胞是清除肿瘤细胞的主要细胞　虽然肿瘤细胞与正常细胞都来源于同一组织细胞,但因其遗传特性发生突变,使得肿瘤细胞显示出了与正常细胞显著不同的特征,使其更容易成为免疫细胞的攻击对象。慢性炎症微环境中的炎症细胞以巨噬细胞和淋巴细胞为主,T细胞(CD8[+]T cells)是执行细胞免疫功能、抑制肿瘤发展的主要细胞,它可通过识别肿瘤细胞的表面抗原,分泌细胞毒素,例如颗粒酶和穿孔蛋白,或者分泌死亡配体,例如 FasL 及 TNF-α 等,诱导肿瘤细胞发生凋亡。但 T 细胞要发挥清除肿瘤的功能需要同时激活两个信号通路,才能启动激活机制,获得增殖与分化的能力。一个信号通路是树突状细胞加工形成的抗原短肽在细胞内与 II 类主要组织相容性复合体(major histocompatibility complex,MHC)结合,然后被运送到树突状细胞表面,与 T 细胞表面的 T 细胞受体(TCR)结合,从而激活信号 1。而信号 2 是由树突状细胞表面的 B7 蛋白与 T 细胞表面的 CD28 受体结合,产生的第二个激活信号(costimulatory signals)。这两条信号通路如果只激活其中的一条,T 细胞都不能被激活并行使细胞免疫的功能(图 31-1)。

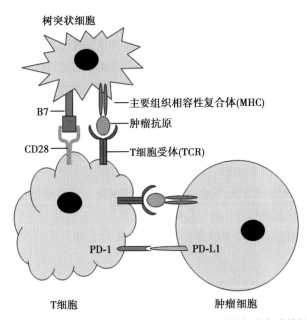

图 31-1　T 细胞激活的信号通路及肿瘤细胞逃避细胞免疫的机制

3. 肿瘤细胞在慢性炎症微环境中逃避免疫攻击的应激　T 细胞被激活后不断增殖和分化,但肿瘤细胞并没有被微环境中的 T 细胞清除掉,这是因为肿瘤细胞为了逃避 T 细胞的杀伤作用,采用的三种应激:

(1)降低甚至关闭 I 类 MHC 的表达:T 细胞表面受体必须同时识别肿瘤细胞表面的 I 类 MHC 及其结合的抗原短肽,才能启动对肿瘤细胞的杀伤作用。但因肿瘤细胞降低 I 类 MHC 的表达,甚至关闭 I 类 MHC 的表达,使得 T 细胞无法识别肿瘤细胞的表面抗原,因而就无法杀伤肿瘤细胞。

(2)高表达程序性死亡因子配体 -1(programmed cell death protein ligand 1,PD-L1):PD-L1 是 T 细胞活化的一个负调控受体,在未被激活的 T 细胞表面低表达,而在激活的 T 细胞上高表达。PD-L1 配体与 T 细胞表面的 PD-1 受体结合,可诱发 T 细胞凋亡。当 T 细胞过多或者不再需要 T 细胞时,就会激活 PD-1 信号通路诱导 T 细胞凋亡,避免发生自我免疫而伤害正常细胞。但 PD-L1 配体在多种肿瘤组织中都是高表达,而在正常组织中不表达或者微量表达。肿瘤细胞通过高表达 PD-L1 而诱导 T 细胞发生凋亡从而逃避 T 细胞的杀伤作用(图 31-1)。这是 PD-L1 介导肿瘤免疫逃逸的主要机制。

(3)阻断 T 细胞进入肿瘤组织内部,降低 T 细胞的杀伤作用:与 B 淋巴细胞的体液免疫不同,T 细胞要想彻底清除肿瘤细胞就必须进入到肿瘤组织的内部,这些能进入到肿瘤组织内部的 T 细胞被称为肿瘤浸润性淋巴细胞(tumor infiltrating lymphocyte, TIL),但 TIL 细胞数量很少。肿瘤组织阻止 T 细胞进入内部的机制还不是很清楚。

五、冷热刺激引发的细胞应激

人体的正常体温是 37℃,体温过高或者过低都会影响细胞正常的生理功能。人体感受温度的变化依赖于位于皮肤上的温度感受器,这种温度感受器实际上是一种瞬时受体电位离子通道蛋白(transient receptor potential ion channel, TRP-1),位于皮肤组织中的感觉神经纤维末梢。

1. 升温引发的细胞热应激　热应激是人体对超过自身体温调节能力的过高温度,产生的非特异性应答反应的总和。剧烈的升温(平均 43℃以上)和温和的升温(平均 42℃以下)引发的细胞应激不同。剧烈的升温会引起细胞周期停止、细胞膜通透性增加、细胞骨架解聚、细胞器的定位混乱以及胞内运输的终止等,导致细胞器数量减少甚至解体,严重时还会引发细胞凋亡的发生。而温和的升温(42℃以下)不会导致细胞凋亡的发生,甚至还有益于细胞,例如提高细胞的耐热性。

升温对细胞最大的影响是蛋白质构象发生改变。细胞生理活动依赖于功能蛋白质折叠成正常的三维结构,而蛋白质的折叠对于温度的变化非常敏感。小幅度的升温就会引起蛋白质解折叠,相互缠绕和聚集,从而丧失行使正常功能的能力。细胞最直接的热应激就是通过热休克因子 1(heat shock factor 1, HSF1)的激活促进热休克蛋白(heat shock protein, HSP)的大量表达。HSP 是细胞在应对外界不利环境,例如氧化应激、渗透压变化应激等,特别是高温环境下诱导产生的一组蛋白质,其中帮助蛋白质正确折叠的 HSP 也称为分子伴侣(molecular chaperones),它们的功能包括通过识别折叠不正确的多肽链上的疏水性氨基酸,帮助多肽链折叠成正确的三维结构,还可以清除受损而无法正确折叠的多肽链以及护送蛋白分子运输以免受到其他分子的干扰等。

温和的升温可提高细胞的耐热性,不会引发细胞周期的停止。虽然也会诱导 HSP 的表达,但表达量远远低于剧烈的升温,并且温和的升温只影响新合成蛋白质的折叠,而对于已经存在的蛋白质则无影响。温和的升温和剧烈的升温对细胞生理活动的影响见表 31-1。

表 31-1　温和升温与剧烈升温细胞应激的对比

	温和升温	剧烈升温
蛋白质变性		
新合成蛋白质	+	+
已存在的蛋白质	−	+
HSF1 激活	+	++
HSP 合成	+	++
细胞周期阻滞	−	G_1/S 或 G_2/M 阻滞
细胞增殖	+/−	−
细胞分化	+/−	−
细胞凋亡	−	+

续表

	温和升温	剧烈升温
热耐受能力的获得	+	+
信号通路激活		
Ras/Rac1	+	−
PI3K/AKT	+	−
ERK1/2	+	+
SAPK/JNK	+	+
p38 MAPK	+	+

2. 低温引发的细胞冷应激　与细胞热应激反应相对应,人体细胞在不同程度的低温环境下也会引发冷应激。在25~35℃,细胞仍然可以增殖和生长,但在0~10℃,细胞就停止增殖;在小于0℃时,细胞会因冰晶的形成,破坏细胞及细胞器的膜结构而导致细胞坏死。低温对细胞最大的影响是蛋白质合成的减少或终止,因而细胞的冷应激就是针对在低温下蛋白质合成减少或终止这一中心问题而产生的一种补救措施。细胞引发冷应激的信号同样发自细胞结构的变化。低温使细胞膜硬度增加、降低细胞膜运输的速度、使细胞膜整合蛋白聚合在一起等,这些变化都可以作为激活信号引发冷应激。(数字资源"02 冻存细胞诱导的细胞死亡")

冷应激的结果是冷休克蛋白(cold shock protein,CSP)的大量表达,其中就包括 CirP 和 Rmb3。这两种蛋白都因温度降低而大量表达。在低温环境下,大部分的蛋白质合成都被终止,而 CirP 和 Rmb3 不同。温度每降低1℃,这两种蛋白的表达都会显著上升。有意思的是,CirP 和 Rmb3 蛋白在睾丸中高表达,推测这与睾丸相对于内脏器官温度较低有关。CirP 和 Rmb3 蛋白可促进细胞在低温环境的蛋白质合成。

第二节　遗传突变引发的细胞应激

一、DNA 损伤引发的细胞应激

在日常生活中,由于受到化学药物、氧化、辐射等外界因素的影响,细胞中的 DNA 经常会受到各种损伤,包括 DNA 断裂、碱基错配以及核苷酸结构异常等,这些损伤会造成 DNA 复制和转录等活动的停止。为了应对 DNA 损伤,细胞发展出了一套对 DNA 损伤极其敏感的感应系统,细微的 DNA 损伤都可以激活这个感应系统。感应系统将信号传递给 DNA 修复的执行者——DNA 聚合酶及连接酶,启动 DNA 的修复机制。这种应对 DNA 损伤的应激被称为 DNA 损伤应答(DNA damage response,DDR)。而一旦 DNA 损伤不能修复,细胞或者进入凋亡途径或者成为癌变细胞。不同 DNA 损伤的修复方式不相同。常见的 DNA 损伤及其修复方式包括:

1. 错配修复(mismatch repair,MMR)　是指 DNA 碱基配对错误引发的应激修复机制。人体细胞对碱基错配的感知系统包括 hMutS 和 hMutL 两大家族。在错配修复时,两组同源基因指导合成的蛋白通过形成不同的二聚体行使其功能。首先识别出正确的链,切除掉不正确的部分,然后通过 DNA 聚合酶Ⅲ和 DNA 连接酶的作用,合成正确配对的双链 DNA。

2. 碱基切除修复(base excision repair,BER)　是指 DNA 的碱基结构发生不正常的改变时引发的应激修复机制。DNA 糖苷水解酶是感知 DNA 受损碱基的感受器。为了替换受损的碱基，DNA 糖苷水解酶特异性切除受损核苷酸上的 N-β- 糖苷键，在 DNA 链上形成无嘌呤或无嘧啶位点，统称为 AP 位点。随后在 AP 核酸内切酶和磷酸二酯酶的协助下，切除包括 AP 位点核苷酸在内的小片段 DNA，再由 DNA 聚合酶 I 合成新的片段，最终由 DNA 连接酶把两者连成新的被修复的 DNA 链。

3. **单链断裂修复**（single-strand break repair，SSBR）　是指 DNA 双螺旋链中的一条发生断裂时引发的应激修复机制。单链断裂是由多聚（ADP- 核糖）聚合酶 -1［poly（ADP-ribose）polymerase-1，PARP-1］感知，随后在 X 射线修复交叉互补蛋白 1（XRCC1）的协助下，由 DNA 连接酶Ⅲ和 DNA 连接酶完成修复过程。

4. **核苷酸切除修复**（nucleotide excision repair，NER）　是指 DNA 双螺旋链中一条链上核苷酸结构异常时引发的应激修复机制。损伤部位由 XPC、hRAD23b、CETN2 三种蛋白组成的复合体识别。复合体结合到损伤位点，在损伤位点上下游几个碱基的位置上（上游 5′ 端和下游 3′ 端）将 DNA 链切开，将两个切口间的寡核苷酸序列清除，随后由 DNA 聚合酶以另外一条完好的 DNA 链为模板合成新的片段填补切口，最后 DNA 连接酶将新合成片段与原 DNA 链连接起来，从而完成修复过程。

5. **双链断裂修复**　指 DNA 两条双螺旋链都发生断裂引发的应激修复机制。可通过同源重组或者非同源末端连接的方式修复；DNA 双链断裂首先被 MRN 复合体所感知，MRN 复合体由 NBN、MRE11、RAD50 三种蛋白组成，RAD50 负责将断裂的 DNA 两端连接起来，MRE11 负责修饰断裂的 DNA 两端的碱基，使断端易于连接，NBN 则负责将 MRE11 和 RAD50 从细胞质中运送到细胞核内。一旦 MRN 复合体与断裂的 DNA 结合，就会募集 ATM 蛋白结合上去。ATM 是一种丝氨酸 / 苏氨酸蛋白激酶，可磷酸化一系列下游蛋白分子，其中就包括 ATR，ATR 再激活与同源重组有关的蛋白，从而利用同源重组修复 DNA 的损伤。

二、癌基因突变引发的细胞应激

引发癌变的基因大体可分为两类，即原癌基因（proto-oncogene）与抑癌基因（tumor suppressor）。细胞应对癌基因突变的主要应激就是诱导癌变的细胞发生衰老，这个过程被称为癌基因诱导的衰老（oncogene-induced senescence，OIS），其主要表现为细胞周期发生阻滞，细胞停止增殖。OIS 与复制性衰老不同。复制性衰老是随着细胞增殖的次数增加，细胞染色体两端的端粒逐渐缩短，导致细胞的增殖能力逐渐减弱。但 OIS 并没有伴随着端粒缩短。皮肤上的痣就是一个 OIS 的例子。OIS 的发生机制目前还不是很清楚，众多因素参与 OIS 的调控。

三、氧化引发的细胞应激

活性氧自由基（reactive oxygen species，ROS）是一类含有不成对电子的含氧化合物的统称，在人体中主要包括超氧离子（$O_2^-\cdot$）、羟自由基（·OH）以及过氧化氢（H_2O_2）。人体在代谢过程中以及遭受外界环境多种有害刺激时，体内会产生大量的 ROS，当体内的抗氧化系统不能完全清除 ROS 时，就会引发细胞的氧化应激，严重时可以导致组织损伤。

有氧呼吸是产生 ROS 的主要途径。ROS 对细胞最大的危害是它的强氧化性。强氧化性可以使 DNA 的碱基结构发生改变，严重时可以使 DNA 双螺旋结构发生断裂；还可以氧化磷脂分子中的不饱和脂肪酸，使不饱和性的脂肪酸变成饱和性的脂肪酸，从而破坏细胞膜结构，造成膜受体失活；还可以通过氧化氨基酸，使肽链断裂或者改变蛋白质结构或者通过氧化酶的辅基使蛋白酶失活等。此外 ROS 还可以激活一系列信号通路引发多种疾病，例如动脉硬化、糖尿病、癌症、衰老等都与 ROS 有关。

1. **细胞内的抗氧化系统**　为了应对上述 ROS 的危害，细胞也发展出相应的抗氧化系统。谷胱甘肽（glutathione，GSH）是细胞中最重要的抗氧化肽，在细胞内的含量可达 1~10mmol/L。GSH 可直接与超氧离子（O_2^-.）反应，降低超氧离子的伤害，但 GSH 最主要的功能是激活其他抗氧化分子。除此之外还有一些抗氧化酶可以清除 ROS。例如过氧化物歧化酶（superoxide dismutase，SOD）、谷胱甘肽过氧化物酶（glutathione peroxidases，GPXs）、过氧化氢酶（catalase，CAT）、谷胱甘肽 -S-转移酶（glutathione S-transferase，GST）、谷胱甘肽还原酶（glutathione reductase，GR）、抗氧化蛋白（peroxiredoxins，Prxs）、谷氧还蛋白（glutaredoxin）、硫氧还蛋白（thioredoxin）等。虽然细胞具有上述抗氧化体系，但如果细胞产生过量的 ROS，超过了抗氧化体系的处理范围，就会造成 ROS 在细胞中的累积，对细胞造成伤害。

2. 低浓度的 H_2O_2 可促进细胞增殖 低浓度的 H_2O_2（50~100μmol/L）能有效地促进细胞增殖，而高浓度的 H_2O_2（300~1 000μmol/L）则抑制细胞增殖并导致细胞凋亡。低浓度的 H_2O_2 促进细胞增殖的机制与激活 ERK、PI3K、PLC-Y1 等多条信号通路有关。

3. Nrf 2/Keap1 是传递氧化应激信号的感受器 当 ROS 浓度过高，打破了细胞内氧化 / 还原体系的平衡时，细胞就要启动抗氧化应激。Nrf 2/Keap1 就是传递氧化应激信号的感受器。Nrf 2 是转录因子，可调控多种抗氧化酶的表达。但在正常条件下，Nrf 2 在细胞质中与 Keap1 结合，导致 Nrf 2 被降解，无法进入细胞核中行使转录因子的功能。但当细胞内 ROS 升高时，ROS 可氧化 Keap1，解除对 Nrf 2 功能的阻断，Nrf 2 进入细胞核促进多种抗氧化酶的表达。

4. 过量的 ROS 可诱导衰老和凋亡 当细胞内产生的 ROS 超过抗氧化体系的应对范围时，就会引发细胞衰老和凋亡的发生，具体是引发衰老还是凋亡则取决于 ROS 对细胞的损伤程度。细胞衰老的主要特征是细胞周期被阻断在 G_1 期，细胞增殖停止。ROS 阻断细胞周期的具体机制目前还不是很清楚，但可以肯定的是与端粒缩短引发的复制性衰老不同。

更高浓度的 ROS 可直接诱导细胞凋亡。ASK1（activation of apoptosis signal-regulating kinase 1）是高浓度 ROS 的感受器。ASK1 以同源二聚体形式存在，在正常条件下，硫氧还蛋白通过与 ASK1 同源二聚体结合而抑制 ASK1 的活性。当高浓度的 ROS 存在时，导致硫氧还蛋白脱离 ASK1 同源二聚体，从而激活 ASK1 的活性，诱导凋亡的发生。

第三节 细胞代谢异常引发的细胞应激

一、糖代谢异常引发的细胞应激

葡萄糖是细胞的主要能源物质，可通过合成代谢以糖原的形式储存在细胞中，或者通过分解代谢最终生成水和二氧化碳，同时释放能量。血液中的葡萄糖称为血糖，血糖浓度是反映机体内糖代谢状况的重要指标。经过合成代谢和分解代谢后血糖浓度通常保持稳定。正常健康人空腹血糖浓度为 3.9~6.1mmol/L。高于 7.0mmol/L 称为高血糖，低于 3.9mmol/L 称为低血糖。当葡萄糖代谢异常时，就会造成血糖浓度的改变，无论是过低还是过高都会影响细胞的功能。

1. 低血糖引发的细胞应激

（1）AMP 活化的蛋白激酶（AMP-activated protein kinase，AMPK）是低血糖的感受器：低血糖的直接影响是细胞内 ATP 含量的减少、ADP 和 AMP 含量的上升以及 ROS 的增加，同时伴随着 NADPH 和 GSH 快速降低。体内 AMP/ATP 比例的升高可激活 AMPK。激活 AMPK 的直接作用是抑制合成代谢以减少 ATP 的消耗，同时促进分解代谢以增加 ATP 的供应，例如抑制脂类、蛋白质和糖原的合

成,但却促进葡萄糖的吸收以及脂类分解和自体吞噬等。AMPK 促进葡萄糖的吸收与跨膜运输载体
GLUT1 和 GLUT4 的转运效率增强有关。此外 AMPK 激活还促进 GSH 的合成,有助于清除产生的
ROS,减少对细胞的伤害。但如果细胞长时间地处于低血糖状态,并且体内的应激机制不足以弥补所
缺乏的葡萄糖时就会对细胞造成损伤。

(2)正常条件下血糖降低引发的细胞应激——胰高血糖素的分泌:胰高血糖素是由胰岛 α 细胞分
泌的一种激素。与胰岛素相对抗,起着增加血糖的作用。胰高血糖素可促进肝糖原分解和糖异生,使
血糖明显升高;促进脂肪分解和脂肪酸氧化;加速氨基酸进入肝细胞,为糖异生提供原料。血糖浓度
是调节胰高血糖素分泌的主要因素。血糖降低,胰高血糖素分泌增多,反之则减少。

(3)病理条件下低血糖对细胞结构的损伤:长期持续的低血糖会对组织细胞造成严重影响。在人
体中低血糖首先会损害脑神经细胞。脑代谢能源主要来自葡萄糖,神经细胞自身糖原储备有限,依靠
血糖来供应。长期低血糖会导致神经细胞核的染色质凝集与溶解,核膜不清,胞浆肿胀,内含小空泡
及颗粒。对于培养的细胞来说,长时间葡萄糖饥饿能够抑制细胞增殖,改变细胞形态。细胞表面的微
绒毛和伪足等结构完全消失。同时细胞皱缩、染色质凝集,微丝微管解聚,出现凋亡小体,表现出典型
的凋亡特征等。

2. 高血糖引发的细胞应激　在正常饭后血糖浓度都会升高,胰岛 β 细胞通过分泌胰岛素促进组
织细胞对葡萄糖的摄取和利用,促进糖原合成,抑制糖异生,使血糖降低。

(1)正常条件下血糖升高引发的细胞应激——胰岛素的分泌:高血糖引发的细胞应激并不是低血
糖应激的相反过程。血糖升高时会促进部分葡萄糖进入有氧呼吸途径合成 ATP,造成 β 细胞内 ATP/
ADP 的比例升高,这一变化会引起 β 细胞膜上 ATP 依赖型 K^+ 通道关闭,导致 β 细胞膜内外的膜电位
发生改变,进而打开 β 细胞膜上电位依赖性的 Ca^{2+} 通道,引发 Ca^{2+} 大量内流。当 Ca^{2+} 内流时,可驱动
含有胰岛素的膜泡与 β 细胞膜融合,最终完成胰岛素的分泌。

(2)病理条件的高血糖对细胞结构的损伤:持续的高血糖会诱导 β 细胞发生凋亡,造成 β 细胞在
胰岛中的分布弥散,排列疏松,细胞数量明显减少。在电镜下可见 β 细胞内分泌颗粒显著降低甚至没
有。线粒体数量减少,膨胀变形,粗面内质网减少,细胞核小而不规则,核膜凹凸不平等。

肝脏是血糖代谢的主要部位。多余的葡萄糖会被转化为糖原或者脂肪储存在肝脏中。但持续的
高血糖会引发脂肪在肝细胞中大量堆积,导致非酒精性脂肪肝(non-alcoholic fatty liver,NAFL)的发
生。患非酒精性脂肪性肝炎的患者肝细胞排列紊乱,部分肝组织结构破坏,呈现出早期凋亡形态。肝
细胞超微结构发生改变,核周围可见大量脂滴及散在的糖原颗粒。线粒体变形肿胀,呈多种不规则形
状,甚至有崩解破裂情况,大量内质网出现肿胀与脱颗粒,粗面内质网数量减少而滑面内质网数量显
著增多。此外持续的高血糖还会伴随氧化应激、炎症反应等。

二、脂肪代谢异常引发的细胞应激

脂肪是由甘油和脂肪酸组成的甘油三酯,和葡萄糖一样,脂肪也是人体内重要的储能物质。脂肪
主要来源于饮食以及肝细胞合成。

1. PPARα 和 LXRα 是血脂升高的感受器　PPARα 和 LXRα 都属于核受体转录因子家族,在脂
肪酸代谢的过程中具有重要的调控作用。在正常情况下,当血液中脂肪酸分子升高时,脂肪酸分子主
要被运输到脂肪细胞和肝细胞中进行氧化分解或者储存,同时抑制脂肪酸的合成途径。进入肝细胞
中的长链不饱和脂肪酸可以与细胞质的 PPARα 结合,促进 PPARα 与 RXR 结合形成异源二聚体,随
后异源二聚体进入细胞核与 DNA 结合,促进一系列与脂肪酸 β-氧化有关的基因表达,从而减低血
脂浓度(图 31-2)。与 PPARα 的作用相反,LXRα 促进脂肪酸的合成。血脂升高时,不饱和脂肪酸与
LXRα 结合抑制其活性,导致脂肪酸不能合成。因此当血脂升高时,肝细胞会同时调控脂肪酸的分解
与合成两个方面来降低血脂浓度。

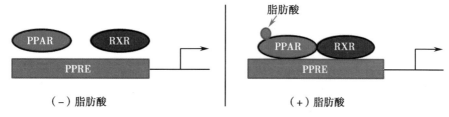

图 31-2　脂肪酸激活 PPARα 降低血脂的机制

2. 长期持续性的血脂升高引发的细胞应激　长期持续性的血脂升高会造成脂肪在肝脏中形成脂肪肝（steatosis）。脂肪分子本身并不会对肝细胞造成损伤，但组成脂肪分子的脂肪酸及其代谢中间产物以及胆固醇、神经酰胺等则会损伤肝细胞。随着脂肪分子在肝细胞中的不断堆积，脂肪肝又可进一步发展为非酒精性脂肪肝炎（nonalcoholic steatohepatitis，NASH）以及肝硬化（cirrhosis），最终可诱导肝癌（hepatocellular carcinoma）的发生。肝细胞发生凋亡是 NASH 区别于普通脂肪肝的主要特征。这种由脂肪堆积诱导的肝细胞凋亡称为脂性凋亡（lipoapoptosis）。脂肪酸是脂性凋亡的主要诱导因子，其诱导肝细胞凋亡的途径主要有以下几种：

（1）诱发内质网（ER）应激：高浓度的脂肪酸、胆固醇、磷脂分子等都会诱发 ER 应激。脂肪酸参与磷脂分子的合成，而 ER 面向胞质一侧的膜是合成磷脂分子的主要部位。IRE1（inositol-requiring enzyme 1）和 PERK（protein kinase receptor-like ER kinase）可感知内质网膜上脂类分子的变化，诱发 ER 应激，激活 CHOP、JNK 信号通路，导致 Ca^{2+} 从内质网腔外排，诱导肝细胞线粒体途径的凋亡。值得注意的是，不饱和脂肪酸和饱和脂肪酸引发的细胞应激不同。饱和脂肪酸，例如棕榈酸过多会激活 JNK 信号通路，诱导线粒体依赖性细胞凋亡途径。而不饱和脂肪酸虽然也储存在肝细胞中，但对肝细胞的凋亡却具有保护作用，其机制可能与促进饱和脂肪酸形成脂肪，减少游离的饱和脂肪酸有关。

（2）诱发氧化应激：过量的脂肪酸代谢可导致大量的 ROS 产生，ROS 通过破坏线粒体内外膜的通透性导致细胞色素 c 的释放，进而诱导肝细胞凋亡。此外 ROS 还可以诱导脂类分子的过氧化作用（lipid peroxidation），生成活性脂（reactive lipid），例如 4- 羟基 -2- 壬烯醛以及丙二醛等，这些活性脂可进一步放大对肝细胞的损伤作用。

（3）诱发炎症应激：神经酰胺主要由丝氨酸和棕榈酰胺合成，也可以由细胞膜上的鞘磷脂分子分解而来。神经酰胺可以通过与 TNF-α 相互作用激发炎症反应，产生的促炎症因子 IL-1、IL-6 又可以反过来促进神经酰胺的形成。神经酰胺含量的增加可促进饱和脂肪酸的形成，过量的饱和脂肪酸通过激活肝细胞膜上的 TLR4 受体，促进 TNF-α 的释放。TNF-α 与其受体结合，诱导肝细胞发生凋亡。此外炎症反应不仅可以诱导肝细胞凋亡，还与肝组织的纤维化以及胰岛素抵抗有关。

3. 血脂降低引发的细胞应激　与高血脂相比，低血脂在人体中并不常见。在正常情况下节食会导致短暂的血脂降低，引发肝细胞的应激。肝细胞可通过释放 FGF21 促进脂肪细胞中的脂肪水解。当血脂浓度达到正常水平后，肝细胞又可以通过降解脂肪酸生成 β- 羟基丁酸，β- 羟基丁酸可与脂肪细胞膜上的烟酸受体 GRP109a 结合，抑制脂肪的水解以减少脂肪酸的释放。

4. 脂肪代谢异常对肝细胞超微结构的损伤　脂肪肝组织细胞排列紊乱，肝细胞形态膨胀变大，有程度不同的细胞坏死。肝细胞内可见小泡性脂肪空泡，大小不一。细胞间质纤维化显著。NASH 的肝细胞除了上述特征外，线粒体体积增大，出现巨大线粒体，并且线粒体嵴的数目显著减少，基质中还可出现结晶状的包涵体。光滑型内质网大量增生充满整个细胞质，糖原颗粒分布在细胞核周围。

三、蛋白质代谢异常引发的细胞应激

人体组织要维持正常的生理机能必须保持氮的平衡，而氮的来源主要是蛋白质。人体日常食用

的蛋白质有两个特点,一是九种必需氨基酸人体不能合成,必须通过食物进行补充。二是与葡萄糖和脂肪分子不同,氨基酸在体内不能大量储存,始终处于代谢过程中。如果血液中的氨基酸含量失去平衡,就会引发相应的细胞应激。

1. 氨基酸供应不足引发的细胞应激

(1)GCN2(general control non-derepressible-2)是感知氨基酸不足的感受器:GCN2 位于细胞质中,当氨基酸缺乏时,会引发 tRNA 发生去乙酰化,导致空载 tRNA 在细胞中积累,而这种积累就会激活 GCN2 信号通路,引起转录起始因子 eIF2α 磷酸化。磷酸化的 eIF2α 可抑制蛋白质翻译起始复合体(包括起始 met-tRNA、GTP、eIF2)的形成,导致蛋白质多肽链的翻译终止以减少氨基酸的消耗。GCN2 信号通路的激活可促进超过 30 种基因的表达,这些基因包括氨基酸 tRNA、氨基酸合成酶以及氨基酸运输蛋白的基因等,从而促进氨基酸的吸收和合成。

(2)氨基酸的补偿性合成:为了应对非必需氨基酸的不足,细胞中蛋白质的合成会被显著抑制,而蛋白质的分解代谢则会加强。细胞也会通过降解其他氨基酸为缺少的非必需氨基酸提供合成原料,但对于必需氨基酸,主要是通过降解人体肌肉组织中的蛋白质来补充。

(3)终止细胞增殖和蛋白质合成,减缓对氨基酸的需求:氨基酸不足导致的细胞增殖停止主要与多种细胞生长因子的表达下调有关,例如胰岛素样生长因子 IGF-1 是人体内肝细胞、肾细胞、脾细胞等十几种细胞自分泌和旁分泌的产物,它具有多种功能,其中之一就是促进细胞的有丝分裂。氨基酸缺乏时一方面会导致 IGF-1 的表达下调,另一方面又会促进 IGF-1 的结合蛋白 IGFBP-1 的表达上调,IGFBP-1 可与 IGF-1 紧密结合,阻断 IGF-1 的功能从而抑制细胞增殖。

2. 氨基酸过量引发的细胞应激

(1)激活 mTORC1 信号通路促进蛋白质的合成:mTOR 是位于细胞质中的一种丝氨酸/苏氨酸激酶,通常与其他蛋白组成一个大的复合体 mTORC1(target of rapamycin complex 1)。当血液中的氨基酸不足时,mTORC1 均匀分布在细胞质中没有活性。当氨基酸过多时,mTORC1 快速被募集到溶酶体膜。氨基酸,特别是亮氨酸和精氨酸,在胰岛素存在的条件下,通过抑制 GATOR1 激活 mTORC1 信号通路,促进核糖体的组装和蛋白质多肽链的合成。在人体中肌肉组织是最大的蛋白质合成场所,也是氨基酸的储备场所。此外 mTORC1 信号通路还抑制细胞自噬。当氨基酸供应不足时会导致 mTORC1 信号通路被阻断,从而解除对细胞自噬的抑制。

(2)促进氨基酸的分解代谢,为糖代谢提供中间产物:正常情况下细胞质中的游离氨基酸会维持一定的浓度。过多的氨基酸则会被运输到线粒体中进行降解。很多被降解的氨基酸中间产物可作为糖代谢的合成底物,例如具有分支结构的亮氨酸、异亮氨酸以及缬氨酸等。对于快速分裂的细胞来说,谷氨酰胺则是合成多种生物大分子的前体物质。

(3)促进尿素形成,随尿液排出体外:氨基酸的分解代谢会产生大量的氨。氨易溶于水,且可随血液扩散到全身。高浓度的氨会对身体,特别是大脑,造成伤害。因而人体细胞伴随着氨基酸分解代谢的另一个应激就是肝脏对氨的清除。人体内血液中的氨主要在肠道中产生,经门静脉被运输到肝脏中。在肝细胞线粒体中 1 分子 NH_3 和 HCO_3^- 以及 ATP,在氨甲酰磷酸合成酶 1(carbamoyl phosphate synthase 1,GPAS1)的催化下首先生成氨甲酰磷酸,氨甲酰磷酸进入鸟氨酸循环途径生成尿素,最终随尿液排出体外(见第十四章"氨基酸代谢")。值得注意的是,尿素形成的增加并不只在饮食中蛋白含量增加的情况下才发生,在禁食饥饿的情况下也会发生。这是因为饥饿状态下,人体会降解肌肉中的蛋白质生成氨基酸,主要是丙氨酸,为糖异生提供原料。

3. 蛋白质代谢异常对细胞超微结构的影响　蛋白质不足首先会降解肌肉细胞中的蛋白质,造成肌肉萎缩。在电镜下,肌肉细胞中的肌原纤维明显变薄,纤维间隙变宽。而高蛋白本身不会对细胞结构造成严重影响,但蛋白质代谢产生的的氨如果不能及时清除,则会对大脑神经细胞造成损伤。例如在高氨环境下,大脑星形胶质细胞首先出现空泡结构,之后胞浆内出现细小的嗜碱性颗粒。细胞之间的间隙随氨浓度的增大及作用时间的延长不断增加,如果进一步延长处理时间,细胞会出现核浓缩及崩解坏死现象。

第四节 细胞器应激

一、内质网引发的细胞应激——未折叠蛋白反应（unfolded protein response，UPR）

内质网是细胞内蛋白质合成与折叠、Ca^{2+}存储、脂类合成的重要部位。当上述功能受到干扰时，均可扰乱内质网的稳态，导致内质网应激的发生，直接后果是未折叠蛋白或错误折叠蛋白在内质网中积聚。细胞应对蛋白质在内质网中积聚的反应称为 UPR 反应，目的是帮助内质网尽快恢复稳态。如果 UPR 反应不能及时解除，最终会导致细胞死亡。细胞应对 UPR 的应激包括大量合成分子伴侣（chaperone protein）帮助内质网中积累的蛋白正确折叠，阻止蛋白积累；减少蛋白质的合成以降低进入内质网的蛋白量；促进脂质合成以扩大内质网的容量；加快降解折叠不正确的蛋白质等。细胞可通过多种信号途径引发 UPR 反应。

1. **IRE1（inositol-requiring enzyme-1，肌醇依赖酶 1）途径** IRE1 位于内质网膜，属于 I 型单次跨膜蛋白。其 N 端位于内质网腔一侧，感知蛋白质的积累，C 端位于细胞质一侧，具有位点特异性的核酸内切酶活性。在人体中有两种 IRE1，即 IRE1α 及 IRE1β，参与 UPR 反应的主要是 IRE1α。IRE1α 激活后可促进与内质网蛋白合成、折叠、糖基化、膜泡运输、脂类合成等过程有关的一系列蛋白的表达。通过上述蛋白可尽快消除蛋白质在内质网中的积累，恢复内质网的稳态。

2. **PERK（protein kinase receptor-like ER kinase，蛋白激酶受体样 ER 激酶）途径** PERK 与 IRE1 一样也是位于内质网膜，也是 I 型单次跨膜蛋白。其位于细胞质一侧的 C 端具有丝氨酸/苏氨酸蛋白激酶活性。当内质网腔中非折叠蛋白过多时，可磷酸化翻译起始因子（eukaryotic translation initiation factor-2，eIF2α），促进与 UPR 反应有关的蛋白质合成。

3. **ATF6（activating transcription factor 6，激活转录因子 6）途径** ATF6 是内质网膜上的 II 型单次跨膜蛋白，其 N 端位于细胞质一侧，而 C 端位于内质网腔一侧。目前发现 ATF6 包括 ATF6α 和 ATF6β 两个亚型。在正常情况下，ATF6 因与 Bip/GRP78 和钙网蛋白（calreticulin）结合而没有活性，当发生 UPR 时，ATF6 以膜泡方式被运输到高尔基体，经蛋白酶剪切后，其 N 端肽段作为转录因子移位进入细胞核，促进 UPR 相关蛋白的转录。

4. **折叠不正确蛋白的降解** 内质网不仅是蛋白质合成、折叠及糖基化的场所，也是合成的蛋白质的质量控制场所。折叠不正确的蛋白质会被重复加工，直至形成折叠正确的蛋白。但有的蛋白质经加工后仍然不能形成折叠正确的蛋白，作为 UPR 的另一种应对方式，这样的蛋白质会被运出内质网进行降解。折叠不正确蛋白的降解主要通过内质网相关的蛋白质降解途径（endoplasmic reticulum associated degradation，ERAD）进行。蛋白质合成时是以线性未折叠状态进入内质网腔，但当折叠不正确的蛋白质被运出内质网进行降解时，则是以折叠状态进行运输的。目前还不清楚这些蛋白质是如何被运出内质网的，Derlin-1 蛋白可能参与形成通道，协助蛋白运出内质网腔。此外 p97 蛋白可能为此过程提供驱动力。运出内质网腔后，折叠不正确的蛋白质最终会被运输到细胞质中的蛋白酶体（proteasome）中进行降解。

二、线粒体引发的细胞应激

1. **氧化应激与 SIRT3/FOXO3A 信号通路** 线粒体是葡萄糖及脂类分子的主要代谢场所，氧化磷酸化是其主要功能。在代谢过程中产生的 ROS 所引发的应激是线粒体必须应对的首要问题(见第二节"三、氧化引发的细胞应激")。此外,ROS 还可通过激活线粒体中的去乙酰化酶调控氧化应激。组蛋白去乙酰化酶 Sirtuins(SIRT)对染色体的结构修饰和基因表达调控发挥着重要的作用。人体中包含 7 种 Sirtuins(SIRT1~7),其中 SIRT1 和 SIRT3 参与线粒体氧化应激的调控。SIRT1 和 SIRT3 通过将转录因子 FOXO3A 去乙酰化,导致 FOXO3A 进入细胞核,促进抗氧化酶,例如超氧化物歧化酶 SOD 以及过氧化物酶 catalase 的表达,从而降低氧化应激水平。

2. **线粒体基质未折叠蛋白反应(UPR^{MT})与 JNK2 信号通路**   与其他细胞器不同,线粒体是半自主的细胞器,拥有自己的 DNA(mtDNA)和蛋白质翻译系统。据统计,定位于线粒体的蛋白质有 1 200 种以上,但其中只有 13 种蛋白质是由线粒体 DNA 编码的。大多数线粒体蛋白都是由细胞质中的游离核糖体合成,然后以线性非折叠的形式运输到线粒体中,进行折叠后才能发挥功能。但多种因素会引发线粒体内蛋白质折叠的异常,包括线粒体 DNA 的损伤、氧化应激的失衡以及线粒体蛋白质质量控制系统的损害等,如果线粒体内变性或错误折叠的蛋白质不能被及时处理而大量积累,就会引发线粒体未折叠蛋白反应(UPR^{MT})。

当线粒体基质中的异常折叠蛋白积累时,会引发 HSP60 和 CLPP 表达上调,通过激活位于细胞质中的 JNK2 激酶,使 c-Jun 磷酸化并与 DNA 结合,驱动一系列 UPR^{MT} 反应相关基因的表达(图 31-3)。

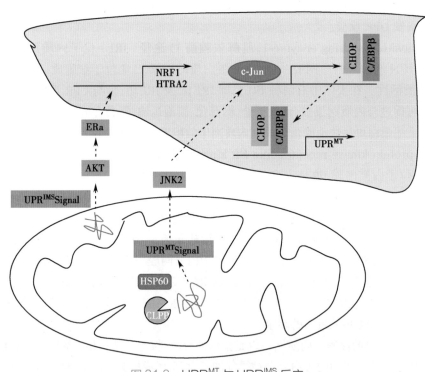

图 31-3   UPR^{MT} 与 UPR^{IMS} 反应

3. **线粒体膜间隙未折叠蛋白质反应(UPR^{IMS})与 AKT-ERα 信号通路**   线粒体内外膜之间的间隙称为膜间隙(intermembrane space,IMS)。膜间隙未折叠蛋白质的积累引发的 UPR 反应称为 UPR^{IMS}。UPR^{IMS} 的信号传递依赖于 ROS 激活的 AKT 信号通路。当线粒体内 ROS 增加时,首先会激活 AKT,AKT 再激活细胞核雌激素受体 α(estrogen receptor α,ERα),ERα 进入细胞核内诱导一系列与 UPR^{IMS} 有关的反应,导致未折叠蛋白质的降解以达到减少蛋白质积累的目的。

三、过氧化物酶体引发的细胞应激

过氧化物酶体在细胞中主要参与胆酸合成、长链(C>20)或带分支链、多聚不饱和脂肪酸的 β- 氧化以及毒性物质的解毒等功能。过氧化物酶体的另一个重要功能就是清除 H_2O_2。据统计细胞产生的 H_2O_2 有 35% 来源于过氧化物酶体。所以维持稳定的过氧化物酶体数量对于细胞正常功能具有重要意义,数量过多或过少都会造成氧化应激而影响细胞功能。

1. **过氧化物酶体自噬(pexophagy)是清除过多过氧化物酶体的主要方式** 与细胞饥饿状态下进行的细胞自噬不同,过氧化物酶体自噬是一种有选择的自噬,即细胞只自噬多余的过氧化物酶体,而不影响其他细胞器。过氧化物酶体自噬是通过衔接蛋白(adapter protein)p62 和 NBR1 的介导与自噬过程连接在一起。p62 和 NBR1 并不是过氧化物酶体膜上固有的蛋白,当细胞中过氧化物酶体数量过多引发过氧化物酶体自噬时,p62 和 NBR1 会移位到过氧化物酶体与其结合,并与自噬相关蛋白结合,例如 LC3 蛋白(atg8 同源蛋白)等,从而启动过氧化物酶体自噬的过程,多余的过氧化物酶体将最终被运输到溶酶体中进行降解。

2. **PPARα 是诱导过氧化物酶体增殖的感受器** 细胞中过氧化物酶体的数量与脂肪酸代谢状态密切相关。当细胞中脂肪酸增加时,长链脂肪酸与 PPARα 结合,导致 PPARα 被激活,与细胞核激素受体 RXR 结合形成二聚体,这个二聚体可与 DNA 上的过氧化物酶体增殖反应元件(peroxisome proliferator response element,PPRE)结合,诱导一系列过氧化物酶体蛋白的表达,启动过氧化物酶体的增殖。

过氧化物酶体的增殖方式包括两种,一是通过已有的过氧化物酶体的分裂增加数量,二是从头开始合成新的过氧化物酶体。Pex11β(过氧化物酶体蛋白 11β)、DLP1(dynamin-like protein 1,动力蛋白样蛋白 1)、Mff(mitochondrial fission factor,线粒体分裂因子)和 Fis1(Fission 1,分裂蛋白 1)参与调控过氧化物酶体的分裂(图 31-4)。过氧化物酶体的分裂增殖包括三个过程,即延长、收缩和分裂。二十二碳六烯酸(DHA)是过氧化物酶体中长链脂肪酸的主要代谢产物,也是过氧化物酶体增殖的诱导物,DHA 可促进 Pex11β 在过氧化物酶体上的聚集,引发过氧化物酶体的延长,在 DLP1、Mff 和 Fis1 的帮助下进行收缩分裂,形成多个过氧化物酶体。

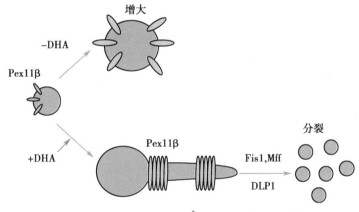

图 31-4 DHA 促进过氧化物酶体分裂的机制

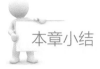

本章小结

细胞应激是指当细胞的外界环境出现对细胞不利的变化时,细胞能产生一系列适应性的防御反应,增强细胞抗损伤能力和在不利条件下的生存能力。

细胞微环境是指围绕着细胞形成的环境。细胞微环境的稳定是保持细胞正常繁殖、分化、代谢和功能活动的重要条件。一旦细胞微环境成分发生异常变化就可影响正常的细胞生理活动。常见的细胞微环境的改变包括低氧、酸化、纤维化、炎症、温度变化等。HIF-1 是氧气浓度变化的感受器,可调控多种与低氧应激有关的基因表达。沃尔堡效应是肿瘤组织在长期低氧环境中进化出的一种应激,是肿瘤组织的一个特征。慢性炎症微环境可促进肿瘤的形成。T淋巴细胞是清除肿瘤细胞的主要细胞,但肿瘤细胞会通过降低甚至关闭 I 类 MHC 的表达,高表达 PD-L1 以及阻断 T 细胞进入肿瘤组织内部降低 T 细胞的杀伤作用。过量表达 CSP 及 HSP 是细胞分别应对冷热刺激的主要手段。

　　DNA 损伤引发的细胞应激包括错配修复、碱基切除修复、单链断裂修复、核苷酸切除修复和双链断裂修复,而细胞应对癌基因突变的主要应激就是诱导癌变的细胞发生衰老,这个过程被称为癌基因诱导的衰老。

　　氧化引发的细胞应激包括促进抗氧化系统的表达。但不同的氧自由基引发的损伤程度不同。过量的 ROS 可诱导衰老和凋亡,但低浓度的 H_2O_2 甚至可促进细胞增殖,Nrf2/Keap1 是传递氧化应激信号的感受器。

　　当葡萄糖、脂肪、蛋白质的代谢失调时,会引发一系列细胞应激。AMPK 是低血糖的感受器,可促进葡萄糖的吸收。胰高血糖素可促进肝糖原分解和糖异生,使血糖明显升高。但血糖过高时,又会引发胰岛素的分泌,降低血糖。PPARα 和 LXRα 是血脂升高的感受器,长期持续性的血脂升高会诱发氧化、炎症等应激。血脂降低可通过释放 FGF21 促进脂肪细胞中的脂肪水解,升高血脂。GCN2 是感知氨基酸不足的感受器,可促进氨基酸的吸收和合成。当氨基酸过量时,可通过激活 mTORC1 信号通路促进蛋白质的合成。过量的葡萄糖、脂肪、蛋白质都会对细胞结构造成损伤。

　　细胞器应激主要包括内质网、线粒体引发的未折叠蛋白反应(UPR)。目的是帮助这些细胞器尽快清除未折叠蛋白,恢复细胞器正常的功能。自噬作用和 PPARα 在维持稳定的过氧化物酶体数量方面起着重要作用。

思考题

1. 什么是细胞微环境?细胞微环境的变化都有哪些?

2. 举例说明肿瘤细胞对低氧微环境的应激。

3. 什么是沃尔堡效应(Warburg effect)?

4. 炎症微环境引发的细胞应激都有哪些?

5. 细胞如何应对冷热刺激?

6. 温和升温与剧烈升温引发的细胞应激有哪些区别?

7. DNA 损伤引发的细胞应激都有哪些种类?

8. 癌基因突变引发的主要细胞应激是什么?

9. 细胞如何应对氧化应激?

10. 糖代谢异常引发的细胞应激都有哪些方式?

11. 脂性凋亡的调控途径有哪些?

12. 细胞如何应对氨基酸不足?

13. 内质网引发的未折叠蛋白反应有哪些调控途径?

14. 细胞如何感知过氧化物酶体数量的变化?

(叶　军)

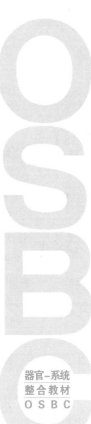

第七篇
生命的遗传

第三十二章　遗传的基本原理

第三十三章　基因突变与遗传多态性

第三十四章　基因突变的细胞生物学效应

第三十五章　单基因遗传

第三十六章　多基因遗传

第三十七章　染色体畸变

第三十八章　基因诊断和基因治疗

　　与所有生物一样,人类遗传也符合生物遗传的一般生物学规律。在分子水平上,DNA通过复制得到两个相同拷贝的DNA而获得遗传,通过mRNA→蛋白质获得遗传信息的表达;在细胞水平上,通过细胞分裂得到两个相似的细胞而获得遗传;在整体水平上,通过有性生殖(卵子与精子的结合)实现遗传物质的重组而获得遗传。随着生命科学和医学的飞速发展,人们逐渐认识到医学实践中所遇到的一些问题(许多疾病的病因、发病机制、病变过程、预后、诊治和预防等)需要用遗传学的理论和方法才能得以解决。一般把遗传因素作为唯一或主要病因的疾病称为遗传病;相应地,医学遗传学就是用人类遗传学的理论和方法来研究这些"遗传病"从亲代传递至子代的特点和规律、起源和发生、病理机制、病变过程及其与临床关系(包括诊断、治疗和预防)的一门综合性学科。

　　随着测序技术的迅速发展,生物信息和大数据科学的融合应用,精准医学的概念应运而生。精准医学是随着基因组学、功能基因组学、生物信息库和计算机技术的迅速发展,个体化治疗的延伸,根据每个个体的疾病特征(发病原因、可能机制等)制定出有针对性的治疗方案。其实质是根据不同个体对特定疾病遗传基础的不同,将患者分为不同的亚群,进而给予相应的治疗。精准医学有助于实现疾病的准确诊断和分类,制定具有个性化的疾病预防和治疗方案。

　　另一方面,随着系统生物学和生命科学技术的交叉发展诞生了系统医学的概念。它建立在传统遗传学的基础上,从系统的观点出发,建立一个从分子、细胞到器官、生物整体的研究和应用体系。

　　在一定条件下,遗传物质会发生突变。广义的突变,既包括发生在细胞水平上染色体数目、组成及结构的异常即染色体畸变,也包括发生在分子水平上DNA碱基对组成与序列结构的变化,即基因突变和基因组突变。狭义的突变即指基因突变或DNA突变。染色体畸变可分为数目畸变和结构畸变两大类,其实质都是涉及染色体或染色体节段上基因群的增减或位置的转移,使遗传物质发生了改变,结果可以导致染色体异常综合征。根据DNA的受损类型,细胞启动不同的系统来检测和修复DNA损伤。某些DNA损伤可能很小,如仅导致单个碱基的置换;而某些DNA损伤(如DNA交联)可阻止复制叉的形成,或阻断RNA聚合酶,使得DNA无法复制,造成严重的遗传学后果。

　　遗传多态性是指在同一种群中某种遗传性状同时具有两种以上不连续的变异体,或同一基因座上两种以上等位基因共存的遗传现象。

　　在以遗传因素为主导因素或主要病因的疾病中,基因突变的直接分子细胞生物学效应,就是改变了由其所编码的多肽链中的氨基酸组成(如镰状细胞贫血)或数量(如地中海贫血),导致蛋白质的结构和功能异常。蛋白质结构和功能异常的后果,则是导致细胞生理活动的异常和机体遗传性状的改变。

　　在核基因的遗传中,根据决定某疾病的基因所在染色体(常染色体或性染色体)及该基因性质的不同(显性或隐性),将人类单基因病分为5种主要遗传方式:①常染色体显性遗传;②常染色体隐性遗传;③X连锁显性遗传;④X连锁隐性遗传;⑤Y连锁遗传。然而,虽然理论上,各种单基因遗传的性状在群体中呈现出各自不同的传递规律,对于一种遗传性疾病,通过多个家系的调查和系谱分析,即可对该疾病的遗传方式做出初步估计,也可预测家系中子女的发病风险。但在实际工作中,由于受到遗传背景或环境因素的影响,某些突变基因性状的遗传存在着许多例外情况。

　　人类大多数常见病也是由环境因素和遗传因素共同决定的,如糖尿病、肥胖症、高血压、肿瘤、精神疾病和神经退行性疾病等,称多基因遗传病,简称多基因病,其遗传方式为多基因遗传或多因子遗传。

　　分子生物学理论与技术以及基因组学的飞速发展,加速了人类对遗传病发生分子机制的认识,促进了基因诊断和基因治疗的快速发展,基因诊断和基因治疗已然成为当今分子医学时代的重要标志。基因诊断和基因治疗都面临着一定的伦理难题。

(左 伋)

第三十二章
遗传的基本原理

与所有生物的遗传特点一样，人类遗传也符合遗传的一般生物学规律。在分子水平上，DNA 通过复制得到两个相同拷贝的 DNA 而获得遗传，通过 mRNA →蛋白质获得遗传信息的表达；在细胞水平上，通过细胞分裂得到两个相似的细胞而获得遗传；在整体水平上，通过有性生殖（卵子与精子的结合）实现遗传物质的重组而获得遗传。正常的性状如此，异常性状或疾病的遗传也不例外。

第一节　人类性状或疾病的遗传

人类各种性状的获得都是遗传的，并且遗传的规律符合生物学的一般规律。科学家早期对人类性状的研究都是通过异常性状（或疾病）来进行，这就像果蝇遗传学研究通过诱导果蝇某一性状的突变去研究是一样的。

一、人类遗传符合生物学的一般规律

关于人类性状的研究应该是从一种被称为尿黑酸尿症的先天性代谢缺陷（inborn error of metabolism）开始的。

（一）英国著名的内科医生 Garrod 开创了人类疾病遗传学研究的先河

先天性代谢缺陷一词是由英国著名的内科医生 Archibald Edward Garrod（1857—1936）在仔细观察和研究了尿黑酸尿症（alkaptonuria）等疾病之后于 1902 年提出来的。病理学大师 Virchow（1821—1902）曾于 1866 年首先报道了 1 例 67 岁的尿黑酸尿症男性患者。而 Garrod 在临床中发现，尿黑酸尿症的显著特征之一是患者排出的尿中含有大量的尿黑酸，日排出量达好几克。而尿黑酸在正常人的尿液中并不存在。尿黑酸尿症患者尿的颜色存在着明显的异常，刚排出时尿色正常，放置后迅速转为黑色。因此，尿黑酸尿症在婴儿期就能够被发现，因为婴儿在尿布上会留下特殊的颜色。尿黑酸尿症患者一般身体健康，只是在年老时特别容易罹患褐黄病（ochronosis）和关节炎。褐黄病即由于机体缺乏尿黑酸氧化酶，造成尿黑酸代谢异常，褐黄色色素颗粒沉着在真皮、汗腺、软骨、韧带和肌腱，皮肤色素沉着以颊、前额、腋和生殖器部位最为明显。通过临床摄食试验，Garrod 还发现，尿黑酸尿症患者排出的尿黑酸量会随着食用蛋白量的增加而升高，尿黑酸的排泄也会由于摄食苯丙氨酸和酪氨酸的某些衍生物而增高。这些衍生物似乎可以看作是分解代谢的中间产物。Garrod 因而推测，尿黑酸虽然从未在组织中检出过，但它是苯丙氨酸和酪氨酸分解代谢的一种正常中间产物；尿黑酸尿症患者由于缺乏一种必需的酶（尿黑酸氧化酶），从而阻断了尿黑酸的降解。Garrod 认为，在正常个体中存在的尿黑酸是微量的，因为它很快形成，也很快降解；而在尿黑酸尿症患者中，尿黑酸不能

进一步降解,往往在尿黑酸代谢的主要场所——肝细胞中积聚起来,并渗入循环系统,然后大量排入尿中。

那么,引起这种代谢阻断发生的物质基础究竟是什么呢?为此,Garrod开始不辞辛劳地调查尿黑酸尿症患者的家族史。结果惊奇地发现,虽然本病极为罕见,但总是可以在家系中找出1例以上的患者,往往2个或几个兄弟姐妹同时患病,而患者的双亲和子代以及其他亲属却正常。另外,患者的双亲常常具有血缘关系(如堂表兄妹),而家族中往往并没有患病的记录。在Garrod于1901年发现的11例患者中,至少有3例患者的双亲为堂表亲;于1902年发现的10个和1908年报告的17个家系中,分别有6个和8个家系中的患者的双亲为堂表亲,而同一时期英国的堂表亲结婚发生率估计不超过3%。

由于尿黑酸尿症的家系如此特殊,Garrod没有任何犹豫,肯定了这种病症具有一种先天性或遗传性基础。为此,Garrod立刻虚心地请教了剑桥大学教授、时任英国遗传学会主席的William Bateson(1861—1926)。当时,适逢孟德尔遗传定律刚刚被重新发现,不重视或不以为然的人大有所在。但Bateson是在遗传学发展史的第一个十年中坚决捍卫、诠释、发展和推广孟德尔理论的核心人物。故Bateson指出,尿黑酸尿症的这种现象完全可以用刚刚被重新发现的孟德尔定律加以解释。如果尿黑酸尿症是由一个罕见的孟德尔因子(即基因)所决定的,则分析和预测这些家系就会出现上述情况。即尿黑酸尿症的遗传方式与隐性遗传相符,患病个体是致病因子的纯合子。于是,Garrod得出结论,尿黑酸尿症绝非由致病菌引起,也非因某种一般功能偶然失调所导致,而是由一种存在着双份异常的"孟德尔因子"所导致的某一种酶的先天性缺乏才引起的。孟德尔"遗传因子"可能以某种方式影响人体中生化途径的特定化学产物。

(二)孟德尔遗传的基本原理

孟德尔(Gregor Mendel,1822—1884)关于生物体遗传规律的研究成果来自他的植物杂交实验,所用的材料是豌豆(Pisum sativum)。采用豌豆的优势在于:豌豆既能自花授粉,又能异花授粉,较易人为控制。孟德尔选用了22个豌豆品种,按种子的外形是圆的还是皱的,子叶是黄的还是绿的等特征,把豌豆分成7对相对的性状。然后,按每一对相对性状或两对相对性状,分别进行杂交实验,得到了如下一些结果:①一对相对性状的杂交实验:通过人工授粉使高茎豌豆与矮茎豌豆互相杂交。第一代杂种(子1代,F1)全为高茎。再通过自花授粉(自交)使F1杂种产生后代,结果子2代(F2)豌豆中3/4为高茎,1/4为矮茎,比例为3:1。孟德尔对所选的其他6对相对性状也一一地进行了上述类似的杂交实验,结果F2都得到了性状分离3:1的比例。②两对相对性状的杂交实验:用具有两对相对性状的豌豆所做的杂交实验显示,黄圆种子的豌豆同绿皱种子的豌豆杂交之后,F1都是黄圆种子;F1自花授粉所产生的F2,则出现了4种类型的种子。在556粒种子里,黄圆、绿圆、黄皱、绿皱种子之间的比例为9:3:3:1。通过上述实验材料,孟德尔天才般地演绎出了遗传学的基本原理。

1. **分离定律**   孟德尔假定,高茎豌豆的茎之所以是高的,是因为受一种高茎遗传因子(DD)的控制,而矮茎豌豆的矮茎受一种矮茎遗传因子(dd)的控制。杂交之后,F1的遗传因子为Dd。由于D为显性因子,d为隐性因子,故F1都表现为高茎。F1自交之后,雌、雄配子的D、d是随机组合的,故F2在理论上应有大体相同数量的4种结合类型:DD、Dd、dD和dd。由于显、隐性关系,于是形成了高、矮3:1的观察比例。因此,不同遗传因子虽然在细胞内是互相结合的,但并不互相掺混,是各自独立、可以互相分离的。后人把这一发现称为分离定律(law of segregation)。

2. **自由组合定律**   对于具有两种相对性状的豌豆之间的杂交,也可以用上述原理进行阐释。设黄圆种子的遗传因子为YY和RR,绿皱种子的遗传因子为yy和rr。两种配子杂交之后,F1为YyRr,由于Y、R为显性,y、r为隐性,故F1种子均表现为黄圆。F1自交之后,F2将出现16种个体,9种遗传因子类型。由于存在显性、隐性的关系,外表上看应该有4种种子的类型:黄圆、绿圆、黄皱、绿皱,其比例为9:3:3:1。据此,孟德尔认为,植物在杂交中不同遗传因子的组合,遵从排列组合定律。后人把这一发现称为自由组合定律(law of independent assortment)。

Garrod 关于尿黑酸尿症是由一种存在着双份异常的"孟德尔因子"所导致的某一种酶的先天性缺乏的结论,正是人类性状与疾病的一个例子。

二、一些疾病的发生发展或转归是基于遗传的

随着生命科学和医学的飞速发展,人们逐渐认识到医学实践中所遇到的一些问题(许多疾病的病因、发病机制、病变过程、预后、诊治和预防等)需要用遗传学的理论和方法才能得以解决。例如,为什么有高血压家族史的人更易罹患高血压病?为什么同一药物对患有同一疾病的不同患者的疗效不同(有人显效、有人无效、有人表现出严重的不良反应)?第一胎为先天缺陷的婴儿,第二胎也为先天缺陷患儿的风险有多大?是否可能出生健康的第二胎?唐氏综合征(即 21 三体综合征或先天愚型,一种由于染色体异常而引起的智能低下)是如何发生的?它在新生儿中出现的机会为什么随母亲年龄的增大而增加?遗传病能不能得到有效的根治?怎样才能预防遗传性疾病的发生而达到健康生殖(healthy birth)的目的?随着社会的不断进步,人们对健康生殖的要求越来越迫切;另一方面,由于人们对疾病发生、发展本质的认识有了进一步提高,认为绝大多数疾病的发生、发展和转归都是内在(遗传)的和外在(环境)的因素综合作用的结果;同时在疾病的发展过程中,遗传与致病因素交互作用,或致病因素对机体细胞产生损害作用,或机体细胞对致病因素产生适应性反应(在多数情况下,这一反应是保护机体细胞并去除有害的致病因素),这些交互作用的结果决定着机体细胞未来的发展方向,或恢复细胞的正常生理功能,或细胞产生异常损害,继而发生组织、器官的损害,导致疾病的形成,并在临床上表现为一定的特征。因此,与环境因素一样,遗传因素已成为现代医学中的另一个重要方面。医务工作者在医疗工作中正遇到越来越多的遗传学问题,与此同时,医学与遗传学的结合即形成了医学遗传学(medical genetics)这一介于基础医学与临床医学之间的桥梁学科。

在传统的观念上,遗传因素与环境因素在疾病发生、发展中的交互作用考虑得较少,所以比较局限。一般把遗传因素作为唯一或主要病因的疾病称为遗传病(genetic disorder);相应地,医学遗传学就是用人类遗传学(human genetics)的理论和方法来研究这些"遗传病"从亲代传递至子代的特点和规律、起源和发生、病理机制、病变过程及其与临床关系(包括诊断、治疗和预防)的一门综合性学科。有的学者将侧重于遗传病的预防、诊断和治疗等内容划归为临床遗传学(clinical genetics)或遗传医学(genetic medicine)的范畴,而医学遗传学则侧重于遗传病的病因学、病理生理学的研究。然而,现代医学遗传学的概念比传统医学中的概念有很大的扩充,它首先认为疾病是一个涉及内在(遗传)因素与外在(环境)因素的复杂事件,现代医学遗传学更侧重于从综合的角度比较全面地探讨和分析遗传因素在疾病发生、发展和转归过程中的作用。

医学遗传学是以人类遗传学为基础的,它们都是以"人"为研究对象,这是它们的共同点。不同的是,人类遗传学主要从人种和人类发展史的角度来研究人的遗传性状(例如人体形态的测量以及人种的特征),同时广泛地研究形态结构、生理功能上的变异(例如毛发的颜色、耳的形状等)。在临床上,这些变异并不干扰或破坏正常的生命活动,其临床意义不大。而医学遗传学往往是从医学角度来研究人类疾病与遗传的关系。因此,医学遗传学可以说是一门由"遗传病"这一纽带把遗传学和医学结合起来的边缘学科。

三、医学遗传学是不断发展的学科

孟德尔于 1865 年发表的《植物杂交实验》一文揭示了生物遗传性状的分离和自由组合规律,这是科学意义上的"遗传学"学科诞生的标志,但直到 35 年后孟德尔这项工作的重要价值才被认识;随即孟德尔定律就被用来解释一些人类疾病的遗传现象。Garrod(1901)描述了 4 个黑尿症家系,首次提出了先天性代谢病的概念,认为这些疾病的性状属于隐性遗传性状;W. C. Farabee(1903)指出短指/

趾为显性遗传性状；Godfrey Hardy 和 Wilhelm Weinberg（1908）研究了人群中基因频率的变化，提出遗传平衡定律，奠定了群体遗传学的基础；Herman Nilsson-Ehle（1909）研究数量性状的遗传，用多对基因的加性效应和环境因素的共同作用阐述数量性状的遗传规律。在那个时期，遗传学的理论研究得到充分的发展，但限于当时的技术水平，这些理论的实验验证及遗传物质的微观研究还无法深入开展。

20 世纪 20 年代到 40 年代，Frederick Griffith 和 Oswald Avery 用肺炎双球菌转化实验证明了DNA 是遗传物质；1953 年，James Watson 和 Francis Crick 提出了 DNA 的双螺旋模型，使人们认识了遗传物质的化学本质。随着生物化学实验技术的发展，对一些先天性代谢缺陷疾病的生化机制逐步阐明，先后发现了糖原贮积症 I 型是由于缺乏葡萄糖 -6- 磷酸酶，苯丙酮尿症是由于缺乏苯丙氨酸羟化酶引起的，并提出了一种基因一种酶的假说。

1952 年，由于低渗制片技术的建立（徐道觉等）和使用秋水仙碱获得了更多中期细胞分裂象［Joe Hin Tjio（蒋有兴）和 Albert Leven］后，才证实人体细胞染色数目为 46（而非 48），标志着细胞遗传学的诞生。以后相继发现唐氏综合征为 21 三体综合征（Jérôme Lejeune 等）、Klinefelter 综合征为 47，XXY（Patricia Jacob 和 John Strong）等。在染色体显带技术出现后，更多由染色体畸变引起的疾病不断被发现和报道。

20 世纪 70 年代，限制性内切酶的使用使得科学家首次能够对 DNA 进行可控的操作。1978 年，Yuet-Wai Kan（简悦威）运用这两种技术实现了对镰状细胞贫血的产前基因诊断。Kary Banks Mullis 在 20 世纪 80 年代发明的聚合酶链反应（PCR）技术能在体外实现 DNA 分子的快速扩增，从而使某些疾病的 DNA 检测成为临床的常规工作。如今，PCR 已成为生命科学领域应用最为广泛的基本技术。

真正促使医学遗传学发生革命性变化的是 20 世纪 90 年代开始的人类基因组计划。该计划的研究目标是从整体上阐明人遗传信息的组成和表达，包括遗传图绘制、物理图构建、测序（sequencing）、转录图绘制和基因鉴定等方面的工作，为人类遗传多样性的研究提供基本数据，揭示上万种人类单基因异常（有临床意义的约计 7 000 种）和上百种严重危害人类健康的多基因病（例如心血管疾病、糖尿病、恶性肿瘤、自身免疫性疾病等）的致病基因或疾病易感基因，建立对各种基因病新的诊治方法，实现个性化医疗（personalized medicine）和精准医学（precision medicine），从而推动整个生命科学和医学领域的发展。现在，医学遗传学已成为 21 世纪分子医学（molecular medicine）的主体。

第二节　基于基因组学的精准医学

基因（gene）是细胞内遗传物质的结构和功能单位，以脱氧核糖核酸（DNA）的化学形式存在于染色体上。在人类，基因通过生殖细胞从亲代向子代传递。而人类基因组（human genome）则是人体所有遗传信息的总和，包括两个相对独立而相互关联的核基因组（nuclear genome）与线粒体基因组（mitochondrial genome）。如果不特别注明，人类基因组通常是指核基因组。

随着人类基因组计划研究的深入和结构基因组学的基本完成，已知人类基因组约有20 000~22 000 个基因。这些与蛋白质合成有关的基因序列只占整个基因组序列的 1.1% 左右；4%为基因调控序列和 RNA 基因序列；20% 为内含子、基因非翻译区序列以及假基因；75% 为基因外（extragenic）序列，其中 55% 为重复 DNA 序列。近年来发现人类基因组存在 8 000 多种非编码 RNA基因，表明了人类基因组实际上具有很高的复杂性。人类基因组按 DNA 序列分类既有单拷贝序列，也有重复频率不等的多拷贝序列（表 32-1）。

表 32-1　人类基因组组成

	核基因组	线粒体基因组
大小	$3.28 \times 10^9 bp$	16 568bp
完成全测序的时间	2004 年	1981 年
DNA 分子的类型	23 个(在女性中)或 24 个(在男性中)线性 DNA 分子	1 个环形 DNA 分子
每个细胞所含的 DNA 分子	不同倍性的细胞各异,如二倍体细胞为 46 个	通常为几千个拷贝
相关蛋白	不同类型的组蛋白和非组蛋白	没有蛋白参与包裹
蛋白质编码基因数目	21 000 个左右	13 个
RNA 基因数目	不确定,>8 000 个	24 个
基因密度	不确定,约 1/120kb	1/0.45kb
重复 DNA	超过核基因组的 50%	很少
转录	通常基因是独自转录的	重链和轻链同时产生多个基因转录物
内含子	大多数基因含有内含子	没有内含子
蛋白质编码序列的百分比	约 1.1%	约 66%
密码子	61 个氨基酸密码子 +3 个终止密码子	60 个氨基酸密码子 +4 个终止密码子
重组	减数分裂时每对同源染色体至少发生 1 次重组	没有重组现象
遗传方式	X 染色体和常染色体呈孟德尔式遗传;Y 染色体呈父系遗传	主要呈母系遗传

一、传统人类遗传病的诊治是精准医学的范例

基因的结构或表达调控异常则可导致遗传病的发生。按经典的概念,遗传病或遗传性疾病的发生需要有一定的遗传基础,是通过这种遗传基础、按一定的方式传于后代并发育形成的疾病。因此,遗传病传递的并不是疾病本身,而是遗传病的发病基础。而在现代医学中,遗传病的概念有所扩大,遗传因素不仅仅是一些疾病的病因,也与环境因素一起在疾病的发生、发展及转归中起关键性作用。而这些遗传病的诊断与治疗的前提往往首先是要了解遗传病发生的基础,例如,源于某基因突变的传统遗传病,通过其基因突变来进行基因诊断或基因治疗,这构成了精准医学的典型案例。正因如此,Garrod 通过对尿黑酸尿症等疾病的研究,提出了先天性代谢缺陷的观点(近 60 年后,La Du 等学者才予以证实),把握了人类疾病的"诊治"之脉——代谢缺陷,是当之无愧的"精准医学"之父。

(一) 遗传病的特点

作为以遗传因素为主要发病因素的遗传病,在临床上有许多特点。①遗传病有特定的传播方式。一般而言,遗传病与传染性疾病、营养性疾病不同,它不延伸至无亲缘关系的个体,以"垂直方式"出现,不延伸至无亲缘关系的个体,这在显性遗传方式的病例中尤其突出。②遗传病有数量分布特点。

患者在亲祖代和子孙中是以一定数量比例出现的,即患者与正常成员间有一定的数量关系,通过特定的数量关系,可以了解疾病的遗传特点和发病规律,并预期再发风险等。③遗传病具有先天性。所谓先天性是生来就有的特性,如白化病是一种常染色体隐性遗传病,婴儿刚出生时就表现有"白化"症状。但反过来,有些先天性疾病则是获得性的,如妇女妊娠时因风疹病毒感染,致胎儿患有先天性心脏病。④遗传病往往有家族性等特点。所谓家族性是疾病的发生所具有的家族聚集性。遗传病常常表现为家族性,如 Huntington 舞蹈症常表现为亲代与子代间代代相传;但并非所有的遗传病都表现为家族性,如白化病在家系中很可能仅仅是偶发的,患儿父母亲均为正常。但反过来,家族性疾病可能不是遗传的,如有一种夜盲症(即当光线比较弱时,视力极度低下的一种疾病)是由于饮食中长期缺乏维生素 A 引起的,如果同一家庭饮食中长期缺乏维生素 A,则这个家庭中的若干成员就有可能出现夜盲症。这一类家族性疾病是由共同环境条件的影响,如果在饮食中补充足够的维生素 A 后,全家病员的病情都可以得到改善。⑤遗传病有时具有传染性。一般的观点认为,遗传是没有传染性的,故在传播方式上,它是垂直传递。但在目前已知的疾病中,人类朊粒蛋白病(human prion diseases)则是一种既遗传又具传染性的疾病。朊粒蛋白(prion protein,PrP)是一种功能尚不完全明确的蛋白质。目前认为 PrP 基因突变会导致 PrP 的错误折叠或通过使其他蛋白的错误折叠进而引起脑组织的海绵状病变,最终导致脑功能紊乱,称为蛋白折叠病;而错误折叠的 PrP 可以通过某些传播方式使正常人细胞中的正常蛋白质也发生错误折叠并致病。

总之,必须正确地、辩证地认识人类遗传病,将有助于在医学实践中采取相应的诊断、治疗和预防措施。

(二) 人类遗传病的分类

人类遗传病的种类繁多。据统计,目前每年新发现的遗传性综合征有 100 种左右。面对种类如此众多的遗传病,过去一是按人体系统分类,如神经系统遗传病、血液系统遗传病、生殖系统遗传病、心血管系统遗传病、泌尿系统遗传病、内分泌系统遗传病等;二是按照遗传方式进行分类。现代医学遗传学将人类遗传病划分为 5 类。

1. **单基因病**　单基因病是由单基因突变所致。这种突变可发生于两条染色体中的一条,由此所引起的疾病呈常染色体(或性染色体)显性遗传;这种突变也可同时存在于两条染色体上,由此所引起的疾病呈常染色体(或性染色体)隐性遗传。单基因病相对较少见,在各个种族或民族中的发生频率不同,发生率较高时也仅为 1/500,但由于其遗传性,因而危害极大。

2. **多基因病**　多基因病是有一定家族史、但没有单基因性状遗传中所见到的系谱特征的一类疾病,如先天性畸形及若干人类常见病(高血压、动脉粥样硬化、糖尿病、哮喘、自身免疫性疾病、阿尔茨海默病、癫痫、精神分裂症、类风湿关节炎、智能发育障碍等)。环境因素在这类疾病的发生中起不同程度的作用。多基因病是最常见、最多发的遗传病。

3. **染色体病**　染色体病是染色体结构或数目异常引起的一类疾病(综合征)。从本质上说,这类疾病涉及一个或多个基因结构或数量的变化,故其对个体的危害往往大于单基因病和多基因病,其中最常见的染色体病为 21 三体综合征。染色体病在新生儿中的发病率约为 0.5%。

4. **体细胞遗传病**　单基因病、多基因病和染色体病的遗传异常发生在人体所有细胞包括生殖细胞(精子和卵子)的 DNA 中,并能传递给下一代,而体细胞遗传病(somatic cell genetic disorder)的累积突变只在特异的体细胞中发生,体细胞基因突变是此类疾病发生的基础。这类疾病包括恶性肿瘤、白血病、自身免疫缺陷病以及衰老等。在经典的遗传病的概念中,并不包括这一类疾病。

5. **线粒体遗传病**　线粒体是细胞内的一个重要细胞器,是除细胞核之外唯一含有 DNA 的细胞器,具有自己的蛋白质翻译系统和遗传密码。线粒体遗传病就是由线粒体 DNA 缺陷引起的疾病,包括 Leber 视神经萎缩等。

表 32-2 列举了一些遗传病及其遗传方式和发生率。

表 32-2　常见遗传病的遗传方式及发生率

疾病（OMIM）	遗传方式	发生率
单基因病		
腺苷脱氨酶缺乏症（102700）	AR	少见
α_1- 抗胰蛋白酶缺乏症（107400）	AR	1/20 000~1/3 000
囊性纤维变性（219700）	AR	1/2 000；亚洲人极罕见
Duchenne 肌营养不良（310200）	XR	1/3 500~1/3 000
家族性高胆固醇血症（143890）	AD	1/500
脆性 X 综合征（309550）	XL	男性：1/500；女性：1/3 000~1/2 000
葡糖 -6- 磷酸酶缺乏症（305900）	XR	男性：1/20~1/4
血友病 A（306700）	XR	男性：1/10 000
Huntington 舞蹈症（143100）	AD	4/10 万 ~8/10 万
强直性肌营养不良症（160900）	AD	1/10 000
神经纤维瘤 I 型（162200）	AD	1/5 000~1/3 000
成骨不全（166200）	AD	1/15 000
苯丙酮尿症（261600）	AR	1/5 000
视网膜母细胞瘤（180200）	AD	1/14 000
镰状细胞贫血（603903）	AR	美国黑人：1/400
地中海贫血（140100）	AR	常见
Wilms 瘤（194070）	AD	1/10 000
Tay-Sachs 病（272800）	AR	1/3 000
染色体病		
21 三体综合征（190685）	47,+21	1/800
18 三体综合征（601161）	47,+18	1/8 000
13 三体综合征	47,+13	1/25 000
Klinefelter 综合征	47,XXY	男性：1/1 000
Turner 综合征	45,X	女性：1/5 000
XXX 综合征	47,XXX	女性：1/1 000
XYY 综合征	47,XYY	男性：1/1 000
Prader-Willi 综合征（176270）		1/25 000~1/10 000
多基因遗传病		
唇裂（119530）		1/600~1/250
先天性心脏病		1/250~1/125
神经管缺陷（601634）		1/500~1/100
糖尿病（222100；125853）		成人：1/20~1/10
体细胞遗传病		
肿瘤		各种肿瘤总发生率：1/3
线粒体疾病		
Leber 视神经萎缩（535000）	细胞质遗传	少见

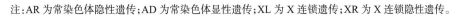
注：AR 为常染色体隐性遗传；AD 为常染色体显性遗传；XL 为 X 连锁遗传；XR 为 X 连锁隐性遗传。

(三) 疾病的发生与遗传因素和环境因素的关系

遗传(heredity)是生物体的基本生命现象,表现为性状在亲代与子代之间的相似性和连续性。人类的一切正常或异常的性状综合起来看都是遗传与环境共同作用的结果,但它们在每一具体性状的表现上可能不尽相同。

1. 完全由遗传因素决定发病　这类疾病的发生并非与环境因素无关,只是看不出什么特定的环境因素是发病所必需的,例如单基因遗传病中的先天性成骨不全症、白化病、血友病 A 以及某些染色体病。

2. 基本上由遗传决定,但需要环境中一定诱因的作用　例如单基因遗传病中的苯丙酮尿症,早期人们只知道它与遗传有关,现在知道吃了含苯丙氨酸量多的食物才诱发本病;葡萄糖 -6- 磷酸脱氢酶缺乏症(俗称蚕豆病)除有遗传基础外,只有在吃了蚕豆或服用了氧化性药物伯氨喹等以后才会诱发溶血性贫血。

3. 遗传因素和环境因素对发病都有作用,在不同的疾病中,其遗传率各不相同　也就是说,遗传因素对发病作用的大小是不同的。例如在唇裂、腭裂、先天性幽门狭窄等畸形中,遗传率都在 70% 以上,说明遗传因素对这些疾病的发生较为重要,但环境因素也是不可缺少的。精神发育障碍、精神分裂症等疾病也是如此。另一些疾病,例如在先天性心脏病、十二指肠溃疡、某些糖尿病等的发生,环境因素的作用比较重要,而遗传因素的作用较小,遗传率不足 40%,但就其发病来说,也必须有这个遗传基础。还有一些疾病如脊柱裂、无脑儿、高血压、冠心病等的发病,遗传因素和环境因素等相当重要,遗传率约 50%~60%。

上述这类疾病过去在临床上常常被认为有一定的遗传因素(体质或素质),近年来的研究表明,它们所具有的就是多基因(易感基因)决定的遗传基础,这一类疾病(多基因病)具有常见性、多发性的特点,是目前医学研究的重点。

4. 发病完全取决于环境因素,与遗传基本上无关　例如烧伤、烫伤等外伤的发生与遗传因素无关,但这类疾病损伤的修复与个体的遗传类型可能有关。

(四) 遗传病在医学实践中的一些问题

1. 医生如何确定患者所患疾病是否有遗传性　遗传病患者(与非遗传病患者一样)在向医生主诉自己的病症时,只能说明其某些感觉上的异常,而不能告诉医生自己什么基因有什么异常。因此,需要医生正确地区分患者所患疾病是不是一种遗传病。但这并不是一件轻而易举的事情,它不仅需要医生具有丰富的临床经验、全面的遗传学知识,还需要足够的实验室技术(包括分子诊断)来辅助诊断。近年来,大数据和人工智能(AI)已被开发用于包括遗传病在内的辅助诊断,为医生确定患者所患疾病是否具有遗传性提供了有力的手段,从而使遗传病患者及亲属能得到有效的医学处理。

2. 再现风险　再现风险(recurrence risk)是遗传病在临床上常遇到的问题之一。所谓再现风险,是患者罹患的遗传性疾病在家系亲属中再发生的风险率。影响再现风险的因素较多,故很难对遗传病的再现风险制订出一个标准。例如,一方面,Huntington 舞蹈症是一种常染色体显性遗传病,按理论推测,患者子女的再现风险为 50%。但它的发病年龄多在 35 岁以后,随着子女年龄的增长,再现风险也逐渐下降,通过建立年龄与再现风险的发病曲线,可以得到不同年龄个体的再现风险。另一方面,任何一种遗传病都有一个群体再现风险的基线(baseline),即任何一次妊娠所生子女其群体风险率有些是根据疾病的遗传方式决定的,有些是基于经验概率得到的(表 32-3)。

表 32-3　群体中某些"疾病"发生的风险率

疾病	风险率
出生时即表现出先天性异常	1/30
严重的身体或智能残疾	1/50
自发流产	1/8
死胎	1/125

续表

疾病	风险率
围生期死亡	1/150
出生后一周到周岁以内死亡	1/200
夫妇不育	1/10~1/6

3. 遗传性疾病的群体负荷　这里所说的负荷是指遗传病在群体中的严重程度,通常用发生率来表示。发生率越高,群体中的遗传有害性越高,人类需要的对应措施越多,也可以说是负荷也越大。表 32-4 所列是几类遗传病的群体发生率。

表 32-4　遗传性疾病的群体发生率

疾病	发生率 /%	疾病	发生率 /%
单基因缺陷		多基因遗传病	
常染色体显性遗传病	0.14	先天性疾病	2.3
常染色体隐性遗传病	0.17	其他疾病	2.4
X 连锁遗传病	0.05	尚未归类的遗传病	0.12
染色体缺陷	0.19	总计	5.37

4. 遗传病与医学伦理　医学伦理学的基本原理同样适用于医学遗传学。但遗传病有其自身的特征,即遗传性,因此,对一些问题需要特别注意。遗传病患者的基因组应属个人隐私,其中含有什么致病基因或易感基因,若用现代方法查出后结果被泄露出去,如果没有相应的法律加以保护,被检对象就可能在就业、恋爱、婚姻、保险等方面受到歧视。近年来,整体动物克隆技术的发展使得生物技术的伦理问题更趋复杂化。这些都需要生物医学界和法律界共同商讨、制定对策,并取得全社会的理解和支持。

二、现代精准医学是建立在基因组学基础上的

明确遗传物质异常是医学遗传学研究策略的首要任务。传统的医学遗传学通过染色体显带等技术对染色体病可以进行明确诊断,如唐氏综合征患者的染色体中多了一条 21 号染色体;通过限制性片段长度多态性等技术对某些单基因疾病进行确诊,如镰状细胞贫血。然而随着遗传学,特别是分子遗传学技术的迅猛发展,遗传病的研究策略,以及以此为基础的诊断和防治也发生了重大变革。

(一) 人类基因组学概述

"人类基因组计划"(human genome project, HGP)是 1990 年开始启动的全球范围内研究人类基因组的重大科学项目,包括美国、英国和中国等国家的 16 家研究机构参与了 HGP,NCBI、EBI 和 UCSC 三家机构完成了庞大复杂的计算机数据分析。HGP 由诺贝尔奖获得者、美国科学家 Dulbecco 在 1985 年率先提出,旨在阐明人类(核)基因组 DNA 3.2×10^9 bp 的序列,发现所有人类基因并阐明其在染色体上的位置,破译人类全部遗传信息,使得人类第一次在分子水平上全面地认识自我。

HGP 的整体目标是阐明人类遗传信息的组成和表达,为人类遗传多样性的研究提供基本数据,揭示 1 万余种人类单基因异常(有临床意义的约有 7 000 多种)和上百种严重危害人类健康的多基因病(如冠心病、高血压、糖尿病、恶性肿瘤、精神疾病和自身免疫性疾病等)的致病基因或易感基因,建立对各种疾病新的诊治方法,从而推动整个生命科学和医学领域的发展。HGP 的基本任务是建立人类基因组的结构图谱,即遗传图、物理图、转录图与序列图,并在"制图 - 测序"的基础上鉴定人类基因,绘出人类的基因图。

2000 年 6 月,人类基因组工作草图完成。2003 年 4 月,在 DNA 双螺旋结构发现 50 周年之际,人类基因组的精细图谱顺利完成。2004 年 10 月,*Nature* 杂志公布了人类基因组的完成序列。从基因组学的范畴来说,从 1990 年到 2004 年,HGP 的重点在于研究人类基因组的结构,属于基因组学的最基础的结构基因组学(structural genomics)研究。HGP 是奠定阐明人类所有基因功能的功能基因组学(functional genomics)研究的基础。而功能基因组学即在结构基因组的基础上,研究基因的表达、调控与功能。

(二) 基因组学促进医学进入精准医学时代

随着测序技术的迅速发展,生物信息和大数据科学的结合应用,精准医学(precision medicine)的概念应运而生。精准医学是随着基因组学、功能基因组学、生物信息库和计算机技术的迅速发展,个体化治疗的延伸,是根据每个个体的疾病特征(发病原因、可能机制等)制定出有针对性的治疗方案。其实质是根据不同个体对特定疾病遗传基础的不同,将患者分为不同的亚群,进而给予相应的治疗。对于医学遗传学而言,不同的遗传病是由不同的基因突变或遗传异常导致的;即使同一种遗传病,也可以是由不同基因遗传引起。而同一个基因异常引起同一种遗传病,由于其基因异常类型的不同,治疗方式的选择也是多样的。因而对于遗传病的诊断、预防和治疗,更是需要以个人遗传信息为基础和前提的精准医学。对于遗传病特有的咨询也应建立在精准医学基础上。

精准医学有助于实现遗传病的准确诊断和分类,制定具有个性化的疾病预防和治疗方案。对于单基因疾病,通过确定个体的致病突变,将为疾病的确诊提供遗传依据,并在此基础上给予更精准的治疗。对于携带有致病突变却未发病的个体进行遗传分析,评估个体今后及个体子代的发病风险,以及可能的预防措施等。囊性纤维化(cystic fibrosis,CF)是由囊性纤维化跨膜电导调节因子(cystic fibrosis transmembrane conductance regulator,CFTR)基因突变导致 CFTR 蛋白功能缺陷或缺失所致。Ivacaftor 是一种 CFTR 增效剂,是首个被用于针对基因突变治疗囊性纤维化的药物。但是 Ivacaftor 并不是对所有 CFTR 基因突变都有效,迄今为止该药物能用于治疗 38 种 CFTR 基因突变引起的囊性纤维化。因而对于囊性纤维化患者首要的是在明确其发病原因后进行精准治疗。

对于多基因病,发病往往是多个基因异常和环境因素共同导致的,因而基因组信息获得得越精确越有助于预防和治疗。家族性帕金森病(familial Parkinson's disease)是与遗传有关的帕金森病。已发现 20 多个基因与家族性帕金森病相关,但是引起 PD 的遗传方式和临床表现却各不相同。其中 *SNCA*、*PINKI* 异常引起的 PD 多合并认知功能损害,而 *parkin* 基因突变引起的 PD 认知功能完好,也就提示了治疗用药过程中,药物对认知损害等副作用要予以考虑。

精准医学在肿瘤诊断中的应用最早是慢性粒细胞白血病(chronic myelocytic leukemia,CML)中 *BCR-ABL* 融合基因的确定,随后各种与肿瘤相关的基因不断被鉴定。2005 年,肿瘤基因组图谱计划(the cancer genome atlas,TCGA)启动,旨在通过基因组分析技术,加速对肿瘤分子基础的认识。截至 2021 年 8 月,TCGA 团队共完成 33 种不同类型肿瘤、超过 20 000 例患者的基因组的测序工作,为肿瘤的研究和治疗奠定了基础。而靶向药物的出现,显著延长了具有特定基因异常患者的无病进展期,并提高了客观缓解率。因而鉴定出更多的肿瘤驱动基因,并开发出相应的靶向药物进行精准医疗,也将是肿瘤研究发展的方向。

第三节　基于遗传学的系统医学

随着系统生物学(systems biology)和生命科学技术的迅速发展,系统医学的概念应运而生。它建立在传统遗传学的基础上,从系统的观点出发,建立一个从分子、细胞到器官、生物整体的研究和应用体系。

一、系统医学是建立从分子到细胞到整体医学研究和应用体系

大数据时代,高通量的生物医学技术,如 cDNA 芯片、二代测序、质谱等,能同时检测不同的生物系统组分,产生大量的组学数据(基因组、转录组、蛋白组、代谢组和相互作用组等),为系统医学提供了数据基础,并在此基础上研究疾病发生的机制和干预措施。因此系统医学(systems medicine)是以系统论的方法和原理为指导,整合和分析复杂的医学数据、资源和信息,并进行充分的拓展和合理的应用的一种新的医学思维模式。

基因编码了 RNA 分子或蛋白质分子,在细胞内形成了蛋白质相互作用网络、细胞信号转导网络、代谢网络、药物 - 靶点网络、转录调控网络、遗传相互作用网络等。对于单基因疾病而言,疾病的发生是由遗传因素引起的,然而单个基因突变引起的分子改变在整个细胞、组织、器官乃至个体中并不是孤立存在的。蛋白与蛋白间的相互作用,以及蛋白的翻译后修饰等都是网络状的;而对于多基因病而言,涉及更复杂的基因及其产物的调控。

二、苯丙酮尿症是系统医学研究的一个范例

正常情况下,苯丙氨酸可在苯丙氨酸羟化酶的作用下转化为酪氨酸,进而在酪氨酸酶的催化下形成黑色素;除此以外苯丙氨酸还可以经过一系列的代谢转化为乙酰乙酸。而这个过程中任何一种参与其中的酶发生异常,都将引起疾病的发生。这其中涉及代谢网络,因而对于疾病的研究不能仅仅探讨单个酶的异常,而是整个代谢网络出现的问题。

苯丙氨酸羟化酶异常可能导致苯丙酮尿症(phenylketonuria,PKU)。而苯丙酮尿症患者的临床表现包括:苯丙氨酸不能转变为酪氨酸,而转变为苯丙酮酸和苯乳酸并在体内累积,导致血液和尿液中苯丙氨酸及其衍生物排出增多;多巴胺、5- 羟色胺、γ- 氨基丁酸等重要神经递质缺乏,引起神经系统的功能损害;过量的苯丙酮酸可能会抑制酪氨酸向黑色素的转化,故患者常伴有肤色、发色较淡的性状表现。因而以系统生物学为基础,将生物网络作为研究对象,则能系统地了解和研究疾病的发生,从而提出更精准的治疗和预防方案。

系统生物学除了研究个体内部分子组分的相互作用外,还包括了分子组分与其所在环境间(暴露组,exposome)的复杂作用。因此系统医学的思维模式对多基因病的研究也颇为有效。常见的多基因病,如帕金森病、糖尿病等,需要在分子和细胞层面上分析其致病原因,涉及的生物分子网络,还需要了解人体的生理状态,以及人体和环境相互作用对于疾病的发生、发展及转归的影响。系统生物学中快速的高通量数据的获取及复杂的计算模式为多基因病中诊断性生物标志物的鉴定、疾病的预防和治疗提供了新的思路。比如传统疾病的生物学标志物往往是单个的蛋白或代谢物,而对不同状态下基因或基因产物相互作用中系统的变化关注甚少。而系统医学则强调通过对疾病与正常条件不同网络的分析,从中确定疾病相关的一系列生物标记物。

第四节 基于遗传学数据的疾病分析

现今,人类已经进入飞速发展的数字化时代。既然人体的基本语言仅仅是 "A、T、G、C" 4 个字母,因而生命在本质上就是数字的(life is digital),这为疾病的分析、诊断、治疗和预防提供了信息化的基础。

一、遗传数据库是生物信息学工作的出发点

人类基因组计划（HGP）的完成，以及基因组学及其催生的各种衍生"组学"（-omics），促成了生物信息学（bioinformatics）的诞生。简言之，生物信息学就是应用先进的计算技术管理和分析生物资料的一门交叉学科。通过对患者和健康个体的遗传数据进行生物信息学分析，可全方位地阐明分子活动的物质基础 DNA 与环境作用的互作（interaction），并量化其作用的深度和广度，实现精准医学的目标。因此，生物信息学是当代医学向顶级发展的核心和原动力之一。"bioinformatics"一词首先由华裔学者林华安博士（Hwa A. Lim，1955— ）于 1987 年创造和使用，因而他被尊称为"生物信息学之父"。

目前，免费的、应用价值极大的在线疾病遗传学数据库（尤其是人类基因组突变数据库）和分析软件不胜枚举。临床医师不仅应该了解这些资源的可用范围，而且应该掌握如何最有效地使用这些数据库，以辅助遗传病的精准诊断、精准治疗和精准预防，更好地服务于自己所从事的医学科学职业。

数据库（database）是一切生物信息学工作的出发点，是生物信息学的重要内容之一。数据库的种类繁多，分类方法大相径庭。若依据数据的类型，可分为基因组数据库、核酸一级结构序列数据库、蛋白质一级结构序列数据库、生物大分子（主要是蛋白质）三维空间结构数据库等；若按照数据的层次，可分为基本数据库、复合数据库和二次数据库等；若依据数据的来源，则可分为原始数据库、衍生数据库、集成数据库和知识数据库等。

遗传数据库（genetic database）是指储存在计算机内的、有组织的、可共享的遗传数据（genetic data）的集合。例如，国际上最权威、最主要的三大核酸序列数据库，包括美国国家生物技术信息中心（National Center for Biotechnology Information，NCBI）维护的 GenBank、欧洲分子生物学研究室（European Molecular Biology Laboratory，EMBL）下属的欧洲生物信息学研究所（European Bioinformatics Institute，EBI）维护的 EMBL-EBI，以及日本国立遗传学研究所维护的 DDBJ（DNA Data Bank of Japan）。而在 1998 年，GenBank、EMBL-EBI 和 DDBJ 共同成立了国际核苷酸序列数据库协会（International Nucleotide Sequence Database Collaboration，INSDC），每日均进行数据交换，同步更新，以确保用户在上述 3 个数据库中的任何一个中所检索得到的信息完整、全面和一致。

牛津大学出版社编辑发行的著名学术期刊 *Nucleic Acids Research* 自 2004 年起，每年单独发行一期"Database Issue"专辑，重点介绍和探讨生物信息学数据库的研究发展现状，极具专业性和权威性，参考价值很大。

二、人类基因组与遗传数据库正在不断建立与更新

目前，常用的人类基因组与遗传数据库（或网站）的信息有 30 个，这里仅介绍几个数据库，详见拓展部分。

（一）OMIM

在线人类孟德尔遗传数据库（Online Mendelian Inheritance in Man，OMIM）由美国 Johns Hopkins 大学医学院创建和维护。OMIM 源自该院 Victor A. McKusick 教授（1921—2008）主编的《人类孟德尔遗传》（Mendelian Inheritance in Man：Catalogs of Human Genes and Genetic Disorders，简称 *MIM*）一书。*MIM* 一直是遗传医学最权威的、最有参考价值的百科全书和数据库，被誉为医学遗传学界的经典。OMIM 包括所有已知的遗传病、遗传决定的性状及其基因，除了简略描述各种疾病的临床特征、诊断、鉴别诊断、治疗与预防外，还提供已知有关致病基因的连锁关系、染色体定位、基因的组成结构和功能、表型 - 基因型相关性（phenotype-genotype relation）、表型的系列信息（phenotype series）、国际疾病分类号、动物模型等资料，并附有经过缜密筛选的相关参考文献。OMIM 制定的各种遗传病、性状、基因的编号，简称 OMIM

编号,共 6 位数字,为全世界所公认。有关疾病的报道必须冠以 OMIM 编号,以明确所讨论的是哪一种遗传病。因此,OMIM 是研究疾病与基因相关性的重要依据,为每一位医务工作者所必须掌握的核心资源。

例如,呈常染色体显性遗传的表皮松解性掌跖角化症(epidermolytic palmoplantar keratoderma, EPPK),其 OMIM 编号为"#144200"。OMIM 编号中的有关含义如下:

编号前有"*":表示该条目(entry)是一个基因。

编号前有"#":表示该条目是一个描述性的条目,通常为一种表型(疾病或性状),而非一个特定的基因座。

编号前有"+":表示该条目包含了已知 DNA 序列的基因以及表型的相关描述。

编号前有"%":表示该条目描述了一种已经明确了的孟德尔表型或一个未知分子基础的表型基因座。

编号前无任何符号:表示该条目尽管被怀疑为孟德尔性状,但是否为孟德尔遗传方式的表型信息尚未明确,或尚不能将该条目列为一个单独的条目。

编号前有"^":表示该条目现已不存在,或已从 OMIM 数据库中移除,或已被合并至其他条目中。

编号为"100000~199999,200000~299999"的条目:表示为常染色体基因座或表型(创建于 1994 年 5 月 15 日之前的相关条目)。

编号为"300000~399999"的条目:表示为 X 染色体连锁基因座或表型。

编号为"400000~499999"的条目:表示为 Y 染色体连锁基因座或表型。

编号为"500000~599999"的条目:表示为线粒体遗传基因座或表型。

编号为"600000~699999"的条目:表示为常染色体基因座或表型(创建于 1994 年 5 月 15 日之后的相关条目)。

OMIM 遗传数据库的诞生,恰恰是现代遗传医学迅猛发展,数字化技术深入渗透到各个学科知识体系的真实写照。因为 *MIM* 自 1966 年初版以来,研究发现的致病基因日渐增多,并带动产生了"疾病基因组学""分子医学"等重要的医学分支学科,*MIM* 的内容因而急剧扩增,至 1998 年已出版至第 12 版。然而,纸质印刷版本的 *MIM* 尽管内容一再丰富,但随着科学研究逐步进入数字化年代的当今,早已很难紧随医学遗传学学科飞速前进的步伐,大有"力不从心"之感。鉴于此,适应科学和社会发展潮流的联机版本形式的"在线人类孟德尔遗传数据库"(OMIM)于 1987 年应运而生,并且免费供全世界的学者和大众随意浏览、下载。

OMIM 的特点和价值就在于其权威性、严谨性、及时性、全面性和实用性。截至 2021 年 8 月 24 日的统计数据,OMIM 总条目数为 26 025 个,其中,常染色体遗传条目 24 557 个,X 连锁遗传条目 1 315 个,Y 连锁遗传条目 62 个,线粒体基因遗传条目 71 个。在 OMIM 数据库中,已收录的单基因病或性状有 5 900 种,涉及 4 129 个基因;复杂疾病和感染性疾病有 693 种,涉及 500 个易感基因;尚不明确的疾病表型("nondisease")有 151 种,涉及 118 个基因;体细胞遗传病有 231 种,涉及 130 个基因。

(二) GeneTests

GeneTests 是最权威、最常用的有关遗传病基因检测和基因诊断的数据库,由医学遗传学专业人才辈出的西雅图华盛顿大学医学院于 1992 年创建和维护,现负责人为 Roberta A. Pagon 教授。GeneTests 囊括了全球经标准化资质审核之后准许进行基因检测和基因诊断的所有遗传病、基因、医院、独立医学检验所、高校实验室、基因诊断公司等信息。截至 2021 年 8 月 24 日,GeneTests 收录了 18 121 种疾病,涉及 18 762 个基因的 77 482 种检测手段,包含 542 个医疗机构和实验室的地址、名录。

GeneTests 数据库另一大亮点是其"GeneReviews"(基因综述)栏目。GeneReviews 是由一位或几位相关遗传病领域的专家撰写,并经同行审校的综述性论文,提供所描述的遗传病的概况、致病基因信息、突变检测手段、疾病的诊治方法和遗传咨询等应用的最新且权威的信息。GeneReviews 目前包含 806 篇综述，约 95% 的综述瞄准单基因病或基因，另有约 5% 的综述探讨的是耳聋、阿尔茨海默病等常见病。GeneReviews 每月增加数种，每篇综述自初次上线公布时起 1~2 年内更新一次，并根据当今的遗传病研究进展随时进行修订。在 NCBI 网站上，GeneReviews 有专门的免费链接地址。

（三）HGMD

HGMD（Human Gene Mutation Database）即"人类基因突变数据库"，是由英国威尔士 Cardiff 大学医学遗传学研究所创建和维护的著名通用型数据库，全面收录了导致人类遗传病或与人类遗传病相关的核基因突变。HGMD 建立的初衷是用于基因突变机制的分析，但由于其收录最新的、完整的有关人类疾病基因突变谱的参考数据，包括单碱基置换（如基因编码序列中的错义突变、无义突变以及 DNA 调控和剪接区域中的点突变）、微小缺失（micro-deletion）、微小插入（micro-insertion）、插缺（indel）、重复序列扩增、大的基因损伤（大片段缺失、大片段插入和基因扩增）、复杂性基因重组等，因而具有很高的权威性声誉，一直为学者们广泛应用。

（四）GeneCards

GeneCards 是信息量非常丰富、完整的强大人类基因综合数据库，提供简明的基因组、蛋白质组、转录组、遗传和功能上所有已知和预测的人类基因等数据。GeneCards 中的功能信息包括指向疾病的关系、突变和多态性、基因表达、基因功能、信号通路、蛋白与蛋白的互作、相关药物及化合物和切割等研究抗体的试剂和工具，以及重组蛋白、克隆、表达分析和 RNAi 试剂等信息。

GeneCards 数据库由著名的以色列魏茨曼科学研究所（Weizmann Institute of Science in Israel）于 1997 年创建和维护。近年来，紧跟各种"组学"的发展步伐，GeneCards 数据库又适时衍生推出多个子数据库。例如：① MalaCards：专注于人类疾病及其注解（annotation）的数据库；② PathCards：整合人体各种信号转导通路并进行注解的数据库；③ GeneALaCart：为查询 GeneCards 数据库的使用者列出所有查询基因的注解清单的数据库；④ GeneLoc：通过 GeneLoc 算法为用户导出每一条染色体的整合图谱的数据库；⑤ VarElect：从用户的二代测序（NGS）数据中分析致病基因突变、辅助临床诊断的数据库。

三、遗传数据库是复杂疾病病因分析、精准医疗的基础

病因（cause of disease）是能引起疾病发生并决定疾病特异性的体内外因素。致病因素一般包括：①生物性因素（biological factor）。包括病原微生物（细菌、病毒、真菌、立克次体等）以及寄生虫（原虫、蠕虫等）。其致病作用主要依靠侵袭力（invasiveness）和毒力（virulence）。②理化因素（physical and chemical factor）。包括机械力、温度（如高温引起烧伤、低温引起冻伤）、气压（高气压与低气压）、噪声、电离辐射、强酸、强碱、化学毒物、动植物毒性物质等。③营养性因素（nutritional factor）。包括维持生命活动的一些基本物质（如氧、水等），各种营养素（如糖类、脂肪、蛋白质、维生素、无机盐等），某些微量元素（如氟、硒、锌、碘等）等。这些营养素缺乏或过剩，均可导致疾病。④先天性因素（congenital factor）。指能够损伤胎儿发育的有害因素，如某些化学物质、药物、病毒、胎儿外伤、胎位不正，以及孕妇吸烟、酗酒等不良习惯。⑤免疫因素（immunological factor）。免疫系统对某些抗原刺激发生异常强烈的反应，从而导致组织、细胞的损伤和生理功能的障碍（如超敏反应、过敏性休克、自身免疫性疾病、免疫缺陷病等）。⑥精神、心理、社会因素（psychiatric, psychological and social factor）。各种不良的生活事件、自然灾害、环境因素、文化环境（不同种族或民族的文化、社会风气、宗教信仰、生活习惯）等，均可能成为某些精神疾病、心理疾病的诱发因素。⑦遗传性因素（genetic factor）。

（一）疾病发生机制的遗传学基础

遗传病包括染色体病、单基因病、复杂疾病（多基因病）、体细胞遗传病和线粒体基因病。这些疾病发生的遗传学基础包括染色体畸变（chromosome aberration）、基因突变（gene mutation）、表观遗传变异

(epigenetic variation)、遗传易感性(genetic susceptibility)等。

染色体畸变即染色体发生数目或结构上的改变,可导致染色体病,如21三体综合征、5p-综合征等。

基因突变即由于基因的组成或结构变化而导致个体的遗传特性发生可遗传改变的过程。基因突变既可导致单基因病(如分子病、遗传性酶病等),也可造成遗传性肿瘤综合征(如家族性乳腺癌/卵巢癌、视网膜母细胞瘤、2型多发性内分泌腺瘤等)、某些遗传性多基因病(如家族性脊髓侧索性硬化症、家族性帕金森综合征等)。

表观遗传变异是指在基因的核苷酸序列不发生改变(alternation)的情况下,由于基因的修饰(如DNA甲基化、组蛋白的乙酰化、非编码RNA的调控作用等)导致基因的活性(即基因表达的频率、速度或表达量)发生改变,使得基因决定的表型出现变化,且可通过细胞分裂传递给子代。目前,愈来愈多的研究发现,表观遗传变异引起的基因表达调控失误或减弱,是造成细胞或机体老化、患病和癌变等的重要原因之一。

遗传易感性是指在相同的环境条件下,遗传基础决定不同个体罹患多基因病(如出生缺陷、高血压、糖尿病、哮喘、癫痫、系统性红斑狼疮、阿尔茨海默病、精神分裂症等)的风险。因此,易感性完全是由基因决定的。

(二)遗传数据分析在遗传病诊治中的应用

临床遗传学就是遗传医学的知识体系在遗传病诊断、治疗和预防中的实际应用过程。目前,可完成全基因组测序、全外显子组测序、靶向目标序列测序、转录组测序、甲基化测序等的高通量DNA测序技术——第二代测序技术(next-generation sequencing,NGS),或称大规模并行测序(massively parallel sequencing,MPS)技术,已经广泛应用于临床的基因诊断;同时,检测拷贝数变异(CNV)的染色体芯片分析(chromosome microarray analysis,CMA)技术既覆盖到全基因组,又可提供染色体变异位点的精确定位,同样具有极高的诊断率和准确性。只有明确了遗传病的致病基因或易感基因,以及药物的精确靶点和代谢规律,才可能实施疾病的精准治疗。因此,对包括NGS和CMA检测在内的临床遗传数据分析进行精准的解读,显得至关重要。

以出生缺陷(birth defect)的遗传数据分析为例。出生缺陷又称为先天性异常(congenital anomaly),是指由于胚胎发育的紊乱而导致的个体形态结构、功能代谢、精神和行为等方面的异常。出生缺陷可以在出生时发现,也可能在出生一段时间后发现。染色体病常常是导致出生缺陷的主要病因之一。据报道,在我国的新生活婴中,染色体异常的发生率约为0.73%。CNV是指基因组区段的插入、缺失或重复序列,涉及1kb至几百kb,广泛分布于人类基因组中。其中,>500kb的CNV占5%~10%,>1Mb的CNV占1%~2%。最长的CNV序列是基因组中由10~300kb重复单元形成的重复片段。CNV的突变率约为1.2×10^{-2}/(基因座·代),比碱基置换突变率高出几个数量级。大量研究已经证实,CNV可能与许多疾病的发生有关,包括数百种染色体微缺失综合征、微重复综合征,是10%的先天畸形以及神经发育障碍(如智力残疾、孤独症、精神分裂症等)的主要病因。以基于DNA芯片的比较基因组杂交(array-based comparative genomic hybridization,aCGH)和SNP-array为核心的CMA分析技术成为出生缺陷和遗传病产前诊断、产后诊断的一线诊断措施。CMA可在全基因组范围内同时检测染色体微缺失、微重复等基因组失衡现象,以及单亲二倍体(uniparental disomy,UPD)、镶嵌现象(mosaicism)等,对出生缺陷患儿的检出率可达15%~20%(传统的核型分析手段仅为3%左右)。然而,问题的关键就在于如何精准解读aCGH和SNP-array检测到的CNV。

虽然大多数CNV都是有害的,但有研究发现,人基因组中有约12%的DNA区域易于发生CNV。即在长期的基因组进化和变异过程中,正常个体也会产生CNV,CNV并不意味着异常或致病效应。因此,对于CNV的判断,需要尽可能过滤多个相关数据库(如收录正常个体的CNV数据的DGV数据库等),以准确排除CNV的致病性。在将检测结果解读为非致病性CNV前,需要排除不完全外显(reduced penetrance)、表现度变异(variable expressivity)、发病年龄、父源或母源的基因组印记等因素。另外还要注意,许多文献报道可能参照了同一个数据库(如 HapMap),故多次报道的同一个 CNV 可能来源于同一个样本。而在普通人群中高频率出现的,以及在多家研究报道中均出现的 CNV,解读为"非致病性 CNV"的把握性更大。对于某些特定的患者,应持续动态监测类似 CNV 及其临床意义,保持医患联系和适时的临床随访。

高通量测序技术的出现,使得获得核酸序列数据的单碱基测序费用相对于 Sanger 测序法急剧下降,随之也给基因组学的研究带来了更多的新方法和新方案。与 Sanger 测序法相比,高通量测序可检测整个基因组存在的点突变、小插入、小缺失、小插缺等,最突出的特征是单次运行产出序列数据量大,因而在孟德尔病和复杂疾病的研究以及疾病的基因诊断中发挥了重要作用。但是,随着遗传病患者样本中所检测的基因数目的快速增加,临床分子实验室检测到越来越多的新的 DNA 序列变异体。如何判断这些变异体的致病性,已成为临床医师十分棘手的难题。因为某些表型仅与单个基因的变异相关,而多数表型可能与多个基因的变异相关。因此,必须对某个检测到的 DNA 序列变异的临床意义进行分级解读。

在此情形下,2015 年,美国医学遗传学会(American College of Medical Genetics and Genomics, ACMG)联合美国分子病理学协会(Association for Molecular Pathology,AMP)和美国病理学家学协会(College of American Pathologists,CAP),特地推出《遗传变异的分类标准与指南》。建议将孟德尔病相关的基因变异划分为 5 个等级:①临床致病性(pathogenic)变异;②临床可能致病性(likely pathogenic)变异;③临床意义不明确的(uncertain significance)变异;④可能良性的(likely benign)变异;⑤良性(benign)变异。另外,ACMG/AMP/CAP 工作组强烈呼吁临床分子遗传学检测应该在经过《美国临床实验室改进法案修正案》(CLIA)认证的实验室中开展,建议检测结果由具有资质的分子遗传学家、遗传病理学家、具有专业知识的专业人士和临床医师共同合作进行解读。

需要指出的是,与国外各大数据库相比,针对中国人正常人群和患者人群的基因组数据库尚很不完整。鉴于汉族人(黄色人种)与白色人种在基因组变异体上存在较大差异,因而在使用国外数据库进行遗传数据分析时,尚需保持一定的谨慎。

随着测序技术不断更新换代,测序数据通量的指数级增长,生物信息学将得到更迅猛的发展,生物信息学数据库也将在生命科学各个领域起到愈加重要的支撑作用,为全球的科研人员和医务工作者提供更为广阔的共享数据平台,为基因组和功能基因组学的研究和临床实践提供更多的数据支持。

本章小结

人类正常性状或异常性状的遗传符合生命遗传的一般规律,即孟德尔遗传定律。Garrod(1901)描述的黑尿症是人类认识的第一个常染色体隐性遗传性状;W. C. Farabee(1903)描述的短指/趾为人类认识的第一个常染色体显性遗传性状;具有临床意义的、可遗传的异常性状称为遗传病(包括单基因病、多基因病、染色体病、体细胞遗传病、线粒体遗传病等);利用人类遗传学的原理,研究遗传病的发生、发展、预防、诊断、治疗的学科称为医学遗传学(medical genetics);有时也把侧重于遗传病诊治的学科称为临床遗传学。

随着生物学的研究进入分子时代,医学遗传学也揭开了分子医学(molecular medicine)的新篇章。人类基因组计划(HGP)的完成,结构基因组学和功能基因组学及其催生的各种衍生"组学"(-omics),促成了各种遗传数据库(GenBank、EMBL-EBI 以及 DDBJ 等国际上最权威、最主要的三大核酸序列数据库)的诞生及不断更新,促进了单基因病特别是复杂疾病(如出生缺陷)病因的分析、发病机制的研究及在临床上的应用;先进的计算技术的引入诞生了生物信息学(bioinformatics),并在此基础上,使医学进入到精准医学的时代,使个体化医疗得以实现。对于单基因病,通过确定个体的致病突变,将为疾病的确诊提供遗传依据,并在此基础上给予更精准的治疗;对于复杂疾病,发病往往是多个基因异常和环境因素共同导致的,因而基因组信息的获得以及由多种致病因素所引发的异常基因组信息的获得更精确而越有助于预防、诊断和治疗;在肿瘤诊断中,随着各种与肿瘤相关的基因不断被鉴定,开发出相应的靶向药物实现肿瘤的靶向精准医疗;另一方面,大数据、高通量的生物医学技术(如全基因组测序、全外显子组测序、靶向目标序列测序、转录组测序、甲基化测序等各种高通量 DNA 测序技术、cDNA 芯片、质谱等,能同时检测不同的生物系统组分),产生大量的各种组学数据,为系统医学提供了数据基础,使人们能够以系统论的方法和原理为指导,整合和分析个体的复杂数据、资源和信息,并进行充分的拓展和合理的应用,为疾病的预防、诊治提出了全新的视角。

思考题

1. 人类第一个被认为符合现代遗传规律的疾病其思考历程是如何的?
2. 为什么说基因的研究是精准医学的基础?
3. 什么是系统医学? 系统医学的基本思考是什么? 这对于理解疾病的诊治有何帮助?
4. 如何利用各种遗传数据库获得需要的疾病信息?

（左　伋）

第三十三章
基因突变与遗传多态性

没有遗传就没有变异,没有变异,就没有生物的多样性(diversity)。变异(variation)是生物界普遍存在的现象,是生物进化的基础,也是导致人类疾病的直接或间接因素。临床上,一般把不导致疾病的变异称为遗传多态性(genetic polymorphism),而把与疾病发生相关的变异称为突变(mutation)或致病性变异体(pathogenic variant)。

遗传多态性是指在同一种群(population)中某种遗传性状同时具有两种以上不连续的变异体,或同一基因座(locus)上两种以上等位基因(allele)共存的遗传现象。

广义的突变,既包括发生在细胞水平上染色体数目组成及结构的异常即染色体畸变(chromosome aberration),也包括发生在分子水平上 DNA 碱基对组成与序列结构的变化,即基因突变(gene mutation)和基因组突变(genomic mutation)。狭义的突变即指基因突变或 DNA 突变(DNA mutation)。

第一节 基因突变的本质及其特性

基因突变是人体多发的遗传事件之一。它不仅发生于生殖细胞,也可发生在体细胞中。发生在生殖细胞中的突变基因,可通过有性生殖途径传递给后代个体,存在于后代个体的每个细胞里。这种突变称为种系突变(germ-line mutation)。种系突变又可分为 2 种:①减数分裂时发生的突变,称为新生突变(*de novo* mutation)。②有丝分裂时发生的突变,形成生殖腺嵌合体(gonadal mosaicism)。发生在体细胞中的基因突变,即体细胞突变(somatic mutation),虽然不会传递给后代个体,但是却能够通过突变细胞的分裂增殖而在后代子细胞中进行传递,成为具有体细胞遗传学特征的肿瘤病变或癌变的细胞组织病理学基础。

一、同一基因可以在群体中发生不同方向的突变

任何基因座上的基因,都有可能独立地发生多次不同的突变而形成其新的等位基因,这就是基因突变的多向性。例如,在不同条件下,位于染色体某一基因座上的基因 A 可突变为其等位基因 a_1;也可以突变为 a_2 或 a_3、a_4、…、a_n 等其他等位基因形式,从而形成复等位基因(multiple alleles)。还有,人类 ABO 血型系统是由位于 9q34.2 区域同一个基因座上的 I^A、I^B 和 i 三种等位基因形式所构成的一组复等位基因决定的。

二、同一基因可以在群体中反复发生同一类型的突变

在一定的条件下,已经发生突变的基因还可能再次独立地发生突变而形成另外一种新的等位

基因形式。例如：某一基因座上的等位基因 A 可突变为等位基因 a；基因 a 有可能独立地发生突变形成其新的等位基因 a_1；同样，a_1 也可能再次发生突变而形成另外的等位基因 a_2；a_2 还可能突变为 a_3……。就其最终的群体遗传学效应而言，基因重复突变与基因多向突变的结果相似，也是群体中复等位基因存在的主要成因之一。

三、一般情况下突变在群体中是随机发生的

对于任何一种生物，任何一个个体，任何一个细胞乃至任何一个基因来说，突变的发生都是随机的。突变率（mutation rate）是指在一个世代或其他规定的单位时间内基因突变的概率。在有性生殖生物中，突变率通常用一定数目配子中的突变型配子数表示。

在自然状况下，各种生物的突变率都是很低的。据估算，人类基因的突变率大约为 10^{-6}~10^{-4}。

四、基因突变后也可能再突变恢复成野生型

基因的突变是可逆的。任何一个野生型（wild type）等位基因，都可能发生突变而形成其相对应的突变型等位基因。反之，突变型等位基因也可能突变为其相对应的野生型等位基因。前者称为正向突变（forward mutation），后者称为回复突变（back mutation）。

五、对个体而言突变通常是"有害的"

生物遗传性状的形成，是在长期的进化过程中与其赖以生存的自然环境相互作用、相互适应的结果，是自然选择的产物。而对这些性状具有决定性意义的基因一旦发生突变，通常都会对生物的生存带来消极或不利的影响，即有害性。生殖细胞或受精卵中基因的突变（种系突变）是导致绝大多数人类遗传病发生的根本原因；体细胞突变则常常是肿瘤发生的病理学基础。然而，基因突变的有害性往往只是相对的，有条件的；并非所有的基因突变都会对生物的生存及其种群繁衍带来不利或有害的影响。

日本学者木村资生（Motoo Kimura）曾于 1983 年提出著名的"中立突变"（neutral mutation）假说，认为所有的变异在进化上都是中立的，与群体中已有的等位基因的适合度（fitness）相同。按照中立突变假说，突变不改变生物体的适合度，故突变对生物体的生存既不有利，也不有害。例如，虽然纯合子中的突变基因可能有害，但在某些环境下，某些遗传病的杂合子的适合度比突变等位基因纯合子，甚至正常等位基因纯合子的适合度都要高，这种现象称为杂合子优势（heterozygote advantage）。即使是微弱的杂合子优势，由于杂合子数目超过了纯合子，因而可增加某一个等位基因的频率，虽然这种等位基因的纯合子是有害的。

第二节　基因突变的诱发因素

突变都是一定的内外环境因素作用于遗传物质的结果。根据基因突变发生的原因，可分为自发突变（spontaneous mutation）和诱发突变（mutagenesis, induced mutation）。显然，自发突变是在自然状况下基因发生的突变；诱发突变则是指利用各种物理化学诱变因素，人为引起基因发生的突变。凡是

能促进细胞或个体的突变发生并使突变频率高于自发突变的物理、化学或生物因子,均被称为诱变剂(mutagen)。

一、紫外线、电离辐射等是基因突变的因素

紫外线(ultraviolet)是能够引起基因突变的常见物理诱变剂之一。紫外线照射造成的细胞内遗传物质损伤,主要表现为 DNA 分子多核苷酸链碱基序列中相邻嘧啶碱基的二聚体化。最常见的是胸腺嘧啶二聚体(TT)。TT 的形成可改变 DNA 的局部结构,当 DNA 复制或 RNA 转录时,可造成这一区域的碱基互补配对错误,进而导致新合成链中碱基的改变。

可引起物质原子和分子发生电离的辐射,包括可直接引起物质电离的高速带电粒子(如 α 粒子、β 粒子、质子、重离子等)、不带电的中子和光子(如 γ 射线、X 射线等)等电离辐射(ionizing radiation),均可引发遗传物质内部的辐射化学反应,导致染色体和 DNA 分子多核苷酸链的断裂性损伤;断裂的染色体或 DNA 序列片段可能发生重排,进而造成染色体结构的畸变。

二、许多化学物质可导致基因突变

羟胺(hydroxylamine,HA)是一种还原性化合物。其作用于遗传物质,可引起 DNA 分子中胞嘧啶(C)发生化学组分的改变,并因此不能与其互补碱基鸟嘌呤(G)正常配对,转而与腺嘌呤(A)配对结合。经两次复制后,原本的 C-G 碱基对即变换成突变的 T-A 碱基对。

某些碱基类似物(base analog)在 DNA 复制时可替代正常碱基错误掺入 DNA 分子中,从而引起突变的发生。例如,溴尿嘧啶(bromodeoxyuridine,bromouracil,BrdU)的化学结构与 T 极为相似,它既可以和 A 互补,也可以和 G 配对。一旦其取代 T,并形成了与 G 的配对,经过 DNA 的一次复制,可使原来的 A-T 碱基对变成突变的 G-C 碱基对。

三、病毒、生物毒素等可诱发基因突变

流感病毒、麻疹病毒、风疹病毒、疱疹病毒等多种 DNA 病毒、RNA 病毒是常见的基因突变诱变因素。RNA 病毒一般是通过其 cDNA 插入宿主细胞的 DNA 序列而引发基因突变。

细菌和真菌所产生的毒素或代谢产物往往具有强烈的诱变作用。例如,存在于霉变的花生、玉米等作物中的黄曲霉菌产生的黄曲霉毒素(aflatoxin),被认为是肝癌发生的重要诱发因素之一。

第三节 基因突变的形式

基因突变的主要形式一般可归纳为静态突变(static mutation)和动态突变(dynamic mutation)两大类。

一、生物各世代中总是以一定频率发生的突变为静态突变

静态突变是相对于动态突变而言的。生物各世代中的基因突变总是以一定的频率发生,并且能

够随着世代的繁衍、交替而得以相对稳定地传递。根据静态突变发生的不同分子遗传学机制，又可将之划分为两大类：①核苷酸置换（点突变）。②片段突变（缺失、插入和重排）。两类基因突变所导致的后果有很大的差异。

(一) 核苷酸置换

基因序列中单个核苷酸的改变使得遗传的结构发生变化，称为核苷酸置换（nucleotide substitution）或点突变（point mutation）。其中，一种嘌呤（或嘧啶）被另一种嘌呤（或嘧啶）置换称为转换（transition）；一种嘌呤（或嘧啶）被任何一种嘧啶（或嘌呤）置换称为颠换（transversion）。在人类基因组中，碱基转换的发生比颠换更为常见。

根据核苷酸置换是否改变了所编码的多肽链的氨基酸序列，把点突变分为同义突变（synonymous mutation）和非同义突变（nonsynonymous mutation）两大类。同义突变又称沉默突变（silent mutation），意即核苷酸置换虽然引起基因编码区的某一密码子发生改变（特别是发生在三联体密码子的第3个核苷酸上的置换），但由于遗传密码子存在简并性（degeneracy）的特点，因而突变前后的密码子均编码同一种氨基酸，使得多肽链的氨基酸序列并没有任何改变，不影响其编码蛋白的结构和功能。相对地，非同义突变又称错义突变（missense mutation），是指使某一密码子成为编码另一氨基酸的密码子的突变。

1. 错义突变　错义突变是最常见的突变形式，即基因中的单个核苷酸发生突变，导致翻译产物中相应位置形成错误的氨基酸残基，造成一个不同的氨基酸掺入到多肽链的相应位置（图33-1）。由此，多肽链中的氨基酸种类和顺序均发生改变，产生异常的蛋白分子。

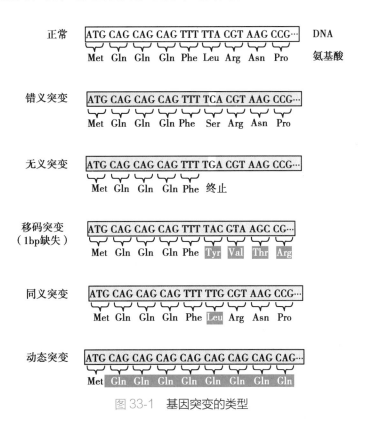

图33-1　基因突变的类型

错义突变可能影响蛋白质的正常功能，或导致蛋白质稳定性下降并被快速降解，或影响蛋白质的亚细胞定位。例如，黑色人种常见的常染色体隐性遗传病——镰状细胞贫血（sickle cell anemia），患者的β珠蛋白基因（*HBB*）第6位密码子由正常的 GAG 突变为 GUG，其编码的β珠蛋白肽链 N 端第6位氨基酸由谷氨酸改变为缬氨酸，原本正常的椭圆形的红细胞变为结构异常的"镰刀形"（sickle）的血红蛋白（HbS）。HbS 虽然具备基本的携氧功能，但在脱氧情况下，溶解度比正常 HbA 降低80%。镰变的红细胞容易堵塞微血管,产生血管阻塞危象,随着阻塞部位不同可引起不同部位的异常反应,如腹部疼痛、脑血栓等,患者大多早期夭亡。

2. 无义突变　无义突变(nonsense mutation)即编码氨基酸的密码子突变为终止密码子,使肽链合成中断的突变类型(图 33-1)。携带无义突变即提前终止密码子的 mRNA 通常被快速降解。即使 mRNA 足够稳定,因肽链合成提前终止而形成的截短蛋白通常也可能由于稳定性下降而被降解。

3. 终止密码子突变　碱基置换的发生使得 DNA 分子中某一终止密码突变为具有氨基酸编码功能的遗传密码子,即为终止密码突变(terminator codon mutation)。

与无义突变相反,终止密码突变使得本应终止延伸的多肽链非正常地持续进行合成,结果也必然形成功能异常的蛋白质。

4. RNA 加工突变　把影响 RNA 转录、加工和翻译的核苷酸置换划分为 RNA 加工突变(RNA processing mutation)。

5. 剪接位点突变　剪接位点突变(splice site mutation)意即发生在 RNA 剪接位点序列中的突变,包括 2 类:①发生在未成熟 RNA 中的外显子 - 内含子结合点(5′- 供体位点)或内含子 - 外显子结合点(3′- 受体位点)的突变,将影响正常 RNA 在该位点的剪接(甚至会取消剪接),或造成外显子跳读(exon skipping,即跳过 1 个或多个外显子剪接为成熟的 mRNA)。②内含子的核苷酸置换,既不影响剪接供体也不影响剪接受体本身的序列。但这种突变可形成在加工过程中能与正常供体或受体进行竞争的选择性位点。因此,在这种成熟 mRNA 或 ncRNA 中,至少有一部分包含了错误剪接的内含子序列。

6. 远程调控元件突变　远程调控元件(long-range regulatory element)又称远端顺式作用调控 DNA 序列(distant *cis*-acting regulatory DNA sequence),是指在结构基因的表达中起调控作用的 DNA 序列,包括启动子、增强子、抑制子、绝缘子、基因座控制区(locus control region,LCR)等。最典型的远程调控元件突变所致疾病的例子是 *PAX6* 基因突变引起的无虹膜(aniridia)。

(二) 缺失、插入和重排

基因突变也可由 DNA 片段的缺失(deletion)、插入(insertion)、插缺(indel)、倒位(inversion)、重复(duplication)、融合(fusion)所致。某些缺失插入突变只涉及几个碱基对,称为小缺失(small deletion)、小插入(small insertion)、小插缺(small indel),通过 DNA 测序等方法很容易检测发现;但另一些突变则可能涉及基因的大片段甚至整个基因的缺失、插入、重复以及易位,这些突变往往需要运用 aCGH、FISH 和 Southern 杂交等方法才能进行检测分析。

1. 小缺失、小插入和小插缺　当在基因编码区中缺失或插入的碱基数不是 3 的整倍数时,会使缺失或插入位点以后的翻译阅读框发生移位,导致编码产生若干个异常的氨基酸,直至终止密码子的出现。这种 DNA 小片段的缺失、插入或插缺突变称为移码突变(frameshift mutation),可严重影响其编码蛋白的结构和功能(图 33-1)。相对地,整码突变(in-frame mutation)指基因发生缺失、插入、倍增突变时,核苷酸的数目为 3 的倍数而不造成读框的改变,处在突变位点下游的原三联体密码子不改变。

2. 大片段缺失、大片段插入、融合基因、重复　DNA 大片段缺失的长度范围可为 100~1 000bp 或以上,可能影响基因的多个外显子甚至整个基因,从而导致编码序列的严重缺陷。这种突变虽然不常见,但却与许多遗传病相关。例如,约 60% 以上进行性假肥大性肌营养不良(DMD)患者的位于 Xp21.2—p21.1 上的 *DMD* 基因发生大片段缺失;胚胎致死性的 α 地中海贫血——血红蛋白 Barts 胎儿水肿综合征(Hb Barts hydrops fetalis),则是由于位于 16p13.3 上的 2 个 α 珠蛋白基因全部缺失(基因型:--/--)的后果。DNA 大片段缺失一般由异常的同源重组所致。

融合基因(fusion gene)是指两个基因或其各自的一部分组合成一个新的可表达的基因。例如,人第 9 号染色体上的 *ABL1* 原癌基因与第 22 号染色体上的 *BCR* 基因相互易位形成的融合基因可引起蛋白激酶持续性激活,使白细胞过分增殖而导致慢性粒细胞性白血病(chronic myeloid leukemia,CML)。

重复(duplication)是指染色体的某一片段有不止 1 份拷贝的突变现象。

二、动态突变是三核苷酸串联重复的次数随世代传递而累加的突变

某些遗传病的发生源于简单的核苷酸重复序列(尤其是三核苷酸重复序列)的扩增。这些三核苷酸重复序列可位于基因的任何区域(包括外显子、内含子、启动子区等),其拷贝数在每次减数分裂或体细胞有丝分裂过程中发生不稳定的改变,这种类型的突变称为动态突变(图 33-1)。例如,Huntington 舞蹈症(Huntington disease)是由 *HTT* 基因第 1 外显子中的(CAG)$_n$ 重复序列的拷贝数增加所致。*HTT* 基因的(CAG)$_n$ 三核苷酸重复次数: ①正常个体: ≤ 26(一般为 18~19)。②前突变(premutation,即不致病的基因动态突变状况,个体虽不会发病,但可能遗传给子代致病):27~35。③外显率(penetrance)不定(意即个体可能发病,有可能不发病):36~39。④患者(完全外显): ≥ 40(一般为46 左右,成人患者为 36~55,青少年患者 ≥ 60)。

不稳定三核苷酸重复序列扩增突变所致的某些遗传病的症状一代比一代严重,而发病年龄一代早于一代的现象,称为遗传早现(anticipation)。遗传早现是一种特殊的表现度变异(variable expressivity),一般常见于家系的父本患者一侧,而非家系的母本患者一侧,表现为父系传递偏倚。如Huntington 舞蹈症。

目前,已发现 20 多种遗传病与动态突变有关。动态突变的发生可能是姐妹染色单体的不等交换或重复序列的断裂错位所致。

第四节　DNA 损伤的修复

细胞的 DNA 损伤可为内源性,也可为外源性。外源性因子包括环境污染物、紫外线或粒子辐射等,内源性因子包括细胞内活性氧(reactive oxygen species,ROS)、代谢产生的内源性烷化物等。DNA 受损的类型包括碱基错配、碱基丢失、DNA 单链断裂、双链断裂等。根据受损 DNA 的类型,细胞启动不同的系统来检测和修复 DNA 损伤。某些 DNA 损伤可能很小,如仅导致单个碱基的置换;而某些 DNA 损伤(如 DNA 交联)可阻止复制叉的形成,或阻断 RNA 聚合酶,使得 DNA 无法复制,造成严重的后果。

一、碱基切除修复、错配修复、双链断裂修复是最常见的 DNA 修复

迄今,已经发现了至少 6 种多步骤的 DNA 修复系统,每种修复系统针对特定类型的病变,涉及各种类型的修复蛋白。常见的 3 种 DNA 修复类型是: ①碱基切除修复(base excision repair); ②错配修复(mismatch repair); ③双链断裂修复(repair of double-strand breaks)。

(一)碱基切除修复

DNA 在复制过程中可产生不同的错误碱基,如 C、A 和 G 碱基脱氨后分别形成的尿嘧啶(U)、次黄嘌呤和黄嘌呤,或烷基化产生的烷基化碱基,氧化还原反应产生的错误氧化 / 还原碱基等。针对不同类型的 DNA 损伤,细胞内至少存在 8 种不同类型 DNA 糖基化酶(DNA glycosylase)识别特定的错误碱基,切割其 *N*- 糖苷键,将错误碱基除去,形成无嘌呤嘧啶位点 /AP 位点(apurinic-apyrimidinic site,AP site);继而,AP 内切酶切去 AP 位点的磷酸核糖残基,形成的缺口由 DNA 聚合酶填补;最后,由 DNA 连接酶连接,完成修复。

真核细胞通过碱基切除修复机制修复的碱基数目为 27~29 个碱基。前已述及，紫外线照射造成的 DNA 损伤是形成 TT，从而严重影响 DNA 的自我复制和 RNA 转录，一般可通过切除修复等多种途径予以修复。XPA、XPB 和 XPC 三种蛋白参与识别受损 DNA 的位点。

(二) 错配修复

DNA 复制出错可产生错配碱基，这种复制错误可由错配修复机制予以纠正。人体最重要的错配修复蛋白为 MSH1、MSH2、MSH3、MSH6、MLH1 和 PMS2。MSH2 和 MLH1 与错配的碱基对结合，其他错配修复蛋白则裂解 DNA 并移除碱基错误的链；DNA 聚合酶Ⅲ再以正常链为模板合成新片段，取代受损的链；最后，由连接酶将缺口连接，完成修复。

(三) 双链断裂修复

DNA 双链断裂损伤是遭受 γ 射线辐射的常见后果。双链断裂修复包括非同源末端连接的双链修复 (double-strand repair by non-homologous end joining，NHEJ) 和同源重组双链修复 (double-strand repair by homologous recombination)。

1. 非同源末端连接的双链修复　此种修复机制不需要姐妹染色体作为模板。在真核细胞中，Ku80/Ku90 异二聚体识别并结合至断裂双链末端，并招募 DNA-PKC 及连接酶 4-XRCC 异二聚体参与修复，连接酶 4-XRCC 可将断端连接在一起完成修复。

非同源末端连接修复通常用单链 DNA 的延伸区作为模板，在通常情况下可保证修复的准确性。但是，当损伤较严重导致延伸链不匹配时，可造成修复链发生碱基丢失、端粒融合或染色体转位，从而导致肿瘤的发生。

2. 同源重组双链修复　同源重组修复是以未受损的姐妹染色单体为同源模板对受损的染色单体进行修复，一般包括 4 个步骤：识别切除、链侵入合成新的 DNA、形成 Holliday 连接体 (Holliday junction)、分链迁移及连接。此种修复机制涉及的主要修复蛋白包括 ATM、BRCA1、BRCA2、RAD51 等。

二、修复缺陷与修复错误可导致疾病

尽管修复系统能够使得遗传物质的损伤得到修复，但是修复系统本身却也是受遗传控制的。如果修复系统发生缺陷，修复就不能正常进行。因此，由于遗传物质损伤引起的基因突变，仍然会以各种形式存在并传递下去；如果修复系统因某种原因而进行了错误的修复，将导致永久性的突变，并可能对机体带来其他的危害。

例如，着色性干皮病 (xeroderma pigmentosum，XP) 是一种常染色体隐性遗传病，患者缺乏修复紫外线损伤的功能，在接触阳光后产生皮炎，日久可导致皮肤癌。患者的皮肤成纤维细胞在组织培养中，经紫外线照射后，也表现出缺乏 DNA 损伤修复功能，这些受损伤的细胞释放出的酸溶性 DNA 小片段很少，也不出现 DNA 单链的断裂。而 X 射线及某些化合物 (如烷化剂) 可直接引起 DNA 单链的断裂，对于这种损伤，患者却能加以修复，表明本病的主要缺陷是在切除修复过程的第一步，即缺乏与剪切有关的内切酶。

第五节　遗传多态性

人类基因组计划研究表明，在人类无血缘关系的两个个体之间 99.5% 的核 DNA 序列都是相同的，仅有 0.5% 左右存在差异的 DNA 序列造成了每个人不同的遗传组成，并由此决定了个体间不同的解剖、生理、生化等各种生物学特性,包括对各种疾病的易患性,乃至不同的性格特征及体育、文艺天赋,最终体现为多种多样的遗传多态性。

一、变异是群体遗传多态性的基础

按照惯例,作为单一基因座等位基因 DNA 多样性变异在群体水平的体现,凡是在群体中出现频率大于 1% 的变异体,无论致病与否,均被称为遗传多态型;而所有出现频率小于 1% 的变异体,则被称为稀有变异型(rare variants)。

遗传多态性现象十分普遍。多态性的形成,源于基因的变异。发生于基因组 DNA 非编码序列(间隔序列或内含子序列)的变异,一般不会影响基因的结构与功能,也不会产生遗传的表型效应。只有那些位于编码序列和调控序列内的 DNA 变异,方可产生各种蛋白变异体,或通过影响 RNA 的转录,从而导致各种明显的表型差异。对于个体而言,基因多态性碱基组成序列终生不变,并按孟德尔规律世代相传。至少 30% 的人类结构基因的基因座是多态的。

二、遗传多态性在分子水平和细胞水平有不同的表现形式

遗传多态性不仅表现为个体水平上的表型遗传性状差异,亦可呈现为细胞水平上染色体遗传的多态性,分子水平上基因组 DNA 遗传的多态性和蛋白质与酶的多态性以及抗原的多态性,等等。

(一) 个体水平上的表型性状遗传多态性

所谓表型性状遗传多态性,是指种群中不同个体之间同一遗传性状的表型差异,比如人类头发、眼睛的颜色。表型遗传差异的多态性,决定于一组相应的复等位基因的作用。

(二) 细胞水平上的染色体遗传多态性

染色体多态性是指在种群中经常可见的各种染色体形态的变异。其主要表现为同源染色体大小、形态或染色体带型的改变。此类改变通常仅涉及染色体的结构异染色质区域,因而并不表现出显著相关的表型效应。

(三) 分子水平上的 DNA 遗传多态性

人类基因组 DNA 的遗传多态性呈现出多种多样的分子结构和组成形式。依据发现的时序和不同的分子遗传学特征,可分为限制性片段长度多态性(restriction fragment length polymorphism,RFLP)、数目可变的串联重复(variable number tandem repeat,VNTR)多态性、短串联重复序列(short tandem repeat,STR)多态性、单核苷酸多态性(single nucleotide polymorphism,SNP)等多种类型。

1. SNP　为基因组 DNA 序列中单个碱基的转换或颠换所形成的变异,是最简单、最常见、分布最为广泛,也是多态性最为丰富的遗传多态类型之一。研究表明,人类基因组 DNA 平均约 500bp 内就有一个 SNP,占已知的人类基因组 DNA 多态性变异的 90% 以上。

基因组 DNA 中任何碱基都有发生变异的可能。因此,SNP 既可存在于基因的蛋白编码序列之内,亦可出现在非编码序列之中。存在于蛋白编码序列外显子中的 SNP 又被称为编码 SNP(coding SNP),简称 cSNP。目前发现的 cSNP 大约有 10 万个左右,其变异率仅及非编码序列的 20%。就其对遗传性状的表型效应而言,cSNP 又被区分为不改变编码蛋白氨基酸序列组成的同义 cSNP 和可改变氨基酸序列的非同义 cSNP 两种类别;二者所占比例各为 50%。

组成 DNA 的碱基虽然有 4 种,但是 SNP 一般只有 2 个"等位"成员,呈现为"非此即彼"的"双等位基因"(biallelic)多态性。基于 SNP 的自身特性,作为一种遗传标记,它常被用来进行对复杂性状与疾病的遗传分析和族群的基因识别以及遗传结构研究。

2. **短串联重复序列多态性**　又称微卫星 DNA(microsatellite DNA)多态性。是一类以 1~4 个 bp 为重复单元、串联重复一到数十次、序列长度小于 100bp 的 DNA 结构片段。如:$(A)_n$、$(TG)_n$、$(CAA)_n$、

$(AAAT)_n$。

STR 散在于基因组中各个染色体上,但很少出现在编码 DNA 序列中。其主要表现为重复序列拷贝数的变异,具有较高的遗传多态性。例如:D1S243、D21S190、DXS1068 分别表示位于 1 号、21 号和 X 染色体上的 STR。多个不同基因座的 STR 分析结合起来,即可成为 1 个个体的"生物学身份证",亦即 DNA 指纹(DNA fingerprint),常以此作为个体识别及亲权鉴定的遗传学依据。

三、研究遗传多态性具有实际意义

(一) 遗传标记

绝大多数的 DNA 遗传多态性,虽其自身并无直接的遗传学表型效应,但是却能够被用作特定染色体或染色体某一片段以及等位基因传递轨迹示踪的遗传标记(genetic marker),通过连锁分析或等位基因关联分析,进行基因的染色体定位和遗传作图(genetic mapping)。

(二) 基因芯片

DNA 遗传多态性能够从分子水平上揭示基因组中基因的不同传递形式或不同 DNA 片段的组成结构特点,是研制基因芯片(gene chip)的重要依据。

(三) 法医学鉴定

建立在人类 DNA 多态性遗传数据资料分析基础之上的 DNA 指纹图谱,以其高度的特异性、稳定的遗传性和体细胞稳定性而被成功地应用于法医学的个体识别及亲权鉴定。

(四) 遗传病研究

DNA 多态性对于遗传病的研究具有双重意义。一方面,任何基因的变异,都可能作为机体疾病产生的根源,导致遗传病的发生和发展;另一方面,在基因组中广泛分布、极其丰富的 DNA 多态性位点,皆有可能作为特异性的遗传标记被应用于遗传病的研究与临床诊断。

2008 年,由中、美、英等国协同建立的国际千人基因组计划(The 1000 Genome Project),旨在通过测序和分析不同种族或族群的基因组 DNA,绘制出最为详尽、最有医学应用价值的人类遗传多态性图谱。该项目于 2012 年 11 月公布的高分辨率人类基因组遗传变异整合图谱,不仅是人类基因组研究最新成果的标志,而且为人类基因组学在人类健康与疾病研究领域中的实际应用以及走向未来的个性化医疗奠定了坚实的基础。

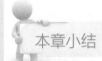

本章小结

基因突变是分子水平上 DNA 碱基对组成与序列结构的变化,是生物界普遍存在的遗传事件之一。它不仅发生于生殖细胞(种系突变),也可发生在体细胞中(体细胞突变)。种系突变可通过有性生殖途径传递给其后代个体,存在于后代个体的每个细胞里。根据基因突变发生的原因,可划分为自发突变和诱发突变。凡是能够诱发基因突变的各种内外环境因素,均被称为诱变剂。能够引起基因突变的诱变剂种类是极其复杂、多种多样的,包括物理因子、化学因子和生物因子等几种主要类型。基因突变的形式包括点突变(碱基置换、移码突变)、片段突变(缺失、重复、重排)和动态突变;细胞内对 DNA 的各种突变有多种修复机制,修复机制的缺陷也是许多疾病发生的原因之一;并不是所有的基因突变都是致病的,有时表现呈群体多态现象。遗传多态性是指在同一种群(population)中某种遗传性状同时具有两种以上不连续的变异体,或同一基因座上两种以上等位基因共存的遗传现象。DNA 多态性不仅用于作为遗传标记和法医鉴定,而且可用于遗传病的研究与临床诊断。

思考题

1. 通常基因突变检测针对的是 DNA。但也可以用 RNA 作材料进行分析，即先进行 RT-PCR，再进行 Sanger 测序。这种针对 RNA 的测序，不仅可以发现碱基置换，而且可以发现改变 mRNA 剪接的突变。但是，这种策略可能会遗漏某些终止突变。为什么？

2. 在什么情况下多态性可能与疾病的病理表型（pathological phenotype）有关？

3. 什么是重复 DNA 疾病？试举例说明。

（张咸宁）

第三十四章
基因突变的细胞生物学效应

　　基因是细胞内遗传信息的物质基础,蛋白质是生命活动最主要的载体,更是基因功能的主要执行者和体现者。细胞的一切生命活动,通过遗传信息流,最终表现为蛋白质的不同结构特征和功能状态。因此,在以遗传因素为主导因素或主要病因的疾病中,基因突变的直接分子细胞生物学效应,就是改变了由其所编码的多肽链中的氨基酸组成(如镰状细胞贫血)或数量(如地中海贫血),导致蛋白质的结构和功能异常。蛋白质结构和功能异常的后果,则是导致细胞生理活动的异常和机体遗传性状的改变。

第一节　基因突变导致蛋白质功能异常

　　基因突变对蛋白质结构和功能产生的影响主要表现在 4 个方面:①基因突变导致异常蛋白的生成;②基因突变改变蛋白质的功能效应;③基因突变导致组织细胞的蛋白表达类型异常;④突变蛋白的病理学效应影响临床表型。通过认识这些分子机制,可以较为深入地理解基因突变导致遗传病发生的分子细胞生物学效应。

一、基因突变导致异常蛋白的生成

　　遗传信息通过转录、翻译过程从基因传递到多肽链,再由多肽链形成具有生物活性的蛋白质,从而决定个体的性状。基因突变是蛋白质发生改变的根本原因,而突变蛋白(mutant protein)的形成则是基因突变的结果和表现形式。基因突变通常通过以下 2 种机制影响正常蛋白质的合成,导致细胞功能损害并引发疾病:①原发性损害(primary abnormality),即突变影响、干扰了 RNA 的正常转录,以及转录后的修饰、剪辑;或直接改变了由其编码的氨基酸的顺序和构成,使得蛋白丧失正常的功能。②继发性损害(secondary abnormality),是指突变并不直接影响或改变某一条多肽链的正常氨基酸组成,而是通过干扰多肽链的翻译过程或翻译后的修饰、加工,甚至通过对蛋白质各种辅助因子的影响,间接地导致蛋白功能的异常(表 34-1)。

表 34-1　基因突变与相应疾病的关系

突变涉及环节	原发性损害	病例	继发性损害	病例
核苷酸序列	转录、RNA 剪接	地中海贫血、遗传性胎儿血红蛋白持续存在症	转录的调控	急性间歇性卟啉病
mRNA	翻译	地中海贫血	翻译的调控	急性间歇性卟啉病
多肽	多肽链折叠	LDL 受体突变 2 型	翻译后修饰	Ehlers-Danlos 综合征
三维空间构象	亚单位聚合、亚细胞定位	胶原形成缺陷	亚单位聚合和亚细胞定位的调控	Zellweger 综合征、包涵体细胞病
蛋白质	蛋白降解	Tay-Sachs 病	蛋白降解的调控	未知

（一）基因突变影响功能蛋白质的生物合成

1. 通过原发性损害机制影响蛋白质的合成 原发性损害机制对蛋白质合成的影响通常包括 2 种表现形式：①基因突变导致某些蛋白合成量的异常增加。例如：遗传性胎儿血红蛋白持续存在症（hereditary persistence of fetal hemoglobin，HPFH）（OMIM#142470）是由于基因突变导致患儿在出生后持续表达 γ 基因，胚胎发育期血红蛋白从 HbF 到 HbA 合成的转换发生紊乱，产生过量的胎儿血红蛋白 HbF 所致。②基因突变导致某些蛋白合成量的异常减少。例如：β 地中海贫血（β-thalassemia）（OMIM#141900）形成的部分原因是基因突变减少了正常 β 珠蛋白的合成数量，造成 α 链和 β 链合成失去平衡而导致的溶血性贫血。

2. 通过继发性损害机制影响蛋白质的合成 继发性损害的主要表现形式是突变改变了 mRNA 和蛋白质合成的速度和效率。通常，对基因表达具有调控作用的顺式作用元件、反式作用因子或其他相关因素决定蛋白的合成速率，而并非编码该蛋白的基因本身。如果这些调控因子或因素发生改变，同样可影响相关蛋白的正常功能。例如：急性间歇性卟啉病（acute intermittent porphyria，AIP）（OMIM#176000）为一种常染色体显性遗传病，致病基因 *HBMS* 定位于 11q23.3。临床特征为腹部绞痛、顽固性便秘、精神症状和尿中排泄大量 δ- 氨基 γ- 酮戊酸（δ-aminolevulinic acid，ALA）及卟胆原。90% 的杂合子个体表型可正常，仅 10% 的杂合子表现间歇性发作的临床症状。

正常情况下，ALA 合成酶催化甘氨酸与琥珀酰 CoA 生成 ALA，再转化为卟胆原（porphobilinogen，PBG），卟胆原可在 PBG 脱氨酶作用下逐级合成血红素（heme）（图 34-1）。AIP 患者由于缺乏 PBG 脱氨酶，使得细胞内的 ALA 及卟胆原不能正常转化为血红素，导致血红素含量下降；而血红素含量下降可反馈性地调节 ALA 合成酶的表达增强，进而促使 ALA 和卟胆原的大量合成和严重积聚，最终导致 AIP 的发生。值得注意的是，当服用巴比妥、磺胺类等药物后，可使肝脏中以血红素为辅基的氧化反应同时参与药物的代谢，导致血红素的消耗增加及含量减少，随后反馈性地增加 ALA 的合成。因此，患者往往可出现服药后症状的出现或加重的间歇性发作等表现。

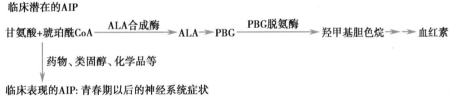

图 34-1　血红素的合成与急性间歇性卟啉病的发生

表面上看，AIP 是由于 ALA 合成酶合成增加所致，但其根本原因却是 PBG 脱氨酶缺陷间接作用的结果。这是通过继发性损害机制影响蛋白质合成的病例。

（二）基因突变引起功能蛋白正常结构的改变

1. 基因突变对蛋白质结构的原发性损害 多肽链中特定的氨基酸组成以及所形成的三维立体构象是蛋白质行使正常生理功能的前提条件，也是反映蛋白质功能状态的基本特征。如果基因突变造成蛋白结构发生改变，就可能导致蛋白的正常功能异常或损害。最常见的形式包括：①构成球蛋白分子非极性疏水区内的 1 个或以上的非极性或疏水性氨基酸被极性或亲水性氨基酸所替代；②在蛋白分子非极性疏水区域有极性或亲水性的氨基酸插入，使得原本结构较为紧密的疏水区形成间隙，导致该蛋白的稳定性下降或功能发生改变。这不仅涉及蛋白质一级结构肽链中氨基酸序列的改变，而且涉及蛋白质次级结构的变化。例如：镰状细胞贫血（sickle cell anemia）（OMIM#603903）就是由于 β 基因第 6 位密码子 GAG 突变为 GTG，导致 β 链第 6 位谷氨酸被缬氨酸置换，形成镰状细胞血红蛋白 HbS 所致。已经发现，20% 以上的血红蛋白病属于这一类型的突变。此类突变往往发生于编码蛋白质的结构基因上。

2. 基因突变对蛋白质结构的继发性损害　绝大多数蛋白在翻译合成的过程中或翻译合成后，还须经过特定形式的加工、修饰才能满足其功能的需要。如果蛋白质的修饰、加工过程存在缺陷，可继发性地改变和损害蛋白的正常结构，导致多种疾病的发生。例如：典型性 2 型 Ehlers-Danlos 综合征（OMIM#130010）是一种遗传性胶原代谢疾病。患者主要的临床表现为皮肤弹力过度伸展、血管脆弱而易破裂、关节活动范围过大等。发病机制是由于赖氨酸羟化酶的继发性结构缺陷，使得正常胶原分子上的赖氨酸不能被羟化，造成胶原分子间的连接障碍，影响细胞组织间胶原网络结构的形成，最终引起结缔组织的结构改变和功能紊乱所致。

（三）基因突变影响蛋白质的亚细胞定位

细胞内的各类蛋白合成之后，经过准确的修饰加工、折叠，形成特定的空间构象，再被定向转运到细胞内、外的特定位置，才能发挥其正常的生理功能。其中任何一个环节发生障碍，都可能导致蛋白功能的异常。

1. 原发性缺陷影响蛋白质的细胞内转运　蛋白的细胞内定位，是由多肽链的氨基酸序列所决定的，即蛋白本身所含的分选信号是决定其去向的关键因素。由细胞核基因编码的线粒体蛋白，在其多肽链氨基端均含有一段可被线粒体膜受体识别的特殊氨基酸序列，称为前导序列（leader sequence），这是线粒体蛋白转运所必需的。如果编码前导序列的基因发生突变，就会导致相关的核编码线粒体蛋白的导入出现障碍，从而影响线粒体的正常功能。

甲基丙二酸尿症（methylmalonic aciduria）（OMIM#251000）是一种常染色体隐性遗传病，致病基因定位于 6p21。本病是由于机体内甲基丙二酰辅酶 A 羧基变位酶（methylmalonyl CoA mutase）缺乏，使得甲基丙酰 CoA 不能转变为琥珀酰 CoA，造成甲基丙二酸（methylmalonic acid，MMA）在线粒体内堆积所致。然而，MMA-CoA 变位酶基因的突变仅发生于其 N 端 32 个氨基酸残基组成的前导序列区内，导致前导序列信号错误，使得该酶无法进入线粒体，造成 MMA-CoA 变位酶的缺失（图 34-2）。

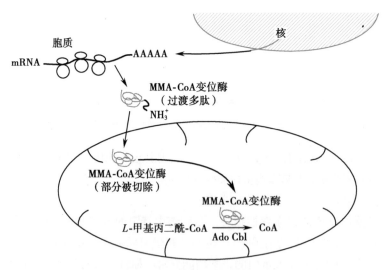

图 34-2　MMA-CoA 变位酶与琥珀酰 CoA 的合成

2. 继发性缺陷影响蛋白质的细胞内转运　与上述核编码线粒体蛋白的定位机制不同，另一类蛋白的定位是由蛋白质翻译、合成后的修饰所决定。溶酶体内的酸性水解酶就是通过这一机制实现其胞内转运定位的。合成的酸性水解酶蛋白前体首先进入内质网腔，经过加工、修饰，形成 *N*- 连接甘露糖糖蛋白，然后被转运到高尔基复合体的形成面，经磷酸化而形成甘露糖 -6- 磷酸（mannose-6-phosphate，M-6-P）。M-6-P 是溶酶体水解酶分选的重要识别信号。M-6-P 残基进而与内质网膜上的 M-6-P 受体结合，并以出芽的形式形成胞内囊泡；胞内囊泡与溶酶体融合后释放酸性水解酶进入溶酶体。因此,酸性水解酶的糖基化及磷酸化修饰是其实现正常转运定位的关键步骤。但是,在某些病理情况下,由于催化甘露糖磷酸化的酶缺陷,结果使酸性水解酶不能正常进入溶酶体,而经由非正常途径释放并积聚于细胞中。

溶酶体酸性水解酶涉及多种物质的分解代谢,其异常分泌必将导致严重的细胞生物学损伤效应。例如:黏脂贮积症 II 型 α/β(mucolipidosis type II α/β)(OMIM#252500)又称包涵体细胞病(inclusion-cell disease),简称 I- 细胞病(I-cell disease),患者有骨骼发育异常、生长迟缓和智力残疾等多种临床表现。体外培养的患者细胞中可观察到异常的溶酶体或包涵体(inclusion body),即包涵体细胞。

(四)基因突变影响功能性辅基或辅因子与蛋白质的结合

多种蛋白质依赖于同某些非蛋白辅基(prosthetic group)或辅因子(cofactor)的结合或解离才能行使其正常的生物学功能。例如:珠蛋白只有与辅因子血红素结合后,才能形成具有携氧功能的血红蛋白。因此,凡是影响多肽链与辅基或辅因子结合 / 解离的突变,或使辅基与辅因子的形成、转运过程发生缺陷的突变,均可能导致遗传病的发生。

1. 原发性突变影响辅因子与蛋白质的结合或解离　某些基因突变可直接影响辅因子与蛋白的结合或解离,进而影响蛋白的功能。例如:同型胱氨酸尿症(homocystinuria)(OMIM#236200)是由胱硫醚 β- 合酶(cystathionine synthase)缺陷引起的一种氨基酸代谢病,呈常染色体隐性遗传。患儿主要表现为脊柱侧弯、智力残疾和骨质疏松等症状。发病机制是由于基因缺陷导致胱硫醚 β- 合酶与其辅因子磷酸吡哆醛(pyridoxal phosphate)的结合障碍所致(图 34-3)。因此,大剂量的吡哆醛(维生素 B_6)对本病具有一定的治疗作用。

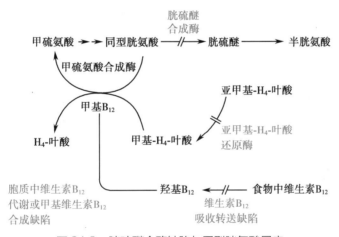

图 34-3　胱硫醚合酶缺陷与同型胱氨酸尿症

2. 继发性突变影响辅因子与蛋白质的结合或解离　某些情况下,如果催化蛋白质分子辅基或辅因子合成、转运的酶发生缺陷,或催化蛋白质与其辅基及辅因子结合 / 解离的酶缺陷,也可能影响蛋白的正常功能,从而表现为一种继发性的功能损害。

(五)基因突变影响蛋白质分子的结构组装

1. 基因突变影响蛋白质各组成亚单位之间的相互组装　对于由 2 个以上亚单位组成的蛋白质,突变会导致其分子构象的改变,进而影响到亚单位之间的相互聚合,使之不能形成正常的功能结构复合体。例如:成骨不全 1 型(osteogenesis imperfecta,type 1)(OMIM#166200)的主要临床表现包括骨质疏松、易发生骨折、蓝色巩膜、进行性耳聋及关节改变等。发病机制是由于 *COL1A1* 基因的突变,造成 $proα_1$(I)和 $proα_2$(I)多肽链聚合组装形成 I 型胶原受阻,导致骨发育不良而引发多种临床病理表现。

2. 基因突变影响组装后复合蛋白的结构和功能　某些多肽链(亚单位)发生遗传缺陷,或许并不直接影响蛋白质的聚合与组装,但在组装后却会造成复合蛋白整体结构和功能的异常,从而表现为继发性的突变损伤效应。例如:Zellweger综合征(OMIM#214100),又称过氧化物酶体生物合成障碍1A型,为常染色体隐性遗传病,由过氧化物酶体生物合成因子1(peroxisome biogenesis factor 1,*PEX1*)基因突变引起。患儿过氧化物酶体的膜缺少转运蛋白,不能将新合成的酶分子转运至过氧化物酶体中,造成过氧化物酶无法氧化超长链脂肪酸(VLCFA),积累在细胞质内形成片层状内含物,进而影响早期胚胎细胞的正常迁移,使胚胎产生多种畸形。过氧化物酶体生物合成障碍存在遗传异质性,还有其他致病基因,如*PEX2~PEX22*,分布在不同的染色体上。

二、基因突变改变蛋白的功能效应

突变基因可产生不同功能效应的突变蛋白,主要有以下几种表现形式:功能失去突变、功能获得突变、突变蛋白产生新的特性、显性负效应、异时或异地基因表达等(图34-4)。

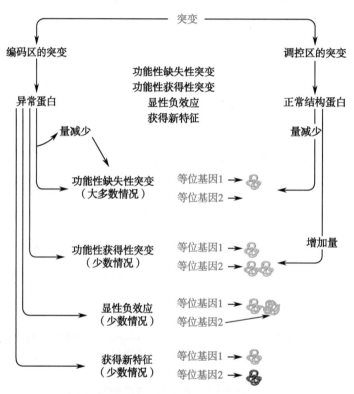

图34-4　基因突变导致蛋白质功能异常的表现形式

(一) 功能失去突变

功能失去(loss of function)是最常见的基因突变改变蛋白质功能的表现形式。基因的编码序列、调控序列或其他关键序列发生核苷酸的置换、缺失、插入或重排,均可能造成基因功能失去,生成功能失去突变蛋白。许多其他种类的突变也能导致功能完全失去。如编码序列内的提前终止密码子、错义突变等,可消除或损害蛋白的功能,或使蛋白不稳定,造成蛋白丰度的降低。例如:典型性苯丙酮尿症(phenylketonuria,PKU)(OMIM#261600)是苯丙氨酸代谢异常的疾病,呈常染色体隐性遗传。患者由于编码苯丙氨酸羟化酶(phenylalanine hydroxylase,PAH)的基因发生突变,导致PAH活性下降或缺乏,使得苯丙氨酸无法转化为酪氨酸所致。*PAH*基因定位于12q23.2,迄今已发现600多种突变类型,主要包括错义突变、无义突变、剪接突变、移码突变等,其次还包括外显子缺失、大片段缺失等。基因缺失包括杂合缺失和纯合缺失2种,前者可造成基因编码的蛋白质减少一半,后者可导致基因编码的蛋白质完全缺失。例如:4 个 α 珠蛋白缺失,使得 α 链完全不能合成,导致 Hb Barts 胎儿水肿综合征;3 个 α 珠蛋白基因缺失,仍有部分 α 链合成,形成 HbH 病。

基因调控区的动态突变亦可导致蛋白的功能失去。例如:脆性 X 综合征(fragile X syndrome)(OMIM#300624)是由 *FMR1* 基因非编码区的 CGG 重复扩增所致,当(CGG)$_n$ 的重复次数超过 200 次,可引起启动子的胞嘧啶甲基化过多,使得 *FMR1* 基因转录受到抑制,导致 FMRP 蛋白失去正常功能,引起精神发育迟滞和学习障碍,以及非神经性临床表型,如大睾丸和结缔组织发育障碍等。FMRP 蛋白是一种 RNA 结合蛋白,与多核糖体结合抑制靶 RNA 的蛋白质翻译。抑制的靶点包括细胞骨架结构、突触传递和神经元成熟等,这些步骤的破坏,可能导致脆性 X 综合征患者精神发育迟滞和学习障碍。

(二) 功能获得突变

功能获得(gain of function)是由于基因突变增强了突变蛋白功能活性的表现形式。蛋白功能获得可能是由于蛋白结构的改变致使该蛋白活性增强,也可能是调控区域突变,使得该蛋白合成的数量及丰度增高。对于一个特定基因的功能而言,并非越强越好。如果破坏了机体的平衡,功能获得也会造成细胞正常生理功能的紊乱,并导致疾病的发生。例如:唐氏综合征(Down syndrome)(OMIM#190685),又称 21 三体综合征,1959 年法国儿科医师 Lejeune 首次证实本病的病因是多了 1 条第 21 号染色体。额外的 21 号染色体可导致患者出现智力残疾、生长发育迟缓以及多种先天畸形。

功能获得的另一种形式是由于基因拷贝数增加而使基因的功能增强。例如:腓骨肌萎缩症 1A 型(Charcot-Marie-Tooth disease type 1A,CMT1A)(OMIM#118220)是常见的周围神经单基因病,具有高度的临床变异性和遗传异质性。主要表型特征为远端肌肉萎缩、反射减退等。其发病机制是由于外周髓磷脂蛋白 22(peripheral myelin protein,*PMP22*)基因增加了 1 个拷贝所致。

功能获得的第三种形式是突变蛋白的活性比正常蛋白更强。例如:von Willebrand 病(von Willebrand disease,vWD)(OMIM#193400)是临床上常见的一种遗传性出血性疾病,其发病机制是由于血管性血友病因子(von Willebrand factor,vWF)基因突变,导致血浆 vWF 数量减少或质量异常。vWF 基因存在多种突变形式,其中大多数突变不引发表型改变,但少数个体可出现损伤后出血不止的临床表型,是因为此类患者体内 vWF 活性异常增高,促使 vWF 与血小板的结合能力相应增强。当机体损伤出血时,血小板与 vWF 因子难以解离,导致血小板不能接触、依附于血管内皮而发挥其止血功能。

(三) 获得新特性的突变

在某些疾病中,某些基因突变导致氨基酸序列的变化可赋予蛋白质一种新的特性(novel property),而不改变其正常功能。这是一种不常见的突变类型。最典型的例子是镰状细胞贫血(sickle cell anemia)(OMIM#603903),因 β 珠蛋白基因的错义突变使 β 珠蛋白肽链第 6 位的谷氨酸被缬氨酸置换而形成一种结构异常的血红蛋白 HbS。HbS 具有相对正常的携氧能力,但却具有在缺氧情况下可以自动凝聚的新特性。由于溶解度的下降,这一新特性使得 HbS 在释放氧后极易形成凝聚体,并使红细胞由圆盘状变为镰刀状,同时降低了红细胞的可塑性。当镰状红细胞通过微小毛细血管时很容易挤压破裂,导致溶血性贫血的发生。

(四) 显性负效突变

在一对等位基因中,如果其中一个等位基因突变,另一个等位基因正常,即使突变基因的功能完全丧失,理论上仍应保留一半的功能,类似于显性遗传病的杂合子。但在某种情况下,突变多肽链不仅自身没有生理功能,还会影响另一条正常多肽链发挥生理功能,这种由蛋白质相互作用产生的干涉现象称为显性负效应(dominant negative effect)。显性负效应突变通常通过蛋白质亚单位形成多聚体的形式实现。例如:成骨不全 1 型(osteogenesis imperfecta type 1,OI1)(OMIM#166200)就是原胶原蛋白基因突变,导致 I 型胶原蛋白产生显性负效应所致。I 型胶原蛋白是由 2 个 COL1A1 亚单位和 1 个 COL1A2 构成的三螺旋体,螺旋区主要由 Gly-X-Y 三个氨基酸重复构成,其中 Gly(甘氨酸)为最小的氨基酸,且位于螺旋轴的位置。如果突变导致甘氨酸被其他大的氨基酸所置换,就可能影响整个胶原蛋白的结构,进而改变胶原纤维的三螺旋结构而致病。

（五）异时或异位基因表达

某些基因突变可影响基因调控区的序列,导致该基因在错误的时间或错误的位置进行表达,即所谓异时表达(heterochronic expression)或异位表达(ectopic expression)。例如:非 α 珠蛋白基因簇中 γ 链在胎儿期高表达,而在出生后迅速下降;β 链在胎儿期低表达,而在出生后迅速上升。非 α 珠蛋白基因簇调控区的基因突变则可使 γ 链在出生后持续高表达,导致遗传性胎儿血红蛋白持续存在症的发生。

肿瘤是最常见的由于异时或异位基因表达突变引起的疾病。在细胞中激发了调控细胞增殖的原癌基因的异常表达,是导致恶性肿瘤形成的重要病因之一。

三、基因突变导致组织细胞蛋白表达类型异常

蛋白质通常被划分为持家蛋白(housekeeping protein)和组织特异性蛋白(specialty protein)两种类型。持家蛋白是几乎在所有细胞中都表达的蛋白质,对维持细胞的正常结构和基本的生命活动具有重要作用。例如:核酸聚合酶蛋白、核糖体蛋白、细胞骨架蛋白等。组织特异性蛋白则仅限于在某些特定的组织细胞类型中表达,对所表达的细胞产生独特的功能,是特异组织细胞类型分化及特殊生理功能的标志。例如:B 淋巴细胞中的免疫球蛋白、幼红细胞的血红蛋白、输卵管上皮的清蛋白等。基因突变往往导致正常组织细胞蛋白表达类型的改变,继而引起细胞功能的异常,甚至发生病理改变。

（一）持家蛋白的突变效应

持家蛋白对于维持细胞正常的结构和功能是不可或缺的。编码持家蛋白的基因一旦发生普遍性的突变,势必会对机体产生较为严重的危害,甚至会产生致死性的效应。但是,较为常见的持家蛋白的突变效应,往往只引发局限的临床效应。这种限制性影响至少有两方面的原因:①遗传冗余(genetic redundancy),即生物学活性重叠的其他基因在某些组织中表达,使得功能失去突变基因的影响减弱,只产生亚临床水平。②由于突变蛋白表达较多,并在组织中行使特殊功能,使得特定组织受到影响。例如,精氨酸琥珀酸合成酶与精氨酸琥珀酸裂解酶为一类持家蛋白,主要参与精氨酸的合成代谢。但由于它们在肝组织中的高水平表达,催化尿素循环代谢,故又表现出一定的组织特异性。这类持家酶蛋白缺陷的直接生理生化效应,往往是导致尿素循环代谢障碍,而不是影响精氨酸的合成代谢过程。

（二）组织特异性蛋白的突变效应

大部分特定组织蛋白的突变导致该组织的病变,也可能对其他组织产生继发效应。组织特异性蛋白的突变不仅可引起其原发组织细胞内部的结构及生理功能异常,而且可累及其他组织细胞的正常结构或生理功能。更有甚者,组织特异性蛋白的突变还可在不影响其原发组织细胞一般结构或生理功能的情况下造成对其他组织细胞的损害。例如:典型的 PKU 患者原发的表型为肝、肾中苯丙氨酸羟化酶的缺陷,造成的后果则是患者的智力残疾等异常。

四、突变蛋白的病理学效应影响临床表型

影响临床表型的基因异质性大致可分为 2 类:等位基因异质性(allelic heterogeneity)和修饰基因效应(effect of modifier genes)。

（一）同一基因的不同突变产生不同的临床表型

同一基因的不同突变形式往往导致不同的临床表现,这种现象称为等位基因异质性,是临床表

型多变的重要原因之一。例如,*MPZ* 基因定位于 1q23.3,编码髓鞘中最为丰富的 P0 蛋白,对髓鞘的生成和修复具有重要作用。*MPZ* 基因不同位置的突变均可影响髓鞘的形成而导致神经病变,但疾病类型及临床症状却有显著的差别。其中,症状较重的为 2 型先天髓鞘发育不良性神经病(congenital hypomyelinating neuropathy,CHN2)(OMIM#618184),症状相对较轻的为腓骨肌萎缩症 1B 型(Charcot-Marie-Tooth disease 1B,CMT1B)(OMIM#118200)。产生这种现象的原因与一种无义突变介导的 mRNA 降解(nonsense-mediated mRNA decay,NMD)机制有关。NMD 通过识别和降解含有提前终止密码子(premature translational-termination codon,PTC)的转录产物,避免生成有潜在毒性的截短蛋白(图 34-5)。NMD 是广泛存在于真核生物细胞中的一种 mRNA 质量监控机制。一般地,只有当 PTC 与其下游临近外显子 - 外显子连接点复合体(exon-exon junction complex,EJC)距离大于或等于 50~55 个核苷酸时才会触发 NMD 机制。如果 PTC 与其下游的 EJC 距离小于 50~55 个核苷酸时,则会逃脱 NMD 机制。上述 CHN2 症状较重的原因就在于无义突变使得 *MPZ* 基因的 3′ 端 PTC 逃脱了 NMD 机制,产生有害的截短蛋白所致。而 CMT1B 症状较轻的原因则是由于引发了 NMD 机制,导致 P0 蛋白功能缺失所致。

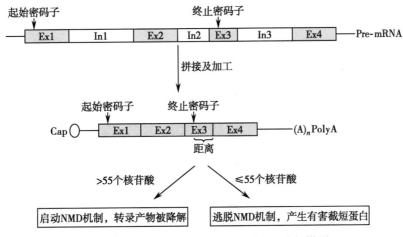

图 34-5　哺乳动物无义介导的 mRNA 降解模型

同一基因在不同基因座发生突变有时会改变疾病的遗传方式。例如:先天性肌强直(congenital myotonia)是一种以肌强直和肌肥大为主要临床表现的遗传性肌病,可分为常染色体显性遗传和常染色体隐性遗传 2 种类型。已发现共同的致病基因是一种编码骨骼肌氯离子通道蛋白(skeletal muscle chloridechannel-1,CLCN1)的基因。无义突变是 *CLCN1* 基因较常见的突变类型之一。当无义突变引发 NMD 机制时可导致氯离子通道蛋白无法合成,继而引发常染色体隐性遗传形式的先天性肌强直(OMIM#255700),又称 Becker 病。突变纯合子患者氯离子通道蛋白显著下降导致全身性肌强直,突变杂合子个体氯离子通道蛋白下降了约 50%,但不出现肌强直的临床表现。当无义突变发生在最后一个外显子而无法引发 NMD 机制时则产生大量异常蛋白,并对机体产生毒害作用,由此导致常染色体显性遗传的肌强直(dominant myotonia congenita)(OMIM#160800),又称 Thomsen 病,临床表现为肌强直和肌肉肥大。

(二)遗传修饰因素对表型的影响

有时,即使是最典型的表型 - 基因型相关性(phenotype-gene relationship)也可能不会出现在某个特异的患者中。这种表型变异,可能源于环境因素,也可能是其他修饰基因的作用。目前,已发现了相当数量人类单基因病的修饰基因。典型病例是地中海贫血。地中海贫血的病理学机制是 α 链或 β 链合成不足导致 α/β 链的比例失衡,因而患者表型的严重程度与失衡的程度成正比,任何改变肽链失衡程度的因素都可以作为影响表型的遗传修饰因子。这一特点在 β 地中海贫血中尤为明显。任何影响 α 与非 α 蛋白链比例的因素都可能影响 β 地中海贫血的表型。降低 α/β 比例的因素将减轻症状,升高 α/β 比例的因素将加重症状。

目前已发现的此类遗传修饰因素包括：①α珠蛋白基因型：α地中海贫血突变导致α珠蛋白合成减少，合并α地中海贫血突变可以使β地中海贫血患者的α/非α珠蛋白肽链比例趋于平衡，从而减轻贫血表型。相反，β地中海贫血杂合子合并α珠蛋白基因三联体或四联体，则会加剧α/非α珠蛋白肽链比例失衡，由临床无症状变为中间型地中海贫血表型。②调控γ珠蛋白表达从而影响HbF水平的因素：包含位于β珠蛋白基因簇上的序列变异，以及调控γ基因表达的调控红系发育的转录因子等。

(三) 基因突变引发"难以预测"的临床效应

遗传病的发生是在一定条件下基因有害突变的必然结果。然而，在很多情况下却又无法估计和预测到某一基因突变是否能够引起这样或那样的生理生化异常，以及与之相应的临床表型效应。即便像血红蛋白病、Lesch-Nyhan综合征(旧称自毁容貌综合征，self-mutilation syndrome)(OMIM#300322)等已大致阐明了分子遗传学机制的单基因病，学者们仍不能完美解释为何HbA突变为HbS后，就会发生血红蛋白在缺氧状态下的聚合，也不能理解为何患者在次黄嘌呤鸟嘌呤磷酸核糖转移酶(hypoxanthine guanine phosphoribosyl transferase，HGPRT)缺陷后所引起的体内代谢紊乱，却在临床上表现出强迫性自残这样的异常行为。

第二节　基因突变引起性状改变的分子生物学机制

DNA分子中储存的遗传信息，经过转录、翻译传递到肽链，再进一步形成具有生物学功能活性的蛋白质，并最终表现为细胞的结构和功能性状。这种信息语言的表达和转换过程，不但是基因控制正常遗传性状发育最基本的分子生物学机制，也是基因突变引发各种性状异常和临床疾病发生的基本生物学机制。生物体内的蛋白质包括酶蛋白分子和非酶蛋白分子，基因突变就是通过改变这些蛋白质的结构和功能来影响机体的代谢和功能的。

一、基因突变引起酶的异常

人体细胞中的每一步生化代谢反应，几乎都需要某种专一性酶的催化才能高效、特异地进行和完成，酶是生物体内具有特殊生物催化活性的催化剂。酶的化学本质是蛋白质，是基因表达的产物。由结构基因突变所引起的酶分子组成与结构的改变，或由调控基因突变所导致的酶合成异常，都有可能造成相关代谢过程的障碍或代谢程序的紊乱。如果这种基因突变发生于生殖细胞或受精卵中，就可能遗传给后代，从而产生相应的遗传性酶病(hereditary enzymopathy)或先天性代谢缺陷(inborn error of metabolism)。

(一) 结构基因突变引起酶蛋白结构的异常

酶分为单体酶和复合酶。由一条肽链构成的酶称为单体酶，如溶菌酶、羧肽酶A等。而复合酶是指除酶蛋白外尚含有某种辅基或辅因子。无论是何种类型的酶，其催化活性都是建立在与其催化功能相适应的特定三维空间构象基础之上的。所有结构基因突变，除同义突变一般不会引起酶蛋白结构异常外，其他突变形式都有可能造成酶分子特定立体构象不同程度的改变。空间构象变化引起的酶活性异常，主要表现为以下几种形式：①酶的功能活性完全丧失；②尚具有一定的功能活性，但其稳定性降低，极易被降解而失去活性；③酶与其作用底物的亲和性降低，以致不能迅速、有效地与之结合，造成代谢反应的延滞；④酶蛋白与辅因子的亲和性下降，影响了酶的正常活性。

（二）调控基因突变引起酶蛋白合成量的异常

基因是一个可调控的遗传功能表达单位。每一个结构基因的构成，除了其转录序列外，还含有侧翼的非转录调控序列。此类调控序列突变，或使基因转录的启动发生障碍，不能进行 mRNA 的合成；或造成转录速率的下降，影响 mRNA 合成的产量。这些改变最终都导致酶蛋白的缺失或酶蛋白合成量的不足而引发代谢缺陷。例如，前已述及的急性间歇性卟啉病主要缺陷是血红素生物合成途径中的胆色素原脱氨酶缺乏。控制血红素合成的调控基因的突变，正是导致 AIP 病理生理特征的原因。

二、酶的异常导致代谢异常

人体细胞内的绝大多数生理活动都是建立在一系列相互联系的级联生化反应（cascade reaction）基础之上的。而在这些级联反应中，每一步几乎都是在特定的酶或酶系的催化下实现和完成的。因此，酶是实现机体细胞内各种生命活动过程最为直接、极其关键的限制因素。

（一）酶与代谢反应的关系

一般来说，人体的代谢反应（分解代谢和合成代谢）都是分步骤逐级完成的，从而构成一系列连锁的反应过程。如图 34-6 所示，作为某种代谢反应的原初底物 A，在细胞膜上的转运系统 T_A（通常也是一种酶或具有酶活性的膜功能结构蛋白）的作用下进入细胞内，然后在酶 E_{AB} 的催化下，转变为初级代谢产物 B；B 又在酶 E_{BC}、E_{CD} 的催化作用下依次转化为代谢的次级中间产物 C 和代谢的终产物 D。A 物质的代谢除了沿上述 A → B → C → D 这一主要途径进行外，某种条件下还可能在其他相应酶类的作用下沿着 A → F → G 这一次要的代谢旁路进行。由此可见，在一定的条件下，酶能够决定体内代谢反应的类型和反应的途径及去向。

同时，从图 34-6 还可以看出，在体内复杂的代谢反应过程中，参与代谢过程的各种物质，往往表现出作为反应底物和反应产物的双重属性，以及彼此之间互为底物与产物的交错关系。这种属性及其相互关系，又构成了体内普遍存在的反馈（feedback）调控机制的基础。

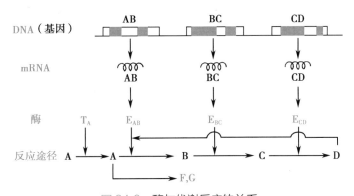

图 34-6 酶与代谢反应的关系

（二）酶缺陷对代谢反应的影响

在上述过程中，任何一种酶（T_A、E_{AB}、E_{BC}、E_{CD}）的缺陷，均可导致代谢底物的堆积和 / 或代谢产物的缺乏，或者促使代谢反应沿着次要途径进行。由此形成对机体不利的中间产物或者终产物，产生各种类型的先天性代谢病。

1. 酶缺陷造成代谢底物缺乏 绝大多数非脂溶性或极性的小分子物质（如葡萄糖、氨基酸等）依赖于膜转运酶的作用进入细胞内，作为某种代谢活动的原初反应底物而参与相应的代谢反应。如果与之相关的膜转运酶缺陷或异常，便可造成代谢底物的缺乏而阻碍和影响整个代谢进程，最终引发一系列的临床症状。

例如,色氨酸加氧酶缺乏引起的高色氨酸血症(hypertryptophanemia)(OMIM#600627)呈常染色体隐性遗传,患者主要表现为反复发作的小脑运动失调、皮肤粗糙、色素沉积、表皮溃烂等临床症状。如图 34-7 所示,由于遗传因素的影响,患者肠黏膜上皮细胞膜上缺乏转运色氨酸的色氨酸 -2,3- 双加氧酶,使得色氨酸无法被吸收。色氨酸作为多种代谢的原初反应底物,其转运障碍使得细胞内的烟酰胺、5- 羟色胺等重要物质不能正常合成。烟酰胺是许多重要复合酶的辅因子,5- 羟色胺是一种重要的神经递质,从而导致整个机体的代谢过程和生理功能发生紊乱。

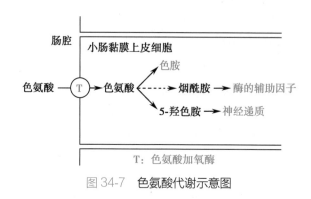

图 34-7　色氨酸代谢示意图

2. 酶缺陷导致代谢产物堆积　酶缺陷导致的代谢产物堆积,可能造成 2 种情况:

(1)堆积产物对机体的直接危害:例如,半乳糖血症(galactosemia)(OMIM#230400)为常染色体隐性遗传病,新生儿的发病率约为 1/400 000~1/60 000。患儿在哺乳后表现出呕吐、腹泻等胃肠道症状。随着病情的发展、加重,还可出现黄疸、肝硬化、腹水和智力残疾等肝、脑损害症状。发病是由于患者体内半乳糖 -1- 磷酸尿苷酰转移酶(GPUT)的缺乏,导致代谢的中间产物半乳糖与半乳糖 -1- 磷酸在血液中的大量堆积所致。半乳糖 -1- 磷酸在肝的积聚可引起肝功能损害,甚至肝硬化;在脑的积聚导致智力残疾。半乳糖在醛糖还原酶作用下转变为半乳糖醇,致使晶体的渗透压改变,使水分进入晶体而变性,导致白内障。图 34-8 示半乳糖的体内代谢途径。

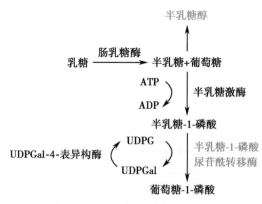

图 34-8　半乳糖的体内代谢途径

(2)堆积底物或产物激发旁路代谢:在某些情况下,催化主要代谢途径的酶缺陷会导致底物或产物的堆积,其本身并不造成对机体的直接危害,但是却会导致某些代谢旁路的激活,使得代谢反应沿旁路代谢途径进行,结果导致某些旁路代谢副产物的堆积,并引发相应的疾病。

例如:前已述及的典型苯丙酮尿症(PKU),如图 34-9 所示,患者由于编码苯丙氨酸羟化酶(PAH)的基因发生突变,导致 PAH 活性下降或缺乏,使苯丙氨酸不能转化为酪氨酸,苯丙氨酸在血中堆积,并在转氨酶的作用下形成苯丙酮酸、苯乳酸、苯乙酸等旁路代谢产物。这些产物一部分随尿排出,使尿呈特殊的鼠尿臭味,而更多的产物则积聚在血液和脑脊液中,对生长发育中的婴儿神经系统造成不同程度的损害,导致智力残疾、发育迟缓、语言障碍、癫痫抽搐等不同程度且不可逆的神经损伤。此外,这些物质还可抑制 5- 羟色胺脱羧酶活性,造成 5- 羟色胺生成减少,从而影响大脑发育。由于苯丙氨酸不能转变为酪氨酸,旁路产物还可抑制酪氨酸酶活性,使黑色素合成减少,患者皮肤、毛发、虹膜等颜色变淡。

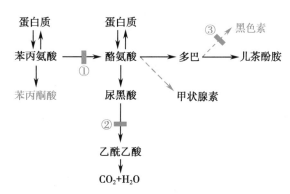

图 34-9　苯丙氨酸的代谢途径
①苯丙酮尿症缺陷部位;②尿黑酸尿症缺陷部位;③白化病缺陷部位。

3. 酶缺陷导致代谢终产物缺乏　在机体细胞内的物质代谢级联反应中,任何一个环节或步骤发生酶的缺陷,都可能导致正常反应途径受阻或中断,造成某些必需代谢终产物的缺乏,并引发相关的临床症状。

例如:眼皮肤白化病 1A 型(oculocutaneous albinism type 1A)(OMIM#203100)呈常染色体隐性遗传,群体发病率约为 1/10 000。患者表现为皮肤浅红或白化,毛发淡黄或银白,虹膜及脉络膜浅红、畏光等。发病原因是患者上皮组织黑色素细胞(melanocyte)内酪氨酸酶的缺乏,使得酪氨酸氧化过程受阻,不能产生正常的代谢终产物黑色素所致。

4. 酶缺陷导致反馈调节异常　机体内系列级联反应过程中生成的某些代谢产物,反过来可影响、调控其初始的或前一反应步骤的进行及反应速率,这种调节方式称为反馈调节(feedback regulation)。某些酶的缺陷可导致此类产物生成的减少或缺失,造成自我反馈调节作用的异常,扰乱细胞代谢相对恒定、相互协调的运转秩序,进而引起机体的疾病。

例如:先天性肾上腺皮质增生症(congenital adrenal hyperplasia)(OMIM#201910)是一组由于肾上腺皮质激素合成过程中酶的缺陷所引起的疾病,呈常染色体隐性遗传。男性患婴出生时无症状,4个月以后开始有性早熟征象,出现阴毛、腋毛、胡须、痤疮等一系列假性早熟现象。女性患婴出生时即有阴蒂肥大、大阴唇发育等外生殖器异常。患者多数从 3 岁开始出现阴毛等假性早熟现象,此后,则会随着年龄的增长继而出现男性化的性畸形症状。

先天性肾上腺皮质增生症的主要病因是由于体内 21- 羟化酶的缺陷,使得孕酮及 17α- 羟孕酮不能在 11β- 羟化酶的作用下按正常的生化反应转化成醛固酮与可的松等盐皮质激素和糖皮质激素,却产生了大量的雄烯二酮和睾酮。患者血液中皮质激素的缺乏,反馈性地促使垂体过量分泌促肾上腺皮质激素(ACTH),导致肾上腺皮质的增生。其结果依然不能使皮质激素合成增加,却造成了睾酮等性激素继续大量合成(图 34-10)。

人体及细胞内的代谢活动异常复杂,“基因突变→基因缺陷→酶缺陷→代谢机能紊乱”是遗传性代谢病产生的最基本机制。同一代谢过程的不同反应步骤之间以及不同代谢途径之间,往往都存在着各种形式的相互联系。或互为促进,或彼此制约,形成了以反馈作用为主要形式的生理活动及调控体系。在这一体系中,各种酶的作用至关重要。参与调控体系反应催化的任何一种酶的缺陷,都可能造成代谢反应中某些底物的堆积或产物的缺乏;或改变正常的代谢途径和反应方向,最终导致机体生理代谢机能的紊乱。

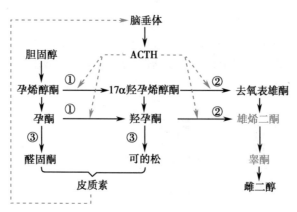

图 34-10   肾上腺皮质激素的合成与调节图
① 17α- 羟化酶；② 17，20- 裂解酶；③ 11β- 羟化酶。

三、非酶蛋白分子缺陷导致的分子病

基因突变除引起酶蛋白分子缺陷而导致代谢性疾病的发生之外，还可以通过影响非酶蛋白分子的结构和数量，从而改变机体细胞的生物学性状，并最终导致机体遗传性状的异常。因此，一般将由非酶蛋白分子结构和数量的异常所引发的疾病，统称为分子病（molecular disease）。比如由某些运输蛋白、免疫蛋白、膜载体蛋白和受体蛋白等异常所引起的疾病，皆属分子病。

例如：呈常染色体隐性遗传的囊性纤维变性（cystic fibrosis，CF）（OMIM#219700）属于膜转运蛋白病。即由于细胞膜上转运氯离子的蛋白发生遗传性缺陷，影响细胞膜对氯离子的转运，从而导致的疾病。本病是西方最常见的常染色体隐性遗传病，患者病情呈进行性加重，尤其累及支气管系统，伴有黏液形成和复发性感染，最终常死于肺功能衰竭、感染和营养不良等。几乎所有男性不育。

又如，马方综合征（Marfan syndrome，MS）（OMIM#154700）又称蜘蛛指 / 趾综合征（arachnodactyly），是一种常染色体显性遗传的全身性结缔组织病，主要累及眼、骨骼和心血管系统。致病基因 *FBN1* 突变后，影响了细胞外基质糖蛋白——原纤蛋白 -1（fibrillin 1）的正常功能，导致患者在临床表现上的个体差异。本病的主要体征包括：①眼部病变，常有晶状体半脱位和近视；②心血管系统受损，主动脉壁薄，导致主动脉根部及升主动脉扩张，常发生夹层动脉瘤及二尖瓣脱垂、二尖瓣闭锁不全等；③骨骼发育不成比例，患者身材过高，体瘦，肢长，手指细长呈蜘蛛指样，脊柱侧弯，漏斗胸或鸡胸。95% 以上的患者因心血管并发症而死亡，平均死亡年龄为 40 岁。

代谢病与分子病只是根据相应蛋白质的主要功能特性而进行的一种相对的划分，两者之间并无本质上的区别。首先，它们具有共同的分子遗传学基础，即都涉及遗传物质的异常；其次，许多蛋白同时兼有作为细胞和机体内某些结构组分、物质运输及生物催化的多重功能。因此，一般把这两类疾病通称为生化遗传病。

 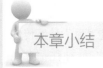
本章小结

基因突变通常对蛋白质的结构和功能产生 4 方面的影响：①导致异常蛋白质的生成；②导致蛋白质产生异常的功能效应，包括功能失去、功能获得、获得新特性、显性负效应、异时表达或异位表达等；③导致组织细胞中蛋白质表达类型的改变，如组织特异性蛋白突变和持家蛋白突变；④涉及蛋白质的分子细胞生物学效应与相应的临床表型之间的关系，如同一基因的不同突变（等位基因异质性）可产

生不同的表型。基因突变引起性状改变的分子生物学机制主要有 3 种形式：①基因突变引起酶分子异常；②酶分子异常引起代谢缺陷；③非酶分子缺陷导致分子病。

思考题

1. 基因突变导致蛋白质功能异常的表现形式有哪几种？请举例述之。
2. 简述基因突变引起性状改变的分子生物学机制。
3. 酶缺陷如何引起各种代谢紊乱并导致疾病？
4. 简述苯丙酮尿症（PKU）发病的分子机制及主要临床表现。
5. 简述突变蛋白的分子细胞病理学效应与临床表型之间的关系。

（贺　颖）

第三十五章
单基因遗传

现代遗传学奠基人孟德尔通过豌豆杂交实验于 1865 年发现了遗传因子的分离律(law of segregation)、自由组合律(law of independent assortment)。1909 年,W. J. Johannsen 提出用基因这一术语来代替遗传因子。基因是染色体上负载着特定遗传信息的 DNA 分子片段。同源染色体上同一基因座位的一对基因称为等位基因(alleles)。基因型(genotype)是指一个个体的基因结构或组成,也可指一个特定基因座位上的等位基因。表现型或表型(phenotype)是基因型和环境因素相互作用使该个体呈现的性状。如果某个体在某一特定基因座的等位基因相同,则该个体在此基因座是纯合性的,称为纯合子(homozygous);如果等位基因不同,则该个体在该基因座是杂合性的,称为杂合子(heterozygous)。在杂合子的情况下表现出来的性状为显性(dominant)性状,未表现出来的性状为隐性(recessive)性状。如果含有一个突变等位基因和一个正常等位基因拷贝的杂合子可出现相应的疾病或表型,称为显性遗传;而只有突变等位基因纯合子才能表现为相应的疾病或表型称为隐性遗传。单基因病(monogenic disease,single-gene disorder)是由一对等位基因影响而发生的遗传性疾病,这对等位基因称为主基因(major gene)。其传递方式遵循孟德尔遗传定律,所以也称为孟德尔式遗传病。

单基因病的遗传可以分为核基因的遗传和线粒体基因的遗传两种,后者属于细胞质遗传。在核基因的遗传中,根据决定某疾病的基因所在染色体(常染色体或性染色体)及该基因性质的不同(显性或隐性),将人类单基因病分为 5 种主要遗传方式:①常染色体显性遗传;②常染色体隐性遗传;③ X 连锁显性遗传;④ X 连锁隐性遗传;⑤ Y 连锁遗传。

第一节　系谱和系谱分析

研究动植物遗传规律普遍采用杂交实验技术,但研究人类性状或疾病的遗传规律则不然,必须采用适合人类伦理特点的一些特殊研究方法,只能对具有某种性状的家系成员进行观察,并分析该性状在家系后代中分离或传递的方式,这种方法称为系谱分析(pedigree analysis)。先证者(proband)是指某个家族中,首先被医生或遗传研究者发现的、罹患某种遗传病的患者或者具有某种遗传性状的成员。系谱(pedigree)是指从先证者入手,追溯调查其家族所有成员的数目、亲属关系以及某种遗传病的发病情况(或某种性状的分布)等资料,用特定的符号按一定方式绘制而成的图解(图 35-1)。系谱中不仅应包括具有某种性状或患有某种遗传病的个体,还要包括家族的正常成员。通过观察这些性状或疾病在家系内分离或传递来推断人类性状或疾病的遗传方式,称为系谱分析。一个完整的系谱至少要包括三代以上家族成员的相关信息。

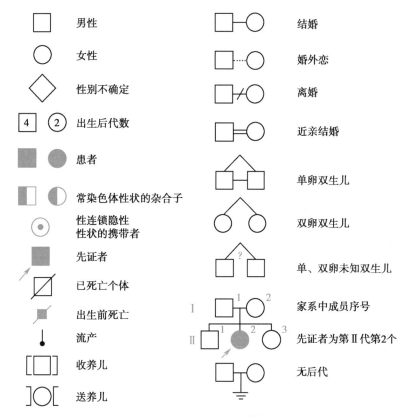

图 35-1　常用的系谱符号

　　需要注意的是,有时仅根据一个家庭的系谱资料,往往不能准确反映某遗传病或性状的遗传方式,通常需要对多个具有相同遗传病或性状的家族系谱资料作统计学分析,其判断结果才能较准确可靠。根据系谱,可以对家系进行回顾性分析,以便判断所发现的某一疾病或性状在该家族中是否有遗传因素的作用及其可能的遗传方式;还可以通过系谱对某一遗传病家系进行前瞻性遗传咨询,评估某一家庭成员的患病风险或再发风险。

第二节　常染色体显性遗传

　　如果一种遗传病的致病基因位于常染色体上,在杂合子的情况下可能导致个体发病,即致病基因决定的是显性性状,这种遗传病称为常染色体显性(autosomal dominant,AD)遗传病。

一、典型的常染色体显性遗传呈代代相传、男女同患特征

　　人类的致病基因是由正常基因突变而来,在群体中致病基因频率很低,因此 AD 病多是杂合子发病,很少见到纯合子患者。其系谱特点如下:①由于致病基因位于常染色体上,其遗传与性别无关,即男女发病机会均等;②系谱中连续几代都可以看到患者,呈连续传递;③患者双亲中必有一方为患者,致病基因由亲代传来;④双亲无病,后代一般不会患病,若患病,可能是新发生的突变所致;⑤患者同胞及子代中将有 1/2 概率患病。根据这些特点,临床上可对常染色体显性遗传病进行发病风险估计。

例如,夫妇双方中有一人患病(杂合子),那么子女患病的可能性为 1/2;如果夫妇双方都是患者(均为杂合子),则子女患病的可能性为 3/4。AD 病的典型系谱图如图 35-2 所示。较常见的 AD 病包括并指症、短指症、家族性高胆固醇血症、多发性结肠息肉、多囊肾、Huntington 病、神经纤维瘤和遗传性脊髓小脑共济失调等。

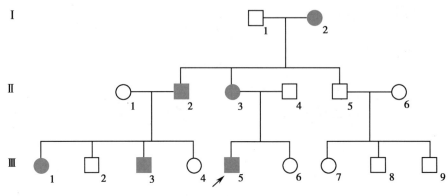

图 35-2　AD 病的典型系谱图

如果用 A 代表决定某种显性性状的基因,用 a 代表其相应的隐性等位基因,则在完全显性(complete dominance)的情况下,杂合子 Aa 与显性纯合子 AA 的表型完全相同,即在杂合子 Aa 中,显性基因 A 的作用被完全表现出来,使得杂合子表现出与显性纯合子相同的性状。

假设决定常染色体显性遗传病的基因为显性基因 A,正常为隐性基因 a,则患者的基因型应为 AA 或 Aa,显性基因 A 在杂合状态下是完全显性的,因而在临床上,基因型为 AA 与 Aa 的患者在表型上完全一致,难以区分。然而,实际上大多数患者的基因型为 Aa,而非 AA。因为根据分离律,基因型 AA 中的两个 A 等位基因,必然一个来自父方,一个来自母方。这样,只有当父母均为患者时才有可能生育 AA 型子女,而这种婚配机会在实际生活中几乎是碰不到的,故绝大多数患者为 Aa。如果患者 Aa 与正常人 aa 婚配,其所生子女中,大约有 1/2 是患者,也就是说,这对夫妇每生一个孩子,都有 1/2 的可能性为患儿(图 35-3)。

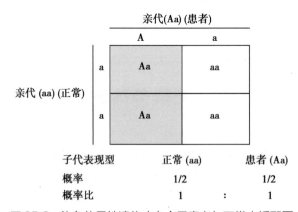

图 35-3　染色体显性遗传病杂合子患者与正常人婚配图

二、短指 / 趾症 A1 型是典型的常染色体显性遗传

1903 年,William Curtis Farabee 首次报道了一个人类短指 / 趾症的家系(图 35-4),该家系的 5 代人中患者超过 30 人,大约占家庭总人口的一半。1951 年,Julia Bell 根据指 / 趾的畸形情况将该家系归为短指 / 趾 A1 型(brachydactyly A1,OMIM#112500)。它是一种常染色体完全显性遗传的典型例子。

短指 / 趾 A1 型患者的主要症状是患者的中间指 / 趾骨短小或缺失与末端指 / 趾融合,大拇指和大脚趾近端指 / 趾骨变短;无论中间指 / 趾骨缩短还是缺失,远端指 / 趾关节都不能形成。

2001 年,定位于 2q35 的 *IHH* 基因被确定为短指 / 趾症 A1 型的致病基因。*IHH* 基因除了调控软骨细胞的增殖和分化以外,对远端肢体骨骼的发育和关节的形成也是必需的。*IHH* 基因突变破坏了骨骼组织中 Hedgehog 蛋白与相关蛋白之间的相互作用,最终导致中间指 / 趾骨的发育异常甚至缺失,引起骨骼发育畸形,形成短指 / 趾 A1 型的表型。

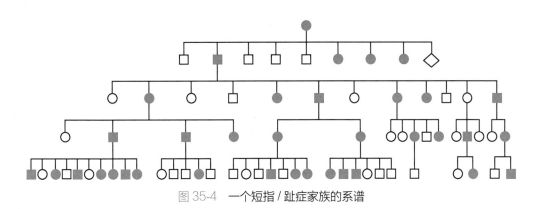

图 35-4　一个短指 / 趾症家族的系谱

其他一些常见且主要的常染色体显性遗传病见表 35-1。

表 35-1　常染色体显性遗传病举例

疾病中文名称	疾病英文名称	OMIM	致病基因定位
软骨发育不全	achondroplasia	#100800	4p16.3
脊髓小脑共济失调 1 型	spinocerebellar ataxia 1	#164400	6p22.3
多指 / 趾轴后 A1 型	polydactyly, postaxial, type A1	#174200	7p14.1
急性间歇性卟啉症	porphyria, acute intermittent	#176000	11q23.3
Marfan 综合征	Marfan syndrome	#154700	15q21.1
多囊肾	polycystic kidneys	#173900	16p13.3
成骨发育不全 I 型	osteogenesis imperfecta, type I	#166200	17q21.33
肌强直性营养不良 1 型	myotonic dystrophy 1	#160900	19q13.32
多发性神经纤维瘤 I 型	neurofibromatosis, type I	#162200	17q11.2
Huntington 病	Huntington disease	#143100	4p16.3
遗传性椭圆形红细胞增多症	elliptocytosis 1	#611804	1p35.3
眼咽肌营养不良	oculopharyngeal muscular dystrophy	#164300	14q11.2
家族性高胆固醇血症	familial hypercholesterolemia	#143890	19p13.2

第三节　常染色体隐性遗传

一种遗传病的致病基因位于常染色体上,其遗传方式是隐性的,只有隐性致病基因的纯合子才会发病,称为常染色体隐性(autosomal recessive,AR)遗传病。带有隐性致病基因的杂合子本身不发病,但可将隐性致病基因遗传给后代,称为携带者(carrier)。广义地说,携带者是指携带有某种致病基因或异常染色体,但本身并不表现出临床症状的个体,虽然携带者本身并不发病,但可能会将致病基因或异常染色体传递给后代,导致后代发病。

一、典型的常染色体隐性遗传常呈散发,男女发病无差异

AR病的遗传特点总结如下:①由于致病基因位于常染色体上,其遗传与性别无关,因此男女发病机会均等;②系谱中往往是散发的病例,通常看不到连续传递的现象;③患者双亲的表型一般都正常,但均为致病基因携带者;④患者同胞患病的风险为1/4,其表型正常的同胞有2/3的可能性为携带者;⑤近亲婚配(consanguineous marriage)时,子女的发病风险比随机婚配明显增高。这是因为他们有共同的祖先,可能会遗传到同一个隐性致病基因。AR病的典型系谱图如图35-5所示。常见的AR病如眼皮肤白化病ⅠA、苯丙酮尿症、白化病、囊性纤维化及先天性聋哑等。

在常染色体隐性遗传病家系中最常见的是两个杂合携带者(Aa×Aa)之间的婚配,每次生育的发病风险为1/4(图35-6)。实际上,人群中最多的婚配类型应该是杂合携带者与正常人(Aa×AA)之间的婚配,子代表型全部正常,但其中将有1/2是携带者(图35-7)。

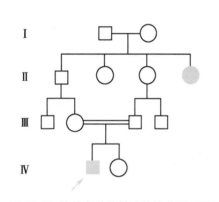

图35-5　常染色体隐性遗传的典型系谱

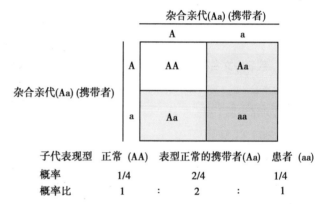

图35-6　常染色体隐性遗传病杂合子(携带者)相互婚配图解

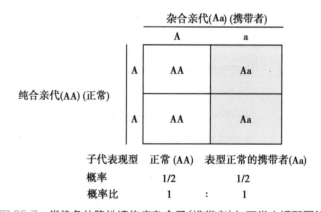

图35-7　常染色体隐性遗传病杂合子(携带者)与正常人婚配图解

在某些高发的常染色体隐性遗传病中,可能会看到杂合携带者与患者之间的婚配(Aa×aa),这时子代中将有一半为患者,另一半为携带者(图35-8)。这种家系由于连续两代出现患者,子代分配比例类似显性遗传方式,不易与常染色体显性遗传病区分。当近亲婚配家庭中出现这样的系谱时,也应考虑常染色体隐性遗传病的可能性。

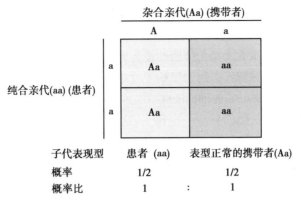

图 35-8 常染色体隐性遗传病患者与杂合子（携带者）婚配图解

当患者相互婚配（aa×aa）时，子女无疑将全部受累。由于隐性致病基因少见，这种婚配的可能性极低，只有在发病率高的常染色体隐性遗传病中才能见到。

二、眼皮肤白化病ⅠA型是典型的常染色体隐性遗传

眼皮肤白化病ⅠA型（albinism,oculocutaneous,type ⅠA；OCA ⅠA,OMIM#203100）是一种遗传性代谢病，也是较常见的常染色体隐性遗传病之一。眼皮肤白化病ⅠA型是酪氨酸酶合成障碍引起的疾病，患者体内酪氨酸酶基因（OMIM*606933）突变导致酶活性丧失，不能有效地催化酪氨酸转变为多巴，进而不能形成代谢终产物黑色素，导致白化病。

其他一些常见且主要的常染色体隐性遗传病见表 35-2。

表 35-2　常染色体隐性遗传病举例

疾病中文名称	疾病英文名称	OMIM	致病基因定位
苯丙酮尿症	phenylketonuria	#262600	12q23.2
半乳糖血症	galactosemia	#230400	9p13.3
糖原贮积病ⅠA型	glycogen storage disease ⅠA	#232200	17q21.31
尿黑酸尿症	alkaptonuria	#203500	3q13.33
Tay-Sachs 病	Tay-Sachs disease	#272800	15q23
毛细血管扩张性共济失调	ataxia-telangiectasia	#208900	11q22.3
Bloom 综合征	Bloom syndrome	#210900	15q26.1
Wilson 病（肝豆状核变性）	Wilson disease	#277900	13q14.3
板层状鱼鳞病 1 型	ichthyosis,lamellar,1	#242300	14q12
同型胱氨酸尿症	homocystinuria	#236200	21q22.3
无过氧化氢酶血症	acatalasemia	#614097	11p13
镰状细胞贫血	sickle cell anemia	#603903	11p15.4
β 地中海贫血	beta-thalassemia	#613985	11p15.4

三、常染色体隐性遗传病分析时应注意的两个问题

（一）临床上对患者同胞发病风险的统计常常高于预期的 1/4

在临床上所看到的常染色体隐性遗传病家系中，常常出现患者人数占其同胞人数的比例高于理

论上的 1/4 的现象,这是由于选择偏倚(selection deviation)所致。在常染色体显性遗传病家系中,每一个携带有显性致病基因的个体都会因发病而被确认,所得数据完整,接近于 1:1 的比例,称为完全确认(complete ascertainment);而在常染色体隐性遗传病家系中,当一对夫妇都是携带者时,只有子女中有 1 个以上患者的家庭才会被确认,而无患病子女的家庭将被漏检,称为不完全确认(incomplete ascertainment)或截短确认(truncate ascertainment)。

如果一对夫妇都是携带者,他们只生一个孩子,这个孩子患病的可能为 1/4,将被检出;而这个孩子不患病的可能为 3/4,将被漏检,所以在只生一个孩子的家庭中,子女患病比例为 100%。如果一对夫妇都是携带者,他们生有两个孩子,这两个孩子都患病的可能为 1/4×1/4=1/16,将被检出;两个孩子中有一个患病的可能为 (1/4×3/4)+(3/4×1/4)=6/16,也会被检出;而两个孩子都正常的可能为 3/4×3/4=9/16,将被漏检,这样在所有生两个孩子的家庭中,子女中患病比例为 4/7,远高于预期的 1/4。同理,生育 n 个孩子的家庭中,将有 $(3/4)^n$ 个家庭被漏检。n 越大,$(3/4)^n$ 越小,漏检的比例越少。因此在计算常染色体隐性遗传病患者同胞的发病比例时,常采用 Weinberg 先证者法进行校正,校正公式为:

$$C = \frac{\sum a(r-1)}{\sum a(s-1)}$$

公式中,C 为校正比例;a 为先证者人数,恒等于 1;r 为包括先证者在内的同胞中受累人数;s 为同胞人数。其校正偏倚的基本原理是将先证者从统计中除去,仅计算先证者同胞的患病频率,先证者只起指认两个携带者婚姻的作用。

例如,对 11 个苯丙酮酸尿症患者家系的调查中发现,有 4 个先证者仅有同胞 1 人,并且同为患者;有 3 个先证者有同胞 2 人,其中 2 个家系各仅有 1 例患者,另 1 个家系有 2 例患者;有 3 个先证者有同胞 3 人,其中 2 个家系各有 1 例患者,另 1 个家系有 2 例患者;有 1 个先证者有同胞 4 人,其中有 2 例患者。在总共 23 个同胞中,患者 14 例,发病比例为 14/23=0.608 7,大大高于期望值 1/4(0.25)。

如按校正公式 $C = \frac{\sum a(r-1)}{\sum a(s-1)}$ 进行校正,则先列表 35-3 如下,再将表格中的数值代入公式:

$C = \frac{3}{12} = 0.25$。校正的数据表明,观察到的苯丙酮酸尿症患者同胞中的发病比例完全符合常染色体隐性遗传病的发病比例,即 1/4。

表 35-3 苯丙酮酸尿症 Weinberg 先证者法校正表

编号	s	r	a	$a(r-1)$	$a(s-1)$
1	1	1	1	0	0
2	1	1	1	0	0
3	1	1	1	0	0
4	1	1	1	0	0
5	2	1	1	0	1
6	2	1	1	0	1
7	2	2	1	1	1
8	3	1	1	0	2
9	3	1	1	0	2
10	3	1	1	0	2
11	4	2	1	1	3
$\sum$	23	14	11	3	12

（二）近亲婚配明显增加常染色体隐性遗传病的发病风险

近亲（close relatives）是在 3~4 代以内有共同祖先的个体间的关系,他们之间通婚称为近亲婚配。由于继承的关系,两个近亲个体可能携带从共同祖先传来的相同基因,他们的后代出现等位基因纯合子的可能性会明显增加。两个近亲个体在某一基因座上具有相同基因的概率称为亲缘系数（coefficient of relationship）。根据亲缘系数的大小,可将近亲分成不同的亲属级别。

一级亲属包括亲子关系和同胞关系,他们之间的亲缘系数为 1/2,即他们之间基因相同的可能性为 1/2;与亲子关系不同,同胞之间 1/2 的亲缘系数只是一种概率估计,实际情况可能大于或小于 1/2。二级亲属包括一个个体的祖父母、外祖父母、双亲的同胞、同胞的子女和子女的子女等,他们之间的亲缘系数为 1/4,即他们之间基因相同的可能性为 1/4。三级亲属泛指亲缘系数为 1/8,即基因相同的可能性为 1/8 的近亲之间的关系。其他亲属级别依此类推,亲属级别每远一级,基因相同的可能性减少 1/2。

假如一种常染色体隐性遗传病的携带者频率为 1/100,一个携带者随机婚配时后代的发病风险为 1/100×1/100×1/4=1/40 000;而其与表亲（三级亲属）婚配,后代的发病风险为 1/100×1/8×1/4=1/3 200,为随机婚配的风险的 12 倍以上。通常情况下,一种常染色体隐性遗传病在群体中携带者的频率越低,近亲婚配后代的相对发病风险就越高。因此,一些罕见的常染色体隐性遗传病患者往往是近亲婚配的后代。

第四节　X 连锁显性遗传

由性染色体上的基因所决定的性状在群体中的分布存在明显的性别差异。如果决定一种遗传病的致病基因位于 X 染色体上,并且此基因对其相应的等位基因是显性的,即带有致病基因的女性杂合子即可发病,称为 X 连锁显性（X-linked dominant, XD）遗传病。

一、典型的 X 连锁显性遗传常呈现代代相传,女性发病多于男性

男性只有一条 X 染色体,其 X 染色体上的基因不是成对存在的,在 Y 染色体上缺少相对应的等位基因,故称为半合子（hemizygote）,其 X 染色体上有此显性基因就表现出相应的性状或疾病。因女性有两条 X 染色体,其中任何一条 X 染色体上有此基因,均可表现出相应的症状。因为男性只有一条 X 染色体,所以女性发病率约为男性的 2 倍。然而男性患者病情往往较重,而女性患者由于 X 染色体的随机失活,病情较轻且常有变化。男性的 X 染色体及其连锁的基因只能从母亲传来,将来也只能传递给女儿,不会传给儿子,所以女儿都将是患者,儿子全部为正常。这种传递方式称为交叉遗传（criss-cross inheritance）。

XD 病系谱特点总结如下:①系谱中女性患者多于男性患者,约为男性患者的 2 倍,女性患者的病情较男性轻;②系谱中可见到连续遗传的现象;③患者的双亲中必有一方是该病患者;④男性患者的女儿均患病,儿子全部正常;女性患者（杂合子）的子女各有 1/2 的可能性患病。代表性疾病是抗维生素 D 性佝偻病。XD 病的典型系谱图如图 35-9 所示。

男性半合子患者（X^RY）与正常女性（X^rX^r）婚配的系谱见图 35-10。由于交叉遗传,男性患者的致病基因一定传给女儿,不传给儿子,所以女儿都将是患者,儿子全部正常。

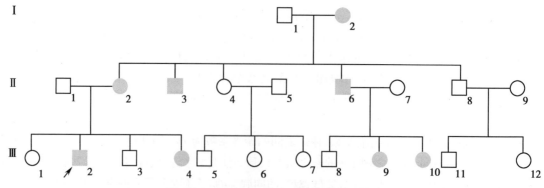

图 35-9 X 连锁显性遗传病的典型系谱图

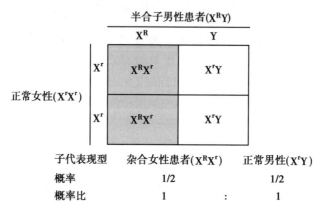

图 35-10 X 连锁显性遗传病男性半合子患者与正常女性婚配图解

女性杂合子患者(X^RX^r)与正常男性(X^rY)婚配的系谱见图 35-11，类似于常染色体显性遗传。因为交叉遗传，X 连锁的遗传病通常看不到父到子的传递。

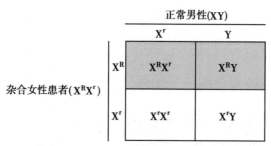

图 35-11 X 连锁显性遗传病女性杂合子患者与正常男性婚配图解

二、低磷酸盐血症性佝偻病是典型 X 连锁显性遗传

低磷酸盐血症性佝偻病（hypophosphatemic，OMIM#307800），又称抗维生素 D 性佝偻病（vitamin D-resistant rickets）。该病于 1937 年由 Fuller Albright 首先报道，因此也称 Albright 综合征（Albright syndrome）。这是一种以低磷酸盐血症导致骨发育障碍为特征的遗传性骨病。患者由于肾小管对磷酸盐的再吸收障碍，导致血磷下降，尿磷增多，肠道对磷、钙的吸收不良而影响骨质钙化，形成佝偻病。

在新生儿期即可检测出低磷酸盐血症,碱性磷酸酶活性在出生一个月即升高。患儿多于1周岁左右发病,最先出现的症状为O形腿,严重者表现出进行性骨骼发育畸形、生长发育迟缓、多发性骨折、骨痛、不能行走等佝偻病症状和体征。大剂量维生素D治疗不能纠正其生长发育异常。与一般佝偻病不同的是,患儿不表现出肌病、抽搐和低钙血症。从临床上观察,女性患者数目虽多于男性患者,但病情较轻,少数只有低磷酸盐血症,没有明显的佝偻病骨骼变化,这可能是由于女性患者多为杂合子,其中正常X染色体的基因还发挥一定的作用(图35-12)。

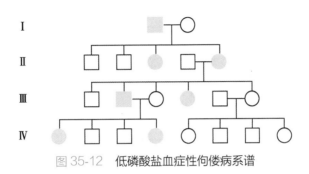

图35-12　低磷酸盐血症性佝偻病系谱

1997年,低磷酸盐血症性佝偻病的致病基因 *PHEX*(phosphate regulated gene with homologies to endopeptidases,X-linked,OMIM*300550)被克隆。该基因定位于Xp22.11,有18个外显子,编码749个氨基酸残基,相应蛋白质属于Ⅱ型膜整合的锌离子依赖性内肽酶家族,在牙发育、骨质矿化和肾磷代谢平衡方面起重要作用。单个碱基的突变和缺失是导致本病发生的主要原因。

其他一些常见且主要的X连锁显性遗传病见表35-4。

表35-4　X连锁显性遗传病举例

疾病中文名称	疾病英文名称	OMIM	致病基因定位
鸟氨酸氨甲酰基转移酶缺乏症	ornithine transcarbamylase deficiency	#311250	Xp11.4
口面指综合征Ⅰ型	orofaciodigital syndrome Ⅰ	#311200	Xp22.2
Alport综合征	Alport syndrome,X-linked	#301050	Xq22.3
小眼畸形	microphthalmia,syndromic 7	#309801	Xp22.2
色素失调症	incontinentia pigmenti	#308300	Xq28
Rett综合征	Rett syndrome	#312750	Xq28

第五节　X连锁隐性遗传

如果决定一种遗传病的致病基因位于X染色体上,且为隐性基因,这种基因的遗传方式称为X连锁隐性遗传(X-linked recessive inheritance,XR)。以XR方式遗传的疾病称为X连锁隐性遗传病。

一、典型的X连锁隐性遗传常呈散发,男性发病多于女性

如果决定某种性状或疾病的基因位于X染色体上,且为隐性基因,这种基因的遗传方式称为X连

锁隐性遗传。女性杂合状态下并不发病,只有致病基因的纯合子女性和半合子男性发病,这类疾病称为 XR 病。尽管杂合子女性表型正常,但携带致病基因并能传递给后代,称为携带者。XR 病系谱特点如下:①系谱中男性患者远多于女性患者;②双亲无病时,儿子可能发病,致病基因由携带者母亲传来,女儿不会发病,但有 1/2 可能为携带者;③由于交叉遗传,患者的兄弟、姨表兄弟、舅父与外甥、外祖父与外孙等可能是同病患者;④如果女性患病,其父亲一定是患者,母亲是携带者或患者。常见的 XR 病包括甲型血友病、乙型血友病、红绿色盲和假肥大型肌营养不良症等。XR 病的典型系谱图如图 35-13 所示。

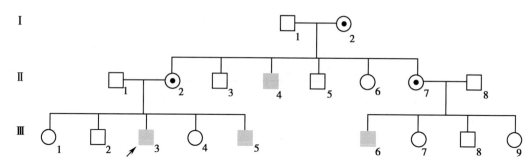

图 35-13　X 连锁隐性遗传病的典型系谱图

在 X 连锁隐性遗传家系中最常见的是表型正常的女性杂合子携带者(X^AX^a)与正常男性(X^AY)之间的婚配,子代中儿子将有 50% 受累,女儿不发病,但 50% 为携带者(图 35-14)。

正常男性(X^AY)

		X^A	Y
携带者女性(X^AX)	X^a	X^AX^a	X^aY
	X^A	X^AX^A	X^AY

子代表现型	正常女性(X^AX^A)	携带者女性(X^AX^a)	正常男性(X^AY)	半合子男性患者(X^aY)
概率	1/4	1/4	1/4	1/4
概率比	1 :	1 :	1 :	1

图 35-14　X 连锁隐性遗传病女性杂合子携带者与正常男性婚配图解

男性半合子患者(X^aY)与正常女性(X^AX^A)之间的婚配,所有子女的表型都正常。由于交叉遗传,父亲的 X^a 一定传给女儿,因此所有女儿均为杂合子携带者(图 35-15)。

半合子男性患者(X^aY)

		X^a	Y
正常女性(X^AX^A)	X^A	X^AX^a	X^AY
	X^A	X^AX^a	X^AY

子代表现型	携带者女性(X^AX^a)	正常男性(X^AY)
概率	2/4	2/4
概率比	1 :	1

图 35-15　X 连锁隐性遗传病男性半合子患者与正常女性婚配图解

偶尔在人群中还能看到男性半合子患者（XᵃY）与女性杂合子携带者（XᴬXᵃ）之间的婚配，子女有1/2会发病，类似于常染色体显性遗传的系谱传递；由于交叉遗传，所以表型正常的女儿均为杂合子携带者（图35-16）。

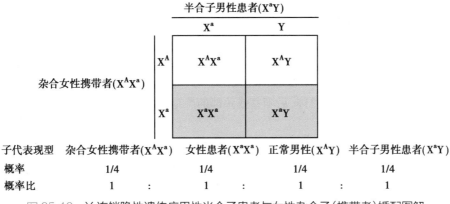

图 35-16　X 连锁隐性遗传病男性半合子患者与女性杂合子（携带者）婚配图解

其他一些常见且主要的 X 连锁隐性遗传病见表 35-5。

表 35-5　X 连锁隐性遗传病举例

疾病中文名称	疾病英文名称	OMIM	致病基因定位
血友病 B	hemophilia B	#306900	Xq27.1
G-6-PD 缺乏症	glucose-6-phosphate dehydrogenase deficiency	#305900	Xq28
Duchenne 肌营养不良	Duchenne muscular dystrophy	#310200	Xp21.2—p21.1
Becker 肌营养不良	Becker muscular dystrophy	#300376	Xp21.2—p21.1
Lesch-Nyhan 综合征	Lesch-Nyhan syndrome	#300322	Xq26.2—q26.3
眼白化病 I 型	ocular albinism,type I	#300500	Xp22.2
慢性肉芽肿	chronic granulomatous disease,X-linked	#306400	Xp21.1—p11.4
黏多糖贮积症 II 型	mucopolysaccharidosis type II	#309900	Xq28
无丙种球蛋白血症	agammaglobulinemia,X-linked	#300755	Xq22.1
全垂体功能减退症	panhypopituitarism,X-linked	#312000	Xq27.1
鱼鳞病	ichthyosis,X-linked	#308100	Xp22.31
红绿色盲	red-green color blindness	#303800	Xq28
Wiskott-Aldrich 综合征	Wiskott-Aldrich syndrome	#301000	Xp11.23

二、血友病 A 是典型的 X 连锁隐性遗传

血友病 A（hemophilia A，OMIM#306700），又称凝血因子Ⅷ缺乏症，是一种 X 连锁隐性遗传的凝血障碍性疾病，是临床上最常见的血友病，占血友病患者数的 80%~85%。终身有轻微损伤后或手术后长时间出血的倾向，多为关节、肌肉深部出血。出血程度及发病的早晚与患者血浆中凝血因子Ⅷ活性水平有关。因此可以通过检测凝血因子Ⅷ活性进行诊断，活性越低病情越重。根据出血轻重与血浆中凝血因子活性的水平，可以将该病分为 4 型：①重型：血浆中凝血因子Ⅷ活性 <1%，常在 2 岁以前就出血，在婴儿开始学爬、学走后出现出血症状，甚至结扎脐带时出血不止。患者出血部位多且严重，常有皮下、肌肉及关节等部位的反复出血，关节内血肿畸形多见。此外，可见肾脏出血导致血尿、胃肠

道出血、腹腔内出血,肺、胸腔、颅内出血少见。②中间型:凝血因子Ⅷ活性为 1%~5%,起病在童年时期以后,以皮下及肌肉出血居多,亦有关节出血,但反复次数较少,严重程度也轻于重型。③轻型:凝血因子Ⅷ活性为 5%~25%,出血多在青年期,由于运动、拔牙或外科手术后出血不止而被发现,出血轻微,可以正常生活,参加运动,偶尔发生关节血肿。④亚临床型:只有大手术后才发生出血,实验室检查可以证实为本病,凝血因子Ⅷ活性为 25%~40%。

一般而言,凡出血症状出现越早,病情越重,随年龄的增长,出血症状可逐渐减轻,有时可出现无出血症状的缓解期。出血可在创伤后数小时或数天后发生,也可在创伤或手术后即渗血不止。出血形成血肿后可导致压迫症状:①周围神经受累:发生率为 5%~15%,患者有麻木、剧痛、肌肉萎缩;②上呼吸道梗阻:口腔底部、喉、舌、扁桃体、后咽壁或颈部的严重出血甚为危险,可引起窒息;③压迫附近血管可发生组织坏死。

第六节　Y 连锁遗传

如果决定某种性状或疾病的基因位于 Y 染色体,随 Y 染色体而在上下代之间进行传递,称为 Y 连锁遗传(Y-linked inheritance)。

一、典型的 Y 连锁遗传是男性传男性的遗传

由于 Y 染色体只存在于男性,Y 连锁遗传的传递规律比较简单,表现为父传子、子传孙,称为全男性遗传(holandric inheritance)。目前已知的 Y 连锁遗传病较少。Y 染色体性别决定区(sex-determining region Y,SRY)基因突变,可导致性发育异常相关疾病。目前已知 Y 连锁遗传的性状或遗传病比较少。肯定的是有 H-Y 外抗原基因、外耳道多毛基因和睾丸决定因子基因等。

二、外耳道多毛症是典型的 Y 连锁遗传

人类外耳道多毛症,又称人类印第安毛耳外耳郭多毛症,该类遗传病的致病基因位于 Y 染色体上,X 染色体上没有与之相对应的基因,所以这些基因只能随 Y 染色体传递,由父传子,子传孙,如此世代相传。因此,被称为"全男性遗传"。图 35-17 为一个外耳道多毛症系谱。该系谱中全部男性均有此性状。初生时外耳道即有绒毛状褐色蕞毛,六岁后色泽转黑;青春期外耳道部位出现变长的黑色硬毛,长度约为 2~20 毫米,常可伸到耳孔之外。外耳道多毛症全部都表现为双侧性,且有明显的对称性。多毛的部位常常为外耳道口、耳轮缘和耳屏。系谱中所有女性均无此症状。

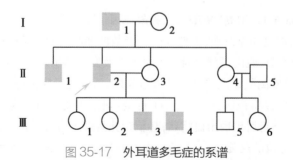

图 35-17　外耳道多毛症的系谱

第七节　影响单基因遗传病分析的因素

以上介绍了单基因遗传病的几种主要遗传方式及特点。理论上,各种单基因遗传的性状在群体中呈现出各自不同的传递规律。对于一种遗传性疾病,通过多个家系的调查和系谱分析,即可对该疾病的遗传方式作出初步估计,也可预测家系中子女的发病风险。但在实际工作中,由于受到遗传背景或环境因素的影响,某些突变基因性状的遗传存在着许多例外情况。

一、拟常染色体遗传出现类似于常染色体显性的男-男传递现象

一般来说,X连锁基因在减数分裂I时发生的重组仅限于女性的两条同源的X染色体之间。但是,在人类X和Y染色体的长臂和短臂末端存在部分高度同源的DNA序列,这一区域内的染色体片段在减数分裂I时可发生类似常染色体的联会和染色体互换,称为拟常染色体区。在男性精子发生减数分裂的过程中,位于X和Y染色体拟常染色体区的基因可以发生重组,导致X染色体的基因交换到Y染色体的同源区段上,并可能传递给男性后代,出现类似于常染色体显性的男-男传递现象,这种遗传方式就称为拟常染色体遗传(pseudoautosomal inheritance)。

Léri-Weill软骨骨生成障碍(Léri-Weill dyschondrosteosis,OMIM#127300)是一种显性遗传的骨骼发育异常,其特征是身材矮小、前臂畸形。在人群中,Léri-Weill软骨骨生成障碍女性患者的人数远远多于男性患者,系谱分析提示该病是一种X连锁显性遗传病,但该病症男-男遗传的存在排除了严格意义上的X连锁遗传方式。分子生物学研究表明,本病的致病基因是位于拟常染色体区Xp22.33的*SHOX*基因和Yp11.2的*SHOXY*基因(图35-18)。

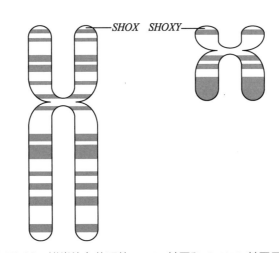

图35-18　拟常染色体区的*SHOX*基因和*SHOXY*基因示意图

二、亲代印记的遗传学效应

亲代印记(parental imprinting)也称基因组印记(genomic imprinting),是指父方或母方的同源

染色体或等位基因存在功能上的差异,使同一基因或染色体的改变由不同性别的亲本传给子女时可以引起不同的表型。亲代印记可引起异常的遗传方式,使某种遗传病看起来为显性遗传,但仅从某一特定性别的亲代遗传,而与另一性别的亲代无关。例如,Prader-Willi 综合征(OMIM#176270)和 Angelman 综合征(OMIM#105830)都是由印记异常引发的遗传病,二者均是 15q11—q13 缺失所致的疾病。前者为父源染色体 15q11—q13 缺失,表现为肥胖、肌张力低、智力低下、身材矮小、性腺功能不全、手脚小等特征性症状,后者为母源染色体 15q11—q13 缺失,患者则表现为生长发育迟缓、智力发育障碍、严重的语言障碍、共济失调等症状。这两种遗传病的发病都涉及 15 号染色体长臂的异常。引人注目的是,尽管男性和女性都可能患病,但当他们继承父亲的异常染色体(突变基因)时常患 Prader-Willi 综合征;而当他们继承母亲的异常染色体(突变基因)时常患 Angelman 综合征。

亲代印记发生在哺乳动物的配子形成期,并持续影响下一代个体的一生。但基因组印记仅仅影响基因的表达,不是一种永久性的改变,而是一种可逆的基因失活形式,它不会改变基因组 DNA 的序列组成,一般在下一代配子形成时,旧的印记将被消除,并按下一代个体的性别形成新的印记。

三、基因型 - 表型相关性因不同突变而不同

基因型是指一个个体的遗传结构或组成,一般特指基因座上等位基因的组成;表型是指生物体在基因型及其与环境相互作用下所产生的从分子到形态各个层次上的性状表现。虽然表型是由基因型控制的,但基因座位本身以及相关遗传背景和环境因素的影响,有时候会使基因型和表型的关系显得异常复杂。

(一) 遗传异质性

遗传异质性(genetic heterogeneity)指不同突变引起相同或相似的表型。它可分为等位基因异质性(allele heterogeneity)和基因座异质性(locus heterogeneity)。

基因座异质性是指同一遗传病是由不同基因座的突变,引起相同或相似的表型。例如,常染色体隐性遗传性耳聋 1A 型(OMIM#220290)可以由 1p34.3 上的 *CJB3* 基因导致,也可以由连锁于 13q12.11 上的 *CJB2* 或 *CJB6* 基因导致。若一对同为该病患者的夫妇的致病基因不是同一基因座位,即一个亲代的基因型为 AAbb,另一个亲代的基因型为 aaBB,他们子女的基因型将是 AaBb,称为双重杂合子(double heterozygote)。

等位基因异质性是指某一遗传病是由同一基因座上的不同突变引起的。例如,β 地中海贫血(OMIM#613985)既可能是由于编码珠蛋白 β 链的 β 基因点突变导致的 RNA 加工障碍或转录调控区改变引起的,也可能是由于 β 基因缺失引起的。

(二) 基因多效性

基因多效性(pleiotropy)是指一个基因可以决定或影响多个性状。在个体的发育过程中,很多生理生化过程都是互相联系、互相依赖的。基因的作用是通过控制新陈代谢的一系列生化反应而影响到个体发育的方式,从而决定性状的形成。因此,一个基因的改变可能直接影响其他生化过程的正常进行,从而引起其他性状发生相应改变。

Marfan 综合征(OMIM#154700)是一种全身性结缔组织病,患者既有身材瘦高、四肢细长、手足关节松弛、指 / 趾纤细呈蜘蛛指 / 趾样等骨骼系统异常,又有晶状体脱位、近视等症状,还有二尖瓣功能障碍、主动脉扩张、主动脉瘤等心血管系统畸形,是基因多效性的典型例证。

(三) 不规则显性

不规则显性(irregular dominance)指由于某种原因,带有致病基因的杂合子个体中,会出现两类情况,其一是指只有一部分人表现为疾病而另一部分不出现相应病症;其二是指患者表型的性质及

严重程度也可以不同,这种显性的传递方式称为不规则显性。前者称为外显不完全,用外显率来衡量;后者称为表现度不一致。马方综合征(Marfan syndrome)是表现度不一致的典型例子。外显率(penetrance)是在一定环境条件下,群体中某一基因型个体表现出相应表型的百分率。外显率等于100%时称为完全外显(complete penetrance),低于100%时则为不完全外显(incomplete penetrance)或外显不全。以多指/趾轴后A1型为例,图35-19显示的是一个典型的不规则显性的多指/趾轴后A1型系谱,系谱分析表明先证者Ⅲ₂的父亲Ⅲ₁携带有致病基因,但未发病而成为顿挫型(forme fruste),在系谱中由于顿挫型的存在出现了隔代遗传(skipped generation)的现象。因此,在这个家系中推测具有该致病基因的个体数为5人,而实际具有多指/趾表型的人为4人,其外显率为4/5×100%=80%。一个基因的外显率不是绝对不变的,而是随着观察者所定观察标准的不同而变化。上述的多指/趾症致病基因的外显率是以肉眼观察指/趾的异常与否为标准的;若辅以X线检查,就可发现某些肉眼认为不外显的"正常人"可能也存在骨骼的异常,若以此为标准,则多指/趾症致病基因的外显率将有所提高。

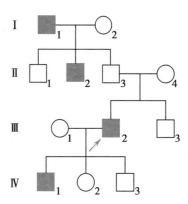

图 35-19　多指/趾轴后 A1 型系谱

表现度(expressivity)指在不同遗传背景和环境因素的影响下,相同基因型的个体在性状或疾病的表现程度上产生的差异。例如,成骨发育不全Ⅰ型(OMIM#166200)的主要症状有多发性骨折、蓝色巩膜、传导性或混合性耳聋。由于表现度不一致,即使在一个家庭中也可看到不同患者受累器官的差异及严重程度的不同,如:轻症患者只表现出蓝色巩膜;重症患者可表现出早发、频发的骨折,耳聋和牙本质发育不全等症状。

外显率与表现度是两个不同的概念,其根本的区别在于外显率阐明了基因表达与否,是个"质"的问题;而表现度要说明的是在基因表达前提下的表现程度如何,是个"量"的问题。

(四) 共显性

共显性(codominance)指一对等位基因彼此之间没有显性和隐性的区别,在杂合状态下,两种基因决定的性状都能完全表现出来。例如,人类的ABO血型系统、MN血型系统和组织相容性抗原等都属于这种遗传方式。

ABO血型系统是由一组复等位基因(A、B和O)所控制的,定位于9q34.2。其中A基因对O基因为显性,AA、AO基因型均是A型血;B基因对O基因也是显性,BB、BO基因型均是B型血;A基因和B基因为共显性基因型,AB基因型为AB型血;O基因型为O型血。

(五) 延迟显性

延迟显性(delayed dominance)是指带有致病基因的杂合子个体,在生命的早期未出现明显的临床表现,达到一定年龄后才表现出相应的疾病临床症状。例如,Huntington病是一种进行性神经病变,累及大脑基底神经节变性,临床表现为不自主的舞蹈样运动,随着病情加重可出现焦虑、抑郁等精神症状,并伴有智力减退。患者通常在30~40岁发病,但也有在10岁以前和60岁以后发病的病例,属于延迟显性的疾病。

(六) 从性遗传和限性遗传

从性遗传(sex-influenced inheritance)是指位于常染色体上的基因,由于受到性别的影响而显示出男女表型分布比例的差异或基因表达程度的差异。例如,雄激素性秃发1型属于常染色体显性遗传,群体中男性患者明显多于女性。男性杂合子(Aa)即会出现秃顶,表现为从头顶中心向周围扩展的进行性、弥漫性、对称性脱发,仅枕部及两侧颞部保留头发;而女性杂合子(Aa)仅表现为头发稀疏而不会表现秃顶症状。出现这种情况是因为雄激素性秃发 AGA1 基因的表达会受到体内雄性激素的影响。但携带有 AGA1 基因的女性杂合子,由于某种原因导致体内雄性激素水平升高也可出现秃顶的症状。

限性遗传(sex-limited inheritance)指位于常染色体上的基因,由于基因表达的性别限制,只在一种性别表现,而在另一种性别则完全不能表现,但这些基因均可传给下一代。限性遗传可能主要是由于男女性在解剖学结构上的差异所致,也可能受性激素分泌方面的性别差异限制,故只在某一性别中发病,如女性的子宫阴道积水、男性的尿道下裂等。

(七) 拟表型

由于环境因素的作用使个体产生的表型恰好与某一特定基因所产生的表型相同或相似。这种由环境因素引起的表型称为拟表型(phenocopy),或称表型模拟。例如,常染色体隐性遗传性耳聋 1A 型(OMIM#220290)与氨基糖苷诱发的耳聋都有相同的聋哑表型,这种由于药物引起的聋哑即为拟表型。拟表型是由于环境因素的影响所致,并非生殖细胞中基因本身的改变引起,因此,这种聋哑并不遗传给后代。

四、生殖腺嵌合是由遗传组成不同的细胞系嵌合而成

生殖腺嵌合(gonadal/germline mosaicism)是一个个体的生殖腺细胞不是纯合的而是由遗传组成不同的细胞系嵌合而成的。生殖腺嵌合产生的一个常见原因是异源嵌合体,即两个精子分别与两个卵细胞受精后发生了融合,结果导致该个体的生殖腺成为由两种不同基因型的细胞群组成的嵌合体;另外,生殖腺细胞的新生突变也可导致生殖腺嵌合的产生,即在胚胎发育过程中,某个未来的生殖腺细胞的遗传物质发生突变,结果导致该个体的生殖腺细胞成为嵌合体。

由于胚胎发育的初始阶段生殖腺细胞就与其他体细胞隔离开了,所以生殖腺嵌合可以影响到生殖细胞(卵细胞或精子),但一般却不会影响到通常进行 DNA 分析的体细胞。因此对生殖腺嵌合的诊断是非常困难的。

生殖腺嵌合在遗传咨询中是一个很重要的问题,尤其是对于一些常染色体显性或 X 连锁遗传病。例如,Duchenne 型肌营养不良(DMD)是一种 X 连锁隐性遗传病,患者有足尖走路、步态不稳,且不能跑步、跳跃,从仰卧位起立时,具有典型的 Gower 征(Gower sign)。若一位基因检测排除携带有 DMD 致病基因的母亲生育两个以上的 DMD 患儿,就应考虑用生殖腺嵌合来解释。此时,尽管患儿双亲的表型是正常的,遗传检测也查不到相应的 DNA 缺陷,但还是可能生出多个患有相同遗传病的患儿。

五、遗传早现因三核苷酸重复次数随世代传递而递增所致

遗传早现(genetic anticipation)指某些遗传病(通常为显性遗传病)在连续几代的遗传过程中,表现为发病年龄逐代提前且病情逐代加重的现象。这些疾病通常由动态突变所致,因三核苷酸重复次数随世代传递而递增引起遗传早现。

脊髓小脑性共济失调 I 型是遗传早现的典型例子,该病是一种常染色体显性遗传病,多在30~40 岁发病,临床表现为步态不稳、行走困难、语言不清、吞咽困难、上肢共济失调、摇头和舞蹈样动作等。图 35-20 显示的是一个脊髓小脑性共济失调 I 型的系谱,可见 I_1 在 42 岁开始发病,II_2 发病年龄为 39 岁,第三代发病年龄在 38 岁,而IV_1 在 23 岁就已发病。本病的致病基因 *ATXN1* 定位于 6p22.3,发病原因是其外显子中的三核苷酸(CAG)$_n$ 重复存在着动态突变。正常人的CAG 重复 19~38 次,患者的 CAG 重复 40~81 次。重复次数越多,患者发病年龄越早、病情越严重。另外,在 Huntington 病、脆性 X 综合征等遗传病的家系分析中,都可以发现由动态突变引起的遗传早现。

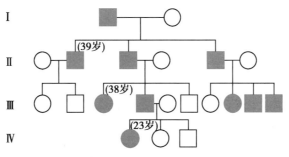

图 35-20　脊髓小脑性共济失调 I 型的系谱
患者右上角数字是发病年龄。

六、X 染色体失活是女性体细胞的两条 X 染色体只有一条在遗传上是有活性的

Lyon 假说认为女性的两条 X 染色体在胚胎发育早期就有一条随机失活，即为 X 染色体失活（X-chromosome inactivation），或称为 Lyon 化（Lyonization），因此女性体细胞的两条 X 染色体只有一条在遗传上是有活性的。

对于 X 连锁遗传病来说，男性为半合子，其全身体细胞都为突变型，因此病情会很重；而对于女性杂合子，随机 Lyon 化会导致女性体内部分体细胞中带有显性基因的 X 染色体失活，另一部分是带有隐性基因的 X 染色体失活，这样在 X 连锁显性遗传病中，女性杂合子患者的病症往往较男性患者轻，且表现程度不一，如低磷酸盐血症性佝偻病女性杂合子患者的临床病情通常较轻，部分女性杂合子患者仅有低磷酸盐血症而不表现出明显的佝偻病症状；而在 X 连锁隐性遗传病中，一些女性杂合子携带者会表现出某些较轻的临床症状，这种现象称为显示杂合子（manifesting heterozygote），如部分女性血友病 A 携带者会出现凝血时间延长的现象。

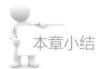

本章小结

单基因遗传病是指由一对主基因控制而发生的遗传性疾病。核基因遗传的单基因遗传病在上下代之间的传递遵循孟德尔定律，因此也称孟德尔遗传病。单基因遗传病在家族中有其特异的遗传方式。因此，首先调查患者的家族史，用标准的符号绘制家族图谱以分析其遗传方式即系谱分析方法。家系中第 1 位被发现或确定的遗传病患者或具有某种性状的成员称为先证者。根据系谱，可以确定所发现的某一疾病或性状在该家族中是否有遗传因素的作用及其可能的遗传方式，也可以通过系谱评估某一遗传病家庭成员的患病风险或再发风险。根据致病主基因所在染色体和等位基因间显隐关系的不同可分为常染色体显性遗传、常染色体隐性遗传、X 连锁显性遗传、X 连锁隐性遗传和 Y 连锁遗传 5 种遗传方式，每一种遗传方式都有其独特的系谱特征。常染色体显性遗传病患者一般均为致病基因的杂合子。通常每一代都可见患者，男女发病风险无差异，子代患病风险为 50%。常染色体隐性遗传病患者为致病基因的纯合子，男女发病风险无差异，作为携带者的双亲生育患病子代的风险为 25%；近亲结婚的家庭患疾病的风险高。X 连锁显性遗传病较为少见，发病率女性比男性约高一倍，但病情男性重于女性。X 连锁隐性遗传病一般只见于男性。影响单基因病遗传方式分析的因素包括外显率、表现度、遗传异质性、遗传早现等。在进行单基因遗传病分析时，须注意仔细考虑。

思考题

1. 常染色体显性遗传病遗传方式的特点是什么？
2. 系谱分析对认识遗传病有何意义？
3. 一个患抗维生素佝偻病的女性与一个患 Huntington 舞蹈症的男性结婚，请分析其后代的患病的可能性。
4. 简述遗传异质性的概念及其主要类型。
5. 简述甲型血友病的遗传特点。

（李　丽）

第三十六章
多基因遗传

人类的绝大多数表型性状由环境因素和遗传因素共同决定。如血压、肤色、身高和体重等。这些性状往往受多个基因调控,因此这些性状称多基因性状,又称为数量性状。人类大多数常见病也是由环境因素和遗传因素共同决定的,如糖尿病、肥胖症、高血压、肿瘤、精神疾病和神经退行性疾病等,称多基因遗传病,简称多基因病,其遗传方式为多基因遗传(polygenic inheritance)或多因子遗传(multifactorial inheritance,MF)。这类疾病往往具有"家族聚集"特征,同时环境因素对性状的表现程度影响较大;其遗传不遵守孟德尔遗传规律,它们由遗传易感因素与环境因素之间复杂的交互作用引起,因此也被称为复杂遗传(complex inheritance)。这类疾病也称为复杂疾病(complex disease)。

多基因病表型取决于多个相关基因的共同作用。这些基因对疾病的表型贡献微小,称微效基因(minor effect gene)。基因间显隐之分并不明确,多为共显性。多对基因的作用积累后,可形成一个明显的效应,称为累加效应(additive effect);这些基因称作累加基因(additive gene)。近年来研究发现,微效基因的作用并不等同,可能存在起主要作用的主基因(major gene),主基因有可能存在显隐性关系。

第一节　质量性状与数量性状

一、质量性状与数量性状在群体中的表现不同

在单基因遗传中,基因和表型的对应关系较明显,基因改变引起的性状变异在群体中的分布往往不连续,可明显分为2~3群(图36-1),基本与其基因型相对应,性状不易受环境影响,也称质量性状(qualitative character)。

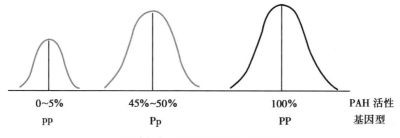

图 36-1　质量性状变异分布图

多基因遗传性状的变异在群体中呈分布连续,只有一个峰,因此会有一个平均值。不同个体间的

差异只是量的变异,临近的个体间差异很小,这类性状称数量性状(quantitative character)。数量性状是一种可测量的生理或生化数值指标,如身高、体重、血压等。群体中,每个个体在这些数量性状的数值上存在差别,呈现由低到高逐渐过渡,数值极高或极低的个体占少数,大部分个体数量性状数值接近平均值。将此数量性状变异分布绘成曲线,该曲线往往表现出正态分布(图36-2)。

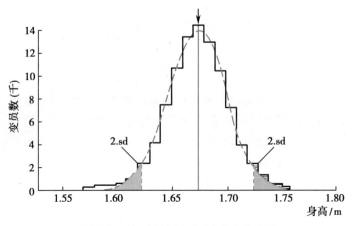

图 36-2   数量性状(人身高)变异分布图

二、数量性状的多基因遗传,环境因素起一定作用

现以人的身高为例进行分析数量性状形成的遗传机制。

假设有三对非连锁的基因(AA'、BB'、CC')控制身高,其中 A、B、C 较 A'、B'、C' 对身高有增强作用,分别在平均身高(165cm)基础上增加 5cm,故基因型 AABBCC 为高身材个体(195cm);而它们的等位基因 A'、B'、C' 则在身高平均值基础上减低 5cm,故基因型 A'A'B'B'C'C' 为矮身材个体(135cm)。如果这两种基因型个体婚配,则子 1 代基因型为 AA'BB'CC',呈中等身材(165cm),但是受环境因素的影响,子 1 代身高会有差异。如果子 1 代个体间婚配,则这三对非连锁基因按分离律和自由组合律,可产生 8 种精子或卵子,精卵随机结合产生 64 种基因型,将各基因型按高矮数目分组,可以归并成 7组:即 6'0(表示有 6 个带 ' 的身高降低基因,0 个不带 ' 的身高增高基因)、5'1、4'2、3'3、2'4、1'5、0'6,它们的频数分布分别为 1、6、15、20、15、6、1(表 36-1)。以横坐标为组合类型,纵坐标为频数,做成柱形图,各柱形顶端连接成一线,得到近似于正态分布的曲线(图36-3)。但是由于环境因素的影响,子 2代中个体身高的分布也不完全与表 36-1 和图 36-3 吻合。

表 36-1   人的身高三对基因遗传的基因组合

配子	ABC	A'BC	AB'C	ABC'	A'B'C	AB'C'	A'BC'	A'B'C'
ABC	AABBCC	AA'BBCC	AABB'CC	AABBCC'	AA'BB'CC	AABB'CC'	AA'BBCC'	AA'BB'CC'
A'BC	AA'BBCC	A'A'BBCC	AA'BB'CC	AA'BBCC'	A'A'BB'CC	AA'BB'CC'	A'A'BBCC'	A'A'BB'CC'
AB'C	AABB'CC	AA'BB'CC	AAB'B'CC	AABB'CC'	AA'B'B'CC	AAB'B'CC'	AA'BB'CC'	AA'B'B'CC'
ABC'	AABBCC'	AA'BBCC'	AABB'CC'	AABBC'C'	AA'BB'CC'	AABB'C'C'	AA'BBC'C'	AA'BB'C'C'
A'B'C	AABB'CC	AA'BB'CC	AAB'B'CC	AABB'CC'	A'A'B'B'CC	AAB'B'C'C'	AA'B'BC'C'	AA'B'B'C'C'
AB'C'	AA'BBCC'	A'A'BBCC'	AA'BB'CC'	A'A'BBCC'	AA'BB'CC'	AA'BB'C'C'	A'A'BBC'C'	A'A'BB'C'C'
A'B'C'	AA'BB'CC'	A'A'BB'CC'	AA'B'B'CC'	A'A'BB'CC'	AA'B'B'CC'	AA'B'B'C'C'	A'A'BB'C'C'	A'A'B'B'C'C'

从身高的例子可见：①数量性状呈单峰分布主要取决于两点：多对微效基因；基因随机组合。虽然基因无显隐性之分，但存在"作用方向"问题，即增加还是减低。②多基因遗传中，每对基因的遗传方式仍符合孟德尔定律，即分离和自由组合。对于某一个数量性状而言，每个个体的控制基因数量基本相同，但各型基因比例不同，因而造成性状的差异性。

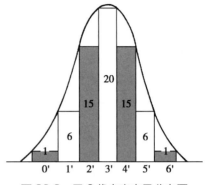

图 36-3　子 2 代身高变异分布图

1926 年，英国著名科学家 Galton 提出"平均值回归"理论。如果双亲身高平均值高于群体平均值，子女平均值就低于其双亲平均值，接近群体身高平均值；如果双亲身高平均值低于群体平均值，则子女身高高于其双亲平均值，接近群体身高平均值。这就是说，数量性状在遗传过程中子代将向群体的平均值靠拢，这就是回归现象。这种现象也表现于其他相似的数量性状。回归现象对理解多基因病遗传特点有着重要的指导意义。

第二节　多基因遗传

一、易感性是由多基因组成的决定一个个体发生某种疾病的基础

在多基因病中，遗传基础是由多基因构成的，它部分决定了个体发病的风险。这种由遗传基础决定一个个体患病的风险称为易感性（susceptibility）。由于环境对多基因病产生较大影响，因此将遗传因素和环境因素共同作用决定个体患某种遗传病的风险称为易患性（liability）。一般群体中，易患性很高或很低的个体很少，大部分个体接近平均值。群体中的易患性变异呈正态分布。当一个个体易患性高到一定限度时，就可能发病。易患性导致的多基因病发病的最低限度称为发病阈值（threshold）。阈值将连续分布的易患性变异分为两部分：正常群体和患病群体（图 36-4）。因此，多基因病又属于阈值相关疾病，阈值是易患性变异的某一点，在一定条件下，阈值代表患病所必需的、最低的易患基因的数量。

某一个体的易患性高低无法测量，但一个群体的易患性平均值可从该群体的患病率做出估计。利用正态分布平均值（或均值 μ）与标准差（δ）间的已知关系，可由患病率估计群体的发病阈值与易患性平均值间的距离，该距离是以正态分布的标准差作为衡量单位。已知正态分布曲线下的总面积为100%，据此可推算得到均数加减某个标准差的范围内，曲线与横轴间所包括面积占曲线下总面积的比例。从图 36-5 中可得到以下关系：① μ ± δ 范围内的面积占正态分布曲线下的总面积的 68.28%，此范围外的面积占 31.72%，左右侧各占 15.86%；② μ ± 2δ 占总面积的 95.46%，此范围外的面积占4.54%，左右侧各占 2.27%；③ μ ± 3δ 占总面积的 99.74%，此范围外的面积占 0.26%，左右侧各占0.13%。

多基因病易患性正态分布曲线下的面积代表总人群，易患性超过阈值的那部分面积为患者所占的百分数，即患病率。因此人群中某一种多基因病的患病率即为超过阈值的那部分面积。从患病率可以得出阈值距离均数有几个标准差，只要查阅正态分布表（Falconer 表）即可。易患性正态分布曲线右侧尾部的面积代表患病率。例如，冠心病的群体患病率为 2.3%~2.5%，阈值与易患性平均值距离约 2δ；先天性畸形足的群体患病率仅为 0.13%，阈值与易患性平均值距离约 3δ。

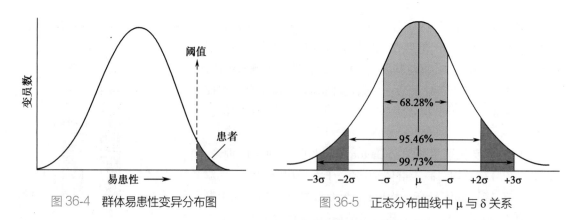

图 36-4　群体易患性变异分布图　　　　图 36-5　正态分布曲线中 μ 与 δ 关系

可见,一种多基因病的易患性平均值与阈值越近,表明易患性高,阈值低,群体患病率高;相反,易患性平均值与阈值越远,表明易患性低,阈值高,群体患病率低(图 36-6)。

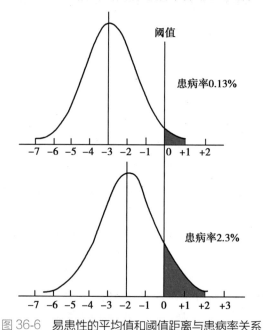

图 36-6　易患性的平均值和阈值距离与患病率关系

二、遗传率是遗传因素在疾病发生中的作用大小

多基因病是遗传因素和环境因素共同作用所致。其中遗传因素的作用大小可用遗传率(heritability)衡量。遗传率又称遗传度,是在多基因病形成过程中,遗传因素的贡献大小。遗传率愈大,表明遗传因素的贡献愈大。如果一种疾病完全由遗传因素决定,遗传率就是 100%;如果完全由环境所决定,遗传率就是 0,这两种极端情况极少见。某些疾病的遗传率较高,达 70%~80%,表明在决定疾病易患性变异上,遗传因素发挥较大作用,环境因素作用较小;某些疾病的遗传率较小,仅30%~40%,表明在决定疾病易患性变异上,环境因素发挥较大作用,遗传因素作用较小。一般说来,遗传率越低的性状或疾病,家族聚集现象越不明显。

计算人类多基因病遗传率的高低在临床实践上有重要意义,传统的计算方法主要有两种,即Falconer 公式和 Holzinger 公式。

(一) Falconer 公式

Falconer 公式(Falconer method)根据先证者亲属的患病率与遗传率的关系建立。亲属患病率越高,遗传率越大,通过调查先证者亲属患病率和一般人群患病率,算出遗传率(h^2 或 H)。

$$h^2=b/r \times 100\% \qquad \text{(式 36-1)}$$

式 36-1 中，h^2 为遗传率；b 为亲属易患性对先证者易患性的回归系数；r 为亲缘系数。

当已知一般人群患病率时，用下式计算回归系数：

$$b=\frac{X_g-X_r}{a_g} \qquad \text{(式 36-2)}$$

式 36-2 中，X_g 为一般群体易患性平均值与阈值间的标准差；X_r 为先证者亲属易患性平均值与阈值间的标准差；a_g 为一般群体易患性平均值与一般群体中患者易患性平均值间的标准差（图 36-7）。

例如，有人调查先天性房间隔缺损在一般群体中患病率为 1/1 000（0.1%），在 100 个先证者的家系中调查，先证者一级亲属共有 669 人（双亲 200 人，同胞 279 人，子女 190 人），其中 22 人发病，依此求得先证者一级亲属的患病率为 22/669 × 100%=3.3%（q_r），然后查 Falconer 表。按群体患病率查得 X_g 和 a_g，再根据亲属患病率查得 X_r 和 a_r，然后代入式 36-2 求出 b 值。

$$b=\frac{X_g-X_r}{a_g}=\frac{3.090-1.838}{3.367}=0.37$$

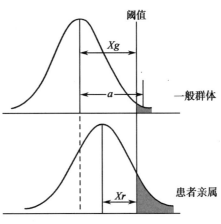

图 36-7 一般群体和患者亲属易患性平均值的比较

将 b 值代入公式 36-1：

$$h^2=b/r \times 100\%=0.37/0.5 \times 100\%=74\%$$

以上计算结果表明，遗传因素对先天性房间隔缺损发生的贡献为 74%，经显著性检验该遗传率有统计学意义。

（二）Holzinger 公式

Holzinger 公式（Holzinger formula）是根据遗传率越高的疾病，单卵双生的患病一致率与二卵双生患病一致率相差越大而建立的。

单卵双生（monozygotic twin，MZ）是由一个受精卵形成的一对双生子，他们的遗传基础理论上完全相同，其个体差异主要由环境决定；二卵双生（dizygotic twin，DZ）是由两个受精卵形成的一对双生子，相当于同胞，他们的个体差异由遗传基础和环境因素共同决定。

患病一致率指双生子中一个患某种疾病，另一个也患同样疾病的频率。

其中，C_{MZ} 为单卵双生子的患病一致率；C_{DZ} 为二卵双生子的患病一致率。

$$h^2=\frac{C_{MZ}-C_{DZ}}{100\%-C_{DZ}} \times 100\% \qquad \text{(式 36-3)}$$

例如，对躁狂抑郁性精神病的调查表明，在 15 对单卵双生子中，共同患病的有 10 对；在 40 对二卵双生子中，共同患病的有 2 对。依此计算单卵双生子的患病一致率为 67%，二卵双生子的患病一致率为 5%。代入公式 36-3：

$$h^2=\frac{C_{MZ}-C_{DZ}}{100\%-C_{DZ}} \times 100\%=\frac{67\%-5\%}{100\%-5\%} \times 100\%=65\%$$

以上结果表明，在躁狂抑郁性精神病中，遗传因素的贡献为 65%。

一些常见的多基因病的患病率和遗传率见表 36-2。

表 36-2 常见多基因病的群体患病率、先证者一级亲属患病率、性别比和遗传率

疾病	一般群体患病率 /%	患者一级亲属患病率 /%	男 / 女	遗传率 /%
原发性高血压	4~8	20~30	1	62
哮喘	4	20	0.8	80

续表

疾病	一般群体患病率/%	患者一级亲属患病率/%	男/女	遗传率/%
消化性溃疡	4	8	1	37
冠心病	2.5	7	1.5	65
精神分裂症	1.0	10	1	80
糖尿病(早发型)	0.2	2~5	1	75
脊柱裂	0.3	4	0.8	60
无脑儿	0.2	2	0.4	60
唇裂 ± 腭裂	0.17	4	1.6	76
腭裂	0.04	2	0.7	76
先天性畸形足	0.1	3	2.0	68
先天性髋关节脱位	0.07	4	0.2	70
先天性幽门狭窄	0.3	2(男先证者) 10(女先证者)	5.0	75
先天性巨结肠	0.02	2(男先证者) 8(女先证者)	4.0	80
强直性脊柱炎	0.2	7(男先证者) 2(女先证者)	0.2	70

关于遗传率的概念和计算应注意下列问题：①遗传率是特定人群的估计值。遗传率是由特定环境中特定人群的患病率估算得到，不宜外推到其他人群和其他环境。②遗传率是群体统计量，用到个体毫无意义。如果某种疾病的遗传率为50%，不能说某个患者的发病一半由遗传因素决定，一半由环境因素决定，而应该说在这种疾病的群体总变异中，一半与遗传变异有关，一半与环境变异有关。③遗传率的估算仅适合于没有遗传异质性，也没有主基因效应的疾病。如果影响性状或疾病有主基因存在，并且主基因存在显、隐性关系，那么上述计算就会产生偏差。若有一个或几个显性主基因，那么估算的遗传率可超过100%；若主基因为隐性基因，则由先证者的同胞估算的遗传率可以高于由父母或子女估算的遗传率。因此，只有当由同胞、父母和子女分别估算的遗传率相近似时，这个遗传率才是合适的。同时也才能认为该疾病的发生可能是多基因遗传的结果。

三、多种因素影响多基因病再发风险的评估

(一) 再发风险与亲属级别有关

多基因病发病有明显家族聚集倾向，患者亲属患病率高于群体患病率，并随着与患者亲缘系数降低剧减，向群体患病率靠拢(表36-3)。

表36-3　多基因病中亲属级别和患病率之间的关系

人群	马蹄内翻足	唇裂 ± 腭裂	先天性髋关节脱位(女)	先天性幽门狭窄(男)
一般群体	0.001	0.001	0.002	0.005
单卵双生	0.3 (×300)	0.4 (×400)	0.4 (×200)	0.4 (×80)
一级亲属	0.025 (×25)	0.04 (×40)	0.05 (×25)	0.05 (×10)
二级亲属	0.005 (×5)	0.007 (×7)	0.006 (×3)	0.025 (×5)
三级亲属	0.002 (×2)	0.003 (×3)	0.004 (×2)	0.0075 (×1.5)

在许多多基因病中,群体患病率(q)常在 0.1%~1%,遗传率为 70%~80%,那么患者一级亲属的再发风险可用 Edwards(1960)公式计算,即患者一级亲属再发风险 q_r 是群体患病率 q_g 的平方根。

患者一级亲属的再发风险也可通过图 36-8 查得。例如,无脑畸形和脊柱裂的患病率为 0.38%,在图中横轴上查出 0.38,作一垂直线与纵轴平行;已知此病的遗传率为 60%,从图中找出遗传率 60% 的斜线,该斜线与穿过横坐标 0.38 处垂直线的交点的纵坐标约为 4,即为该病一级亲属患病率——接近 4%。

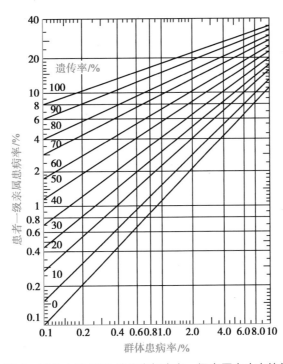

图 36-8　群体中患病率、遗传率与患者一级亲属患病率的关系

(二) 再发风险与亲属中受累人数有关

在多基因病中,一个家庭中患病人数越多,则亲属再发风险越高。因为患病人数越多说明夫妇带有更多致病基因,他们虽未发病,但易患性更接近发病阈值,因而其一级亲属再发风险增高(表 36-4)。例如,一对夫妇表型正常,第一胎出生一个唇裂患儿后,再次生育唇裂患儿的风险为 4%;如果他们又生了第二个唇裂患儿,第三胎生育唇裂患儿风险上升到 10%。这一点与单基因病不同,单基因病后代患病概率不因为已生出几个患者而改变其原有的 1/2 或 1/4 的发病风险。

表 36-4　多基因病再发风险估计(Smith 表格)

一般群体患病率 /%	遗传率 /%	双亲患者数								
		0			1			2		
		同胞患者数			同胞患者数			同胞患者数		
		0	1	2	0	1	2	0	1	2
1.0	100	1	7	14	11	24	34	63	65	67
	80	1	8	14	8	18	28	41	47	52
	50	1	4	8	4	9	15	15	21	26
0.1	100	0.1	4	11	5	16	26	62	63	64
	80	0.1	3	10	4	14	23	60	61	62
	50	0.1	1	3	1	3	9	7	11	15

（三）再发风险与患者畸形或疾病严重程度有关

在多基因病中如果患者病情严重，证明其易患性远远超过阈值而带有更多的易感性基因，其父母所带有的易感基因也多，易患性更接近阈值。因此，再次生育时后代再发风险增高。例如，一侧唇裂的患者，同胞的再发风险为 2.46%；一侧唇裂并腭裂的患者，同胞的再发风险为 4.21%；双侧唇裂加腭裂的患者，同胞的再发风险为 5.74%。这一点也不同于单基因病，单基因病不论病情轻重再发风险都是 1/2 或 1/4。

（四）多基因病的群体患病率存在性别差异时，再发风险与性别有关

当某种多基因病的发病存在性别差异时，表明不同性别发病阈值不同。群体中患病率低但阈值较高性别的先证者，其亲属再发风险相对增高；群体中患病率相对高但阈值较低性别的先证者，其亲属再发风险相对较低。这种情况称为卡特效应（Carter effect）。例如，人群中先天幽门狭窄（图 36-9）男性患病率为 0.5%，女性患病率为 0.1%，男性患病率为女性的 5 倍；男性先证者后代中儿子患病率为 5.5%，女儿患病率为 2.4%；女性先证者后代中儿子患病率高达 19.4%，女儿患病率达到 7.3%。说明女性先证者比男性先证者带有更多的易感基因。

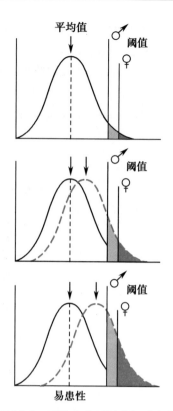

图 36-9　群体中先天性幽门狭窄发病阈值有性别差异的易患性分布图

第三节　多基因遗传病

前面已介绍多基因遗传的概念及特点。常见的多基因病包括精神分裂症、糖尿病、高血压和神经退行性疾病等。以下简要介绍常见多基因病的研究进展。

一、精神分裂症是一类病因未明的功能性精神障碍

精神分裂症（schizophrenia，SZ）（OMIM#181500）是具有思维情感、行为等多方面障碍，以精神活动和环境不协调为特征的一类病因未明的功能性精神障碍。平均发病率为 0.07‰~0.14‰，患病率为 1.4‰~4.6‰；多发生于 15~45 岁之间；发病没有性别差异，部分资料显示女性略高于男性。

SZ 是所有重大精神疾病综合征中最难被定义和描述的。虽然遗传因素在 SZ 发病中起重要作用，但迄今为止，没有发现某一个基因可以完全解释 SZ 的发生。

大量家系研究、双生子及寄养子研究显示，遗传因素在 SZ 发病过程中起着非常重要的作用，且有遗传异质性的特点。目前大多认为 SZ 是一组多基因病，遗传率约为 70%~85%。有一定环境因素诱导，如妊娠期间病毒感染、出生时并发窒息及社会环境发生突变（如饥荒、地震）等。

1. **染色体畸变与 SZ**　从 20 世纪 60 年代开始，已报道的 SZ 患者染色体异常类型包括：①脆性染色体位点：如 8q24 等；②相互易位：如 t(1 ;7) (p22 ;q22) 等；③部分三体：如 5q11—q13 部分三体

等；④倒位异常：如 9p11—q13 等；⑤缺失异常：如 22q11.1 等；⑥非整倍体等。上述染色体畸变只出现在个别 SZ 患者中，并不是本病的特异性变异。

2. 与 SZ 发生有关的易感基因　SZ 的遗传模式具有很高的异质性，所有易感基因可能仅有较低的相对危险性，或者基因的致病风险是由于大量的单核苷酸多态性（SNP）、变异所引起。带有易感基因的个体不一定会发病，因为外在因素是复杂疾病发生的诱因，外因通过内因起作用，只有易感基因而无外在风险因素，则个体发病风险很小。

近年来，随着人类基因组计划的完成及人类疾病组计划的进展，应用连锁分析、GWAS 和新一代 DNA 测序技术等，现已定位和克隆了许多与神经 - 精神 - 生理活动有关的基因，除了已发现的多巴胺、5- 羟色胺系统和调节谷氨酸能神经系统的基因外，还有众多基因或位点可能也是 SZ 的易感基因或候选区域。

(1)*DRD* 基因：多巴胺是一种非常重要的神经递质，对调节人体的精神 - 神经活动具有重要作用。多巴胺受体（dopamine receptor, DR）基因被认为是 SZ 的重要候选基因。如：① *DRD3* 基因（OMIM*126451）位于 3q13.31，主要在端脑、伏隔核、Callegia 岛以及其他边缘系统（如嗅体、海马和乳头体）有特异表达，与思维、情感等功能有关。② *DRD4* 基因（OMIM*126452）位于 11p15.5，*DRD4* 第 521 位 C→T 多态性以及第 3 外显子 48bp 重要片段的多态性显示与 SZ 的微弱关联。③ *DRD1* 基因（OMIM*126449）rs4532 位点可能与 SZ 阴性症状（如思维贫乏、情感淡漠、意志缺乏）等数量性状存在关联。

(2)*5-HTR2A* 基因：5- 羟色胺通过受体介导调节神经活动。编码基因中 *5-HTR2A* 基因（OMIM*182135）定位于 13q14.2，其基因产物是 G 蛋白偶联受体，特异地分布于带状核、新皮质Ⅰ和Ⅴ层、梨状皮质和嗅前体。研究发现，*5-HTR2A* 基因 *102T-C* 突变形成的限制性片段长度多态性位点与 SZ 的发生存在相关。临床上使用的一些抗 SZ 新药，均特异性地作用于 5-HTR2A 而产生药效，故 *5-HTR2A* 基因可能与 SZ 的病理变化有关。

(3)其他 SZ 的易感基因或候选区域：除上述 2 类基因外，OMIM 记载的被怀疑的 SZ 易感基因座（候选区）还包括 SCZD12（1p36.2）、*MTHFR*、*CHI3L1*、*DISC1*、*DISC2*、*SYN2*、*SYN2*、*DRD3*、SCZD1（5q23—q35）、SCZD3（6p23）、SCZD5（6q13—q26）、*TRAR4*、SCZD6（8p21）、*NRG1*、SCZD11（10q22.3）、SCZD2（11q14—q21）、*DAO*、*DAOA*/G72、*HTR2A*、SCZD10（15q15）、SCZD7（13q32）、*AKT1*、SCZD8（18p）、*COMT*、*RTN4R*、*PRODH*、*APOL2*、*APOL4*、*SHANK3* 以及 CAG/CTG 三核苷酸重复序列。

二、糖尿病是一组与环境和遗传有关的复杂的糖代谢紊乱性疾病

随着生活水平提高、人口老龄化、生活方式改变及诊断技术进步，糖尿病（diabetes mellitus, DM）的患病人数迅速增加，已成为严重威胁人类健康的公共卫生难题。中国 DM 发病率达 7.97%（2015），已超过世界平均水平（5.71%）。

DM 是一组与环境和遗传有关的复杂的代谢紊乱性疾病，95% 以上的 DM 呈多基因遗传，有很强的遗传异质性，环境因素对发病影响很大。

按照世界卫生组织（WHO）及国际糖尿病联盟（IDF）专家组的建议，DM 可分为 1 型糖尿病（diabetes mellitus type 1，1 型 DM）（占 5%）、2 型糖尿病（简称 2 型 DM，占 90%）、妊娠糖尿病（占 4%）及其他特殊类型糖尿病（占 1%）四类，本节主要从遗传角度介绍前 2 种。

(一) 1 型 DM 发生的遗传因素

1 型 DM 的遗传因素尚不清楚。在单卵双生中，1 型 DM 的发病一致率为 30%~50%，提示本病为多基因病。根据易感基因的不同，1 型 DM 可分为 20 多种亚型。

1. *HLA* 与 1 型 DM　*HLA* 是 1 型 DM 最重要的易感基因，可解释 40%~50% 的 1 型 DM 的遗传易感性，主要为 *HLA-D* 区的 *HLA-DQ*、*-DR* 基因。*DQA1*0301*、*DQB1*0302*、*DQB1*0301*、*DR3* 和 *DR4*

与 1 型 DM 有关联,DQ α 链 52 位为非精氨酸、DQ β 链 57 位为非天冬氨酸时显示对 1 型 DM 有强烈易感性。*HLA* 的易感性作用并非由单个基因所决定,而是多个 *HLA* 单基因组合成的单体型所产生的综合效应。1 型 DM 可能的 *HLA* 易感单体型为:*HLA-DQA1*0301-DQB1*0302*、*HLA-DQA1*0501-DQB1*0201*。可能的保护单体型为:*MICA5.1* 等位基因结合 *HLA-DRB1*03-DQA1*0501-DQB1*0201* 和 / 或 *HLA-DRB1*04-DQA1*0301-DQB1*0302*。

2. 与 1 型 DM 发生有关的易感基因 采用全基因组扫描等研究技术,已将 20 多个 1 型 DM 的易感(候选)基因定位到相应染色体上(OMIM 数据),其中 IDDM2 的致病基因 *INS-VNTR* 定位于 11p15.5,IDDM4 的致病基因 *FGF3* 定位于 11q13,IDDM5 的致病基因 *SUMO4* 定位于 6q25.1,IDDM12 的候选基因 *CTLA4* 定位于 2q33.2。其余的 10 多个 1 型 DM 的候选基因在染色体的定位区域分别是:IDDM1(6p21.3)、IDDM3(15q26)、IDDM6(18q21)、IDDM7(2q31)、IDDM8(6q25—q27)、IDDM10(10p15.1)、IDDM11(14q24.3—q31)、IDDM13(2q34)、IDDM15(6q21)、IDDM17(10q25)、IDDM18(5q31.1—q33.1)、IDDM19(2q24.3)、IDDM20(12q24.31)、IDDM21(6q25)、IDDM22(3p21.31)、IDDM23(4q27)、IDDM24(10q23.31)。怀疑的 1 型 DM 易感基因位点区域还包括 1p13.2 和 Xp11.23—q13.3 等。

(二) 2 型 DM 发生的遗传因素

1. 2 型 DM 的遗传基础概述 2 型 DM 是 DM 的最主要类型。单卵双生子 2 型 DM 的一致率高达 58%~91%,二卵双生子一致率仅为 17%~40%;2 型 DM 患者双亲、同胞及子女 2 型 DM 患病率分别为 14.2%、18.6% 及 3.5%;2 型 DM 患者的同胞及子女发病风险在 80 岁可达 38%。该型具有高度遗传异质性。

2. 2 型 DM 的易感基因及其分类 采用基因组学、蛋白质组学和代谢组学等方法,国内外已研究过 250 多种 DM 候选基因,OMIM 记载的 2 型 DM 的易感(致病)基因包括 *GPD2*(2q24.1)、*NEUROD1*(2q31.3)、*IRS1*(2q36.3)、*PPARG*(3p25.2)、*SLC2A2*(3q26.2)、*IGF2BP2*(3q27.2)、*WFS1*(4p16.1)、*NIDDM4*(5q34—q35.2)、*CDKAL1*(6p22.3)、*HMGA1*(6p21.31)、*ENPP1*(6q23.2)、*GCK*(7p13)、*PPP1R3A*(7q31.1)、*PAX4*(7q32.1)、*SLC30A8*(8q24.11)、*TCF7L2*(10q25.2—q25.3)、*KCNJ11*(11p15.1)、*ABCC8*(11p15.1)、*MAPK8IP1*(11p11.2)、*MTNR1B*(11q14.3)、*HNF1A*(12q24.31)、*PDX1*(13q12.2)、*IRS2*(13q34)、*LIPC*(15q21.3)、2*HNF1B*(17q12)、*GCGR*(17q25.3)、*RETN*(19p13.2)、*AKT2*(19q13.2)、*NIDDM3*(20q12—q13.1)、*HNF4A*(20q13.12)以及 *PTPN1*(20q13.13)等 31 个基因。

2 型 DM 的易感基因主要包括 4 大类:①胰岛素分泌及其相关基因,如 *KCNJ11*、*ABCC8*、*INSR*、*GPD2*、*IRS1* 和 *IRS2* 等。②葡萄糖代谢及其相关基因,如 *GCK*、*SLC30A8*、*SLC2A4*(17p13.1)等。③脂肪代谢及其相关基因,如 *PPARG* 和 *LIPC* 等。④其他与 2 型 DM 相关的基因,如 *HNF4A*、*IGF2BP2*、*CDKAL1*、*TCF7L2*、*WFS1*、*HMGA1*、*ENPP1*、*PAX4*、*MAPK8IP1*、*MTNR1B*、*HNF1A*、*HNF1B*、*RETN*、*AKT2*、*PTPN1* 等。

三、原发性高血压是多基因、多因素引起的具有很强遗传异质性的疾病

高血压(hypertension)是一类以动脉压升高为主要特征,可并发心、脑、肾和视网膜等靶器官损伤及代谢改变的临床综合征。高血压可分为原发性高血压(essential hypertension,EH)(OMIM#145500)和继发性高血压,90%~95% 的高血压患者为 EH。

EH 是多基因、多因素引起的具有很强遗传异质性的疾病。遗传因素在发病中起重要作用,个体间血压水平的变异 30%~70% 归因于遗传因素。发病具有明显家族聚集性,不同种族或民族群体间 EH 患病率差异很大。

(一) EH 候选基因及其变异体

采用基因组扫描研究候选基因等策略对家系或同胞对进行研究,已筛选出 150 多个基因编

码的蛋白质,通过肾素 - 血管紧张素 - 醛固酮系统、G蛋白信号转导系统、去甲肾上腺、离子通道和免疫 - 炎症系统,分别可从血压生理、生化、代谢等途径参与血压调节机制,这些易感(候选)基因几乎分布在所有染色体的不同区域。OMIM记载的EH易感(候选)基因及位点包括*ECE1*(1p36.12)、*RGS5*(1q23.3)、*ATP1B1*(1q24.2)、*SELE*(1q24.2)、*AGT*(1q42.2)、*HYT3*(2p25—p24)、*AGTR1*(3q24)、*ADD1*(4p16.3)、*HYT6*(5p13—q12)、*CYP3A5*(7q22.1)、*NOS3*(7q36.1)、*GNB3*(12p13.31)、*HYT4*(12p12.2—p12.1)、*HYT2*(15q)、*HYT1*(17q)、*NOS2A*(17q11.2)、*PNMT*(17q12)、*HYT5*(20q11—q13) 和 *PTGIS*(20q13.13)等。

(二) EH候选基因功能分类

EH常涉及多个基因突变,每种基因变异部位几乎遍布各个内含子、外显子和调控序列。EH候选基因按其功能大致可分为:①肾素 - 血管紧张素系统的基因,如*AGT*和*AGTR1*等;②水盐代谢基因,如*ADD1*和*GNB3*等;③儿茶酚胺 - 肾上腺素能系统的基因,如*PNMT*和*ADRB3*(8p11.23)等;④影响糖、脂蛋白代谢的基因,如*LPL*(8p21.3)和*APOB*(2p24.1)等;⑤调节血管功能的基因,如*NOS2A*和*NOS3*等;⑥其他高血压相关基因,如*GSTM3*、*PTPN1*和线粒体tRNA^{Ile}A4263G点突变等。

四、神经退行性疾病由进行性大脑和脊髓的神经元退行性变性、丢失引起

神经退行性疾病(neurodegenerative disease)又称神经退行性变性疾病,是一类慢性进行性大脑和脊髓的神经元退行性变性、丢失而产生的疾病的总称。主要包括帕金森病、阿尔茨海默病、肌萎缩侧索硬化症、亨廷顿病等。本节简要介绍帕金森病。

帕金森病(Parkinson disease,PD)又称震颤麻痹(shaking palsy),是一组原发性、渐进性中枢神经系统基底核尤其是黑质变性的疾病,是一种多发生于中老年期、病情进展缓慢的神经系统退行性疾病。数据表明,在65岁以上的中国人群中,PD患病率为1.75%且发病率和患病率都随着年龄的增加而上升。患者由于中脑黑质多巴胺能神经元变性死亡造成纹状体多巴胺(DA)含量下降,胆碱能神经元活性相对增高,使锥体外系功能亢进,发生震颤性麻痹。

PD的发病机制尚不明确,一般认为PD是多因素导致的复杂疾病;环境毒素、氧化应激、线粒体功能异常、蛋白质异常积聚、遗传等因素各自或交互作用都能导致PD。大部分患者为散发病例,仅有不到10%~15%的患者有家族史。

(一) 家族性PD的遗传因素

一系列家族性PD相关基因的发现表明,遗传因素在PD的发病中起着极为重要的作用。目前已发现20多个基因连锁位点与家族性PD的发病相关(表36-5)。*PARKIN*、*PINK1*、*DJ1*、*PLA2G6*、*FBXO7*、*DNAJC6*、*SYNJ1*等基因突变与常染色体隐性遗传的家族性PD有关,而*SNCA*、*UCHL1*、*LRRK2*、*GIGYF2*、*HTRA2*、*VPS35*、*EIF4G1*等与常染色体显性遗传的家族性PD有关。线粒体MTND5的A12397G突变和mtRNA^{lys}A8344G的突变可引起线粒体遗传的PD(OMIM#556500)。

表36-5　23种家族性PD亚型的基因定位与致病突变的类型及数量

PD类型	OMIM	基因定位	基因及OMIM编号	致病突变类型及数量
PARK1	#168610	4q22.1	*SNCA*(*163890)	Ala53Thr和Ala30Pro等5种
PARK2	#600116	6q26	*PARKIN*(*602544)	ex3~7del和ex4del等24种
PARK3	%602404	2p13		
PARK4	#605543	4q22.1	*SNCA*(*163890)	*SNCA*基因三倍体
PARK5	#613643	4p13	*UCHL1*(*191342)	Ile93Met对PARK5易感

续表

PD 类型	OMIM	基因定位	基因及 OMIM 编号	致病突变类型及数量
PARK6	#605909	1p36.12	*PINK1*（*608309）	Gly309Asp 和 Trp437Ter 等 13 种，Tyr431His（易感）
PARK7	#606324	1p36.23	*DJ1*（*602533）	14-kb del 和 Leu166Pro 等 7 种
PARK8	#607060	12q12	*LRRK2*（*609007）	Arg1441Gly 和 Tyr1699Cys 等 7 种
PARK10	%606852	1p32		
PARK11	#607688	2q37.1	*GIGYF29*（*612003）	Asn56Ser 和 Asn457Thr 等 5 种易感
PARK12	%300557	Xq21—q25		
PARK13	#610297	2p13.1	*HTRA2*（*606441）	Gly399Ser 和 Ala141Ser 等 7 种易感
PARK14	#612953	22q13.1	*PLA2G6*（*603604）	Arg741Gln 和 Arg747Trp 等 6 种
PARK15	#260300	22q12.3	*FBXO7*（*605648）	Arg378Gly 和 Arg498Ter 等 4 种
PARK16	%613164	1q32		
PARK17	#614203	16q11.2	*VPS35*（*601501）	Asp620Asn
PARK18	#614251	3q27.1	*EIF4G1*（*6000495）	Arg1205His 和 Ala502Val 易感
PARK19A	#615528	1p31.3	*DNAJC6*（*608375）	ivs6AS，c.801-2A-G 和 Gln734Ter 等 3 种
PARK19B				Arg927Gly 和 2223A-T
PARK20	#615530	21q22.11	*SYNJ1*（*604297）	Arg258Gln 和 Arg459Pro
PARK21	%616361	3q22		
PARK22	#616710	7p11.2	*CHCHD2*（*616244）	Thr61Ile 和 Arg145Gln 等 3 种
PARK23	#616840	15q22.2	*VPS13C*（*608879）	ivs61ds，c.8445+2T-G 等 5 种

（二）迟发型 PD 的遗传因素

目前研究发现迟发型 PD（OMIM#168600）的易感基因有 8 个，分别是定位于 1q22 的 *GBA* 基因的 Leu444Pro、Asn370Ser 和 Asp443Asn 突变体；定位于 4q23 的 *ADH1C* 基因的 Gly78Ter 突变体；定位于 6q27 的 *TBP* 基因的（CAG）$_n$ 扩增突变体；定位于 12q24.12 的 *ATXN2* 基因和定位于 14q32.12 的 *ATXN3* 基因的（CAG）$_n$ 长扩增；定位于 13q21.33 的 *ATXN8OS* 基因的（CTG）$_n$ 扩增突变体；定位于 Xq24 的 *GLUD2* 基因的 Ser445Ala 突变体对迟发型 PD 易感；定位于 17q21.31 的 *MAPT* 基因的 Asn296del 和 Pro301Leu 等 14 种变异体引起伴有痴呆的帕金森综合征（parkinsonism）。PD 相关基因的突变可能导致线粒体功能障碍、泛素 - 蛋白酶体系统（UPS）功能障碍、氧化应激的发生等。

本章小结

人类绝大多数表型性状及常见病由遗传和环境因素共同决定。就遗传而言，绝大多数的表型性状及常见疾病由多个基因引起，故称为多基因遗传性疾病 / 性状，或复杂疾病 / 性状。致病基因对表型效应的贡献较小，称微效基因，微效基因中可能存在主基因。这些基因通过影响个体对疾病的易感性、疾病的进展及药物反应而发挥作用。遗传率是一种衡量疾病中遗传因素贡献比例的表达方式，通常用 Falconer 和 Holzinger 公式进行评估。

多基因病的发病涉及多基因与环境因素的共同作用。精神分裂症、糖尿病、原发性高血压、帕金森病等均属高度异质性的多基因病。

思考题

1. 如何理解数量性状和质量性状的遗传学特点？为什么说易患性变异的本质是数量性状？

2. 疾病遗传率为何不能用到个体上？在疾病遗传率的运用中，我们应当注意什么？

3. 对多基因病做遗传咨询时要考虑哪些因素？

4. 什么是易感基因？如果个体被检出带有糖尿病的易感基因，一定会患糖尿病吗？在今后的生活中他会不会有思想压力，你有什么健康生活方式方面的指导？

5. 同样程度的高盐饮食和吸烟，为什么有的人患高血压甚至脑卒中去世，有的人却"长命百岁"？

6. 归纳复杂疾病（多基因病）的遗传基础，举例说明复杂疾病的风险外因的复杂性。

（张志敏）

第三十七章

染色体畸变

染色体(chromosome)是遗传物质(基因)的载体。它由 DNA 和蛋白质等构成,具有储存和传递遗传信息的作用。不同物种的染色体数目和形态各具特征,同种生物染色体的形态和数目相对恒定,因此,染色体也被认为是物种鉴定的重要标志。体细胞或生殖细胞内染色体可以发生异常改变,即染色体畸变(chromosome aberration)。染色体畸变可分为数目畸变(numerical aberration)和结构畸变(structural aberration)两大类,其实质都涉及染色体或染色体节段上基因群的增减或位置的转移,使遗传物质发生了改变,结果都可以导致染色体异常综合征。

第一节　人类染色体的基本特征

一、人类细胞遗传学命名的国际体制还在不断更新

染色质(chromatin)和染色体实质上是同一物质在细胞周期的不同时期、执行不同生理功能时不同的存在形式。在细胞从间期到分裂期过程中,染色质通过螺旋化凝缩(condensation)成为染色体,而在细胞从分裂期到间期过程中,染色体又解螺旋舒展成为染色质。

（一）人类染色体的数目、结构和形态

不同物种生物的染色体数目、结构和形态各不相同,而同一物种的染色体数目、结构和形态是相对恒定的。在真核生物中,一个正常生殖细胞(配子)中所含的全套染色体称为一个染色体组,其所包含的全部基因称为一个基因组(genome)。具有一个染色体组的细胞称为单倍体(haploid),以 n 表示;具有两个染色体组的细胞称为二倍体(diploid),以 2n 表示。人类正常体细胞染色体数目是 46,即 23 对染色体,其中 22 对染色体为常染色体(autosome),另外一对与性别决定有直接关系的染色体称为性染色体(sex chromosome),其中包括 X 染色体和 Y 染色体。男性的性染色体组成为 XY,而在女性细胞中的性染色体组成为 XX。

每一中期染色体都具有两条染色单体(chromatid),互称为姐妹染色单体,它们各含有一条 DNA 双螺旋链。两条单体之间由着丝粒(centromere)相连接,着丝粒处凹陷缩窄,称初级缢痕或主缢痕(primary constriction)。着丝粒将染色体划分为短臂(p)和长臂(q)两部分。在短臂和长臂的末端分别有一特化部位,称为端粒(telomere)。端粒起着维持染色体形态结构的稳定性和完整性的作用。在某些染色体的长、短臂上还可见凹陷缩窄的部分,称为次级缢痕(secondary constriction)。人类近端着丝粒染色体的短臂末端有一球状结构,称为随体(satellite)。随体柄部为缩窄的次级缢痕,该部位与核仁的形成有关,称为核仁形成区或核仁组织区(nucleolus organizing region,NOR)(图 37-1)。

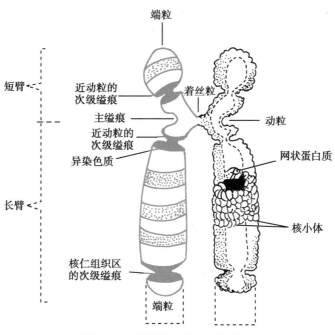

图 37-1 中期染色体的形态特征

染色体上的着丝粒位置是恒定不变的。根据着丝粒的位置可将染色体分为不同类型,人类正常染色体的类型包括中央着丝粒染色体、亚中央着丝粒染色体和近端着丝粒染色体(图 37-2)。

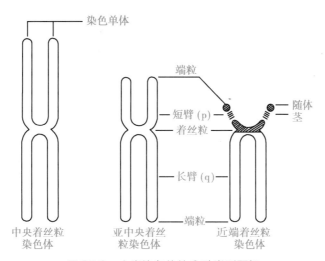

图 37-2 人类染色体的 3 种类型图解

(二) 人类细胞遗传学命名的国际体制

1971 年在巴黎召开的第四届国际人类细胞遗传学会议以及 1972 年召开的爱丁堡会议,提出并确定了识别和描述每个显带染色体区、带的标准,称为人类细胞遗传学命名的国际体制(International System for Human Cytogenetics Nomenclature,ISCN)。随着细胞遗传学和分子遗传学技术的不断进步,该命名体系后来历经多次国际会议讨论的修订和完善,形成不同版本,如 ISCN(1978)、ISCN(1981)、ISCN(1995)、ISCN(2005)等。目前版本最新的是 ISCN(2016)。ISCN 不仅广为人们接受,而且也促进和提高了国际学术交流。

每条显带染色体根据 ISCN 规定的界标(landmark)划分为若干个区(region),每个区又包括若干条带(band)。界标是确认每一染色体上具有重要意义的、稳定的、有显著形态学特征的指标,包括染色体两臂的末端、着丝粒和某些稳定且显著的带。两相邻界标之间为区。每一条染色体都是由一系列连贯的带组成,没有非带区。它借助其亮 - 暗或深 - 浅的着色强度,清楚地与相邻的带相区别。

每一染色体都以着丝粒为界标,分成短臂(p)和长臂(q)。一般沿着染色体的臂从着丝粒开始向远端连续地标记区和带。着丝粒区定义为10,向着短臂部分称为p10,面向长臂部分称为q10,但p10和q10并不在图中标出。每条臂上与着丝粒相连的部分定义为1区,稍远的区定义为2区,依此类推。界标所在的带属于此界标以远的区,并作为该区的第1带(图37-3)。

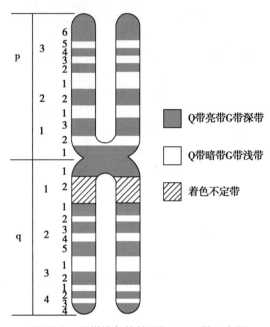

图 37-3   显带染色体的界标、区和带示意图

描述某一特定带时需要写明以下4个内容:①染色体序号;②臂的符号;③区的序号;④带的序号。这些内容需要连续列出,中间不能有空格和间断。例如:1p31表示第1号染色体、短臂、3区、1带。

应用染色体显带技术可以识别染色体细微的结构异常。为了能够简明描述这些异常的核型,ISCN中制定了统一的命名符号和术语(表37-1)。

表 37-1   核型分析中常用的符号和术语

符号术语	意义	符号术语	意义
A~G	染色体组的名称	1~22	常染色体序号
→	从…到…	+ 或 -	在染色体和组号前表示染色体或组内染色体增加或减少;在染色体臂或结构后面,表示这个臂或结构的增加或减少
/	表示嵌合体	?	染色体分类或情况不明
:	断裂	: :	断裂与重接
ace	无着丝粒断片(见 f)	cen	着丝粒
chi	异源嵌合体	chr	染色体
ct	染色单体	del	缺失
der	衍生染色体	dic	双着丝粒
dir	正位	dis	远侧
dmin	双微体	dup	重复
e	交换	end	(核)内复制

符号术语	意义	符号术语	意义
f	断片	fem	女性
fra	脆性部位	g	裂隙
h	副缢痕	i	等臂染色体
ins	插入	inv	倒位
mal	男性	mar	标记染色体
mat	母源的	min	微小体
mn	众数	mos	嵌合体
p	短臂	pat	父源的
Ph	费城染色体	pro	近侧
psu	假	q	长臂
qr	四射体	r	环状染色体
rcp	相互易位	rea	重排
rac	重组染色体	rob	罗伯逊易位
s	随体	t	易位
ter	末端	tr	三射体
tri	三着丝粒	var	可变区

　　ISCN 提供了人类细胞遗传学命名的完整体系,规范了正常染色体和畸变染色体的描述,是细胞遗传学工作者必备的工作手册。随着细胞分子遗传学技术的深入发展,ISCN 也与时俱进,分别在 ISCN(2005)、ISCN(2009) 和 ISCN(2013) 中增加了原位杂交、微阵列比较基因组杂交、QF-PCR 等结果的命名原则。2015 年底,人类细胞遗传学命名国际标准委员会决定用细胞分子遗传学替代细胞遗传学,随即出版了 ISCN(2016)。该命名体系还特别增加了基于 DNA 测序的染色体异常核型的描述规定,更好地满足了细胞分子遗传学领域的快速发展需要(图 37-4)。

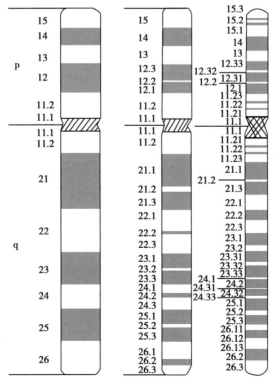

图 37-4　人类 10 号染色体不同分辨率的高分辨带

二、核型分析是染色体疾病诊断的金标准

一个体细胞中的全部染色体,按其大小、形态特征顺序排列所构成的图像就称为核型(karyotype)。在完全正常的情况下,一个体细胞的核型一般可代表该个体的核型。将待测细胞的核型进行染色体数目、形态特征的分析,确定其是否与正常核型完全一致,称为核型分析(karyotype analysis)。尽管分子诊断技术已在临床上应用,但对染色体疾病来说,核型分析还是染色体疾病诊断的金标准。

(一)人类染色体非显带核型

非显带染色体核型是按常规染色方法所得到的染色体标本,一般用 Giemsa 染色,使染色体(除着丝粒和次缢痕外)都均匀着色,因此,非显带染色体核型很难准确鉴别出组内染色体的序号。1960 年在美国丹佛、1963 年在英国伦敦、1966 年在美国芝加哥召开过三次国际会议,制定了人类有丝分裂染色体的识别、编号、分组以及核型描述(包括染色体数目和结构异常的核型描述)等统一的标准命名系统。根据这一命名系统,1~22 号为常染色体,是男女共有的 22 对染色体;其余一对随男女性别而异,为性染色体,女性为 XX,男性为 XY;将这 23 对染色体依照大小递减顺序和着丝粒位置分为 A、B、C、D、E、F、G 7 个组,A 组最大,G 组最小。X 染色体列入 C 组,Y 染色体列入 G 组(表 37-2,图 37-5)。

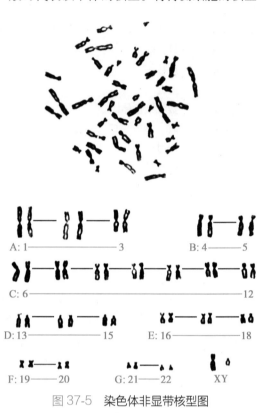

图 37-5 染色体非显带核型图

表 37-2 人类核型分组与各组染色体形态特征(非显带标本)

组号	染色体号	大小	着丝粒位置	次缢痕	随体	可鉴别程度
A	1~3	最大	中(1、3 号)、亚中(2 号)	1 号常见		可鉴别
B	4~5	次大	亚中			难鉴别
C	6~12、X	中等	亚中	9 号常见		难鉴别
D	13~15	中等	近端		有	难鉴别
E	16~18	小	中(16 号)、亚中(17、18 号)	16 号常见		16 号可鉴别,17、18 号难鉴别
F	19~20	次小	中			难鉴别
G	21~22、Y	最小	近端		21、22 号有,Y 无	难鉴别

核型的描述包括两部分内容,第一部分是染色体总数,第二部分是性染色体的组成,两者之间用","分隔开。正常女性核型描述为:46,XX,正常男性核型描述为:46,XY。由于非显带染色体标本不能将每一条染色体本身的特征完全显示出来,因此,只能根据各染色体的大致特征(大小、着丝粒位置)来识别染色体,对于染色体所发生的一些结构畸变不能检出,这使染色体异常,特别是结构畸变的研究与临床应用受到极大的限制。因此,从 1959 年 Lejeune 发现第一例人类染色体病至 1968 年的 10 年中,人们只发现了 10 多种染色体异常综合征,并且主要是染色体数目异常的病例。

(二)人类染色体 G 显带核型

染色体显带(chromosome banding)技术是在非显带染色体的基础上发展起来的,它能显示染色

体本身更细微的结构,有助于准确地识别每一条染色体及诊断染色体异常疾病。所谓染色体显带是指染色体标本经过一定程序处理,并用特定染料染色,使染色体沿其长轴显现明暗或深浅相间的横行带纹,也称为染色体带(chromosomal band)。这种使染色体显带的方法,则称为显带技术。通过显带技术,使各号染色体都显现出独特的带纹,从而构成染色体的带型(banding pattern)。

由瑞典细胞化学家、遗传学家 Torbjörn Oskar Caspersson 于1968年首先建立的Q显带技术以及随后发展起来的其他显带技术为染色体研究提供了有力的工具。显带技术一般分为两大类:①显示整条染色体带的分布方法,如Q、G、R、高分辨显带技术;②显示特殊染色体结构或特定带的方法,如C显带、T显带、NORs显带等。

由于G显带技术简便,带纹清晰,染色体标本可以长期保存,故G显带核型分析已成为目前临床常规应用的染色体病诊断的手段之一(图37-6)。在进行G带带型描述时,"深带"表示被Giemsa着色的带纹,"浅带"表示不着色或基本不着色的带纹。图37-7是人类染色体G显带核型模式图。

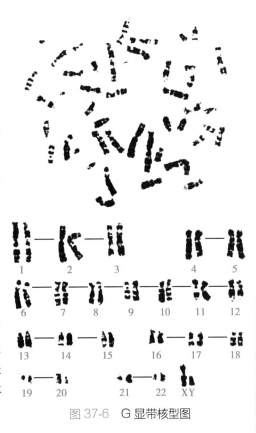

图 37-6　G 显带核型图

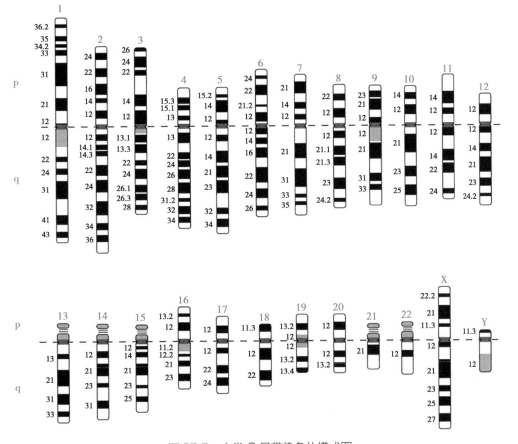

图 37-7　人类 G 显带染色体模式图

（三）人类染色体的多态性

人类染色体数目和形态结构是相对恒定的，因为在正常健康人群中，存在着各种染色体恒定的微小变异，包括结构、带纹宽窄和着色强度等。这类恒定而微小的正常变异按照孟德尔方式遗传，称为染色体多态性（chromosomal polymorphism）。

常见的多态性部位包括：①Y 染色体的长度变异，这种变异存在着种族差异。主要变异部位是 Y 染色体长臂结构异染色质区，即长臂远端约 2/3 区段的长度变异。通常表现为 Y 染色体大于 F 组或 E 组甚至接近 D 组染色体大小，称为"长 Y""大 Y"或"巨 Y"，描述为 Yq^+。②D 组、G 组近端着丝粒染色体的短臂、随体及随体柄部次缢痕区（NOR）的变异。表现为随体的有无、大小及重复（双随体），短臂次缢痕区的增长或缩短等。③第 1、9 和 16 号染色体次缢痕的变异，表现为次缢痕的有无或长短的差异。④第 1、2、3、9、16 号染色体和 Y 染色体的 p11—q13 间的倒位多态性。

染色体的多态性变异主要发生在结构异染色质区，通常没有明显的表型效应和病理学意义。这种稳定的正常变异多态现象能以一定的遗传方式传给下一代，可在显微镜下观察到，因此可以作为一种遗传学标志，在核型检测分析中要特别注意。

第二节　染色体畸变发生的原因

染色体畸变可以自发地产生，称为自发畸变（spontaneous aberration）；也可通过物理的、化学的和生物的诱变作用而产生，称为诱发畸变（induced aberration）；还可由亲代遗传而来。造成染色体畸变的原因是多方面的，主要包括化学因素、物理因素和生物因素等。

一、化学药品、农药、毒物等许多化学物质都可以引起染色体畸变

据调查，长期接触苯、甲苯等化学品的人群，出现染色体数目异常和发生染色体断裂的频率远高于一般人群。许多化学合成的农药可以引起人类细胞染色体畸变，农药中的除草剂和杀虫的砷制剂等都是一些染色体畸变的诱变剂。某些药物也可引起人类染色体畸变或产生畸形胚胎，已有研究证实，环磷酰胺、氮芥、白消安（马利兰）、氨甲蝶呤、阿糖胞苷等抗癌药物可导致染色体畸变；抗痉挛药物苯妥英钠可引起人淋巴细胞中多倍体细胞数增高。部分食品的防腐剂和色素等添加剂中所含的化学物质也是人类染色体诱变剂，如硝基呋喃基糖酰胺 AF-2、环己基糖精等。

二、细胞受到电离辐射后可引起胞内染色体发生异常

在自然界存在的各种各样的射线可对人体产生一定的影响，但其剂量极微，因而影响不大。但大量的电离辐射会导致染色体断裂、缺失、双着丝粒染色体、易位、核内复制、不分离等，且畸变率随射线剂量的增高而增高。长期接受射线治疗或从事与放射线相关工作的人员，由于微小剂量的射线不断积累，也会引起体细胞或生殖细胞染色体畸变。

三、导致染色体畸变的生物因素包括生物体本身和生物类毒素

真菌毒素具有一定的致癌作用，同时也可引起细胞内染色体畸变，如杂色曲霉素、黄曲霉素、棒曲

霉素等均可引起染色体畸变;病毒也可引起宿主细胞染色体畸变,尤其是那些致癌病毒,其原因主要是影响 DNA 代谢。当人体感染某些病毒,如风疹病毒、乙肝病毒、麻疹病毒和巨细胞病毒时,就有可能引发染色体的畸变。

四、母亲年龄大于 35 岁时胎儿染色体畸变发生率明显增高

生殖细胞在母体内停留的时间越长,受到各种因素影响的机会越多,在以后的减数分裂过程中,越容易产生染色体不分离而导致染色体数目异常。因此当母亲年龄增大时,所生子女的体细胞中某一序号染色体有三条的情况要多于一般人群。母亲年龄越大(大于 35 岁),生育唐氏综合征患儿的危险性就越高。

第三节　染色体数目异常及其产生机制

人的体细胞的染色体数目(整组或整条)的增加或减少,称为染色体数目畸变。包括整倍性改变和非整倍性改变两种形式。

一、整倍性改变在临床上很少见

如果染色体的数目变化是单倍体(n)的整倍数,即以 n 为基数,成倍地增加或减少,则称为整倍性(euploidy)改变。在 2n 的基础上,如果增加一个染色体组(n),则染色体数为 3n,即三倍体(triploid);若在 2n 的基础上增加 2 个 n,则为 4n,即四倍体(tetraploid)。三倍体以上的又统称为多倍体(polyploid)。如果在 2n 的基础上减少一个染色体组,则称为单倍体。

在人类中已知有三倍体和四倍体的个体,但只有极少数三倍体的个体能存活到出生,存活者多为 2n/3n 的嵌合体。有调查资料表明,在自发流产的胎儿中,有染色体畸变的占 42%。其中,三倍体占 18%,四倍体占 5%。三倍体的形成原因可为双雌受精或双雄受精;四倍体形成的主要原因是核内复制或核内有丝分裂。

(一)双雄受精
一个正常的卵子同时与两个正常的精子发生受精称为双雄受精(dispermy)。由于每个精子具有一个染色体组,所以当两个精子同时进入一个卵细胞时,就将两个染色体组同时带入了这一卵细胞,所形成的合子内则含有三个染色体组(三倍体),可形成 69,XXX、69,XXY 和 69,XYY 三种类型的受精卵(图 37-8)。

(二)双雌受精
一个二倍体的异常卵子与一个正常的精子发生受精,从而产生一个三倍体的合子,称为双雌受精(digyny)。在卵细胞发生第二次减数分裂的过程中,次级卵母细胞由于某种原因未形成第二极体,因此应分给第二极体的染色体组仍留在卵细胞中,使该卵细胞成为异常的二倍体卵细胞。当它与一个正常的精子结合后,就会形成含有三个染色体组的合子(三倍体),可形成 69,XXX 或 69,XXY 两种核型的受精卵(图 37-8)。

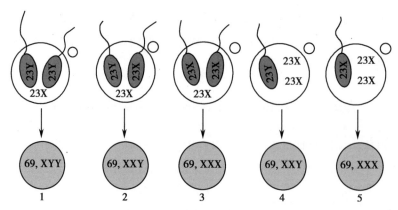

图 37-8　双雄受精和双雌受精

（三）核内复制与核内有丝分裂

核内复制（endoreduplication）即在一次细胞分裂时，DNA 不是复制一次，而是复制了两次。这样形成的两个子细胞都是四倍体，这是肿瘤细胞中常见的染色体异常特征之一。核内有丝分裂（endomitosis）是指 DNA 复制而细胞不进行分裂的现象，也形成四倍体的细胞。

二、三体型是临床上常见的非整倍体性改变

一个体细胞的染色体数目增加或减少了一条或数条，称非整倍性（aneuploidy）改变，这是临床上最常见的染色体畸变类型。若某对染色体多了一条（2n+1），细胞内染色体数目为 47，即构成该染色体的三体型（trisomy），这是人类染色体数目畸变中最常见、种类最多的一类畸变。由于染色体的增加，特别是较大染色体的增加，将造成基因组的严重失衡而破坏或干扰了胚胎的正常发育，故绝大部分常染色体三体型核型只见于早期流产的胚胎。少数三体型病例可以存活至出生，但多数寿命不长，并伴有各种严重畸形。

（一）21 三体综合征

也称为唐氏综合征，详见后。

（二）18 三体综合征

本病由 Edward 等于 1960 年首先报告，故又称为 Edward 综合征（Edward syndrome）。本病 80% 患者为 47，+18，发生与母亲年龄高龄有关；另 10% 为嵌合型，即 46/47，+18；其余为各种易位，主要是 18 号与 D 组染色体易位，双亲是平衡易位携带者而导致 18 三体综合征很少。

18 三体综合征新生儿发病率约为 1/8 000~1/3 500。男女性别比为 1：4，胎儿宫内生长迟缓，小胎盘及单一脐动脉，胎动少，羊水过多，95% 胎儿流产；一般过期产，平均妊娠 42 周；出生时体重低，平均仅 2 243g，发育如早产儿，吸吮差，反应弱，因严重畸形，出生后不久死亡，出生后 1/3 在 1 个月内死亡，50% 在 2 个月内死亡，90% 以上 1 岁内死亡，只有极个别患者活到儿童期。

（三）13 三体综合征

1957 年 Bartholin 等记述了该病的临床特征。1960 年 Patau 等确认其为 13 三体，故又称为 Patau 综合征（Patau syndrome）。80% 病例的核型为游离型 13 三体，即 47，+13；其次为易位型，以 13q14q 为多见，约占易位型的 58%，13q13q 占 38%，13q15q 占 4%；少数病例为与正常细胞并存的嵌合型，即 46/47，+13，一般体征较轻。

本病新生儿中的发病率约为 1/25 000，女性明显多于男性。发病率与母亲年龄增大有关。患者的畸形比 21 三体和 18 三体综合征严重。99% 以上的胎儿流产，出生后 45% 患儿在 1 个月内死亡，90% 在 6 个月内死亡。

（四）Klinefelter 综合征

Klinefelter 综合征（Klinefelter syndrome）由 Klinefelter 等于 1942 年首先报道，也称先天性睾丸发育不全。1956 年 Bradbury 等证实患者体细胞间期有一个 X 染色质（或 Barr 小体），1959 年 Jacob 等发现其核型为 47，XXY，故本病亦称为 XXY 综合征。

核型与遗传学：80%~90% 的病例为 47，XXY；约 10%~15% 为嵌合型，常见的有 46，XY/47，XXY、46，XY/48，XXXY 等；此外还有 48，XXXY、49，XXXXY、48，XXYY 等。嵌合型患者中若 46，XY 的正常细胞比例大时临床表现轻，可有生育力。

在男性新生儿中本病发生率为 1/1 000~2/1 000，临床表现以身材高、睾丸小、第二性征发育不良、不育为特征。患者四肢修长、身材高、胡须阴毛稀少、成年后体表脂肪堆积似女性；音调较高，喉结不明显；约 25% 病例有乳房发育，皮肤细嫩；外阴多数正常无畸形，6% 病例伴尿道下裂或隐睾。新生儿期睾丸大小正常，但至青春期时睾丸小而硬，体积为正常人的 1/3；睾丸精曲小管基膜增厚，呈玻璃样变性，无精子。典型病例的血浆睾酮仅为正常人的一半；个别患者睾酮正常，血中雌激素增多。

三、染色体不分离是导致非整倍性改变的主要原因

多数非整倍体的产生原因是在生殖细胞成熟过程或受精卵早期卵裂中，发生了染色体不分离或染色体丢失。

（一）染色体不分离

在细胞分裂进入中、后期时，如果某一对同源染色体或姐妹染色单体彼此没有分离，而是同时进入同一个子细胞，结果所形成的两个子细胞中，一个将因染色体数目增多而成为超二倍体，另一个则因染色体数目减少而成为亚二倍体，这个过程称为染色体不分离（non-disjunction）。染色体不分离可以发生在细胞的有丝分裂过程中，也可以发生在配子形成时的减数分裂过程（图 37-9）。

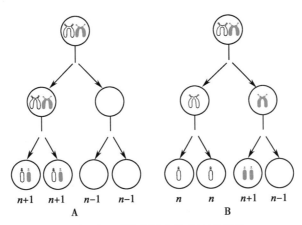

图 37-9　减数分裂中染色体不分离
A. 减数分裂 I 同源染色体不分离；B. 减数分裂 II 姐妹染色单体不分离。

（二）染色体丢失

染色体丢失（chromosome lose）又称染色体分裂后期延滞（anaphase lag），在细胞有丝分裂过程中，某一染色体未与纺锤丝相连，不能移向两极参与新细胞的形成。或者在移向两极时行动迟缓，滞留在细胞质中，造成该条染色体的丢失而形成亚二倍体。染色体丢失也是嵌合体形成的一种方式。

四、21 三体综合征是常见的染色体数目异常引起的染色体疾病

21 三体综合征也称为唐氏综合征或先天愚型,是发现最早、最常见、也是最重要的染色体病。英国医生 Down 于 1866 年首先描述之,故命名为唐氏综合征(Down syndrome, DS)(OMIM:190685)。本病具有母亲生育年龄偏大和单卵双生的一致性两个特点,并很早就引起注意。在建立了人类染色体分析技术后,法国细胞遗传学家 Lejeune(1959 年)首先证实本病的病因是患者多了一条 21 号染色体。

(一) 21 三体综合征的发生率

新生儿的发生率约为 1/1 000~2/1 000。本病发生率随母亲生育年龄的增高而升高,尤其当母亲年龄大于 35 岁时,发生率明显增高。这是由于产妇年龄越大,人体包括卵巢所承受的各种有害物质的影响也就越多,这些因素都会导致卵细胞异常,导致染色体在细胞分裂过程中出现不分离现象。

(二) 21 三体综合征的表型特征

患者有多种临床表现,其主要表现为智力低下(患者的 IQ 值在 20~60 之间,平均为 40~50)、发育迟缓和特殊面容。一般情况下,患者还具有其他一些明显的、特殊的微小畸形特征(表 37-3)。

表 37-3   21 三体综合征的其他临床特征及其出现频率

特征	频率 /%	特征	频率 /%
斜眼裂	82	颈部皮肤松弛	81
腭窄	76	身材矮小	75
多动	73	鼻梁扁平	68
第 1、2 趾间距宽	68	手短而宽	64
颈短	61	齿畸形	61
内眦赘皮	59	第 5 指短	58
张口	58	第 5 指内弯	57
Brushfield 斑	56	舌有沟	55
通贯掌	53	耳郭畸形	50
舌外伸	47		

本病的一般特征包括:①很明确的综合征表现,尽管在症状上有所不同,但并不会影响诊断;②多数情况下,都是新发生的、散的病例,家庭中很少有一个以上的患者;③同卵双生具有一致性,但偶尔也会有例外,这可能是由于在形成其中一个时,发生了染色体丢失;④男性患者没有生育力,极少数女性患者可生育;⑤随母亲年龄增高,本病的发生率也升高,尤其当母亲大于 35 岁时更加明显;⑥患者的预期寿命短,且到中年时大脑呈现淀粉样斑,与阿尔茨海默病相符,伴痴呆症状;因免疫功能缺陷而易感染,易患先天性心脏病;⑦表型特征的表现度不同;⑧急性白血病死亡率增加 20 倍,原因尚不清楚。

(三) 21 三体综合征的遗传分型

21 三体综合征的遗传分型包括游离型、易位型和嵌合型。据统计,游离型约占全部患者的 92.5%,核型为 47,XX(XY),+21。三体型的发生绝大部分与父母核型无关,而是生殖细胞形成过程中

减数分裂不分离的结果。染色体不分离发生在母方的病例约占95%,另5%见于父方,且主要为第一次减数分裂不分离。

易位型约占5%,增加的一条21号染色体并不独立存在,而是与D组或G组的一条染色体发生罗伯逊易位,染色体总数为46,其中一条是易位染色体。最常见的是D/G易位,如核型为46,XX(XY),−14,+t(14q21q),其次为G/G易位,如核型为46,XX(XY),−21,+t(21q21q)。患者的易位染色体如果是由亲代传递而来的,其双亲之一通常是表型正常的染色体平衡易位携带者(balanced translocation carrier),其核型为45,−D,−21,+t(Dq21q)或45,−G,−21,+t(Gq21q)。染色体平衡易位携带者在生殖细胞形成时,理论上经减数分裂可以产生6种类型的配子(图37-10),但实际上只有4种配子形成,故与正常个体婚配后,将产生4种核型的个体。由此可见,染色体平衡易位携带者虽外表正常,但其常有自然流产或死胎史,所生子女中,约1/3正常,1/3为易位型先天愚型患儿,1/3为平衡易位携带者。但如果父母之一是21/21平衡易位携带者时,1/2胎儿将因核型为21单体而流产,1/2核型为46,−21,+t(21q21q),故活婴将肯定为21/21易位型21三体综合征患儿(图37-11)。因此,21/21平衡易位携带者不应生育。

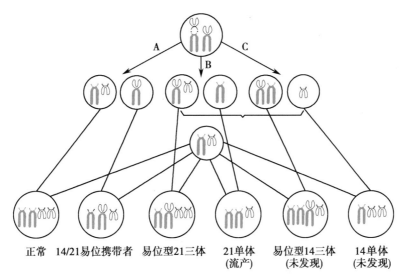

图37-10 14/21染色体平衡易位携带者及其子女核型图解

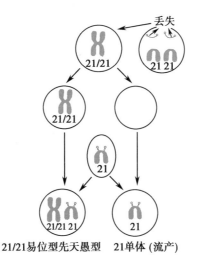

图37-11 21/21染色体平衡易位携带者及其子女核型图解

嵌合型较少见,约占2%。嵌合型产生的原因一是由于生殖细胞减数分裂不分离,继而因分裂后期染色体行动迟缓引起部分细胞超数的染色体发生丢失而形成含有47,+21/46两个细胞系的嵌合体;二是合子后(post-zygotic)有丝分裂不分离的结果。因本型患者的体细胞中含有正常细胞系,故临床症状多数不如21三体型严重、典型。

(四)21三体综合征的诊断、治疗及预防

90%以上的病例根据典型的DS面容及智力低下即可作出诊断,DS在新生儿期除特殊面容外还有肌张力低、第三囟门、通贯手、小指短而内弯、小指一条褶纹、足跖沟、足第一、二趾间距宽(草鞋足)等易被观察的临床指征。但新生儿期患者有时面容不够典型,又难以观察智力反应,故易被忽视而漏诊,故还应进行染色体分析予以确诊,特别是查出易位型患者,追查其家系染色体,检出平衡易位携带者,可预防患儿的再出生。

为防止DS患儿的出生,对35岁以上的孕妇、30岁以下但生育过DS患儿的孕妇、或其双亲之一是平衡易位携带者或嵌合体者应作产前检查,如取孕16~20周的羊水细胞或9~12周的绒毛膜细胞作染色体检查,如胎儿为21三体,则建议终止妊娠。

年龄在30岁以下,且生过21三体患儿及一级亲属中有DS患者或有平衡易位携带者的妇女,应作染色体检查。如孕妇为平衡易位携带者应作产前检查,21/21易位携带者则不应生育。此外,育龄妇女妊娠前后应避免接受较大剂量射线照射,不随便服用化学药物,预防病毒感染。

第四节　染色体结构畸变及其产生机制

染色体显带技术的发展,使之能够在细胞分裂中期观察到染色体的缺失、重复、易位等染色体结构畸变。结构畸变随着其丢失或重复的片段的大小和性质不同,具有不同的遗传效应。

一、断裂 - 重接是染色体结构畸变的主要原因

染色体结构畸变的发生受多种因素的影响,如物理因素、化学因素、生物因素和遗传因素等。在这些因素的作用下,首先是染色体发生断裂(breakage),然后是断裂片段的重接(rejoin)。断裂的片段如果在原来的位置上重新接合,称为愈合或重合(reunion),即染色体恢复正常,不引起遗传效应。如果染色体断裂后未能在原位重接,也就是断裂片段移动位置与其他片段相接或者丢失,则可引起染色体结构畸变又称染色体重排(chromosomal rearrangement)。

二、染色体结构畸变有多种类型

临床上常见的染色体结构畸变有缺失、重复、易位、倒位、环状染色体和等臂染色体等。染色体断裂及断裂片段的重接是各种染色体结构畸变产生的基本机制。

(一)缺失

缺失(deletion)是染色体片段的丢失,缺失使位于这个片段的基因也随之发生丢失。按染色体断点的数量和位置可分为末端缺失和中间缺失两类(图37-12):①末端缺失(terminal deletion)指染色体的臂发生断裂后,未发生重接,无着丝粒的片段不能与纺锤丝相连,在细胞分裂后期未能移至两极而丢失。②中间缺失(interstitial deletion)指一条染色体的同一臂上发生了两次断裂,两个断点之间的无

着丝粒片段丢失,其余的两个断片重接。

（二）重复

重复（duplication）是一条染色体上某一片段增加了一份以上的现象,使这些片段的基因多了一份或几份。原因是同源染色体之间的不等交换或姐妹染色单体之间的不等交换以及染色体片段的插入等。

（三）倒位

倒位（inversion）是某一染色体发生两次断裂后,两断点之间的片段旋转180°后重接,造成染色体上基因顺序的重排。染色体的倒位可以发生在同一臂（长臂或短臂）内,也可以发生在两臂之间,分别称为臂内倒位和臂间倒位（图37-13）:①臂内倒位（paracentric inversion）:一条染色体的某一臂上同时发生了两次断裂,两断点之间的片段旋转180°后重接。例如1号染色体p22和p34同时发生了断裂,两断点之间的片段倒转后重接,形成了一条臂内倒位的染色体（图37-13A）。②臂间倒位（pericentric inversion）:一条染色体的长、短臂各发生一次断裂,中间断片颠倒后重接,则形成一条臂间倒位染色体。

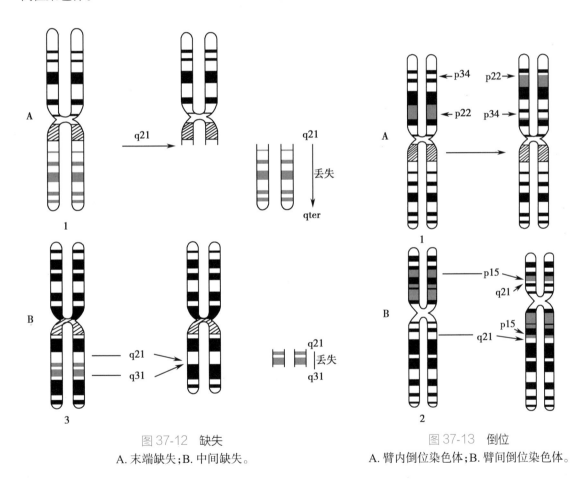

图 37-12 缺失
A. 末端缺失;B. 中间缺失。

图 37-13 倒位
A. 臂内倒位染色体;B. 臂间倒位染色体。

（四）易位

一条染色体的断片移接到另一条非同源染色体的臂上,这种结构畸变称为易位（translocation）。常见的易位方式有相互易位、罗伯逊易位和插入易位等。①相互易位（reciprocal translocation）:是两条染色体同时发生断裂,断片交换位置后重接,形成两条衍生染色体。当相互易位仅涉及位置的改变而不造成染色体片段的增减时,称为平衡易位（图37-14）。②罗伯逊易位（Robertsonian translocation）:又称着丝粒融合（centric fusion）。这是发生于近端着丝粒染色体的一种易位形式。当两个近端着丝粒染色体在着丝粒部位或着丝粒附近部位发生断裂后,二者的长臂在着丝粒处接合在一起,形成一条由两条染色体的长臂构成的衍生染色体；两个短臂则构成一个小染色体，小染色体往往在第二次分裂时丢失，这可能是由于其缺乏着丝粒或者是由于其完全由异染色质构成所致（图 37-15）。③插入易位（insertional translocation）：两条非同源染色体同时发生断裂，但只有其中一条染色体的片段插入到另一条染色体的非末端部位。只有发生了三次断裂时，才可能发生插入易位。

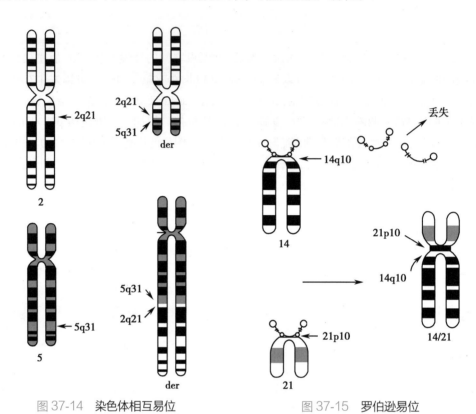

图 37-14　染色体相互易位　　　　　图 37-15　罗伯逊易位

（五）环状染色体

　　一条染色体的长、短臂同时发生了断裂，含有着丝粒的片段两断端发生重接，即形成环状染色体。如 2 号染色体的 p21 和 q31 分别发生了断裂，断点以远的片段丢失，含有着丝粒的中间片段两断端p21 与 q31 相接形成环状染色体（ring chromosome）（图 37-16）。

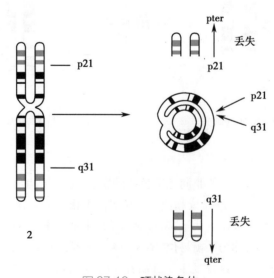

图 37-16　环状染色体

（六）双着丝粒染色体

两条染色体同时发生一次断裂后，两个具有着丝粒的片段的断端相连接，即可形成一条双着丝粒染色体（dicentric chromosome）。如 5 号染色体的 q31 和 9 号染色体的 q21 分别发生了断裂，两个具有着丝粒的染色体片段断端相互连接，形成了一条双着丝粒的衍生染色体（图 37-17）。

（七）等臂染色体

一条染色体的两个臂在形态上和遗传结构上完全相同，称为等臂染色体（isochromosome）。等臂染色体一般是由于着丝粒分裂异常造成的。在正常的细胞分裂中，着丝粒纵裂，姐妹染色单体分离，形成两条具有长、短臂的染色体（图 37-18）。

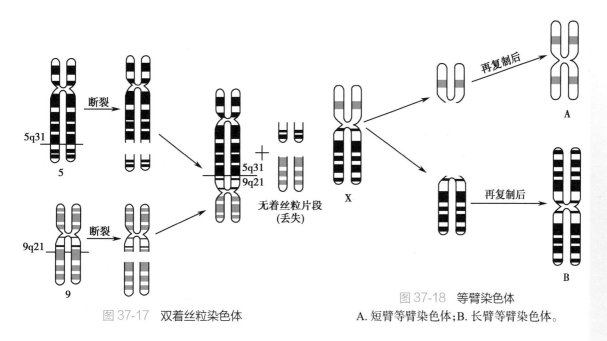

图 37-17　双着丝粒染色体

图 37-18　等臂染色体
A. 短臂等臂染色体；B. 长臂等臂染色体。

三、5p- 综合征是最常见的染色体结构畸变

5p- 综合征是一种染色体结构畸变引起的遗传性疾病，群体发病率为 1/50 000，在常染色体结构异常患儿中居首位。因患儿具特有的猫叫样哭声，故又称为猫叫综合征（cri-du-chat syndrome）（OMIM：123450）。

5p15 为本病缺失片段。80% 的病例为染色体片段的单纯缺失（包括中间缺失），10% 为不平衡易位引起，环状染色体或嵌合体则比较少见。

本病的最主要临床特征是患儿在婴幼儿期的哭声似小猫的"咪咪"声，有关研究认为是喉部畸形、松弛、软弱所引起，但也有认为是中枢神经系统器官性或功能性病变引起呼气时喉部漏气所致（表37-4）。

表 37-4　常见常染色体病的主要临床特征

发生部位	临床表现			
	21 三体综合征	18 三体综合征	13 三体综合征	5p- 综合征
神经系统	严重智力低下、肌张力低下	智力低下、肌张力亢进	严重智力低下、肌张力异常	严重智力低下
头部	小头畸形、枕部扁平	头长、枕部凸出	小头畸形	小头、满月脸、脑萎缩、脑积水

续表

发生部位	临床表现			
	21 三体综合征	18 三体综合征	13 三体综合征	5p- 综合征
颈部	颈短、颈蹼	颈短		
眼部	眼距宽、外眼角上斜、内眦赘皮	眼距宽、内眦赘皮、眼球小	虹膜缺损、偶有独眼或无眼畸形	眼距宽、内眦赘皮、外眦下斜
耳部	耳郭小、低位	耳郭畸形(动物耳)、低位	耳低位伴耳郭畸形	耳低位
鼻部	鼻梁低平			塌鼻梁
口部	张口伸舌、流涎	小口、小颌、唇裂和 / 或腭裂	唇裂 / 腭裂	小颌、腭弓高、牙错位咬合
心脏	先天性心脏病(房间隔缺损与房室畸形常见)	95% 以上有先天性心脏病	各种类型心脏病	
腹部	胃肠道畸形	肠息肉、腹股沟疝或脐疝	胃肠道畸形	
泌尿、生殖系统	男性可有隐睾、男性无生育力	肾畸形、隐睾	肾畸形、隐睾、双阴道、双角子宫	小阴茎、小睾丸、隐睾、肾畸形
手	短而宽、第 5 指桡侧弯、短	特殊握拳状	多指、特殊握拳状如 18 三体	手小
足	短而宽、第 1、2 趾间距宽	摇椅样足	多趾、足内翻	足小
皮肤纹理	通贯掌、atd 角增大、第 5 指一条褶纹	30% 有通贯手、指弓形纹增多	通贯手、atd 角增大、指弓形纹增多	

第五节　染色体畸变的分子细胞生物学效应

如前所述,染色体是遗传物质基因的载体,人类几乎全部的遗传信息都储存在染色体上。染色体无论是数目畸变还是结构畸变将引起遗传物质的改变,导致基因的改变,扰乱了基因作用之间的平衡,影响正常的新陈代谢等基本生命活动,给机体带来极大的危害。因此,在临床上表现为各式各样的综合征。

一、染色体数目畸变引起相应的分子细胞生物学效应

如果发生染色体数目整组的增加即形成整倍体,染色体在细胞分裂的中期至后期分布和分配紊乱,细胞染色体数目异常,从而严重干扰了胚胎的正常发育而发生流产。非整倍体最常见的是三体型

(见本章第三节),三体表现出异常的表型特征。如常见的 21 三体综合征、18 三体综合征和 13 三体综合征。单体型由于丢失了一条染色体,染色体的平衡受到破坏,胚胎不能正常发育,通常不能存活,是致死的。但是也有少数单体型存在,如 Turner 综合征,核型为 45,X。

二、染色体结构畸变引起相应的分子细胞生物学效应

末端缺失和中间缺失,其结果都是丢失了一段无着丝粒片段。原因是在细胞分裂时,纺锤丝不能附着在无着丝粒的片段上,致使它们在细胞分裂过程中丢失。丢失片段的大小和性质不同,导致了不同的遗传效应,如 5p- 综合征(猫叫综合征)就是由于 5 号染色体短臂缺失,导致了独特的表型效应。如果染色体发生大片段的缺失则即使在杂合状态下也是致死的。

重复的分子细胞效应比缺失缓和,但如果重复片段较大也会影响个体的生存力,甚至导致死亡。

三、染色体异常的携带者会对减数分裂产生影响

即带有染色体结构异常,但染色体物质的总量基本上仍为二倍体,主要可分为易位、倒位两类,这样的个体往往表型正常,但是在婚后引起不育、流产、死产、新生儿死亡、生育畸形和智力低下儿等。因此,为了防止染色体病患儿的出生,检出携带者、进行产前诊断,在我国更具有重要意义。

(一)易位的分子细胞生物学效应

当非同源染色体发生相互易位,即夫妇中的一方为某一非同源染色体间的相互易位携带者,如 46,XX(XY),t(2;5)(q21;q31)携带者,根据配子形成中同源染色体节段相互配对的特性,在第一次减数分裂中期将形成相互易位型的四射体(图 37-19),经过分离与交换,理论上至少将形成 18 种类型的配子。它们分别与正常的配子相结合,则可形成 18 种类型的合子(表 37-5),其中仅一种正常,一种为表型正常的平衡易位型携带者,其余 16 种均不正常。

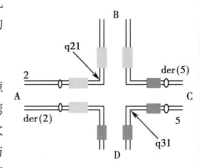

图 37-19　相互易位染色体在减数分裂中期Ⅰ形成四射体图解

表 37-5　相互易位携带者产生的 18 种配子及与正常配子受精后的合子类型

分离后配子类型		与正常配子受精后产生的合子类型
对位	AB CD	46,XX(XY)
	AD CB	46,XX(XY),-2,-5,+der(2),+der(5),t(2;5)(q21;q31)
邻位 1	AB CB	46,XX(XY),-5,+der(5),t(2;5)(q21;q31)
	AD CD	46,XX(XY),-2,+der(2),t(2;5)(q21;q31)
邻位 2	AB AD	46,XX(XY),-5,+der(2),t(2;5)(q21;q31)
	CB CD	46,XX(XY),-2,+der(5),t(2;5)(q21;q31)
	*AB AB	46,XX(XY),+2,-5
	*CD CD	46,XX(XY),-2,+5
	*CB CB	46,XX(XY),-2,-5,+2der(5),t(2;5)(q21;q31)
	*AD AD	46,XX(XY),-2,-5,+2der(2),t(2;5)(q21;q31)

续表

分离后配子类型		与正常配子受精后产生的合子类型
3∶1	AB CB CD	47,XX(XY),+der(5),t(2;5)(q21;q31)
	AD	45,XX(XY),−2,−5,+der(2),t(2;5)(q21;q31)
	CB CD AD	47,XX(XY),−2,+der(2),+der(5),t(2;5)(q21;q31)
	AB	45,XX(XY),−5
	CD AD AB	47,XX(XY),+der(2),t(2;5)(q21;q31)
	CB	45,XX(XY),−2,−5,+der(5),t(2;5)(q21;q31)
	AD AB CB	47,XX(XY),−5,+der(2),+der(5),t(2;5)(q21;q31)
	CD	45,XX(XY),−2

* 着丝粒与互换点之间发生交换。

　　同源染色体间发生相互易位,按照分离定律,同源染色体间的相互易位不可能形成正常配子,也不能分娩正常的后代。但在配子形成的减数分裂中,却可形成易位圈,经过在易位圈中的奇数互换,可形成 4 种类型的配子,其中 3 种具有部分重复和缺失的染色体,一种为正常配子,即可形成正常的后代。因此,在遗传咨询中不能简单地根据分离比率劝止妊娠,而应建议在宫内诊断的监护下选择生育正常胎儿。

　　1. 同源罗伯逊易位　如果夫妇中一方为同源染色体之间的罗伯逊易位携带者,如 t(13q;13q)、t(14q;14q)、t(15q;15q)、t(21q;21q)、t(22q;22q),其在配子形成中仅能产生两种类型的配子,其与正常配子相结合,则形成三体型和单体型的合子(见图 37-11)。

　　2. 非同源罗伯逊易位　夫妇中一方为非同源罗伯逊易位携带者时,其配子在形成过程中,根据染色体的同源节段相互配对的规律,一条易位的染色体和两条未易位的染色体配对,即三条染色体配对形成三价体,三价体不同的分离形式可形成 6 种不同的配子(见图 37-10),受精后则形成 6 种合子,其中只有一种可发育为正常个体,一种为与亲代类似的携带者,其余 4 种均为染色体异常患者或流产胚胎。

　　(二) 倒位的分子细胞生物学效应

　　由于臂间倒位和臂内倒位在减数分裂中形成不同的染色体结构重排,故两者有不同的遗传效应及与之相应的临床表现。

　　臂间倒位携带者根据在配子形成中同源染色体的同源节段相互配对的规律,在第一次减数分裂中将形成特有的倒位圈,经过在倒位圈内的奇数互换,理论上将形成 4 种不同的配子(图 37-20),一种具有正常染色体,一种具有倒位染色体,其余两种均带有部分重复和缺失的染色体。

　　臂内倒位携带者根据在配子形成中同源染色体的同源节段相互配对的规律,在第一次减数分裂中期将形成特有的倒位圈。倒位圈内发生的奇数互换,将形成 4 种不同的配子(图 37-21),一种含有正常染色体,一种含有倒位染色体,其余两种分别含有部分重复和缺失的无着丝粒片段或双着丝粒染色体。重复和缺失片段的大小及其所含基因的致死作用,使得半数配子的形成出现障碍,或产生半数畸形或无功能的配子,致使婚后多年不孕;同时,双着丝粒染色体和无着丝粒片段在有丝分裂中是一种不稳定性畸变,因为双着丝粒染色体在合子的早期分裂中形成染色体桥,这将使合子在早期卵裂中致死;无着丝粒片段在合子卵裂中,将丢失而造成单体型胚胎。除 X、21 和 22 号染色体单体以外,其他的单体均不可能发育成熟,常常在妊娠的头 3 个月内发生流产。

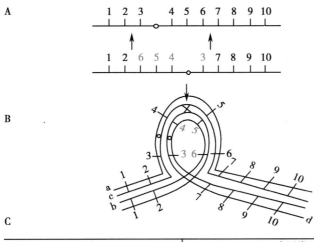

图 37-20　臂间倒位染色体在减数分裂时的遗传效应

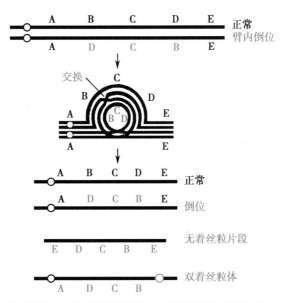

图 37-21　臂内倒位染色体在减数分裂时的遗传效应

本章小结

　　染色质和染色体是在细胞周期不同阶段可以互相转变的形态结构。人类体细胞中46条染色体按其大小和形态特征依次排列的图像构成核型。有关染色体的核型分析描述需遵从人类细胞遗传学命名国际体制（ISCN）的相关规定。用特殊染色技术可使染色体显示特异带型，是诊断染色体病的金标准。

　　在某些情况下，染色体可发生异常改变，称为染色体畸变。染色体畸变分为数目畸变和结构畸变两大类。数目畸变分为整倍性改变和非整倍性改变两类。若染色体的数目变化是以单倍体（n）为基数，成倍地增加或减少，称为整倍性改变，这种改变在临床上很少见。非整倍性改变是指一个体细胞中的染色体数目是在2n的基础上增加或减少一条或几条，形成机制是染色体不分离和染色体丢失。其中三体型是临床最常见的改变，发生率较高的有21三体综合征、18三体综合征、13三体综合征和性染色体病Klinefelter综合征。患者一般均有较严重或明显的先天性多发畸形、智力和生长发育落后。

　　结构畸变主要有缺失、重复、倒位、易位、环状染色体、双着丝粒染色体和等臂染色体。结构畸变染色体的形成主要是染色体断裂和断裂片段的错误接合。无论是数目畸变或结构畸变，其实质是涉及染色体或染色体节段上基因群的增加、减少或位置的转移，使遗传物质发生了改变，其结果可以导致染色体病，例如5P-综合征。

　　染色体易位或倒位携带者，表型正常但带有染色体结构异常，在减数分裂时会产生异常配子，导致产生染色体异常的后代或流产。

思考题

　　1. 人类染色体的数目、类型和形态结构有何特征？

　　2. 常见的人类染色体结构畸形有哪些？

　　3. 21三体综合征有哪些表型？

　　4. 为何21/21染色体平衡易位携带者不应生育？

（刘　雯）

第三十八章
基因诊断和基因治疗

分子生物学理论与技术的飞速发展以及人类基因组计划的完成，加速了人类对遗传病分子机制的认识，促进了基因诊断和基因治疗的快速发展。基因诊断和基因治疗已然成为当今分子医学时代的重要标志。

第一节 基 因 诊 断

基因诊断（gene diagnosis）是指利用分子生物学技术，直接检测受试者 DNA 或 RNA，分析、判断特定基因是否有缺陷，从而对疾病做出诊断的方法。自 1978 年 Yuet-Wai Kan（简悦威）等首次对镰状细胞贫血进行基因诊断以来，迄今基因诊断研究已经历了 40 余年的辉煌发展历史。PCR 技术、基因芯片技术及高通量测序技术相继应用于基因诊断，在疾病的诊断中发挥着越来越重要的作用。基因诊断不仅用于单基因遗传病，也用于肿瘤及感染性疾病等的诊断。

基因诊断具有以下特点：①特异性强：检测特异基因的异常进行诊断；②灵敏度高：采用 PCR技术具有信号放大作用，微量样品即可进行诊断；③可以直接通过基因型推测表型，这是与传统诊断的主要区别；④应用广泛：不仅可对现症病人作出诊断，还可进行症状前、产前 / 植入前诊断，并可有效检出隐性遗传病的致病基因携带者，以及进行群体筛查等；⑤样品采集灵活：克服了基因表达的时空限制，且取材更趋于创伤小的途径，如孕妇外周血胎儿游离 DNA/RNA 已用于产前诊断。

一、根据导致遗传病发生的机制采用不同的基因诊断策略

（一）致病基因异常性质已经明确的单基因病可直接进行诊断

致病基因异常性质已明确，且该异常与疾病的关系已被阐明的单基因遗传病，可直接检测特异的变异体而进行诊断。如镰状细胞贫血患者 β 珠蛋白基因第 6 位密码子中 A 被 T 替代，囊性纤维化患者 CFTR 基因中第 508 密码子的缺失等。

（二）致病基因或其异常性质不明确的疾病采用间接诊断或高通量测序筛查

对于致病基因明确，但是基因异常的性质不明确或没有突变热点的遗传病，可以采用间接诊断的方法。首先根据先证者及双亲的检测结果，明确该家系中致病基因与近旁 DNA 多态等位片段之间的连锁关系，检测家系中其他成员的多态等位片段，经连锁分析判断待测者是否获得了带有致病基因的染色体而做出诊断。对于致病基因不明确的遗传病，可通过高通量测序技术检测基因 Panel、整个外显子组乃至整个基因组，寻找与疾病相关的基因变异，后续需要一系列分析和验证。

二、基因诊断的实现有几个关键的技术环节

根据基因变异的类型选择不同的检测技术：高通量测序是检测各种不同类型变异的通用方法；如果靶基因的变异已经明确，可采用各种低成本、简单的方法进行检测。

（一）已知点突变的检测技术

如果点突变导致某种限制性内切酶识别位点的产生或消失，可通过设计适当的 PCR 引物，扩增含有可能突变位点的片段，用限制性酶切割 PCR 产物，分析产物的大小来判断是否有点突变。已知点突变的检测还可采用以下方法：①等位基因特异性 PCR，又称扩增阻滞突变系统（amplification-refractory mutation system，ARMS）。根据引物 3′ 末端与模板之间的碱基错配可有效抑制 PCR 反应的原理，设计合成 3′ 末端与正常碱基或与突变碱基互补的等位基因特异性 PCR 引物，与另一侧共同引物组合进行 PCR 扩增，根据扩增结果可以判断待测模板是否有突变。通过精心设计，可以建立多重 ARMS 反应，提高检测效率。②等位基因特异性寡核苷酸（allele specific oligonucleotide，ASO）探针杂交。根据突变位点设计正常和突变两种寡核苷酸探针，分别与靶 DNA 杂交，根据杂交结果判定待测样本中是否有突变。该技术可与芯片技术结合，实现高通量检测。③ PCR 扩增可能含突变位点的片段，应用第一代测序技术进行测序。

（二）微卫星重复拷贝数扩展的检测技术

如果微卫星重复扩展涉及的 DNA 片段较小，可应用 PCR 扩增相关片段，然后采用凝胶电泳检测分析。如果涉及的 DNA 片段较大，则应用 Southern 印迹杂交技术，即用特异性限制性内切酶切割基因组 DNA，以特异性探针杂交，检测酶切片段长度。

（三）多个外显子缺失的检测技术

主要技术包括多重 PCR 和多重连接依赖探针扩增（multiplex ligation dependent probe amplification，MLPA）等。多重 PCR 是指在同一 PCR 体系中加入多对引物，在单一 PCR 反应中同时扩增多个 DNA 片段。与多重 PCR 相比，MLPA 是一种高通量、针对待测核酸靶序列进行定性和定量分析的新技术，可在单一反应中同时检测多达 40 个靶外显子。其基本实验流程包括：DNA 变性、探针与 DNA 靶序列杂交、连接、PCR 扩增、毛细管电泳分离及结果分析。

（四）染色体数目和 / 或结构异常的检测技术

常用技术包括荧光原位杂交（fluorescence *in situ* hybridization，FISH）、定量荧光 PCR（quantitative fluorescent PCR，QF-PCR）以及阵列 - 比较基因组杂交（array-comparative genomic hybridization，a-CGH）等。FISH 是指利用荧光标记的特异核酸探针与染色体或间期细胞进行杂交，显示原位杂交的信号，可用于检测特异染色体的数目、结构或基因拷贝数异常。QF-PCR 通过对短串联重复序列（short tandem repeat，STR）进行扩增，可快速诊断 13、18、21 号染色体以及 X 和 Y 等染色体数目异常。a-CGH 是一种集基因芯片和传统比较基因组杂交为一体的新技术，可在全基因组水平进行扫描，检测拷贝数变异及染色体结构异常等，尤其对于检测染色体的微缺失及微重复具有突出优势。常用于肿瘤及儿童智力障碍等遗传病的相关研究。但尚不能用于检出染色体平衡易位，后者需要通过传统的核型分析等技术才能发现。

（五）RNA 检测技术

RNA 分析主要用于检测基因的表达及剪接异常等。经典的 RNA 检测方法为 Northern-blot，可直接检测 RNA 的表达，该技术步骤较多，操作复杂。RT-PCR 是对 RNA 进行半定量分析的方法，也是检测 RNA 剪接异常的重要方法。Real-time PCR 因其步骤简单、快捷且定量准确，是目前检测特异基因表达水平的常用方法。对于全转录组的分析而言，表达芯片曾经是一个重要的检测技术，但是该技术仅限于检测芯片设计的特定种类 RNA，因而应用受到一定限制。高通量测序技术可以全面检测基因表达水平，是全转录组分析的理想方法。

(六) DNA 甲基化检测技术

DNA 甲基化(DNA methylation)分析在肿瘤研究中应用较多,也用于脆性 X 染色体综合征等的研究。通常采用基于亚硫酸氢钠转化的方法,检测特异 DNA 序列的甲基化。其主要原理是亚硫酸氢钠可将未甲基化的胞嘧啶转换为尿嘧啶,而 5- 甲基胞嘧啶不被转换,因而保持不变。因此,DNA 经亚硫酸氢钠处理以后,通过 PCR 扩增和 / 或测序进行甲基化检测。

(七) 检测基因组任何变异的技术——高通量 DNA 测序

DNA 测序是测定核苷酸序列的基本技术,也是检测已知和未知基因突变最直接、可靠的方法。第一代测序技术以 Sanger 测序法(Sanger sequencing)为代表,其原理为双脱氧链终止合成,可用于检测点突变、小缺失或插入。第二代测序(next generation sequencing)又称为高通量测序(high throuput DNA sequencing),其主流测序技术分别为焦磷酸测序、聚合酶合成测序以及连接酶测序。虽然不同类型技术的原理有所不同,数据产出量、质量和单次运行的成本也有差异,但是,与第一代测序技术相比,高通量测序最突出的特征是单次运行产出序列数据量巨大。目前,该技术已广泛应用于动植物全基因组测序、基因组重测序、外显子组测序、转录组测序、非编码 RNAs 测序和表观基因组测序等方面,可检测几乎任何类型的核酸变异,在单基因病和复杂疾病发病机制的研究以及疾病的基因诊断中发挥重要作用。随着测序费用的降低,以往曾经用于突变筛查、旨在尽量减少对测序需求的一些技术,如单链构象多态性分析、变性梯度凝胶电泳等,其应用已日益减少。

三、基因诊断已在一些疾病的诊断中得到应用

(一) ASO 探针杂交直接检测 β 珠蛋白基因突变诊断镰状细胞贫血

镰状细胞贫血是由于 β 珠蛋白基因第 6 密码子中的一个碱基 A 被 T 替代,即突变位点及突变性质均已清楚,据此设计合成一对 ASO 探针(共 19 个碱基)。

正常探针:5′-TG ACT CCT GAG GAG AAG TC-3′

突变探针:5′-TG ACT CCT GTG GAG AAG TC-3′

二者仅在序列的中心部位存在一个碱基的差异(正常和突变探针分别为 A、T)。探针经同位素标记,然后分别与家系各成员的 DNA 样品进行杂交。如图 38-1 可见,先证者双亲 I_1 和 I_2 的 DNA 样品与正常和突变探针均有杂交信号,说明二者均为该位点突变的携带者($\beta^A\beta^S$)。先证者 II_1 只与突变探针杂交而未与正常探针杂交,说明该个体从父母均获得了该位点突变的 β 珠蛋白基因,为突变的纯合子($\beta^S\beta^S$),其表型为镰状细胞贫血。胎儿 II_2 只与正常探针杂交而与未与突变探针杂交,表明其从父母获得了正常 β 珠蛋白基因,为正常基因的纯合子($\beta^A\beta^A$),诊断为正常胎儿。

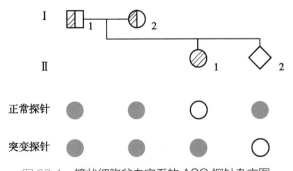

图 38-1　镰状细胞贫血家系的 ASO 探针杂交图

(二) PCR-RFLP 连锁分析对甲型血友病进行间接基因诊断

限制性片段长度多态性(restriction fragment length polymorphism,RFLP)是指由于单个核苷酸替换,引起某个限制性内切酶识别位点的消失或产生,群体中不同个体的 DNA 用该酶切割时将产生不

同长度的片段,称为 RFLP。甲型血友病是凝血因子Ⅷ基因(*F8*)遗传性缺陷所导致的凝血障碍性疾病,呈 X 连锁隐性遗传。已知 *F8* 基因第 18 内含子中存在限制性内切酶 Bcl Ⅰ/RFLP 位点。设计特异性 PCR 引物扩增含该多态位点的 142bp 特异片段,该产物经 Bcl Ⅰ酶切,在群体中可产生不同的等位片段:如扩增产物有该酶的酶切位点,将得到 99bp 和 43bp 的片段,否则将得到 142bp 的片段。根据等位片段进行连锁分析,可进行基因诊断。图 38-2 为一个甲型血友病家系成员的 PCR-RFLP 等位片段的电泳结果,先证者Ⅱ₂的 Bcl Ⅰ/RFLP 多态片段为 142bp,由母亲传来;母亲 Ⅰ₁ 为 142bp 和 99bp 的杂合子,表型正常,说明母亲 142bp 多态片段与缺陷的 *F8* 基因连锁,其 99bp 片段与正常 *F8* 基因连锁。父亲 Ⅰ₂ 为 99bp 半合子,表型正常,其 99bp 片段与正常 *F8* 基因连锁。Ⅱ₁:为 142bp 和 99bp 的杂合子,分别来自母亲和父亲,是表型正常的致病基因携带者。Ⅱ₃:为 99bp 的纯合子,即从父母双方各获得 99bp 等位片段,因而是正常人。

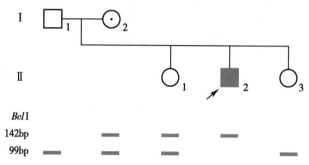

图 38-2　甲型血友病家系成员的 PCR-RFLP 等位片段电泳图

(三) 高通量测序技术在许多疾病的基因诊断中发挥重要作用

高通量测序技术自从问世以来,在遗传病基因诊断中得到广泛应用,并且应用该技术进行疾病相关基因的研究也取得重要成果。比如,通过对母体血浆中游离的胎儿 DNA 进行测序,实现对脊髓性肌萎缩症、钴胺素 C 缺乏症及 α、β 地中海贫血等疾病的无创性产前基因诊断;筛查囊性纤维化(CF)基因,在植入前胚胎中发现了一些突变。通过外显子组测序对一种罕见的常染色体隐性遗传病 Miller 综合征进行研究,首次证实 *DHODH* 是 Miller 综合征的致病基因;在 Waardenburg 综合征Ⅱ型等疾病中发现了已知基因新的突变。

(四) 多种技术联合应用对肿瘤进行基因检测

检测肿瘤中相关基因变化对于加深理解其发生机制、指导其预防、诊治具有重要意义。①筛查乳腺癌易感性相关 SNP 评价其患病风险:通过全基因组关联研究(genome-wide association study,GWAS)发现,应用 SNP 分型可以将一些健康女性分为乳腺癌发生风险显著增加或显著降低的亚群,根据这种信息可以修改常规的乳腺钼靶筛查策略。②检测肿瘤中相关基因突变或扩增指导其靶向治疗:吉非替尼是治疗晚期非小细胞肺癌的靶向药物,其作用靶点主要为外显子 18~21 发生突变的 *EGFR* 编码产物;单克隆抗体赫赛汀对 *HER2* 基因扩增的乳腺癌具有良好疗效。应用第一代测序技术检测肺癌中 *EGFR* 基因突变,荧光原位杂交(FISH)检测乳腺癌中 *HER2* 基因扩增,可指导其分子靶向治疗。③高通量测序筛查并结合其他技术寻找肿瘤中新的"驱动"基因突变(driver mutation),如已发现 *KIT* 为黑色素瘤的"驱动"基因,为肿瘤靶向药物的研发提供了新的分子靶点。④多组学研究提出胃癌的分子分型:相关研究团队综合分析了来自不同研究平台的数据,包括基于阵列的体细胞 DNA 拷贝数分析、全外显子组和全基因组测序、miRNA 测序、mRNA 测序及反相蛋白阵列谱分析等数据,提出胃癌的分子分型如下:① EBV 阳性型;②微卫星不稳定型;③基因组稳定型;④染色体不稳定型。上述不同分子亚型的胃癌具有显著不同的基因组特征,可能作为有价值的组织病理学辅助方法,更好地预测胃癌患者的治疗效果、更科学地判断患者的预后,并可为靶向药物的研发提供指南。

四、基因诊断具有一定的伦理难题

基因诊断是一把"双刃剑",在遗传病的诊断和优生优育的实施中发挥了重要作用,但由此也引发了一些伦理难题。比如儿童或成人迟发遗传病的检测,胚胎及胎儿的遗传检测(产前检测),个体的预测性基因检测,以及在一些基因检测尤其是高通量测序过程中发现的偶见突变是否应告知受试者等。对于迟发性遗传病目前尚无有效的根治手段,也没有防止其发病的有效措施,发病前检测到的阳性结果会给该个体带来一系列的负面影响,比如可造成当事人的心理压力,影响其升学、就业、婚姻、保险等。产前诊断发现的引起残疾和智力障碍却并不致死的疾病,常引发夫妇决定生育的自主权与被堕胎的异常胎儿生命权之间的矛盾等。上述问题应在遵循医学伦理学的基本原则,即尊重个体自主权、有利原则、无害原则及公平原则的基础上探讨、考量和权衡。

第二节　基 因 治 疗

基因治疗(gene therapy)是指将外源目的基因或核酸片段转移到靶细胞,以纠正基因的缺陷而达到治疗疾病目的。自从 1990 年世界上首例基因治疗的成功实施以来,至今全世界批准的基因治疗临床试验方案已经超过 3 000 个,涉及的疾病包括单基因疾病、肿瘤、感染性疾病,以及心血管、神经系统的复杂疾病等。随着基因治疗应用范围的扩大,基因治疗的概念也随之更新,广义的基因治疗是指基于改变细胞遗传物质所进行的医学干预。

一、根据导致遗传病发生的机制采用不同的基因治疗策略

基因治疗涉及多种不同疾病,根据其发病机制不同将采用不同的策略。在病变细胞的水平上,基因治疗的策略通常分为以下两类:修饰病变细胞及选择性杀伤病变细胞。

(一)修饰病变细胞

即以某种方式修饰病变细胞来减轻疾病症状。根据疾病发生的分子病理学机制不同,采用以下几种不同的亚策略。

1. **基因添加(gene augmentation)** 将外源正常基因导入病变细胞,其表达产物可以补偿缺陷细胞的功能而达到治疗目的。该策略适用于因基因功能丧失所引起的遗传病,主要针对隐性遗传病如腺苷脱氨酶缺乏症、囊性纤维化等,导入的外源基因在体内即使少量表达也可以明显改善临床症状。目前,遗传病的治疗多采用该策略。

2. **基因沉默(gene silencing)** 采用相应的技术特异抑制疾病相关基因的表达,而不影响其他正常基因表达,达到治疗目的。该策略适用于因功能获得、细胞内存在有害或有毒性的基因产物所致的遗传病,不仅可用于经典遗传病的治疗,也广泛应用于肿瘤、病毒感染性疾病等的治疗研究。基因沉默主要通过以下技术来实现:①三螺旋技术:应用特异性寡核苷酸与 DNA 双螺旋特异性结合形成三螺旋结构而抑制基因转录;② RNA 干扰技术,即双链 RNA(dsRNA)介导转录后基因沉默;③反义核酸技术:人工合成的反义核酸与靶 mRNA 结合而抑制翻译。

3. **基因修复(gene repair)** 是指原位修复或者置换有遗传损伤的基因,使细胞内的 DNA 完全恢复到正常状态,是最理想、也是技术难度最大的基因治疗策略。近年来发展起来的基因组编辑技术尤

其是 CRISPR/Cas 系统,通过靶向识别和精确编辑基因组,实现对目的基因的敲除、敲入等。该技术已在多种动植物实验中取得成功,为基因修复提供了强大的技术支撑。

(二) 选择性杀伤病变细胞

该策略尤其适合于肿瘤的治疗,又可分为直接杀伤和间接杀伤肿瘤细胞。

1. 直接杀伤肿瘤细胞 将编码某种细胞因子的基因如 *IL-2*、*TNF-α*、*GM-CST* 以及 *IFN* 等基因导入肿瘤细胞,可直接杀死肿瘤细胞。

2. 间接杀伤肿瘤细胞 ①借助免疫系统间接杀伤肿瘤细胞:将外来抗原基因导入到肿瘤细胞以增强肿瘤的免疫原性,使之易被机体的免疫系统所识别,或者将细胞因子基因导入到特异免疫细胞中,增强其对靶细胞的免疫应答反应,杀伤肿瘤细胞;近年来建立的嵌合抗原受体 T 细胞免疫疗法(chimeric antigen receptor T-cell immunotherapy, CAR-T),是一种新型的借助细胞免疫的肿瘤基因治疗方法,该疗法对血液系统肿瘤具有显著治疗效果;②辅助化疗药物间接杀伤肿瘤细胞:可以通过以下途径实现,其一:向肿瘤细胞导入特异基因,其表达产物可将无毒的药物前体转化为有毒的药物而特异杀伤肿瘤细胞,称为自杀基因疗法(详见后文);其二:向机体内干细胞导入耐药基因,比如向骨髓干细胞导入多药耐药基因 *MDR-1*,提高其耐受化疗药物的能力而起到保护作用,使机体能够耐受更大剂量的化疗,增强对肿瘤细胞的杀伤能力。

二、基因治疗的实现有几个关键的技术环节

包括选择适当的目的基因、靶细胞、基因转移系统及转移途径。

(一) 目的基因的选择

基于对疾病发病机制的认识和拟选择的治疗策略,选择目的基因或核酸片段。

(二) 靶细胞的选择

接受外源目的基因的细胞称为靶细胞。靶细胞可以选择病变细胞,也可以选择在疾病的发生发展中发挥重要调控作用的细胞,如免疫细胞等。靶细胞应具有以下特点:①易于从体内取出和回输;②能在体外培养和增殖;③易于受外源遗传物质的转化;④在体内有较长的寿命并具有较强的增殖能力。根据治疗的疾病不同,可选择不同的靶细胞。较常用的靶细胞有骨髓细胞、淋巴细胞、上皮细胞、内皮细胞、成纤维细胞、肝细胞以及肌细胞等。

根据遗传修饰的细胞是否可能传递给下一代,基因治疗分为生殖细胞基因治疗和体细胞基因治疗。生殖细胞基因治疗的目的是特异修饰配子、合子或早期胚胎,由于伦理的原因,靶向修饰细胞核 DNA 的生殖细胞基因治疗在人类被广泛禁止。线粒体替代疗法是一种特殊的生殖系基因疗法,由女性供体为卵母细胞提供健康的线粒体和正常的 mtDNA,以取代受损的线粒体,可阻止严重的 mtDNA 相关疾病的传播,该疗法已经在英国被合法化。体细胞基因治疗靶向患者的体细胞或组织,遗传修饰的任何后果仅限于该患者,目前所有的人类基因治疗试验和方案都涉及修饰体细胞的基因组。

(三) 目的基因转移系统的选择

目的基因转移系统选择的基本原则是转移效率高和安全性好。大致可分为病毒类及非病毒类转移系统两类。

1. 病毒载体转移系统 病毒是目前最有效的基因转移载体。根据是否整合到靶细胞的染色体上,又分为整合病毒载体和非整合病毒载体。

(1)整合病毒载体:主要包括 γ 反转录病毒、慢病毒等 RNA 病毒。病毒的单链 RNA 在感染细胞后可以逆转录为 cDNA,进一步合成双链 DNA 而整合到宿主细胞的染色体中。

γ 反转录病毒(γ-retrovirus)载体是最先被应用,也是应用最多、最成功的基因治疗载体。其优点如下:①能高效感染宿主细胞,感染率可达 100%;②逆转录后合成的 DNA 序列可稳定地整合到宿主细胞染色体中,并可继续传递给所有子细胞,因而长期携带治疗基因;③所能感染的宿主范围广。其

缺点如下：①基因组容量有限，只能携带 <8kb 的片段；②整合到基因组一般需要具有分裂能力的细胞；③病毒具有强大的启动子和增强子，可能使插入位点附近的基因过度表达而激活癌基因，致宿主细胞癌变。

慢病毒（lentivirus）载体属于反转录病毒科的慢病毒属，HIV 是典型的慢病毒。用于基因治疗的慢病毒载体系统即是以 HIV 为基础构建的。目前体外基因治疗试验已大量使用自失活慢病毒载体，该载体整合到染色体上时，很少触发内源性基因的异常激活，其安全性更好。主要原因如下：①与 γ 逆转录病毒不同，慢病毒载体不倾向于插入转录起始位点；②其长末端重复序列中活性很强的启动子和增强子被活性适中的哺乳动物启动子取代。其不足之处是：该类载体所能携带的片段也不超过 8kb。

（2）非整合病毒载体：包括腺病毒（adenovirus）载体和腺相关病毒（adeno-associated virus，AAV）载体。腺病毒是人类的一种天然病原体，其基因组为双链线状 DNA，腺病毒作为基因治疗载体具有如下优点：①可携带较长的外源 DNA 片段（长达 35kb）；②可感染分裂和非分裂的细胞，并能高水平地表达基因产物；③不整合到宿主染色体中，减少了插入突变的危险。其缺点如下：①产生有害的免疫和炎症反应；②由于不能整合到宿主染色体，外源基因不能长期存留，其表达短暂，需要重复"给药"，因而加剧免疫反应。AAV 是单链 DNA 缺陷型病毒，因其复制时需要与腺病毒共感染而得名。野生型 AAV 通常整合到人类 19 号染色体的特定位置，但重组 AAV 载体已失去特异性定点整合的能力。AAV 载体具有如下优点：①能够感染分裂和非分裂细胞；②免疫反应和炎症反应轻微，安全性好；③基因表达稳定。AAV 载体目前被广泛应用于体内基因治疗及研究。其主要缺点是能携带的外源 DNA 片段大小有限，不超过 4.5kb。

2. 非病毒载体转移系统 非病毒载体系统免疫原性低，将目的基因导入细胞后，通常不整合到染色体；与病毒转移系统相比较安全性好。但其转移效率及转基因表达水平均比较低。非病毒载体系统主要包括脂质转移系统、配体介导的转移、直接注射法、电穿孔法、微粒子轰击法以及磷酸钙沉淀法等。

非病毒载体转移系统中较常用的是脂质转移系统。通常将目的基因与质粒构建重组质粒载体，然后将重组质粒载体与脂质混合以制备核酸脂质体复合物，该复合物可与细胞膜结合、进而被细胞内吞，达到基因转移的目的。阳离子脂质体和阳离子脂质纳米粒是最常用的两种脂质载体，阳离子脂质囊泡是将 siRNA 导入细胞的理想选择。

通过使重组质粒载体与能识别靶细胞表面受体的配体形成复合物，可以在体内将外源基因导入特异类型的细胞。

（四）目的基因导入体内的途径选择

根据目的基因导入体内的途径不同，分为体内基因导入和间接体内基因导入。

1. 体内（in vivo）基因导入 是指将含外源基因的重组病毒（如腺相关病毒）或重组质粒直接注射到特异的组织或器官，如肌肉、眼及脑等组织器官。该导入法目前虽然尚不成熟，也存在安全性等问题，但是其操作简便、容易推广，是基因导入研究的方向。

2. 间接体内（ex vivo）基因导入 是指从患者体内抽取细胞，将重组目的基因载体导入体外培养的靶细胞，筛选出成功导入外源基因并表达的靶细胞，通过培养扩增之后再回输到患者体内。该导入法比较经典而且治疗效果较易控制，但是技术复杂，操作难度也较大，不容易推广。

三、基因治疗已在临床上开始试用

目前已发现许多遗传病，但在临床上经过基因治疗获得确切疗效的疾病很少，包括腺苷脱氨酶缺乏症、乙型血友病、家族性高胆固醇血症和囊性纤维化等。还有一些作为基因治疗的候选疾病，如苯丙酮尿症（PKU）、半乳糖血症等；肿瘤的基因治疗也已进入临床应用。

（一）腺苷脱氨酶缺乏症的基因治疗

腺苷脱氨酶（adenylate deaminase，ADA）缺乏症是一种常染色体隐性遗传病，由于 ADA 基因失活突变所致。因 ADA 缺乏，使核酸代谢后的产物异常堆积，引起 T 淋巴细胞受损，导致严重联合免疫缺陷。如不予治疗，患者通常在儿童早期死亡。1990 年 9 月，美国国立卫生院（NIH）对 1 例 4 岁 ADA 缺乏症儿童进行了世界首次基因治疗的临床试验。该治疗方案概述如下（图 38-3）：构建正常 ADA 基因与反转录病毒的重组体，导入体外培养的患者外周血 T 淋巴细胞，筛选 ADA 表达阳性的 T 淋巴细胞，在体外培养增殖后回输患儿体内，此后进行数次同样的治疗，10.5 个月内共治疗 7 次，患儿体内 ADA 水平达到正常人的 25%，免疫系统功能恢复，临床症状明显改善，表明基因治疗获得成功。

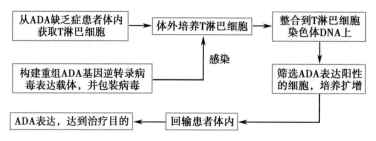

图 38-3　ADA 缺乏症基因方案的流程图解

（二）乙型血友病的基因治疗

乙型血友病是一种 X 连锁隐性遗传病，发病率约为 1/30 000。由于凝血因子IX遗传性缺陷，患者表现为凝血时间长，轻微外伤或小手术后常出血不止。我国研究者将凝血因子IX cDNA 重组至反转录病毒载体，并转移至乙型血友病患者体外培养的皮肤成纤维细胞中，证实IX因子表达之后，回植入患者皮下。经检测发现，患者体内的凝血因子IX浓度达到正常人的 5%，症状明显好转。最近有报道显示，应用体内（*in vivo*）导入途径，单次静脉注射IX因子 cDNA 重组腺相关病毒载体，患者IX因子的水平达正常人的 10% 左右，治疗效果可以维持一年以上。

（三）肿瘤自杀基因疗法

在众多的"自杀基因"系统中，研究最多的是单纯疱疹病毒胸腺嘧啶激酶（herpes simplex virus-thymidine kinase，HSV-TK）基因。通过向肿瘤细胞特异导入 HSV-TK 基因，或者使其在肿瘤特异基因的启动子控制下，呈肿瘤细胞特异性表达模式，然后给予更昔洛韦（ganciclovir，GCV）；肿瘤细胞中所表达的酶使 GCV 磷酸化转变为有毒物质，特异杀伤靶细胞，同时还可杀伤靶细胞周围的肿瘤细胞，称为旁观者效应（by-stander effect），但不伤及正常细胞。近年来，国内有学者采用"自杀基因疗法"对肝细胞癌患者进行试验性治疗，有效减少了术后肿瘤的复发。

四、基因治疗面临一定的安全和伦理的问题

（一）基因治疗的安全性问题

已有的基因治疗临床研究大多应用病毒载体。γ 反转录病毒具有激活癌基因、诱发肿瘤的风险；腺病毒载体可能引起严重的免疫和炎症反应。1999 年，美国 1 名 18 岁鸟氨酸转氨甲酰酶缺乏症患者接受腺病毒介导的基因治疗 4 天后不幸死亡。2002 年，严重复合免疫缺陷（SCID）患者接受反转录病毒介导的基因治疗后发生了白血病。上述事件给基因治疗带来了严峻的挑战，也促使该领域的科学家致力于研发应用更安全有效的基因治疗载体，腺相关病毒载体、慢病毒载体尤其是自失活慢病毒载体，因其安全性较好，是目前基因治疗领域应用较广泛的载体，但是其远期效应仍有待进一步观察、评估。

（二）伦理问题

体细胞基因治疗因为可以治疗当代个体的疾病而导入基因不致影响下一代，被接受程度较高。

对于生殖细胞基因治疗而言,由于治疗基因导入生殖细胞或受精卵,可传给后代并可能影响后代的遗传结构,因而引发一系列伦理问题。随着对基因治疗的安全性、基因表达调控机制、基因治疗对后代基因组的影响等问题认识清楚之后,生殖细胞基因治疗将有望被人们接受。

尽管存在安全性和伦理等问题,但是基因治疗蕴藏着巨大潜力。科学技术的进步为基因治疗的发展提供了强有力的技术支撑,基因治疗临床成功案例正在激励科学家不懈努力,来解决所面临的问题。希望在不久的将来,基因治疗将以遗传病的重要及常规治疗方法应用于临床,护佑人类健康。

本章小结

基因诊断是指利用分子生物学技术,直接检测受试者 DNA 或 RNA,分析、判断特定基因是否有缺陷,从而对疾病做出诊断的方法。致病基因异常性质已经明确的单基因病可直接进行诊断,致病基因或其异常性质不明确的疾病采用间接诊断或高通量测序筛查。根据基因变异的类型选择不同的检测技术:高通量测序是检测各种不同类型变异的通用方法;已经明确的靶基因变异可采用简单的方法检测。利用直接诊断和间接诊断策略分别实现对镰状细胞贫血、甲型血友病等疾病的基因诊断。高通量测序技术在许多疾病的基因诊断尤其是无创性产前诊断中发挥重要作用;全基因组关联分析可筛选乳腺癌的遗传易感位点;特异基因的检测可指导对肺癌、乳腺癌等肿瘤的分子靶向治疗;高通量测序有助于发现肿瘤中新的“驱动”突变;多组学检测可实现对胃癌等肿瘤进行分子分型。基因诊断会引发一些伦理难题。

基因治疗是指将外源目的基因或核酸片段转移到靶细胞,以纠正基因的缺陷而达到治疗疾病目的。基因治疗可分为修饰病变细胞和选择性杀伤病变细胞两种策略,修饰病变细胞策略又分为基因添加、基因沉默、基因修复几个亚策略;选择性杀伤病变细胞分为直接杀伤和间接杀伤肿瘤细胞亚策略。基因治疗的几个关键技术环节包括:选择适当的目的基因、靶细胞、目的基因转移系统及转移途径。目的基因转移系统包括病毒类及非病毒类转移系统两类。基因导入体内的途径分为体内基因导入和间接体内基因导入。腺苷脱氨酶(ADA)缺乏症及乙型血友病等疾病的基因治疗已在临床上获得确切疗效,肿瘤自杀基因疗法也已取得一定疗效。基因治疗存在一定的安全性和伦理问题。

思考题

1. 一对表型正常的夫妇,生育了一个苯丙酮尿症患儿。妻子再次怀孕,拟对胎儿进行产前基因诊断。已知苯丙酮尿症是由于苯丙氨酸羟化酶(PAH)基因异常所致,在该家系中 PAH 基因异常性质不清楚,请说明可采用哪种策略进行基因诊断? 如何进行诊断?

2. 请概述高通量测序技术的类别、特征及其在基因诊断中的主要应用。

3. 请比较不同类型生殖细胞基因治疗的特点及现状。

4. 请阐述为何自失活慢病毒及腺相关病毒载体分别优于 γ 反转录病毒载体及腺病毒载体,成为当今基因治疗领域常用的载体。

5. 请说明腺苷脱氨酶缺乏症基因治疗所采用的策略及其理由。

(孙秀菊)

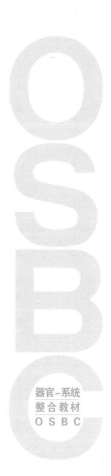

器官-系统
整合教材
OSBC

第八篇
常用分子和细胞生物学技术

第三十九章　常用生物化学与分子生物学技术

第四十章　重组 DNA 技术

第四十一章　常用细胞生物学技术

第四十二章　基因结构与功能分析

　　生物体是由细胞和分子组成的,蕴含着太多的生命奥秘。怎样探索这些奥秘? 能否探到这些奥秘? 作为本书的结尾篇,本篇将介绍用于分析生物体细胞和分子组成、结构、生物学功能的技术方法,并提供观察及获取细胞及生物大分子的技术;更重要的是,本篇还将为你提供如何操作遗传物质(DNA)的方法,使你具备在细胞和分子水平上解剖生物体,甚至改造生物体的基本技能。

　　本篇第三十九章主要介绍探知生物大分子的常用技术方法。蛋白质是生物功能的执行者,那么,分离获取蛋白质并对其进行研究就是最直接的方法。如何才能获取大小不同、个性迥异的蛋白质? 其实,科学家们正是巧妙地利用了蛋白质的特性,发明了各种分离获取蛋白质的方法,无论采用离心法、过滤法、层析法或电泳法,都能找到与其相对应的蛋白质特性。蛋白质的结构是其生物学活性的基础,肽链测序或质谱分析可帮助获取蛋白质的一级结构;圆二色光谱、X射线衍射、核磁共振等技术可以用来分析蛋白质的二级或空间结构;当然,你也可以利用各种数据库和软件从理论上预测蛋白质的空间结构。我们知道,蛋白质是由基因编码、mRNA指导合成的,基因是一段特定的DNA序列,因此,在本篇首章也介绍了用于mRNA和DNA检测、扩增、测序及相互作用等常用技术,为后续操作DNA奠定了技术基础。

　　重组DNA技术是本篇第四十章的主要内容。DNA是遗传物质,操作DNA实际上就是触碰生物体本质的过程。重组DNA技术就是将DNA重组变成一种可操作的技术平台,用这个平台技术不仅可以改变基因序列,改变生物体的遗传物质,也可以实现基因工程制药。操作DNA的工具主要是各种工具酶,如核酸内切酶、DNA连接酶等,但一定要记住,无论用PCR法还是其他方法获取目的基因,选择一个合适的载体是必要的。载体是指能携带目的基因(DNA片段)在宿主细胞中克隆扩增或表达、传递的DNA分子,如质粒、病毒、人工染色体等,不过,只要了解质粒载体便可举一反三。总之,将目的基因插入载体之后,需要借助细胞完成重组DNA的克隆化。

　　本篇第四十一章主要介绍一些常用的细胞生物学技术。细胞是承载生物分子的最小生命单位,如何在细胞、亚细胞和分子水平观察细胞结构和研究细胞功能呢? 显微镜是观察细胞形态和结构常用的仪器,不同类型的显微镜可对细胞及其胞内结构进行观察,如普通光学显微镜可用于观察细胞的一般形态,电子显微镜可用于观察细胞超微结构,荧光显微镜可用于细胞膜和胞内特异蛋白质等生物大分子的定性定位。细胞结构和成分也可用一些显示技术进行检测,比如利用对碱性染料亲和性的差异可分析DNA和RNA;利用荧光抗体标记技术可用于分析细胞膜或细胞内蛋白质;利用生化显色反应可以分析某种成分(如糖、脂、酶等)在细胞内的堆积情况。同时,有关细胞功能(如运动、吞噬、自噬、凋亡等)观察,以及染色体检测、细胞培养和细胞工程等常用的技术,也均能在本章中一一找到答案。

　　在上述有关生物大分子和细胞生物学常用技术基础上,本篇第四十二章将集中介绍基因结构分析和基因功能研究策略。基因结构分析是了解基因表达和研究基因功能的关键。基因的转录起始点、启动子和编码区可作为基因结构分析的切入点,利用cDNA测序、PCR、DNA酶切-连接(DNA重组)或核酸-蛋白质相互作用等常用技术即可实现对基因结构的分析,也因此诞生一些新方法,如RACE、EMSA、ChIP、足迹法等。基因功能分析从基因表达开始,mRNA的定量检测作为基因转录活性的评估,蛋白质的检测可采用不同方法,包括免疫印迹、ELISA、芯片等,但最终基因的生物学功能还是要在细胞或生物体内才能体现出来,因此,转基因技术、基因打靶技术、基因编辑技术和基因沉默技术就成为本章中鉴定基因生物学功能的重要技术平台。无论基因结构的分析,还是基因功能的分析,生物信息学都是重要的方法,可利用生物信息学检索和比对基因序列结构,也可以利用生物信息学预测基因的功能,甚至利用生物信息学对基因在生物网络中的功能进行预测,包括基因表达调控、信号转导、代谢途径或蛋白质相互作用等。

　　总之,本篇总共四章内容,有三章内容是以生物大分子为主角,其中DNA或基因是主角中的主角,只有一章是围绕细胞展开的,这充分体现了DNA的特殊性和重要性,及其在中心法则中的核心地位,同时也体现了一切生命关键问题都要到细胞中去寻找。

(边惠洁)

第三十九章
常用生物化学与分子生物学技术

生物化学与分子生物学相关技术的突破推动着生物化学和分子生物学理论的发展。当生物化学理论发展到一定阶段，又可为新技术的出现提供思路；同时新技术的产生也能对生物化学原有理论的证实和深入理解提供支持，并促进新理论和假说的出现。二者相辅相成，共同促进生物化学和分子生物学的发展。本章概括介绍了生物化学和分子生物学常用的实验技术，着重介绍各种技术方法的原理及其应用。

第一节　蛋白质分离、纯化和结构分析

蛋白质在组织或者细胞中常常以复杂的混合物形式存在，因此，分析某一种蛋白质的结构和功能时，需要将蛋白质分离纯化出来。由于不同的蛋白质具有不同的物理和化学特性，可以据此将它们进行分离。蛋白质结构与其功能密切相关，因而通过实验方法或者理论计算方法获得蛋白质的一级结构和高级结构，对更好地理解蛋白质的功能将具有重要作用。

一、蛋白质分离是基于蛋白质理化性质的差异

根据蛋白质分子大小、在溶液中溶解度、电荷、吸附性质或对配体分子亲和力的不同，应用不同的技术方法可将蛋白质分离纯化出来。

（一）利用蛋白质分子量不同分离蛋白质

根据蛋白质分子量的不同，可利用离心、透析、层析等不同方法分离纯化蛋白质。

1. 离心法　离心法（centrifugation）是利用离心力将不同质量或密度的物质进行分离的方法。按照每分钟离心转数不同分为低速离心、高速离心和超速离心。超速离心不仅可以用来分离纯化蛋白质，还可以进行蛋白质分子量的测定。

以离心法为基础的衍生方法可达到对特定蛋白质分离的目的。例如：①差速离心法（differential centrifugation）是交替使用低速和高速离心法分离沉降系数差异较大蛋白质的一种方法；②速率区带离心法（rate-zonal centrifugation）是指用一定介质在离心管内形成连续或不连续的密度梯度，在离心力作用下，颗粒物质各自以一定的速度沉降，在密度梯度介质的不同区域形成区带，从而分离纯化蛋白质。

2. 透析和超滤法　透析（dialysis）是指将蛋白质溶液置于孔径大小合适的半透膜透析袋中，小分子物质可以穿过半透膜而大分子蛋白质被阻滞在透析袋内，从而达到分离蛋白质目的的一种方法，因此多用于从蛋白质、DNA 或者多糖等大分子中去除盐类、还原剂或者染料等小分子物质。

超滤（ultrafiltration）是一种高压透析法，即在一定压力（如使用机械泵、气压或者离心等方式）下，小分子物质快速通过半透膜，大分子的蛋白质被滞留在半透膜内。此方法既可以纯化蛋白质，也可以进行蛋白质浓缩。

3. 凝胶过滤层析法　凝胶过滤层析（gel filtration chromatography）又称排阻层析（size-exclusion chromatography）、分子筛层析（molecular sieve chromatography）或分子排阻层析（molecular exclusion chromatography），是指利用具有交联作用的聚糖类物质（如葡聚糖、琼脂糖等）能形成网状结构的特性，不同分子量物质在通过凝胶网状结构的过程中路径长短有差异，从而分离纯化蛋白质的一种方法（图 39-1）。凝胶过滤层析不仅可以保留被分离物质的生物学活性，同时可以通过做标准曲线的方式计算出化合物的近似分子量。

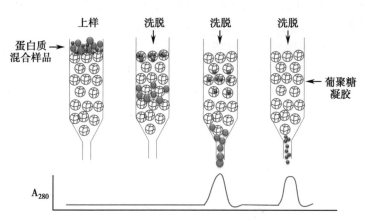

图 39-1　凝胶过滤层析分离蛋白质

4. SDS- 聚丙烯酰胺凝胶电泳　SDS- 聚丙烯酰胺凝胶电泳（SDS-polyacrylamide gel electrophoresis，SDS-PAGE）是利用聚丙烯酰胺在交联剂亚甲基双丙烯酰胺作用下能形成网状三维结构和十二烷基硫酸钠（sodium dodecyl sulfate，SDS）能赋予蛋白质大量净负电荷的特性，以分子筛效应将蛋白质主要按大小进行分离的一种方法。SDS 是阴离子表面活性剂，不仅能破坏蛋白质的非共价键，还能以 1∶2 的比例与蛋白质的氨基酸残基结合，赋予蛋白质大量的净负电荷，使蛋白质在 PAGE 中的泳动位置只与其分子量有关，从而达到分离蛋白质的目的。然而，有些含较多疏水基团的蛋白质（如膜蛋白）与 SDS 结合率有较大的差异，这类蛋白质在 PAGE 中的迁移速度也受其所带电荷的影响。

（二）利用蛋白质溶解度不同分离蛋白质

蛋白质为胶体，在溶液中有一定溶解度，如果影响蛋白质的水化层或者中和其所带电荷，使蛋白质在溶液中的稳定性下降，蛋白质将发生沉淀，从而达到分离目的。常用的方法有盐析法和有机溶剂法。

1. 盐析法　盐析法（salt precipitation）是指利用不同蛋白质在不同盐浓度条件下沉淀析出的特性分离纯化蛋白质。大多数蛋白质在高盐时溶解度降低而沉淀析出，称为盐析。不同蛋白质沉淀所需的盐浓度是不同的，如 0.8mol/L 硫酸铵可使纤维蛋白原沉淀析出，2.4mol/L 硫酸铵可使血清白蛋白沉淀析出。盐析不仅可以分离蛋白质，也可以浓缩溶液中的蛋白质。

2. 有机溶剂法　有机溶剂法（organic solvent method）是指利用不同蛋白质在一定浓度有机溶剂中溶解度存在差异的特性来分离纯化蛋白质。亲水性有机溶剂（如乙醇和丙酮）能降低溶液的介质常数，增加蛋白质分子的静电引力，导致蛋白质溶解度降低。另外，有机溶剂与水的作用能破坏蛋白质的水化膜，使蛋白质沉淀析出。这种方法可用于蛋白质或酶的提纯。然而，由于高浓度有机溶剂易引起蛋白质变性失活，操作时必须在低温下进行。

（三）利用蛋白质所带电荷不同分离蛋白质

不同蛋白质在不同 pH 中所带电荷不同，在电场中可以向正极或者负极泳动，利用其所带电荷的差异,而将蛋白质进行分离,这种分离蛋白质的技术称为电泳(electrophoresis)。根据支持物不同,分为薄膜电泳、凝胶电泳。薄膜电泳的支持物为滤纸或者醋酸纤维素膜等。凝胶电泳的支持物为琼脂糖、聚丙烯酰胺凝胶。等电聚焦电泳是常用的电泳法。也可以利用蛋白质与分离介质所带正负电荷的差异而进行分离,如离子交换层析。

1. **等电聚焦电泳** 等电聚焦电泳(isoelectric focusing,IEF)是利用蛋白质等电点差异,通过电泳分离蛋白质的一种方法。等电聚焦电泳是在聚丙烯酰胺凝胶中加入两性电解质,凝胶从正极向负极形成连续递增的 pH 梯度,当蛋白质在凝胶电泳中移行至等电点位置时,其迁移率为零而停止泳动,据此可将不同等电点的蛋白质分离开来。

2. **离子交换层析** 离子交换层析(ion exchange chromatography)是利用层析介质与要分离的蛋白质所带正负电荷不同,从而分离蛋白质的一种方法,包括阴离子交换层析和阳离子交换层析。阴离子交换层析中的介质带有正电基团,可以与带负电荷的蛋白质结合,带正电荷的蛋白质将流洗出去(图 39-2);同理,阳离子交换层析中的介质带负电荷,可以与带正电荷的蛋白质结合,带负电荷的蛋白质流洗出去。

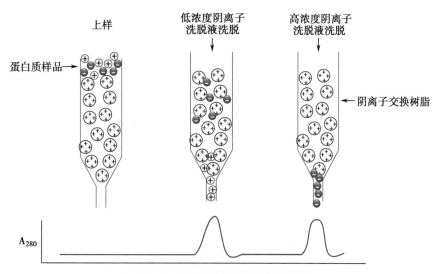

图 39-2 阴离子交换树脂分离蛋白质

(四) 利用蛋白质与其他生物分子的亲和力差异分离蛋白质

某些生物大分子间具有专一可逆的结合作用,如酶与底物(抑制剂、辅助因子)、抗原与抗体、激素与受体等等。亲和层析(affinity chromatography)是利用蛋白质与某些基团具有高度亲和性而将特异性蛋白质分离的方法。在层析柱内的基质上共价结合相应的基团(称为配体),当混合蛋白质通过时,能和配体特异结合的蛋白质被滞留在柱内,其他蛋白质被流洗出去,然后用适当的洗脱液将基质结合的蛋白质洗脱出来,达到分离目标蛋白质的目的。亲和层析中应用较广泛的是镍柱亲和层析。将要纯化的蛋白质在原核细胞中表达,使其携带多聚组氨酸的标签。组氨酸有咪唑基团,带负电,而亲和柱螯合有镍离子,带正电。当蛋白质样品流经亲和柱时,目标蛋白质的组氨酸标签与镍离子结合,吸附在柱子上,其他蛋白质被流洗出去,最后用适当的缓冲液将目标蛋白质洗脱下来(图 39-3)。

二、蛋白质一级结构可通过两种策略进行分析

蛋白质一级结构即是多肽链中氨基酸序列,确定其一级结构将有助于了解蛋白质的功能。可以应用实验方法获得序列组成,也可以通过 cDNA 或者基因序列,推演其氨基酸序列组成。

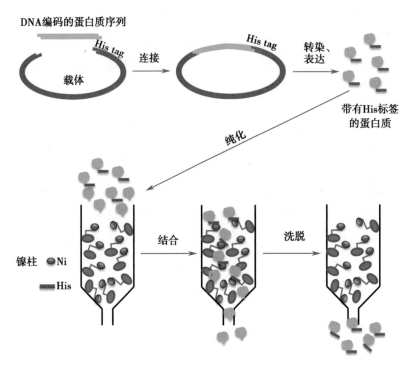

图 39-3　镍柱亲和层析分离蛋白质

(一) 通过实验确定多肽链的氨基酸序列

蛋白质氨基酸顺序的获得,主要经过 3 步过程:①应用酸、碱和酶等多种试剂将多肽链完全水解,然后应用离子交换层析或者高压液相层析等方法,确定多肽链中氨基酸的组成,以及每个氨基酸所占的百分比。②确定每个肽段的氨基末端或羧基末端的氨基酸,作为整条肽链的标志点。二硝基氟苯或单酰氯可标记 N 端 α 氨基,C 末端氨基酸则用羧基肽酶消化,并进行检测。③肽链水解成不同大小片段,然后进行序列测定及拼装组合。蛋白质多肽链需要先水解成较小片段,用电泳或者层析方法分离纯化,再进行后续的序列测定。一般要同时用多种方法水解同一蛋白质(表 39-1),获得多个相互有重叠的肽段。常用的有胰蛋白酶法、胰凝乳蛋白酶法和溴化氢法。

表 39-1　常用酶和化学试剂作用的氨基酸位点

水解肽段的酶或试剂	剪切位置
胰蛋白酶	赖氨酸和精氨酸的 C 端
梭菌蛋白酶	精氨酸的 C 端
葡萄球菌蛋白酶	天冬氨酸和谷氨酸的 C 端
胰凝乳蛋白酶	苯丙氨酸、酪氨酸、色氨酸、亮氨酸、甲硫氨酸的 C 端
凝血酶	精氨酸的 C 端
溴化氢	甲硫氨酸的 C 端
O- 邻亚碘酰苯甲酸盐	色氨酸的 C 端

将纯化获得的各个小片段肽段进行序列测定,常用的测序方法包括 Edman 降解法和质谱法。直接测序可用于未知蛋白质的序列测定。

1. **Edman 降解测序法**　利用异硫氰酸苯酯(PITC)标记蛋白质 N 端 α 氨基并移除 1 个氨基酸,通过层析等方法鉴定氨基酸,最终获得肽段氨基酸序列的方法。此方法是由 P. Edman 创立的,基本过程如下(图 39-4):在碱性条件下,PITC 与肽链 N 端的 α 氨基结合,形成环化苯氨基硫甲酰衍生物(PITC- 肽),接着在酸性条件下,肽链 N 端衍生物被切下形成乙内酰苯硫脲氨基酸(PTH- 氨基酸)和少一个氨基酸的肽段,PTH- 氨基酸被萃取入有机溶剂中,通过层析或者电泳的方法确定该氨基酸。少一个氨基酸的肽段可重新与 PITC 结合,不断重复上述过程,就可从肽链 N 端逐一确定氨基酸的排列方式。但是该方法测序的肽链长度不超过 50~60 个氨基酸,同时无法获知氨基酸的修饰情况。因此,Edman 降解测序需要利用多种水解法获得的不同长度片段进行测序、拼接,最终获得完整的多肽链顺序。

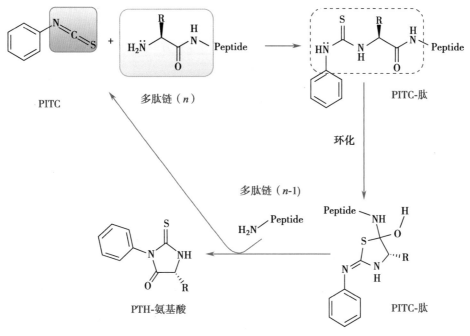

图 39-4　Edman 降解法测序

2. **串联质谱**　质谱(mass spectrum)分析是一种测量离子质荷比(质量 - 电荷比)的分析方法,基本原理是使样品的各组分在离子源中发生电离,生成不同质荷比的带电离子,经加速电场的作用形成离子束,在电场和磁场的作用下,离子将按各自的质荷比分开从而确定其质量。串联质谱(tandem mass spectrometry)是由两台质谱仪串联而成,在一级质谱仪中,被蛋白内切酶消化的肽段在高压液相层析的电喷雾电离后,进入质谱仪进行一级质谱分选,分选出的待测肽段进入碰撞室,与惰性气体分子氦或者氩发生碰撞而进一步断裂形成离子碎片,然后再进入质谱仪进行二级质谱分析,读取带电片段的质荷比,绘制图谱。由于每个氨基酸都有其特定的分子量,因此通过计算质谱峰值间的质量差,就可鉴定出每次裂解丢失的氨基酸,最终得到多肽链的序列(图 39-5)。串联质谱的直接测序法可以对微量蛋白质进行测序,而且当蛋白质存在磷酸化等修饰时,也可以用质谱技术测定。质谱技术逐渐成为蛋白质测序的重要手段。理论上任何大小的蛋白质都可以用串联质谱方法进行序列测定。

(二) 通过基因或 mRNA 序列推算获得多肽链的氨基酸序列

利用反转录 PCR 技术从 mRNA 获得互补 DNA 序列(cDNA),再根据遗传密码推算其相应的氨基酸序列。或者直接从基因组中找到编码蛋白质的基因,测定其 DNA 序列,再推出蛋白质的氨基酸序列,但无法获知氨基酸修饰状况。

三、测定蛋白质空间结构有利于功能研究

蛋白质高级结构是蛋白质发挥功能的基础,可采用实验测定和理论预测的方法进行确定。然而,由于已知序列的蛋白质数量急剧增大,通过昂贵费时的实验方法测定蛋白质结构无法满足当前需要,特别是对于大部分膜蛋白,目前尚无有效的实验技术进行结构测定。因此可以利用理论的方法对蛋白质结构进行预测。

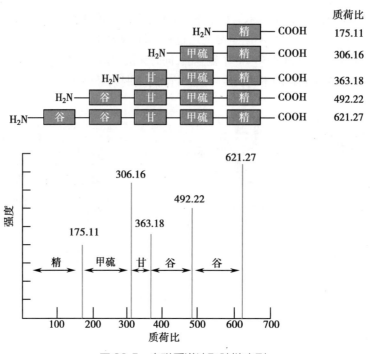

图 39-5 串联质谱读取肽链序列

（一）实验测定蛋白质结构

用于蛋白质结构测定的方法主要包括圆二色光谱法、X 射线衍射法和多维核磁共振法。

1. **圆二色谱法** 圆二色光谱（circular dichroism，CD）是常用的测定溶液中蛋白质二级结构的方法。当平面圆偏振光通过蛋白质样品时，由于光学活性基团（如肽键、芳香氨基酸残基、二硫键）及肽链折叠等影响，使左、右圆偏振光吸收度不同而造成偏振光矢量的振幅差，圆偏振光转变成椭圆偏振光。在紫外区 170~250nm 之间获得光谱吸收曲线，不同二级结构的蛋白质或多肽所产生 CD 谱带的位置、吸收的强弱都不相同，据此推算蛋白质或多肽的二级结构。

2. **X 射线衍射法** X 射线衍射技术（X-ray diffraction measurement，XRD）是蛋白质三级结构解析的主要方法。X 射线入射到蛋白质晶体上时，组成蛋白质分子的原子使入射的 X 射线发生散射，这些散射的 X 射线与外来的 X 射线频率相同，可相互干涉形成衍射图形。衍射图形中的衍射点的位置和强度取决于分子中原子的排列和相互关系。通过计算机对衍射图进行分析后，构建出蛋白质分子结构。从 X 衍射获得的蛋白质结构可以认为是蛋白质功能性的构象，而且 X 衍射法适用于核磁共振技术无法检测的大蛋白质结构的测定。X 衍射法需要高质量的蛋白质结晶，然而不是所有的蛋白质都能在体外形成晶体，如糖蛋白分子的糖基化位点和糖链结构的不均一性，导致很难获得糖蛋白的晶体。

3. **核磁共振技术** 核磁共振技术（nuclear magnetic resonance，NMR）可以检测溶液中的蛋白质二级和三级结构，并用来检测蛋白质结构的动态变化，包括构象的变化、蛋白质折叠及与其他分子相互作用时的结构变化。NMR 原理是在外界磁场的作用下，原子核自旋时发生能级裂分，产生 NMR 信号，经过复杂的信号解析，得到蛋白质的高级结构。

（二）理论预测蛋白质结构

通过理论计算对蛋白质结构进行预测的方法主要有 3 种，包括同源建模、折叠识别和从头预测。

1. **同源建模法** 同源建模法（homology modeling）又称比较建模法（comparative modeling），是以与未知蛋白质同源的已知蛋白质的三维结构为模板，推测未知蛋白质的三维结构。同源建模的理论基础是序列相似的蛋白质具有相似的结构；同时，蛋白质三维结构和功能的保守性超过其序列的保守性，这样即使序列有一定差异，对蛋白质三维结构的形成影响较小。同源建模的基本步骤：当蛋白质序列的一致性大于 30% 时,通过未知蛋白质序列和已知蛋白质序列之间的比对,利用已知蛋白质结构来建立未知蛋白质结构模型,再通过理论计算优化。同源建模法对模板的同源性要求较高,模板相似性越高,预测未知蛋白质结构的精确度就越高。

2. **折叠识别**　折叠识别(fold recognition)也称穿线法(threading method),是用已知蛋白质的折叠模式来推测构建未知蛋白质的构象。人们发现在非同源的蛋白质之间,存在相似的折叠类型,但其序列同源性不到 25%,因此以已知蛋白质的折叠类型为模板,来评价预测蛋白质氨基酸的结构倾向性(如形成二级结构的倾向、疏水性、极性等),寻找未知蛋白质的氨基酸序列最可能采取的折叠类型,最终构建出未知蛋白质的三维结构。折叠识别法的准确性取决于目前已经知道的蛋白质折叠类型数量的多少。

3. **从头预测法**　从头预测法(*ab initio* prediction)是根据蛋白质的氨基酸序列来推测构建其三级结构的。同源建模法和折叠识别都需要已知蛋白质结构作为基础,利用已知的结构信息来推算。当待测蛋白质序列与已知蛋白质差异较大时,需要利用从头预测法进行结构预测。直接根据氨基酸组成原子的物理化学性质,利用分子动力学方法进行蛋白质折叠的模拟,包括二级结构预测、蛋白质结构类型预测、蛋白质折叠模式预测等。

第二节　核酸分子杂交和印迹技术

核酸分子杂交(hybridization)是指单链 DNA 或 RNA 分子与相同或不同来源互补 DNA 或 RNA 结合形成双链的过程。DNA 或 RNA 在体外通过变性可变成单链,然后再与互补 DNA 或 RNA 复性所形成的双链称作杂交分子。利用核酸分子可以杂交的特性,通过设计特异性核酸探针,对 DNA 或 RNA 进行定性和定量分析,这种技术称为印迹技术。印迹技术除可以用于核酸的检测,也可用于蛋白质分析,后者所用的探针一般是特异性抗体,蛋白质的印迹技术也被称为免疫印迹(immunoblotting)。印迹技术需使用特异性探针,因此,这里介绍常用的核酸探针及印迹技术。

一、核酸探针

核酸探针(nucleic acid probe)是指带有特殊可检测标记的核酸片段,用来检测具有互补序列的核酸分子。

1. **核酸探针的分类**　根据核酸分子的性质,可将核酸探针分为 DNA 探针、RNA 探针、cDNA 探针、cRNA 探针及寡核苷酸探针等,其中 DNA 探针可分为单链 DNA 探针和双链 DNA 探针;根据标记物的性质,可将核酸探针分为放射性核酸探针和非放射性核酸探针两大类,前者用放射性同位素标记,后者通常用生物素、地高辛或荧光染料等标记。

2. **核酸探针的特点**　核酸探针因其核酸分子的不同而有各自的特点。

(1)DNA 探针:DNA 探针是最常用的核酸探针,为双链 DNA 或单链 DNA。DNA 探针优点是制备方法简便、DNA 探针不易降解,DNA 探针的标记方法较成熟,有多种方法可供选择,如缺口平移、随机引物法、PCR 标记法等,能用于同位素和非同位素标记。

(2)cDNA 探针:cDNA(complementary DNA)是指互补于 mRNA 的 DNA 分子。cDNA 探针不含有内含子序列,适用于基因表达的检测。

(3)RNA 探针:将 DNA 分子在 RNA 聚合酶作用下生成 RNA,即可得到同义 RNA 探针(与

mRNA 同序列),也可得到反义 RNA 探针(与 mRNA 互补)。反义 RNA 又称 cRNA,可用于反义核酸研究,还可用于检测 mRNA 的表达水平。RNA 探针具有高杂交效率,但 RNA 探针易于降解,并且标记方法复杂。

(4)寡核苷酸探针:是人工合成的长度在 18~40 个碱基的寡核苷酸片段。寡核苷酸探针可识别靶序列内 1 个碱基的变化。

二、印迹技术

检测 DNA、RNA 和蛋白质的印迹技术分别被称为 Southern 印迹、Northern 印迹和 Western 印迹,基本流程如图 39-6。每一种印迹法又可分为斑点印迹法和电泳转移印迹法。前者是将样品直接吸附于固相载体上,后者则是将样品先经过电泳后再转移到固相载体表面上。印迹技术灵敏度高,应用较为普遍。

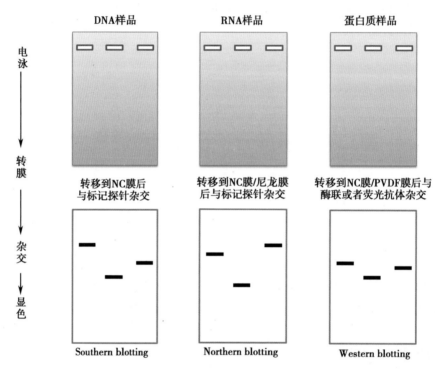

图 39-6   DNA 印迹、RNA 印迹和蛋白质印迹技术

1. DNA 印迹   即 Southern 印迹(Southern blotting),是以分子杂交原理检测 DNA 的一种技术,是由英国科学家 E. Southern 于 1975 年建立的,其基本过程是:①将 DNA 样品用限制性内切酶切割成不同长度的 DNA 片段,并在琼脂糖凝胶上进行电泳分离;②将电泳后的凝胶经碱变性处理,使 DNA 解离成单链;③将凝胶上的单链 DNA 片段转移到硝酸纤维素膜或尼龙膜上;④用核酸探针与交联于硝酸纤维素膜上的 DNA 片段进行杂交;⑤检测探针信号。Southern 印迹可用于基因组中特定基因的定位、定性和定量分析、基因突变和缺失分析、特异 DNA 检测和限制性片段长度多态性(RFLP)分析等,也是检测基因拷贝数的常用方法。

2. RNA 印迹   即 Northern 印迹(Northern blotting),是一种以分子杂交原理检测 RNA 的技术,采用与 DNA 印迹相对应的命名方式,其基本过程是:①从组织或细胞中提取总 RNA,或者总 RNA 经过寡聚(dT)纯化柱进行分离纯化得到 mRNA;② RNA 样品经电泳分离后转移到硝酸纤维素膜或尼龙膜上;③用核酸探针与 RNA 探针杂交;④检测探针信号。因为 RNA 容易降解,因此,在操作过程中应避免 RNA 酶的污染。RNA 印迹主要用于检测基因表达水平,由于其特异性强,假阳性率低,目前仍然是 RNA 检测技术中最为可靠的定量方法。

3. 蛋白质印迹 即 Western 印迹（Western blotting），是以特异性抗体检测蛋白质的一种技术，其基本过程是：①利用 SDS-聚丙烯酰胺凝胶电泳（SDS-PAGE）分离蛋白质样品；②将凝胶中的蛋白质转移至醋酸纤维膜或聚偏氟乙烯（polyvinylidene fluoride，PVDF）膜上；③以特殊标记的特异抗体与膜孵育；④检测抗体信号（通常为显色法）。Western 印迹的显色方法主要包括放射自显影、底物化学发光（electrochemiluminescence，ECL）、底物荧光（electrochemical fluorination，ECF）和底物 DAB（二氨基联苯胺）呈色。通过对显色条带进行灰度分析，可以对目标蛋白质进行半定量分析。Western 印迹可以检测特异性蛋白质的表达，并分析其相对含量。

第三节 PCR 技术的原理和应用

聚合酶链反应（polymerase chain reaction，PCR）是一种基于 DNA 复制原理在体外进行的特异性 DNA 序列扩增的方法，又称无细胞分子克隆技术。目前该技术已经成为重要的分子生物学技术之一，其应用范围从基本的基因扩增，扩展到基因克隆、基因改造、传染病源分析、遗传指纹鉴定等多个方面。

一、常规 PCR 技术

PCR 技术是美国科学家 K. Mullis 于 1983 年发明的体外扩增 DNA 的实验技术，在分子生物学的方法学上掀起一场革命，并获得 1993 年的诺贝尔化学奖。

（一）PCR 技术原理

PCR 技术的基本原理类似于 DNA 复制过程，合成体系包括模板 DNA、引物、4 种脱氧核苷酸和 DNA 聚合酶。待扩增的 DNA 片段与其两侧互补的寡核苷酸链引物结合，DNA 聚合酶催化合成与模板 DNA 互补的 DNA 链。经"变性-退火-延伸"三步反应的多次循环，使 DNA 片段数量呈指数增加，从而在短时间内获得大量特定基因片段。

PCR 反应步骤包括：①模板 DNA 变性：模板 DNA 经加热至 94℃，DNA 双链或经 PCR 扩增形成的双链 DNA 解离成为单链；②退火：模板 DNA 经加热变性成单链后，温度降至适宜温度时，引物与模板 DNA 单链的互补序列配对结合；③延伸：温度升至 72℃，DNA 聚合酶（如 Taq DNA 聚合酶）以 dNTP 为原料，靶序列为模板，催化合成新的 DNA 分子，多次重复循环变性-退火-延伸过程，即可获得大量的目的 DNA 片段（图 39-7）。

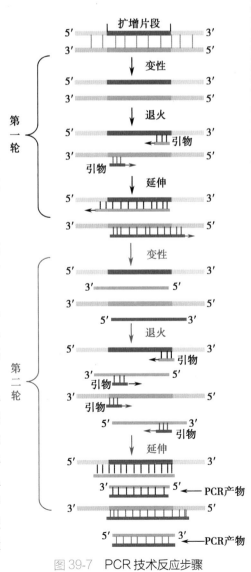

图 39-7 PCR 技术反应步骤

（二）PCR 技术的应用

常规 PCR 技术仍然是日常科研工作中最常用的实验手段,主要用于目的基因的获取、核酸含量分析、基因序列改变等。

1. 获得目的基因　PCR 技术为在重组 DNA 过程中获得目的基因片段提供了简便快速的方法。在人类基因组计划完成之前,PCR 技术是从 cDNA 文库或基因组文库中获得序列相似的新基因片段或者新基因的主要方法。目前,该技术是快速获得已知序列目的基因片段的主要方法。

2. 定量分析核酸　PCR 技术高度敏感,对模板 DNA 的量要求很低,是 DNA 和 RNA 微量分析较好的方法。理论上讲,存在 1 分子的模板,就可以获得目的片段。因此,在基因诊断方面具有极广阔的应用前景。

3. 体外改变基因序列　在 PCR 技术建立前,在体外进行基因改造是一项困难的工作,利用 PCR 技术可以随意设计引物,在体外对目的基因进行嵌合、缺失、点突变等改造。

4. 测定 DNA 序列　将 PCR 技术引入 DNA 序列测定,使测序工作大为简化,也提高了测序的速度。待测 DNA 片段既可克隆到特定的载体后进行测定,也可直接测定。

5. 检测基因突变　PCR 与其他技术结合可以大大提高基因突变检测的敏感性,例如单链构象多态性分析、等位基因特异的寡核苷酸探针分析、基因芯片技术等。

二、实时定量 PCR 技术

实时定量 PCR 技术(real-time PCR)是一种定量分析目的 DNA 或 RNA 的方法。因为该技术使用荧光染料,因此也被称为实时荧光定量 PCR(real-time fluorescent quantitative PCR,FQ-PCR)。FQ-PCR 应用了荧光共振能量转移(fluorescence resonance energy transfer,FRET)原理。

（一）实时定量 PCR 的原理

实时定量 PCR 是在 PCR 反应过程中,通过特异性的 DNA 结合染料或探针对 PCR 反应过程进行动态监测,并据此绘制动态变化图的一种方法。在 PCR 反应混合液中,靶序列的起始浓度越大,未来达到荧光阈值所需的 PCR 循环数就越少,因此,靶序列的起始浓度可用 PCR 循环数(cycle threshold,Ct)来表示。Ct 值(循环阈值)是指每个反应管内的荧光信号到达设定的阈值时所经历的循环数。每个模板的 Ct 值与其起始拷贝数的对数存在线性关系,起始拷贝数越多,Ct 值越小。利用标准品绘制出标准曲线,然后对未知样品产生的荧光信号进行"实时"检测并获得 Ct 值,即可从标准曲线上计算出该样品的起始拷贝数。

（二）实时定量 PCR 的种类

实时定量 PCR 所使用的荧光化学材料可分为两大类,即非探针类和荧光探针类。荧光染料以 SYBR Green Ⅰ为主要代表,属于非特异性荧光化学材料;荧光探针包括 TaqMan、分子信标、杂交探针等,属于特异性荧光材料。

1. 非探针类实时定量 PCR（以 SYBR Green Ⅰ为例）　SYBR Green Ⅰ是非特异性荧光染料,在游离状态下仅发出微弱的荧光,当与双链 DNA 小沟结合后荧光强度大大增强。在一个 PCR 反应中,SYBR Green Ⅰ发出的全部荧光信号与出现的双链 DNA 量成正比,因此,可以根据荧光信号强度测算出 PCR 产物的数量。这种非特性荧光染料掺入的实时定量 PCR 的优势在于检测方法简便,成本低。缺点是荧光染料能够和所有双链 DNA 结合,因此易受到非特异性扩增和引物二聚体的干扰,从而影响定量的准确性。

2. 探针类实时定量 PCR　探针类实时定量 PCR 是将探针与模板之间特异性结合的特性融入了荧光信号中,因此特异性很好。

（1）TaqMan 探针法:TaqMan 探针是应用较广的水解性探针,在 PCR 反应体系中加入一对引物的同时,再加入一个能与模板 DNA 特异性结合的荧光探针。此荧光探针为一个 30~45bp 的寡核苷酸,其 5′ 端标记荧光报告基团（reporter，R），3′ 端标记荧光淬灭基团（quencher，Q）。探针完整时，3′ 端淬灭基团抑制 5′ 端报告基团的荧光发射，无荧光信号。在 PCR 扩增中，*Taq* DNA 聚合酶沿模板移动至探针结合处，其 5′→3′ 外切酶活性将探针 5′ 端连接的 R 基团切割下来，游离于反应体系中，发出荧光信号。由于被释放的荧光基团数目和 PCR 产物数量是相对应关系，且荧光强度同被释放的荧光基团的数目也呈正比关系，因此可对模板进行准确定量（图 39-8）。TaqMan 探针技术特异性好、准确性高、假阳性低、重复性比较好，但需要设计特异性的探针，成本较高。

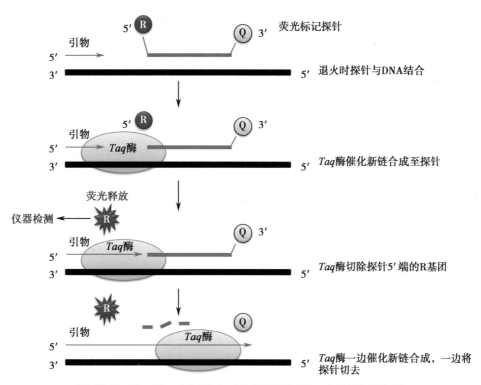

图 39-8 TaqMan 探针法实时 PCR 原理（以一条 DNA 链为例）

（2）分子信标探针法：分子信标技术使用的探针同样具有 5′ 端荧光报告基团（R 基团）和 3′ 端荧光淬灭基团（Q 基团），但是分子信标的探针是有发夹结构的茎环状寡核苷酸探针，环部与靶 DNA 序列互补。当靶 DNA 与分子信标结合时，分子信标的构象发生改变成链状，使 R 基团与 Q 基团分开，发出荧光信号。与探针结合的 DNA 分子数量越多，荧光信号也就越强。分子信标法优点是特异性强，荧光背景低，探针可循环应用；缺点是探针设计困难，杂交探针不能完全与模板结合，稳定性较差，成本高。

（3）双探针杂交法：又称 Light cycler 法或者 FRET 探针法。此法需要设计两条荧光标记探针，识别同一条链的相邻序列，其中一个探针的 5′ 端带有荧光淬灭基团（Q 基团，也称受体基团），另一个探针的 3′ 端带有荧光报告基团（R 基团，也称供体基团）。在 PCR 变性时，探针不与 DNA 结合，游离的 2 个荧光基团相距较远，只能检测到供体基团（R 基团）的荧光信号；但是在 PCR 退火过程中，2 个探针将以"头接尾"的相接方式锚定到 DNA 上。荧光报告基团和荧光淬灭基团紧密相邻（1~5bp），发生荧光共振能量转移（FRET），供体荧光（R 基团）被淬灭，而受体荧光（Q 基团）被激发，此时可检测到受体荧光信号。双探针杂交法检测的是实时信号，是可逆的，更适于基因突变分析和 SNP 基因型的检测。

三、PCR 衍生技术

PCR 技术不断发展和改进，与多种其他技术结合形成了多种 PCR 衍生技术。下面介绍几种常见的 PCR 衍生技术。

1. 逆转录 PCR　逆转录 PCR（reverse transcription PCR，RT-PCR）是以 RNA 为模板逆转录生成 DNA 后，再进行 PCR 的一种技术。首先利用逆转录酶将 RNA 逆转录生成 cDNA，然后以 cDNA 为模板，进行 PCR 扩增。RT-PCR 可用于对细胞和组织中 RNA 进行定性和半定量检测，是检测基因表达的实验手段。

2. 原位 PCR　原位 PCR（*in situ* PCR）是以单细胞或组织切片上 DNA 为模板，对特异 DNA 或 mRNA 进行扩增，然后采用 DNA 分子原位杂交、免疫组化或荧光测定法对细胞内特定核酸序列进行鉴定及定位的技术。原位 PCR 克服了 PCR 不能将靶基因定位和原位杂交敏感性低的缺点。

3. 染色体步移　基于 PCR 技术的染色体步移（chromosome walking）是通过已知 DNA 片段对其旁侧未知序列进行克隆的方法，分为两大类，一类是依赖酶切连接介导的，如反向 PCR、锅柄 PCR 等；另一类是不需要酶切连接介导的，如热不对称交错 PCR、位点找寻 PCR 等。最早提出并用于实践的是反向 PCR（inverse PCR，IPCR）。

反向 PCR 通过三步扩增已知序列旁侧的上、下游序列，基本过程可概括为：①选择合适的限制性核酸内切酶切割基因组 DNA，该内切酶对已知 DNA 序列不能切割；②酶切后的 DNA 片段用 DNA 连接酶处理，使其进行自连接，从而产生环状 DNA；③以环化产物作为实验底物，用根据已知序列设计的反向引物进行 PCR 扩增，最终得到已知序列侧翼未知片段的扩增产物。

第四节　生物芯片技术

生物芯片（biochip）是指将大量的生物大分子，如核苷酸片段、多肽分子、组织切片和细胞等生物样品制成探针，有序地、高密度地排列在玻璃或纤维膜等载体上，然后与已标记的待测生物样品杂交，通过检测杂交信号实现对样品的检测，因此该技术一次能检测大量的目标分子，从而实现了快速、高效、大规模、高通量、高度并行性的技术要求，具有高度的特异性、敏感性和可重复性。因常用玻片/硅片等材料作为固相支持物，且在制备过程中模拟计算机芯片的制备技术，故称为生物芯片技术。由芯片制备、样品制备、杂交反应、信号检测分析四个环节组成，包括基因芯片技术（gene chip）、蛋白质芯片技术（protein chip）、组织芯片技术（tissue chip）和芯片实验室技术（lab-on-a-chip）等。下面简介基因芯片技术和蛋白质芯片技术。

一、基因芯片技术

基因芯片技术又称 DNA 微阵列（DNA microarray），是生物芯片技术中建立最早也最为成熟的技术，是在基因探针和杂交测序技术基础上的一种高效快速的核酸序列分析方法。其基本流程是：将大量已知序列探针集成在一块 $1\sim2cm^2$ 大小的玻片或胶片上，然后与荧光或放射性同位素标记的 DNA 或 RNA 样品进行杂交，通过检测系统的杂交信号，对靶基因的存在量及其变异性进行高效快速的检测（图 39-9）。基因芯片可以在一次试验中同时平行分析成千上万个基因，具有高度并行性，并且能在单个芯片中同时对样品进行多参数分析。根据基因芯片功能，可将其分为表达谱芯片、测序芯片、基因差异表达芯片。基因芯片技术已广泛应用于基因表达水平的检测、基因点突变及多态性检测、寻找可能致病的基因和疾病相关基因、发现新基因及绘制基因图谱。

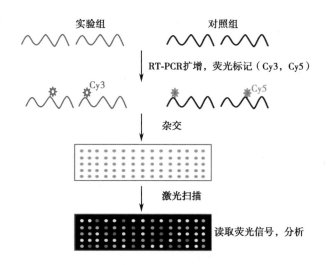

图 39-9　双荧光标记探针基因芯片流程

实验组和对照组基因分别用不同荧光标记,如实验组 DNA 用红色荧光染料 Cy3 标记,对照组 DNA 用绿色荧光染料 Cy5 标记。当混合样本的 DNA 与基因芯片杂交后,通过检测芯片的每个点的荧光颜色和强度来判读对比样本基因含量的变化。若检测到红色荧光的点,表明这个点所代表的基因含量在实验组更多;检测到绿色荧光的点,表明在对照组的基因含量更高;若检测到黄色荧光则表明该基因在两组中含量无差别。

二、蛋白质芯片技术

蛋白质芯片(protein chip)是将多种不同蛋白质高密度固定在固相载体的表面,形成蛋白质微阵列,然后与酶、同位素或荧光素等标记的靶蛋白质分子进行杂交,通过特定的扫描装置检测芯片信号,用计算机分析软件对所获得的信号进行处理分析。

蛋白质芯片具有以下特点:①特异性强,这是由抗原与抗体之间、蛋白质与配体之间的特异性结合所决定的;②敏感性高,可以检测出样品中微量蛋白质,检测水平已达 ng 级;③通量高,同时对上千种目标蛋白质进行检测,效率极高;④重复性好。

蛋白质芯片可用于蛋白质功能、蛋白质相互作用等蛋白质组学的研究;也可用于临床疾病诊断及新药筛选。

第五节　生物大分子相互作用研究技术

蛋白质、DNA 和 RNA 等生物大分子是生命体的重要组成部分,在生命活动中发挥着不可替代的作用,这些生物大分子的功能主要是以相互作用的方式而实现的。细胞内各种重要生理过程,如信号转导、免疫反应、蛋白质的合成、RNA 的转录和翻译等,都与生物大分子之间的相互作用有关。因此,检测生物大分子相互作用技术的建立和发展,有助于我们更好地了解蛋白质等生物大分子的相互作用机制,更加深入地认识生命过程。

一、蛋白质相互作用研究技术

有多种技术可以检测蛋白质间的相互作用,如酵母双杂交系统、荧光共振能量转移、串联亲和纯化、噬菌体展示、免疫共沉淀、GST-牵出技术(GST pull down)、双分子荧光互补技术、邻近连接技术(proximity ligation assay,数字资源"02 拓展阅读:邻近连接技术")等。本节简要介绍常用的 GST-牵出技术、酵母双杂交系统和免疫共沉淀技术。

（一）牵出技术

牵出技术(pull down)是利用蛋白质与蛋白质或蛋白质与金属离子之间的亲和性,如酶与底物(例如:谷胱甘肽与谷胱甘肽转移酶)或抗原与抗体(例如:Myc 蛋白与其抗体)、细菌受体与血清蛋白、多聚组氨酸与金属离子等的亲和性,通过以适当标签和目的基因进行融合表达作为诱饵,从细胞提取物中钓出与目的蛋白质相互作用的蛋白质的方法。常用的标签包括谷胱甘肽 -S- 转移酶(glutathione S-transferase,GST)和组氨酸(histidine,His),其中以 GST 为标签蛋白的牵出技术称作 GST-牵出技术(GST pull down)。

GST-牵出技术是将诱饵蛋白质和 GST 标签融合表达,纯化后与含有目的蛋白质的溶液进行孵育,利用谷胱甘肽 - 琼脂糖介质将 GST-融合蛋白 - 目的蛋白复合物沉淀下来,然后进行聚丙烯酰胺凝胶电泳(SDS-PAGE)鉴定与诱饵蛋白质相互作用的蛋白质。GST-牵出技术可用于鉴定能与已知融合蛋白质相互作用的未知蛋白质,或者两个已知蛋白质之间是否存在相互作用;也可以证明两种蛋白质分子是否存在直接物理结合,并能分析两种蛋白质结合的具体结构部位(图 39-10)。

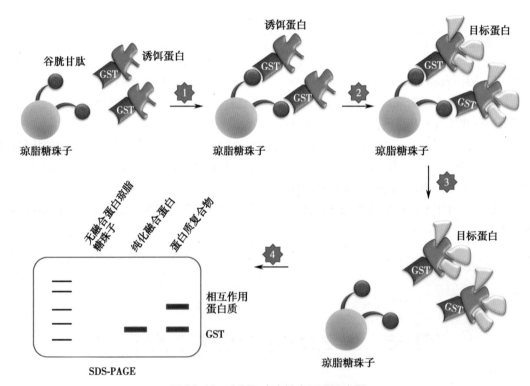

图 39-10　GST- 牵出技术原理示意图

①制备 GST- 诱饵蛋白的融合蛋白质,然后与包被有谷胱甘肽的琼脂糖珠子孵育,离心、洗涤未结合蛋白质;②制备体外翻译的目标蛋白质(^{35}S 标记)或者外源表达目标蛋白质,将制备好的上述蛋白质与包被在珠子上的 GST-诱饵蛋白质孵育;③将珠子上结合的蛋白质复合物洗脱下来;④ SDS-PAGE 电泳,用放射自显影或者用特异性抗体进行杂交。如果能和诱饵蛋白质结合,电泳时,除了可以检测到 GST 外,还有与之结合的蛋白质条带。

（二）免疫共沉淀技术

免疫共沉淀技术(co-immunoprecipitation,Co-IP)是利用抗原抗体特异性结合特性以及细菌的蛋白 A(protein A)或蛋白 G(protein G)与免疫球蛋白 Fc 段特异性结合的特性,将目标蛋白与其特异性抗体或者带标签蛋白的特异性抗体结合,然后用与蛋白 A 或蛋白 G 固化的琼脂糖珠子沉淀该复合物,通过免疫印迹或质谱等方法确定复合物中的蛋白质。Co-IP 实验不能确定蛋白质之间的相互作用是直接还是间接的,但其优点是可以在生理条件下,检测细胞或组织内与目的蛋白相结合的蛋白质,也可以应用于验证两个已知相互作用的蛋白质。

(三) 酵母双杂交系统

酵母双杂交系统(yeast two-hybrid system)已经成为分析细胞内未知蛋白质相互作用的主要手段之一。它的原理建立于对酵母激活性转录因子 GAL4 激活下游靶基因表达的认识基础上,GAL4 具有 DNA 结合结构域(DNA-binding domain,BD)和转录激活结构域(activating domain,AD),两者分开时不能激活基因转录,只有 BD 和 AD 在空间上足够靠近,才能发挥 GAL4 转录激活作用。利用此特点,人为将诱饵 Bait(已知蛋白质)基因与 BD 基因融合,猎物 Prey(未知蛋白质)基因与 AD 基因融合,然后在酵母中共表达相应的融合蛋白质(BD-Bait 和 AD-Prey)。如果诱饵与猎物之间存在相互作用,就能使 BD 和 AD 相互靠近,恢复其转录因子的活性,激活下游报告基因(如 lacZ、HIS3 或者 URA3 等)活性(图 39-11)。如果将 Prey 换成基因文库,即可直接从基因文库中筛选到能与 Bait 蛋白相互作用的 DNA 序列。

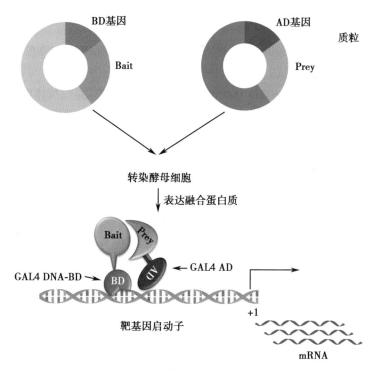

图 39-11　酵母双杂交实验原理

酵母双杂交系统操作简便,无需繁琐的蛋白质纯化操作,可以检测蛋白质之间较弱的相互作用,但假阳性率较高,灵敏度较低。为克服这些缺点,相继出现了反向双杂交系统(reverse two-hybrid system)、双诱饵酵母双杂交系统(dual bait yeast two-hybrid system)、酵母单杂交系统、酵母三杂交系统、SOS 和 RAS 募集系统(SRS and RAS recruitment system)及断裂泛素系统(split-ubiquitin system)等一系列衍生技术。

酵母双杂交系统可以发现新的蛋白质及其功能,检验已知蛋白质之间的作用,寻找蛋白质 - 蛋白质交互作用的结构域或活性位点,建立蛋白质相互作用图谱,建立基因组 - 蛋白质连锁图谱。

二、DNA- 蛋白质相互作用分析技术

蛋白质与 DNA 相互作用是基因表达及其调控的基本机制。分析特定 DNA 序列及与其相结合的

蛋白质之间作用,是阐明基因表达调控机制的重要研究内容。分析 DNA- 蛋白质相互作用的技术有多种,包括电泳迁移率变动分析、染色质免疫沉淀技术、DNase Ⅰ足迹法、生物质谱技术和表面等离子共振(surface plasma resonance,SPR)技术等。

(一) 电泳迁移率变动分析

电流迁移率变动分析(electrophoretic mobility shift assay,EMSA),又称凝胶阻滞分析(gel retardation assay),是一种简单、快速和极为灵敏的体外检测 DNA 与蛋白质相互作用的技术,已经成为研究转录因子与 DNA 相互作用的经典方法。实验中预先用 ^{32}P 等放射性核素、地高辛或生物素标记待检测的 DNA 探针,然后将其与细胞核提取物孵育,再进行非变性的聚丙烯酰胺凝胶电泳,如果 DNA- 蛋白质形成复合物,其泳动速度要慢于游离探针。此外,可用多种方法证实 DNA- 蛋白质形成条带的特异性,如用不同浓度的未标记 DNA(冷探针)和标记探针一起孵育,随着未标记探针量增多,电泳时 DNA- 蛋白质条带的亮度将逐渐减低;如果是已知 DNA 和蛋白质,可以先将 DNA 上的二者结合位点进行突变(DNA 和蛋白质将不能结合),然后用此突变的 DNA 去制备探针,进行后续实验,电泳时将不会出现 DNA- 蛋白质结合条带;如果在孵育时加入相应的抗体,这样 DNA- 蛋白质 - 抗体形成的复合物的分子量更大,电泳时泳动速度也更慢,这种方法也称超迁移率变动分析技术(supershift assay)。目前多用非放射性标记的探针进行 EMSA 实验。

(二) 染色质免疫沉淀技术

染色质免疫沉淀技术(chromatin immunoprecipitation assay,ChIP)是一种在体内研究 DNA- 蛋白质相互作用的方法。在活细胞状态下,利用甲醛等交联剂将细胞内的 DNA 与蛋白质交联形成复合体,超声波将染色质打碎(长度在 500~1 000bp)。用抗目的蛋白的特异性抗体沉淀复合体,与目的蛋白结合的 DNA 片段被沉淀下来,再利用 PCR 技术特异性扩增该 DNA 片段,电泳鉴定(图 39-12)。然而,ChIP 技术不能同时得到多个蛋白质对同一 DNA 序列结合的信息,因此出现了反向染色质免疫共沉淀技术(reverse chromatin immunoprecipitation assay,reverse ChIP)。该技术首先用特异的核酸探针捕获靶 DNA 片段及其相结合的蛋白质,然后用质谱仪分析这些蛋白质,最终获得与靶 DNA 位点结合的全部相关蛋白质信息。

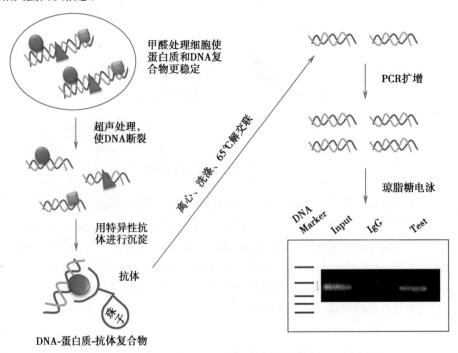

图 39-12　染色质免疫共沉淀原理

近年来,人们将染色质免疫沉淀(ChIP)和芯片技术结合,建立了 ChIP 芯片技术(ChIP-chip),该方法可在全基因组范围内筛选与特定蛋白质相结合的 DNA 序列。此外,如果将 ChIP 与深度测序技术相结合,即是染色质免疫沉淀 - 测序(ChIP-seq)技术,在全基因组范围内分析 DNA- 蛋白质的结合位点、组蛋白修饰、核小体定位和 DNA 甲基化位点。ChIP-seq 比 ChIP-chip 技术分辨率更高,而且噪声低;ChIP-seq 可以真正覆盖整个基因组,而 ChIP-chip 由于受固定在微阵列上探针的限制,因而常常只能选择性地扫描一些特定区域。

第六节　DNA 测序技术

DNA 测序技术是对 DNA 一级结构进行分析的方法。化学降解测序及双脱氧末端终止法是第一代测序技术,随着技术的快速发展,第二代测序技术实现了大规模测序,目前第三代测序技术已经可以进行单分子测序。

一、第一代测序技术涉及两种不同原理

1973 年 A. Maxam 和 W. Gilbert 发明了化学降解法进行 DNA 测序。1977 年,F. Sanger 创立了双脱氧核苷酸末端终止测序法(chain terminator sequencing),因此也称 Sanger 测序法。后来,在双脱氧末端终止法基础上,利用荧光标记技术替代同位素标记技术,实现测序的自动化过程。

(一)双脱氧末端终止法是 DNA 测序技术的金标准

Sanger 测序法的原理是由于双脱氧核苷三磷酸(ddNTP)的 2、3 位置不含羟基,在 DNA 合成反应中不能形成磷酸二酯键,使 DNA 合成反应中断。在 4 个 DNA 合成反应体系中分别加入 4 种不同的带有放射性同位素标记的 ddNTP,得到一系列不同长度的核酸片段,这些片段的 3' 端是 ddNTP,通过凝胶电泳和放射自显影后,根据电泳带的位置确定待测分子的 DNA 序列(图 39-13)。Sanger 测序技术的优点是操作快、简单、准确率高和测序片段较长,但测序速度慢、通量低。

在 Sanger 测序法基础上,应用 4 色荧光(标记引物 5' 端或者 ddNTP 终止底物)、单色荧光(标记引物 5' 端或者 dNTP 底物)标记方式,产生全自动激光荧光 DNA 测序技术,实现制胶、进样、电泳、检测、数据分析的全自动化。DNA 测序长度在 1kb 左右。

(二)化学降解测序法

化学降解测序法(chemical degradation sequencing)过程和判读程序复杂,首先将待测 DNA 用 ^{32}P 标记其 5' 端,然后用特定的化学试剂处理 ^{32}P-DNA,这些化学试剂可以选择性移除 DNA 中的特定碱基,如肼可以移除嘧啶碱基(C 或者 T),但在高盐时则仅移除胞嘧啶(C);酸移除嘌呤碱基(A 或 G);硫酸二甲酯攻击鸟嘌呤等,最后用哌啶切开无碱基位点的磷酸二酯骨架,形成

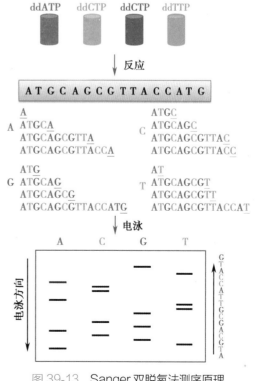

图 39-13　Sanger 双脱氧法测序原理

不同长度的 DNA 片段,再经过高分辨率聚丙酰胺凝胶电泳,根据电泳条带推测出 DNA 碱基排列。化学降解测序法读取的 DNA 片段较短(<500bp),而且在最后分析电泳片段时,更加复杂。读取 T 和 A 时可直接从电泳的单条带判断。而读取 G 和 C 时需要根据 G 和 A+G,或者 C 和 C+T 两条带进行判定(图 39-14)。

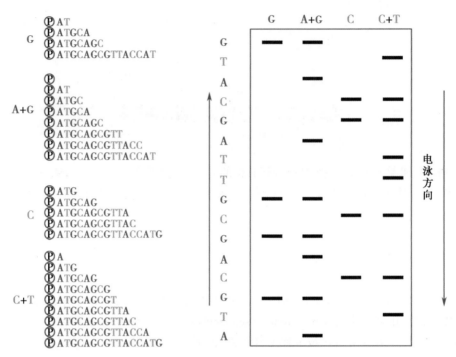

图 39-14　化学降解法读取 DNA 序列

单独出现 C+T,判读为 T;单独出现 A+G,判读为 A。如果 G 和 A+G 同时出现,
判读为 G;C 和 C+T 同时出现,判读为 C。

二、DNA 第二代测序技术实现了 DNA 大规模测序

DNA 第二代测序技术(next-generation sequencing)又称高通量测序(high throughput sequencing),采用矩阵分析技术,实现了大规模平行化操作,矩阵上的 DNA 样本可以被同时并行分析;不再采用电泳技术,使得 DNA 测序仪得以微型化,测序成本大大降低;边合成边测序,测序速度大幅提高。其技术原理是:首先构建 DNA 模板文库,将 DNA 固定在芯片表面或微球表面;然后通过扩增形成 DNA 簇或扩增微球;最后利用聚合酶或者连接酶进行一系列循环的反应操作,通过采集每个循环反应中产生的光学事件信息,获得 DNA 片段的序列。第二代测序技术已广泛应用于基因组的从头测序、基因组重测序、转录组测序、小 RNA 测序和表观基因组测序等。第二代测序技术存在的缺点是读序片段短,扩增高 GC 含量片段受限。

目前比较成熟的第二代测序技术平台包括 454 测序、Solexa 测序、SOLiD 测序等。

1. **454 测序**　454 测序是利用发光法检测焦磷酸合成的测序技术,采用边合成边测序。合成过程中,每次只加入一种 dNTP,当互补的三磷酸核苷结合到 DNA 链上时,释放出焦磷酸,在 ATP 硫酰化酶(ATP sulfurylase)作用下,焦磷酸合成 ATP。ATP 将作为荧光素酶底物,参与荧光素氧化反应而释放荧光,荧光信号被仪器所捕获和分析。454 测序技术特点是读长较长,可达 700bp,但是准确率低,成本高。

2. **Solexa 测序**　Solexa 测序也是一种边合成边测序技术。测序合成过程需加入 4 种不同荧光

标记的 dNTP。这些 dNTP 的 3′ 端羟基连接有可逆性的抑制基团,阻止其他脱氧核苷酸与之结合,使得每轮聚合反应只能加入一个 dNTP,仪器读取掺入的 dNTP 荧光信号,然后切去该 dNTP 荧光基团和 3′ 端的抑制基团,恢复 3′ 端黏性,进行下一轮聚合反应。Solexa 测序具有准确性高、高通量、高灵敏度和低运行成本等优点,但是,基于 DNA 模板扩增,导致在组装高 GC 含量基因组时受限,而且测序读长较短(70~100bp)。

3. **SOLiD 测序** SOLiD 测序技术在边合成边测序过程中采用连接反应而不是聚合反应。其基本原理是以 4 色荧光标记八聚寡核苷酸探针的 5′ 端,其 3′ 端头两个碱基也被人为固定代表相应的荧光。4 种碱基的两两随机配对,共构成 16 种配对方式,意味着一种荧光将对应 4 种配对方式。荧光寡聚探针第 3~5 位的碱基为随机碱基(从 3′ 端计算),负责与模板 DNA 以碱基互补配对方式结合,而 5′ 端的 3 个碱基则经过特殊改造,可与任意碱基结合。DNA 连接酶将探针 3′ 端与引物 5′ 端相连,仪器读取荧光信号。接着切去探针 5′ 端的 3 个碱基(包括荧光基团),然后进行下一个连接反应,引入新的八聚寡核苷酸探针。一轮测序将进行多次连接反应,共进行 5 轮测序,每轮测序所用引物长度不同($n, n-1, n-2, n-3$ ……)。SOLiD 测序技术的独特点在于双碱基编码技术,2 个碱基对应 1 个荧光信号。在多轮测序过程中,每个碱基被阅读 2 次,具有误差校正功能,准确率高,能将单碱基突变或 SNP 与随机错误区分开来。SOLiD 测序技术在第二代测序反应中,测序的通量最高,读长与 Solexa 测序近似。

三、第三代测序技术是单分子测序

第三代测序技术(third-generation sequencing)实现了单分子测序,不需要对模板进行扩增。主要包括单分子实时测序(single molecular real-time sequencing,SMRT)、真正单分子测序(true single molecular sequencing)、基于荧光共振能量转移的测序(fluorescence resonance energy transfer sequencing)和单分子纳米孔测序(nanopore DNA sequencing)等。其中 SMRT 测序技术已可读取超过 20 000bp 的 DNA 片段。

第三代测序技术可以对 RNA 直接测序,避免逆转录带来的误差;可以直接检测甲基化的 DNA,实现对表观修饰位点检测;进行 SNP 检测,发现稀有碱基突变位点及频率。但是第三代测序技术的准确率要低于第二代测序技术。下面简介几种单分子测序技术。

1. **单分子实时测序技术**(single molecular real-time sequencing,SMRT) 是基于荧光标记的边合成边测序技术,其原理是:将 1 分子 DNA 聚合酶和 DNA 模板固定在零模波导(zero-mode waveguide)孔底部,4 种不同荧光标记的 dNTP(荧光标记在磷酸基团上)通过布朗运动随机进入检测区域与聚合酶结合。与 DNA 模板匹配的碱基生成化学键的时间比其他碱基停留的时间长,这有利于荧光标记的 dNTP 被激发而检测到相应的荧光信号,识别延伸的碱基种类,之后经过信息处理可测定 DNA 模板序列。由于荧光标记在磷酸基团上,在聚合反应时将被切去,有利于反应持续进行,因此 SMRT 测序具有超长读长和实时测序的优点。检测背景荧光噪声低、测序时间短、无需模板扩增,可直接检测表观修饰位点,避免 PCR 扩增导致的误差。

2. **真正单分子测序技术**(true single-molecule sequencing) 是将待测 DNA 序列打断成小片段,用末端转移酶连上 poly A,与芯片上固定的 poly T 杂交结合。dNTP 用单色荧光标记,并且其 3′ 端连有抑制基团,使聚合反应只发生一次。聚合反应时,每次只加入一种荧光标记的 dNTP,若能配对结合则可检测到荧光信号,然后切去荧光基团和 3′ 端的抑制基团,加入新的荧光标记 dNTP 和聚合酶,重新进行聚合反应,循环进行多次聚合反应。优点是不需要 PCR 扩增或连接酶,适合 RNA 直接测序或用逆转录酶替代 DNA 聚合酶进行 RNA 直接测序。缺点是测序的平均读长相对较短,原始数据准确率相对低,价格昂贵等。

3. **单分子纳米孔测序技术**(nanopore DNA sequencing) 此技术的原理为单个碱基或 DNA 分

子通过纳米孔通道时，会引起通道中离子电流发生变化。不同碱基引起变化有差异，对这些变化进行检测可以得到相应碱基的类型，进而测定 DNA 链的序列。无需 DNA 聚合酶或者连接酶，也无需 dNTPs，因此其测序成本十分低廉。

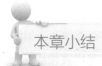

本章小结

本章概况介绍了蛋白质分离纯化和测序技术及分子生物学常用技术。

不同蛋白质具有的不同物理和化学性质，是分离蛋白质实验技术的理论基础。离心法、透析、凝胶过滤层析和 SDS-PAGE 技术是利用蛋白质分子量差异进行蛋白质分离；盐析、有机溶剂沉淀法利用蛋白质溶解度差异来分离；等电聚焦电泳和离子交换层析是利用蛋白质所带电荷不同而加以分离；亲和层析利用蛋白质对物质结合力不同而分开。从混合物中要分离出某一个蛋白质时，需要设计一系列分离纯化实验，从粗分离到最后的纯化，很难只用一个实验就达到分离纯化的目的。

蛋白质结构是其发挥功能的基础，因此对蛋白质一级结构和高级结构的解析对于了解和分析蛋白质的功能至关重要。早期蛋白质一级结构主要用 Edman 降解测序法获得，随着技术进步，串联质谱成为蛋白质测序的重要手段。对于未知基因编码的蛋白质，可以通过其 cDNA 序列，利用生物信息技术进行氨基酸序列的推算。蛋白质高级结构解析最经典的是 X 射线衍射技术，但是此技术需要有高质量的蛋白质晶体为前提，因此对于难以获得结晶的蛋白质来说，应用核磁共振技术（NMR）解析蛋白质二级结构和三级结构是一个更好的选择，NMR 技术还能检测蛋白质构象的动态变化。此外，圆二色谱法可以解析溶液状态下的蛋白质二级结构。理论推测同样是蛋白质高级结构解析的重要方法，根据和已知结构的蛋白质序列同源性差异的大小，选用不同的算法，包括同源建模、折叠识别和从头预测。

分子杂交和印迹技术利用了核酸的变性和复性的原理，设计带有特殊标记的探针，可以和待检测的核酸进行互补结合，通过检测标记物而证实相应核酸的存在。检测 DNA 的技术是 Southern blotting 技术，检测 RNA 分子的是 Northern blotting，二者都需要将核酸分子电泳分离后转移到固相支持物上，应用放射性同位素、生物素或者地高辛标记的探针检测。检测蛋白质的 Western blotting 技术与此相似，只是用特异性抗体来检测相应蛋白质存在。

PCR 技术是体外大量扩增 DNA 片段的方法。在具有模板 DNA、引物、4 种脱氧核苷酸和 DNA 聚合酶时，不断循环变性 - 退火 - 延伸三步反应，使 DNA 呈指数扩增。PCR 所使用的是耐热的 DNA 聚合酶，如 *Taq* DNA 聚合酶。实时定量 PCR 实现了对核酸的定量分析。实时定量 PCR 通过荧光染料或者荧光探针来实时监测 PCR 反应过程，以循环阈值 Ct 表示样品起始浓度。PCR 技术衍生出 RT-PCR、原位 PCR、染色体步移等众多技术，应用于目的基因克隆、DNA 体外突变、定量分析、序列测定和突变分析等。

生物芯片主要包括基因芯片、蛋白质芯片、组织芯片和芯片实验室。其中基因芯片是出现最早也最为成熟的技术。通过将大量探针集成在 $1\sim2cm^2$ 的载体上，然后与标记的核酸杂交，检测杂交的荧光信号，能够高效快速地检测基因表达、突变和多态性，发现新基因和绘制基因图谱等。将大量蛋白质高密度固定在载体上制备成蛋白质芯片，与特殊标记的靶蛋白进行杂交，进行蛋白质表达、蛋白质功能、蛋白质相互作用的研究。

生命活动是以各种生物大分子相互作用的方式进行着。牵出技术、免疫共沉淀技术和酵母双杂交技术是常用的研究蛋白质之间的相互作用的实验方法。DNA 和蛋白质之间的作用则可以用电泳迁移变动分析实验、染色质免疫沉淀技术等来证实。

DNA 是遗传信息的储存者，解析 DNA 序列对于破译生命活动的生理或者病理过程至关重要。

双脱氧末端终止法是 DNA 测序技术的金标准,在此基础上产生了全自动激光荧光 DNA 测序技术,即 DNA 第一代测序技术。DNA 第二代测序技术是高通量测序,包括 454 测序、Solexa 测序、SOLiD 测序。第三代测序实现单分子测序,包括单分子实时测序、真正单分子测序、基于荧光共振能量转移的测序和单分子纳米孔测序等技术。

思考题

1. 为解析蛋白质的空间结构,需要获得高纯度蛋白质。请你设计一个方案,从细胞中分离获得纯度较高的一种蛋白质。

2. 实时荧光定量 PCR 技术已用来进行临床疾病的辅助诊断,从该技术的原理出发,分析存在的优势和局限性。

3. 试分析高通量测序技术的临床应用前景。

（贾竹青）

第四十章

重组 DNA 技术

重组 DNA 技术（recombinant DNA technique）是指在体外将两个或两个以上 DNA 分子重新组合形成新 DNA 分子并在适当细胞中克隆扩增的过程，所形成的新 DNA 分子称作重组 DNA 分子。在 DNA 重组过程中，获得 DNA 并对其操作是最基本的步骤，操作 DNA 的必备工具是各种工具酶，因此，重组 DNA 技术实际上就是利用各种工具酶对 DNA 分子进行"切割""连接""克隆"及"扩增"的过程。

重组 DNA 技术是 1973 年由美国加州大学旧金山医学院 Herbert W. Boyer 和斯坦福大学的 Stanley Cohen 发明的。之后，哈佛大学化学专业毕业的 Robert A. Swanson 作为投资人与 Herbert W. Boyer 一起以重组 DNA 技术为核心成立了一家生物制药公司，第一个产品是在大肠杆菌中生产的重组人胰岛素，并于 1982 年上市，从此开创了基因工程制药的先河，也极大地推动了重组 DNA 技术的应用。在此基础上，各种其他技术应运而生，诸如转基因及基因打靶技术、基因克隆测序、基因及基因组文库构建、RNA 干涉技术、基因编辑技术等。自从 1983 年由 Kary Mullis 发明的 PCR 技术诞生后，重组 DNA 技术开始迅速普及，并逐渐成为生命科学领域中的核心技术平台。

第一节　DNA 体外重组常用的工具酶

DNA 体外重组的过程涉及多种工具酶，其中最常用的是限制性核酸内切酶、DNA 连接酶和 DNA 聚合酶。

一、限制性核酸内切酶用于切割 DNA

限制性核酸内切酶（restriction endonuclease，RE）是一类能识别双链 DNA 分子内部序列，并在所识别序列处或附近切割 DNA 的核酸酶，也称限制性内切酶或限制酶，主要有 I 型、II 型和 III 型。I 型和 III 型限制酶并不在所识别位点切割 DNA，且同时具备修饰 DNA 的作用，一般不作为重组 DNA 技术中的工具酶。II 型限制酶能识别 DNA 双链内部特异性位点序列，并通过水解 DNA 链内部的 3′-5′ 磷酸二酯键，将双链 DNA 切断，因此，II 型限制酶是重组 DNA 技术中最常用的工具酶。

（一）II 型限制酶在特定位点切割双链 DNA

II 型限制酶在识别序列及切割 DNA 方面具有如下特点：①II 型限制酶的识别序列通常由 4~6bp 的核苷酸组成，多为回文结构，即两条链的位点序列从 5′→3′ 方向是完全一样的；②II 型限制酶切割双链 DNA 后可产生黏性末端(黏端)和平齐末端(平端);③有的 Ⅱ 型限制酶切割 DNA 后可产生相同末端,这类酶称作同尾酶(isocaudamer),如 BamH Ⅰ 和 Bgl Ⅱ,所识别位点虽然不同,但切割后 DNA 断端单链序列都是 "GATC";④有的 Ⅱ 型限制酶可识别相同序列,切割位点可以相同,也可以不同,这类酶称作同裂酶(isoschizomer),如 BamH Ⅰ 和 Bst Ⅰ 识别位点都是 "GGATCC",切割位点也都在 "G-G" 之间,而 Xma Ⅰ 和 Sma Ⅰ 虽然识别位点都是 "CCCGGG",但 Xma Ⅰ 的切割位点在 "C-C" 之间(C'CCGGG),Sma Ⅰ 的切割位点在 "C-G" 之间(CCC'GGG)。

（二）一些常见 Ⅱ 型限制酶的识别和切割位点

Ⅱ 型限制酶的识别位点通常都非常特异,表 40-1 中列举一些常用的 Ⅱ 型限制酶的识别及切割位点。

表 40-1　一些常用 Ⅱ 型限制酶的识别及切割位点

Ⅱ型限制酶	识别序列及切割位点(↓)	其他特点
BamH Ⅰ	G ↓ GATCC	5′- 突出黏端,与 Bgl Ⅱ 是同尾酶
Bgl Ⅰ	GCCNNNN ↓ NGGC	识别序列 >8bp,N 可为任何碱基
Bgl Ⅱ	A ↓ GATCT	5′- 突出黏端,与 BamH Ⅰ 是同尾酶
EcoR Ⅰ	G ↓ ATATC	5′- 突出黏端
EcoR Ⅴ	GAT ↓ ATC	平端
Hea Ⅲ	GG ↓ CC	平端,与 Hpa Ⅱ 和 Msp Ⅰ 是同裂酶
Hind Ⅲ	A ↓ AGCTT	5′- 突出黏端
Hpa Ⅱ	C ↓ CGG	5′- 突出黏端,与 Hea Ⅲ 和 Msp Ⅰ 是同裂酶
Kpn Ⅰ	GGTAC ↓ C	3′- 突出黏端
Mlu Ⅰ	A ↓ CGCGT	5′- 突出黏端
Msp Ⅰ	C ↓ CGG	5′- 突出黏端,与 Hea Ⅲ 和 Hpa Ⅱ 是同裂酶
Nco Ⅰ	C ↓ CATGG	5′- 突出黏端
Not Ⅰ	GC ↓ GGCCGC	5′- 突出黏端
Pst Ⅰ	CTGCA ↓ G	3′- 突出黏端
Sac Ⅱ	CCGC ↓ GG	3′- 突出黏端
Sal Ⅰ	G ↓ TCGAC	5′ 突出黏端
Sma Ⅰ	CCC ↓ GGG	平端,与 Xma Ⅰ 是同裂酶
Sph Ⅰ	GCATG ↓ C	3′- 突出黏端
Xba Ⅰ	T ↓ CTAGA	5′- 突出黏端
Xho Ⅰ	C ↓ TCGAG	5′- 突出黏端
Xma Ⅰ	C ↓ CCGGG	5′- 突出黏端,与 Sma Ⅰ 是同裂酶

（三）Ⅱ 型限制酶的使用注意事项

Ⅱ 型限制酶在使用过程中可能出现酶活性的改变,以下几个方面应予以重视:①Ⅱ 型限制酶识别位点一旦发生甲基化修饰,酶切活性就会丧失;②环境因素可能改变酶切特异性,如 *Eco*R Ⅰ 识别的序列是"GAATTC",但当缓冲液中的甘油浓度超过 5%(*V/V*)或反应温度降低时,识别序列可变为"AATT"或"嘌呤 - 嘌呤 AT 嘧啶 - 嘧啶",这种现象称作酶的星活性(star activity);③Ⅱ型限制酶不能切割单链 DNA。

(四)限制酶的命名原则

限制酶的命名采用 Smith 和 Nathane 提出的属名与种名相结合的命名方法:①第一个字母是酶来源的细菌菌属名字的首字母,用大写斜体;②第二、三个字母是细菌菌种名字的首字母,用小写斜体;③第四个字母(有时无)表示细菌的特定菌株,用大写或小写;④罗马数字表示此酶在相同菌株菌种中被发现的先后顺序。

例如,限制酶 *Eco*R Ⅰ 的命名:*E=Escherichia*,埃希氏菌属;*co=coli*,大肠杆菌菌种;R=RY3,菌株名;Ⅰ,相同菌株菌种中第一个被分离到的内切酶。

二、DNA 连接酶用于催化 DNA 片段的连接

DNA 连接酶(DNA ligase)是指能在两个 DNA 片段末端催化形成 3′-5′ 磷酸二酯键,从而将两个 DNA 片段连接成一个 DNA 分子的酶。T4 DNA 连接酶是重组 DNA 技术中与限制性内切酶配合使用的常用工具酶。

(一)T4 DNA 连接酶

T4 DNA 连接酶是 1967 年从 T4 噬菌体中发现的一种 ATP 依赖的连接酶,在 ATP 和 Mg^{2+} 存在时催化两条 DNA 链上相邻 5′- 磷酸基团(5′-P)和 3′- 羟基基团(3′-OH)之间形成 3′-5′ 磷酸二酯键,从而将两个 DNA 片段连接起来或封闭双链 DNA 上的单链缺口。

(二)DNA 连接酶的使用注意事项

DNA 连接酶的工作效率与反应温度和缓冲体系关系密切,应予以注意。此外,以下两点对 DNA 连接酶的连接效率或活性有影响:①虽然 T4 DNA 连接酶的最适反应温度是 37℃,但通常选择的工作温度是 12~14℃,其主要原因是因为 37℃条件下 DNA 片段末端的互补单链所形成的氢键极其不稳定,不利于 DNA 连接酶在此基础上封口。由于采用低于最适反应温度条件下进行连接,反应时间应适当延长。②氯化钾(0.2mol/L)和精胺能抑制 T4 DNA 连接酶的活性,在连接反应体系中应尽量避免含有此类物质。

三、DNA 聚合酶用于催化 DNA 的合成

DNA 聚合酶(DNA polymerase,DNA pol)是指能以 DNA 为模板催化 DNA 新链合成的酶。原核生物有 DNA 聚合酶 Ⅰ、Ⅱ、Ⅲ、Ⅴ 等,真核生物有 DNA 聚合酶 α、β、γ、δ、ε 等。在重组 DNA 技术中,最常用的是大肠杆菌来源的 DNA 聚合酶。

(一)DNA 聚合酶的共性

DNA 聚合酶可能因来源不同而在酶活性方面有一些差异。尽管如此,各种 DNA 聚合酶在工作方式及酶活性方面还是具有一些共同特点的。

1. DNA 聚合酶的工作特点   大多数 DNA 聚合酶在发挥其酶活性时都有如下特点:①需要 DNA 模板,也因此称其为 DNA 依赖的 DNA 聚合酶;②需要单链短 RNA 或 DNA 作为引物,引导 DNA 聚合酶催化 DNA 新链的合成;③DNA 新链合成的方向是 5′ → 3′。

2. DNA 聚合酶活性   DNA 聚合酶全酶活性包括:① 5′ → 3′ 聚合酶活性;② 5′ → 3′ 核酸外切酶活性;③ 3′ → 5′ 核酸外切酶活性;④ RNA 酶 H(RNase H)活性。

（二）大肠杆菌 DNA 聚合酶

来自大肠杆菌的 DNA 聚合酶主要有三种：DNA 聚合酶 I、DNA 聚合酶 II 和 DNA 聚合酶 III。在重组 DNA 技术中最常用的是 DNA 聚合酶 III 和 DNA 聚合酶 I 大片段。

1. **DNA 聚合酶 III**　DNA 聚合酶 III 主要有 $5' \to 3'$ 聚合酶活性和 $3' \to 5'$ 核酸外切酶活性，因此在催化 DNA 新链合成的同时具有校对功能。

（1）$5' \to 3'$ 聚合酶活性：DNA 聚合酶 III 可以按照 DNA 模板序列，通过催化底物脱氧核糖核酸（dNTP）的 $5'-P$ 与合成链末端的 $3'-OH$ 形成 $3'-5'$ 磷酸二酯键，将 dNTP 加到合成链的 $3'$ 端，使新链沿着 $5' \to 3'$ 方向延伸。由此可见，DNA 聚合酶活性发挥的必要条件包括：DNA 模板、延伸链的游离 $3'-OH$ 和底物 dNTP。

（2）$3' \to 5'$ 核酸外切酶活性：DNA 聚合酶 III 在催化 DNA 新链合成的过程中，还可以识别不配对碱基的误掺入，并以 $3' \to 5'$ 方向将不配对碱基切除（也即校对功能），从而确保 DNA 聚合酶活性的高度保真性。

（3）$5' \to 3'$ 核酸外切酶活性：DNA 聚合酶 III 的 $5' \to 3'$ 核酸外切酶活性只作用于单链 DNA，在 DNA 合成中意义不大。

2. **DNA 聚合酶 I 大片段**　DNA 聚合酶 I 大片段（Klenow 片段）是指去掉 $5' \to 3'$ 核酸外切酶活性和 $5' \to 3'$ 依赖 RNA 的聚合酶活性，只保留 $5' \to 3'$ 聚合酶活性和 $3' \to 5'$ 核酸外切酶活性的 DNA 聚合酶 I，常用于 DNA 探针的合成。

DNA 聚合酶 I 具有 DNA 聚合酶的全部活性，包括：$5' \to 3'$ 聚合酶活性、$3' \to 5'$ 核酸外切酶活性、$5' \to 3'$ 核酸外切酶活性和 $5' \to 3'$ 依赖 RNA 的聚合酶活性。DNA 聚合酶 I 的 $5' \to 3'$ 外切酶活性发挥的几个特点：①在切割位点或切口处必须有 $5'-P$；②被切除的核苷酸必须是已经配对的，以一个接着一个的方式切除；③被切除的核苷酸可以是脱氧核糖核苷酸，也可以是核糖核苷酸。DNA 聚合酶 I 的 $5' \to 3'$ 依赖 RNA 的 DNA 聚合酶活性是以 RNA 为模板催化 DNA 的合成（也即逆转录酶活性），但工作效率很低（0.1%~0.4%），生物学意义也许是有限的。

（三）逆转录酶能以 RNA 为模板合成 DNA

逆转录酶（reverse transcriptase，RTase）是一种以 RNA 为模板的 DNA 聚合酶，具有如下一些基本特性：①具有 RNA 或 DNA 指导的 $5' \to 3'$ DNA 聚合酶活性；②具有 $5' \to 3'$ 核酸外切酶活性和 $3' \to 5'$ 核酸外切酶活性，其中 $3' \to 5'$ 核酸外切酶活性也称 RNase H 活性；③具有 tRNA 结合活性，其与 tRNA 结合是逆转录病毒起始转录的重要保证。

常用的逆转录酶有 M-MLV 和 AMV 两种。①逆转录酶 M-MLV：是一种从莫洛尼鼠白血病病毒（Moloney murine leukemia virus）中分离出来并经过改造去除了核糖核酸酶 H 活性的、以 RNA 为模板的 DNA 聚合酶，常用于以 mRNA 为模板的 cDNA 第一条链的合成和引物的延伸。②逆转录酶 AMV：是从鸟类成髓细胞白血病病毒（avian myeloblastic leukemia virus）中分离出来且没有去除核糖核酸酶 H 活性的 DNA 聚合酶，RNA 和 DNA 都可作为 AMV 逆转录酶的模板。由于 AMV 逆转录酶具有较强的核糖核酸酶 H 活性，可以水解 RNA/DNA 杂交体中的 RNA 链。

（四）*Taq* DNA 聚合酶具有耐热特性

Taq DNA 聚合酶（*Taq* DNA polymerase）是一种热稳定的 DNA 聚合酶，具有 DNA 聚合酶的全部酶活性，包括：$5' \to 3'$ 聚合酶活性、$3' \to 5'$ 核酸外切酶活性、$5' \to 3'$ 核酸外切酶活性和 RNase H 活性，但通常 $3' \to 5'$ 核酸外切酶活性比较弱，所催化合成的 DNA 保真性受影响。此外，*Taq* DNA 聚合酶的聚合酶活性最佳温度为 72℃，当温度低于 60℃时，活性明显降低；镁离子是 *Taq* DNA 聚合酶发挥聚合酶活性的辅酶。

（五）末端转移酶不依赖模板在 $3'$ 端加尾

末端转移酶（terminal transferase）是一种特殊的 DNA 聚合酶，不需要 DNA 模板，可以将游离 dNTP 加到单链或双链 DNA 的 $3'-OH$ 上，常被用来在 DNA 的 $3'$ 末端加尾或 $3'$ 末端标记。

第二节 目的 DNA 的获取

获取目的 DNA 的方法主要有化学合成法、从基因组 DNA 文库中获取法、从 cDNA 文库中获取法和 PCR 法等,一般可根据实验目的或实验条件选择合适的方法。

一、化学合成法可直接合成目的 DNA

化学合成法(chemical synthesis method)是指利用核酸合成仪将 DNA 序列变成核苷酸链的方法,其特点是:①一般一次只能合成有限长度的单链核苷酸(100nt 左右);②需要合成两条互补单链 DNA,然后通过退火才能获得双链 DNA;③可以合成任意 DNA 序列,不需考虑此 DNA 序列是否为自然界所存在,是设计新基因的一种有效方法。

由于化学合成法一般一次只能获得有限长度的 DNA,可以与 PCR 法配合,采用 PCR 搭接法获取任意长度的 DNA 片段(图 40-1)。

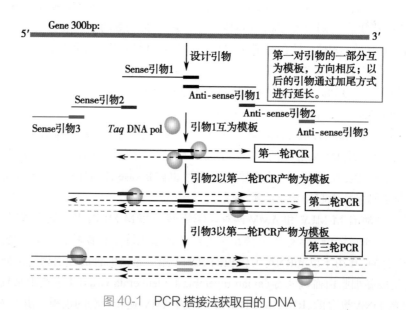

图 40-1 PCR 搭接法获取目的 DNA

二、从基因组 DNA 文库中获取目的 DNA

基因组 DNA 文库(genomic DNA library)是指含一个生物体或细胞基因组 DNA 全部序列的 DNA 片段库,通常是将基因组 DNA 酶切片段插入载体构建而成,理论上涵盖了基因组的全部 DNA 序列。

从基因组 DNA 文库中获取目的 DNA 的主要方法:①文库筛选法,即利用已知 DNA 序列作为探针,从文库中获取与探针序列互补的基因组片段重组体,然后通过提取重组体及后续鉴定,获取目的 DNA;②PCR 钓取法,即利用基因组 DNA 文库作为模板,以 PCR 法直接从文库中钓取目的

DNA。由于基因组数据库的海量信息,目前采用 PCR 法从文库中直接钓取目的 DNA 是更常用的方法。

三、从 cDNA 文库中获取目的 DNA

cDNA 文库(cDNA library)是通过将 cDNA 插入载体中所构建的 cDNA 片段库,理论上涵盖了一个生物体或细胞全部 mRNA 的逆转录产物。cDNA 文库可作为钓取基因编码序列的模板库:①以 PCR 法获取目的 DNA;②采用鸟枪法用核酸探针从 cDNA 文库中钓取目的 DNA,但目前较少应用。

由于 PCR 技术的广泛应用,出现了一种 PCR-cDNA 文库,即以 cDNA 为模板,利用工具酶在 cDNA 末端加尾,然后采用一对靶向加尾序列的通用引物扩增总 cDNA,再将经 PCR 扩增的 cDNA 片段插入载体中。PCR-cDNA 文库的优点是:经过 PCR 扩增后,丰度低的 mRNA 也会得到扩增,从而避免了低丰度 mRNA 逆转录产物在文库中的丢失。但这种方法也有明显的缺点,即经过 PCR 扩增后的 cDNA 片段可能存在人为的碱基变化,需加以注意。

四、采用 PCR 技术获取目的 DNA

PCR 是指利用 DNA 聚合酶在试管中扩增特定 DNA 片段的一种技术,即聚合酶链反应(polymerase chain reaction,PCR),一般以 DNA 为模板。若以 mRNA 为模板,称作逆转录 - 聚合酶链反应(reverse transcription-polymerase chain reaction,RT-PCR)。

PCR 或 RT-PCR 是获取目的 DNA 最常用的方法,其优点是:①根据部分已知 DNA 序列即可获取目的 DNA;②通过 PCR 引物可以将酶切位点或重要序列元件引入目的 DNA 中;③可通过错配方式改变基因序列,从而实现对基因的有限修饰。

五、通过特异杂交系统获取某些转录因子的编码 DNA

转录因子(transcription factor)是指能与特异性 DNA 序列结合的蛋白质,通过促进或阻碍 RNA 聚合酶的招募,调控遗传信息从 DNA 到 mRNA 的转录,也可称作序列特异性 DNA 结合因子(sequence-specific DNA-binding factor)。

（一）真核转录因子用于构建杂交系统

真核生物的转录因子具有独特的结构特征,包含不同的结构域,并以其结构域而发挥转录因子的活性。

1. **真核转录因子的结构特征**　真核转录因子一般有一个或多个 DNA 结合结构域(DNA-binding domain,DBD)和反式激活结构域(*trans*-activating domain,TAD),例如酵母的 GAL4 蛋白是一种含有 DBD 和 TAD 的真核转录因子。有的真核转录因子还含有信号感应结构域(signal sensing domain,SSD)。图 40-2 是典型的真核转录因子结构示意图。

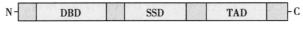

图 40-2　典型的真核转录因子结构示意图

2. **真核转录因子的功能**　真核转录因子的不同结构域具有不同的功能,DBD 能结合特异性 DNA 序列(如启动子和增强子);TAD 含有其他蛋白质的结合位点,可以与其他蛋白质形成复合物。值得一提的是,DBD 和 TAD 单独存在时也可以发挥作用,但只有 TAD 的蛋白质不定义为转录因子。

酵母的 GAL4 蛋白是一种典型的真核转录因子,其 DBD 负责结合特异性 DNA 序列,TAD 负责招募和激活 RNA 聚合酶,从而启动特定基因的转录。

  3. 利用真核转录因子的结构及功能特征构建杂交系统 根据真核转录因子 DBD 和 TAD 单独存在时依然可以发挥作用的特点,利用重组表达载体共转染方式可构建单杂交系统、双杂交系统或三杂交系统。

  (1) 酵母单杂交系统:酵母单杂交系统(yeast one-hybrid system)是利用酵母转录因子 DBD 和 TAD 相融合检测蛋白质与 DNA 相互作用的方法,通常用于筛选已知转录因子的 DNA 结合位点序列,一旦 DBD 与报告基因上游的 DNA 序列结合,就会将 TAD 拉近,招募 RNA 聚合酶,启动报告基因的表达(图 40-3)。

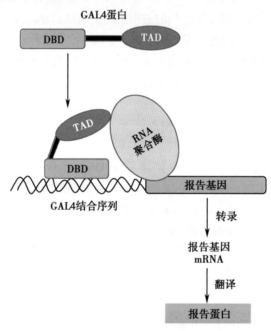

图 40-3 酵母单杂交系统

  (2) 酵母双杂交系统:酵母双杂交系统(yeast two-hybrid system)是利用酵母转录因子的 DBD 和 TAD 分别与未知蛋白质相融合检测蛋白质 - 蛋白质相互作用的方法,一般将与 DBD 相融合的蛋白质称作诱饵,将与 TAD 相融合的蛋白质称作猎物,一旦诱饵和猎物相互作用,DBD 和 TAD 空间靠近,启动报告基因表达(图 40-4)。

  (3) 酵母三杂交系统:酵母三杂交系统(yeast three-hybrid system)是利用酵母转录因子 DBD 融合蛋白和 TAD 融合蛋白检测蛋白质 -RNA 相互作用的方法,一般与 DBD 相融合的蛋白质是 RNA 结合蛋白,与游离 RNA 的部分序列结合,发挥诱饵作用。如果与 TAD 相融合的蛋白质也是 RNA 结合蛋白,就可能与固定在 DBD 融合蛋白上的 RNA 结合,从而使 DBD 和 TAD 空间靠近,启动报告基因的表达(图 40-5)。

  (二) 利用单杂交系统获取转录因子编码 DNA

  单杂交系统的建立初衷是为了筛选转录因子的 DNA 结合位点序列。如果将报告基因上游的顺式作用元件固定,用表达文库来源的蛋白质替换 DBD 或 TAD,并通过报告基因的表达情况,从文库中即可获取转录因子的编码 DNA 序列。在此,我们仅介绍利用酵母单杂交系统获取转录因子的编码 DNA 的方案。

  有两种方案适于利用酵母单杂交系统获取某转录因子编码 DNA(图 40-6)。

  1. 构建 GAL4-DBD 融合蛋白用于获取目的 DNA 利用 GAL4 蛋白的 DBD 可以单独工作的特

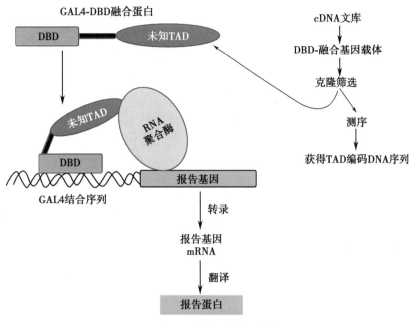

图 40-4　酵母双杂交系统

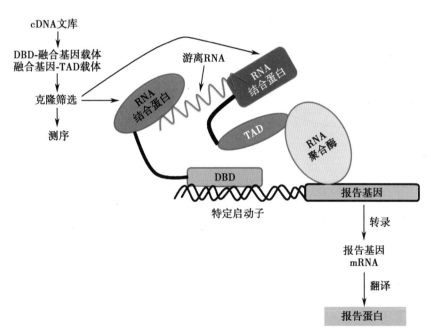

图 40-5　酵母三杂交系统

性,构建 GAL4-DBD 融合蛋白,通过监测报告基因的表达情况,可以获得与 GAL4-DBD 相融合部分是否具有 TAD 的活性,然后从文库中即可获取相应转录因子的基因编码序列。

2. **构建 GAL4-TAD 融合蛋白用于获取目的 DNA**　利用 GAL4-TAD 具有单独功能的特性,构建 GAL4-TAD 融合蛋白,用于检测未知转录因子 DBD 活性或已知转录因子的 DNA 靶序列。通过监测报告基因的表达情况,可以获得与 GAL4-TAD 相融合部分是否具有与报告基因上游启动子结合的 DBD 活性,然后从文库中即可获取相应转录因子的基因编码序列。但需注意:①若要确定 DBD 活性,需要将报告基因上游的启动子更换为未知转录因子的 DNA 靶序列;②若要确定 DNA 靶序列,需要将报告基因上游的启动子更换为已知转录因子的 DNA 靶序列。

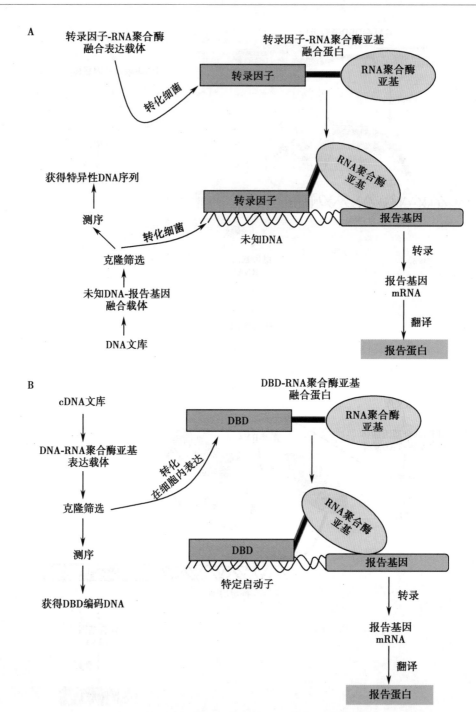

图 40-6　利用酵母单杂交系统获取目的 DNA 片段

第三节　重组 DNA 技术中的载体

重组 DNA 技术中的 DNA 载体（DNA vector）是指能携带目的 DNA 在宿主细胞中复制扩增和 / 或转录表达的 DNA 分子，一般应具备的基本特征包括：①具有自我复制位点；②在自我复制非必需区有单一酶切位点或可供目的 DNA 插入的区域；③具有赋予宿主细胞生物学特征的筛选标志。

DNA 载体有多种类型，根据功能可分为克隆载体和表达载体，根据来源可分为原核载体和真核载体，根据种类可分为质粒载体、病毒载体、染色体载体等，其中质粒是重组 DNA 技术中最常用的载体。

一、质粒和质粒载体

质粒（plasmid）一般是指存在于细菌染色体外的、能独立复制的双链闭合环状 DNA 分子，也是能赋予宿主某些特性的辅助性遗传单位。然而，质粒并非细菌生长所必需，但由于其能编码某些有利于细菌抵抗环境中一些不利因素的蛋白质而成为压力选择条件下保留的产物。质粒载体是指能携带外源 DNA 在宿主细胞中复制和／或表达的质粒。

1. 质粒及其相容性　质粒是一个统称，不同质粒在宿主细胞中的拷贝数可能不同。根据质粒拷贝数的差异可将质粒分为：①严紧型质粒，拷贝数低，一般在一个细胞周期中只复制 1~2 次；②松弛型质粒，拷贝数高，一般在一个细胞周期中可以复制 10~200 次。

质粒在一个细胞中可以表现出相容性（compatibility）和不相容性（incompatibility）。①质粒的相容性：是指不同类的质粒可以在一个细胞中稳定共存的现象；②质粒的不相容性：是指同类的不同质粒一般不能在同一个细胞中稳定共存，在细胞分裂过程中被分配到不同的子代细胞中的现象。

2. 质粒载体　质粒载体也是一个统称，根据其功能可以分为克隆质粒载体和表达质粒载体。一般来说，克隆质粒载体在宿主细胞中的拷贝数高，主要负责携带外源 DNA 在宿主细胞中复制扩增；表达质粒载体在宿主细胞中的拷贝数低，可以携带外源 DNA 在宿主细胞中表达。

二、克隆载体用于外源 DNA 的克隆和无性繁殖

克隆载体（cloning vector）是指能携带外源 DNA 在宿主细胞中复制扩增或体外转录的 DNA 分子，质粒是最常用的克隆载体。质粒克隆载体一般是在天然质粒基础上经人工改造而成的，最常用的质粒克隆载体是来源于 pBR322 质粒的衍生载体。

（一）质粒克隆载体的基本特点

质粒克隆载体的基本特点是：①通常具备载体的必备条件，即自我复制位点、单一可供外源 DNA 片段插入的酶切位点和筛选标志；②一般能携带外源 DNA 在宿主细胞中高拷贝复制；③载体分子量一般都比较小，可携带 10kb 以内的外源 DNA。

（二）代表性质粒克隆载体

1. pBR322 质粒克隆载体　pBR322 质粒（图 40-7）是最早应用的质粒克隆载体，这是由其本身的结构特性决定的，包括：①在质粒复制非必需区有单一酶切位点，如 *Eco*R Ⅰ 等；②具有两个耐药筛选标记基因，即 *amp*^{R} 和 *tet*^{R}，可以赋予宿主细胞抵抗氨苄西林和四环素的特性；③有复制原点。此外，由于在两个耐药筛选标志基因内部存在单一酶切位点，使这个载体还获得了插入失活的特性，例如，将外源 DNA 片段插入 *amp*^{R} 内部，外源基因就会破坏 *amp*^{R} 的活性，使质粒丧失抵抗氨苄西林的能力。

2. pUC18/19 质粒克隆载体　pUC18/19 质粒克隆载体是 pBR322 质粒的衍生载体，在保留 pBR322 质粒基本构架的基础上，增加了多克隆酶切位点（multiple cloning site, MCS）和蓝白筛选标记基因 *lacZ'*。由图 40-8 可以看出：① pUC18 和 pUC19 两个质粒载体除了 MCS 的酶切位点顺序相反外，其他结构完全一致；② MCS 位于 *lacZ'* 基因内部，具有外源 DNA 插入 MCS 后使 *lacZ'* 失活的特性；③ *lacZ'* 基因是除 *amp*^{R} 外另一个筛选标志基因。

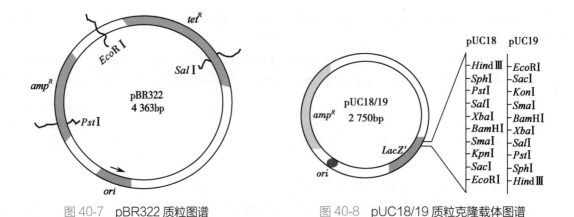

图 40-7　pBR322 质粒图谱　　　　　图 40-8　pUC18/19 质粒克隆载体图谱

（1）*lacZ'* 基因：*lacZ'* 基因是来源于细菌乳糖操纵子结构基因中编码 β- 半乳糖苷酶（β-gal）的 *lacZ* 基因。β-gal 由 α- 肽（α-peptide）和 ω- 肽（ω-peptide）两个亚基组成，*lacZ'* 负责编码 α- 肽。

（2）α- 互补：α- 互补（α-complementation）是指 α- 肽和 ω- 肽相遇并形成有活性 β-gal 的过程（图 40-9）。α- 肽和 ω- 肽通过 α- 互补形成的 β-gal 能催化 5- 溴 -4- 氯 -3- 吲哚 -β-D- 半乳糖苷（X-gal，分子式为 $C_{14}H_{15}BrClNO_6$）分解，产生蓝色。

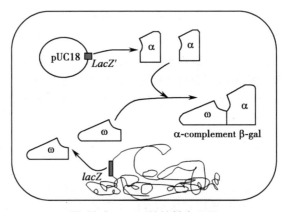

图 40-9　α- 互补的基本原理

（3）*lacZ'* 作为蓝白筛选标记基因：蓝白筛选是指通过克隆菌的蓝色或白色变化可以判断外源 DNA 是否插入载体的一种方法。由于 *lacZ'* 负责编码 β-gal 中的 α- 肽，细菌中 α- 肽和 ω- 肽会通过 α- 互补形成有活性的 β-gal，催化 X-gal 使菌落变蓝。如果用外源 DNA 的插入破坏 *lacZ'* 基因，影响 α- 肽的产生，ω- 肽不具备催化 X-gal 分解的作用，菌落是白色，通过蓝白菌落筛选的方法可以初步判断外源 DNA 的插入情况。需要注意的是：只有染色体上 *lacZ* 基因经过突变只留下编码 ω- 肽基因序列的细菌，或通过一个质粒携带 ω- 肽编码基因的细菌，才是这类载体的合适宿主，如 JM 系列大肠杆菌（*E. coli*）。图 40-9 是 pUC18 质粒转化 *E. coli* 后 α- 互补蓝白筛选机制。

三、表达载体用于外源 DNA 的表达

表达载体（expression vector）是指能携带外源 DNA 在宿主细胞中扩增及表达的 DNA 分子。根据宿主细胞类型可将表达载体分为原核表达载体和真核表达载体（如酵母表达载体、昆虫表达载体、哺乳细胞表达载体等）；根据载体 DNA 来源可将表达载体分为质粒表达载体、病毒表达载体等。

质粒表达载体是日常实验中最常用的，其基本特点：①具备作为载体的必备条件；②一般应具备外源基因在宿主细胞中表达的重要元件，如启动子和终止子组成的完整转录单位；③具备在宿主细胞中低拷贝复制的能力。下面介绍几种代表性的表达载体。

（一）原核质粒表达载体

原核质粒表达载体是指能携带外源基因在原核细胞中表达的质粒载体。

1. 原核质粒表达载体的基本特点　原核质粒表达载体的基本特点是：①具备作为载体的必备元件；②一般在多克隆酶切位点两侧有原核基因转录的必备元件——操纵子的转录调控元件，包括启动子、终止子等；③外源基因插入载体的多克隆酶切位点，加上多克隆酶切位点两侧的表达调控元件，构成了完整的操纵子结构，使外源基因具备了作为结构基因的所有元件（图 40-10）。

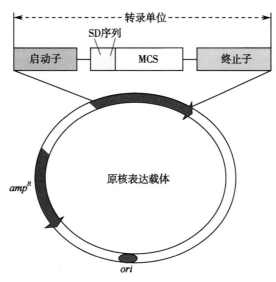

图 40-10　原核质粒表达载体的基本结构

2. pET 系列质粒表达载体　pET 系列质粒表达载体是目前较常用的原核质粒表达载体，其基本特点是：①在多克隆酶切位点上游是 T7 噬菌体来源的 T7 启动子，下游是乳糖操纵子来源的终止子，外源基因一旦插入多克隆酶切位点，就构成了以乳糖操纵子框架为核心的原核基本表达单位；②在载体上还有乳糖操纵子的阻遏蛋白编码基因，负责表达阻遏蛋白；③乳糖或乳糖类似物不能直接诱导载体上外源基因的表达，而是诱导宿主细胞基因组上、整合在乳糖操纵子结构基因处的 T7 RNA 聚合酶的表达，后者与质粒表达载体上 T7 启动子结合，诱导外源基因的表达。例如，pET28a 质粒载体（图 40-11）。

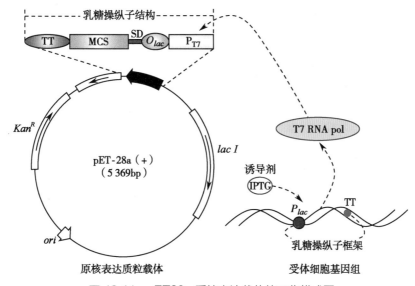

图 40-11　pET28a 质粒表达载体的工作模式图

（二）真核质粒表达载体

真核质粒表达载体除了具备作为载体的基本条件外,还有两个特点:①具有真核基因转录基本元件,当外源基因插入载体的多克隆酶切位点后,这些元件与外源基因共同组成真核基因的完整转录单位;②具有能在原核细胞中复制扩增及筛选的必要元件,包括复制原点和筛选标志。

1. 哺乳细胞的真核质粒表达载体　真核生物(除酵母外)的基因转录调控机制一般都比较复杂,因此,在真核质粒表达载体中,一般采用真核病毒的转录调控元件,包括启动子、增强子、终止子、poly(A)加尾信号等。此外,为了使真核质粒表达载体能在原核细胞中复制扩增,通常在这类载体上还构建了能在原核细胞中复制的必要元件,从而使这类载体能携带外源基因在原核细胞中复制扩增,在真核细胞中转录表达,具备了在原核细胞和真核细胞中穿梭的特性,也称穿梭载体(shuttle vector)。

pRc/CMV 质粒是一种哺乳细胞的真核质粒表达载体(图 40-12),其基本特点是:①在多克隆酶切位点上游有来自巨细胞病毒(CMV)的启动子(pCMV);②在真核细胞中用作筛选标志的新霉素抗性基因(Neo^R);③在新霉素抗性基因两侧有来自真核病毒 SV40 的调控元件(启动子和终止子);④质粒的基本框架来自 pBR322 质粒,含有原核复制位点和氨苄西林抗性基因 amp^R,用于质粒在原核细胞中的复制扩增及筛选。

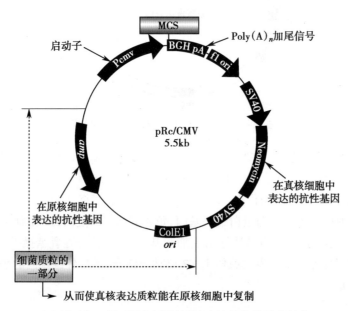

图 40-12　pRc/CMV 真核质粒表达载体的基本特点

2. 酵母质粒表达载体　酵母是单细胞真核生物,很多特性类似于原核生物,也有自己的质粒,因此,用于酵母的质粒表达载体一般不需要借助真核病毒的转录调控元件,而是以酵母质粒 2μ DNA 为基础进行构建。2μ DNA 存在于酵母的细胞核中,能独立于酵母染色体进行复制。为了使酵母质粒表达载体既能在原核细胞中复制扩增,也能在酵母中复制及转录表达,通常将原核生物的质粒和酵母 2μ DNA 相结合构建酵母质粒表达载体。例如,Yep13 质粒表达载体的一部分来源于细菌 pBR322 质粒,另一部分来自酵母 2μ DNA,这种结构使其具备在细菌和酵母之间穿梭的能力,因此也是一种穿梭载体。

四、特殊载体具有特定用途

有些载体是为特殊目的而构建的,例如体外转录载体。很多这类特殊载体同时也是克隆载体。我们依然以质粒为例进行介绍。

（一）T-A 克隆载体

T-A 克隆载体是专门用于 PCR 产物克隆的线性化质粒载体,是根据 *Taq* DNA 聚合酶的工作特点及 PCR 产物末端特征构建的。*Taq* DNA 聚合酶是 PCR 中最常用的耐热 DNA 聚合酶,在其催化 DNA 合成时,当四种 dNTP 都存在的情况下,在新合成 DNA 片段的 3′ 末端优先加一个不配对的腺嘌呤脱氧核苷酸(A)。根据 *Taq* DNA 聚合酶的这一特点,将克隆载体变成线性化载体,并在其 3′ 末端加上一个不配对的胸腺嘧啶脱氧核苷酸(T),使这种载体具备与 PCR 产物以黏性末端连接的特点。

（二）体外转录质粒载体

体外转录质粒载体(*in vitro* transcription plasmid vector)是指能携带外源 DNA 在试管中进行转录的质粒 DNA,一般是以质粒克隆载体为基础,在多克隆酶切位点的一端或两端加上合适的启动子。例如,pGEM 质粒就是一种体外转录质粒载体,是 pUC 质粒的衍生载体,主要特点是:在 pUC 质粒的多克隆酶切位点两端分别加上了 T7 启动子(pT7)和 Sp6 启动子(pSp6)(图 40-13)。当外源 DNA 片段插入 pGEM 质粒的多克隆酶切位点时,T7 启动子或 Sp6 启动子就成为外源 DNA 片段的上游启动子,利用 T7 RNA 聚合酶或 Sp6 RNA 聚合酶就可在试管中启动外源 DNA 的转录。

（三）转移质粒载体

转移质粒载体(transfer plasmid vector)是指能将所携带的外源 DNA 在体内递给另一个载体的质粒 DNA。这类载体一般具备能与配对载体 DNA 片段发生交换的特殊序列元件,如同源序列或转座元件等。例如,昆虫表达系统的 pFastBac1 转移质粒上构建了转座子 Tn7 的左臂(Tn7L)和右臂(Tn7R),在 Tn7L 和 Tn7R 之间是多克隆酶切位点、转录元件和筛选标志基因,从而使插入在多克隆酶切位点的外源基因可以通过转座插入昆虫病毒载体(图 40-14)。

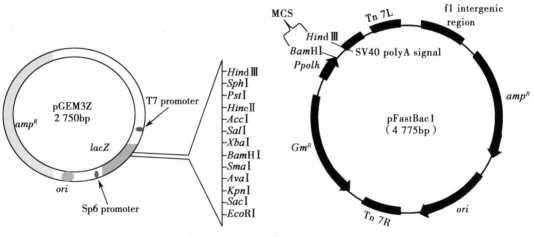

图 40-13　pGEM3Z 体外转录质粒载体图谱　　　　图 40-14　pFastBac1 转移质粒图谱

五、载体上常用的标签

载体上的标志或标签(以下统称为标签)有很多种,一般都是根据特殊目的构建到载体上的,下面简介几种常用的载体标签。

1. **His 标签**　His 标签(His tag)由六聚组氨酸组成,其编码基因一般构建在表达载体外源基因插入位点的开放阅读框架内,可与插入基因共同表达产生融合蛋白。His 标签可位于融合蛋白的 C 端、N 端或中间。由于 His 标签分子量只有约 0.84kDa,本身抗原性很小,一般不影响蛋白质的原始功能。

His 标签及其融合蛋白的基本特点:①组氨酸残基侧链与镍、铜等二价阳离子有强烈的吸引力,因此,His 标签融合蛋白可用金属螯合层析法进行纯化,即使在非离子表面活性剂或变性剂存在的条件下,仍然可以用 His 标签纯化蛋白质,最常用的是镍亲和层析法。② His 标签可作为分子内标记,利用抗 His 标签的抗体可进行蛋白质 - 蛋白质或蛋白质 -DNA 的相互作用研究。③ His 标签可单独使用，也可与其他标签一起使用。

2. Flag 标签　Flag 标签是由八个氨基酸组成的亲水性小肽，其氨基酸序列为"天冬氨酸 - 酪氨酸 - 赖氨酸 - 天冬氨酸 - 天冬氨酸 - 天冬氨酸 - 天冬氨酸 - 赖氨酸"，可简写为"DYKDDDDK"，一般作为融合蛋白的标签构建到表达载体上。

Flag 标签及其融合蛋白的基本特点：① Flag 标签对与其融合的蛋白质功能没有影响，且可用于融合蛋白的亲和层析标签，便于对融合蛋白的纯化及活性研究。②当 Flag 标签位于融合蛋白的 N 端时，可以在获得纯化的融合蛋白后，用肠激酶在 -DDDK 处将 Flag 切除，从而获得接近天然的蛋白质。③ Flag 作为融合蛋白的标签，可以用抗 Flag 抗体通过 Western 印迹或 ELISA 进行检测。

3. GFP 标签　GFP 是绿色荧光蛋白，其突变优化体称作 eGFP，常常用作融合蛋白的标签，用于模型细胞的示踪，因此，其编码基因常常被构建到真核表达载体的外源基因表达框架内。GFP 标签及其融合蛋白的特点：① GFP 自体可发光，激发波长 488nm，发射波长 507nm。② GFP- 融合蛋白在细胞内或细胞外都可发光，且荧光性质稳定。

第四节　DNA 克隆的基本过程

DNA 克隆的基本过程主要包括五个步骤(图 40-15)：①目的 DNA 的获取；②载体的选择和准备；③目的 DNA 与载体 DNA 的重组；④将重组 DNA 转入宿主细胞中进行克隆扩增；⑤重组 DNA 的筛选与鉴定。

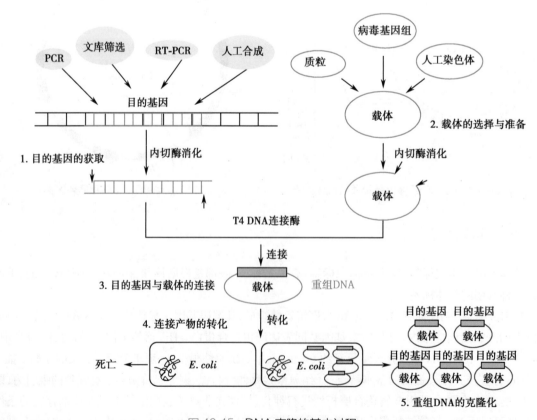

图 40-15　DNA 克隆的基本过程

一、分离获取目的 DNA

获取目的 DNA 的方法包括聚合酶链反应（PCR）、逆转录 -PCR（RT-PCR）、文库筛选、人工合成等，其中 PCR 和 RT-PCR 是最常用的方法。

（一）用 PCR 获取目的 DNA

PCR 是依据 DNA 复制的特性在试管中合成 DNA 的方法。根据 DNA 聚合酶的工作特点，只要在试管中提供 DNA 模板、引物、底物和工作环境，就可以依据 DNA 模板链的序列合成 DNA 新链。因此，PCR 法可用于获取目的 DNA。

用 PCR 获取目的 DNA 的基本思路：①根据已知序列获取目的 DNA。如果知道已知 DNA 序列，只需根据已知序列合成一对 PCR 引物即可。②根据种间序列同源性获取目的 DNA。③根据基因产物蛋白质序列获取目的 DNA。如果要获取的 DNA 是编码蛋白质的基因，可以根据蛋白质的氨基酸序列，推测可能的 mRNA 序列，再根据 mRNA 序列设计相应的引物或探针，最后以 PCR 法获取目的 DNA。

（二）用逆转录 -PCR 获取目的 DNA

逆转录 -PCR（RT-PCR）是直接以 mRNA 为模板体外合成基因的技术，其基本原理是：利用逆转录酶能以 mRNA 作为模板合成互补 DNA（cDNA）的特性，以 mRNA 为模板，先通过逆转录过程制备 cDNA，然后再以 cDNA 为模板通过 PCR 合成目的基因。采用这种方法可以直接获取基因编码区。

（三）从文库中获取目的 DNA

从基因组文库或 cDNA 文库中获取目的 DNA 也是一种较常用的方法。

基因组文库是指含有某种生物体全部基因片段的重组 DNA 克隆群体，一般从公司直接购买文库，只有极少情况下才自己构建文库。从理论上说，基因组文库可以涵盖基因组的全部基因信息。cDNA 文库理论上包含了一种细胞中的全部 mRNA 信息。

无论是基因组文库，还是 cDNA 文库，在获取基因的操作中仅仅提供了模板，一般可以采用 PCR 技术从文库中获取目的基因片段，也可以采用核酸分子杂交技术从文库中获得目的基因。

（四）人工合成目的 DNA

由于不同生物基因组序列资源的共享，大部分基因序列是已知的，因此，利用人工合成法就可以很方便地获取目的基因片段。如果目的基因是编码小分子多肽的，直接采用化学合成法获取基因；对于较大的基因，可以采用分段合成 DNA 片段，然后再利用 PCR 技术将合成的片段连接并扩增。

人工合成基因可以对基因进行任意的改造和修饰，可以制造世界上原本不存在的基因，可以在基因序列上选择合适的密码子等，因此，已经成为一种比较常用的技术。

二、选择和准备合适的载体

重组 DNA 技术中所用的载体一般都是商品化的，操作者需要在众多载体中选择出适合目的 DNA 克隆的载体，并根据载体上的酶切位点对载体进行一些操作准备，目的是将目的 DNA 片段插入到载体中。

（一）载体的选择

在重组 DNA 技术中，载体的选择一般应依据一些基本原则，同时还应考虑可能影响基因操作的因素。

1. 载体选择的基本原则　选择载体的要素主要有两点，一是了解载体的基本结构和功能元件，二是明确选用载体的目的。因此，载体选择的基本原则是：

(1) 明确实验对象: 选择载体之前要明确目的 DNA 片段的大小、来源或其他重要信息, 如果是利用 PCR 获取的 DNA 片段, 选择 T-A 克隆质粒载体即可达到目的, 但如果 DNA 片段分子量很大, 超出质粒载体的容纳能力, 就需要选择病毒载体或更大载量的载体。

(2) 明确实验目的: 如果实验目的是单纯对 DNA 片段的克隆扩增, 选择克隆载体即可; 如果需要表达克隆基因的编码产物, 就需要选择表达载体。

(3) 了解载体容量: 不同载体携带外源 DNA 片段的能力可能不同, 一般质粒载体的容量较小, 病毒载体的容量大。

(4) 确定克隆位点: 选择载体时还应考虑载体上的酶切位点是否适合目的 DNA 片段的克隆, 一般首先分析目的 DNA 片段的酶切位点, 并依此选择合适的载体。

2. 选择载体时的注意事项　选择载体时还应考虑一些影响基因操作的因素, 包括载体提供的一些重要元件及其位置、可用于操作的位点以及载体在宿主细胞中的行为方式等。

(1) 载体结构与克隆操作的关系: 载体结构是基因克隆操作需要最先考虑的因素, 直接决定目的基因的构建方式。一般来说, 表达载体对外源基因的构建影响比较大, 如果载体携带全套的基因表达元件, 构建外源基因时可能需要考虑的因素主要包括: ①载体上目的基因表达框架内的融合基因序列; ②载体上目的基因表达所需的元件; ③载体所提供的开放阅读框架与目的基因的符合性; ④载体上的酶切位点与重要元件的关系。

(2) 载体上的一些可操作酶切位点: 载体上的酶切位点很多, 除了多克隆酶切位点是用于目的基因插入的位点外, 其他酶切位点其实也可使用, 因为大多数载体都是人工构建的。操作者可以根据自己的目的应用载体上的酶切位点, 但应注意可操作位点一定是单一酶切位点或切除一段载体复制非必需区的位点。

(3) 载体在宿主细胞中的行为方式: 载体在宿主细胞中有两种类型: 独立复制型和整合型。克隆目的基因时需要明确载体属于哪种类型, 如果是整合型载体, 一般需要在非整合的宿主细胞中进行前期克隆鉴定, 然后才可以转化到整合的宿主细胞中, 否则无法对克隆基因进行鉴定。例如, 酵母的整合型质粒载体一般属于穿梭载体, 在大肠杆菌中复制, 在酵母中发生整合。

(二) 载体的准备

选择合适的载体后, 还要对载体进行适当的处理, 比如利用适当的内切酶将载体线性化。但有的载体太大, 如病毒载体, 一般不能进行简单的酶切处理, 而是用小的载体将目的 DNA 片段通过同源重组或转座传递到载体中。

本文以质粒载体为例介绍酶切载体的两种方式: 单酶切和双酶切。

1. 单酶切质粒载体　单酶切质粒载体, 就是选择一种合适的限制酶切割质粒载体 DNA。如果选择能产生黏性末端的单酶切割载体, 线性化的 DNA 两端具有互补的黏性末端, 在合适的条件下容易互补结合形成氢键, 因此, 单酶切后的载体应放在低温环境中以减少分子的运动速率, 从而减少线性末端的碰撞机会。同时, 一般采用碱性磷酸酶将线性载体 5′ 末端的磷酸基团切除, 使两个末端之间不能形成磷酸二酯键, 从而降低线性载体自身环化的概率。

2. 双酶切质粒载体　双酶切质粒载体, 就是采用两种合适的限制酶同时或先后切割质粒载体 DNA。双酶切的载体 DNA 自身环化率低, 一般不需要用碱性磷酸酶对末端进行处理。

三、目的 DNA 与载体 DNA 重组

目的 DNA 片段需要借助载体才能在合适的细胞中扩增或表达, 因此, 目的 DNA 片段与载体 DNA 的连接就成为体外构建重组 DNA 分子的重要步骤之一。

DNA 片段与载体 DNA 的体外连接有两种基本方式: 黏性末端连接和平齐末端连接, 其中黏性末端连接效率比较高, 但平齐末端连接可为 DNA 重组提供更宽泛的选择空间。

（一）黏性末端连接

黏性末端连接（cohesive end ligation）是指目的 DNA 片段和线性载体末端的互补单链先配对形成氢键，然后 DNA 连接酶在缺口处形成磷酸二酯键，从而将目的 DNA 片段与载体连接起来。根据 DNA 末端产生方式，黏性末端连接又可分为单酶切、双酶切及同尾酶切的连接。

1. 单酶切的黏性末端连接　单酶切的黏性末端连接是指 DNA 片段和载体只选择一种能产生黏性末端的内切酶切割，然后由 DNA 连接酶进行连接的过程。一种内切酶切割后所产生的全部 DNA 片段或载体末端的单链部分都能互相配对形成氢键，使这种连接方法有三个缺点：一是载体两端的黏性末端易自身退火成环，从而造成载体自身环化率高；二是 DNA 片段插入载体不是定向的；三是片段末端可以互相配对串联在一起。为了能将目的 DNA 片段插入载体中，可以通过提高 DNA 片段的浓度（如 DNA 片段与载体比例为 3∶1~5∶1）及用碱性磷酸酶去掉载体末端 5'- 磷酸基团的方法，通过增加目的 DNA 片段碰撞载体的机会，减少载体的自身环化率。

2. 双酶切的黏性末端连接　双酶切的黏性末端连接通常是指采用两种能产生不同黏性末端的内切酶切割 DNA 片段和载体，然后由 DNA 连接酶进行连接的过程。由于这种切割方法使被切割 DNA 两端带有不同的黏性末端，从而避免了载体自身环化的发生，同时又可确定 DNA 片段插入到载体中的方向。双酶切的黏性末端连接是一种定向性的高效率连接方式。

双酶切的黏性末端连接也可以采用一种能产生黏性末端的内切酶、另一种产生平齐末端的内切酶切割 DNA 片段和载体，然后进行连接，这种黏端 - 平端的连接效率也比较高，因为 DNA 片段与载体的黏性末端相遇时可以通过互补配对使一端固定。

（二）平齐末端连接

平齐末端连接（blunt end ligation），也称平端连接，是指 DNA 片段和载体末端在不具备互补单链的情况下发生的连接。这种连接方式主要依赖 DNA 分子的随机碰撞使 DNA 片段末端和载体末端靠近，通过 DNA 连接酶在靠近的末端形成磷酸二酯键将 DNA 片段与载体连接起来，因此连接效率较低。

1. 平齐末端连接的优点　平端连接的最大优点是：任何具有平端的 DNA 片段或载体均可发生连接，不要求一定采用相同的内切酶对目的 DNA 和载体进行切割，因此，平端连接的应用空间更大，对于酶切平齐末端或修饰后平齐末端的 DNA 均可进行平端连接。

2. 提高平齐末端连接效率的方法　提高平端连接效率的方法与单酶切连接一样，除了增加外源 DNA 片段的比例外，也需要将载体 5'- 磷酸基团去掉。另外，还有两种方法可以有效提高平端连接的效率：

（1）同聚物加尾连接法：这种方法就是先利用末端转移酶分别在具有平齐末端的 DNA 片段和载体 DNA 的 3' 末端加尾，使 DNA 片段的 3' 末端出现单一品种核苷酸组成的 DNA 单链，即同聚物尾，比如多聚腺苷酸（poly A），在载体 DNA 的 3' 末端出现与 DNA 片段 3' 末端单链 DNA 互补的同聚物尾，如多聚胸腺嘧啶核苷酸（poly T）。通过这种处理，在 DNA 片段和载体末端制造了黏性末端，然后再进行 DNA 连接，这种连接方法称为同聚物加尾连接法（homopolymeric tail joining）。

（2）接头连接法：接头（linker 或 adapter）是指用化学法合成的一段寡核苷酸片段，内含一个或几个限制酶的识别位点，用限制酶处理后形成一端为平端、另一端为黏端的 DNA 小片段，将这种小片段连接到 DNA 片段和载体的平齐末端，使其变成黏性末端，然后再进行连接。

以上两种方法的核心是通过加尾或接头将 DNA 片段和载体 DNA 的平端变成黏端，然后以黏端连接的方式进行连接，从而大大提高了连接效率。这种方法比较繁琐，日常 DNA 克隆中极少采用，多用于构建基因组文库或 cDNA 文库。

（三）PCR 产物的连接

PCR 是获取目的 DNA 片段最常用的方法，通常采用 *Taq* DNA 聚合酶扩增 DNA 片段，所得的 PCR 产物通常在 3' 末端带有一个不配对的腺苷酸（adenine nucleotide，A），因此，T-A 连接是最常用的方法。

T-A 连接是选择 3' 末端带有一个不配对的胸腺核苷酸(thymine nucleotide,T)的线性载体与 3' 末端有一个不配对的 A 的 PCR 产物进行连接,通过 T-A 互补配对形成氢键使载体与 PCR 产物末端靠近,相当于黏性末端连接,可大大提高连接效率。因此,T 载体就是针对这种 PCR 产物设计的。但并不是所有的 PCR 产物末端都有不配对的 A,例如,用 *Pfu* DNA 聚合酶扩增的 PCR 产物末端没有单链 A,不能采用 T-A 连接。

四、连接产物转入宿主细胞及克隆筛选

目的 DNA 片段与载体的连接产物可借助化学方法或物理方法导入宿主细胞中,如果宿主细胞是原核细胞,这种导入的过程一般称作转化(transformation),如果宿主细胞是真核细胞,这种导入过程一般称作转染(transfection)。导入到宿主细胞中的连接产物如果形成了预期的重组 DNA,就会在宿主细胞中复制扩增,利用载体提供的筛选标志及随后的细胞单克隆扩增,就可对重组 DNA 进行克隆化筛选,从而获得克隆化的重组 DNA 分子。

1. **宿主细胞的选择** 宿主细胞的选择主要是根据载体的特性,一般应具备的条件包括:①限制性缺陷型,即常用外切酶和内切酶的活性缺陷,从而防止重组 DNA 在宿主细胞中被非特异性酶切消化;②重组整合缺陷型,避免重组 DNA 与宿主细胞染色体之间的非特异重组;③具有较高的转化效率;④具有与载体选择性标志互补的表型;⑤感染寄生缺陷型,从而防止转化菌或细胞扩散污染。

大肠杆菌是最常用的原核宿主细胞,遗传背景清楚,载体 - 宿主系统也比较完备,细胞生长周期短,一般 20 分钟一代,培养简单,重组 DNA 稳定。适用于:①目的 DNA 的扩增和克隆;②原核生物基因的高效表达,也可表达真核基因;③构建基因文库。

2. **重组 DNA 的克隆化** 重组 DNA 的克隆化是利用宿主细胞的克隆化培养实现的。当目的 DNA 与载体的连接产物导入宿主细胞后,只有重组 DNA 才能在宿主细胞中复制扩增。利用细胞克隆化的方法可以获得克隆化重组 DNA。

细胞克隆化的方法有两种,一种是有限稀释法,另一种是集落扩增法。有限稀释法是将细胞悬液进行稀释,然后种植到培养板孔中,一般从理论上保证每孔细胞数平均 0.4 个,一旦板孔中长出细胞集落,即可认为是一个细胞克隆,多用于真核细胞的克隆化。集落扩增法是在平板培养基上划线接种细胞,从而获得单个集落,即一个克隆,多用于原核细胞的克隆化。

3. **重组 DNA 的筛选** 重组 DNA 的筛选可以从两个层面进行:一是根据载体赋予宿主细胞的特性,通过标志基因的表达情况对重组 DNA 进行初步判断;二是根据重组 DNA 的特点。下面以重组质粒 DNA 转化大肠杆菌后的筛选为例简介筛选的几种方法。

(1)根据宿主细胞的特性对重组 DNA 进行初筛:当重组 DNA 导入宿主细胞后,宿主细胞会表现出重组 DNA 所赋予宿主细胞的基本特性,由此可对重组 DNA 进行初筛。

1)抗性筛选:抗性筛选一般是以载体上所携带的抗生素耐药基因表达情况作为判断标准的一种初筛方法。虽然这种筛选方法一般只能指示载体在宿主细胞中,但如果一个载体携带两种抗性基因,目的基因插入到其中一个抗性基因内部,就会引起这个基因的插入失活,从而判断目的基因插入成功。例如,pBR322 质粒上有氨苄西林和卡那霉素两种抗性基因,如果目的基因插入卡那霉素基因内部,就会使转化有这个载体构建的重组 DNA 的宿主细胞不能抵抗卡那霉素的杀伤作用,通过这种插入失活的抗性筛选方法可以确定目的基因已经插入载体中。

2)蓝白筛选:蓝白筛选是根据载体上 *lacZ'* 基因表达的 α- 肽和宿主细胞基因组上突变的 *lacZ* 基因表达的 ω- 肽在宿主细胞中相遇,可通过 α- 互补发挥 β- 半乳糖苷酶活性,催化底物 X-gal 产生蓝色的特点,用于筛选目的基因插入 *lacZ'* 基因内部的重组 DNA。一般情况下,载体的多克隆酶切位点构建在 *lacZ'* 基因内部,当目的基因插入到载体中,*lacZ'* 基因失活,宿主细胞呈白色;当目的基因没有插

入到载体中, *lacZ'* 基因可以发挥活性, 宿主细胞呈蓝色。

(2) 根据重组 DNA 本身的特点进行筛选: 重组 DNA 一旦被导入宿主细胞, 可以直接通过 PCR 扩增目的 DNA 进行初筛。利用 PCR 初筛重组 DNA 时, 引物可以有两种: ①利用载体上的通用引物: 载体上的通用引物位点一般位于启动子和终止子, 处于目的 DNA 插入位点的上游和下游, 通过 PCR 可以确定目的 DNA; ②利用目的 DNA 序列设计引物: 这种方法一定要避免 PCR 模板中含有目的 DNA 序列, 否则容易造成假阳性。

第五节　重组 DNA 的常用表达体系

重组 DNA 的常用表达体系主要有大肠杆菌表达体系、酵母表达体系、昆虫细胞表达体系和哺乳细胞表达体系, 其中大肠杆菌表达体系属于原核细胞表达体系, 其他属于真核细胞表达体系。本节主要介绍原核细胞表达体系。

原核细胞表达体系由原核表达载体和原核细胞组成。原核表达载体是重组基因能否表达的关键, 原核细胞是载体扩增及重组基因表达的重要场所。

一、原核表达载体的特点

原核表达载体通常是细菌的质粒, 也可以是噬菌体。原核表达载体的基本结构特点是: ①以操纵子结构框架作为重组基因表达的转录单位; ②供外源 DNA 插入的多克隆酶切位点一般位于操纵子结构基因的位置; ③外源基因插入后作为结构基因受操纵子的转录调控。目前, 多数原核表达载体都利用了乳糖操纵子的结构元件和工作原理。

二、大肠杆菌表达体系

原核表达体系中最常用的是大肠杆菌表达体系。由于大肠杆菌的遗传特性被了解得比较清楚, 以大肠杆菌作为宿主细胞的各种原核表达体系也应运而生。

1. **非融合型表达体系**　为了实现外源基因能够在大肠杆菌中表达出完整的、不含任何多余成分的蛋白质, 表达载体一般应具备如下条件: ①外源基因位于表达框架的转录单位内; ②外源基因自带起始密码和终止密码; ③避免开放阅读框架是来自载体所携带的起始密码。

外源基因的非融合型表达可以直接利用非融合型表达载体, 也可以通过改造载体实现非融合型表达。pKK223-3 质粒表达载体是一种非融合型原核表达载体(图 40-16), 当利用这种载体作为外源基因的表达载体时, 外源基因必须在其 5′ 端有起始密码, 3′ 端有终止密码, 并将其插入载体的启动子下游多克隆酶切位点中。由于外源基因的表达是按照自身所携带的起始密码开始的, 不需要考虑酶切位点与基因阅读框架之间的关系。

2. **融合型表达体系**　融合型表达体系是通过融合型表达载体在外源基因的上游、下游或上下游加上小肽编码基因, 使外源基因按载体提供的起始密码进行阅读, 表达产物一般在 N 端、C 端或两端带有载体编码的小肽, 这种表达产物称作融合蛋白。因此, 融合表达载体一般具备的特点包括: ①在启动子下游已经构建了起始密码; ②起始密码与启动子之间已经构建了 SD 序列; ③多克隆酶切位点位于起始密码的下游; ④多克隆酶切位点上游一般含有一段小肽的编码基因; ⑤有时在多克隆酶切位

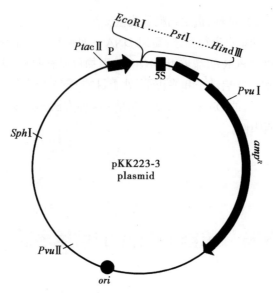

图 40-16　pKK223-3 质粒表达载体图谱

点下游也有一段小肽编码基因及其终止密码。大肠杆菌的 pET 表达系统中的很多载体都是融合表达载体,例如:pET28a 质粒就是一种融合表达载体(图 40-17),在其多克隆酶切位点的上、下游各有一段编码六聚组氨酸标签(His tag)的基因序列,如果外源基因直接利用载体提供的阅读框架,所表达的蛋白质就是组氨酸标签融合蛋白,这种蛋白质可以利用镍亲和层析法进行纯化。

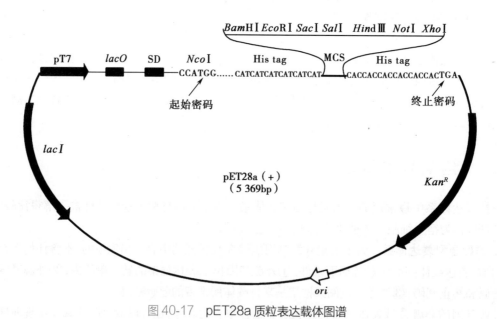

图 40-17　pET28a 质粒表达载体图谱

3. 分泌型表达体系　分泌型表达体系是在载体的启动子和多克隆酶切位点之间加上了一段分泌用信号肽的编码序列,外源基因插入到分泌信号肽编码基因的下游,并利用信号肽基因的阅读框架表达重组蛋白,因此,分泌型表达载体也是一种融合表达载体。大肠杆菌的分泌型表达载体通常是将重组蛋白分泌到细胞周间隙。

三、外源基因在原核细胞中表达的影响因素

外源基因在原核细胞中能否表达不仅取决于基因的编码序列,还与表达载体所提供的元件是否

完整、载体与宿主细胞是否匹配有关。

1. 外源基因的结构　要想使外源基因在原核细胞中得以表达,以下几个因素需要满足:

(1) 外源基因的完整性:外源基因的完整性是指其是否具备能够使其表达的所有调控元件,包括起始密码和终止密码、启动子和终止子等。一段 DNA 序列需要与启动子和终止子组成完整的转录单位才能得以转录生成 mRNA,需要有起始密码和终止密码才能翻译成蛋白质。因此,外源基因能否表达首先需要检查其完整性,一方面看外源基因本身携带哪些调控元件,另一方面要检查载体能提供给外源基因哪些调控元件,二者联合起来是否具备了供外源基因表达的所有转录调控元件和翻译调控元件。

(2) 外源基因的阅读框架:外源基因的阅读框架是指从起始密码开始每三个碱基编码一个氨基酸的序列框架,一旦阅读框架移位,就会导致终止密码的提前出现,影响外源基因的表达。一般来说,基因序列的第一个 ATG 被认作起始密码,以后的 ATG 都会被认作甲硫氨酸的密码子。如果采用融合表达载体,载体所提供的起始密码会被表达体系默认,即使外源基因本身携带了自己的起始密码,表达体系仍会将其作为甲硫氨酸的密码子,不会将其作为起始密码。如果检查阅读框架是按照外源基因本身的起始密码开始的,就可能出现错误。

(3) 外源基因的克隆方向:外源基因克隆到表达载体的启动子下游时,一定要明确作为蛋白质表达的模板链。一般来说,双链 DNA 中与 mRNA 序列一致的是正链,但 mRNA 的模板链是负链,克隆时只需按正链的方向使外源基因 5' 端位于启动子下游即可。

(4) 外源基因密码子的偏爱性:密码子的偏爱性是指宿主细胞中能提供相应 tRNA 的能力,选择相应 tRNA 含量多的密码子,外源基因的表达就会顺利;反之,如果外源基因中含有宿主细胞的稀有密码子,外源基因的表达可能在稀有密码子的位置中断或影响表达速度。

2. 表达载体与宿主细胞的匹配性　表达载体上的重要元件(如启动子)一般是根据特定宿主细胞设计的,如果宿主细胞与其不匹配,即使外源基因被正确插入到表达载体中也不能得到表达。例如,pET28a 原核质粒表达载体,在多克隆酶切位点的上游是 T7 噬菌体来源的 RNA 聚合酶(T7 RNA 聚合酶)识别并结合的启动子,与之配套的宿主细胞基因组上的乳糖操纵子结构基因已经被 T7 RNA 聚合酶的编码基因所替换。当用乳糖或乳糖类似物诱导这类载体携带的外源基因表达时,其实是先诱导宿主细胞基因组上的 T7 RNA 聚合酶的表达,然后被诱导出来的 T7 RNA 聚合酶再与载体上的外源基因上游启动子结合,启动外源基因的表达。当选择的宿主细胞不能提供这种间接诱导系统时,外源基因则不能被诱导表达。

3. SD 序列的位置　外源基因翻译所需的起始密码与 SD 序列之间的距离对外源基因的表达水平影响很大,通过调整二者之间的距离可以获得高效表达的重组表达载体。

4. 表达载体上启动子的强弱　表达载体上启动子的强弱可直接影响外源基因的表达水平。例如,乳糖操纵子的启动子,可以直接用乳糖或乳糖类似物(如 IPTG)通过竞争结合阻遏蛋白启动外源基因的表达,也可以如 pET28a 载体上 T7 启动子通过诱导 T7 RNA 聚合酶表达间接诱导外源基因的表达,后者诱导外源基因表达的能力明显强于前者,这可能与启动子来源于能感染细菌并在其中大量繁殖的噬菌体有关。

第六节　重组 DNA 技术的应用

重组 DNA 技术广泛用于生命科学和医学研究,尤其在当今系统生物学研究越来越受到重视的情况下,转基因和基因敲除动物模型都是在重组 DNA 技术基础上进行的。2012 年诺贝尔生理学或医学奖获得者 S. Yamanaka 利用重组 DNA 技术构建重组病毒筛选得到用于诱导多能干细胞的四种因子,而且在其研究生涯的转折点中都是以重组 DNA 技术为基础获得突破的。此外,重组 DNA 技术已经用于药物和疫苗的研发和生产中,也是人源化单克隆抗体类药物研制的重要手段。

一、重组 DNA 技术应用于发展蛋白质 / 多肽类药物与疫苗

利用重组 DNA 技术生产有应用价值的蛋白质或多肽类药物或疫苗是当今医药发展的一个重要方面,有望成为未来生物制药支柱产业之一。

重组 DNA 技术用于药物研发有两个明显的优势:①可以改造传统的制药工业。例如,改造制药工程菌种或创建新的工程菌种,从而提高抗生素、维生素、氨基酸等药物的生产产量。②可用于生产有药用价值的蛋白质或多肽和疫苗抗原。目前利用重组 DNA 技术生产的蛋白质或多肽类药物和疫苗抗原已逾百种,下面仅举几种常见的例子(表 40-2)。

表 40-2　用重组 DNA 技术研制的蛋白质或多肽类药物及疫苗抗原举例

产品名称	主要功能
组织纤溶酶原激活剂	抗凝、溶解血栓
凝血因子Ⅷ、Ⅸ	促进凝血,治疗血友病
粒细胞 - 巨噬细胞集落刺激因子	刺激中性粒细胞、巨噬细胞生成
促红细胞生成素	促进红细胞生成,治疗贫血
生长素	治疗侏儒症
胰岛素	治疗糖尿病
多种干扰素	抗病毒、抗肿瘤、免疫调节
多种白介素	免疫调节,调节造血
肿瘤坏死因子	杀伤肿瘤细胞,免疫调节,参与炎症
骨形成蛋白	修复骨缺损,促进骨折愈合
超氧化物歧化酶	清除自由基,抗组织损伤
人源化抗 Her2 单克隆抗体	治疗 Her2 阳性乳腺癌
人源化抗 CD20 单克隆抗体	治疗 B 细胞淋巴瘤
人源化抗 EGFR 单克隆抗体	治疗结肠癌
重组乙肝表面抗原(HBsAg)	用于制备乙肝疫苗,预防乙肝病毒感染
重组 HPV 衣壳蛋白(L1)	用于制备人乳头瘤病毒(HPV)疫苗
口服重组 B 亚单位霍乱疫苗	预防霍乱细菌感染

二、重组 DNA 技术应用于真核细胞转基因和基因打靶

重组 DNA 技术也是转基因和基因打靶的重要手段。转基因和基因打靶模式生物已经成为疾病机制、药物开发等重要工具,国际小鼠表型协会(International Mouse Phenotyping Consortium,IMPC)的基因敲除小鼠计划,就是利用重组 DNA 技术在 C57BL/6 小鼠品系上预计敲除 5 000 个基因,建立基因敲除小鼠品系。在最初的 1751 个单基因敲除小鼠中已经发现 410 个基因是致死性基因,这些模型小鼠将成为研究人类疾病相关基因的重要工具。

三、重组 DNA 技术还可应用于其他诸多方面

重组 DNA 技术还可应用于其他诸多方面,包括人源化单克隆抗体的制备、RNA 干扰技术、DNA 测序的前期准备、基因探针的制备等。近年来发展起来的基因编辑(genomic editing)技术,包括 ZFN(锌指核酸酶)、TALEN(转录激活样效应因子核酸酶)和 CRISPR/Cas9(成簇规律间隔短回文重复序列),也都依赖重组 DNA 技术才能完成。CRISPR/Cas9 系统也是细菌抵抗噬菌体感染的一种获得性免疫机制。

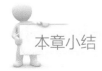

本章小结

重组 DNA 技术是指在体外经切割 - 连接过程将两个或多个 DNA 片段连接成一个新 DNA 分子并转入体内进行克隆扩增的一种方法,是操作 DNA 的核心技术。在体外操作 DNA,主要是利用 DNA 结构特征和工具酶实现的。最常用的工具酶是限制性核酸内切酶和 DNA 连接酶,二者的作用靶点都是双链 DNA 核苷酸之间的磷酸二酯键,前者负责剪切,后者负责连接,由此成为操作 DNA 的重要工具酶,限制性内切酶也被称为“分子剪刀”。依限制性内切酶切割 DNA 末端(黏性末端或平齐末端)的不同,可以采用不同的连接策略,如黏性末端连接、平齐末端连接等。

重组 DNA 技术通常是将目的 DNA 片段插入合适的载体(也是 DNA 分子)中,其中目的 DNA 片段的获取方式有多种,如 PCR、RT-PCR 等,载体也有多种,如克隆质粒载体、表达质粒载体等。上述连接策略一般是指目的 DNA 与载体的连接,但当用 PCR 获取目的 DNA 片段时,由于 *Taq* DNA 聚合酶可在 PCR 产物 3′ 末端加上一个不配对的 A,可直接选择 T 载体进行 T-A 连接。载体 DNA 至少应具备自我复制位点、可供目的 DNA 插入的单一或多克隆酶切位点和筛选标志三大特征,表达载体还要具备可供目的基因在宿主细胞中表达的基本转录单位框架,如启动子、终止子等必备元件。

综上,重组 DNA 技术是操作 DNA(基因)的基本技术平台,其基本步骤包括:①目的 DNA 的获取;②载体的选择和准备;③目的 DNA 与载体的重组;④将重组 DNA 转入宿主细胞中克隆扩增;⑤重组 DNA 筛选与鉴定。通过这五个步骤可以改造基因,可以创造新基因,也可以研制基因工程药物或疫苗,或作为医学研究平台揭示疾病的分子机制。总之,学会重组 DNA 技术,你就具备了在分子水平上探索生命奥秘的基本素质。

思考题

1. 重组 DNA 技术,也叫基因克隆技术或 DNA 克隆技术,或基因工程,你对这样一些名称是怎么理解的? 如果从基因、基因组或 DNA 分子层面上又可如何解释呢?

2. 原核基因表达载体,如质粒载体,最常用的表达框架是乳糖操纵子结构。请思考一下,在载体上为什么通常将编码阻遏蛋白的基因构建在远离乳糖操纵子的位置上? 你认为乳糖操纵子是否包含编码阻遏蛋白的基因? 在用这类载体时更应重视载体提供的哪些调控元件,从而保证外源基因能处于正确的表达框架中?

3. 你对基因中所谓“偏爱密码子”和“稀有密码子”是怎么理解的? 如果要克隆一个基因,是否一定要考虑其密码子的偏爱性?

(王丽颖)

第四十一章
常用细胞生物学技术

常用的细胞生物学技术主要包括显微镜技术、细胞结构及成分显示技术、细胞结构及成分分离分析技术、细胞生理实验、细胞周期及细胞凋亡分析技术、染色体技术及细胞培养技术等。

第一节　显微镜技术

人眼的生理结构和成像原理限制其分辨率仅能达到约100μm,而自然界中,大多数动植物细胞的直径及重要分子结构均在20μm以下。因此,研究者必须借助各种不同类型显微镜才能观察到细胞的精细结构。近年来,各种新型示踪分子、超高分辨率荧光显微镜以及计算机数据处理等技术的应用使得显微镜的作用日趋重要。

一、光学显微镜

(一)普通光学显微镜

1. 普通光学显微镜的构造　光学显微镜(optical microscope)是最基础的显微镜类型,主要由机械系统和光学放大系统两部分组成,放大系统决定了显微镜的分辨率。

(1)光学显微镜的构造:机械部分包括镜筒、镜座、镜臂、载物台、物镜转换器和调焦装置,主要起到固定与调节光学镜头、固定与移动标本等作用。光学放大系统主要由光源、聚光器、物镜和目镜四部分组成,被检标本放在物镜下方,光线通过标本后可在物镜的上方形成一个放大的倒立实像,目镜将实像放大再形成一个虚像,物体经过两次放大后,总放大倍数等于两次放大倍数的乘积。

(2)光学显微镜的分辨率:衡量显微镜成像能力的主要指标是显微镜的分辨率(resolution,R)。所谓分辨率是指能够区分相近两点的最小距离。最小距离越小分辨率越高。普通光学显微镜的分辨率可按以下公式计算:

$$R=0.61\lambda/N\cdot\sin(\theta/2)$$

$N\cdot\sin(\theta/2)$为镜口率,亦称数值孔径;N为聚光镜和物镜之间介质的折射率;θ为标本对物镜镜口张角;λ为照明光源的波长。

光学显微镜分辨率理论值横向为250nm,纵向为550nm。在实际应用中,由于多种因素的影响,光学显微镜的实际分辨率横向约为0.5μm,纵向约为1μm。一般将光镜下所见物体结构称为显微结构(microscopic structure)。

2. 普通光学显微镜的使用方法　大多数细胞总重量的70%左右是无色透明的水。因此,使用普通光学显微镜观察的样品必须进行一定的处理,基本流程包括固定、切片、染色和镜检。

(1)固定：固定使得大分子交联从而保持其原有位置，使样本在染色等处理过程中不至于出现移位或丢失。固定后样本的细胞膜通透性发生改变，细胞可以更好地着色。

(2)切片：将样本制成厚度约为 1~10μm 的薄切片黏附在载玻片表面。由于固定后组织仍很柔软，在切片前需用支持剂石蜡进行包埋。

(3)染色：指用特异性染料对细胞的不同组分进行染色的过程。

(4)镜检：主要包括以下几步：①打开显微镜光源，调至合适的亮度；②调至低倍镜下，将载物台调至最低并放置含样品的载玻片，将样品所在的位置调至物镜正下方；③上下调节载物台位置并观察目镜内的成像，直到图像清晰为止；④使用完毕后，下调载物台高度，取下载玻片，清洁物镜镜头，将光源亮度调到最低，关闭电源开关。

（二）相差显微镜

相差显微镜（phase contrast microscope）可用于观察未经处理的活细胞，在构造和使用上具有自己的特点。

1. 相差显微镜的构造　由于细胞各结构的密度不同，通过致密部分（如细胞核）的光线速度会变慢，与通过邻近部位（如细胞质）的光线之间会产生光程差。相差显微镜可以利用光的衍射和干涉效应把这种透过标本不同区域的光波的光程差转变为振幅差，使活细胞内各种结构之间呈现出清晰可见的明暗对比。相差显微镜存在四个特殊装置，可将光程差转变为振幅差，分别为相位板（annular phase plate）、环状光阑（annular diaphragm）、合轴调节望远镜（centering telescope）和绿色滤光片（green filter）。

2. 相差显微镜的使用方法

(1)样品预处理：培养的单层细胞可直接观察；若用于组织切片的观察，切片以不超过 20μm 为宜；载玻片厚度需均匀一致，在 1mm 左右；盖玻片也以 0.17~0.18mm 厚度为宜。

(2)相板圆环与环状光阑圆环的合轴调中：相差物镜的后焦面装有相位板，不同物镜的放大率和反差效果不同，环状光阑使用时也须与之严格匹配。当物镜更换时，环状光阑也应做相应的调整，使两者合轴并重叠。这一过程需要通过合轴调节望远镜来实现。

(3)相差物镜的选择：相差物镜有不同倍率、不同反差类别和反差程度之分，可依观察者的习惯和爱好选择物镜观察。

在实验室中观察活细胞时，往往使用倒置相差显微镜来进行观察。该显微镜是相差显微镜和倒置显微镜的结合，其照明系统位于镜体上方，而物镜和目镜则位于下部，这样在集光器和载物台之间有较大的工作距离，可以对培养皿、细胞培养瓶等容器中的活细胞进行观察。

（三）荧光显微镜

荧光显微镜（fluorescence microscope）是在显微水平对特异蛋白质等生物大分子进行定性定位研究的常用仪器。荧光显微镜除具备显微镜的基本结构外，还有滤光片装置，用于滤过荧光染料发射的荧光。

1. 荧光显微镜的构造　荧光显微镜主要由机械系统、光学放大系统和滤光片装置组成。①机械构造和光学放大系统与普通光学显微镜基本一致，但光源则更换为超高压汞灯，其能够发射很强的紫外光和蓝紫光，可以激发各类荧光物质。②荧光显微镜具有两套滤光片，一套为激发光滤片，位于光源和样品之间，其作用是让能激发荧光材料发光的特定波长的光通过（激发光）。另一套为阻断滤片，位于物镜和目镜之间，其作用是阻止激发光通过，仅允许染料所发出的荧光（发射光）通过。

2. 荧光显微镜的使用方法　荧光显微镜观察到的像是以暗背景为映衬的，被观察的样本需要经过荧光染料染色后方可进行观察。具有成像反差强，检测灵敏度高的特点。而且当细胞内标记了不同荧光染料分子时，可观察到彩色的图像。

(1)样品预处理：需染色的样本要预先固定，自发荧光可以直接观察。切片时不宜过厚，载玻片厚度均匀,在 0.8~1.2mm 之间,盖玻片也以 0.17~0.18mm 厚度为宜。

(2)荧光染色:用荧光染料对样本进行染色,主要有两种方法,即直接荧光染色法和间接荧光染色法。

(3)荧光显微镜的操作过程:①打开灯源,超高压汞灯需要预热 15~30min。②用低倍镜观察,根据不同型号荧光显微镜的调节装置,调整光源中心,使其位于整个照明光斑的中央。③放置标本片,调焦后即可观察。④在荧光显微镜下,通过更换不同的滤光片,可观察经不同荧光染料染色的样本。

(四)激光扫描共聚焦显微镜

激光扫描共聚焦显微镜(confocal laser scanning microscope,CLSM)是以荧光显微镜为基础构成的显微镜,由单色激光作扫描光源,可对样品焦平面进行逐点、逐行、逐面扫描,保证了只有从标本焦面发出的光线聚焦成像,焦面以外的漫射光不参加成像。产生的一系列二维图像经计算机重建可得到完整的三维图像,并可从任意角度观察整个样本的空间立体结构(图 41-1)。

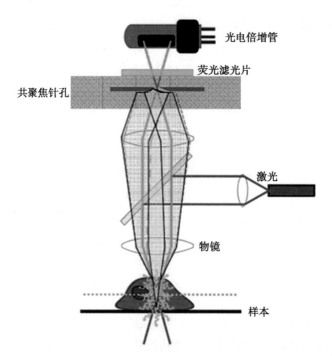

光电倍增管

荧光滤光片

共聚焦针孔

激光

物镜

样本

图 41-1 激光扫描共聚焦显微镜的成像原理

1. **激光扫描共聚焦显微镜的构造** CLSM 系统主要包括扫描模块、激光光源、荧光显微镜、数字信号处理器、计算机和图像输出设备等。

(1)扫描模块:扫描模块主要由针孔光阑、分光镜、发射荧光分色器、检测器组成。荧光样品中的混合荧光进入扫描器,经过检测针孔光阑、分光镜和分色器选择后,被分成各种单色荧光,分别在不同的荧光通道进行检测并形成相应的共焦图像,在计算机屏幕上可分别显示为几个并列的单色荧光图像及其合成图像。

(2)激光光源:CLSM 选用激光作为光源,由于激光束波长较短,CLSM 的分辨力大约是普通光学显微镜的 3 倍。

(3)荧光显微镜系统:荧光显微镜是 CLSM 的主要组件,物镜选取大数值孔径平场复消色差物镜,有利于荧光的采集和成像的清晰;物镜组的转换、滤色片组的选取、载物台的移动调节及焦平面的记忆锁定都由计算机自动控制。

(4)数字信号处理器:专用的计算机和分析软件能够收集 CLSM 所得到的图像信息并进行分析或进行三维重构。

2. 激光扫描共聚焦显微镜的使用方法

(1)样品预处理:CLSM 可测定的样品种类丰富,包括生物材料、组织切片、细胞爬片等。样品中荧光的来源主要有自发荧光、诱发荧光和染色荧光等,其中大部分荧光素的激发和发射波长均可在仪器自带软件的染料信息库中找到。

(2)观察步骤及仪器操作:①开启显微镜、激光器及计算机,启动操作软件,设置荧光样品的激发光波长,选择相应的滤光镜组块。②在目视模式下,调整所用物镜放大倍数,在荧光显微镜下找到需要检测的样本,再切换到扫描模式,调整针孔光阑和激光强度参数,即可得到清晰的共聚焦图像。③选择合适的图像分辨率,将样品完整扫描后,保存图像结果。④测定样品结束后,先关闭激光器部分,计算机仍可继续进行图像和数据处理。若要退出整个系统,则应该在激光器关闭后,待其冷却至少 10min 后再关闭计算机及总开关。

二、电子显微镜

电子显微镜技术是建立在光学显微镜的基础之上的现代科学技术。

(一) 透射电子显微镜与超薄切片技术

透射电子显微镜与普通显微镜不同,且超薄切片技术是制备样品的重要方法,下面分别加以简介。

1. 透射电子显微镜　以电子束为光源的透射电子显微镜(transmission electron microscope),由于电子束的波长要比可见光和紫外光短得多,并且电子束的波长与发射电子束的电压平方根成反比,因此可以显著提高显微镜的分辨率,可达 0.2nm。

电子显微镜与光学显微镜的成像原理基本一样,其用电子束作光源,用电磁场作透镜。由电子枪发射出来的电子束,在真空通道中沿着镜体光轴穿越聚光镜,通过聚光镜将之会聚(convergence)成一束尖细、明亮而又均匀的光斑,照射在样品室内的样品上;样品内致密处透过的电子量少,稀疏处透过的电子量多;经过物镜的会聚调焦和初级放大后,电子束进入下级的中间透镜和第一、第二投影镜进行综合放大成像,最终被放大了的电子影像投射在观察室内的荧光屏上。透射电子显微镜主要由照明系统、样品调节系统、成像系统、观察与照相系统和真空系统组成。

近年来,将低温与透射电子显微镜结合形成了冷冻透射电镜,其也成为一种重要的结构生物学及细胞生物学的研究工具。

2. 超薄切片技术　超薄切片技术是电镜样品的主要制备技术。由于电子穿透能力有限,所以供电子显微镜观察用的切片要求极薄(一般在 50~80nm)。通常采用固定剂(戊二醛和锇酸)将组织和细胞双重固定,使其尽量保持原来生活状态的结构,然后经过脱水、浸透、聚合、包埋和切片制成超薄切片,再经重金属盐进行染色以增加微细结构的反差。样品组织取材时必须动作迅速,操作宜轻,避免牵拉、挫伤与挤压,最好在低温(0~4℃)下进行,以降低酶的活性,防止细胞自溶。

(二) 扫描电子显微镜

扫描电子显微镜(scanning electron microscope)主要是对组织和细胞表面形貌特征以及细胞器表面超微结构进行观察,所形成的图像具有很强的立体感,可以很好地显示细胞及细胞超微结构的三维空间结构。目前,配置普通电子枪的扫描电子显微镜分辨率为 6nm,场发射电子枪的扫描电子显微镜的分辨率可达 1~2nm。

1. 扫描电子显微镜的工作原理　扫描电子显微镜的工作原理是用一束极细的电子束扫描样品,在样品表面激发出二次电子,二次电子的多少与电子束入射角有关,也就是说与样品的表面结构有关。二次电子信号被探测器收集转换成电信号,经视频放大后输入到显像管栅极,调制与入射电子束同步扫描的显像管亮度,得到反映样品表面形貌的图像。扫描电子显微镜由电子光学系统、信号检测与显示系统、真空系统和电源系统组成(图 41-2)。

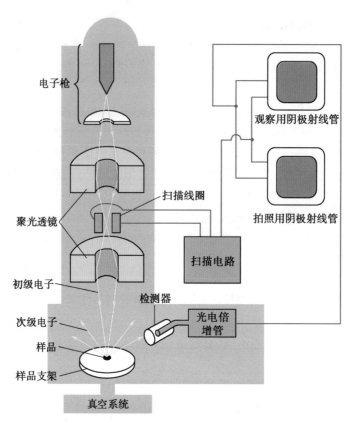

图 41-2　扫描电子显微镜成像原理图

2. 扫描电子显微镜对样品的要求　首先,样品不能有挥发性,必须干燥,否则会造成镜筒内污染,干扰电子信号。其次,样品要具有导电性,以利于在样品与检测器闪烁片之间形成电压,吸引捕获二次电子。

第二节　细胞结构与成分的显示技术

细胞的大体形态结构一般可借助显微镜观察,但细胞内的细胞器、亚细胞器及各种大分子等必须经过特殊染色等技术才能显示出来。本节介绍一些相关的显示技术。

一、细胞中 DNA 和 RNA 的显示

DNA 和 RNA 都属于核酸,是生命的基本物质,参与了蛋白质合成中转录、翻译等重要过程,调控着生命体的各项生理活动。作为生命体信息的承载者,对细胞内 DNA 及 RNA 进行染色,观察其在细胞内的形态及分布,有助于进一步加深对细胞遗传物质构成的理解。

1. DNA 和 RNA 对碱性染料的亲和性　DNA 与 RNA 均属于核酸范畴,且都呈酸性。酸性物质一般与碱性染料具有较高的亲和力。因此,可以利用这一特点对细胞中的 DNA 和 RNA 进行显示。

2. 甲基绿和派洛宁作为 DNA 和 RNA 的显示剂　甲基绿(methyl green)与派洛宁(pyronin)是目

前常用于 DNA 与 RNA 显示的碱性染料,二者各有其特点:①甲基绿是具有金属光泽的绿色微结晶或亮绿色粉末,溶于水,显蓝绿色。甲基绿有两个正电荷,易与聚合程度高的双链 DNA 结合呈现绿色。②派洛宁具有一个正电荷,易与聚合程度较低的 RNA 结合呈现红色(但解聚的 DNA 也能和派洛宁结合呈现红色)。正常情况下,DNA 在细胞中大部分呈现多聚体形态,且聚合程度很高;RNA 虽然也存在聚合形态,但聚合程度较 DNA 低很多。所以,染色时,DNA 对甲基绿的亲和力大,被染成绿色;RNA 对派洛宁亲和力大,被染成红色(图 41-3)。

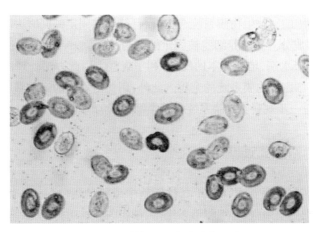

图 41-3　甲基绿 - 派洛宁染色示意图

为保证细胞内 DNA 和 RNA 的显示效果,一般采用甲基绿 - 派洛宁混合染料。甲基绿与染色质中 DNA 选择性结合显示绿色或蓝色,派洛宁与核仁及细胞质中的 RNA 选择性结合显示红色。这种染色效果的原因可能是两种染料在混合染液中有竞争作用。

二、细胞中线粒体的活体染色

活体染色是指在不发生任何有害作用的前提下,对一个有生命的细胞、组织或生命体进行染色,可分为体外活体染色和体内活体染色。

1. **体外活体染色**　又称超活染色,是对具有生命的动、植物分离出的部分细胞或组织小块,以活体染料溶液浸染的染色过程。活体染料主要依靠其电化学特性结合到细胞内的特殊结构上。通常碱性染料的胶粒表面带阳离子,酸性染料的胶粒表面带阴离子,而在细胞或组织中,被浸染的结构成分本身也具有阴离子或阳离子。这样,它们彼此之间就会发生吸引作用,进而完成染色。需要注意的是,并非任何染料均可用于活体染色,活体染色应选择对细胞无毒或毒性极小的染料,且使用时需要配制浓度较低的溶液。大部分情况下,碱性染料较酸性染料更合适,这是因为碱性染料具有溶解类脂质(如卵磷脂、胆固醇等)的特性,易于被细胞吸收。

2. **线粒体的活体染色**　詹纳斯绿 B(Janus green B),又名双氮嗪绿、铁苏木精,为深棕色结晶性粉末,溶于水呈蓝色,微溶于醇类,是一种毒性较小的碱性染料,可专一地对线粒体进行活体染色。其原理为:线粒体内的细胞色素氧化酶系统能够使詹纳斯绿 B 始终保持氧化状态(即有色状态),呈蓝绿色;而线粒体周围的细胞质中,詹纳斯绿 B 被还原为无色的色基(即无色状态),不能被显色,从而形成对比,凸显线粒体的分布。需要注意的是,只有具有生物活性的氧化酶(细胞色素 c)才能够对詹纳斯绿 B 进行氧化,从而使其保持氧化状态,呈现蓝色。因此,在对细胞中线粒体进行活体染色过程中,必须保持所取材料的活性。为达到这一目的,通常的做法是把生物材料置于 0~4℃ 的冰水浴低温中,并且保持全程迅速操作。

三、培养细胞完整生物膜系统的观察

生物膜系统由细胞膜、细胞核膜以及细胞器膜等结构共同构成。生物膜的各个组分成分相似,这一特点为其功能上的协调配合奠定了坚实基础。生物膜系统不但在细胞的生命活动过程中承担了重要作用,也为人类进一步认识细胞构成、研究细胞功能提供了生物材料。

对培养细胞生物膜系统的显示主要依靠高锰酸钾固定的方法。该方法的原理是:高锰酸钾固定液不仅能够固定培养细胞的完整生物膜系统结构,而且能够在固定的同时去除细胞内的蛋白质成分,保留构成膜系统的脂类成分。在培养细胞被固定的同时,高锰酸钾还会被还原为二氧化锰并沉积于各个膜系统的脂类分子亲水端,增加样本的反差,利于观察。用此方法处理的完整细胞,无需染色就可在相差显微镜下观察细胞生物膜系统的全貌。此外,用此法固定的完整细胞还能够结合电镜技术,进行亚显微结构成像,进一步观察生物膜系统中各个细胞器的内部结构。

四、微丝的染色及形态观察

微丝(microfilament,MF)是普遍存在于真核细胞中由肌动蛋白(actin)组成的骨架纤丝,可呈束状、网状或散在分布于细胞质中,参与细胞形态维持、细胞内外物质转运、细胞连接以及细胞运动等多种功能。

1. **微丝染色**　微丝染色实验的主要原理是用考马斯亮蓝 R-250(Coomassie brilliant blue R-250)显示微丝组成的应力纤维。通常考马斯亮蓝 R-250 可以对各种蛋白染色,并非特异性染微丝。但当细胞用 TritonX-100 溶液处理后,质膜结构中及细胞内很多蛋白质都被溶解,而细胞骨架中的蛋白质却不被破坏。同时经过固定和考马斯亮蓝染色后,细胞质背景着色弱,微管以及很多种纤维在光镜下都无法分辨。因此,在光镜下观察到的结构主要是由微丝组成的应力纤维,直径约 40nm。

2. **微丝染色的观察**　细胞爬片样本经考马斯亮蓝 R-250 染色后于光镜下观察,看到微丝聚集形成的张力纤维束被染成蓝色(图 41-4),被染成蓝色的微丝基本上都沿着细胞的突起规则排列。在用细胞松弛素 B 处理的细胞样本中,由于微丝被破坏,微丝所参与的细胞突起结构随即缩回,光镜下可观察到细胞形状变圆;而当细胞松弛素 B 被洗去时,肌动蛋白重新聚合形成微丝,细胞突起结构再次形成,细胞形状也随即恢复正常。

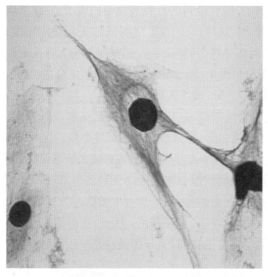

图 41-4　考马斯亮蓝 R-250 显示细胞中的微丝

五、间接免疫荧光技术显示胞质微管

微管(microtubule,MT)是真核细胞普遍存在的细胞骨架成分之一,主要存在于细胞质中,控制着膜性细胞器的定位及胞内物质运输。微管还能与其他蛋白质共同装配成纤毛、鞭毛、基体、中心体、纺锤体等结构,参与细胞形态的维持、细胞运动和细胞分裂等。

观察微管可用电镜技术和免疫细胞化学技术。免疫荧光技术是根据抗原与抗体反应的规律,把已知的抗原或抗体标记上荧光素,制成荧光抗原或抗体,然后以它作为探针来检测组织或细胞内的相应物质。方法种类包括直接法、间接法、夹心法和补体法等。

在间接免疫荧光技术显示细胞质微管的实验中,先用抗微管蛋白的抗体(一抗)与体外培养细胞样本一起孵育,该抗体则与细胞内微管特异结合,然后用荧光素标记的抗一抗的抗体(二抗)与样本孵育,使之与一抗结合,从而将微管间接标上荧光素。在荧光显微镜下,即可看到胞质内伸展的微管网络。

六、细胞中糖类、脂类和碱性蛋白的显示

根据细胞中糖类、脂类和蛋白质的不同性质,可选用不同染料进行特定染色,从而使其显示出来。

(一) PAS 法显示糖类

最常用于显示细胞、组织内糖类的方法是过碘酸希夫(periodic acid Schiff,PAS)反应。PAS反应的基本原理是:含乙二醇基(CHOH-CHOH)的糖类在过碘酸的作用下氧化而产生双醛基(CHO-CHO),醛基与 Schiff 试剂中的无色品红反应,生成紫红色化合物而附着于含糖的组织上。由于单糖在固定、脱水和包埋等组织化学操作过程中被抽提掉,故一般组织标本上所能显示的糖类主要是多糖,包括糖原、黏多糖、黏蛋白、糖蛋白和糖脂等。PAS反应阳性部位即可指示出多糖的存在,而颜色深浅与多糖含量成正比。

(二) 苏丹染料显示脂类

最常用于显示细胞、组织内脂类的方法包括脂溶性染料显示法、化学显示法和特异染色法等。苏丹染料是脂溶性偶氮染料,易溶于醇类但更易溶于脂肪,所以当含有脂类的标本与苏丹染料接触时,苏丹染料即脱离醇类而溶于含脂类的结构内使其着色。使用时,要注意选择溶剂,即能溶解苏丹染料,但不溶解脂肪,例如乙醇、丙二醇或磷酸三乙酯等均是比较理想的溶剂。染色后常用溶剂洗掉多余的染料,然后再用水洗,可以防止多余的染料在材料中沉淀。

(三) 碱性固绿染料显示碱性蛋白质

固绿又称快绿,是一种常用于组织和细胞着色的染料。固绿工作液分为酸性染液与碱性染液,它们使酸性蛋白质或碱性蛋白质各自显色的基本原理是:在某一固定 pH 值的染色溶液中,酸性或碱性蛋白质所带的净电荷各不相同,当细胞样本经三氯醋酸处理抽提掉核酸后,用这两类固绿染液分别染色,就能够使细胞内的酸性蛋白质和碱性蛋白质分别被显示出来。

七、细胞中过氧化物酶、一氧化氮合酶和酸性磷酸酶的显示

通过酶促反应使底物生色的原理可以显示细胞内各种酶的存在。

(一) 联苯胺反应显示过氧化物酶

过氧化物酶(peroxidase)是以过氧化氢为电子受体催化底物氧化的酶,主要存在于细胞的过氧化物酶体中,属于氧化还原酶。目前常用联苯胺反应显示过氧化物酶,其基本原理是:细胞内的过氧化物酶能够催化过氧化氢、氧化联苯胺生成蓝色或棕色产物,蓝色的是中间产物联苯胺蓝,很不稳定,可

自然转变为棕色的联苯胺腙,通过产物颜色即可间接地显示细胞内过氧化物酶的分布和多少。

(二) 还原型辅酶Ⅱ法显示一氧化氮合酶

一氧化氮合酶(nitric oxide synthase,NOS)是一种同工酶,能催化前体物质 L- 精氨酸生成 L- 瓜氨酸和一氧化氮(NO)。目前常采用还原型辅酶Ⅱ(烟酰胺腺嘌呤二核苷酸磷酸,NADPH)来显示 NOS 的部位及活性,其基本原理是:NOS 为脱氢酶,在其催化作用下,NADPH 作为氢的供体,将氢原子传递给硝基四氮唑蓝(NBT),使后者还原成不溶性蓝紫色沉淀产物,此即 NADPH 所在部位,也可代表 NOS 的所在部位。

(三) Comori 法显示酸性磷酸酶

酸性磷酸酶(acid phosphatase)是一种在酸性条件下催化磷酸单酯水解生成无机磷酸的水解酶,主要存在于巨噬细胞,定位于溶酶体内。目前常用的 Comori 法显示酸性磷酸酶的主要原理是: 在 pH=5.0 的环境中,酸性磷酸酶与作用底物甘油磷酸钠(含有磷酸酯)反应,使磷酸酯水解释放出磷酸基,后者与铅盐结合形成磷酸铅沉淀。无色的磷酸铅再与硫化铵作用,形成黄棕色到棕黑色的硫化铅沉淀,从而显示酸性磷酸酶在细胞内的存在与分布。

第三节　细胞组分的分离

细胞成分的分离与分析技术是细胞生物学研究中的重要方法,当我们研究某一特定细胞器的超微结构、生化构成及其功能时,利用分级分离的方法可以有效地进行细胞成分的分离与分析。

一、差速离心法分离细胞组分

差速离心法(differential centrifugation)是分离细胞核与细胞器常用的方法。差速离心是根据颗粒样品沉降速度的差异,通过分级提高离心转速或高速与低速离心交替进行,使具有不同沉降系数的颗粒样品从混合液中分批沉降从而实现分级分离。在低速离心时,大的组分如细胞核和未完全破碎的细胞很快沉降;取上清液进一步增加离心速度时,线粒体沉降成块;在更高转速和更长的离心时间下,可收集到包含核糖体的沉淀。

二、密度梯度离心法分离细胞组分

多次复杂差速离心的组合可纯化各种亚细胞器,但得到的纯度不高,因而可以将差速离心得到的沉淀再进一步进行密度梯度离心(density gradient centrifugation)。密度梯度离心法是使待分离样品在连续或不连续的密度梯度介质中进行离心沉降或沉降平衡,最终分配到梯度中某些特定位置上,形成不同区带的分离方法,常用的密度梯度离心介质有蔗糖、甘油及 Ficoll(聚蔗糖)等。

1. **密度梯度离心法**　这类分离又可分为速度沉降(velocity sedimentation)和等密度沉降(isopycnic sedimentation)两种。①速度沉降主要用于分离密度相近而大小不等的细胞或细胞器。分离方法是在离心管中加入从顶部到底部密度逐渐增加的蔗糖溶液形成密度梯度(通常 5%~20%)介质,离心后混合物中的各成分以不同的沉降速度沉降,在介质中形成不同的沉降带,即可收集含有目的分子的沉降物,这种方法所采用的介质密度较低,介质的最大密度应小于被分离生物颗粒的最小密度。②等密度沉降适用于分离密度不等的颗粒。分离方法是在离心管中制备由顶部到底部的高浓度的蔗糖溶液密度梯度(20%~70%),超速离心后不同组分沉降至介质中与自身等密度的位置处形成沉降带。

2. 密度梯度离心的优缺点　其优点是:①分离效果好,目标样品颗粒分离较纯;②适应范围广,既可分离沉降系数具有差异的颗粒,又能分离有一定浮力密度差的颗粒;③颗粒会悬浮在相应的位置上形成区带,而不会形成沉淀被挤压变形,故能最大限度地保持样品的生物活性;④一次可以处理大量样品。其局限性是:该法得到的某些亚细胞器可能只具有中等纯度,因而无法将相似密度、大小的不同细胞器分离。

第四节　细胞生理实验

在细胞水平上观察细胞生理功能是细胞生物学研究的重要内容。下面围绕细胞运动、细胞吞噬/自噬、细胞膜功能等进行介绍。

一、细胞运动的检测

单个细胞的运动方式有多种,极少数细胞通过纤毛和鞭毛进行运动,而绝大多数动物细胞是通过爬行的方式在细胞外基质或固体表面上运动。细胞的运动依赖于细胞骨架,而在细胞运动的过程中细胞骨架的重排以及细胞移动的方向受到细胞外信号的精密调控,并由微管和微丝协同完成。

(一) Transwell 检测方法

Transwell 是检测细胞运动的经典方法,已被广泛用于检测不同类型细胞的运动能力。Transwell 小室底部的薄膜是整个实验装置的核心部分,薄膜的孔径应略小于细胞的直径,以防止细胞直接漏到外室。该实验对细胞运动和迁移能力的评价主要依赖于对穿过薄膜至小室外侧细胞的染色和计数,其仅适宜于终点检测,难以实时监测细胞的运动变化。

(二) 二维平面内细胞运动的检测方法

通过下述实验可以在二维平面内观察细胞的运动。

1. 划痕试验　划痕试验的原理简单且操作便捷,适用于任何贴壁细胞,因此在细胞运动的检测中应用广泛。本方法中细胞运动的能力反映为划痕宽度的变化。操作时,在体外平板培养的单层贴壁细胞上,用微量枪头在细胞生长的中央区域划线。去除中央部分的细胞,然后继续培养细胞至实验设定的时间,观察周边细胞是否生长(修复)至中央划痕区,以此判断细胞的生长迁移能力。

2. 微球载体检测　该方法的核心技术是将待测细胞均匀包被于微球载体之上,随后置于细胞培养板内孵育,到达规定时间后取出微球载体,对培养板内留存的细胞进行固定、染色及显微镜下的定量分析。该方法的优势显而易见,由于微球载体的表面积局限且恒定,因此,当细胞附着于载体上时其总数相对稳定;同时,包被于载体上的单层细胞排列紧密,可在一定程度上模拟体内细胞的紧密连接状态。

3. 细胞球迁移检测　该方法与微球载体检测法的原理类似,其不同在于不使用任何载体而构建具有一定三维结构的由多层细胞构成的细胞球,因此适用于该方法的细胞必须具备形成细胞球的能力。细胞球由多层细胞由内向外依次组成,这可以更好地模拟生理状态下细胞之间的连接与微结构,将已形成的细胞球置于培养板中,继续维持适宜的细胞培养条件。培养板底物被细胞所覆盖面积的变化可间接反映出细胞的运动能力。此外,在细胞培养板中预铺基质细胞(如纤维细胞等)可以模拟肿瘤细胞球与基质细胞相互作用而发生的侵袭和转移。

（三）活细胞工作站的荧光显微镜记录技术

该方法最显著的优势在于可在活细胞状态下对细胞运动的相关信息进行直观而详尽的分析。由于活细胞工作站整合了显微镜技术，可对细胞的运动轨迹进行记录。

二、细胞吞噬的检测

高等动物体内存在着具有防御功能的吞噬细胞系统，由粒细胞和单核细胞等白细胞构成，它们的吞噬活动较强，故常被称为吞噬细胞。当病原微生物或其他异物侵入机体时，能够募集巨噬细胞，而巨噬细胞又有趋化性，它通过产生活跃的变形运动，主动向病原微生物和异物移行聚集。首先把异物吸附在细胞表面，随之，吸附区域的细胞膜向内凹陷，伸出伪足包围异物，并吞入胞质形成吞噬泡，继而细胞质中的初级溶酶体与吞噬泡融合，形成吞噬溶酶体，把病原体杀死，异物消化分解。

（一）显微镜镜检计数法

该方法是通过对小鼠腹腔巨噬细胞吞噬鸡红细胞的现象来进行观察，检测巨噬细胞的吞噬能力，但这种方法存在主观性强、重复性差及耗时长等缺点，影响实验结果的客观性与准确性。

（二）流式细胞仪技术检测细胞吞噬

该方法用于巨噬细胞的吞噬率检测时可以轻易地将观察细胞数从几百个提升至几千个，而且具有分析速度快、重复性好和特异性强等优点。荧光微球被细胞吞噬后，其荧光信号能够迅速被流式细胞仪检测到，具有荧光信号的巨噬细胞即被视为出现吞噬现象，从而快速、准确地测定巨噬细胞的吞噬率。

三、细胞自噬的检测

细胞自噬是真核生物中普遍存在的现象，是对细胞内物质进行降解和回收利用的重要过程。细胞自噬的一个显著特征是细胞中一些损坏的蛋白质或细胞器被双层膜结构的自噬小泡包裹后，送入溶酶体中进行降解并得以循环利用。

（一）电镜下观察自噬体的形成

自噬体属于亚细胞结构，直接观察自噬体需在透射电镜下进行。典型的自噬体特征为双层或多层膜的液泡状结构，内含胞浆成分，如线粒体、内质网、核糖体等。当自噬体与溶酶体融合后，形成自噬溶酶体，其特征为单层膜，胞浆成分已降解（图41-5）。

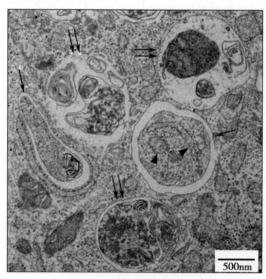

图 41-5　透射电镜下自噬体图
单箭头指示自噬体，双箭头指示自噬溶酶体，小箭头指示内质网碎片。

（二）利用 Western blot 检测 LC3-Ⅱ/Ⅰ水平比值的变化以评价自噬形成

自噬微管相关蛋白轻链 3（autophagy-related microtubule-associated protein light chain 3，LC3）是一种自噬标志物。自噬形成时，胞浆型 LC3-Ⅰ（分子量 18kDa）与磷脂酰乙醇胺共价结合转变为膜型 LC3-Ⅱ（分子量 16kDa），并结合在自噬体膜上，通过 Western blot 分析 LC3-Ⅱ/Ⅰ水平的比值大小可以估计自噬水平的高低。

（三）在荧光显微镜下采用 GFP-LC3 融合蛋白来示踪自噬形成

没有自噬发生时，GFP-LC3 融合蛋白弥散在胞浆中；自噬形成时，GFP-LC3 融合蛋白转位至自噬体膜，在荧光显微镜下形成多个明亮的绿色荧光斑点，一个斑点相当于一个自噬体，可以通过计数来评价自噬活性的高低。

四、细胞膜通透性的测定

细胞膜是细胞与环境进行物质交换的选择通透性屏障，即它是一种半透膜，可选择性控制物质进出细胞。当细胞膜的通透性发生改变时，一些正常情况下不能透过细胞膜的外部物质进入细胞的量增多，正常细胞内的有些物质也易于释放到细胞外，检测细胞通透性变化的方法也就是基于这样的原理而设计的。

（一）死/活细胞染色法

使用选择性死/活细胞染色的特殊染料，如不易穿透活细胞膜的台盼蓝、苯胺黑及用于活细胞着色的中性红、亚甲基蓝、甲苯胺蓝等，通过染色区分死/活细胞并计数来间接判断细胞膜通透性的改变情况。该方法简单、方便、价廉，但灵敏度和精确性差。

（二）荧光标记法

使用二乙酸荧光素、碘化丙啶（propidium iodide，PI）等荧光染料与细胞共孵育，二乙酸荧光素可透过细胞膜并蓄积在活细胞内；而 PI 不能透过活细胞膜，却能穿过破损的细胞膜而对细胞核进行染色，再用流式细胞仪检测荧光染色阳性细胞的比率。此法其实是死/活细胞染色法的"荧光版"，但其在灵敏性和准确性方面明显更优。

（三）硝酸镧示踪法

在正常的生物组织中镧微粒可沉积于细胞间隙，但不能穿过具有 1~2nm 微小间隙的细胞膜结构，也不能穿过细胞间的紧密连接，如血脑屏障。在紧密连接被破坏、膜性结构通透性增高时，镧微粒则可通过紧密连接和细胞器，可在电镜下观察到高电子密度的沉淀物。

（四）LDH 释放法

乳酸脱氢酶（lactic dehydrogenase，LDH）是催化乳酸和丙酮酸相互转化的同工酶，属于氢转移酶，能较好地反映细胞膜损伤程度。在正常情况下，细胞内大分子物质 LDH 是不能通过细胞膜的，但在细胞膜受损伤且通透性增加时，可通过受损的细胞膜释放出来，使氧化型辅酶Ⅰ（NAD$^+$）变成还原型辅酶Ⅰ（NADH），后者再通过递氢体形成有色的甲䐶类化合物，从而在 490nm 或 570nm 波长处出现一高吸收峰，利用读取的 OD 值，经过计算即可获得细胞膜通透性的改变情况。

第五节　细胞周期分析

细胞周期是指连续分裂的细胞从上一次有丝分裂结束到下一次有丝分裂结束所经历的整个过

程,主要分为 G_0、G_1、S、G_2 和 M 期。细胞周期分析是研究细胞周期调控机制等基础医学研究的基本方法,同时在肿瘤化疗药物研发等转化医学研究领域也具有重要的实践意义。

一、细胞同步化实验

细胞同步化(synchronization)指利用物理或化学方法,将处于细胞周期循环中的细胞(除 G_0 期细胞)同步到同一阶段,或者将同一阶段的细胞分离出来,研究特定阶段的生物学特征。

（一）细胞同步化的方法

细胞同步化的主要目的是获得一定数量同步化细胞,并使细胞进入同步生长状态。主要有自然同步法和人工同步法。

1. 自然同步法　自然界中某些细胞存在同步化生长现象,研究时在自然条件下观察,不需要人为干扰,包括:黏菌多核体同步化分裂、海参卵受精后前 9 次细胞分裂和解除增殖抑制的真菌休眠孢子等。

2. 人工同步法　体外培养时,通过条件处理获得同步化生长的细胞,分为物理选择法及化学阻断法。

(1)物理选择法:根据细胞的大小、密度、黏附性等物理特征分选细胞。

1)有丝分裂选择法:处于增殖期的细胞分裂活跃,细胞变圆,与培养皿底部的黏附性变低。轻震荡时,处于 M 期的细胞可与培养皿脱离,悬浮于培养基中,不断收集悬浮细胞即可获得一定量的 M 期细胞。该方法同步化程度较高、操作简单且对细胞损伤小,但收集时间长,振幅过大则会影响同步化效率。

2)淘析离心法:细胞在周期进程中 DNA 含量逐渐增加,体积逐渐增大,离心时,细胞达到不同平衡区域,结束后不同沉降速率细胞悬浮在特定位置,从而实现细胞分离。该方法所需细胞量大,对仪器要求较高,因此应用并不广泛。

(2)化学阻断法:通过一定制剂处理后使细胞同步化。

1)血清饥饿法:体外培养降低血清浓度,细胞缺乏生长因子,则抑制细胞周期蛋白依赖性激酶 CDK2、CDK4 的表达,使大量细胞处于 G_0/G_1 期。该法不需药物处理,对细胞影响小,但不同细胞对血清饥饿的敏感性不同,细胞存活率会有一定影响。

2)DNA 合成抑制法:通过抑制细胞 DNA 合成将细胞同步于 G_1/S 期交界处。胸腺嘧啶核苷是细胞 DNA 合成的必需前体,加入过量的胸腺嘧啶核苷,可生成过量的三磷酸腺苷,反馈抑制其他核苷酸的磷酸化,影响 DNA 合成。该方法同步化效率高,简单易行且可逆,但细胞易出现非均衡生长,体积可能不均一。

3)中期阻断法:秋水仙素可抑制微管聚合,将细胞阻断于有丝分裂中期,解除秋水仙素抑制后细胞从中期开始同步分裂,但其可逆性较差,可能诱导非正常有丝分裂。

（二）细胞同步化的应用

细胞同步化可用于肿瘤的治疗及对染色体的分析。

1. 肿瘤治疗　肿瘤组织中处于不同周期阶段的癌细胞对化疗药物敏感性不同,因此使用细胞同步化药物后,联合周期特异性抗肿瘤药物或同步放疗,可使肿瘤治疗效果最大化。

2. 染色体带型分析　细胞同步化后获得大量晚前期、早中期及中期分裂相细胞,利用这些细胞进行显带核型分析,在细胞遗传学方面具有重要意义。

二、流式细胞仪检测细胞周期

流式细胞仪缩短了细胞周期检测的时间,提高了细胞周期检测的准确性、特异性。可分为核酸的非特异性染色法、细胞周期调节蛋白的特异性染色法。

（一）核酸荧光染料标记方法

根据各期细胞的 DNA 含量不同,利用非特异性核酸染料与胞内的 DNA 结合,通过检测细胞内 DNA 含量,区分 G_0/G_1 期、S 期和 G_2/M 期细胞。

1. 核酸荧光染料的分类　核酸荧光染料可分为细胞膜通透性染料和细胞膜非通透性染料。①细胞膜通透性染料:可以透过完整的细胞膜,与胞内核酸结合,用于活细胞染色,经流式细胞仪分选后,可继续培养用于后续研究,常用染料有二脒基苯基吲哚(DAPI)、DRAQ5 和烟酸己可碱 33342/33258(Hoechst 33342/33258)等。②细胞膜非通透性染料:不能通过完整的细胞膜,染色前需固定,所得细胞只能用于流式细胞分析,不能继续培养。常用染料有 PI、溴化乙锭(ethidium bromide)、吖啶橙(acridine orange)、普卡霉素(mithramycin)等。

2. PI 标记法　PI 是细胞周期研究中应用最广泛的染料,其可结合细胞内的双链 DNA、RNA,经 488nm 波长激发后发射红色荧光,其与核酸结合后发射强度可提高 20 倍。分析时,细胞先经固定通透,再降解细胞内 RNA 后,PI 只与细胞内的 DNA 结合,流式细胞仪检测 PI 发射光强度即可确定细胞周期。

PI 染色也可以对细胞增殖活跃程度进行定量评价,即增殖指数(proliferation index,PI)。细胞增殖指数是指处于 S 期和 G_2/M 期的细胞占所有细胞的比例,比例越高,细胞增殖越活跃。

PI 标记法分析结果如图 41-6,两红色峰分别为二倍体峰、四倍体峰,分别对应 G_0/G_1 期和 G_2/M 期。处于两峰之间的细胞正在进行 DNA 合成,为 S 期。根据纵坐标可分析各期细胞的比例。

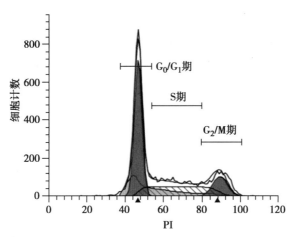

图 41-6　PI 标记法检测细胞周期流式结果图

（二）特异性细胞周期调节蛋白检测法

在细胞周期的各特定阶段,不同的周期蛋白(cyclin)相继表达,并与其他蛋白如 CDK 结合,对细胞周期进行调控。利用荧光素标记抗体识别表达这些特定蛋白的细胞,可区分处于 G_0、G_1、S、G_2 和 M 期的细胞,获得各期的细胞数量。如利用荧光素标记 cyclin D 抗体可在二倍体细胞中进一步区分 G_0 期细胞和 G_1 期细胞等;利用荧光素标记的 CDK 单抗,通过结合细胞内的特定 CDK 分子,分析表达该 CDK 分子的细胞数量,可确定处于特定细胞周期中的细胞比例。

第六节　细胞凋亡的检测

细胞凋亡(apoptosis)是指为维持内环境稳定由基因控制的细胞自主的有序性死亡。有关细胞凋亡的研究手段包括形态学观察、生物化学与分子生物学检测等。

一、凋亡细胞的普通光镜观察

细胞凋亡发生时会出现典型的形态学特征,如胞膜有小泡生成,细胞固缩,核质浓缩,染色质凝聚,DNA 降解,最终形成许多凋亡小体(apoptotic body),然后被邻近的巨噬细胞所吞噬。

细胞涂片或组织切片经过多种染色后,即可直接在光学显微镜下观察细胞凋亡现象。

1. 苏木精 - 伊红(HE)染色　凋亡细胞的细胞核呈蓝黑色,细胞质呈淡红色,其在组织中常单个散在分布,细胞核浓缩、染色致密、有破碎。

2. MGG 染色　MGG 由 May-Grunwald 染料和 Giemsa 染料组成,分别对胞质和胞核着色。染色后细胞核呈粉红色,细胞质呈淡蓝色,通过观察细胞质和细胞核形态来判断凋亡细胞。

3. 甲基绿 - 派洛宁染色　凋亡细胞经甲基绿 - 派洛宁染色后,细胞核呈绿色或绿蓝色,胞质呈红紫色,而坏死细胞的细胞核染成绿色。

总体来说,普通光学显微镜观察法简便易行,只是检出时期较晚,主观性判断的比重较大,标准不易掌握。

二、凋亡细胞的荧光显微镜观察

凋亡细胞经过染色可在荧光显微镜下观察,其主要方法如下。

1. 吖啶橙 - 溴化乙锭染色法　吖啶橙能够透过细胞膜,可对活细胞中的核酸染色,使细胞核内的 DNA 染成绿色,细胞质内的 RNA 呈橘红色。溴化乙锭可与 DNA 和 RNA 结合,但其不能通过完整的细胞膜进入细胞内,而晚期凋亡细胞的细胞膜通透性增加,溴化乙锭能够通过,使核酸呈鲜红色固缩体或碎块,因而着染的是死亡细胞。

吖啶橙 - 溴化乙锭染色法对区分早期凋亡、晚期凋亡和坏死细胞具有一定的意义。①活细胞呈绿色,核结构正常。②早期凋亡细胞呈绿色或橘黄色,核出现靠边、浓缩。③晚期凋亡细胞呈橘黄色,出现核碎裂、凋亡小体。④坏死细胞呈橘黄色,核结构正常,细胞肿胀变大。

2. Hoechst 染色法　Hoechst 33258 和 Hoechst 33342 荧光染料均可特异性地结合于 DNA 的 AT 键上。当 pH=7.0 时,在荧光显微镜下,活细胞核呈均匀的蓝色荧光;而凋亡细胞核呈浓染的半月形或碎块状荧光。如果细胞核呈 3 个或 3 个以上荧光碎片时,即可确定为凋亡细胞。

三、凋亡细胞的琼脂糖凝胶电泳检测——DNA 梯状条带

正常活细胞 DNA 基因组条带由于分子量大,迁移距离短,因此停留在加样孔附近。坏死细胞由于其 DNA 的不规则降解而显现一条连续的膜状条带;而细胞凋亡时,DNA 在核小体单位之间的连接处断裂,形成 50~300kb 长的 DNA 大片段,或 180~200bp 整数倍的寡核苷酸片段,在凝胶电泳上表现为梯形电泳图谱(DNA ladder)。

1. 经典的琼脂糖凝胶电泳　经典的琼脂糖凝胶电泳(conventional gel electrophoresis)用于分开低分子量 DNA,在凋亡细胞群中可观察到典型的 DNA ladder,但常规的琼脂糖凝胶电泳法在样品量较少的情况下,敏感性往往不够,而且不能进行定量分析。

2. 脉冲场凝胶电泳(pulse field gel electrophoresis,PFGE)　应用于分离纯化大小在 10~2 000kb 之间的 DNA 片段。PFGE 电泳是在两个不同方向的电场中周期性交替进行的,相对较小的 DNA 分子在电场转换后可以较快地转变移动方向,而较大的 DNA 分子则需要的时间长,最终小分子移动的速度比大分子快。

3. 单细胞凝胶电泳(single cell gel)　又称作彗星分析(comet assay)或微凝胶电泳(microgel electrophoresis)。电泳时损伤的 DNA 从核中溢出,向阳极方向泳动,产生一个尾状带,未损伤的 DNA 部分则保持球形,二者共同形成"彗星"。DNA 受损越严重,产生的断链和断片越多,长度也越小,在相同的电泳条件下迁移的 DNA 量就越多,迁移的距离就越长。在一定范围内,通过"彗星"的长度(代表 DNA 迁移距离)和经荧光染色或银染色后的"彗星"荧光强度或光密度(代表 DNA 的量)来确定该 DNA 的损伤程度,因此可以定量检测单个细胞中的 DNA 损伤,这是一种快速简便的凋亡检测法。彗星鉴定可用于检测凋亡细胞寡核小体片段,其比流式细胞仪方法还能更早地检测出凋亡细胞,特别适用于少数甚至单个细胞的检测。

四、凋亡细胞的电镜观察

采用透射电镜进行形态学观察是判断细胞凋亡最可靠的方法,也是迄今为止判断凋亡最经典的方法,其可清楚地观察到细胞结构在凋亡不同时期的变化,被认为是确定细胞凋亡的"金标准"。

1. 凋亡细胞早期的形态　在细胞凋亡的早期,细胞核染色质沿核膜内侧排列、边集而形成半月形,随后细胞核发生固缩,表现为电子密度增强,核形不规则,核膜内陷,继而发生核碎裂,在细胞质内可见多个电子密度增强的胞核碎块。细胞体积变小,细胞质浓缩,细胞器保存较好,或轻度增生。线粒体数目轻度增加、肿胀,胞质内空泡增多,细胞膜表面微绒毛和伪足减少或消失,可见细胞膜芽生出泡的现象。

2. 凋亡细胞晚期的形态　在细胞凋亡的晚期,可见由质膜包裹的内有完整细胞器和细胞核碎块的凋亡小体。

3. 透射电镜用于细胞凋亡检测的缺点　①只能定性,不能定量;②标本处理过程复杂,设备相对昂贵,对检查者的技术水平要求较高,不适于大批标本检测;③在组织切片上进行电镜观察时,有时凋亡很难与正常细胞有丝分裂相鉴别,因为两种情况下都可出现染色质浓聚。如同时进行荧光染色,可弥补电镜观察的不足。

五、凋亡细胞的原位末端标记法检测

凋亡细胞的一个重要特征是核酸内切酶发生活化,它可将 DNA 逐步地进行切割、降解,导致基因组 DNA 在核小体间发生断裂,断裂缺口处产生一系列的 3′-OH 末端。在末端脱氧核苷酸转移酶(terminal deoxynucleotidyl transferase, TdT)的催化下,将脱氧核糖核苷酸和荧光素或辣根过氧化物酶形成的衍生物标记到 DNA 的 3′ 末端,从而通过荧光显微镜、流式细胞仪或普通光镜等方法进行检测,即所谓的 TUNEL(TdT-mediated dUTP nick-end labeling)法检测细胞凋亡(图 41-7)。

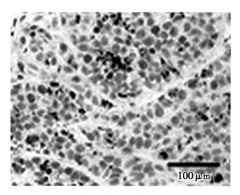

图 41-7　原位末端标记法检测凋亡细胞图

TUNEL 检测细胞凋亡主要是基于形态学与生物化学相结合的测定方法,通过对单个凋亡细胞核或凋亡小体进行原位染色,准确反映细胞凋亡特有的生物化学特征和形态学特性。它是目前原位检测细胞凋亡最快速、特异、敏感的方法。由于 DNA 断裂发生在凋亡的早期,因此该法对早期凋亡细胞检测有较高的灵敏性。

六、凋亡细胞的流式细胞法检测

凋亡细胞定量分析常借助于流式细胞仪检测,其主要方法如下。

(一) 线粒体膜电位检测

线粒体膜电位检测主要采用阳离子型荧光染料。在正常细胞中,该染料在线粒体内聚集,发出明亮的红色荧光;而细胞凋亡后,线粒体膜电位发生改变,染料无法进入线粒体而只能以单体形式存在胞质中,发出绿色荧光。通过流式细胞仪检测红色荧光到绿色荧光的变化,意味着膜电位下降,细胞发生凋亡。

(二) DNA 周期检测

DNA 周期检测是采用细胞内 DNA 能够和荧光染料(如 PI)结合的特性。细胞各个时期由于 DNA 含量不同从而结合的荧光染料也不同,通过流式细胞法检测得到的荧光强度也不一样。G_2/M 期 DNA 含量是 G_0/G_1 的两倍,而 S 期介于两者之间。由于凋亡的细胞 DNA 含量较少,因而在细胞 G_0/G_1 期前面有一个亚二倍体峰,被认为是凋亡细胞。但是由于死亡细胞的 DNA 含量也减少,因此这种方法很难区分凋亡和死亡的细胞。

(三) Caspases 检测

Caspase 家族在介导细胞凋亡过程中发挥重要作用,其中 Caspase-3 为细胞凋亡关键的执行分子。正常情况下,Caspase-3 以酶原的形式存在于胞浆中,在细胞凋亡的早期阶段被激活。活化的 Caspase-3 由两个小亚基(12kDa)和两个大亚基(17kDa)组成,裂解相应的胞浆和胞核底物,最终导致细胞凋亡。通过流式细胞仪分析 Caspase-3 阳性细胞数和平均荧光强度,可以计算凋亡细胞百分比。

(四) Annexin V/PI 检测

正常细胞中,磷脂酰丝氨酸(PS)只分布于细胞膜脂质双分子层的内侧层。而在细胞凋亡早期阶段,细胞质膜会发生一系列形态学特征改变,主要表现为细胞膜不对称性变化。磷脂酰丝氨酸从细胞膜脂质双分子层的内侧层翻转至外侧层,暴露于细胞的外表面。Annexin V 是一种钙离子依赖性的磷脂结合蛋白,与磷脂酰丝氨酸有高度亲和力,因此 Annexin V 可作为检测细胞早期凋亡的指标之一。用荧光素如 FITC 标记 Annexin V 作为荧光探针,借助流式细胞仪检测细胞早期凋亡的发生。核酸染料 PI 能透过凋亡中晚期和死细胞的细胞膜,使细胞核染成红色,而不能透过完整的细胞膜。因此通过 Annexin V 与 PI 的联合使用,可以把处于不同凋亡时期的细胞区分开来。

(五) DNA 断裂检测

晚期凋亡细胞由于 DNA 断裂,出现很多 DNA 条带,利用末端脱氧核苷酸转移酶能将荧光素标记的 dUTP 标记到断裂的 DNA 末端,使凋亡的细胞具有荧光,借助流式细胞仪进行凋亡细胞的检测。

第七节　染色体技术

染色体是在细胞有丝分裂过程中细胞核内遗传物质形成的一种结构,具有相对固定的结构和数目。通过对细胞分裂过程中形成的染色体数目、形态和结构的观察,可以充分了解机体遗传物质的变异及规律,对染色体疾病的诊断和治疗具有重要意义。

一、染色体标本制备

人体外周血中的淋巴细胞通常处于有丝分裂的 G_0 或 G_1 期。当在体外细胞培养基中加入植物凝集素(phytohemagglutinin)时,外周血中的红细胞发生凝集,淋巴细胞重新进入到细胞分裂周期中。使用有丝分裂阻断剂秋水仙素或秋水仙酰胺破坏纺锤体,使正在分裂的淋巴细胞发生停滞,其中有丝分裂中期细胞大多处于赤道板上,形态清晰、数目可见,便于观察。

制备染色体标本时,用低渗溶液处理离体培养的细胞,红细胞因渗透压吸水而发生质膜膨胀破裂,同时淋巴细胞也膨胀,有助于细胞内染色体的分散。通过离心,沉淀淋巴细胞,去掉含有胀破的红细胞成分的上清溶液。利用固定液固定淋巴细胞,细胞内染色体的结构同时也被固定,并用 Giemsa 液对染色体标本进行染色。该方法简单、方便。

二、端粒及端粒酶显示技术

端粒的长短和端粒酶的功能异常与生物机体衰老和癌症的发生发展有着密切联系。因此,高灵敏度检测端粒长度和端粒酶活性对于疾病机制研究和临床诊断显得尤为重要。

(一)端粒长度显示技术

端粒长度的检测技术主要包括端粒末端限制性片段分析(terminal restriction fragment,TRF)、实时定量聚合酶链反应(quantitative polymerase chain reaction,qPCR)、定量荧光原位杂交技术(quantitative fluorescence *in situ* hybridization,Q-FISH)和流式荧光原位杂交(flow fluorescence *in situ* hybridization,flow FISH)等。

1. **TRF 技术** TRF 技术是最早应用的端粒长度检测方法,被认为是端粒长度检测的金标准。该方法是根据端粒序列特异且重复的特征,用一组缺乏端粒识别位点的限制性内切酶(如 *Rsa* I 和 *Hinf* I)切割基因组 DNA。基因组 DNA 被切割成短片段,而端粒 DNA 不被切割仍以较长片段保留。通过琼脂糖凝胶电泳分离,用端粒 DNA 特异的探针进行 Southern blot 杂交,进而检测端粒长度。

2. **qPCR 技术** qPCR 技术是利用单个细胞中端粒扩增产物(T)与端粒的一个单拷贝基因量(S)比值(telomere-to-single copy gene ratio,T/S ratio),来定量端粒的长度。该方法适用于临床诊断和流行病学等大规模样本研究。

3. **Q-FISH 技术** Q-FISH 技术是使用荧光标记的 $(CCCTAA)_3$ 的肽核酸探针与有丝分裂中期染色体上的端粒 DNA 杂交,通过检测荧光信号,与已知端粒长度的标准品比对目的端粒长度。其优点是能检测每条染色体上的端粒长度,还能检测端粒融合事件及极短端粒重复序列(<0.5kb)的末端。

4. **Flow FISH 技术** Flow FISH 技术是在 Q-FISH 基础上发展而来,能精确地检测出每个细胞的平均端粒长度,并能用于检测经流式细胞仪分选的细胞亚群的端粒长度,具有通量高、重复性好的特点。

(二)端粒酶活性显示技术

以 PCR 为基础的端粒重复序列扩增法(telomere repeat amplification protocol,TRAP),因其超高的灵敏度已发展为端粒酶活性标准分析方法。传统的 TRAP 技术是利用端粒酶自身反转录特性合成端粒重复序列,并以该序列为模板进行 PCR 扩增,采用 12% 聚丙烯酰胺电泳分离,放射自显影呈现目的条带,实现端粒酶活性的检测。目前应用较为广泛的是端粒酶活性 TRAP 实时定量检测技术,其是运用荧光染料(如 SYBR green)作为标记信号,结合 TRAP 技术,能方便、快速地对端粒酶活性进行检测和定量分析。

三、染色体显带技术

通过显带染色等处理,使染色体的一定部位显示出深浅不同的染色体带纹,这些带纹具有物种及染色体的特异性,可更有效地鉴别染色体和研究染色体的结构和功能,该技术称为染色体显带技术(chromosome banding technique)。显带技术将人类的 24 种染色体显示出各自特异的带纹,称为带型(banding pattern),如 Q 带、G 带、R 带等。带型可分为整体显带和局部显带,在常用的显带技术中,G显带、Q 显带、R 显带等属于染色体整体显带;而 C 显带、T 显带、N 显带等属于局部显带。

1. Q 带　用荧光染料氮芥喹吖因(quinacrine mustard)处理染色体后,在荧光显微镜下观察到染色体沿长轴显示出宽窄和亮度不同的若干横纹,称 Q 带。其中亮带富含 AT,暗带富含 GC,显带效果稳定,缺点是荧光持续时间短,标本难于长期保存。

2. G 带　将染色体标本用碱、胰蛋白酶或其他盐溶液处理后,再用 Giemsa 染色,染色体上出现与Q 带相似的带纹,在显微镜下可见颜色深浅一致的带纹,称 G 带。G 显带技术简便,带纹清晰,染色体标本可以长期保存。

3. R 带　用盐溶液处理标本后,再用 Giemsa 染色,显示出与 G 带颜色相反的带纹,称反带或 R带。R 带的带纹与 G 带相反,R 带有利于测定染色体长度,观察末端区的结构异常,此显带技术主要用于研究染色体末端缺失和结构重排。

4. T 带　将染色体标本加热处理后,再用 Giemsa 染色,主要显示染色体的端粒部位,称 T 带。

5. C 带　用碱处理标本后,再用 Giemsa 染色,可使着丝粒和次级缢痕结构的异染色质部分深染,该带纹称为 C 带。C 带技术用来研究着丝粒区、Y 染色体及次缢痕区结构上的变化。

6. N 带　用硝酸银染色,可使染色体的随体和核仁组织区(nucleolar organizing region,NOR)呈现特异性的黑色银染物,这种银染色阳性的 NOR 称作 Ag-NOR。

四、性染色质的观察

人类的性染色体包括 X 染色体和 Y 染色体,在间期细胞中为性染色质。

1. **正常人的性染色体**　正常女性有两条 X 染色体,间期细胞中的 X 染色质通常只有一条具有转录活性,另一条 X 染色体常浓缩成染色较深的染色质体,附于核膜内侧边缘,此即为巴氏小体(Barr body),又称 X 小体。正常男性细胞在间期核中只有 Y 染色质,无 X 染色质。

2. **性染色体的镜检**　通常研究使用口腔黏膜、头发根鞘、外周血细胞、羊水等制备 X 和 Y 染色质。

(1)X 染色体的观察:观察 X 染色质时,以洁净压舌板轻刮患者口腔颊黏膜细胞涂于洁净玻片上,铺平后用 95% 乙醇固定,用硫堇、Schiqq 试剂或甲苯胺蓝等方法处理标本,镜检 300 个左右细胞,在核膜内缘可看到楔形、椭圆形等形状的深蓝色(硫堇染)或紫红色(Schiqq 试剂染)染色小块,即“巴氏小体”。

(2)Y 染色体的观察:Y 染色体长臂的远端经过荧光染料氮芥喹吖因染色后,可发出明亮的荧光,直径约在 0.3~1μm。

由于取材方便,方法简单,性染色质检测广泛应用于性别畸形的诊断中,如检查羊水细胞的性染色质,还可在产前诊断胎儿性别。

五、姐妹染色单体交换实验

当一条染色体的两条单体在同一位置发生同源片段的易位时,由于该交换是对等的,所以染色体的形成没有改变,该现象称作姐妹染色单体交换(sister chromatid exchange,SCE)。通常用姐妹染色单体区分染色法(sister chromatid differentiation)研究姐妹染色单体交换。

实验原理:在细胞培养基中加入 5- 溴 -2′- 脱氧尿苷(5-bromo-2′-deoxyuridine,BrdU),当 DNA 复制时,BrdU 可作为核苷酸前体物取代胸腺嘧啶而被掺入到新合成的 DNA 链中。当细胞在 BrdU 环境中生长两个细胞周期后,DNA 半保留复制的特点使同一条染色体的两条姐妹染色单体中,一条染色单体的 DNA 双链都被 BrdU 取代,而另一条染色单体的 DNA 仅一条链被 BrdU 取代。在结构上双股含 BrdU 的姐妹染色单体的 DNA 螺旋化程度低,对 Giemsa 染料的亲和力弱,故染色浅;单股含 BrdU 的姐妹染色单体由于 DNA 螺旋化紧密,对 Giemsa 染料的亲和力强,故染色较深。如果两条姐妹染色单体同在某些部位发生互换,由于姐妹染色单体染色上的明显差异,则在互换处可见有一界限明显、颜色深浅对称的互换片段。SCE 频率是 DNA 损伤的灵敏指标,是检测诱变剂或致癌物的常规指标之一。

六、染色体原位杂交技术

原位杂交(*in situ* hybridization,ISH)是利用核酸分子单链之间有互补的碱基序列,将标记的外源核酸(即探针)与样本上待测 DNA 或 RNA 互补配对,结合成专一的核酸杂交分子,经一定的检测手段将待测核酸在组织、细胞或染色体上的位置显示出来。为显示特定的核酸序列必须具备三个重要条件:①组织、细胞或染色体的固定;②具有能与特定片段互补的核苷酸序列(即探针);③有与探针结合的标记物。目前应用较多的非放射性标记物是生物素(biotin)和地高辛(digoxigenin)。二者都是半抗原,生物素能与亲和素形成稳定的复合物,通过连接在亲和素或抗生物素抗体上的显色物质(如酶、荧光素等)进行检测。地高辛是一种类固醇半抗原分子,可利用其抗体进行免疫检测,原理类似于生物素的检测。地高辛标记核酸探针的检测灵敏度高,特异性优于生物素标记,其应用日趋广泛。

原位杂交技术主要包括:基因组原位杂交技术、原位 PCR 和荧光原位杂交技术。

1. **基因组原位杂交技术**(genome *in situ* hybridization)　利用物种之间 DNA 同源性的差异,用另一物种的基因组 DNA 以适当的浓度作封阻,在靶染色体上进行原位杂交。

2. **原位 PCR 技术**　通过 PCR 技术对靶核酸序列在染色体上或组织细胞内进行原位扩增使其拷贝数增加,然后通过原位杂交技术进行检测,从而对靶核酸序列进行定性、定位和定量分析。原位 PCR 技术大大提高了原位杂交技术的灵敏度和专一性,可用于低拷贝甚至单拷贝的基因定位。

3. **荧光原位杂交技术**(fluorescence *in situ* hybridization,FISH)　将直接与荧光素结合的寡聚核苷酸探针或采用间接法用生物素、地高辛等标记的寡聚核苷酸探针与变性后的染色体、细胞或组织中的核酸按照碱基互补配对原则进行杂交,经变性 - 退火 - 复性 - 洗涤后即可形成靶 DNA 与核酸探针的杂交体,直接检测或通过免疫荧光系统检测,最后在荧光显微镜下观察,即可对待测 DNA 进行定性、定量或相对定位分析。

在此基础上发展起来多彩色荧光原位杂交(multicolor fluorescence *in situ* hybridization)是用几种不同颜色的荧光素单独或混合标记的探针进行原位杂交,能同时检测多个靶位。各靶位在荧光显微镜下和照片上的颜色不同,呈现多种色彩,能同时检测多个基因,在检测遗传物质的突变和染色体上基因定位等方面得到了广泛的应用。

第八节　细胞培养及分析技术

细胞培养可分为原代培养和传代培养,相关分析技术有很多,如最基本的细胞计数、细胞生长曲线绘制等,也可以进行组织器官培养。

一、细胞的原代培养

将动物机体的某种组织从机体中取出,经各种酶消化或机械方法处理,分散成单细胞,置于合适的培养基中培养,使细胞得以生存、生长和繁殖,这一过程称原代培养(primary culture)。组织材料的分离分散是原代培养的重要步骤之一,可以根据组织种类和培养要求,采取相应的手段。

1. 机械分散法　进行组织块培养时,可采用剪切法,一般用眼科剪剪切成 $1mm^3$ 的小块。剪切法可能对组织有一定损伤,但操作比较方便。某些软组织如脑、胚胎以及某些肿瘤组织等,可采用挤压机械法进行分散。挤压机械法仅适用于处理软组织,对较硬组织和纤维性组织效果不好。

2. 消化分离法　消化法是在把组织剪切成较小体积的基础上,应用生化和化学手段进一步分散组织,使被处理的组织分散成细胞团或单个细胞,最后加入培养液制成细胞悬液。根据组织的不同,可选用适宜的消化手段。

(1)胰蛋白酶消化法:胰蛋白酶适于消化间质较少的软组织,如胚胎组织、上皮组织、肝、肾等,而消化纤维性组织或较硬的癌组织效果较差。由于 Ca^{2+} 和 Mg^{2+} 对胰蛋白酶的活性有一定的抑制作用,故胰蛋白酶多与 EDTA 混合使用,以发挥 EDTA 螯合 Ca^{2+} 和 Mg^{2+} 的作用。血清有抑制胰蛋白酶活性的作用,因此可用含血清的培养基终止消化反应。

(2)胶原酶消化法:胶原酶对胶原有很强的消化作用,适用于消化纤维性组织、上皮组织和癌组织等。上皮细胞本身对胶原酶有一定耐性,但胶原酶对细胞基质有好的消化作用,可使上皮细胞与胶原成分脱离而不受伤害。胶原酶在 Ca^{2+} 和 Mg^{2+} 存在下仍有活性,因此可用培养基配制。

(3)螯合剂分散法:某些组织,特别是上皮组织需要 Ca^{2+} 和 Mg^{2+} 才能维持组织完整性。EDTA 能螯合 Ca^{2+} 和 Mg^{2+},破坏细胞连接结构,促进细胞分离。但 EDTA 作用比较温和,很少单独用于消化新鲜组织。

二、细胞的传代培养

传代培养(subculture)是指将原代培养的细胞继续转接培养的过程。细胞在培养瓶长成致密单层后,已基本饱和,为使细胞能够继续生长,同时也将细胞数量扩大,就必须进行传代。对于贴壁生长的细胞一般采用酶消化法进行传代培养。部分贴壁生长但黏附不牢固的细胞可以采用直接吹打的方法传代。悬浮生长的细胞采用自然沉降法加入新鲜培养基后再吹打分散进行传代。由于不同的细胞对于消化液的敏感度不一样,因此需要掌握消化时间并且选择适宜的方法以降低对细胞的损伤。

三、培养细胞的形态观察和计数

(一)细胞形态观察

利用倒置相差显微镜可以很方便地对培养瓶中的细胞进行观察。细胞生长状态良好时,细胞透明度大,折光性强,轮廓不清晰。生长状态不良的细胞轮廓变清晰,折光性变弱,胞内有空泡、脂滴、颗粒等出现,细胞之间空隙变大,细胞形态不规则。情况严重时,还可看到细胞表面和周围出现丝絮状物,甚至部分细胞死亡、崩解、漂浮。

(二)细胞计数

利用血细胞计数板计数细胞悬液中的细胞数目。将需要计数的细胞制成单细胞悬液,在计数板上的盖玻片的一侧加微量细胞悬液。通过盖玻片和计数板之间的毛细管虹吸作用,细胞悬液进入小室,并充满盖玻片和计数板的间隙。将计数板放在低倍镜下(10×10 倍),观察计数板四角大方格中的细胞数。在一个大方格中,如果有细胞位于线上,一般计下线细胞不计上线细胞,计左线细胞不计右线细胞。

四、培养细胞生长曲线的绘制和分裂指数的测定

(一)培养细胞生长曲线的绘制

细胞生长曲线是观察细胞生长基本规律的重要方法,根据细胞生长曲线可以分析细胞增殖速度,

确定细胞传代、细胞冻存和具体实验操作的最佳时间。细胞生长曲线的测定一般可以利用细胞计数法进行。

1. 动态计数细胞数量 选择生长状态良好的细胞,计数后,以合适的密度接种在 24 孔板中,保证每孔的细胞量一致。细胞接种数量一般以 7~10d 能长满但不发生接触抑制为宜。每隔 24h 吸弃 3 个孔的培养液,消化、混悬细胞,进行细胞计数,得到细胞密度的平均值。以培养时间为横轴,细胞数为纵轴,绘制细胞生长曲线。

2. 细胞生长曲线的特征 标准的生长曲线近似 "S" 形。一般在传代后的第一天细胞数目有所减少,再经过几天的潜伏期、迅速增殖的对数期,最后达到平台期。潜伏期是细胞对分离和传代操作所致损伤的恢复以及适应新生长环境的过程。对数生长期细胞数量呈指数增长,一般为 3~5d,细胞传代、实验处理等多在此区间进行。常以倍增时间反映细胞生长旺盛情况。细胞进入平台期时,除了肿瘤细胞和成纤维细胞外,由于接触抑制形成单层细胞,细胞不再增殖。

(二) 分裂指数的测定

细胞分裂指数是指计算分裂细胞占全部细胞比例的方法,用来表示细胞增殖旺盛程度。一般计数和观察 1 000 个细胞中处于分裂的细胞数。细胞分裂指数是测定细胞周期的重要指标之一。

具体方法是:消化细胞后,将细胞悬液接至内含盖玻片的培养皿中。每 24h 取出一个盖玻片,用多聚甲醛或者 95% 乙醇固定后,Giemsa 染色或者 HE 染色,操作时动作要轻,以免使盖片上的细胞脱落。选取细胞数多、中、少三个区域观察分裂细胞,观察时要掌握好分裂象标准,主要是确定划分间期 - 前期、末期 - 间期等的界限,以减少误差。共计数 1 000 个细胞,计算分裂细胞所占的比例,以培养时间为横轴,分裂细胞所占的比例为纵轴,绘制细胞分裂指数曲线。

五、细胞集落形成实验

集落形成实验(colony formation assay)是测定单个细胞增殖能力的有效方法之一,也常用于抗癌药物敏感性测试。其基本原理是单个细胞在体外持续分裂增殖 6 次以上,其后代所组成的细胞群体成为克隆或集落。一般情况下,每个克隆可含有 50 个以上的细胞,大小在 0.3~1.0mm³ 之间。通过计数克隆形成率,可对单个细胞的增殖潜力做定量分析。克隆形成率 = 克隆数 / 接种细胞数 ×100%。常用方法有平板克隆形成实验和软琼脂克隆形成实验。

1. 平板克隆形成实验 适用于贴壁生长的细胞,包括培养的正常细胞和肿瘤细胞。该方法简单,不需要制备琼脂糖培养基,细胞可在培养皿底壁形成克隆。

2. 软琼脂克隆形成实验 适用于非锚着依赖性生长的细胞,如肿瘤细胞系和转化细胞系。利用琼脂液无黏着性又可凝固的特性,将肿瘤细胞混入琼脂液中,琼脂液凝固使肿瘤细胞置于一定位置,琼脂中肿瘤细胞可能向周围作全方位的移动,因此可以用来检测肿瘤细胞的主动移动能力。肿瘤细胞在适宜培养基中又可以增殖,从而可以测定肿瘤细胞克隆形成率。

六、器官培养方法

器官培养(organ culture)是指从供体取得器官或器官组织块后,不进行组织分离,保持其原有器官的结构和连接,直接将器官或器官的一部分在体外进行培养。器官培养主要强调器官组织的相对完整性,重点观察细胞在正常联系和排列情况下的生物调节作用。器官培养的主要方法有:

1. 琼脂基质培养法 将血浆基质或鸡胚浸出液与消毒好的琼脂混合,形成较为稳定的半固体培养基,然后将器官组织片放置其上进行培养。此法已成功地用于发育和形态发生研究中。

2. 格栅培养法 格栅呈正方形,大小为 25mm×25mm,将格栅的四边呈直角地做成约 4mm 高的平台。组织可直接培养于格栅上,但较软的组织(例如腺体或皮肤)则先接种于擦镜纸或微孔滤膜条带上,再放到格栅上。将格栅及其上面的外植体放置于培养皿内,添加培养液,充满到格栅的水平,培养小室放置在充满 CO_2 和 O_2 混合气体的密闭容器内。本法可成功地保存对氧需求比胚胎器官高的成体哺乳动物组织,例如前列腺、肾、甲状腺和垂体。

3. 旋转通气法　器官组织块贴附于塑料培养皿的底部并用培养基覆盖,然后将平皿放置于一个摇转平台上,以一定转速摇动培养皿,使培养液和气相交替通过组织块表面,可成功地用于人成体组织的长期培养,包括支气管上皮、乳房上皮、食管和子宫颈黏膜上皮。

4. 类器官培养(organoid culture)　是将具有干性潜能的细胞进行 3D 培养,从而形成相应器官的部分组织。理想的类器官拥有与对应器官类似的空间组织,并能够重现对应器官的部分功能,从而提供一个高度生理相关系统。类器官技术在再生医学、精准医疗以及药物毒性和药效试验等领域具有潜在的应用前景。

第九节　细胞工程的主要相关技术

细胞工程是通过对细胞的改造获得细胞新特征,从而对生物学现象进行研究。最早的细胞工程技术是细胞融合技术,随着科技的发展,出现了显微注射技术、基因转移技术等。

一、细胞融合实验

细胞融合(cell fusion)是指在自发或诱导条件下,两个及以上细胞合并形成一个具有双核或多核的细胞。含相同亲本细胞核的细胞称为同核体(homokaryon),含不同亲本细胞核的细胞称为异核体(heterokaryon)。异核体通过有丝分裂使两个亲本细胞的基因组合在一起形成只含一个细胞核的杂种细胞,即合核体(synkaryon)。

细胞融合实验是研究核质关系、基因定位等理论的重要手段。在单克隆抗体制备等方面具有重要意义。评定细胞融合实验的重要指标为细胞融合率,即在显微镜视野内,已发生融合细胞的细胞核总数与该视野内所有细胞核总数的比值。有多种方法可诱导细胞发生融合。

（一）病毒法

多种病毒可诱导细胞融合,如新城疫病毒、仙台病毒等。这类病毒的被膜中含有融合蛋白,可介导病毒与宿主细胞或细胞间发生融合。优点是融合率高,适用于各种动物细胞的融合;缺点是可能会影响细胞的状态,且由于病毒的不稳定性,保存不当时,融合活性会降低。

（二）化学法

化学法诱导细胞融合,效果稳定,操作简单,适用于动植物细胞,但化学试剂具有毒性,易影响融合细胞的存活率。多种化学试剂可诱导细胞融合,如聚乙二醇(polyethylene glycol,PEG)、二甲基亚砜等。这类试剂可改变细胞膜脂分子的排列,破坏细胞膜的原有结构。去除化学试剂后,相接触细胞的接口处由于质膜的亲和作用和表面张力使得接触的细胞发生融合。

（三）电脉冲法

细胞在高频交流电场中会发生极化作用,从而形成偶极子,即正负电荷分别聚集在细胞的两端,此时细胞受电场力的作用从而沿着电极排列形成串珠;给成串的细胞施加瞬时高压脉冲,细胞膜会产生瞬时的可逆电穿孔,使得相接触的细胞发生融合。使用电脉冲法诱导的细胞融合率高、无毒性、可重复性好。

（四）激光法

激光法最突出的优点是高度选择性，可以选择任意两个细胞之间的融合。首先使用光俘房法或采用低浓度的融合剂如 5% 的 PEG 使细胞聚集，再利用激光微束对相邻细胞的接触区域进行可逆的破坏，从而诱导两个相邻细胞融合。

二、显微注射技术（核移植）

显微注射（microinjection）技术是指在高倍倒置显微镜下，利用显微操作器，将供体物直接注入宿主细胞中，从而研究供体物的功能或获得转基因动物的技术。该技术最早用于核移植（nuclear transplantation），即将供体细胞核移入去核的卵母细胞中，使后者不经过有性过程即可被激活、分裂并发育，使得核供体的基因得到完全复制。

核移植技术是动物胚胎工程的关键性技术，是克隆技术的核心步骤之一。核移植技术发展的早期，多选择胚胎细胞作为供核细胞。但是目前的核移植技术，已经可以使多种细胞完成核移植的过程，并能够发育为相应的克隆动物个体。供核细胞的分化程度越高，核移植的难度越高，发育为克隆个体的难度也就越高。因此，供核细胞的选择在核移植中非常重要。

1. **受体细胞的选择**　核移植技术早期，受体细胞多选择受精卵细胞。之后，人们逐渐发现处于 M Ⅱ 期的卵母细胞更宜作为受体细胞。随着克隆动物由鱼类、两栖类，到核移植较为困难的哺乳类，研究人员发现将受精卵细胞与卵母细胞进行融合后，作为受体细胞，能获得较好的克隆个体。

2. **去核方法的选择**　去核方法有多种，包括盲吸法、蔗糖高渗处理去核法及透明袋打孔去核法。

（1）盲吸法：在 M Ⅱ 期卵母细胞中第一极体与细胞核形成对位关系，通过去核针将第一极体及其附近的细胞质吸除。目前多数核移植技术采用该方法。

（2）蔗糖高渗处理去核法：以高渗蔗糖液处理卵母细胞后，使用去核针去除胞质中透亮的部分。该法去核率较高，可达 90% 以上。

（3）透明袋打孔去核法：针对质膜系统较脆弱的受体细胞，如小鼠的卵母细胞。先以显微针在透明带打孔，用细胞松弛素处理后再去核。

3. **重组胚的构建**　通过将细胞核移植到去核卵细胞中可构建成重组胚。

（1）用显微针将供核细胞穿过透明带注入去核卵母细胞的卵围隙中，使供核细胞和受体细胞发生细胞融合，实现核转移。这种方法使供核细胞的胞质与受体细胞的胞质融合，可能进一步影响重组胚胎发育的多样性。

（2）用显微针将供核细胞的裸核穿过透明带，注入去核的卵母细胞中，构成重组胚。该方法主要用于制作克隆小鼠。

（3）将供体细胞和去核卵母细胞放入营养性培养液中，使用电融合法，使两种细胞融合和活化。

三、基因转移

基因转移（gene transfer）技术，指的是在差异生物个体细胞之间所进行的遗传物质的交流。基因转移是实现细胞表型定向改造的基本技术之一。目前，向真核细胞转移外源基因的方法有物理法、化学法和生物法。

（一）物理法

利用外力，将外源基因导入细胞中，转染体系较简单，对所转染基因的长度无要求，但 DNA 越长，转染效率越低。由于该方法将基因随机整合在染色体上，可能导致基因不表达。

1. **电穿孔法**　利用脉冲电场使细胞膜上出现可逆的纳米大小的微孔，使外源 DNA 进入细胞内。该方法具有转染效率高、无毒性等优点；对大片段的 DNA 转染效果较好。但是对细胞的损伤较大。

2. 基因枪法　将 DNA 片段附着在微小的金属颗粒上,经过特殊的仪器加速后,将金属颗粒射入细胞或组织内,从而实现基因转移。特点是可以进行活体的基因转移。

3. 显微注射法　在高倍倒置显微镜下,利用显微操作器,将外源 DNA 注入受精卵的雄原核中,使外源 DNA 整合到受体细胞的基因组上。该方法主要用于制备转基因动物。

(二) 化学法

化学法基因转移主要有以下方法:

1. 脂质体包埋法　脂质体是由磷脂和类固醇合成的具有脂质双分子层的球形超微粒子。在表面活性剂作用下,脂质体可以包埋 DNA 片段,通过内吞作用,DNA 可进入细胞质和细胞核。该方法转染效果稳定,效率高;但对外源 DNA 长度有一定要求,同时细胞内脂质累积会影响细胞的生长状态。

2. 原生质体融合法　将含有外源基因的质粒转化细菌或酵母,经过扩增,加入溶菌酶,破坏细菌的细胞壁。在高盐条件下制成原生质体,将其铺在目的细胞上,通过融合剂将质粒转入细胞内。该方法耗时长,操作繁琐,但对大片段 DNA 分子的转染效率高。

(三) 生物法

最常用的生物法是病毒感染法,将目的片段插入病毒的基因组中,进而感染细胞达到基因转移的目的。目前常用的病毒载体有腺病毒、慢病毒和反转录病毒。病毒感染法的转染率高,稳定性强,但可能会存在一些安全隐患。

四、单克隆抗体的制备

单克隆抗体的制备主要应用杂交瘤技术(hybridoma technique)。该技术是将小鼠骨髓瘤细胞与免疫后的小鼠 B 淋巴细胞进行融合,产生既具有 B 淋巴细胞分泌抗体的功能,又具有癌细胞在体外无限增殖的特性的杂交细胞。

制备单克隆抗体的主要步骤:

1. 效应 B 淋巴细胞与骨髓瘤细胞的选择　经目的抗原免疫的动物能产生分泌特异性抗体的 B 淋巴细胞。免疫的方法有多种,如腹腔注射法适用于抗原量较大的情况;脾内直接注射适用于抗原量较少的情况;在进行与骨髓瘤细胞融合前 3~5d,为得到效果更好的 B 淋巴细胞,可进行尾静脉注射抗原。

目前常用的骨髓瘤细胞株为次黄嘌呤鸟嘌呤磷酸核糖基转移酶(HGPRT)缺陷型和胸腺核苷激酶(TK)缺陷型骨髓瘤细胞。这两种细胞在 HAT 选择培养基(含有次黄嘌呤、氨甲蝶呤、胸腺嘧啶核苷)中不能合成 DNA,因此不能存活。

2. 细胞融合与杂交细胞筛选　使 B 淋巴细胞和小鼠骨髓瘤细胞在融合剂 PEG 作用下发生融合。

HAT 培养基中,具有缺陷的骨髓瘤细胞不能生长,B 淋巴细胞不能长期存活,只有两种细胞形成的杂交瘤细胞可在 HAT 培养基中长期存活并形成集落。检测可分泌特异性抗体的集落,而形成该集落的细胞即杂交瘤细胞。杂交瘤细胞进行克隆化培养后,可以形成克隆系。在体外培养这些单克隆杂交瘤细胞,可得到特异性抗体。这种由单个杂交瘤细胞形成的克隆细胞群分泌的单一抗体即单克隆抗体(monoclonal antibody)。

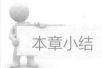

本章小结

细胞体积微小且结构复杂,对细胞、细胞内部结构的观察,以及细胞各组分功能及细胞生物学行为的研究主要依赖于所使用的研究方法与研究技术的进步。本章从细胞、亚细胞和分子水平,围绕常用的细胞生物学技术如显微镜技术、细胞结构及成分显示技术、细胞结构及成分分离分析技术、细胞生理实验、细胞周期及细胞凋亡分析技术、染色体技术及细胞培养技术等予以一一介绍。

　　人眼的生理结构和成像原理限制其分辨率仅能达到约 100μm,而自然界中,大多数动植物细胞的直径及重要分子结构均在 20μm 以下。因此,研究者必须借助各种不同类型显微镜才能观察到细胞的精细结构。显微镜技术主要是在不同层次和水平对细胞及其成分进行形态学观察。近年来,随着各种新型示踪分子、超高分辨率荧光显微镜以及计算机数据处理等技术的应用使得显微镜的作用日趋重要。

　　细胞的大体形态结构一般可借助显微镜观察,但细胞内的细胞器、亚细胞器及各种大分子等必须经过特殊染色技术才能显示出来。细胞结构与成分的显示技术能够便于我们对细胞及不同组分进行定性和定量观察。

　　当我们研究某一特定细胞器的生化构成及其功能时,首先要做的便是破坏细胞和细胞内部的结构,但却尽可能保留各种细胞成分的固有功能,利用分级分离的方法可以有效地进行细胞成分的分离与分析。离心法是最常用的进行分离和提取细胞亚显微结构、大分子的实验手段之一。

　　细胞的运动、吞噬及自噬等都是重要的细胞生理现象,在细胞水平上观察这些功能是细胞生物学研究的重要内容。Transwell 是检测细胞运动能力的经典方法,而活细胞工作站可对细胞的运动轨迹进行记录。流式细胞术能快速、准确地测定巨噬细胞的吞噬率。电镜下观察自噬体的形成是判断细胞发生自噬的金标准。使用选择性死 / 活细胞染色的特殊染料是细胞膜通透性测定的简单、方便、常用的方法。

　　细胞周期分析是研究细胞周期调控机制的重要策略。通过非特异性核酸染色、特异性细胞周期调节蛋白的染色方法,利用流式细胞仪可以准确、快速、特异地检测处于各细胞周期时相的细胞数量。

　　细胞凋亡指为维持内环境稳定,由基因控制的细胞自主的有序的死亡。检测细胞凋亡的研究手段主要分为形态学检查、生化检测和流式细胞仪检测。

　　染色体是在细胞有丝分裂过程中细胞核内遗传物质形成的一种结构。通过对细胞分裂过程中形成的染色体数目、形态和结构的观察,可以充分了解机体遗传物质的变化,对阐明遗传物质的变异及规律、染色体疾病的诊断和治疗都有着重要意义。

　　在体外成功地对细胞进行分离、培养建立细胞系,对于研究各种生物细胞的性质和功能具有重要作用。细胞培养可分为原代培养和传代培养,最基本掌握的技术为细胞计数、细胞生长曲线绘制等。

　　细胞工程是指在细胞水平上,用现代细胞生物学、发育生物学、遗传学和分子生物学的理论与方法所进行的遗传操作,重组细胞的结构和内含物,以改变生物的结构和功能。重要的细胞工程技术包括细胞融合、核质移植、染色体或基因移植等方法。单克隆抗体制备是细胞工程技术的成功典范。

思考题

　　1. 举例说明不同显微镜的使用特点。

　　2. 在日常生活及临床诊断中,DNA 和 RNA 的显示是否具有实际应用价值?

　　3. 请比较细胞周期同步化的不同方法,并阐述如何根据实验需求选择不同的处理方法。

　　4. 比较各种细胞凋亡检测的优点和缺点。

　　5. 目前细胞工程技术的应用有哪些?

（边惠洁）

第四十二章
基因结构与功能分析

人类几乎所有的疾病都与基因的结构或功能异常相关,因此要阐明疾病发生的分子机制和进行有效的诊断与防治,揭示基因的结构与功能至关重要。分析基因结构,主要涉及基因转录起始点、启动子、基因编码序列及其他顺式作用元件的鉴定。对基因拷贝数及其表达产物的分析有助于揭示基因功能及功能改变的原因。作为遗传信息携带分子,基因的功能实际是其编码的 RNA 和蛋白质的功能。对于基因功能的研究主要从生物化学、细胞和整体水平三个层次开展。本章将介绍基因结构和功能分析的研究策略。

第一节　基因结构分析策略

基因是 DNA 上的功能片段,也就是一段特定的 DNA 序列。对一个基因结构的解析,有助于揭示基因的转录特征、mRNA 的结构特点,对于深入研究基因表达调控具有重要意义。本节主要介绍分析基因编码序列和非编码序列(启动子、转录起点)的技术以及分析基因拷贝数和基因表达产物的常用技术。

一、分析基因结构是了解基因表达的关键

对基因结构的解析,除了测定其核苷酸序列以外,还需要确定其基因功能区域,这些基因功能区域包括转录起始点、启动子和基因编码区等。

（一）基因转录起始点的鉴定

基因的转录起始点(transcription start site,TSS)是开始转录 RNA 的位点。通常在原核和真核生物中,RNA 聚合酶识别和结合启动子后在 TSS 启动基因转录。精确定位 TSS 对于鉴定基因上游启动子及理解转录调节具有重要价值。此部分主要介绍真核生物基因转录起始点的鉴定方法。

1. 利用数据库搜索转录起始点　随着实验数据的不断积累,数据库已经成为搜索转录起始点的重要工具。利用寡核苷酸帽法构建的全长 cDNA 文库,通过对 cDNA 5′ 末端测序所得的数据信息建立了一个 TSS 数据库,即 DBTSS 数据库(database of transcriptional start sites)。该数据库资源可为基因 TSS 的鉴定提供重要参考。

2. 利用 cDNA 克隆直接测序鉴定 TSS　最早对 TSS 的鉴定就是直接对 cDNA 克隆进行测序分析。以 mRNA 为模板,Oligo dT 为引物,逆转录合成 cDNA 第一链;然后利用逆转录酶的末端转移酶活性,在 cDNA 第一链的末端加上 poly C 尾,以 Oligo dG 为引物合成 cDNA 第二链。将双链 cDNA 克隆于合适的载体,通过对克隆 cDNA 的 5′ 端进行测序分析即可确定基因的 TSS 序列(图 42-1)。

该方法比较简单,尤其适于对特定基因 TSS 的分析。但该方法依赖于逆转录合成全长 cDNA,一旦 cDNA 的 5′ 末端延伸不全,或在逆转录之前或过程中 mRNA 的 5′ 末端出现部分降解,便可导致 5′ 末端部分缺失,从而影响对 TSS 的序列测定。

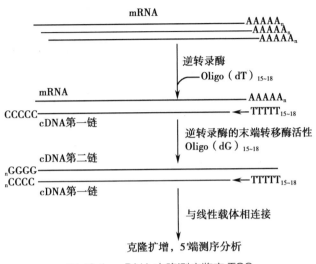

图 42-1 cDNA 克隆测序鉴定 TSS

3. 利用 5′-cDNA 末端快速扩增技术鉴定 TSS 5′-cDNA 末端快速扩增技术(5′-rapid amplification of cDNA ends,5′-RACE)是基于 PCR 技术从低丰度的基因转录本中快速扩增 cDNA 5′ 末端的有效方法。利用高特异性 5′-RACE 法鉴定 TSS 的具体步骤如下(图 42-2):①用碱性磷酸酶(CIAP)去掉总 RNA 中裸露的 5′- 磷酸基团;②用烟草酸焦磷酸酶(TAP)去掉 mRNA 的 5′- 帽子结构,保留一个磷酸基团;③用 T4 RNA 连接酶将 5′-RACE 适配体(5′-RACE adaptor)连接到去帽 mRNA 的 5′ 末端;④以上述带有 5′-RACE 适配体的 mRNA 为模板,用逆转录酶和随机寡核苷酸引物进行逆转录合成 cDNA;⑤进行巢式 PCR 反应:先用下游外侧基因特异性引物(gene specific primer 1,GSP1)和 5′-RACE 外侧引物进行外侧 PCR 反应;然后再使用下游内侧基因特异性引物(GSP2)和 5′-RACE 内侧引物进行内侧 PCR 反应;⑥对最终的 PCR 产物进行 DNA 测序或先进行 DNA 克隆后再测序,从而明确特定基因的 TSS 序列。

在 5′-RACE 的基础上,通过在转录本 5′ 末端引入特殊的 II 型限制性核酸内切酶识别位点,可将多个 5′ 末端片段串联在一起,通过对串联片段的一次测序实现分析多个基因 TSS 的目的。常用的技术包括 5′ 末端基因表达系列分析(5′-end serial analysis of gene expression,5′-SAGE)和帽分析基因表达(cap analysis gene expression,CAGE)技术。

(二) 启动子的结构分析

启动子是基因的重要结构成分,启动子的结构和功能直接影响基因的表达水平。因此,分析启动子结构对于研究基因表达调控具有重要意义。研究启动子结构的方法包括利用数据库对启动子进行预测、传统的 PCR 克隆法以及利用核酸与蛋白质相互作用分析启动子结构。

1. 用生物信息学方法预测启动子 采用生物信息学方法预测启动子结构特征为后续的启动子克隆及功能研究提供理论基础。

(1)启动子结构特征:启动子存在于基因的上游区域,该区域含有调控基因激活或抑制的序列。对启动子进行结构解析或定义时应包括 3 个部分:①核心启动子(core promoter):即实际结合转录装置的区域,典型的区域是 TSS 上游 35 个碱基区域以内;②近端启动子(proximal promoter):是含有几个调控元件的区域,其范围一般涉及 TSS 上游几百个碱基;③远端启动子(distal promoter):范围涉及 TSS 上游几千个碱基,含有增强子和沉默子的调控元件。启动子区域的其他结构特征包括 GC 含量、

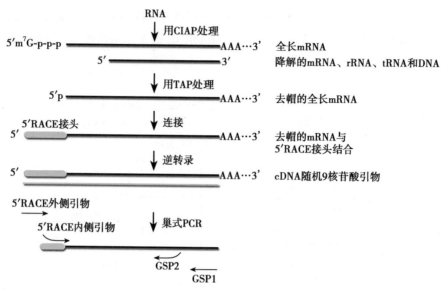

图 42-2　5'-RACE 鉴定 TSS 的原理

CpG 比率、转录因子结合位点密度。约 70% 以上哺乳动物基因 5′ 区都含有 CpG 岛（CpG island），常与启动子序列重叠或交叉，故可辅助鉴定启动子。也可以根据始祖启动子与 mRNA 转录本之间的相似性鉴定启动子。

（2）用于启动子预测的数据库：目前已经建立了多个通过计算机识别、判断及分析，寻找启动子的特异性特征结构的数据库。如真核启动子数据库（eukaryotic promoter database，EPD）主要预测真核 RNA 聚合酶 II 型启动子，数据库中的所有启动子数据信息都经过实验证实，如是否为真核 RNA 聚合酶 II 型启动子、是否在高等真核生物中有生物学活性、是否与数据库中其他启动子有同源性等。TRANSFAC 数据库是关于转录因子及其在基因组上的结合位点、结合的 DNA 序列或者序列模式的数据库，包括真核基因顺式调控元件和反式作用因子数据库，数据搜集的对象从酵母到人类。转录调控区数据库（transcription regulatory regions databases，TRRD）的数据来源于已发表的科学论文，包含特定基因各种结构和功能特性，包括转录因子结合位点、启动子、增强子、沉默子的位置以及基因表达调控模式等。

2. 利用 PCR 技术克隆启动子　该方法是传统的启动子鉴定方法，操作简单、直接。即根据基因的启动子序列，设计一对引物，然后以 PCR 法扩增启动子，经测序分析启动子的碱基序列。

3. 利用核酸 - 蛋白质相互作用分析启动子结构　足迹法（footprinting）可用于分析启动子中潜在的调节蛋白结合位点。该方法利用 DNA 电泳条带连续性中断的图谱特点判断与蛋白质结合的 DNA 区域。它是研究核酸 - 蛋白质相互作用的方法，而不是专门用于研究启动子结构的方法。足迹法需要对被检测的 DNA 进行切割消化。根据切割 DNA 试剂的不同，足迹法可分成酶足迹法和化学足迹法。

（1）用酶足迹法分析启动子结构：酶足迹法（enzymatic footprinting）是利用 DNA 酶处理 DNA- 蛋白质复合物，然后通过电泳分析蛋白质结合序列。常用的酶有 DNA 酶 I（DNase I）和核酸外切酶 III（exonuclease III）。二者的工作原理类似，下面以 DNase I 足迹法为例介绍其基本原理。

DNase I 足迹法的基本原理如图 42-3：将可能含有目的启动子序列的双链 DNA 片段进行单链末端标记，与细胞核抽提物进行体外结合反应，然后利用 DNase I 随机切割，从而产生一系列长短不同的 DNA 片段，最后经变性聚丙烯酰胺凝胶电泳分离，形成仅相差一个核苷酸的一系列 DNA 条带。由于 DNA 结合蛋白可保护其结合的 DNA 序列不受 DNase I 的酶切消化，从而在凝胶电泳的感光胶片图像上出现无条带的空白区域。该现象类似蛋白质在 DNA 上留下的足迹，因此被称为足迹法。通过对空白区域相应的 DNA 进行克隆和测序，并对照未经结合反应的 DNA 序列标志，即可鉴定蛋白质结合区的 DNA 精确序列。

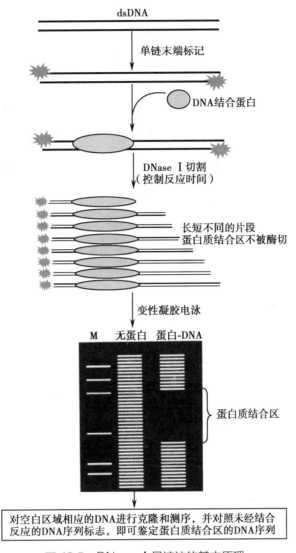

图 42-3　DNase Ⅰ 足迹法的基本原理

（2）用化学足迹法分析启动子结构：化学足迹法（chemical footprinting）是利用能切断 DNA 骨架的化学试剂处理 DNA- 蛋白质复合物，由于化学试剂无法接近结合了蛋白质的 DNA 区域，因此在电泳凝胶上形成空白区域的位置就是结合蛋白的 DNA 位点。最常用的化学足迹法是羟自由基足迹法（hydroxyl radical footprinting）。

羟自由基足迹法利用羟自由基攻击 DNA 分子表面的脱氧核糖骨架，若 DNA 结合蛋白将脱氧核糖掩盖，则羟自由基无法靠近，在凝胶电泳中即可出现缺失条带的现象。由于羟自由基分子量小，不受本身空间位阻的影响，相对于酶足迹法而言，羟自由基足迹法产生的足迹更小，更有利于确定蛋白质在 DNA 上的结合位点。

除了足迹法外，还可以用电泳迁移率变动分析（electrophoretic mobility shift assay，EMSA）和染色质免疫沉淀实验（chromatin immunoprecipitation，ChIP）鉴定启动子。技术原理详见第三十九章。由于 EMSA 和 ChIP 法均只能确定 DNA 序列中含有核蛋白结合位点，故仍需结合 DNA 足迹实验和 DNA 测序等技术来确定具体结合序列。

（三）基因编码区的结构分析

基因的编码序列（coding sequence）是指能出现在成熟 mRNA 中的核苷酸序列。基因编码序列的确定主要通过 cDNA 文库、RNA 剪接分析法和数据库搜索进行。

1. 用 cDNA 文库法分析基因编码序列　cDNA 文库法是最早分析基因编码序列的方法。cDNA 文库是否能提供完整的基因序列和功能信息,有赖于文库中重组 cDNA 片段的长度。全长 cDNA 文库一般可以通过 mRNA 的结构特征进行判断。mRNA 序列基本都包括 5′-UTR、编码区和 3′-UTR 三部分,其中编码区是以起始密码子开头、终止密码子结尾的开放阅读框(open reading frame,ORF)。

以 cDNA 文库作为编码序列的模板,利用 PCR 法即可将目的基因的编码序列钓取出来。若按基因的保守序列合成 PCR 引物,可从 cDNA 文库中克隆未知基因的编码序列,还可以通过分析 PCR 产物观察到 mRNA 的不同拼接方式。

RACE 技术(包括 5′-RACE 和 3′-RACE)是高效钓取未知基因的编码序列的一种方法,该方法可以利用 mRNA 内很短的一段序列来扩增与其互补的 cDNA 末端序列。以此为线索,经过多次扩增及测序分析,最终可以获得基因的全部编码序列。

此外,还可以利用核酸杂交法从 cDNA 文库中获得特定基因编码序列的 cDNA 克隆,这种方法为寻找同源基因编码序列提供了可能。具体来说即根据其他生物的基因序列合成一段 DNA 探针,然后以核酸杂交法筛选所构建的 cDNA 文库,进而对阳性克隆的 cDNA 片段进行序列分析。

2. 用 RNA 剪接分析法确定基因编码序列　通常情况下,选择性剪接的转录产物可以通过基因表达序列标签(expression sequence tag,EST)的比较进行鉴定,但这种方法需要进行大量的 EST 序列测定;同时由于大多数 EST 文库来源于非常有限的组织,所以组织特异性剪接变异体也很可能丢失。目前,高通量分析 RNA 剪接的方法主要有 3 种:①基于 DNA 芯片的分析方法:常用的是代表外显子的 DNA 芯片或外显子 / 外显子交界的 DNA 片段芯片。该方法以 cDNA 为探针,通过 DNA 芯片技术平台筛选 RNA 剪接体,以此为线索可以确定基因的编码序列。②交联免疫沉淀法(cross-linking and immunoprecipitation,CLIP):首先用紫外线将蛋白质和 RNA 交联在一起,然后用特异性抗体将蛋白质 -RNA 复合物沉淀析出,通过分析蛋白质结合的 RNA 序列,即可确定 RNA 的剪接位点,以此为线索即可推导出基因编码序列和内含子交界区序列。③体外报告基因测定法:即将报告基因克隆到载体中,使 RNA 剪接成为活化报告基因的促进因素,通过分析报告基因的表达水平,即可推测克隆片段的 RNA 剪接情况,以此为线索即可分析基因的编码序列。

3. 用数据库分析基因编码序列　在基因数据库中,将各种方法所获得的 cDNA 片段的序列进行同源性比对,通过染色体定位分析、内含子 / 外显子分析、ORF 分析及表达谱分析等,可以初步明确基因的编码序列,并可对其编码产物的基本性质如跨膜区、信号肽序列等进行分析。随着基因数据库的信息量增大,利用有限序列信息即可通过同源性搜索获得全长基因序列,然后,利用美国国立生物技术信息中心(National Center for Biotechnology Information,NCBI)的 ORF Finder 软件或 EMBOSS 中的 getorf 软件进行 ORF 分析,并根据编码序列和非编码序列的结构特点,便可以确定基因的编码序列。

(四) 其他基因功能区域的鉴定

基因功能区域除了转录起始点、启动子及编码序列以外,还包括一些在基因表达调控中发挥重要作用的顺式作用元件,如增强子、沉默子、绝缘子等。近几年来,利用染色体免疫共沉淀技术(ChIP)、染色体构象捕获(chromosome conformation capture,3C)等表观遗传学技术,结合芯片或新一代测序技术等高通量技术平台,以及生物信息学分析手段来鉴定这些能够调节基因表达的顺式作用元件,已经成为后基因时代的研究热点和发展趋势。

二、通过检测基因的拷贝数对基因进行定性和定量分析

对基因拷贝数的检测分析常用的技术包括 DNA 印迹(Southern 印迹)、实时定量 PCR 技术及 DNA 测序(见第三十九章)。DNA 印迹是根据探针信号出现的位置和次数判断基因的拷贝数。一般情况下,DNA 印迹可以准确地检测位于基因组不同位置上的相同拷贝基因,但如果基

因的多个拷贝成簇地排列在基因组上,则应配合 DNA 测序进行分析。实时定量 PCR 是通过被扩增基因在数量上的差异推测模板基因拷贝数的异同。DNA 测序是最精确的鉴定基因拷贝数的方法。

三、基因表达产物的分析对基因功能研究至关重要

研究基因功能和基因表达调控,必须要检测基因的表达水平。由于基因表达包括转录和翻译,基因表达产物包括 RNA 和蛋白质 / 多肽,因此分析基因表达可以从 RNA 和蛋白质 / 多肽水平上进行。

(一) 通过检测 RNA 在转录水平分析基因表达

根据分析方法的原理和功能特性,可将基因转录水平分析分为封闭性系统和开放性系统研究方法。封闭性系统研究方法,如 DNA 芯片、RNA 印迹、实时定量 PCR 等,其应用范围仅限于已知的基因。开放性系统研究方法,如差异显示 PCR、双向基因表达指纹图谱、分子索引法、随机引物 PCR 指纹分析等,可用于发现和分析未知的基因。这里主要介绍常用的针对已知基因的转录水平分析技术。

1. 用 PCR 技术检测 RNA 表达水平　　PCR 技术是目前分子生物学领域应用最广泛、操作最便捷的技术,可快速对 RNA 分子进行定量或定性检测。

(1)逆转录 PCR 可用于 RNA 定性或半定量分析:逆转录 PCR(RT-PCR)原理见第三十九章。如果设置阳性参照,RT-PCR 可对待测 RNA 样品进行半定量分析(即对基因的相对表达水平进行比较)。但该方法更多用于定性分析,即确定一个基因在细胞中或组织中是否表达。

(2)实时定量 PCR 常用于 RNA 的定量分析:实时定量 PCR(见第三十九章)是定量分析 RNA 的最通用、最快速、最简便的方法。该方法是对 PCR 反应进行实时监控,具有很高的灵敏性和特异性。

2. 基于核酸杂交原理检测 RNA 表达水平的方法

(1)RNA 印迹可用于分析 RNA 表达:RNA 印迹也称 Northern 印迹(见第三十九章),被广泛应用于 RNA 表达分析,并作为鉴定 RNA 转录本、分析其大小的标准方法。尽管 RNA 印迹并不适合高通量分析,但是对于那些通过差异显示 RT-PCR 或 DNA 芯片等技术获得的差异表达的 RNA,可用 RNA 印迹来确认;对于新发现的 cDNA 序列,以其为探针对组织或细胞的 RNA 样品进行 RNA 印迹分析,可确定与之互补的 RNA 的真实存在。

(2)用核糖核酸酶保护实验分析 RNA 水平及其剪接情况:核糖核酸酶保护实验(ribonuclease protection assay,RPA)是一种基于杂交原理分析 RNA 的方法,既可对 RNA 进行定量分析,又可研究其结构特征。RPA 的原理见图 42-4:以含特定 DNA 序列的质粒为模板,经体外转录,制备 RNA 探针;将标记的 RNA 探针与样品 RNA 杂交后,用仅水解单链 RNA 的核糖核酸酶处理,即可去除多余游离的探针及双链 RNA 中的单链区域,而杂交双链 RNA 受到保护不被消化。将水解物回收、进行测序胶电泳分析,通过检测探针标记物便可显示对应探针大小的 RNA 片段。

RNA 剪接可以直接影响基因的表达,使一个基因表达多种编码产物(多肽链),是导致基因功能多样化的一个原因。RPA 技术可对 RNA 分子末端以及外显子 / 内含子的交界进行定位,确定转录后 RNA 的剪接途径,是分析转录后 RNA 剪接的基本技术。此外,RPA 还可用于特定 RNA 的丰度分析。与 RNA 印迹相比,RPA 的灵敏度和分析效率更高,该方法可在一次实验中同时分析几种 RNA,但因每一个探针的实验条件需认真优化,因此这一方法不适于高通量分析。

(3)原位杂交可对 RNA 表达进行区域定位:原位杂交(in situ hybridization,ISH)是通过设计与目标 RNA 碱基序列互补的寡核苷酸探针,利用杂交原理在组织原位检测 RNA 的技术,其可对细胞或组织中原位表达的 RNA 进行区域定位,同时也可作为定量分析的补充。

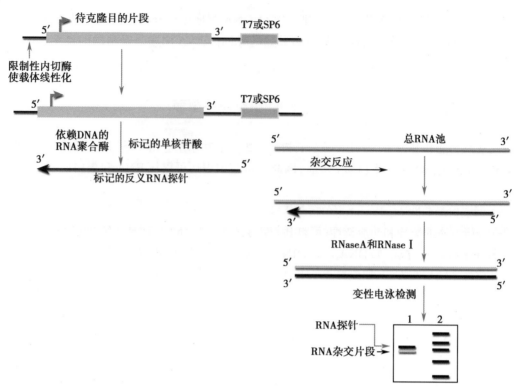

图 42-4　核糖核酸酶保护实验的原理

3. 用基因芯片和高通量测序技术分析 RNA 表达水平　基因芯片和高通量测序技术的应用大大加速了揭示基因组、转录组(transcriptome)结构和功能的步伐,是目前宏观分析 RNA 表达的有效手段。

(1)基因芯片已成为基因表达谱分析的常用方法:目前基因芯片技术(见第三十九章)已广泛应用于基因表达谱分析,主要采用 cDNA 芯片,可对不同状态(如生理和病理条件)下的基因表达谱进行比较,揭示转录组差异表达的规律,对探索发病机制、评价治疗效果、筛选药物靶标具有重要意义。

Brazma 等人于 2001 年提出"微阵列实验最小信息量标准"(Minimum Information about a Microarray Experiment, MIAME),后经国际协作组(2003 年)修正,确立了生物芯片标准化规范,使世界各地研究室的芯片实验数据可为所有研究者共享。同时,美国国家生物信息学中心(NCBI)和欧洲生物信息学研究所(EBI)也建立了 GEO 和 ArrayExpress 公共数据库,接受、储存全球研究者根据 MIAME 标准提交的生物芯片数据,供研究人员共享。目前基因芯片分析的重点已不再停留于单纯的基因表达谱描述和差异表达基因的筛选上,开始转向对基因芯片信息深度挖掘,获得更多的生物学解释。

(2)高通量测序技术是新一代基因表达谱分析方法:高通量测序技术可以一次对几十万到几百万个 DNA 核酸分子进行序列测定,快速获得转录组或基因组的全貌,被称为深度测序(deep sequencing)。目前,高通量测序已经应用于基因组分析的各个方面:在 DNA 水平,可以大规模地分析基因组甲基化、筛选突变基因、检测基因多态性;在 RNA 水平,可以对 RNA 片段进行扫描、定量与鉴定,对全基因组进行广谱表达研究等。此外,高通量测序技术还可以应用于小分子 RNA 或非编码 RNA 的研究。测序能轻易地解决芯片技术在检测小分子时遇到的技术难题(短序列、高度同源),而且小分子 RNA 短序列正好配合了高通量测序的长度,同时测序可发现新的小分子 RNA。

(二)通过检测蛋白质/多肽在翻译水平分析基因表达

蛋白质/多肽是基因表达的最终产物,其质和量的变化直接反映了基因的功能。以下简要介绍几种检测蛋白质/多肽的技术。

1. 用蛋白质印迹技术检测蛋白质/多肽　蛋白质印迹(Western 印迹)技术的原理见第三十九章。

常用于对细胞或组织总蛋白质中特异蛋白质进行定性和半定量分析。该技术需要将蛋白质/多肽转移到固相支持物上进行检测。

2. 用酶联免疫吸附实验分析蛋白质/多肽　与蛋白质印迹相似，酶联免疫吸附分析(enzyme-linked immunosorbent assay, ELISA)也是一种建立在抗原-抗体反应基础上的蛋白质/多肽分析方法，其主要用于测定可溶性抗原或抗体。该方法需要将已知抗原或抗体吸附于固相载体(如聚苯乙烯微量反应板)表面，使抗原-抗体反应在固相表面进行。常用的ELISA方法包括双抗体夹心法、间接法、酶联免疫斑点实验(enzyme-linked immunospot assay, ELISpot assay)以及生物素-亲和素系统-ELISA(biotin avidin system ELISA, BAS-ELISA)。

3. 用免疫组化实验原位检测组织/细胞表达的蛋白质/多肽　免疫组化实验包括免疫组织化学(immunohistochemistry)与免疫细胞化学(immunocytochemistry)，二者原理相同，都是利用标记的特异性抗体在组织/细胞原位对目标抗原(目标蛋白质/多肽)进行定性、定量、定位检测。常用技术包括酶免疫组化(酶标记)、免疫荧光组化(荧光标记，可用荧光显微镜或激光共聚焦显微镜进行观察)、免疫金组化(胶体金颗粒标记)、免疫电镜技术(铁蛋白、胶体金或过氧化物酶标记)等。

4. 用流式细胞术分析表达特异蛋白质的阳性细胞　流式细胞术(flow cytometry)通常利用荧光标记抗体与抗原的特异性结合，经流式细胞仪分析荧光信号，从而检测特定蛋白质的表达水平。流式细胞术既可检测活细胞，也可检测用甲醛固定的细胞。该技术被广泛应用于细胞表面和细胞内蛋白表达水平的定量分析，并能根据各种蛋白质的表达模式区分细胞亚群。此外，流式细胞术可使用多种荧光标记的抗体同时对多个基因产物进行标记和监测，是对细胞进行快速分析、分选、特征鉴定的一种有效方法。

5. 用蛋白质芯片分析蛋白质/多肽表达水平　蛋白质芯片(protein chip)是高通量分析蛋白质表达和功能的技术。根据制作方法和用途不同，可将其分为蛋白质检测芯片和功能芯片两大类。蛋白质检测芯片包括抗体芯片、抗原芯片、配体芯片等，它是将具有高亲和力的特异性探针分子(如单克隆抗体)固定在基片上，用以识别生物样品溶液中的目标多肽或蛋白；蛋白质功能芯片可用来研究蛋白质修饰以及蛋白质与其他分子的相互作用，如蛋白质与蛋白质、DNA、RNA、脂质、药物、底物等的相互作用。

与基因芯片类似，蛋白质芯片可用于检测组织/细胞来源的样品中蛋白质的表达谱；其精确程度、信息范畴取决于芯片上已知多肽的信息多寡。由于多肽合成昂贵，蛋白质来源受限，加之蛋白质操作技术难，使蛋白质芯片的应用受到限制。

6. 双向电泳结合质谱可实现高通量分析蛋白质表达谱　目前比较和鉴定蛋白质表达谱更多采用双向聚丙烯酰胺凝胶电泳结合质谱技术。双向聚丙烯酰胺凝胶电泳技术又称二维电泳(two-dimensional electrophoresis, 简称2-D电泳)，可同时分离成百上千的蛋白质。电泳结果经染色后，既可对不同样品中蛋白质的表达谱进行比较，还可从凝胶中切下特定的蛋白质点，经胰蛋白酶消化后得到短肽片段，利用质谱(mass spectrum)技术进行定性分析，对差异表达的蛋白质进行鉴定。

第二节　基因功能研究策略

人类基因组计划虽然解析了基因序列，但绝大多数基因的功能尚不清楚。因此，利用各种技术手段研究基因的功能将是"后基因组时代"的主要内容之一。基因的功能就是基因产物的功能，也就是蛋白质的功能和非编码RNA的功能。非编码RNA，如microRNA、lncRNA、circRNA等所谓的调节

RNA功能,最近引起了广泛的关注,可参考基因表达调控的相关章节内容。基因产物的功能可以从三个不同水平来描述:①生物化学水平,主要描述基因产物参与了何种生化过程,如蛋白激酶、转录因子等;②细胞水平,主要论述基因产物在细胞内的定位和参与的生物学途径,例如,某蛋白质定位于核内,参与DNA的修复过程,有可能并不了解确切的生物化学功能;③整体水平,主要包括基因表达的时空性及基因在疾病中的作用。人类基因功能的研究是后基因组时代生命科学领域中的重大命题。通过基因功能的研究可以阐明人体细胞的增殖、分化、衰老、死亡和通讯等方面的分子机制,确定人类疾病发生发展及转归的机制,进而研发新的诊断技术及治疗干预措施,提供药物开发的靶标分子,是开展精准医疗的基础。

一、利用生物信息学全面预测基因功能

生物信息学分析可以获得与基因功能相关的重要信息,具有方便、快捷和经济等优点。研究者可利用该方法首先对目的基因功能进行初步推测,再制定实验室研究方案,目前生物信息学分析方法已成为基因功能研究的常用方法。

（一）利用生物信息学方法进行基因功能注释

基因组研究的重点已从传统的序列基因组学转向功能基因组学,基因组功能注释(genome annotation)是功能基因组学的主要任务,包括应用生物信息学方法高通量地注释基因组所有编码产物的生物学功能。目前该领域已经成为后基因组时代的研究热点之一。

1. **通过序列比对预测基因功能**　基因或蛋白质在序列水平上的相似性,预示着它们的同源性,或具有相同的功能。目前,NCBI等公共数据库中已经保存了来自上千个物种的核酸和蛋白质的序列信息,对这些序列信息的相关性分析可以由序列比对来完成。BLAST是进行序列比对的基本工具,包括多种特定用途的程序,可以利用已知基因和蛋白质序列信息预测目的基因和蛋白质的功能。

2. **基因芯片数据分析**　基因芯片检测结果提供了包括基因功能、信号通路和基因的相互作用等信息。处理和分析这些信息最常用的方法有差异表达分析(又称基因表达差异分析)和聚类分析。

3. **分析蛋白质结构预测蛋白质功能**　在氨基酸序列整体同源性不明显的情况下,分析蛋白质的功能域可为预测基因功能提供重要的信息。目前已有多个数据库通过多序列比对将蛋白质的同源序列收集在一起,确定了大量蕴藏于蛋白质结构中的保守区域或序列,如结构域(domain)和模体(motif)。这些共享结构域和保守模体通常与特定的生物学活性相关,反映了蛋白质分子的一些重要功能。常用的模体数据库有INTERPROSCAN、PROSITE、SMART等。

（二）利用生物网络全面系统地了解基因的功能

生物功能不是单纯由一个或几个基因控制,而是由生物体内众多的分子(如DNA、RNA、蛋白质和其他小分子物质等)共同构成的复杂生物网络实现的。当前生物学面临的巨大挑战之一是了解生物体内复杂的相互作用网络以及它们的动态特征,这需要大量相关数据的积累。基因芯片、蛋白质芯片等大规模数据采集技术加快了这一进程。目前人们已经利用生物技术和信息技术建立了多种生物网络数据库和网站,为研究者提供了基因调控、信号转导、代谢途径、蛋白质相互作用等方面的信息。

1. **利用生物网络研究基因调控**　细胞内基因之间相互作用,构成一个复杂的调控网络。基因调控网络是对某一物种或组织的基因表达关系进行整体性研究,推断基因之间的调控关系,揭示支配基因表达和功能的基本规律。常用的基因转录调控数据库包括EPD、TFD、TRANSFAC、TRRD等。

2. **利用生物网络研究信号转导**　细胞内各种信号通路之间存在相互联系和交叉调控,形成了信号转导网络。信号转导网络研究是通过建立细胞信号转导过程的模型,找出参与此过程的蛋白质间的相互作用关系,阐明其在基因调控、疾病发生中的作用。生物信息学方法利用已知数据和生物学知

识进行通路推断,可以帮助阐释信号分子作用机制,辅助实验设计,节省大量的人力物力。常用的信号通路数据库包括 Reactome、STKE、AfCS、SigPath、DOQCS。

3. **利用生物网络研究代谢途径**　代谢网络将细胞内所有生化反应表现为网络形式,反映了代谢活动中所有化合物及酶之间的相互作用。通过基因组注释信息可以识别出编码催化生物体内生化反应的酶的基因,结合相关的酶反应数据库可预测物种特异的酶基因、酶,以及酶催化反应,产生很多代谢数据库。常用代谢网络数据库包括 KEGG、BioCyc、BioSilico 等。

4. **利用生物网络研究蛋白质相互作用**　阐明蛋白质相互作用的完整网络结构有助于从系统的角度加深对细胞结构和功能的认识。目前已有多个蛋白质相互作用的数据库应运而生,可用来研究蛋白质相互作用的生物学过程,如 BIND、DIP、STRING、MIPS。

二、基因发挥作用的本质是其编码产物的生物化学功能

人类基因组 DNA 有 3×10^9 bp,基因编码产物包括蛋白质和非编码 RNA。蛋白质是生命活动的主要执行者,按功能进行归类,包括参与细胞信号转导的细胞膜受体、信号分子、转录因子、蛋白激酶,参与物质代谢的各种代谢酶类,发挥支架作用的骨架蛋白、细胞外基质蛋白,具有物质转运功能的离子通道蛋白质、各种分子转运体,调节机体生长、发育、代谢的激素,参与免疫应答的抗体、细胞因子、趋化因子,参与血液凝固的凝血因子,等等。通过基因表达,除了能产生多种功能的蛋白质以及参与蛋白质合成的 mRNA、rRNA、tRNA 外,基因表达还可以产生一些功能性的非编码 RNA,包括 lncRNA、microRNA、circRNA、piRNA 等。近些年,对于这些非编码 RNA 的研究已经成为生命科学领域的研究热点。它们在基因表达调控以及蛋白质功能实现中都发挥了非常重要的作用。因此蛋白质 -DNA、蛋白质 -RNA 之间的相互作用也是研究基因功能的重点。研究蛋白质相互作用的方法包括遗传学、生物化学和物理学方法。遗传学方法仅用于如果蝇、酵母等模式生物,而生化和物理的方法可直接用于人类细胞。常用的生化方法是亲和层析和免疫共沉淀。常用的高通量筛查蛋白质间相互作用的方法是酵母双杂交(见第三十九章)和噬菌体展示技术。

三、利用工程细胞研究基因在细胞水平的功能

在细胞水平研究基因功能,除了观察细胞在实验条件下该基因表达的改变,更重要的是人为地导入外源基因或干预正常基因的表达,以观察细胞生物学行为的改变。

(一)采用基因重组技术建立基因高表达工程细胞系

采用基因重组技术,将外源基因导入宿主细胞,使其表达目的基因,进而观察细胞的生物学特征改变。根据外源基因在宿主细胞表达的持续时间,可区分为瞬时转染和稳定转染细胞。稳定转染细胞是一种最常用的细胞水平的转基因模型,外源基因通过转基因过程插入到细胞的染色体中,或以游离基因(episome)的形式存在于细胞中稳定表达。稳定表达外源蛋白的转染细胞可以用作基因功能研究的细胞模型,也可以利用这种方法获得外源基因产物,目前被广泛应用于细胞模型的建立。

(二)基因沉默技术抑制特异基因的表达

在细胞水平沉默研究基因的表达,进而观察基因沉默后细胞的生物学行为改变,是基因功能研究的有力工具。可以利用 RNA 干扰技术、反义 RNA 技术以及基因组编辑(genome editing)技术等来实现对特异基因表达的抑制。其中成簇规律间隔短回文重复(cluster regulatory interspaced short palindromic repeat,CRISPR)技术近年来发展迅猛,被广泛应用于细胞、动物水平进行特定基因的敲除。

四、利用基因修饰动物研究基因在体功能

由于基因的功能必须在完整的生物个体及其生命过程中才能得到完整的体现,因此从整体水平研究基因功能是必不可少的环节。在利用实验动物进行科研探索的过程中,科研工作者必须遵循实验动物伦理规范。以最小的代价获得最科学的结论。目前广泛认同的 3R 原则为替代(replacement),减少(reduction),优化(refinement)。进行动物实验过程中应充分考虑动物的利益,善待动物,防止或减少动物的应激、痛苦和伤害,采取痛苦最少的方法处置动物;动物实验方法和目的符合人类的道德伦理标准和国际惯例。

在生物个体整体水平,通常建立遗传改变模式动物实现基因功能获得和/或基因功能缺失研究基因功能。观察基因的获得或缺失所导致个体表型遗传性状的变化,从正反两方面鉴定基因的功能。过去主要采用转基因动物和基因打靶动物模型实现基因功能获得或缺失,而近年兴起的基因编辑技术也迅速成为研究基因功能主要策略。此外,基于正向遗传学的随机突变筛选技术也是揭示基因功能的重要手段。

(一)用功能获得策略鉴定基因功能

基因功能获得策略的本质是将目的基因直接导入某一细胞或个体中,使其获得新的或更高水平的表达,通过细胞或个体生物性状的变化来研究基因功能。常用的方法有转基因技术和基因敲入技术。

1. 用转基因技术实现基因功能获得　转基因技术(transgenic technology)是指将外源基因导入受精卵或胚胎干细胞(embryonic stem cell),即 ES 细胞,通过随机重组使外源基因插入细胞染色体DNA,随后将受精卵或 ES 细胞植入假孕受体动物的子宫,使得外源基因能够随细胞分裂遗传给后代。

转基因动物(transgenic animal)是指应用转基因技术培育出的携带外源基因、并能稳定遗传的动物。基本制作过程包括:转基因表达载体的构建,外源基因的导入,转基因动物的获得和鉴定,转基因动物品系的繁育,以及外源基因表达的鉴定。通过观察分析特定的生物学表型,可以确定基因在生物体内的功能。在转基因动物中,以转基因小鼠最为常见。建立转基因小鼠的常用方法有两种,一是直接将目的 DNA 显微注射到受精卵的雄性原核,然后植入假孕母鼠体内,使之发育成幼仔(图 42-5);二是将带有目的基因的 ES 细胞注射到囊胚,然后在小鼠体内发育成幼仔。在出生的动物中即含有在一个等位基因的位点进行了 DNA 整合的小鼠,即转基因杂合子。经子代杂合子交配,在其后代中可筛选到纯合子。

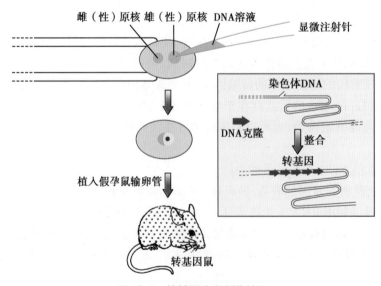

图 42-5　转基因小鼠制作流程

利用转基因动物模型研究外源基因,能够接近真实地再现基因表达所导致的结果及在其整体水平的调控规律,把复杂的系统简单化,具有系统性和独立性。利用转基因技术建立的疾病动物模型具有遗传背景清楚、遗传物质改变简单、更自然更接近疾病的临床症状等优点。

然而,转基因动物模型仍存在一些亟待解决的问题,如:外源基因插入宿主基因组是随机的,可能产生插入突变,破坏宿主基因组功能;外源基因在宿主染色体上整合的拷贝数不等;整合的外源基因遗传丢失而导致转基因动物症状的不稳定遗传等。为了解决上述问题,可以利用时空特异性启动子建立转基因动物模型,实现外源基因的时空特异性表达,或用化学或生物分子作为诱导剂,实现对外源基因表达时间及水平的精确控制。

目前转基因动物所涉及的转基因片段长度大多在几十 kb 以下,但有时也需要进行大片段 DNA、多基因或基因簇的转基因操作。克隆大片段 DNA 常应用酵母人工染色体(YAC)、细菌人工染色体(BAC)等,可获得 200kb 以上的大 DNA 片段,能携带包含完整的基因或多个基因,以及基因的所有外显子和附近的染色体调控区,为目的基因提供与其在正常染色体上一致的环境,保证了转基因在正常细胞中的时空表达。

2. 用基因敲入技术实现基因功能获得　基因敲入(gene knock-in)是通过同源重组的方法,用某一基因替换另一基因,或将一个设计好的基因片段插入到基因组的特定位点,使之表达并发挥作用。通过基因敲入可以研究特定基因在体内的功能,也可以与之前的基因功能进行比较,或将正常基因引入基因组中置换突变基因以达到靶向基因治疗的目的。

基因敲入是基因打靶(gene targeting)技术的一种。基因打靶是一种按预期方式准确改造生物遗传信息的实验手段。该技术的巧妙之处在于将 ES 细胞技术和 DNA 同源重组技术结合起来,实现对染色体上某一基因的定向修饰和改造,从而深入地了解基因的功能。基因打靶的原理和基本步骤如图 42-6 所示:①从小鼠囊胚(受精卵分裂至 8 个细胞左右即为囊胚,此时受精卵只分裂不分化)分离出未分化的 ES 细胞;②然后利用细胞内的染色体 DNA 与导入细胞的外源 DNA 在相同序列的区域内发生同源重组的原理,用含有正 - 负筛选标记的打靶载体,对 ES 细胞中的特定基因实施"打靶";③将"中靶"的 ES 细胞移植回小鼠囊胚,移植进去的中靶 ES 细胞进入囊胚层,与囊胚一起分化发育成相应的组织和器官,最后产生出具有基因功能获得或缺陷的"嵌合鼠"。由于"中靶"的 ES 细胞保持分化的全能性,因此它可以发育成为嵌合鼠的生殖细胞,使得经过定向改造的遗传信息可以代代相传。

除基因敲入外,基因打靶还包括基因敲除、点突变、缺失突变、染色体组大片段删除等。基因打靶与转基因技术均可用于基因功能研究,但两者的最大区别就是基因打靶能去除和 / 或替换生物体内的固有基因,而转基因技术则未去除或替换固有基因。目前,基因打靶已成为研究基因功能最直接和最有效的方法之一。

(二) 用功能失活策略鉴定基因功能

基因功能失活策略的本质是将细胞或个体的某一基因功能部分或全部失活后,通过观察细胞生物学行为或个体遗传性状表型的变化来鉴定基因的功能。常用的方法主要有基因敲除和基因沉默。

1. 用基因敲除技术使基因功能完全缺失　基因敲除(gene knock-out)属于基因打靶技术的一种。利用同源重组的原理,该技术可在 ES 细胞中定点破坏内源基因,然后利用 ES 细胞发育的全能性,获得带有预定基因缺陷的杂合子,通过遗传育种最终获得目的基因缺陷的纯合个体。

然而,基因敲除策略的应用还是受到很多限制,例如,有些重要的靶基因被敲除后会引起胚胎早期死亡,使得无法分析该基因在胚胎发育晚期和成年期的功能;某些基因在不同的细胞类型中执行不同功能,完全敲除会导致突变小鼠出现复杂的表型,很难判断异常的表型是由一种细胞引起的,还是由几种细胞共同引起的。为了克服以上不足,条件性基因敲除(conditional gene knock-out)技术应运而生,该技术可以更加准确地在时间和空间上操作基因靶位,敲除效果更加明确可靠,理论上可达到对任何基因在不同发育阶段和不同组织、器官进行选择性敲除。

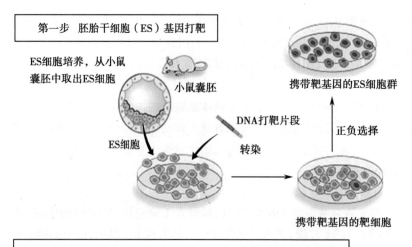

第一步　胚胎干细胞（ES）基因打靶

ES细胞培养，从小鼠囊胚中取出ES细胞

小鼠囊胚

ES细胞

DNA打靶片段

转染

正负选择

携带靶基因的ES细胞群

携带靶基因的靶细胞

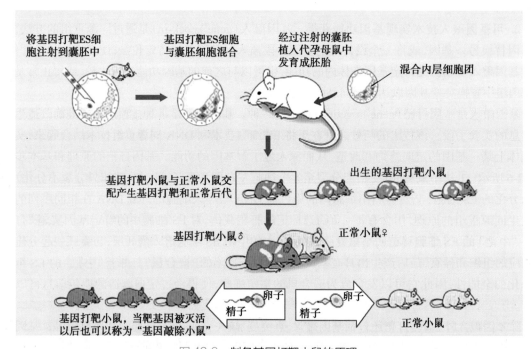

第二步　将基因打靶胚胎干细胞（ES细胞）培育成基因打靶小鼠

将基因打靶ES细胞注射到囊胚中

基因打靶ES细胞与囊胚细胞混合

经过注射的囊胚植入代孕母鼠中发育成胚胎

混合内层细胞团

基因打靶小鼠与正常小鼠交配产生基因打靶和正常后代

出生的基因打靶小鼠

基因打靶小鼠♂

正常小鼠♀

基因打靶小鼠，当靶基因被灭活以后也可以称为"基因敲除小鼠"

卵子　精子　精子　卵子

正常小鼠

图 42-6　制备基因打靶小鼠的原理

以 Cre/loxP 系统为代表的条件敲除原理如图 42-7 所示：Cre 重组酶属于位点特异性重组酶，能介导两个 34bp 的 loxP 位点之间的特异性重组，使 loxP 位点间的序列被删除。重组酶介导的条件性基因打靶通常需要两种小鼠：一种是在特定阶段、特定组织或细胞中表达 Cre 重组酶的转基因小鼠；另一种是在基因组中引入了 loxP 位点的小鼠，即靶基因或其重要功能域片段被两个 loxP 位点锚定的小鼠。两种小鼠交配后，Cre 基因表达产生的 Cre 重组酶就会介导靶基因两侧的 loxP 间发生切除反应，结果将一个 loxP 和靶基因切除。由于可以控制 Cre 重组酶在特定阶段、特定组织或细胞中表达，使得 Cre 介导的重组可以发生在特定的阶段、特定的组织或细胞中，导致这些组织或细胞中的靶基因在特定的阶段被敲除，而其他组织或细胞中因不表达 Cre 而使得靶基因不被敲除。

条件性基因敲除的优势在于克服了重要基因被敲除所导致的早期致死，并能客观、系统地研究基因在组织器官生长、发育以及疾病发生、治疗过程中的作用和机制。但这一技术亦存在一些缺点，如费用太高、周期较长，而且许多基因在敲除后，并未产生明显的表型改变，可能是这些基因的功能为其他基因代偿所致。

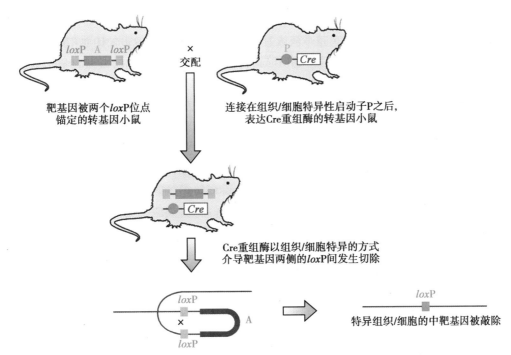

图 42-7　*Cre/lox*P 系统条件敲除靶基因的原理

2. 用基因沉默技术可使基因功能部分缺失　基因沉默（gene silencing）是指由外源基因导入引起的生物体内的特定基因不表达或表达受抑制的现象。实现基因沉默后，观察细胞生物学行为或个体遗传性状表型的变化，进而鉴定基因的功能。以下简要介绍几种常用的基因沉默技术。

（1）用 RNA 干扰（RNA interference，RNAi）技术研究基因功能：利用 RNAi 能在短时间内高效特异地抑制靶基因的表达，可以很方便地研究基因的功能。用于基因沉默的小干扰 RNA（small interfering RNA，siRNA）既可以在体外进行化学合成或体外转录生成，也可以基于具有合适启动子的载体或转录元件，在细胞中或动物体内转录生成。

研究者既可以将 siRNA 导入特定细胞，在细胞水平上研究基因的功能；也可以通过转基因的方法，在动物体内实现特异、稳定、长期地抑制靶基因的表达，从而在整体水平上研究基因的功能。此外，RNAi 技术还可以与 *Cre/lox*P 重组系统以及基因表达调控系统相结合，建立转基因动物模型。与基因敲除相比，RNAi 技术具有简单、易操作、周期短等优势，已被广泛用于基因功能的研究。然而，该技术也存在弊端，如可能对靶基因的相似序列发生作用，导致脱靶（off-targeting）效应，还可能诱导干扰素和其他细胞因子的表达。

（2）用反义寡核苷酸也可以引发基因沉默：反义寡核苷酸是指能与 mRNA 互补配对的 RNA 分子，长度 20nt 左右。反义寡核苷酸引发基因沉默的机制是通过与靶 mRNA 互补结合后以位阻效应抑制靶 mRNA 的翻译，或者通过与双链 DNA 结合形成三股螺旋而抑制转录，或者通过激活细胞内的 Dicer 酶进入 RNA 干涉途径进而降解靶 mRNA。由于反义寡核苷酸技术简便易行，已成为研究基因功能的方法之一。

（三）利用基因编辑技术鉴定基因功能

近年来，越来越多专注于基因功能的研究取得了成功，同时，基因功能研究过程中所面临的诸多技术瓶颈也愈加凸显，以基因敲除 / 敲入等技术为中心的实验愈加不能满足功能研究与临床技术转化的需要。在过去一段时间中，以锌指核酸酶（zinc-finger nucleases，ZFN）和转录激活因子样效应因子核酸酶（transcription activator-like effector nucleases，TALEN）技术为代表的序列特异性核酸酶技术，因其能够高效率地进行定点基因组编辑，在基础研究、基因治疗和遗传改良等方面展示出了巨大的潜力。然而，由于 ZFN 和 TALEN 技术本身所存在的技术瓶颈，这两类技术并不能实现快速发展并满足各种科研和临床需求。令人振奋的是,最新问世的 CRISPR 技术拥有其他基因编辑技术无可比拟的优势。通过不断的技术改进,CRISPR 技术被认为能够在活细胞中最有效最便捷地"编辑"任何基因。同时,基于 CRISPR 技术相对较低的实验成本和高成功率,该技术有望应用于临床药物研究与基因治疗。目前该技术已在商业化和临床转化过程中取得了令人瞩目的成就。

CRISPR 是一种细菌和古生菌抵抗病毒 DNA 或外源 DNA 入侵的获得性免疫机制。其序列由一个前导区(leader)、多个短而高度保守的重复序列区(repeat)和多个间隔区(spacer)组成。通过对 CRISPR 簇的侧翼序列分析发现,在其附近存在一个多态性家族基因。该家族编码的蛋白质均含有可与核酸发生作用的功能域(具有核酸酶、解旋酶、整合酶和聚合酶等活性),并且与 CRISPR 区域共同发挥作用,因此被命名为 CRISPR 相关蛋白(CRISPR associated),缩写为 Cas。目前发现的 Cas 包括Cas1~Cas10 等多种类型。Spacer 区域由俘获的外源 DNA 组成,类似免疫记忆。当含有同样序列的外源 DNA,即原型间隔序列(protospacer)入侵时,可被细菌识别,并进行剪切使之表达沉默,达到保护自身安全的目的。

CRISPR/Cas 系统主要有 3 种类型:Ⅰ 型、Ⅱ 型和 Ⅲ 型,其中 Ⅰ 型和 Ⅲ 型需要多种 Cas 蛋白共同发挥作用,而 Ⅱ 型系统只需要 Cas9 蛋白参与,因此 Ⅱ 型系统 CRISPR/Cas9 应用最广泛。CRISPR 序列能被转录生成 CRISPR RNA 前体(pre-crRNA),同时与其重复序列互补的反式激活 crRNA(*trans-activating* crRNA,tracrRNA)也被转录出来,激发 Cas9 和双链 RNA 特异性 RNase Ⅲ 核酸酶对 pre-crRNA 进行加工。随后,tracrRNA 与成熟的 crRNA 的互补序列配对形成 RNA 二聚体,作为向导RNA(guide RNA,gRNA),引导 Cas9 蛋白识别和降解入侵的外源 DNA,造成 DNA 双链断裂(double strand break,DSB)(图 42-8)。CRISPR/Cas9 的剪切位点位于 PAM(protospacer adjacent motif)区(5'-GG-N18-NGG-3')与 crRNA 互补序列之间。

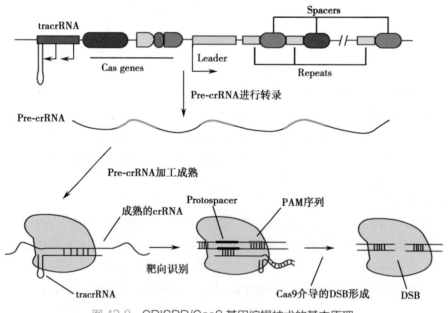

图 42-8　CRISPR/Cas9 基因编辑技术的基本原理

人工设计优化和改造后的 CRISPR/Cas9 系统仅包括两个元素:Cas9 蛋白和 sgRNA(single guide RNA)。DSB 产生以后,细胞内的修复机制随即启动,主要包括两种修复途径:一是非同源末端连接途径(non-homologous end joining,NHEJ),此修复机制非常容易发生错误,导致修复后发生碱基的缺失或插入,从而造成移码突变,最终达到基因敲除的目的。NHEJ 是细胞内主要的 DNA 断裂损伤修复机制。利用靶向核酸酶可以在受精卵水平高效地实现移码突变,从而制备基因敲除模式动物。二是同源定向修复(homology-directed repair,HDR),这种基于同源重组的修复机制保真性高,但是发生概率低。在提供外源修复模板的情况下，靶向核酸酶对 DNA 的切割可以将同源重组发生的概率提高约1 000 倍。利用这种机制可以实现基因组的精确编辑，如：条件性基因敲除、基因敲入、基因替换、点突变等。

自 CRISPR 技术成功实现哺乳动物基因修饰功能以后，由于其灵活性、高效性迅速被科研工作者应用于各个领域。由此引起的伦理问题也受到了广泛关注。涉及人类遗传资源的基因编辑技术的应用务必经过合理合法的伦理审查，在符合法律规定和国际惯例的前提下，开展相关研究和临床应用。

(四) 用随机突变筛选策略鉴定基因功能

尽管利用转基因、基因敲入/敲除、基因沉默等技术，从特定基因的改造到整体动物表型分析的"反向遗传学"研究大大推动了功能基因组学的进展，但是也存在明显的局限性：首先，由于生物体的代偿机制，使得基因敲除动物常常观察不到异常表型；其次，"反向遗传学"只能对已知基因进行研究，而人类基因组中尚有 90% 以上的非编码序列处于未知状态；第三，由于"功能缺失"和"功能获得"小鼠常出现胚胎期死亡，而目前可用于条件性基因改造的启动子还很少，从而阻碍了特定基因在成体动物中的功能分析；第四，由于一个蛋白质有多个不同的结构域，特定基因在不同位点上的突变可能产生不同的表型，应用单一的"功能缺失"方法，显然不可能发现这些不同的异常表型。因此，单纯依赖"反向遗传学"不足以完成功能基因组学任务，而基于"正向遗传学"的、从异常基因到特定基因突变的随机突变筛选策略逐渐受到青睐。

随机突变筛选策略首先通过物理诱变、化学诱变或生物技术产生大量的基因组 DNA 突变。其中乙基亚硝基脲 (ethylnitrosourea, ENU) 诱变是近年研究基因功能的新手段。ENU 是一种化学诱变剂，通过对基因组 DNA 碱基的烷基化修饰，诱导 DNA 在复制时发生错配产生突变。它主要诱发单碱基突变，造成单个基因发生突变（双突变的情况非常少），近似于人类遗传性疾病的基因突变。ENU 的突变效率非常高，可以达到 0.2%，是其他突变手段的 10 倍左右。例如，ENU 处理后雄鼠精子基因组发生点突变，使后代小鼠可能出现突变表型，经筛选及遗传试验即可得到突变系小鼠。通过对突变小鼠的深入研究、对突变基因定位及位置候选法克隆突变碱基就会得到突变基因的功能信息。

另外，基因捕获 (gene trapping) 技术也是一种产生大规模随机插入突变的便利手段，对于揭示基因序列功能有重要的应用价值。基因捕获的基本过程是：将含报告基因的 DNA 载体随机插入基因组，使内源基因失活突变，通过报告基因的表达，提示插入突变的存在及内源基因的表达特点。利用基因捕获可建立一个携带随机插入突变的 ES 细胞库，每一种 ES 细胞克隆中含有不同的突变基因，ES 细胞克隆经囊胚注射发育为基因突变动物模型，通过对动物模型的表型分析鉴定突变基因的功能。基因捕获技术可节省构建特异打靶载体及筛选染色体组文库的工作及费用，可同时对基因序列、基因表达以及基因功能进行高效研究。

随机突变筛选策略能够获得功能基因研究的新材料及人类遗传性疾病的新模型，这种"表型驱动"的研究方式可能成为功能基因组研究最有前景的手段之一。

本章小结

基因结构分析是了解基因表达和研究基因功能的关键。分析基因的结构可以从数据库比对和实验技术检测两方面入手，基本依据都是基因的结构特征。基因是由编码序列和非编码序列组成的。编码序列是指能编码成熟 mRNA 的 DNA 序列（即外显子序列），其中包括开放阅读框；而非编码序列中启动子及转录起始位点是基因所特有的结构，是分析基因结构的重要部分。此外，其他顺式作用元件如增强子、沉默子和绝缘子的结构分析对研究基因表达调控具有重要意义。基因表达产物的分析主要在 RNA 和蛋白质/多肽水平上进行。通过检测 RNA 和蛋白质/多肽可分别揭示基因在转录水平和翻译水平的表达特征,为基因功能的研究提供依据。目前已有多项分子生物学技术可用于基因表达产物的分析,研究者要根据实验目的和条件选择最佳的实验方案。

基因功能由基因表达产物来体现,即蛋白质和非编码 RNA。基因产物的功能可以从三个水平来研究,包括生物化学水平、细胞水平和整体水平。生物信息学比对和功能预测能够提供研究线索,大大减少后续工作量。细胞水平研究可以通过利用基因重组技术建立相关基因高表达或低表达的工程细胞系来实现。整体水平研究可以利用转基因、基因敲除/敲入、基因沉默等遗传修饰动物。由于基因功能必须在完整的生物个体及其生命过程中才能得到真实的体现,因此,从整体水平研究基因的功能是必然的选择。鉴定基因功能的策略包括功能获得策略(如转基因、基因敲入)和功能失活策略(如基因敲除、基因沉默)。以 CRISPR 技术为代表的基因编辑技术近年来发展迅猛,通过不同的设计方案既可以实现基因功能获得也可以实现基因功能缺失。基于"正向遗传学"的、从异常基因到特定基因突变的随机突变筛选策略也在基因功能研究中逐渐受到青睐。

思考题

1. 简述分析基因启动子的主要方法及原理。

2. 简述在转录和翻译水平分析基因表达的技术手段,并加以比较。

3. 简述从整体水平鉴定基因功能的主要策略及其原理。

4. 请设计一个综合方案来解析基因的结构和表达特征,并最终鉴定其功能。

(高　旭)

参 考 文 献

［1］ 查锡良. 生物化学与分子生物学. 8 版. 北京 : 人民卫生出版社, 2013.

［2］ 陈娟, 孙军. 医学生物化学与分子生物学. 3 版. 北京 : 科学出版社, 2016.

［3］ 陈晔光. 分子细胞生物学. 3 版. 北京 : 高等教育出版社, 2019.

［4］ 陈誉华. 医学细胞生物学. 6 版. 北京 : 人民卫生出版社, 2016.

［5］ 葛均波, 徐永健, 王辰. 内科学. 9 版. 北京 : 人民卫生出版社, 2018.

［6］ 贾弘褆, 冯作化. 生物化学与分子生物学. 2 版. 北京 : 人民卫生出版社, 2010.

［7］ 景晓红. 医学细胞生物学. 西安 : 世界图书出版公司, 2015.

［8］ 李刚, 昌增益. 国际生物化学与分子生物学联盟增设第七大类酶 : 易位酶. 中国生物化学与分子生物学报, 2018, 34 (2): 1367-1368.

［9］ 孙易. 能量工厂与机体健康 : 线粒体功能研究进展. 北京 : 知识产权出版社, 2017.

［10］ 田余祥. 生物化学. 4 版. 北京 : 高等教育出版社, 2020.

［11］ 万学红, 卢雪峰. 诊断学. 9 版. 北京 : 人民卫生出版社, 2018.

［12］ 宋金丹. 医学细胞分子生物学. 北京 : 人民卫生出版社, 2003.

［13］ 陈誉华, 陈志南. 医学细胞生物学. 6 版. 北京 : 人民卫生出版社, 2018.

［14］ 翟中和, 王喜中, 丁明孝. 细胞生物学. 4 版. 北京 : 高等教育出版社, 2011.

［15］ 周春燕, 药立波. 生物化学与分子生物学. 9 版. 北京 : 人民卫生出版社, 2018.

［16］ WANG A H, QUIGLEY G J, KOLPAK F J, et al. Molecular structure of a left-handed DNA fragment at atomic resolution. Nature, 1979, 282 (5740): 680-686.

［17］ ABDEL-MEGUID S S, GRINDLEY N D, TEMPLETON N S, et al. Cleavage of the site-specific recombination protein gamma delta resolvase: the smaller of two fragments binds DNA specifically. Proc Natl Acad Sci, 1984, 81 (7): 2001-2005.

［18］ ALBERTS B, JOHNSON A, LEWIS J, et al. Molecular biology of the cell. 6th ed. New York: Garland Science, 2014.

［19］ ARCHANA M, BASTIAN, YOGESH T L, et al. Various methods available for detection of apoptotic cells--a review. Indian J Cancer, 2013, 50 (3): 274-283.

［20］ WIGHTMAN B, HA I, RUVKUN G. Posttranscriptional regulation of the heterochronic gene lin-14 by lin-4 mediates temporal pattern formation in C. elegans. Cell, 1993, 75 (5): 855-862.

［21］ BERG J M, TYMOCZKO J L, GATTO G J, et al. Biochemistry. 8th ed. New York: W. H. Freeman and Company, 2015.

［22］ BERMINGHAM A, DERRICK J P. The folic acid biosynthesis pathway in bacteria: evaluation of potential for antibacterial drug discovery. Bioessays, 2002, 24 (7): 637-648.

［23］ BETZIG E, PATTERSON G H, SOUGRAT R, et al. Imaging intracellular fluorescent proteins at nanometer resolution. Science, 2006, 313 (5793): 1642-1645.

［24］ JUAN S, BONIFACINO, DASSO M, et al. Short protocols in cell biology. Hoboken: John Wiley & Sons Inc., 2003.

［25］ BROWN T A. Gene cloning and DNA analysis: an introduction. Cambridge, MA: Blackwell Pub, 2006.

［26］ GERALD KARP. Cell and Molecular Biology. 3 版 . 北京 : 高等教育出版社 , 2005.

［27］ CONHEN S N, CHANG A C, BOYER H W, et al. Construction of biologically functional bacterial plasmids in vitro. Proc Natl Acad Sci U S A, 1973, 70 (11): 3240-3244.

［28］ COLL M, GUASCH A, AVILÉS F X, et al. Three-dimensional structure of porcine procarboxypeptidase B: a structural basis of its inactivity. EMBO J, 1991, 10 (1): 1-9.

［29］ DAVID L, NELSON, MICHAEL M, et al. Lehninger principles of biochemistry. 7th ed. New York: W. H. Freeman and Company, 2017.

［30］ DEVLIN T M. Textbook of biochemistry with clinical correlation. 7th ed. New York: John Wiley and Sons, Inc., 2011.

［31］ DONALD V, JUDITH G V, CHARLOTTE W P. Fundamentals of biochemistry. 5th ed. New York: John Wiley & Sons, Inc., 2016.

［32］ BLACKBURN E H. The molecular structure of centromeres and telomeres. Annu Rev Biochem, 1984, 53: 163-194.

［33］ FORREST L R. Structural symmetry in membrane proteins. Annu Rev Biophys, 2015, 44 (1): 311-337.

［34］ MEISENBERG G, SIMMONS W H. Principles of medical biochemistry. 3rd ed. St. Louis: C. V. Mosby Co., 2011.

［35］ GAO J, XU K, LIU H, et al. Impact of the gut microbiota on intestinal immunity mediated by tryptophan metabolism. Front Cell Infect Microbiol, 2018, 8: 13.

［36］ GERALD K, JANET I, WALLACE M. Karp's cell and molecular biology: concepts and experiments. 8th ed. New York: Wiley, 2015.

［37］ HEATHER J M, CHAIN B. The sequence of sequencers: the history of sequencing DNA. Genomics, 2016, 107 (1): 1-8.

［38］ HENNINGER E E, PURSELL Z F. DNA polymerase ε and its roles in genome stability. IUBMB Life, 2014, 66 (5): 339-351.

［39］ HUANG L, CROTHERS K, ATZORI C, et al. Dihydropteroate synthase gene mutations in pneumocystis and sulfa resistance. Emerg Infect Dis, 2004, 10 (10): 1721-1728.

［40］ WATSON J D, CRICK F H. Molecular structure of nucleic acids: a structure for deoxyribose nucleic acids. Nature, 1953, 171 (4356): 737-738.

［41］ JAMES D W, ALEXANDER G, TANIA A B, et al. Molecular biology of the gene. 7th ed. New York: Cold Spring Harbor, 2008.

［42］ KREB J E, GOLDSTEIN E S, KILPATRICK S T. Lewin's Genes X. 北京 : 高等教育出版社 , 2010.

［43］ KANEDA Y. Development of liposomes and pseudovirions with fusion activity for efficient gene delivery. Curr Gene Ther, 2011, 11 (6): 434-441.

［44］ KAEP G. Cell and molecular biology. 7th ed. New York: John Wiley and Sons Inc., 2013.

［45］ KIMURA M, STONE R C, HUNT S C, et al. Measurement of telomere length by the southern blot analysis of terminal restriction fragment lengths. Nat Protoc, 2010, 5 (9): 1596-1607.

［46］ LANCASTER M A, KNOBLICH J A. Organogenesis in a dish: modeling development and disease using organoid technologies. Science, 2014, 345 (6194): 1247125.

［47］ LEVIN R, GRINSTEIN S, CANTON J. The life cycle of phagosomes: formation, maturation, and resolution. Immunol Rev, 2016, 273 (1): 156-179.

［48］ LYNCH C J, ADAMS S H. Branched-chain amino acids in metabolic signalling and insulin resistance. Nat Rev Endocrinol, 2014, 10 (12): 723-736.

［49］ MAHILLON J, CHANDLER M. Insertion sequences. Microbiol Mol Biol Rev, 1998, 62 (3): 725-774.

［50］ MASHAGHI A, KATAN A. A physicist's view of DNA. De Physicus, 2013, 24e (3): 59-61.

［51］ MCCLINTOCK B. The origin and behavior of mutable loci in maize. Proc Natl Acad Sci U S A, 1950, 36 (6): 344-355.

［52］ MEDZIHRADSZKY K F, CHALKLEY R J. Lessons in de novo peptide sequencing by tandem mass spectrometry. Mass

Spectrom Rev, 2015, 34 (1): 43-63.

［53］ MENDER I, SHARY J W. Telomere restriction fragment (TRF) analysis. Bio Protoc, 2015, 5 (22): e1658.

［54］ WALLACE D C, YOULE R J. Mitochondria. New York: Cold Spring Harbor Laboratory Press, 2013.

［55］ MURRAY R K. et al. Harper's illustrated biochemistry. New York: McGraw-Hill Companies, Inc., 2012.

［56］ NATHANS D, SMITH H O. Restriction endonucleases in the analysis and restructuring of DNA molecules. Annu Rev Biochem, 1975, 44: 273-293.

［57］ NELSON D L, COX M M. Lehninger principles of biochemistry. 7th ed. New York: W. H. Freeman and Company, 2017.

［58］ NOUBISSI F K, OGLE B M. Cancer cell fusion: mechanisms slowly unravel. Int J Mol Sci, 2016, 17 (9): 1587.

［59］ PATTEN C L, GLICK B R, PASTERNAK J. Molecular biotechnology: principles and applications of recombinant DNA. Washington, D. C.: ASM Press, 2009.

［60］ PAVEL M, RUBINSZTEIN D C. Mammalian autophagy and the plasma membrane. FEBS J, 2017, 284 (5): 672-679.

［61］ FRANKLIN R. Molecular configuration in sodium thymonucleate. Nature, 1953, 171 (4356), 740-741.

［62］ LEE R C, FEINBAUM R L, AMBROS V. The C. elegans heterochronic gene lin-4 encodes small RNAs with antisense complementarity to lin-14. Cell, 1993, 75 (5): 843-854.

［63］ RICHTER C, TANAKA T, YADA R Y. Mechanism of activation of the gastric aspartic proteinases: pepsinogen, progastricsin and prochymosin. Biochem J, 1998, 335 (Pt 3): 481-490.

［64］ RICHTER C, TANAKA T, YADA R Y. Mechanism of activation of the gastric aspartic proteinases: pepsinogen, progastricsin and prochymosin. Biochem J, 1998, 335 (3): 481-490.

［65］ RODWELL V W, BENDER D A, BOTHAM K M, et al. Harper's illustrated biochemistry. 31st ed. New York: McGraw-Hill Education, 2018.

［66］ ROSSI M, AMARETTI A, RAIMONDI S. Folate production by probiotic bacteria. Nutrients, 2011, 3 (1): 118-134.

［67］ SHIRAHATA S, KATAKURA Y, TERUYA K. Cell hybridization, hybridomas, and human hybridomas. Methods Cell Biol, 1998, 57: 111-145.

［68］ SKÖLD O. Sulfonamide resistance: mechanisms and trends. Drug Resist Updat, 2000, 3 (3): 155-160.

［69］ STANSFIELD W D et al., Schaum's outlines of theory and problems of molecular and cell biology. New York: McGraw-Hill Companies, Inc., 1996.

［70］ STARK W M, PARKER C N, HALFORD S E, et al. Topological selectivity in site-specific recombination by resolvase. Nature, 1994; 368: 76-78.

［71］ SUNG P, KLEIN H. Mechanism of homologous recombination: mediators and helicases take on regulatory functions. Nat Rev Mol Cell Biol, 2006, 7 (10): 739-750.

［72］ TANG D, KANG R, BERGHE T V, et al. The molecular machinery of regulated cell death. Cell Res, 2019, 29 (5): 347-365.

［73］ THE M J. Human insulin: DNA technology's first drug. Am J Hosp Pharm, 1989, 46 (11 Suppl 2): S9-11.

［74］ SATYANARAYANA U, CHAKRAPANI U. Biochemistry. 4th ed. Haryana: A division of Reed Elsevier India Private Limited, 2013.

［75］ WANG X, SUN G, FENG T, et al. Sodium oligomannate therapeutically remodels gut microbiota and suppresses gut bacterial amino acids-shaped neuroinflammation to inhibit Alzheimer's disease progression. Cell Res, 2019, 29 (10): 787-803.

［76］ WOLD M S. Replication protein A: a heterotrimeric, single-stranded DNA-binding protein required for eukaryotic DNA metabolism. Annu Rev Biochem, 1997, 66: 61-92.

［77］ WOLFRAM S. Principles of nucleic acid structure. New York: Springer-Verlag, 1984.

中英文名词对照索引

α- 磷酸甘油脱氢酶（α-glycerophosphate dehydroge-
nase） 288

β 地中海贫血（β-thalassemia） 695

β- 谷固醇（β-sitosterol） 137

β-*D*- 核糖（ribose） 88

β-*D*-2′- 脱氧核糖（deoxyribose） 88

β-*N*- 糖苷键（β-*N*-glycosidic bond） 88

γ- 谷氨酰基循环（γ-glutamyl cycle） 310

γ- 微管蛋白环状复合物（γ-tubulin ring complex，
γ-TuRC） 220

δ- 氨基 - γ- 酮戊酸（δ-aminolevulinate，ALA） 30

1 型糖尿病（diabetes mellitus type 1） 735

3- 酮基二氢鞘氨醇（3-ketodihydrosphingosine） 297

3′- 非翻译区（3′-untranslated region，3′-UTR） 102

3′- 磷酸腺苷 -5′- 磷酸硫酸（3′-phospho-adenosine-5′-
phosphosulfate，PAPS） 326

3′,5′- 磷酸二酯键（phosphodiester bond） 90

5,6,7,8- 四氢叶酸（5,6,7,8-tetrahydrofolic acid，
FH₄） 30

5- 氟尿嘧啶（5-fluorouracil，5-FU） 90

5′ 末端基因表达系列分析（5′-end serial analysis of gene
expression，5′-SAGE） 845

5′-cDNA 末端快速扩增技术（5′-rapid amplification of
cDNA ends，5′-RACE） 845

5′- 非翻译区（5′-untranslated region，5′-UTR） 102

5′- 帽结构（5′cap structure） 100

6- 巯基嘌呤（6-mercaptopurine，6-MP） 90

A 型 -DNA（A-form DNA） 94

AMP 激活的蛋白激酶（AMP-activated protein kinase，
AMPK） 408

AMP 依赖蛋白激酶（AMP-activated protein kinase，
AMPK） 284

ATP 合酶（ATP synthase） 189，362

ATP 合酶复合体（ATP synthase complex） 189

B 型 -DNA（B-form DNA） 94

CDK 激酶抑制物（CDK inhibitor protein，CKI） 554

COP Ⅰ有被小泡（COP Ⅰ-coated vesicle） 183

COP Ⅱ有被小泡（COP Ⅱ-coated vesicle） 184

D 环复制（D-loop replication） 450

DNA 变性（denaturation） 108

DNA 复制（DNA replication） 429

DNA 甲基化（DNA methylation） 520

DNA 甲基转移酶（DNA methylation transferase，
DNMT） 520

DNA 结合结构域（DNA binding domain） 109

DNA 连接段（DNA linker） 97

DNA 双链断裂（double strand break，DSB） 858

DNA 损伤（DNA damage） 451

DNA 突变（DNA mutation） 684

DNA 元件百科全书（encyclopedia of DNA elements，
ENCODE） 422

DNA 指纹（DNA fingerprint） 692

E- 钙黏着蛋白（epithelial cadherin，E-cadherin） 609

E- 选择素（endothelial selectin） 610

Edward 综合征（Edward syndrome） 748

G 蛋白（G protein） 632

G 蛋白循环（G protein cycle） 632

G- 平面（tetrad，quartet） 95

G- 四链体（quadruplex） 95

GTP 结合蛋白（GTP binding protein） 632

Hayflick 界限（Hayflick limitation） 581

Holliday 连接体（Holliday junction） 690

Huntington 舞蹈症（Huntington disease） 689

Klinefelter 综合征（Klinefelter syndrome） 749

L- 选择素（leukocyte selectin）610

Leber 遗传性视神经病（Leber hereditary optic neuropathy, LHON）197

Lesch-Nyhan 综合征（Lesch-Nyhan syndrome）344

MAPK 级联激活（MAPK cascade）631

N- 钙黏着蛋白（neural cadherin, N-cadherin）609

N- 连接糖基化（N-linked glycosylation）172

O- 连接糖基化（O-linked glycosylation）173

P- 钙黏着蛋白（placental cadherin, P-cadherin）609

P- 选择素（platelet selectin）610

Patau 综合征（Patau syndrome）748

poly（A）结合蛋白［poly（A）-binding protein, PABP］100

Q 循环（Q cycle）357

RNA 干扰（RNA interference, RNAi）106, 532, 857

RNA 加工突变（RNA processing mutation）688

S- 腺苷甲硫氨酸（S-adenosyl methionine, SAM）325

Sanger 测序法（Sanger sequencing）763

VE- 钙黏着蛋白（vascular endothelial cadherin, VE-cadherin）609

Z 型 -DNA（Z-form DNA）94

A

阿司匹林（aspirin）130

阿糖胞苷（cytosine arabinoside, araC）90

癌基因（oncogene）559

氨基甲酰磷酸合成酶 Ⅰ（carbamoyl phosphate synthetase Ⅰ, CPS-Ⅰ）320

氨基酸残基（residue）39

氨基酸代谢库（amino acid metabolic pool）314

氨基酸接纳茎（acceptor stem）102

氨基酸模式（amino acid pattern）308

氨基酰位（aminoacyl site）104

氨基 - 亚氨基（amino-imino）87

B

靶向转运（protein targeting）492

白三烯（leukotriene, LT）131

摆动性（wobble）485

半保留复制（semi-conservative replication）429

半桥粒（hemidesmosome）603

半乳糖血症（galactosemia）704

半自主性细胞器（semiautonomous organelle）190

包涵体（inclusion body）697

胞嘧啶（cytosine, C）87

胞吐作用（exocytosis）164

胞吞作用（endocytosis）163

胞饮作用（pinocytosis）163

胞质斑（cytoplasmic plaque）605

胞质分裂（cytokinesis）234, 545

胞质小 RNA（small cytoplasmic RNA, scRNA）105

饱和脂肪酸（saturated fatty acid, SFA）126

被动运输（passive transport）157

苯丙酮尿症（phenylketonuria, PKU）677, 698

比活性（specific activity）71

吡哆醛（pyridoxal）30

吡哆胺（pyridoxamine）30

吡哆醇（pyridoxine）30

必需基团（essential group）59

必需激活剂（essential activator）76

必需脂肪酸（essential fatty acid）129

闭合蛋白（occludin）602

扁平囊（ER lamina）169

变形运动（amoeboid movement）234

变异（variation）684

表达序列标签（expression sequence tag, EST）848

表观基因组学（epigenomics）518

表观遗传（epigenetics）518

表观遗传变异（epigenetic variation）680

表面效应（surface effect）68

表皮松解性掌跖角化症（epidermolytic palmoplantar keratoderma, EPPK）679

表现度变异（variable expressivity）681, 689

表型（phenotype）414

表型 - 基因型相关性（phenotype-gene relationship）701

别构部位（allosteric site）82

别构激活剂（allosteric activator）82

别构酶（allosteric enzyme）82

别构调节（allosteric regulation）82

别构效应剂（allosteric effector）82, 401

别构抑制剂（allosteric inhibitor） 82

别嘌呤醇（allopurinol） 344

丙氨酸 - 葡萄糖循环（alanine-glucose cycle） 319

病因（cause of disease） 680

薄层层析（thin-layer chromatography，TLC） 141

补救合成（salvage synthesis） 331

不完全外显（reduced penetrance） 681

C

残余体（residual body） 180

糙面内质网（rough endoplasmic reticulum，RER） 169

测序（sequencing） 670

层析法（chromatography） 141

差速离心法（differential centrifugation） 826

差异性甲基化区域（differentially methylated regions，DMRs） 536

插缺（indel） 688

插入（insertion） 688

长链非编码 RNA（long non-coding RNA，lncRNA） 105

常量元素（macroelement） 14

常染色体（autosome） 740

超螺线管（supersolenoid） 97

超螺旋结构（superhelix，supercoil） 96

超氧化物歧化酶（superoxide dismutase，SOD） 131

沉默突变（silent mutation） 687

沉默子（silencer） 421

成骨不全 1 型（osteogenesis imperfecta type 1） 697，699

成孔膜蛋白（pore-forming membrane protein） 194

成熟促进因子（maturation promoting factor，MPF） 556

持家蛋白（housekeeping protein） 700

重复（duplication） 688

出生缺陷（birth defect） 681

初级胆汁酸（primary bile acid） 138

初级溶酶体（primary lysosome） 179

初速率（initial velocity） 71

穿膜黏着蛋白（transmembrane adhesion protein） 603

穿梭机制（shuttle mechanism） 364

传代培养（subculture） 838

串联酶（tandem enzyme） 58

次黄嘌呤鸟嘌呤磷酸核糖转移酶（hypoxanthine guanine phosphoribosyl transferase，HGPRT） 702

次级胆汁酸（secondary bile acid） 138

次级溶酶体（secondary lysosome） 179

从头合成（de novo synthesis） 331

催化基团（catalytic group） 60

催化小 RNA（small catalytic RNA） 105

脆性 X 综合征（fragile X syndrome） 699

错配修复（mismatch repair） 436，689

错义突变（missense mutation） 687

D

大沟（major groove） 92

大规模并行测序（massively parallel sequencing，MPS） 681

大亚基（large subunit） 104

代谢池（metabolic pool） 392

代谢偶联（metabolic coupling） 607

带状桥粒（belt desmosome） 233

单倍体（haploid） 740

单不饱和脂肪酸（monounsaturated fatty acid，MUFA） 126

单纯酶（simple enzyme） 58

单纯三脂酰甘油（simple triacylglycerol） 132

单纯脂质（simple lipid） 131

单核苷酸多态性（single nucleotide polymorphism，SNP） 426，691

单卵双生（monozygotic twin，MZ） 731

单亲二倍体（uniparental disomy，UPD） 681

单体酶（monomeric enzyme） 57

胆钙化醇（cholecalciferol） 26，138

胆固醇（cholesterol，Ch） 137，280

胆固醇酯（cholesterol ester，CE） 137

胆碱（choline） 134

胆碱酯酶（choline esterase） 76

胆汁酸（bile acid） 138

胆汁酸盐（bile salt） 138

蛋白激酶（protein kinase） 493

蛋白酪氨酸激酶（protein tyrosine kinase，PTK） 630

蛋白丝 / 苏氨酸激酶（protein serine/threonine kinase） 630

蛋白相互作用结构域（protein interaction domain） 633

蛋白质的二级结构（protein secondary structure） 41

蛋白质的互补作用（complementary action）　308

蛋白质的三级结构（protein tertiary structure）　44

蛋白质的四级结构（protein quaternary structure）　47

蛋白质的一级结构（protein primary structure）　40

蛋白质芯片（protein chip）　851

氮平衡（nitrogen balance）　308

倒位（inversion）　688

等电点（isoelectric point，pI）　38

等位基因特异性寡核苷酸（allele specific oligonucleotide，ASO）　762

低钙血症（hypocalcemia）　20

底物（substrate）　64

第二代测序（next generation sequencing）　763

第二代测序技术（next-generation sequencing，NGS）　681

第二信使（second messenger）　626

颠换（transversion）　687

点突变（point mutation）　687

碘（iodine）　24

碘甲腺原氨酸脱碘酶（iodothyronine deiodinase）　24

电离辐射（ionizing radiation）　686

电偶联（electric coupling）　607

电泳迁移率变动分析（electrophoretic mobility shift assay，EMSA）　847

电子传递链（electron transfer chain）　352

定量荧光 PCR（quantitative fluorescent PCR，QF-PCR）　762

动态突变（dynamic mutation）　686

端粒（telomere）　97，443，740

端粒酶（telomerase）　583

端粒钟（telomere clock）　583

短串联重复序列（short tandem repeat，STR）　427，691

短链非编码 RNA（small non-coding RNA，sncRNA）　105

断裂基因（split gene）　419

多不饱和脂肪酸（polyunsaturated fatty acid，PUFA）　126

多重连接依赖探针扩增（multiplex ligation dependent probe amplification，MLPA）　762

多功能酶（multifunctional enzyme）　58

多核糖体（polysome）　492

多基因家族（multigene family）　425

多基因遗传（polygenic inheritance）　727

多聚 A 尾［poly（A）-tail］　100

多聚脱氧核糖核苷酸（polydeoxyribonucleotides）　90

多酶复合体（multienzyme complex）　57

多酶体系（multienzyme system）　57

多糖（polysaccharide）　114

多样性（diversity）　684

E

二倍体（diploid）　740

二级结构（secondary structure）　91

二磷脂酰甘油（diphosphatidylglycerol）　134

二卵双生（dizygotic twin，DZ）　731

二维电泳（two-dimensional electrophoresis）　851

F

翻译（translation）　483

翻译后修饰（post-translational modification，PTM）　492，520

翻译起始复合物（translation initiation complex）　490

反竞争性抑制作用（uncompetitive inhibition）　80

反馈调节（feedback regulation）　705

反密码子（anticodon）　103，485

反密码子环（anticodon loop）　102

反式构象（trans conformation）　88

反式作用因子（trans-acting factor）　420

反向平行（anti-parallel）　92

反应活性氧（reactive oxygen species，ROS）　131

反应速率（velocity，v）　65

泛醌（ubiquinone）　353

泛酸（pantothenic acid）　29

纺锤体（spindle）　544

非必需激活剂（non-essential activator）　76

非编码 RNA（non-coding RNA）　520

非竞争性抑制作用（non-competitive inhibition）　79

非同义突变（nonsynonymous mutation）　687

非同源末端连接重组修复（non-homologous end joining recombination repair）　455

非同源末端连接的双链修复（double-strand repair by non-homologous end joining，NHEJ）　690

非同源末端连接途径（non-homologous end joining，

NHEJ） 858

肥胖（obesity） 408

腓骨肌萎缩症 1A 型（Charcot-Marie-Tooth disease type 1A，CMT1A） 699

腓骨肌萎缩症 1B 型（Charcot-Marie-Tooth disease 1B，CMT1B） 701

分离定律（law of segregation） 414

分泌泡（secretory vesicle） 175

分选（sorting） 495

分子伴侣（molecular chaperone） 172，192，494，593

分子伴侣介导的自噬（chaperone-mediated autophagy，CMA） 592

分子病（molecular disease） 706

分子医学（molecular medicine） 670

封闭连接（occluding junction） 601

封闭索（sealing strand） 602

氟（fluorine） 24

辅基（prosthetic group） 58

辅酶（coenzyme） 58

辅酶 A（coenzyme A，CoA） 90

辅酶 Q（coenzyme Q，CoQ） 353

辅因子（cofactor） 58

辅阻遏物（co-repressor） 84

腐败作用（putrefaction） 310

负超螺旋（negative supercoil） 96

复等位基因（multiple alleles） 684

复合糖（complex carbohydrate） 114

复合脂质（compound lipid） 133

复性（renaturation） 108

复杂疾病（complex disease） 727

复制叉（replication fork） 431

G

钙（calcium） 18

钙黏着蛋白（cadherin） 604，608

钙调蛋白（calmodulin，CaM） 630

钙调蛋白依赖性蛋白激酶（calmodulin-dependent protein kinase，CaM-PK） 639

甘露糖 -6- 磷酸（mannose-6-phosphate，M-6-P） 179

甘油二酯（diacylglycerol，DG） 132

甘油磷脂（glycerophospholipid） 133

甘油三酯（triglyceride，TG） 131，280

甘油糖脂（glyceroglycolipid） 136

甘油一酯（monoacylglycerol，MG） 132

冈崎片段（Okazaki fragment） 432

高尔基复合体（Golgi complex） 174

高尔基体堆（Golgi stack） 174

高尿酸血症（hyperuricemia） 344

高色氨酸血症（hypertryptophanemia） 704

高通量测序（high throughput DNA sequencing） 763

高效液相色谱（high performance liquid chromatography，HPLC） 141

高血钙症（hypercalcemia） 20

个性化医疗（personalized medicine） 670

铬（chromium） 25

铬调素（chromodulin） 25

功能获得（gain of function） 699

功能失去（loss of function） 698

共价闭合环状 DNA（covalently closed circular DNA，cccDNA） 433

共价催化（covalent catalysis） 69

共价修饰（covalent modification） 82

佝偻病（rickets） 27

谷胱甘肽过氧化物酶（glutathione peroxidase） 23，131，369

骨钙蛋白（osteocalcin） 28

骨架（backbone） 92

骨质疏松（osteoporosis） 20

钴（cobalt） 24

钴胺素（cobalamin） 31

寡核苷酸（oligonucleotide） 91

寡聚酶（oligomeric enzyme） 57

寡聚体（oligomer） 495

寡糖（oligosaccharide） 114

关键酶（key enzyme） 81

光面内质网（smooth endoplasmic reticulum，SER） 169

光敏感视蛋白（opsin） 26

光学显微镜（optical microscope） 818

滚环复制（rolling circle replication） 433，450

过渡态（transition state） 64

过敏反应慢反应物质（slow reacting substances of anaphyl-atoxis，SRS-A）131

过氧化氢酶（catalase）131

过氧化物酶（peroxidase）369，825

过氧化物酶体（peroxisome）181

H

核不均一 RNA（heterogeneous nuclear RNA，hnRNA）100

核蛋白（nucleoprotein）332

核定位序列（nuclear localization sequence，NLS）496

核苷（nucleoside）88

核苷二磷酸（nucleoside 5'-diphosphate，NDP）89

核苷三磷酸（nucleoside 5'-triphosphate，NTP）89

核苷酸（nucleotide）87，89，331

核苷酸置换（nucleotide substitution）687

核苷一磷酸（nucleoside 5'-monophosphate，NMP）89

核化（nucleation）595

核黄素（riboflavin）29

核基因组（nuclear genome）670

核酶（ribozyme）110

核仁内 RNA（small nucleolar RNA，snoRNA）105

核酸（nucleic acid）87

核酸分子杂交（hybridization）108

核糖（ribose）88

核糖核酸（ribonucleic acid，RNA）87

核糖核酸酶保护实验（ribonuclease protection assay，RPA）849

核糖体（ribosome）103

核糖体 RNA（ribosomal RNA，rRNA）99，103

核糖体蛋白（ribosomal protein）103

核糖体循环（ribosome cycle）492

核小 RNA（small nuclear RNA，snRNA）105

核小体（nucleosome）96

核小体定位密码（genomic code for nucleosome position-ing）520

核心颗粒（core particle）96

核型（karyotype）744

后随链（lagging strand）432

互补碱基对（complementary base pair）92

互补链（complementary strand）92

化学渗透假说（chemiosmotic hypothesis）361

化学突触（chemical synapse）606

化学修饰（chemical modification）82

坏血病（scurvy）31

环鸟苷酸（cyclic GMP，cGMP）90

环戊烷多氢菲（perhydrocylopentanophenanthrene）136

环腺苷酸（cyclic AMP，cAMP）90

环状 RNA（circular RNA，circRNA）105

黄素单核苷酸（flavin mononucleotide，FMN）29

黄素腺嘌呤二核苷酸（flavin adenine dinucleotide，FAD）29，90

回复突变（back mutation）685

混合三脂酰甘油（mixed triacylglycerol）132

活化分子（activated molecule）64

活化能（activation energy）64

活性部位（active site）59

活性氧（reactive oxygen）131

活性氧（reactive oxygen species，ROS）689

J

肌动蛋白（actin）228

肌动蛋白结合蛋白（actin binding protein）229

肌动蛋白解聚因子（actin depolymerizing factor，ADF）232

肌动蛋白丝（actin filament）235

肌动蛋白相关蛋白（actin-related protein，ARP）231

肌球蛋白轻链磷酸酶（myosin light chain phosphatase，MLCP）242

肌质网（sarcoplasmic reticulum）169

基粒（elementary particle）189

基因（gene）99，414

基因捕获（gene trapping）859

基因超家族（gene superfamily）425

基因沉默（gene silencing）765，857

基因簇（gene cluster）425

基因打靶（gene targeting）855

基因敲除（gene knock-out）855

基因敲入（gene knock-in）855

基因添加（gene augmentation）765

基因突变（gene mutation） 680, 684

基因外（extragenic） 670

基因芯片（gene chip） 692

基因型（genotype） 414

基因修复（gene repair） 765

基因诊断（gene diagnosis） 761

基因治疗（gene therapy） 765

基因转移（gene transfer） 841

基因组（genome） 99, 740

基因组突变（genomic mutation） 684

基因组原位杂交技术（genome *in situ* hybridization） 837

基于 DNA 芯片的比较基因组杂交（array-based comparative genomic hybridization, aCGH） 681

基质（matrix） 189, 190

基质导入序列（matrix-targeting sequence, MTS） 192

激光扫描共聚焦显微镜（confocal laser scanning microscope, CLSM） 820

激素（hormone） 139

激素敏感性甘油三酯脂肪酶（hormone sensitive lipase, HSL） 288

级联反应（cascade reaction） 83

急性间歇性卟啉病（acute intermittent porphyria, AIP） 695

集落形成实验（colony formation assay） 839

嵴（cristae） 189

嵴间腔（intercristae space） 189

嵴内空间（intracristae space） 189

继发性损害（secondary abnormality） 694

甲基丙二酸尿症（methylmalonic aciduria） 696

甲基化 CpG 结合蛋白（methyl-CpG binding protein, MBD） 526

甲硫氨酸循环（methionine cycle） 325

甲状旁腺激素（parathyroid hormone, PTH） 20

假基因（pseudogene, ψ） 426

假尿嘧啶核苷（pseudouridine, ψ） 102

检测点（checkpoint） 557

剪接位点突变（splice site mutation） 688

减数分裂（meiosis） 546

减数分裂性染色体失活状态（meiotic sex chromosome inactivation, MSCI） 535

简并性（degeneracy） 484, 687

简单扩散（simple diffusion） 157

碱基（base） 87

碱基堆积力（base stacking interaction） 93

碱基类似物（base analog） 686

碱基切除修复（base excision repair） 689

碱基序列（base sequence） 91

间接体内（*ex vivo*） 767

间隙连接（gap junction） 606

降钙素（calcitonin, CT） 20

交叉（chiasma） 548

交叉交互（cross-talking） 634

胶质细胞原纤维酸性蛋白（glial fibrillary acidic protein, GFAP） 236

焦磷酸硫胺素（thiamine pyrophosphate, TPP） 28

脚气病（beriberi） 29

校对（proofreading） 436

接触依赖性信号分子（contact-dependent signaling molecule） 625

结构域（domain） 46

结合胆汁酸（conjugated bile acid） 138

结合基团（binding group） 60

姐妹染色单体交换（sister chromatid exchange, SCE） 836

解离常数（dissociation constant, Ks） 73

解链（dissociation） 108

解链曲线或熔解曲线（melting curve） 108

解偶联蛋白 1（uncoupling protein-1, UCP1） 366

解偶联剂（uncoupler） 366

金属激活酶（metal activated enzyme） 58

金属硫蛋白（metallothionein） 22

金属酶（metalloenzyme） 58

紧密连接（tight junction） 602

进位（entrance） 491

茎 - 环（stem-loop） 102

精氨酸代琥珀酸合成酶（argininosuccinate synthetase, ASS） 320

精氨酸代琥珀酸裂解酶（argininosuccinase, argininosuccinatelyase, ASL） 320

精神分裂症（schizophrenia, SZ） 734

精准医学（precision medicine） 670, 676

竞争性内源 RNA（competitive endogenous RNA, ceRNA） 107

竞争性抑制作用（competitive inhibition） 77

静态突变（static mutation） 686

巨幼红细胞贫血（megaloblastic anemia） 30

绝对特异性（absolute specificity） 66

K

抗坏血酸（ascorbic acid） 31

抗生物素蛋白（avidin） 30

拷贝数目变异（copy number variation，CNV） 427

可变数目串联重复序列（variable number of tandem repeat，VNTR） 426

可读框（open reading frame，ORF） 102

可溶性信号分子（soluble signaling molecule） 625

L

雷帕霉素靶蛋白复合物 1（mechanistic target of rapamycin complex 1，mTORC1） 408

累加基因（additive gene） 727

累加效应（additive effect） 727

类二十烷酸（eicosanoid） 129

类固醇（steroid） 26，136

类核（nucleoid） 96

类脂（adipoid） 133

立体异构特异性（stereospecificity） 66

连接酶类（ligases） 62

连接子（connexon） 606

连接子蛋白（connexin，Cx） 606

联会（synapsis） 547

镰状细胞贫血（sickle cell anemia） 687，699

两用代谢途径（amphibolic pathway） 392

裂解酶类（lyases） 62

邻近效应（proximity effect）与定向排列（orientation arrangement） 68

临床遗传学（clinical genetics） 669

磷（phosphorus） 18

磷酸二羟丙酮（dihydroxyacetone phosphate） 281

磷酸甘油酯（phosphoglyceride） 133

磷酸肌酸（creatine phosphate，CP） 351

磷脂过氧化氢谷胱甘肽氧化酶（phospholipid hydroperoxide glutathione peroxidase，PHGPx） 23

磷脂（phospholipid） 133

磷脂酶（phospholipase） 134，296

磷脂酶 C（phospholipase C，PLC） 134

磷脂酸（phosphatidic acid） 133，282

磷脂酰胆胺（phosphatidylcholamine） 134

磷脂酰胆碱（phosphatidylcholine，PC） 134

磷脂酰甘油（phosphatidylglycerol） 134

磷脂酰肌醇（phosphatidyl inositol，PI） 134

磷脂酰肌醇 -4,5- 二磷酸（phosphatidylinositol-4,5-bis-phosphate，PIP_2） 134

磷脂酰丝氨酸（phosphatidylserine） 134

磷脂酰乙醇胺（phosphatidylethanolamine，PE） 134

流式细胞术（flow cytometry） 851

硫胺素（thiamine） 28

硫氧还蛋白还原酶（thioredoxin reductase，Trx） 24

卵磷脂（lecithin） 134

卵磷脂 - 胆固醇酰基转移酶（lecithin-cholesterol acyltransferase，LCAT） 304

螺线管（solenoidal） 97

M

马达蛋白（motor protein） 225

马方综合征（Marfan syndrome，MS） 706

麦角钙化醇（ergocalciferol） 26，138

麦角固醇（ergosterol） 137

慢病毒（lentivirus） 767

慢性粒细胞性白血病（chronic myeloid leukemia，CML） 688

猫叫综合征（cri-du-chat syndrome） 755

锚定连接（anchoring junction） 601

帽分析基因表达（cap analysis gene expression，CAGE） 845

帽结合蛋白（cap binding protein，CBP） 100

酶（enzyme） 57

酶蛋白（apoenzyme） 58

酶的活性中心（active center） 59

酶的激活剂（activator） 76

酶联免疫吸附分析（enzyme-linked immunosorbent assay，ELISA） 851

酶学（enzymology） 57

酶原（zymogen，proenzyme）　83

美国医学遗传学会（American College of Medical Genetics and Genomics，ACMG）　682

锰（manganese）　23

米氏常数（Michaelis constant）　72

米氏方程（Michaelis equation）　72

密度梯度离心（density gradient centrifugation）　826

密封蛋白（claudin）　602

密码子（codon）　483

嘧啶（pyrimidine）　87

嘧啶核苷酸（pyrimidine nucleotide）　331

免疫球蛋白超家族（Ig-superfamily）　608

免疫细胞化学（immunocytochemistry）　851

免疫组织化学（immunohistochemistry）　851

膜表面分子接触通讯（contact signaling by membrane-bound molecule）　625

膜的不对称性（membrane asymmetry）　155

膜的流动性（membrane fluidity）　153

膜间隙（intermembrane space）　189

膜结合型信号分子（membrane-bound signaling molecule）　625

膜脂（membrane lipid）　147

N

囊泡（vesicle）　183

囊泡转运（vesicle transport）　183

囊性纤维变性（cystic fibrosis，CF）　706

脑苷脂（cerebroside）　136

脑磷脂（cephalin）　134

内含子（intron）　101

内膜（inner membrane）　189

内膜系统（endomembrane system）　168

内膜转运子（translocation of the inner membrane，Tim）　189

内腔（inner space）　189

内吞体（endosome）　179

内吞性溶酶体（endolysosome）　179

内在膜蛋白（intrinsic membrane protein）　150

内质网（endoplasmic reticulum，ER）　169

内质网 - 线粒体的系带蛋白质复合物（mitochondrial asso-ciated membranes，MAMs）　196

逆转录（reverse transcription）　449

黏脂贮积症Ⅱ型 α / β（mucolipidosis type Ⅱ α / β ）　697

黏着斑（focal adhesion）　603

黏着带（adhesion belt）　233，603

黏着连接（adhering junction）　603

鸟氨酸氨基甲酰转移酶（ornithine carbamoyl transferase，OCT）　320

鸟嘌呤（guanine，G）　87

尿苷激酶（uridine kinase）　340

尿黑酸尿症（alkaptonuria）　667

尿嘧啶（uracil，U）　87

尿酸（uric acid）　336

P

爬行模型（inchworm model）　448

帕金森病（Parkinson disease，PD）　737

帕金森综合征（parkinsonism）　738

排出位（exit site）　104

排列顺序（nucleotide sequence）　91

配体（ligand）　625

配体依赖性离子通道（ligand-gate ion channel）　636

皮质醇（cortisol）　140

皮质酮（corticosterone）　140

嘌呤（purine）　87

嘌呤核苷酸（purine nucleotide）　331

葡萄糖转运体（glucose transporter，GLUT）　158

普通酸 - 碱催化（general acid-base catalysis）　69

Q

启动子（promoter）　420

起始（initiation）　488，595

起始因子（initiation factor，IF）　487

气液色谱法（gas-liquid chromatography，GLC）　141

器官培养（organ culture）　839

前导链（leading strand）　432

前导序列（leader sequence）　696

前列环素（prostacyclin）　130

前列腺素（prostaglandin，PG）　129

前列腺酸（prostanoic acid）129

前体蛋白（precursor protein）192

前突变（premutation）689

羟 -β- 甲基戊二酸单酰 CoA（β-hydroxy-β-methylglu-

　　taryl-CoA，HMG-CoA）292

羟胺（hydroxylamine，HA）686

桥粒（desmosome）603

桥粒斑（desmosomal plaque）605

桥粒连接（desmosome junction）603

鞘氨醇（sphingosine）134

鞘氨醇磷脂（phosphosphingolipid）134

鞘磷脂（sphingomyelin）134

鞘糖脂（glycosphingolipid）135

切除修复（excision repair）454

氢化可的松（hydrocortisone）140

趋化（chemotaxis）243

趋异（divergence）61

去溶剂化（desolvation）68

全酶（holoenzyme）58

醛固酮（aldosterone）140

缺失（deletion）688

R

染色单体（chromatid）740

染色体（chromosome）96，414

染色体多态性（chromosomal polymorphism）746

染色体畸变（chromosome aberration）680，684，740

染色体平衡易位携带者（balanced translocation car-

　　rier）751

染色体显带技术（chromosome banding technique）836

染色体芯片分析（chromosome microarray analysis，

　　CMA）681

染色质（chromatin）96，740

染色质重塑（chromosome remodeling）520

染色质免疫沉淀实验（chromatin immunoprecipitation，

　　ChIP）847

热休克蛋白（heat shock protein，HSP）193

人类基因组（human genome）670

人类遗传学（human genetics）669

溶酶体（lysosome）177

溶血磷脂（lysophospholipid）134

熔解温度（melting temperature，T_m）108

融合（fusion）688

融合基因（fusion gene）688

肉碱 - 脂酰肉碱转位酶（carnitine-acylcarnitine-translo-

　　case）289

肉碱脂酰转移酶Ⅰ（carnitine acyl transferase Ⅰ）289

乳糜微粒（chylomicron，CM）281

乳酸脱氢酶（lactate dehydrogenase，LDH）61

软骨病（osteomalacia）27

S

三级溶酶体（tertiary lysosome）180

三链结构（triplex）95

三羧酸转运体系（tricarboxylate transport system）283

三烯生育酚（tocotrienol）27

三细胞紧密连接蛋白（tricellulin，TRIC）602

三脂酰甘油（triacylglycerol）131

扫描电子显微镜（scanning electron microscope）821

神经节苷脂（ganglioside）136

神经鞘磷脂酶（sphingomyelinase）297

神经丝蛋白（neurofilament protein，NF）236

神经退行性疾病（neurodegenerative disease）737

神经酰胺（ceramide，Cer）134

肾上腺皮质激素（adrenocortical hormone）140

生物膜（biological membrane）146

生物素（biotin）30

生物信息学（bioinformatics）678

生育酚（tocopherol）27

生殖腺嵌合体（gonadal mosaicism）684

视黄醇（retinol）26

视黄醛（retinal）26

视黄酸（retinoic acid）26

适合度（fitness）685

释放因子（release factor，RF）487

收缩环（contractile ring）234

受体介导的胞吞作用（receptor-mediated endocyto-

　　sis）163

数量性状（quantitative character）728

数目可变的串联重复（variable number tandem repeat，

VNTR）691

衰老（senescence）581

双等位基因（biallelic）691

双核中心（binuclear center）356

双链断裂修复（repair of double-strand breaks）689

双螺旋结构（double helix）92

双氢尿嘧啶（dihydrouracil，DHU）102

水解酶类（hydrolases）62

水溶性维生素（water-soluble vitamin）14

顺式作用元件（*cis*-acting element）420

四分体（tetrad）547

四氢叶酸（tetrahydrofolic acid，FH4）324

酸性磷酸酶（acid phosphatase）826

T

肽键（peptide bond）39

肽酰位（peptidyl site）104

唐氏综合征（Down syndrome）699，750

糖复合物（glycoconjugate）114

糖基化（glycosylation）172

糖基化位点（glycosylation site）115

糖基磷脂酰肌醇锚定蛋白（glycosylphosphatidylinositol-
anchored protein）150

糖尿病（diabetes mellitus，DM）735

糖皮质激素（glucocorticoid，GC）140

糖脂（glycolipid）135

特异性（specificity）66

提前终止密码子（premature translational-termination
codon，PTC）701

体内（*in vivo*）767

体细胞突变（somatic mutation）684

条件性基因敲除（conditional gene knock-out）855

调节酶（regulatory enzyme）81

调控性非编码 RNA（regulatory non-coding RNA）99

铁（iron）22

铁蛋白（ferritin）22

铁中毒（iron poisoning）22

通道蛋白（channel protein）158

通讯连接（communicating junction）601

同工酶（isoenzyme）61

同型胱氨酸尿症（homocystinuria）697

同义密码子（synonymous codon）485

同义突变（synonymous mutation）687

同源重组双链修复（double-strand repair by homologous
recombination）690

同源定向修复（homology-directed repair，HDR）858

铜（copper）23

铜蓝蛋白（ceruloplasmin）23

酮 - 烯醇（keto-enol）87

痛风（gout）344

突变（mutation）684

突变蛋白（mutant protein）694

突变率（mutation rate）685

退火（annealing）108

吞噬性溶酶体（phagolysosome）179

吞噬作用（phagocytosis）163

脱铁蛋白（apoferritin）22

脱氧核苷（deoxynucleoside）88

脱氧核苷酸（deoxynucleotide）89

脱氧核糖核酸（deoxyribonucleic acid，DNA）87

唾液酸（sialic acid）135

W

外膜（outer membrane）189

外膜转运子（translocation of the outer membrane，
Tom）189

外显率（penetrance）689

外显子（exon）101

外显子跳读（exon skipping）688

外周膜蛋白（peripheral protein）150

网格蛋白有被小泡（clathrin-coated vesicle）183

微管（microtubule，MT）219，825

微管蛋白（tubulin）220

微管结合蛋白（microtubule associated protein，MAP）221

微管组织中心（microtubule organizing center，
MTOC）220

微量元素（trace element，microelement）14

微绒毛（microvilli）233

微丝（microfilament，MF）228，824

微小 RNA（microRNA，miRNA）105

微效基因（minor effect gene）727

维生素（vitamin）14

维生素 A（vitamin A）26

维生素 D（vitamin D）26

维生素 D 结合蛋白（vitamin D binding protein，DBP）26

维生素 E（vitamin E）27

维生素 K（vitamin K）28

伪足（pseudopodium）240

无嘌呤嘧啶位点 /AP 位点（apurinic-apyrimidinic site，AP site）689

无丝分裂（amitosis）549

无义突变（nonsense mutation）688

X

硒（selenium）23

硒半胱氨酸（seleniumcysteine）23

硒蛋白 P（selenoprotein P，Se-P）24

烯酰 CoA 还原酶（dienoyl-CoA reductase）291

稀有变异型（rare variants）691

稀有碱基（rare base）102

系统生物学（systems biology）676

系统医学（systems medicine）677

细胞凋亡（apoptosis）584，831

细胞分裂（cell division）543

细胞骨架（cytoskeleton）219

细胞坏死（necrosis）584

细胞连接（cell junction）601

细胞内锚定蛋白（intracellular anchor protein）603

细胞黏附（cell adhesion）601

细胞黏附分子（cell adhesion molecule）608

细胞融合（cell fusion）840

细胞色素（cytochrome，Cyt）353

细胞色素 c 氧化酶（cytochrome c oxidase）356

细胞色素 P450（cytochrome P450）292

细胞衰老（cell senescence）581

细胞死亡（cell death）584

细胞通讯（cell communication）607，624

细胞同步化（synchronization）830

细胞增殖（cell proliferation）543

细胞周期（cell cycle）543，550

细胞周期蛋白（cyclin）552

细胞周期蛋白依赖性激酶（cyclin-dependent kinase，CDK）552

细胞周期阻滞（cell cycle arrest）557

细胞自噬（autophagy）591

先天髓鞘发育不良性神经病（congenital hypomyelinating neuropathy 2，CHN2）701

先天性代谢缺陷（inborn error of metabolism）667，702

先天性肌强直（congenital myotonia）701

先天性肾上腺皮质增生症（congenital adrenal hyperplasia）705

先天性异常（congenital anomaly）681

酰基载体蛋白（acyl carrier protein，ACP）29，284

衔接蛋白（adaptor protein）633

显微注射（microinjection）841

显性负效应（dominant negative effect）699

线粒体（mitochondria）188

线粒体 DNA（mitochondrial DNA，mtDNA）190，423

线粒体基因组（mitochondrial genome）670

线粒体脑肌病（mitochondrial encephalomyopathy）197

线粒体转录因子 A（mitochondrial transcription factor A，TFAM）192

限制性片段长度多态性（restriction fragment length polymorphism，RFLP）691，763

腺病毒（adenovirus）767

腺苷脱氨酶（adenylate deaminase，ADA）768

腺嘌呤（adenine，A）87

腺相关病毒（adeno-associated virus，AAV）767

相对特异性（relative specificity）67

镶嵌现象（mosaicism）681

相差显微镜（phase contrast microscope）819

小插缺（small indel）688

小插入（small insertion）688

小干扰 RNA（small interfering RNA，siRNA）105，857

小沟（minor groove）92

小管（ER tubule）169

小泡（ER vesicle）169

小缺失（small deletion）688

小亚基（small subunit）104

协同运输（cotransport）162

心磷脂（cardiolipin） 134

锌（zinc） 22

锌指核酸酶（zinc-finger nucleases，ZFN） 857

新生多肽相关复合物（nascent-associated complex，NAC） 194

新生突变（de novo mutation） 684

信号胞内体（signal endosome） 227

信号识别颗粒（signal recognition particle，SRP） 171

信号识别颗粒受体（SRP-receptor，SRP-R） 171

信号肽（signal peptide） 171，496

信号肽假说（signal hypothesis） 171

信号肽识别颗粒（signal recognition particle，SRP） 496

信号序列（signal sequence） 495

信号转导（signal transduction） 624

信号转导蛋白（signal transduction protein） 632

信号转导分子（signal transducer） 626

信号转导复合物（signalling complex） 633

信号转导通路或信号转导途径（signal transduction pathway） 634

信号转导网络（signal transduction network） 634

信使 RNA（messenger RNA，mRNA） 99

性激素（sex hormone） 139

性染色体（sex chromosome） 740

胸苷激酶（thymidine kinase，TK） 340

胸腺嘧啶（thymine，T） 87

选择素（selectin） 608

血管生成素（angiogenin） 23

血红蛋白 Barts 胎儿水肿综合征（Hb Barts hydrops fetalis） 688

血浆脂蛋白（lipoprotein，LP） 301

血色素沉着症（hemochromatosis） 22

血栓噁烷（thromboxane A_2，TXA_2） 130

血铁黄素（hemosiderin） 22

Y

亚基（subunit） 47

烟酸（nicotinic acid） 29

烟酸缺乏症（pellagra） 29

烟酰胺（nicotinamide） 29

烟酰胺腺嘌呤二核苷酸（nicotinamide adenine dinucleotide，NAD^+） 90

烟酰胺腺嘌呤二核苷酸磷酸（nicotinamide adenine dinucleotide phosphate，$NADP^+$） 90

延长（elongation） 488

延长循环（elongation cycle） 490

延长因子（elongation factor，EF） 487

延伸（expansion） 595

盐皮质激素（mineralocorticoid，MC） 140

眼干燥症（xerophthalmia） 26

眼皮肤白化病 1A 型（oculocutaneous albinism type 1A） 705

氧化呼吸链（oxidative respiratory chain） 352

氧化还原酶类（oxidoreductases） 62

氧化磷酸化（oxidative phosphorylation） 352

野生型（wild type） 685

叶绿醌（phylloquinone） 28

叶酸（folic acid） 30

一级结构（primary structure） 91

一碳单位（one carbon unit） 324

一氧化氮合酶（nitric oxide synthase，NOS） 826

医学遗传学（medical genetics） 669

移码突变（frameshift mutation） 484，688

遗传（heredity） 674

遗传标记（genetic marker） 692

遗传病（genetic disorder） 669

遗传多态性（genetic polymorphism） 684

遗传率（heritability） 730

遗传密码子（genetic codon） 102

遗传数据（genetic data） 678

遗传数据库（genetic database） 678

遗传性酶病（hereditary enzymopathy） 702

遗传性胎儿血红蛋白持续存在症（hereditary persistence of fetal hemoglobin，HPFH） 695

遗传医学（genetic medicine） 669

遗传易感性（genetic susceptibility） 681

遗传印记（genetic imprinting） 536

遗传早现（anticipation） 689

遗传作图（genetic mapping） 692

乙酰 CoA 羧化酶（acetyl-CoA carboxylase） 283

乙酰胆碱（acetylcholine，ACh） 134

异常脂蛋白血症（dyslipoproteinemia）305

异构酶类（isomerases）62

异时表达（heterochronic expression）700

异噬性溶酶体（heterophagic lysosome）179

异位表达（ectopic expression）700

抑制剂（inhibitor）76

易感性（susceptibility）729

易患性（liability）729

易位酶类（translocases）63

印记调控区（imprinting control regions，ICRs）536

荧光原位杂交（fluorescence *in situ* hybridization，FISH）762

荧光原位杂交技术（fluorescence *in situ* hybridization，FISH）837

营养必需氨基酸（nutritionally essential amino acid）308

应激（stress）407

应力纤维（stress fiber）233

游离胆固醇（free cholesterol，FC）137

游离胆汁酸（free bile acid）138

有丝分裂（mitosis）543

有丝分裂器（mitotic apparatus）545

右手螺旋（right-handed helix）92

诱变剂（mutagen）686

诱导契合假说（induced-fit hypothesis）68

诱导物（inducer）84

诱导作用（induction）84

诱发突变（mutagenesis，induced mutation）685

阈值（threshold）729

原癌基因（proto-oncogene）559

原代培养（primary culture）838

原发性高血压（essential hypertension，EH）736

原发性损害（primary abnormality）694

原位杂交（*in situ* hybridization，ISH）837，849

远程调控元件（long-range regulatory element）688

远端顺式作用调控 DNA 序列（distant *cis*-acting regulatory DNA sequence）688

运铁蛋白（transferrin）22

Z

杂合子优势（heterozygote advantage）685

杂化双链（heteroduplex）108

杂交瘤技术（hybridoma technique）842

甾体激素（steroid hormone）139

载体蛋白（carrier protein）158

载脂蛋白（apoprotein，Apo）303

再现风险（recurrence risk）674

在线人类孟德尔遗传数据库（Online Mendelian Inheritance in Man，OMIM）678

增强子（enhancer）421

增色效应（hyperchromic effect）108

着色性干皮病（xeroderma pigmentosum，XP）690

着丝粒（centromere）97，740

阵列 - 比较基因组杂交（array-comparative genomic hybridization，a-CGH）762

整联蛋白（integrin）604，613

整联蛋白家族（integrin family）608

整码突变（in-frame mutation）688

正超螺旋（positive supercoil）96

正向突变（forward mutation）685

支架蛋白（scaffolding protein）633

脂肪（fat）131

脂肪酸（fatty acid，FA）126

脂肪酸 α- 羟化酶（fatty acid α -hydroxylase）291

脂肪酰 CoA 去饱和酶（fatty acyl-CoA desaturase）287

脂褐素（lipofuscin）582

脂溶性维生素（lipid-soluble vitamin）14，25

脂酰 CoA 合成酶（acyl-CoA synthetase）289

脂酰 CoA 转移酶（acyl-CoA transferase）281

脂质（lipid）126

脂质过氧化作用（peroxidation）131

质膜（plasma membrane）146

致病性变异体（pathogenic variant）684

中间丝（intermediate filament）236

中间丝结合蛋白（intermediate filament associated protein，IFAP）237

中立突变（neutral mutation）685

中心粒周物质（pericentriolar material，PCM）223

中心体（centrosome）223，544

终止（termination）488

终止密码突变（terminator codon mutation）688

终止子（terminator） 420

肿瘤基因组图谱计划（the cancer genome atlas，TCGA） 676

种群（population） 684

种系突变（germ-line mutation） 684

重症联合免疫缺陷（severe combined immuno-deficiency，SCID） 344

主动运输（active transport） 160

主基因（major gene） 727

转氨基作用（transamination） 315

转换（transition） 687

转换数（turnover number） 73

转基因动物（transgenic animal） 854

转基因技术（transgenic technology） 854

转录后的基因沉默机制（post-transcriptional gene silencing，PTGS） 533

转录激活因子样效应因子核酸酶（transcription activator-like effector nucleases，TALEN） 857

转录起始点（transcription start site，TSS） 844

转位（translocation） 491，635

转位接触点（translocation contact site） 189

转移酶类（transferases） 62

转运 RNA（transfer RNA，tRNA） 99，102

缀合酶（conjugated enzyme） 58

自发突变（spontaneous mutation） 685

自杀性抑制剂（suicide inhibitors） 77

自身磷酸化（autophosphorylation） 631

自噬性溶酶体（autophagolysosome，autolysosome） 179

自我剪接（self-splicing） 110

自由能（free energy） 64

自由组合定律（law of independent assortment） 414

足迹法（footprinting） 846

阻遏作用（repression） 85

组成性非编码 RNA（constitutive non-coding RNA） 99

组蛋白（histone） 96

组蛋白甲基化（histone methylation） 529

组蛋白密码（histone code） 522

组蛋白去乙酰化酶（histone deacetylase，HDAC） 526

组蛋白修饰（histone modification） 520

组蛋白乙酰基转移酶（histone acetyltransferase，HAT） 528

组织特异性蛋白（specialty protein） 700

最大反应速率（maximum velocity） 72

最适 pH（optimum pH） 76

最适温度（optimum temperature） 75

左手螺旋（left-handed helix） 94

55检